Ben Pfeifer, Joachim Preiß, Clemens Unger

Onkologie integrativ

Ben Pfeifer, Joachim Preiß, Clemens Unger

Onkologie integrativ

Konventionelle und komplementäre Therapie

URBAN & FISCHER

ELSEVIER
URBAN & FISCHER

Zuschriften und Kritik an:
Elsevier GmbH, Urban & Fischer Verlag, Lektorat Komplementäre und Integrative Medizin,
Dr. med. Julia Bender, Karlstraße 45, 80333 München

Wichtiger Hinweis für den Benutzer
Die Erkenntnisse in der Medizin unterliegen laufendem Wandel durch Forschung und klinische Erfahrungen. Herausgeber und Autoren dieses Werkes haben große Sorgfalt darauf verwendet, dass die in diesem Werk gemachten therapeutischen Angaben (insbesondere hinsichtlich Indikation, Dosierung und unerwünschten Wirkungen) dem derzeitigen Wissensstand entsprechen. Das entbindet den Nutzer dieses Werkes aber nicht von der Verpflichtung, anhand der Beipackzettel zu verschreibender Präparate zu überprüfen, ob die dort gemachten Angaben von denen in diesem Buch abweichen, und seine Verordnung in eigener Verantwortung zu treffen.

Wie allgemein üblich wurden Warenzeichen bzw. Namen (z.B. bei Pharmapräparaten) nicht besonders gekennzeichnet.

Bibliografische Information Der Deutschen Bibliothek
Die Deutsche Bibliothek verzeichnet diese Publikation in der Deutschen Nationalbibliografie; detaillierte bibliografische Daten sind im Internet unter http://dnb.ddb.de abrufbar.

06 07 08 04 05 5 4 3 2 1

Um den Textfluss nicht zu stören, wurde bei Patienten und Berufsbezeichnungen die grammatikalisch maskuline Form gewählt. Selbstverständlich sind in diesen Fällen immer Frauen und Männer gemeint.

Planung: Dr. med. Julia Bender
Projektmanagement: Verena Eichhorn, Dr. med. Julia Bender, Dr. med. Stefanie Gräfin von Pfeil
Redaktion: Dr. med. Stefanie Gräfin von Pfeil, Karen Guckes-Kühl, Dr. med. Bettina Gräfin von Bernstorff, Verena Eichhorn
Herstellung und Layout: Marion Kraus, München
Satz: abavo GmbH, Buchloe
Druck und Bindung: Krips, Meppel/Niederlande
Zeichnungen: Susanne Adler, Lübeck; Gerda Raichle, Ulm
Umschlaggestaltung: SpieszDesign, Neu-Ulm
Titelfotografie: ©Steve Gschmeissner/SPL/Agentur Focus
Gedruckt auf 90 g Nopacoat prestige

ISBN-13: 978-3-437-56420-8
ISBN-10: 3-437-56420-X

Aktuelle Informationen finden Sie im Internet unter www.elsevier.de und www.elsevier.com

Für unsere Patienten in ständigem Bemühen
um ihr Wohlergehen

Die Herausgeber

Meiner lieben Frau Janice DeFilippo-Pfeifer
und meiner Tochter Paula

Ben Pfeifer

Meiner lieben Frau Brigitte
sowie meinen Kindern Jan, Anne und Jochen

Joachim Preiß

Meiner lieben Frau Helga sowie meinen Kindern
Benjamin, Henrike, Jakob und Maximilian

Clemens Unger

Geleitwort

Wir leben zu Beginn des dritten Jahrtausends in einer Zeitspanne der wundersamen, oft aber auch aufwendigen und spannungsgeladenen Integrationen bzw. Fusionen. In den Forschungslaboratorien werden artfremde Proteine zu neuen, experimentellen Heilmitteln fusioniert; in der Politik sucht man das verwaltungstechnische Heil in der Fusion sich oft dagegen sträubender Städte und Gemeinden und in der Wirtschaft fusionieren unerwarteterweise bisher konkurierende Firmen zu integrativen Giganten, welche sich und der Menschheit gemeinsam mehr Fortschritt und ein besseres Überleben versprechen.

Unter diesem Blickwinkel erscheint es nur zeitgemäß, dass drei ausgewiesene, erfahrene Onkologie-Professoren, tätig im Bereich einer akademisch orientierten Schnittstelle zwischen wissenschaftlich basierter onkologischer Schulmedizin und dem fast unüberschaubaren Angebot der Komplementär- und Alternativ-Onkologie, den Versuch unternehmen, ein umfassendes Lehrbuch mit dem äußerst anspruchsvollen Titel „Onkologie integrativ" herauszugeben. Ob und wie ihnen dieser literarisch-didaktische Fusionsversuch im gesellschaftlich und medizinisch sensiblen Bereich der Krebsmedizin gelungen ist, muss letztlich der kritische medizinale Markt und der Leser entscheiden. Jedenfalls haben die Herausgeber und Autoren für den in diesem Bereich recht aktiven deutschsprachigen Raum ein höchst interessantes und integratives Nachschlagewerk geschaffen, welches – unseres Wissens zum ersten Mal in dieser Form – die Fülle derzeit in Schul-, Komplementär- und Alternativ-Medizin bestehender Diagnostik- und Therapieangebote im Bereiche der Onkologie zwischen denselben zwei Buchdeckeln zusammenzufassen versucht.

Der eindrucksvolle, wenn auch streckenweise der Thematik entsprechend deutlich heterogene Band gliedert sich in 5 schwergewichtig recht unterschiedliche Teile: Einen ersten, sehr einfühlsam und patientennahe verfassten „Allgemeinen Teil" mit vorwiegend generellen, epidemiologisch-diagnostischen Grundlagen; einen äußerst umfangreichen zweiten Teil über „Therapieverfahren", welcher knapp, aber durchaus fachkompetent und aktuell die derzeitigen „konventionellen", d.h. wissenschaftlich basierten onkologischen Therapieverfahren darstellt, um dann einer umfangreichen Palette „komplementärer" Therapieverfahren bei Krebskrankheiten breiten Raum zu geben. Deren Spektrum erstreckt sich von „Unkonventionellen Methoden mit wissenschaftlichem Anspruch" (wie z.B. die Mistellektine, die Orthomolekulare Medizin u.a.) über „Klassische Komplementärverfahren" (wie beispielsweise immunmodulierende Therapien, Phytotherapie, physikalische und entspannende Therapieverfahren etc.) bis hin zum bunten und umstrittenen Angebot der sog. Außenseitermethoden (wie z.B. Haifischknorpel, Bachblüten, Geistheilungen, psychosomatische Energetik etc.). Zusätzliche, insbesondere die Lebensqualität betreffende Zusatzkapitel über „Psychoonkologie" und „Supportive/Palliative Therapie" (sowohl schul- als auch komplementärmedizinischer Provenienz) runden diesen sehr ausführlichen, breit dokumentierten zweiten Therapieteil ab. In einem dritten „Speziellen Teil" werden entsprechend der üblichen organbezogenen Systematik in Checklisten-ähnlicher Kurzform – und in einem gekonnten, dichten Stil – die einzelnen Tumorkrankheiten des Menschen in beachtenswert interdisziplinärer Weise dargestellt. Hier herrschen wieder unmissverständlich die wissenschaftlich basierte Fachsprache und heutige Datenlage vor. Dem Einsatz komplementärmedizinischer Therapieverfahren verbleibt hier lediglich ein kurzer Anhang. In einem vierten Teil werden abschließend die klinisch relevanten „Onkologischen Komplikationen und Notfälle" abgehandelt, hilfreich für die Praxis und gemäß aktueller Datenlage. Ein fünfter und letzter Teil umfasst eine sehr brauchbare und übersichtlich gegliederte Zusammenstellung der in der onkologischen „Schulmedizin" heute eingesetzten Zytostatika, zytostatisch wirksamen Antihormone, monoklonalen Antikörper, Zytokine, Antiemetika, Bisphosphonate etc.

Wie bei allen eingangs erwähnten Fusionsvorgängen in Wissenschaft, Wirtschaft und Politik, wird es auch beim vorliegenden Versuch „Onkologie integrativ" nicht nur Vorteile, Anerkennung und Lob, sondern auch Nachteile, Widerstand und Kritik geben. Von der komplementären Warte her wird wohl bemängelt werden, dass sich deren „Integration" auf die bloße sachliche Auslegeordnung ihrer Methodik und ihrer vielfältigen Angebote beschränkt, aber zu wenig auf deren indikatorische Verflechtung mit der wissenschaftlich abgestützten Diagnostik- und Therapiepalette der schulmedizinischen Onkologie eingeht – was wohl nur das weitgehende, leidige Fehlen entsprechender klinisch-wissenschaftlicher

Daten widerspiegelt. Und aus der Sicht mancher onkologischer „Hardliner“ auf Seiten der wissenschaftlich basierten Schulmedizin wird schon die bloße informatorische Auslegeordnung des breiten und bunten Behandlungsangebots der Komplementär-Onkologie und der Außenseiterszene sowie deren oft erkenntnis-theoretisch schwer verdaubaren Grundlagen zwischen denselben Buchdeckeln Widerspruch auslösen.

Doch ungeachtet aller möglicher – und eventuell auch unmöglicher – Begleitreaktionen liegt hier mit diesem Band „Onkologie integrativ“ der Herren Professoren Pfeifer, Preiss und Unger ein literarisch-onkologischer Fusionsversuch vor, welcher in unsere Zeit und deren Informations- und Medizinalszene passt. Er verdient deshalb besondere Beachtung, weil er den Versuch unternimmt, die von Seiten unserer immer breiter und vielfältiger informierten Tumorpatientinnen und -patienten schon längst vollzogene Integration der verschiedenen onkologischen Medizinalsysteme als Fach- und Nachschlagewerk in die Reihen der Betreuer – Ärzteschaft und Pflegende sowie weitere Berufsgruppen – hineinzutragen. Immer besser über die vorhandenen Diagnostik- und Behandlungsangebote informierte Tumorkranke verdienen es schließlich auch, durch immer umfassender informierte und weitergebildete Betreuer beraten und behandelt zu werden, welche ihren Kranken in Zeiten der Unsicherheit und Verzweiflung in schwierigen Krankheitsphasen kritisch und hilfreich beratend zur Seite stehen können.

Um dieser Rolle im Interesse unserer gemeinsamen, immer „kompetenter“ werdenden Patientinnen und Patienten besser gerecht zu werden, ist es unumgänglich, sich auch aus ärztlicher und pflegerischer Warte näher und unverkrampfter mit den derzeitigen unkonventionellen Verfahren und deren Hintergründen zu befassen – und dies darf auch durchaus in wissenschaftlich-kritischer Weise, aber ebenso in akademischer Fairness geschehen. In diesem Sinne wünsche ich dem interessanten Band „Onkologie integrativ“ eine weite Verbreitung und viel Erfolg beim Erreichen seiner Ziele.

Prof. Dr. med. Hans-Jörg Senn
Zentrum für Tumordiagnostik, Behandlung und Prävention (ZeTuP)
St. Gallen und Chur / Schweiz

Vorwort

Audiatur et altera pars

Zuhören, unterschiedliche Meinungen akzeptieren und gemeinsames Handeln sind in den unterschiedlichen Disziplinen der konservativen und operativen Medizin unabdingbar, um eine optimalen Therapieplan für Patienten mit Tumorerkrankungen zu erstellen. Es ist das Ziel der Herausgeber, den Kreis der Disziplinen um das Fachgebiet der komplementären Medizin zu erweitern, einem Defizit entgegen zu wirken und die Sprachlosigkeit zwischen Schul- und Alternativmedizin zu beenden. In dem vorliegenden Buch wurde versucht, auf der einen Seite eine möglichst vollständige Auflistung aller komplementären Methoden der Tumorbehandlung zu erstellen, auf der anderen Seite aber auch ihre Stellung und ihr Gewicht im Gesamtkonzept zu beurteilen und zu werten. Aus diesen Gedanken entstand eine Synthese eines interdisziplinären und integrativen Behandlungskonzeptes, in welchem unsinnige und unbewiesene Methoden verworfen sowie Behandlungsmethoden und Medikamente mit nachgewiesenem oder zumindest sehr wahrscheinlichem Vorteil bezüglich Lebensqualität, Remissionen oder Überlebenszeiten für die Patienten miteinbezogen wurden.

Die Herausgeber haben in langen Diskussionen alle Beiträge überprüft und versucht, zu einer objektiven Beurteilung beider Seiten der Medaille zu gelangen. Auch wenn die Gegensätze nicht immer zu überwinden sind und kontroverse Meinungen bestehen bleiben, ist allein die Akzeptanz und Beschäftigung mit vordergründig gegensätzlichen – in Wirklichkeit aber komplementären Behandlungskonzepten – sinnvoll und notwendig. Unsere Patienten erwarten eine vorurteilsfreie und objektive Behandlung ihres Tumorleidens.

Die Herausgeber danken allen Autoren, die sich unseren Vorgaben, unseren Diskussionen und Kritiken stellten. Sie haben in der langen Zeit der Entstehung dieses Buches viel Geduld bewiesen und ihre Beiträge mehrfach dem aktuellen Wissenstand anpassen müssen.

Großen Anteil am Entstehen dieses Buches haben unsere Lektorinnen, allen voran Frau Dr. med. Gräfin v. Pfeil und Frau Eichhorn; sie haben unermüdlich für eine reibungslose Zusammenarbeit und die Umsetzung unserer Ideen gesorgt.

Danken möchten wir auch unseren Familien für die Hilfe und Geduld, die sie in den vergangenen Jahren bei der Entstehung dieses Buches aufbringen mussten.

Brunnen, Saarbrücken und Freiburg, im April 2006

Ben Pfeifer
Joachim Preiß
Clemens Unger

Herausgeber und Autoren

Herausgeber

Prof. Dr. Dr. med. Ben Pfeifer
Aeskulap-Klinik Dr. Brander
Zentrum für Biologische Ganzheitsmedizin
Gersauerstrasse 8
CH-6440 Brunnen

Prof. Dr. med. Joachim Preiß
Caritasklinik St. Theresia
Akadem. Lehrkrankenhaus der Univ. des Saarlandes
Klinik f. Hämatologie und Onkologie
Rheinstr. 2
66113 Saarbrücken

Prof. Dr. med. Clemens Unger
Klinik für Tumorbiologie an der
Albert-Ludwigs-Universität Freiburg
Klinik für Internistische Onkologie
Breisacherstr. 117
79106 Freiburg

Autoren

Prof. Dr. med. Eberhard Aulbert
Evangelisches Waldkrankenhaus Spandau
Akadem. Lehrkrankenhaus der Humboldt-Universität Berlin
Abteilung für Innere Medizin
Stadtrandstr. 555
13589 Berlin

Dr. med. Heinz-Jürgen Bach
ImmunLaborBach
Siemensstr. 35
42697 Solingen

Prof. Dr. rer. nat. Helmut Bartsch
Deutsches Krebsforschungszentrum (DKFZ)
Toxikologie und Krebsrisikofaktoren
Im Neuenheimer Feld 280
69120 Heidelberg

Dr. rer. nat. Bernd Benninghoff
Brunnleite 129
91349 Affalterthal

Prof. Dr. med. Martin Bettag
Krankenhaus der Barmherzigen Brüder
Neurochirurgische Abteilung
Nordallee 1
54292 Trier

Dr. med. Jürgen Birkenmeier
BioMed-Klinik
Tischbergerstr. 5–8
76887 Bad Bergzabern

Dr. med. Kai Breuer
Klinik I für Innere Medizin
Klinikum der Universität zu Köln
Kerpener Str. 62
50937 Köln

PD Dr. med. Oliver Cornely
Klinik I für Innere Medizin
Klinikum der Universität zu Köln
Kerpener Str. 62
50937 Köln

Prof. Dr. med. Rüdiger Dennhardt
Krankenhaus Nordwest
Steinbacher Hohl 20–26
60488 Frankfurt

Dr. rer. nat. Susanne Dihlmann
Pathologisches Institut
Universitätsklinik Heidelberg
Abteilung Angewandte Tumorbiologie
Im Neuenheimer Feld 220
69120 Heidelberg

PD Dr. med. Martin Dreyling
Medizinische Klinik und Poliklinik III
Klinikum der Universität München-Großhadern
Marchioninistr. 15
81377 München

Dr. med. Dipl.-Phys. Manfred Eissler
Tübinger Straße 66
72762 Reutlingen

Judah Folkman, M.D.
Children's Hospital Boston
Karp Family Research Laboratories 12.129
300 Longwood Avenue
USA-Boston, MA 02115

PD Dr. med. Stefan Frick
Caritasklinik St. Theresia
Akadem. Lehrkrankenhaus der Univ. des Saarlandes
Klinik für Allgemein-, Thorax- und Viszeralchirurgie
Rheinstr. 2
66113 Saarbrücken

Dr. med. Martin Fuchs
II. Medizinische Abteilung
Klinikum Bogenhausen
Städt. Krankenhaus München GmbH
Englschalkinger Str. 77
81925 München

Prof. Dr. med. Bertram Glaß
Zentrum Innere Medizin
Abteilung Hämatologie / Onkologie
Klinikum der Georg-August-Universität Göttingen
Robert-Koch-Straße 40
37075 Göttingen

Prof. Dr. med. Hartmut Goldschmidt
Medizinische Klinik V
Universität Heidelberg
Im Neuenheimer Feld 410
69115 Heidelberg
und
Nationales Centrum für Tumorerkrankungen
Im Neuenheimer Feld 350
69120 Heidelberg

Dr. med. Dr. rer. nat. Dipl.-Phys. Ernst Dieter Hager
BioMed-Klinik
Tischbergerstr. 5 – 8
76887 Bad Bergzabern

Dr. rer. nat. Brigitte Hajeck-Lang
Ernährungsmedizinerin
Holzgraben 13 – 15
52062 Aachen

Prof. Dr. med. Michael Hallek
Klinik I für Innere Medizin
Klinikum der Universität zu Köln
Kerpener Str. 62
50937 Köln

Prof. Dr. med. Nadia Harbeck
Frauenklinik und Poliklinik der Technischen Universität München
Klinikum rechts der Isar
Ismaninger Str. 22
81675 München

Prof. Dr. med. Frank Hartmann
Medizinische Klinik II
Klinikum Lippe-Lemgo
Rintelner Str. 85
32657 Lemgo

Dr. med. Frank Hertel
Krankenhaus der Barmherzigen Brüder
Neurochirurgische Abteilung
Nordallee 1
54292 Trier

Dr. med. Alexander Herzog
Fachklinik Dr. Herzog
Klinik für integrative Onkologie
Kurstr. 16 – 18
63667 Nidda-Bad Salzhausen

Prof. Dr. med. Karl Heinz Höfler
Institut für Allgemeine Pathologie und Pathologische Anatomie
Klinikum rechts der Isar der Technischen Universität München
Ismaninger Str. 22
81675 München

Dr. med. Gerdt Hübner
Sana-Kliniken Ostholstein
Hämatologie und Internistische Onkologie
Mühlenkamp 5
23758 Oldenburg
und
Hospitalstr. 22
23701 Eutin

PD Dr. med. Michael Hünerbein
Universitätsklinikum Charité Campus Berlin-Buch
Klinik für Chirurgie und Chirurgische Onkologie
Robert-Rössle-Klinik für Onkologie
Lindenberger Weg 80
13125 Berlin

Dr. med. György Irmey
Gesellschaft für Biologische Krebsabwehr e.V.
Hauptstr. 44
69117 Heidelberg

Dr. rer. nat. Sieghart Kaltofen
gisunt-Klinik
1. Nordwestdeutsches Hyperthermiezentrum
Gisuntplatz 1
26340 Zetel

Dr. med. Matthias Kessler
Würzenbachstrasse 17
CH-6006 Luzern

Prof. Dr. med. Marion Kiechle
Frauenklinik und Poliklinik der Technischen Universität München
Klinikum rechts der Isar
Ismaninger Str. 22
81675 München

Dr. Martin Klingmüller
HorFerVit Pharma GmbH
Heinrich-Brockmann-Str. 81
26131 Oldenburg

Prof. Dr. med. Magnus von Knebel Doeberitz
Abteilung für Angewandte Tumorbiologie
Pathologisches Institut der Univ. Heidelberg
Im Neuenheimer Feld 220/221
69120 Heidelberg

Prof. Dr. med. Claus-Henning Köhne
Klinik für Onkologie/Hämatologie
Städisches Klinikum Oldenburg
Dr.-Eden-Str. 10
26133 Oldenburg

PD Dr. med. Agnieszka Korfel
Charite Universitätsmedizin Berlin
Campus Benjamin Franklin (CBF)
Medizinische Klinik III
Hämatologie, Onkologie und Transfusionsmedizin
Hindenburgdamm 30
12203 Berlin

Prof. Dr. med. Karin Kraft
Klinik und Poliklinik für Innere Medizin
Universität Rostock
Ernst-Heydemann-Straße 6
18057 Rostock

PD Dr. med. Klaus Linde
Zentrum für naturheilkundliche Forschung (ZNF)
II. Medizinischen Klinik und Poliklinik
Technische Universität München
Kaiserstraße 9
80801 München

Prof. Dr. med. Hartmut Link
Medizinische Klinik I
Westpfalz-Klinikum GmbH
Hellmut-Hartert-Straße 1
67653 Kaiserslautern

PD Dr. med. Manfred P. Lutz
Caritasklinik St. Theresia
Akadem. Lehrkrankenhaus der Univ. des Saarlandes
Medizinische Klinik/Gastroenterologie
Rheinstr. 2
66113 Saarbrücken

Sabine Matthei
Dipl.-Biochem. und Vitaminologin
Zentrum für Stoffwechselberatung
Seelhorststr. 53
30175 Hannover

PD Dr. med. Axel Matzdorff
Caritasklinik St. Theresia
Akadem. Lehrkrankenhaus der Univ. des Saarlandes
Klinik f. Hämatologie und Onkologie
Rheinstr. 2
66113 Saarbrücken

Dr. med. Jörg Melzer
Institut für Naturheilkunde
Department f. Innere Medizin
Universitätsspital Zürich
Rämistrasse 100
CH-8091 Zürich

Prof. Dr. med. Anthony Miller
Box 992
272 King Street
Niagara on the Lake
CAN-LOS 1JO Ontario

Dr. Dr. med. Winfried Miller
Schwerpunktpraxis für komplementäre Onkologie
Immenstädter Str. 77a
87435 Kempten

Prof. Dr. rer. nat. Gabriele Multhoff
Klinikum der Universität Regensburg
Abteilung Hämatologie/Onkologie
Franz-Josef Strauß Allee 11
93053 Regensburg

Dr. rer. nat. Thomas Neßelhut
Institut für Tumortherapie
Hinterstraße 53
37115 Duderstadt

Dr. med. Ralf Oettmeier
Klinik und Praxis ProLeben Greiz
Gartenweg 5–6
07973 Greiz

Prof. Dr. Robert W. Owen
Deutsches Krebsforschungszentrum (DKFZ)
Toxikologie und Krebsrisikofaktoren
Im Neuenheimer Feld 280
69120 Heidelberg

Dr. med. Stefan Paepke
Frauenklinik und Poliklinik der Technischen Universität München
Klinikum rechts der Isar
Ismaninger Str. 22
81675 München

Prof. Dr. med. J. Hinrich Peters
Institut für Tumortherapie
Hinterstraße 53
37115 Duderstadt

Prof. Dr. Dr. med. Ben Pfeifer
Aeskulap-Klinik Dr. Brander
Zentrum für Biologische Ganzheitsmedizin
Gersauerstrasse 8
CH-6440 Brunnen

PD Dr. med. Dirk Pickuth
Caritasklinik St. Theresia
Akadem. Lehrkrankenhaus der Univ. des Saarlandes
Institut für Diagnostische und Interventionelle Radiologie
Rheinstr. 2
66113 Saarbrücken

Dr. rer. nat. Nadja Prang
Abteilung für Bioanalytik
Serono International SA
IFS-Ardea, Rome
Via di Valle Caia 22
I-00040 Ardea

Dr. med. Jan C. Preiß
Charite Universitätsmedizin Berlin
Campus Benjamin Franklin (CBF)
Medizinische Klinik, Gastroenterologie
Hindenburgdamm 30
12203 Berlin

Prof. Dr. med. Joachim Preiß
Caritasklinik St. Theresia
Akadem. Lehrkrankenhaus der Univ. des Saarlandes
Klinik f. Hämatologie und Onkologie
Rheinstr. 2
66113 Saarbrücken

Dr. med. Marco Ramadani
cabion Technologies GmbH
Sedanstr. 14
89077 Ulm

Dr. rer. nat. Petra Rauprich
HorFerVit Pharma GmbH
Heinrich-Brockmann-Str. 81
26131 Oldenburg

Dr. med. Gerlinde Reich
biosyn Arzneimittel GmbH
Schorndorfer Straße 32
70734 Fellbach

Dr. med. Uwe Reuter
Klinik und Praxis ProLeben Greiz
Gartenweg 5–6
07973 Greiz

Dr. med. Susanne Roller
Krankenhaus Barmherzige Brüder
Palliativstation St. Johannes von Gott
Romanstraße 93
80639 München

Dr .med. Hüseyin Sahinbas
Grönemeyer Institut für Mikrotherapie
Universität Witten/Herdecke
Universitätsstr. 142
44799 Bochum

Prof. Dr. med. Reinhard Saller
Universitätsspital
Department f. Innere Medizin
Institut für Naturheilkunde
Rämistrasse 100
CH-8091 Zürich

Prof. Dr. med. Andreas Schalhorn
Klinikum Großhadern
Medizinische Klinik III
Ludwig-Maximilian-Universität
Marchioninistr. 15
81377 München

Dr. med. Xaver Schiel
Klinikum der Universität München-Großhadern
Medizinische Klinik und Poliklinik III
Marchioninistr. 15
81377 München

Prof. Dr. rer. nat. Volker Schirrmacher
Deutsches Krebsforschungszentrum
Abteilung Zelluläre Immunologie
Im Neuenheimer Feld 280
69120 Heidelberg

Prof. Dr. Dr. h.c. Peter M. Schlag
Universitätsklinikum Charité Campus Berlin-Buch
Robert-Rössle-Klinik für Onkologie
Lindenberger Weg 80
13125 Berlin

Prof. Dr. med. Barbara Schmalfeldt
Frauenklinik und Poliklinik der Technischen Universität München
Klinikum rechts der Isar
Ismaninger Str. 22
81675 München

Dr. med. Achim Schmieder
Caritasklinik St. Theresia
Akadem. Lehrkrankenhaus der Univ. des Saarlandes
Klinik für Radioonkologie
Rheinstr. 2
66113 Saarbrücken

Julia Schneider
Kleinmaschierstraße 37
52062 Aachen

Prof. Dr. med. Marcus Schuermann
Aeskulap-Klinik Dr. Brander
Zentrum für Biologische Ganzheitsmedizin
Gersauerstrasse 8
CH-6440 Brunnen

Prof. Dr. med. Michael Heinrich Seegenschmiedt
Alfried-Krupp-Krankenhaus
Klinik für Radioonkologie und Strahlentherapie
Alfried-Krupp-Str. 21
45131 Essen

PD Dr. med. Stefan Siemer
Universitätskliniken d. Saarlandes
Klinik und Poliklinik f. Urologie und Kinderurologie
Kirrberger Str. 1
66424 Homburg

Prof. Dr. med. Helmut Sinzinger
Universitätsklinik für Nuklearmedizin
Allgemeines Krankenhaus Wien
Währinger Gürtel 18–20
A-1090 Wien

Dr. rer. nat. Günther Stoll
biosyn Arzneimittel GmbH
Schorndorfer Straße 32
70734 Fellbach

Prof. Dr. med. Dr. h.c. Eckhard Thiel
Charite Universitätsmedizin Berlin
Campus Benjamin Franklin (CBF)
Medizinische Klinik III
Hämatologie, Onkologie und Transfusionsmedizin
Hindenburgdamm 30
12203 Berlin

Prof. Dr. med. Lorenz Trümper
Zentrum Innere Medizin
Abteilung Hämatologie/Onkologie
Klinikum der Georg-August-Universität Göttingen
Robert-Koch-Straße 40
37075 Göttingen

Prof. Dr. med. Clemens Unger
Klinik für Tumorbiologie an der
Albert-Ludwigs-Universität Freiburg
Klinik für Internistische Onkologie
Breisacherstr. 117
79106 Freiburg

Prof. Dr. med. Thomas Vogl
Klinikum der Johann-Wolfgang-Goethe-Universität
Zentrum der Radiologie
Institut f. Diagnostische und Interventionelle Radiologie
Theodor-Stern-Kai 7
60596 Frankfurt am Main

Dr. med. Holger Voigt
Melanoma Research Project
melanomaweb.net, L.L.C.
World Trade Center Tampa Bay
1101 Channelside Drive, Suite 244
USA-Tampa, FL 33602

Dr. med. Dipl.-Med. Holger Wehner
gisunt-Klinik
1. Nordwestdeutsches Hyperthermiezentrum
Gisuntplatz 1
26340 Zetel

Prof. Dr. phil. Joachim Weis
Klinik für Tumorbiologie an der
Albert-Ludwigs-Universität Freiburg
Breisacher Str. 117
79106 Freiburg

Dr. med. Nicole Weis
Im Haldenhau 13
70565 Stuttgart

Hartwig Ziegler
Leitender Ministerialrat
Ministerium für Justiz, Gesundheit und Soziales
Epidemiologisches Krebsregister
Virchowstr. 7
66119 Saarbrücken

Intention des Buches

Krebserkrankungen haben sich im letzten Jahrhundert zu einer Volkskrankheit entwickelt, deren Bedeutung zahlenmäßig ständig zunimmt. Global betrachtet steigen sowohl die Krebshäufigkeit als auch – etwas geringer – die Sterberaten für die meisten Krebsarten. Die Weltgesundheitsorganisation (WHO) gibt an, dass die Anzahl der Neuerkrankungen an Krebs von jetzt weltweit jährlich etwa 10 Millionen auf ungefähr 15 Millionen im Jahre 2020 ansteigen wird, zum Teil aufgrund der höheren Lebenserwartung, zum Teil durch zunehmende exogene und häufig vermeidbare Schädigungen, die etwa für 60% der Krebserkrankungen verantwortlich sind. Die krebsbezogene Mortalität für die Weltbevölkerung wurde im Jahr 2005 von der WHO auf 7,6 Millionen geschätzt. Für die USA waren dies etwa 700000, für Deutschland knapp 250000 und für die Schweiz etwa 20000 Krebstote im letzten Jahr. Es wird erwartet, dass die Mortalitätsraten für Krebs weiter ansteigen.

Diese alarmierenden Zahlen sind keineswegs auf einer ungenügenden Bereitschaft begründet, Geld für Krebsforschung und Krebsbekämpfung auszugeben. So hat sich seit 1971 bis heute z. B. das Jahresbudget des Nationalen Krebsinstitutes der USA um den Faktor 30 erhöht, und zwar von 150 Millionen auf 4,6 Milliarden US-Dollar. Ähnliche finanzielle Anstrengungen werden auch in anderen Ländern unternommen. Gemessen an den insgesamt enormen Ausgaben für die Krebsbekämpfung sind unsere Erfolge leider eher klein geblieben.

Aus dieser ernüchternden Betrachtung heraus lässt sich leicht die Bedeutung für den einzelnen Krebspatienten, aber auch für die Gesellschaft als ganzes ableiten. Trotz verbesserter diagnostischer und therapeutischer Möglichkeiten hat unser modernes Medizinsystem – die komplementäre Medizin eingeschlossen – in Bezug auf die Krebskrankheit offensichtlich bisher versagt. Insbesondere wurden der Einfluss von karzinogenen Stoffen in unserer Umwelt unterschätzt und präventive Maßnahmen nicht ausreichend unterstützt und ausgeschöpft, was sicherlich mit für den steten Anstieg der Krebshäufigkeit verantwortlich zu machen ist. Weiterhin sind Frühdiagnostik und Therapie nicht genügend verbessert worden und die Nachsorge im Sinne einer Sekundärprophylaxe wurde oft gänzlich vernachlässigt. Unsere Hoffnung, mit den ständig verbesserten Tumor zerstörenden Behandlungsmethoden wie Chirurgie, Chemo- und Radiotherapie das Krebsproblem zu besiegen, hat sich für die Haupttumorentitäten – Lungen-, Brust-, Darm- und Prostatakrebs – in den fortgeschrittenen Stadien nicht erfüllt. Diese Behandlungsmethoden, auch im Verbund mit den immer häufiger angewendeten komplementär-onkologischen Maßnahmen, konnten über die letzten Jahrzehnte keinen entscheidenden Rückgang der Krebsmortalität herbeiführen. In den USA stieg die alterskorrigierte Krebsmortalität von 1970 bis 1995 sogar um etwa 6% an und hat erst in den letzten Jahren ein Plateau erreicht. Nur für Männer ergab sich ein geringer Rückgang der Krebsmortalität um etwa 1%, der sehr wahrscheinlich durch eine Abnahme des Rauchens bedingt ist. In Deutschland und in der Schweiz sind die Verhältnisse ähnlich. Die Zahl der Neuerkrankungen pro Jahr steigt in beiden Ländern weiterhin an, während die Zahl der Krebstodesfälle in Deutschland gering gesunken und in der Schweiz leicht angestiegen ist. Die von der Gesellschaft der epidemiologischen Krebsregister in Deutschland und vom Robert Koch-Institut veröffentlichten Zahlen spiegeln die ernüchternde Wahrheit in der Krebsmedizin wider, die auch durch die fast täglich in den Medien gepriesenen Erfolge und Durchbrüche in der Krebsbekämpfung nicht abgeschwächt wird.

Der Gesamteffekt unserer heutigen Krebsmedizin – konventionell und komplementär – auf die Krebsmortalität kann daher als enttäuschend gering eingeschätzt werden. Offensichtlich benötigt die Krebsmedizin neue Impulse.

Ein Umdenken in Bezug auf die Bedeutung präventiver Maßnahmen für die Senkung der Krebshäufigkeit und Sterblichkeit steht dabei an erster Stelle. Insbesondere sollten der Einfluss karzinogener Stoffe in unserer Umwelt neu eingeschätzt und die Konzentration solcher Stoffe durch geeignete Maßnahmen reduziert werden. Wir müssen uns gesünder ernähren und ernährungsphysiologisches Grundwissen auch im täglichen Alltag umsetzen, angefangen von der Babynahrung, über die Schulspeisung, Krankenhauskost bis hin zur Ernährung im Altersheim. Gesündere Lebensgewohnheiten müssen anerzogen werden, insbesondere müssen wir eine weitere Reduktion des Alkoholkonsums und des Rauchens erreichen. Mehr Forschungsgelder müssen für die allgemeine Krebsprophylaxe ausgegeben werden, auch wenn damit kein Geschäft und auch keine akademische Karriere gemacht werden kann. Weiterhin müssen verbesserte Frühdiagnostik und effektivere Therapiemöglichkeiten einer breiteren Masse von Patienten zugänglich gemacht und die Krebsnachsorge im Sinne einer gezielten Sekundärprophylaxe unter Einbeziehung auch komplementär-medizinischer Maßnahmen neu orientiert werden.

In der statistischen Übersicht kann man in Europa (Summe der 16 europäischen Krebsregister) mit folgenden Heilungsraten rechnen (Prävention von Krebs – Aktueller Stand und wirksame Strategien. Ein UICC-Handbuch für Europa. Zuckschwerdt, 2006):

- 90% bei Tumoren des Hodens und einem Großteil der kindlichen Tumore
- 75% bei Karzinomen von Schilddrüse, Brust, Endometrium, Zervix und Blase, beim malignen Melanom und Hodgkin-Lymphom
- 50% bei Karzinomen von Prostata, Kolon, Rektum, Niere und bei Non-Hodgkin-Lymphomen
- 25% bei Kopf-Hals-Tumoren, Ovarialkarzinom und akuten Leukämien
- < 5% bei Hirntumoren, Karzinomen von Magen, Lunge, Speiseröhre, Leber und Pankreas.

Zusammengenommen können ca. 50% aller Krebspatienten geheilt werden; jeder vierte Krebskranke durch chirurgische Eingriffe, jeder achte durch Radiotherapie und jeder zwanzigste durch Chemotherapie. Dabei ist „Heilung" definiert als das Überleben von 5 Jahren ohne Rückfall. Die gegenwärtig zur Verfügung stehenden Chemotherapeutika können zwar bei einigen seltenen Tumorarten wie Lymphomen, Leukämien und Hodentumoren signifikante Therapieerfolge mit Heilungsraten zwischen 60–80% erreichen, haben sich jedoch insgesamt bei den häufigen Krebsarten, wie z. B. den Karzinomen von Dickdarm, Lunge, Brust, Blase, Niere, Magen, Gallengängen, Pankreas und den Sarkomen insgesamt nur bedingt bewährt. So sind bislang nur für Patienten in bestimmten Stadien von Kolon-, Rektum-, Brust-, Lungen- und Blasenkrebs sowie Osteo- und Ewing-Sarkom Beweise für eine Verbesserung der Gesamtüberlebenszeit durch die adjuvante Chemo- und/oder Radiotherapie erbracht worden. Für die Anwendung der Hochdosis-Chemotherapie fehlen derartige Beweise gegenwärtig.

Patienten im fortgeschrittenen Stadium einer Krebserkrankung (etwa die Hälfte aller Krebspatienten) können durch eine Chemotherapie nur eine vorübergehende Verbesserung der Lebensqualität, Kontrolle tumorbedingter Schmerzen oder anderer Tumorsymptome erwarten. Es wurde geschätzt, dass weniger als 2% dieser Patienten noch mit einer Heilung rechnen können und bis zu 20% eine Lebensverlängerung erreichen, die oft nur in Monaten gerechnet wird. Unter diesen Vorgaben ist es unerklärlich, dass Krebspatienten auch im weit fortgeschrittenen Stadium mit kurzer verbleibender Lebensspanne noch einer zytostatische Chemotherapie unterzogen werden. Dies geschieht wohl oft aus der Ohnmacht und Verzweiflung von Therapeut und Patient gleichermaßen, in einer solchen Situation noch etwas tun zu wollen. Leider aber auch aus Unwissenheit bzw. Missinformation über die Grenzen der Wirksamkeit einer zytostatischen Zweit-, Dritt- oder gar Viertlinien-Chemotherapie. Genau so wenig begründet in Bezug auf eine Lebensverlängerung sind allerdings auch die meisten komplementär-onkologischen Behandlungen, denen sich gerade Patienten im Endstadium der Erkrankung immer mehr zuwenden.

Für die meisten Patienten bringen die Tumor zerstörenden Behandlungen mit Chemo- und Radiotherapie signifikante Nebenwirkungen, sowohl unmittelbar und oft reversibel (z. B. Haarausfall, Immunsuppression, Schleimhauttoxizität) als auch langfristig (z. B. chronische Schwäche = Fatigue-Syndrom, anhaltende Neuro- oder Kardiotoxizität, Zweittumoren). Aus der Sicht des Krebskranken wird demnach die Suche nach alternativen oder komplementären Behandlungsmaßnahmen leicht verständlich. Bis zu 80% aller Krebspatienten wenden heute neben konventioneller Therapie auch komplementäre Behandlungsmethoden an. Für diese Orientierung zu Behandlungsmaßnahmen, die jenseits von etablierten, schulmedizinischen Standards praktiziert werden, existieren eine ganze Reihe verschiedener Beweggründe. Der wichtigste Grund scheint die unverändert bestehende existentielle Bedrohung zu sein – immerhin sterben 50% der Krebspatienten noch an ihrer Erkrankung. Fast jede Familie hat einen Angehörigen mit Krebs oder kennt das Schicksal eines Krebspatienten aus dem Freundeskreis. Das Wort Chemotherapie jagt Schrecken ein und Betroffene kennen das damit verbundene Leiden. Trotzt großer Fortschritte in der supportiven Therapie mit Verminderung oder Verhinderung von Nebenwirkungen durch die Chemotherapie wird diese fälschlicherweise oft schwerwiegender eingeschätzt als die Krankheit selbst. Vor diesem Hintergrund ist es verständlich, dass Patienten und deren Angehörige ganz gezielt nach zusätzlichen Behandlungsmaßnahmen suchen, in der Hoffnung die Überlebenschance zu erhöhen, belastende Nebenwirkungen während oder

nach der Standardtherapie zu vermindern, einer therapieinduzierten oder krankheitsassoziierten Immunsuppression entgegen zu wirken und um Depressions- und Angstzustände abbauen zu können. Viele Krebspatienten fühlen sich auch alleingelassen und anonym in Krankenhäusern, Polikliniken und Praxen, in denen Ärzte und Pflegepersonal gehetzt durch Zeitvorgaben den erforderlichen persönlichen und notwendigerweise auch zeitraubenden Kontakt vermissen lassen. Die Patienten bevorzugen daher die häufig private Atmosphäre und persönliche Zuwendung, die sie in einer komplementärmedizinischen Einrichtung erfahren – auch wenn dies zu einer zusätzlichen finanziellen Belastung führt.
Bei dieser Suche, etwas Zusätzliches zur Krankheitsbekämpfung und zur Verbesserung der Lebensqualität zu finden, werden die Begriffe alternativ, komplementär und auch integrativ oft austauschbar und undifferenziert im gleichen Kontext sowohl vom Patienten als auch vom Therapeuten verwendet. Eine kurze Begriffsbestimmung sei deshalb hier angeführt:

- *Alternative* Behandlungsmaßnahmen oder Verfahren sind solche, die anstelle der schulmedizinischen Standards zur Anwendung kommen. Alternative Behandlungsmethoden sollten nur zum Einsatz kommen, wenn keine sinnvolle konventionelle Therapiemaßnahme zur Verfügung steht. Hier ist jedoch Vorsicht geboten, da es viele Beispiele gibt, wie durch alternative Behandlungen und Verzicht auf eine Standardtherapie echte Heilungschancen verpasst werden.
- *Komplementäre* Therapien sind Behandlungsmaßnahmen aus der Naturheilkunde, Immunologie, Molekularbiologie, Biochemie, Physik und Psychologie, die ergänzend zur konventionellen Therapie angewendet werden. Sie stehen jenseits der etablierten, schulmedizinischen Standards und haben nicht denselben Grad von klinischer Sicherung wie Methoden der so genannten „evidence based medicine", weisen jedoch oft aufgrund von empirischen Beobachtungen und wissenschaftlichen Grundlagenuntersuchungen die Voraussetzungen für eine klinische Prüfung auf.
- *Integrative* Behandlung ist die Anwendung von konventioneller Therapie im Verbund mit komplementären Behandlungsmaßnahmen, wobei eine konzeptionelle Verbindung der genannten Heilansätze im Interesse des Patienten angestrebt wird.

Die Onkologie hat sich in den letzten 20 Jahren zu einer ausgesprochen fachübergreifenden medizinischen Disziplin entwickelt, deren Zukunft in ganz besonderem Maße von der Bereitschaft zum interdisziplinären und integrativen Handeln abhängig sein wird. Bislang galten komplementär erweiterte Therapiekonzepte unter den konventionellen Onkologen als „unbewiesen und unwirksam" und wurden daher entweder strikt abgelehnt oder allenfalls geduldet. Nur sehr selten waren Onkologen bereit, komplementäre Behandlungsmaßnahmen sachlich und unvoreingenommen zu überprüfen oder wenigstens gemeinsam mit ihren Hilfe suchenden Patienten zu tragen. Dadurch waren und sind weiterhin viele Patienten unnötig einer Konfliktsituation ausgesetzt, die oftmals mit Verschweigen komplementärer Behandlungsmaßnahmen gegenüber dem konventionellen Onkologen endet. Diese Situation erscheint paradox, da die Schulmedizin in der palliativen Therapie trotz einiger Erfolge letztendlich mit der Tumor zerstörender Chemo- oder Radiotherapie den schicksalhaften Verlauf der Krebskrankheit nicht verändern kann und durch die Nebenwirkungen der Therapie oft mehr Schaden als Nutzen anrichtet. Auf der anderen Seite sind die Vertreter der komplementär-onkologischen Praxis oft voreingenommen und lehnen unkritisch gegenüber ihren eigenen Methoden konventionelle Behandlungsmaßnahmen sogar kategorisch ab. Solche Einstellungen sind ebenso unberechtigt wie gefährlich und bedürfen einer dringenden Korrektur.
Onkologen und komplementär-onkologisch tätige Ärzte müssen aufwachen, ihr eigenes Handeln kritisch überdenken und die Unbewiesenheit Tumor zerstörender sowie komplementär-medizinischer Behandlungsmaßnahmen in Bezug auf Verlängerung der Patienten-Überlebenszeit in bestimmten Behandlungssituationen anerkennen und Konsequenzen daraus ziehen. Unsere Gesundheitspolitik, unsere Hochschulausbildung und auch unser ärztliches Handeln müssen frei werden vom profitorientierten Druck persönlicher oder auch industrieller Interessen. Nur so lassen sich unnötige und kostspielige Chemotherapien sowie unbewiesene komplementär-onkologische Maßnahmen vermeiden. Unsere Therapiekonzepte müssen der Kenntnis Rechnung tragen, dass die Tumorkrankheit in der überwiegenden Zahl der Fälle als systemische Krankheit anzusehen ist und bei den meisten Patienten zu einem bestimmten Zeitpunkt während des Krankheitsverlaufs eine systemische Tumortherapie notwendig macht. Dabei ist die systemische Krebsbehandlung inzwischen äußerst kompliziert geworden, da immer mehr zytotoxische und auch selektiv wirkende zytostatische Substanzen, ver-

schiedenste immuntherapeutische Ansätze, Angiogenesehemmer sowie auch eine Vielzahl komplementärer und alternativer Behandlungswege zur Verfügung stehen und auch dem enormen Kostenproblem in immer stärkerem Maße Rechnung zu tragen ist. Krebs ist zudem eine Erkrankung, die Körper und Seele gleichermaßen berührt und zweifelsohne eine ganzheitliche Betreuung und integrative Behandlungsstrategie erfordert. Das vorliegende Buch „Onkologie integrativ" soll helfen, der Forderung nach besserer Aus- und Weiterbildung von Onkologen und komplementär-onkologisch tätigen Ärzten im Sinne integrativer Behandlungsmöglichkeiten nachzukommen. Die häufig als Standard angesehenen konventionellen Behandlungsmethoden sollen ebenso kritisch bewertet werden wie die Vielzahl der komplementären und alternativen Behandlungsansätze. Dem Leser soll damit eine Möglichkeit aufgezeigt werden, sinnvolle komplementär-medizinische Therapiemethoden in die Behandlungsstrategie einzubeziehen. Eine solche integrative Tumortherapie kann unserer Meinung nach die therapeutischen Ergebnisse für den einzelnen Patienten optimieren, Leid mildern und die Lebensqualität Betroffener verbessern Nur so können wir unsere Verpflichtung gegenüber den nunmehr fast 20 Millionen chronisch Krebskranken erfüllen, ihnen Onkologe mit höchster Kompetenz und Unvoreingenommenheit, Arzt mit Leidenschaft und ehrlichem Engagement sowie verständnisvoller Beistand in der Not sein.

Anwendung des Buches

Gliederung

Das vorliegende Buch ist in 5 Teile gegliedert.

Teil I: Allgemeiner Teil

Dieser beinhaltet eine kompakte Beschreibung der **Grundlagen** der Onkologie sowie der **konventionellen** und **komplementären Diagnostik.**

Teil II: Therapieverfahren

Hier werden ausführlich und auf dem neuesten Stand der Wissenschaften die Möglichkeiten und Grenzen der **konventionellen** sowie der **komplementären onkologischen Therapieverfahren** dargestellt. Jedes komplementäre Therapieverfahren wird am Ende kritisch hinsichtlich seiner Wirkung auf Tumorwachstum und Allgemeinbefinden bewertet. Auf potenzielle Gefahren oder Nebenwirkungen der komplementären Therapie wird konsequent hingewiesen, sodass das vorliegende Buch auch „Anfängern" eine leichte und sichere Anwendung einzelner Naturheilverfahren ermöglicht. Es ersetzt aber keineswegs eine vertiefende Ausbildung in einzelnen komplementären Verfahren. Am Ende eines jeden Kapitels werden, soweit vorliegend, wissenschaftliche Studien zu dem jeweiligen Verfahren zitiert.

Teil III: Spezieller Teil

Übersichtlich werden alle **Hämoblastosen** und **soliden Tumoren** nach Organsystemen geordnet aus aktueller schulmedizinischer Sicht mit Epidemiologie, Ätiologie, Einteilung, Klinik, Diagnostik, Differenzialdiagnosen, Therapie, Nachsorge und Prognose abgehandelt. Eine Tabelle zur Datenlage der Therapieoptionen rundet jede Tumorentität ab.

Teil IV: Onkologische Komplikationen und Notfälle

Die wichtigsten onkologischen **Komplikationen** und **Notfälle** werden prägnant mit Ätiopathogenese, Diagnostik und Therapie aufgeführt.

Teil V: Anhang

Hier werden alle in der Onkologie verwendeten **Medikamente** aufgelistet.

Besonderheiten

Schriftfarben schwarz und grün

Besonderes Anliegen dieses Buches ist es, die konventionelle und komplementäre Therapie sinnvoll miteinander zu verbinden und zu kombinieren. Zur raschen Unterscheidung dieser beiden Aspekte dient ein Farbleitsystem:

- Konventionelle Teile erscheinen in schwarzer Schrift
- Komplementäre Teile werden in grüner Schrift gedruckt.

Tabelle zur Bewertung der komplementären Therapieverfahren

In die Bewertung der komplementären Therapieverfahren am Ende jedes Verfahrens (☞ 8.1.2) werden folgende Parameter einbezogen: Wirksamkeit auf Tumorwachstum, Wirkung auf Allgemeinbefinden/Psyche, Nebenwirkungen und Behandlungskosten.

Tabelle zur Datenlage der Therapieoptionen

Zu jeder Tumorentität in Teil III wird am Ende eines jeden Kapitels eine kursorische Darstellung der Wertigkeit und Zielsetzung der Standardtherapie (Chemo- und/oder Hormontherapie) angegeben. Diese Tabelle geht **nicht** auf Einzeloptionen oder besondere Situationen ein.

Kästen

Besonders wichtige Inhalte werden in unterschiedlichen Kästen hervorgehoben, die hier kurz vorgestellt werden sollen:

Merke

> In den so genannten Merke-Kästen finden sich besonders wichtige Zusammenhänge, die das Verständnis erleichtern oder bei der Therapie berücksichtigt werden müssen.

Achtung

> **!** In den Achtung-Kästen stehen Warnhinweise, die auf Nebenwirkungen und Komplikationen aufmerksam machen.

Inhaltsverzeichnis

I Allgemeiner Teil

II Therapieverfahren

III Spezieller Teil

Abkürzungsverzeichnis

A.	Arteria
a.p.	anterior-posterior
Aa.	Arteriae
ACTH	adrenokortikotropes Hormon
ADH	antidiuretisches Hormon, Vasopressin
AFP	Alpha-Fetoprotein
AGS	adrenogenitales Syndrom
AIHA	autoimmunhämolytische Anämie
Ak	Antikörper
ALL	akute lymphatische Leukämie
AML	akute myeloblastische Leukämie
Amp.	Ampulle
ANE-Syndrom	Anorexie, Nausea, Emesis
ANLL	akute Nicht-Lymphoblastenleukämie
ARDS	Adult Respiratory Distress Syndrome (akute respiratorische Insuffizienz des Erwachsenen)
ASS	Acetylsalicylsäure
AUC	area under curve (= Fläche unter der Kurve)
AZ	Allgemeinzustand
bds.	beidseits
BKS	Blutkörperchensenkungsgeschwindigkeit
BMI	Body-mass-Index
BSG	Blutkörperchensenkungsgeschwindigkeit
CEA	carcino-embryonales Antigen
CLL	chronisch-lymphatische Leukämie
CML	chronisch-myelomonozytäre Leukämie
COPD	chronic obstructive pulmonary disease (= chronische obstruktive Lungenerkrankung)
CR	complete remission = komplette Remission
CRF	Corticotropin releasing hormone
CSF	colony stimulating factor
CT	Computertomographie
d	Tag(e)
EKG	Elektrokardiogramm
ELISA	enzyme-linked immunosorbent assay
ED	Einzeldosis
EPO	Erythropoetin
ERCP	endoskopische retrograde Cholangio-Pankreatikographie
EL	Esslöffel
FEV	forciertes exspiratorisches Volumen
FFP	fresh frozen plasma
FIGO	International Federation of Gynecology and Obstetrics
G-CSF	granulocyte colony stimulating factor
GFR	glomeruläre Filtrationsrate (Plasma-Clearance)
GHD	Gesamtherddosis
GI	Gastrointestinaltrakt
GM-CSF	granulocyte / monocyte colony stimulating factor
GvHR	Graft-versus-Host-Reaction
Gy	Gray (0,01 Gy = 1 rad)
Hb	Hämoglobin
HCG	human chorionic gonadotropin
HD	Hochdosis
HWZ	Halbwertszeit
i.m.	intramuskulär
i.v.	intravenös
IE	Internationale Einheit(en)
Ig	Immunglobulin(e)
IL	Interleukin
IU	international unit(s)
JÜR	Jahresüberlebensrate
kg	Kilogramm
KG	Körpergewicht
KI	Kontraindikation(en)
KM	Knochenmark
KOF	Körperoberfläche
LD	Niedrigdosis
LDH	Laktatdehydrogenase
Lig.	Ligamentum
Ligg.	Ligamenta
LK	Lymphknoten
LMP	low malignant potential
Lsg.	Lösung
M.	Musculus
max.	maximal
MD	Maximaldosis
MDS	myelodysplastisches Syndrom
mg	Milligramm
Min.	Minute(n)
mind.	mindestens
Mio.	Millionen
ml	Milliliter
MM	multiples Myelom

MRCP	Magnetresonanzcholangiopankreatikographie
MRT	Magnetische Resonanztomographie = Kernspintomographie (nuclear magnetic resonance)
NC	no change, stationäres Verhalten
ND	Normaldosis
NHL	Non-Hodgkin-Lymphom
Nll.	Nodi lymphatici
n.n.b.	nicht näher bezeichnet
NMR	Magnetische Resonanztomographie = Kernspintomographie (nuclear magnetic resonance)
NSAR	nicht-steroidale Antirheumatika
NW	Nebenwirkung(en)
ÖGD	Ösophagogastroduodenoskopie
P	Progression
PET	Positronenemissionstomographie
p.a.	posterior-anterior
PNS	paraneoplastisches Syndrom
p.o.	per orem
PR	partial remission = Teilremission
PSA	Prostata-spezifisches Antigen
PTC	perkutane transhepatische Cholangiographie
s.c.	subkutan
Sek.	Sekunde(n)
SPECT	Single-Photon-Emissions-CT
Std.	Stunde(n)
T ↑	mögliche Erhöhung der Toxizität
TACE	transarterielle Chemoembolisation
Tbl.	Tablette(n)
TL	Teelöffel
TNM	Tumorklassifikations-System (T = Tumor, N = Nodus = Lymphknoten, M = Metastasen)
Tr.	Tropfen
U	unit(s)
ÜLZ	Überlebenszeit(en)
V.	Vena
Vv.	Venae
WHO	World Health Organization
W ↑	mögliche Wirkungsverstärkung
W ↓	mögliche Wirkungsverminderung
Wdh.	Wiederholung
ZNS	Zentralnervensystem

I Allgemeiner Teil

1 Der Tumorpatient

György Irmey, Susanne Roller, Nicole Weis

1.1 Bedeutung der Krebserkrankung für den Patienten und sein Umfeld

György Irmey, Nicole Weis

Mit diesem einführenden Kapitel über Tumorpatienten möchten wir Sie als behandelnden Kollegen für die individuellen und allgemeinen Aspekte **jeder** Krebserkrankung sensibilisieren und dazu anregen, nicht nur die Behandlungsstrategien, sondern auch Ihre eigene Motivation und Vorgehensweise immer wieder neu zu überdenken.

Trotz Aufklärung und zahlreicher Behandlungsmöglichkeiten haben Krebsleiden bisher nichts von ihrem Schrecken verloren. Einerseits scheint es immer mehr Krebskranke zu geben, andererseits ist ein wirklicher Durchbruch in der Onkologie nicht in Sicht, auch wenn in der Presse immer wieder Aufsehen erregende Meldungen über therapeutische Fortschritte zu lesen sind.

Der Umgang mit der Diagnose „Krebs" ist häufig bei Ärzten und Patienten gleichermaßen von Hilflosigkeit und mangelnder Kommunikation geprägt. Allerdings scheint sich allmählich die Erkenntnis durchzusetzen, dass eine lokale Therapie der Krebserkrankung allein nicht ausreicht, uns einer Lösung dieses Problems näher zu bringen, sondern dass in der Behandlung der ganze Mensch als körperlich-seelisch-geistige Einheit zu berücksichtigen ist.

1.1.1 Reaktionen auf die Diagnose Krebs

Für jeden Patienten ist die Diagnose Krebs ein schwerer Schock. Das ist verständlich, denn die Diagnose wirft existentielle Fragen auf: Warum gerade ich? Wie wird mein Leben jetzt weiter gehen? Verändert sich mein Alltag? Kann ich überhaupt geheilt werden? Welche Therapien muss ich über mich ergehen lassen? Werde ich schlimme Schmerzen ertragen müssen? Woher bekomme ich möglichst schnell und gezielt Informationen über meine Erkrankung, damit ich die für mich richtigen Entscheidungen fällen kann? Wie sind die Ratschläge, die mir mein Arzt gibt, zu bewerten? Wie gehe ich mit wohlmeinenden Empfehlungen von guten Freunden um?

Wie reagiert ein Mensch, wenn ihn eine schwere Krankheit, wie Krebs, körperlich und seelisch aus dem Gleichgewicht bringt?

Es kann sein, dass der Krebskranke eine tiefe Disharmonie empfindet, seinem Umfeld, seinen Mitmenschen und vor allem seinem eigenen Körper gegenüber. Er macht plötzlich die Erfahrung, dass sein Körper nicht mehr „mitspielt", dass er sich nicht mehr auf ihn verlassen kann. Vielleicht reagiert er sogar mit Abneigung auf seinen zum Fremdkörper gewordenen Leib und würde ihn nur zu gerne irgendwo zur „Reparatur" geben, ihn anderen überlassen. Möglicherweise fühlt er sich von seinem Körper verraten und ist durch diesen Verrat tief verletzt.

Diese starken Gefühle zeigen, dass sich der Betroffene in einer außerordentlich schwierigen Konfliktsituation befindet, die ihn verunsichert, die er schwer in den Griff bekommt und die so unangenehm ist, dass er sie möglichst schnell beenden möchte (☞ 1.3.3 und 1.3.4).

In einer Gesellschaft, die Gesundheit und Leistungsfähigkeit idealisiert, haben krankheitsbedingte Einschränkungen eigentlich keine Daseinsberechtigung. Das gilt in besonderem Maße für (unheilbare) Krebserkrankungen, da Tod und Sterben gesellschaftlich tabuisiert sind.

Psychische Auswirkungen sind auch nach einer überstandenen Krebserkrankung zu beobachten. Die Patienten zeigen sich hinsichtlich ihrer Zukunftsplanung meist stark verunsichert. Häufig müssen sie lernen, sich langfristig an ein – infolge der Therapie (z. B. Mastektomie) – verändertes Körperbild anzupassen.

Das Umfeld des Krebskranken reagiert oft genauso schockiert wie der Betroffene selbst. Gerade deswegen sind die Angehörigen einzubeziehen, denn bei der Auseinandersetzung mit der Krebserkrankung kommt ihnen in der akuten Erkrankungsphase wie in der Genesungszeit besondere Bedeutung zu. Sich aufgehoben fühlen bei Menschen, denen man vertraut, die man liebt und von denen man geliebt wird, ist ein wesentlicher Faktor in diesem Prozess. Dabei darf man nicht vergessen, dass Angehörige oftmals ebenfalls Unterstützung und Begleitung benötigen wie der Patient selbst. Miterleben, wie ein geliebter Mensch an einer schweren Erkrankung leidet und womöglich daran stirbt, gehört sicherlich zu den erschütterndsten Erlebnissen in unserem Leben. Insofern müssen auch die Angehörigen lernen, mit Gefühlen, Ängsten und Belastungen, die durch die Erkrankung des Patienten ausgelöst werden, umzugehen (☞ 1.3.2).

1.1.2 Vom behandelten zum handelnden Patienten

Die meisten Patienten werden sich um Informationen über ihre Krebserkrankung bemühen und darüber mit ihrem Arzt sprechen wollen. Die Suche nach weiterführenden Informationen sowie die Beschäftigung mit Wegen zur Heilung können bereits zu einer besseren Krankheitsbewältigung beitragen. Ob sie sich intensiv mit der eigenen Erkrankung befassen wollen, bleibt immer die freiwillige Entscheidung der Patienten, sie hängt von vielen Faktoren ab und verändert manchmal das gesamte Leben. Menschen, die wie Krebspatienten chronisch und lebensbedrohlich erkrankt sind, haben grundsätzlich zwei Möglichkeiten: Entweder üben sie sich in der Kunst des Verdrängens und überlassen ihr weiteres Schicksal dem Arzt, oder sie arbeiten sich nach und nach in die Materie ein und werden so zu Experten ihrer eigenen Erkrankung.

Der Weg zum kompetenten, mündigen Patienten ist mitunter recht steinig. Nicht alle Ärzte können die Kompetenz der Patienten im Umgang mit ihrer Erkrankung als Bereicherung ihres beruflichen Alltags und die Sichtweise der Patienten als wichtige Ergänzung ihrer eigenen schätzen. Weniger selbstbewusste Ärzte können mit informierten, neugierig fragenden Patienten nicht gut umgehen, sind selbst hilflos oder befürchten, dass ihnen solche „Besserwisser“ die Zeit stehlen. Krebskranke, die sich vertrauensvoll in die Arzt-Patienten-Beziehung hineinbegeben und nichts hinterfragen, haben es da oft leichter.

1.1.3 Wo und wie sich Tumorpatienten informieren können

Gut informierte Patienten fällen Entscheidungen mit mehr Überzeugung und unterstützen dementsprechend medizinische Therapiestrategien.

Mit medizinischen Fragen können sich Betroffene an den **Krebsinformationsdienst (KID)** und an die **Deutsche Krebshilfe (DKH)** wenden. Über biologische, alternative oder komplementäre Ansätze in der Krebsbehandlung informiert umfassend die **Gesellschaft für biologische Krebsabwehr (GfbK)**. Bei allen genannten Institutionen können Krebskranke kostenlos Broschüren und aktuelle Informationen zu den verschiedenen Krebsarten sowie zu den Behandlungsmöglichkeiten anfordern, die allgemein verständlich geschrieben sind. Über die Beratungstelefone können Betroffene auch das persönliche Gespräch mit Fachleuten suchen. Zahlreiche **karitative Organisationen** (wie Caritas, Deutsches Rotes Kreuz u.a.) verfügen in vielen Städten über eigene Krebsberatungsstellen. Den meisten **Tumorzentren** sind **psychosoziale Beratungsstellen** angegliedert, in denen sich Tumorpatienten über Kuren, gesetzliche Ansprüche, finanzielle Hilfen, weitere Beratungsangebote usw. informieren können.

- **Krebsinformationsdienst KID:** Tel.: 06221 410121 (Mo bis Fr zwischen 8 und 20 Uhr), www.krebsinformation.de
- **Schmerztelefon des KID:** Tel.: 06221 422000 (Mo bis Fr zwischen 13 und 17 Uhr)
- **Deutsche Krebshilfe e.V.:** Thomas-Mann-Straße 40, 53111 Bonn, Tel.: 0228 729900, www.krebshilfe.de
- **Gesellschaft für biologische Krebsabwehr e.V. (GfBK):** Hauptstraße 44, 69117 Heidelberg, Tel.: 06221 138020, www.biokrebs.de

Wichtig sind auch **Selbsthilfegruppen,** denn sie bieten die Möglichkeit, sich mit anderen Betroffenen auszutauschen, sich zu informieren und besser mit der Krankheit umgehen zu lernen (☞ 1.1.4).

Ein nicht unproblematisches, aber zukunftsweisendes Informationsmedium ist das **Internet**. Weit mehr als 100000 Webseiten beschäftigen sich mit Gesundheitsthemen, und immer mehr Menschen lernen sie kennen. Weltweit informieren sich bereits über 100 Millionen Interessierte im Netz über Gesundheitsthemen und Krankheiten. Damit kommt das ärztliche Informationsmonopol ins Wanken, und es gibt kaum noch eine Erkrankung, über die sich ein findiger Patient nicht selbst informieren kann.

Zum Thema Krebs sind unüberschaubar viele Seiten über das world-wide web zugänglich. Bei der angebotenen Vielfalt der Informationen können sich Krebskranke leicht im Informationsdschungel verlieren, zumal die Informationen im Netz meist völlig ungefiltert sind. Auf jeden Fall ist zu prüfen, ob der Anbieter unabhängig ist oder ob hinter dem Angebot finanzielle Interessen stehen. Dass an der Krankheit Krebs viel Geld verdient wird, sowohl im Netz als auch in der konventionellen Medizin und in der alternativen Szene, und dass es dabei

häufig moralisch-ethisch keine Skrupel gibt, lässt sich nicht schönreden. Skepsis gegenüber vermeintlichen Erfolgsgeschichten ist daher durchaus angebracht. Ein sehr patientenorientiertes und unabhängiges Informationsnetz hat beispielsweise Anja Forbriger mit ihrem **Inkanet** (www.inkanet.de) ins Leben gerufen.
Das Vertrauen des Tumorkranken in das eigene Heilungspotenzial sollte vom Arzt nicht prinzipiell in Frage gestellt werden. Immer häufiger möchten Patienten mitentscheiden und sehen sich nicht mehr als passive Rezeptempfänger, sondern als gleichberechtigte Partner des Arztes. Sie wollen wissen, welche Behandlungsmöglichkeiten es gibt, und dann gemeinsam mit ihrem behandelnden Arzt herausfinden, welche für sie die Beste ist. Nur wenn sich der Patient bei seinem Arzt oder seiner Ärztin mit all seinen Problemen angenommen und nicht nur als „Fall" betrachtet fühlt, entwickelt sich ein Vertrauensverhältnis.

1.1.4 Selbsthilfegruppen

Es gibt heute in Deutschland über 700 Selbsthilfegruppen für Krebskranke. In ihnen haben sich mutige und aktive Patienten zusammengeschlossen, um sich über persönliche Erfahrungen und Gefühle auszutauschen und durch wechselseitige Hilfe ihre körperlichen und seelischen Probleme besser zu bewältigen. Diese Selbsthilfegruppen verstehen sich nicht als Konkurrenz zur ärztlichen Betreuung – im Gegenteil. Sie bringen zum Ausdruck, dass die Patienten ihre Krebserkrankung nicht mehr nur dem Arzt oder Therapeuten überlassen wollen, sondern bereit sind, selbst Verantwortung zu übernehmen und sich aktiv mit den Möglichkeiten der Gesundung auseinander zu setzen. In den Selbsthilfegruppen können sich die Patienten austauschen und einander Anregungen für einen konstruktiven Umgang mit der Erkrankung geben. Die Teilnehmer der Selbsthilfegruppe finden bei anderen Betroffenen ein Verständnis für ihr Leiden, das ihnen Nichtbetroffene selten im gleichen Maß entgegenbringen können, und auch Zeit füreinander, die der Arzt häufig nicht hat. Der rasante Anstieg der Zahl der Selbsthilfegruppen macht deutlich, dass die Patienten bei der Bewältigung ihrer Erkrankung mitreden möchten.
Eine Website mit Links zu Gruppen mit den häufigsten Krebsarten finden Sie bei der Bundesorganisation der Selbsthilfegruppen unter www.selbsthilfekrebs.de.

Literatur ☞ 1.4

1.2 Kommunikation mit dem Patienten

György Irmey, Nicole Weis

1.2.1 Umgang des Arztes mit der Diagnose „Krebs"

Wie geht der Arzt mit der Diagnose „Krebs" um? Welche persönliche Bedeutung misst er dieser Erkrankung bei? Inwieweit bestimmt sein Weltbild den Umgang mit dieser schweren Krankheit? Wie lässt sich Heilung definieren?
Nur wenige von uns stellen sich bewusst diese Fragen!
Gathmann und Semrau/Lininger, Der verwundete Arzt – Ein Psychogramm des Heilberufs, München, 1996, zufolge rührt die Begegnung zwischen Patient und Arzt immer auch an der verdrängten inneren Verwundbarkeit des Arztes. „Der Arzt ist immer durch Krankheit seines Patienten ein Mitbetroffener, denn so wie wir alle unsere eigene und uns zum Teil bewusste Innenwelt erst durch Spiegelung im Außen erkennen können, so zeigt der Patient seinem Arzt einen Schattenbereich auf, der ihm sonst im Außen nicht begegnen würde. ... Dem Mediziner kann in seiner Arbeit mit dem kranken Patienten häufig der eigene heilungsbedürftige Anteil aufgezeigt werden. Um dies aber nicht wahrhaben zu müssen, wird am anderen gedeutet, operiert, therapiert und ‚geheilt'..."
Dass solche Aspekte verdrängt werden, beruht einerseits auf dem hierarchisch geprägten Weltbild der modernen Medizin, das sich die objektive Naturwissenschaft zum höchsten Maßstab für die Beurteilung des Lebens erkoren hat, und andererseits auf der fehlenden Sensibilisierung für Sinnfragen des Lebens während des Medizinstudiums. In der Onkologie stößt die Medizin mit ihrem Heilungsauftrag jedoch tagtäglich an Grenzen, an den „Machbarkeitswahn" unserer Zeit; daher ist hier eine Auseinandersetzung mit möglichen verdrängten Aspekten der Krankheitsbewältigung gerade für Ärzte besonders notwendig. Nicht immer ist das medizinisch Machbare für den individuellen Krebskranken wirklich sinnvoll. Nur wenn wir diese Auseinandersetzung führen, können wir dem einzelnen Krebskranken gerecht werden. Der Respekt vor der Individualität des Einzelnen sollte uns dazu anhalten, Therapiestandards immer wieder neu im Hinblick auf den einzelnen Krebskranken zu bewerten (☞ auch 1.3.1).

1.2.2 Begleitung Krebskranker

Die Begleitung Krebskranker ist für den Arzt belastend, weil sie ihn mit der eigenen Verletzbarkeit, der Möglichkeit von Krankheit und Sterben konfrontiert. Daher kann er immer wieder versucht sein, belastenden Gesprächen auszuweichen oder vor ihnen zu „flüchten".
Ärzte erleben solche Gespräche aus mehreren Gründen als beängstigend und belastend:

- Vor allem bei jüngeren Krebskranken kann es zu einer mehr oder weniger ausgeprägten Identifikation mit dem Schicksal des Patienten kommen.
- Das Gespräch zeigt dem Arzt die eigenen Grenzen auf und erzeugt Gefühle der Ohnmacht.
- Krebskranken etwas Unangenehmes oder Bedrohliches sagen zu müssen, fällt sehr schwer.
- Die Situation des Krebskranken verlangt vom Arzt viel Einfühlungsvermögen und kostet ihn viel Zeit.

Um den Arzt vor einer Überlastung in dieser schwierigen Arbeitssituation zu schützen und der Gefahr eines „Burn-out" vorzubeugen, benötigt der Arzt bei seiner Arbeit mit Krebskranken deshalb selbst die Fähig- und Möglichkeit,

- Die eigenen emotionalen Belastungen wahrzunehmen und aufzuarbeiten
- Eigene Gefühle von Angst und Ohnmacht von denen des Kranken zu unterscheiden und
- Bei Bedarf selbst Unterstützung zu erhalten, z.B. durch den Rat erfahrener Kollegen, interkollegialen Austausch oder in Form von Balintgruppen.

Trauer und Sterben werden uns bei der Arbeit mit onkologischen Patienten immer wieder begleiten. Doch wie gehen wir mit unserer eigenen Ohnmacht und Hilflosigkeit gegenüber der Krankheit und dem Tod um? Verhärten wir uns, spalten wir unsere eigenen Ängste ab und projizieren sie auf den Patienten, so als wäre dieser selbst schuld am Versagen der Therapie. Obwohl wir alles versuchen – Chirurgie, Chemotherapie, Bestrahlung, Misteltherapie, Seleninfusionen, Enzyme oder Psychotherapie – verlassen uns immer wieder Patienten.
Wie gehen wir mit unserer eigenen Angst vor Trennung einer intensiven Beziehung um? Reagieren wir mit Panik oder können wir Trennung als Chance für einen Neubeginn auffassen? Können wir angemessen trauern, wenn einer unserer nahen Angehörigen stirbt? Können wir das Sterben als letztes Abenteuer im Leben ansehen? Der Onkologe kommt nicht umhin, sich mit diesen Themen auseinander zu setzen. Diese Themen sind eine tägliche Herausforderung für uns und können letztlich zum notwendigen neuen Verständnis von Leben und Tod führen.

1.2.3 Kommunikation als Basis der Arzt-Patienten-Beziehung

In der Begegnung mit kranken Menschen stehen Beobachtung und Wahrnehmung des Gegenübers an erster Stelle. Gehen Sie einmal zurück zum Ursprung des Wortes „beobachten", indem Sie es in seine Bestandteile zerlegen: *be – obacht – en*. Während im Althochdeutschen die Vorsilbe „be-", im Sinne von „bei", einen Beziehungszusammenhang ausdrückt, steht „Obacht" für „Aufmerksamkeit". Wie viel Aufmerksamkeit widmen wir in unserer hektischen Welt einem kranken Menschen, mit wie viel „Obacht" sind wir „bei" einem Patienten?
Die an wissenschaftlichen, technischen Leistungen reiche moderne Medizin ist arm an menschlichen Beziehungen. Der arbeitsteilig organisierte Medizinbetrieb verläuft weitgehend anonym und zeigt sich wenig sensibel für die kommunikativen Bedürfnisse der Menschen. High-Tech-Medizin ist überwiegend eine stumme Medizin. Kommunikation dient allenfalls dazu, das reibungslose Funktionieren des Systems zu garantieren. Medizin braucht aber Kommunikation und Mitgefühl. Mitfühlende, also empathische Kommunikation lässt sich jedoch nicht mit ökonomischen Kategorien wie Rationalität und Effizienz bemessen.
Wenn heute vielfach von einer wachsenden Vertrauenskrise in der Medizin gesprochen wird, handelt es sich primär um eine Krise der Kommunikation auf vielen Ebenen ärztlichen Handelns. Zum Schaden der Patienten, weil es sie um die Chance bringt, den Sinn ihres Leidens zu erfahren (kommunikative Sinnerfahrung). Aber auch zum Schaden der Ärzte, die ihrerseits in einer Situation zunehmender Entfremdung vom Patienten um die Chance gebracht werden, ihr ärztliches Tun als sinnvoll zu erleben (kommunikative Sinnerfüllung).

Kommunikative Medizin
Die Medizin der Zukunft wird eine kommunikative Medizin sein – oder aber die Menschen enttäuschen, die ihre Hoffnung und ihr Vertrauen in sie setzen.
Insgesamt sind Ärzte zwar zunehmend bereit, mit Krebskranken offen über die Diagnose, Therapie und Prognose zu sprechen. Doch besonders die Aufklärung von Patienten mit Krebs erfordert Fähigkeiten, deren Charakter sich

deutlich von den aus der naturwissenschaftlich orientierten Medizin abgeleiteten diagnostischen und therapeutischen Fähigkeiten unterscheidet.

1.2.4 Rationale und emotionale Aspekte

Es ist von größter Bedeutung, neben den notwendigen rationalen Aspekten auch die Gefühle des Patienten in die Entscheidungsfindung mit einzubeziehen. Auch wenn es Ihnen als Arzt abwegig erscheint, sollten Sie es dem Patienten zugestehen, sich auf sein Gefühl zu verlassen.
Krebsrisiko und Krebserkrankung haben für Ärzte oft eine ganz andere Bedeutung als für medizinische Laien. Beispielsweise stellen viele Ärzte beim Aufklärungsgespräch die kognitiv-rationale Information zu Diagnostik, Prävention, Früherkennung und Therapieplanung in den Vordergrund. Bei den Patienten kommen subjektive existenzielle Sorgen hinzu, und dabei geht es um persönliche Gefühle auf dem Hintergrund der eigenen Lebensgeschichte.

Beispiele

Während ein Arzt mit der Überlegung beschäftigt sein mag: „Soll ich dem Patienten nun eine Chemotherapie, eine Strahlentherapie oder eine Operation empfehlen?", möchte der Patient vielleicht wissen: „Was kann ich tun, um die mir noch verbleibende Lebenszeit nicht nur im Krankenhaus mit dem Geruch von Desinfektionsmitteln zu verbringen, sondern so weit wie möglich mit meiner Familie und in der Natur?"
Oder umgekehrt: Während der Arzt am liebsten sagen möchte: „An Ihrer Stelle würde ich noch ein letztes Mal in die Karibik fahren, statt nur noch an Infusionsschläuchen zu hängen", will sein Patient vielleicht nichts lieber hören als: „Es gibt noch etwas, das wir für Sie tun könnten! Das allerneueste Medikament XYZ kann ich empfehlen."
Daher ist es notwendig herauszufinden, inwieweit sich die Realität von der persönlichen Wirklichkeit des Patienten unterscheidet. Unsere objektive Welt ist eine Realität, die für alle gleich, d.h. neutral ist. Für die Krebserkrankung bedeutet dies, dass eine medizinisch klar definierte Organveränderung vorliegt. Anders die persönliche oder subjektive Wirklichkeit: Jeder Mensch empfindet sie anders und betrachtet die Realität wie durch einen Filter. In ihr bedeutet Krebs für den einen Patienten das Ende, für den anderen einen Anfang (☞ 1.3.4). In Anlehnung an C. Simonton (Wieder gesund werden, rororo, Hamburg, 2001) ist die Krebserkrankung für manche Patienten eine Botschaft der Liebe und für andere ein böser Schicksalsschlag, für den es keine Erklärung gibt. Simonton sieht die Krebserkrankung als eine Herausforderung, sich dem Leben und sich selbst mit mehr Freude und Liebe zuzuwenden (☞ 1.3.6). Einige Krebskranke haben ihr Leben völlig umgestellt, um die Erkrankung zu bewältigen. Andere wiederum empfinden schon kleine Veränderungen im alltäglichen Leben als bereichernd.
Sprechen Sie mit Ihren Patienten auch über diese Aspekte und überlassen Sie diesen Teil nicht allein Psychologen. Selbstverständlich kann und soll bei schwerwiegenden Problemen ein Psychologe hinzugezogen werden, doch im Allgemeinen scheuen sich Krebskranke eher vor diesem Gang und erwarten stattdessen fachliche wie emotionale Kompetenz aus einer Hand. Die Kunst besteht sicher darin, die ganz persönliche Schnittmenge zwischen den rationalen und emotionalen Beweggründen zu finden.

Gewohnte Pfade verlassen
Suchen Sie gemeinsam mit Ihrem Patienten von Anfang an nach Wegen, auf die positiven Ressourcen in seinem Leben zu vertrauen. Unterstützen Sie Patienten bei den notwendigen medizinischen Maßnahmen ebenso wie bei dem Bemühen, Körper, Seele und Geist nach Möglichkeit besser miteinander in Einklang zu bringen.

Viele Ärzte können bestätigen, dass Patienten, die bereit sind, gewohnte Pfade zu verlassen, und die ihren Therapeuten auch mal widersprechen, bessere Heilungschancen haben.

1.2.5 Das Aufklärungsgespräch

Vorbereitung auf das Gespräch

Der Arzt sollte sich vergegenwärtigen, wie er selbst als Patient eine solche Diagnose erfahren möchte.
Vor dem Aufklärungsgespräch sind präzise Überlegungen zum medizinischen Sachverhalt, zu den therapeutischen Möglichkeiten und zur Prognose der Erkrankung anzustellen. Wichtig ist, dass genügend Zeit für das Gespräch zur Verfügung steht. Kündigen Sie dem Patienten an, dass Sie mit ihm sprechen wollen, und klären Sie schon vorher, ob er Angehörige oder andere ihm nahe stehende Personen dabeihaben möchte. Wenn Sie wei-

tere Personen hinzuziehen wollen, sollte der Patient dem vorab zugestimmt haben.
Führen Sie das Gespräch in angenehmer Umgebung (Einzelzimmer, Arztzimmer) und ohne Störungen von außen, insbesondere nicht vor anderen Patienten, nicht zwischen „Tür und Angel" auf dem Stationsflur, ohne Unterbrechung durch Telefonate oder Funker und, wenn irgend möglich, nicht telefonisch.

Gesprächsgestaltung

Tempo und Umfang der Informationen sind an die individuellen Fähigkeiten des Patienten anzupassen. Vermeiden Sie ein Durcheinander von Themenbereichen wie Diagnose, Therapiealternativen, Therapienebenwirkungen etc. Versuchen Sie, medizinische Fachbegriffe einfach auszudrücken, in kurzen, verständlichen Sätzen, und benutzen Sie ggf. Zeichnungen oder Merkblätter.
Der Arzt sollte dem Patienten mit Einfühlungsvermögen und positiver Wertschätzung gegenübertreten, auf Gefühlsäußerungen vorbereitet sein und diese akzeptieren. Fragen des Patienten müssen ehrlich beantwortet werden, aber in einem Tonfall, der den Patienten nicht ängstigt. Manche Patienten scheuen sich auch nachzufragen. Deshalb sollten Sie immer wieder überprüfen, wie der Kranke die Information verstanden hat, und ihm die Möglichkeit für Rückfragen einräumen.
Dies fördert das gegenseitige Verständnis und eine vertrauensvolle Kommunikation. Zu wissen, was der Kranke über seine Situation denkt, hilft dem Arzt aber auch, die Compliance des Patienten aufrechtzuerhalten und ein eventuelles Suizidrisiko besser einzuschätzen. Studien haben gezeigt, dass Krebskranke nicht stärker suizidgefährdet sind als die Durchschnittsbevölkerung (Kuschnik L.: Lebensmut in schwerer Kankheit. Kösel, 1999).
Warten Sie mögliche Reaktionen des Patienten im Gespräch ab. Auch Schweigen sollte einige Zeit ausgehalten werden, da der Patient unter Umständen Zeit benötigt, um Fragen zu formulieren und Informationen aufzunehmen.

Nie ein Todesurteil sprechen
Krebs wird häufig als Schuld erlebt. Wenn Sie als Arzt Angaben zum möglichen Todeszeitpunkt machen, kann das daher als „Richterspruch" erlebt werden. Da individuelle Prognosen stets ungewiss sind und die Erkrankungen häufig einen unvorhersehbaren Verlauf nehmen, ist auf derlei Prognosen zu verzichten.
Vor Beendigung des Gesprächs sollte dem Patienten die Möglichkeit eingeräumt werden, weitere Themen anzusprechen („Gibt es etwas, worüber wir noch sprechen sollten?"). Für Fragen, die eventuell später erst auftauchen, sind dem Patienten weitere Gesprächsgelegenheiten anzubieten. Ermuntern Sie ihn dazu, sich die Fragen zwischen den Gesprächen zu notieren, damit er sie in der Eile oder Aufregung nicht vergisst.

Gesprächsinhalte

Worüber der Patient aufzuklären ist, wird vor allem durch die jeweilige Situation bestimmt (z. B. Diagnose, Prognose, Therapie oder Verlaufskontrolle, stationäre oder ambulante Behandlung, Nachsorge, Alter des Patienten, psychosoziale Situation des Patienten usw.). Wichtig sind folgende inhaltliche Aspekte:

- Kurze Zusammenfassung der Befunde, die zur Diagnose geführt haben.
- Nennung der genauen Diagnose in für den Patienten verständlicher Form.
- Beschreibung der Art der Erkrankung und der momentanen Ausbreitung.
- Beschreibung des natürlichen Verlaufs der Erkrankung.
- Information über verschiedene Therapiemöglichkeiten: Zunächst das Therapieziel klar formulieren (Heilung, Lebensverlängerung, Reduktion von Tumorbeschwerden etc.), dann Aufklärung über Therapieverfahren, insbesondere über gleichwertige Therapiealternativen, Normalablauf einer Therapie (z. B. Chemotherapie, Operation, Strahlenbehandlung, ein möglichst realistischer Zeitplan).
- Eingehend mögliche Nebenwirkungen (Art, Ausmaß und Dauer) und Risiken besprechen, ohne zu dramatisieren oder zu verharmlosen. Neben den somatischen sollten auch häufige psychische Nebenwirkungen angesprochen werden, einschließlich der Möglichkeiten, sie zu beeinflussen.
- Bei Fragen nach alternativen bzw. komplementären Therapien die Bedürfnisse des Krebskranken respektieren und nicht ins Lächerliche ziehen.
- Dem Patienten für weitere Fragen andere Gesprächsgelegenheiten anbieten.

1.2.6 Die Macht der Worte – positiver und negativer Einfluss auf die Krankheitsverarbeitung

In der alltäglichen Praxis oder klinischen Tätigkeit sind wir uns viel zu wenig bewusst, welche Auswirkungen unsere Worte im positiven oder negativen Sinn für den

Krebskranken haben können. Der Krebskranke ist emotional erschüttert. Seien Sie sich darüber im Klaren, dass der Betroffene jedes Ihrer Worte auf die Waagschale legen wird.

- Auch wenn Kranke Sie dazu drängen wollen, sollten Sie sich nicht hinreißen lassen, eine Prognose im Hinblick auf die noch zu erwartende Überlebenszeit abzugeben.
- Ein im falschen Moment ausgesprochenes „alles Quatsch" kann genauso fatale Folgen haben wie der lapidare Satz: „Wir können jetzt nichts mehr für Sie tun."

Brückenschlag zu unkonventionellen Methoden
Ein Brückenschlag von der konventionellen Medizin zu unkonventionellen Heilmethoden kann in dieser Situation immense Bedeutung haben.
Wenn ein Patient in aussichtsloser Lage nach Strohhalmen greift, die einer streng wissenschaftlichen Bewertung nicht standhalten, sollten Sie das auf keinen Fall abwerten.
Natürlich müssen Sie den Kranken von Irrwegen abhalten und ihn vor Ansätzen schützen, die nachweislich mehr schaden als nutzen.
Obwohl Spontanheilungen bei Krebs selten sind, kommen sie vor: Jede Spontanheilung ist ein Beweis für das unendliche Heilungspotenzial, das prinzipiell in jedem Kranken angelegt ist!

Das Prinzip Hoffnung

Achten Sie darauf, dass Ihre Worte in einem hoffnungsvollen Kontext stehen. Eine Prognose ist nur dann hoffnungslos, wenn der Kranke selbst die Hoffnung aufgegeben hat.
Den Kranken deswegen keinesfalls belügen. Alles, was Sie sagen, sollte wahr sein, Sie brauchen aber nicht alles, was wahr ist, zu sagen.
Schließlich muss sich das Thema Hoffnung nicht auf das irdische Leben beschränken, sondern zum richtigen Zeitpunkt sollte es auch kein Tabu sein, über das Sterben und den Tod zu sprechen (☞ 1.4).
Richten Sie die Aufmerksamkeit in jedem Stadium der Erkrankung nach Möglichkeit auf den Aspekt des halb vollen Glases. Um die Sichtweise des halb leeren Glases kümmern sich leider mit Sicherheit genug andere im Umfeld des Krebskranken.
Gesundheitsfördernd ist ein Denken, das mit Hoffnung in Verbindung steht – nicht zu verwechseln mit einem starren positiven Denken.

Definition von Hoffnung
Hoffnung ist definiert als Überzeugung, dass wünschenswerte Dinge erreicht werden können, ungeachtet dessen, wie abwegig die Möglichkeiten sind. Das entspricht der Überzeugung, dass ein Krebskranker gesund werden **kann,** egal wie krank er ist, heißt aber nicht, dass er gesund werden **wird!**

Zusammenfassung

Die Krebskrankheit ist ein sehr vielschichtiges und komplexes Krankheitsbild, bei dem viele Faktoren im Umgang mit Patienten von größter Wichtigkeit sind (☞ Tab. 1.2-1).

Tab. 1.2-1: Umgang mit krebskranken Patienten

Nicht unter Zeitdruck reden	Die Verarbeitung der Informationen im Zusammenhang mit der Krebserkrankung braucht Zeit. Legen Sie deshalb als niedergelassener Arzt das Gespräch mit dem Tumorpatienten ans Ende Ihrer Sprechstunde.
Nicht nur die Krankheit oder die spezielle Therapie, sondern den ganzen Menschen als Einheit sehen	Nur der Krebskranke, der sich körperlich-geistig-seelisch vom Arzt angenommen fühlt, wird offen und ehrlich mit ihm reden. Betroffene klagen immer wieder über zu einseitige ärztliche Informationen.
Den Patienten ermutigen, eine Zweitmeinung (second opinion) einzuholen	Eine eingeholte zweite Meinung ist kein Ausdruck von Misstrauen gegenüber dem behandelnden Onkologen, sondern zeigt den Willen des Krebskranken, die bestmögliche Therapie bei einer lebensbedrohlichen Erkrankung zu finden.
Vorurteile vermeiden	Der Arzt soll nicht das Weltbild des Patienten verändern, sondern dessen Individualität und Persönlichkeit möglichst respektieren.
Vertrauen und Glauben als zentrale Faktoren im Heilungsprozess	Sein Vertrauen zum Arzt signalisiert dem Krebskranken selbst Hoffnung auf Heilung. Dabei ist der Arzt nicht Ursprung, sondern Medium einer möglichen Heilung. Kraft dieses Vertrauens vermag der Patient seine Selbstheilungskräfte zu aktivieren. Auch bei unheilbarer Erkrankung helfen Vertrauen und Glauben, den Krankheitsprozess zu bewältigen.

Tab. 1.2-1: Umgang mit krebskranken Patienten (Forts.)

Autoritäre Grundhaltung und Instruktionen mit dem „erhobenen Zeigefinger" vermeiden	Verständnisvolle Zuwendung des Arztes kann dem Krebskranken ein Geborgenheitsgefühl vermitteln und ihn auch positiv motivieren. Der Arzt ist nicht für den Patienten verantwortlich, sondern sorgt nur für die seiner Meinung nach beste Therapie.
Patienten nicht entmutigen, der Angst und Einschüchterung entgegenwirken	Wenn Sie Patienten in ihren Träumen und Zielen unterstützen, werden sie auch anstrengende Therapien viel besser vertragen.
Selbstbestimmung und Menschenwürde des Krebskranken zu wahren ist oberstes Gebot	Der Krebskranke wirkt häufig ängstlich, hilf- und orientierungslos. Unterstützen Sie ihn dabei, trotzdem ein mündiger Patient zu bleiben.

Literatur ☞ 1.4

1.3 Krankheitsverarbeitung

György Irmey, Nicole Weis

1.3.1 Jeder Patient reagiert individuell

Die Diagnose Krebs bedeutet für die meisten Menschen eine unmittelbare Bedrohung ihrer Existenz. Vieles, was bisher als selbstverständlich galt, muss nun in Frage gestellt werden. Die Reaktionsweisen auf eine Krebserkrankung sind genauso individuell, wie die Lebenseinstellung und die Lebensumstände vor der Erkrankung waren. Wer bisher mit „Kampfgeist" auf Probleme reagiert oder „den Kopf in den Sand gesteckt" hat, wird seine individuelle Lösungsstrategie auch auf die Krebserkrankung anwenden. Andere Wege der Verarbeitung zu gehen, hieße, seine bisherigen Verhaltensweisen umzustellen.

Daher sollten Therapeuten und Angehörige wissen, dass jeder seine Art und sein eigenes Tempo hat, die Diagnose aufzunehmen und die Erkrankung zu verstehen.

Ein wichtiger Faktor bei der Verarbeitung von Krebserkrankungen ist die **Angst.** Von den Betroffenen werden je nach individueller Lebenssituation unterschiedliche Ängste genannt, z. B. die Angst vor Schmerzen, vor medizinischen Eingriffen oder Therapien, vor Hilfs- oder Pflegebedürftigkeit, vor Konflikten mit dem Partner oder Freunden, Angst vor Vereinsamung, vor Mitleid, vor einem sozialen Abstieg, vor Arbeitslosigkeit, vor finanziellen Engpässen und die Angst zu sterben.

Angst vor dem Tod

Die Diagnose Krebs ist für viele Menschen beinahe mythisch mit dem Gedanken verknüpft, dass die Erkrankung unweigerlich zum Tod führt. Doch für die meisten Betroffenen ist die Krebserkrankung kein Todesurteil, sondern als chronische Erkrankung anzusehen, die mit vielen Leiden verbunden sein kann, bei der aber auch eine langfristige Heilung möglich ist.

Eigenes Verschulden

Häufig haben Patienten unausgesprochen die Angst, selbst schuld an ihrer Krebserkrankung zu sein. Vor allem die Laienpresse verwendet den Begriff der „Krebspersönlichkeit". Allerdings lässt sich nach den bisherigen wissenschaftlichen Erkenntnissen kein Zusammenhang zwischen bestimmten Charaktermerkmalen und einem erhöhten Krebsrisiko nachweisen.

Angst vor Nebenwirkungen

Nicht nur existenzielle Ängste und Sinnfragen beschäftigen den Patienten, sondern sein Umgang mit der Erkrankung wird auch durch ganz reale Ängste bestimmt, z. B. die Angst vor Nebenwirkungen einer belastenden Therapie, besonders einer Chemotherapie. Solche Ängste sind oft durch mangelnde Information und Aufklärung bedingt. Deswegen sollte der Patient bei jeder Änderung der therapeutischen Strategie mit in die Entscheidung einbezogen werden, damit er sie nachvollziehen und verstehen kann. Das Warum und Wie ausführlich zu erklären ist wichtig, um Ängste vor einer Therapie abzubauen und für mehr Transparenz zu sorgen. Wenn der Patient hinter einer Entscheidung steht, verträgt er die Therapie im Allgemeinen auch besser.

Auch das Krankheits- und Therapieerleben ist von Mensch zu Mensch unterschiedlich. Je nach den Möglichkeiten der Krankheitsverarbeitung und dem gesundheitlichen Allgemeinzustand werden die diagnostischen und therapeutischen Maßnahmen als unterschiedlich belastend empfunden. So beschreiben manche Patienten z.B. eine Chemotherapie als besonders quälend, während andere das nicht so empfinden. Man sollte mit dem Patienten darüber sprechen, damit er sich nicht aufgrund von Erfahrungsberichten anderer Patienten vor diagnostischen oder therapeutischen Maßnahmen fürchtet.

Die individuelle Krankheitsverarbeitung hängt von der Lebenseinstellung, der „Primärpersönlichkeit" des Patienten und von verschiedenen psychosozialen Faktoren, insbesondere der Unterstützung durch Familie und Freunde ab. Information und Orientierungshilfen für den Betroffenen können helfen, die mit der Erkrankung einhergehenden Ängste aufzulösen. Die Aufmerksamkeit sollte immer auch auf das Gesundungspotenzial gelenkt werden, d.h. auf die gesunden Anteile im Organismus, die trotz Erkrankung überwiegen. Denn es ist wichtig, dass die Patienten sehen, was alles erhalten geblieben ist und sich trotz Erkrankung zum Positiven entwickeln kann.

1.3.2 Die Rolle von Familien und Freunden

Familie und Freunde sind nicht nur wichtige Helfer für Krebskranke, sondern auch selbst Betroffene. Ihre psychosoziale Unterstützung spielt eine wichtige Rolle in der Krankheitsverarbeitung des Patienten, gleichzeitig müssen sie die Erkrankung einer nahe stehenden Person bewältigen. Häufig ziehen sich Familienangehörige oder Freunde zum Zeitpunkt der Diagnose zurück, vielleicht weil sie zunächst nicht genau wissen, wie sie sich dem Erkrankten gegenüber verhalten sollen oder welche Hilfe sie anbieten können.

Offener Austausch

Es geht jedoch nicht darum, dass Familienangehörige oder Freunde Lösungen anbieten oder banalen Trost aussprechen, sondern dass sie dem Betroffenen zuhören, seine Gefühle ernst nehmen und akzeptieren. Für den Erkrankten ist es sehr wichtig, dass nahe stehende Menschen ihm das Gefühl vermitteln, die Erkrankung nicht vor ihnen verbergen zu müssen. Da die Krebserkrankung häufig Ängste auslöst, sollte in der Familie offen über die ungewohnten Gefühle und den Umgang mit der Erkrankung gesprochen werden. Schon allein das Reden kann helfen, Ängste zu reduzieren. Ängste, die unausgesprochen bleiben, führen zum Rückzug und stauen sich auf, so dass sie als zunehmende Bedrohung empfunden werden. Nur durch offenen Austausch wird es möglich, Unsicherheiten aufzuklären und Missverständnissen vorzubeugen. Um ihre persönliche Integrität zu bewahren, ist es für Kranke wichtig, ihre Wünsche konkret zu äußern und ihr Bedürfnis nach Selbstbestimmung mitzuteilen.

Nachsicht

Als Angehöriger oder Freund sollte man sich immer vergegenwärtigen, dass Misstrauen, Zurückhaltung oder Aggressivität des Erkrankten Formen der Krankheitsverarbeitung sind. Das kann sich auch darin äußern, dass ein Betroffener bei den geringsten Anlässen versucht, seinen aufgestauten Zorn und die Verzweiflung über die Krebserkrankung „herauszulassen". In dieser Situation ist es wichtig, die Überempfindlichkeit bzw. solche Gefühle richtig einzuordnen und sie nicht zum Anlass zu nehmen, den Kontakt zum Erkrankten abzubrechen, sondern ihn weiterhin Schritt für Schritt zu begleiten.

Verhaltensregeln für den Umgang mit dem Erkrankten

- Zum besseren Verständnis ist es hilfreich, sich auch als Angehöriger bzw. Freund vorab über die Erkrankung zu informieren.
- Begrüßungen sollten so wie in der Vergangenheit erfolgen.
- Oft ist es für den Betroffenen einfach nur wichtig, dass jemand da ist und zuhört, ihn ausreden lässt.
- Offene Kommunikation bedeutet: Mitteilen, Verständnis zeigen, Hoffnung geben.
- Vorsicht mit Bagatellisierungen, nicht einfach sagen: „Es wird schon wieder".
- Nicht den Erkrankten und sich selbst mit vorschnellen Lösungsvorschlägen unter Druck setzen.
- Soziale Integrität bewahren, damit sich der Erkrankte weiterhin zugehörig fühlt.

Hilfe für Angehörige

Natürlich muss auch den Angehörigen geholfen werden. Es ist wichtig, die eigenen Kraftreserven nicht zu überschätzen und die eigenen Bedürfnisse ernst zu nehmen. Häufig suchen sich Angehörige erst zu spät Unterstützung. Deshalb sollte man sie im Gespräch immer darauf aufmerksam machen, wie wichtig es ist, nicht nur für den Erkrankten, sondern auch für sich selbst zu sorgen. Nur so ist ihre Fürsorge effektiv und ohne zu große Energieverluste möglich.

Antizipatorische Trauer

Manchmal tritt bei Angehörigen zu Beginn einer Krebserkrankung eine antizipatorische Trauerreaktion in abgeschwächter Form auf, vergleichbar mit der Reaktion nach dem tatsächlichen Verlust eines Menschen.

Von dem Erkrankten wird dies als Stigmatisierung wahrgenommen, als sei er bereits ein Sterbender, was nicht selten dazu führt, dass er sich zurückzieht und Aggressionen aufstaut. Auch hier kann nur ein offenes Gespräch helfen, bei dem die gemeinsamen Sorgen und Fragen angesprochen werden.

Kinder

Eine besondere Situation tritt ein, wenn ein Elternteil erkrankt ist. Eltern nehmen häufig an, es sei besser, sich nichts anmerken zu lassen, um die Kinder vor der Wahrheit zu schützen. Dies führt auf beiden Seiten zu Spannungen. Denn seine Gefühle zurückzuhalten oder gar zu verheimlichen, ist für den Erkrankten auf Dauer sehr anstrengend und kann zu Gereiztheit und Depressionen führen. Kinder hingegen bemerken intuitiv und sehr schnell unmittelbare Veränderungen in ihrer Umgebung. Werden sie in dieser Situation im Unklaren gelassen, ziehen sie sich häufig zurück und verlieren das Vertrauen. Es kann aber auch sein, dass Kinder ihre Ängste wiederholt aussprechen und dadurch den Betroffenen überfordern. Hier ist neben der Hilfe durch Familienangehörige oft auch professionelle Hilfe gefragt.

1.3.3 Verarbeitung in unterschiedlichen Krankheitsphasen

Je nach Krankheitsstadium kann die Verarbeitung unterschiedlich ausgeprägt sein (zu den unterschiedlichen Reaktionen auf eine lebensbedrohliche Erkrankung nach Kübler-Ross ☞ 1.4.1).

Zum Zeitpunkt der Erstdiagnose stehen fast immer der unmittelbare Schock und die Angst vor der existenziellen Bedrohung im Vordergrund. Ist die Primärtherapie abgeschlossen, kehrt der Patient an seinen Arbeitsplatz zurück und wird wieder in den sozialen Alltag integriert. Ab da beginnt die individuelle Auseinandersetzung mit der Erkrankung: Verdrängung, Rationalisierung oder aber Neuorientierung. Mit Fortschreiten der Erkrankung können Existenzängste in unterschiedlicher Ausprägung wieder auftreten. Depressive oder auch aggressive Züge sind in dem Zusammenhang häufig festzustellen und können die Lebensqualität zusätzlich zu den Belastungen der Therapie deutlich vermindern.

In bestimmten Phasen können negative Gefühle wie Verleugnung und Trauer ein wichtiger Bestandteil des Verarbeitungsprozesses sein und den Patienten dahingehend stabilisieren, dass er die Angst auszuhalten vermag. In dieser Situation ist es wichtig, Verständnis zu zeigen und den Betroffenen offen über seine Gefühle sprechen zu lassen. Man sollte ihm auch das Gefühl geben, dass er der Erkrankung nicht völlig ausgeliefert ist und sein Wohlbefinden aktiv verbessern kann. Eine aktive Haltung im Sinne einer gelungenen Neuorientierung kann die Lebensqualität und den Erkrankungsverlauf positiv beeinflussen. Allerdings benötigen auch „kämpferische" Patienten Phasen der Ruhe und Trauer, denn niemand kann in allen Phasen des Lebens ein „fighting spirit" sein.

Bewältigungsformen in Abhängigkeit von der Erkrankungssituation

- Bei Diagnosestellung: existenzielle Bedrohung, Angst, Schock
- Nach Beendigung der Primärtherapie (adjuvante Situation): soziale Integration, individuelle Verarbeitung, Hoffnung
- Bei Diagnose eines Progresses (palliative Situation): Verzweiflung, Kampf, Wut, Aggression, Akzeptanz
- Bei zunehmender Verschlechterung des Allgemeinzustands bis zur terminalen Phase: Verzweiflung, Schweigen, Trauer, Akzeptanz

1.3.4 Strategien der Krankheitsverarbeitung

In der Krankheitsverarbeitung haben sich für viele Patienten folgende Strategien bewährt:

Information: Prinzip „Mündiger Patient"

Die meisten Patienten wollen aktiv an ihrer Gesundung mitarbeiten und die diagnostischen oder therapeutischen Maßnahmen nachvollziehen können; dazu benötigen sie ein hohes Maß an Information. Andere Patienten brauchen zunächst Zeit, sich mit der Situation auseinander zu setzen, ehe sie sich informieren wollen. Auch hier gibt es individuell große Unterschiede, die mit der Art der persönlichen Krankheitsverarbeitung zu tun haben. Grundsätzlich sollte jeder das für ihn notwendige Maß an Information erhalten. Allerdings ist Vorsicht geboten, wenn sich ein Betroffener zu sehr auf die Fakten (z. B. Blutwerte) konzentriert und andere Bereiche (z. B. psychische Stabilisierung) vernachlässigt.

Soziale Unterstützung: Prinzip „Zuwendung"

Das Mit-Teilen und Mit-Tragen von Sorgen und Ängsten innerhalb der Familie und im Freundeskreis bedeuten eine große Hilfe bei der individuellen Krankheitsverarbeitung. Es gibt dem Erkrankten die Sicherheit, Ängste und Fragen offen ansprechen zu können und auch in schwierigen Situationen Unterstützung zu erhalten, z. B. wenn wichtige Therapieentscheidungen getroffen werden müssen. Das Gefühl, weiterhin als Persönlichkeit ernst genommen zu werden, hilft ebenso wie eine frühzeitige Wiedereingliederung in das gewohnte soziale Umfeld bei der Krankheitsverarbeitung. Neben der Hilfe durch Familie und Freunde sollte auch eine Unterstützung durch Selbsthilfegruppen oder professionelle Helfer erwogen werden, insbesondere bei allein lebenden Menschen.

Umorientierung: Prinzip „Krankheit als Chance"

Einige Patienten verstehen die Erkrankung als Signal, ihr Leben völlig zu verändern. Dies mag für sie hilfreich sein, während bei anderen vielleicht nur eine leicht veränderte Einstellung gegenüber alltäglichen Problemen sinnvoll ist. Viele Patienten berichten, dass sie seit der Erkrankung manches gelassener sehen und sich wieder über Dinge freuen können, die sie früher als selbstverständlich hingenommen haben. In jedem Fall ist es wichtig, sich neue Kraftreserven zu erschließen und sein Leben bewusster zu leben. Auch wenn diese Umorientierung unterschiedlich ausgeprägt sein kann, wird sie von den meisten als erleichternd und entlastend empfunden.

Ziele setzen: Prinzip „Ich will"

Selbstbestimmung beginnt, sobald der Erkrankte bereit ist, aktiv für sein Leben zu kämpfen. Dies hat zur Folge, dass er konkrete Vorstellungen von seinem Weg zur Gesundung hat und versucht, dies auch vom Therapeuten einzufordern. Wer Verantwortung für seine Gesundung übernimmt, will auch mitentscheiden, welche Therapie sinnvoll ist. Er setzt sich Ziele, die er erreichen will, gönnt sich aber auch Pausen, wenn ihm nicht nach Kämpfen zumute ist. Durch beides, seinen Willen und seine Hoffnung auf Besserung, können auf emotionaler Ebene neue Energien freigesetzt werden, die dem Erkrankten die Kraft geben, sich zu informieren, sich sozial unterstützen zu lassen und sich neu im Leben zu orientieren.

1.3.5 Im Spannungsfeld von konventioneller und komplementärer Medizin

Bei Eröffnung der Diagnose sieht sich der Krebspatient einer Fülle an Informationen gegenüber. Eine Bewertung dieser Informationen und die Suche nach therapeutischen Alternativen ist ihm aber häufig nicht möglich, weil der Schock über die Diagnose vorherrscht. Ein Betroffener benötigt immer ausreichend Zeit, um sich mit der Diagnose Krebs und den diagnostischen oder therapeutischen Maßnahmen auseinander setzen zu können.
Wenn die Zeit zu knapp war und wichtige Fragen an den behandelnden Arzt nicht gestellt werden konnten, führt das nicht selten dazu, dass die Patienten schulmedizinische Methoden teilweise oder sogar ganz ablehnen, zum Teil auch aufgrund persönlicher Erfahrungen oder ausgeprägter Ängste. Am häufigsten hört man jedoch, dass sich Patienten zur Therapie gedrängt fühlten und dass ihnen bei der Entscheidung keine Zeit gelassen wurde. Viele Patienten wünschen sich eine ganzheitliche Betreuung, auch unter Einbeziehung komplementärer Therapieverfahren, die jedoch in den meisten Kliniken aus organisatorischen oder ideologischen Gründen nicht angeboten wird.
Trotz des weit verbreiteten Bedürfnisses, nach dem Schock der Diagnose wichtige Fragen zu klären, bleibt die Frage „Wie geht es weiter?" häufig unbeantwortet. Hier nimmt das Dilemma für den Patienten seinen Anfang: Wem glauben, wenn zwischen Vertretern komplementärer und konventioneller Medizin und dabei unter namhaften Onkologen Meinungsunterschiede bestehen? Viele Patienten suchen sich daraufhin ihren eigenen Weg, nicht selten mit unseriösen Heilverfahren. Oder sie informieren sich via Internet und wenden sich mit einer Fülle von Information an ihre betreuenden Ärzte. Diese erleben informationshungrige Patienten als besonders schwierig, weil sie Zeit fordern, die im Klinik- oder Praxisalltag kaum vorhanden ist.
Wer als Arzt frühzeitig auf die Fragen der Patienten eingeht und sie in die Therapieentscheidung mit einbezieht, kann jedoch viel lernen, z. B. sich darüber klar zu werden, was vermeintliche onkologische Standardtherapien individuell für den Patienten bedeuten. Bedauernswerterweise kommt es häufig erst durch Denkanstöße von Patienten zu einer Beschäftigung mit komplementären Therapieverfahren.
Da sie von Schulmedizinern selten Informationen über komplementäre, die Lebensqualität steigernde Therapie-

methoden erhalten, fühlen sich viele Patienten allein gelassen, gerade im Bereich der konventionellen Medizin. Meist bekommen sie sogar zu hören: „Am besten machen Sie alles so wie bisher." Das erscheint vielen Betroffenen paradox. Schließlich sucht jeder nach einem Grund für seine Erkrankung und wird sich zwangsläufig fragen, was er tun kann, um Belastungen zu reduzieren oder einer Metastasierung vorzubeugen.
Was bleibt, ist der verunsicherte Patient, der sich von der konventionellen Medizin zwar behandelt, aber nicht betreut fühlt. Und der sich erst in einer ganzheitlichen Betreuung unter Einbeziehung konventioneller und komplementärer Medizin angenommen und verstanden fühlen wird.

1.3.6 Chance zum Umdenken

So wie jeder Mensch seine Erkrankung unterschiedlich erlebt, macht sich auch jeder eine andere Vorstellung von den Gründen, die zu der Erkrankung geführt haben. Für die meisten Betroffenen stellt sich irgendwann einmal die Frage nach dem Sinn der eigenen Krebserkrankung. Die veränderte Lebenssituation nehmen sie dann zum Anlass, sich mit Einstellungen und Ideen zu beschäftigen, die bisher in ihrem Leben keine große Rolle gespielt haben oder im Alltagsstress nicht spielen konnten.
Sein Leben überdenken und ein Resümee ziehen, kann eine schmerzvolle Erfahrung sein, ermutigt aber viele Betroffene dazu, neue und bisher ungewohnte Wege zu gehen. „Krankheit als Chance" ist das Stichwort. Viele Krebskranke beschäftigen sich wieder mehr mit den Signalen ihres Körpers und seinen Selbstheilungskräften, widmen sich kreativen Betätigungen oder lernen mit Hilfe von Entspannungsverfahren, Stress abzubauen. Manche versuchen auch, sich ihre Kraftreserven besser einzuteilen, nicht mehr uneingeschränkt nur für Freunde oder Verwandte da zu sein, sondern wieder mehr Zeit für sich selbst zu gewinnen.
Im Gespräch mit Patienten ist es wichtig, auch solche Überlegungen anzusprechen und zu helfen, Zugang zu persönlichen Ressourcen zu finden. Man sollte ermutigen, Veränderungen zuzulassen und neue Schwerpunkte zu setzen. Denn wie es so treffend in einem japanischen Sprichwort heißt: „Selbst ein Weg von tausend Meilen beginnt mit einem ersten Schritt."

Literatur ☞ 1.4

1.4 Der sterbende Patient

György Irmey, Nicole Weis

Unterschiedliche kulturelle Faktoren prägen den Umgang mit Sterben und dem Tod. Es mag paradox klingen, aber wir sind in unserer modernen Zivilisation auf nichts so wenig vorbereitet wie auf unser eigenes Sterben. Das liegt sicherlich auch daran, dass die Menschen seit wenigen Jahrzehnten nicht mehr zu Hause sterben und dass aufgrund der Erfolgsorientierung unserer Gesellschaft eine öffentliche Ausgrenzung des Todes stattgefunden hat.

1.4.1 Sterben ins Leben einbeziehen

Früher gehörte der Tod noch zum Leben, während heutzutage anonym in Krankenhäusern gestorben wird. Dank der Hospizbewegung sind in den letzten Jahren jedoch Möglichkeiten zum Sterben für unheilbar Erkrankte außerhalb der Großkliniken geschaffen worden. Den Tod als einen würdevollen Abschluss des Lebens zu sehen, bedeutet mehr Menschlichkeit in der Betreuung Schwerstkranker. Es bedeutet aber auch, sich die eigene Endlichkeit bewusst zu machen, um die Begleitung für Sterbende in dieser letzten Lebensphase wertvoll und angstfrei gestalten zu können.

Phasen bzw. Reaktionen auf die Konfrontation mit dem eigenen Sterben nach Elisabeth Kübler-Ross

- **1. Verleugnung:** Die schwere Krankheit nicht wahrhaben wollen („Ich bin doch gesund", „Ich werde noch 100 Jahre alt", „Das kann überhaupt nicht sein!")
- **2. Aggressivität:** Gereiztes Verhalten, nichts kann recht gemacht werden, Vorwürfe an die behandelnden Ärzte oder Angehörige („Warum gerade ich?", „Sie können mir sowieso nicht helfen")
- **3. Verhandeln:** Suche nach Auswegen, z. B. Arztwechsel oder andere medizinische Methoden ausprobieren („Wenn ich in Zukunft alles besser mache, werde ich vielleicht wieder gesund", „Bitte, ich will nicht sterben")
- **4. Depressionen:** Weinen, Gesprächsverweigerung, („Das hat doch alles keinen Sinn")
- **5. Akzeptanz:** Gelöste Stimmung, friedliche Atmosphäre („Ich habe ein gutes Leben gehabt"), kann aber auch in Resignation umschlagen.

Diese Phasen können nicht nur vom Patienten, sondern auch von Angehörigen und anderen Helfern er-

lebt werden. Für Angehörige kann dies sogar ein wichtiger Teil der (vorweggenommenen) Trauer sein. Für das betreuende Team ist eine eindeutige Zuordnung nicht immer leicht, zumal verschiedene Reaktionen bei Betroffenen in engem zeitlichen Zusammenhang auftreten können.
Insbesondere im unmittelbaren Kontakt mit Patienten ist es hilfreich, die verschiedenen Verarbeitungsphasen zu kennen und, falls erforderlich, durch Impulse zu beeinflussen. Dem Patienten solche Impulse zu geben kann bedeuten, dass der Betreuende einfach nur da ist, zuhört, zum Trauern ermutigt und auch negative Gefühle anzusprechen hilft bzw. aushält. Die Kenntnis dieser Verarbeitungsphasen trägt auch zu mehr Verständnis für den Betroffenen bei und dazu, den Prozess des Abschiednehmens und Sterbens bewusst gemeinsam zu erleben.

1.4.2 Das Gespräch über den Tod

Das Gespräch über Tod und Sterben erfordert Behutsamkeit, Ehrlichkeit und oft auch Intuition. Es ist wichtig, den Patienten und seine Angehörigen rechtzeitig an die Wahrnehmung des kommenden Todes heranzuführen. Die Fähigkeit von Krebskranken, sich mit ihrem Tod auseinander zu setzen, wird häufig unterschätzt. Um Betroffene nicht um die Chance zu bringen, über Tod und Sterben reflektieren und sich bereits im Leben auf den Tod vorbereiten zu können, dürfen Patienten und Angehörige im persönlichen Gespräch nicht belogen werden. Jeder Patient hat ein Recht auf Ehrlichkeit und Wahrheit. Häufig lässt sich bereits im Erstgespräch intuitiv oder durch nonverbale Zeichen erahnen, ob der Patient bereit ist, über den Tod zu sprechen. Versteckte Hinweise finden sich z. B. in Berichten über Alpträume oder nachdenklichen Bemerkungen über verstorbene Mitpatienten. Hat sich durch die intensive Betreuung ein Vertrauensverhältnis entwickelt, kann man in der Regel über solche Anknüpfungspunkte das Thema Tod ansprechen. Aktives Zuhören ist hier sehr wichtig: den Patienten ausreden lassen und im richtigen Moment Gesprächsimpulse geben. Oder um es anders auszudrücken: Die gelebte Zwischenmenschlichkeit ist in einem Gespräch über Sterben und Tod von elementarer Bedeutung. Statt eines Rückzugs in medizinische Details besteht die Kunst darin, keine falschen Hoffnungen zu machen, aber aus der Wahrheit auch nicht Hoffnungslosigkeit werden zu lassen.

1.4.3 Begleitung des Sterbenden

Der Tod ist für viele Menschen unfassbar und Angst erzeugend. Angst, weil der eigene Tod als etwas absolut Unvorstellbares empfunden wird. Doch der Tod als würdevoller und angstfreier Abschluss des eigenen Lebens ist keine Fiktion. Die Vorbereitung auf das oder die Auseinandersetzung mit dem Sterben erleben viele Menschen als eine Zeit der Selbstfindung und des seelischen Reifens. Für professionelle Helfer ist es wichtig zu wissen, dass der von den meisten Menschen gefürchtete Prozess des Sterbens individuell gestaltet werden kann. Voraussetzung ist, dass sie den nahenden Tod rechtzeitig wahrnehmen und ihre Betreuung von Sterbenden und Angehörigen darauf einstellen.

Begleitung in der Sterbephase
Als Leitspruch eignet sich ein Zitat von Anne-Marie Tausch: „Wir werden alles tun, dir zu helfen, in Frieden zu sterben, aber auch zu leben, bis du stirbst." (aus: „Gespräche gegen die Angst")
- Zuwendung: die Situation für den Patienten so angenehm wie möglich gestalten
- Achtung und Respekt (die Würde des Patienten erhalten)
- Angehörige unterstützen: damit sie den Sterbenden begleiten können
- Behagliche Atmosphäre schaffen (evtl. Sterben in den eigenen vier Wänden).

Entgegen einer weit verbreiteten Auffassung erreicht die liebevolle Zuwendung anderer Menschen häufig auch Bewusstlose. Jeder Helfer sollte sich klarmachen, dass nicht alles perfekt und richtig sein muss. Ob ihm aufrichtig geholfen wird, spürt der Kranke meist selbst sehr gut.
Die Begleitung in der Sterbephase ist zwar eine wichtige, aber keine ausschließlich ärztliche Aufgabe, sondern findet meist als Betreuung im Team statt. Zur Vermeidung eines „burn-out" bei den Betreuenden sind Transparenz und regelmäßige Supervisionen sinnvoll. Trotz guter Betreuung sterben immer auch Menschen in Unfrieden, z. B. weil ihre psychischen und sozialen Probleme ungelöst geblieben sind. Doch wenn die Zusammenarbeit und Unterstützung im Team gut klappt, können Verzweiflung, Depressionen und Aggressivität Sterbender eher aufgefangen werden.
Der erkennbare Beginn des Sterbeprozesses bei einem Patienten ist kein Grund für eine Krankenhauseinweisung. Begleitende Maßnahmen können in Absprache

mit dem Hausarzt, dem örtlichen Pflegedienst und den Angehörigen auch zu Hause durchgeführt werden. Die häusliche Betreuung hat den Vorteil, dass die Umgebung dem Sterbenden vertraut ist und dass es besser gelingt, Angehörige einzubeziehen. Dies verringert ihre Hilflosigkeit angesichts der unheilbaren Erkrankung und ermöglicht ein angstfreies Miteinander innerhalb der Familie.

1.4.4 Betreuung der Angehörigen

Auch wenn sich der Tod eines nahen Angehörigen schon lange vorher abgezeichnet hat, befinden sich die meisten Menschen unmittelbar danach in einer Art Schockzustand. Zunächst haben sie meist keine Fragen. Doch vielleicht brauchen sie zu einem späteren Zeitpunkt einen Ansprechpartner, um offene Fragen zu klären. Wenn sich nachträglich ein Gespräch ergibt, kann auf die **normalen Trauerreaktionen** hingewiesen werden (ambivalente Emotionen, auch Wut auf den Verstorbenen; Gefühl eigener Versäumnisse oder auch Schuld; das Gefühl, den Verstorbenen noch zu sehen oder zu hören).
Trauer ist keine Krankheit, sondern ein unvermeidlicher Prozess. Werden die letzten Stunden von den Angehörigen als harmonisch empfunden (hilfreich sind Rituale wie Gebete oder Musik), können sie die Trauer besser durchleben, der Tod verliert an Schrecken. Wenn die normale Trauerreaktion andauert oder sich intensiviert, kann es sich um eine **pathologische Trauerreaktion** handeln; die Anzeichen sind oft erst im späteren Verlauf erkennbar. Manchmal lässt sich eine pathologische Trauerreaktion auch vorhersehen, z. B. bei Beziehungen, die von Abhängigkeit geprägt waren, bei fehlender sozialer Unterstützung oder schweren eigenen körperlichen oder psychischen Erkrankungen. Eine intensive Begleitung der Angehörigen bereits während der Krankheits- und Sterbephase kann jedoch helfen, pathologische Trauerreaktionen (die eine therapeutische Intervention erfordern) zu vermeiden.

Literatur
1 Dethlefsen T, Dahlke R: Krankheit als Weg. Orbis, München, 2001
2 Le Shan L: Psychotherapie gegen den Krebs. Klett/Cotta, Stuttgart, 2001
3 Tausch A: Sanftes Sterben. Rowohlt, Reinbek, 1991
4 Tausch A: Gespräche gegen die Angst. Rowohlt, Reinbek, 1998
5 Verres R: Die Kunst zu leben. Piper, München, 1994

1.5 Hilfen im Alltag

Susanne Roller

1.5.1 Ambulante Dienste

Es gibt verschiedene Hilfen für die häusliche Betreuung. In den letzten Jahren haben sich diese Einrichtungen vermehrt mit der Hospizidee vertraut gemacht. Alle Hospiz- und Palliativeinrichtungen arbeiten mit den ambulanten Diensten vor Ort eng zusammen.

Freie Wohlfahrtspflege

Zahlreiche Einrichtungen bieten soziale Hilfen an. Die Leistungen dieser freien Wohlfahrtsverbände haben Vorrang vor der öffentlichen Wohlfahrtspflege (Sozialamt).
Die Freien Wohlfahrtsverbände (☞ Abb. 1.5-1) gliedern sich in sechs Spitzenverbände, die sich durch unterschiedliche weltanschauliche Ziele unterscheiden:

- Arbeiterwohlfahrt (AWO)
- Deutscher Caritasverband (DCV)
- Deutscher Paritätischer Wohlfahrtsverband (DPWV)
- Deutsches Rotes Kreuz (DRK)
- Diakonisches Werk der Evangelischen Kirche in Deutschland (DW)
- Zentralwohlfahrtsstelle der Juden in Deutschland (ZWST).

Aufgaben und Ziele

- Erkennen und Beseitigen von Ursachen individueller Not
- Hilfe in sozialen Notlagen
- Prävention, Aktivierung und Rehabilitation für sozial schwache Gruppen (Kinder, Alte, Behinderte, Kranke, Arbeitslose, Ausländer)
- Förderung in bestimmten Lebenssituationen, bei persönlichen und familiären Problemen (Hilfe zur Selbsthilfe unter Erhalt der Selbstständigkeit)
- Öffentlichkeitsarbeit, Aufklärung und Hinweisen auf soziale Missstände
- Aufklären der Betroffenen über mögliche Hilfen.

Ambulante Dienste und stationäre Einrichtungen

Sozialstationen

Ambulante Pflege und Hilfen im Bereich der häuslichen Haus-, Familien- und Altenpflege mit breit gefächertem Leistungsangebot. Hauptamtliche Fachkräfte unterschiedlicher Berufe.

Abb. 1.5-1: Die Freien Wohlfahrtsverbände

Gemeindepflegedienst

Überwiegend Hilfen im täglichen Alltag und Altenbetreuung. Häufig speziell geschulte ehrenamtliche Helfer.

Haus- und Familienpflege

Versorgung des Haushaltes für Familien- und Einzelpersonen. Überwiegend im ländlichen Bereich, haupt- und ehrenamtlich.

Mobile Soziale Dienste

Hauswirtschaftliche Dienste, Hol- und Bringedienst, Fahr- und Begleitdienst durch meist Zivildienstleistende und freiwillige Helfer.

Mahlzeitdienste

Mittagstisch (evtl. mit Fahrdienst) oder „Essen auf Rädern" mit verschiedenen Diätangeboten (Essen muss zu Hause aufgewärmt werden). Ehrenamtliche und hauptamtliche Helfer.

Besuchsdienst

Erhalt oder Aufbau von sozialen Kontakten durch meist ehrenamtliche Helfer (z.B. Nachbarschaftshilfe, Besuchsdienste der Kirchengemeinde u.a.).

Selbsthilfegruppen

Zusammenschluss von Menschen mit einer bestimmten Behinderung oder Krankheit zum Erfahrungsaustausch und Wahrnehmung gemeinsamer Interessen (Fachinformation, Empfehlung von Therapeuten und Therapien, sozialen oder rechtlichen Hilfen u.a.). Meist ehrenamtliche Leitung der Gruppe durch geschulte Betroffene, regionale und überregionale Organisation. Zum Beispiel Selbsthilfegruppen nach Krebs, für Stomaträger, Kehlkopflose, AIDS-Hilfe.

Haus-Notruf

Notrufsystem über Telefon oder tragbares Funksystem an eine Zentrale, die im Notfall bestimmte Personen (Pflegedienst, Hausarzt, Notdienst) informiert.

Tagesklinik

Teilstationäre Versorgung für Patienten, die noch nicht oder nicht mehr vollstationärer Betreuung bedürfen. Als Tages- oder Nachtklinik möglich.

Tagespflege

Hilfe für Pflegebedürftige, die keine vollstationäre Pflege benötigen. Zum Teil ärztliche Hilfe, aktivierende Pflege, Therapie (Ergotherapie, Logopädie, Krankengymnastik) mit dem Ziel der Rehabilitation und Prävention. Meist an stationäre Einrichtungen angebunden.

Kurzzeitpflege

Sicherstellung einer zeitlich begrenzten vollstationären Pflege durch entsprechende Fachkräfte, z.B. zur Vermeidung oder Verkürzung von Krankenhausaufenthalten, Nachsorge nach schweren Krankheiten oder zur Entlastung pflegender Angehöriger.

Altenwohnheim

Stationäre Einrichtung für ältere Menschen (Alleinstehende oder Ehepaare, meist Altersgrenze > 60 J.). Unterbringung in Appartements, Selbstversorgung, soweit möglich bzw. gewünscht. Pflege, Verpflegung und andere Dienstleistungen müssen zusätzlich angefordert (und bezahlt) werden.

Pflegeheim

Volle Versorgung und Betreuung alter Menschen, die zur Selbstversorgung nicht mehr in der Lage sind (Ein- und Mehrbettzimmer, Altersgrenze meist > 60 J.). Spezielle Krankenpflege in unterschiedlichem Umfang möglich.

Ambulante und stationäre Hospizeinrichtungen

Hospizinitiativen und palliativmedizinische Einrichtungen arbeiten eng zusammen. Für den Alltag ist es wichtig, die (in Deutschland bestehenden) Unterschiede zu kennen. Im englischen Sprachraum ist „hospice care" und „palliative care" gleichzusetzen und bedeutet Behandlung, Pflege und Fürsorge Schwerkranker und Sterbender.
Die vielfältigen Organisationsformen in der ambulanten Hospizarbeit und deren Aufgaben wurden von Bundes- (BAG) und Landesarbeitsgemeinschaften (LAG) Hospiz definiert.

1.5.2 Gesetzliche Hilfen und Pflegebedürftigkeit

Gesetzliche Hilfen

Sozialhilfe

Soll dem Hilfsbedürftigen die „Führung eines Lebens ermöglichen, das der Würde des Menschen entspricht". Leistungen entsprechend der Vermögensverhältnisse des Hilfesuchenden (Prüfung durch das Sozialamt). Unterstützung in Form von persönlicher Hilfe, Sach- und Geldleistungen als Hilfe zum Lebensunterhalt (Sicherstellung des Lebensunterhaltes, Übernahme von Krankenversicherungsbeiträgen u. a. Beiträgen, Hilfen zur Sicherung der Unterkunft, Übernahme der Bestattungskosten) und Hilfe in besonderen Lebenslagen (Hilfe zur Pflege, Weiterführung des Haushaltes, Krankenhilfe, Blindenhilfe, Eingliederung für Behinderte, Altenhilfe).

Gesetzliche Krankenversicherung

Soll die Gesundheit des Versicherten erhalten, bessern oder wiederherstellen und zur gesundheitsbewussten Lebensführung anleiten. Leistungen bei Krankheit umfassen ärztliche Behandlung, zahnärztliche Behandlung, Versorgung mit Arznei-, Verband-, Heil- und Hilfsmitteln, häusliche Krankenpflege, Krankenhausbehandlung, Leistungen zur Rehabilitation und Wiedereingliederung in den Arbeitsprozess.

Pflegebedürftigkeit

Pflegebedürftig sind Personen, die auf Dauer, jedoch voraussichtlich für mind. 6 Mon. infolge einer körperlichen, geistigen oder seelischen Krankheit oder Behinderung für die gewöhnlichen und regelmäßig wiederkehrenden Verrichtungen im Ablauf des täglichen Lebens in erheblichem oder höherem Maß der Hilfe bedürfen.

Voraussetzungen für Leistungen nach dem Pflegeversicherungsgesetz (PVG § 33)

Absatz 1

„Versicherte erhalten die Leistung der Pflegeversicherung auf Antrag. Die Leistungen werden ab Antragstellung gewährt, frühestens jedoch von dem Zeitpunkt an, in dem die Anspruchsvoraussetzungen vorliegen."

Absatz 2

„Anspruch auf Leistungen besteht in der Zeit ab 01. Januar 2001, wenn der Versicherte in den letzten zehn Jahren vor der Antragstellung mindestens fünf Jahre als Mitglied oder familienversichert war."

Hilfebedarf bei täglichen Verrichtungen

- **Körperpflege:** z. B. Waschen, Duschen, Darm- und Blasenentleerung
- **Ernährung:** mundgerechte Zubereitung oder Aufnahme der Nahrung
- **Mobilität:** selbstständiges Aufstehen und Zubettgehen, An- und Auskleiden, Gehen, Treppensteigen, Verlassen- und Wiederaufsuchen der Wohnung (Recht auf soziale Kontakte!)
- **Hauswirtschaftliche Versorgung:** Einkaufen, Kochen, Reinigung der Wohnung, Beheizen der Wohnung, Wäschepflege, Wäschewechsel, Spülen etc.

Die Hilfe besteht in der Unterstützung, in der teilweisen oder vollständigen Übernahme der Verrichtung des täglichen Lebens oder Beaufsichtigung oder Anleitung, mit dem Ziel der eigenständigen Übernahme dieser Verrichtungen (§ 14 Abs. 3 PVG).

Festlegung der Pflegebedürftigkeit

Die zuständige gesetzliche Pflegekasse lässt über den Medizinischen Dienst der Krankenkassen (MDK) bzw. die Privatkasse über MedicProf prüfen, ob und welche Stufe der Pflegebedürftigkeit (☞ Tab. 1.5-1) besteht,

Tab. 1.5-1: Pflegestufen (Grad der Pflegebedürftigkeit)

Pflegestufe	Hilfebedarf Körperpflege, Ernährung und Mobilität	Hilfebedarf hauswirtschaftliche Versorgung
I **Erheblich Pflegebedürftige**	Wenigstens 2 Verrichtungen in einem oder mehreren Bereichen mind. 1-mal/d, Zeitbedarf mind. 90 Min., dabei müssen auf die Grundpflege mind. 45 Min. entfallen	Mehrfach in der Woche
II **Schwerpflegebedürftige**	Mind. 3-mal/d, Zeitbedarf mind. 3 Std., dabei müssen auf die Grundpflege mind. 2 Std. entfallen	Mehrfach in der Woche
III **Schwerstpflegebedürftige**	Rund um die Uhr, auch nachts, Zeitbedarf wöchentlich im Tagesdurchschnitt 5 Std., Grundpflege mind. 4 Std./d	Mehrfach in der Woche
III+ **Härtefälle**	Rund um die Uhr, Zeitbedarf 7 Std./d, davon mind. 2 Std. in der Nacht oder Hilfe in der Nacht durch mehrere Personen	Mehrfach in der Woche

i. d. R. durch Untersuchung des Pflegebedürftigen in der häuslichen Umgebung, in Ausnahmefällen auch im Krankenhaus oder in einer stationären Rehabilitationseinrichtung. Der MDK wendet sich bei Bedarf an den Hausarzt.

! Patient muss Arzt von Schweigepflicht entbinden!

Eingruppierung in die Pflegestufe

- Patient bzw. Angehörige auf Führen eines Pflegetagebuchs über 14 Tage hinweisen, erhältlich bei manchen Krankenkassen und ambulanten Pflegediensten. Hilfreich, da pflegende Angehörige oft das Ausmaß der Grundpflege unterschätzen. Eingruppierung in Pflegestufe wird nach Aufwand in Min. / Woche berechnet. Grundpflege umfasst die drei Bereiche Körperpflege, Ernährung und Mobilität.
- Wird der Antrag auf Eingruppierung in eine Pflegestufe abgelehnt, besteht generell das Recht des Versicherten auf Einsichtnahme in die Stellungnahme des MDK und Widerspruchsrecht (**cave:** Widerspruchsfrist beachten). Der Arzt und/oder der Pflegedienst kann durch entsprechende Bescheinigung bzw. Pflegedokumentation den Patienten in seinem Bemühen unterstützen, falls der MDK eine abweichende Stellungnahme abgegeben hat.

Hilfebedarf allein im hauswirtschaftlichen Bereich reicht für Eingruppierung in Pflegestufe nicht aus!
In beiden genannten Bereichen **muss** Versorgungsbedarf bestehen.
Bei einem deutlich höheren Hilfsbedarf als 4 Stunden kann versucht werden, den Härtefall durchzusetzen.

Leistungen nach dem Pflegegesetz

■ Leistungsbeginn

In der Regel ab dem Tag der Antragstellung, frühestens mit Beginn der Pflegebedürftigkeit, ebenso bei Antrag auf Höhereinstufung (Verschlimmerung).

■ Pflegesachleistung

Leistung erhält der Pflegebedürftige, der in der häuslichen Umgebung von Vertragspartnern der Pflegekassen (ambulante Pflegedienste, Sozialstationen etc.) versorgt wird. Leistungsumfang nach Grad der Pflegebedürftigkeit (☞ Tab. 1.5-2).

■ Pflegegeld für selbst beschaffte Pflegepersonen

Z. B. Ehepartner, Tochter, Sohn etc.: Der Pflegebedürftige muss je nach Stufe der Pflegebedürftigkeit in regelmäßigen Abständen Pflegeeinsatz (Beratung!) durch eine Vertragseinrichtung (ambulante Pflegedienste, Sozialstationen etc.) in Anspruch nehmen. Die Kosten trägt (seit August 1999) die Pflegekasse. Das Pflegegeld muss auch im Sterbemonat im vollen Umfang gezahlt werden.

■ Kombination Geld- und Sachleistungen

Muss beantragt werden. Wird Sachleistung (s. o.) nur teilweise in Anspruch genommen, erhält der Versicherte prozentual anteiliges Pflegegeld, z. B. Pflegestufe II Sachleistung ca. 600,– € von 921,– € monatlich = 65 %, Restanspruch Pflegegeld 35 % von 410,– € = 143,50 €.

■ Häusliche Pflege bei Verhinderung der selbst beschafften Pflegeperson

Pflegekasse übernimmt die Kosten für Ersatzkraft für längstens 4 Wo. bis max. 1432,– € im Jahr (für eine erwerbsmäßige Pflegekraft). Voraussetzung: Pflegeperson muss mind.12 Mon. Pflegebedürftigen gepflegt haben. **Cave:** Ursache der Verhinderung nicht entscheidend. Durch Quittungen Aufwand belegen, auch tageweise (Entlastung des pflegenden Angehörigen, z. B. bei Überforderung).

■ Pflege von Demenzkranken

Seit 1. April 2002 zahlen die Pflegekassen für einen demenzkranken Versicherten mit erhöhtem allgemeinen Betreuungsbedarf (Altersverwirrtheit, geistige Behinderung u. a.) zusätzlich bis zu 460,– € pro Kalenderjahr (jedoch nicht bei vollstationärer Pflege).

Tab. 1.5-2: Leistungsumfang der Pflegesachleistungen. Härtefälle (z.B. Endstadium Krebserkrankung) bis 1918,– €.

Pflegestufe	Inanspruchnahme von Pflegesachleistungen bis zu monatlich	Pflegegeld monatlich	Pflegeeinsätze (Beratung ☞ Text)
I	384,– €	205,– €	Halbjährlich
II	921,– €	410,– €	Halbjährlich
III	1432,– €	665,– €	Vierteljährlich

Pflegehilfsmittel und technische Hilfen

Anspruch besteht zur

- Erleichterung der Pflege (Pflegebett, Badewannenlifter etc.)
- Linderung der Beschwerden (z.B. Anti-Dekubitus-Matratze etc.)
- Ermöglichung einer selbstständigen Lebensführung (z.B. Gehhilfen).

Versorgung umfasst auch Anpassung, Instandhaltung, Ersatz von technischen Hilfsmitteln. Abgrenzung zu Leistungen der Krankenkasse oft schwierig!

Kostenübernahme von Pflegehilfsmitteln

- Pflegekasse prüft Notwendigkeit der Versorgung ggf. unter Einbeziehung einer Pflegefachkraft oder des MDK, Hausarzt bleibt außen vor. Bei Ablehnung trägt Versicherter die Kosten.
- Verbrauchsmaterialien (z.B. Windelhosen) werden bis Höchstbetrag von 31,– €/Mon. in jeder Pflegestufe übernommen.
- Hilfsmittel sollen laut Gesetzgeber vorrangig leihweise überlassen werden.

Zuschüsse zur Verbesserung des Wohnumfeldes

Um Pflege zu ermöglichen bzw. zu erleichtern oder/und selbstständige Lebensführung wiederherzustellen. Höchstbetrag total 2557,– J, einkommensabhängig.

Tages- und Nachtpflege

Anspruch auf teilstationäre Pflege in entsprechenden Einrichtungen, inkl. Beförderung. Höchstbeträge/Mon. ☞ Tab. 1.5-3. Wird Höchstbetrag nicht ausgeschöpft, Zahlung des anteiligen Pflegegeldes (s.o. wie bei Kombipflege). Vorteil: Pflegeperson kann Erwerbstätigkeit nachgehen.

Kurzzeitpflege

Vollstationäre Pflege bis längstens 4 Wo./J. und max. 1432,– €. Voraussetzung: Pflegeperson muss mind. 12 Mon. den Pflegebedürftigen in seiner häuslichen Umgebung gepflegt haben.

Indikationen:

- Übergangszeit im Anschluss an stationäre Behandlung
- Urlaub/Verhinderung der Pflegeperson, falls Pflege ansonsten nicht sichergestellt werden kann
- Krisensituationen, wenn vorübergehend häusliche oder teilstationäre Pflege nicht möglich oder ausreichend ist.

Vollstationäre Pflege

Ab 01.07.1996 gelten die folgenden Höchstbeträge ☞ Tab. 1.5-3. Aufwendungen für Unterkunft und Verpflegung sowie Zusatzleistungen sind vom Versicherten selbst zu tragen.

Leistungen der sozialen Sicherung selbst beschaffter Pflegepersonen

Nicht erwerbsmäßig pflegende Person, mind.14 Std./Wo. und nicht anderweitig > 30 Std./Wo. erwerbstätig. Leistungen umfassen: Beitragszahlung zur Rentenversicherung, wobei Höhe der Beitragszahlung nach Stundenzahl und Pflegestufe gestaffelt ist; gesetzliche Unfallversicherung; Anspruch auf Unterhaltsgeld nach dem Arbeitsförderungsgesetz, z.B. bei Rückkehr ins Erwerbsleben.

Pflegestufe I des Pflegebedürftigen bedeutet nicht gleichzeitig Anspruch auf Leistungen zur sozialen Sicherung, da Minimum 10,5 Std./Wo. Pflege. Pflegeprotokoll führen!

Behindertenhilfe

Bei Unterbringung in einer vollstationären Einrichtung pauschaler Zuschuss bis zu 256,– €/Mon.

Pflegekurse

Für Angehörige und ehrenamtliche Pflegepersonen: Angehörige sind oft überfordert und sozial isoliert, kein Erfahrungsaustausch. Unbedingt auf Angebote hinweisen, auch wenn die Pflege noch keinen belastenden Schweregrad erreicht hat, dies aber zu erwarten ist.

Tab. 1.5-3: Leistungsumfang bei teilstationärer und vollstationärer Pflege

Pflegestufe	Teilstationäre Pflege Höchstbeträge/Monat	Vollstationäre Pflege Höchstbeträge/Monat
I	384,– €	1023,– €
II	921,– €	1279,– €
III	1432,– €	1432,– € Härtefall: 1688,– € (im Jahr jedoch durchschnittlich nur bis zu 15339,– €)

2 Grundlagen Onkologie

Helmut Bartsch, Susanne Dihlmann, Heinz Karl Höfler, Magnus von Knebel Doeberitz, Anthony Miller, Robert Owen, Joachim Preiß, Marcus Schuermann, Hartwig Ziegler

2.1 Molekulare Mechanismen der Zelltransformation und Tumorentstehung

Heinz Karl Höfler

2.1.1 Kanzerogenese

Die Krebsentstehung stellt einen in Schritten ablaufenden Prozess **(Mehrschritt-Theorie der Krebsentstehung)** dar: Diese Theorie geht davon aus, dass sich der maligne Tumor durch eine Reihe von Defekten in verschiedenen Genen aus Vorstufen entwickelt, die zunächst nur über molekulargenetische Analysen und später (histo)morphologisch und klinisch fassbar sind (☞ Abb. 2.1-1). Am besten dokumentiert ist die Entwicklung eines malignen Tumors in epithelialen Geweben. Man nimmt an, dass der Prozess durch **Transformation einer einzigen Zelle** eingeleitet wird **(monoklonale Entwicklungstheorie).** Durch Proliferation dieser transformierten Zelle kommt es zur Verdrängung und zum Ersatz von normalen Zellen durch Tumorzellen. So entwickelt sich in Epithelien eine Dysplasie (= intraepitheliale Neoplasie) als flache Läsion oder als Adenom. Der maligne Phänotyp, definiert durch Invasion und Potenz zur Metastasierung, kann sich als Kontinuum aus diesen Läsionen entwickeln. Die Tumorentwicklung vollzieht sich in Schritten und meist über viele Jahre und Jahrzehnte, wobei Veränderungen in einer Reihe von Genen und deren Genprodukten schließlich für den malignen Phänotyp verantwortlich sind.

2.1.2 Molekularbiologie

Die beiden wichtigsten antagonistischen Systeme des Tumorwachstums werden von den **Onkogenen** bzw. **Tumorsuppressorgenen** und ihren Genprodukten repräsentiert. Darüber hinaus spielen bei der Tumorentwicklung noch eine Reihe von weiteren Gensystemen eine Rolle. Hierzu zählen die **Apoptosegene**, die **Telomerasegene** und die **DNA-Reparaturgene**.

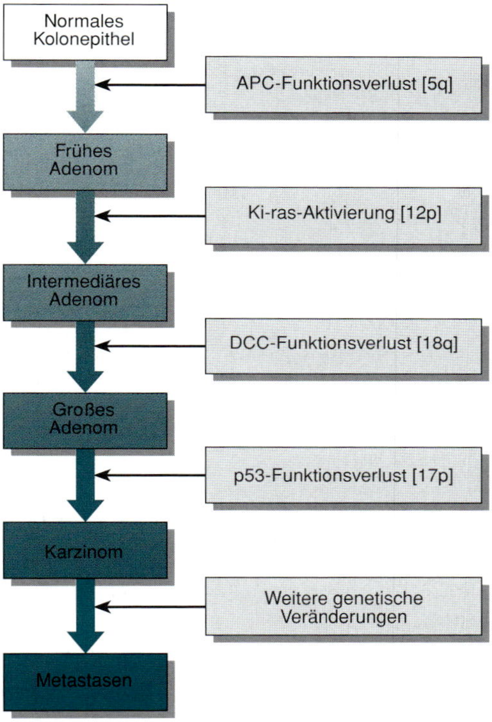

Abb. 2.1-1: Genetisches Modell der kolorektalen Kanzerogenese. Es ist weniger eine bestimmte Reihenfolge genetischer Veränderungen bedeutsam, sondern vielmehr deren Kumulation bis zu einer kritischen Gesamtzahl, die zur Karzinomentstehung führt. APC = adenomatous polyposis coli gene, DCC = deleted in colorectal carcinoma gene.

Onkogene (Protoonkogene)

Onkogene sind normale zelluläre Gene, deren Expressionsprodukte Proliferation, Mobilität und Differenzierung von Zellen regulieren. Onkogene spielen bei der Entstehung und Progression von Tumoren eine zentrale Rolle. Zurzeit sind etwa 200 Onkogene bekannt.
Die Entdeckung der Onkogene geht auf die Erkennung von tumorbildenden RNA-Viren Anfang des Jahrhunderts zurück (Peyton Rous induzierte 1910 mit einem zellfreien Extrakt das Hühnersarkom und bekam 55 Jahre später dafür den Nobelpreis zuerkannt). Inzwischen sind mehr als 25 RNA-Tumorviren bekannt

Tab. 2.1-1: Beispiele zellulärer Onkogene (c-onc). Die retroviralen Onkogene (v-onc) sind mit aufgeführt. Die Kurzbezeichnungen der viralen Onkogene leiten sich von dem entsprechenden Virusnamen oder der durch Virus induzierten Erkrankung ab.

Funktion	Onkogen	Protein	Retrovirales Onkogen	Virusstamm/Quelle
Wachstumsfaktor (WF)	SIS	β-Kette des Thrombo zyten-wachstumsfaktors	v-SiS	Simiam-Sarkomvirus (Affe)
	HST1, INT2	Fibroblasten-Wachstumsfaktor (fgf)	–	–
Wachstumsfaktor-Rezeptoren (R)	ERBB1	epidermaler Wachstumsfaktor-Rezeptor (egf-r)	–	–
	ERBB2 (HER-2/NEU)	erbB2-Rezeptor	–	–
Intrazelluläre Signalvermittlung	RAS-Familie (z.B. Ha-RAS, Ki-RAS etc.)	ras-Proteine (GTP-bindende Proteine)	v-Ha RAS	Harvey murine sarcoma virus (Ratte)
			v-Ki-RAS	Kirsten murine sarcoma virus (Ratte)
	SRC	src (Proteinkinase)	v-SRC	Rous sarcoma virus (Ratte)
	ABL	abl (Proteinkinase)	v-ABL	Abelson murine leukemia virus (Maus)
Nukleäre Transkriptionsfaktoren	MYC-Familie (z.B. N-MYC, L-MYC, R-MYC)	myc-Proteine	v-MYC	Avian myelocytomatosis virus (Huhn)
	FOS	fos	v-FOS	F87 osteosarcoma virus (Maus)
	MYB	myb	–	Avian myeloblastoma virus (Huhn)

(☞ Tab. 2.1-1). In diesen RNA-Viren konnten die für eine Tumorentwicklung verantwortlichen Gensequenzen nachgewiesen werden, die als **virale Onkogene** (v-onc) bezeichnet wurden. In der Folgezeit stellte sich heraus, dass entsprechende Sequenzen in normalen Zellen aller Wirbeltierspezies einschließlich des Menschen (**zelluläre Onkogene** = c-onc) vorkommen und dass sich die viralen Onkogene in der Evolution durch Transduktion aus den zellulären Onkogenen entwickelt haben müssen.

Für das Verständnis der Tumorentwicklung ist von Bedeutung, dass ein großer Teil der Onkogenprodukte Komponenten eines komplizierten Netzwerkes von Schaltelementen der intrazellulären Signalvermittlung darstellt (☞ Abb. 2.1-2), an dessen Ende die mitotische Teilung steht. Der Wachstumsstimulus kommt bei der normalen Zelle nur nach entsprechender Rezeptor-Liganden-Bindung zustande.

Mutationen von Protoonkogenen dagegen führen zu Proteinen (sog. **Onkoproteinen**), bei denen diese Regulationsmechanismen gestört sind, da sie modifiziert und damit konstitutiv aktiviert sind. „Konstitutiv" aktiv bedeutet, dass das qualitativ veränderte Genprodukt eine eigenständige biologische Aktivität entfaltet, zur Aktivität also z.B. keine Bindung eines Wachstumsfaktors an dessen Rezeptor benötigt. Andererseits können aktivierte Onkogene zu einer übermäßigen Synthese strukturell nicht veränderter Proteine führen (Überexpression eines normalen Onkoproteins) mit Überfunktion im entsprechenden Signalweg.

Im Ergebnis entsteht durch beide Mechanismen eine deregulierte, gesteigerte Funktion des Gens bzw. seines Expressionsprodukts (**„gain of function"**). Dabei ist es nicht von Bedeutung, ob nur ein oder beide Allele betroffen sind (**„dominantes Verhalten"**).

Onkogengruppen

Basierend auf der Wirkung der Onkoproteine, hat sich folgende Einteilung der Onkogene bzw. Onkoproteine als praktisch erwiesen (☞ Tab. 2.1-1).

■ Autokrine Wachstumsfaktoren

Die Sekretion von Wachstumsfaktoren durch Tumorzellen verursacht bei Vorhandensein des entsprechenden Rezeptors auf denselben Tumorzellen eine autokrine Wachstumsstimulation.

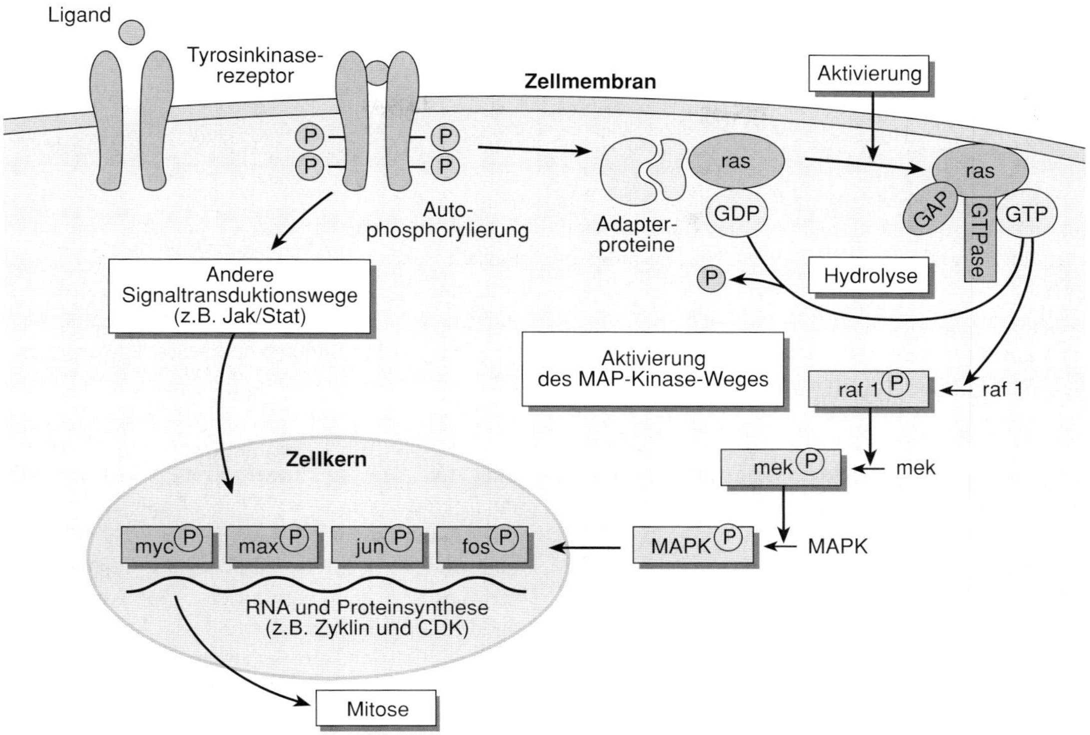

Abb. 2.1-2: Intrazelluläre Signalvermittlung über Wachstumsfaktor-Rezeptoren. Die Aktivierung des Wachstumsfaktor-Rezeptors erfolgt nach entsprechender Ligandenbindung durch Autophosphorylierung des dimerisierten Rezeptors. Die weitere Signalvermittlung geschieht über verschiedene Adapterproteine, die zunächst GDP gegen GTP am ras-Molekül austauschen und dieses damit aktivieren. Die Information wird vom aktivierten ras dann über eine Reihe von molekularen Schaltelementen weitergegeben, die jeweils phosphoryliert als aktive Proteinkinase nachgeschaltete Signalelemente aktivieren. Nach Weitergabe der Information erfolgt die Inaktivierung des jeweiligen Elements durch eine Proteinphosphatase. Am Ende der intrazellulären Signalvermittlung steht die Aktivierung einer Reihe von Transkriptionsfaktoren im Zellkern, die durch Anschaltung spezifischer Zielgene und Expression ihrer Genprodukte schließlich den Zellzyklusablauf vorantreiben und zur Mitose der Zelle führen.

Ein Beispiel hierfür ist das Onkogen SIS, das für einen Wachstumsfaktor kodiert, der zu 92 % Homologie zur β-Kette des Plättchenwachstumsfaktors (pdgf) aufweist. Tumoren, die gleichzeitig den pdgf-Rezeptor besitzen, unterhalten über das Onkoprotein sis ihre mitogene Stimulation. Weitere Beispiele sind die Onkogene fgf4 und fgf3, die für Homologe des Fibroblastenwachstumsfaktors kodieren.

Eine Überexpression dieser Onkoproteine spielt eine Rolle in Astrozytomen, Osteosarkomen (sis), Magen- (fgf4), Blasen- und Mammakarzinomen sowie in Melanomen (fgf3). Eine autokrine Sekretion von Bombesin bzw. grp (gastrin releasing peptide) ist in kleinzelligen Bronchialkarzinomen, von igf1 (insulin growth factor 1) in Kolon- und Pankreaskarzinomen beschrieben worden.

Von Bedeutung ist, dass derartige Wachstumsstimuli allein aber nicht für die maligne Transformation der entsprechenden Zellen ausreichen.

■ Wachstumsfaktor-Rezeptoren

Eine Gruppe von Onkogenen kodiert für Wachstumsfaktor-Rezeptoren. Es handelt sich um transmembranöse Moleküle mit einer extrazellulären Ligandenbindungsdomäne und einer intrazellulären katalytischen Domäne, die in der Regel Protein-(Tyrosin-)Kinase-Aktivität aufweist.

Die **Überexpression** von Wachstumsfaktor-Rezeptoren oder die Expression von mutierten Wachstumsfaktor-Rezeptoren, die konstitutiv aktiv sind, spielen bei einer Reihe von Tumoren eine Rolle. Sie bewirken somit eine

Tab. 2.1-2: Aktivierte Onkogene (c-onc) mit prognostischer Aussagekraft in menschlichen Tumoren (Auswahl)

Tumor	Aktiviertes c-onc	Aktivierungsmechanismus
Neuroblastom	N-MYC	Amplifikation
Mammakarzinom	ERB-B2	Amplifikation, Überexpression
Ovarialkarzinom	ERB-B2	Amplifikation, Überexpression

permanente mitogene Stimulation und sind transformierend. Einige Beispiele sind in Tab. 2.1-2 zusammengefasst.

Die Überexpression von **erbB2** (Syn.: her-2/neu), einem Wachstumsfaktor-Rezeptor, dessen Ligand das kürzlich identifizierte Heregulin ist, findet man bei einer Reihe von Adenokarzinomen der Mamma, des Ovars, des Magens, der Speicheldrüsen sowie der Lunge. Häufig liegt dieser Rezeptorüberexpression eine Genamplifikation zugrunde. Die Überexpression führt durch Dimerisierung (ohne Ligandenbindung) des entsprechenden Wachstumsfaktors zu einer wirksamen mitogenen Stimulation.

Zwei weitere Mitglieder der epidermalen Wachstumsfaktor-Rezeptor(EGFR)-Familie sind ebenfalls häufig überexprimiert.

Bei einem anderen **Tyrosinkinaserezeptor,** der vom RET-Onkogen kodiert wird, stehen dagegen Punktmutationen mit konstitutiver Aktivierung des Rezeptors im Vordergrund.

Dieses Gen nimmt insofern eine Sonderstellung ein, als in ihm dominante Keimbahnmutationen auftreten können, die mit den multiplen endokrinen Neoplasien (MEN) Typ 2A und Typ 2B assoziiert sind. Das RET-Onkogen ist verantwortlich für einige Neoplasien, die vom C-Zellen-System der Schilddrüse (medulläres Schilddrüsenkarzinom) bzw. vom Nebennierenmark (Phäochromozytom) ausgehen.

Beim papillären Schilddrüsenkarzinom ist dagegen ein somatisches Rearrangement des RET-Gens als eine wichtige genetische Aberration entdeckt worden.

Elemente der Signaltransduktionskette

Das entscheidende Bindeglied zwischen dem aktivierten Wachstumsfaktor-Rezeptor und der zellulären Reaktion (z. B. Mitose) ist die **Signaltransduktion**. Sie besteht aus hintereinander geschalteten Elementen, die als molekulare „Ein- bzw. Ausschalter" wirken und in der „Einschalt-Position" die nachgeschalteten Elemente aktivieren. Jedes Protein dieser Kette, das in der mitogenen Signaltransduktion konstitutiv aktiviert werden kann, ist als potenzielles Onkogenprotein zu betrachten, da es über die nachfolgende Kaskade Wachstumsstimuli zum Zellkern sendet.

Aufgrund der zentralen Position der ras-Proteine ist es nicht verwunderlich, dass die **RAS-Gene** in der Onkogenese bei vielen Tumoren eine zentrale Bedeutung haben. Die RAS-Gene (Harvey-, Kirsten-, N-RAS) kodieren für GTP-bindende Proteine von ca. 21 kD (p21 ras). Die Aktivierung des ras-Proteins erfolgt durch Beladung mit GTP, die Inaktivierung mittels Hydrolyse durch eine intrinsische GTPase. Diese überführt ras-GTP in das inaktive ras-GDP. Die Wirkung der GTPase kann durch das GTPase aktivierende Protein (GAP), das vom Neurofibromatose-Gen 1 (NF1) kodiert wird, auf das mehr als Tausendfache verstärkt werden. Somit stellt das GAP eine molekulare Bremse für das ras-Protein dar.

Punktmutationen der RAS-Gene können zu einer konstitutiven Aktivierung des entsprechenden ras-Proteins führen, ohne dass eine Rezeptor-Liganden-Bindung vorliegt. Häufig liegen Mutationen vor, bei denen die Inaktivierung zu ras-GDP defekt ist.

Etwa 20% aller Tumoren zeigen RAS-Mutationen, sie treten aber besonders häufig in Tumoren des exokrinen Pankreas und des Kolons auf.

Neben den Rezeptor-Proteinkinasen gibt es eine große Gruppe von zytoplasmatischen und nukleären **Onkogenprodukten** mit Serin/Threonin- oder Tyrosin-Proteinkinase-Aktivität. Mit Ausnahme der abl-Kinase, die durch Translokation bei der chronischen myeloischen und der akuten lymphatischen Leukämie eine ausgeprägte Tyrosinkinaseaktivität zeigt, spielen diese Nicht-Rezeptor-Proteinkinasen jedoch bei menschlichen Tumoren nach den derzeitigen Kenntnissen eine untergeordnete Rolle.

Transkriptionsfaktoren

Transkriptionsfaktoren sind nukleäre Proteine, die an regulatorische DNA-Sequenzen von Zielgenen binden und damit die Transkription (m-RNA-Synthese) regulieren. Aktivierte Onkogene, die nukleäre proliferationsaktive Transkriptionsfaktoren kodieren, sind in Tumoren häufig nachweisbar. Beispiele hierfür sind die

Onkoproteine der MYC-, FOS- und JUN-Gen-Familien sowie der E2F-Transkriptionsfaktor.
Die Funktion von **myc** liegt in der Induktion von Proliferation und Hemmung der terminalen Differenzierung. Die mitogene Wirkung von myc besteht wahrscheinlich in der Transaktivierung von Zielgenen mit Bildung von aktiven zyklinabhängigen Kinasen (CDK) sowie Zyklin D1 und Zyklin A, die wiederum regulatorische und fördernde Bestandteile des Zellzyklusablaufs (Übergang G1-Phase) darstellen. Das myc-Protein benötigt allerdings ein weiteres Protein, max, mit dem es Heterodimere bildet, um wirken zu können. Diese Heterodimere binden dann spezifische proliferationsaktive Zielgene. Das myc-Protein allein kann Zellen zwar immortalisieren, zur malignen Transformation ist allerdings die Kooperation mit anderen zytoplasmatischen Onkoproteinen, wie z. B. ras, notwendig. Die Komplexität dieses Proteins zeigt sich darin, dass an der Regulation myc / max andere Proteine, wie z. B. das mad-Protein, beteiligt sind und dass myc bei fehlender Stimulation durch Wachstumsfaktoren auch zum programmierten Zelltod führen kann. Amplifikationen des MYC-Onkogens mit Überexpressionen des myc-Proteins kommen in zahlreichen Tumoren vor, wie z. B. den Neuroblastomen, Astrozytomen, kleinzelligen Bronchialkarzinomen sowie auch einzelnen Lymphomen.

■ Zykline und zyklinabhängige Kinasen

Der Zellzyklus unterliegt einer präzisen Regulation durch extrazelluläre Wachstumsfaktoren. Von besonderer Bedeutung bei der Zellzyklusregulation sind regulatorische Proteine **(Zykline),** die phasenspezifisch hochreguliert werden und durch Bindung an inaktive zyklinabhängige Proteinkinasen (CDK) zur Aktivierung der Kinasen führen. Die in der G1-Phase regulierenden D- und E-Zykline sind besonders bedeutsam, da sie für den Übergang in die wachstumsfaktorunabhängige Phase des Zellzyklus und in die S-Phase verantwortlich sind. Der Wirkmechanismus beruht darauf, dass Zyklin D / CDK4 und 6 sowie Zyklin E / CDK das Retinoblastomprotein inaktivieren und damit den mitogenen Transkriptionsfaktor E2F freisetzen.
Die Aktivität der CDK wird andererseits von **Inhibitoren** reguliert. Eine Familie dieser Inhibitoren umfasst u. a. die Proteine p15, p16, p18 und p19, die selektiv Zyklin D / CDK4 und Zyklin D / CDK6 inhibieren (inhibitors of CDK4 und CDK6) und daher als INK-Proteine bezeichnet werden.

Vor diesem Hintergrund wird deutlich, dass die oben aufgeführten Zykline als Onkoproteine wirken können. In der Tat ist Zyklin D1 bei einem hohen Prozentsatz von Ösophagus- und Mammakarzinomen überexprimiert, wobei eine Amplifikation des Genlokus 11q13 als Ursache angenommen wird. Die auf Chromosom 12 liegende zyklinabhängige Kinase 4 (CDK4) ist ebenfalls bei einigen Tumoren überexprimiert (z. B. Melanome und Sarkome). Folge der Überexpression von Zyklin D1 bzw. CDK4 ist die Inaktivierung des rb-Proteins.

Aktivierungsmechanismen von Onkogenen

Die Veränderungen genetischer Informationen sind vielfältig und umfassen folgende Möglichkeiten:

■ Amplifikation

Darunter versteht man die Vermehrung des normalerweise in zweifacher Kopie vorhandenen Gens (beispielsweise MYCN in Neuroblastomen, MYCL1 in kleinzelligen Lungenkarzinomen, ERB-B2 in Mamma- und Ovarialkarzinomen). Der Nachweis der Amplifikation dieser Protoonkogene besitzt prognostische Relevanz. Die Amplifikation von Genen kann mit zytologischen Veränderungen wie Aneuploidie und chromosomalen Abnormitäten einhergehen.

■ Chromosomale Translokationen

Chromosomale Translokationen (Rearrangement) können entweder zur Überexpression von strukturell nicht veränderten Onkogenprodukten führen, z. B. bei der „klassischen" Translokation t(8,14) in Burkitt-Lymphomen, oder mit einer direkten Veränderung der Chromosomenstruktur Fusionsgene bilden, die mit chimären Proteinen assoziiert sind. Letztere Form der Translokation t(9,22) wird bei chronisch-myeloischen Leukämien auf mikroskopischer Ebene als sog. Philadelphia-Chromosom beobachtet: Hierbei entsteht ein Fusionsgen BCR (bcr = breakpoint cluster region) und dieses führt zur Expression eines entsprechenden chimären Proteins abl mit Tyrosinkinaseaktivität. Die chromosomale Translokation t(14,18) in humanen follikulären Lymphomen rekombiniert das BCL2-Gen von Chromosom 18 mit dem Immunglobulin-Schwerkettenlokus auf Chromosom 14. Diese Translokation führt zu einer nichtregulierten Überexpression des bcl2-Gen-Produkts.

■ Punktmutationen

Bereits 1982 wurde ein weiterer Mechanismus der Onkogenaktivierung beschrieben: die Punktmutationen von bestimmten Codons (bes. 12, 13 und 61) innerhalb der Familie der RAS-Gene. Es wurde berichtet, dass 90% der duktalen Adenokarzinome des Pankreas (Ki-RAS), 50% der Kolonkarzinome (Ki-RAS), 30% der Adenokarzinome der Lunge (Ki-RAS), 50% der follikulären und undifferenzierten Schilddrüsenkarzinome (H-, Ki- und N-RAS) und 30% der myeloischen Leukämien (N-RAS) Punktmutationen aufweisen. Punktmutationen treten auch bei hereditären Tumoren auf, z. B. bei der multiplen endokrinen Neoplasie: Im Falle von MEN 1 besonders auf Chromosom 11p13 (Menin-Gen), im Falle von MEN 2 besonders auf Chromosom 10p11.2 (RET-Gen).

Integration einer primär nicht onkogenen Sequenz

Die Integration einer primär nicht onkogenen (häufig viralen) Sequenz in ein zelluläres Gen **(insertional mutagenesis)** kann mit der Aktivierung des Protoonkogens assoziiert sein. Dieser Mechanismus wird häufiger im Tierreich gefunden; beim Menschen wird ein ähnlicher Mechanismus für die Entstehung von Leberzellkarzinomen im Zusammenhang mit HBV-Infektionen diskutiert.

Deregulierung der Onkogenexpression

Unter Deregulierung der Onkogenexpression versteht man eine konstitutive Überexpression des Genprodukts bei einem strukturell nicht veränderten Protoonkogen. Dieser Modus der Aktivierung muss, obwohl die Ursache der erhöhten Transkriptionsrate häufig unbekannt ist, für eine ganze Reihe von Tumoren angenommen werden.

Tumorsuppressorgene

Tumorsuppressorgene sind normale zelluläre Gene, deren Genprodukte negative („supprimierende") Regulatoren, z. B. von Wachstum, sind. Der Verlust dieser Funktionen („loss of function") durch fehlende Bildung des Genprodukts oder durch ein fehlerhaftes Genprodukt führt daher zu einem deregulierten Wachstum von Tumorzellen. Die tumorpromovierende Wirkung kommt somit durch Veränderungen beider Allele eines Tumorsuppressorgens zustande. Tumorsuppressorgene zeigen ein rezessives Verhalten. Zurzeit sind mehr als 70 Tumorsuppressorgene untersucht.

Retinoblastomgen

Das „klassische" Tumorsuppressorgen ist das für die Entstehung des Retinoblastoms verantwortliche Retinoblastom(Rb1)-Gen: Der Verlust des Genprodukts rb1 führt zum Verlust der molekularen „Bremse" des Zellzyklusablaufs in der G1-S-Phase.

Zytogenetisch erkennbare Deletionen wurden am langen Arm des Chromosoms 13 bei 15% aller Retinoblastomträger gefunden. Durch Anwendung molekularer Techniken konnte diese Region genauer analysiert werden. Der Defekt (Deletionen oder Punktmutationen) konnte einem in der Region 13q14 liegenden Gen, dem Rb1-Gen, zugeordnet werden. Wie oben erwähnt, liegt der Defekt am Rb1-Gen immer in beiden Allelen der Tumorzellen, z. B. als Deletion der gesamten Region 13q14 des einen und als Punktmutation des anderen Allels. Diese Erkenntnis bestätigte die „two hit"-Hypothese von Knudson, nach der das familiäre Retinoblastom das Ergebnis von zwei Mutationen darstellt, wobei der Defekt an einem Allel (in allen Körperzellen!) vererbt, die maligne Transformation jedoch erst durch eine somatische Mutation des zweiten Allels ausgelöst wird. Dies geht mit dem Verlust der Funktion des Rb1-Gens einher. Interessanterweise sind Alterationen des Rb1-Gens nicht auf Retinoblastome beschränkt.

Das rb1-Protein ist ein nukleäres Phosphorprotein (p105rb), das den Zellzyklus kontrolliert. In der G0-1-Phase liegt ein hypophosphoryliertes rb1-Protein vor, das in dieser Form den Transkriptionsfaktor E2F bindet; möglicherweise werden durch diesen Komplex auch S-Phase-Gene inhibiert (Zellzyklusbremse). Bei entsprechendem Wachstumsstimulus wird rb1 durch zyklinabhängige Kinasen (CDK) phosphoryliert. Im hyperphosphorylierten Zustand dissoziiert der nukleäre Transkriptionsfaktor E2F aus dem Komplex und kann die für die Synthesephase wichtigen Gene aktivieren. Der Verlust oder die Inaktivierung des rb1 bewirkt somit den Verlust der molekularen Zyklusbremse in der wichtigsten Phase des Zellzyklus.

Eine Reihe von onkogenen DNA-Viren (HPV, SV40, Adenoviren) komplexiert virale Proteine mit rb1, sodass E2F freigesetzt und eine transkribierende (aktivierende) Wirkung auf proliferationsaktive Gene ausgeübt wird.

In menschlichen Tumoren sind Rb1-Mutationen neben dem oben aufgeführten Retinoblastom im Mammakarzinom, im kleinzelligen Bronchialkarzinom, im Glioblastom, im Melanom und in Sarkomen nachweisbar, wobei die Veränderungen durch somatische Mutationen zustande kommen.

TP53

Aufgrund der zellbiologisch wichtigen Funktionen wird das Tumorsuppressorgen TP53 (Syn.: P53) als **„Hüter des Genoms“** bezeichnet. Es ist verantwortlich für die Entscheidung, ob eine Zelle nach einem DNA-Schaden reparabel ist und damit im Zellverband bleibt oder ob der Weg des programmierten Zelltodes (Apoptose) beschritten werden muss. Mutationen des P53-Gens können zu einem Verlust oder zu einer Fehlfunktion des Proteins p53 führen, sodass diese Zellen ihre DNA-Reparaturmechanismen nicht aktivieren können, andererseits aber auch nicht dem programmierten Zelltod anheim fallen.

Das P53-Gen ist auf dem Chromosomenort 17p13 lokalisiert. Es kodiert für den kurzlebigen (geringe Halbwertszeit) nukleären Transkriptionsfaktor p53. p53 wird bei Auftreten eines genetischen Schadens im Genom einer Zelle hochreguliert und aktiviert eine Reihe von Zielgenen, die folgende Wirkungen haben:

- Arretierung des Zellzyklus in der G1-Phase
- Aktivierung von DNA-Reparaturmechanismen
- Aktivierung des programmierten Zelltodes, wenn der DNA-Schaden nicht behoben werden kann.

Die Molekularbiologie dieser Funktionen ist heute in den Grundzügen bekannt. Das p53-Protein wird bei einem Genschaden (ionisierende oder UV-Strahlen, Zytostatika) kurzfristig vermehrt synthetisiert (hochreguliert). Es konnten Gene identifiziert werden, die in ihrem Promotorbereich Bindungssequenzen für dieses Protein tragen. Dazu gehört v.a. das Gen **WAF1** (= wilde type activating fragment 1), das für ein Inhibitorprotein zyklinabhängiger Kinasen, das p21waf1, kodiert. Die Wirkung kommt durch Bildung inaktiver quaternärer Komplexe aus p21waf1 und PCNA (proliferating cell nuclear antigen) sowie Zyklin/CDK zustande. Eine Hemmung dieser Kinasen blockiert – durch fehlende Phosphorylierung des rb1-Proteins – den Zyklusablauf und verhindert damit den Eintritt der Zelle in die S-Phase. Dieser Arrest ermöglicht der Zelle, durch Aktivierung von Reparaturgenen den DNA-Schaden zu beheben. Auch hierbei ist p53 durch transkribierende Wirkung weiterer Zielgene entscheidend beteiligt. Eines dieser Gene ist **GADD45** (growth arrest DNA damage). Nach Aufhebung des DNA-Schadens wird durch p53 schließlich das MDM2(murine double minute)-Gen aktiviert, dessen Genprodukt p53 inaktiviert. Die Zelle kann nun nach Behebung des Genschadens in die Synthesephase eintreten.

Kann der Schaden nicht behoben werden, induziert P53 die Transkription von Genen, die den Weg in die Apoptose einleiten. Dabei spielt das **BAX-Gen** eine große Rolle, dessen Produkte als Homodimere den Apoptoseablauf in Gang setzen können.

In zahlreichen Tumoren, wie z.B. Kolon-, Lungen-, Mamma- und Magenkarzinom, werden Mutationen (Missense-Mutationen) gefunden, die zum Funktionsverlust des p53-Proteins führen. Dieses mutierte Protein häuft sich infolge der verlängerten Lebensdauer im Zellkern an und ist dadurch immunhistochemisch nachweisbar.

Die veränderten Proteine verlieren ihre Funktion der Zellzykluskontrolle (Zellzyklusblockade) und verschaffen den transformierten Zellen Wachstumsvorteile. Darüber hinaus fördern sie durch den Verlust der DNA-Reparaturmechanismen die chromosomale Instabilität. Dadurch kann es zur Akkumulation von genetischen Schäden kommen, die für zahlreiche maligne Tumoren typisch sind. Darüber hinaus kann der Funktionsverlust von p53 in Tumorzellen zu einer Resistenz gegenüber Chemo- und Strahlentherapie führen (der Apoptoseweg kann nicht aktiviert werden).

Dagegen sind Tumoren, die ein funktionierendes p53 besitzen, eher radio- und chemosensibel, da ihre Zellen durch p53 dem programmierten Zelltod unterliegen.

Die Zahl der neu entdeckten Tumorsuppressorgene nimmt derzeit sehr rasch zu. Einige der heute gut charakterisierten Tumorsuppressorgene sind in Tab. 2.1-3 zusammengestellt. Wahrscheinlich existieren für bestimmte Tumorentitäten spezifische Konstellationen von Tumorsuppressorgenen, wobei allerdings bei der Entstehung und Progression der meisten Tumoren nicht nur mehrere Tumorsuppressorgene, sondern auch Onkogene involviert sind.

Molekulare Mechanismen der Apoptose

Apoptose bezeichnet den Prozess des **programmierten Zelltodes,** der – im Gegensatz zur Nekrose – durch die betroffene Zelle selbst gesteuert und initiiert wird. Störungen in der Regulation der Apoptose sind neben der unregulierten Proliferation die entscheidenden Faktoren für das Wachstum von Tumoren.

Telomere, Telomerase

Auf der zellulären Ebene wird die Telomeraseaktivierung in Tumorzellen über einen Zwei-Schritt-Mechanismus erklärt: In normalen Fibroblastenkulturen in vitro kommt es nach etwa 50 Zellteilungen zu einem verlang-

Tab. 2.1-3: Spezifischer Verlust von wichtigen Tumorsuppressorgenloci in humanen Tumoren (Auswahl)

Gen	Locus	Tumor
RB1	13q14	Retinoblastom, Osteosarkom u.a.
TP53	17q13	Mamma-, Kolon- und Bronchuskarzinom, Osteosarkom u.a.
WT1	11p13	Wilms-Tumor
DCC	18q21	Kolonkarzinom
NM23	17q11	Mammakarzinom u.a.
NF1	17q11.2	Neurofibromatose Typ 1
NF2	22q12	Neurofibromatose Typ 2
APC	5q21	Familiäre adenomatöse Polyposis coli, Kolonkarzinom
MEN1	11	Tumoren der endokrinen Organe
VHL	3p25	Nierenkarzinom
BRCA1	17q21	Mamma-, Ovarial-, Prostatakarzinom
BRCA2	13q12–13	Mamma-, Ovarial-, Prostatakarzinom
E-Cadherin	16q21–22	Diffuses Magenkarzinom

samten Wachstum und schließlich zum Wachstumsstillstand. Dieser Punkt wird als **M1 („mortality stage 1")** bezeichnet. Zellen im M1-Stadium weisen deutlich verkürzte Telomere auf. Dabei soll die Telomerenverkürzung eine Schlüsselfunktion für die p53-Aktivierung mit nachfolgendem Wachstumsstillstand innehaben.

Wird nun das P53-Gen-Produkt inaktiviert, fällt die „M1-Barriere" weg. Die Zellen teilen sich dann noch etwa 20-mal und weisen eine weitere progressive Verkürzung der Telomeren auf. Im Rahmen dieser Telomerenerosion kommt es zu einer chromosomalen Instabilität, die schließlich zur Aneuploidie der Zelle führen kann. Bei einem Großteil dieser Zellen tritt der Zelltod ein.

Ein gewisser Prozentsatz von Zellen kann diesen als **M2 („mortality stage 2")** oder **„crisis"** bezeichneten Punkt durch Telomeraseaktivierung überwinden. Die Aktivierung von Telomerase mit der konsekutiven Stabilisierung der Telomerenlängen ist ein Charakteristikum der M2-Immortalisierung der Zelle. Nach dem vorliegenden Modell können also nur diejenigen Zellen unsterblich sein, die eine Telomeraseaktivierung aufweisen. Daher wird postuliert, dass die M2-Krise eine wichtige Bedeutung in der Zellprotektion gegen maligne Entartung hat. Allerdings haben neuere Forschungsarbeiten gezeigt, dass insbesondere bei Sarkomen andere Mechanismen in der Stabilisierung der telomeren chromosomalen Enden von Bedeutung sein können, die als „alternative Verlängerung der Telomeren" (ALT, alternative lengthening of telomeres) zusammengefasst werden.

DNA-Reparaturgene

Der Begriff **DNA-Reparatur** bezeichnet einen zellulären Mechanismus zur Reparatur von Basenfehlpaarungen in der DNA (z.B. C-T statt C-G), die während der DNA-Replikation oder als Folge mutagener Einflüsse auftreten können. Fehlfunktionen dieses Reparaturmechanismus durch einen angeborenen Defekt in einem der Reparaturgene prädisponieren zur Anhäufung von Mutationen in Krebsgenen und zur Entwicklung von malignen Tumoren.

Den **DNA-Reparaturmechanismen** kommt bei der Erhaltung der Genomintegrität einer Zelle große Bedeutung zu. DNA-Schäden können unter dem Einfluss chemischer oder physikalischer Faktoren oder im Rahmen der Zellteilung entstehen. Die Reparatursysteme sind in der Lage, die Fehler zu erkennen, die veränderten Sequenzen zu entfernen und durch Replikation am gesunden Gegenstrang zu ersetzen.

Inzwischen sind mehrere **Krankheitsbilder** bekannt, die durch angeborene Defekte in Reparaturgenen verursacht sind. Folgen sind Fehler in den entsprechenden Reparaturproteinen mit genetischer Instabilität sowie die Ausbildung des **„Mutatorphänotyps"**, der mit einer 100fach höheren Mutationsrate einhergeht und damit die Tumorentstehung erleichtert.

Reparaturgene sind zuerst bei E. coli identifiziert und hier als MutHLS-System bezeichnet worden. Das E.-coli-MutHLS-System erkennt und repariert Fehlpaarungen von maximal 4 Basenpaaren. Die Exzision der Basen und die Neusynthese des Stranges erfolgen durch Exonuklease, Helicase II, DNA-Polymerase III, DNA-SSB(single strand binding)-Protein und DNA-Ligase.

Die humanen Gegenstücke der E.-coli-Reparaturgene konnten teilweise im Zusammenhang mit Untersuchungen zum hereditären nichtpolypösen kolorektalen Karzinom (hereditary nonpolyposis colorectal carcinoma, HNPCC) identifiziert werden. Es handelt sich um 4 Mutatorgene – hMSH2 (2p16), hMLH1 (3p21.3), hPMS1 (2q31-q33) und hPMS2 (7p22) –, die bei diesen Patienten Keimbahnmutationen in einem Allel aufweisen. Eine zusätzlich in einer Zelle auftretende Mutation im zweiten Allel führt zu Defekten der spezifischen Reparaturproteine. Obwohl diese nicht direkt mutagen wirken,

verursachen sie eine genetische Instabilität der betroffenen Zellen mit Anhäufung von Mutationen in kritischen Genen. Die Folge ist die frühe Entwicklung von Dickdarmkarzinomen, insbesondere im Zäkum.
Inzwischen sind weitere Krankheitsbilder bekannt, die durch angeborene Gendefekte in Reparaturgenen verursacht sind. Hierzu zählt die autosomal-rezessiv vererbte Erkrankung **Xeroderma pigmentosum**. Dabei liegt ein Defekt in einem der Gene vor, die für Proteine der Exzisionsreparatur kodieren. Die Folge davon ist, dass sich UV-induzierte Pyrimidin-Dimere ansammeln, die eine normale DNA-Replikation verhindern. Folge ist auch hier die Ausbildung eines „Mutatorphänotyps" mit einer 100fach höheren Mutationsrate und der Neigung zur Entwicklung von Hautkarzinomen.

Literatur

[1] Amthor H, Christ B, Weil M, Patel K: The importance of timing differentiation during limb muscle development. Curr Biol 8 (11), 1998: 642–652
[2] Brinkschmidt C: Comparative genomic hybridisation (CGH) analysis of neuroblastomas – an important methodological approach in pediatric tumor pathology. J Pathol 181, 1997: 394–400
[3] Cummings MC, Winterford CM, Walker NJ: Apoptosis. Am J Surg Path 21, 1997: 88–101
[4] Friend HF, Tapscott SJ: Sibling rivalry, arrested development and chromosomal mayhem. Nature Genetics 19, 1998: 9–10
[5] Granville DJ, Carthy CM, Hunt DW, McManus BM: Apoptosis: molecular aspects of cell death and disease. Lab Invest 78 (8); 1998. 893–913
[6] Green DR: Apoptotic pathways: the road to ruin. Cell 94, 1998: 695–698
[7] Günthert U: Biologie der Metastasierung und Tumorangiogenese. In: Ostendorf PC, Seeber S (Hrsg.): Hämatologie Onkologie. Urban & Schwarzenberg, München/Wien/Baltimore, 1997: 160–167
[8] Gumbiner BM: Cell adhesion: the molecular basis of tissue architecture and morphogenesis. Cell 84, 1996: 345–357
[9] Hazan RB, Norton L: The epidermal growth factor receptor modulates the interaction of E-cadherin with the actin cytoskeleton. J Biol Chem 273, 1998: 9078–9084
[10] Hermanek P: Pathohistologische Begutachtung von Tumoren. Perimed Fachbuch, Erlangen, 1983
[11] Katenkamp D, Stiller D: Weichgewebstumoren. Pathologie, histologische Diagnose und Differentialdiagnose. J. A. Barth, Leipzig, 1990
[12] Knudsen AG: Hereditary cancer: theme and variation. J Clin Onc 15, 1977: 3280–3287
[13] Kuan NK, Passaro E: Apoptosis: programmed cell death. J Arch Surg 133 (7), 1998: 773–775
[14] Liotta LA et al.: Tumor invasion and the extracellular matrix. Lab Invest 49, 1983: 636 ff.
[15] Nicholson GL: Cancer metastasis: tumor cells and host organ properties important in metastases to specific secondary sites. Acta Biochemica et Biophysica 948, 1988: 175–224
[16] Ostendorf PC, Seeber S: Hämatologie Onkologie. Urban & Schwarzenberg, München/Wien/Baltimore, 1997
[17] Parwaresch R, Rudolph P: The cell cycle – theory and application to cancer. Onkologie 19, 1996: 464–472
[18] Perl AK, Wilgenbus P, Dahl U, Semb H, Christofori G: A causal role for E-cadherin in the transition from adenoma to carcinoma. Nature 392, 1998: 190–193
[19] Schulze-Osthoff K, Ferrari D, Los M, Wesselborg S, Peter ME: Apoptosis signalling by death receptors. Eur J Biochem 254 (3), 1998: 439–459
[20] Spiessl B, Beahrs OH, Hermanek P et al.: TNM-Atlas. Springer, Berlin/Heidelberg/New York, 1990
[21] Wittekind Ch, Wagner G: TNM-Klassifikation maligner Tumoren. 5. Auflage, UICC, Springer, Berlin/Heidelberg/New York, 1997
[22] Yarnold JR, Stratton M, McMillan TJ: Molecular biology for oncologists. Chapman & Hall, London/Weinheim/New York/Tokyo/Melbourne/Madras, 1996

2.2 Risikofaktoren

Susanne Dihlmann, Magnus von Knebel Doeberitz

2.2.1 Definitionen

Krebserkrankungen werden wie andere multifaktorielle Erkrankungen durch das Zusammenwirken verschiedener endogener und exogener Faktoren verursacht.

Endogene Risikofaktoren

Das sind genetische Faktoren, die – auch ohne Einflüsse aus der Umwelt – spontane Veränderungen der DNA-Sequenz verursachen. Sie sind zum einen durch die somatische, replikative Fehlerfrequenz der DNA-Polymerase bedingt. Zum anderen entstehen sie durch erbliche Keimbahnmutationen, die die Betroffenen mit einer erhöhten Wahrscheinlichkeit dazu prädisponieren, an Krebs zu erkranken.
Die wichtigsten endogenen Krebsrisikofaktoren sind somit:

- Somatische Replikationsfehler
- Hereditäre Gendefekte, Keimbahnmutationen.

Exogene Risikofaktoren

Gemeint sind Einflüsse aus der Umwelt, die zusätzlich zu den endogen vorliegenden Faktoren im Laufe eines Lebens weitere DNA-Schäden hervorrufen. Sie verursachen sowohl Punktmutationen infolge chemischer Ver-

änderung der Struktur einzelner Basen als auch Chromosomenaberrationen (Insertionen, Translokationen, Deletionen) und Fehler bei der Verteilung der Tochterchromatiden im Verlauf der Mitose.
Die bedeutendsten exogenen Risikofaktoren, gemessen an ihrem prozentualen Anteil am Krebsgeschehen, sind:

- Rauchen
- Ernährungsgewohnheiten
- Alkohol
- Adipositas, Bewegungsgewohnheiten
- Tumorigene Infektionen
- Sexuelle und reproduktive Faktoren
- Schadstoffexposition
- UV-Licht, ionisierende Strahlung.

Im Gegensatz zu den endogen bedingten Faktoren, deren Frequenz durch biologische Voraussetzungen des Organismus gegeben ist, könnte der Einfluss exogener Risikofaktoren weitgehend durch Expositionsvermeidung und Umstellung von Lebensgewohnheiten reduziert (☞ 2.3.2) und somit – nach Schätzungen einiger Epidemiologen – die Krebsinzidenz um 30–50% verringert werden.

2.2.2 Endogene Risikofaktoren

Somatische Replikationsfehler

Sie entstehen durch Lesefehler der DNA-Polymerase im Verlauf der DNA-Synthesephase der Zellteilung. Insgesamt beträgt die replikative Fehlerfrequenz der DNA-Synthese 10^{-10}, d.h. 1 Mutation/10^{10} Basenpaare. Diese setzt sich zusammen aus der Präzision der DNA-Polymerase mit ca. 10^{-7} sowie der postreplikativen DNA-Reparatur und -Kontrolle mit weiteren 10^{-3}.
Die gesamte Mutationsrate in einem ausgewachsenen menschlichen Organismus mit ca. 10^{13}–10^{14} Zellen, die jeweils das gesamte Genom von 10^9 Basen enthalten, ist schwer zu bestimmen, da sich die Wirkung endogener und exogener Faktoren im Phänotyp überlagert. Klar ist jedoch, dass sich im Laufe eines 70–100-jährigen Lebens allein durch die Fehlerrate der DNA-Replikation, trotz Reparaturmechanismen und Absterben eines Großteils der geschädigten Zellen, zahlreiche DNA-Veränderungen summieren. Sie sind die Hauptursache für Prozesse der Krebsentstehung sowie der Altersabhängigkeit der Krebsmortalität (☞ Abb. 2.2-1).

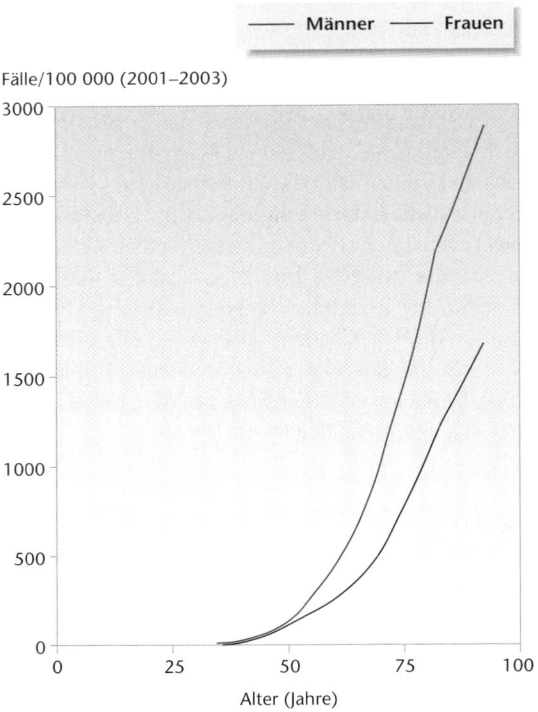

Abb. 2.2-1: Krebsmortalität in Deutschland 2001–2003, Altersverteilung [Quelle: Krebsatlas der Bundesrepublik Deutschland, www.dkfz-heidelberg.de]

Hereditäre Gendefekte

Keimbahnmutationen, die in bestimmten regulatorischen Genen zur Steuerung der Proliferation, der Apoptose oder der DNA-Reparatur entstehen, erhöhen die Wahrscheinlichkeit der Betroffenen, im Laufe ihres Lebens an Krebs zu erkranken.
Durch die Aufklärung der molekulargenetischen Ursachen vieler dieser hereditären Tumordispositionssyndrome kann heute das Auftreten von Tumoren in Familien mit bekannten Keimbahnmutationen potenziell frühzeitig vorhergesagt werden. Betroffene Risikopersonen können so gezielten Untersuchungen und gegebenenfalls Therapien unterzogen werden, die ihnen deutlich verbesserte Heilungsaussichten ermöglichen.
Insgesamt sind derzeit rund 30 Gene oder Genfamilien bekannt, bei denen Keimbahnmutationen Syndrome mit erhöhtem Krebsrisiko verursachen (☞ Tab. 2.2-1).

Tab. 2.2-1: Erbliche Erkrankungen mit erhöhter Tumordisposition

Syndrom	Betroffene Gene	Häufigkeit (Prävalenz)	Lebenslanges Risiko für Tumorentstehung in % (Penetranz)	Assoziierte Tumoren
FAP (Familiäre adenomatöse Polyposis)	APC	1 : 6000 bis 1 : 13000[1]	100[1] (insgesamt)	• Kolonkarzinom • Rektumkarzinom • Hepatoblastom • Desmoidtumoren
Attenuierte MYH-assoziierte Polyposis	MYH	Unbekannt	Ca. 50[5]	• Kolonkarzinom • Rektumkarzinom
Ataxia teleangiectatica	ATM	1 : 30000 bis 1 : 100000[1]	33[1] (insgesamt)	• Lymphome (Hodgkin, Non-Hodgkin) • Leukämie (ALL) • Mammakarzinom • Gastrointestinale Tumoren
Bloom-Syndrom	DNA-Helikase RecQ protein-like-3 (BLM)	Nicht bekannt	> 90[1] (insgesamt)	• AML • Non-Hodgkin-Lymphom • Gastrointestinale Tumoren • Hauttumoren
Familiärer Brustkrebs/ Ovarialkarzinom	BRCA1	1 : 100 bis 1 : 2500[1]	• 85[1] • 26–85[1] • 6[1]	• Mammakarzinom • Ovarialkarzinom • Kolonkarzinom
Familiärer Brustkrebs/ Ovarialkarzinom	BRCA2	1 : 100 bis 1 : 2500[1]	• 80[1] • 6–28[2]	• Mammakarzinom • Ovarialkarzinom • Pankreaskarzinom
Cowden-Syndrom	PTEN	Nicht bekannt	30[1]	• Mammakarzinom • Kolonkarzinom • Schilddrüsenkarzinom
Fanconi-Anämie	• FANCA • FANCB • FANCC • FANCD1 • FANCD2 • FANCE • FANCF • FANCG	1 : 300 bis 1 : 600 (heterozygot)[1]	• 10[1] • 5[1]	• Leukämie (AML) • Hepatozelluläres Karzinom • Zervixkarzinom • Gliom
Gorlin-Syndrom	PTCH	1 : 55 600[1]	• 75–90[1] • 5[1]	• Basaliom • Medulloblastom • Ovarialkarzinom • Fibrosarkom
HNPCC (hereditäres nicht-polypöses Kolonkarzinom)	• hMSH2 • hMLH1 • hPMSH1 • hPMS2 • hMSH6 • hMSH3	1 : 2500 bis 1 : 3000[2]	• 80[1, 2] • 30–60[1, 2] • 9[2]	• Kolonkarzinom • Endometriumkarzinom • Ovarialkarzinom • Urothelkarzinom
Juvenile Polyposis	• MADH4 • BMPR1A	Nicht bekannt	17–68[1]	• Kolonkarzinom • Rektumkarzinom

Quellen:
[1] Lindor NM, Greene MH and the Mayo Familial Cancer Program: The Concise Handbook of Familiy Cancer Syndromes. Journal of the National Cancer Institute, Vol 90 No. 14, July 15, 1998
[2] www.cancer.gov/cancerinfo/pdq
[3] www.emedicine.com/derm/topic532.htm
[4] Baser ME, Friedman JM, Aeschliman D, Joe H, Wallace AJ, Ramsden RT, Evans DGR: Predictors of the risk of mortality in neurofibromatosis 2. Am J Hum Genet 71 (4), 2002: 715–723
[5] Cheadle JP, Sampson JR: Exposing the MYH about the base excision repair and human inherited disease. Hum Mol Genetics 12, 2003: R159–R165

Syndrom	Betroffene Gene	Häufigkeit (Prävalenz)	Lebenslanges Risiko für Tumorentstehung in % (Penetranz)	Assoziierte Tumoren
Li-Fraumeni-Syndrom	• P53 • CHK2	Nicht bekannt	90[1] (insgesamt)	• Weichteilsarkom • Osteosarkom • Mammakarzinom • Leukämien (ALL, AML)
Familiäres Melanom	• CDKN2A(p16) • CDK4	1 : 8000[1, 2]	75[1, 2]	• Multiple Melanome • Pankreaskarzinom
Multiple endokrine Neoplasie (MEN) Typ 1	MEN1	1 : 30000[3]	80[1] (insgesamt)	• Hypophysenadenom • Bronchialkarzinom • Pankreaskarzinom • Schwannom
Familiäres medulläres Schilddrüsen-karzinom MEN Typ 2A und 2B	RET	1 : 30000[2]	• 95[1,2] • 50[1,2]	• Medulläres Schilddrüsen-karzinom • Phäochromozytom
Neurofibromatose Typ 1	NF-1	1 : 3000[1]	3–15[1]	• Neurofibrosarkom • Astrozytom • Phäochromozytom • Neuroblastom
Neurofibromatose Typ 2	NF-2	1 : 35000[1]	• 60–80[4] • 95[4] • 90[4]	• Gliom • Akustikusneurinom • Schwannom • Rückenmarkstumoren
Peutz-Jeghers-Syndrom	STK11 u. a.	1 : 120000[1]	• 54[2] • 39[2] • 36[2] • 29[2] • 21[2]	• Mammakarzinom • Kolonkarzinom • Pankreaskarzinom • Magenkarzinom • Ovarialkarzinom • Hamartomatöse Polypen
Familiäres Retinoblas-tom	Rb1	1 : 13500 bis 1 : 25000[1]	> 90[1]	• Retinoblastom • Osteosarkom
Von-Hippel-Lindau-Syndrom	VHL	1 : 36000[1]	99[1]	• Nierenzellkarzinom • Pankreaskarzinom
Werner-Syndrom	WRN	1 : 50000 bis 1 : 100000[1]	> 90[1] (insgesamt)	• Osteosarkom • Myeloische Leukämie • Melanom • Schilddrüsenkarzinom
Familiärer Wilms-Tumor	WT-1 u. a.	1 : 30000 bis 1 : 100000[1]	nicht bekannt	• Nephroblastom • Hepatoblastom • Neuroblastom
Xeroderma pigmento-sum	XP-Gene: • XPA • XPB • XPC • XPD • XPE • XPF • XPG • XPV	1 : 40000 bis 1 : 1000000[1]	• 99[1] • 5[1]	• Basaliom • Melanom • Hirntumoren • Lungenkarzinom • Mammakarzinom

Quellen:

1 Lindor NM, Greene MH and the Mayo Familial Cancer Program: The Concise Handbook of Familiy Cancer Syndromes. Journal of the National Cancer Institute, Vol 90 No. 14, July 15, 1998
2 www.cancer.gov/cancerinfo/pdq
3 www.emedicine.com/derm/topic532.htm
4 Baser ME, Friedman JM, Aeschliman D, Joe H, Wallace AJ, Ramsden RT, Evans DGR: Predictors of the risk of mortality in neurofibromatosis 2. Am J Hum Genet 71 (4), 2002: 715–723
5 Cheadle JP, Sampson JR: Exposing the MYH about the base excision repair and human inherited disease. Hum Mol Genetics 12, 2003: R159–R165

2.2.3 Exogene Risikofaktoren

Die postreplikative Mutationsrate durch Depurinierung, UV-Strahlung und chemische Agenzien beträgt täglich $10^4 - 10^6$ Mutationen/Zelle.
Auch somatisch entstehende Chromosomenaberrationen, d.h. jegliche Anomalie der Struktur oder Zahl der Chromosomen, tragen zur Krebsentstehung und -progression bei. Sie entstehen während der Mitose infolge chemischer oder physikalischer Einflüsse unterschiedlicher Agenzien auf die Zellen.

Tabakkonsum

Der bedeutendste Einzelrisikofaktor ist das Rauchen, das an 25–30% aller Krebserkrankungen und -todesfälle beteiligt ist. Allein mehr als 90% aller Bronchialkarzinome werden direkt durch das Rauchen verursacht, was durch eine große Zahl prospektiver Studien aus verschiedenen Ländern belegt wird. In Deutschland steht Lungenkrebs bei Männern an erster und bei Frauen, mit steigender Tendenz, an zweiter Stelle der Krebstodesursachen. In einigen westlichen Ländern geht die Lungenkrebsrate bei Männern zurück, während sie bei Frauen weiter ansteigt – entsprechend dem ab- bzw. zunehmenden Zigarettenkonsum bei Männern und Frauen.
Täglich sterben in Deutschland 300–350 Menschen an tabakbedingten Krankheiten. Rauchen tötet weltweit jeden zehnten Erwachsenen. Bis 2030 wird es jeder sechste sein oder 10 Millionen Tote pro Jahr (World Cancer Report 2003).
Zusätzlich sind Karzinome der Mundhöhle, des Pharynx, Larynx, Pankreas, der Nieren, des Ösophagus, der Harnblase, des Magens, der Zervix und der Leber sowie die myeloische Leukämie zu einem hohen Prozentsatz dem Tabakkonsum zuzuschreiben. Der Einfluss des „Passivrauchens" bewirkt das erhöhte Risiko von Lungenkrebs und vielleicht auch anderer Tumoren bei Nichtrauchern (IARC 2004). Bei Frauen, die mit Rauchern zusammenleben, war die Wahrscheinlichkeit einer Erkrankung an Gebärmutterkrebs um 40% erhöht (Trimböe et al. 2005).

Ernährungsgewohnheiten

Weitere geschätzte 20–42% an Krebserkrankungen werden Ernährungsgewohnheiten zugeschrieben. Der Einfluss einzelner Bestandteile der Nahrung auf das Krebsrisiko ist schwer zu bestimmen, da prospektive Studien kaum zur Verfügung stehen und exakte Kontrollen aufgrund der Komplexität der Ernährungsgewohnheiten kaum möglich sind.

Fette

Ein hoher Fettgehalt in der Nahrung scheint insbesondere das Risiko für Kolon- und Prostatakrebs zu erhöhen. Zu diesem Ergebnis kommen übereinstimmend zahlreiche epidemiologische Studien. Am deutlichsten wirkt sich fettreiche Ernährung im Kindes- und Jugendalter auf das spätere Brustkrebsrisiko aus. Dabei ist auch neben der Gesamtmenge des mit der Nahrung aufgenommenen Fettes dessen Zusammensetzung aus gesättigten oder ungesättigten Fettsäuren entscheidend. Fett stellt die am höchsten konzentrierte Energiequelle aller Nährstoffe dar. Der Einfluss des Nahrungsfettgehaltes auf die Krebsentstehung ist jedoch unabhängig von dem des gesamten Energiegehaltes der Nahrung.

Fleisch

Kolonkarzinome treten in Ländern mit niedrigem Fleischkonsum deutlich seltener auf als in den westlichen Industriestaaten, wo Fleisch in verschiedenen Formen ein nahezu täglicher Nahrungsbestandteil ist. Auch in Bevölkerungsgruppen in Industrieländern, die sich ausschließlich vegetarisch ernähren, wird eine deutlich geringere Kolonkarzinomrate beobachtet. Ernährung, die reich an „rotem" Fleisch (von Säugetieren) ist, birgt ein höheres Krebsrisiko als „weißes" Fleisch (von Geflügel). Möglicherweise spielen tierische Fette, welche die Zellteilung erhöhen, oder Karzinogene, die im Verlauf der Zubereitung von rotem Fleisch bei sehr hohen Temperaturen entstehen, eine wichtige Rolle bei der Krebsentstehung.

Alkohol

Etwa 3% aller Krebserkrankungen werden durch Alkoholkonsum ausgelöst oder begünstigt. Insbesondere Tumoren von Mundhöhle, Rachen, Speiseröhre und Leber sind hier von Bedeutung. Primäre hepatozelluläre Karzinome stehen in enger Beziehung zur Leberzirrhose, die in den Industrieländern hauptsächlich alkoholbedingt ist. Das individuelle Risiko ist stark von der konsumierten Dosis abhängig und wird durch zusätzliche Risikofaktoren wie Rauchen deutlich verstärkt.
Außerdem sind die weit reichenden sozialen Auswirkungen des Alkohols zu berücksichtigen. Der Alkoholkonsum sollte nicht nur aufgrund der damit verbundenen vielfältigen gesundheitlichen Folgen eingedämmt

werden, sondern auch aufgrund der häuslichen, sozialen und wirtschaftlichen Probleme, die durch Alkohol entstehen können.

Kalorienaufnahme

Mehrere Studien deuten auf einen Zusammenhang zwischen der Menge an zirkulierendem IGF-1 (Insulin-like growth factor-1) mit gesteigertem Krebsrisiko von Brust, Prostata, Lunge und Kolon hin. Eine hohe Energieaufnahme verursacht die verstärkte Produktion von Wachstumshormonen, wodurch die IGF-1-Synthese in der Leber erhöht wird. IGF-1 stimuliert mitogene und antiapoptotische Signale in vielen Zelltypen, insbesondere auch in Krebszellen.
Generell führt eine Verringerung der Kalorienaufnahme, unabhängig von der Nahrungszusammensetzung, zu einer deutlichen Reduzierung des Krebsrisikos. Die geringere Energiezufuhr bewirkt eine Verlangsamung der Zellproliferation bei Steigerung der Apoptoserate und schützt so vor der Wirkung vieler DNA-schädigenden Karzinogene. Zudem werden präneoplastische Vorstufen effektiver eliminiert.

Adipositas, Bewegungsgewohnheiten

Körpergewicht und BMI

Das Krebsrisiko steigt allgemein mit dem Körpergewicht an. Das meist verbreitete Maß zur Bestimmung des individuellen Risikos ist der BMI (Body-Mass-Index = Gewicht/Größe^2 [kg/m^2]). Ein BMI von 18,5–25 kg/m^2 wird als Normalgewicht bezeichnet. Mit einem BMI von 25–30 kg/m^2 gilt der Betroffene als übergewichtig. Fettleibigkeit beginnt bei einem BMI > 30 kg/m^2. Bei Frauen erhöht sich vor allem das Krebsrisiko von Endometrium, Brust, Kolon und Gallenblase, bei Männern das von Kolon und Prostata (☞ Tab. 2.2-2).
Durch die größere Menge an Fettdepots steigt die Produktion von Östrogenen, die aus Androstendionen der Nebenniere entstehen. So entsteht eine zusätzliche Östrogenquelle, die sich vor allem bei Frauen nach der Menopause auswirkt.
Auch die Fähigkeit von Fettzellen, wie echte endokrine Zellen verschiedene Produkte abzugeben, spielt eine wichtige Rolle. Neben Metaboliten wie Laktat, Fettsäuren, oder Prostaglandinderivaten setzen Fettzellen auch Zytokine (Leptin, Tumornekrosefaktor α [TNFα], Interleukin-1 und -6, Adiponectin), Angiotensinogen, Plasminogenaktivator-Inhibitor-1 und viele andere Faktoren frei.

Bewegungsgewohnheiten

Da körperliche Aktivität in direktem Verhältnis zum Körpergewicht steht, sind auch Bewegungsgewohnheiten wichtig für das individuelle Krebsrisiko. Frauen, die 3–4 Stunden Sport pro Woche absolvieren, haben ein 30–40% geringeres Brustkrebsrisiko als Frauen, die wenig Bewegung haben. Auch das Kolonkarzinomrisiko wird durch gesteigerte körperliche Aktivität verringert. Neben einer kürzeren Verweildauer der Nahrung und potenziellen Kanzerogenen im Darm bedingt häufige Bewegung auch eine Verbesserung verschiedener Immunreaktionen sowie die Reduktion des Prostaglandin-, Insulin- IGF- und Cholesterinspiegels und Veränderungen im gastrointestinalen Hormonprofil.

Tumorigene Infektionen

Infektiöse Erreger werden für bis zu 15% aller Krebserkrankungen verantwortlich gemacht. Für eine Reihe von Infektionen ist der Zusammenhang mit der Entstehung bestimmter Tumorarten weitgehend aufgeklärt. Das Risiko, infolge der einzelnen Infektionen tatsächlich an Krebs zu erkranken, ist jedoch sehr unterschiedlich und hängt von zahlreichen weiteren Faktoren ab. Beteiligt sind sowohl Viren als auch Bakterien und Parasiten.

Tab. 2.2-2: Übergewicht und Krebsrisiko in Europa (nach Bergstrom et al. Int J Cancer 91, 2001: 421–430)

Krebsart	Relatives Risiko bei BMI = 25–30 kg/m^2 vs. 18,5–25 kg/m^2	Relatives Risiko bei BMI > 30 kg/m^2 vs. 18,5–25 kg/m^2
Mammakarzinom (postmenopausal)	1,12	1,25
Kolonkarzinom	1,15	1,33
Endometriumkarzinom	1,59	2,52
Prostatakarzinom	1,06	1,12
Nierenzellkarzinom	1,36	1,84
Gallenblasenkarzinom	1,34	1,78

Viren

- Hepatitisviren (HBV, HCV): Hepatozelluläres Karzinom
- Papillomviren (HPV) Typ 16, 18, 31, 33, 35, 39, 45, 51, 52, 56, 58, 59, 69: Zervix-, Vaginal-, Vulva-, Anal-, Kopf-Hals- Haut- (Morbus Bowen) Tumoren
- Epstein-Barr-Virus (EBV): Burkitt-Lymphom, Nasopharynxkarzinom
- HTLV-1: Adulte T-Zell-Leukämie (ATL)
- Human-Herpes-Virus Typ 8 (HHV-8): Kaposi-Sarkom

Bakterien

Helicobacter pylori: Magenkarzinom

Parasiten

- Schistosoma haematobium: Blasenkrebs
- Fasciola hepatica (Leberegel): Cholangiokarzinome

Sexuelle und reproduktive Faktoren

Reproduktive Faktoren scheinen insbesondere das Krebsrisiko bei Frauen zu beeinflussen, wobei eine exakte Bestimmung des individuellen Risikos aufgrund der Überlagerung einzelner Faktoren recht schwierig ist.

- Nullipara sowie Frauen, die ihr erstes Kind nach dem 30. Lebensjahr bekommen, haben ein um 1,5- bis 2-fach erhöhtes Brustkrebsrisiko gegenüber Frauen, die ihr erstes Kind vor dem 20. Lebensjahr bekommen.
- Gleiches gilt für Frauen, deren Menarche vor dem 12. Lebensjahr einsetzt bzw. bei denen nach dem 50. Lebensjahr die Menopause beginnt. Hier ist das Brustkrebsrisiko um das 1,2- bis 1,3-fache erhöht.
- Eine frühe Menarche und späte Menopause sind außerdem positiv mit Endometriumkarzinomen assoziiert.
- Nulliparität erhöht das Risiko für Ovarialkarzinome gegenüber Frauen mit mindestens drei Kindern um das 1,3- bis 1,5-fache.
- Ursache für diesen Zusammenhang sind vermutlich hormoninduzierte Mechanismen in den Zellen der jeweiligen Organe, die sich auf die Zellteilungsaktivität auswirken. Welche Hormone (Östrogene, Gonadotropin, Progesteron) hierbei eine Rolle spielen, ist bisher nicht im Detail bekannt. Die Parität sowie der Zeitraum zwischen Menarche und Menopause bedingen jedoch letztlich die Gesamtzahl der Zyklen und Ovulationen im Laufe eines Lebens und beeinflussen so den Hormonspiegel sowie die Häufigkeit von Reparaturabläufen der Epithelien.
- Durch sexuelle Beziehungen in jungen Jahren und mit wechselnden Partnern nimmt das Zervixkarzinomrisiko zu, möglicherweise weil sich die Wahrscheinlichkeit einer onkogenen HPV-Infektion dadurch erhöht.
- Bei reiner Östrogenbehandlung (post)klimakterischer Beschwerden nimmt die Inzidenz des Endometriumkarzinoms zu, während bei längerer Einnahme von Östrogenen in Kombination mit Progesteron das Brustkrebsrisiko in der Postmenopause steigt.
- Bei jungen Frauen erhöht sich durch eine längerfristige orale Kontrazeption das Brustkrebsrisiko. Allerdings nimmt dadurch das Endometrium- und Ovarialkarzinomrisiko ab.
- Durch eine Diethylstilbestrol-Behandlung wegen drohenden Aborts erhöht sich bei den Töchtern dieser Frauen das Vaginalkarzinom; ob die behandelten Frauen selbst ein höheres Brustkrebsrisiko haben, ist nicht bekannt.

Schadstoffexposition

Eine Exposition mit Schadstoffen ist mit 4–10 % am Arbeitsplatz und ca. 2 % aus der Umwelt insbesondere an der Entstehung von Bronchialkarzinomen und Blasenkrebs beteiligt. Der bedeutendste Einzelrisikofaktor im beruflichen Bereich ist die Asbestexposition, die v. a. die Entstehung von Pleuramesotheliomen begünstigt.

Außerdem bestehen berufsbedingte **Lungenkrebsrisiken** durch die Exposition gegenüber Aluminium (beim Produktionsvorgang), Kohleprodukten, Chrom, Nickel und polyzyklischen Kohlenwasserstoffen.

Ein erhöhtes Risiko für **Blasenkrebs** wird bei einer beruflichen Exposition gegenüber aromatischen Aminen (4-Amino-Biphenyl, Benzidine, 2-Naphthylamin), die beispielsweise bei der Farbenherstellung verwendet werden, Haarfärbemitteln (bei Friseuren) und Kohlenteer bzw. Kohlenteerpech (bei der Kohlevergasung) beobachtet. Weitere potenzielle Schadstoffe für Blasenkrebs entstehen im Verlauf der Aluminiumproduktion, der Gummi- und Textilherstellung.

Eine Schadstoffbelastung der Luft führt nach Abzug der Risiken durch Rauchen nach neueren Studien zu einem etwa 1,5- bis 3-fach erhöhten **Lungenkrebsrisiko** insbesondere durch Dieselruß.

UV-Licht und ionisierende Strahlen

Exzessives Sonnenbaden ist der wichtigste und klar nachgewiesene Einzelrisikofaktor für die Entstehung verschiedener Arten von Hautkrebs. Hierzu zählen die

nicht-metastasierenden Basaliome ebenso wie Plattenepithelkarzinome (Spinaliome) und das maligne Melanom.
Besonders gefährdet sind hellhäutige Menschen, die leicht Sonnenbrand bekommen, sowie Menschen mit vielen Sommersprossen und gutartigen Nävi. Das Risiko steigt mit der Anzahl der lebenslang durchgemachten Sonnenbrände sowie mit deren Stärke (Rötungen, Schmerzen, Blasen).
Die Wirkung hoher Dosen radioaktiver Strahlung wurde jahrzehntelang anhand der Folgen des Atombombenabwurfs auf Hiroshima berechnet. Hinzu kommen heute Daten über Folgen niedrigerer Strahlendosen durch Langzeitbeobachtung v.a. nach der Reaktorkatastrophe von Tschernobyl. Ein erhöhtes Krebsrisiko liegt demnach für die langfristige Entstehung von Leukämien, Lymphomen, Lungenkrebs und Schilddrüsenkarzinome vor. Das tatsächliche Risiko lässt sich bisher jedoch schwer berechnen.

Literatur
1 Becker N, Deeg E: Krebsatlas der Bundesrepublik Deutschland 1981 – 1990. Springer, Heidelberg, 1998
2 Bergstrom A, Pisani P, Tenet V, Wolk A, Adami HO: Overweight as an avoidable cause of cancer in Europe. Int J Cancer 91, 2001: 421 – 430
3 Clifford C, Ballard-Barbash R, Lanza E, Block G: Diet and Cancer Risk. Harvard Report on Cancer Prevention Vol I: Human Causes of Cancer. Harvard Center for Cancer Prevention, Cancer Causes and Control 7 (1996)
4 Hursting SD, Lavigne JA, Berrigan D, Perkins SN, Barrett JC: Calorie restriction, aging, and cancer prevention: mechanisms of action and applicability to humans. Annu Rev Med 54, 2003: 131 – 52
5 Riboli E, Norat T: Epidemiologic evidence of the protective effect of fruit and vegetables on cancer risk. Am J Clin Nutr 78 (suppl), 2003: 559S – 569S

Internetadressen
1 http://www.dkfz-heidelberg.de/epi/Home_d/Programm/AG/Praevent/Krebshom/main/deutsch/frame.htm
2 http://www.hsph.harvard.edu/cancer/publications/reports/vol1_full_text

2.3 Tumorprävention

Helmut Bartsch, Anthony Miller, Robert Owen

2.3.1 Definitionen

Präventive Intervention zur Vermeidung oder Rückbildung von Krebsvorstufen (Dysplasien)

Im Gegensatz dazu versuchen die **Primärprävention** durch Vermeidung von Krebsnoxen (z.B. Rauchen, ☞ 2.3.2) oder die **Sekundärprävention** (☞ 2.3.4) durch Früherkennung von präinvasiven Krebsvorstufen die Entstehung von Tumoren zu verhindern. Als weiterer Arm der Sekundärprävention werden dazu chemopräventive Wirkstoffe eingesetzt. Ziel ist es, durch Vermeidung der Manifestierung des Tumorwachstums ungleich günstigere Ergebnisse zu erreichen.

Chemoprävention

Bei der Chemoprävention (☞ 2.3.3) wird versucht, durch Verwendung von Pharmaka mit guter Langzeitverträglichkeit die Entwicklung der Krebsvorstufen aufzuhalten oder zur weitestgehenden Rückbildung zu bringen. Da zwischen dem Beginn der Karzinogenese bis zum invasiven und metastatischen Krebswachstum Jahrzehnte vergehen können, bietet sich ein großes Zeitfenster für die Anwendung der Chemoprävention. Die Auffindung aussagekräftiger Biomarker bildet neben der Identifizierung von Nahrungsbestandteilen, Phytopharmaka oder synthetischen Analoga als mögliche chemopräventive Agenzien ein sich ausbreitendes Forschungsgebiet. In einem Forschungsprogramm des National Cancer Institute in den USA werden gegenwärtig Hunderte von Substanzen auf ihre Eignung zur Chemoprävention geprüft, von denen ein Teil bereits in klinischen Studien (Phase I – II) untersucht wird (Übersicht Kelloff 2000; Crowell 2005).

Therapeutische Intervention nach Krebserkrankung

Die konventionelle Behandlung beginnt nach Manifestierung des örtlich invasiven, destruktiven Tumorwachstums oder nach erfolgter lymphogener oder hämatogener Metastasierung. Entsprechend erfolgt die Therapie in Abhängigkeit vom Tumortyp und Stadium chirurgisch, durch Strahlentherapie oder antineoplastische Chemotherapie respektive durch die rationale Kombination der Behandlungsmodalitäten mit kurativer oder palliativer Intention. Trotz erreichter Fortschritte in Diagnostik und Therapie erreichen die Ergebnisse noch nicht die erwünschte Zielsetzung.

2.3.2 Primärprävention

Primärprävention bedeutet, die Einwirkung möglicher Krebsauslöser weitgehend einzuschränken oder auszuschließen und auch die individuelle Anfälligkeit zu verringern.
Bei dieser Art der Krebsprävention liegt der Schwerpunkt auf Tabak, Alkohol, Ernährung, körperlicher Aktivität, Adipositas, gewerblichen und Umweltkarzinogenen, Sonneneinstrahlung und in manchen Ländern auch auf der Hepatitis-B-Impfung.

Tabak und Alkohol

Tabak wird in unterschiedlicher Weise konsumiert, meist aber geraucht. Als Verstärker wirkt die sich entwickelnde körperliche Nikotinabhängigkeit.

Maßnahmen gegen das Rauchen

- **Aufklärung:** Jeder sollte ausreichend über Akut- und Langzeitfolgen des Rauchens Kenntnis besitzen. Ein Selbstbehauptungstraining gegenüber psychosozialen Einflüssen hilft 10–15-Jährigen, auf das Rauchen zu verzichten. Viele Raucher gewöhnen sich wegen der ablehnenden Haltung der Öffentlichkeit das Rauchen ab.
- **Gezielte ärztliche Beratungen** (WHO 2002)
- **Gesetze:** z. B. das Rauchen am Arbeitsplatz, in Restaurants, öffentlichen Gebäuden und öffentlichen Verkehrsmitteln verbieten, Verbot der Tabakwerbung
- **Wirtschaftspolitik der Regierung:** höhere Besteuerung der Tabakprodukte etc.

Erfolge der Anti-Raucher-Kampagnen

- In den USA führte der Generalstabsarzt-Bericht (Report of the Surgeon-General) von 1964 dazu, dass sich der Anteil der Raucher an der erwachsenen Bevölkerung innerhalb von zwei Jahrzehnten von 45 auf 30% und danach noch weiter verringerte.
- In Großbritannien wurden nach mehreren Steuererhöhungen deutlich weniger Zigaretten verkauft.
- In Kanada ging der Zigarettenkonsum nach Steuererhöhungen in den 80er Jahren spürbar zurück; unterbrochen wurde die Entwicklung erst, als man durch Steuersenkungen den Tabakschmuggel aus den USA einzudämmen versuchte. Modelle zeigen, dass sich mit 10% mehr Tabaksteuer mind. 10 Mio. Tabaktote verhindern ließen.

Maßnahmen gegen Alkoholabusus

- **Aufklärung** über Akut- und Langzeitfolgen des Alkoholabusus
- **Wirtschaftspolitik der Regierung:** z. B. Steuern auf alkoholische Getränke
- **Gesetze:** örtliche und zeitliche Beschränkung des Ausschanks sowie Festlegung einer höheren Altersgrenze für den Erwerb von Alkohol.

Ernährung

In den letzten Jahrzehnten mehren sich Hinweise auf einen kausalen Zusammenhang zwischen Ernährung und Krebs (WHO 1990, World Cancer Research Fund & American Institute for Cancer Research, 1997). Dieser Zusammenhang ist zwar nicht so deutlich wie bei Tabak und Alkohol, eine falsche Ernährung könnte aber bei einem Drittel aller Krebserkrankungen eine Rolle spielen. Daher sollte zur Krebsprävention auch eine Ernährungsumstellung erwogen werden.

Obst und Gemüse

Eine Reihe von Tumoren kommt in Bevölkerungsgruppen, die sich überwiegend pflanzlich, v. a. mit Obst und Gemüse ernähren, seltener vor (World Cancer Research Fund & American Institute for Cancer Research, 1997). Für die Schutzwirkung von Obst und Gemüse, z. B. in Bezug auf die Ballaststoffaufnahme bei Dickdarmkrebs, gibt es starke Indizien (Bingham et al. 2003). Dass bestimmte Inhaltsstoffe von Obst und/oder Gemüse auch vor anderen Krebsarten schützen könnten, wird immer wahrscheinlicher. Der positive Effekt einzelner Bestandteile ist aber meist auf die vegetarische Ernährung zurückzuführen.
Dem **β-Carotin** wurde eine protektive Wirkung bei Lungenkrebs zugeschrieben; allerdings waren die β-Carotin-Mengenangaben zum großen Teil nur vom Verzehr verschiedener Gemüsesorten abgeleitete Schätzungen. In Versuchen mit β-Carotin als chemopräventiver Substanz bei starken Rauchern sowie Asbestarbeitern zeigte sich aber im Vergleich zur Kontrollgruppe ein höheres Lungenkrebsrisiko durch β-Carotin (ATBC 1994; Omenn et al. 1996).
In der groß angelegten europäischen prospektiven Untersuchung von Krebs und Ernährung (European Prospective Investigation into Cancer and Nutrition, EPIC) wird untersucht, welchen Einfluss die Ernährung auf das

Krebsrisiko hat (Riboli und Kaaks 1997). Bislang zeigten Zwischenergebnisse, dass Obst oder Gemüse keinen Einfluss auf die Entstehung von Prostatakrebs haben (Key et al. 2004). Daten von über 400 000 EPIC-Studienteilnehmern zeigten, dass Probanden, die viel Obst aßen, weniger häufig Lungenkrebs bekamen (Miller et al. 2004).

Solche großen Kohortenstudien müssten bestätigen, dass sich die vermutete Schutzwirkung des Obst- und Gemüseverzehrs möglicherweise auch auf Mund-, Larynx-, Pharynx- und Ösophaguskarzinome, vielleicht sogar auf Pankreas-, Ovarial- und Blasentumoren erstreckt (World Cancer Research Fund & American Institute for Cancer Research, 1997).

Ballaststoffe

Als Ballaststoffe werden allgemein unverdauliche, wasserunlösliche Pflanzenfasern bezeichnet. Eine ballaststoffreiche Ernährung reduziert vor allem das Risiko für Kolonkarzinome.

Die Fasern aus Gemüse und Obst scheinen hierbei eine stärkere protektive Wirkung auszuüben als Getreidefasern. Zum einen beschleunigen Ballaststoffe den Transport und die Ausscheidung von Karzinogenen und verringern so die Expositionszeit der Kolonepithelzellen. Zum anderen setzt der bakterielle Abbau von Pflanzenfasern u. a. Butyrat frei, das proliferationshemmend auf die Darmepithelzellen wirkt und damit zum Teil die Schutzwirkung von Ballaststoffen erklärt.

Nahrungsfette

Nach internationalen Vergleichsstudien scheint die Qualität an aufgenommenem Nahrungsfett eng mit Brustkrebs, Prostata-, Corpus uteri-, Ovarial- und Kolonkarzinomen korreliert zu sein. Allerdings ließ sich dieser zunächst in Fallkontrollstudien gefundene Zusammenhang in einigen Kohortenstudien nicht bestätigen, besonders nicht für Brustkrebs (Hunter et al. 1996). Zum einen ist bei vielen Krebserkrankungen der Fettkonsum während der entscheidenden Phase der Tumorentstehung schwierig zu ermitteln, zum anderen könnte es an Messungenauigkeiten liegen, dass sich in Kohortenstudien kein Zusammenhang feststellen lässt. Trotzdem spricht viel dafür, dass die **Art des Fetts entscheidend** sein könnte (World Cancer Research Fund & American Institute for Cancer Research, 1997). Durch gesättigte, v. a. tierische Fette erhöht sich wahrscheinlich das Risiko für kolorektale Karzinome, vielleicht auch für Brustkrebs, Ovarialtumoren und fortgeschrittene Stadien von Prostatakrebs. Einfach-ungesättigte Fette wie Olivenöl haben dagegen keinen Einfluss auf das Krebsrisiko. In Tierversuchen vergrößern mehrfach-ungesättigte Fette, insbesondere der Omega-6-Klasse, das Krebsrisiko, während beim Menschen weiter Klärungsbedarf besteht. Hingegen erweisen sich Omega-3-Fettsäuren entsprechend der Singapore-Chinese Health Study, 2003, als gesicherte Möglichkeit der Brustkrebsprävention (Gago-Dominguez et al. 2003).

Fleisch und Fisch

Es gibt Hinweise auf ein erhöhtes Darmkrebsrisiko durch den Verzehr von rotem Fleisch und prozessierten Fleischwaren (World Cancer Research Fund & American Institute for Cancer Research, 1997). Ob dies direkt von Bestandteilen wie gesättigten Fetten, von der Nahrungsaufbereitung oder Zubereitungsart abhängt, ist nicht geklärt. Durch weißes Fleisch (z. B. Huhn) ergab sich bei den untersuchten Krebsarten keine Risikozunahme. Bei einigen Krebsarten, z B. Kolonkrebs, fand man eine protektive Wirkung durch Fischverzehr.

Nitrite und Salz

Die rückläufige Inzidenz von **Magenkrebs** scheint mit veränderten Ernährungsmustern zusammenzuhängen, d. h. dass Lebensmittel seltener durch Salzen oder Einlegen und zunehmend durch Kühlung konserviert werden bzw. dass Obst und Gemüse immer häufiger ganzjährig verfügbar sind. Die zum Salzen und Einlegen verwendeten Nitrite verbinden sich im Magen mit Aminen zu den karzinogenen Nitrosaminen.

Kontamination

Bestimmte Substanzen, die entweder natürlich in Lebensmitteln enthalten sind oder bei der Zubereitung entstehen, können krebserregend sein. In Afrika und Teilen Asiens kommt hinzu, dass Schimmelpilze auf Nüssen und anderen Nahrungsmitteln **Aflatoxine** produzieren, starke Karzinogene, die Leberkrebs verursachen. Kontaminationen sind aber nur zum kleinen Teil für ernährungsbedingte Krebserkrankungen verantwortlich.

Zusatzstoffe

Auch Konservierungs- oder Farbstoffe in Lebensmitteln können eine karzinogene Wirkung haben. Um diese Gefahr zu verringern, werden von FAO und WHO seit 1956 Höchstgrenzen für Zusatzstoffe, Verunreinigungen und Pestizid-Rückstände in Lebensmitteln festgelegt. Die derzeit zulässigen Zusatzstoffe dürften das Krebsrisiko daher nicht signifikant erhöhen.

Ernährungsempfehlung

Eine „abwechslungsreiche Ernährung von angemessenem Nährwert, in erster Linie auf der Grundlage von pflanzlichen Produkten" (World Cancer Research Fund & American Institute for Cancer Research, 1997) kann zur Krebsprävention beitragen.
Zusätzlich sind individuell folgende Maßnahmen empfehlenswert:

- Obst, Gemüse und Ballaststoffe (Vollkorn) in ausreichender Menge (mindestens 400 g/Tag, 5-am-Tag-Kampagnen).
- Fettanteil von höchstens 10–30% der Nahrungsenergie, um kardiovaskuläre sowie bestimmte Krebserkrankungen zu verhüten. Dabei erhöhen gesättigte (tierische) Fette das Krankheitsrisiko, während pflanzlichen Ölen und Fetten, also einfach ungesättigten Fetten (Olivenöl) oder Omega-3-Fettsäuren (Fischöl), eine vorbeugende Wirkung zugeschrieben wird.
- Ausreichende körperliche Betätigung und mäßige Kalorienzufuhr, um den Energiehaushalt auszugleichen und Adipositas zu verhindern.
- Lebensmittelkontamination durch Aflatoxine oder Pestizide verhindern und Verzicht auf Zusatzstoffe, die zur Karzinogenbildung führen könnten.

Kampagnen für veränderte Essgewohnheiten sollten allerdings lokale Sitten und Gebräuche, kulinarische Besonderheiten, Verfügbarkeit der Nahrungsmittel, Jahreszeiten und Kosten berücksichtigen.
Zu den von der WHO (2002) vorgeschlagenen Maßnahmen zur Ernährungsumstellung gehören u. a. Initiativen der Regierung:

- Den Einfluss von Ernährungsfaktoren in der Krebsentstehung anzuerkennen und in den zuständigen Ministerien (besonders Gesundheit und Landwirtschaft) entsprechend zu berücksichtigen
- Geeigneter Schulunterricht über Ernährungsfragen
- Kampagnen zur Ernährungsberatung für Erwachsene
- Zusammenarbeit mit der Nahrungsindustrie (unter Produktions- und Dienstleistungsaspekten), um die Umsetzung des Ernährungsprogramms sicherzustellen. Zum Beispiel lässt die Bemerkung „ohne Zuckerzusatz" den Zusatz aller Zuckersorten außer Haushaltszucker (Saccharose) zu, also von Fruktose, Maltose etc.; ein Zustand, der durch exakte Etikettierungspflicht abgeschafft werden sollte.

Adipositas

Adipositas steigt in vielen Ländern erheblich. Von der WHO als Body-Mass-Index (BMI) ≥ 30 kg/m^2 definiert, ist ihre Prävalenz in der erwachsenen US-Bevölkerung auf 22%, in Deutschland auf 21% (Frauen) und 19% (Männer) angestiegen. Hinzu kommen 32% Übergewichtige (BMI ≥ 25–30). Adipositas erhöht das Risiko für Brustkrebs in der Postmenopause ebenso wie für Endometrium-, Prostata-, Darm-, Nieren- und Ösophaguskarzinome.
Eine sitzende, durch Bewegungsmangel gekennzeichnete Lebensweise trägt zur Adipositas und den damit verbundenen Krebsformen bei. Dass **körperliche Betätigung**, unabhängig von ihrer Wirkung auf die Adipositas, das Darm- und Brustkrebsrisiko günstig beeinflussen kann, ist hinreichend belegt.

Schadstoffexposition

Bei 5–10% der Krebserkrankungen spielen gewerbliche und bei 1–2% Umweltfaktoren eine Rolle. So wichtig es ist, die Belastung durch Karzinogene in Arbeit und Umwelt möglichst gering zu halten, steht die öffentliche Besorgnis um Expositionen jedoch oft in keinem Verhältnis zu den Gefahren. Die Feststellung ätiologisch relevanter gewerblicher Faktoren wird dadurch erschwert, dass zwischen Exposition und Krebserkrankung oft 20–30 Jahre vergehen können.
Wo immer gewerbliche Krebsbelastungen vorhanden sind, müssen **Grenzwerte** festgelegt werden, um das Risiko der Beschäftigten zu verringern. Wenn eine Exposition unvermeidlich ist, sollte die Gefährdung möglichst gering gehalten werden, z. B. durch Anfeuchten karzinogener Partikel als Schutz vor einer Inhalation, bessere Belüftung von Minen sowie Schutzausrüstung und Schutzbekleidung in Betrieben. Gewerbliche Belastungen konnten bereits in vielen Gebieten erfolgreich eingeschränkt werden.

Tumorfördernde Infektionen

Man nimmt an, dass bis zu 10% der Krebserkrankungen bei Männern und bis zu 15% bei Frauen durch Infektionen verursacht werden.

Viren

Das primäre Leberzellkarzinom ist häufig auf eine chronisch aktive Infektion mit **Hepatitisviren (HBV oder HCV)** zurückzuführen. Besonders häufig kommt es in Afrika südlich der Sahara und in Ostasien vor, wo die Virushepatitis (HBV) in utero oder in frühester Kindheit

übertragen wird. In Japan, Ägypten und bei einigen Fällen von Leberkrebs in den USA und Europa ist offenbar eine chronische HCV-Infektion durch Blutprodukte die Ursache.
Sexuell übertragene **Human-Papilloma-Viren (HPV)**, besonders die Subtypen 16 und 18, gelten inzwischen als Auslöser des Zervixkarzinoms. HPV-Infektionen betreffen überwiegend junge Frauen. Unklar ist jedoch, wodurch die Infektion unterhalten wird oder sich eine invasive Form von Krebs entwickelt. Dazu beitragen können hohe Parität und Kontakt mit anderen sexuell übertragbaren Krankheiten. Einige Studien legen eine Verbindung zwischen HPV-Infektion und Haut- sowie Mundhöhlenkarzinom nahe.
Eine kausale Beziehung ist auch zwischen einer **Epstein-Barr-Virus (EBV)**-Infektion und dem Burkitt-Lymphom bei Kindern in Zentralafrika und Papua-Neuguinea bzw. zwischen EBV und dem Nasopharynxkarzinom in Afrika, in den Polargebieten und bei chinesischen Bevölkerungsgruppen zu beobachten.
Das Kaposi-Sarkom, an dem rund 10 % aller AIDS-Patienten in Europa, Nordamerika und Afrika leiden, wird heute mit dem **Human-Herpes-Virus Typ 8 (HHV-8)** in Zusammenhang gebracht. Auch das Non-Hodgkin-Lymphom steht mit AIDS in Verbindung. Eine gezielte AIDS-Prävention durch Safer-Sex-Kampagnen, Kondombenutzung und Nadeltauschprogramme kann helfen, die mit dem **Human-Immunodeficiency-Virus (HIV)** in Verbindung stehenden Tumoren zu verhindern.

Parasiten

Als eine der verbreitetsten Parasiteninfektionen des Menschen ist die **Schistosomiasis** in Ägypten, im Irak sowie in West- und Südostafrika in hohem Maße für Blasenkrebs verantwortlich. Ein anderer Parasit, der **Leberegel** (Schistosoma haematobium), hat nachweislich zu einem Anstieg der Cholangiokarzinome in Südostasien, Japan und Korea geführt.

Bakterien

Helicobacter pylori kann eine chronische Gastritis verursachen, die zur Entstehung von Magenkarzinomen prädisponiert. Wenig geklärt ist die Wechselwirkung zwischen Ernährungsfaktoren und Helicobacter pylori-Infektionen. Sulforaphan, ein in Kohlsorten vorkommender Wirkstoff, zeigt eine bakterizide Wirkung gegen Antibiotika-resistente Stämme.

Infektionsprophylaxe als Mittel der Tumorprävention

Wesentliches Mittel zur Kontrolle biologischer Krebsauslöser ist eine Aufklärung über das Übertragungsrisiko. Auch ökologische Maßnahmen wie die Vernichtung von Schnecken, den Zwischenwirten von Schistosomen, sind geeignet. Obwohl sich durch antiparasitäre Medikamente ein Befall mit Schistosomatiden nicht verhüten lässt, hilft der Einsatz bei Parasitenbefall möglicherweise, eine anschließende Krebsentwicklung zu verhindern.
Derzeit sind nur Impfstoffe gegen HBV verfügbar. Das Impfprogramm der WHO (Expanded Programme of Immunization, EPI) empfiehlt in Gebieten mit hoher Prävalenz eine HBV-Impfung bei Kindern. Es gibt Hinweise darauf, dass durch die HBV-Impfung die Fälle von Leberzellkarzinomen bei Jugendlichen in Taiwan verringert werden konnten (Chang et al. 1997). Neu entwickelte Impfstoffe gegen HPV werden gerade in ersten klinischen Studien geprüft. Man hofft, dass sie auch bei bereits Infizierten wirksam sind (therapeutische Impfung) und die Entwicklung von Krebs verhüten können (World Cancer Report 2003).

UV-Strahlenexposition

Starke UV-Strahleneinwirkung durch Sonnenlicht kann alle Formen von Hautkrebs hervorrufen, besonders **Basaliome** und **Plattenepithelkarzinome**. Kennzeichen der Anfälligkeit für **Melanome** sind blonde Haare und helle Haut. Sehr gefährdet sind Menschen, die viele Sommersprossen und gutartige Nävi haben sowie leicht einen Sonnenbrand bekommen.
Eine Schlüsselstellung haben laut WHO folgende Präventivmaßnahmen:

- Die Bevölkerung sollte verstärkt über ihre individuellen Risikofaktoren für die Hautkrebsentstehung aufgeklärt werden.
- Menschen mit erhöhtem Risiko sollten davon überzeugt werden, übermäßiges Sonnenbaden oder Solariumbesuche zu vermeiden.
- Die öffentliche Einstellung zur Hautbräune sollte beeinflusst werden.

Internationale Abkommen zur Einschränkung des Einsatzes von Ozonschicht schädigenden Chemikalien können helfen, das Hautkrebsrisiko zu vermindern. In Ländern mit hohem Hautkrebsrisiko sollte die Belastung durch UV-Strahlen regelmäßig überwacht und die Öffentlichkeit bei höheren Werten entsprechend informiert werden.

Der Gebrauch von Sonnenschutzmitteln ist umstritten. Sie ermöglichen einen längeren Aufenthalt in der Sonne bevor es zu einem spürbaren Sonnenbrand kommt. Dadurch können sie möglicherweise das Melanom- und Basaliom-Risiko steigern. Statt Sonnenschutzmittel zu benutzen, sollte man daher lieber früher aus der Sonne gehen oder sich durch geeignete Kleidung vor der Sonnenexposition schützen.

Sexuelle und reproduktive Faktoren

- Nullipara und Frauen, die mit 25 oder 30 Jahren ihr erstes Kind bekommen, haben ein höheres Brustkrebsrisiko. Protektiv wirkt sich längeres (mehr als 5 Monate) Stillen aus.
- Durch sexuelle Beziehungen in jungen Jahren und mit wechselnden Partnern nimmt das Zervixkarzinomrisiko zu, möglicherweise weil sich die Wahrscheinlichkeit einer onkogenen HPV-Infektion dadurch erhöht.
- Bei reiner Östrogenbehandlung (post)klimakterischer Beschwerden nimmt die Inzidenz des Endometriumkarzinoms zu, während bei längerer Einnahme von Östrogenen in Kombination mit Progesteron das Brustkrebsrisiko in der Postmenopause steigt.
- Bei jungen Frauen erhöht sich durch eine längerfristige orale Kontrazeption das Brustkrebsrisiko. Allerdings nimmt dadurch auch das Endometrium- und Ovarialkarzinomrisiko ab (World Cancer Report 2003; IARC 2005).
- Durch eine Diethylstilbestrol-Behandlung wegen drohenden Aborts erhöht sich bei den Töchtern dieser Frauen das Vaginalkarzinomrisiko; ob die behandelten Frauen selbst ein höheres Brustkrebsrisiko haben, ist nicht bekannt.

2.3.3 Chemoprävention

Die Vorbeugung von Krebserkrankungen durch Pharmaka, Natur- und Nahrungsinhaltsstoffen (Krebs-Chemoprävention) gewinnt als gering belastende Interventionsstrategie bei der Krebsbekämpfung als weiterer Arm in der Sekundarprävention zunehmend an Bedeutung (Sporn und Surh 2002, Brenner und Gescher et al. 2005). Mehrere Gründe sprechen dafür, z. B.

- Die Krebs-Chemoprävention bietet ein breiteres Zeitfenster zum prophylaktischen Eingreifen als die antineoplastische Therapie von Tumoren (Kellof 2000).
- Die zunehmende Erkenntnis molekularer Targets und das Verständnis, wo und wie präventive Substanzen und Vakzine in den Mehrstufenprozess der Krebsentstehung eingreifen und somit das Krebswachstum verlangsamen, hemmen oder gar rückgängig machen.
- Es stehen große Bevölkerungsgruppen für chemopräventive Interventionen zur Verfügung (Vainio 2002).

Die Chemopräventionsforschung ist teilweise mit der Untersuchung von Ernährung und Krebshäufigkeit verbunden. Epidemiologische Ernährungsstudien haben erste Anhaltspunkte für zahlreiche natürlich vorkommende Leitsubstanzen zur Chemoprävention geliefert (Block et al. 1992, Steinmetz und Potter 1991), und in Laborstudien erwiesen sich viele dieser Substanzen im Tierversuch als Karzinogenese hemmend (Steele et al. 1994, Surh 2003). Als aussichtsreiche chemopräventive Mittel werden gegenwärtig untersucht:

- **Entzündungshemmer:** z. B. Aspirin, Sulindac, Piroxicam
- **Mikronährstoffe:** z. B. Vitamin A, C und E, β-Carotin, Molybdän, Kalzium, Selen, Folsäure
- **Phytochemikalien:** z. B. Indole, Polyphenole, Isothiozyanate, Flavonoide, Monoterpene, organische Sulfide, Carotinoide
- **Synthetische Analoga:** beispielsweise Vitamin-A-Derivate, Piroxicam, Tamoxifen, 2-Difluoromethylornithin (DFMO), Celecoxib, Oltipraz, Glitazone und Triterpenderivate.

Aufgrund ihres Wirkmechanismus lassen sich chemopräventive Mittel in zwei Hauptklassen einteilen: **blockierende** und **supprimierende** Mittel.

- Die **„Blocker"** (z. B. Flavonoide, Polyphenole, Oltipraz, Indole, Isothiozyanate) verhindern, dass karzinogene Bestandteile kritische Zielzellen erreichen oder mit ihnen reagieren können, indem sie körpereigene Entgiftungssysteme verstärken oder reaktive Karzinogene einfangen und dadurch die metabolische Aktivierung der Karzinogene oder Tumorpromotor verhindern (Kelloff et al. 1994, Wattenberg 1996).
- Die **„Hemmer"** (z. B. Vitamin D und verwandte Substanzen, nichtsteroidale Antiphlogistika [NSAIDs], Vitamin A, Retinoide, Monoterpene, Calcium) verhindern eine neoplastische Entwicklung in Zellen, die sonst maligne würden. Der genaue Wirkmechanismus der supprimierenden Mittel ist noch nicht restlos aufgeklärt. Manche bewirken eine Differenzierung, andere bekämpfen die Folgen einer Karzinogenaktivierung, verhindern die Zellproliferation, induzieren den programmierten Zelltod (Apoptose), hemmen die Angiogenese oder haben einen unbekannten Wirkmechanismus (Surh 2003).

Tab. 2.3-1: Vom US-National Cancer Institute geförderte klinische Phase-I Studien (zusammengestellt nach Angaben von Crowell 2005)

Chemopräventive Testsubstanz	Gemessene Parameter	Studienteilnehmer
NCX4016 (Nitroxyphenylaspirin)	Nebenwirkungen, Pharmakokinetik, aberrante Kryptfoci (ACF) Modulation	Patienten mit resektiertem Kolonkrebs und Polypen
3,3'-Diindolylmethan (DIM)	Nebenwirkungen, Pharmakokinetik, CYP 450-Induktion	Gesunde Probanden
Celecoxib	Modulation der Aromatase-Aktivität im Brustgewebe	Brustkrebspatienten
Resveratrol	Nebenwirkungen, Pharmakokinetik, Biomarker-Modulation in Kolongewebe	Gesunde Probanden, Darmkrebspatienten
Polyphenon E (Epigallocatechingallat und andere grüne Tee-Catechine)	Nebenwirkungen, Pharmakokinetik, CYP 450-Induktion, Modulation der EGFR-Phosphorylierung	Gesunde Probanden mit Oesophagushyperplasie
Rapamycin (topisch)	Nebenwirkungen, Genomics-/Proteomics-Profile in phenotypisch normaler Haut	Patienten mit Nävuszellnävus-Syndrom
Isoflavone (Genistein, Daidzein, Glycitein)	Nebenwirkungen, Pharmakokinetik, Biomarker-Modulation in Zervix und Lymphozyten	Gesunde Probanden, postmänopausale Frauen, Prostatakrebspatienten
Lykopin	Nebenwirkungen, Pharmakokinetik, Biomarker-Modulation in Prostatagewebe	Gesunde Probanden, Männer nach Prostatabiopsieentnahme
Kurkumin	Nebenwirkungen, Pharmakokinetik, ACF-Modulation	Raucher mit aberranten Kryptfoci
Folate	Nebenwirkungen, Biomarker-Modulation in Kolon- und Lymphozytengewebe	Personen mit erhöhtem Kolonkrebsrisiko

Bestimmte chemopräventive Mittel wirken auch gleichzeitig auf verschiedene Weise (z. B. fangen Polyphenole und Flavonoide Sauerstoffradikale ab und hemmen an der Karzinogenese beteiligte Enzyme).

In den USA hat das in den frühen 80er-Jahren begonnene Chemopräventionsprogramm des National Cancer Institute (NCI) dazu geführt, dass über 400 Präparate auf ihre Eignung zur Chemoprävention untersucht werden; derzeit befindet sich ein Teil in klinischen Trials (☞ Tab. 2.3-1). In Bezug auf die Chemoprävention wird eine schrittweise, systematische Forschungsstrategie angewandt, d. h. infrage kommende neue Mittel, die entweder im Tierversuch die Karzinogenese wirkungsvoll verhindern oder die aufgrund von epidemiologischen Studien höchstwahrscheinlich vor Krebs schützen, durchlaufen nach der präklinischen Entwicklung klinische Interventionsstudien in drei Phasen (I – III).

Chemopräventive Substanzklassen

- **Antiöstrogene:** Diese Substanzen konkurrieren mit Östrogenen um die Östrogenrezeptor-Bindungsstelle. Besonders Tamoxifen, ein nichtsteroidales Triphenylethylen-Derivat, ist erfolgreich in der Brustkrebstherapie und mit Erfolg auch zur Chemoprävention eingesetzt worden.
- **Aromatasehemmer:** Die synthetisch hergestellten Aromatasehemmer Anastrozol, Letrozol und Exemestan senken das kontralaterale Brustkrebsrisiko und sind Erfolg versprechende Substanzen für die Prävention von Brustkrebs.
- **Entzündungshemmer:** NSAIDs wie Aspirin und Sulindac sind sehr wirksame chemopräventive Antikrebsmittel, indem sie über den Cyclooxigenase-(COX-) und Lipoxigenase-Weg den Arachidonsäurestoffwechsel hemmen. Celecoxib, ein synthetisches NSAID mit hoher Selektivität für COX-2, wurde zur Chemoprävention von kolorektalen Karzinomen getestet. Erste klinische Studien mit Darmkrebs-Risikopatienten, die unter der Erbkrankheit Adenomatöse Polyposis coli leiden, gaben Anlass zu Optimismus. Um vorbeugende Effekte zu erreichen, mussten die NSAIDs dauerhaft eingenommen werden, was mit beträchtlichen Nebenwirkungen verbunden war. Durch dauerhafte Hemmung von COX-1 kommet es z. B. zu Entzündungen und Blutungen im Magen-Darm-Trakt und zu Nierenfunktionsstörungen; bei Langzeitversuchen mit den COX-2-selektiven NSAIDs (Celecoxib, Vioxx) wurden gehäufte Myokardinfarkte beobachtet, was zum Abbruch der klinischen Chemopräventionsversuche und zur Rücknahme vom Markt führte.

- **Antimutagene:** Es gibt zwei relevante Gruppen. Monofunktionelle Substanzen induzieren die Aktivität von Phase-II-Enzymen, bifunktionelle Substanzen die Aktivität von Phase-I- und II-Enzymen. Dabei wird Ersteren ein höheres chemopräventives Potenzial zugeschrieben. Viel versprechende Phase-II-Enzyminduktoren sind natürliche Stoffe wie z.B. die Allylsulfide in Zwiebelgewächsen (v.a. Knoblauch) und Isothiozyanate in Kohlsorten oder das synthetische Oltipraz.
- **Antioxidanzien:** Das wachsende Interesse an Antioxidanzien als chemopräventive Mittel hängt nicht zuletzt damit zusammen, dass sie reichlich in Pflanzen (Obst, Gemüse, Ölen wie z.B. Oliven- oder Sesamöl) vorkommen, aus denen eine gesunde Ernährung (Mittelmeer- oder asiatische Kost) überwiegend bestehen sollte. Antioxidanzien machen stark DNS-schädigende Sauerstoffreaktionsprodukte und freie Radikale unschädlich und hemmen an der Karzinogenese beteiligte Enzyme (z.B. Xanthinoxidase, Tyrosinkinase). Beispiele sind Olivenöl, Polyphenole in Tee, Flavonoide, Carotinoide, Selen und Vitamin E. Somit steht eine Fülle möglicher chemopräventiver Substanzen für die Krebsverhütung durch gesunde Ernährungsweise für einen großen Teil der Bevölkerung zur Verfügung.
- Trotz zahlreicher viel versprechender Ergebnisse aus epidemiologischen Studien sowie tierexperimenteller Untersuchungen gibt es nur wenige durch klinische Studien belegte Daten zur krebspräventiven Wirkung von **Nahrungsergänzungsmitteln**. Vereinzelte Interventionsstudien, z.B. mit Selen, konnten zwar eine Risikominderung für bestimmte Krebsarten beobachten, gleichzeitig wurde jedoch innerhalb derselben Studie für andere Krebsarten ein erhöhtes Krebsrisiko festgestellt. Dies zeigt klar die Problematik von Supplementen sowie den Forschungsbedarf bezüglich der optimalen Dosis und Nebenwirkungen hochdosierter Nahrungsergänzungsmittel in der Krebsentstehung. Somit stellt eine ausgewogene Ernährung, die reich an Gemüse, Obst und Vollkorn ist und dadurch eine große Vielfalt von Schutzstoffen liefert, immer noch die beste Strategie dar, um das individuelle Krebsrisiko zu minimieren.

Klinische Intervention und adjuvante Anwendung

Nachfolgend seien auch klinische Interventionsstudien an prämalignen Gewebeveränderungen erwähnt. Diese können die Wirksamkeit neuer, präventiver Substanzen in kürzerer Zeit und kosteneffizienter an kleinen Patientenkollektiven evaluieren. Als erfolgsversprechende Beispiele können die Rückbildung von adenomatösen Polypen bei Patienten mit familiärer adenomatöser Polyposis coli (FAP) und von prämalignen Mundschleimhautveränderungen gewertet werden. Ein Beispiel für eine zunehmende Überlappung von vorbeugenden Interventions- und Therapieansätzen ist die Behandlung einer (zytogenetisch) definierten Hochrisikogruppe von Patienten mit Krebsvorstufen (orale Leukoplakien) mit Krebstherapeutika, wie z.B. Tyrosinkinase-Inhibitoren in Kombination mit nichtsteroidalen entzündungshemmenden Substanzen (NSAIDs) (Sudbo und Reith 2005).

Dagegen wird die Vergabe von Antioxidanzien an Patienten während einer Chemo- oder Strahlentherapie wegen unerwünschter Wechselwirkungen kontrovers diskutiert und nicht generell empfohlen (Block 2004). Einige Studien belegen, dass dabei die Bildung von reaktiven Sauerstoff-Spezies durch bestimmte Therapeutika gehemmt wird und die dadurch verminderte Apoptoserate von Tumorzellen den Therapieerfolg vermindert. Andere klinische Studien zeigten, dass durch Antioxidanzien Nebenwirkungen reduziert wurden (Conklin 2004). Ernährungsfaktoren, die der Progression einer Krebserkrankung entgegenwirken, sollten bei der adjuvanten Anwendung weit mehr Beachtung finden. In einer Studie wurde untersucht, wie sich vor der Diagnosestellung erhobene Ernährungsfaktoren auf die Brustkrebssterblichkeit auswirkten. Es zeigte sich, dass durch erhöhte Nahrungsfettaufnahme das Mortalitätsrisiko zunahm, während vermehrter Obst- und Gemüseverzehr ein verringertes Risiko ergab (Jain et al. 1994). Eine ähnliche Wirkung des Fettkonsums fand sich auch in Bezug auf das Mortalitätsrisiko bei Prostatakrebs (Fradet et al. 1994).

Brustkrebs

Wichtig ist hierbei die antiproliferative Wirkung der chemopräventiven Mittel, wie sie z.B. 2-Difluoromethylornithin (DFMO), Retinoide und Antiöstrogene zeigen. Der Bekanntheitsgrad des Antiöstrogens Tamoxifen beruht auf seinem Erfolg bei Frauen mit hohem Brustkrebsrisiko (Fisher et al. 1998). Raloxifen, ein SERM (Selective Estrogen Receptor Modulator) der zweiten Generation, das bereits zur Osteoporose-Prävention zugelassen ist und sich als nicht endometriumtoxisch erwiesen hat, soll jetzt als chemopräventives Mittel bei

Frauen mit Brustkrebs in der Postmenopause mit Tamoxifen verglichen werden. Ein SERM (Arzoxyfen) der dritten Generation, das im Tierversuch noch wirksamer als Raloxifen war, wird in einer Phase-II-Studie an Patientinnen geprüft, für die eine Brustoperation geplant war bzw. die ein hohes Risiko haben, weil sich für mehrere Biomarker auffällige Befunde ergaben. In einer klinischen Phase-III-Studie wird untersucht, ob Fenretinid nach einer Brustkrebstherapie auftretende Rezidive verhindern kann. Auch D-Limonen, Perillyl-Alkohol, Lignane (v.a. Enterolignan) und Soja-Isoflavone scheinen zur Chemoprävention von Brustkrebs geeignet zu sein.

Darmkrebs

Präklinische und klinische Studien deuten darauf hin, dass antiinflammatorische und andere proliferationsverzögernde Mittel eine chemopräventive Wirkung im Darm haben könnten (Kelloff et al. 1994 u. 1999). Im Tierversuch ließ sich das nicht nur für die NSAIDs Sulindac, Piroxicam, Aspirin und Ibuprofen nachweisen, sondern auch für DFMO, Calcium, Kurkumin und Ursodiol. Kalzium hemmt die Proliferation der Kolonschleimhaut und kann, wie eine Interventionsstudie ergab, bei Patienten, die gewohnheitsmäßig wenig Kalzium zu sich nehmen, wirkungsvoll Adenomrezidive verhindern (Bonithon-Kopp et al. 2000). Kurkumin wirkt antioxidativ und antiinflammatorisch, und Ursodiol konkurriert mit Gallensäuren, die das Tumorwachstum fördern, besonders mit Deoxycholsäure. Klinische Studien belegen auch ein chemopräventives Potenzial von Aspirin und Sulindac. Sulindac führte zu einer fast kompletten Rückbildung der kolorektalen adenomatösen Polypen bei Patienten mit familiärer adenomatöser Polyposis coli und Gardner-Syndrom. In einer prospektiven Mortalitätsstudie zeigte sich, dass sich durch Langzeiteinnahme (ca. 5 Jahre) von Aspirin das relative Risiko, an Darmkrebs zu sterben, bzw. bei Patienten mit kolorektalen Adenomen die Gefahr einer Adenomneubildung verringerte (Hawk et al. 2004). Angesichts der erwähnten Risiken verbietet sich derzeit noch jede unkritische und ärztlich nicht verordnete Behandlung mit COX-Hemmern. Dies gilt im besonderen Maße für die Chemoprevention von Tumoren: Die Pille zur Krebsvorbeugung ist keineswegs bereits medizinischer Standard.

Lungenkrebs

Obwohl Lungenkrebs bevorzugt durch Primärprävention, d.h. Verzicht auf das Rauchen, kontrolliert werden sollte, sind chronische Raucher und Exraucher eine wichtige Zielgruppe für die Chemoprävention. Allerdings führten Vitamin A und Antioxidanzien wie Retinoide und Carotinoide zu enttäuschenden Ergebnissen, und in mehreren Studien zeigte sich ein erhöhtes Lungenkrebsrisiko in den Retinoid-/Carotinoid-Behandlungsgruppen. Man vermutet, dass die biphasische Redox-Aktivität dieser Substanzen dafür verantwortlich ist. Denn in höheren Dosen entfalten sie eher eine pro- statt antioxidative Wirkung. Um die chemopräventive Bedeutung dieser Substanzen vollständig beurteilen zu können, sind unbedingt experimentelle Dosis-Wirkungsstudien erforderlich. Eine antimutagene Wirkung auf Tabakkarzinogene haben möglicherweise chemopräventive Mittel wie *N*-Acetylcystein (NAC), Oltipraz und Phenylethylisothiocyanat (PEITC). In Tierversuchen zeigten auch andere Antioxidanzien/Entzündungshemmer, beispielsweise LOX-Hemmer, chemopräventives Potenzial bei Lungenkrebs (van Zandwijk 2005).

Prostatakrebs

Viel versprechende chemopräventive Mittel bei Prostatakrebs sind u.a. Antiandrogene und Antiöstrogene (z.B. Flutamid, Toremifen, Raloxifen und steroidale Aromatasehemmer), Retinoide (z.B. Fenretinid, 9-cis-Retinsäure), Retinsäureblocker (retinoic acid metabolic blocking agents, RAMBAs), Vitamin E, organisches Selen, Lykopin, Soja-Isoflavone (z.B. Genistein), DFMO, 5α-Steroidreduktase-Hemmer (z.B. Finasterid, duale Typ-1/2-Inhibitoren), Apoptose-induzierende (Perillyl-Alkohol) und Differenzierungssubstanzen (Vitamin-D-Analoga). Wissenschaftliche Daten lassen auch vermuten, dass die antiinflammatorisch wirkenden LOX- und selektiven COX-2-Hemmer geeignet sind zur Chemoprävention von Prostatakrebs. Selen allein oder in Kombination mit Vitamin E wird im SELECT Trial an über 30000 Probanden getestet (Klein 2004).

Hautkrebs

Formen, die keine Melanome sind, wie das Basalzell- (BCC) und Plattenepithelkarzinom (squamous cell carcinoma, SCC) haben eine hohe Rezidivrate. So rechnete man 1998 mit fast 1 Mio. Fällen, wenn auch mit niedriger Mortalität (Landis et al. 1998). Trotzdem stellen diese Hautkrebsformen wegen ihrer hohen Inzidenz und Prävalenz in bestimmten Bevölkerungsgruppen (z.B. hellhäutige, sonnenexponierte Raucher) sowie der mit der chirurgischen Entfernung verbundenen Morbidität gute Indikationen für eine Chemoprävention dar. Im

Tierversuch zeigten viele Wirkstoffklassen eine präventive Wirkung bei Hautkrebs, von Interesse sind aktuell Retinoide, NSAIDs, Tee-Polyphenole und Squalene.

Andere Krebsarten

Am besten untersucht ist die chemopräventive Wirkung von 13-cis-Retinsäure bei Karzinomen im Kopf- und Halsbereich. Eine prospektiv randomisierte, plazebokontrollierte Studie von Hong et al. (1990) zeigte einen signifikanten Rückgang bei Zweittumoren nach einer adjuvanten hochdosierten Therapie mit 13-cis-Retinsäure.

Da auch bei Blasenkrebs eine abnorme Proliferation des Schleimhautepithels zu beobachten ist, wurden antiproliferative (wie DFMO) und differenzierende Substanzen (wie Retinoide und Fenretinid) in Tierversuchen auf ihre chemopräventive Wirkung untersucht. Am stärksten wirksam waren im Blasenkrebs-Tiermodell die NSAIDs Piroxicam und Sulindac. (Moon et al. 1993, Rao et al. 1996). Auch Nimesulid, das eher COX-2 als COX-1 hemmt, verhinderte sehr wirksam die Entstehung von Blasenkrebs bei Ratten (Okajima et al. 1998). Das lässt vermuten, dass sich selektive COX-2-Hemmer für diesen Zweck eignen. In laufenden Phase-II-Studien wird die chemopräventive Wirkung von Fenretinid, DFMO und Celecoxib untersucht.

2.3.4 Sekundärprävention

Sekundärprävention bedeutet, die Krebsmortalität zu verringern. Das beinhaltet neben der Rückbildung von Krebsvorstufen und der Senkung des Risikos einer Progression durch eine prophylaktische Intervention auch Screeningprogramme zur Krebsfrüherkennung.

Frühdiagnose

Bei der Früherkennung von Krebs geht man davon aus, dass eine Behandlung im Frühstadium der Erkrankung wirkungsvoller ist als bei fortgeschrittenen Stadien. Es ist daher wichtig, die Bevölkerung über Vorzeichen und Frühsymptome von Krebs aufzuklären und sie zu einer regelmäßigen Untersuchung zu bewegen. Der wissenschaftliche Nachweis für die Effektivität von Früherkennung und Screening durch randomisierte epidemiologische Studien ist für 3 Tumorarten erbracht: Zervix-, Mamma- und Kolonkarzinom, wobei bei ersterem Inzidenz und Mortalität und bei den beiden anderen nur die Mortalität durch Früherkennungsuntersuchungen gesenkt wird. Hiernach richten sich die in Deutschland gültigen Leitlinien zum Screening. In den USA werden teilweise weitergehende Empfehlungen ausgesprochen. Dies hat zu einer Inzidenzzunahme einzelner Tumorentitäten wie dem Prostatakarzinom geführt, deren klinische Signifikanz bisher ungeklärt ist. Das theoretische Potenzial zur Senkung der Krebsmortalität in Deutschland durch Früherkennungsprogramme liegt derzeit bei 3–6%. Es ist jedoch zu erwarten, dass durch effizientere Untersuchungsmethoden und verbesserte Organisationsstrukturen dieser Anteil theoretisch in Zukunft gesteigert werden kann (Kath 2005).

Screening

☞ 6.1

Literatur

1. Bonithon-Kopp C, Kronborg O, Giacosa A et al.: Calcium and fibre supplementation in the prevention of colorectal adenoma recurrence: a placebo-controlled intervention trial from the European Cancer Prevention Organisation (ECP). Lancet 356, 2000: 1300–1306
2. Brenner DE, Gescher AJ: Cancer chemoprevention: lessons learned and future directions. Br J Cancer 93, 2005: 735–739
3. Crowell JA: The chemopreventive agent development research program in the Division of Cancer Prevention of the US National Cancer Institute: An overview. Eur J Cancer 51, 2005: 1889–1910
4. Gago-Dominguez M, Yuan JM, Sun CL, Lee HP, Yu MC: Opposing effects of dietary n-3 and n-6 fatty acids on mammary carcinogenesis: The Singapore Chinese Health Study. Br J Cancer 89, 2003: 1686–1692
5. IARC Handbook of Cancer Prevention, Vol. 6: Weight Control and Physical Activity. IARCPress, Lyon, 2002
6. IARC Scientific Publication No. 154: Biomarkers in Cancer Chemoprevention (Miller AB, Bartsch H, Boffetta P, Dragsted L, Vainio H Hrsg.) IARCPress, Lyon, 2001
7. Kelloff GJ: Perspectives on cancer chemoprevention research and drug development. Adv Cancer Res 78, 2000: 199–334
8. Omenn GS, Goodman GE, Thornquist MD et al.: Effects of a combination of beta carotene and vitamin A on lung cancer and cardiovascular disease. N Engl J Med 334, 1996: 1150–1155
9. Sporn MB, Suh N: Chemoprevention: an essential approach to controlling cancer. Nature Rev Cancer 2, 2002: 537–543
10. Surh YJ: Cancer chemoprevention with dietary phytochemicals. Nat Rev Cancer 3, 2003: 768–780
11. The Alpha Tocopherole-Beta Carotene Cancer Prevention Study Group: The effect of vitamin E and beta carotene on the incidence of lung cancer and other cancers in male smokers. N Engl J Med 330, 1994: 1029–1035
12. Wattenberg LW: Chemoprevention of cancer. Prev Med 25, 1996: 44–45

[13] WHO: National Cancer Control Programmes. Policies and managerial guidelines. Chapter 4, Geneva, WHO, 2002: 25–53
[14] World Cancer Report, WHO (Stewart BW, Kleihues P Hrsg.). IARCPress, Lyon, 2003
[15] World Cancer Research Fund and American Institute for Cancer Research: Food, Nutrition and the Prevention of Cancer: A Global Perspective. American Institute for Cancer Research, Washington DC, 1997

2.4 Tumorklassifikation

Joachim Preiß

2.4.1 ICD-Klassifikation

Die Klassifikation erfolgt nach Tumorlokalisation und/oder Organzugehörigkeit anhand der International Classification of Diseases (ICD). Gültig ist in Deutschland die Fassung des ICD-10 (SGB V) in der 10. Version vom Januar 2004.
Für die **histologische** Einteilung gilt die **ICD-M-Klassifkation**. Jede histologische Entität wird mit vier Ziffern bezeichnet – unabhängig von der Organzugehörigkeit. Die Zahl nach dem Schrägstrich definiert das histologische Verhalten:

- **/0** benigner Prozess
- **/1** unsicheres Verhalten (Borderline-Tumor)
- **/2** Carcinoma in situ
- **/3** maligner Tumor
- **/6** Metastase.

2.4.2 TNM-System

Die **Tumorausdehnung** wird durch die TNM-Klassifikation erfasst (mit Ausnahme der malignen Hämoblastosen und Hirntumoren), welche die ungenaue alte Stadieneinteilung weitgehend abgelöst hat. Für die Therapieentscheidung sind jedoch häufig größere Entitäten notwendig oder andere Kriterien (z. B. Grading) mit heranzuziehen. Daher wurde zusätzlich eine „gröbere" **Stadieneinteilung** von der AJCC (American Joint Cancer Committee) und der UICC (Union Internationale Contre le Cancer) eingeführt, die auf dem TNM-System aufbaut, sich aber an die klinischen und therapeutischen Gegebenheiten anpasst. Die Stadieneinteilung ist für jede Tumorentität einzeln definiert.
Die Tumordokumentation ist für jede Entität festgelegt, wird ständig fortgeschrieben und ausführlich publiziert.

TNM

Das TNM-System beruht auf der **Tumorgröße** (T1–4), dem **Lymphknotenbefall** (N0–2/3) und dem Nachweis von **Metastasen** (M0 bzw. M1). Die Unterteilungen sind für jede Tumorentität definiert:

- **T1–3:** in der Regel auf das Organ begrenzt
  T4: Überschreitung der Organgrenze
- **N0:** kein Lymphknoten-Befall
  N1/2: i. d. R. regionaler Lymphknoten-Befall
  N3: Befall entfernter Lymphknoten oder sehr großer Lymphknoten-Pakete
- **M0:** keine Metastasen
  M1: Fernmetastasen. Diese Kategorie wird nach Organen weiter spezifiziert: PUL (Lunge), MAR (Knochenmark), OSS (Knochen), HEP (Leber), PER (Peritoneum), PLE (Pleura), BRA (ZNS), ADR (Nebenniere), LYM (Lymphknoten), SKI (Haut), OTH (andere).

Bei multiplen Tumoren (z. B. Mamma- oder Kolon-Karzinom) nimmt man die höchste T-Kategorie und setzt die Multiplizität oder Anzahl in Klammern dahinter, z. B. pT2(m) oder pT2(3). Bei bilateralen Tumoren wird jeder Tumor einzeln bezeichnet.

Certainty factor

Mit C (certainty factor) wird die Sicherheit der Einteilung bezeichnet:

- **C1:** klinische Untersuchung, Standard-Röntgenaufnahme, Endoskopie
- **C2:** spezielle apparative Untersuchung (CT, Sonographie, MRT, Endoskopie mit Biopsie)
- **C3:** chirurgische Exploration mit Biopsie/Zytologie
- **C4:** vollständige pathologische Aufarbeitung
- **C5:** Autopsie.

Präfix

Das Präfix **vor der TNM-Bezeichnung** bedeutet:

- **p:** pathologisches Stadium
- **c:** klinisches Stadium
- **r:** Rezidiv
- **u:** Ultraschalldiagnostik
- **y:** Zustand nach Therapie
- **a:** Autopsie.

Suffix

Das Suffix **nach dem T** in der Klassifikation bedeutet:

- **m:** multiple Tumoren der gleichen Region (dabei werden multiple Tumoren in verschiedenen Organen einzeln bezeichnet)

- **is:** Carcinoma in situ
- **cy:** zytologisch (beispielsweise Pleuraerguss, Aszites).

Das Suffix **nach dem N** in der Klassifikation bedeutet:
- **s:** Sentinel-Lymphknoten
- **i:** isolierte Tumorzellen (+/–)
- **mol:** molekulargenetische Untersuchung (+/–).

Das **Suffix** x nach der T, N, M, V, L, G und R-Klassifikation bedeutet, dass nicht genügend Angaben für eine sichere Zuordnung vorhanden sind. Das heißt nicht unbedingt, dass die Dokumentation ungenügend ist, sondern kann sich aus den Umständen ergeben (z. B. geringe Zahl von Lymphknoten nach einer präoperativen Strahlentherapie, im Alter etc.).

Invasivität

Die Invasion in Blut- und Lymphbahnen wird gekennzeichnet durch:
- **V0:** keine venöse Invasion
- **V1:** mikroskopische Invasion
- **V2:** makroskopische Invasion
- **L0:** keine lymphatische Invasion
- **L1:** Nachweis einer lymphatischen Invasion.

Malignität

Die histologische Klassifikation der Malignität erfolgt nach dem **Grading:**
- **G1:** gut differenziert, wenig Mitosen
- **G2:** mäßig differenziert
- **G3:** schlecht differenziert, viele Mitosen
- **G4:** anaplastisch (immer G4 sind kleinzelliges Bronchialkarzinom, Ewing-Sarkom, Rhabdomyosarkom).

R-Klassifikation

Durch die R-Klassifikation wird die **Vollständigkeit der operativen Tumorentfernung** (und der Zerstörung durch Chemo- oder Strahlentherapie) bestimmt:
- **R0:** kein Residualtumor nachweisbar (erhöhter Tumormarkerspiegel geht **nicht** ein!)
- **R1:** nur histologisch, mit Residualtumor (Resektionsrand); zytologischer Befund: R1(cy+) oder Carcinoma in situ im Resektionsrand: R1(is)
- **R2:** makroskopisch nachweisbarer Residualtumor (bzw. nicht resektable Metastasen):
  - R2a: makroskopischer Nachweis
  - R2b: histologische Sicherung.

Literatur
1 AJCC: Cancer Staging Manual. 6. Auflage, Springer, Heidelberg, 2002
2 Grundmann E, Hermanek P, Wagner G (Hrsg.): Tumorhistologieschlüssel. 2. Auflage, Springer, Heidelberg, 1997
3 Hermanek P (Hrsg.): Tumordokumentation. Springer, Heidelberg, 1993
4 ICD-10 (SGB-V) 10. Version, Band 1–3. Deutsche Krankenhaus Verlagsgesellschaft mbH, 2004
5 Sobin LH, Wittekind C (Hrsg.) für UICC: TNM Classification of Malignant Tumours. 6. Auflage, Wiley-Liss, 2002

2.5 Epidemiologie und Krebsregister

Hartwig Ziegler

2.5.1 Vorbemerkungen

Der Epidemiologe ist für die Gesellschaft das, was der Arzt für den Patienten ist. In der Epidemiologie gilt das Interesse jedoch der Gesundheit von Bevölkerungen oder Bevölkerungsgruppen, während in der klinischen Medizin die Gesundheit von Individuen im Mittelpunkt steht – ein wesentlicher Unterschied.

Das Denken in epidemiologischen Kategorien ist dem Kliniker oft fremd. Doch die gesundheitliche Situation von Individuen ist unauflösbar mit den Bedingungen der Gemeinschaft, in der sie leben, verbunden. Epidemiologische Kenntnisse sind für den klinisch tätigen Arzt bei seinen Bemühungen um die Gesundheit seiner Patienten als Hintergrundwissen unverzichtbar. Hier sollen speziell die Grundzüge der Krebsepidemiologie und der epidemiologischen Krebsregistrierung dargestellt werden, die für den onkologisch tätigen Arzt bei der Therapie und Betreuung seiner Patienten von Nutzen sind. Zunächst werden die Ziele und Aufgaben der Epidemiologie beschrieben, insbesondere auch im Hinblick auf die Nutzungsmöglichkeiten epidemiologischer Krebsregister im Kampf gegen den Krebs. Im Anschluss daran werden aktuelle epidemiologische Daten für Inzidenz, Mortalität, Überlebensraten und Trends bei den wichtigsten Tumorentitäten in Deutschland vorgestellt.

2.5.2 Krebsregister

Ziele und Aufgaben

Die Epidemiologie untersucht die Verteilung und Determinanten von Zuständen oder Ereignissen mit Bezug zur Gesundheit in definierten Populationen, und wie die gewonnenen Ergebnisse zur Kontrolle und Bekämpfung von Gesundheitsproblemen in der Gesellschaft umgesetzt werden. Krebsregister sind Einrichtungen mit Datenbasen für krebsepidemiologische Untersuchungen, die weltweit nachhaltig an Bedeutung zunehmen. In den Krebsregistern werden Daten über Personen, die an Krebs erkrankt sind, systematisch gesammelt, aufbereitet, gespeichert, analysiert, interpretiert und veröffentlicht.

Man unterscheidet zwei Haupttypen von Registern:

- **Klinische Krebsregister** dienen primär dazu, die im Klinik- oder Krankenhausbereich behandelten Krebskranken zu erfassen und die Betreuung und Nachsorge dieser Patienten zentral zu organisieren. Sie liefern darüber hinaus Daten zur Qualitätssicherung von therapeutischen Strategien und Versorgungsprogrammen. Obwohl ihre Daten in gewissem Ausmaß auch für epidemiologische Zwecke verwendet werden, können derartige Register keine Angaben zur Häufigkeit von Krebserkrankungen in einer definierten Bevölkerung machen, da sich der Einzugsbereich eines Krankenhauses hinsichtlich Umfang und Struktur der Bevölkerung nicht genau abgrenzen lässt.
- **Bevölkerungsbezogene (epidemiologische) Krebsregister** sammeln Daten über alle neu auftretenden Krebserkrankungen in einer exakt definierten Bevölkerung. Im Regelfall geht es um die Einwohner einer geografischen Region. Neben persönlichen Merkmalen wie z. B. Geschlecht, Alter und Familienstand werden medizinische Angaben über Art, Lokalisation, Ausbreitung und Stadium der Krebserkrankung zum Zeitpunkt der Diagnose erhoben. Darüber hinaus soll jeder Erkrankungsfall in seinem zeitlichen Verlauf verfolgt werden. Zum Zwecke der Risiko- und Ursachenforschung werden systematisch zusätzliche Informationen über die Umweltbedingungen sowie die sozialen und beruflichen Verhältnisse der Patienten erfasst. Diese Register verfügen somit über Informationen zu Art und Ausmaß der Belastung der gesamten Bevölkerung in dieser Region durch Krebserkrankungen. Der Schwerpunkt liegt auf Belangen des öffentlichen Gesundheitsschutzes und der Epidemiologie.

Die weiteren Ausführungen in diesem Kapitel beziehen sich ausschließlich auf die epidemiologische Krebsregistrierung.

Nutzen für Melder

Ein erster direkter Nutzen für die Ärzte und Einrichtungen, die Erkrankungsfälle an ein Krebsregister melden, ist eine **melderspezifische statistische Auswertung**, die nach den besonderen Interessen der Melder erfolgen kann. Diese Informationen unterstützen den Melder bei der internen Überwachung und Qualitätssicherung seiner ärztlichen Leistungen. Des Weiteren können speziell auf die jeweiligen Präferenzen der klinischen Nutzer zugeschnittene **bevölkerungsbezogene Fallserien** für eigene Untersuchungen erstellt werden. Die Krebsregister bieten auch eine fachliche Begleitung bei der Durchführung solcher Untersuchungen an. Ansprechpartner sind in Deutschland die Länderkrebsregister. Fast alle Länderkrebsregister haben inzwischen ein eigenes Internetportal. Die Anschriften aller Register sowie die Namen möglicher Ansprechpartner findet man in der Broschüre „Krebs in Deutschland", die kostenlos von der „Dachdokumentation Krebs" im Robert Koch Institut, Berlin, bezogen werden kann. Diese Veröffentlichung ist ebenfalls als pdf-Datei im Internet unter der Adresse http://www.rki.de/GBE/KREBS/KREBS.HTM abrufbar.

Bedeutung für das öffentliche Gesundheitswesen

Vollständige und valide Krebsregister können einen wichtigen Beitrag zur Klärung vielfältiger Fragestellungen leisten (deskriptiver, evaluativer und analytischer Art):

- Wie hoch sind Inzidenz, Prävalenz und Mortalität der wichtigsten Krebserkrankungen in der Bezugsbevölkerung und wie entwickeln sie sich?
- Wie häufig kommen Krebserkrankungen in den verschiedenen Altersgruppen vor?
- Gibt es Regionen, in denen bestimmte Krebsarten besonders häufig sind?
- Gibt es bei Krebserkrankungen langfristige zeitliche Schwankungen und Entwicklungstendenzen?
- Haben Maßnahmen und Programme zur Früherkennung einen nachweisbaren Effekt?
- Verbessern sich durch die breite Einführung neuer Therapieprogramme Prognose und Überlebenschancen der Patienten?
- Welche Ursachen und Risiken haben Krebserkrankungen?
- Sind Zusammenhänge zwischen Schadstoffbelastungen in der Umwelt (Luft, Boden, Wasser) bzw. am Arbeitsplatz und der Häufigkeit von Krebserkrankungen erkennbar?

- Gibt es familiär gehäufte Krebsfälle (genetische Risiken)?

Zur Klärung dieser Fragen können Krebsregister sowohl eigene Studien durchführen als auch Basisdaten für einschlägige und interdisziplinäre Studien renommierter öffentlicher und privater Forschungseinrichtungen bereitstellen.

Situation in Deutschland

Durch das ausgelaufene Bundeskrebsregistergesetz dazu verpflichtet, haben inzwischen alle Bundesländer Initiativen für den Auf- und Ausbau landesweiter epidemiologischer Krebsregister ergriffen. Da für dieses Gebiet des Gesundheitswesens grundsätzlich die Länder zuständig sind und dabei unterschiedliche Prioritäten gesetzt werden, ist der Ausbauzustand der Länderkrebsregister aber sehr heterogen. Die Gesellschaft epidemiologischer Krebsregister in Deutschland (GEKID), der Zusammenschluss aller Länderregister, bemüht sich nachhaltig um die Standardisierung und Vergleichbarkeit der erhobenen Daten. Flächendeckende und vollständige Informationen für alle Krebsarten sind allerdings erst in einigen Jahren zu erwarten. Ein vergleichbarer Grad an Vollständigkeit, wie er seit vielen Jahren bei den Meldungen an das Epidemiologische Krebsregister des Saarlandes (EKRS) erzielt wird, ließ sich bei den neuen Registern bisher nur für einzelne Tumorarten und einzelne Regionen erreichen. Die Indikatoren für die Vollständigkeit weisen jedoch in allen Bundesländern einen durchweg positiven Trend auf, sodass in absehbarer Zeit mit einer nachhaltigen Verbesserung der krebsepidemiologischen Datenlage in Deutschland gerechnet werden kann.

2.5.3 Todesursachenstatistik

Als zweite wichtige, allgemein zugängliche Datenquelle für krebsepidemiologische Fragestellungen steht neben den Krebsregistern die amtliche Todesursachenstatistik zur Verfügung, die bundesweit nach einheitlichen Richtlinien und Kodierungen für alle Bundesländer erstellt wird. Sie wird auf der Basis der ärztlichen Angaben zur Todesursache in den Leichenschauscheinen von den Statistischen Ämtern des Bundes und der Länder aufbereitet. Dabei deuten Erkenntnisse aus einer Reihe diesbezüglicher Untersuchungen darauf hin, dass die Todesursachenstatistik durchaus verlässliche Informationen zur Mortalität von Krebserkrankungen bietet. Die immer wieder vorgetragenen Vorbehalte hinsichtlich der Aussagekraft und Fehleranfälligkeit der Todesursachenstatistik treffen für den Bereich der bösartigen Tumorerkrankungen nur eingeschränkt zu.

2.5.4 Basisdaten zu Inzidenz, Mortalität, Überlebenszeiten und Trends bei Krebserkrankungen in Deutschland

Berechnungsgrundlagen

Die Angaben zur **Inzidenz** von Krebserkrankungen im Saarland stammen aus dem Epidemiologischen Krebsregister Saarland (EKRS). Bei seinen Schätzungen zur Inzidenz von Krebserkrankungen in Deutschland stützt sich das Robert-Koch-Institut (RKI) in Berlin im Wesentlichen auf die saarländischen Inzidenzdaten und die für alle Bundesländer einheitliche amtliche Todesursachenstatistik. Die EU-Daten beruhen auf Berechnungen der International Agency for Research on Cancer (IARC), des Krebsforschungszentrums der WHO in Lyon. Im Unterschied zum früher üblichen Vorgehen wird bei der Inzidenzermittlung an Stelle der Zahl erstmalig an Krebs erkrankter Personen inzwischen die Zahl aller neu aufgetretenen Erkrankungsfälle angegeben. Bei einer Person, die bereits einmal an Krebs erkrankt war oder noch ist, kann später eine zweite, von der ersten Krebserkrankung unabhängige Krebserkrankung auftreten. Diese Zweiterkrankung wurde früher in den Inzidenzberechnungen nicht berücksichtigt. Vergleiche mit früher veröffentlichten Ergebnissen für die 90er-Jahre sind daher nur eingeschränkt aussagefähig.
Die angegebenen **Überlebensraten** von Krebspatienten resultieren aus der Anwendung der von Brenner und Gefeller neu entwickelten „Periodenmethode" auf die Daten des saarländischen Krebsregisters. Diese Methode setzt sich international immer mehr durch und liefert im Vergleich zum herkömmlichen „Kohortenansatz" wesentlich aktuellere und damit in der Regel verbesserte Daten bezüglich des Überlebens. Alle Zahlenangaben zu „Krebs gesamt" beziehen sich auf Kapitel C der ICD-10, mit Ausnahme der Nummer C44 (sonstige Hautkarzinome ohne maligne Melanome). Der Klassifikation der Einzellokalisationen wurde ebenfalls das Kapitel C der ICD-10 zugrunde gelegt. Aus Gründen der internationalen Vergleichbarkeit werden für Aussagen zu Trends/Entwicklungstendenzen bei der Inzidenz und Mortalität nach dem europäischen Standard adjustierte Raten verwendet.

Krebsneuerkrankungen

Berechnungen des RKI zufolge wurden in der Bundesrepublik Deutschland im Jahre 2002 ca. 218000 Krebsneuerkrankungen bei Männern und ca. 206000 bei Frauen diagnostiziert (☞ Tab. 2.5-1). Das mittlere Erkrankungsalter liegt für Männer bei 68,5 und für Frauen bei 69,3 Jahren.

Obwohl Krebs vorwiegend in späteren Lebensabschnitten auftritt, sind in Deutschland jährlich ca. 48000 Männer (22% aller neuen Fälle) und 58000 Frauen (28,2% aller neuen Fälle) bereits im Alter unter 60 Jahren betroffen. Krebs ist die häufigste Todesursache in der Altersgruppe der 40- bis 60-Jährigen. An einer Krebserkrankung starben im Jahr 2002 in Deutschland 109342 Männer, darunter 19281 (17,6%) unter 60 Jahren, und 99678 Frauen, darunter 15545 (15,6%) jünger als 60 Jahre.

Im **Saarland** – immer noch das einzige Bundesland mit hinreichend vollständiger und valider Erfassung aller Krebsarten – wurde für das Jahr 2003 eine rohe Gesamtinzidenz von 665 pro 100000 bei Männern und von 529 pro 100000 bei Frauen ermittelt. Dies entsprach 3436 Neuerkrankungen bei Männern und 2891 bei Frauen in der Bevölkerung dieses Bundeslandes. Ein Krebsleiden war bei 1716 Männern, darunter 299 (17,4%) unter 60 Jahren, und 1414 Frauen, darunter 243 (17,2%) jünger als 60 Jahre, die Todesursache.

Im **EU-Vergleich** liegen die altersstandardisierten Inzidenzraten für Deutschland nach den Berechnungen der IARC für Frauen und Männer über dem europäischen Durchschnitt am Ende des oberen Drittels aller EU-Länder (Abb. 2.5-1). Höher als in Deutschland war die Krebsbelastung bei den Männern – neben einigen osteuropäischen Ländern – auch in Belgien, Frankreich, Luxemburg und Italien. Weniger häufig als in Deutschland erkranken die Männer in den skandinavischen Ländern, in Großbritannien sowie in einigen südeuropäischen Ländern. Bei den Frauen wurden die höchsten

Tab. 2.5-1: Neuerkrankungen an bösartigen Neubildungen in der Bundesrepublik Deutschland im Jahre 2002 [Quelle: Dachdokumentation Krebs beim Robert Koch Institut, Berlin, Schätzung für das Jahr 2002]

Lokalisation	ICD 10	Männer		Frauen	
		< 60 Jahre	Insg.	< 60 Jahre	Insg.
Mundhöhle und Rachen	C00–C14	3713	7796	1028	2582
Speiseröhre	C15	1177	3689	241	1037
Magen	C16	2294	11176	1292	8247
Darm	C18–C21	6448	35599	5001	35816
Bauchspeicheldrüse	C25	1222	6033	674	6616
Kehlkopf	C32	966	2789	196	460
Lunge	C33, C34	6732	32555	3479	12472
Malignes Melanom	C43	2717	6021	3940	7720
Brustdrüse	C50	–	–	23254	55165
Gebärmutterhals	C53	–	–	4437	6490
Gebärmutterkörper	C54, C55	–	–	2714	11369
Eierstöcke	C56	–	–	3029	9930
Prostata	C61	5165	48642	–	–
Hoden	C62	4187	4341	–	–
Harnblase	C67, D09.0, D41.4	2958	18868	1195	7121
Nieren	C64–C66, C68	2895	10317	1148	6417
Schilddrüse	C73	703	1295	1733	2818
Morbus Hodgkin	C81	675	900	614	831
Non Hodgkin-Lymphome	C82–C85	2139	5868	1586	6248
Leukämien	C91–C95	1915	5487	1395	4744
Alle bösartigen Neubildungen ohne nichtmelanotischen Hautkrebs	C00–C97 ohne C44	48007	218252	58115	206011

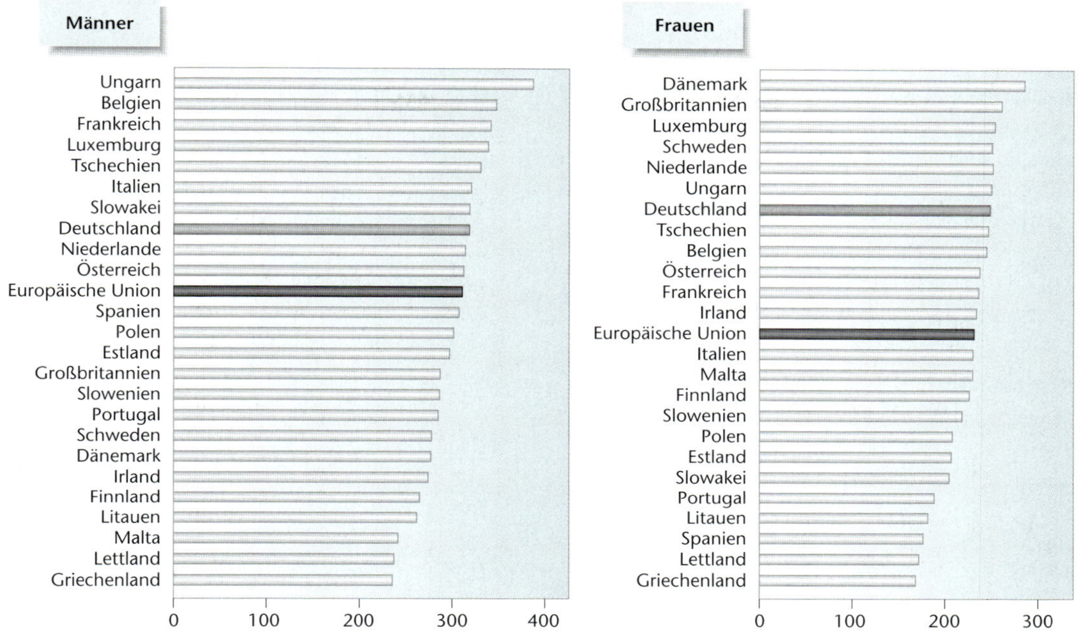

Abb. 2.5-1: Altersstandardisierte Neuerkrankungsraten in der Europäischen Union 2002: Neuerkrankungen pro 100000 (Weltstandard) [Quelle: GLOBOCAN-Schätzung 2002]

Raten in Dänemark, Großbritannien, Luxemburg, Schweden und den Niederlanden ermittelt. Seltener als in Deutschland erkranken die Frauen an Krebs vor allem in einigen süd-, aber auch osteuropäischen Ländern.

Mortalitätsraten

Die seit 1990 einheitlich für Gesamtdeutschland geführte Todesursachenstatistik (☞ Tab. 2.5-2) weist für beide Geschlechter ab 1993 einen leichten, doch stetigen Rückgang der nach Europastandard **altersadjustierten Mortalitätsraten** (Sterblichkeit an Krebs insgesamt) aus, wobei die Verbesserung bei den Männern etwas deutlicher ausfällt als bei den Frauen.

Dennoch ist zu erwarten, dass die absolute Zahl der Todesfälle aufgrund des steigenden Anteils alter Menschen an der Gesamtbevölkerung weiter zunehmen wird. Die **adjustierten Inzidenzraten** sind seit 1993 nach den aktuell bis einschließlich 2002 vorliegenden Modellrechnungen des RKI für beide Geschlechter noch geringfügig angestiegen, wobei inzwischen ebenfalls für beide ein Plateau erreicht sein dürfte. Eine nachhaltige Verringerung des Gesamtrisikos, an Krebs zu erkranken, ist für beide Geschlechter allerdings noch nicht in Sicht.

Häufigste Tumorlokalisationen (☞ Abb. 2.5-2)

- Ein Blick auf die im Saarland tatsächlich registrierten und die für Gesamtdeutschland mittels Modellrechnungen geschätzten häufigsten Tumorentitäten zeigt, dass bei den **Männern** in Deutschland das **Prostatakarzinom** (24,4% im Saarland, 22,3% für Deutschland insgesamt) inzwischen das Bronchialkarzinom (16,6% im Saarland, 14,9% für Deutschland insgesamt) eindeutig vom ersten Rang verdrängt hat. Die erfasste Inzidenz des Prostatakarzinoms steigt weiter an; dies dürfte in erster Linie eine Folge der zunehmenden Verbreitung des PSA-Tests zur Früherkennung krankhafter Prostataveränderungen sein.
- Bei den **Frauen** steht das **Mammakarzinom** (28,9% im Saarland, 26,8% Gesamtdeutschland) nach wie vor mit weitem Abstand an erster Stelle. Die bis in die jüngste Vergangenheit steigende Tendenz bei der Inzidenz des weiblichen Brustkrebses dürfte inzwischen zum Stillstand gekommen sein. Ein spürbarer Rückgang zeichnet sich allerdings noch nicht ab.

Tab. 2.5-2: Sterbefälle an bösartigen Neubildungen in der Bundesrepublik Deutschland im Jahre 2002

Lokalisation	ICD 10	Männer		Frauen	
		< 60 Jahre	Insg.	< 60 Jahre	Insg.
Mundhöhle und Rachen	C00–C14	1663	3714	279	986
Speiseröhre	C15	1017	3476	200	1047
Magen	C16	1081	6612	659	5776
Darm	C18–C21	1841	14014	1189	14854
Bauchspeicheldrüse	C25	1171	6103	595	6716
Kehlkopf	C32	432	1382	53	201
Lunge	C33, C34	5190	28742	2326	10390
Malignes Melanom	C43	349	1137	252	1073
Brustdrüse	C50	–	–	4303	17780
Gebärmutterhals	C53	–	–	690	1763
Gebärmutterkörper	C54, C55	–	–	265	2678
Eierstöcke	C56	–	–	1009	6014
Prostata	C61	417	11422	–	–
Hoden	C62	128	193	–	–
Harnblase	C67	260	3432	91	2019
Nieren	C64–C66, C68	598	3819	213	2560
Schilddrüse	C73	53	250	50	525
Morbus Hodgkin	C81	59	162	42	169
Non Hodgkin-Lymphome	C82–C85	578	2762	334	2758
Leukämien	C91–C95	656	3480	465	3355
Alle bösartigen Neubildungen ohne nichtmelanotischen Hautkrebs	C00–C97 ohne C44	19281	109342	15545	99678

[Quelle: Statistisches Bundesamt, Fachserie 12, Reihe 4 Gesundheitswesen, Todesursachen in Deutschland]

- Infolge der seit längerem abnehmenden Raucherprävalenz ist **Lungenkrebs** bei Männern rückläufig. Im Saarland rangiert er noch an zweiter Stelle (16,6%), in Deutschland ist er auf den dritten Rang (14,9%) zurückgefallen. Lungenkrebs bei Frauen hingegen nimmt weiter zu und ist inzwischen die dritthäufigste weibliche Krebserkrankung, eindeutig verursacht durch den noch nicht gestoppten Anstieg der Raucherprävalenz bei Frauen. Mit einer weiteren Erhöhung ist zu rechnen. Besonders alarmierend sind die jüngsten Zahlen über das Rauchverhalten v.a. jüngerer Altersgruppen. Sie belegen, dass der Kampf gegen das Rauchen als wichtigsten vermeidbaren Risikofaktor für Krebserkrankungen noch lange nicht gewonnen ist.
- Nach der Häufigkeit bei beiden Geschlechtern in Deutschland an zweiter Stelle, im Saarland bei Männern an dritter (15,8%) und bei Frauen an zweiter Stelle (16,7%) steht das **kolorektale Karzinom**, das damit für Männer und Frauen zusammengefasst die häufigste Einzellokalisation einer bösartigen Tumorerkrankung ist und weiter ein hoch bedeutsames Problem in der Krebsbekämpfung bleibt. Ein rückläufiger Trend ist noch nicht erkennbar. Verbesserte Ernährungsgewohnheiten und ein gestiegenes Gesundheitsbewusstsein der Bevölkerung schlagen sich noch nicht in der Inzidenz nieder.
- An vierter Stelle folgen bei beiden Geschlechtern – Inzidenzanteil bei Männern 6,1%, bei Frauen 6,4% – **Leukämien** und **Lymphome**.
- Anhaltend günstig ist die Entwicklung beim **Magenkrebs**, dessen Inzidenz und Mortalität bei Männern und Frauen schon länger abnehmen, und der bei Männern auf die siebte, bei Frauen auf die achte Position „zurückgefallen" ist.

Überlebensraten

Überlebensraten sind die wichtigsten Indikatoren für die Bewertung der medizinischen Versorgung von Krebspatienten. Nach der neuesten Untersuchung im

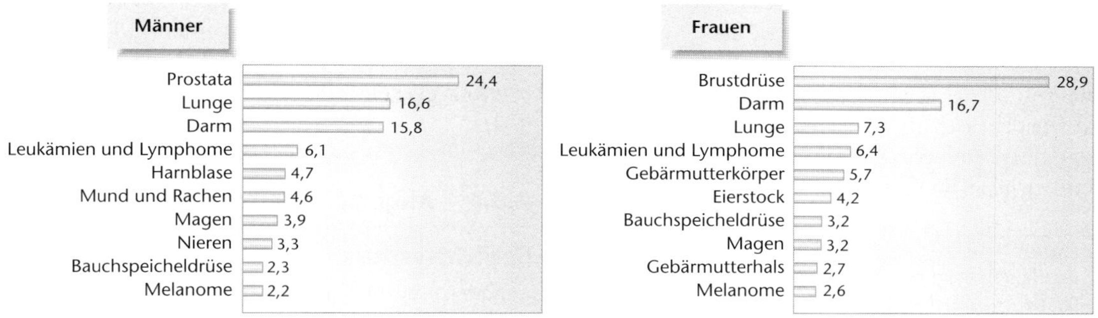

Abb. 2.5-2: Prozentuale Anteile der häufigsten Krebsformen an der Gesamtzahl der Neuerkrankungen in den Jahren 2001–2003 im Saarland

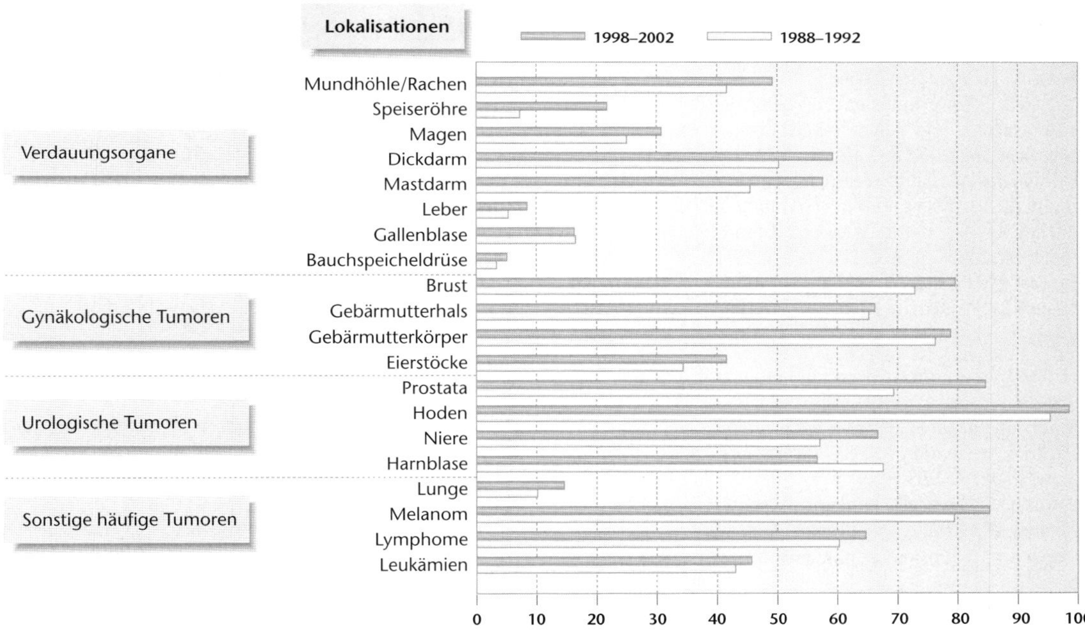

Abb. 2.5-3: Überlebensraten bei Krebs im Saarland: Relative 5-Jahres-Überlebensraten nach Lokalisationen, berechnet nach der Periodenmethode von Brenner/Gefeller für die Perioden 1988–1992 und 1998–2002

Saarland haben sich die Überlebenschancen bei vielen Krebslokalisationen in den letzten Jahren verbessert. Diese Verbesserung lässt sich durch die neu entwickelte Periodenmethode zeitlich wesentlich früher aufdecken als durch die traditionelle Kohortenmethode. Die relative 5-Jahres-Überlebensrate für Krebs insgesamt (ohne nichtmelanotischen Hautkrebs) beträgt im Saarland nach neuesten Analysen für den Zeitraum 1998–2002 mit der Periodenmethode 55,1 % (☞ Abb. 2.5-3). Diese liegt fast acht Prozentpunkte höher als der entsprechende Schätzwert für den Zeitraum 1988–1992. Besonders deutliche Verbesserungen waren für Patienten mit Krebs der Speiseröhre (von 8 % auf 22 %), des Dickdarms (von 51 % auf 60 %), des Mastdarms (von 46 % auf 58 %), der Prostata (von 70 % auf 85 %) und der Nieren (von 57 % auf 67 %) zu verzeichnen.

Die Spannweite der Überlebensraten bei den einzelnen Tumorarten ist nach wie vor extrem groß. Obwohl immer noch ungünstig, gibt es dennoch inzwischen Anzeichen für eine leichte Verbesserung der Prognose für Lungenkrebspatienten mit einer 5-Jahres-Überlebensrate von 14%. Trotz aktueller Verbesserungen sind die Überlebenschancen bei einigen Krebsformen in Deutschland immer noch schlechter als in anderen Ländern, vor allem im Vergleich zu den USA.

Literatur

1 Brenner H, Stegmaier C, Ziegler H: Verbesserte Langzeitüberlebenszeiten von Krebspatienten. Deutsches Ärzteblatt 39, 2005: 11–30
2 Der Onkologe, Organ der Deutschen Krebsgesellschaft e.V., Band 8, Heft 1, Januar 2002
3 dos Santos Silva I: Cancer Epidemiology: Principles and Methods. International Agency for Research on Cancer, Lyon, 1999
4 Gesellschaft Epidemiologischer Krebsregister in Deutschland: Krebs in Deutschland, Häufigkeiten und Trends. 5. Ausgabe, Saarbrücken, 2006
5 Michaelis J: Bewertung der Umsetzung des Bundeskrebsregistergesetzes und seiner langfristigen Folgen. Gesundheitswesen 62, 2000: 45–49
6 Parkin DM, Whelan SL, Ferlay J, Teppo L, Thomas DB: Cancer Incidence in Five Continents, Volume VIII. International Agency for Research on Cancer, Scientific Publication No. 155, Lyon, 2002
7 Stewart BW, Kleihues P: World Cancer Report. International Agency for Research on Cancer, Lyon, 2003

Internetadressen mit Gesundheitsdaten zum Thema Krebs

1 American Cancer Society: www.cancer.org
2 Dachdokumentation Krebs im Robert-Koch-Institut: www.rki.de/KREBS
3 Deutsche Krebsgesellschaft: www.krebsgesellschaft.de
4 Deutsche Krebshilfe: www.krebshilfe.de
5 Deutsches Krebsforschungszentrum: www.dkfz-heidelberg.de
6 International Agency for Research on Cancer: www.iarc.fr
7 Krebsinformationsdienst: www.krebsinformation.de
8 National Cancer Institute, Cancer Net: www.nci.nih.gov
9 Epidemiologisches Krebsregister Saarland: www.krebsregister.saarland.de
10 Gesellschaft epidemiologischer Krebsregister in Deutschland (GEKID): www.gekid.de/

2.6 Leitsymptome

Marcus Schuermann

Krankheitszeichen, die einen Zusammenhang mit einer malignen Erkrankung nahe legen und mitunter bereits diagnostisch wegweisend sind. Ihr Erscheinungsbild ist extrem heterogen – entweder lokal hervorgerufen durch expandierendes Tumorwachstum oder Manifestation fernab vom Primärsitz des Tumors durch Beeinflussung von systemisch über vom Tumor vermittelte Mechanismen und/oder Signalstoffe (paraneoplastisches Syndrom ☞ 31).

2.6.1 Allgemeinsymptome

Gewichtsverlust

Auffällig, wenn unbeabsichtigter Gewichtsverlust > 10% in 6 Monaten oder > 1 kg/Monat, insbesondere wenn er mit Appetitlosigkeit und Übelkeit bei Nahrungsaufnahme verbunden ist. Häufig werden Fleischprodukte gemieden. Gewichtsverlust besonders bei Tumoren des Magen-Darm-Trakts und bei Lymphomen (> 10% Gewichtsverlust = B-Symptom).

Müdigkeit, nachlassende Leistung

Im Spätstadium Ausdruck einsetzender Tumorkachexie über Freisetzung zytokinartiger Faktoren. Differenzialdiagnostisch bedeutsam sind tumorbedingte Anämie, Hyperviskosität bei Paraproteinämie (multiples Myelom, Immunozytom), Hyperkalzämiesyndrom und Leukostase (Leukämien).

Fieber, Nachtschweiß

Temperaturerhöhung erreicht selten mehr als 39 °C; typisch sind wiederkehrende Kontinua oder undulierendes Fieber speziell bei Lymphomen (B-Symptom), beim Morbus Hodgkin als Pel-Ebstein-Fieber bezeichnet.

Juckreiz

Häufig im Zusammenhang mit tumorbedingtem Ikterus durch Kompression und/oder Obstruktion der Gallengänge und damit verbundener Cholestase (Gallengangstumoren, Pankreaskopftumor, Lebermetastasen), manchmal auffällig als Frühsymptom noch vor ikterischer Haut. Bei zusätzlichen Hauteffloreszenzen an lymphatische Systemerkrankungen (T-Zell-Lymphome, Morbus Hodgkin), Mastozytose, akute und chronische Leukämien denken.

2.6.2 Spezifische Symptome

Anämie

Hämoglobin-Abfall auf < 11 g/dl. Klinisch besteht Blässe der Haut (unsicheres Zeichen) wie auch der Schleimhäute (sicheres Zeichen). Weitere klinische Zeichen sind Müdigkeit, Belastungsdyspnoe, Schwindel, sofern nicht bereits chronische Habituation besteht; differenzialdiagnostisch kommen in Frage eine

- **Anämie durch Blutverlust:** häufig Leitsymptom gastroenterologischer und gynäkologischer Tumoren sowie Tumoren der ableitenden Harnwege; in der Regel mit Eisenmangel kombiniert → hypochrome, mikrozytäre Anämie
- **Autoimmunhämolytische Anämie:** insbesondere bei Lymphomen, chronischen Leukämien; provoziert durch Wärme-, Kälteagglutinine sowie bithermische Hämolysine
- **Anämie durch Suppression der Myelopoese:** normochrome Tumoranämie; häufiges paraneoplastisches Zeichen fortgeschrittener Tumorerkrankungen; mit Markhypo- bzw. -aplasie einhergehend; seltener durch direkte karzinombedingte Knochenmarkinfiltration (z. B. metasierendes Bronchial- oder Mammakarzinom) bedingt
- **Refraktäre Anämie:** bei myelodysplastischen Syndromen oder multiplem Myelom; begleitet von Eisenverwertungsstörungen; selten als isolierte Störung der Erythropoese (pure red cell aplasia) durch spezielle Adenokarzinome (☞ 24)
- **Mikroangiopathische hämolytische Anämie (MAHA):** durch intravasale Hämolyse mit entstehenden Fragmentozyten durch Scherung an von-Willebrand-Multimeren im Bereich von Endothelläsionen (seltenes Auftreten bei muzinproduzierenden Adenokarzinomen).

Ikterus

Gelbverfärbung von Haut und Skleren infolge Anstieg des Serumbilirubins auf Werte > 2 mg/l (34 μmol/l). Klinisch einhergehend mit Juckreiz, Dunkelfärbung des Urins, Stuhlentfärbung. Differenzialdiagnostisch kommen in Frage eine

- **Maligne Cholestase:** durch primäre Tumoren von Gallenblase, Gallengang, Pankreas und Leber; sekundär durch Metastasen anderer Tumoren
- **Hämolyse:** infolge beschleunigtem Erythrozytenabbaus durch Autoantikörper (autoimmunhämolytische Anämie).

Plethora, Zyanose

Stark rotes bis rot-violettes Hautkolorit infolge pathologischer Steigerung des Hämoglobinanteils (Polyglobulie/Polyzythämie). Hämatologisch-onkologisch bedeutsam sind eine

- **Polyzythämia vera:** nicht Erythropoetin-abhängige, mutationsbedingte, klonale Vermehrung von ausdifferenzierenden Vorläuferzellen der Erythropoese
- **Polyglobulie:** bei ca. einem Drittel aller Nierenzellkarzinome; ursächlich autonome Erythropoetinsekretion (☞ 31).

Lymphknotenschwellung

70 % aller Lymphknotenschwellungen betreffen die Halsregion, gefolgt von Axilla- und Inguinalregion. Hinweise, jedoch keine zuverlässigen Kriterien für maligne Genese sind: verhärtete Konsistenz, geringe Druckdolenz, kontinuierliche Größenzunahme, absolute Größe über 2 cm.

Infektanfälligkeit

Ungewöhnliche oder persistierende Infekte (> 4 Wochen) können wegweisend für eine gestörte Immunabwehr sein. Immundefekte, v. a. bei hämatologischen Neoplasien (B- oder T-Zelldefekte bei Lymphomen, Granulozytenmangel häufig bei Leukämien) auftretend. Besonderheit: mit Infekten vergesellschaftete autoimmunbedingte Granulozytopenie und Aplasie bei Thymomen.

Blutungsanomalien

Ursache davon können sowohl eine Thrombozytopenie, humorale Gerinnungsstörung als auch eine Vaskulopathie sein. Klinisch symptomatisch sind v. a. petechiale Blutungen an abhängigen Körperpartien (meist auffallende Thrombozytenzahl), ebenso Epistaxis, Hämaturie, bisweilen Menorrhagie. Hämatologisch-onkologisch bedeutsam sind eine

- **Thrombozytopenie:** infolge direkter Störung der Myelopoese, Markverdrängung oder parakriner Suppression der Megakaryopoese durch Leukämien, Lymphome, Myelodysplasien, fortgeschrittene Karzinome
- **Immunthrombozytopenie (ITP):** vermutlich Autoantikörper-vermittelt; der medikamentös induzierten ITP ähnlich; insbesondere bei Lymphomen, gelegentlich bei Bronchial- und Mammakarzinomen; Nachweis jedoch fast stets negativ.

Hyperkoagulabilität

- **Thrombozytose:** entsteht wahrscheinlich durch direkte Stimulation der Megakaryopoese (Thrombopoietin oder IL-6); auffällige Erhöhung bei ca. 30–40 % aller Karzinome, aber auch bei hämatologischen Systemerkrankungen anzutreffen

- **Thrombose:** Mechanismus meist über Freisetzung von Gewebsthromboplastin aus Tumorarrosionen, Aktivierung über Faktor X, insbesondere bei muzinproduzierenden Adenokarzinomen (z.B. Bronchialkarzinom und Pankreaskarzinom); Besonderheit: **Thrombophlebitis migrans/saltans** mit oft wechselnden Lokalisationen fernab des Tumorherdes, geht oft über Monate einer Tumormanifestation voraus.

Endokrinologische Störungen

Hyperkalzämie, Amenorrhö, SIADH, Osteoarthropathie, Pierre-Marie-Bamberger-Syndrom, Hypoglykämie, Gynäkomastie (☞ 31, paraneoplastisches Syndrom).

2.6.3 Organbezogene Symptome

Lokale Schwellung

- Im Zusammenhang mit malignen Prozessen (Primärtumor- oder Metastase) direkter Ausdruck expansiven Wachstums
- Klinisch in der Regel als lokal verhärtete, wenig druckdolente Formation auffällig, im Falle tastbarer Lymphknotenformationen meist fehlender Zusammenhang mit Infektanamnese auffällig
- Aufgehobene Verschieblichkeit gegenüber unterliegendem Gewebe oft bereits auf tiefere Infiltration hinweisend
- Lokalisation und subjektive Wahrnehmungsempfindlichkeit entscheidend für frühe oder späte Erstdiagnostik
- Lokalisation oft hilfreich für weitere Differenzialdiagnostik

Obere Einflussstauung

- Kurzfristige Zunahme des Halsumfangs mit Ödemen und zyanotischer Verfärbung des Gesichtsbereichs sowie Schwellung der oberen Extremitäten
- Verursacht durch Kompression der oberen abführenden Stammvenen (Vv. subclaviae, V. cava superior)
- Bei mediastinalen Lymphomen, Bronchialkarzinomen, seltener bei Thymomen

Lokaler Schmerz

- In Zusammenhang mit expansivem Tumorwachstum auftretend
- Lokalisation bei Tiefenschmerz problematisch
- Insbesondere häufig als Erstsymptom bei retroperitonealen Tumoren (z.B. Pankreaskarzinom), Tumoren mit Pleurabeteiligung sowie bei Skelettmetastasen

Husten und Atemnot

- In der Regel Spätzeichen maligner Prozesse im Thoraxraum (Bronchialkarzinom, Malignome der Pleura und des Mediastinums, Lungenmetastasen)
- Chronischer Husten länger als 4 Wochen ist verdächtig, insbesondere bei längerem Nikotinabusus

Heiserkeit

- Ausdruck direkter Phonationsstörung bei Larynxtumoren, aber auch indirekt hervorgerufen durch Tumorinfiltration im Bereich des N. laryngeus recurrens
- Häufig bei zentral sitzenden Bronchialkarzinomen

Singultus

- Wenn über Wochen anhaltend, oft Hinweis auf Tumorinfiltration im Verlauf des N. phrenicus
- Reizung jedoch auch von subphrenischer Seite möglich (Magenkarzinom, Pankreaskarzinom, Peritonealkarzinose)

Hämoptysen

- Hervorgerufen durch tumorbedingte Gefäßarrosion im Bereich der Trachea und des proximalen Bronchialsystems
- Verursacht durch primäre Lungentumoren oder Lungenmetastasen anderer Tumoren

Störungen der Nahrungsaufnahme

- Direkte Folge von tumorbedingter Obstruktion
- **Oropharyngeale Dysphagie:** Prozesse im Bereich des Oropharynx verbunden mit Störungen des Schluckakts
- **Ösophageale Dysphagie:** Speiseretention im mittleren oder unteren Ösophagusdrittel verbunden mit retrosternalem Druckgefühl und Schmerzen; abzugrenzen von funktionellen Störungen (Entzündungen, Achalasie, neurologischen Störungen) sowie von Passagestörungen durch gutartige Prozesse (z.B. Divertikel)

Veränderter Stuhlgang

Anhaltende Obstipation, Diarrhöen und Stuhlbeimengungen sind grundsätzlich als Symptome eines malignen Geschehens im Darmbereich zu bewerten, so lange keine andere Ursache diagnostisch erkennbar wird.

Hauterscheinungen

Hervorgerufen entweder durch primäre Tumoren der Haut, Tumoren angrenzender Gewebe oder eingewanderter Zellen anderer Malignome oder indirekt als Zeichen paraneoplastischer Syndrome. Onkologisch verdächtige Effloreszenzen sind stets umschriebene, sich rasch verändernde, über das Hautniveau erhabene und bisweilen nässende Hautveränderungen. Eine anamnestische Ursachenklärung im Hinblick auf Läsionen, Infekte, gutartige Hauterkrankungen ist meist negativ.

Besonderheiten

- **Melanome:** Manifestation in Form scharf umschriebener Pigmentflecken, superfiziell ausbreitend oder knotig wachsend, häufig ausgehend von vorher bestehenden Nävi
- **Spinozelluläre Karzinome:** Tumoren angrenzender Gewebe oder eingewanderter Zellen; selten primäre Sarkome, extranodale Lymphome, Merkelzell-Tumoren, Neurofibromatose
  - **Morbus Paget** bei Mammakarzinom mit auffällig lymphangiomatöser, flächiger Erythembildung
  - **Sézary-Syndrom, Mycosis fungoides:** generalisiertes/kutanes indolentes T-Zell-Lymphom mit flächiger Ekzembildung
  - **Urticaria pigmentosa** in Form bräunlicher umschriebener Flecken infolge Mastzellansammlungen
- **Metastasen epithelialer Tumoren:** häufig bei Mammakarzinomen und kleinzelligen Bronchialkarzinomen, oft als subkutane, multipel auftretende, derbe Knoten um ein Primärgebiet gereiht
- **Pigmentanomalien:** generalisiert flächige Pigmentstörungen ohne direkte Tumorzellbeteiligung
  - **Vitiligo:** umschriebene Hypopigmentierung bei Lymphomen und Magenkarzinom
  - **Hyperpigmentierung** meist in Form der **Acanthosis nigricans:** umschriebene Hyperpigmentierung und Hyperkeratose an Arealen wie Axilla, Nacken, Gesäßfalten; häufig bei Adenokarzinomen
- **Hypertrichose (Paraneoplasiezeichen):** bei fortgeschrittenen Karzinomerkrankungen auftretende verstärkte Lanugobehaarung; gelegentlich auch terminale Haare betreffend (Hypertrichosis lanuginosa et terminalis acquisita); Grunderkrankung überwiegend Bronchialkarzinome

Miktionsbeschwerden, Harnauffälligkeiten

- Leitsymptome wie Hämaturie, Pollakisurie, schmerzhafte Miktion, Harnverhalt und Inkontinenz
- Alle Symptome im Urogenitalbereich grundsätzlich diagnostisch abklären, unter Einbezug eines breiten differenzialdiagnostischen Spektrums → Tumoren der Niere, Blase, Prostata und ableitenden Harnwege einschließen
- Miktionsbeschwerden beim Mann im höheren Alter hinweisend auf Prostataadenom oder -karzinom, Hämaturie eher auf Prozesse im oberen Harntrakt (Nieren/Ureteren)

Gynäkologische Funktionsstörungen

Atypische Blutungen, Schmerzen, vaginaler Fluor, Spannungsgefühl im Becken und Miktionsstörungen können Ausdruck gynäkologischer Tumoren sein; insbesondere gelten/gilt:

- Postmenopausale Blutungen als wichtiges Leitsymptom beim entstehenden Endometriumkarzinom
- Fluor als Begleiterscheinung bei Tumoren der Zervix und des Endometriums
- Eine sekundäre Amenorrhö im Zusammenhang mit malignen Prozessen von Hypophyse und Hypothalamus auftretend, jedoch selten; oft Leitsymptom funktioneller Störungen.

Missempfindungen, Polyneuropathie

- Entstehung durch indirekte Tumoreinwirkung, z. B. durch neuronale Antikörper, Ablagerung pathologischer Proteine (Amyloidose)
- Sensible Störungen im Gegensatz zu lokal betonten Schmerzen
- Vom Charakter her diffus, brennend, taub, oft als Schmerzattacke auftretend
- Meist symmetrisch an Armen und Beinen
- Motorische Störungen möglich beim paraneoplastischen Guillain-Barré-Syndrom, dann oft von distal aufsteigend, progrediente Störung
- Mischformen von sensibler und motorischer Störung beim Lambert-Eaton-Syndrom oder bei Myasthenia gravis
- Paraneoplastische Polyneuropathien oft im Zusammenhang mit Bronchialkarzinomen, Kolorektaltumoren, Lymphomen, Leukämien, myeloproliferativen Syndromen und Paraproteinämien (multiples Myelom, Immunozytom)

ZNS-Symptome

- Meist uncharakteristische Kopfschmerzen, Sehstörungen, Konzentrationsstörungen, psychische Veränderungen
- Spezifische Zeichen wie generalisierte zerebrale Anfälle (Jackson-Epilepsien), Hirndruckzeichen (Stauungspapille, Kopfschmerzen, Erbrechen und Somnolenz) oder neurologische, herdbezogene Symptome

Literatur

1 Theml H, Schick H-D: Praktische Differentialdiagnostik in Hämatologie und Onkologie. Thieme, Stuttgart, 1998

2 Berger DP, Engelhardt R, Mertelsmann R: Das Rote Buch – Hämatologie und Internistische Onkologie. Ecomed, 2002

3 Swartz MH: Textbook of Physical Diagnosis. W.B. Saunders, 1998

4 Senn H-J, Drings P, Glaus A, Jungi WF, Pralle HB, Sauer R, Schlag PM: Checkliste Onkologie. Thieme, Stuttgart, 1998

3 Komplementärmedizinische Forschung

Klaus Linde

3.1 Unterschiede komplementärmedizinische und konventionelle klinische Forschung

Grundsätzlich folgt die Forschung in der Komplementärmedizin den selben Prinzipien wie die Forschung in der konventionellen Medizin. Es gibt jedoch eine Reihe von Besonderheiten, die z. B. bei der Interpretation von Studien zu beachten sind.

3.1.1 Besonderheiten der komplementärmedizinischen Forschung

Zeitpunkt der Evaluation

Während in der „konventionellen" Medizin ein neues Medikament z. B. erst nach umfangreichen präklinischen und klinischen Prüfungen zugelassen wird, findet eine wissenschaftliche Evaluation von komplementärmedizinischen Interventionen meist erst statt, wenn sie in der Versorgung so weit verbreitet sind, dass sie gar nicht mehr ignoriert werden können. Dies hat erhebliche Folgen:

- Die Interventionen sind häufig schon stark diversifiziert. Akupunktur oder Homöopathie z. B. werden ganz unterschiedlich eingesetzt. Daher kann eine Studie zu einer definierten Intervention kaum generalisiert werden.
- In der Regel gibt es bereits viele überzeugte Anwender bzw. Patienten. Anders als bei einem neuen Medikament, das ohne positiven Beleg für seine Wirksamkeit nicht zugelassen wird, werden sich diese überzeugten Anwender auch durch Studien ohne positives Ergebnis nicht von ihrer Überzeugung abbringen lassen. Die Studien sind zudem oft klein, schlecht gefördert und wenig praxisrelevant.
- Zuverlässige Untersuchungen zur Wirksamkeit sollten randomisiert sein, d. h. eine zufällige Zuordnung der Patienten zur Test- oder Kontrollgruppe (z. B. Placebo- oder Standardbehandlung) beinhalten. Patienten, die in der Praxis eine komplementäre Intervention (z. B. Misteltherapie) in Anspruch nehmen wollen, lassen sich aber häufig nicht mehr randomisieren.

Der meist späte Zeitpunkt komplementärmedizinischer Studien erschwert also die Durchführung und Interpretation sowie die Ableitung von Konsequenzen für die Praxis.

Plausibilität

Interventionen sollen idealerweise „wissenschaftlich fundiert" sein, d. h. physiologisch oder pharmakologisch Sinn machen. Komplementäre Verfahren haben dagegen aus wissenschaftlicher Sicht oft geringe Plausibilität. Beispiel: Bei den so genannten Hochpotenzen, die in der Homöopathie verwendet werden, handelt es sich um besonders hergestellte Verdünnungen, in denen kein Molekül der ursprünglich gelösten Substanz mehr enthalten ist, die jedoch aus homöopathischer Sicht auf bisher unbekannte Weise ihre biologische Aktivität erhalten bzw. modifizieren und sogar steigern. Dagegen leiten Vertreter einer „wissenschaftlichen" Medizin daraus ab, dass es sich nur um eine unwirksame bzw. bestenfalls eine Placebotherapie handeln kann.

Infrastruktur der Forschung

Eine qualitativ hochwertige, praxisrelevante Forschung zu betreiben setzt voraus, dass klinisch und wissenschaftlich erfahrene Fachleute und Institute zur Verfügung stehen. Bis vor einigen Jahren war einerseits bei Komplementärmedizinern noch wenig Interesse an Forschung vorhanden, andererseits waren Forschungseinrichtungen nur selten bereit, mit den wenigen forschungswilligen Komplementärmedizinern zu kooperieren. Das hat sich in letzter Zeit deutlich geändert.
In der Vergangenheit kam es bei zahlreichen Studien zur Zusammenarbeit zwischen Komplementärmedizinern, die enthusiastisch, aber völlig forschungsunerfahren waren, und ihnen offen gegenüberstehenden Wissenschaftlern, die aber keine Erfahrung mit dem jeweiligen Verfahren hatten. Auf diese Weise entstanden einige hervorragende Untersuchungen, jedoch auch Misserfolge, z. B. wegen zu naiver oder zu optimistischer Annahmen nicht durchführbarer Studien. Für die Durchführung guter Studien ist nicht nur inhaltliche und methodische Kompetenz notwendig, sondern auch Erfahrung. Diese besteht inzwischen z. B. bei der Akupunktur, wo es eine ausreichende Zahl an wissenschaftlich und praktisch er-

fahrenen Forschern gibt. Bis heute haben sich in Europa nur vereinzelte Forschungseinrichtungen auf komplementärmedizinische Verfahren spezialisiert. In den USA wird dieser Bereich seit Mitte der 90er Jahre mit staatlichen Mitteln gefördert.

3.1.2 Besonderheiten komplementärmedizinischer Wirksamkeitsstudien

- **Individualisierung:** Komplementäre Therapiestrategien sind häufig individualisiert, d.h. die gleiche schulmedizinische Diagnose wird unter Umständen sehr unterschiedlich behandelt. Daher sind Studien, die standardisierte Interventionen untersuchen, häufig realitätsfern, und umgekehrt sind Studien, die die Individualisierung berücksichtigen, schwer zu interpretieren, da es unklar ist, ob die gewählte Vorgehensweise auch repräsentativ für andere Anwender ist.
- **„Weiche" Parameter:** In der Onkologie werden komplementäre Verfahren häufig unterstützend eingesetzt, um die Lebensqualität und subjektive Symptome zu verbessern. Auf „harte" Parameter wie Überlebenszeit oder Tumorregression wirken sie sich weniger aus. Auch außerhalb der Onkologie gibt es nur selten „harte" Parameter ihrer Wirksamkeit, da sie v.a. bei leichteren akuten oder chronischen Erkrankungen eingesetzt werden.
- **Langfristige Wirkung:** Bei chronischen Erkrankungen wird postuliert, dass ein nachhaltiger Erfolg nur langsam einsetzt. Daher sind lange Beobachtungszeiträume zwar wünschenswert, in Studien aber häufig schwer umsetzbar.

3.2 Informationen zum Stand der Forschung

3.2.1 Veröffentlichungen

- **Systematische Übersichtsarbeiten oder Reviews:** Als systematisch werden sie bezeichnet, wenn sie die zu einer spezifischen und expliziten Fragestellung vorliegende Literatur methodisch nach definierten Kriterien bearbeiten. Das betrifft die Einschlusskriterien (welche Studien werden berücksichtigt), die Literatursuche (sind alle relevanten Studien identifiziert), die Bewertung (ist eine Studie zuverlässig oder nicht) und die Auswertung (wie werden die Studienergebnisse zusammengefasst). Systematische Übersichtsarbeiten, die eine integrierende statistische Auswertung (Pooling) der Studien vornehmen, werden auch als **Meta-Analysen** bezeichnet. Wenn mehrere Studien zu einer Fragestellung vorliegen oder wenn man sich primär einen Überblick über die wissenschaftliche Beweislage verschaffen möchte, sind systematische Übersichtsarbeiten die erste Wahl.
- **Narrative Übersichtsarbeiten:** Diese Übersichtsarbeiten sind nicht-systematisch und meistens von einem Experten im jeweiligen Bereich verfasst (der oft auch eine klare Meinung dazu vertritt – cave!). In der Regel geben sie einen breiteren Überblick als systematische Übersichtsarbeiten und sind gut zur Einführung in ein Thema geeignet. Ob sie wissenschaftlich zuverlässig sind (z.B. wirklich alle relevanten Arbeiten zum Thema berücksichtigen), lässt sich im Einzelfall jedoch kaum beurteilen.
- **Randomisierte klinische Studien:** Wenn keine systematische Übersichtsarbeit vorliegt oder ein Review nicht befriedigend erscheint, ist es unumgänglich, selbst die vorliegenden Studien kritisch durchzusehen. Vorrang haben hier randomisierte Studien. Allerdings ist zu beachten, dass randomisierte Studien in der Komplementärmedizin oft unter wenig repräsentativen Bedingungen durchgeführt werden, d.h. die Studiensituation entspricht häufig nicht dem Vorgehen in der Praxis.
- **Andere Studien:** Sind keine randomisierten Studien auffindbar, müssen andere Studien berücksichtigt werden. Auch nicht randomisierte Studien können, wenn sie sorgfältig durchgeführt sind, zuverlässige Ergebnisse erbringen. Das Problem ist jedoch, dass ihre Qualität in vielen Fällen unbefriedigend ist.

3.2.2 Literatursuche

Für viele komplementäre Verfahren existieren keine oder nur wenige Studien. Darüber hinaus können selbst vorliegende Studien schwierig zu finden sein, wenn sie in Zeitschriften publiziert wurden, die in gängigen Literaturdatenbanken nicht berücksichtigt sind.

Medline bzw. PubMed

Die Datenbank Medline (bzw. ihr offizieller Online-Zugang über PubMed) der US-amerikanischen National Library of Medicine ist erste Wahl bei der Suche nach Studien, obwohl sie viele komplementärmedizinische Zeitschriften nicht berücksichtigt. Gründe sind der kostenlose Zugang übers Internet und eine einfache und effiziente Bedienung. Die Webadresse lautet: http://www.ncbi.nlm.nih.gov/entrez/ (oder bei einer gängigen Suchmaschine „pubmed" eingeben).

Tipps für die Suche in Medline

- Benutzen Sie möglichst einfache Suchbegriffe (z.B. „mistletoe" für Mistelstudien).
- Machen Sie Gebrauch von „Limits", um die Suche einzugrenzen. Wenn Sie auf der Eingangsseite von PubMed „Limits" anklicken und danach z.B. bei „publication type" „randomized controlled trial" wählen, erhalten Sie ausschließlich randomisierte kontrollierte Studien.
- Kombinieren Sie mehrere Suchbegriffe: Haben Sie z.B. erst (#1) „mistletoe" und dann (#2) „breast cancer" gesucht, können Sie im nächsten Schritt beides kombinieren, um nur Studien zur Misteltherapie bei Brustkrebs zu bekommen. Gehen Sie hierfür ins Menü „History", das Ihnen Ihre bisherigen Suchen anzeigt, und kombinieren Sie die Suchbegriffe, indem Sie #1 AND #2 eingeben (auf Großbuchstaben bei AND achten).
- Wenn Sie keinen Erfolg haben, versuchen Sie es mit anderen Suchbegriffen oder benutzen Sie den „MeSH Browser" (ein hierarchisches Verzeichnis von Schlüsselwörtern, in dem Sie auf Synonyme bzw. andere Suchbegriffe stoßen können).

Weitere Datenbanken

Alle anderen Datenbanken sind entweder schwerer zugänglich oder wenig befriedigend in der Suche. Wichtige Datenbanken sind:

- **EMBASE:** Europäisches „Pendant" zu Medline; enthält mehr europäische und komplementärmedizinische Literatur; kostenloser Zugang z.T. in Universitätsbibliotheken, ansonsten teuer.
- **CINAHL:** Cumulative Index to Nursing and Allied Health Literature; spezialisiert auf pflegewissenschaftliche Literatur, in der auch komplementärmedizinische Themen berücksichtigt werden.
- **Cochrane Library:** Datenbank der Cochrane Collaboration, einem weltweiten Netz von Ärzten und Wissenschaftlern; enthält systematische Übersichtsarbeiten, auch zu komplementärmedizinischen Themen im Volltext, außerdem die umfangreichste Sammlung von randomisierten Studien (nur Zitate und Abstracts); kostenfreier Zugang z.T. an Universitätsbibliotheken, mit starken Einschränkungen übers Internet (www.cochrane.de).
- **CAMBASE:** Internet-Zugriffsmöglichkeit (www.cambase.com) auf mehrere kleinere, deutsche Datenbanken im Bereich Komplementärmedizin; häufig nur Literaturhinweise, z.T. Abstracts; mäßig effiziente Suche wegen der unterschiedlich aufgebauten Ursprungsdatenbanken.
- **MD Anderson Cancer Center:** Hier sind für Patienten und Ärzte Informationen und Literatur einschließlich systematischer Übersichtsarbeiten zu finden. Die Website ist hier besonders in Bezug auf **komplementärmedizinische Tumorbehandlung** hervorzuheben (http://www.mdanderson.org/departments/cimer).
- Die Zeitschrift **FACT (Focus on Alternative and Complementary Therapies)** ist empfehlenswert, um allgemein über den Stand der komplementärmedizinischen Forschung auf dem Laufenden zu bleiben. Sie erscheint vierteljährlich in englischer Sprache und enthält strukturierte Zusammenfassungen und Kommentare zu jeweils ca. 30 aktuellen klinischen Studien zu komplementärmedizinischen Themen, außerdem zahlreiche Literaturhinweise und Kurzzusammenfassungen zu weiteren aktuellen komplementärmedizinischen Studien. Das Abonnement ist jedoch relativ teuer (http://www.ex.ac.uk/FACT/).

3.3 Beispiele zum Stand der Forschung

Im Folgenden werden allgemeine, d.h. nicht spezifisch die Onkologie betreffende Kurzhinweise zum aktuellen Stand der Forschung in den Bereichen Phytotherapie, Akupunktur und Homöopathie gegeben und exemplarisch einige Probleme diskutiert.

3.3.1 Phytotherapie

Hier sind vergleichsweise viele Studien vorhanden, davon über 1000 randomisierte Studien und mehr als 50 systematische Übersichtsarbeiten. Viele Studienergebnisse erscheinen viel versprechend, jedoch sind zweifelsfreie Belege der Wirksamkeit nur für eine begrenzte Zahl von Extrakten vorhanden, z.B. für Johanniskraut bei Depressionen oder Ginkgo bei Störungen der kognitiven Leistungsfähigkeit im Alter.

- Selten klinische Studien zu onkologischen Fragestellungen: mit wenigen Ausnahmen wie der Misteltherapie, und da sind die Ergebnisse nicht eindeutig.

- Schwierige Literatursuche: In Medline oder anderen großen Datenbanken gibt es keine effiziente Suchstrategie für Phytotherapie im Allgemeinen. Daher ist es z. B. nicht möglich, mit einer Kombination der Suchbegriffe „breast cancer“ und „herbal remedies“ zuverlässig die meisten Studien zum Thema zu finden. Vielmehr muss gezielt nach bestimmten Pflanzen (z. B. „mistletoe“ oder „ginkgo“) gesucht werden.
- Fehlender Patentschutz: zentraler Hinderungsgrund für größere Investitionen in die Forschung. D.h., wenn einer der meist mittelständischen Hersteller die Wirksamkeit seines Extrakts durch kostspielige Studien belegt hat, können seine Konkurrenten die Belege ebenfalls benutzen. In den kommenden Jahren ist zu erwarten, dass Phytotherapeutika vermehrt als Nahrungsergänzungsmittel oder traditionelle Arzneimittel angeboten werden, um die kostspielige Zulassung als Medikament zu vermeiden.

3.3.2 Akupunktur

Die Forschungsaktivitäten in der Akupunktur haben in den letzten Jahren stark zugenommen. Die Zahl der randomisierten Studien dürfte mit Sicherheit über 800 liegen, die Zahl der systematischen Übersichtsarbeiten über 50. Aufgrund fehlender Ressourcen sind die meisten Studien jedoch sehr klein; das Risiko falsch-negativer bzw. sehr unpräziser Ergebnisse ist sehr groß.

- Unklare Evidenz für die meisten Indikationen: Akupunkturstudien zu einzelnen Indikationen (z. B. chronische Schmerzen) führen häufig zu widersprüchlichen Ergebnissen. Eindeutig belegt ist lediglich, dass Stimulation des Punktes P6 (mit Akupunkturnadel bzw. Akupressur) gegen postoperatives Erbrechen sowie Zahnschmerzen wirksam ist. Auch in der Behandlung der chemotherapieinduzierten Übelkeit hat sich die Stimulation von P6 in mehreren Studien bewährt; hier sind jedoch noch weitere Studien wünschenswert.
- Problem Placebo: Neben der kleinen Fallzahl gibt es in der Akupunktur-Forschung das große Problem, dass kein eindeutig inertes und gleichzeitig ununterscheidbares Placebo existiert. Zur Kontrolle wurden Techniken wie z. B. „Placebonadeln“, die die Haut nicht penetrieren, angewendet, „Nichtakupunktur-“ oder „nicht-indizierte“ Punkte gestochen sowie ausgeschaltete Laserakupunkturgeräte eingesetzt. Vermutlich sind diese unterschiedlichen Kontrollstrategien ein Grund für die widersprüchliche Studienlage bei vielen Indikationen.

3.3.3 Homöopathie

Über 200 randomisierte Studien und etwa 20 systematische Übersichtsarbeiten liegen vor.

- Geringe Plausibilität: Die häufig verwendeten hohen Verdünnungen in der Homöopathie lassen ihre Wirksamkeit für viele Wissenschaftler wenig plausibel erscheinen. Daher werden in besonderem Maße Placebo-kontrollierte Studien gefordert, die zwar möglich, aber schwierig durchzuführen sind.
- Bisherige Studien sprechen dafür, dass zumindest manche homöopathische Interventionen über einen Placeboeffekt hinaus wirksam sind. Positive Ergebnisse waren jedoch häufig nicht reproduzierbar und die Qualität vieler Studien ist unbefriedigend.
- Forschung ohne Wissensbasis: Viele randomisierte Studien wurden von überzeugten Homöopathen (z. T. in Kooperation mit erfahrenen Methodikern) mit dem Ziel durchgeführt, die wissenschaftliche Öffentlichkeit von der Wirksamkeit der Homöopathie zu überzeugen. Bei der Planung vieler Studien gab es keine empirische Grundlage, auf der sich z. B. die Größe des erwarteten Effekts schätzen ließ, d. h. viele Studien wurden „ins Blaue“ hinein geplant. Erst seit wenigen Jahren werden Studien durchgeführt, die einen Einblick in die Vorgehensweisen und die üblichen Behandlungsergebnisse in der homöopathischen Praxis gewähren.

3.4 Forschungsaktivitäten

3.4.1 Deutschland und Schweiz

Die öffentlichen Mittel für die komplementärmedizinische Forschung sind nach wie vor äußerst begrenzt. Auch die mittelständische Industrie stellt im Bereich der Phytotherapie nur für wenige ausgewählte Extrakte, die Aussicht auf eine Medikamentenzulassung haben, Forschungsmittel zur Verfügung.

Lehrstühle für Naturheilverfahren mit begrenztem Forschungsetat gibt es in Essen, Rostock und Zürich.

Komplementärmedizinische Forschungsgruppen sind an einer Reihe von Universitäten bzw. universitätsnahen Einrichtungen aktiv, z. B. in

- München: Zentrum für naturheilkundliche Forschung der II. Medizinischen Klinik an der TU München (Schwerpunkte: Akupunktur, Ordnungstherapie/Gesundheitstraining, klinische Forschung bzw. Versorgungsforschung)

- Berlin: Institut für Sozialmedizin, Epidemiologie und Gesundheitsökonomie der Charité (Schwerpunkte: Versorgungsforschung, Akupunktur, Homöopathie)
- Freiburg: Universitätsklinik und Institut für Umweltmedizin und Krankenhaushygiene (Schwerpunkte: Innere Medizin, Umweltmedizin, alternative Verfahren)
- Heidelberg: Universitätsklinik (Schwerpunkt: Gynäkologie und Geburtshilfe)
- Nürnberg: Klinikum Nord (Schwerpunkt in der Onkologie).

Darüber hinaus werden immer wieder einzelne klinische Studien in verschiedensten Einrichtungen durchgeführt.

3.4.2 Andere europäische Länder und USA

In Europa ist ähnlich bzw. noch ausgeprägter als in Deutschland die öffentliche Förderung begrenzt. In Großbritannien werden jedoch aufgrund der besonderen Struktur des Gesundheitssystems und der stark durch empirische Forschung geprägten Wissenschaftskultur vergleichsweise viele hochwertige Studien zu komplementärmedizinischen Themen durchgeführt.
Seit mehreren Jahren wird in den USA die Forschung zur Komplementärmedizin massiv aus öffentlichen Mitteln gefördert. Das Budget der nationalen Koordinationsstelle NCCAM (National Center of Alternative and Complementary Medicine; http://www.nccam.nih.gov/), die zu den NIH (National Institutes of Health) gehört, betrug im Jahr 2002 über 100 Mio. Dollar. Unterstützt wurden u.a. Forschungszentren, die krankheitsbezogene Schwerpunkte haben und entsprechende Grundlagen- und klinische Forschung betreiben. Außerdem werden mit den Mitteln Großstudien zu einzelnen Themen und Lehrprogramme für die Forschung gefördert. Das NCCAM kooperiert auch mit dem National Cancer Institute. Im Bereich der Onkologie werden z.B. „best cases“ (gut dokumentierte Einzelfallberichte von erfolgreich verlaufenen Behandlungen) gesammelt.

Literatur

1 Ernst E (Hrsg.): Praxis Naturheilverfahren. Springer, Berlin, 2004
2 Greenhalgh T: Einführung in die Evidence-based Medicine. Huber, Bern, 2000
3 Lewith G, Jonas WB, Walach H (Hrsg.): Clinical research in complementary medicine. Principles, problems and solutions. Churchill Livingstone, Edinburgh, 2002
4 Linde K, Vickers A, Hondras M, ter Riet G, Thormählen J, Berman B, Melchart D: Systematic reviews of complementary therapies – an annotated bibliogaphy. Part I: Acupuncture. BMC Complementary and Alternative Medicine, 2002;1: Dokument 3 (frei zugänglich im Internet unter http:/www.biomedcentral.com/1472-6882/1/3)
5 Linde K, ter Riet G, Hondras M, Vickers A, Saller R, Melchart D: Systematic reviews of complementary therapies – an annotated bibliogaphy. Part II: Herbal medicine. BMC Complementary and Alternative Medicine, 2002;1: Dokument 5 (frei zugänglich im Internet unter http:/www.biomedcentral.com/1472-6882/1/5)
6 Linde K, Hondras M, Vickers A, ter Riet G, Melchart D: Systematic reviews of complementary therapies – an annotated bibliogaphy. Part III: Homeopathy. BMC Complementary and Alternative Medicine, 2002;1: Dokument 4 (frei zugänglich im Internet unter http:/www.biomedcentral.com/1472-6882/1/4)

4 Konventionelle Diagnostik

Ben Pfeifer, Dirk Pickuth, Nadja Prang, Jan C. Preiß, Joachim Preiß

4.1 Anamnese

Jan C. Preiß

4.1.1 Ziele

Die Anamnese beim ersten Kontakt mit einem neuen Patienten leistet mehrere Aufgaben. Der Patient soll die Gelegenheit erhalten, seine subjektiven Beschwerden vorzutragen. Dies ist ein wichtiger Informationsgewinn für die Diagnosestellung. Im ärztlichen Interview soll aber auch ein vertrauensvolles Arzt-Patienten-Verhältnis aufgebaut werden; Arzt und Patient müssen gemeinsam den Behandlungsauftrag definieren.
Beim ersten Patientenkontakt sollte immer eine vollständige Anamnese erhoben werden. Im Weiteren interessieren vor allem Veränderungen zum Vorbefund, d.h. neu aufgetretene Symptome oder Veränderungen der vorbeschriebenen Symptome. Den Kern stellt eine Beurteilung des Verlaufs und der Therapieverträglichkeit dar. Bei Verlaufsuntersuchungen werden u.U. Fragen angesprochen, die beim ersten Mal noch unbeantwortet blieben.

4.1.2 Anamnese

Aktuelle Beschwerden

Die Anamnese sollte mit offenen Fragen eingeleitet werden. Dies bringt den Patienten dazu, Dinge zu berichten, die bei einer Gesprächsführung mit rein geschlossenen Fragen nicht thematisiert worden wären.
Die einzelnen Beschwerden können systematisch charakterisiert werden:

- Ort der Beschwerden, evtl. Ausstrahlung
- Erstmaliges Auftreten (wann war noch alles in Ordnung)
- Episodisch versus dauerhaft
- Zeitpunkt und Periodik (Dauer einzelner Episoden)
- Zunehmend oder abnehmend
- Lindernde und verschlimmernde Faktoren
- Begleiterscheinungen
- Bei Schmerzen zusätzlich
  - Qualität: brennend, stechend, dumpf
  - Quantität: z.B. VAS (visuelle Analogskala): Stärke von 0 bis 10
- Reaktion des Patienten auf die Beschwerden:
  - Worin sieht er selbst die Ursache?
  - Warum kommt er zum Arzt?
  - Inwiefern beeinflussen ihn die Beschwerden?

Krankheitsvorgeschichte

- Vorerkrankungen: Diagnosedatum, bisherige Diagnostik und Therapie, derzeitiger Stand
- Voroperationen

Häufige Erkrankungen wie Bluthochdruck, Diabetes mellitus, koronare Herzkrankheit etc. explizit abfragen, da sie von den Patienten häufig vergessen werden.

Medikamenten- und Drogenanamnese

- Medikamente: seit wann, Dosierung, Wirkung, Nebenwirkungen; unbedingt den Patienten auch nach naturheilkundlichen Medikamenten, Vitaminen oder anderen frei verkäuflichen Präparaten fragen
- Nikotin, Alkohol, andere Drogen
- Allergien und Medikamentenunverträglichkeiten

Familienanamnese

Tumorleiden in der Familie (z.B. Brust- und Ovarialkarzinom, kolorektale Adenome / Karzinome, Prostatakarzinom, endokrinologische Tumoren)

Sozialanamnese

- Beruf: Exposition mit toxischen bzw. mutagenen Substanzen
- Ehestatus, Kinder
- Vorhandensein und Inanspruchname von Unterstützung durch das soziale Umfeld

Sinnvoll ist auch eine Schilderung eines typischen Tagesablaufs und wie die Krankheit darauf Einfluss nimmt.

Systemanamnese

Im deutschen Sprachraum ist es üblich, eine „Vegetativanamnese" zu erheben, die vegetative Funktionen wie Miktion, Schlaf etc. erfasst. Krebs ist eine Systemerkrankung. Daher ist diese Vegetativanamnese nicht ausreichend. Zur onkologischen Anamnese gehört eine vollständige Systemanamnese, die **alle Körpersysteme** abfragt, die z. B. von einer Metastasierung oder paraneoplastischen Syndromen befallen sein können. Ebenso kann man sich so über unerwünschte Wirkungen der Therapie orientieren.

Allgemeines

Leistungsfähigkeit, Fieber, Nachtschweiß, ungewollter Gewichtsverlust (> 10 % in 6 Monaten), Schlaf, gehäufte Infekte.

HNO

Heiserkeit, Schluckstörungen, Globusgefühl.

Herz, Kreislaufsystem

Atemnot, Belastbarkeit, Ödeme, Herzrasen, Flush-Symptomatik.

Lunge

Atemnot, Husten, Sputum, Lungenentzündung in letzter Zeit.

Gastrointestinaltrakt

Bauchschmerzen, Appetit, Übelkeit/Erbrechen, Sodbrennen, Diarrhö, Obstipation, Schmerzen bei der Defäkation, Blut im Stuhl, Stuhlverfärbung, Ikterus, letzte Koloskopie.

Urogenitaltrakt

- Unterleibsschmerzen, Dysurie, Hämaturie, Pollakisurie, HIV-Test, ungeschützter Geschlechtsverkehr
- Bei Frauen: Letzte Monatsblutung, Zahl der Schwangerschaften und Geburten, vaginaler Ausfluss oder Blutung, Pruritus im Genitalbereich, Fremdkörpergefühl, Brennen, letzte Zervixzytologie

Bewegungsapparat

Rücken-, Glieder-, Knochen-, Gelenkschmerzen, Auftreten neuer Hautveränderungen (auch unspezifische Rötung), Juckreiz.

Hämatopoetisches System

Dyspnoe, Petechien, ungewöhnlich starkes/langes Bluten bei Verletzungen.

ZNS, Psyche

Kopfschmerzen, Sehstörungen, Gefühlsstörungen, Lähmungserscheinungen, Zittern, Sprachstörungen, Gleichgewichtsstörungen, Krampfanfälle, Stimmungsschwankungen.

4.2 Klinische Untersuchung

Jan C. Preiß

4.2.1 Allgemeiner Eindruck

- Beurteilung von Bewusstsein, Orientierung
- Ernährungs- und Allgemeinzustand, z. B. ausgedrückt als Karnofsky- oder WHO-Index
- Inspektion: Anämie, Kachexie, Ikterus, Zyanose
- Vitalzeichen: Puls, Blutdruck, Temperatur, Atemfrequenz

4.2.2 Spezielle Untersuchungen

Lymphknotenstatus

- Zahl, Größe (> 1,5 cm), Konsistenz (hart), nicht verschieblich, schmerzhaft
- Lokalisation: retroaurikulär, zervikal, supra-, infraklavikulär, axillär, kubital, inguinal, popliteal

Kopf

- Konjunktiven: Gefäßinjektionen, Entzündungszeichen
- Mundschleimhäute, Rachenring: Entzündungszeichen
- Pigmentierung von Mundschleimhaut und perioral (Peutz-Jeghers-Syndrom)

Hals

- Beweglichkeit
- Schilddrüse: Größe, verschieblich, Tumor
- Halsvenen: Stauung

Rumpf

- Inspektion der Haut: Hautturgor, Naevi, Effloreszenzen, Rötung, Leberhautzeichen, sonstige Hautveränderungen
- Brustuntersuchung: Rötung, Einziehung, Sekret, Tumor

Lunge

- Brustkorbexkursion: Ausmaß, Symmetrie
- Perkussion: Klopfschall, Lungengrenzen
- Auskultation: Atemgeräusch, Pleurareiben

Herz

Auskultation: Rhythmus, Frequenz, Herztöne und -geräusche

Abdomen

- Druckschmerz, Abwehrspannung
- Tumor
- Lebergröße (in cm), -konsistenz und -oberfläche
- Milzgröße (wenn tastbar)
- Aszites
- Auskultation: Darmgeräusche

Rektale Untersuchung

- Tumor
- Konsistenz der Prostata
- Test auf okkultes Blut im Stuhl

Wirbelsäule

Beweglichkeit, Klopfschmerz

Nierenlager

Klopfschmerz

Genitalorgane

- Hodenschwellung
- Maldescensus testis

Extremitäten

- Beweglichkeit
- Ödeme: Stärke, Ausdehnung
- Thrombosezeichen
- Gelenkschwellungen

Gefäßsystem

- Palpation der peripheren Pulse
- Auskultation: Strömungsgeräusche

ZNS

- Hirnnerven
- Kraft
- Sensibilität
- Reflexe
- Koordination

Psyche

- Stimmung: Grundstimmung, labil, angemessen
- Suizidgefährdung: suizidale Gedanken direkt ansprechen

4.3 Labordiagnostik

Joachim Preiß, Ben Pfeifer

4.3.1 Tumormarker

Zur Primärdiagnostik und besonders in der Nachsorge maligner Erkrankungen ist der Nachweis von Tumormarkern im Serum ein wichtiges Hilfsmittel. Es ist dabei zu unterscheiden zwischen Hormonen und Serumenzymen, die Hinweise auf Befall eines bestimmten Organs geben, und den „Tumormarkern" im engeren Sinne. Die Indikationen und Regeln zu ihrer Bestimmung sind nachfolgend aufgeführt.

Indikationen

- **Screening** zur Vorsorge: nur PSA beim Prostatakarzinom (Kosten werden derzeit nicht von allen Krankenkassen übernommen)
- Abschätzung der **Tumormasse** und als **prognostisches Kriterium**: sehr vage, weil nur eine statistische Korrelation besteht, im Einzelfall eine Prognose jedoch nicht möglich ist
- Exaktes **Staging** bei Hodenkarzinomen (TNM-S-Klassifikation); LDH, AFP und HCG tragen zur Differenzialdiagnose und Therapieentscheidung bei
- Parameter für die **Radikalität der Operation**: ein fehlender Abfall auf den Normwert spricht für Resttumor/Metastasen; die HWZ im Serum ist bei engmaschiger Kontrolle zu beachten!
- **Erfolgsbeurteilung** einer Chemo- oder Radiotherapie: primärer Anstieg aufgrund von Tumorzellschädigung und dadurch bedingter Freisetzung der Tumormarker, anschließender Abfall in Relation zur Tumorrückbildung

> Im Rahmen der Nachsorge werden Tumormarker zwar häufig bestimmt, der klinische Wert ist jedoch sehr zweifelhaft. Ein negativer Tumormarker schließt ein Rezidiv nicht aus. Bei einem Beschwerdefreien Patienten ist eine erhöhte Tumormarker – ohne Nachweis des Rezidives oder einer Metastasierung – keine Indikation zu einer palliativen Therapie. Ein ansteigender Tumormarker führt „nur" zu einer starken Beunruhigung des Patienten. Ausnahme: Nachsorge eines Hodenkarzinom (Bestimmung von AFP, HCG, PALP, LDH) → kurative Therapiemöglichkeit bei Metastasen!

Regeln

- Die Bestimmungen von Tumormarkern als Screeningmaßnahme sind sinnlos, mit Ausnahme der PSA-

Bestimmung zur Früherkennung des Prostatakarzinoms. Mit Ausnahme des letzteren ist ein erhöhter Tumormarker kein Zeichen einer Früherkennung, ein normaler Marker schließt einen Tumor nicht aus.
- Die gezielte Indikation und die Auswahl der Marker ersparen hohe Kosten.
- Ein positiver Marker reicht als Verlaufsparameter.
- Spezifität und Sensitivität der Marker sind zu beachten. Wenige Tumormarker sind organspezifisch, ein Anteil von Tumoren (ca. 20 %) sezernieren keinen Tumormarker.

Einteilung

Enzyme oder Isoenzyme

Haben eine geringe Spezifität und Sensitivität.

- **γ-GT:** bei Lebermetastasen
- **LDH:** bei metastierenden Tumoren, Leukämie, Verlaufsparameter bei Hodenkarzinom
- **Alkalische Phosphatase (AP):** bei Osteosarkom, anderen Knochentumoren, Skelettmetastasen
- **Saure Phosphatase (SP):** bei Prostatakarzinom
- **Serum-Amylase:** Pankreaskarzinom
- **Neuronspezifische Enolase (NSE):** bei kleinzelligem Bronchialkarzinom, neuroendokrinen Tumoren

Hormone, Proteine

Haben eine hohe Spezifität und Sensitivität.

- Auch bei paraneoplastischen Syndromen, v. a. beim kleinzelligen Bronchialkarzinom (ACTH, ADH)
- **Humanes Choriongonadotropin (β-HCG):** bei Keimzelltumoren, Seminomen, Chorionkarzinom, Blasenmole, Pankreaskarzinom, Ovarialkarzinom
- **Thyreoglobulin (TGB):** bei papillärem Schilddrüsenkarzinom
- **Calcitonin:** bei medullärem Schilddrüsenkarzinom (C-Zellkarzinom)
- **Parathormon (PTH):** bei paraneoplastischen Syndromen
- **Bence-Jones-Proteine (BJP):** bei multiplem Myelom
- **Monoklonale Immunglobuline (IGM):** bei Makroglobulinämie Waldenström
- **Ferritin:** bei malignen Neoplasien des lymphatischen Systems (Morbus Hodgkin), Bronchial-, Endometriumkarzinom
- **β_2-Mikroglobulin:** bei malignen Neoplasien des lymphatischen Systems
- **Insulin, Glukagon, Gastrin:** bei neuroendokrinen Tumoren des Pankreas, Magens
- **Chromogranin A:** bei peripheren neuroendokrinen Tumoren

Tumorantigene

Tumorstoffwechselprodukte oder tumorassoziiert mit unterschiedlicher Spezifität sowie hoher Sensitivität.

- **Onkofetale Antigene:**
  - **Karzinoembryonales Antigen (CEA):** bei gastrointestinalen Tumoren, Bronchial-, Mammakarzinom, Lebertumoren (primäre Tumore, Metastasen)
  - **α1-Fetoprotein (AFP):** bei Leberzellkarzinom, Keimzelltumoren
- **Carbohydratantigene:**
  - **CA 125:** Ovarialkarzinom
  - **CA 15 – 3:** bei Mamma-, Pankreaskarzinom
  - **CA 19 – 9:** bei Magen-, Pankreas-, hepatobiliärem Karzinom
  - **CA 50:** bei gastrointestinalen Tumoren, Pankreaskarzinom
  - **CA 72 – 4:** Magen-, muzinöses Ovarialkarzinom
- **Proliferationsantigen:**
  - **Tissue polypeptide antigen (TPA):** bei Mamma-, Bronchial-, Ovarial-, Prostatakarzinom, gastrointestinalen Tumoren
  - **Tissue polypeptide specific antigen (TPS):** zur Kontrolle des Therapieerfolges beim Mamma-, Ovarialkarzinom
- **Tumorassoziierte Antigene:**
  - **Prostataspezifisches Antigen (PSA):** bei Prostatakarzinom
  - **Squamous cell carcinoma antigen (SCC):** bei Plattenepithelkarzinomen von Lunge, Zervix, Ösophagus, im HNO-Bereich
  - **Mucin-like carcinoma-associated antigen (MCA):** bei Muzin produzierenden Tumoren, z. B. Mammakarzinom
  - **Fragment des Cytokeratins 19 (CYFRA 21 – 1):** bei Blasen-, nicht kleinzelligem Bronchialkarzinom

4.3.2 Hämatologische Befunde

Erhöhte Werte

- **Erythrozyten** (Hämatokrit > 50 %): selten bei Nierenkarzinomen

- **Thrombozyten:** unspezifisch bei vielen Tumorerkrankungen, evtl. Zeichen einer Knochenmarkinfiltration
- **Leukozyten** mit pathologischer Linksverschiebung: Zeichen einer Knochenmarkinfiltration mit Aufhebung der Knochenmark/Blutbarriere → karzinogene Myelose (DD: Chronisch myeloische Leukämie, Osteomyelofibrose)

Erniedrigte Werte

- **Erythrozyten**
  - Mit Mikrozytose und Hypochromasie (MCV und MCHC erniedrigt): Zeichen einer Eisenmangelanämie (Eisenverlust durch Blutung bei jungen Frauen physiologisch durch die Menstruation, pathologisch meist aus Blutungsquellen des GIT) → Ferritin ↓ → Therapie: Eisensubstitution und Abklärung/Sanierung der Blutungsquelle; DD ist eine sideroachrestische Anämie (z. B. Thalassämie) abzuklären (Ferritin und Eisen n-↑)
  - Mit normalem MCV und MCHC:
    a) Zeichen eines fortgeschrittenen Tumorleidens mit Verminderung von Apoferritin (Transportprotein für Eisen), dadurch erniedrigtes Serumeisen ohne Eisenmangel → Ferritin nicht erniedrigt → Eisentherapie sinnlos
    b) Zeichen einer Knochenmarkinfiltration und Verdrängung der Myelopoese (Hämoblastosen, Prostatakarzinom)
    c) Nebenwirkung der zytostatischen Therapie
    d) Nebenwirkung einer ausgedehnten Strahlentherapie mit radiogener Zerstörung des Blut bildenden Knochenmarks
- **Leukozyten und Thrombozyten:** Knochenmarkinfiltration und/oder therapiebedingt durch Zytostatika und/oder Strahlentherapie, selten durch ein Hyperspleniesyndrom bei Splenomegalie (CLL, Osteomyelofibrose, Leberzirrhose)

4.4 Bildgebende Verfahren

Dirk Pickuth

In der folgenden Übersicht werden die **entscheidenden** diagnostischen und differentialdiagnostischen radiologischen Kriterien für die **wichtigsten** Tumoren und die **häufigsten** Metastasen besprochen.

4.4.1 Mammakarzinom

Mammographie

- Primäre Zeichen:
  - Suspekter Mikrokalk: polymorph, grobgranulär, V-/Y-förmig, straßenförmig oder segmental angeordnet, > 5 Mikroverkalkungen in 2 Ebenen
  - Suspekte Verdichtung: sternförmig (→ zellarme Karzinome), knollig (→ zellreiche Karzinome), unscharf begrenzt, strahlenförmige Ausläufer, umschriebene Architekturstörung
- Sekundäre Zeichen: erweiterter Milchgang, Hauteinziehung bzw. -verdickung, Mamillenretraktion, vergrößerte Lymphknoten, asymmetrischer Drüsenkörper

Sonographie

- Echoarme Binnenstruktur
- Unregelmäßiger Randsaum
- Dorsaler Schallschatten
- Senkrechte Tumorachse
- Gestörte Umgebungsarchitektur
- Fehlende Verschieblichkeit

MRT

- Invasive Karzinome: meist starkes, frühzeitiges, fokales Enhancement
- Einzelne lobuläre oder diffuse Karzinome: geringes Enhancement
- Nicht invasive Karzinome: teilweise wie invasive Karzinome, teilweise Überlappung mit mastopathischem Enhancement

> In röntgendichtem Gewebe werden 10–15 % der Karzinome nur dadurch entdeckt, dass sie tastbar sind. Zur Mammadiagnostik gehört daher immer auch eine sehr sorgfältige Palpation.

4.4.2 Benigne Uterustumoren

Leiomyom

Sonographie

Echoarme Raumforderung

CT

Hypodense Raumforderung

MRT

T1 isointense, T2 meist hypointense Raumforderung

> Zysten, Nekrosen und Verkalkungen sind mit allen Verfahren nachweisbar.

4.4.3 Maligne Uterustumoren

Korpuskarzinom

Endosonographie

Endometrium > 8 – 10 mm

MRT

- T1 signalgleich, T2 variabel
- Unterbrochene Junktionalzone als Kriterium für tiefe Myometriuminfiltration

Zervixkarzinom

MRT

- T2 hyperintense Raumforderung
- Unregelmäßige Kontur der Zervix bei Organüberschreitung
- Parametrane Raumforderung und obliterierte Fettgewebsschichten als Kriterien für parametrane Infiltration
- Vaginale Infiltration schlechter beurteilbar als parametrane Infiltration oder lymphonodale Metastasierung

Differenzierung Narbe / Rezidiv

- In den ersten 6 Monaten nach Operation / Radiotherapie schwierig
- Fehlinterpretation durch reparative Vorgänge, Ödeme oder entzündliche Veränderungen

MRT

- T2 nach 12 Monaten: Narbe hypointens, Rezidiv hyperintens
- Kontrastmitteldynamik: starkes und schnelles Enhancement des Rezidivs
- Rezidive meist im Scheidenstumpf lokalisiert

4.4.4 Benigne Ovarialtumoren

Zystadenom

- Serös: mit wasserähnlichem Inhalt, häufig Verkalkungen, in 20 % bilateral
- Muzinös: mit eiweißreichem Inhalt, keine Verkalkungen, in 5 % bilateral
- Bildgebende Diagnostik mit Endosonographie und MRT

Dermoidzyste

- Fettgewebe und Verkalkungen
- Schichtungsphänomen durch zystische und solide Anteile
- 15 % bilateral
- Bildgebende Diagnostik mit Endosonographie und MRT

4.4.5 Maligne Ovarialtumoren

Ovarialkarzinom

- Malignitätskriterien: Größe > 4 cm, Wanddicke > 3 mm, Septen > 3 mm, solide oder semisolide Raumforderung, Nekrosen, Aszites, Metastasen
- Metastasennachweis vorzugsweise durch CT im Abdomen und MRT im Becken

Ovarialmetastasen

- Meist von Mamma- oder gastrointestinalen Karzinomen (Krukenberg-Tumoren)
- Ovarielle Raumforderung, peritoneale Implantate, Aszites

4.4.6 Lungenrundherde

Röntgen-Thorax, CT

- Differentialdiagnose **solitärer Rundherde** im Röntgen-Thorax bzw. im CT:
  - Häufig: Tuberkulom, Bronchialkarzinom, Metastase, Hamartom, Interlobärerguss
  - Selten: Abszess, Aspergillom, Adenom, arteriovenöse oder bronchogene Zyste, Echinokokkuszyste, Infarkt, Lymphknoten
  - Extrathorakale Rundherde (Mamille, Hauttumoren)
- Differentialdiagnose **multipler Rundherde** im Röntgen-Thorax bzw. im CT:
  - Kleine Herde: Miliartuberkulose, Sarkoidose, Histiozytosis X, Silikose, Metastasen
  - Mittelgroße Herde: bronchogene Tuberkulose, Metastasen, peripheres Kaposi-Sarkom
  - Große Herde: Metastasen, Wegener-Granulomatose, Lymphom
- Kennzeichen **maligner solitärer Rundherde** im CT:
  - Satellitenherde
  - Nekrosezonen
  - Spiculae
  - Bronchuszeichen (Bronchiolus in Kontakt zur Läsion)

- Rigler-Nabelzeichen (Kontureinziehung an der Eintrittsstelle des Tumor versorgenden Gefäßes)
- Gefäßzeichen (Lungenvenenast in Kontakt zur Läsion)
- Pleuraretraktion
- Pleuraverdickung
- Milchglastrübung

4.4.7 Benigne oder semimaligne Lungentumoren

Adenom

- 80% zentrale Lage: Bronchialobstruktion mit poststenotischer Pneumonie oder Atelektase
- 20% periphere Lage: solitärer Rundherd

Hamartom

Rundherd mit puffreisartigen Verkalkungen

Lipom

Rundherd mit fettäquivalenten Dichtewerten im CT

Karzinoid

Rundherd mit endobronchialem Wachstum

4.4.8 Maligne Lungentumoren

Bronchialkarzinom

Röntgen-Thorax, CT

- **Zentrales Bronchialkarzinom mit endobronchialem Wachstum:**
  - Hypoperfusion
  - einseitig vermehrte Lungentransparenz
  - Hilusverkleinerung durch Minderdurchblutung
  - Lokale Lungenüberblähung durch exspiratorische Ventilstenose
  - Therapieresistente Pneumonie oder Atelektase durch Bronchusstenose
- **Zentrales Bronchialkarzinom mit extrabronchialem Wachstum:**
  - Einseitige Hilusvergrößerung
  - Konvexe Hilusaußenkontur
  - Perihiläre Infiltration
- **Peripheres Bronchialkarzinom:**
  - Rundliche Verdichtung mit unscharfer Kontur
  - Pleurafinger
  - Rigler-Nabelzeichen
  - Corona radiata
  - Tumorhöhle mit unregelmäßig verdickter Wand bei Einschmelzung
  - Verkalkungen am Karzinomrand möglich, meist bei vorbestehendem tuberkulösen Granulom
- **Pancoast-Tumor:**
  - Sonderform mit Thoraxwandinfiltration bzw. Rippenarrosion
- **Bronchoalveoläres Karzinom:**
  - Solitärer Rundherd oder multiple disseminierte Rundherde oder diffuse Infiltration

Lungenmetastasen

- Solitärer/multiple **Rundherd(e)** oder miliare Aussaat:
  - Am häufigsten in unteren, besser perfundierten Lungenabschnitten und mit Bezug zur Pleura bzw. zum Gefäßbaum
  - Einschmelzung: primär selten, sekundär im Rahmen einer Chemotherapie möglich
  - Klein: Mammakarzinom, Schilddrüsenkarzinom, Prostatakarzinom
  - Groß: Hodentumor, malignes Melanom, Nierenkarzinom
  - Verkalkt: Osteosarkom, Chondrosarkom, Schilddrüsenkarzinom
- **Lymphangiosis carcinomatosa:**
  - Verdickte Interlobulärsepten
  - Retikuläre Zeichnungsvermehrung
  - Vergrößerte Hiluslymphknoten
  - Oft seitenbetont
  - HR-CT (High resolution-CT): perlschnurartige Verdichtungen entlang der bronchovaskulären Bündel

Malignes Lymphom

Röntgen-Thorax, CT

- Infiltrate oder Bild der Lymphangiosis carcinomatosa oder Rundherde
- Schornsteinförmig verbreitertes Mediastinum
- Bihiläre Lymphadenopathie

Sonographie

- Vergrößerte, runde, echoarme, inhomogene Lymphknoten
- Fehlender Hilusreflex
- Pathologische Vaskularisation
- Peripheres Gefäßmuster
- Resistenzindex > 0,7
- Pulsatilitätsindex > 1,8

Kaposi-Sarkom

- Zentrale interstitielle Form oder periphere noduläre Form oder Mischtyp
- Unscharfe Tumorränder mit flammenartigen Ausläufern (Wunderkerzen-Zeichen)

4.4.9 Pleuratumoren

Pleuraschwiele

- Ursache: Pleuropneumonie, Pleuraerguss, Pleuraempyem, Lungenembolie, Pneumothorax, Hämatothorax, Pneumokoniose, Tuberkulose
- Flächige Pleuraverdickung
- Bei basaler Lage auch Zwerchfelladhäsion
- Verziehungen und Schrumpfungen der Nachbarorgane

Pleuraplaques

- Durch Asbestexposition, Hämatothorax, Tuberkulose
- Röntgen-Thorax, CT: Pleuraverdickungen

Benigne Pleuratumoren

- Zum Beispiel Lipom, benignes Pleuramesotheliom, Fibrom
- Röntgen-Thorax, CT: Pleuraverdickungen

Maligne Pleuratumoren

- Primäre Tumoren: malignes Pleuramesotheliom
- Sekundäre Tumoren: Pleurakarzinose durch Bronchialkarzinom, Mammakarzinom, gynäkologische und gastrointestinale Malignome
- Knotige oder flächige Pleuraverdickungen
- „Gefesselte" Lunge
- Verkleinerter Hemithorax
- Keine Verkalkungen
- Mediastinale und hiläre Lymphknotenvergrößerungen
- Pleuraerguss oft als Frühzeichen

> Weitere Differentialdiagnosen pleuraler Raumforderungen: abgekapselter Pleuraerguss, Pleuraschwiele, Thoraxwandtumor, peripherer Lungentumor.

4.4.10 Mediastinaltumoren

Differentialdiagnose nach Lokalisation:

- **Vorderes Mediastinum:** Struma, Nebenschilddrüsenadenom, Thymustumoren (Thymom, Thymolipom, Thymuszysten), Lymphome (Morbus Hodgkin, Non-Hodgkin-Lymphome), Keimzelltumoren (Dermoidzysten, Teratom, Seminom, Chorionkarzinom, Endodermalsinustumor), Lipom, Lipomatose (Morbus Cushing, Steroidtherapie, Adipositas), Hämangiom, Lymphangiom, Perikardzysten, Morgagni-Hernie
- **Mittleres Mediastinum:** maligne Lymphknotentumoren (Lymphome, Leukämie, Metastasen), benigne Lymphknotenvergrößerung (Infektionskrankheit, benigne Hyperplasie = Castleman-Syndrom, Sarkoidose), Trachealtumor, Hiatushernie, Ösophagustumor, -divertikel, -achalasie, -zysten, bronchogene Zysten, vaskuläre Raumforderungen (Dilatation von Aorta, Truncus pulmonalis, V. cava superior, V. azygos)
- **Hinteres Mediastinum:** neurogene Tumoren (bei Kindern Neuroblastom, Ganglioneurom; bei Erwachsenen Neurofibrom, Neurolemmom), Meningozele, Wirbelkörpertumoren, Bochdalek-Hernie

4.4.11 Ösophagustumoren

Benigne Ösophagustumoren

Leiomyom, Lipom

Maligne Ösophagustumoren

Plattenepithelkarzinom, Adenokarzinom

Röntgen-Thorax

- Polypös: polypöse Raumforderung
- Ulzerierend: unregelmäßige Schleimhautdefekte
- Zirrhös: diffuse Wandstarre
- Prästenotische Dilatation bei endophytischem Wachstum

CT

Infiltration von Aorta, Tracheobronchialsystem und Perikard nachweisbar

4.4.12 Magenulkus (☞ Tab. 4.4-1)

> **!** Ein Magenulkus immer histologisch abklären!

Tab. 4.4-1: Differentialdiagnostische Hinweise beim Magenulkus

	Eher benigne	Eher maligne
Bevorzugte Lage	Kleine Kurvatur	Große Kurvatur
Profilbild (Röntgen)	• Ulkus außerhalb der Magenkontur • Glatter Ulkusrand • Hampton-Linie: Aufhellungslinie zwischen Ulkushals und -krater durch aufgeworfene Mukosa am Eingang zum Ulkus • Ulkusfinger	• Ulkus innerhalb der Magenkontur • Unregelmäßiger Ulkusrand • Keine Hampton-Linie • Wandstarre
Aufsichtsbild (Röntgen)	• Glattes Kontrastmitteldepot • Faltenkonvergenz	• Unregelmäßiges Kontrastmitteldepot • Faltenabbrüche

4.4.13 Magentumoren

Magenpolyp

Röntgen

- Glatte Oberfläche
- Breitbasig aufsitzend oder gestielt
- Profilbild: Wanddefekte
- Aufsichtsbild: in das Magenlumen hineinragende Raumforderung
- Malignomverdächtig bei unregelmäßiger Oberfläche, Durchmesser > 1 cm und eingezogener Basis → histologische Abklärung erforderlich!

Magenfrühkarzinom

Röntgen

- Vorgewölbte, oberflächliche oder eingesenkte Form
- Beschränkung auf Mukosa und Submukosa, unabhängig von Größe und Lymphknotenmetastasierung

Magenkarzinom

Röntgen

Polypöse, schüsselförmige, infiltrierend-ulzeröse oder diffus-infiltrierende Form

4.4.14 Dünndarmtumoren

Metastasen, Peritonealkarzinose, Karzinom, Sarkom, Lymphom, Karzinoid, hyperplastische Polypen (Cronkhite-Canada-Syndrom), adenomatöse Polypen (Gardner-Syndrom), polypöse Hamartome (Peutz-Jeghers-Syndrom), seltene mesenchymale Tumoren

4.4.15 Kolonpolypen

Hyperplastische Polypen, Adenome (tubulär, villös, tubulovillös), juvenile Polypen, mesenchymale Tumoren

Kolonkontrasteinlauf

- Nach oberflächlicher endoskopischer Biopsieentnahme ohne Latenzzeit durchführbar
- Nach tiefer endoskopischer Biopsieentnahme und Polypektomie Latenzperiode einhalten, da sonst Gefahr von Perforation, intramuraler Kontrastmittelextravasation oder venöser Kontrastmittelintravasation

4.4.16 Kolonkarzinom

- Zur Differenzierung der Wachstumsart Röntgen, zur Rezidivdiagnostik CT, MRT und PET geeignet
- Diagnosesicherung mittels Biopsie

Röntgen

- Exulzerierend: Stenose, überhängende Ränder, breite Schleimhautulzerationen, Spiculae
- Polypoid: in das Darmlumen hineinragende Raumforderung, breite Basis, unregelmäßige Kontur

CT, MRT

Tumorgewebe mit Enhancement, Narbengewebe ohne Enhancement

PET

Mehranreicherung von ^{18}F-Desoxyglukose

4.4.17 Benigne solide Lebertumoren

Hämangiom

Sonographie

- Typisch echoreiche, scharf begrenzte Raumforderung
- Veränderung der Echogenität durch Thrombosierung, Fibrosierung, Verkalkung
- DD: echoreiche Metastase, hepatozelluläres Karzinom bei bekannter Leberzirrhose

CT

- Hypodense Raumforderung
- „Irisblendenphänomen"
- „Poolingphänomen"
- Verzögertes Enhancement

MRT

T1 signalarm, T2 signalreich und „Glühbirnenphänomen"

Szintigraphie

- Blutpoolszintigraphie (^{99m}Tc-Erythrozyten): Perfusionsphase mit verminderter, Blutpoolphase mit vermehrter Speicherung
- PET (^{18}F-Desoxyglukose): Speicherdefekt

Angiographie

> 30 Sek. Kontrastmitteldepot

Fokal-noduläre Hyperplasie (FNH)

Sonographie

- Angedeutet echoarme, manchmal gestielte Raumforderung
- Arterielle Signale

CT

- Hypodense Raumforderung
- Früharterielles Enhancement
- Frühes Washout
- Zentrale Narbe

MRT

- T1 signalgleich
- T2 signalgleich mit signalreicher Narbe
- Nach SPIO (superparamagnetische Eisenoxide): T2-Enhancement mit prominenter signalreicher Narbe

Szintigraphie

Leberfunktionsszintigraphie (^{99m}Tc-HIDA): Perfusionsphase und Exkretionsphase mit vermehrter Speicherung

Angiographie

Radspeichenmuster

Adenom

Sonographie

- Angedeutet echoreiche Raumforderung
- Zentrale venöse Signale

CT

- Hypodense Raumforderung
- Hyperdense Blutungsanteile
- Nekrosen
- Rupturen

MRT

- T1 signalreich (Fett- und Glykogenanteile)
- T2 signalgleich
- Nach SPIO (superparamagnetische Eisenoxide): T2 leichtes Enhancement

4.4.18 Maligne Lebertumoren

Hepatozelluläres Karzinom

Sonographie

- Meist echoarme, schlecht abgrenzbare Raumforderung
- Arterielle Signale

CT

- Bei stark vaskularisierten Tumoren in der Frühphase starkes Enhancement, in der Spätphase isodens
- Bei schwach vaskularisierten Tumoren protrahiertes Enhancement
- Bei kleinen und multifokalen Karzinomen verbesserte Diagnostik durch CTA (CT-Angiographie)

MRT

- T1 signalgleich bis signalreich (Glykogenvermehrung, fettige Degeneration, Einblutung)
- T2 inhomogen signalreich
- Nach SPIO (superparamagnetische Eisenoxide): T2 abhängig vom Differenzierungsgrad kein oder wenig Enhancement

Fibrolamelläres Karzinom

CT

- Glatte Begrenzung
- Zentrale Verkalkungen

Lebermetastasen

- V.a. bei Kolon-, Bronchial-, Mamma- oder Pankreaskarzinom
- Präoperativ sind Anzahl, Größe und Segmentlokalisation zu bestimmen

Sonographie

- Echoarme, echogleiche oder echoreiche Läsionen
- Bull's-eye-Läsionen

- Target-Läsionen
- Nach Kontrastmittelgabe in Phaseninversionstechnik: Kontrastmittelaussparung

CT
- Vor und nach Kontrastmittelgabe hypodense Raumforderungen
- Bei stark vaskularisierten Metastasen (Karzinoid, Inselzelltumor, Phäochromozytom, Nierenkarzinom) Frühphase hyperdens, Spätphase isodens

Intraarterielle CT
- Bei primären Neoplasien Katheter in A. hepatica (CTA): Neoplasie hyperdens, Parenchym hypodens
- Bei sekundären Neoplasien Katheter in A. lienalis oder A. mesenterica superior (CTAP): Neoplasie hypodens, Parenchym hyperdens

MRT
- T1 signalarm
- T2 signalreich
- Nach SPIO (superparamagnetische Eisenoxide): T2 kein Enhancement

> Das Leberparenchym wird normalerweise zu 75% durch die V. portae und zu 25% arteriell mit Blut versorgt. Maligne Neoplasien weisen hauptsächlich eine arterielle Blutversorgung auf.

4.4.19 Gallenblasen- und Gallengangstumoren

Benigne Tumoren
- Gallenblase: Adenom, Adenomyomatose, Cholesterolpolypen
- Gallengang: Adenom, Papillom, Lipom

Maligne Tumoren
- Gallenblasenkarzinom
- Gallengangskarzinom (solitär, Klatskin-Tumor, diffus)

4.4.20 Pankreastumoren

Exokrine Pankreastumoren (☞ Tab. 4.4-2)

4.4.21 Milztumoren

Benigne Milztumoren
Hämangiom, Zyste, Hamartom

Maligne Milztumoren
- Lymphom, Metastase, Sarkom
- Milzlymphom mit diffusem, klein- oder großnodulärem oder Bulky-Befall

4.4.22 Benigne Nierentumoren

Zysten
Sonographie
- Echofreie Raumforderung
- Rundovale Form
- Glatte Wand
- Dorsale Schallverstärkung
- Lateraler Schallschatten

Angiomyolipom
Multipel bei tuberöser Sklerose

Sonographie
Homogene, echoreiche Raumforderung

Tab. 4.4-2: Differentialdiagnostische Hinweise bei exokrinen Pankreastumoren

	Mikrozystisches Adenom	Makrozystisches Adenom (Präkanzerose)	Adenokarzinom
Lage	Eher Pankreaskopf	Eher Pankreasschwanz	Alle Pankreasanteile
CT-Befund	• Kleine Zysten • Hypervaskularisierte Septen • Grobe Verkalkungen	• Große Zysten • Selten Verkalkungen	• Hypodense Raumforderung nach Kontrastmittelgabe • Doughnut-Zeichen durch Gefäßencasement
Sonographie-Befund	–	–	• Konturvorwölbung • Echoarme Binnenstruktur • Erweiterter Pankreasgang • Gefäßinfiltration

CT
Fettäquidense Raumforderung

Adenom
Größe ≤ 2 cm

CT
- Glatt begrenzte Raumforderung
- Zentrale Narbe
- Homogenes Enhancement

Angiographie
Radspeichenartiges Gefäßmuster

4.4.23 Maligne Nierentumoren

Nierentumoren
90 % aller primären renalen Neoplasien: Adenokarzinom, Sarkom, Lymphom, Wilms-Tumor

Sonographie
- Konturvorwölbung
- Echogleiche oder echoarme Binnenstruktur
- Pyelonimpression

CT
- Adenokarzinom: früharterielle Phase hohe Dichte, parenchymatöse Phase niedrige Dichte
- Tumorthrombus in Gefäßen mit Enhancement, Gerinnungsthrombus ohne Enhancement

Nierenbeckentumoren
10 % aller primären renalen Neoplasien: Urothelkarzinom

CT
Raumforderung im Nierenbecken mit Enhancement

> Bei unklarem CT-Befund retrograde Ureteropyelographie oder Ureterorenoskopie durchführen.

4.4.24 Uretertumoren

- Bei 33 % multifokales Auftreten
- DD: postentzündliche, externe oder posttraumatische Stenose

Urographie
- Irregulär konfigurierter Füllungsdefekt
- Wandunregelmäßigkeiten
- Harnleiterstenose

4.4.25 Harnblasentumoren

- Oft bei älteren Männern
- Im Bereich des Trigonums, der lateralen oder dorsalen Harnblasenwand
- Hohe Rezidivrate, oft Multizentrizität
- Diagnostik: Zystoskopie, transurethrale Biopsie

4.4.26 Nebennierentumoren

Cushing-Syndrom
CT
Dichte von Adenomen < 15 HE (Hounsfield-Einheiten)

MRT
- Karzinome eher mit Nekrosen als Adenome
- Karzinome signalreicher als Adenome in T2
- Karzinome mit starkem Enhancement und langsamer Kontrastmittelelimination im Gegensatz zu Adenomen
- Fetthaltige Läsionen: Signalverlust in Opposed-phase-GE-Sequenzen (im Vergleich zu In-phase-GE-Sequenzen), bei Signalintensitätsmessungen 50%ige Reduktion der Signalintensität
- Hormonaktive und -inaktive Adenome: kein eindeutiger Unterschied im Signalverhalten

Phäochromozytom
Zum Diagnosezeitpunkt meist > 5 cm

CT, MRT
- Starkes Enhancement
- Nekrosen
- Einblutungen
- Verkalkungen
- Zysten

Szintigraphie
^{123}I-MIBG bei der Suche nach extraadrenalen oder metastatischen Manifestationen

4.4.27 Benigne Prostatahyperplasie

Urographie
Anhebung des Harnblasenbodens

Transrektale Sonographie
- Transitionale Zone betroffen
- Symmetrische Vergrößerung
- Gute Abgrenzbarkeit
- Expansives Wachstum

MRT
- Glanduläre Hyperplasie: T2 hohe Signalintensität
- Fibromuskuläre Hyperplasie: T2 niedrige Signalintensität

4.4.28 Prostatakarzinom

Malignitätskriterien: Infiltration von Harnblase, Samenbläschen, Rektum; Lymphknotenmetastasen

Transrektale Sonographie
- Periphere Zone betroffen
- Asymmetrische Vergrößerung
- Schlechte Abgrenzbarkeit
- Infiltratives Wachstum

MRT
- T2 mit erhöhter Signalintensität gegenüber Normalgewebe
- Indiziert v.a. bei PSA-Werten von 10–20 ng/ml bei negativer digitaler Untersuchung

4.4.29 Hodentumoren

Sonographie
- Homogen-echoarm (Seminome)
- Inhomogen-echoreich (Nicht-Seminome)

MRT
- T1 signalgleich
- Geringes Enhancement
- T2 signalarm

4.4.30 Hirntumoren

Häufigkeit und Verteilung:
- 10% aller Tumoren, davon 85% intrakraniell und 15% intraspinal
- 40% Metastasen, 35% Gliome, 15% Meningeome, 5% Akustikusneurinome, 5% Hypophysenadenome

> **Faustregel**
> Hirntumoren befinden sich bei Erwachsenen meist supratentoriell und bei Kindern infratentoriell.
> Extraaxial sind sie meist benigne, intraaxial dagegen meist maligne.

Astrozytom (☞ Tab. 4.4-3)

Oligodendrogliom

CT, MRT
- Meistens Verkalkungen
- 50% der Oligodendrogliome mit Astrozytom-Anteil (Mischgliome)

Meningeom
- Lokalisation: am häufigsten an Konvexität, ferner Falx cerebri, Tuberculum sellae, Tentorium cerebelli, Keilbeinflügel, Olfaktoriusrinne, Kleinhirnbrückenwinkel
- Wachstum:
  - Expansiv, keine Infiltration
  - Bei Keilbeinflügelmeningeomen häufig tapetenartig (en plaque) oder intraossär (Hyperostosis)

Tab. 4.4-3: Differentialdiagnostische Hinweise beim Astrozytom

Typ	I (pilozytisches Astrozytom)	II	III	IV (Glioblastoma multiforme)
Lage	• Kleinhirn • Chiasma opticum	• Frontal • Temporal	• Frontotemporal • Parietal	• Marklager • Balken
CT- bzw. MRT-Befund	• Häufig Zysten • Kein Perifokalödem • Starkes Enhancement	• Keine Nekrosen • Geringes Perifokalödem • Kein Enhancement	• Unscharf begrenzt • Deutliches Perifokalödem • Inhomogenes Enhancement	• Unscharf begrenzt • Starkes Perifokalödem • Girlandenförmiges Enhancement • Nekrosen • Blutungen
DD	Hämangioblastom	Infarkt	Abszess, Metastase	Abszess, Metastase

- DD:
  - Olfaktoriusmeningeom: Ästhesioneuroblastom
  - Felsenbeinmeningeom: Akustikusneurinom

CT, MRT

- Scharfe Begrenzung
- Häufig Perifokalödem
- Starkes meningeales Enhancement
- Intratumorale Verkalkungen

Hämangioblastom

- Lokalisation: am häufigsten Kleinhirn
- DD: pilozytisches Astrozytom, Gangliogliom, pleomorphes Xanthoastrozytom

CT, MRT

Große Raum fordernde Zyste mit randständig Kontrastmittel anreicherndem Tumoranteil

Hypophysenadenom

- Mikroadenome (< 1 cm): meist hormonell aktiv (Prolaktin, Wachstumshormon, ACTH)
- Makroadenome (> 1 cm): meist hormonell inaktiv, oft bitemporale Hemianopsie

CT

- Ballonierung der Sella
- Arrosion des Sellabodens
- Verlagerung des Hypophysenstiels
- Kompression der Sehnervenkreuzung
- Einblutung möglich (Hypophysenapoplex)

MRT

Verzögertes Enhancement und langsameres Washout der Adenome gegenüber normalem Hypophysengewebe (Kontrastmitteldynamik)

Kraniopharyngeom

Lokalisation: meistens kombiniert intra- und supraselär

CT

Buntes Bild mit hypodensen (Zysten), isodensen (Tumor) und hyperdensen (Verkalkungen) Anteilen

MRT

Enhancement nur der Tumoranteile

Hirnmetastasen

- Primärtumor: vor allem Bronchial-, Mamma-, Nieren- oder gastrointestinale Karzinome, Melanom
- Hirn-, Kalotten-, leptomeningeale und pachymeningeale Metastasierung
- DD: Abszess, Tuberkulose, Sarkoidose, Toxoplasmose, Zystizerkose

CT, MRT

- Kleine Raumforderungen mit großem Ödem
- Scharf begrenzt
- Multipel
- Nekrosen
- Blutungen
- Enhancement: homogen, inhomogen, nodulär oder zirkulär

MRT

- Bei Gastrointestinaltumoren T2 oft signalarm
- Bei Melanomen T1 oft signalreich

Tumorrezidive

MRT

- Enhancement: vom 3. Tag bis zum 4. Monat postoperativ vieldeutig und irreführend (Kontrastmittelaufnahme durch Granulationsgewebe am OP-Rand)
- Intraaxiale Tumoren: erste Kontrolle unmittelbar postoperativ
- Extraaxiale Tumoren: erste Kontrolle nach 6 Monaten, wenn die meningeale Reaktion abgeklungen ist

Szintigraphie

- ^{99m}Tc-MIBI, ^{123}I-IMT oder PET (^{18}F-Desoxyglukose)
- Bei Tumorrest oder Tumorrezidiv vermehrte, bei Narbe oder Gliose verminderte Speicherung

4.4.31 Rückenmarkstumoren

Einteilung nach Lokalisation:

- Extradural: Metastase, Neurofibrom
- Intradural-extramedullär: Neurofibrom, Neurinom, Meningeom, Lipom (Primärtumoren), Medulloblastom, Ependymom, Pinealom, PNET (metastatisch)
- Intramedullär: Ependymom, Astrozytom, Hämangioblastom, Metastase
- DD: Ependymome besser abgegrenzt und häufiger hämorrhagisch, Astrozytome oft mit Begleitzyste

4.4.32 Knochentumoren

Beurteilung durch bildgebende Verfahren

- **Röntgen:** Nachweis, Dignität
- **CT:** Kortikalisdestruktion, Periostreaktion, Dignität

- **MRT:** Weichteil-, Knochenmarkinfiltration
- **Knochenszintigraphie:** Multiplizität, Aktivität
- **Kontrastmittel:** Vitalität, Biopsiestelle

Biopsie
- Offen chirurgisch: bei primären Knochentumoren, unklaren Knochenprozessen
- Perkutan radiologisch: bei Metastasen, Plasmozytom, malignem Lymphom, entzündlichen Prozessen

Einteilung nach Lokalisation
- Epiphysär: Riesenzelltumor, Chondroblastom
- Metaphysär: Chondrom, Chondromyxoidfibrom, aneurysmatische Knochenzyste, Osteochondrom, Osteosarkom
- Diaphysär: Ewing-Sarkom, Retikulumzellsarkom

Differentialdiagnosen
- Benigne multiple Knochenprozesse: fibröse Dysplasie, Morbus Ollier, Maffucci-Syndrom, Morbus Paget, eosinophiles Granulom
- Maligne multiple Knochenprozesse: Metastasen, malignes Lymphom, Plasmozytom
- Epiphysäre Knochenprozesse: Riesenzelltumor, Chondroblastom, degenerative Geröllzyste, intraossäres Ganglion, villonoduläre Synovitis
- Exzentrische Knochenprozesse: Riesenzelltumor, Chondroblastom, Osteochondrom, Adamantinom, aneurysmatische Knochenzyste, nichtossifizierendes Knochenfibrom

4.4.33 Skelettneoplasien

Osteom
Lokalisation: Schädel, Nasennebenhöhlen, Mandibula

Röntgen
Scharf begrenzte Sklerose

Szintigraphie
Negativ

Kompaktainsel (Enostom)
Lokalisation: Wirbelkörper, Becken, Hand, Fuß

Röntgen
- Runde, ovale oder längliche Sklerose
- Spongiosastruktur bis in Skleroseherde zu verfolgen (bei osteosklerotischen Knochenmetastasen nicht)

Osteoidosteom
Lokalisation: Tibia, Femur, diaphysär

Röntgen
Osteosklerose mit zentraler Osteolyse (Nidus)

Szintigraphie
Double density-Zeichen (starke Anreicherung Nidus, schwache Anreicherung Sklerose)

CT
Nachweis des Nidus

MRT
- T2 Nidus hyperintens
- Begleitödem kann aggressiven Tumor vortäuschen

Osteoblastom
- Lokalisation: Wirbelsäule
- DD: aneurysmatische Knochenzyste

Röntgen
Scharf begrenzte Osteolyse mit schwach ausgeprägter Sklerose

Szintigraphie
Stark positiv

Osteosarkom
- Lokalisation: Kniegegend, metaphysär
- 50 % gemischt, 30 % osteosklerotisch, 20 % osteolytisch

Röntgen
- Unscharfe Begrenzung
- Kortikalisdurchbruch
- Periostale Reaktion (Codman-Dreieck, Spiculae)
- Weichteilkomponente
- Pathologische Frakturen

Chondrom (Enchondrom, Ekchondrom)
- Lokalisation: Ossa metacarpalia, Phalangen, diaphysär, metaphysär
- In kurzen Knochen fast immer benigne, in langen Röhrenknochen Entartungstendenz
- DD: Knocheninfarkt (Verkalkungen im Randbereich, MRT: Fett mit Rahmen)
- Entartungszeichen: Schmerzen, Kortikalisdestruktion, Größenzunahme, Weichteilprozess

Röntgen
- Scharf begrenzte Osteolyse mit verdünnter und vorgewölbter Kortikalis
- Randsklerose
- Verkalkungen
- Pathologische Frakturen

MRT
- Lobuliertes Bild
- Septierungen
- Bogenförmiges Enhancement

Chondroblastom

Lokalisation: lange Röhrenknochen, epiphysär, exzentrisch

Röntgen
- Osteolyse
- Randsklerose
- Fleckige Verkalkungen im Zentrum

Chondromyxoidfibrom

- Lokalisation: Tibia, metaphysär
- DD: aneurysmatische Knochenzyste

Röntgen
- Osteolyse
- Randsklerose
- Septierung

Osteochondrom (kartilaginäre Exostose)

- Lokalisation: lange Röhrenknochen, metaphysär
- DD: Chondrosarkom (Knorpelkappendicke dann > 2 cm)
- Multiple kartilaginäre Exostosen vor allem bei Männern
- Entartungshäufigkeit 25 %

Röntgen
Pilzartige Knochenauswüchse

Chondrosarkom

- Lokalisation: Becken, proximales Femur, metadiaphysär
- Je rumpfnäher ein Knorpel produzierender Tumor, desto wahrscheinlicher ist es ein Chondrosarkom

Röntgen
- Osteolyse
- Matrixverkalkungen
- Weichteilausdehnung
- Langsames Wachstum, bei fortschreitendem Wachstum unscharfe Osteolyseränder

Nichtossifizierendes Knochenfibrom (fibröser Kortikalisdefekt)

- Lokalisation: Kniegegend, metaphysär, exzentrisch
- DD: Adamantinom (Erwachsene)

Röntgen
- Scharf begrenzte Osteolyse
- Randsklerose

Szintigraphie
Negativ

Fibröse Dysplasie

- Lokalisation: Femur, Tibia, Schädel, Rippen
- 80 % monostotisch, 20 % polyostotisch

Röntgen
- Seifenblasenartige Auftreibung
- Milchglasartige Trübung
- Hirtenstabdeformierung des Femur

Histiozytäre Skelettneoplasien

Lokalisation: Kniegegend, epiphysär, exzentrisch

Röntgen
- Reine Osteolyse
- Keine Randsklerose
- Ausdehnung bis zum Gelenk

Malignes fibröses Histiozytom

- Lokalisation: Kniegegend, metaphysär
- Entstehung auch auf dem Boden von Knocheninfarkten

Röntgen
Aggressive Osteolyse

Lipom

Lokalisation: lange Röhrenknochen, Kalkaneus

Röntgen
- Scharf begrenzte Osteolyse
- Dünne sklerotische Schale
- Zentral oft kleine Verkalkung (Fettnekrose)

Hämangiom

- Lokalisation: Schädel, Wirbelsäule
- Selten Hämangiomatose mit multiplem Skelettbefall und Beteiligung viszeraler Organe
- DD: fokale Verfettung (in T2 nicht hyperintens)

Röntgen

- Strähnige Strukturauflockerungen
- Vertikale Verdichtungen
- Pathologische Frakturen

MRT

- T1 hyperintens
- T2 hyperintens (Fett, Gefäßsinusoide)

Glomustumor

Lokalisation: Fingerspitzen

Röntgen

Arrosion der äußersten Knochenrinde ohne Umgebungsreaktion

Chordom

Lokalisation: Os sacrum, Klivus, Wirbelkörper

Röntgen

- Osteolyse, lokale Destruktion
- Intervertebralraum kann überschritten werden

Adamantinom

Lokalisation: Tibia, diaphysär, exzentrisch

Röntgen

Blasige Auftreibung mit Umgebungssklerose

Ewing-Sarkom

- Lokalisation: lange Röhrenknochen, Becken, diaphysär (vor dem 20. Lebensjahr vor allem Röhrenknochen, danach vor allem flache Knochen betroffen)
- DD: Osteomyelitis

Röntgen

- Fleckige, permeative Knochendestruktion
- Lamelläre, zwiebelschalenartige Periostverdickung
- Mottenfraßähnliches Bild mit Osteolysen und Osteosklerosen
- Weichteilkomponente
- Pathologische Frakturen

4.4.34 Knochenmetastasen

- Lokalisation: Humerus, Femur, Schädel, Wirbelsäule, Rippen, Becken; selten distal des Ellenbogen- oder Kniegelenks
- 75% durch Mamma-, Prostata-, Bronchial-, Schilddrüsen- und Nierenkarzinom bedingt
- DD: Hämatopoesemark (Lokalisation), Hämangiom (T1 hyperintens), Osteoporose (keine Tumorkomponente im Paravertebralraum, keine komplette Signalminderung des Wirbelkörpers, keine Signalintensitätsminderung im Wirbelbogen), Kompaktainseln, Osteopoikilie

Röntgen

- Osteolyse, Osteosklerose, gemischtförmige Läsionen
- Häufig pathologische Frakturen
- Selten periostale Reaktion oder Weichteilkomponente

MRT

- T1 hypointens, Enhancement
- T2/STIR hyperintens
- Vorteile der MRT im Vergleich zur Szintigraphie:
  - Höhere Sensitivität und Spezifität
  - Exakte anatomische Zuordnung, präzise morphologische Abbildung
  - Nachweis auch osteolytischer Metastasen und Metastasen ohne kortikale Beteiligung

Szintigraphie

Mehranreicherung

4.5 Genetische Untersuchungen

Nadja Prang

4.5.1 Indikationen genetischer Untersuchungen

Genetische Untersuchungen werden bei folgenden **Fragestellungen** eingesetzt:

- Früherkennung von Tumorerkrankungen
- Staging und Charakterisierung von Tumoren
- Nachweis von Genveränderungen bei hereditären Tumorerkrankungen
- Nachweis disseminierter Tumorzellen (Mikrometastasen).

In Deutschland werden die Kosten für genetische Untersuchungen bei medizinisch sinnvoller Indikation durch gesetzliche und private Krankenkassen erstattet. Der

Umfang einer genetischen Untersuchung sollte jedoch immer der jeweiligen Fragestellung angemessen sein, da die Untersuchungen teuer und aufwändig sind.

Humangenetische Untersuchungen bei Verdacht auf eine hereditäre Tumorerkrankung

Die Humangenetik umfasst die Erkennung genetisch bedingter Erkrankungen (monogen, multifaktoriell, chromosomal oder mitochondrial) des Menschen sowie ihre Diagnostik mittels klinischer, zytogenetischer, biochemischer und molekulargenetischer Methoden. Da die genetischen Untersuchungen oft teuer sind sowie häufig schwerwiegende physische und psychische Konsequenzen für den Patienten und dessen Familie haben, sollten vor jeder Anordnung folgende **Fragen** kritisch geprüft werden:

- Besteht ein familiäres Risiko (Amsterdam-, Bethesda-, Kopenhagener-Kriterien, s. u.)?
- Erfolgte ein humangenetisches Beratungsgespräch mit dem Patienten und ggf. der Familie?
- Wurden bereits humangenetische Untersuchungen beim Patienten oder Familienmitgliedern durchgeführt? Falls ja: Wann, Wo, Wer, Untersuchungsmethode, liegen Befunde vor?
- Hat die humangenetische Untersuchung Relevanz für weitere Therapien oder Vorsorgemaßnahmen?

Grundprinzipien der genetischen Diagnostik

- Prädiktive genetische Diagnostik nie als Screeningverfahren einsetzen.
- Bei Kindern nur sinnvoll, wenn mit Auftreten der Erkrankung in diesem Lebensalter zu rechnen ist, andernfalls warten bis zur Volljährigkeit.
- Anforderung von Gentests nie ohne humangenetisches Beratungsgespräch.
- Freiwilligkeit der Inanspruchnahme und Recht auf „Nicht-Wissen" gewährleisten.

Kriterien für ein familiäres Risiko

Amsterdam-Kriterien

Alle Kriterien müssen erfüllt sein:

- Mindestens drei Familienangehörige mit histologisch gesichertem Karzinom
- Einer davon Verwandter 1. Grades der beiden anderen
- Erkrankungen in mind. zwei aufeinander folgenden Generationen
- Mindestens ein Patient mit Karzinom-Diagnose vor dem 50. Lj.

Bethesda-Kriterien

Mindestens ein Kriterium muss erfüllt sein:

- Positive Familienanamnese entsprechend den Amsterdam-Kriterien
- Synchrone bzw. metachrone Kolon- bzw. Rektumkarzinome oder hereditäre nicht polypöse Kolonkarzinom (HNPCC)-assoziierte Tumorerkrankungen (Karzinom von Endometrium, ableitenden Harnwegen, Dünndarm, Magen, Ovar, hepatobiliärem System)
- Zwei erstgradig verwandte betroffene Familienmitglieder mit Kolon- bzw. Rektumkarzinom und/oder HNPCC-assoziierter Tumorerkrankung (einer < 45 J.) und/oder Adenom des Kolons oder Rektums vor dem 40. Lj.
- Kolon- bzw. Endometriumkarzinom vor dem 45. Lj.
- Kolon- bzw. Rektumadenom vor dem 40. Lj.
- Undifferenzierte rechtsseitige Kolonkarzinome vor dem 45. Lj.
- Muzinös bzw. siegelringzelliges Kolonkarzinom vor dem 45. Lj.

Kopenhagen-Kriterien

Mindestens ein Kriterium muss erfüllt sein:

- Magenkarzinom vor dem 50. Lj.
- Ovarialkarzinom vor dem 50. Lj.
- Dünndarmkarzinom
- Hepatobiliäres Karzinom
- Endometriumkarzinom
- Urothelkarzinom.

4.5.2 Molekulare Grundlagen hereditärer Tumorerkrankungen

Keimbahnmutationen

Bei hereditären Tumorerkrankungen werden Mutationen in Protoonkogenen oder Tumorsuppressorgenen vererbt (☞ Tab. 4.5-1). Am häufigsten treten Keimbahnmutationen in Tumorsuppressorgenen auf. Bei weiterer Akkumulation somatischer Mutationen steigt das Risiko einer Zellentartung bei den betroffenen Personen. Charakteristisch für eine hereditäre Tumorerkrankung sind das Auftreten von Tumorerkrankungen bereits in jungen Lebensjahren und ein häufigeres Auftreten synchroner oder metachroner Tumoren.

Tab. 4.5-1: Keimbahnmutationen

Erkrankung	Gen	Chromosom
Familiäre adenomatöse Polyposis (FAP)	APC	5q21
Familiäres Mamma-, Ovarialkarzinom	BRCA1	17q21
Familiäres Mammakarzinom	BRCA2	13q12
Familiäres medulläres Schilddrüsenkarzinom MEN Typ 2A und 2B	RET	10q11
Familiäres Melanom	CDKN2A	9q21
Familiäres Retinoblastom	RB	13q14
Familiärer Wilms-Tumor	WT1	11p13
Gorlin-Syndrom, Basalzellkarzinom	PTCH	9q22
Hereditäres nicht polypöses Kolonkarzinom (HNPCC, Lynch-Syndrom)	hMLH1 hMSH2	3p21–23 2p16
Li-Fraumeni-Syndrom	P53	17p13
Multiple endokrine Neoplasie MEN Typ 1	MEN1	11q13
Neurofibromatose Typ 1	NF-1	17q11
Neurofibromatose Typ 2	NF-2	22q12
Peutz-Jeghers-Syndrom	STK11	19p13
Von Hippel-Lindau-Syndrom	VL	3p26

5 Komplementäre Diagnostik

Heinz-Jürgen Bach, György Irmey, Ben Pfeifer, Joachim Weis

5.1 Grundsätzliche Aspekte naturheilkundlicher Diagnostik

György Irmey

5.1.1 Aufgaben und Ziele

Die Diagnostik hat bei den naturheilkundlichen und homöopathischen Heilverfahren im Grunde genommen einen noch größeren Stellenwert als in der konventionellen Medizin. Naturheilkundlich tätige Ärzte wollen nicht nur einen korrekten medizinischen Befund erheben, sondern **möglichst viele Aspekte** des kranken Menschen erfassen, um später optimale therapeutische Entscheidungen zu empfehlen oder zu treffen. Sie sehen den Tumor nicht als lokales Problem, sondern als Erkrankung des ganzen Menschen.

Für den naturheilkundlich tätigen Arzt wird daher der kranke **Mensch als körperlich-geistig-seelische Einheit** im Blickpunkt stehen und weniger der eigentliche Krankheitsbefund. Mit den naturheilkundlichen Methoden will er auch nicht primär den Krebs bekämpfen, sondern möchte wesentlich zu einer besseren subjektiven Krankheitsverarbeitung beitragen.

Mit einer eigenen Nosologie werden übergreifende Zusammenhänge und charakteristische, sich wiederholende Muster von Erkrankungen zu erkennen versucht, aus welchen Gesichtspunkte für eine gemeinsame Basisbehandlung abgeleitet werden können. Beruhen die großen Fortschritte moderner Medizin vor allem auf einer immer weiter geführten, spezialisierten Untersuchung und Therapie einzelner Details, so versucht die Naturheilkunde, das übereinstimmende pathophysiologische und pathologische Prinzip verschiedener Erkrankungen zu berücksichtigen.

Hierzu gilt es, unabhängig von einem bestimmten Verfahren, Zeit zu investieren: **Zeit** an erster Stelle für die Erhebung einer umfassenden Anamnese und Zeit zum Zuhören. Das **Zuhören** über den onkologischen Befund hinaus ist der wirksamste, schnellste und kostengünstigste Weg, um zum Kern der Probleme im Zusammenhang mit der Krebserkrankung vorzudringen. Und Zuhören ist der allerwichtigste Schritt auf dem Weg zu einer korrekten Diagnose. Nur so kann der naturheilkundliche Arzt Empathie für sein Gegenüber aufbauen und die so wichtige subjektive Bedeutung eines Krankheitsprozesses für den Kranken erfassen. Die Zeit, die er in die Erhebung einer sehr genauen Krankengeschichte investiert, ist daher niemals vergeudet. Die **Krankengeschichte** liefert auch in der Naturheilkunde die Wegkarte. Ohne sie ist die Reise nichts als ein zielloses Einholen von technischen Reparaturen bei zahlreichen Garagen.

Gerade bei den onkologischen Krankheitsbildern kann ein therapeutischer Prozess nur dann erfolgreich sein, wenn er der Komplexität menschlichen Seins individuell Rechnung trägt. Daher ist den eher „weichen“ Parametern naturheilkundlicher Diagnostikmethoden ebenso Beachtung zu schenken wie den objektiven Aussagen konventioneller Verfahren. Dabei muss der naturheilkundliche Diagnostiker dennoch selbstkritisch den mehr subjektiven und intuitiven Erfahrungswert seiner Schlussfolgerungen überprüfen.

Ein korrigierter Befund trägt z. B. leider nicht immer zu einer Verbesserung des subjektiven Befindens bei. Objektive Messparameter bei Blutwerten mögen zwar im Normbereich liegen, aber trotzdem geht es dem Krebskranken mit seinen vielfältigen Ängsten und Befürchtungen nicht besser. Ein Patient kann sich andererseits wesentlich besser fühlen und mit den Behandlungsergebnissen zufrieden sein, ohne dass die Befunde wieder „normal“ sind.

5.1.2 Diagnosekriterien

Konstitution

In der naturheilkundlichen Diagnostik wird der Konstitution eine besondere Rolle zugedacht. Aus dem Begriff einer Konstitution kann die Besonderheit einer Diathese abgeleitet werden, d.h. einer anlagemäßigen Schwäche oder Empfindlichkeit, welche zu bestimmten Erkrankungen disponiert oder für diese anfällig macht. Damit ergeben sich Möglichkeiten, neben der aktuellen Erkrankung jedes einzelnen Patienten langfristig auch konstitutionelle Besonderheiten zu beeinflussen, bei Krebskranken vor allem mit einer präventiven Intention vor Rezidiven oder Metastasen.

Reflexzonen und Somatotopien

Reflektorische Beziehungen innerhalb des Organismus sind in der Naturheilkunde ebenfalls von großer Wichtigkeit. Es handelt sich hier um aus zahlreichen Punkten gebildete kartographische Projektionsfelder von Organen und Organsystemen auf sehr vielfältigen umschriebenen Körperteilen. Bemerkenswert ist die Parallele solcher Funktionsbilder zum Homunkulus, dem bekannten Somatotop auf den Hirnrindenfeldern. Das Phänomen somatotopischer Projektionssysteme wurde vor allem nach der Entschlüsselung der Ohrkartografie durch den französischen Akupunkturarzt Paul Nogier bekannt. Reflexzonen und Somatotopien sind angefangen von der klassischen Akupunktur über die Neuraltherapie, die Mundakupunktur, die Fußreflexzonenmassage, die Osteopathie bis hin zur biologischen Zahnmedizin von Bedeutung. Der naturheilkundliche Diagnostiker sieht auf diese Weise unter Umständen andere Zusammenhänge als sein naturwissenschaftlich orientierter Kollege – und im Idealfall ergänzen sich beide Sichtweisen.

Körpersprache

Ebenfalls großes Augenmerk legt die klassische naturheilkundliche Diagnostik schließlich auf die Körpersprache. Körperhaltung und Gestik kehren die bewusst oder unbewusst unterdrückten Gefühle eines Individuums nach außen, sodass der naturheilkundliche Arzt besonders aufgerufen ist, Ängste, Misstrauen, Ärger usw. zu erkennen, die sich im Habitus und der Haltung des Patienten widerspiegeln.

5.2 Psychologische Diagnostik in der Onkologie: Psychoonkologie

Joachim Weis

5.2.1 Psychosoziale Probleme der Patienten

Durch eine Krebserkrankung und ihre Behandlung ergeben sich für die Patienten vielfältige psychosoziale Belastungen und Probleme. Der Betroffene wird durch die Diagnose abrupt aus seiner Lebenswirklichkeit herausgerissen. Daraus folgt häufig ein Gefühl der existenziellen Bedrohung und eine starke Verunsicherung hinsichtlich der eigenen Rollenkompetenz sowie der Zukunft. Bereits beim ersten Krebsverdacht, jedoch v. a. nach der Diagnosestellung sowie im gesamten Verlauf der Erkrankung und Behandlung können emotionale **Befindlichkeitsstörungen** wie Angst, depressive Verstimmungen, Selbstwert- oder Identitätsprobleme auftreten. Insbesondere die Behandlung, aber auch die Erkrankung selbst, können darüber hinaus **funktionelle** Störungen (z. B. Schmerzen, Leistungseinbußen, Sensibilitätsstörungen, sexuelle Funktionsstörungen, neuropsychologische Störungen etc.) verursachen.
Die Krankheit betrifft auch Partner sowie Familienangehörige, und nicht selten führen die veränderten Rollen zu partnerschaftlichen oder familiären Problemen (v. a. Kommunikations- oder Beziehungsstörungen). Berufliche und soziale Probleme können sich in der Phase der Rehabilitation und Nachsorge ergeben, wenn die Rückkehr ins Berufsleben gefährdet oder in Frage gestellt ist; nicht selten droht eine Frühberentung oder ein Ausstieg aus dem erlernten Beruf. Nach der beruflichen Wiedereingliederung können verminderte Leistungsfähigkeit, das Gefühl der Überforderung oder Versagensängste zu starken Belastungen führen.

5.2.2 Aufgaben der psychologischen Diagnostik

Vor dem Hintergrund der skizzierten Belastungen und Probleme ist es die Hauptaufgabe der psychologischen Diagnostik, Störungen der psychischen Befindlichkeit differenzialdiagnostisch abzuklären und von normalen Anpassungsprozessen der Krankheitsverarbeitung abzugrenzen. Ziel ist es hierbei, den Bedarf für eine gezielte psychoonkologische Behandlung und Betreuung festzustellen.
Die Diagnostik gewährleistet eine klare Indikationsstellung der notwendigen therapeutischen Maßnahmen und erlaubt eine Anpassung der Interventionen auf die individuellen Problemlagen des Patienten. Ergebnisse der neueren Interventionsforschung haben gezeigt, dass spezifische Interventionen nur dann Erfolg haben, wenn eine bedarfsgerechte Zuweisung erfolgt.
Die Eingangsdiagnostik umfasst neben der Abklärung psychischer Störungen und funktioneller Beeinträchtigungen auch den Bereich der Krankheitsverarbeitung. Ihre Funktion kann somit diskriminativ, prädiktiv oder evaluativ sein. Darüber hinaus kann die psychologische Diagnostik den behandelnden Onkologen mit ergänzenden Informationen zur psychosozialen Situation des Patienten versorgen, die hinsichtlich der Entscheidung für eine belastende Therapie oder für den Einschluss in eine klinische Studie wichtig sein können.

Hier sollen folgende drei Schwerpunkte der psychologischen Diagnostik in der Onkologie erörtert werden: psychische Komorbidität, Krankheitsverarbeitung sowie funktionelle Störungen und Lebensqualität.

5.2.3 Psychische Störungen bei Krebspatienten

Befindlichkeitsstörungen

Nach epidemiologischen Schätzungen entwickeln sich bei etwa 20–50% der Krebspatienten psychische Befindlichkeitsstörungen infolge der Tumorerkrankung. Die in der Literatur genannten Zahlen zur Prävalenz sind aufgrund unterschiedlicher Tumorarten, aber auch aufgrund unterschiedlicher diagnostischer Kriterien recht uneinheitlich und schwanken in Abhängigkeit vom Schweregrad der Erkrankung und der Art des Behandlungssettings.
Diagnostisch sind Veränderungen der psychischen Befindlichkeit infolge einer Krebserkrankung überwiegend als **reaktive Störungen** einzuordnen. Aufgrund der somatopsychischen Zusammenhänge können Befindlichkeitsstörungen bei Krebspatienten durch die Erkrankung oder die Behandlung (z.B. zerebrale Bestrahlung, neurotoxische Zytostatika, Cortison) bedingt oder auch Ausdruck der Krankheitsverarbeitung sein.
Um **behandlungsbedürftige Risikogruppen** identifizieren zu können, ist daher – neben einer genauen Kenntnis der somatischen Befunde – eine Abklärung möglicher psychischer oder psychosomatischer Vorerkrankungen oder Prädispositionen von Bedeutung. Grob geschätzt wird die Behandlungsbedürftigkeit von Krebskranken wegen psychosozialer Probleme in der Literatur mit ca. 30% angegeben. Hierbei handelt es sich um durchschnittliche Erfahrungswerte, die je nach Behandlungssetting und Stadium der Krebserkrankung schwanken können.

Psychiatrische Diagnosen

Die **häufigsten** psychiatrischen Diagnosen (ICD-10) bei Tumorerkrankungen sind:
- Anpassungsstörungen (F43.0, F43.2)
- Depressive Störungen (F32)
- Angststörungen (F40, F41)
- Posttraumatische Belastungsstörung (F43.1).

Delir, unspezifische zerebrale Dysfunktionen sowie **hirnorganische Störungen** sind in der Onkologie von untergeordneter Bedeutung und werden daher an dieser Stelle nicht weiter behandelt. Auch auf die speziellen Aspekte der Diagnostik von Suchterkrankungen, die als komorbide psychische Störungen bei Krebspatienten auftreten können (Prävalenz ca. 8%), wird nicht näher eingegangen.

Anpassungsstörungen

Unter diesem Begriff werden verschiedene psychische Reaktionen bzw. Störungen zusammengefasst, die unterschiedlich lange andauern können und sich als Zustand seelischen Leidens und emotionaler Beeinträchtigung äußern.
Diagnostische **Anzeichen** sind depressive Verstimmung, Angstsymptome, Besorgnis, Unfähigkeit vorauszuplanen, Einschränkungen bei der Bewältigung der alltäglichen Routine. Auch die soziale Funktions- und Leistungsfähigkeit kann behindert oder beeinträchtigt sein. Man geht davon aus, dass Anpassungsstörungen direkt durch die körperliche Erkrankung (Krebs) verursacht werden.
Die Angaben zur **Prävalenz** von Anpassungsstörungen variieren sehr stark. Je nach Diagnosegruppen und Settings (Akutkrankenhaus, Rehabilitationsklinik, ambulante Nachsorge), die untersucht wurden, schwanken die Angaben zwischen 2 und mehr als 50%. Nach US-amerikanischen Quellen (Strain 1998) wird im Durchschnitt bei ca. 30% eine Anpassungsstörung („adjustment disorder") – Nr. 293.89 nach DSM-IV oder F43.2 nach ICD-10 – diagnostiziert.

Depressive Störungen

Auch hier schwanken die Angaben zur **Prävalenz** zwischen 1 und 50% (Massie und Popkin 1998). Je schlechter der körperliche Zustand ist, etwa im fortgeschrittenen Stadium einer Krebskrankheit, desto höher wird die Prävalenz depressiver Störungen angegeben.
Die Diagnostik einer depressiven Störung wird bei Tumorpatienten dadurch erschwert, dass **Symptome** wie Gewichtsreduktion, Schlafstörungen, Müdigkeit, Energieverlust auch durch die Krebserkrankung zu erklären sein können und daher keine verlässlichen Diagnosekriterien für eine Depression darstellen. Die körperlichen Symptome können außerdem therapiebedingt sein. Als mögliche organische Ursachen einer Depression werden bei Tumorpatienten Kortikosteroidgabe, Chemotherapie, zerebrale Bestrahlung, endokrine Komplikationen sowie paraneoplastische Syndrome diskutiert.
Affektive Symptome wie Dysphorie, Hoffnungslosigkeit, Schuld-, Suizidgedanken oder ein Gefühl der Wertlosig-

keit haben einen höheren Stellenwert in der Diagnostik depressiver Störungen bei Tumorpatienten. **Suizidgedanken** kommen insbesondere bei Patienten in fortgeschrittenen Stadien vor. Sie sind häufig Ausdruck der Hoffnungs- und Ausweglosigkeit, wenn keine Aussicht auf Heilung mehr besteht und Ängste vor einem möglichen längeren Siechtum in den Vordergrund treten. Nach den bisher vorliegenden Studien haben Krebspatienten im Vergleich zur Normalbevölkerung ein erhöhtes Suizidrisiko (Breitbart und Krivo 1998).

Angststörungen

Angststörungen bei Tumorpatienten umfassen reaktive Angst, Angst in Verbindung mit somatischen Aspekten, wie z. B. Schmerz, sowie vorbestehende Phobien, Panikattacken etc. (Noyes et al. 1998). Wie bei allen psychischen Störungen variiert ihre **Prävalenz** je nach Untersuchungsgruppe und Setting von 10 bis ca. 40 %. Ein Zusammenhang zwischen Angst und Krebsschmerzen wurde in Studien nachgewiesen (Velikova et al. 1995). Enge Zusammenhänge bestehen auch zwischen depressiven Störungen und Angststörungen; so können Angststörungen z. B. den Verlauf von Depressionen negativ beeinflussen.

Posttraumatische Belastungsstörung

Erst in jüngster Zeit wird die posttraumatische Belastungsstörung („post-traumatic stress disorder", PTSD) auch in Verbindung mit schweren lebensbedrohlichen Erkrankungen wie z. B. Krebs diskutiert (Smith et al. 1999; Passik & Grummon 1998). Wesentliches Kennzeichen ist laut DSM-4-Definition die Konfrontation mit einem traumatischen Ereignis (Tod, Lebensgefahr oder schwere Körperverletzung) und der damit einhergehenden Bedrohung für die eigene bzw. die körperliche Unversehrtheit anderer Personen. Für viele Patienten stellt die Mitteilung der Krebsdiagnose ein potenziell traumatisierendes Ereignis dar, das unter Umständen auch frühkindliche Traumata neu aufleben lassen kann. Der Schock durch die Konfrontation mit der Erkrankung als Erlebnisphänomen kann zu Veränderungen in der inneren Wahrnehmung des Zeiterlebens führen.
Diagnostiziert wird eine PTSD bei folgenden **Symptomen**: wiederholtes und (> 1 Monat) persistierendes Erleben des traumatisierenden Ereignisses, Verleugnen und Vermeiden des intrusiven Erlebnisphänomens, psychovegetative Erregungszustände. Schwere Unbeweglichkeit oder Depressivität im Wechsel mit Wut und Protest sind Teil der Vermeidungs- und Verleugnungssymptomatik. Erregungszustände und Angst vor Überflutung sowie Antizipation des unmittelbar bevorstehenden eigenen Todes sind weitere wichtige Symptome. Die **Angaben** zur Prävalenz des PTSD bei Krebspatienten schwanken zwischen 2 % und 39 % je nach verwendetem Instrument und untersuchter Stichprobe.

5.2.4 Krankheitsverarbeitung

Definition

Unter Krankheitsverarbeitung werden individuelle Regulationsprozesse verstanden, die dazu dienen, krankheitsbedingte Beeinträchtigungen der Befindlichkeit auszugleichen und sich kurz-, mittel- oder langfristig an die krankheitsbedingten Belastungen und Folgeprobleme anzupassen.
Die Diagnostik der Krankheitsverarbeitung hilft Reaktionsweisen und Anpassungsprozesse des Individuums abzuklären, die nicht als psychische Störungen klassifiziert werden können, aber für die Planung von gezielten psychoonkologischen Interventionen von Bedeutung sind. Unter salutogenetischer Perspektive ermöglicht sie damit die Erfassung individueller Ressourcen, die im Hinblick auf die Compliance mit der medizinischen Behandlung sowie die Lebensqualität des Patienten wichtig sind. Nach mehr als drei Dekaden der Erforschung ist davon auszugehen, dass eine aktive und problemzentrierte Krankheitsverarbeitung in Verbindung mit der Fähigkeit, soziale Unterstützungsmöglichkeiten zu nutzen, als günstige Strategien zu sehen sind (Weis 2002).

Konzepte

Ausgangspunkt der Diagnostik der Krankheitsverarbeitung ist die individuelle Sichtweise oder Bewertung durch den betroffenen Patienten. Die Krankheitsverarbeitung ist für den Arzt oder die Angehörigen nur über Äußerungen bzw. Empfindungen und emotionale Zustände des Patienten zumeist indirekt zu erschließen und unterliegt daher Interpretationsprozessen. Dennoch ist die Krankheitsverarbeitung nicht nur unter der **individualpsychologischen Perspektive** zu betrachten, sondern auch im systemischen Zusammenhang. Denn Angehörige und Partner müssen ihrerseits die Belastungen ebenfalls verarbeiten, und die Verarbeitungsstrategien können sich in der **Interaktion** wechselseitig beeinflussen. Beispielsweise kann es für den Patienten wichtig sein, sein Wohlbefinden und emotionale Stabilität wiederzugewinnen, um die Belastungen möglichst gut durchzuhalten, während sein soziales Umfeld eher die Aufrechterhaltung oder Wiedergewinnung familiärer Beziehungen in den Vordergrund rückt.

Erfassungsinstrumente

Zur Erfassung der Krankheitsverarbeitung steht heute eine Reihe von Instrumenten zur Verfügung.

- Ausgehend vom Konstrukt der Krankheitsverarbeitung als Ausdruck des individuellen intrapsychischen Regulationsprozesses gilt die **Selbstbeurteilung** der betroffenen Patienten als der primäre Weg. Das Interview zur klinischen Beurteilung erlaubt auch die Erfassung möglicher Abwehr- und Verleugnungsprozesse.
- Nur in Ausnahme- oder spezifischen Problemfällen wird in der klinischen Praxis auf ergänzende **Fremdbeurteilungen** durch den Arzt, andere Berufsgruppen oder die Angehörigen zurückgegriffen, wenngleich gerade die Sichtweise der Angehörigen wichtige ergänzende Informationen liefern kann.
- Die am häufigsten eingesetzten **Fragebögen** sind der Freiburger Fragebogen zur Krankheitsverarbeitung (FKV Muthny 1989), die Trierer Skalen zur Krankheitsverarbeitung (TSK Klauer und Filipp 1993) sowie die Berner Bewältigungsformen (BEFO Heim et al. 1991).
- Da die Einschätzungen zur Krankheitsverarbeitung Schwankungen der aktuellen Befindlichkeit bzw. des körperlichen sowie emotionalen Wohlbefindens unterliegen, sollte die Diagnostik immer **prozesshaft** erfolgen.

In der klinischen Routine haben sich das anamnestische Interview und das Patientengespräch bewährt. Entsprechende Schulung und Kenntnisse über die Theorien der Krankheitsverarbeitung sind hierbei Voraussetzung. Fragebogenverfahren können diesen Zugang objektivieren und sinnvoll ergänzen.

5.2.5 Lebensqualität und funktionelle Störungen

Lebensqualität als Bewertungskriterium

Der Begriff Lebensqualität hat in der Onkologie seit Mitte der 70er Jahre zunehmend an Bedeutung gewonnen. Die Gründe dürften zum Teil darin liegen, dass es trotz großer Fortschritte nur bei wenigen Tumorarten möglich ist, die Erkrankung in Abhängigkeit von der frühzeitigen Erkennung kurativ zu behandeln. Nicht die Quantität, sondern die Qualität der durch die Behandlung erreichten Überlebenszeit rückte zusehends stärker in den Mittelpunkt. Damit hielt das Konzept der Lebensqualität Einzug in die klinisch onkologische Forschung. Subjektives Krankheitserleben und die Funktionsfähigkeit in verschiedenen alltagspraktischen Lebensbereichen wurden als gleichwertige, wenn nicht sogar primäre Bewertungskriterien für die Weiterentwicklung von therapeutischen Interventionen anerkannt. Es besteht heute weitgehend Übereinstimmung, dass die gesundheitsbezogene Lebensqualität als ein multidimensionales Konstrukt aus mindestens vier Komponenten zu verstehen ist (Fayers und Machin 2000), nämlich:

- Körperlicher Verfassung
- Psychischem Befinden
- Sozialen Beziehungen
- Funktionsfähigkeit in Alltag und Beruf.

Innerhalb der Onkologie wird die Lebensqualität in den letzten Jahren auch vermehrt als Bewertungskriterium für folgende Bereiche berücksichtigt:

- Verbesserung und Optimierung der Patientenbetreuung
- Bewertung der Therapienebenwirkungen (Toxizität)
- Identifikation prognostischer Faktoren sowie des Behandlungsbedarfs
- Verlaufsbeschreibung und Dokumentation der Erkrankung und der Therapie
- Bedarfs- und Erfolgsbeurteilung der Rehabilitation von Krebspatienten.

Erfassung der Lebensqualität

Neben Schmerzsymptomen gelten Erschöpfung (Fatigue-Syndrom) sowie neuropsychologische Funktionseinschränkungen als die häufigsten funktionellen Störungen, die je nach Fragestellung differenzialdiagnostisch abgeklärt werden müssen. Gerade in diesen Bereichen ist die wechselseitige Abhängigkeit zwischen somatischem und psychischem Status besonders zu beachten.

Spezifische Verfahren zur Erfassung der Lebensqualität bei Tumorpatienten (wie z. B. der EORTC QLQ C30 oder FACT) können die krankheitsbedingten Funktionseinschränkungen differenziert abbilden. In der Regel liegen ein Kernfragebogen zur Basiserhebung sowie ergänzende tumor- oder behandlungsspezifische Module vor. Generische Instrumente wie z. B. der SF36 sollten zum Einsatz kommen, wenn man mit anderen Diagnosegruppen vergleichbare Informationen erhalten möchte.

Ergänzend können Schmerzproblematik (Melzack 1987) oder Erschöpfungszustände (Weis & Bartsch 2000) mit spezifischen Verfahren erfasst werden. Da die neuropsychologische Diagnostik zeitaufwendig ist und fundierter Erfahrung und Expertise bedarf, wird sie in der Regel in speziellen Einrichtungen und nur bei besonderen Fragestellungen der Rehabilitation (beispielsweise zur beruflichen Wiedereingliederung oder zur Initiierung von berufsbezogenen Rehabilitationsmaßnahmen) durchgeführt.

Literatur

1 Breitbart W, Krivo S: Suicide. In: Holland J (Hrsg.): Psychooncology. Oxford University Press, New York, 1998, 5541 – 5547
2 Breitbart W, Payne D Pain. In: Holland J (Hrsg.): Psychooncology. Oxford University Press, New York, 1998, 450 – 467
3 Fayers P, Machin D: Quality of life: Assessment, analysis and interpretation. Wiley & Sons, Chichester, 2000
4 Heim E, Augustiny KF, Blaser A, Schaffner L: Berner Bewältigungsformen BEFO. Handbuch. Bern, Huber, 1991
5 Klauer T, Filipp SH: Trierer Skalen zur Krankheitsbewältigung (TSK). Hogrefe, Göttingen, 1993
6 Massie MJ, Popkin M: Depressive disorders. In: Holland J (Hrsg.): Psychooncology. Oxford University Press, New York, 1998, 518 – 540
7 Melzack R: The short form McGill Pain Questionnaire. Pain 30, 1987:191 – 197
8 Muthny F: Manual zum Freiburger Fragebogen zur Krankheitsverarbeitung. Beltz, Weinheim, 1989
9 Noyes R, Holt C, Massie MJ: Anxiety disorders. In: Holland J (Hrsg.): Psychooncology. Oxford University Press, New York, 1998, 548 – 563
10 Passik S, Grummon K: Posttraumatic stress disorder. In: Holland J (Hrsg.): Psychooncology. Oxford University Press, New York, 1998, 595 – 608
11 Smith MY, Redd WH, Peyser C, Vogl D: Post-traumatic stress disorder in cancer: a review. Psycho-Oncology 8, 1999: 521 – 537
12 Strain J: Adjustment disorders. In: Holland J (Hrsg.): Psychooncology. Oxford University Press, New York, 1998, 509 – 517
13 Velikova G, Selby PJ, Snaith PR, Kirby PG: The relationship of cancer pain to anxiety. Psychother Psychosom 63, 1995: 181 – 184
14 Weis J, Bartsch HH: Fatigue bei Tumorpatienten. Eine neue Herausforderung für Therapie und Rehabilitation. Karger, Basel, 2000
15 Weis J: Leben nach Krebs. Belastungen und Krankheitsverarbeitung im Verlauf einer Krebserkrankung. Huber, Bern, 2002

5.3 Immundiagnostik

Heinz-Jürgen Bach, Ben Pfeifer

Die Beobachtung, dass sich Malignome unter schweren lokalen oder systemischen Infektionen zurückbilden können, wurde schon früher gemacht und von Coley bereits Ende des 19. Jahrhunderts therapeutisch genutzt. Diese Tumorremissionen beruhten offensichtlich auf immunologischen Vorgängen; 1970 prägten Burnet und Thomas dafür den Begriff der „Immunosurveillance von Tumoren".

Hauptsäulen der Immunabwehr gegen Infektionen und Tumoren sind die angeborene und die erworbene Immunität. Zum **angeborenen Immunsystem** gehören Zellen wie die Makrophagen, die NK-Zellen, Neutrophile, Eosinophile und T-Zellen. Als **Brückenglied** zwischen angeborener und erworbener Immunität wirken dendritische Zellen, denen als Antigen präsentierende Zellen eine Schlüsselrolle zukommt. Dem **erworbenen Immunsystem** werden B-Lymphozyten, CD 4-positive (CD 4^+) und CD 8-positive (CD 8^+) T-Lymphozyten zugeordnet. Interaktionen zwischen diesen Systemen finden über die Immunzellen selbst und über bestimmte Botensubstanzen (Zytokine) statt.

Eine Vielzahl von Studien wies nach, dass Tumorzellen vom Immunsystem erkannt und zerstört werden können und dass anscheinend Lymphozyten das Tumorwachstum kontrollieren und verhindern.

Die Immundiagnostik bietet Methoden und Tests zur qualitativen und quantitativen Beurteilung der zellulären und humoralen Abwehrfunktion sowie onkologisch bedingter Immundefekte; sie dient der Therapiekontrolle und Prognosebeurteilung von Patienten mit Malignomen. Typische Veränderungen im Immunstatus von Krebspatienten sind eine stark verminderte zelluläre Abwehrleistung mit Abnahme von T-Zellen, Helfer- und zytotoxischen T-Zellen, natürlichen Killerzellen sowie eine Einschränkung der Funktion von Makrophagen. Weiterhin ist typischerweise auch die Gesamtzahl der Lymphozyten deutlich erniedrigt und das Verhältnis von T-Helferzellen zu zytotoxischen T-Zellen (Suppressorzellen) weicht von der Norm ab.

5.3.1 Immunantwort gegen Tumoren

Die Immunantwort gegen Tumoren wird durch zytotoxische **T-Lymphozyten** (CD 8^+-CTL) ausgelöst. Erkennung und Elimination der Tumorzellen durch die T-Lymphozyten erfolgen über eine MHC-gebundene Antigenprozessierung durch die Tumorzelle selbst oder durch Antigen präsentierende Zellen in Verbindung mit kostimulatorischen, membrangebundenen Molekülen. Tumorreaktive T-Zellen wurden inzwischen auch beim Menschen nachgewiesen.

Eine wesentliche Rolle bei der Immunantwort gegen Tumoren spielen auch natürliche Killerzellen (NK-Lymphozyten) und polymorphkernige Leukozyten wie die Eosinophilen. **Natürliche Killerzellen (NK)** lysieren im Unterschied zu den T-Lymphozyten Tumorzellen selbst dann, wenn letztere kein MHC exprimieren (MHC-unrestricted). Allerdings attackieren sie auch Tumorzellen, die Antigene über den MHC-Komplex präsentieren (MHC-restricted).

5.3.2 Immunmonitoring

Krebskrankheiten und deren Therapie erzeugen oft **quantitative und qualitative Veränderungen im Immunsystem,** welche mittels Immunmonitoring erfasst werden können. Dabei können eine sorgfältige Durchführung und Interpretation des Immunstatus einerseits helfen, bestimmte Krebskrankheiten im Frühstadium zu diagnostizieren, andererseits können der Therapieerfolg beurteilt und therapeutische Konsequenzen abgeleitet werden. Zum Aufdecken quantitativer Veränderungen werden die Anzahl verschiedener Immunzellen, Immunglobuline und Immunkomplexe bestimmt. Zur Diagnostik qualitativer Veränderungen werden Aktivität und Funktionszustand der Immunzellen sowie die Abwehrreaktion auf bestimmte Antigene untersucht.

Veränderungen der lymphozytären Subpopulationen korrelieren bei vielen Tumoren mit der Prognose und dienen bei verschiedenen immunmodulatorischen bzw. immunstimulierenden Therapien als Kontrolle der Effizienz. Neben der **Verlaufs- und Effizienzkontrolle** ist das Immunmonitoring bei immunmodulatorischen Therapien aber noch aus einem anderen Grund sinnvoll: Biological response modifiers haben nicht nur immunstimulatorische Eigenschaften, sondern können, in Abhängigkeit von der immunologischen Ausgangslage, eine Immunsuppression auslösen. Die Wechselbeziehungen zwischen Immunsystem und Tumor sind äußerst komplex und beinhalten auch so genannte **Escape-Phänomene**, d.h. wie sich Tumorzellen einer Immunantwort entziehen können (☞ 5.3.7).

Phänotypisierung und Monitoring der Immunzellen

Zelluläres Substrat der Immunantwort gegen Tumoren sind Lymphozyten, insbesondere T-Lymphozyten und natürliche Killerzellen. Die Phänotypisierung dieser Immunzellen im peripheren Blut ist mit Hilfe der Durchflusszytometrie und fluoreszenzmarkierter Antikörper anhand einer Blutprobe technisch leicht durchführbar und liefert reproduzierbare Daten.

Das Monitoring der Immunzellen hat bei verschiedenen onkologischen (und anderen chronischen) Krankheitsbildern klinische Relevanz. Beim Krebspatienten können typische Veränderungen im zellulären Immunsystem im Hinblick auf die Prognose und die Therapie klinisch relevant sein.

5.3.3 Bestimmung quantitativer Veränderungen

Gesamt-Lymphozyten

Ein Abfall der Gesamt-Lymphozyten und bestimmter T-Zell-Subpopulationen ist typisch bei Patienten mit Ovarial-, Lungenkarzinom und Karzinomen im Kopf- und Halsbereich. Es besteht eine gute Korrelation mit Progression oder Rezidiv der Erkrankung.

T-Lymphozyten

Sinnvoll sind eine Verlaufskontrolle der **Zellzahl** und des **Verhältnisses (Ratio) bestimmter T-Zell-Subpopulationen.** Dazu werden zelltypische Oberflächenantigene mit monoklonalen Antikörpern markiert und die Zellzahl mittels Durchflusszytometrie (FACS) bestimmt.

Die Vorläuferzellen der T-Lymphozyten stammen von hämatopoetischen Stammzellen ab und wandern vor ihrer Ausreifung in den Cortex der Thymusdrüse ein. Dort erfolgt ein Differenzierungsprozess unter Ausbildung von α-, β-, γ- und δ-Ketten ihrer T-Zellrezeptoren (TZR). Im Thymus geprägte T-Zellen besiedeln danach sekundäre thymusassoziierte lymphatische Gewebe wie Milz und Lymphknoten und zirkulieren zwischen Blutkreislauf und Gewebe. T-Zellen lassen sich anhand des Musters ihrer Zytokinproduktion und anhand von Oberflächenmarkern (CD-Nomenklatur) in funktionell unterschiedliche Subgruppen einteilen: in CD 4-und CD 8-Zellen.

CD 4⁺-Zellen

Sie bestehen aus funktionell unterschiedlichen Subgruppen und werden anhand der Produktion ihres **Zytokin-Musters** in TH1- und TH2-Lymphozyten differenziert:

- **TH1-Zellen** vermitteln verschiedene Funktionen im Zusammenhang mit Zytotoxizität und lokaler Entzündungs- sowie Hautreaktion vom verzögerten Typ (DTH) und produzieren IL-2 und Interferon-γ (IFN-γ); induzieren funktionell die zelluläre Immunantwort gegen virale, bakterielle und fungale Pathogene und unterstützen B-Zellen in der Produktion von IgG2a.
- **TH2-Zellen** produzieren IL-4, 5, 6, 10, 13; unterstützen die B-Zellen bei der Proliferation und Produktion von Antikörpern, besonders IgG1 und IgE.

> Das Verhältnis von TH1/TH2-Zellen kann bei Krebspatienten gestört sein. Bei Patienten mit Nierenkarzinom findet sich z. B. im Vergleich zu Gesunden eine Verschiebung der Ratio von TH1/TH2-Zellen zugunsten der TH2-Zellen.

Funktionell werden die CD 4^+ Zellen weiter unterteilt in:

- **Tumorspezifische Helfer-Lymphozyten:** nehmen bei Immunantwort gegen Tumorzellen Schlüsselstellung ein und werden über zwei Signale aktiviert: Verbindung von T-Zell-Rezeptor (TZR) mit MHC-II-Komplex der Antigen präsentierenden Zelle (APZ) und Reaktion des kostimulatorischen B7-Moleküls der APZ mit korrespondierendem Rezeptor CD 28 und/oder CTLA-4 (CD 152) auf Helferzelle; kleiner Anteil von CD 4^+-Lymphozyten übt zytotoxische T-Zell-Funktion aus, welche MHC-I restringiert ist
- **Suppressorzellen:** machen etwa 10 % an Gesamtzahl von CD 4^+-Lymphozyten aus; koexprimieren IL-2-Rezeptor α (CD 25) und hemmen Proliferation und Aktivierung von T-Lymphozyten; nehmen Schlüsselrolle bei Induktion und Erhaltung von „self-tolerance" und Bewahrung der Autoimmunität ein; der so genannte „transforming growth factor-ß" (TGF-ß), der auch bei Aktivierung von CD 8^+-Suppressor-Lymphozyten involviert ist, scheint Mediator dieses immunsuppressiven Mechanismus zu sein; die mögliche klinische Relevanz der Suppressorzellen bei Krebserkrankungen besteht in ihrem Beitrag zum immunologischen „escape" von Tumoren (☞ 5.3.7).

CD 8⁺-Lymphozyten

Heterogene lymphozytäre Zellpopulation, bestehend aus Effektorzellen (zytotoxische T-Lymphozyten, lymphokin-aktivierte Killerzellen: LAK-Zellen), Gedächtniszellen und Suppressorzellen. Die Untergruppen werden anhand verschiedener Oberflächenmarker phänotypisiert und funktional differenziert in:

- **CD 8+-CD 28+-Zellen:** Aktivierung von T-Zellen erfordert kostimulatorisches Signal; CD 28-Ligand reguliert T-Zell-Rezeptor (TZR) abhängige Proliferation, IL-2-Produktion und Produktion von Effektorzytokinen (IFN-γ; IL-4; IL-5); CD 28-Ligand wird auf naiven T-Zellen exprimiert und reagiert mit B7-1/B7-2-Rezeptor von Antigen präsentierenden Zellen; CTLA-4 ist alternativer Ligand für B7-1/B7-2-Rezeptoren und wirkt hemmend auf die T-Zell-Aktivierung
- **CD 8+-CD 28+-CD 11b--Zellen:** bei gesunden Individuen nachweisbar; expandieren bei primären viralen Infektionen; Zellen haben die Fähigkeit, IFN-γ und IL-2 zu produzieren, unter mitogenen Stimuli zu proliferieren und die Endothelbarriere zu überwinden; nach Abheilung viraler Infektion normalisiert sich Anteil dieses Zelltypus
- **Suppressor-Lymphozyten:** unterdrücken zelluläre Immunreaktion durch Hemmung der IL-2-abhängigen patienteneigenen Lymphozytenproliferation und durch Steigerung der Prostaglandinsynthese; Suppressor-Lymphozyten (CD 8^+-CD 28^-) hemmen Antigen präsentierende Zellen durch Verhinderung der Expression des B7-Moleküls und Hochregelung von Immunoglobulin-like-transcript-Rezeptoren (ILT 3 und ILT 4) und hemmen weiterhin die Proliferation von T-Lymphozyten via IL-6 und IFN-γ-Freisetzung; CD 8^+-CD $11b^-$-Lymphozyten sind ebenfalls mit der Hemmung der T-Zell-Proliferation assoziiert; CD 8^+-CD 28^--Suppressor-Lymphozyten hemmen die Proliferation von CD 4^+-Helfer-Lymphozyten und inhibieren direkt via CD 40-Blockade die Fähigkeit von Antigen präsentierenden Zellen (APZ), CD 4^+-T-Helfer-Lymphozyten zu aktiveren.

  Modulation von Suppressorzellen:
  - Cyclophosphamid in aktivierter Form (4-Hydroperoxycyclophosphamid) kann die $CD4^+$-$CD45RA^+$-Suppressor-Inducer-Zellen und die Concanavalin-A induzierte Suppressorzellaktivität regulieren.
  - Therapeutische Dosen Cisplatin (CDDP) können einen Abfall der $CD8^+$-$CD11^-$-Suppressorzellen bewirken.

– Histamin-2-Rezeptorantagonisten (z. B. Cimetidin) können Suppressorzellen inhibieren.

CD 4/CD 8-Ratio

Das Verhältnis von CD 4 zu CD 8-Lymphozyten beträgt normalerweise ca. 1,1 – 1,8. In Abhängigkeit vom Tumorstadium und der Tumorentität treten in diesem Verhältnis charakteristische Veränderungen auf: CD 4/CD 8-Ratio

- Erniedrigt (oft 0,3 – 0,8): z. B. bei Blasen-, Nierenzell-, Bronchial-, Ovarialkarzinom, Lymphomen
- Erhöht: z. B. bei Magen-, Pankreas-, Kolon-, hepatozellulärem -, Mammakarzinom (hier eher autoaggressive Immunitätslage mit Erhöhung zirkulierender Immunkomplexe, die die Immunabwehr unterdrücken).

Bei einigen Tumorarten hat die CD 4/CD 8-Ratio prognostische Relevanz und korreliert mit dem Stadium der Erkrankung und Überlebenszeit, z. B. bei Bronchial-, Nierenzellkarzinom und Melanom.

Natürliche Killerzellen (NK-Zellen)

NK-Zellen (CD 16^+, CD 56^+) sind große granuläre Zellen, die etwa 15% der peripheren Lymphozyten stellen. Sie können mittels Perforinausschüttung unterschiedliche Tumorzellarten, aber auch mit Viren infizierte Zellen zerstören. Sie produzieren IFNγ, TNFα und GM-CSF und werden durch MHC-I-Komplex gehemmt. Die Anzahl und Aktivität der NK-Zellen ist bei Tumorkrankheit und rezidivierenden viralen Infektionen oft stark erniedrigt. Bei Kolon-, hepatozellulärem-, Nierenzell- und Ösophaguskarzinom hat die Zahl der NK-Zellen eine prognostische Bedeutung.

Eosinophile

Die Zahl der Eosinophilen ist von signifikanter Bedeutung für Progression und Prognose einiger Tumorarten. So deutet z. B. eine Eosinopenie präoperativ beim Mammakarzinom auf ein erhöhtes Rezidivrisiko hin. Umgekehrt bedeutet eine präoperative Eosinophilie eine eher günstige Prognose. Bei Magen-Darm- und Pankreaskarzinom ist unter Krankheitsprogression oft eine Eosinophilie zu beobachten.

Humorale Veränderungen

Humorale Veränderungen im Serum zeigen sich insbesondere in Form von Erniedrigung von Immunglobulin IgE und Erhöhung von Immunkomplexen. Die meisten Tumorpatienten zeigen **IgE-Werte** unterhalb der Normgrenze, ein kleiner Teil jedoch auch erhöhte IgE-Level. Die Tumortherapie verändert die IgE-Werte:

- Bestrahlung und Chemotherapie → IgE-Abfall
- Operationen → IgE-Anstieg.

Weiterhin werden bei Tumorpatienten oft IgG-Veränderungen beobachtet: z. B. fällt Subklasse IgG1 bei Mammakarzinom-Patientinnen unter Progression deutlich ab, während eine radikale Operation den Wert normalisiert. Bei Ovarialkarzinomen und anderen gynäkologischen Tumoren hat IgG1 ebenfalls prognostische Relevanz.

5.3.4 Bestimmung qualitativer Veränderungen

Messung der Lymphozytenproliferation

In vitro Stimulation von Lymphozyten durch Mitogene wie Phythämagglutinin, „Pokeweed"-Mitogen, Concanavalin A, die T- oder B-zellspezifisch die DNA-Synthese und Zellteilung anregen. Die Bestimmung der Proliferation ist ein sensitiver Test für die Lymphozytenfunktion. Bei Tumorpatienten zeigt sich oft eine Abnahme der Lymphozytenproliferation, die dann auf eine Rezidivgefahr und schlechtere Prognose hindeutet. Bei Patienten mit anaplastischem Lungenkarzinom ist z. B. im Vergleich zu Gesunden die Stimulationsrate 10fach geringer. Eine signifikante Verringerung findet sich auch bei Kolonkarzinom, Melanom und Lymphom.

Messung der Hautreaktion vom verzögerten Typ

Die Hautreaktion vom verzögerten Typ (Delayed-type hypersensitivity = DHT) wird durch de novo Sensibilisierung (meist mit Dinitrochlorbenzen) oder Recall-Antigene (meist Multitest-Merieux® oder Immignost®) ausgelöst. Sie korreliert meist gut mit dem Tumorstadium. Eine verminderte DHT findet sich bei Patienten mit Kolonkarzinomen und Karzinomen im Kopf- und Halsbereich bereits im Frühstadium. Bei Magen- und Pankreaskarzinomen ist die DHT jedoch lange normal. Eine ganz fehlende DHT zeigt sich oft bei Patienten mit kurzer Überlebenszeit (< 3 Monate) und auch bei Rezidiven von Melanom, Lymphom, Lungen- und Blasenkarzinom, wie auch Kopf- und Halstumoren.

Auto-Tumor-Killing-Test

In vitro Test zur Beurteilung der Fähigkeit von Patienten-Lymphozyten, eigene Krebszellen im Reagenzglas abzutöten; Test hat hohe prognostische Bedeutung.

5.3.5 Wirkung verschiedener Therapien auf den Immunstatus

Tumorchirurgische Eingriffe unterdrücken das Immunsystem und führen oft vorübergehend zur Erniedrigung der Lymphozytenzahlen sowie der NK-Zellen. Nach Beseitigung der Tumormasse oft schnelle Normalisierung der Immunzellen.

Eine **Chemotherapie** ist häufig mit einem Abfall der Lymphozyten-Gesamtzahl verbunden, das Verhältnis der Subpopulationen ist ebenfalls oft gestört: Abfall von T-Helferzellen und Anstieg von zytotoxischen T-Zellen. Sie führt zur Immunsuppression, NK-Zellen sind stark vermindert. Immunologische Therapien können Suppression oft in 6–8 Wochen normalisieren.

Eine **Bestrahlung** verursacht lang dauernde und schwerwiegende Schädigungen des Immunsystems, häufig > 50% Reduktion der Lymphozytenzahl und NK-Zellen. Die Störung ist durch eine Immuntherapie nur schlecht zu beeinflussen und hält manchmal Jahre an.

Eine **Immuntherapie** kann eine Besserung bis zur Umkehr tumor- und therapiebedingter Immunsuppression bewirken (☞ z.B. 8.3.2.4, 8.3.2.6, 8.4.1.1, 8.4.1.2), insbesondere die Zellzahlen von Lymphozyten und NK-Zellen erhöhen, sowie deren Aktivität steigern.

5.3.6 Lymphozytäre Subpopulationen bei verschiedenen Tumorentitäten und unter Therapie

Chronisch myeloische Leukämie (CML)

Unter Therapie mit α-Interferon nur dann Erholung der Absolutzahlen von CD 3^+-, CD 4^+-, CD 8^+- und CD 19^+-Lymphozyten, wenn komplettes zytogenetisches Ansprechen (CCGR). Patienten mit CCGR zeigen auch höhere Anzahl von CD 56^+-Lymphozyten.

Gynäkologische Tumoren

- Brustkrebs-Patientinnen zeigen gegenüber Patienten mit nicht-malignen Brusterkrankungen signifikante Erniedrigung der Absolutzahl der T-Lymphozyten.
- Gegenüber gesunden Kontrollen weisen Brustkrebs-Patientinnen prozentual eine höhere Anzahl von CD 16^+-Lymphozyten auf.
- Patientinnen mit Brust- oder Zervixkarzinomen zeigen gegenüber gesunden Kontrollpersonen eine signifikante Erniedrigung der CD 3^+- und CD 4^+-Population, jedoch signifikant erhöhte CD 8^+-Lymphozyten.
- Patientinnen mit Ovarialkarzinom zeigen eine signifikant erhöhte Anzahl von CD 3^+-Lymphozyten, die den Aktivierungsmarker HLA-DR oder den Marker CD 3^+-CD 16/CD 56^+ exprimieren. Die Anzahl der CD 25^+- und CD 16^+-Lymphozyten ist bei Patientinnen mit frühem Rückfall oft signifikant erniedrigt.

Hepatozelluläres Karzinom

Hochrisiko-Patienten mit Leberzirrhose und niedriger NK-Aktivität entwickeln viel häufiger ein hepatozelluläres Karzinom als Patienten mit hoher NK-Aktivität.

Kolonkarzinom

- Patienten, die innerhalb von zwei Jahren ein Rezidiv entwickeln, haben signifikant geringere präoperative NK-Zytotoxizität als Patienten, die tumorfrei bleiben. Die prognostische Relevanz ist unabhängig von anderen Variablen wie Geschlecht, Alter, Tumorstadium, Tumorgröße, OP-Dauer, Blutverlust, Tumor-Grading und postoperativer Therapie.
- Patienten mit frühem Rezidiv zeigen anhaltend einen signifikanten Abfall der CD 8^+-Lymphozyten.
- Patienten, die in Remission verbleiben, zeigen oft einen signifikanten Anstieg der CD 4/CD45RA und CD 4/CDw29-Ratio.

Multiples Myelom

Der Immunzellstatus kann hier prognostischen Wert besitzen; längeres Überleben bei Patienten mit hohen Zahlen an CD 3^+-, CD 4^+-, CD 8^+- und CD 19^+-positiven Lymphozyten.

Nierenzellkarzinom

- Immunstatus korreliert hier gut mit klinischem Verlauf und hat prognostischen Wert.
- Unter immunstimulierender Therapie mit α-Interferon-2b und IL-2 bei Patienten mit metastasierenden Nierenzellkarzinomen steigen NK-Zellen (CD 16/56^+) oft signifikant an und CD 3^+- und CD 4^+-Lymphozyten fallen gleichzeitig ab.
- Patienten, die klinisch auf Therapie ansprechen, entwickeln höhere NK-Zytotoxizität als jene mit Krankheitsprogression.

Ösophaguskarzinom

- CD 4/CD 8-Ratio ist bei etwa der Hälfte der Patienten erhöht.
- NK-Zellen und Ansprechen auf PHA-Stimulation bei ⅔ der Patienten signifikant vermindert.
- Veränderungen haben prognostischen Wert.

Prostatakarzinom

- Im fortgeschrittenen Stadium signifikanter Abfall der NK-Zellen und CD 8^+-Lymphozyten gegenüber gesunden Kontrollen und Patienten mit früheren Tumorstadien.
- Abfall der CD 4^+-Lymphozytenzahl korreliert mit Stadium der Erkrankung.

Urologische Karzinome

- Bei infiltrierenden Blasenkarzinomen findet man bei der Mehrheit der Patienten einen Abfall der CD 4^+-Lymphozyten mit daraus entstehender Inversion der CD 4/CD 8-Ratio.
- Proliferation der T-Lymphozyten auf Stimulation mit PHA und Conkanavalin bei diesen Patienten oft gestört.

Hypernephrom und Melanom

Bei Patienten, die mit Interleukin-2 behandelt werden, korreliert der Anstieg der NK-Zellen signifikant mit dem klinischen Ansprechen.

5.3.7 Escape-Mechanismen

In den letzten Jahrzehnten konnte eine Vielzahl von humoralen, molekularen und zellulären Mechanismen nachgewiesen werden, wie sich Krebszellen einer wirksamen Immunantwort entziehen können. Wegen der diagnostischen und möglichen therapeutischen Relevanz werden exemplarisch einige dieser Escape-Mechanismen kurz dargestellt.

- **Fehlende Antigenität:** Für suffiziente Immunreaktion benötigen T-Zellen eine Antigenexpression an Tumorzellen und weitere kostimulatorische Signale. Bei vielen Tumoren mangelt es an Antigenexpression, sodass die Immunreaktion ausbleibt.
- **Verlust „erkennbarer" MHC-I-Komplex-Moleküle:** Diese sind für den T-Zell-Angriff notwendig. Tumorzellen „lernen" (klonale Selektion), solche Moleküle nicht mehr zu produzieren („defekte" Antigen-Präsentation durch Tumorzelle).
- **Verlust der Lymphozyten-Adhäsionsmoleküle:** Diese werden zum „Andocken" von zytotoxischen Lymphozyten an die Tumorzelle benötigt.
- **Antigen „Masking":** Tumorzellen stellen bestimmte Moleküle (z. B. Sialomucin) her, die Tumorantigen maskieren und/oder die Lymphozytenadhäsion stören.
- **Antigen „Shedding":** Tumorzellen geben ihre Antigene in Überzahl ins zirkulierende Blut ab und sättigen somit Antigen-Bindungsstellen an T-Zellen. Durch Antigen-Antikörper-Komplexbildung entsteht eine Hemmung der T-Zell-abhängigen Immunantwort.
- **Produktion hemmender Substanzen durch den Tumor:**
  - VEGF blockiert die Reifung von dendritischen Zellen, sodass die Antigen-Präsentation und die antigenspezifische T-Zellantwort gestört werden.
  - Prostaglandine, die von tumorassoziierten Makrophagen sezerniert werden können, hemmen Funktion von NK-Zellen und T-Zellen.
  - Transforming Growth Factor β1 (TGF-β 1) hemmt Aktivität der NK-Zellen.
- **Tumor-spezifische Suppressorzellen:** Diese IL-10 produzierenden CD $8Tr^+$-regulatorischen Suppressor-Lymphoyzten können die T-Zellantwort inhibieren.
- **Extrazelluläres saures Milieu im Tumorgebiet:** Hemmt pH-abhängig die zytolytische Aktivität von Killerzellen (bei pH 5,8 ist die zytolytische Funktion der MHC-unrestringierten Effektorzellen nahezu vollständig erloschen).

5.3.8 Bewertung der Immundiagnostik

Quantifizierung und Aktivitätsbestimmung von im Blut zirkulierenden Immunzellen sind heute standardisierte und reproduzierbare Messverfahren, deren Bedeutung für die Einschätzung von **Therapieverlauf und Prognose** bei Patienten mit Krebs und Immunschwäche in Longitudinalstudien verifiziert wurde. Unter Berücksichtigung des Erkenntnisstandes der immunologischen Auswirkungen neoplastischer Erkrankungen und tumordestruktiver Therapiemaßnahmen (Chemo-, Strahlen- und Zytokintherapie) auf die immunologische Reaktionsbereitschaft des Patienten, scheint eine indikationsbezogene Analyse der zellulären Immunparameter (Immunstatus) im Rahmen immunologischer und komplementärer Behandlungsverfahren indiziert (☞ Konsensus der Deutschen Gesellschaft für Onkologie).

Literatur

1 Arima K et al.: Prognostic factors of peripheral blood lymphocyte subsets in patients with renal cell carcinoma. Urol Int 57 (1), 1996: 5

2 Gez E et al.: T-cell subpopulation in patients with metastatic renal cell carcinoma treated by recombinant interleu-

kin-2, recombinant interferon-alpha, 5-fluorouracil, and vinblastine. Cancer Invest 17 (4), 1999: 259
3 Gohring B et al.: Prognostic value of the immunomonitoring of patients with renal cell carcinoma under therapy with IL-2/IFN-alpha-2 in combination with 5-FU. Urol Res 24 (5), 1996: 297
4 Kay NE et al.: Blood levels of immune cells predict survival in myeloma patients: Results of an Eastern Cooperative Oncology Group phase 3 trial for newly diagnosed multiple myeloma patients. Blood 98, 2001: 23
5 Konsensus der Deutschen Gesellschaft für Onkologie, DGO Forum Intern, Jg. 2/3: 1997
6 Kosmidis PA et al.: The prognostic significance of immune changes in patients with renal cell carcinoma treated with interferon alfa 2b. J Clin Oncol 10 (7), 1992: 1153
7 Nakamura H et al.: Immunologic parameters as significant prognostic factors in lung cancer. Lung Cancer 37, 2002: 161
8 Randall F et al.: Association of immune parameters with clinical outcome in stage III colon cancer: results of Southwest Oncology Group Protocol 9009. Cancer Immunol Immunother 48, 1999: 533
9 Schroder W et al.: Lymphocyte subsets in patients with ovarian and breast cancer. Eur J Gynaecol Oncol 18 (6), 1997: 474
10 Soygur T et al.: The prognostic value of peripheral blood lymphocyte subsets in patients with bladder carcinoma treated with neoadjuvant M-VEC chemotherapy. BJU Int 84 (9), 1999: 1069
11 Tsutsui S et al.: Prognostic significance of immunological parameters in patients with esophageal cancer. Hepatogastroenterology 43 (9), 1996: 501

5.4 Komplementäre diagnostische Verfahren

György Irmey

5.4.1 Medikamententest im Labor

Seit einiger Zeit besteht die Möglichkeit, durch einen besonderen Medikamententest direkt auf die Aktivität des Immunsystems Rückschlüsse zu ziehen. Dies soll die herkömmlichen Immununtersuchungen der differenzierten Unterfraktionen der Leukozyten ergänzen, bei denen in erster Linie die Zellzahl und nicht die Funktion dieser Zellen bestimmt wird. Die Untersuchung beruht auf der Messung der natürlichen Killerzellaktivität unter Einfluss verschiedener Immunpräparate. Dazu werden Lymphozyten des Patienten aus Vollblut isoliert und mit verschiedenen Immunmodulatoren wie beispielsweise verschiedenen Mistelpräparaten oder Organextrakten (Thymus-, Leber-, Milzextrakten) inkubiert. Anschließend werden die vorinkubierten Zellen mit humanen Krebszellen versetzt. Durch Bestimmung der abgetöteten Krebszellen unter der Einwirkung der Immunpräparate sollen Schlussfolgerungen auf die individuelle Wirksamkeit gezogen werden.

Inwieweit dadurch eine optimierte Immuntherapie wirklich möglich ist, muss auf jeden Fall noch durch umfassende klinische Studien bewertet werden. Gegenwärtig werden diese recht teuren und aufwändigen Untersuchungen von einigen Labors mit eher zweifelhaften Aussagen Ärzten und Krebskranken angeboten.

5.4.2 Regulationsthermographie

Bei der Regulationsthermographie nach Arno Rost wird die Temperatur der Körperoberfläche an genau bestimmten Punkten des Körpers erfasst. Dies geschieht durch eine Erstmessung und nach einer zehnminütigen Abkühlung durch eine Zweitmessung.

Die Messungen erfolgen mit einem Kontaktthermometer, das auf die Haut aufgesetzt wird, oder mit einer kontaktlosen Messung. Diese reflektieren das Zusammenwirken von Kreislauf, Vegetativum, hormonellem System, Bewegungsapparat und Stoffwechsel. Da die Untersuchung nicht traumatisierend ist, kann sie beliebig oft wiederholt werden.

Verwendung finden können:

- Infrarot-Kamera (Varioscan, Firma Jenoptik; Vertrieb über Infratec, Dresden)
- Kontaktthermographiegerät (Eidatherm, Firma Eidam, Bad Homburg).

In einem für die Thermographie reservierten Raum mit einer möglichst konstanten Temperatur zwischen 20 ± 1 °C erfolgen die Adaptation des Patienten sowie die entsprechenden Aufnahmen. Nach einer Adaptationszeit von ca. 15–30 Minuten bei Raumtemperatur in bekleidetem Zustand werden die Messungen durchgeführt.

Durch die Wärmemessung und die darin eingeschlossene Abkühlungsphase wird der Körper zu einer aktiven Tätigkeit veranlasst. Ist der Körper durch hormonelle, nervliche oder kreislaufmäßige Erkrankungen gestört, finden sich charakteristische Veränderungen im Wärmemuster. Diese Wärmemuster gehen auf einer funktionellen Ebene den klinischen Erkrankungen voraus.

Die Regulationsthermographie ist keine eigentliche Krebsuntersuchung, sie ist in der komplementär-biologischen Medizin aber eine wertvolle Hilfe bei der Durchführung und Kontrolle der Behandlung. Mithilfe der Regulationsthermographie kann der in der Methode geschulte und erfahrene Arzt Störungen in der Wärmeproduktion, Wärmeverteilung und v.a. der Regelungskapazität des Körpers erkennen, um daraus diagnostische Schlüsse zu ziehen. Bereits im Vorstadium von späteren Erkrankungen zeigt das Thermogramm in den entsprechenden Abschnitten der Körperoberfläche Veränderungen, obwohl klassische medizinische Untersuchungen noch alles für in Ordnung befinden. Bestimmte Krebsarten, insbesondere Brustkrebs, führen zu charakteristischen Temperaturmustern, die sich frühzeitig durch diese Untersuchung erfassen lassen. Dies gilt auch für Vorstadien, bevor der Krebs mittels Mammographie entdeckt werden kann. Allerdings muss sich die Methode noch der umfassenden klinischen Prüfung stellen, um ihre Wertigkeit im Vergleich zur Mammographie zu belegen.

Die Regulationsthermographie kann daher vor allem in der Nachsorge onkologischer Patienten in zweierlei Weise sinnvoll eingesetzt werden:

- Generell als eine Methode zur Erfassung der gesamten Regulationskapazität des Organismus.
- Zur Einleitung und Durchführung von komplementärmedizinischen Maßnahmen und deren Kontrolle.

Literatur

1 Rost A: Thermographie und Thermoregulationsdiagnostik. Medizinisch Literarische Verlagsgesellschaft, Uelzen, 1980

2 Rost A: Lehrbuch der Regulationsthermographie. Hippokrates, Stuttgart, 1994

5.4.3 Bioelektronische Diagnoseverfahren

Die bioelektronischen Diagnosemethoden gehen davon aus, dass durch Beobachtung von Leitfähigkeitsänderungen für einen minimalen Reizstrom pathologische Entwicklungen im Organismus bereits in einem Frühstadium erkennbar sind, bevor organische Defekte manifest werden. Die Reaktion des Organismus auf elektrischen Strom wird bei diesen Methoden daher als Gradmesser dafür genommen, welche Störungen und Krankheiten vorliegen. Insbesondere bei versteckten, den Stoffwechsel nach Auffassung der Komplementärmedizin belastenden Krankheitsursachen, wie unterschwellige Giftbelastung, Darmfloraschäden, unbekannten Entzündungsherden bis hin zu psychischen Blockaden, können solche Methoden diagnostisch weiterhelfen.

Als ältestes Verfahren ist die **Elektroakupunktur** nach Reinhard Voll (EAV) sehr verbreitet. Aus ihr haben sich das **Vegatest-Verfahren**, die **bioelektronische Funktionsdiagnostik** (BFD), das **Performance 2000 System**, das **Prognos-System**, das **Mora-Verfahren** und viele andere entwickelt. Stets wird dabei die Reaktion von definierten Akupunkturpunkten auf niedrige Ströme als Gradmesser benutzt. Aus der traditionellen chinesischen Medizin ist die Vorstellung der Meridiane übernommen, die die verschiedenen Ebenen des grob- und feinstofflichen Körpers miteinander verbinden.

Die bioelektronischen Messmethoden selbst sind keine objektiven Verfahren, die von Messrobotern genauso durchgeführt werden könnten, sondern benötigen die Sensibilität und Erfahrung des untersuchenden Therapeuten, um zu brauchbaren und aussagefähigen Ergebnissen zu kommen.

Wissenschaftlich sind diese Methoden wegen ihrer Abhängigkeit von der Sensibilität des behandelnden Therapeuten nicht anerkannt und werden aus diesem Grund von den Krankenkassen auch nicht erstattet. Für den erfahrenen naturheilkundlich arbeitenden Arzt stellen die bioelektronischen Diagnoseverfahren jedoch eine große Hilfe dar, um tiefer liegende Krankheitsursachen zu erkennen.

Eine Sonderform ist das **Impuls- und Segmentelektrogramm**, bei dem Wechselstrom in bestimmte Körperabschnitte geleitet wird. Aus dem Verhalten der Ströme ist erkennbar, wo sich mögliche Schwachstellen (loci minoris resistentiae) des Organismus befinden.

In einem weiteren Sinn kann auch die **Kirlian-Photographie** zu den bioelektronischen Diagnoseverfahren gerechnet werden. Die Abstrahlung der Hände und Füße auf ein hohes elektrisches Feld wird photographisch festgehalten und zeigt, welche Akupunkturmeridiane und zugehörigen Körpergebiete gestört sind. Entgegen einer weit verbreiteten Ansicht wird dabei nicht die Aura gemessen, sondern das Verhalten des Gewebes auf hohe Spannungen. Bestimmten Gebieten der Finger sind bestimmte Körperareale und Körperfunktionen zugeordnet, auf deren Störung dann rückgeschlossen wird.

Besonderen Wert haben die genannten Verfahren im Medikamententest, bei dem das Regulationsverhalten des Organismus insbesondere auf Homöopathika, aber auch Vitamine, Mineralstoffe, Spurenelemente, Phyto-, Organotherapeutika bis hin zu allopathischen Medikamenten getestet wird. Der Therapeut testet nacheinander Medikamente so lange, bis der Organismus eine ausgeglichene Testreaktion zeigt. Die so ausgetesteten Medikamente haben erfahrungsgemäß eine besonders gute Heilwirkung. Mit speziellen Testampullen können auch

Hinweise auf Insektizide, Amalgam und andere Gifte als Krankheitsursachen erkannt werden.
Alle bioelektronischen Diagnoseverfahren haben einen begrenzten, teilweise subjektiven Aussagewert. Als behandelnder Arzt muss man sich dessen stets bewusst sein, um keine falschen Erwartungen zu hegen und Irrtümern zu erliegen. Es handelt sich um diagnostische Hilfsmittel mit Hinweischarakter, nicht um Wundermethoden. Bei weit reichenden Konsequenzen für den Patienten ist das Testergebnis unbedingt zu hinterfragen bzw. durch andere medizinische und/oder funktionelle Verfahren zu überprüfen.
Trotz ihres begrenzten Aussagewerts haben bioelektronische Diagnosemethoden in der Praxis des naturheilkundlich ausgerichteten Arztes ihre Berechtigung und sind wichtig, um Krankheitsursachen im Sinn biologischer Heilverfahren aufzuspüren.

Literatur
Augustin M, Schmiedel V: Leitfaden Naturheilkunde. 4. Aufl., Elsevier (Urban & Fischer), München/Jena, 2003

5.4.4 Angewandte Kinesiologie

Die angewandte Kinesiologie (AK) zählt wie die bioelektronischen Diagnoseverfahren zu den in erster Linie intuitiven, subjektiven Diagnosemethoden, braucht aber keinerlei Hilfsmittel außer den Patienten selbst. Sie hat ihren Ursprung in der Chiropraktik. Ihre Entdeckung geht zurück auf Erfahrungen und Untersuchungen des amerikanischen Chiropraktikers Dr. George Goodheart. Er beobachtete, dass sich physische und psychische Vorgänge im Menschen auch im Funktionszustand seiner Muskeln spiegeln. Daraufhin entwickelte er in den 60er-Jahren ein einfaches Testverfahren, das diese Muskelfunktion ohne Zuhilfenahme von Apparaten erfasst: den **Muskeltest**. Er hat den Vorteil, dass der Patient direkt am Geschehen beteiligt ist. Er kann das Testergebnis selbst spüren und prüfen.
Durch Muskeltests sollen Blockaden auf der seelischen, geistigen und der übergeordneten spirituellen Ebene aufgespürt werden. Die angewandte Kinesiologie geht von der Annahme aus, dass Muskeln als Indikator beziehungsweise als eine Art Biofeedback-Instrument reagieren können. Sie spiegeln eine Antwort des Körpers auf einen Reiz oder Stress wider. Mit Einverständnis des Patienten können über bestimmte Indikatormuskeln Einflüsse von Nahrungsmitteln, Medikamenten, Schadstoffen und Toxinen auf den Organismus getestet werden.

Seelische Krankheitsursachen können mit konventionellen Diagnoseverfahren oft nur ungenügend erfasst werden. Bei vielen Krebskranken zeigt sich, dass die Gefühle nicht im Gleichgewicht sind. Den Patienten wird durch die Reaktion des Indikatormuskels leichter bewusst, welche Schwierigkeiten des Alltags sie belasten und wie sehr diese Schwierigkeiten und Gefühlszustände sie beeinflussen. Die psychologische Kinesiologie bietet die Möglichkeit, einen anderen Umgang mit Problemen dieser Art und Schicksalsschlägen zu finden, und folgt damit Montaigne, der sagte: „Der Mensch erleidet nicht soviel durch das, was ihm zustößt, sondern durch die Art, wie er dieses Geschehen hinnimmt."
Leider gibt es zahlreiche Kinesiologen, die ihre Fähigkeiten überschätzen, sodass man bei diesem Verfahren die Therapeuten und ihre Aussagen kritisch bewerten sollte.

Literatur
1 Dobler G: Kinesiologie: Grundlagen, Praxis, Therapieschemata. Elsevier (Urban & Fischer), München/Jena, 1998
2 Förder G, Lesch M: Kinesiologie: Aus dem Stress in die Balance. 2. Auflage, GU
3 Thie, JF: Gesund durch Berühren: Touch for Health. 7. Aufl., Hugendubel, München, 2000

5.4.5 Dunkelfeldmikroskopie

Die Blutuntersuchung im Dunkelfeld nach Prof. Dr. Günther Enderlein soll einen Einblick in das innere Milieu des Menschen geben. Es ist aus naturheilkundlicher Sicht bekannt, dass chronischen Krankheiten, insbesondere den Krebserkrankungen, eine oft über Jahrzehnte andauernde Milieuveränderung vorausgeht, die sich hinter Begriffen wie Übersäuerung, Durchblutungsstörungen, Sauerstoffmangel in den Geweben und Organen verbirgt. Enderlein entdeckte die Existenz zweier Mikroorganismen im Blut, die bei gesundem Milieu mit dem Menschen in Symbiose leben und als „Bioregulatoren" dienen oder bei krankem Milieu ein Eigenleben führen können, das den Menschen auf Dauer krank macht. Im Dunkelfeld wird deutlich, ob diese Bioregulatoren dem Organismus dienen oder schaden.
Diese Untersuchung soll in der naturheilkundlichen Praxis keineswegs das herkömmliche Blutbild ersetzen. Bei der Blutuntersuchung im Dunkelfeld wird die Funktionsfähigkeit des Blutes unter besonderen Aspekten untersucht.
Für die Untersuchung wird ein Tropfen Vitalblut entnommen und sofort ohne weitere Präparierung unter

dem Mikroskop im Dunkelfeld betrachtet. Die Betrachtung wird in den darauf folgenden Stunden und Tagen wiederholt, je nachdem, wie lange das Blut lebendig zu sein scheint. Meist wird die Untersuchung mit Nüchternblut vorgenommen. Es ist aber auch interessant, die Tätigkeit des Blutes nach einer Nahrungsaufnahme zu betrachten, um zu sehen, wie gut das Blut arbeitet. Für viele Patienten ist es eine ganz neue und bedeutsame Erfahrung, ihr eigenes Blut auf dem Videomonitor bei der Arbeit zu beobachten und beispielsweise mit anzusehen, wie die eigenen weißen Blutkörperchen wie Amöben durch das Blut kriechen, wenn das Immunsystem gut funktioniert. Die meisten Patienten bekommen so zum ersten Mal einen Eindruck davon, wie es z. B. aussieht, wenn das Immunsystem gut arbeitet oder wenn die Durchblutung durch verklebte rote Blutkörperchen schlecht funktioniert. Somit können Gesundheitsrisiken rechtzeitig erkannt und bereits vorhandene Probleme diagnostiziert und in ihrem Verlauf beobachtet werden.
Neben der Blutuntersuchung im Dunkelfeld entwickelte Enderlein eine darauf abgestimmte „Milieutherapie", die Isopathie. Sie beinhaltet ein Sortiment von Präparaten der Firma Sanum-Kehlbeck, die je nach Art der Milieustörung ganz gezielt eingesetzt werden, um den Organismus wieder in eine gute Eigenregulation zu führen. Die Eigenregulation kann gleichgesetzt werden mit dem „inneren Arzt". Je geringer die Milieustörung ist, um so besser kann dem Kranken der innere Arzt helfen.

Literatur

Dumrese J, Haefeli B: Pleomorphismus – Blutsymbionten, Blutparasiten, Blutpilze. Unter besonderer Berücksichtigung der Enderleinschen Cyclogenie und der diagnostischen Methoden nach Haefeli. Haug, Heidelberg, 1997

5.4.6 CEIA-biodynamisches Eiweißprofil

Das CEIA-Flockungsprofil oder CEIA-biodynamische Eiweißprofil stellt eine mögliche komplementär-serologische Methode dar. Mit ihr wird das Proteom des Patienten (die Gesamtheit seiner Proteine in ihrer Dynamik unter dem Einfluss von Vegetativum, Hormonen, Umwelt, Ernährung usw.) erfasst. Beim CEIA-Flockungsprofil handelt es sich letztlich um die Erfassung des „Proteoms", also der Gesamtheit aller Informationen, die in den Proteinen eines jeden Individuums stecken (vergleichbar dem „Genom", in dem die gesamte genetische Information enthalten ist).

Im Unterschied zu klassischen Laboruntersuchungen – wie beispielsweise die Messung des Gehalts an Blutzucker, Cholesterin und Harnstoff – werden nicht Einzelstoffe bestimmt, sondern eher die Qualität der Blutzusammensetzung. Diese früher „Serumlabilitätsproben" genannten Untersuchungsmethoden wurden durch den Einzug der Eiweiß-Elektrophorese und Enzymchemie völlig aus dem Labor verdrängt.
Bereits im Vorstadium einer Krebserkrankung kommt es häufig zu feinsten Störungen im Zusammenspiel zwischen den Abwehrsystemen im Blut, den Zellen, den Hormonen und dem Nervensystem. Jedes einzelne bei dieser Methode verwandte Fällungsmittel destabilisiert das Serum, sei es z. B. durch Änderung der elektrischen Ladung zwischen den Eiweißmolekülen, durch Änderung der Oberflächenspannung, durch Aggregation der Eiweiße oder durch Änderung der Mizellenstruktur. Es kommt nach Zusetzen eines Fällungsmittels zu einer Trübung des Serums, welche photometrisch gemessen wird. Diese Veränderungen können sich schon frühzeitig im CEIA-Flockungsprofil widerspiegeln, obwohl die klassischen Laborwerte noch normale Werte anzeigen.
Das CEIA-Flockungsprofil ist kein Krebstest. Aber es kann dem biologisch eingestellten Arzt eine entscheidende Hilfestellung zur Früherfassung von Störungen, vor Ausbruch der Erkrankung, für die Verlaufskontrolle und zur weiteren Beurteilung einer Behandlung geben. Es liefert Hinweise auf Veränderungen, wie sie im Verlauf einer Krebserkrankung auftreten.

Literatur

Reymond E: La méthode du CEIA. Ou l´analyse du vivant. Satas, Brüssel, 1999

5.4.7 Haaranalyse

Mineralstoffe und Spurenelemente spielen eine wichtige Rolle für das Stoffwechselgeschehen. Die Haaranalyse ist eine relativ neue Methode, den Mineralienhaushalt des Körpers mit modernster Computertechnik zu analysieren. Auch eine Belastung mit Umweltgiften kann so besser erkannt werden, da beispielsweise Schwermetalle dazu neigen, im Haar dauerhaft gespeichert zu werden. Der Mineralstoffhaushalt des Körpers spiegelt sich im Aufbau der Haare wider, denn in ihnen wird täglich eine winzige Menge an Mineralstoffen gespeichert. Das Ergebnis einer Haaranalyse beschreibt einen Durchschnittswert der letzten drei Monate.

Eine korrekte Probenentnahme ist entscheidend für die Qualität und Aussagekraft einer Haaranalyse. Es werden ungefähr 200 mg Haare benötigt, was einer daumenbreiten, dünnen Haarsträhne entspricht. Chemische Haarbehandlungen wie Bleichen, Färben, Tönen oder Dauerwellen führen zu einer Verfälschung der Analyseergebnisse.

Bei der Haaranalyse können im Hinblick auf die Krebserkrankung keine Aussagen getroffen werden, sehr wohl aber können durch das Erkennen von Umweltbelastungen und Ungleichgewichten im Mineralstoffhaushalt Empfehlungen für eine Verbesserung des allgemeinen Stoffwechsels gegeben werden.

Während sich im Blut v.a. die aktuell aufgenommenen oder transportierten Elemente zeigen, dienen Untersuchungen des Urins dem Erfassen von aus dem Körper zu viel oder zu wenig ausgeschiedenen Stoffen. Eine Analyse der Haare liefert im Gegensatz zu diesen Körperflüssigkeiten eher Langzeitwerte und kann als unterstützendes diagnostisches Mittel Hinweise für die weitere Diagnostik und Therapie geben.

6 Vorsorge, Früherkennung, Nachsorge

Martin Fuchs

6.1 Vorsorge und Früherkennung

6.1.1 Grundlagen

Krebsprävention

- **Primäre Krebsprävention:** Verhinderung von Krebserkrankungen durch erfolgreiches Ausschalten von Ursachen oder Promotoren der Tumorentstehung (inkl. Chemo- und Bioprävention)
- **Sekundäre Krebsprävention:** verbesserte Heilungschancen durch erfolgreiche Früherkennung und dadurch ermöglichte Frühbehandlung (Screening)
- **Tertiäre Krebsprävention:** verbessere Heilungschancen durch erfolgreiche Rezidivprophylaxe (adjuvante systemische Therapie)

Fehlerquellen der Screeningverfahren

- **Sensitivität** (messbar als Rate falsch negativer Ergebnisse): Hohe Sensitivität bedeutet, dass bereits kleinste Tumormassen erkannt werden, niedrige Sensitivität, dass zu viele Frühstadien übersehen werden.
- **Spezifität** (messbar als Rate falsch positiver Ergebnisse): Hohe Spezifität bedeutet das genaue Erkennen einer bestimmten Tumorart, niedrige Spezifität, dass hohe Folgekosten für unnötige weitere Untersuchungen entstehen.
- **Overdiagnosis bias:** Hohe Komorbidität, sodass Patienten trotz Frühdiagnose sterben, nicht am Indextumor, sondern an Begleiterkrankungen (z. B. Screening beim Bronchialkarzinom).
- **Lead-time bias:** Trotz früher Diagnosestellung ändert sich nichts am biologischen Verlauf der Erkrankung.
- **Length-time bias:** Selektion von Tumoren mit günstigem Verlauf und langsamem Wachstum (auch ohne Therapie).
- **Überversorgung:** Es werden Erkrankungen erkannt, die ohne Früherkennung nicht relevant geworden wären (z. B. Prostatakarzinom).

Voraussetzungen für sinnvolle Vorsorgeuntersuchungen

- Ziel-Tumorerkrankung muss häufig sein, sollte eine möglichst lange präklinische Phase haben (z. B. Kolon-, Prostata-, Mamma-, Hauttumoren) und im Frühstadium heilbar bzw. gut therapierbar sein.
- Hohe Sensitivität und Spezifität der Screeningtests, sie sollten wenig belastend, akzeptabel und kostengünstig sein und das Mortalitätsrisiko nachweisbar senken.
- Folgeuntersuchungen sollten wenig invasiv, risikoarm und kostengünstig sein.
- Akzeptables Kosten-Nutzen-Verhältnis.
- Die Infrastruktur zur Diagnosesicherung und Behandlung muss vorhanden sein.

Zielgruppen

- **Klinisch Gesunde:** Aus der Früherkennung eines Tumors müssen sich Konsequenzen ableiten lassen (z. B. ist die PSA-Bestimmung zur Früherkennung eines Prostatakarzinoms bei einem polymorbiden 80-jährigen Patienten ohne Konsequenz und daher sinnlos).
- **Risikogruppen:** Gesunde mit einem bekannten genetischen Risikoprofil (z. B. BRCA-1/2-Gen beim Mammakarzinom, APC-Gen bei der Adenomatosis coli, Mikrosatelliteninstabilität bei HNPCC (hereditäres nicht-polypöses kolorektales Karzinom).

Probleme

- Fehlende Korrelation zwischen Größe des Primärtumors und Wahrscheinlichkeit der Metastasierung (Dissemination auch bei kleinstem Tumor möglich)
- Wahrnehmungs- und Auflösungsvermögen vieler Screeningmethoden begrenzt (ungenügende Sensitivität) oder ungenügende Spezifität, d. h. unnötige Diagnostik bei falsch positivem Befund
- Überlebensgewinn bei Tumorfrüherkennung oder nur scheinbare Lebensverlängerung (lead-time bias)
- Fehlende Akzeptanz der Früherkennungsprogramme in der Bevölkerung

Erfolgreiche Präventionsbereiche

Erfolgreiche

- **Primärprävention** nur bei Mamma-, Kopf-, Hals-, Kolonkarzinom möglich
- **Sekundärprävention** bei Mamma-, Zervix-, Kolonkarzinom, Hautkrebs (Melanom, Basaliom, Spina-

liom), Prostatakarzinom (?), aber nicht bei Lungen-, Magen-, Pankreas-, Nieren-, Korpus-, Ovarialkarzinom sowie bei hämatologischen Neoplasien
- **Tertiärprävention** bei Hoden-, Mamma-, Ovar-, Kolon-, Kopf-, Halskarzinom (?), bei Lymphomen und Osteosarkom

Grundregel
Screeninguntersuchungen sind nur dann sinnvoll, wenn ein positives Ergebnis Konsequenzen haben würde.

Gesetzliche Regelung der Krebsfrüherkennung in Deutschland

Nach den Richtlinien des Bundesausschusses der Ärzte und Krankenkassen.

Frauen

- Ab dem 20. Lj.: gezielte Anamnese, Untersuchung von äußerem und innerem Genitale, zytologischer Abstrich von Portiooberfläche und Zervixkanal
- Ab dem 30. Lj.: zusätzlich Inspektion und Palpation der Mammae, Anleitung zur Selbstuntersuchung der Brust
- 50.–55. Lj.: jährlicher Schnelltest auf okkultes Blut im Stuhl und eine rektal digitale Untersuchung
- Ab dem 56. Lj.: Anspruch auf zwei Koloskopien zur Früherkennung des kolorektalen Karzinoms: die erste Koloskopie ab dem 56. Lj. und die zweite frühestens 10 Jahre nach der ersten Koloskopie (ab dem 65. Lj.); wenn keine Koloskopien durchgeführt werden, alle zwei Jahre Test auf okkultes Blut im Stuhl

Männer

- Ab dem 45. Lj.: gezielte Anamnese, Inspektion und Palpation des äußeren Genitales, digitale Austastung des Rektums, Palpation regionärer Lymphknoten
- 50.–55. Lj.: jährlicher Schnelltest auf okkultes Blut im Stuhl
- Ab dem 56. Lj.: Anspruch auf zwei Koloskopien zur Früherkennung des kolorektalen Karzinoms: die erste Koloskopie ab dem 56. Lj. und die zweite frühestens 10 Jahre nach der ersten Koloskopie (ab dem 65. Lj.); wenn keine Koloskopien durchgeführt werden, alle zwei Jahre Test auf okkultes Blut im Stuhl

Akzeptanz in der Bevölkerung

Seit fast 30 Jahren existiert das gesetzliche Krebsfrüherkennungsprogramm in Deutschland, es wird aber nur von 30 % der Frauen über 20 und von 16 % der Männer über 45 Jahren genutzt.

6.1.2 Spezielle Vorsorge- und Früherkennungsprogramme

Zervixkarzinom

Epidemiologie

- Inzidenzrate zeigt starke regionale Abhängigkeit 5/100 000 (Spanien) bis 48/100 000 (Kolumbien)
- 6 % der jährlichen Neuerkrankungen an Karzinomen bei Frauen
- 3 % der malignombedingten Todesfälle durch das invasive Zervixkarzinom
- In Westdeutschland seit 1970 Rückgang der Inzidenz invasiver Zervixkarzinome von 30/100 000 auf 15/100 000
- Life-time risk in Mitteleuropa beträgt 1,3 %

Risikofaktoren

- Vaginalinfektion mit Papillomavirus (HPV-Infektion), insbesonders hohes Risiko durch HPV-16 und HPV-18; Übertragung durch ungeschützten Geschlechtsverkehr, häufigen Partnerwechsel, mangelnde Sexualhygiene des Mannes
- Vaginalinfektionen mit Herpes simplex-Virus (HSV), Chlamydien, HIV
- Rauchen
- Langjährige Einnahme von Ovulationshemmern
- Genetische Prädisposition

Vorsorge und Früherkennung

Gesetzlich festgelegt ist: 1-mal jährlich gynäkologische Untersuchung ab dem 20. Lj, gezielte Anamnese, Spiegelung der Portio, zytologischer Abstrich von Portio und Zervixkanal, bimanuelle gynäkologische Untersuchung.

Zervixabstrich (Papanicolau 1941)

- Erfolgreichster Krebstest aller Zeiten, „Goldstandard„ in der Früherkennung des Zervixkarzinoms, seit 1971 in Deutschland ins gesetzliche Früherkennungsprogramm integriert
- Diagnostische Bedeutung: Rückgang des invasiven Zervixkarzinoms um 60 % von 36/100 000 auf 12/100 000
- Keine Nebenwirkungen, kostengünstig
- Spezifität von 95 %, Sensitivität von 20–80 %

■ **HPV-Screening**
- Sensitivität 90%, jedoch schlechte Spezifität
- Derzeit primär nicht indiziert; einzige Indikation: High-risk-HPV-Nachweis nach Konisation wegen CIN I–III (High-risk-HPV-Nachweis der zytologischen Untersuchung überlegen)
- Verbesserung der Sensitivität durch neue Technologien (HPV-Testung, Zytoautomaten, Dünnschichtzytologie)
- Da Inzidenz und Mortalität stagnieren, ist die Akzeptanz in der Bevölkerung zu gering

■ **Zukunftsaussichten**
- Molekularbiologische Testverfahren, beispielsweise genetische Marker wie p53-Varianten oder Nachweis der p16INK4a-Expression zur Erfassung der onkogen-aktivierten HPV-Infektion
- Entwicklung von Impfstoffen zur therapeutischen oder prophylaktischen Impfung bei HPV

Endometriumkarzinom

Epidemiologie
- Häufigste maligne Genitaltrakterkrankung der Frau mit einer Inzidenz von 15–26/100000 und ca. 10500 Neuerkrankungen pro Jahr in Deutschland
- 75% der Patientinnen sind in der Postmenopause, 5% erkranken vor dem 40. Lj.

Früherkennung
- Früherkennungsuntersuchungen, wie transvaginaler Ultraschall,
- Zeigen keinen Effekt auf die Erkennung von frühen Stadien
- Führen zu keiner Senkung der Mortalität
- Werden tumororientiert (z.B. uterine Blutung bei postmenopausalen Frauen) eingesetzt.

> Ob bei jeder postmenopausalen asymptomatischen Frau eine vaginale Ultraschalluntersuchung zu empfehlen ist, lässt sich derzeit wissenschaftlich nicht ausreichend belegen.

Vulva- und Vaginalkarzinom

Epidemiologie
■ **Vulvakarzinom**
- Verdopplung der Carcinoma-in-situ-Inzidenz (VIN III) seit den 70er Jahren, während die Inzidenz der invasiven Karzinome unverändert bei 1,5–3/100000 im Jahr liegt
- Life-time risk von 0,2%
- 500–600 Neuerkrankungen jährlich in Deutschland

■ **Vaginalkarzinom**
- Inzidenz mit 0,5/100000 rückläufig, jedoch Zunahme der intraepithelialen Neoplasien
- Mittleres Alter bei Diagnosestellung 60–65 Jahre

Früherkennung
- Prinzipiell für Screening geeignet, da Vorstadien häufig lange (über Jahre) bestehen
- Untersuchung: Inspektion, Vulvo- bzw. Vaginoskopie mit Zytologie- oder Histologieentnahme

> Derzeit beim Vulva- und Vaginalkarzinom keine Screening-Empfehlung, da systematische, kontrollierte Untersuchungen fehlen.

Hautkrebs

Epidemiologie
- Ursprünglich seltener Tumor, seit den 50er-Jahren dramatische Zunahme beim Hautmelanom
- Inzidenz in der EU: 6,2/100000 Frauen, 4,2/100000 Männer
- Anstieg in den letzten 20 Jahren in Deutschland: Männer um 160% und Frauen um 325%

Risikogruppen
- Menschen mit heller Haut: rötliche oder blonde Haare, Sommersprossen
- Familiäre Vorbelastung: Nävuszellnävusdichte, Nävusdysplasiesyndrom
- Häufige Sonnenbrände im Kindesalter: 2-/3-fach erhöhtes Risiko
- Immunsuppression (beispielsweise nach Organtransplantation)

Früherkennnung
- Regelmäßige Selbstinspektion der Haut
- ABCDE-Regel des „schwarzen Hautkrebses“:
  - A = Asymmetrie der Hautveränderung
  - B = Begrenzung unregelmäßig, z.T. kleine, zungenförmige Ausläufer
  - C = Coloration der Hautveränderung, neben der braunen Pigmentierung z.T. schwarze, rötliche oder graue Anteile
  - D = Durchmesser > 5 mm
  - E = Erhabenheit

Tab. 6.1-1: Screening-Empfehlungen für ein Carcinoma in situ (CIS) bei Risikopatienten

Gruppe	Relatives Risiko für CIS	Screening mit bilateraler Biopsie
Allgemeine männliche Bevölkerung	< 1%	Nein
Kontralateraler Hoden bei Männern mit unilateralem Hodentumor	5–6%	Screening empfohlen
Männer mit Kryptorchismus in der Vorgeschichte	3%	Screening empfohlen bei Fertilitätsstörung oder Orchidopexie in der Anamnese
Infertile Männer	0,4–1,1%	Nein
Männer mit extragonadalem Keimzelltumor	40%	Screening empfohlen
Intersex mit Y-Chromosom im Karyotyp	25–100%	Screening empfohlen

> Hautkrebs-Früherkennnung ist keine Leistung der gesetzlichen Krankenkassen. Diese übernehmen sie nur bei konkretem Verdacht.

Maligne Keimzelltumoren des Mannes

Epidemiologie

- Inzidenz 7–8/100000 mit weiterhin kontinuierlich steigender Tendenz
- Verdopplung der jährlichen Neuerkrankungsrate alle 20 Jahre
- Der Tumor mit der am schnellsten steigenden Inzidenz überhaupt ist das Hodenkarzinom

Früherkennung

Die Deutsche Krebsgesellschaft empfiehlt als Vorsorge für die Normalbevölkerung (Risikopatienten ☞ Tab. 6.1-1), den Hoden einmal im Monat abzutasten und beim geringsten Verdacht Arzt aufzusuchen.

Brustkrebs

Epidemiologie

- Inzidenz des Mammakarzinoms: 50000 Neuerkrankungen/Jahr in Deutschland mit 20000 Todesfällen/Jahr
- In der westlichen Welt erkrankt jede 8.–10. Frau
- Life-time risk beträgt 5–12%
- Mittleres Erkrankungsalter: 45–65 Jahre
- Mortalität in Nordeuropa: 29/100000

> Die einzige Möglichkeit, die Brustkrebs-Sterblichkeit in einem vertretbaren Zeitraum nennenswert zu senken, besteht in einem flächendeckenden, qualifizierten, fachübergreifenden Brustkrebsfrüherkennungsprogramm.

Risikofaktoren

■ Etablierte Risikofaktoren ☞ Tab. 6.1-2

■ Alter

- 20-Jährige: 1 von > 10000 Frauen
- 30-Jährige: 1 von 2525 Frauen
- 40-Jährige: 1 von 217 Frauen
- 50-Jährige: 1 von 50 Frauen
- 60-Jährige: 1 von 24 Frauen
- 70-Jährige: 1 von 14 Frauen
- 80-Jährige: 1 von 10 Frauen

■ Genetische Faktoren (Hochrisikogruppen)

- 5% der Brustkrebserkrankungen werden autosomal dominant vererbt
- Mutationen in verschiedenen Genen (BRCA 1, BRCA 2, p53-Tumorsuppressorgen, PTEN und AMT)

Tab. 6.1-2: Etablierte Risikofaktoren bei Brustkrebs

Risikofaktor	Relatives Risiko
Familiäre Belastung (Verwandtschaft 1. Grades)	1,4–13,6%
Alter (> 50 vs. < 50 Jahre)	6,5%
Gutartige Brusterkrankung: atypische Hyperplasie	4,0–4,4%
Alter bei erster Lebendgeburt (> 30 vs. < 20 Jahre)	1,3–2,2%
Alter bei Menopause (> 55 vs. < 55 Jahre)	1,5–2,0%
Familiäre Belastung (Verwandtschaft 2. Grades)	1,5–1,8%
Gutartige Brusterkrankung: Biopsie (mit jedem histologischen Befund)	1,5–1,8%
Alter bei Menarche (< 12 vs. > 14 Jahre): Dauer der endogenen Östrogenproduktion erhöht das Karzinomrisiko	1,2–1,5%
Hormonersatztherapie (HET): erhöhtes Risiko durch Östrogeneinnahme, aber nur für die Zeit der Hormoneinnahme; 5 Jahre nach Beendigung der HET liegt wieder ein normales Risiko vor	1,0–1,5%

- Bei BRCA-1-Mutationen besteht ein Mammakarzinom-Risiko von 45% bis zum 50. Lj. bzw. von 60–85% bis zum 75. Lj. sowie ein Ovarialkarzinom-Risiko von 25–40%

Voraussetzungen zur Gendiagnostik

- Mind. 2 Familienmitglieder an Mammakarzinom erkrankt (eine Betroffene jünger als 50)
- Mind. 2 Familienmitglieder erkrankt, davon eine an Ovarialkarzinom vor dem 50. Lj., eine andere altersunabhängig an Mammakarzinom
- Bilaterales Mammakarzinom vor dem 40. Lj.
- Mammakarzinom vor dem 30. Lj.
- Ovarialkarzinom vor dem 40. Lj.
- Männliches Familienmitglied mit Mammakarzinom

Früherkennung

- Gesetzlich festgelegt in Deutschland: Tastuntersuchung der Brust ab dem 30 Lj. (Leistung der gesetzlichen Krankenkassen)
- Detektionsgröße liegt unter besten Bedingungen bei 10 mm (hier bereits in 25% der Fälle axilläre Lymphknotenmetastasen)
- Selbstuntersuchung der Brust: von untergeordneter Rolle bei der Früherkennung, stärkt aber erheblich die individuelle Motivation und das Bewusstsein für präventive Maßnahmen

Mammographie

- Mortalitätssenkender Effekt ist nur für Mammographie bewiesen
- In Deutschland keine Kassenleistung zur Früherkennung, sondern nur bei Risikofaktoren oder Verdachtsfällen; im Aufbau befindet sich zur Zeit ein Mammographie-Screening für Frauen zwischen 50–69 Jahren; dieses Programm soll bis 2006 flächendeckend angeboten werden
- Jährlich bis 15 Mio. „verdeckte" Mammographien mit dem Ziel der Früherkennung
- Unzureichende Qualitätssicherung der Mammographie in Deutschland
- Screening in den Niederlanden, Großbritannien, USA und Skandinavien:
  - Senkung der Mortalität bei 40- bis 49-Jährigen um 20–25%, bei 50- bis 70-Jährigen um 30%
  - Screening wirkt sich frühestens nach 10 Jahren aus
  - Darstellung in 2 Ebenen, bei Mammographie in nur 1 Ebene diagnostischer Verlust von 20%
  - Rasterfolientechnik obligat
  - Strahlenbelastung: mittlere effektive Dosis bei Mammographie in 2 Ebenen 0,5 mSv (Niedrigdosisbereich); auch bei jährlicher Anwendung kein sicher erhöhtes Krebsrisiko bei Frauen über 40 Jahren

Vorschlag zu einem Brustkrebs-Früherkennungsprogramm (Expertenkommission Bonn, Februar 2000)

Keine Reihenmammographien, sondern

- Ab dem 20. Lj.: Anamnese/Aufklärungsgespräch/Erhebung von Risikofaktoren und individuelle Früherkennungsstrategien (BRCA-1/2-Mutationsträgerinnen)
- Ab dem 50. Lj.: Mammographie-Screening bei symptomlosen Frauen (in 2 Ebenen) kombiniert mit einer ärztlichen klinischen Untersuchung, Intervall längstens 24 Monate; Sicherung der technischen und der Befundungsqualität.

Beschluss des Bundesausschusses der Ärzte und Krankenkassen zur Änderung der Krebsfrüherkennungsrichtlinien vom 24.03.2003

- Ziel: Einführung eines bundesweit organisierten, bevölkerungsbezogenen und qualitätsgesicherten Mammographie-Screeningprogramms bis 2005
- Von Beginn des 51. Lj. bis zum 70. Lj. alle 24 Monate Anspruch auf Leistungen des Mammographie-Screeningprogramms (organisierte Einladung, Information und Motivation, Anamneseerhebung, Screeningmammographie, Abklärungsdiagnostik)

Früherkennungsprogramm für das Mammakarzinom bei Hochrisikogruppen

- Beginn: ab 25. Lj. oder 5 Jahre vor Erkrankungsalter der Indexpatientin
- Palpation: monatliche Selbstuntersuchung, alle 6 Monate klinische Untersuchung
- Mammasonographie: alle 6 Monate (mind. 7,5-MHz-Schallkopf)
- Mammographie: ab 30. Lj. jährlich
- MRT: ab 25.–50. Lj. jährlich, danach je nach Mammographiebefund

Zusätzlich Früherkennungsprogramm für ein Ovarialkarzinom:

- Halbjährlich gynäkologische Untersuchung mit Vaginalsonographie
- Halbjährlich CA-125-Serumspiegelbestimmung.

Prostatakarzinom

Epidemiologie

- Häufigste Tumorerkrankung des Mannes in den westlichen Industriestaaten
- Prävalenz: 400–1300/100000 Männer
- Inzidenz in Westeuropa und USA: 88/100000
- Altersgipfel 85 Jahre

Früherkennung

- Gesetzlich festgelegt: jährliche rektal-digitale Untersuchung ab dem 50. Lj.; diese ist, wie der transrektale Ultraschall, keine sinnvolle Früherkennungsuntersuchung
- Sinnvolle Früherkennungsmaßnahme ist die PSA-Messung (derzeit noch keine Leistung der gesetzlichen Krankenkassen):
  - Bei einem cut-off von 4,0 ng/ml kann die Prostatakarzinom-Mortalität wahrscheinlich um 4% pro Jahr reduziert werden (☞ Tab. 6.1-3)
  - PSA-Schwellenwert von 4,0 ng/ml als Indikator zur weiteren Abklärung: mind. 6 Biopsien unter Antibiotikaschutz und sonographischer Kontrolle
  - Früherkennung nur sinnvoll, wenn die geschätzte Lebenserwartung noch mind. 10 Jahre beträgt

> Eine Blutentnahme zur PSA-Bestimmung wird als Screeningtest sicher besser akzeptiert als eine rektal-digitale Untersuchung (Teilnahme < 15% der Männer).

Tab. 6.1-3: Aussagekraft der PSA-Messung

PSA	Positiver Vorhersagewert	Organbegrenztes Tumorstadium
2–4 ng/ml	10%	90%
4–10 ng/ml	25%	70–80%
> 10 ng/ml	50–60%	50%

Kolorektales Karzinom (KRK)

Epidemiologie

- Inzidenz-Verdopplung zwischen 1960 und 1980
- Inzidenzrate in Deutschland 30–40/100000
- Zweithäufigste tumorbedingte Todesursache
- 1996 starben in Deutschland 30460 Patienten an KRK
- Life-time risk beträgt 6%
- Häufigkeitsgipfel bei 65 Jahren, mit einem steilen Anstieg ab dem 45. Lj.

Früherkennung

> Aufgrund der langen Adenom-Karzinom-Sequenz (10–15 Jahre) eignet sich das KRK ideal für Screeninguntersuchungen.

- Fäkale okkulte Bluttestung (FOBT):
  - Gesicherter Screeningtest, reduziert KRK-bedingte Mortalität um 23%
  - Gesetzlich festgelegt: ab 50–56 Jahren jährlich durchzuführen, danach alle 2 Jahre, bei fortschreitender Lebenserwartung ohne obere Altersbegrenzung
  - Durchführung des FOBT (z.B. Hämoccult®): je 2 Proben von 3 aufeinander folgenden Stuhlgängen testen. **Cave:** Testverfälschung durch peroxidasehaltige Nahrungsmittel, rohes Fleisch, Eisengabe oder frisches Gemüse. Keine Wiederanfeuchtung der Testbriefchen; hierdurch steigt zwar die Sensitivität signifikant, aber die Spezifität sinkt deutlich.

> Jeder positive Nachweis von okkultem Blut im Stuhl muss durch eine komplette Koloskopie abgeklärt werden. Keine Testwiederholung. Nicht mit diagnostizierten Hämorrhoiden zufrieden geben.

- Koloskopie:
  - Endoskopische Untersuchungen (Sigmoidoskopie, Koloskopie) wirken primär präventiv durch Polypektomie bzw. Mukosektomie von noch nicht malignen Läsionen, d.h. Adenomen, und sekundär präventiv durch Erkennung von Läsionen im frühen Tumorstadium.
  - Seit 2002 Koloskopie (mit 56 Jahren, bei unauffälligem Ergebnis 10 Jahre später eine Kontrollkoloskopie) als gesetzliche Früherkennungsmaßnahme in Deutschland eingeführt.
  - Sigmoidoskopie senkt die Mortalität des Rektum-/Sigma-Karzinoms um 60–80%.
  - Koloskopie senkt die Mortalität des KRK um 76–90%.

Risikogruppen und Vorsorgeempfehlung

Ein individuell gesteigertes Risiko für ein sog. **sporadisches KRK** haben:

- Verwandte 1. Grades von Patienten mit KRK (3- bis 4-fache Risikosteigerung)
- Verwandte 1. Grades von Patienten mit kolorektalem Adenom (1,6- bis 1,8-fache Risikosteigerung)

- Patienten mit kolorektalen Adenomen; auch nach Abtragung bleibt das KRK-Risiko erhöht, besonders bei multiplen oder großen Adenomen und fraglich kompletter Abtragung
- Je jünger der Indexpatient mit Adenom oder Karzinom, umso höher ist das Risiko für die Verwandten 1. Grades.

Vorsorgeempfehlung: Erste Koloskopie 10 Jahre vor dem Erkrankungsalter des Indexpatienten, danach Wiederholung alle 10 Jahre.

Anlageträger für ein **hereditäres KRK:** 5% aller KRK sind erblich bedingt, deshalb engmaschiges Screening für Patienten und Verwandte; bei Verdachtsfall → Kontakt mit einem spezialisierten Zentrum aufnehmen:

- **Familiäre adenomatöse Polyposis (FAP, familiäre Polyposis coli):** autosomal dominanter Erbgang, unbehandelt zu 100% Karzinomentstehung; **Vorsorgeempfehlung:** ab dem 10. Lj. eine umfassende „genetische" Beratung über die Folgen und Konsequenzen der Erkrankung durchführen; molekularbiologische Untersuchung, jährliche Rektosigmoidoskopie ab dem 10. Lj., bei Adenomnachweis komplette Koloskopie; prophylaktische – wenn möglich Kontinenz erhaltende – Proktokolektomie vor dem 20. Lj.; jährliche Pouchoskopie, bei erhaltenem Rektumstumpf jährliche Rektoskopie; ÖGD mit Inspektion der Papilla Vateri ab dem 30. Lj. alle 3 Jahre; **cave:** Papillenadenom/-karzinom; der Stellenwert der so genannten Kapselendoskopie zur Suche von Dünndarmadenomen ist noch nicht abschließend geklärt
- **Attenuierte FAP (AAPC):** typischerweise < 100 kolorektale Adenome; sehr hohes KRK-Risiko; Polypen und Karzinome entstehen später als bei der FAP und besonders im rechtsseitigen Kolon; möglich sind extrakolische Manifestationen (beispielsweise Desmoide); **Vorsorgeempfehlung:** regelmäßige Koloskopien in individuell unterschiedlichen Intervallen, je nach Adenombefall des Kolons
- Anlage zu einem **hereditären Non-Polyposis-coli-Kolonkarzinom (HNPCC)** bzw. **Lynch-Syndrom**: ein genetischer Defekt mit Mikrosatelliteninstabilität, Keimbahnmutation (hMSH2, hMLH1, hPMS1, hPMS2, hMSH6) eines DNA-Reparaturenzyms; 70–80%iges Risiko, ein KRK zu entwickeln (☞ Tab. 6.1-4); **cave:** extrakolische Neoplasien wie Endometrium-, Ovarial-, Magen- und Dünndarmkarzinome sowie Urothelkarzinome des Nierenbeckens und Harnleiter; **Vorsorgeempfehlung:** ab dem 18. Lj. genetische Beratung, molekularbiologische Untersuchung; jährliche Koloskopie ab dem 25. Lj. (Rektosigmoidoskopie nicht ausreichend, da > 50% der Karzinome im rechtsseitigen Kolon); bei Frauen zusätzlich jährliche gynäkologische Untersuchung und vaginaler Ultraschall; keine Empfehlung zur prophylaktischen Kolektomie.

Tab. 6.1-4: Amsterdam- und Bethesda-Kriterien zur Identifikation der HNPCC-Risikogruppen

Amsterdam-Kriterien: Müssen alle 5 erfüllt sein
• Mind. 3 Familienmitglieder mit kolorektalem Karzinom • Mind. 2 aufeinander folgende Generationen betroffen • 1 Familienmitglied erstgradig verwandt mit den beiden anderen • 1 Erkrankter zum Diagnosezeitpunkt < 50 Jahre • Ausschluss einer familiären adenomatösen Polyposis
Bethesda-Kriterien: Eines der 7 Kriterien muss erfüllt sein
• Krebspatient in der Familie, der die Amsterdam-Kriterien erfüllt • Patienten mit 2 HNPCC-assoziierten Karzinomen (Kolon, Endometrium, Ovar, Magen, Dünndarm, Gallenwege, Leber, Nierenbecken, Ureter) • Patienten mit KRK und einem erstgradigen Verwandten mit KRK-assoziiertem extrakolischem Karzinom ± Kolonadenom; Tumordiagnose vor dem 45., Adenomdiagnose vor dem 40. Lj. • Patienten mit KRK oder Endometriumkarzinom < 45. Lj. • Patienten mit rechtsseitigem KRK eines histologisch undifferenzierten Zelltyps (solide/kribriform) < 45. Lj. • Patienten mit KRK vom Siegelring-Typ < 45. Lj. • Patienten mit Adenomen < 40. Lj.

- **Hamartomatöse Polyposis:** sehr selten (< 1‰ aller KRK), dazu zählen das **Peutz-Jeghers-Syndrom**, die **juvenile Polyposis coli** und das **Cowden-Syndrom**; aufgrund der Seltenheit der Erkrankungen existieren derzeit keine generellen Vorsorgeempfehlungen; die Überwachung sollte in Zusammenarbeit mit einem ausgewiesenem Zentrum erfolgen.

> Patienten mit hereditärem KRK haben zusätzlich ein erhöhtes Risiko für extrakolische Neoplasien.

Patienten mit **chronisch entzündlichen Darmerkrankungen** (CED):

- **Colitis ulcerosa:** abhängig von Ausdehnung, Manifestationsalter und Dauer der Erkrankung erhöhtes Risiko für ein KRK; **Vorsorgeempfehlung:** bei Patienten mit Pancolitis ulcerosa, die > 8 Jahre besteht, oder linksseitiger Colitis > 15 Jahre komplette Kolo-

skopie mit Stufen-Probeexzisionen (2–4 Biopsien im Abstand von 10–12 cm), in den ersten beiden Jahren jährlich, anschließend alle 2 Jahre; elektive Proktokolektomie bei Dysplasien, die vom Referenzpathologen (obligat!) bestätigt worden sind; der Stellenwert der Chromoendoskopie ist noch nicht abschließend geklärt; die Detektionsrate für Dysplasien liegt aber wahrscheinlich über der der Stufenbiopsien
- **Morbus Crohn:** wahrscheinlich erhöhtes KRK-Risiko, derzeit unzureichend charakterisiert, aber geringer als bei der Colitis ulcerosa; **Vorsorgeempfehlung:** keine generelle Empfehlung zur endoskopischen Überwachung
- Andere chronisch entzündliche Darmerkrankungen: kein erhöhtes KRK-Risiko belegt; keine Vorsorgeempfehlung.

Bronchialkarzinom

Epidemiologie

- Hohe Inzidenz: 58/100000, bei > 65-Jährigen 330/100000
- Hohe Mortalität: 49/100000, bei > 65-Jährigen 290/100000
- Schlechte Fünf-Jahres-Überlebensraten (~ 13%)

Risikofaktoren

Hauptrisikofaktor ist das Rauchen. Das relative Risiko von Rauchern zu Nichtrauchern ist bis 30fach erhöht. Nur 5–10% aller Bronchialkarzinompatienten sind Nichtraucher.

Früherkennung

Wegen der epidemiologischen Daten ist ein Screening von Risikopatienten, z.B. Rauchern, sinnvoll. Beim Screening wird eine hohe Rate an Frühkarzinomen in der Bevölkerung entdeckt und das stadienbezogene Überleben ist für Patienten mit Frühkarzinomen deutlich besser.

Methoden der Frühdiagnostik

- Konventionelle Thoraxröntgenuntersuchung in 2 Ebenen
- Spiral-CT oder Niedrigdosis-CT des Thorax
- Sputumzytologie (meist an 3 aufeinander folgenden Tagen)
- Untersuchung des Sputums mit molekularbiologischen Surrogatparametern
- Bronchoskopie (mit Weißlicht)
- Fluoreszenzbronchoskopie

Ursachen für Misserfolge beim Bronchialkarzinom-Screening

- Hohe Komorbidität, d.h. Patienten sterben mit hoher Wahrscheinlichkeit nicht am Indextumor (overdiagnosis bias)
- Keine Änderung des biologischen Krankheitsverlaufs trotz früher Diagnosestellung (lead-time bias)
- Entdeckung biologisch weniger aggressiver, langsam wachsender Tumoren, die erst später progredieren und zum Tod führen (length-time bias)

> Derzeit gibt es auch bei Risikopatienten (Rauchern) keine eindeutige Empfehlung, ein Bronchialkarzinom-Screening durchzuführen.

Früherkennungsrichtlinien der gesetzlichen Krankenkassen (Stand 10/2005)

- **Gebärmutterhalskrebs:** ab dem 20. Lj. 1-mal jährlich eine Untersuchung des inneren und äußeren Genitales, mit Abstrich von Portio und Zervixkanal
- **Brustkrebs:** ab dem 30. Lj. 1-mal jährlich eine Untersuchung mit Abtasten der Brustdrüsen und Achselhöhlen; im Aufbau befindet sich zur Zeit ein Mammographie-Screening: Frauen im Alter von 50–69 Jahren soll ab 2006 flächendeckend alle 2 Jahre eine Einladung zum Mammographie-Screening (Mammographie und Informationsberatung über den Befund) angeboten werden
- **Prostatakrebs:** ab dem 45. Lj. 1-mal jährlich eine Untersuchung mit Austasten des Enddarms und Palpation der Prostata
- **Darmkrebs:** ab dem 50.–56. Lj. jährliche Durchführung eines Schnelltests auf okkultes Blut im Stuhl und rektal-digitale Untersuchung; ab dem 56. Lj. Anspruch auf 2 Koloskopien (erste mit 56 Jahren, zweite 10 Jahre nach der ersten Untersuchung); wird keine oder nur eine Koloskopie durchgeführt, kann alternativ zweijährig der FOBT durchgeführt werden

Unabhängig von den jeweiligen Vorsorgeuntersuchungen gilt:
- Jeder ungewollte Gewichtsverlust > 10% des Ausgangsgewichts innerhalb von 3 Monaten ist abklärungsbedürftig, ebenso wie unklares Fieber > 38 °C und neu aufgetretener Nachtschweiß (B-Symptomatik)
- Weitere Warnzeichen sind: Krankheitsgefühl, Leistungsknick, Appetitlosigkeit, Stuhlunregelmäßigkei-

ten, Schluckbeschwerden, vermehrte Infektneigung, Anämie, unklare BSG-Beschleunigung
- DD: Hyperthyreose, Depression, chronische Infektion (z. B. Tbc, Endocarditis lenta, abszedierende Pneumonie, Zahnwurzelabszess).

> Die Krebsfrüherkennungsuntersuchungen sind wie alle gesetzlichen Früherkennungsuntersuchungen von der Praxisgebühr ausgenommen.

6.2 Nachsorge

6.2.1 Allgemeine Richtlinien

- Die Tumornachsorge umfasst die Früherkennung von Rezidiven oder Zweitmalignomen und den gesamten Bereich der Therapienebenwirkungen oder therapiebedingten Behinderungen.
- Ihre **Ziele** sind im Wesentlichen einer Wiedererkrankung bzw. einer Verschlimmerung der Erkrankung vorzubeugen. Sie dient daneben der medizinischen Qualitätssicherung und Ergebniskontrolle der erstbehandelnden Klinik sowie der psychosozialen und beruflichen Rehabilitation der Patienten.
- **Relevanz:** Bei vielen Tumorentitäten haben sich die auf die Nachsorgeuntersuchungen gesetzten Hoffnungen nicht erfüllt. Sehr gute kurative Therapiemöglichkeiten für Rezidive bestehen beim Morbus Hodgkin, malignen Hodentumoren und akuten Leukämien. Deshalb hier engmaschige und aufwendige Nachsorgeuntersuchungen.
- **Prognose:** Trotz großer Fortschritte in der Erkennung und Therapie von Rezidiven hängt das Schicksal der meisten Patienten mit soliden Tumoren bzw. der weitere Verlauf der Erkrankung in erster Linie von Art und Ausmaß des Tumorleidens und der Primärtherapie ab – und nicht vom Aufwand der Nachsorgeuntersuchung!
- **Risikoadaptierte, prognoseorientierte Nachsorge** nach folgenden Grundregeln:
  - Nachsorgeuntersuchungen nur durchführen, wenn sich daraus Konsequenzen ergeben.
  - Aufwendige und belastende Nachsorgeuntersuchungen nicht schematisch durchführen, sondern individuell und nach Relevanz geordnet.
  - Psychische und physische Belastungen verringern und überflüssige finanzielle Aufwendungen vermeiden, ohne dem Patienten zu schaden.
  - Individuelle Prognose und möglicherweise bestehende kurative Zweitoptionen berücksichtigen; gilt für die meisten gastrointestinalen und gynäkologischen Tumoren.
- **Nachsorge als umfassendes Betreuungskonzept** mit übergeordneter Bedeutung der Lebensqualität:
  - Bei Patienten mit geringem Rezidivrisiko: apparative Untersuchungen nur gezielt zur Abklärung von Beschwerden
  - Bei Patienten mit erhöhtem Risiko, aber mutmaßlicher kurativer Zweitoption: regelmäßige apparativtechnische und laborchemische Untersuchungen, orientiert an den Nachsorgeempfehlungen/Richtlinien der Fachgesellschaften oder Tumorzentren
  - Bei Patienten mit fortgeschrittenem Tumorstadium: aufwendigere Untersuchungen nur bei Option auf verbesserte palliative Maßnahmen
  - Verstärkte Aufmerksamkeit für tumor- oder therapiebedingte (Neben-)Wirkungen, die bevorzugt zu behandeln, zu kompensieren oder mit Hilfsmitteln zu versorgen sind.

> In der Nachsorge hat die **kostengünstigste** Untersuchung – exakte Anamneseerhebung und gründliche körperliche Untersuchung – eine außerordentliche Bedeutung.

6.2.2 Nachsorgebeispiele

Brustkrebs (☞ Tab. 6.2-1)

- Nachsorge über mind. 10 Jahre; zunächst 5 Jahre lang mit Schwerpunkt auf der Brustkrebs-Nachsorge, danach im Rahmen der jährlichen Früherkennungsuntersuchungen
- Bei symptomfreien Betroffenen keine routinemäßigen apparativen Untersuchungen (außer Mammographie), insbesondere keine Tumormarkerbestimmung
- Rasche Diagnostik bei Beschwerden und Symptomen

Kolorektales Karzinom (☞ Tab. 6.2-2)

6.2.3 Psychoonkologische Betreuung

Eine Tumorerkrankung bedeutet für jeden Patienten einen fundamentalen Einschnitt in sein bisheriges Leben. Im Verlauf der oft über viele Jahre oder das ganze Leben begleitenden oder bestimmenden Tumorerkrankung (prädiagnostische, Diagnose-, Behandlungs-, Nach-

Tab. 6.2-1: Empfehlung der American Society of Clinical Oncology (ASCO-Leitlinien) zur Nachsorge bei symptomfreien Frauen nach abgeschlossener Primärbehandlung eines Mammakarzinoms

Klinische Untersuchung	Nachsorge	Früherkennung
Jahre nach Primärtherapie	1 2 3 4 5	1 2 3 4 5
Anamnese Körperliche Untersuchung Patienteninformation Selbstuntersuchung Technische Untersuchungen (Labor und Tumormarker) außer Mammographie	Bei jedem Patientenkontakt Alle 3 Monate alle 6 Monate Bei jedem Patientenkontakt Monatlich Nur bei klinischem Verdacht auf Rezidiv	Bei jedem Patientenkontakt Alle 12 Monate Bei jedem Patientenkontakt Monatlich Nur bei klinischem Verdacht auf Rezidiv
Mammographie	**Nachsorge**	**Früherkennung**
Jahre nach Primärtherapie	1 2 3	4 und weitere Jahre
Nach Brust erhaltender OP • Ipsilaterale Brust • Kontralaterale Brust Nach Mastektomie • Kontralaterale Brust	 Alle 6 Monate Alle 12 Monate Alle 12 Monate	 Alle 12 Monate Alle 12 Monate Alle 12 Monate

Tab. 6.2-2: Nachsorge bei kolorektalen Karzinom

Nach kolorektalem Karzinom des Stadiums UICC I bzw. Dukes A							
Eine regelmäßige Nachsorge bei Patienten mit kolorektalem Karzinom und frühen Tumorstadien (UICC I) ist nach R0-Resektion in anbetracht der geringen Rezidivrate und der günstigen Prognose nicht zu empfehlen.							
Nach kolorektalem Karzinom des Stadiums UICC II und III bzw. Dukes B und C							
Monate postoperativ	**6**	**12**	**18**	**24**	**36**	**48**	**60**
Anamnese, körperliche Untersuchung	+	+	+	+	+	+	+
CEA	+	+	+	+	+	+	+
Abdomen-Sonographie	+	+	+	+	+	+	+
Thorax-Röntgen in 2 Ebenen (kein Konsens)		+		+	+		+
Koloskopie[a]	+				+		
Sprial-CT[b]	+						

[a] 3 Monate postoperativ, wenn präoperativ keine komplette Koloskopie durchgeführt wurde, nach dem 5. Jahr alle 5 Jahre Koloskopie (bei unauffälligem Befund).
[b] Nur beim Rektumkarzinom 3 Monate nach Abschluss der tumorspezifischen Therapie als Ausgangsbefund.

sorge-, progrediente, terminale Phase) ist der Patient ganz unterschiedlichen Belastungsreaktionen ausgesetzt. Das psychische Befinden sollte in jeder Phase der Krankheit Berücksichtigung finden. Nur dadurch ist der Aufbau eines tragfähigen Vertrauensverhältnisses zwischen Arzt und Patient möglich. Es erhöht die Compliance des Patienten, viele körperlich und psychisch stark belastende Therapien werden dadurch erst möglich und eine Krankheitsverarbeitung kann im Laufe der Zeit stattfinden.
Die psychosoziale Berücksichtigung der Krankheitsbelastungen in den verschiedenen Krankheitsphasen durch eine psychoonkologische Betreuung fördert die Krankheitsbewältigung, verringert die psychische Belastung und verbessert dadurch oft erheblich die Lebensqualität der Patienten.

> Eine offene, empathische, unaufdringliche Kommunikation ist entscheidend im Umgang mit onkologischen Patienten.

Einflussfaktoren auf das psychische Verhalten eines Tumorpatienten

- Persönlichkeit, Vulnerabilität
- Vorerfahrung
- Alter, Geschlecht
- Soziale Stellung und Einbindung
- Art, Stadium, Verlauf sowie Prognose der Erkrankung
- Ursache der Erkrankung (Selbstvorwürfe durch den Patienten, z. B. Rauchen, keine Vorsorgeuntersuchungen)

- Patientenressourcen sowie Bewältigungsmechanismen (Coping)
- Beziehung zu Ärzten, Pflegepersonal, Angehörigen
- Beeinträchtigung der Befindlichkeit durch therapeutische Maßnahmen
- Stigma der Erkrankung

Psychische Reaktionen eines Tumorpatienten

Auf die Diagnosestellung reagieren die Patienten zu Beginn oft mit einer Schockreaktion, in der Folge sind sie dann emotional instabil, ängstlich und depressiv, ihre täglichen Aktivitäten nehmen deutlich ab. Hierbei handelt es sich um Adaptations- und Kompensationsmechanismen an die Erkrankung. Erfolgt keine Verarbeitung der Tumorerkrankung, entstehen vorübergehende oder permanente psychische oder somatische Beschwerden:

- Befindlichkeitsstörungen (Angst, Depression, Aggression, emotionale Labilität, Suizidneigung, Reizbarkeit, Konzentrationsstörung)
- Selbstwert- und Identitätsprobleme (vermindertes Selbstwertgefühl, Verlust von Selbstvertrauen)
- Beziehungsprobleme in der Familie oder Partnerschaft
- Sexualprobleme (psychisch und körperliche Störungen)
- Nachlassen von Sozialkontakten und Freizeitaktivitäten mit der Folge einer sozialen Vereinsamung oder des sozialen Abstiegs
- Medizinische Empfehlungen und Therapien werden nicht mehr eingehalten (Compliancestörungen).

Auch berufliche und finanzielle Probleme können auftreten.

Bei etwa 50 % der stationär behandelten Tumorpatienten treten im Krankheitsverlauf klinisch relevante psychische Störungen auf, vorwiegend als Anpassungsstörungen mit ängstlich depressiver Symptomatik. Das Suizidrisiko ist in der Regel nicht erhöht, trotzdem darf es auf keinen Fall ignoriert oder unterschätzt werden.

Risikofaktoren für behandlungsbedürftige psychische Begleiterscheinungen bei Tumorpatienten

- Schwere der Tumorerkrankung, fortgeschrittenes Krankheitsstadium, ungünstige Prognose
- Schwere der Beeinträchtigung von Körper- und Selbstbild (Mamma-, Prostata-, Hodenkarzinom, HNO-Tumore)
- Wenig kontrollierbare Schmerzzustände
- Angstzustände
- Mangelnde psychosoziale Faktoren (Familie, Beruf, Arbeit, soziales Umfeld)
- Psychische Belastungen in der Vergangenheit (Suizidversuche)
- Negative Persönlichkeitsfaktoren (psychische Vorerkrankungen wie Depressionen, Angstzustände, Psychosen, Suchtmittelmissbrauch)

Aufgaben der Psychoonkologie

Die Indikation zu einer psychologischen Mitbetreuung liegt bei ca. 30 % der Patienten vor, tatsächlich werden aber deutlich weniger Patienten psychoonkologisch betreut.

Ziel der Psychoonkologie ist es, dem Patienten und seinem privaten Umfeld (Familie, Partner, Freunde) bei der Verarbeitung der Tumorerkrankung Hilfestellungen zu geben. Dadurch kommt es auch zur Verbesserung der Lebensqualität der Patienten. Verschiedene Möglichkeiten stehen zur Verfügung:

- Individuelle Psychotherapie, z. B. Krisenintervention bei akuten Belastungsreaktionen
- Paar- und Familientherapie: Mitbetreuung der wichtigsten Bezugspersonen der Patienten, Rollenneuverteilung, Förderung der Unterstützungsfunktion von der Familie oder vom Partner
- Themenzentrierte Gruppentherapie: Förderung von Kommunikation, Vermeidung oder Aufhebung einer Isolation, Informationsaustausch.

Psychosomatische Interventionsmöglichkeiten

- Aufklärung und Beratungsgespräche (Abbau von Ängsten, Hilflosigkeit)
- Verbale Intervention
- Entspannungsverfahren: Autogenes Training, Progressive Muskelrelaxation nach Jacobson
- Imigrationsübungen
- Verhaltenstherapeutische Interventionen
- Tiefenpsychologisch fundierte Psychotherapie

Erschöpfung (Fatigue)

Häufigstes Symptom bei Tumorpatienten ist die Erschöpfung (Fatigue). Man unterscheidet

- Psychische Erschöpfung: Unfähigkeit, die gewohnten täglichen Aktivitäten auszuführen
- Mentale Erschöpfung: mangelnde Konzentrationsfähigkeit

- Emotionale Erschöpfung: verminderte Motivation und Depressivität.

Ursachen

- Anämie
- Mangelnde Bewegung
- Mangelernährung durch verminderte Nahrungszufuhr aufgrund der Appetitlosigkeit und/oder vermehrten Kalorienverbrauch durch große Tumore

Hauptsymptome

- Müdigkeit, Energiemangel, unverhältnismäßig gesteigertes Ruhebedürfnis
- Gefühl der allgemeinen Schwäche oder Gliederschwere
- Konzentrationsstörung, Störung des Kurzzeitgedächtnisses
- Mangel an Motivation, den normalen Alltagsaktivitäten nachzugehen, und dadurch Schwierigkeit bei der Bewältigung des Alltags
- Gefühl, sich zu jeder Aktivität zwingen zu müssen
- Schlaflosigkeit oder übermäßiges Schlafbedürfnis
- Erleben des Schlafes als wenig erholsam
- Ausgeprägte emotionale Reaktion auf Erschöpfung
- Nach körperlicher Anstrengung mehrere Stunden andauerndes Unwohlsein

Therapieoptionen

- Patientenaufklärung
- Anlegen eines Tagebuches
- Körperliche Betätigung
- Behandlung der Anämie (z. B. Erythropoetin)

II Therapieverfahren

7 Konventionelle Therapieverfahren

Bertram Glaß, Michael Hünerbein, Ben Pfeifer, Joachim Preiß, Peter M. Schlag, Marcus Schürmann, Michael-Heinrich Seegenschmiedt, Helmut Sinzinger, Lorenz Trümper, Clemens Unger, Thomas Vogl

7.1 Therapieziele

Joachim Preiß

Seit 20 Jahren beträgt die Heilungsrate aller Patienten mit bösartigen Erkrankungen ca. 50%. Trotz gewaltiger Anstrengungen in der Forschung und der Behandlung hat sich diese Rate nicht wesentlich verbessert.
Ursache ist die Zunahme der Mamma-, Bronchial- und Kolonkarzinome. Diese drei Tumorentitäten sind im fortgeschrittenen Stadium unverändert nicht heilbar. Bei anderen malignen Erkrankungen (Leukämien, Lymphome, Hodenkarzinome) wurden zwar große Fortschritte in der Heilung erzielt, doch sie gehen in der von den drei Haupttumorarten dominierten Gesamtzahl unter.
Eine realistische Hoffnung auf Verbesserung kann sich kurzfristig nur durch konsequente Vorsorge und Früherkennung ergeben. Langfristig ist auch bei der medikamentösen Therapie mit einer Verbesserung zu rechnen. Denn zunehmende Kenntnisse über die molekularbiologischen Vorgänge bei der Entstehung von Tumorzellen werden gezielte Eingriffe zur Einleitung der Apoptose ermöglichen.

> Bei malignen Erkrankungen muss daher vor Einleitung einer Therapie das erreichbare Ziel definiert werden.

7.1.1 Kurativer Ansatz

Heilung durch Entfernung oder Zerstörung aller Tumorzellen. Unter Abwägen der Therapierisiken – wie schlechter Allgemeinzustand, Alter, Begleiterkrankungen – können auch stärkere Nebenwirkungen akzeptiert werden, bis hin zum therapiebedingten Tod im Einzelfall, wenn dem ein hoher Anteil an geheilten Patienten gegenübersteht.

7.1.2 Lebensverlängerung, Lebensverbesserung

> Wenn ein Tumor so weit fortgeschritten ist, dass keine Möglichkeit einer kurativen Therapie mehr besteht, muss jeder Therapieschritt sorgfältig gegen die Risiken abgewogen werden.

Durch multimodale Therapien konnten große Fortschritte erreicht werden. So verlängerte sich in den letzten 20 Jahren durch palliative Therapie die mittlere Überlebenszeit beim metastasierten kolorektalen Karzinom von 9 auf 24 Monate – bei gleichzeitiger Symptomenkontrolle und damit guter Lebensqualität.
In der Sequenz aller Therapieverfahren muss sich der Therapeut am Ende doch eingestehen, dass er einen resistenten Tumor nicht zu bekämpfen vermag. An diesem Punkt führt eine Lebensverlängerung um jeden Preis häufig nur zu einer Verlängerung des Siechtums, was von fast allen Patienten in einem offenen Gespräch abgelehnt wird.

7.1.3 Palliativer Ansatz

Wenn der Tumor nicht mehr zu bekämpfen ist, steht eine **Kontrolle der Symptome** im Vordergrund der Behandlung. Durch ambulante bzw. stationäre Hospize und Palliativstationen konnte eine wesentliche Lücke in der Versorgung der Tumorpatienten geschlossen werden. Der Wille des Patienten, seine Eigenständigkeit und sein Selbstbestimmungsrecht stehen in der Palliativmedizin ganz im Vordergrund. Ziel ist, ein **Sterben in Würde, ohne Schmerzen und ohne Furcht** zu ermöglichen.

7.2 Remission bei soliden Tumoren (WHO-Definitionen)

Joachim Preiß

> Die Resektionskriterien (R0/R1) nach operativer Therapie gehen mit in die Definition ein!

7.2.1 Komplette Remission – CR (R0)

- Messbarer Tumor: vollständiger Rückgang oder operative Entfernung sämtlicher Tumorbefunde für mindestens 4 Wochen, Tumormarker gehen nicht ein
- Nicht-messbarer Tumor: ein vollständiger Rückgang sämtlicher Tumorsymptome für mindestens 4 Wochen, Tumormarker gehen nicht ein
- Skelettmetastasierung: die vollständige Rückbildung sämtlicher ossären Tumorbefunde (röntgenologisch und/oder szintigraphisch) für mindestens 4 Wochen; diagnostische Erfassung von Skelettmetastasen allein durch Szintigrafie nicht ausreichend; Abheilung einer pathologischen Fraktur als Bewertungsgrundlage allein nicht ausreichend

7.2.2 Partielle Remission – PR (R1, R2)

- Messbarer Tumor: ≥ 50 %ige Verkleinerung der Tumordimensionen für mindestens 4 Wochen, keine neuen Metastasen, keine Tumorprogression in irgendeiner Lokalisation
- Nicht-messbarer Tumor: ≥ 50 %ige Abnahme der Tumorsymptome für mindestens 4 Wochen, keine neuen Metastasen, keine Zunahme der Tumorsymptome in irgendeiner Lokalisation
- Skelettmetastasierung: Größenreduktion osteolytischer Läsionen, Rekalzifizierung osteolytischer Läsionen, röntgenologisch Dichteabnahme osteoblastischer Läsionen für mindestens 4 Wochen

7.2.3 Stillstand – no change (NC)

- Messbarer Tumor: < 50 %ige Verkleinerung der Tumordimensionen; ≤ 25 %ige Vergrößerung der Tumordimensionen in einem oder mehreren Herden für mindestens 4 Wochen
- Nicht-messbarer Tumor: < 50 %ige Abnahme der Tumorsymptome; ≤ 25 %ige Zunahme der Tumorsymptome, unveränderter Befund der Tumorsymptome für mindestens 4 Wochen
- Skelettmetastasierung: unveränderter Befund (stable disease, SD) für mindestens 4 Wochen, frühestens 8 Wochen nach Therapiebeginn oder -änderung feststellbar

7.2.4 Tumorprogression – progression of disease (PD)

- Messbarer Tumor: 25 %ige Vergrößerung der Tumordimensionen in einem oder mehreren Herden, Auftreten neuer Herde
- Nicht-messbarer Tumor: > 25 %ige Zunahme der Tumorsymptome, Auftreten neuer Herde
- Skelettmetastasierung: Größenzunahme der ossären Tumorbefunde (röntgenologisch), Auftreten neuer Läsionen

7.3 Chirurgische Tumortherapie

Peter M. Schlag, Michael Hünerbein

Durch ein besseres Verständnis der Tumorbiologie und die Entwicklung effektiverer prä-, intra- und postoperativer additiver Therapieverfahren hat sich der Stellenwert der chirurgischen Therapie in der Onkologie erheblich gewandelt. Heute ist allgemein akzeptiert, dass zur Behandlung fortgeschrittener Tumoren multimodale Therapiekonzepte notwendig sind. Für die Therapie früher (z. B. gastrointestinaler) Tumoren werden seit einigen Jahren verstärkt minimal-invasive chirurgische Techniken wie die interventionelle Endoskopie oder die laparoskopische Chirurgie eingesetzt. Nur eine sehr enge interdisziplinäre Zusammenarbeit kann eine differenzierte, stadiengerechte onkologische Therapie gewährleisten, die patienten- und tumorabhängige Faktoren berücksichtigt.

Im chirurgischen onkologischen Therapiekonzept gibt es inzwischen große Variationsmöglichkeiten hinsichtlich der Anwendung und Abfolge unterschiedlich aggressiver Therapiemodalitäten. Dadurch soll auf der einen Seite die Heilungsrate bzw. die Langzeitprognose der Patienten verbessert und auf der anderen Seite das Ausmaß der operativ bedingten Funktionseinschränkungen verringert werden.

7.3.1 Präoperative Diagnostik und Staging

Erst nach einer akkuraten präoperativen Diagnostik und einem umfassenden Staging kann entschieden werden, ob ein operativer Eingriff möglich und als alleinige Maßnahme sinnvoll oder ein multimodales Vorgehen zu bevorzugen ist.

Die präoperative Diagnostik dient zunächst der Diagnosefindung. Im Allgemeinen schließt das eine bioptische

Sicherung mit **histopathologischer Klassifikation** des Tumors (mit Typing und Grading) ein. Im Rahmen des präoperativen Stagings werden dann **Resektabilität** und **Kurabilität** des Tumors beurteilt und neben klinischen Faktoren, wie z. B. Alter und Komorbidität, für die chirurgische Therapieplanung herangezogen.
Das präoperative Staging beinhaltet die Abklärung der Infiltrationstiefe des Tumors (T), des Lymphknotenstatus (N) und der Fernmetastasierung (M) anhand der TNM-Klassifikation der UICC (☞ 2.4).

7.3.2 Onkologische Operationen

Zu unterscheiden sind kurative und palliative Operationen.
Ein onkologischer Eingriff gilt als **kurativ**, wenn alle Tumormanifestationen radikal reseziert werden können. Das setzt voraus, dass die Resektionsränder des Operationspräparats tumorfrei sind (R0-Resektion) und keine Fernmetastasen vorliegen. Prinzipiell als kurativ ist auch ein Eingriff anzusehen, bei dem vorhandene Fernmetastasen komplett entfernt werden können. Allerdings ist hier mit einem erhöhten Rezidivrisiko zu rechnen.
Als **nicht-kurativ** klassifiziert werden chirurgische Eingriffe im Fall eines lokal nicht radikal resezierbaren Primärtumors oder bei einer disseminierten Tumorerkrankung. In dieser Situation sind prinzipiell palliative oder symptomatische Eingriffe möglich:

- Eine **palliative** Resektion führt zwar nicht zur Heilung, da Tumorgewebe zurückgelassen werden muss, lässt jedoch eine Symptombesserung und eventuell eine Lebensverlängerung erwarten (z. B. palliative Magenresektion zur Beseitigung einer Magenausgangsstenose).
- Der **symptomatische** operative Eingriff ist auf Symptomlinderung ausgerichtet, um die Lebensqualität des Patienten im letzten Lebensabschnitt möglichst zu verbessern.

Eine weitere Kategorie stellen **präventive** Eingriffe dar, die bei Hochrisikopatienten durchgeführt werden, bevor sich eine Tumorerkrankung manifestiert (☞ Tab. 7.3-1). Hier sind insbesondere die Proktokolektomie bei familiärer adenomatöser Polyposis (FAP) und die Thyreoidektomie bei multipler endokriner Neoplasie (MEN IIa) zu nennen.

Kurative Tumorresektion

Die kurative Resektion besteht als **klassische Radikaloperation** in der Mono-bloc-Entfernung des Tumors mit ausreichendem Sicherheitsabstand inklusive der regionalen Lymphabflusswege (R0-Resektion). Abhängig vom befallenen Organ und histologischen Tumortyp variieren die geforderten Sicherheitsabstände. So wird z. B. beim Magenkarzinom des diffusen Typs (Klassifikation nach Lauren) ein oraler Sicherheitsabstand von 8–10 cm und beim intestinalen Typ ein Sicherheitsabstand von 4–5 cm als ausreichend erachtet.
Die Indikation zur **Lymphknotendissektion** kann entweder prophylaktisch (ohne klinischen Verdacht auf eine Lymphknotenbeteiligung) oder therapeutisch (bei Nachweis von Lymphknotenmetastasen) gestellt werden. Die Lymphknotendissektion kann auch zu einem verbesserten Staging beitragen und daher aus prognostischen Erwägungen (z. B. beim Mammakarzinom) sinnvoll sein.
Bei einigen langsam wachsenden Tumoren mit ausgedehnter lokaler Infiltration kann eine **ultraradikale Resektion** sinnvoll sein. So lässt sich z. B. bei gut differenzierten Rektum- oder Zervixkarzinomen mit ausgedehnter lokaler Ausbreitung (Blaseninfiltration) gelegentlich durch Exenteration des kleinen Beckens ein

Tab. 7.3-1: Tumorerkrankungen, bei denen eine präventive Operation möglich ist

Krankheitsbild	Tumor	Präventive Operation	Genetische Alteration
Kryptorchismus	Hodenkarzinom	Orchidopexie	Keine Keimbahnmutation
Colitis ulcerosa	Kolonkarzinom	Kolonresektion	Keine Keimbahnmutation
Hereditäres nichtpolypöses Kolonkarzinom (HNPCC)	Kolonkarzinom	Subtotale Kolektomie (nur beim Indexpatienten bei Vorliegen der Amsterdam Kriterien, ☞ Tab. 6.1-4)	MSH 1, MLH 1, PMS 1 und 2
Familiäre adenomatöse Polyposis (FAP)	Kolonkarzinom	Kolektomie	APC
Multiple endokrine Neoplasie (MEN I + II)	Medulläres Schilddrüsenkarzinom	Thyreoidektomie	RET
Familiäres Mammakarzinom	Mammakarzinom	Subkutane Mastektomie	BRCA 1 und 2

kurativer Eingriff durchführen. Nachdem die Organe des kleinen Beckens einschließlich Rektum, Uterus oder Prostata und Harnblase, soweit notwendig, entfernt worden sind, wird ein endständiges Kolostoma angelegt. Die Ureteren können entweder nach außen oder über ein Ileumconduit abgeleitet werden. Die 5-Jahres-Überlebensrate bei Tumoren des Beckens beträgt nach der Exenteration etwa 25 %.

Praktisches Vorgehen am Beispiel intestinaler Tumoren

Der erste Schritt besteht in einer Ligatur der tumorversorgenden Vene und Arterie innerhalb der vorgesehenen Resektionsgrenzen. Danach wird das Darmlumen proximal und distal der Resektionslinien ligiert, um eine intraluminale Verschleppung von Tumorzellen zu verhindern. Damit das Operationsgebiet nicht mit Tumorzellen kontaminiert wird, darf der Tumor unter keinen Umständen eröffnet werden (No-Touch-Isolation-Technik).

Palliative Eingriffe

Wenn ein Primärtumor nicht radikal reseziert werden kann oder eine disseminierte Tumorerkrankung vorliegt, ist der chirurgische Eingriff als palliativ anzusehen.

Zielsetzung

Das Hauptziel palliativer Operationen ist die Erhaltung oder Verbesserung der **Lebensqualität** des Patienten, unter Umständen kann sie aber auch eine Verlängerung der Überlebenszeit bewirken. Hierbei kommt der Schmerzreduktion und dem Funktionserhalt eine besondere Bedeutung zu.

Risiko-Nutzen-Abwägung

Da meist keine Aussicht auf Heilung mehr besteht und die Lebenserwartung der Patienten begrenzt ist, geht es bei Palliativoperationen um ein sinnvolles Verhältnis zwischen Ausmaß und Komplikationen des Eingriffs und seinem potenziellen Nutzen für den Patienten. Vertretbar sind palliative Tumorresektionen, wenn sie mit geringer Morbidität und Mortalität verbunden sind. Neben den unmittelbaren perioperativen Komplikationen ist die voraussichtliche Dauer der Hospitalisierungs- und anschließenden Erholungsphase im Verhältnis zur geschätzten Überlebenszeit zu berücksichtigen.

Indikationen

Indiziert sein kann ein palliativer chirurgischer Eingriff aufgrund der Symptomatik des Patienten, wenn es z. B. keine anderen Palliativverfahren gibt oder mit ihnen kein gleichwertiges Ergebnis in ähnlich kurzer Zeit erzielt werden könnte.

Chirurgische Therapie von Rezidiven und Metastasen

Auch nach kurativer Tumorresektion kann sich ein Tumor erneut als Lokalrezidiv oder als Fernmetastasierung manifestieren. In der Regel sollte dann ein multimodales Behandlungskonzept angestrebt werden.

Lokalrezidiv

Eine kurative operative Therapie ist bei Lokalrezidiven meist nur eingeschränkt möglich. Günstig sind die Behandlungsaussichten v. a. bei einem Anastomosenrezidiv, beispielsweise nach anteriorer Resektion eines Rektumkarzinoms oder nach einer Magenteilresektion wegen Magenkarzinoms.

Metastasen

Bei Metastasen in **Leber, Lunge** und **Gehirn** kann die operative Entfernung in ausgewählten Fällen zu einer Lebensverlängerung, in Einzelfällen sogar zur Heilung führen. Um die Indikation zur Operation zu stellen, sind bestimmte Kriterien zu berücksichtigen. Zuvor ist durch eine sorgfältige präoperative Diagnostik auszuschließen, dass nicht in anderen Organsystemen noch weitere Metastasen vorhanden sind.

Operationskriterien

- Die Entscheidung zum operativen Vorgehen hängt zunächst vom vorliegenden **Primärtumor** und dem befallenen Organsystem ab.
- Ein Eingriff mit **begrenztem operativem Risiko** lässt sich leichter begründen als eine komplikationsträchtige Operation.
- Die Resektion von Metastasen ist eher indiziert, wenn der Primärtumor eine **langsame Wachstumskinetik** mit **geringer Metastasierungstendenz** aufweist.
- Darüber hinaus sind Anzahl und Verteilung der Metastasen entscheidend: Prinzipiell sollte sich das chirurgische Vorgehen auf **solitäre oder singuläre Metastasen** beschränken, während bei einer diffusen Metastasierung eine systemische Therapie vorzuziehen ist.
- Eine Resektion von Metastasen ist unter palliativen Gesichtspunkten gerechtfertigt, wenn sie Symptome (z. B. Schmerzen, Obstruktion) verursachen, die den Patienten stark beeinträchtigen.

■ Leber- und Lungenmetastasen

Abgesehen von den Lebermetastasen kolorektaler Karzinome und endokriner Tumoren gibt es nur wenige Fälle mit Lebermetastasen anderer Primärtumoren, in denen eine operative Therapie allein sinnvoll wäre. Nach sorgfältiger Indikationsstellung lassen sich bei Patienten mit Lebermetastasen kolorektaler Karzinome durch einen operativen Eingriff 5-Jahres-Überlebensraten von 30% erzielen. Ähnliches gilt für die chirurgische Therapie von solitären Lungenmetastasen (v.a. bei Sarkomen oder kolorektalen Karzinomen).

■ Multiple und okkulte Metastasen

Patienten mit mehr als 3 Metastasen profitieren meist nicht von einer Resektion, selbst wenn die Resektion weiterer Metastasen technisch möglich ist. Unter Umständen kann eine Beobachtungsperiode von 3 Monaten Aufschluss über die Wachstumskinetik des Tumors geben und bisher okkulte Metastasen aufdecken. Dieser Zeitraum lässt sich eventuell für eine präoperative Chemotherapie nutzen.

Debulking

Früher wurden chirurgische Eingriffe auch zur **Reduktion der Tumorzellmasse (Debulking)** durchgeführt. Allgemein ist wohl davon auszugehen, dass eine Chemotherapie bei geringerer Tumorzellmasse effektiver ist als bei ausgedehntem Tumorbefall. Die Debulking-Strategie wird insbesondere bei Tumoren angewandt, die gut auf eine Chemotherapie ansprechen (z.B. wie Ovarialkarzinom). Es wird hier eine maximale Tumormassenreduktion (Resttumorknoten 1–2 mm) durchgeführt, um eine erfolgreiche Chemotherapie zu ermöglichen.

7.3.3 Minimal-invasive (laparoskopische) Chirurgie

Die minimal-invasive Chirurgie gewinnt in der Behandlung bösartiger Tumoren zunehmend an Bedeutung. Allerdings sind die Erfahrungen mit diesen Verfahren derzeit noch sehr selektiv und zu kurz, um ihren Stellenwert in der Tumorchirurgie verbindlich zu beurteilen. Um die Wertigkeit der minimal-invasiven Chirurgie, z.B. für die Behandlung gastrointestinaler Tumoren, definitiv zu klären, sind prospektive klinische Studien erforderlich. Verglichen mit nicht-onkologischen Indikationsgebieten lässt sich ihr Stellenwert schwieriger einschätzen, weil nicht nur kurzfristige Vorteile, wie ein geringerer Schmerzmittelverbrauch und eine kürzere Hospitalisierungszeit zu berücksichtigen sind, sondern auch die langfristigen Auswirkungen auf das rezidivfreie und Gesamtüberleben der Patienten.

Indikationen

Für minimal-invasive Verfahren gibt es in der chirurgischen Onkologie interessante und lohnenswerte Indikationen, die auch einer kritischen Prüfung standhalten dürften. Dies gilt insbesondere im Hinblick auf ein verbessertes **Staging gastrointestinaler Tumoren** mithilfe der operativen Laparoskopie. Laparoskopisch durchführbar sind möglicherweise auch verschiedene **Palliativeingriffe** (Gastroenteroanastomosen, Stomaanlagen etc.) sowie Behandlungen von Präneoplasien und sehr frühen Karzinomen bei selektiver Indikationsstellung. Am häufigsten sind minimal-invasive Verfahren bisher in der laparoskopischen oder laparoskopisch unterstützten Kolonchirurgie angewandt worden. In geübten Händen liegen dabei die Frühkomplikationsrate und die Hospitalletalität nicht höher als bei der offenen Chirurgie.

Vor- und Nachteile

In mehreren Studien hat sich die **kürzere Hospitalisierungszeit** nach minimal-invasiver Chirurgie als wichtiger Vorteil im Vergleich zur offenen Chirurgie herausgestellt. Bezüglich der Länge des Resektats, der Anzahl der entfernten Lymphknoten und der zentralen Gefäßligatur wurde gezeigt, dass die laparoskopische Technik keine Kompromisse bei onkologischen Grundprinzipien erfordert. Eine erhöhte Rate von Port-Metastasen, wie erste Studien nahe legten, hat sich in weiteren multizentrischen Untersuchungen nicht bestätigt; sie scheinen nicht häufiger vorzukommen als Implantationsmetastasen bei konventioneller Operationstechnik (2–3%).
Allerdings liegen harte Daten, mit denen minimal-invasive Verfahren als Standard in der Onkologie etabliert werden könnten, nämlich unselektierte 5-Jahres-Überlebensraten und Angaben zur krankheitsfreien Überlebenszeit, bislang nicht vor. Dazu ist die Anzahl der in randomisierte Studien eingebrachten Patienten mit einer ausreichend langen Nachbeobachtungszeit immer noch zu gering.

Palliative Therapie

Ähnlich wie für Tumoren des oberen Gastrointestinaltraktes bieten sich bei beschränkter Lebenserwartung des Patienten laparoskopische Operationen im Darmbereich auch als Palliativtherapie an. Wegen der kürzeren

Hospitalisierungszeit und einer schnelleren Symptomkontrolle stellen sie eine attraktive Alternative zum offenen Vorgehen dar.
Indikationen können z.B. die Anlage von Enteroanastomosen oder eine Kolostomie sein.

7.3.4 Multimodale Therapie

Multimodale Therapie heißt, dass ergänzend zur operativen Resektion eines Tumors noch andere Behandlungsverfahren eingesetzt werden. Auf diese Weise können die Therapieergebnisse durch eine individuell an klinische und onkologische Faktoren angepasste Behandlungsstrategie optimiert werden.
Ziel der multimodalen Therapie ist eine Verbesserung der Prognose bzw. Überlebensrate. Deshalb wird versucht, durch eine perioperative Zusatztherapie den Anteil an R0-Resektionen zu erhöhen und durch das Zerstören residueller Tumorzellen und Mikrometastasen die Rezidivrate zu verringern.
Als tragende Säulen der multimodalen Therapie haben sich neben der operativen Therapie des Tumors hauptsächlich die Radio- und Chemotherapie (☞ 7.6 und 7.4) etabliert. Darüber hinaus gibt es eine Vielzahl anderer Therapieverfahren (z.B. Hyperthermie, Hormontherapie, Immuntherapie und photodynamische Therapie). Prinzipiell kann zwischen prä-, intra- und postoperativer Therapie unterschieden werden.

Präoperative (neoadjuvante) Therapie

Eine neoadjuvante Therapie dient dazu, den Tumor präoperativ zu verkleinern und zu devitalisieren. Hierdurch soll die Resektabilität verbessert und das Risiko einer Tumorzellenimplantation während der Operation vermindert werden.

Vorteile

- Nach der Verkleinerung von lokal fortgeschrittenen Tumoren kann die Resektion sicherer im Gesunden erfolgen.
- Durch eine histologische Aufarbeitung nach der Resektion lässt sich das Ansprechen des Tumors auf die präoperative Chemotherapie genau beurteilen. Das beeinflusst dann entscheidend die weitere Medikamentenwahl.
- Mikrometastasen können möglicherweise frühzeitig behandelt werden.

Allerdings kann bei einer Tumorprogression unter der Therapie eine kurative Resektion problematisch werden.

Indikationen

Die neoadjuvante Therapie ist inzwischen ein fester Bestandteil der Behandlung verschiedener Tumoren (☞ Tab. 7.3-2):

- Beim **Osteosarkom** konnte durch sie nicht nur die Überlebenszeit der Patienten verbessert, sondern auch der Anteil gliedmaßenerhaltender Eingriffe wesentlich erhöht werden.
- Beim lokal fortgeschrittenen und inflammatorischen **Mammakarzinom** gehört die präoperative Chemotherapie zum Standard. Eventuell lässt sich hier durch eine kombinierte Radiotherapie die Lokalrezidivrate noch weiter senken und damit die Prognose der Patientinnen verbessern.
- Beim **Analkarzinom** kann eine Radiochemotherapie in bis zu 90% der Fälle zur kompletten Eradikation des Tumors führen. Falls es auch nach Boost-Bestrahlung bzw. Brachytherapie nicht zur vollständigen Remission kommt oder ein Tumorrezidiv auftritt, ist eine operative Therapie indiziert.
- Beim lokal fortgeschrittenen **Rektumkarzinom** kann v.a. durch eine präoperative Strahlentherapie die Lokalrezidivrate deutlich verringert und mit großer Wahrscheinlichkeit auch ein Überlebensvorteil erzielt werden.
- Neuere Ergebnisse sprechen für eine günstigere Prognose beim Magenkarzinom nach präoperativer Chemotherapie.

Tab. 7.3-2: Gesicherte Indikationen für eine neoadjuvante Therapie

Tumorart	Tumorstadium	Indizierte Therapie
Analkanalkarzinom	T1–4	Radiochemotherapie
Osteosarkom	G2–3	Chemotherapie
Mammakarzinom	Inflammatorisches Karzinom Stadium IIIa–IV	Chemotherapie
Rektumkarzinom	T3–4	Radiochemotherapie
Magenkarzinom	Stadium II und III	Chemotherapie

Intraoperative Therapieverfahren

Regionale Chemotherapie

☞ 7.7.5

Tab. 7.3-3: Gesicherte Indikationen für eine adjuvante Therapie

Tumorart	Tumorstadium	Indizierte Therapie
Kolonkarzinom	Stadium III	Chemotherapie
Rektumkarzinom	Stadium II und III	Radiochemotherapie (günstiger jedoch präoperativ)
Schilddrüsenkarzinom	Papillär, follikulär	Radiojodtherapie
Mammakarzinom	Nach Brust erhaltender Therapie Lymphknotenmetastasen positiver Rezeptorstatus	Radiotherapie Chemotherapie Hormontherapie
Ovarialkarzinom	IA + B G3, IC	Chemotherapie
Seminom	Stadium I	Radiotherapie / Chemotherapie
Kopf-Hals-Tumoren	T4, N2/3	Radiotherapie
Kleinzelliges Bronchialkarzinom	Stadium II und III	Chemotherapie Radiotherapie

Intraoperative Strahlentherapie

In einigen Zentren wird auch die intraoperative Strahlentherapie (IORT) erfolgreich eingesetzt. Bei dieser Technik wird nach Resektion des Tumors gezielt ein hoher Strahlenboost auf das Tumorbett appliziert, um das Risiko eines Lokalrezidivs zu vermindern. Dabei soll gesundes, strahlensensitives Gewebe (z.B. Ureter, Dünndarm, Nerven) weitgehend geschont werden.
Diese Behandlungsform bietet sich insbesondere für Patienten mit **Weichgewebstumoren** an, aber auch bei lokal fortgeschrittenen oder rezidivierten **Rektum-, Magen-** und **Pankreaskarzinomen.**

Postoperative (adjuvante) Therapie

Eine adjuvante Therapie setzt definitionsgemäß eine kurative Resektion des Primärtumors voraus. Bei High-Risk-Patienten wird die postoperative Zusatztherapie mit dem Ziel durchgeführt, eventuell vorhandene Mikrometastasen zu beseitigen und die Langzeitprognose zu verbessern. Im Allgemeinen besteht sie aus einer postoperativen Chemo- oder Strahlentherapie bzw. einer Kombinationsbehandlung (☞ Tab. 7.3-3). Bei einigen Tumoren (v.a. beim Mammakarzinom) ist auch eine adjuvante Hormontherapie erfolgversprechend.

Chemotherapie

Gesichert ist ihr Stellenwert in der Therapie des **Mamma-** und **Kolonkarzinoms**, beim **Osteo-** und **Rhabdomyosarkom** sowie bei einigen **embryonalen Tumoren im Kindesalter**. Mit Ausnahme des Kolonkarzinoms (Stadium III) konnte für gastrointestinale Tumoren noch nicht belegt werden, dass eine postoperative Chemotherapie die Prognose verbessert. Allerdings profitiert auch bei anderen Tumorentitäten nur eine bestimmte Gruppe von Patienten von einer adjuvanten Chemotherapie.

Strahlentherapie

Sie dient zur besseren Kontrolle des lokalen Tumorwachstums, um das Lokalrezidivrisiko zu vermindern. So konnte die Lokalrezidivrate insbesondere nach brusterhaltenden Mammakarzinomoperationen und nach Rektumresektionen gesenkt werden.

Hormontherapie

Bei verschiedenen Tumoren kann eine hormonelle bzw. antihormonelle Therapie sinnvoll sein. Ein Vorteil sind die meist geringen Nebenwirkungen der Therapie (☞ 7.5).

7.4 Zytostatikatherapie

Bertram Glaß, Joachim Preiß, Lorenz Trümper

7.4.1 Grundlagen der Chemotherapie

Joachim Preiß

Nur Zellen, die sich in einer aktiven Replikationsphase (G1 – M) befinden, sind einer Chemotherapie gegenüber empfindlich. Bei soliden Tumoren befindet sich in der Regel der überwiegende Anteil der Tumorzellen in der G0-Phase. Ziel bei der Behandlung muss es sein, durch repetitive Verabreichung oder flankierende Maßnahmen (Radiotherapie, OP) die „ruhenden" Anteile des Tumors (G0) in eine Teilungsphase zu konvertieren.

Zellzyklusphasen

- **G1:** RNS-Synthese, Protein- und Nukleotidsynthese
- **S:** DNS-Synthese, DNS-Verdopplung
- **G2:** Synthese der Zellstrukturen
- **M:** Ausbildung der Mitosespindel, Zellteilung
- **G0:** (inkonstante) Ruhephase, hier sind die Zellen „unangreifbar".

Die Geschwindigkeit des **Tumorwachstums** ergibt sich aus der Zahl der Zellen in der S-Phase, dem Mitoseindex, der Wachstumsfraktion (d.h. aller am Zyklus teilnehmenden Zellen) abzüglich der Absterberate und der Zellzykluszeit.

Angriffspunkte

Pharmakokinetik (Einfluss des Stoffwechsels auf die Droge) und Pharmakodynamik (Einfluss der Droge auf den Stoffwechsel) der Zytostatika sind weitgehend bekannt. Hieraus lässt sich theoretisch die für jede Substanz optimale Applikationsform (Einwirkzeit, Spitzenspiegel, Verteilung in den verschiedenen Kompartimenten) und Dosierung (Relation Wirkung/Nebenwirkung) ermitteln, die dennoch in Phase-I- und Phase-II-Studien zu überprüfen sind.
Eine relative Selektivität der Zytostatikatherapie, sodass überwiegend Tumorgewebe geschädigt wird, ist durch Kombination verschiedener Substanzen zu erreichen (Fokussierung des Effekts, Streuung der Nebenwirkungen). Voraussetzung ist eine erhöhte Empfindlichkeit des Tumorgewebes gegenüber den zellschädigenden Einflüssen.
Zytostatika greifen chemisch in Reaktionen während des Zellzyklus ein, die direkte Tumorzellen zerstörende Wirkung kommt aber wahrscheinlich durch Auslösung einer Zellapoptose durch intrazelluläre Signale zustande.

Resistenz

Eine Resistenz gegenüber Chemotherapeutika besteht temporär, wenn sich die Tumorzelle in der wenig stoffwechselaktiven G0-Phase befindet. Eine dauerhafte Resistenz gegen ein Zytostatikum kann entweder primär vorliegen oder sich unter dem Selektionsdruck nach Exposition entwickeln. Die Resistenzmechanismen umfassen neben der Apoptose aber auch die Amplifikation oder Mutation der Zielstruktur (Enzyme bzw. DNS-konformationsändernde Proteine) oder die Entwicklung von Transmembranpumpen, die zu einer raschen extrazellulären Ausscheidung der aufgenommenen Zytostatika führen (gp170, mdr).

Anwendungsprinzipien

Optimales Design einer Chemotherapie:

- Beginn bei kleinen Tumorzellzahlen → geringe primäre Resistenz
- Kombination verschiedener Substanzen
  - Mit unterschiedlichem Wirkmechanismus → Resistenzverzögerung
  - Mit unterschiedlichen Nebenwirkungen → Dosissteigerung
- Hohe Dosisdichte → geringer Zeitraum zur Expansion der resistenten Klone
- Hohe Dosisintensität.

Nebenwirkungen

- **Akute Toxizität:** Schädigung sämtlicher schnell wachsender Gewebe wie Knochenmark, Mukosa, Gonaden, Haare sowie zusätzlich substanzabhängige organspezifische Erscheinungsbilder (Tubulin-Gifte → Nervensystem, Platinderivate → Nierentubuli, Anthrazykline → Herzmuskel usw.)
- **Wichtigste Spättoxizität:** Induktion einer sekundären Leukämie, Myelodysplasie (ca. 5–10 Jahre) oder einer Zweitneoplasie (ca. 15–20 Jahre); besonders kritisch hinsichtlich dieser Nebenwirkungen sind Alkylanzien, Podophyllinderivate und Interkalatoren (s.u.), insbesondere bei kombinierter Radio- bzw. Chemotherapie

Einteilung

Nach dem Zeitpunkt der Anwendung

- **Induktionstherapie:** initiale Chemotherapie im Rahmen eines Therapiekonzepts; hohe Dosierung mit dem Ziel der raschen Tumorzellzerstörung, z.B. im Rahmen einer akuten Leukämie
- **Intensivierung bzw. Konsolidierung:** Chemotherapie nach Erreichen einer kompletten Remission, um minimale Reste der Erkrankung zu vernichten, in der Regel mit nicht-kreuzresistenten Zytostatika
- **Adjuvante Therapie:** postoperative Chemotherapie mit dem Ziel, okkulte (nicht nachweisbare, aber statistisch mit hoher Wahrscheinlichkeit vorliegende) Tumorzellen zu vernichten; Voraussetzungen:
  - Mit hoher Wahrscheinlichkeit vorliegende okkulte Metastasierung
  - Therapieschema, das nachweislich bei Metastasen gut wirksam ist
  - Nachweis der verbesserten Heilungschancen in Metaanalysen (EMB-Level Ib)
  - Aufklärung und Konsens des Patienten.

- **Neoadjuvante Therapie:** gleiches Prinzip wie adjuvante Therapie, nur präoperativ (d.h. als primäre Chemotherapie) angewandt, um Tumor zu verkleinern und Operabilität zu verbessern
- **Erhaltungstherapie:** Langzeit-Therapie in niedriger Dosierung, um eine erreichte Remission zu erhalten oder auch mit dem Ziel der Heilung
- **Salvagetherapie:** Zweittherapie bei Rezidiv nach erfolgreicher Ersttherapie

Nach dem Therapieziel (☞ 7.1)

- **Kurative Therapie:** konsequente Therapie mit dem Ziel und der Chance auf Heilung; dabei können auch starke Nebenwirkungen (WHO-Grad 3/4) toleriert werden
- **Hochdosistherapie:** Therapie in einer Dosierung, die Knochenmark-ablativ wirkt und posttherapeutisch eine Gabe von Knochenmark-Stammzellen (autolog, allogen) erfordert; in kurativer Intention (in der Regel mit hohen Nebenwirkungen und Risiken verbunden)
- **Palliative Therapie:** mit dem Ziel einer Lebensverlängerung und/oder Verbesserung der Lebensqualität; Nebenwirkungen (WHO-Grad 3/4) sind zu vermeiden
- **Symptomatische Therapie:** auch als Palliativmedizin bezeichnet; primär geht es nicht um eine Tumorkontrolle, sondern um eine Symptomenkontrolle (Schmerztherapie, Ernährungstherapie, psychische Hilfestellung u.a.)

Nach Art der Anwendung

- **Systemische Therapie:** Chemotherapie i.v. mit Wirkung auf den gesamten Organismus (unter Ausschluss des ZNS, Blut-Liquor-Schranke für wenige Zytostatika permeabel)
- **Regionale Therapie:** Chemotherapie intraarteriell in Tumor versorgende Gefäße, um eine höhere Konzentration am Tumor und damit höhere Effektivität zu erreichen; setzt Zytostatika mit rascher systemischer Clearance voraus, die schnell aus dem Kapillarraum diffundieren
- **Intrakavitäre Therapie:** Zytostatika-Applikation in eine Körperhöhle (Pleura-, Perikardhöhle, Abdominalraum, Harnblase; Liquorraum), um höhere lokale Konzentration zu erreichen; Voraussetzungen: geringe systemische Resorption, rasche systemische Clearance, hohe lokale Permeabilität, die jedoch in der Regel 10 Zellschichten kaum übertrifft
- **Topische Therapie:** Applikation direkt in den Tumor bei geringer Resorption (z.B. Interferon-β, ölige Bleomycin-Emulsion, Mitoxantron)

Nach der Einteilung in Substanzklassen

- **Alkylanzien** (z.B. Oxazaphosphorine): Hauptvertreter ist **Cyclophosphamid**; Aktivierung in der Leber → DNS-Vernetzung, DNS-ProteinVernetzung; Einzel- und Doppelstrangbrüche; zyklusspezifisch, S-Phase
- **Antibiotika** (z.B. Anthrazykline): Hauptvertreter ist **Adriamycin**; Interkalation an die Doppelhelix der DNS, Hemmung der Topoisomerase I und II; zyklusspezifisch, S/G2-Phase
- **Antimetaboliten** (beispielsweise Folsäure-Antagonisten): Hauptvertreter ist **5-Fluorouracil**; Einbau als falsches Substrat in die DNS oder RNS, Hemmung der DNS- oder RNS-Polymerase; phasenspezifisch, S-Phase
- **Pflanzenderivate:** Vinkaalkaloide, Taxane und Podophyllinderivate mit unterschiedlichen Angriffspunkten; phasen- und zyklusspezifisch
- **Sonstige:** Platinderivate, z.B. Topoisomerasehemmer (Campthotecin, Topotecan)

Tabellarische Aufstellung der Zytostatika

☞ 41.3.1

7.4.2 Systemische Chemotherapie

Joachim Preiß

Applikation

Am häufigsten wird eine Zytostatikatherapie intravenös angewendet als

- Bolusgabe über 2–5 Min.
- Kurzzeitinfusion über 10 Min. bis 3 Std.
- Langzeitinfusion über 6 Std. bis viele Tage.

Viele Zytostatika sind stark **gewebetoxisch** und dürfen nur **streng i.v.** appliziert werden, besonders alle Anthrazykline, Mitomycin, Actinomycin, alle Vinkaalkaloide.

> ! Durch Paravasate kommt es zu Gewebsnekrosen mit Langzeitschäden, z.B. bei gelenknaher Injektion bzw. Infusion → es hilft nur schnelles und konsequentes Handeln (☞ 39).

- Die Gabe sollte nur **unter Sicht**, in **große Venen**, mit einer schnell laufenden Begleitinfusion oder über **zentralen Katheter/Portsystem** erfolgen. Länger liegende Venenverweilkanülen vermeiden.

- Bei soliden Tumoren ist die systemische Chemotherapie grundsätzlich **ambulant** zu geben. Die Schemata sind darauf abzustimmen; Infusionshilfen wie Port- und Pumpensysteme erlauben auch bei ambulanter Dauerinfusion eine sichere Handhabung.
- Durch neue Entwicklungen ist teilweise auch eine **orale Therapie** möglich: u.a. Capecitabine, Tegafur, Vinorelbin, Cyclophosphamid, Trofosfamid, Etoposid, Taxane (in der Entwicklung). **Nachteile** der oralen Applikation: Das Toxizitätsspektrum ist nicht geringer, sondern z.T. weniger gut kalkulierbar (durch unterschiedliche Resorptionseffekte). Bei Diarrhö – einer typischen Nebenwirkung vieler Zytostatika – ist eine Verminderung der Resorption und Wirkung durch die beschleunigte Darmpassage zu berücksichtigen.

Polychemotherapie

Bei einer Polychemotherapie (besonders mit Taxanen) ist streng auf die Reihenfolge zu achten, in der die Einzelsubstanzen gegeben werden, da sonst ein Wirkungsverlust eintritt:

> **!** **Platinderivate** immer nach den Taxanen, **Anthrazykline** immer vor den Taxanen.

Mehrere Zytostatika zu kombinieren (Polychemotherapie), wird kontrovers diskutiert. Zur Behandlung von **Hämoblastosen** werden Zytostatika in zunehmender Zahl kombiniert (z.T. 4er-, 6er- oder gar 8er-Kombinationen), aber zeitlich versetzt innerhalb eines Zyklus appliziert. Theoretisch soll durch diese Kombinationen eine Resistenzbildung vermieden oder eine primäre Resistenz gegen einzelne Komponenten verhindert werden.

Bei **soliden Tumoren** ist die Situation anders: Der Mitoseindex (Anteil der sich teilenden Zellen an der Gesamtzahl aller Tumorzellen) ist deutlich geringer und eine Chemotherapie wird selten mit kurativem Ansatz durchgeführt. In vielen Studien zeigte sich:

- Eine 2er-Kombination kann genauso effektiv wie eine 3er-Kombination sein (z.B. bei NSCLC: Cisplatin/Vinorelbin = Cisplatin/Gemcitabin = Cisplatin/Gemcitabin/Vinorelbin).
- Bei günstiger Prognose ist eine **Monotherapie** in voller Dosierung gleich wirksam wie eine Polychemotherapie (z.B. bei Mammakarzinom: Mitoxantron statt 5-Fluorouracil/Epirubicin/Cyclophosphamid).
- Bei sequenzieller Monotherapie ist die Wirksamkeit jeder Substanz zu überprüfen, bei einer Polychemotherapie ist dies nicht möglich.
- Eine **chronomodulierte** Therapie war in einigen Studien der zeitunabhängigen Gabe überlegen. Doch für die Gabe um 5 Uhr morgens sind programmierbare Pumpsysteme und ein zentraler Zugang (Port) erforderlich; das macht sie erheblich teurer und unbequemer. Die Überprüfung durch große Studien steht bisher aus, sodass dieser Therapieansatz noch nicht generell zu vertreten ist.

7.4.3 Hochdosistherapie (HDT) und Stammzelltransplantation (SZT)

Lorenz Trümper, Bertram Glaß

Prinzipien und Indikationen

Unter dem Begriff **Stammzelltransplantation** (SZT) werden zwei grundsätzlich unterschiedliche Therapieverfahren zusammengefasst: die **autologe** und die **allogene** SZT. Quelle hämatopoetischer Stammzellen ist das Knochenmark (Knochenmarktransplantation, KMT) oder das periphere Blut nach Zytokinstimulation des Spenders (periphere Blutstammzelltransplantation, PBSZT).

Autologe Stammzelltransplantation

Bei der so genannten autologen Stammzelltransplantation werden **patienteneigene Stammzellen** der Hämatopoese vor dem Transplantationsvorgang gewonnen, in flüssigem Stickstoff asserviert und nach Durchführung einer hoch dosierten Chemo- oder Radiochemotherapie dem Patienten intravenös retransfundiert. Sinn der Stammzellretransfusion ist der Ersatz der durch die Hochdosistherapie zerstörten Blutbildung des Patienten. Die autologe Stammzelltransplantation stellt eine supportive Maßnahme dar. Sie ermöglicht die Dosisintensivierung von Chemo- bzw. Radiochemotherapie in den myeloablativen Dosierungsbereich.

Anwendung finden die Hochdosistherapie und die autologe Stammzelltransplantation bei neoplastischen Erkrankungen, für die ein Erfolg einer dosisintensivierten Radio-/Chemotherapie angenommen werden kann und bei denen die wirksamen Zytostatika (inklusive Ganzkörperbestrahlung) durch ihre Hämatotoxizität dosislimitiert sind. Diese Bedingungen sind in besonderer Weise bei den **malignen Lymphomen** und dem **multiplen Myelom** gegeben. Sie stellen die Hauptindikation

für Hochdosistherapie und autologe Stammzelltransplantation dar.
Ein mögliches Problem bei der autologen Stammzelltransplantation kann die Kontamination des Transplantats durch maligne Zellen darstellen. Dies gilt naturgemäß besonders für Erkrankungen, bei denen die Hämatopoese selbst erkrankt ist bzw. eine Knochenmarkinfiltration durch maligne Zellen regelmäßig beobachtet wird (z.B. Leukämien, multiples Myelom). In experimentellen Studien wird versucht, die Behandlungsergebnisse durch Entfernung der Tumorzellen aus dem Transplantat zu verbessern (Purging).

Allogene Stammzelltransplantation

Bei der allogenen Stammzelltransplantation werden hämatopoetische **Stammzellen eines fremden Individuums** dem Patienten übertragen. Um die Abstoßung des Transplantats durch den Empfänger zu verhindern, ist eine intensive immunsuppressive Vorbehandlung (Konditionierung) des Empfängers notwendig. Es können myeloablative Chemo- oder Radiochemotherapie-Regimes verwendet werden. Die Zerstörung der hämatopoetischen Stammzellen des Empfängers ist allerdings keine notwendige Voraussetzung für die Akzeptanz des Transplantats.
Bei der so genannten non-myeloablativen oder toxizitätsgeminderten allogenen SZT werden intensiv immunsuppressive, aber wenig stammzell- und organotoxische Konditionierungsregimes verwendet. Nach Konditionierung und Transplantation finden sich im peripheren Blut des Empfängers entweder ausschließlich Zellen des Spenders (kompletter Donorchimärismus) oder es koexistieren Zellen von Spender und Empfänger vorübergehend oder dauerhaft (gemischter Chimärismus).
Immunaktive Zellen des Spenders können Gewebe des Empfängers als fremd erkennen und zerstören. Richtet sich diese Aktivität gegen gesunde Gewebe des Empfängers, so spricht man von der Transplantat-gegen-Wirt-Erkrankung (graft-versus-host disease, GvHD). Zielorgane der GvHD sind v.a. Haut, Leber und Gastrointestinaltrakt. Die GvHD stellt eine wesentliche Komplikation nach allogener SZT dar.
Um das Risiko begrenzt zu halten, werden in der Regel Transplantate verwendet, die in den Histokompatibilitätsantigenen HLA A, B und DR komplett mit dem Empfänger identisch sind. Solche HLA-idente Transplantate können von Geschwistern des Patienten stammen (Chance der Identität 25%) oder aus einem der weltweit geführten Spenderregister. Die Immunaktivität des allogenen Transplantats kann sich bei bestimmten Krankheitsentitäten auch gegen die malignen Zellen des Patienten richten. Man spricht in diesem Fall von Transplantat-gegen-Leukämie- bzw. Transplantat-gegen-Lymphom-Effekt (graft-versus-leukemia, GvL). Der GvL-Effekt gehört zu den wirksamsten Formen der zellulären Immuntherapie und stellt für einige maligne Erkrankungen zur Zeit das einzige bekannte kurative Therapieverfahren dar (z.B. chronische Leukämien, indolente Lymphome). Da das gesamte lympho-hämatopoetische System des Empfängers ersetzt werden kann, können neben den malignen Erkrankungen auch hereditäre Defekte der Lympho- und Hämatopoese kurativ behandelt werden. Die allogene Transplantation bietet also als Möglichkeiten:

- Hochdosistherapie (HDT)
- Zelluläre Immuntherapie
- Organersatz.

Hauptindikation für die allogene SZT stellen **Leukämien** und in wachsendem Umfang **lymphoproliferative Erkrankungen** dar.
Eine Übersicht über Indikationen zur autologen und allogenen Stammzelltransplantation ☞ Tab. 7.4-1.

Durchführung der Stammzelltransplantation

Gewinnung des Transplantats

Autologe Stammzelltransplantation

Die Gewinnung des Transplantats erfolgt für die autologe SZT in der Regel aus dem peripheren Blut; Knochenmark wird dafür nur noch in Ausnahmefällen verwendet. Da die autologe SZT fast nur zur Behandlung maligner Erkrankungen eingesetzt wird, bietet es sich an, die Stammzellgewinnung nach einer intensivierten Chemotherapie in der Regenerationsphase der Hämatopoese unter zusätzlicher Stimulation mit Granulozyten-Kolonie-stimulierendem Faktor (G-CSF) durchzuführen.
In der Regenerationsphase nach bestimmten Chemotherapien ist die Ausbeute an Stammzellen besonders gut. Stammzellen der Hämatopoese sind morphologisch schlecht definiert, die Zahl der mit dem Antigen CD34 versehenen mononukleären Zellen oder die Anzahl der myelomonozytär Kolonie bildenden Zellen (CFU-GM) im Transplantat korrelieren gut mit seiner Hämatopoese restituierenden Kapazität. Für eine sichere autologe Transplantation sind 2-mal 10^6 $CD34^+$-Zellen/kg Körpergewicht des Empfängers notwendig, mit 5-mal 10^6 $CD34^+$-Zellen/kg werden optimal kurze Regenera-

Tab. 7.4-1: Indikationen zur Knochenmarks- und Stammzelltransplantation. Die Angaben erfolgten in Anlehnung an die Empfehlungen der European Group for Blood and Marrow Transplantation (EBMT). An einigen Stellen wird abgewichen, da mittlerweile namhafte Studiengruppen in einigen zuvor nicht als Indikation eingestuften Situationen Protokolle formuliert haben. In den Protokollen der jeweiligen Studiengruppen finden sich entitätsbezogen nähere Angaben zu Indikationsstellung und Besonderheiten bei der Durchführung, die ansonsten nach lokalen Standards erfolgt. Die in der Vergangenheit oft gemacht Unterscheidung zwischen verwandten und nicht verwandten Spendern für die allogene SZT hat wesentlich an Bedeutung verloren.

Erkrankung	Status	Allogene Knochenmarks-/ Stammzelltransplantation	Autologe Knochenmarks-/ Stammzelltransplantation
AML	CR1 (außer günstiges Risiko)	Ja	Ja
AML	> CR 1	Ja	Ja
ALL	CR1 (hR), CR2	Ja	Ja
ALL	Rezidiv	Ja	Nein
CML	Chronische Phase (hR)	In Studien	Nein
CML	Akzeleration	Ja	Nein
CML	Blastenkrise	Ja	Nein
NHL, HG	Primärtherapie	Nein	In Studien
NHL, HG	Rezidiv	In Studien	Ja
NHL, LG	Primärtherapie	Nein	In Studien
NHL, LG	Rezidiv	In Studien	In Studien
CLL	Binet B, C mit Risikofaktoren	In Studien	In Studien
MM	Stadium 1	Nein	In Studien
MM	Fortgeschritten	In Studien	Ja
MDS	RA, RARS, RAEB, CMML	Ja	In Studien
MDS	sAML CR 1 und 2	Ja	In Studien
MDS	Fortgeschritten	In Studien	Nein
Keimzelltumore		Nein	In Studien

AML = akute myeloische Leukämie, ALL = akute lymphatische Leukämie, CML = chronische myeloische Leukämie, NHL = Non Hodgkin-Lymphom (HG = high grade = schnell wachsend, LG = low grade = langsam wachsend), CLL = chronische lymphatische Leukämie, MM = malignes Melanom, MDS = myelodysplastisches Syndrom

tionszeiten der Neutrophilen (8 – 14 Tage) und der Thrombozyten erreicht. Stammzellen werden aus dem peripheren Blut durch Leukapherese (Durchflussvolumen 10 – 20 Liter über ca. 2 – 3 Std., 1 – 3 Leukapheresesitzungen) entnommen und in flüssigem Stickstoff bis zur Verwendung kryokonserviert.

Allogene Stammzelltransplantation

Für die allogene Transplantation wird der geeignete HLA-idente Spender zunächst in der Familie des Empfängers, vorzugsweise unter den Geschwistern gesucht (Familientypisierung). Wird in der Familie kein Spender gefunden, so erfolgt die Suche in den weltweit vernetzen Spenderregistern. Die Chance für einen Patienten kaukasischer Ethnizität, einen Spender zu finden, liegt zur Zeit bei 70 – 80 %.

Für die allogene Transplantation werden sowohl Knochenmark (KM) als auch periphere Blutstammzelltransplantate (PB) verwendet. Die allogene PBSZT ist im Vergleich zur allogenen KMT mit einem höheren Risiko der GvHD belastet, weist aber wahrscheinlich eine intensivere GvL-Aktivität auf, sodass die Entscheidung zwischen beiden Transplantatquellen außer von Spendergründen auch von der klinischen Situation des Patienten abhängig gemacht werden sollte.

Knochenmarktransplantate werden dem Spender in Vollnarkose aus den Ossa ilea entnommen (1 – 1,5 Liter Knochenmarkblut). Die Regenerationszeiten der Neutrophilen sind nach KMT ca. 1 Woche länger als nach PBSZT. Periphere Blutstammzellen werden nach G-CSF-Stimulation (ohne vorhergehende Chemotherapie!) in ähnlicher Weise wie bei der autologen SZT präpariert. In seltenen Fällen kann postpartal gewonnenes Nabelschnurblut als Stammzellquelle eingesetzt werden.

Hochdosistherapie bzw. Konditionierung

Nach Gewinnung des Transplantats stellt die Hochdosistherapie bzw. Konditionierung (☞ Tab. 7.4-2) den

Tab. 7.4-2: Konditionierungsschema

Wirkung	Schema	Bestandteile	Dosis (kumulativ)	Verabreichung	Tag vor SZT
Myeloablativ	**TBI/Cy**	Ganzkörperbestrahlung	12–14 Gy	Fraktioniert	-6 bis -4
		Cyclophosphamid	120–200 mg/kgKG	i.v.	-3 bis -2
	Bu/Cy	Busulfan	16 mg/kgKG	p.o.	-7 bis -4
		Cyclophosphamid	120–200 mg/kgKG	i.v.	-3 bis -2
	BEAM	BCNU (Carmustin)	300 mg/m^2	i.v.	-7
		Etoposid	1200 mg/m^2	i.v.	-7 bis -4
		Cytosin-Arabinosid	1600 mg/m^2	i.v.	-7 bis -4
		Melphalan	140 mg/m^2	i.v.	-3
	VIP (ICE)	Etoposid	1500 mg/m^2	i.v.	-5 bis -3
		Ifosfamid	12 g/m^2	i.v.	-5 bis -3
Toxizitäts-gemindert	**FC**	Fludarabin	125 mg/m^2	i.v.	-7 bis -3
		Cyclophosphamid	2000 mg/m^2	i.v.	-5 bis -3

nächsten Behandlungsschritt dar. Nach Durchführung der Chemo- bzw. Radiochemotherapie folgt eine Wash-out-Phase der Zytostatika von 24–48 h und dann die intravenöse Transfusion des Transplantats. Nach myeloablativer Konditionierung folgt eine Episode absoluter Leuko- und transfusionsbedürftiger Thrombopenie. Die Leukopenie dauert minimal 8 Tage (autologe PBSZT) und maximal bis 28 Tage (allogene KMT mit intensiver GvHD-Prophylaxe). Diese Episode ist nach nicht-myeloablativer Konditionierung kürzer oder kann ganz fehlen.

Komplikationen und klinisches Management nach Stammzelltransplantation

Die Art und Häufigkeit der Komplikationen hängt von Therapieverfahren, Art der Konditionierung, Krankheitsstatus, Vorbehandlung und Dauer der Aplasie ab. Wichtig ist eine standardisierte supportive Therapie in einem erfahrenen Zentrum.

Nach Hochdosistherapie und autologer Transplantation stehen **infektiöse Komplikationen** im Vordergrund. Zu den wichtigsten Infektionen in der Aplasie gehören neben bakteriellen Infekten auch Pilzinfektionen (Candida, Aspergillus). Die klinische Bedeutung von Virusinfektionen (CMV, Adenoviren) ist nach autologer Transplantation geringer als nach allogener SZT. Zur Prophylaxe gehören neben pflegerischen Maßnahmen mit möglichst keimarmer Unterbringung die frühzeitige interventionelle Gabe von Antibiotika und Antimykotika. Die Notwendigkeit der prophylaktischen Gabe von Antibiotika und Antimykotika bei autologer SZT ist umstritten.

Die Gefahr von Mykosen und Virusinfektionen macht ein spezielles Management notwendig. Dies beinhaltet die Unterbringung in Räumen mit steril gefilterter Luft (Reduktion der Aspergillosen), die Gabe von Antimykotika, Virustatika und Immunglobulinen sowie eine spezielle keimreduzierte Diät. Bei Fieber erfolgt eine empirische Behandlung nach zentrumsabhängigem Stufenschema, frühzeitig sollte bei Lungeninfiltraten eine antimykotische Therapie begonnen werden, bei Nachweis einer Replikation von CMV (Kultur/PCR) ist eine präventive Ganciclovir-Foscavir-Therapie vor Erkrankungsbeginn indiziert.

Dank Verbesserungen der supportiven Therapie, dem frühzeitigen Einsatz der Methode und dem Übergang von Knochenmark- zu Blutstammzellen bei der autologen SZT ist die Rate der **therapieinduzierten Mortalität** (TRM) bei der autologen SZT stark gesunken. Für Patienten unter 60 Jahren ist eine TRM von < 5 %, bei Fehlen relevanter Begleiterkrankungen und Vorschädigungen eine TRM bei allogener SZT von etwa 2 % anzunehmen. Die autologe SZT wird zunehmend auch in der Altersgruppe der über 60-jährigen Patienten eingesetzt, die TRM dürfte hier 5–10 % betragen. Die TRM beträgt im günstigen Fall für Patienten < 60 Jahre, optimal passendem Spender und geringer Vorbehandlung 10–20 %. In Risikopopulationen, beispielsweise beim Einsatz der allogenen SZT als Rezidivtherapie nach Hochdosistherapie und autologer SZT, ist eine TRM bis 50 % beobachtet worden. Die toxizitätsgeminderte allogene Stammzelltransplantation kann wahrscheinlich die Rate der TRM senken und die Anwendung allogener SZT bei älteren Patienten ermöglichen.

Nebenwirkungen und TRM sind nach allogener SZT gravierend häufiger als nach autologer SZT. Auch nach Engraftment der Neutrophilen verbleibt eine längerfristige **Schwäche der T-Zell-abhängigen Immunität**, die durch Messung der $CD4^+$-Helferzellen verfolgt werden kann. Als Spätfolgen der Hochdosis-Konditionierungstherapie treten **Lungenfibrosen, hormonelle Störungen, Katarakte** und **sekundäre Neoplasien** auf.

Ein weiteres Problem stellt die Gefahr der **GvHD** und ihre Prophylaxe dar. In der Prophylaxe der GvHD nach allogener Therapie werden Ciclosporin, Tacrolimus, Steroide, Methotrexat, Mycophenitil und ATG (Antilymphozytenserum) eingesetzt. Als sehr wirksame GvHD-Prophylaxe können die T-Lymphozyten aus dem Transplantat durch Ex-vivo-Manipulationen entfernt werden. Dieses Verfahren ist allerdings häufig mit einem Anstieg anderer Komplikationen (Transplantatabstoßung, Rezidive) verbunden. Zur Behandlung der akuten GvHD (Auftreten in den ersten 100 Tagen, Manifestation an Haut, Darm und Leber) werden Steroide, bei Nichtansprechen Anti-T-Zell-Antikörper (OKT3, α-CD25, ATG) oder TNF-α-Antikörper eingesetzt.

Eine histologische Sicherung sollte immer vor Therapiebeginn erfolgen. Die chronische GvHD zeigt häufig ein sklerodermieartiges Bild mit Kollagenfaservermehrung der Haut, die Behandlung erfolgt mit Steroiden, Azathioprin, Ciclosporin, Mycophenitil und v.a. bei Hautbefall mit PUVA-Bestrahlung und/oder extrakorporaler Photopherese.

Transplantationszahlen und Ergebnisse

In Deutschland wurden im Jahr 2000 1438 allogene und 2105 autologe SZT durchgeführt. Die Zahl allogener Transplantationen steigt weiterhin langsam an, die peripheren Blutstammzellen gewinnen als Transplantatquelle eine immer größere Bedeutung (44,2% im Jahr 2000) und die Anzahl der Transplantationen mit nichtverwandten Spendern nimmt ebenfalls zu (32,5% im Jahr 2000). Die Anzahl der autologen Transplantationen stagniert bzw. ist leicht gesunken, nachdem bei soliden Tumoren, insbesondere beim Mammakarzinom, eine Überlegenheit der Hochdosistherapie und autologen Transplantation gegenüber einer konventionellen chemotherapeutischen Behandlung nicht nachgewiesen werden konnte.

Autologe Stammzelltransplantation

In den Kernindikationen der HDT und autologen Transplantation ist die Überlegenheit des Verfahrens gegenüber einer Non-Transplantationsbehandlung durch prospektiv randomisierte Studien belegt. Beim Rezidiv des aggressiven Lymphoms ist dies für die Endpunkte Überleben und krankheitsfreies Überleben, für das Rezidiv des Morbus Hodgkin zumindest für das progressionsfreie Überleben nachgewiesen. In der primären Therapie aggressiver Lymphome sind scheinbar widersprüchliche Ergebnisse erzielt worden. Einige Studien weisen einen Vorteil für HDT und autologe SZT aus, in einigen anderen Studien gelang dieser Nachweis nicht. Offensichtlich hängt das Ergebnis von der Einbettung der HDT in das gesamte Therapiekonzept ab. Dieser Punkt ist Gegenstand weiterer Phase-II-Studien. HDT und autologe SZT spielen bei der primären Therapie des Morbus Hodgkin keine Rolle. Für follikuläre Lymphome und das Mantelzelllymphom konnte die Überlegenheit von HDT und auto-PBSZT als Konsolidierungstherapie in der primären Behandlung bezüglich des progressionsfreien Überlebens jüngst gezeigt werden, für den Endpunkt Überleben ist der Nachweis bis jetzt nicht geführt. Beim multiplen Myelom sind Vorteile der HDT hinsichtlich progressionsfreiem und Gesamtüberleben gut belegt. Bei der CLL liegen keine Ergebnisse randomisierter Studien vor. Wichtige Studienergebnisse ☞ Tab. 7.4-3.

Allogene Stammzelltransplantation

Die allogene SZT ist weit weniger in randomisierten Studien untersucht. Für die wichtigste Indikation, die primäre Behandlung der AML, zeigt eine jüngst publizierte Studie einen signifikanten Vorteil für Patienten mit Standard- und Hochrisikosituation. Matched-pair-Analysen zeigen bei der CML einen Überlebensvorteil gegenüber Standardbehandlungen. Ein Vergleich mit dem neuen Tyrosinkinase-Inhibitor Glivec ist noch nicht zu ziehen. Die ALL in fortgeschrittenem Behandlungszustand erzielt bei Erwachsenen nur mit allogener SZT langfristige Remissionen in nennenswertem Umfang. Maligne Lymphome und CLL werden in Phase-II-Studien in jüngerer Zeit mit toxizitätsgeminderter allo-SZT behandelt. Erste Ergebnisse sind viel versprechend, können aber kaum vergleichend mit anderen Therapiemodalitäten bewertet werden. Beachtenswert ist, dass für einige Entitäten empfindliche Methoden zur Detektion minimaler Resterkrankung nur nach allogener SZT negative Ergebnisse bei größeren Anteilen von Patienten ausweisen. Wichtige Studienergebnisse ☞ Tab. 7.4-4.

Tab. 7.4-3: Studienergebnisse zur autologen SZT (Auswahl)

Indikation	Design	n	Ergebnis (OS = overall survival = generelles Überleben, DFS = disease free survival = krankheitsfreies Überleben)	Autor
Aggressives NHL (Rezidiv)	Phase III: 5 konv. CT (DHAP) vs. 3 konv. CT und HDT/autoKMT	54 vs. 55	OS (5 Jahre) 32% vs. 53%	Philip et al., 1995
Aggressives NHL (Primärtherapie)	Phase III: Induktion, dann konventionelle vs. HDT-Konsolidierung	111 vs. 125	OS (8 Jahre) 49% vs. 64% (nur für Hochrisiko)	Haioun et al., 1997
Aggressives NHL (Primärtherapie)	Phase III: konventionelle (MACOP-B) vs. HDT	50 vs. 48	OS (7 Jahre) 55% vs. 81% EFS (7 Jahre) 46% vs. 49%	Gianni et al., 1997
Aggressives NHL (Primärtherapie)	Phase III: 5-mal CT (CHOEP) vs. 4-mal CT und HDT	154 vs. 158	OS (45 Mon.) 63% vs. 62% EFS (45 Mon.) 49% vs. 59%	Kaiser et al., 2002
Aggressives NHL (Primärtherapie)	Phase III: 6-mal CT (CHVmP/BV) vs. 2-mal CT und HDT	96 vs. 99	OS (5 Jahre) 77% vs. 68%: nicht signifikant	Kluin-Nelemans et al., 2001
Morbus Hodgkin (Rezidiv)	Phase III: 4-mal CT (Dexa-BEAM) vs. 2-mal CT und HDT	81 vs. 80	OS (3 Jahre): nicht signifikant FFTF (3Jahre) 34% vs. 55%	Schmitz et al., 2002
Indolentes NHL (Primärtherapie)	Phase III: CT vs. CT und HDT (unpurged) vs. CT und HDT (purged)	24 vs. 33 vs. 32	Rate of Progression (2 Jahre): 66% vs. 39% vs. 37%	Schouten et al., 2003
Multiples Myelom (Primärtherapie)	CT vs. HDT	100 vs. 100	OS (5 Jahre) 12% vs. 52% EFS (5 Jahre) 10% vs. 28%	Attal et al., 1996
Multiples Myelom (Primärtherapie)	Phase III: 3–4-mal CT (VAD) dann einmal HDT (Mel und TBI) vs. 2-mal HDT (Mel dann Mel und TBI)	199 vs. 200	OS (7 Jahre) 20% vs. 42%	Attal et al., 2003

Tab. 7.4-4: Studienergebnisse zur allogenen SZT (Auswahl)

Indikation	Design	n	Ergebnis (OS = overall survival = generelles Überleben, DFS = disease free survival = krankheitsfreies Überleben)	Autor
AML (primäre Therapie)	„Genetische Randomisierung": nach Induktion auto-KMT für Patienten ohne Familienspender, allo-KMT für Patienten mit Spender	441 vs. 293	DFS (4 Jahre) 42,2% vs. 52,2%	Suciu et al., 2003
ALL (primäre Therapie)	„Genetische Randomisierung": nach Induktion konventionelle CT für Patienten ohne Familienspender, allo-KMT für Patienten mit Spender	77 vs. 43	DFS (3 Jahre) 26% vs. 68%	Attal et al., 1995
CML (Primärtherapie)	Matched-pair Analyse: Standardtherapie (HU/Interferon) vs. allo-KMT	196 vs. 548	OS (7 Jahre) 32% vs. 58%	Gale et al., 1998

Literatur

1 Attal M, Blaise D, Marit G et al.: Consolidation Treatment of Adult Acute Lymphoblastic-Leukemia – A Prospective, Randomized Trial Comparing Allogeneic Versus Autologous Bone-Marrow Transplantation and Testing the Impact of Recombinant Interleukin-2 After Autologous Bone-Marrow Transplantation. Blood 86, 1995: 1619–1628

2 Attal M, Harousseau JL, Facon T et al.: Single versus double autologous stem-cell transplantation for multiple myeloma. N Engl J Med 349, 2003: 2495–2502

3 Attal M, Harousseau JL, Stoppa AM et al.: A prospective, randomized trial of autologous bone marrow transplantation and chemotherapy in multiple myeloma. N Engl J Med 335, 1996: 91–97

4 Gale RP, Hehlmann R, Zhang MJ et al.: Survival with bone marrow transplantation versus hydroxyurea or interferon for chronic myelogenous leukemia. Blood 91, 1998: 1810–1819

5 Gianni AM, Bregni M, Siena S et al.: High-dose chemotherapy and autologous bone marrow transplantation compa-

red with MACOP-B in aggressive B-cell lymphoma. N Engl J Med 336, 1997: 1290–1297
[6] Gratwohl A, Baldomero H, Horisberger B, Schmid C, Passweg J, Urbano-Ispizua A: Current trends in hematopoietic stem cell transplantation in Europe. Blood 100, 2002: 2374–2386
[7] Haioun C, Lepage E, Gisselbrecht C et al.: Benefit of autologous bone marrow transplantation over sequential chemotherapy in poor-risk aggressive non-Hodgkin's lymphoma: updated results of the prospective study LNH87–2. J Clin Oncol 15, 1997: 1131–1137
[8] Kaiser U, Uebelacker I, Abel U et al.: Randomized study to evaluate the use of high-dose therapy as part of primary treatment for „aggressive" lymphoma. J Clin Oncol 20, 2002: 4413–4419
[9] Kluin-Nelemans HC, Zagonel V, Anastasopoulou A et al.: Standard chemotherapy with or without high-dose chemotherapy for aggressive non-Hodgkin's lymphoma: randomized phase III EORTC study. J Natl Cancer Inst 93, 2001: 22–30
[10] Philip T, Guglielmi C, Hagenbeek A et al.: Autologous bone marrow transplantation as compared with salvage chemotherapy in relapses of chemotherapy-sensitive non-Hodgkin's lymphoma. N Engl J Med 333, 1995: 1540–1545
[11] Schmitz N, Pfistner B, Sextro M et al.: Aggressive conventional chemotherapy compared with high-dose chemotherapy with autologous haemopoietic stem-cell transplantation for relapsed chemosensitive Hodgkin's disease: a randomised trial. Lancet 359, 2002: 2065–2071
[12] Schoutne HC, Qian W, Kvaloy S et al.: High-dose therapy improves progression-free survival and survival in relapsed follicular non-Hodgkin's lymphoma: results from the randomized European CUP trial. J Clin Oncol 21, 2003: 3918–3927
[13] Suciu S, Mandelli F, de Witte T et al.: Allogeneic compared with autologous stem cell transplantation in the treatment of patients younger than 46 years with acute myeloid leukemia (AML) in first complete remission (CRI): an intention-to-treat analysis of the EORTC/GIMEMA AML-10 trial. Blood 102, 2003: 1232–1240

Wichtige Adressen

[1] Deutsches Register für Stammzelltransplantation DRST, Virchowstraße 171, 45147 Essen, Tel.: 0201 723–435, Fax 0201 723–4354, email: ottingerdrst@uni-essen.de
[2] Dr. Alvaro Urbano-Ispizua, EBMT-Sekretär, E-08036 Barcelona, email: aurbano@medicina.ub.es, EBMT: www.ebmt.org
[3] Prof. Dr. A. Zander, Sprecher der Deutschen Arbeitsgemeinschaft für Knochenmark- und Blutstammzelltransplantation (DAB-KBT e.V.), Universitätsklinikum Hamburg-Eppendorf
[4] Zentrales Knochenmarkspenderregister für Deutschland (ZKRD), Neue Straße 22, 89081 Ulm, Tel.: 0731 966810, www.zkrd.uni-ulm.de; Informationen über Knochenmarkspende: DKMS Tübingen: www.dkms.de, Bone Marrow Donors Worldwide: www.bmdw.org

7.5 Hormontherapie

Joachim Preiß

7.5.1 Grundlagen

Einzelne Tumorentitäten sind gekennzeichnet durch Rezeptoren für verschiedene Hormone auf ihrer Zelloberfläche. Je nach Rezeptordichte können physiologische Hormone ein entsprechendes Wachstumssignal setzen und das Tumorwachstum beeinflussen. Eine Modulation der Signale (Ablation der Hormone, Antihormone, Up- oder Down-Regulation, Internilisation der Rezeptoren) kann, im Gegensatz dazu, eine Hemmung des Tumorwachstums hervorrufen.

7.5.2 Chancen und Risiken

Hormone, Antihormone oder Substanzen, die in den Hormonstoffwechsel eingreifen, können bei hormonsensitiven Tumoren – ähnlich wie eine zytostatische Therapie – eine Tumorreduktion durch Apoptoseinduktion von Tumorzellen hervorrufen. **Vorteile** der Hormontherapie gegenüber einer zytostatischen Chemotherapie sind:

- Deutlich geringere subjektive Nebenwirkungen
- Generelles Fehlen einer Hämatotoxizität
- Häufig orale Einnahme
- Induktion einer zum Teil Jahre anhaltenden Remission.

In den entsprechenden Leitlinien zur Therapie dieser Tumore wird die Hormontherapie immer vor einer möglichen Chemotherapie eingesetzt und komplett ausgeschöpft; eine Chemotherapie wäre erst bei einer Hormontherapieresistenz indiziert. Ausnahme ist eine vitale Bedrohung des Patienten durch den Tumor oder Metastasen.
Durch die längere Latenzzeit bis zum Einsetzen der Wirkung besteht die Gefahr, dass bei Therapieversagern eine irreversible Komplikation eintreten könnte. Hier wäre als Ausnahme eine Chemotherapie mit schnellerem Wirkungseintritt vorzuziehen.

7.5.3 Geeignete Indikationen

Dosierungen und Sequenzen der Hormontherapien ☞ einzelne Indikationen in den jeweiligen Organkapiteln.

Sexualhormon-sensible Tumoren

Wirksamkeit belegt bei

- **Mammakarzinom:** Antiöstrogene, Aromataseinhibitoren, GnrH-Analoga, Gestagene; **cave:** beim Mammakarzinom besteht eine kontroverse Diskussion bezüglich der Hormonersatztherapie (☞ 12.1)
- **Endometriumkarzinom:** Antiöstrogene, GnrH-Analoga
- **Prostatakarzinom:** GnrH-Analoga, Antiandrogene, Östrogene.

Fragliche Wirksamkeit bei

- **Malignem Melanom:** Antiöstrogene
- **Nierenzellkarzinom:** Antiöstrogene
- **Leberzellkarzinom:** Antiöstrogene.

Schilddrüsenhormon-sensible Tumoren

Follikuläres Schilddrüsenkarzinom: Thyroxin zur TSH-Suppression und Substitution

Intestinale Hormon-sensible Tumoren

- **Neuroendokrine Tumoren (Karzinoid):** Octreotid
- **Leberzellkarzinom:** Octreotid

Kortikosteroidhormon-sensible Tumoren

- **Maligne Lymphome:** Kortikosteroide
- **Plasmozytom:** Kortikosteroide

Weitere Indikationen für eine Hormontherapie

- Paraneoplastisches Syndrom
- Tumorbedingte Appetitlosigkeit: Prednison, Gestagene
- Substitution bei Orchiektomie bds. bei Hodenkarzinom, Schilddrüsenexstirpation bei Schilddrüsen- oder Nebenschilddrüsenkarzinom, sekundärer Amenorrhö nach Chemotherapie

7.5.4 Verwendete Einzelsubstanzen

Zu den einzelnen Substanzen ☞ 41.3.2:

- Anastrozol (z. B. Arimidex®)
- Bicalutamid (z. B. Casoex®)
- Buserelin (z. B. ProFact Depot®)
- Cyproteronacetat (z. B. Androcur®)
- Exemestan (z. B. Aromasin®)
- Flutamid (z. B. Fugerel®)
- Fosfestrol (z. B. Honvan®)
- Fulvestrant (z. B. Faslodex®)
- Goserelin (z. B. Zoladex®, Zoladex® 10,8)
- Letrozol (z. B. Femara®)
- Leuprorelinacetat (z. B. Enantone-Monats-Depot®, Enantone Gyn®)
- Medroxyprogesteronazetat (z. B. Farlutal®, MPA®)
- Megestrolazetat (z. B. Megestat®)
- Octreotid (z. B. Sandostatin®, Sandostatin® LAR Depot)
- Polyestradiol (z. B. Estradurin®)
- Tamoxifen (z. B. Nolvadex®)
- Toremifen (z. B. Fareston®)
- Triptorelin (z. B. Decapeptyl®, Decapeptyl-Gyn®)

7.6 Strahlentherapie

Michael-Heinrich Seegenschmiedt, Helmut Sinzinger

7.6.1 Grundlagen

Michael-Heinrich Seegenschmiedt

Vor über hundert Jahren entdeckte Wilhelm Conrad Röntgen die nach ihm benannten Röntgenstrahlen, mit denen man feste Gegenstände, aber auch lebende Organismen durchdringen konnte. Heute ist deren Anwendung weit verbreitet, z. B. in der Materialprüfung, v. a. aber im medizinischen Bereich. Die biologischen Effekte der ionisierenden Röntgenstrahlen sind über mehrere Jahrzehnte hinweg sehr sorgfältig untersucht worden. Röntgenstrahlen in der Medizin dienen nicht nur zur Diagnostik, sondern auch zur Therapie von Krankheiten: Mit der modernen Strahlentherapie steht ein wirksames Instrument für die Behandlung von bösartigen Erkrankungen zur Verfügung. Sie wird allein oder kombiniert mit anderen Therapieverfahren mit der Absicht eingesetzt, die Tumorerkrankung zu heilen (kurativer Einsatz) oder Symptome zu lindern (palliativer Einsatz), die von der Tumorerkrankung ausgelöst werden.
In Deutschland erkranken jährlich über 350000 Patienten neu an bösartigen Tumoren. Von diesen erhalten später etwa zwei Drittel eine Strahlentherapie. In der Hälfte der Fälle trägt die Strahlentherapie zur Heilung bei, bei der anderen Hälfte bewirkt sie eine Linderung der Symptome oder verhindert drohende Komplikationen.

Strahlenarten

Unter Radioaktivität versteht man die Eigenschaft bestimmter Atomkerne, sich ohne äußere Einwirkung von selbst in andere Kerne umzuwandeln und dabei energiereiche Strahlen auszusenden. Die schließlich entstehenden Atome sind nicht mehr radioaktiv. Der Vorgang der Kernumwandlung wird als Kernzerfall und die abgegebene Strahlung – wegen ihrer besonderen Eigenschaften – als ionisierende Strahlung bezeichnet. Man unterscheidet folgende Arten ionisierender Strahlung:

Alpha-Strahlung

Teilchenstrahlung in Form von **Atomkernen** des Elements **Helium** (Alphateilchen). Sie bestehen aus zwei Protonen und zwei Neutronen, durchdringen wenige Zentimeter Luft, nicht aber Papier oder die Haut des Menschen.

Beta-Strahlung

Teilchenstrahlung in Form von **Elektronen** bzw. **Positronen** (positive oder negativ geladene Betateilchen). Sie durchdringen wenige Zentimeter bis Meter Luft und nur wenige Millimeter bis Zentimeter Kunststoff oder Weichteilgewebe.

Gamma-Strahlung

Hochenergetische, kurzwellige elektromagnetische Strahlung, die in ihrer physikalischen Natur dem sichtbaren Licht entspricht, allerdings wesentlich energiereicher ist. Sie hat ein hohes Durchdringungsvermögen. Zur Abschirmung müssen schwere Materialien wie etwa Blei oder Beton eingesetzt werden.

Neutronen

Elektrisch neutrale Elementarteilchen, die bei der Kernspaltung freigesetzt werden; diese ist nur für schwere Atomkerne (z. B. Uran) charakteristisch.

Therapieformen und verwendete Geräte

Röntgenstrahlung wird zur ionisierenden Strahlung gezählt und unterscheidet sich in ihrer physikalischen Natur nicht von der Gammastrahlung. Man erzeugt sie technisch beim Abbremsen energiereicher Elektronen an der Anode einer Röntgenröhre. Die kurzwellige Strahlung ist umso durchdringender, je höher die angelegte Röhrenspannung ist, mit der die Elektronen beschleunigt werden. Im Unterschied zur Kernstrahlung, die in ihrer Existenz an Radionuklide gebunden ist und so lange ausgesandt wird, bis auch das letzte Radionuklid zerfallen ist, wird keine Röntgenstrahlung mehr erzeugt, sobald das Röntgentherapiegerät abgeschaltet ist. Es gibt eine Reihe von Möglichkeiten und verschiedene Geräte für die Anwendung der Strahlentherapie, die im Folgenden vorgestellt werden.

Orthovolt-Therapie

Ursprünglich wurden Röntgenstrahlen in elektrischen Entladungsröhren (Röntgenröhren) erzeugt. Doch die Eindringtiefe der so erzeugten Strahlen und damit ihr medizinischer Anwendungsbereich sind gering. Heute werden diese klassischen Röntgenstrahlen in einem Bereich von 50 – 300 kV nur noch in der Orthovolt-Röntgentherapie für oberflächliche Tumoren auf und in der Haut eingesetzt, z. B. bei Basalzellkarzinomen (Basaliome) im Bereich des Gesichts (Ohren-, Nasen-, Lippen- und Wangenbereich) und bei gutartigen Weichteilprozessen (Arthrosen, Insertionstendopathien, Morbus Dupuytren und Morbus Ledderhose).

Telekobalt-Therapie

Mithilfe von Kernreaktoren war es nach dem zweiten Weltkrieg möglich, radioaktive Isotope künstlich zu erzeugen. Es kam zur Einführung des Isotops Kobalt-60 in die Tumortherapie. Mit den so genannten Telekobalt-Geräten, die eine Photonenenergie von etwa 1 MV erzeugten, war es möglich, eine wesentlich höhere Dosis in die Tiefe des menschlichen Körpers zu bringen und damit viele Tumoren noch wirksamer zu behandeln.
Die modernen Telekobalt-Geräte bieten heute zwar nicht mehr die optimalen Voraussetzungen für eine höher dosierte Strahlentherapie, können aber noch für zahlreiche palliative Zwecke sinnvoll eingesetzt werden, wie z. B. die Bestrahlung von Knochen- und Hirnmetastasen. Ihre **Nachteile** sind eine begrenzte Feldgröße (maximal ca. 30 × 30 cm) bei kleinerem Abstand (60 – 80 cm) der Strahlenquelle zum Patienten, eine große Randunschärfe des Strahlenfelds (Halbschatten ca. 1 cm), die kumulative Strahlenbelastung des Personals trotz umfangreichem Strahlenschutz und der alle 5 Jahre regelmäßig notwendige Quellenwechsel des Isotops Kobalt-60. Daher werden in Deutschland heutzutage überwiegend Linearbeschleuniger eingesetzt.

Teilchenbeschleuniger

Um energiereiche Röntgenstrahlen von > 1 MV zu erzeugen, sind Teilchenbeschleuniger notwendig, die beschleunigte Elektronen auf einer Kreisbahn (Zyklotron) oder linear (Linearbeschleuniger) mit Hilfe von ausgeklügelten Konstruktionen und Magnetfeldern zu ionisierenden Strahlen mit Energien von 3 – 45 MV umwandeln. Ihr großer Vorteil liegt in der hohen Dosisleistung, die einerseits sehr kurze Bestrahlungszeiten, andererseits aber auch ausreichend große Bestrahlungsfelder bei großem Abstand (über 100 cm) zum Patienten erlau-

ben. In modernen Linearbeschleunigern können neben der eigentlichen Röntgenstrahlung (Photonen) auch so genannte Korpuskularstrahlen (Elektronen) erzeugt werden, die für die individuelle Herstellung einer günstigen oberflächlichen oder halbtiefen Dosisverteilung ideal genutzt werden können.
Mit modernen **Kreisbeschleunigern** (Zyklotron) lassen sich „schwere Teilchen" erzeugen, wie z. B. Neutronen, Protonen und schwere Ionen, die eine besonders hohe Eindringtiefe und eine wesentlich höhere Dichte („high LET" = hoher linearer Energietransfer) aufweisen als weniger dicht ionisierende Photonenstrahlen („low LET" = geringer linearer Energietransfer). Sie wirken damit unter bestimmten Umständen noch intensiver als die von den Linearbeschleunigern produzierten Photonen. Neutronen werden z. B. bei langsam wachsenden Tumoren der Speicheldrüse und bei Sarkomen mit gutem Erfolg eingesetzt. Protonen werden derzeit weltweit nur in wenigen, sehr teuren und aufwändigen Anlagen und unter ganz besonderen Umständen eingesetzt, z. B. bei Augentumoren (Melanome der Aderhaut), differenzierten Tumoren im Bereich der Schädelbasis und am Hirnstamm sowie bei ausgesuchten kindlichen Tumoren. Die damit erzielbaren Erfolge sind zwar sehr beachtlich, doch ist diese Technologie bisher noch nicht für die gesamte Breite aller möglichen Anwendungen in der Strahlentherapie etabliert und dafür auch viel zu teuer.

Linearbeschleuniger

Linearbeschleuniger sind heute aus technischer, ökonomischer und praktischer Hinsicht die Bestrahlungsgeräte der **ersten Wahl**. Für die über 200 000 Tumorpatienten, die in Deutschland jährlich bestrahlt werden, stehen insgesamt etwa 450 Geräte in 220 Institutionen bereit. Sie erlauben heute für die meisten Indikationen sehr gute Therapiemöglichkeiten. Vor allem erreichen sie in jeder beliebigen Tiefe des Körpers eine hohe Dosis im Tumor unter gleichzeitiger Schonung des umgebenden gesunden Gewebes. Weitere **Vorteile** gegenüber dem Telekobalt-Gerät sind eine bessere Hautschonung bei hoher Photonenenergie, ein besserer Strahlenschutz für das Personal und der Wegfall der Entsorgung des Radionuklids. Strahlerkopf und Tisch des Linearbeschleunigers sind um drei Achsen gegeneinander drehbar, sodass aus beliebigen Richtungen auf den im Zentrum liegenden Tumor gestrahlt werden kann. Zur Schonung des normalen Gewebes wird meist aus mehreren Richtungen bestrahlt (Mehrfelder-Technik), wobei sich die Strahlen jeweils im Tumorbereich überlappen, während in der vor und hinter dem Tumor gelegenen Region nur ein Teil der Dosis ankommt.

Stereotaktische Strahlentherapie

Der Einsatz der Linearbeschleuniger hat sich in den letzten Jahren so weit verfeinert, dass mit spezieller Zusatzausrüstung auch hochpräzise stereotaktische Bestrahlungen überall im Körper durchgeführt werden können. Im Kopfbereich sind damit z. B. Bestrahlungen mit zahlreichen Einzelfeldern oder Kreisbögen (Pendelfeldern) möglich. Die stereotaktische Bestrahlung am Linearbeschleuniger kann sowohl als Einzeitbestrahlung angewendet werden, was ihr den Namen „Radiochirurgie" eingetragen hat, als auch mehrfach hintereinander (fraktioniert). Durch die fraktionierte Behandlung kann eine noch bessere Schonung des Normalgewebes erreicht werden. Daher ist es verständlich, wenn z. B. Hirnmetastasen von soliden Tumoren in palliativer Intention einzeitig bestrahlt werden, während die gut- oder bösartigen Hirntumoren in kurativer Intention oder zur Schonung von sensiblen Strukturen oft mehrfach in einer Bestrahlungsserie behandelt werden, z. B. Meningeome oder Hypophysenadenome.

Absorber, Multileaf-Kollimator

Das im Linearbeschleuniger primär erzeugte Strahlenfeld lässt sich im Strahlerkopf durch zwei elektrisch verstellbare Kollimatorenpaare aus Blei oder schwerem Stahl in seiner rechteckigen Form beliebig einstellen. So wird die Feldgröße den anatomischen Rahmenbedingungen angepasst und die Belastung für das Normalgewebe verringert. Durch den Einsatz speziell zugeschnittener oder gegossener Bleiabsorber kann die Form des Bestrahlungsfelds weiter verändert und dem individuellen Zielvolumen angepasst werden. Die Absorber werden beispielsweise aus Blei oder Metalllegierungen in ihrer jeweiligen Form gegossen, dann auf so genannte Satellitenträger montiert und für die Bestrahlung in den jeweiligen Strahlengang eingebracht.
Neuerdings können die gegossenen und mechanisch bewegten Absorber auch durch eine Vielzahl elektronisch gesteuerter dynamischer Blenden eines Multi-Lamellen-Kollimators (MLC) ersetzt werden. Der MLC ist im Kopf des Linearbeschleunigers untergebracht und kann innerhalb von wenigen Sekunden die jeweilige zum Strahlenfeld passende Kontur des Feldes erzeugen. Elektronisch lassen sich damit für das Zielvolumen im Körper die jeweilige Bestrahlungsrichtung mit den zugehörigen Feldkonturen im Voraus programmieren, sodass die Be-

strahlung – trotz einer Vielzahl von Feldern – heute viel rascher und auch sicherer durchgeführt werden kann.

Intensitätsmodulierte Radiotherapie (IMRT)

Variiert man die Bleilammellen eines Multileaf-Kollimators während der Bestrahlung eines Feldes, so entstehen neben den unterschiedlichen Feldkonturen auch unterschiedliche Intensitäten bzw. Dosisprofile der Bestrahlung innerhalb des bestrahlten Feldes. Durch die Kombination von mehreren solcher Felder am Linearbeschleuniger wird die Dosis im Zielvolumen sehr unterschiedlich verteilt. Das ist der Sinn der IMRT, die heutzutage die höchste Entwicklung der Linearbeschleuniger-Technologie darstellt. Mit ihrer Hilfe können Tumoren im Gehirn und an der Schädelbasis, am Rückenmark und in der Nähe von anderen strahlenempfindlichen Geweben und Organen noch präziser behandelt werden und das Normalgewebe zugleich noch viel besser geschont werden.

Simulation und dreidimensionale Bestrahlungsplanung

Bei der Simulation werden die berechneten Felddaten unter Durchleuchtung am Patienten dargestellt und radiologisch auf Film oder Papier dokumentiert. Der Simulator ist ein Durchleuchtungsgerät mit gleichem geometrischen Aufbau wie das Bestrahlungsgerät und wie dieses um mehrere Drehachsen beweglich. Zur besseren Reproduzierbarkeit der Lagerung des Patienten sind im Bestrahlungs- und Simulatorraum Laserstrahler angebracht, die auf die Drehachse der Geräte ausgerichtet sind. Die Projektion der Laserkreuze sowie der Strahlenfelder auf den Patienten werden auf der Haut markiert. Bei der Bestrahlung wird der Patient so gelagert, dass die Markierung der Haut genau mit dem Laserkreuz übereinstimmt. Dazu sind Einzeichnungen am Körper des Patienten während der gesamten Bestrahlungsserie nötig. In naher Zukunft wird es möglich sein, mit lasergestützter Oberflächenerkennung und festen Markierungspunkten (fiducial markers) automatisch die Lagerung am Bestrahlungstisch vorzunehmen.

Die moderne Strahlentherapie ist heute ohne die Einbindung der modernen Schnittbildgebung in die dreidimensionale (3-D-)Bestrahlungsplanung kaum vorstellbar; Computer-, Kernspin- und Positronen-Emissions-Tomographie liefern exakte topographisch-anatomische und funktionelle Daten, die eine bessere räumliche Zuordnung von Tumor- und Normalgewebe erlauben. Die Bilder können fusioniert bzw. verzerrungsfrei überlagert werden. Moderne Software gestattet die rasche 3-D-Planung. Der Strahlentherapeut zeichnet am Planungsrechner das gewünschte klinisch relevante Zielvolumen (Tumorvolumen + Sicherheitsabstand +/– Lymphabfluss) und mögliche Risikoorgane in die Schnittbilder ein. Dann berechnet der Medizinphysiker am Rechner die günstigste Mehrfelder-Technik unter 3-D-Darstellung von Tumor und Risikoorganen und legt die notwendigen Ausblockungen für jedes Strahlenfeld fest. Die 3-D-Planung erlaubt die optimale Schonung der Risikoorgane und die Anwendung hoher Strahlendosen im Tumor ohne Mehrbelastung des gesunden Gewebes. Mit immer schnelleren Computern und Algorithmen können Bestrahlungspläne miteinander verglichen und so eine Optimierung für jeden einzelnen Patienten erreicht werden. Das Zusammenspiel von Strahlentherapeut und Strahlenphysiker ist hier besonders wichtig.

Lagerungshilfen und andere Hilfsmittel

Grundlage für eine tägliche, sichere Bestrahlung ist eine Vielzahl von Lagerungshilfen, die eine eindeutige und stabile Positionierung des Patienten im Bestrahlungsraum auf dem Bestrahlungstisch garantieren. Dazu werden individuelle Bestrahlungsmasken im Kopf-Hals-und Schulterbereich sowie spezielle Lagerungshilfen für Körper, Arme und Beine und andere Hilfsmittel eingesetzt.

Organisationsablauf und Qualitätssicherung

Der Einsatz moderner Bestrahlungsgeräte und die Organisation der Strahlentherapie unterliegen vielen nationalen und internationalen Bestimmungen (Röntgen-/Strahlenschutzverordnung; EURATOM-Richtlinie) und werden ständig in ihrer Qualität überprüft. Regelmäßige Wartungen garantieren einen sicheren Betrieb, sodass zuweisende Ärzte und Patienten vom höchsten Maß an Sicherheit und Zuverlässigkeit bei der Bestrahlung ausgehen können. Fehler bei der täglichen Einstellung sind durch computergesteuerte Verifikationssysteme, die die Felddaten für jedes Bestrahlungsfeld speichern und die Bestrahlungsdosen aufsummieren, selten geworden. Ferner ist eine direkte Bildkontrolle des Feldes während der Bestrahlung möglich. Sie wird mit dem Röntgenbild des Simulators verglichen (real time portal imaging/beam view). Der gesamte Ablauf ist so geregelt, dass die Arbeitsschritte von der Indikationsstellung bis zur Ausführung der Bestrahlung nahtlos ineinander greifen („Strahlentherapiekette“, ☞ Abb. 7.6-1).

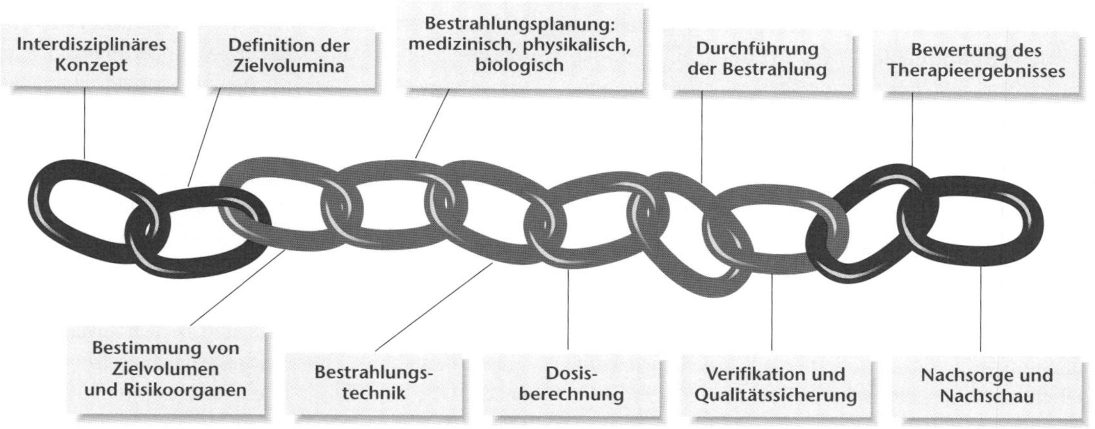

Abb. 7.6-1: Gesamtablauf der Strahlentherapie („Strahlentherapiekette")

7.6.2 Chancen, Risiken und Interaktionen

Michael-Heinrich Seegenschmiedt

Chancen

Ziel der modernen Strahlentherapie ist die **Zerstörung des Tumors** unter weitestgehender **Schonung der gesunden Organe und Gewebe**. Der **Erfolg** ist im Wesentlichen abhängig von der

- Tumorgröße
- Spezifischen Strahlenempfindlichkeit der Tumorzellen
- Genauen Lokalisation und Ausbreitung des Tumors (Nähe zu Risikoorganen).

Daneben sind noch viele andere **Faktoren** wichtig:

- **Biologische:** Dosis, Fraktionierung, Reparaturkinetik, unterschiedliche Empfindlichkeiten (Toleranz) der Organ(system)e für Radio- und Chemotherapie
- **Physiologische:** Durchblutung, Glukosestoffwechsel, Sauerstoffgehalt, Pharmakokinetik und -dynamik bei zusätzlicher Chemotherapie, speziell von Leber und Niere
- **Physikalische:** Strahlenart und -energie, Dosisleistung und Art der Radiotherapie (perkutan, intrakavitär, interstitiell)
- **Therapiebedingte:** Sequenz von Operation, Radiotherapie und Chemotherapie, spezielle Interaktionen von Radiochemotherapie, Interaktionen mit Sensitizern oder Protektoren
- **Individuelle:** Alter, Leistungs- und Ernährungszustand, weitere Begleiterkrankungen (Komorbidität).

Je kleiner die Vernichtungsdosis für den Tumor ist, umso höher sind die Erfolgschancen. Daher ist die Frühentdeckung und die möglichst weitgehende Entfernung eines Tumors „im Gesunden" (R0-Resektion) eine wichtige Voraussetzung für den möglichen Erfolg der Bestrahlung. Bösartige Tumoren gelten dann als **strahlensensibel**, wenn sie ohne schwere Schäden des gesunden Gewebes (Gefäßsystem, Bindegewebe, spezielle Organfunktion) vernichtet werden können. Sehr strahlenempfindlich sind z. B. maligne Lymphome und Seminome; sehr widerstandsfähig (strahlenresistent) sind Sarkome und Glioblastome.

Die **Strahlenempfindlichkeit** eines Tumors lässt sich allerdings erst im klinischen Verlauf und nach Ende der Bestrahlung genau beurteilen. Erst Wochen später stellt sich heraus, ob eine komplette Rückbildung eingetreten oder ein Rest vom Tumor zurückgeblieben ist. Für den Patienten ist langfristig entscheidend, ob in dem bestrahlten Bereich ein lokales Rezidiv auftritt oder zum späteren Zeitpunkt Fernmetastasen in anderen Organen erscheinen, wobei letztere auch schon vor der Bestrahlung vorhanden sein könnten.

Die **Geschwindigkeit**, mit der sich Tumoren zurückbilden, hat nichts mit ihrer Empfindlichkeit oder Widerstandsfähigkeit gegenüber Röntgenstrahlen zu tun. Selbst die nur sich langsam zurückbildenden Tumoren können strahlenempfindlich und heilbar sein.

Die **Widerstandsfähigkeit** eines Tumors gegenüber Strahlen (Strahlenresistenz) ist entweder durch die Art des Tumors (intrinsische Resistenz) oder durch die Tumorgröße oder den Stoffwechsel (z.B. Perfusion, Hypoxie) (extrinsische Resistenz) bedingt. Die **intrinsische Strahlenempfindlichkeit** wird z.B. durch ein gutes Reparaturvermögen der Tumorzellen, durch eine hohe Wachstumsrate und durch einen hohen Anteil von Tumorzellen bestimmt, die sich in den strahlenresistenten Phasen des Zellzyklus befinden (z.B. G1-Phase). Außerdem führt eine suboptimale zeitliche oder räumliche Dosisverteilung zum Versagen. Daneben spielen auch patientenbezogene Faktoren eine Rolle, etwa Allgemeinzustand, Alter, Begleitmedikamente und exogene Noxen. Was für die Strahlenempfindlichkeit gilt, trifft gleichermaßen auch für das Ansprechen auf eine gleichzeitige oder vor- bzw. nachgeschaltete Chemotherapie zu.

Strahlenempfindlichkeit von Tumoren

Knapper Überblick über die Strahlenempfindlichkeit von unterschiedlichen Tumoren und die jeweils zur Heilung benötigten Bestrahlungsdosen:

- 20–30 Gy: Seminom, Lymphom (nach Chemotherapie), Leukämie (Ganzkörper)
- 30–50 Gy: Hodgkin- und Non-Hodgkin-Lymphom (ohne Chemotherapie), kindliche Tumoren wie Nephroblastom (Wilms-Tumor) und Neuroblastom
- 50–60 Gy: Mammakarzinom (postoperativ, mikroskopischer Befall), Plattenepithel- bzw. Adenokarzinom (postoperativ, mikroskopischer Befall), Medulloblastom und Ewing-Sarkom
- 60–70 Gy: Mammakarzinom (makroskopischer Befall), Plattenepithel- bzw. Adenokarzinom (makroskopischer Befall, 1–3 cm), Prostatakarzinom, Weichteilsarkom (postoperativ, mikroskopischer Befall)
- ≥ 70 Gy: Glioblastoma multiforme, Knochen- und Weichteilsarkom.

Risiken und Nebenwirkungen

Verschiedene Organe im Körper haben unterschiedliche Toleranzen für die Vermeidung von langfristigen radiogenen Schäden. Dies hängt im Wesentlichen davon ab, ob sich das Gewebe selbst reparieren kann, wie z.B. bei Haut und Schleimhäuten, oder ob die Zellen enddifferenziert sind, wie z.B. bei Nerven, sodass dort eine Schädigung irreparabel und endgültig bleibt. Zu unterscheiden sind akute und chronische Strahlenfolgen.

Akute Strahlenfolgen treten Minuten bis Tage nach der Strahleneinwirkung auf (European Organisation for Research and Treatment of Cancer = EORTC: < 90 Tage) und betreffen rasch regenerierende und akut reagierende Gewebe, wie z.B. Knochenmark, Lunge, Mund- und Darmschleimhaut. Angriffspunkte sind Stammzellen, Arteriolen und Venolen bzw. deren Innervation im Gewebe. Durch Fraktionierung, Verzögerung und Pausen werden akute Strahlenfolgen gemindert, doch sinkt dabei auch die Effektivität der Tumorbehandlung.

Chronische Strahlenfolgen treten Monate, ja oft erst Jahre nach Strahlenexposition auf (EORTC und Radiation Therapy Oncology Group = RTOG: ab 91. Tag nach der Bestrahlung). Betroffen sind v.a. Gehirn, Niere, Rückenmark, Leber, Bindegewebe, Muskulatur, Knochen. Angriffspunkte sind Stammzellen spät reagierender Gewebe, Fibroblasten und die Gefäße. Die Verringerung der Einzeldosis auf < 2 Gy kann Spätfolgen abschwächen.

Fortschritte bei bildgebenden Verfahren (CT, MRT und PET) und verbesserte Software bei den Bestrahlungsgeräten erlauben heute eine 3-D-Planung und Präzisionsbestrahlung, die die Dosis im Tumor konzentriert und einen steilen Dosisabfall zum umgebenden gesunden Gewebe erreicht. Bereits vor Beginn der Bestrahlung steht die Dosis fest und welches Volumen von normalen Organen erfasst wird. Der Strahlentherapeut beurteilt die möglichen Risiken anhand langjähriger Erfahrung im Voraus. Das Konzept der **Toleranzdosis** schätzt mögliche Folgestörungen nach alleiniger Radiotherapie ab. Die Definitionen „TD 5/5" und „TD 5/50" beziehen sich auf ein Intervall von 5 Jahren nach Radiotherapie und legen die Dosis fest, bei der in 5% (TD 5/5) oder 50% (TD 5/50) organspezifische Spätfolgen im behandelten Kollektiv auftreten. Die Toleranzdosen für die einzelnen Organe in Abhängigkeit vom bestrahlten Volumen fasst Tab. 7.6-1 zusammen.

Bestrahlungsspätfolgen können grundsätzlich auch durch sequenziell oder simultan zur Radiotherapie applizierte Therapiemodalitäten ausgelöst werden, z.B. durch operativ bedingte Veränderungen an den Organ(system)en (z.B. Darmoperation → Briden, Ileus, Verdauungsstörungen; Weichteiloperation → Nervenläsion, Durchblutungsstörung) oder durch kurz-/langfristige Organschädigung nach Chemotherapie (z.B. Anthrazykline → Kardiotoxizität; Bleomycin → Pulmotoxizität).

Der früher gefürchtete **„Strahlenkater"** tritt nur bei Bestrahlung sehr großer Felder, z.B. bei der Großfeld- oder Ganzabdomen-Bestrahlung im Rahmen der Lymphombestrahlung oder bei der Ganzkörperbestrahlung auf.

„Verbrennungen" der **Haut** – in der Kobalt-60-Ära viel häufiger – sind bei Anwendung hochenergetischer Photonenstrahlen und Mehrfeldertechnik selten geworden. Muss aber die Haut wegen Tumorinfiltration die volle Bestrahlungsdosis erhalten, können stärkere Hautreak-

Tab. 7.6-1: Toleranzdosen von Organen nach Radiotherapie (modifiziert nach Emami et al., Int J Radiat Oncol Biol Phys 21, 1991:109–122)

Organsystem	Toleranzdosis 5/5 für Organ (teil)volumen* in cGy			Toleranzdosis 50/5 für Organ (teil)volumen* in cGy			Typische Organfolgen
	1/3	2/3	3/3	1/3	2/3	3/3	
Knochenmark	3000	–	250	4000	–	450	Knochenmarksaplasie, Panzytopenie
(Unter)haut	7000/ 10 cm² 7000	6000/ 30 cm² 6000	5000/ 100 cm² 5500	–/10 cm² –	–/30 cm² –	7000/ 100 cm² 7000	Teleangiektasie Nekrose, Ulzeration
Speicheldrüsen	–	3200 (+)	3200 (+)	–	4600 (+)	4600 (+) 5000; TD 100/5	Fibrose (Xerostomie)
Mundschleimhaut	–	–	6000/ 50 cm²	–	–	7500/ 50 cm²	Nekrose, Ulzeration
Larynx	7900 (+) –	7000 (+) 4500	7000 (+) 4500	9000 (+) –	8000 (+) –	8000 (+) 8000 (+)	Knorpelnekrose Larynxödem
Lunge	4500	3000	1750	6500	4000	2450	Akute/chronische interstitielle Pneumonie
Herz	6000	4500	4000	7000	5500	5000	Akute/chronische Peri- und/oder Pankarditis
Gefäße, Kapillaren	–	–	5000–6000	–	–	7000–10000	Sklerosierung, Teleangiektasie
Ösophagus	6000	5800	5500	7200	7000	6800	Striktur, Stenose, Ulkus, Perforation
Magen	6000	5500	5000	7000	6700	6500	Ulkus, Perforation, Blutung
Leber	5000	3500	3000	5500	4500	4000	Akute/chronische Hepatitis, Leberversagen
Dünndarm	5000	–	4000 (+)	6000	–	5500 (+)	Obstruktion, Ulkus, Perforation, Fistel
Dickdarm	5500	–	4500	6500	–	5500	Obstruktion, Ulkus, Perforation, Fistel
Rektum	Kein Volumeneffekt/ = 100 cm²	Kein Volumeneffekt/ = 100 cm²	6000/≥ 100 cm²	Kein Volumeneffekt/ = 100 cm²	Kein Volumeneffekt/ = 100 cm²	8000/≥ 100 cm²	Hämorrhagische Proktitis, Stenose, Nekrose, Fistel
Niere	5000	3000 (+)	3000 (+)	–	4000 (+)	2800 (+)	Akute/chronische interstitielle Nephritis, Nephrosklerose
Ureter	–	–	7500/5–10 cm	–	–	10000/5–10 cm	Striktur, Obstruktion
Harnblase	–	8000	6500	–	8500	8000	Akute/chronische Zystitis, Schrumpfblase
Testes	–	–	500–1500	–	–	2000	Permanente Sterilität
Ovarien	–	–	200–300	–	–	625–1200	Permanente Sterilität
Uterus	–	–	10000	–	–	20000	Nekrose, Perforation
Vagina	–	–	9000	–	–	10000	Ulkus, Nekrose, Fistelbildung
Brustdrüse (Kind)	–	–	2000	–	–	3000	Fehlende Entwicklung, Wachstumsstillstand
Brustdrüse (Erwachsener)	–	–	5000	–	–	10000	Atrophie, Nekrose

* keine Volumenabhängigkeit nachzuweisen, (+): ≤ 50% Organvolumen kein Unterschied.

Organsystem	Toleranzdosis 5/5 für Organ (teil)volumen* in cGy			Toleranzdosis 50/5 für Organ (teil)volumen* in cGy			Typische Organfolgen
	1/3	2/3	3/3	1/3	2/3	3/3	
Gehirn	6000	5000	4500	7500	6500	6000	Nekrose, Infarkt der Hirnsubstanz
Hirnstamm	6000	5300	5000	–	–	6500	Nekrose, Infarkt der Hirnsubstanz
N. opticus, Chiasma opticum	–	–	5000	–	–	6500	Optikusschaden, Blindheit
Augenlinse	–	–	1000	–	–	1800	Linsenkatarakt
Kornea	–	–	5000	–	–	6000	Keratitis
Netzhaut	–	–	4500	–	–	6500	Nekrose der Netzhaut, Blindheit
N. vestibularis	–	–	6000	–	–	10000	Morbus Menière
Mittelohr	3000 5500	3000 5500	3000 (+) 5500 (+)	4000 6500	4000 6500	4000 (+) 6500 (+)	Akute seröse Otitis Chronische seröse Otitis
Innenohr	–	–	6000	–	–	–	Taubheit
Rückenmark	5000/ 5 cm	5000–10 cm	4700–20 cm	7000/ 5 cm	7000–10 cm	–/20 cm	Myelitis, Nekrose des Rückenmarks
Cauda equina	–	–	6000	–	–	7500	Klinisch eindeutige Nervenschädigung
Periphere Nerven: Armplexus	6200	6100	6000	7700	7600	7500	Klinisch eindeutige Nervenschädigung
Schilddrüse	–	–	4500	–	–	15000	Schilddrüsenatrophie (Hypothyreoidismus)
Nebenniere	–	–	6000	–	–	–	Nebennierenatrophie (Nebennierenunterfunktion)
Hypophyse	–	–	4500	–	–	20000–30000	Hypophysenatrophie (Hypopituitarismus)
Muskulatur (Kind)	–	–	2000–3000	–	–	4000–5000	Keine Entwicklung, Wachstumsstillstand
Muskulatur (Erwachsener)	–	–	10000	–	–	–	Muskelatrophie
Lymphknoten	–	–	4500	–	–	7000	Atrophie
Lymphgefäße	–	–	5000	–	–	8000	Sklerosierung
Femurkopf	–	–	5200	–	–	6500	Femurkopfnekrose
Art. temporomandibularis	6500	6000	6000	7700	7200	7200	Massive Funktionseinschränkung (Trismus)
Rippen (Thoraxwand)	5000	–	–	6500	–	–	Pathologische Fraktur

* keine Volumenabhängigkeit nachzuweisen, (+): ≤ 50% Organvolumen kein Unterschied.

tionen wie Hautrötungen (Erythem) und trockene oder feuchte Hautveränderungen (Epitheliolysen) kurzfristig auftreten. Strahlenbedingte Spätfolgen, wie z. B. die Bildung fein verzweigter Kapillaren an Unterhaut und Hautoberfläche (Teleangiektasien) oder die Verhärtung des Unterhautfettgewebes (Fibrose) sind bei hochenergetischer Bestrahlung geringer und seltener geworden. Die Akutreaktion an der Haut heilt unter einer systematischen Lokalbehandlung in 2–3 Wochen komplett ab.

Die Haut im Bereich der Strahleneintritts- und -austrittsfelder darf normalerweise auch mit Wasser gereinigt werden (ohne dabei aber die Markierungen zu löschen!), dagegen sind besondere Reize, wie z. B. die Kälte- oder Wärmebehandlung, Seifen oder Parfüms und besonders Sonneneinstrahlung und mechanische Reize zu vermeiden. Puder verhindern das Auslöschen der Markierungen durch den Körperschweiß und lindern den möglichen Juckreiz.

Bei Bestrahlung von HNO-Tumoren tritt oft eine starke Entzündung der **Mundschleimhaut** (Mukositis) auf, die häufig nicht vermeidbar ist, da die Schleimhäute im Zielgebiet liegen. In solchen Fällen sind vorbeugend eine intensive Mundpflege und die Vermeidung von zusätzlichen Schleimhautschädigungen, wie z. B. durch Alkohol und Nikotin, sehr wichtig. Zur Vorbeugung einer strahlenbedingten Entzündung des Weichteilgewebes im Bereich des Munds und Kieferknochens und zur Vermeidung einer verstärkten Kariesbildung sind eine komplette Zahnsanierung vor Beginn der Radiotherapie und eine intensive, längere lokale Fluoridbehandlung der Zähne auch nach der Bestrahlung noch notwendig.

Spätnebenwirkungen am Rückenmark (radiogene Myelitis), an den Nieren (Nephropathie) oder an der Lunge (ausgeprägte Lungenfibrose) sind durch strahlenbiologische Erkenntnisse bzgl. der geeigneten Fraktionierung und durch Berücksichtigung der Toleranzdosen der einzelnen Organe (☞ Tab. 7.6-1) und eine möglichst exakte 3-D-Bestrahlungsplanung mit Schonung der kritischen Organe selten geworden. Die früher evtl. berechtigte Angst vor den schweren Nebenwirkungen der Strahlentherapie ist heute kaum mehr gerechtfertigt.

Radiotherapeutische Möglichkeiten zur Wirkungssteigerung

Besonders wichtig ist die **Optimierung der zeitlichen Dosisverteilung**, da das Wachstum von Tumorzellen (Proliferation) je nach Histologie in einer großen Bandbreite schwanken kann. So gibt es Tumorverdopplungszeiten von nur wenigen Stunden (z. B. Plattenepithelkarzinome im HNO-Bereich) bis viele Wochen oder Monate (z. B. Hypophysenadenom). Ideal wäre eine individuell auf den Tumor abgestimmte Strategie, bei der die Tumorzellen geschädigt werden, während sich das gesunde Gewebe schon erholen kann. Besonders günstig für die Tumorkontrolle ist eine kurze Gesamtbehandlungszeit der Strahlentherapie. Bei der normal fraktionierten Bestrahlung wird mit 1,8 – 2 Gy Einzeldosis pro Tag und mit Pausen an Wochenenden bestrahlt. Die Gesamtdosis pro Woche beträgt 9 – 10 Gy, z. B. in vier Wochen 36 – 40 Gy. Pausen während der Bestrahlungsserie sind möglichst zu vermeiden. Sie verlängern die Gesamtbehandlungszeit und vermindern die Wirksamkeit der Strahlentherapie. Pro „Pausentag" gehen 0,5 – 0,7 Gy an Wirkung verloren, z. B. auch am Wochenende. Längere Unterbrechungen sind durch Dosiserhöhungen auszugleichen.

Neben der normalen Fraktionierung sind andere Konzepte möglich: Die Erhöhung der täglichen Bestrahlungsdosis (durch höhere Einzeldosis oder mehrere Fraktionen pro Tag) verkürzt die Therapiezeit (**akzelerierte Fraktionierung**). Wird die Zahl der Fraktionen pro Tag erhöht und die Einzeldosis auf 1 – 1,2 Gy (**hyperfraktionierte Bestrahlung**) reduziert, verringert sich die Gesamtbehandlungszeit zwar nicht, doch können die Reparatursysteme im Normalgewebe besser ausgenutzt werden, um die Gesamtdosis zu erhöhen. Bei der **hypofraktionierten Bestrahlung** wird die Einzeldosis erhöht und die Anzahl der Fraktionen vermindert, was bei palliativen Konzepten, beispielsweise Knochen- und Hirnmetastasen, ausgenutzt wird. Bei kurativen Konzepten kann eine Verkürzung der Gesamtbehandlungszeit durch 2 – 3 Fraktionen pro Tag von 1,2 – 1,8 Gy erreicht werden (**hyperfraktionierte akzelerierte Bestrahlung**); dabei müssen aber mindestens 6 – 8 Stunden zwischen den Bestrahlungen bei 1,2 – 2,0 Gy eingehalten werden, um dem Normalgewebe Zeit zur Reparatur zu lassen.

Interaktionen mit Medikamenten

Einige Wirkstoffe können die Wirkung der Bestrahlung verstärken (**Radiosensitizer**) oder abschwächen (**Radioprotektoren**). Strahlensensibilisierende Substanzen im eigentlichen Sinne steigern die biologische Wirkung der Röntgenstrahlung, haben aber selbst keine schädigende Wirkung. Bekannte Radiosensitizer sind Nitroimidazole (Misonidazol und Metronidazol), die als Elektronenfänger ähnlich wie Sauerstoff wirken. Im erweiterten Sinne werden auch Medikamente als Radiosensitizer angesehen, die einen ähnlichen oder gleichen Wirkmechanismus an der Zelle aufweisen wie ionisierende Strahlen und sich so die Wirkungen addieren können. Folgende Interaktionen sind prinzipiell möglich:

- Additive Effekte: Einzelwirkungen summieren sich
- Subadditive Effekte: Summe der Einzelwirkungen ist geringer als die Gesamtwirkung
- Supraadditive Effekte: Summe der Einzelwirkungen ist größer als die Gesamtwirkung.

Nur im letzten Fall ist von einer echten Sensibilisierung bzw. Potenzierung auszugehen. In diesem Sinn kann auch das Zusammenwirken von Radio- und Chemotherapie verstanden werden, wobei hier noch die Nebenwirkungen besonders zu berücksichtigen sind.

Interaktionen mit Zytostatika

Zytostatika und Bestrahlung werden zunehmend gemeinsam in der Tumortherapie eingesetzt. Dabei ist durch die Auswahl von geeigneten Substanzen darauf zu achten, dass sich die Wirkungen am Tumor addieren, die Nebenwirkungen aber auf unterschiedliche Organe verteilen. Als sehr **geeignete Chemotherapeutika** zur Kombination mit einer Strahlentherapie gelten Cisplatin und Carboplatin, Gemcitabin, die Taxane und Topotecan; daneben werden auch 5-Fluorouracil, Hydroxy-Harnstoffe, wie z. B. Lomustin und Carmustin (Nitrosourea-Derivate), die Gruppe der Anthrazykline, wie z. B. Adriamycin, Bleomycin und Mitomycin C, und die Spindelgifte Vincristin und Vindesin eingesetzt. Die am häufigsten verwendeten Substanzen bei der Radiochemotherapie sind:

- **Cis-, Carboplatin:** lösen Quervernetzung der DNA (Cytosin-Guanin) aus und stören so DNA-, RNA- und Proteinsynthese; wirken unspezifisch auf Zellzyklus; in-vitro-Nachweis eines überadditiven Effekts mit Strahlentherapie; klinische Anwendung z. B. bei HNO-Tumoren, Bronchial-, Ösophagus-, Zervix- und urogenitalem Karzinom
- **5-Fluorouracil:** hemmt Enzym Thymidilat-Synthetase kompetitiv und damit die DNA-Synthese; wirkt subadditiv zusammen mit Strahlentherapie; klinische Anwendung z. B. bei gastrointestinalen und kolorektalen Karzinomen, Mammakarzinom
- **Mitomycin-C:** hemmt DNA-Synthese selektiv in der späten G1- und S-Phase des Zellzyklus und ist damit auch selektiv wirksam bei hypoxischen Zellen; klinische Anwendung z. B. bei HNO-Tumoren, Analkarzinom
- **Vindesin:** hemmt Bildung des Spindelapparats, der Chromosomen während Mitose bewegt → Unterbrechung der Metaphase; evtl. überadditiver Effekt mit Strahlentherapie; klinische Anwendung z. B. bei Bronchial-, Mammakarzinom.

Die Radiochemotherapie kann in unterschiedlicher Weise konzipiert werden:

- Mit der **adjuvanten Chemotherapie** sollen nach der Operation oder Bestrahlung Mikrometastasen in anderen Organen ausgeschaltet werden (systemischer Effekt).
- Bei der **sequentiellen Radiochemotherapie** erhält der Patient zunächst mehrere Zyklen einer Chemotherapie, der eine Strahlentherapie folgt (systemischer Effekt; selten lokale Wirkungsverstärkung).
- Im Rahmen der **alternierenden Radiochemotherapie** werden Chemo- und Radiotherapie im Wechsel verabreicht (lokaler Effekt sicher, systemische Wirkung fraglich).
- Die **simultane Radiochemotherapie** setzt auf den gleichzeitigen Einsatz von Radio- und Chemotherapie, wobei lokale Effekte gesichert und systemische Wirkungen vermutet werden; eine gesteigerte Wirksamkeit, aber auch mehr Nebenwirkungen werden beobachtet.

Interaktionen mit Hyperthermie

Die Therapie mit Wärme (Hyperthermie ☞ 8.2.3) kann die Wirkung der Strahlentherapie deutlich **verstärken**. So wird eine Wirkungssteigerung (Sensibilisierung) bereits ab Temperaturen von ca. 40,5 – 41 °C erreicht. Die Wirkung der Strahlung und mancher Zytostatika wird gesteigert, ohne deren Nebenwirkungen am Normalgewebe zu vermehren. Temperaturen über 42 – 42,5 °C zerstören Tumorzellen ohne zusätzliche Maßnahmen. Die Wirkung hängt von der Höhe der Temperatur und deren Wirkdauer ab. Man nimmt an, dass Hyperthermie die Reparatur subletaler Strahlenschäden behindert und in hypoxischen Tumorarealen die Strahlenwirkung verstärkt wird. Am effektivsten ist die Hyperthermie unmittelbar vor, während oder spätestens innerhalb 1 – 3 Stunden nach einer Bestrahlung. Danach entwickelt sich eine Thermotoleranz für etwa 48 – 72 Stunden. Es gibt einige Geräte, mit denen man die Hyperthermie lokal, regional und im Ganzkörperbereich wirksam anwenden kann. Verbesserte klinische Ergebnisse sind aus kontrollierten Studien für das Mammakarzinom, für Lymphknotenmetastasen bei HNO-Tumoren, für Melanomrezidive, Metastasen und das fortgeschrittene Zervixkarzinom bekannt.

7.6.3 Ziele der Strahlentherapie

Michael-Heinrich Seegenschmiedt

Die wichtigsten Ziele der Strahlentherapie sind der **Funktionserhalt von Organen** und Normalgeweben, die **langfristige Tumorkontrolle** bis hin zur **Heilung** der Tumorerkrankung und schließlich die **Eindämmung von krankheitsbedingten Symptomen** im Rahmen der palliativen Bestrahlung.

Organerhaltende Therapie

Bei einigen Tumoren, die früher routinemäßig operiert wurden (meistens unter der Inkaufnahme des Organverlusts), kann heute u.a. durch den Einsatz der Strahlentherapie eine verstümmelnde Operation vermieden werden. Dafür einige Beispiele:

- Beim **Mammakarzinom** sah man vor 10–15 Jahren als einzige Heilungschance die Brustamputation an. Für die betroffenen Frauen bedeutete dies oft einen erheblichen Einschnitt in ihr Lebens- und Körpergefühl. Obwohl diese Operation bei einigen größeren oder diffus wachsenden Tumoren auch heute noch unumgänglich ist, können heute nahezu 80 % aller Patientinnen Organ erhaltend operiert und nachbestrahlt werden – und das ohne Einbuße an Heilungschancen!
- Beim **Analkarzinom** waren früher die radikale Operation und die Anlage eines künstlichen Darmausgangs notwendig. Dadurch war das Körpergefühl bei vielen Betroffenen lebenslang stark beeinträchtigt. Heute kann durch die alleinige kombinierte Radiochemotherapie nicht nur die Heilungschance verbessert werden, sondern auch die natürliche Funktion des Schließmuskels ganz erhalten werden.
- Beim **Larynxkarzinom** haben große Kehlkopfoperationen meist den Verlust der Stimme zur Folge. Dies bringt viele persönliche und soziale Einschränkungen. Die alleinige Strahlentherapie kann den Tumor im Frühstadium heilen und auch die Stimme bewahren.
- Wird die Prostata beim **Prostatakarzinom** operativ entfernt, sind Impotenz und Inkontinenz unerwünschte Langzeitfolgen. Die Strahlentherapie evtl. in Verbindung mit der Hormontherapie bietet ähnlich gute Heilungschancen wie die Operation, doch meist ohne Verlust von Potenz oder Inkontinenz.
- **Weichteilsarkome** sind selten und betreffen alle Lebensalter. Sitzt der Tumor an den Extremitäten (Arme, Beine), so erfolgte früher meistens eine Amputation der Gliedmaße. Durch eine geschickte Kombination aus Strahlentherapie und Chemotherapie kann heutzutage oftmals eine Amputation vermieden werden, sodass die Organfunktion in vielen Fällen erhalten bleibt.

Kurative Therapie

Die Strahlentherapie wird bei makroskopisch sichtbaren Tumoren eingesetzt. Sie wird z.T. aber auch prophylaktisch angewendet, ohne dass der Tumor schon sichtbar ist, insbesondere dann, wenn man befürchten muss, dass im Operationsgebiet noch vereinzelte Tumorzellen zurückgeblieben sind. Diese mikroskopischen Zellnester können durch die Bestrahlung ganz vernichtet werden (adjuvante Strahlentherapie). Ziel ist die langfristige und vollständige Heilung. Gute Beispiele für die Heilung von makroskopischen Tumoren durch alleinige Strahlentherapie sind Lymphome, Kehlkopf-, Prostatakarzinom und benigne Tumoren und Karzinome der Haut. Gute Beispiele für die Verhinderung von lokalen Rezidiven (Tumorrückfall) sind die postoperative adjuvante Bestrahlung beim Mamma- und Rektumkarzinom.

Palliative Strahlentherapie zur Symptomlinderung und Lebensqualitätsverbesserung

Ist die Heilung der Tumorerkrankung nicht zu erreichen, so kann vielen Tumorpatienten zumindest geholfen werden. Beispielsweise kann durch eine Strahlenbehandlung eine Linderung der tumorbedingten Symptome, oft aber auch eine Lebensverlängerung bei guter „Lebensqualität" erreicht werden. Vor allem die lokalen Schmerzen sprechen häufig sehr gut auf die Bestrahlung an.

- Durch **Knochenmetastasen** bedingte Schmerzen können in 80 % durch die Bestrahlung gelindert werden. In vielen Fällen erfolgt anschließend sogar eine Verkalkung des Knochens, sodass Frakturen langfristig verhindert werden können.
- Die durch **Hirnmetastasen** bedingten Störungen der Funktion des Zentralnervensystems und die Einschränkungen des Bewusstseins können durch die Bestrahlung in kurzer Zeit gebessert und gelegentlich sogar vollständig aufgehoben werden.
- Schmerzhafte **Weichteilmetastasen** bilden sich oft unter der Strahlentherapie innerhalb von Tagen bis Wochen zurück. Wichtige Organfunktionen bleiben so erhalten.
- **Andere quälende Symptome**, wie z.B. Atemnot, Beschwerden beim Schlucken, Nervenlähmungen, akute Harnstauung, Lymphstauung oder Blutung können durch eine Strahlentherapie ebenfalls günstig beeinflusst werden.

Insgesamt gesehen ist die palliative Strahlentherapie bei vielen Tumorerkrankungen also eine der wirksamsten Maßnahmen zur Verbesserung der Lebensqualität.

7.6.4 Formen der Strahlentherapie

Michael-Heinrich Seegenschmiedt

Es werden prinzipiell 3 verschiedene Formen der Strahlentherapie unterschieden:

- **Teletherapie** (☞ **7.6.5**): Die Strahlenquelle befindet sich in sehr großem Abstand zum Körper und Tumorgewebe. Das gesunde Gewebe muss dabei erst durchstrahlt werden, um den in der Tiefe gelegenen Tumor zu erreichen. Beispiel: Linearbeschleuniger.
- **Brachytherapie** (☞ **7.6.6**): Gearbeitet wird mit umschlossenen Radionukliden. Radioaktive Quellen (Radioisotope) werden ganz nahe an den Tumor herangebracht und zwar entweder über eine natürliche Körperöffnung oder -höhle mit einer Sonde (intrakavitär) oder direkt durch das betroffene Gewebe mittels spitzer Hohlnadeln (interstitiell). Beispiel: Prostata-Seed-Bestrahlung.
- **Radionuklidtherapie** (☞ **7.6.7**): Gearbeitet wird mit offenen Radionukliden (☞ Tab. 7.6-2). Diese werden derzeit nur in der Nuklearmedizin von Fachärzten zu bestimmten diagnostischen Zwecken oder zur Therapie von ausgesuchten Tumorsituationen verwendet. So wird z.B. für die Therapie des differenzierten papillären oder follikulären Schilddrüsenkarzinoms Jod-131 oder Samarium-153 bzw. Rhenium-186 oder Strontium-90 bei ossär metastasierten Karzinomen eingesetzt.

Tab. 7.6-2: Übersicht über die klinisch nutzbaren Radionuklide und ihre Eigenschaften

Radionuklid mit Ordnungszahl	Strahlungsart	HWZ	Betaenergie in [MeV]	Gammaenergie in [MeV]	Klinische Anwendungen
^{32}Phosphor (offen für NM)	β	14,3 d	1,7		Wegen hoher Strahlenbelastung kaum mehr verwendet
^{60}Cobalt	β und γ	5,3 J.	0,33/1,5	1,17/1,33	Perkutane Radiotherapie am Kobaltgerät
^{67}Gallium (offen für NM)	γ	78,3 Std.		0,3/0,093/0,185	Kontrastmittel bei MRT: „Tumorgewebe"-Marker
^{90}Strontium	β	28,5 J.	0,17/0,55		Dermaplatte für Haut- und Augentumoren
^{90}Yttrium (offen für NM)	β	64,0 Std.	2,3		Therapie von Skelettmetastasen
^{99m}Technetium (offen für NM)	γ	6,0 Std.		0,14	Häufigster Tracer in Nuklearmedizin, u.a. für Skelettszintigraphie
^{106}Ruthenium, ^{106}Rhodium	β und γ	368 d	1,0	0,04–2,4	Plaques für Augenmelanome
^{125}Jod	γ	60,1 d		0,033	Seeds/Körner für Spickung (Prostata)
^{131}Jod (offen für NM)	β und γ	8,0 d	0,6/0,8	0,64	Therapie des differenzierten Schilddrüsenkarzinoms, Hyperthyreose
^{133}Xenon	β und γ	5,2 d	1,0	0,03/0,05/0,08	Gas zur Lungenfunktionsanalyse, kaum mehr verwendet
^{137}Cäsium	β und γ	30,17 J.	0,51/1,18	0,662	Kontakttherapie oberflächlicher Tumore, Afterloading-Therapie
^{192}Iridium	β und γ	73,8 d	0,24–0,67 und 0,17	0,296–0,612 und 0,375	Häufigstes Nuklid in der Brachytherapie mit zahlreichen Möglichkeiten
^{198}Gold	β und γ	2,7 d	1,0/1,4	0,41	Seeds/Körner für Spickung (Prostata)
^{226}Radium	β und γ	1620 J.	460	0,186	Ältestes Nuklid, derzeit nicht mehr im Einsatz
^{153}Samarium	β und γ	46,75 Std.	0,7/0,8	0,0103	Schmerztherapie bei Knochenmetastasen
^{186}Rhenium	β und γ	90,64 Std.	1,1	0,137	Schmerztherapie bei Knochenmetastasen

HWZ = Halbwertszeit, NM = Nuklearmedizin

7.6.5 Teletherapie (perkutane Strahlentherapie)

Michael-Heinrich Seegenschmiedt

Bei der Teletherapie, die der externen oder perkutanen Bestrahlung entspricht, befindet sich die **Strahlenquelle** in einem **größeren Abstand** (meist 100 cm und mehr) zum Patienten. Um den Tumor im Körperinneren überhaupt erreichen zu können, müssen die Haut, gesunde Organe und Gewebe ebenfalls durchstrahlt werden. Dies kann man schonend tun, indem man über mehrere Richtungen in den Körper einstrahlt (Mehrfelder-Technik). In der Teletherapie werden heute meist nur noch Linearbeschleuniger eingesetzt, mit dem Vorteil der Wahlmöglichkeit verschiedener Strahlenarten (Photonen, Elektronen) sowie Strahlenenergien (4–45 MeV) gegenüber herkömmlichen Telekobalt-Geräten (1 MeV).

Einige Zentren halten für bestimmte Tumorsituationen die **stereotaktische Bestrahlung** bereit, z. B. bei solitären Hirnmetastasen, gutartigen ZNS-Tumoren, Leber- und Lungenmetastasen.

Die perkutane Strahlentherapie kann auch **intraoperativ** bei bestimmten Tumorsituationen eingesetzt werden, z. B. bei Tumoren des Pankreas, der Gallenwege, des Magens und des Rektums. Der Tumor kann intraoperativ unmittelbar erkannt und unter Narkosebedingungen optimal zur Bestrahlung eingestellt werden.

7.6.6 Brachytherapie, Afterloading-Therapie

Michael-Heinrich Seegenschmiedt

Bei der Brachytherapie werden die umschlossenen radioaktiven **Strahlenquellen** in einen **unmittelbaren Kontakt mit dem Tumor** gebracht (kurze Distanz = griechisch: brachy). Die **Vorteile** der Brachytherapie liegen in der hohen Dosis im Tumor, im steilen Dosisabfall zum gesunden Gewebe und damit auch in der besseren Schonung des Normalgewebes. Die klinische Anwendung erfolgt in Körperhöhlen (intrakavitär), z. B. in der Gebärmutter beim Zervix- und Korpuskarzinom, im Lumen vorgeformter Körperwege (intraluminal), z. B. bei Ösophagus- und Bronchialkarzinom, im Gefäßsystem oder direkt im Gewebe (interstitiell) mit eingebrachten Nadeln oder Schläuchen, z. B. bei HNO-Tumoren (Spickung).

Die Brachytherapie wurde mit der Entdeckung des natürlichen Radioisotops Radium-226 um 1900 in die Therapie maligner Tumoren eingeführt. Da das Radium beim Einsatz sehr strahlenbelastend für Patienten, Personal und Umgebung ist, wurde nach besseren Anwendungsmöglichkeiten gesucht. Die Einführung des **Nachladeverfahrens (Afterloading)** durch Henschke löste ab 1960 eine rasche Weiterentwicklung der Brachytherapie aus. Bei diesem Verfahren wird ein leerer Applikator (Nadel, Schlauch) in das Körpergewebe oder in den präformierten Hohlraum eingeführt und dort fixiert. Der Applikator wird dann über einen Verbindungsschlauch mit dem abgeschirmten Container verbunden, in dem die Strahlenquellen bereitgehalten werden. Sie werden nach exakter Positionierung und Kontrolle ihrer Lage unter Röntgendurchleuchtung automatisch aus dem Container in den Applikator und in den Körper ausgefahren, wenn das Personal den Bestrahlungsraum verlassen hat. Die Strahlenbelastung für das Personal kann so völlig vermieden werden. Während der Bestrahlung liegt der Patient alleine im Bestrahlungsraum und wird über Videokamera und Sprechanlage kontrolliert. Beim High-Dose-Rate-Verfahren beträgt die reine Bestrahlungszeit pro Zielvolumen zwischen 1 und 10 Minuten, beim Low-Dose-Rate-Verfahren mehrere Stunden bis Tage.

Inzwischen wurde das Radium-226 durch künstliche Radioisotope ersetzt; bevorzugt werden heute Iridium-192, Cäsium-137 und Jod-125 eingesetzt. Die Therapie kann für kurze Zeit (Sekunden bis Minuten) mit mittlerer bis hoher Dosisleistung („high dose rate", z. B. mit 1 Gy pro Minute) oder aber mit niedriger Dosisleistung („low dose rate", z. B. mit 50 cGy pro Stunde) für 24–48 Stunden verabreicht werden. Neuerdings werden auch mehrere Brachytherapie-Behandlungen pro Tag mit dem High-Dose-Rate-Verfahren eingesetzt („pulse dose rate"). Die aktuell wichtigsten klinisch genutzten Radionuklide in der Strahlentherapie und Nuklearmedizin sind in Tab. 7.6-2 zusammengefasst.

7.6.7 Therapie mit offenen Isotopen

Helmut Sinzinger

Die nuklearmedizinische Therapie mit offenen radioaktiven Substanzen beruht darauf, dass bestimmte spezifische Stoffwechselvorgänge oder Zelleigenschaften gezielt genutzt werden, um krankhaftes Gewebe mit Strahlungsenergie zu treffen und gleichzeitig für gesundes Gewebe größtmögliche Schonung zu gewährleisten. Die Radionuklidtherapie ist für den Patienten praktisch nebenwirkungsfrei und daher generell auch für ältere

und inoperable Patienten sehr empfehlenswert, ggf. im Bedarfsfall auch wiederholbar.
Bei der Radionuklidtherapie werden vorzugsweise **Betastrahler** verwendet, die bei einer kurzen Reichweite eine intensive Strahlenwirkung im krankhaft veränderten Organ (Zellverband) erzielen. Am bekanntesten ist die Behandlung von Schilddrüsenkarzinomen und der Schilddrüsenüberfunktion mit radioaktivem Jod (Radiojodtherapie), die seit etwa 60 Jahren etabliert ist. Das hierfür geeignete ^{131}Jod besitzt eine Halbwertszeit von etwa 8 Tagen, weshalb der ausgeschiedene Patientenurin bei stationärem Aufenthalt in einem Abklingtank gesammelt wird. Für den Patienten ist ein stationärer Aufenthalt in der nuklearmedizinischen Bettenstation vorzusehen, bis die gesetzlich vorgegebene Entlassungsdosis erreicht ist. Ambulante Radiojodbehandlungen sind in Österreich nur niedrig dosiert bis zu einer Aktivität von 5 mCi oder etwa 175 MBq bei ^{131}Jod möglich (EU: 11,9 mCi).
Fortgeschrittene **Skelettmetastasierungen** können durch Injektionen (i.v.) von ^{153}Samarium-EDTMP ambulant behandelt werden. Dieses Radiopharmakon sammelt sich mit der entsprechenden Betastrahlung gezielt in befallenen Knochenregionen an und führt erfahrungsgemäß rasch zur Schmerzlinderung, die über Wochen bis Monate anhalten kann; wiederholte Injektionen sind grundsätzlich möglich. Die Indikation liegt v. a. bei Skelettschmerzen zur Verbesserung der Lebensqualität, wobei bei wiederholter Behandlung in frühen Erkrankungsstadien auch eine Stabilisierung bzw. Rückbildung der Läsionen erzielt werden kann.

Substanzen und Indikationen

> Bei allen Radionukliden zur Schmerztherapie kann es zum Flare-Phänomen (temporär verstärkte Schmerzen in < 10%) kommen, ohne Korrelation zur therapeutischen Wirksamkeit.

^{32}P (Phosphor)

- **Halbwertszeit:** 4,3 Tage, β-Strahler, mittlere Gewebereichweite 3 mm, biologische Halbwertszeit im Knochenmark 7–9 Tage
- **Indikationen:** myeloproliferatives Syndrom (Polyzythämia rubra vera), das mit konventioneller Therapie (Aderlässe) therapeutisch nicht ausreichend kontrolliert werden kann
- **Dosis:** ca. 100 MBq/m^2 (ca. 2,5 mCi/m^2) i.v., bei fehlender Therapieantwort Wiederholung nach 3 Monaten mit evtl. gesteigerter Dosis (125 MBq/m^2 = ca. 4 mCi/m^2); kein einheitliches Therapieschema, Dosis auf einmal als Kurzinfusion verabreicht
- **Durchführung:** ambulant
- **Nebenwirkungen:** hämatologische Toxizität, bis zu 10% der Patienten entwickeln sekundär maligne Erkrankung, meist akute myeloische Leukämie innerhalb von 10 Jahren, daher heute nur mehr beschränkt eingesetzt (Alter ≥ 70 J.)
- **Prognose:** Remission einige Monate bis Jahre (etwa 60% komplette, 40% partielle Remission nach 1. Jahr), Verlaufskontrollen in etwa 3-wöchigen Intervallen

^{131}I (Jod)

1946 zur Therapie des differenzierten Schilddrüsenkarzinoms eingeführt.

- **Halbwertszeit:** 8 Tage, mittelenergetische β-Strahlung, γ-Anteil
- **Indikationen:** differenziertes, papilläres oder follikuläres Schilddrüsenkarzinom, postoperativ nach totaler Thyreoidektomie mit radikaler neck dissection zur Eradikation von evtl. Restschilddrüsengewebe und/oder (Mikro-)Metastasen, bei Auftreten bzw. Hinweis auf speichernde Metastasen, diagnostische Verabreichung zur Dosimetrie von ^{131}I unmittelbar vor ^{131}I-Therapie wegen „Stunning" (verminderter Sensitivität) umstritten
- **Dosis:** bei Ersttherapie 80 mCi oral einmalig in Kapselform, danach 150 mCi (bzw. individuell nach Dosimetrie) bis zu 200 mCi
- **Durchführung:** stationär in nuklearmedizinischer Bettenstation
- **Nebenwirkungen:** Sialoadenitis, später Sicca-Syndrom, selten temporäre Strahlenthyreoiditis (mit Schwellung) bei noch vorhandenem Restgewebe (→ evtl. kurzfristige Kortikosteroidtherapie), bei ausgeprägten Lungenmetastasen evtl. Lungenfibrose, sehr geringe hämatologische Toxizität
- **Posttherapeutische Verlaufskontrolle:** ^{131}I-Ganzkörperscan (nach Absetzen der Hormonsubstitution bzw. unter Thyrogen), Thyreoglobulin als Tumormarker, Szintigraphie mit kationischen Tracern (^{99m}Tc-MIBI, ^{99m}Tc-Tetrofosmin), PET, posttherapeutische Suppression mit Schilddrüsenhormon (TSH) in den hochnormalen Bereich, um Rezidivwahrscheinlichkeit zu minimieren
- **Prognose:** je nach Stadium und Histologie bis zu normaler Lebenserwartung

> ! Jodaufnahme (Medikamente, jodhaltige Kontrastmittel) blockieren Schilddrüse → keine jodhaltigen Kontrastmittel bei Malignomverdacht der Schilddrüse verabreichen.

^{131}I-mIBG (Jod-Metaiodobenzylguanidin)

1981 von Beierwaltes zur Therapie des Phäochromozytoms eingeführt.

- **Halbwertszeit:** 8 Tage
- **Indikationen:** adjuvant, postoperativ zur Reduktion der funktionellen Tumoraktivität (Katecholaminfreisetzung) sowie palliativ bei Phäochromozytom, Neuroblastom, medullärem Schilddrüsenkarzinom, Karzinoid sowie anderen mIBG-speichernden (meist endokrin aktiven) Tumoren
- **Dosis:** Berechnung nach Dosimetrie (meist 100–300 mCi), als langsame i.v. Injektion, evtl. als Kurzinfusion nach vorangegangener (24 Std.) Schilddrüsenblockade (mit Kaliumjodid > 150 mg/d), bei Kindern Dosisberechnung zusätzlich nach kgKG bzw. KOF
- **Durchführung:** stationär in nuklearmedizinischer Bettenstation
- **Nebenwirkungen:** hämatologische Toxizität, v. a. auf Thrombozyten, die mIBG aufnehmen (wöchentliche Blutbildkontrolle)
- **Wechselwirkungen:** bei Einnahme von Antihypertensiva, v. a. β-Blocker, Calcium-Antagonisten, 1 Wo. Pause vor ^{131}I-mIBG-Therapie, da die zelluläre Aufnahme und damit Therapiewirkung, aber auch Knochenmarkstoxizität beträchtlich vermindert sein kann
- **Prognose:** abhängig vom Stadium der Erkrankung, temporäre Reduktion der Tumormasse, verbesserte Lebenserwartung, verbesserte Lebensqualität

^{186}Re-HEDP (Hydroxyethylidendiphosphonat)

1991 erstmals in einer plazebo-kontrollierten Cross-over-Studie beschrieben.

- **Halbwertszeit:** 3,8 Tage, max. Reichweite 4,7 mm
- **Indikationen:** palliative Schmerztherapie bei Knochenmetastasen über 10–12 Wochen, Wirkungseintritt in wenigen Tagen
- **Dosis:** 30–60(–100) mCi i.v.
- **Durchführung:** ambulant, gleichzeitige Strahlen- oder Chemotherapie möglich
- **Nebenwirkungen:** hämatologische Toxizität ist relativ gering, reversibel in 3–4 Mon.
- **Prognose:** etwa 50% komplette bzw. 35% partielle Schmerzfreiheit, verbesserte Lebensqualität, einzelne Berichte über Stabilisierung bzw. Rückbildung von Läsionen, vergleichbare Effekte wurden auch mit ^{188}Re-HEDP berichtet, Vorteil ist aber permanente Verfügbarkeit durch ^{188}W / ^{188}Re-Generator

^{153}Sm-EDTMP (Ethylendiamintetramethylenphosphat)

1989 von Turner zur Schmerz- und zytostatischen Therapie bei Knochenmetastasen nach Prostatakarzinom eingeführt.

- **Halbwertszeit:** 46 Std., max. Reichweite 3,4 mm
- **Indikationen:** Schmerztherapie (bei Bedarf) bei Knochenschmerzen, bei Knochenmetastasen, zytostatisch bei multiplen Knochenmetastasen und Osteosarkom
- **Dosis:** 1 mCi/kg i.v. (höhere Dosen bei Osteosarkom von 3–4 mCi/kg) oder ca. 0,5 mCi/kg i.v. (30 mCi) in 3monatigem Abstand (Vienna-Protokoll) wiederholen, wobei Gesamtdosis von 150 mCi/J. zur ambulanten Verabreichung nicht überschritten werden darf (EU), Dosimetrie nicht zielführend (bei zu kurzem Abstand „Stunning"), Uptake korreliert nicht mit Therapieerfolg, nach 3 Std. < 3% der injizierten Aktivität noch in den Weichteilen
- **Durchführung:** gleichzeitige Chemo- oder Strahlentherapie möglich, Therapie mit 0,5 mCi/kg (Vienna-Protokoll; Sinzinger et al., 2000) ambulant möglich
- **Nebenwirkungen:** hämatologische Toxizität relativ gering (Thrombozyten > Erythrozyten > Leukozyten), reversibel innerhalb von 3–4 Mon., dosisabhängig
- **Wechselwirkungen:** Einnahme von Biphosphonaten bzw. wiederholte Therapie beeinflussen die Aufnahme von ^{153}Sm-EDTMP in den Knochen nicht
- **Prognose:** effektive Tumorschmerztherapie → Reduktion des Analgetikabedarfs, Stabilisierung (bei wiederholter Anwendung Rückbildung z. T. partiell), evtl. verlängerte Lebenserwartung, verbesserte Lebensqualität, Tumormarkerabfall

^{89}Sr-Cl (Strontium-Chlorid)

1942 erstmals therapeutisch eingesetzt.

- **Halbwertszeit:** 50,5 Tage, reiner β-Strahler, max. Reichweite 6,7 mm
- **Indikationen:** Schmerztherapie (bei Bedarf) bei Knochenmetastasen v. a. von Prostata- und Mammakarzinom
- **Dosis:** 4 mCi oder 0,05 mCi/kg i.v.
- **Durchführung:** ambulant möglich

- **Nebenwirkungen:** hämatologische Toxizität relativ groß, > 5 Monate möglich, subklinisches DIC ist prätherapeutisch auszuschließen
- **Prognose:** palliative Schmertherapie, verbesserte Lebensqualität, Tumormarkerabfall, relativ lange Halbwertszeit limitiert Therapiewiederholung bzw. parallele Strahlen- und / oder Chemotherapie

> ^{177}Lu-EDTMP und ^{90}Y-EDTMP sind weitere Tracer mit gleicher Indikation.

Radioimmuntherapie

Wird mit überwiegend ^{131}I-, ^{90}Y-markierten Antikörpern (selten mit anderen Tracern) durchgeführt bei Morbus Hodgkin, Hepatom, Melanom, Neuroblastom. Meist nur partielle und temporäre Remission erzielbar. Kontrollierte klinische Daten zum Nachweis einer wirksamen und sicheren Anwendung fehlen jedoch bislang.

Weitere Therapiemöglichkeiten

- ^{224}**Radium** zur Behandlung von Schmerzen bei therapieresistentem Morbus Bechterew
- Radiosynoviorthese (mit ^{90}Y, ^{165}Dy, ^{169}Er, ^{186}Re, ^{166}Ho) zur Behandlung der Synovitis bei chronischer Polyarthritis
- **Somatostatinanaloga, Embolisierung von Lebertumoren** werden im Einzelfall durchgeführt, wobei hier aber noch keinerlei kontrollierte Daten vorliegen. Z. B. Dotatoc ^{90}Y-markiert zur Behandlung von Somatostatin-Rezeptor-exprimierenden Karzinoiden bzw. neuroendokrinen Tumoren.

Literatur

1 Beierwaltes WH: Horizons in radionuclide therapy. J Nucl Med 26, 1985: 421 – 427
2 Fielding SL et al.: Dosimetry of ^{131}Iodine metaiodobenzylguanidine for treatment of resistant neuroblastoma: results of a UK study. Eur J Nucl Med 18, 1991: 308 – 316
3 Maxon HR et al.: Rhenium-186 hydroxyethylen diphosphonate for the treatment of painful osseous metastases. Sem Nucl Med 22, 1992: 33 – 40
4 Robinson RG et al.: Radionuclide therapy of intractable bone pain. Emphasis on ^{89}Strontium. Sem Nucl Med 22, 1992: 28 – 32
5 Silberstein EB: Radionuclide therapy of hematologic disorders. Semin Nucl Med 9, 1979: 100 – 107
6 Sinzinger H et al.: Influence of single ^{153}Sm-EDTMP on bone lesions using the Vienna protocol. Europ J Nucl Med 27, 2000: 964
7 Turner JH et al.: A phase I study of ^{153}Samarium ethylenediamine tetramethylene phosphonate therapy for disseminated skeletal metastases. J Clin Oncol 7, 1989: 1926 – 1931

7.7 Regionale Tumortherapie

Thomas Vogl, Joachim Preiß

Regionale Therapieverfahren sind ein Teil der gesamten onkologischen Therapie und müssen gesondert bewertet werden. Sie haben grundsätzlich das Ziel, den Tumor lokal unter Vermeidung oder Verringerung systemischer Nebenwirkungen auf den Gesamtorganismus zu behandeln. Dies trifft auch auf die Strahlentherapie zu (☞ 7.6). Mit Erweiterung der technischen Möglichkeiten und der zunehmenden Ausweitung onkologischer Fragestellungen haben regionale Therapieverfahren insbesondere im Hinblick auf wachsende Behandlungserfolge, auf die Erhaltung der Lebensqualität und auf die geringere Nebenwirkungsrate im Gegensatz zur systemischen Therapie zum Teil eine breite Anwendung gefunden.

7.7.1 Grundlagen

Thomas Vogl, Joachim Preiß

Voraussetzung zur Durchführung einer regionalen Tumortherapie sind die **lokalisierte Tumorerkrankung** bzw. die sich klinisch **zur Bedrohung für den Patienten entwickelnde regionale Tumorsituation**. Prinzipiell müssen die Therapieoptionen in kurative Therapieansätze, palliative Ansätze und rein symptomatische Therapiemaßnahmen differenziert werden. Regionale Therapieverfahren lassen sich für sämtliche Körperregionen definieren. Die meisten Erfahrungen konnten dabei im Bereich des Abdomens mit Schwerpunkt Leber und kleinem Becken, des Thorax sowie bei tumorösen Prozessen der Kopf- / Halsregion gesammelt werden.
Die Verfahren sind vielfältig und können unterteilt werden in:

- Intrakavitäre Therapie der Körperhöhlen ☞ 7.7.3
- Topische (intratumorale) Tumortherapie ☞ 7.7.4
- Regionale Chemotherapie ☞ 7.7.5
- Transarterielle Chemoembolisation ☞ 7.7.6
- Gewebe zerstörende bzw. ablative Therapieverfahren ☞ 7.7.7.

Die aufgeführten Therapieverfahren 7.7.5 – 7.7.7 betreffen fast ausschließlich die Leber. Grundsätzlich können auch andere Körperregionen mit Kathetern und Sonden erreicht werden, jedoch sind diese Verfahren selten, meist deutlich weniger erfolgreich oder noch experimentell, sodass hierauf nicht weiter eingegangen wird. Die Kapitel behandeln daher nur die Therapie von isolierten Lebermetastasen, deren Besonderheit daher nachfolgend gesondert beschrieben wird.

Lebermetastasen

Unabhängig vom Primärtumor und der Biologie eines Tumors stellt die Leber als erster Filter des Blutes aus den Darmgefäßen ein Reservoir für Metastasen dar. Die relevanten Studien und klinischen Projekte zum Thema **Lebermetastasen** fokussieren sich neben Mammakarzinomen, Sarkomen, Nierenzellkarzinomen und neuroendokrinen Tumoren auf kolorektale Primärtumoren. Das Vorhandensein von Lebermetastasen bedeutet eine Verschlechterung der Prognose; eine Heilung ist jedoch auch bei Vorliegen von Lebermetastasen prinzipiell noch möglich. Trotz der steten Entwicklung neuer Chemotherapeutika zeigt die systemische Behandlung sekundärer Lebermalignome wenig Erfolg, jedoch in jüngster Zeit vielversprechende Fortschritte. Die Ansprechrate beträgt 20–40 %, die systemischen, unerwünschten toxischen Wirkungen sind Dosis limitierend und wirken beschränkend auf die Lebensqualität.

Prognosefaktoren

In der Literatur findet sich eine Studie von Nordlinger et al. 1996, die die Definition unterschiedlicher Prognosefaktoren bezüglich der chirurgischen bzw. ablativen Therapie von Lebermetastasen eines kolorektale Primärtumors erlaubt. Den Daten von Nordlinger zufolge ergibt sich kein Einfluss der Lokalisation des Primärtumors, der intrahepatischen Verteilung der Metastasen oder der Operationstechnik auf die Überlebensraten. Die präoperativ zu bestimmenden Prognosefaktoren erlauben eine Abschätzung der zu erwartenden Überlebensrate bzw. des möglichen Operationsgewinnes. Des Weiteren ermöglichen derartige Prognosefaktoren eine sinnvolle Definition von Ein- und Ausschlusskriterien für eine rationale Stratifizierung innerhalb von Studien. Somit können insbesondere für adjuvante und neoadjuvante Therapiekonzepte exakte Studienplanungen erfolgen.

Nordlinger Prognosefaktoren

- Primärtumor-Stadium
- Positiver Lymphknotenstatus
- Serosainfiltration des Primärtumors
- Zeitabstand Primärtumor-Lebermetastasen ≤ 2 Jahre
- Sicherheitsabstand ≤ 1 cm bei Leberresektion
- Anzahl der Lebermetastasen ≥ 4
- Patientenalter ≥ 60 Jahre
- Lebermetastasen > 5 cm im Durchmesser
- CEA-Wert ≤ 30 µg/ml vs. ≥ 30 µg/ml.

Bezüglich der vergleichenden Wertigkeit von Leberresektion und interventionellen Verfahren bei Lebermetastasen gelten folgende kontroverse Aussagen (Lorenz und Waldyer 1997):

- Nur jeder 3. Patient profitiert langfristig von einer Leberresektion aufgrund von häufigen Rezidiven innerhalb von 12 Monaten.
- Patienten mit unbehandelten resektablen und solitären Lebermetastasen zeigen im Mittel eine mediane Überlebenszeit von 24 Monaten.

Die aktuelle therapeutische Strategie bei Lebermetastasen umfasst aus kurativer Intention im Wesentlichen die chirurgischen Therapieverfahren, wie Leberresektion, intraoperative Ablation von Tumoren und unter experimentell-klinischen Bedingungen auch die Lebertransplantationen. Die Leberresektion als kurativer Goldstandard geht in der Regel mit einem großen Leberparenchymverlust und einer möglichen Stimulation

Tab. 7.7-1: Vergleich der verschiedenen interventionellen Therapieverfahren

Technik	Indikation			Aufwand	Toxizität
	Kurativ	Multiple Metastasen	Größe		
Radiofrequenzablation (RFA)	+	≤ 5	≤ 5 cm	+	+
Kryotherapie	–	ja	≤ 5 cm	++	+
Laserablation (LITT)	+	≤ 5	≤ 5 cm	+++	+
Fokussierter Ultraschall (Hochfrequenz)	+/(–)	≤ 5	≤ 5 cm	+	+
Regionale Zytostatikatherapie	–	++	+/–	+++	+
Perkutane Ethanol-Instillation (PEI)	–/(+)	+	≤ 3 cm	–	+
Transarterielle Chemoembolisation (TACE)	–	++	++	++	+
Photodynamische Therapie	–	≤ 5	≤ 5 cm	++	+

Tab. 7.7-2: Daten zur lokalen Therapie von Lebermetastasen

	Laserablation	Radiofrequenzablation	Mikrowellentherapie	Kryotherapie	Ethanolinstallation	Regionale Chemotherapie
Monitoring	MRT/US	US +	US	US ++	US ++	US/CT
Lokale Tumorkontrolle	+++	+	+	++	+	+
5-JÜL-Raten vorhanden	Ja	Nein	Nein	Ja	Nein	Ja
Komplikationsraten	1,5%	2%	2%	5–7%	1–2%	0–1%

MRT = Magnetresonanztomographie, US = Ultraschall, CT = Computertomographie

des Tumorwachstums aufgrund der induzierten Leberregeneration einher.

Die tumorablativen Verfahren, sei es intraoperativ oder perkutan, sind durch einen geringen Leberparenchymverlust sowie eine daraus resultierende geringere Stimulation der Leberregeneration charakterisiert.

Bei den interventionellen Therapieverfahren (☞ Tab. 7.7-1, 7.7-2) steht die Tumorablation im Vordergrund. Zu ihnen zählen:

- Thermische Techniken:
  - Radiofrequenzablation
  - Kryotherapie
  - Laserablation (LITT)
  - Fokussierter Ultraschall mit Gewebeablation
- Chemische Techniken:
  - Lokalisierte Zytostatika-Applikation
  - Medikamenteninstallation (Ethanol, Essigsäure)
- Transarterielle Chemoembolisation (TACE)
- Photodynamische Therapie.

7.7.2 Chancen und Risiken

Joachim Preiß

Eine regionale Tumortherapie kann durch die lokale Anwendung Tumor-zerstörender Maßnahmen eine deutlich bessere Therapie am Ort des Geschehens darstellen, z. B. sind die Ansprechraten bei einer regionalen Chemotherapie deutlich höher als bei der systemischen Chemotherapie entsprechend der höheren lokalen Zytostatika-Konzentration. Eine Remission mit Minderung der Beschwerden kann in der Regel schneller erreicht werden.

Erkauft wird dieser Erfolg jedoch mit einer fehlenden oder stark verminderten Wirkung auf die übrigen Organe des Körpers, sodass bei einer Dissemination des Tumors ein ungehemmtes systemisches Wachstum die gute lokale Kontrolle unterläuft. Hieraus ergibt sich die Forderung der genauen prätherapeutischen Diagnostik mit Ausschluss disseminierter Metastasen. Letztendlich ist eine arteriell-hämatogene Metastasierung grundsätzlich systemisch, auch wenn sie sich vielleicht in einem Organ früher manifestiert. Nur bei der portalvenösen Metastasierung von Kolonkarzinomen ist der Krankheitsprozess zu einem größeren Prozentsatz auf die Leber beschränkt, sodass lokale Maßnahmen kurativ sein können – bis zu 40% Dauerheilungen nach Resektion.

7.7.3 Intrakavitäre Therapie

Joachim Preiß

Eine Leptomeningiosis leucaemica oder carcinomatosa sowie maligne Ergüsse im Abdominal-, Pleura- oder Perikardraum stehen im Verlauf einer Tumorerkrankung häufig im Vordergrund des Beschwerdebildes und bedürfen einer intensiven Therapie. Eine Entlastungspunktion bringt nur vorübergehende Erleichterung. Eine topische Tumortherapie mit Instillation von Zytostatika oder Zytokinen kann das Symptom „Erguss" längerfristig bessern, aber nicht die systemische Tumortherapie ersetzen.

Diagnose eines malignen Ergusses:

- Nachweis von Tumorzellen in der Punktionsflüssigkeit (sämtliches Material an den Pathologen, da Tumorzellen häufig in Gerinnseln adsorbiert werden)
- Tumormarkerbestimmung im Serum und Punktat (unsicher)
- Eiweiß im Punktat (Transsudat/Exsudat).

Leptomeningiosis leucaemica bzw. carcinomatosa

Vorkommen

- Akute lymphatische Leukämie (ALL), deutlich seltener bei der akuten myeloischen Leukämie (AML)
- Burkitt-Lymphom
- Selten bei soliden Tumoren, grundsätzlich aber bei allen Entitäten möglich

Ätiologie

Hämatogene Aussaat und Wirkungslosigkeit der meisten systemisch gegebenen Zytostatika, sodass sich im Kompartment ZNS und Liquorraum häufig im Gegensatz zum guten systemischen Ansprechen das leukämische oder tumoröse Wachstum ungehindert entfalten kann.

Klinik

- Kopfschmerzen
- Schwindel
- Ausfall von Hirnnerven, v. a. des N. abducens, der einen besonders langen Weg auf der Schädelbasis zurück legt

Diagnostik

Liquorpunktion für Bestimmung der Zellzahl (pathologisch bei ≥ 12/3) und Zytologie mit Zytozentrifuge.

Therapie

Intrathekale Gabe von Methotrexat (15 mg/m^{2}KOF), in Sonderfällen auch Prednisolon (10 mg/m^{2}KOF) und Cytosinarabinosid (10 mg/m^{2}KOF) plus Strahlentherapie des ZNS mit Medulla oblongata bis 30 Gy, bis mind. 3 Kontrollen zytologisch negativ sind.

Pleuraerguss

Vorkommen

Häufig bei
- Mammakarzinom
- Bronchialkarzinom
- Ovarialkarzinom
- Malignen Lymphomen.

Ätiologie

- **Bei Exsudat:** Pleuritis carcinomatosa
- **Bei Transsudat:** Lymphabfluss-Störungen (v. a. nach mediastinaler Strahlentherapie), sekundäre z. T. tumorunabhängige Ursachen (z. B. Herzinsuffizienz, Eiweißmangel)

Klinik

- Dyspnoe
- Zyanose
- Hustenreiz

Diagnostik

- Klinische Untersuchung
- Sonographie
- Ggf. auch CT

Therapie

- **Punktion, Dränage:** ☞ 11.1; **cave:** „gefesselte Lunge" durch massive Pleuritis carcinomatosa der viszeralen Pleura → keine Ausdehnung der Lunge zu erreichen, bei verstärktem Sog kommt es zur Mediastinalverlagerung oder zum Seropneumothorax; nach vollständiger Entleerung des Pleuraraums (sonographische Kontrolle!) über den liegenden Dränagekatheter (cave: Kupplungsprobleme) Pleurodese möglich
- **Pleurodese** durch unspezifischen Pleurareiz mit
  - 2 Amp. Doxycyclin à 100 mg intrapleural; Erfolgsrate ca. 25 %
  - Talkum: steriles Asbest-freies Talkumpuder als Aufschwemmung (10 – 12 g in 100 ml NaCl 0,9 %) intrapleural oder in Spühltechnik bei einer Thorakoskopie (3 – 4,5 g); das Verfahren ist evtl. sehr schmerzhaft, daher wird eine vorherige Instillation eines Lokalanästhetikums (Scandicain 100 – 400 mg intrapleural) empfohlen; Erfolgsrate ca. 90 %; bisher weniger verbreitet aber sehr effektiv
- **Intrakavitäre Tumortherapie** bei Nachweis von Tumorzellen im Erguss:
  - Mitoxantron 30 mg in 50 ml NaCl 0,9 %; für 24 Std. belassen, danach erneuter Sog; bei Resterguss > 250 ml: vollständig ablassen, dann erneut 30 mg Mitoxantron (s. o.) und Dränage entfernen
  - Alternativ Bleomycin 60 mg intrapleural (Plattenepithel-Ca., NHL)
- **Intrakavitäre Strahlentherapie** durch Instillation von ^{90}Yttrium-Kolloid:
  - Nur in Abteilung durchführbar mit der Erlaubnis zum Umgang mit offenen Isotopen, daher nicht überall verfügbar
  - Probleme bei der Entsorgung eines rasch nachlaufendem Ergusses möglich, da dieser juristisch nicht im Patienten, aber nach Punktion als radioaktiv kontaminiert gilt

Perikarderguss

Vorkommen

- Wesentlich seltener als Pleuraerguss
- Vorwiegend bei Bronchial- und Mammakarzinom
- Seltener bei malignem Melanom, Leukämien und malignen Lymphomen

Klinik

- Tachykardie
- Dys- bis Orthopnoe

- Zyanose
- Einflussstauung
- Periphere Ödeme
- Schmerzen

Diagnostik

Nachweis durch Echokardiographie, durch EKG (periphere Niedervoltage) und Röntgen Thorax.

Therapie

Notfalltherapie zur Entlastung des Herzens ist die **Perikardpunktion:**

- Dadurch schlagartige Besserung der klinischen Symptomatik
- Punktion entweder links parasternal im 4./5. ICR oder vom Abdomen aus subxiphoidal in Richtung Herzspitze, möglichst unter sonographischer Kontrolle, um Myokardverletzungen zu vermeiden
- Einlegen eines peripheren Venenkatheters für eine dauerhafte und schonende Ergussreduktion; dies lässt auch die Möglichkeit einer nachfolgenden intrakavitären Therapie offen.

Kausale Therapie

- Fensterung durch subxiphoidale oder transthorakale Ballondilatation bzw. bei einem thorako- oder laparoskopischen Eingriff
- Thiotepa, 5-Fluorouracil, Bleomycin, Methotrexat, Adriamycin, Mitomycin, Mitoxantron, Cisplatin als intrakavitäre Chemotherapie; Dosierung je nach Primärtumor abgestimmt auf die Größe der Perikardhöhle, d.h. etwa 15–25% der normalen intrapleuralen Dosis, z.B. Mitoxantron 5 mg
- Radiotherapie intrakavitär mit ^{90}Yttrium-Kolloid, evtl. perkutan
- Perikardese mit Doxycyclin, ½–1 Amp. à 100 mg

Aszites

Vorkommen

- Ovarialkarzinom
- Magenkarzinom
- Pankreaskarzinom
- Kolonkarzinom
- Endometriumkarzinom
- Primäre und sekundäre Lebertumore

Ätiologie

- Häufig Peritonealkarzinose → in der Regel mit Nachweis von malignen Zellen im Erguss
- Tumorbedingte Leberfunktionsstörung mit venöser oder lymphatischer Abflussstörung → ohne Tumorzellen
- Eine Besonderheit ist der **Chylaskos**, der durch direkte Tumorarrosion der Cisterna chyli bzw. deren zu- oder abfließenden großen Lymphgefäße verursacht wird

Klinik

- Zunahme des Leibesumfangs
- Störungen der Darmmotilität
- Dyspnoe durch Zwerchfellhochstand und verminderte Bauchatmung
- Ein begleitender Pleuraerguss ist bei lymphatischen Verbindungen zwischen Abdomen und Pleura nicht selten
- Aszites kann unterschiedlich schnell auftreten, in Spätphasen ist eine tägliche Menge von mehreren Litern nicht ungewöhnlich
- Häufig ist Aszites auch das erste Anzeichen einer malignen Erkrankung

Diagnostik

- Klinische Untersuchung (Ballotmont)
- Sonographie
- Ggf. CT
- Zur Beurteilung der Verteilung im Abdomen s. u.

Therapie

- **Diuretika** (Aldosteronantagonisten, beispielsweise Spironolacton bis zu 2-mal tgl. 100 mg) sind nur bei hepatischer Abflussbehinderung sinnvoll, bei zytologischem Nachweis von Tumorzellen sind diuretische Maßnahmen **sinnlos**
- **Kausale Therapie:** intraperitoneale Zytostatika-Applikation, interne Strahlentherapie mit radioaktivem ^{90}Yttrium-Kolloid oder peritoneo-venöser Shunt

Peritoneo-venöser Shunt

Hohe Erfolgsquote, aber mit Risiken wie Ventilverstopfung durch Tumorzellen, Einschleppen vitaler Tumorzellen in den Kreislauf und Gefahr einer DIC verbunden.

Intraperitoneale Zytostatika-Applikation

- **Punktion** am „linken“ McBurney-Punkt unter sonographischer Kontrolle; Aszites möglichst vollständig ablassen, obwohl dabei erhebliche Eiweißmengen verloren gehen. In wenigen Fällen gelingt es, mit einmaligem Ablassen eine anhaltende Reduktion bei der Neubildung des Aszites zu erreichen.

Tab. 7.7-3: Dosierung der intraperitonealen Chemotherapie

Zytostatikum	Tumor	Dosis (mg/m²KOF)	Applikationsdauer (Std.)
Mitoxantron	• Ovarialkarzinom • Mammakarzinom	15–25	4–24
Cisplatin	• Ovarialkarzinom • Magenkarzinom	100–120	2–12
Carboplatin	• Ovarialkarzinom • Magenkarzinom	300–600	6–12
Taxol	• Ovarialkarzinom	135–175	24
Cytarabin	• Ovarialkarzinom • Mesotheliom	500–6000	2–4
5-Fluorouracil (5-FU)	• Kolorektale Karzinome	1000–2000	4–6 (die Gabe von 5-FU mehrfach wiederholen, um einen langfristig hohen Spiegel in der Peritonealhöhle zu erreichen, z.B. 6-mal = 36 Std.)
Bleomycin	• Plattenepithelkarzinom	30–90	6–24
Etoposid	• Ovarialkarzinom	350–700	4

- Werden Zytostatika mit hoher Eiweißbindung (Mitoxantron, Cisplatin, Taxane) gegeben, erfolgt über den liegenden Zugang eine **Spülung** des Peritonealraums mit 2–4 l NaCl 0,9% (auf 30 °C anwärmen), bei fehlender Eiweißbindung (5-Fluorouracil, Cytarabin) kann diese Spülung entfallen.
- **Kontrolle der Verteilung**, da Verwachsungen eine gleichmäßige Verteilung des Zytostatikums im Abdomen verhindern können:
  - Instillation von 100 ml Kontrastmittel in 1–2 l NaCl 0,9% und CT-Kontrolle mit großem Schnittabstand (ca. 4–8 Schnitte)
  - Instillation von 10 mCi ^{99m}Tc-markiertem Albumin und Szintigraphie
  - Sonographie unter Lageänderung (etwas unsicherer)
- **Instillation des Zytostatikums** über die liegende Dränage: in der Regel in 1–2 l einer vorgewärmten 0,9% NaCl-Lösung (Dosierung ☞ Tab. 7.7-3)
- **Komplikationen:** Darmverletzungen, Blutungen, bakterielle oder chemische Peritonitis. Die ersten drei Komplikationen sind selten und abhängig von der Erfahrung des Therapeuten, die chemische Peritonitis, die z.T. mit starken Schmerzen einhergeht, hängt vom instillierten Zytostatikum ab (häufig bei Mitomycin und Taxanen, selten bei Mitoxantron, Cisplatin und 5-FU).

7.7.4 Topische (intratumorale) Tumortherapie

Joachim Preiß

Gut zugängliche Tumorknoten – überwiegend in der Haut oder subkutan gelegen – können durch lokale Instillation von bestimmten Zytostatika und/oder Zytokinen angegriffen werden. Das Verfahren ist heute mit Ausnahmen weitgehend verlassen worden, da durch die verbesserte systemische Therapie alle Tumorlokalisationen auch die in der Kutis und Subkutis besser angegangen werden können. Das Problem der lokalen Instillation war eine rasche intravasale Resorption und Ausschwemmung der Substanz aus dem Tumor, was z.B. beim Bleomycin durch eine ölige Suspension vermindert werden sollte; die Ergebnisse waren besser als bei der wässrigen Gabe, dennoch konnte sich auch diese Variante der Therapie nicht durchsetzen.

Eingesetzt wird derzeit noch eine lokale β-Interferon-Therapie in Kombination mit einer Strahlentherapie. Wegen seiner Glykosylierung weist β-Interferon im Gegensatz zum α-Interferon eine hohe Lipophilie auf und hat daher eine deutlich höhere Gewebebeständigkeit mit einem bis zu 24 Std. messbaren Wirkspiegel im Gewebe. Die Ergebnisse sind bei verschiedenen Tumorentitäten gut, mit einer durchschnittlichen Remissionsrate von 35%, bei Hauttumoren sogar von 69%, dennoch hat sich auch diese Methode nicht durchgesetzt und wird nur in Einzelfällen als ultima ratio eingesetzt.

7.7.5 Regionale Chemotherapie

Joachim Preiß

Pathophysiologie

Tumorzellen gastrointestinaler Tumore erreichen die Leber über das portale Stromgebiet und ernähren sich anfänglich nach der extravasalen Auswanderung durch Diffusion. Diese Versorgung ist bis zu einer Größe von max. 3 mm möglich. Während des Tumorwachstums wird über „Vascular endothelial growth factors" (VEGF) eine Gefäßeinsprossung aus dem arteriellen Gefäßsystem der Leber induziert, sodass Metastasen > 3 mm arteriell versorgt sind. Abhängig von der Tumorart und der Konzentration von VEGF wird dabei eine sehr unterschiedliche Gefäßdichte im Tumor erzeugt. Metastasen kolorektaler Karzinome sind in der Regel relativ gefäßarm, während Metastasen neuroendokriner Tumore (früher als Karzinoid bezeichnet) sehr gefäßreich sind.

Durch die doppelte Gefäßversorgung der Leber – arteriell und portal – ergibt sind ein Vorteil für eine intraarterielle Therapie: Das physiologische Lebergewebe wird zu 70 % über die V. portae hepatis versorgt, nur zu 30 % aus dem arteriellen System. Metastasen erhalten ihre Blutversorgung fast vollständig aus dem arteriellen System, sodass eine zytostatische Therapie die Metastasen mehr schädigt als das physiologische Lebergewebe.

Ein Verschluss der V. portae hepatis durch Tumorkompression, Thrombose o. Ä. stellt eine Kontraindikation für ein intraarterielle Therapie dar. Ebenso ein hepatofugaler Reflux bei Leberzirrhose, da eine zusätzliche Verschlechterung der arteriellen Versorgung, z. B. durch iatrogene Gefäßverletzung und -Thrombose, durch die Kathetermanipulation zum Leberversagen führen kann.

Grundlagen der regionalen Chemotherapie

Das Prinzip der regionalen Chemotherapie beruht auf der selektiven bzw. superselektiven Einbringung der Chemotherapie über temporäre oder permanent implantierte Kathetersysteme in die arteriellen Versorgungsstraßen zur jeweiligen Körperregion bzw. zum Tumor. Sinn und Ziel dieser Therapie ist die Erhöhung der Zytostatika-Konzentration im Tumorgebiet (pharmakologisch bezeichnet als Zunahme der Fläche unter der Kurve = Area under the curve = „AUC"). Dies kann erreicht werden durch eine Erhöhung der Dosis bei selektiver Applikation in das zuführende arterielle Gefäß (kleineres Verteilungsvolumen gegenüber der systemischen Applikation) oder durch eine Verlängerung der Expositionszeit im Tumor durch eine Chemoembolisation (☞ 7.7.6). Voraussetzung ist der Nachweis einer wirksamen und dosisabhängigen systemischen Therapie, wobei eine weitere Steigerung der systemischen Dosis durch unerwünschte Nebenwirkungen limitiert ist. Das Zytostatikum muss in aktiver Form vorliegen und direkt an der Tumorzelle wirksam sein. Eine weitere Voraussetzung ist die Begrenzung der Tumorerkrankung auf ein anatomisch definiertes Gebiet, das technisch möglichst einfach über ein arterielles Gefäß zu erreichen ist.

Grundsätzlich ist die regionale Therapie mit folgenden **Voraussetzungen** durchführbar:

- Arterielle Infusion: Systemische Wirkung in Abhängigkeit von der Clearance im durchströmten Organ. Verschiedene Organe (Lunge, Pankreas, Mamma, Rektum oder ZNS) oder Körperteile (Hals, Gesichtsschädel) können mit der regionalen Applikation von Zytostatika gezielt behandelt werden, der Aufwand rechtfertigt jedoch in der Regel nicht den geringen lokalen Vorteil, da es sich meist um eine systemische Erkrankung handelt und der Erfolg in einer Region vom Progress in anderen Regionen zunichte gemacht wird. Anders stellt sich die regionale Infusion der Leber über die A. hepatica dar, da Lebermetastasen kolorektaler Karzinome über die portalvenöse Ausschwemmung vom Tumor entstehen und eine begrenzte Metastasierung auf die Leber besteht, die durch eine regionale Therapie aufgrund der oben erwähnten höheren lokalen Konzentration der eingesetzten Zytostatika effektiver sein kann. Auf diese Therapie wird unten ausführlich eingegangen.
- Lokale Perfusion mit Ausschaltung bestimmter Körperareale aus dem Körperkreislauf und getrennter Perfusion mit Rückresorption des Zytostatikums und geringer systemischer Wirkung. Am Körperstamm ist dies noch eine experimentelle Methode, die nur an wenigen Zentren durchgeführt wird, bei den Extremitäten wird die regionale Perfusion mit hohen Zytostatika- oder Zytokindosen beim malignen Melanom oder Weichteilsarkom mit Erfolg als palliative Maßnahme angewendet, um den Verlust der Extremität zu vermeiden. Auch bei der Leber kann die lokale Perfusion mit Erfolg angewendet werden, diese Therapie ist jedoch mit einem erheblichen technischen Aufwand verbunden und daher nur in Ausnahmefällen und strenger Selektion der Patienten sinnvoll.

Technik

Die eingesetzten Zytostatika sind Mitomycin C, 5-Fluorouracil, Fluoro-Deoxycytidin oder Mitoxantron. Appliziert werden sie über perkutan vorgeschobene Katheter entweder von der Leiste oder von der Axilla über die Aorta und den Truncus coeliacus bis in die A. hepatica communis oder selektiv/superselektiv in einzelne Arterien der Leber. Wegen möglicher Gefäßschädigungen mit konsekutiver Thrombose ist diese Methode nur begrenzt durchführbar und wird bei Therapieerfolg durch permanent implantierte Kathetersysteme – vorzugsweise in die A. gastroduodenalis superior – ersetzt. Um eine Thrombose des Portsystems zu vermeiden, kann auch eine Pumpe implantiert werden, die eine kontinuierliche Durchströmung des Kathetersystems mit Heparin gewährleistet. Die Kosten sind jedoch deutlich höher.

Indikationen

Bei isolierter Lebermetastasierung kann durch die Zytostatika-Applikation direkt in die A. hepatica eine bessere und schnellere Remission erreicht werden mit geringer Verlängerung der Überlebenszeit in einer Metaanalyse aller bisher durchgeführten Studien. Im Einzelnen sprechen folgende Indikationen für eine regionale Therapie:

- Isolierte Lebermetastasen überwiegend kolorektaler Karzinome
- Rascher Therapieerfolg wegen Beschwerden notwendig
- Versagen der systemischen Therapie.

Probleme

Die Therapie ist häufig mit Komplikationen durch den Katheter, die Pumpen- oder Portsysteme und besondere Toxizitäten bei regionaler Applikation verbunden, die nur der Erfahrene ohne Schaden für den Patienten erkennen und vermeiden kann. Mit Verbesserung der systemischen Chemotherapie tritt die regionale Behandlung zunehmend in den Hintergrund und ist damit Ausnahmesituationen vorbehalten. Die regionale Therapie muss im Einzelfall abgewogen werden. Das wichtigste Argument für die regionale Therapie ist die Erfahrung des Therapeuten und ein Abwägen der Vor- und Nachteile (☞ Tab. 7.7-4).

> Die regionale Therapie gilt immer noch als experimentelle Therapie!

Therapieschema

Regionale Therapie in die A. hepatica:

- Folinsäure 500 mg/m^2 KOF i.v. über 30 Min. am Tag 1, 1-mal/Woche über 6 Wochen

Tab. 7.7-4: Vor- und Nachteile der regionalen Chemotherapie

Vorteile	Nachteile
• Rascherer Wirkungseintritt • Höhere Remissionsrate • Gering verlängerte Überlebenszeit	• Immobilität bei perkutaner Applikation • Operation für permanente Implantation • Komplikationen durch Port- und Pumpensysteme • Begrenzte Durchgängigkeit der Portsysteme

- 5-Fluorouracil 2200 mg/m^2 KOF i.a. über 24 Std. am Tag 1, 1-mal/Woche über 6 Wochen
- Wiederholung ab der 8. Woche.

7.7.6 Chemoembolisation

Thomas Vogl, Joachim Preiß

Die Therapiekonzepte für lokal-ablative interventionelle Verfahren bei Lebermetastasen, selten auch Lungen- oder Weichteilmetastasen beruhen auf perfusionsmodulierten Tumorablationen. Dabei ergeben sich im Rahmen der arteriellen perfusionsmodulierten Ablation bei hepatischen Metastasen mehrere Möglichkeiten:

- Ballonokklusion
- Embolisation mit Partikeln, permanente oder temporäre Okklusion mittels Coils
- Chemoembolisation.

Durch die transarterielle Chemoembolisation wird ein zu frühes Ausschwemmen des Chemotherapeutikums aus der Tumorregion verhindert. Es kommt zur Konzentrationserhöhung und Verstärkung des therapeutischen Effekts. In klinischer Erprobung befinden sich derzeit Verfahren wie die lokalisierte Chemotherapie, die intratumoral mittels interstitiell eingebrachter Nadelsysteme appliziert wird.

Technik

Zur Chemoembolisation eignen sich sterile Spherexpartikel geringer Größe (doppelte Größe der Kapillardurchmesser) mit einer Okklusionszeit von ca. 30 Min. oder ölige Kontrastmittel (Okklusionszeit von mehreren Std.) jeweils mit paralleler Applikation mit Zytostatika. Das Protokoll besteht dabei in der Regel aus 2 oder mehr repetitiven Chemoembolisationssitzungen. Als therapeutische Agenzien werden Adriamycin, Cisplatin, Doxorubicin, Carboplatin, Mitomycin und Gemzitabine eingesetzt. Mittels transarterieller Katheter wird die regionale Chemotherapie eingebracht. Mikrokatheter erlauben heute die risikoarme Sondierung nahezu aller Gefäße des menschlichen Körpers.

Wirkmechanismus

Reduktion der Perfusion, Verminderung der Strömungsgeschwindigkeit, Verlängerung der Kontaktzeit der Zytostatika im Kapillarbett mit höherer Diffusion → Größenreduktion des Tumors.

Indikationen

Palliatives Therapiekonzept für nicht mehr resektable Metastasen oder Metastasen, die auf lokale oder systemische Therapien nicht mehr ansprechen. Wesentlich sind dabei die superselektive Angiographie und die Wahl der Gefäße. Die Chemoembolisation wird hauptsächlich bei primären und sekundären Lebertumoren eingesetzt, auch wenn theoretisch andere Gefäßareale erreicht werden können. Diese sehr speziellen Indikationen werden hier nicht besprochen.

Vorteile

Aufgrund des lokalen Therapieverfahrens ist die Therapie mit einer geringen Nebenwirkungsrate verbunden. Cave: kurzfristige ischämische Schmerzen!

Nachteile

Kurzfristige Immobilisierung nach Leistenpunktion.

7.7.7 Gewebe zerstörende bzw. ablative Therapieverfahren

Thomas Vogl

Die Gewebe zerstörenden Verfahren, die Ablationsverfahren, beruhen auf der Anwendung verschiedener physikalischer Techniken zur **Gewebedestruktion**. Dazu zählen:

- Hochfrequenztherapie (Radiofrequenztherapie, RF)
- Mikrowellentherapie
- Kryotherapie
- Laserinduzierte Thermotherapie (LITT).

Sämtliche Verfahren haben dabei zum Ziel, lokal eine komplette Tumordestruktion zu erreichen. Charakterisiert sind die verschiedenen Verfahren durch Unterschiede in der Einbringung der Applikationssysteme, Therapiesteuerung (Monitoring), Therapienachkontrolle, Effizienz und in Bezug auf Langzeitergebnisse.

Radiofrequenzablation

Technik: Die Applikation im Rahmen der Radiofrequenzablation von Lebermetastasen erfolgt **perkutan** oder **operativ.** Es werden monopolare von bipolaren Radiofrequenzablationen differenziert. Die Frequenzen variieren dabei zwischen 400 und 12500 MHz. Es stehen verschiedene Elektroden zur Verfügung.
Wirkungsmechanismus: Agitation ionischer Veränderungen → Hitzedestruktion und Austrocknung
Indikationen: primäres Leberzellkarzinom, Lebermetastasen
Vorteile: Sowohl die Komplikationsrate als auch die Lokalrezidivrate ist wesentlich geringer als beispielsweise bei der Kryoablation. Anhand von Studien konnten gute Ergebnisse bei Tumoren unter 3 cm Durchmesser gezeigt werden.
Nachteile: Zunahme des technischen Parameters der Impedanz, abhängig von den Gewebeeigenschaften; damit ist nur ein limitierter lokaler Therapieerfolg zu erzielen.
Sonderform: Eine Sonderform im Bereich der Frequenztherapien stellt die **Mikrowellentherapie** dar. Auch diese Applikation kann perkutan oder operativ erfolgen. Die Mikrowellentherapie erfolgt dabei in der Regel in einer Frequenz von 2450 MHz bei einer Zeitdauer von 60 Sek. Der Wirkungsmechanismus beruht auf einer Koagulation mit lokaler Hitzeerzeugung. Nachteile der Mikrowellentherapie sind das insgesamt kleine Abtragungsvolumen, sodass bei Tumoren > 2 cm multiple Applikationen notwendig sind. Für die Anwendung bei Lebermetastasen liegen derzeit keine größeren klinischen bzw. randomisierten Studien vor.

Kryoablation

Technik: Die Kryoablation von Lebermetastasen wird derzeit im Wesentlichen **intraoperativ** durchgeführt. Perkutane Applikationsformen sind in der Entwicklungsphase und im Beginn der klinischen Evaluation.
Wirkungsmechanismus: Schockgefrierung der zu behandelnden Tumorstrukturen → Membranschädigung.
Indikationen: intraoperativer Einsatz ergänzend zur Leberresektion.
Vorteile: gute Steuerbarkeit, keine Schmerzen während der Behandlung.
Nachteile: beispielsweise gegenüber der Hochfrequenztherapie wesentlich höhere Nebenwirkungs- und Rezidivrate, wie z. B. schwere Blutungen.

Laserinduzierte Thermotherapie (LITT)

Derzeit stellt die LITT die am breitesten evaluierte Therapieform für die palliative, aber prinzipiell auch kurative Therapie von Lebermetastasen dar.

Technik: Technisch wird bei der LITT interventionell ein Kathetersystem in den Lebertumoren positioniert und eine thermische Nekrose induziert.

Wirkungsmechanismus: Die LITT als minimal-invasive onkologische Therapiestrategie unterscheidet sich prinzipiell von der klassischen Hyperthermie dadurch, dass im Rahmen des Lasertherapieverfahrens wesentlich höhere Temperaturen induziert werden, die über Prozesse der Proteindenaturierung und Koagulation zu einer Tumorzerstörung führen.

Indikationen: Einsatz bei Lebermetastasen, wenn

- Lebermetastasenanzahl ≤ 5
- Lebermetastasengröße ≤ 5 cm
- Extrahepatische Metastasen fehlen.

Vorteile: enorm exakte Steuerbarkeit, Möglichkeit, ein Echtzeit-Monitoring mittels MRT durchzuführen; MRT erweist sich als optimales Abbildungsverfahren durch die Möglichkeit, multiplanar, d.h. in mehreren Ebenen, die räumliche Temperaturverteilung zu veranschaulichen und den Blutfluss angrenzender Gefäße, wie Arterien, Venen oder auch Gallenwege, darzustellen; deshalb ist es möglich, die Therapie ambulant unter niedriger Komplikations- und Nebenwirkungsrate durchzuführen.

Erfolge: Im Langzeitverlauf zeigt sich bei hoher Ortskontrollrate eine niedrige Lokalrezidivrate (1–2%). Selbst bei primär palliativer Zielsetzung können zum Teil Fünfjahresüberlebensraten von 40% (Ergebnisse für den Einsatz der LITT bei Lebermetastasen kolorektaler Tumore) erzielt werden.

Ein klinischer Benefit wird auch bei hepatisch metastasierten Mammakarzinomen bzw. hepatischem Befall anderer Primärtumore beschrieben. Ergebnisse einer großen Studie der Autoren zu Überlebensraten nach LITT bei Lebermetastasen ☞ Tab. 7.7-5 und 7.7-6 (Auswertung der vorhandenen Daten von 2100 Therapiesitzungen mit Behandlung von insgesamt 2300 Lebermetastasen).

Komplikationen: Insgesamt liegt die Komplikationsrate bei ca. 1,5%, mit in der Regel nicht schwerwiegenden Komplikationen. Beschrieben werden: Pleuraerguss, Pneumothorax, intraabdominale Blutungen, Leberabszesse, Verletzung der Gallenwege. Die 30-Tage-Mortalität liegt bei ca. 0,1%.

Tab. 7.7-5: Überlebensraten nach LITT bei erstmals aufgetretenen Lebermetastasen (nicht randomisierte monozentrische Studien)

Mittlere Überlebensrate	47,7 Monate
1-JÜR	93%
2-JÜR	74%
3-JÜR	50%
5-JÜR	30%
Maximale Überlebenszeit	83,4 Monate

Tab. 7.7-6: Überlebensraten nach LITT bei Rezidiv-Lebermetastasen nach Chirurgie (nicht randomisierte monozentrische Studien)

Kollektiv	Mittlere Überlebensrate (Monate)
Insgesamt	44,4
Metastasen in beiden Leberlappen	43,2
Kontraindikationen gegen OP	34,8
Verweigerung der OP	55,2

Literatur

1 Aigner KR: Intra-arterial infusion: overview and novel approaches. Semin Surg Oncol 14, 1998: 248–253

2 Cohen AD, Kemeny NE: An update on hepatic arterial infusion chemotherapy for colorectal cancer. Oncologist 8, 2003: 553–566

3 Grover A, Alexander HR jun.: The past decade of experience with isolated hepatic perfusion. The Oncologist 9, 2004: 653–664

4 Livraghi T: Percutaneous ethanol injection of hepatocellular carcinoma: Survival after 3 years in 70 patients. Ital J Gastroenterol 24, 1992: 72–74

5 Lorenz M, Waldeyer M: The resection of the liver metastases of primary colorectal tumors. The development of a scoring system to determine the individual prognosis based on an assessment of 1568 patients. Strahlenther Onkol 173, 1997: 118–119

6 Merten HA, Honig JF: Bleomycin-Emulsion zur intraläsionalen Instillation bei fortgeschrittenen Oropharynxkarzinomen. Ein Fallbericht zur lokalen Bleomycin-Gabe. Dtsch Zahn Mund Kieferheilkd Zentralbl 80, 1992: 287–290

7 Noorda EM, Vrouenraets BC, Nieweg OE, van Geel BN, Eggermont AM, Kroon BB: Isolated limb perfusion for unresectable melanoma of the extremities. Arch Surg 139, 2004: 1237–1242

8 Nordlinger B, Guiguet M, Vaillant J C. et al.: Surgical resection of colorectal carcinoma metastases to the liver. A prognostic scoring system to improve case selection, based on 1568 patients. Association Francaise de Chirurgie. Cancer 77, 1996: 1254–1262

9 Pohlen U, Mansmann U, Berger G, Germer CT, Gallkowski U, Boese-Landgraf J, Buhr HJ: Multicenter pilot study of 5-

fluorouracil, folinic acid, interferon alpha-2b and degradable starch microspheres via hepatic arterial infusion in patients with nonresectable colorectal liver metastases. Anticancer Res 24, 2004: 3275 – 3282
10 Solbiati L, Goldberg SN, Ierace T et al.: Hepatic metastases: Percutaneous radio-frequency ablation with cooled-tip electrodes. Radiology 205, 1997: 367 – 373
11 Stangl R, Altendorf Hofmann A, Charnley RM et al.: Factors influencing the natural history of colorectal liver metastases. Lancet 343, 1994: 1405 – 1410
12 Takahashi T, Ueda S, Kono K, Majima S: Attempt at local administration of anticancer agents in the form of fat emulsion. Cancer 38, 1976: 1507 – 1514
13 Vogl TJ, Mack MG, Straub R et al.: Percutaneous MRI-guided laser-induced thermotherapy for hepatic metastases of colorectal cancer. Lancet 350, 1997: 791 – 791
14 Vogl TJ, Müller PK, Hammerstingl R et al.: Malignant liver tumors treated with imaging guided laser induced thermotherapy, technique and prospective results. Radiology 196, 1995: 257 – 265
15 Vogl TJ, Müller P, Mack MG et al.: MR-gesteuerte laserinduzierte Thermotherapie von Lebermetastasen des Mammakarzinoms. Gynäkologie 32, 1999c: 666 – 674
16 Vogl TJ, Straub R, Eichler K et al.: Malignant liver tumors treated with MR imaging-guided laser-induced thermotherapy: Experience with complications in 899 patients (2,520 lesions). Radiology 225 (2), 2002: 367 – 377
17 Vogl TJ, Straub R, Eichler K et al.: Colorectal Carcinoma Metastases in Liver: Laser-induced Interstitial Thermotherapie – Local Tumor Control Rate and Survival Data. Radiology 230, 2004: 450 – 458
18 Vogl TJ, Mack MG, Balzer JO et al.: Liver Metastases: Neoadjuvant Downsizing with Transarterial Chemoembolization before Laser-induced Theramotherapy. Radiology 229, 2003: 457 – 464
19 Vogl TJ, Straub R, Lehnert T et al.: MR-guided Laser-induced Thermotherapy (MR-LITT) of Lung Metastases. Technique, Indications and Results. Med Laser Appl 19, 2004: 67 – 72
20 Wussow P von, Block B, Hartmann, Deicher H: Intralesional interferon-alpha therapy in advanced malignant melanoma. Cancer 61, 1988: 1071 – 1074
21 Wildfang I, Gründel O, Schmoll HJ: Zyokine in der Strahlentherapie. In: Scholl HJ, Höffken K, Possinger K: Kompendium Internistische Onkologie. 3. Auflage, Springer, Heidelberg/New York, 1999, 1127 – 1147

7.8 Antikörpertherapie

Marcus Schuermann, Ben Pfeifer

7.8.1 Grundlagen

Antikörperstruktur

Die **Grundstruktur** ist ein Molekül von ca. 150 kD, bestehend aus jeweils 2 identischen schweren Ketten (H-Ketten, ca. 50 kD) und jeweils 2 leichten Ketten (L-Ketten, ca. 25 kD), die durch Disulfidbrücken miteinander in Form eines gelenkigen „Y“ verbunden sind (☞ Abb. 7.8-1). Die Antikörper besitzen damit einen modularen Aufbau, der auch auf Genebene repräsentiert ist. N-terminal besitzt jeder Antikörper eine variable Region, sowohl auf Seiten der leichten als auch schweren Ketten; die Vielfältigkeit der Erkennung wird durch Rekrutierung aus der Vielzahl vorhandener variabler Gene und zusätzlich durch somatische Hypermutation (innerhalb dreier hypervariabler Regionen) sichergestellt.

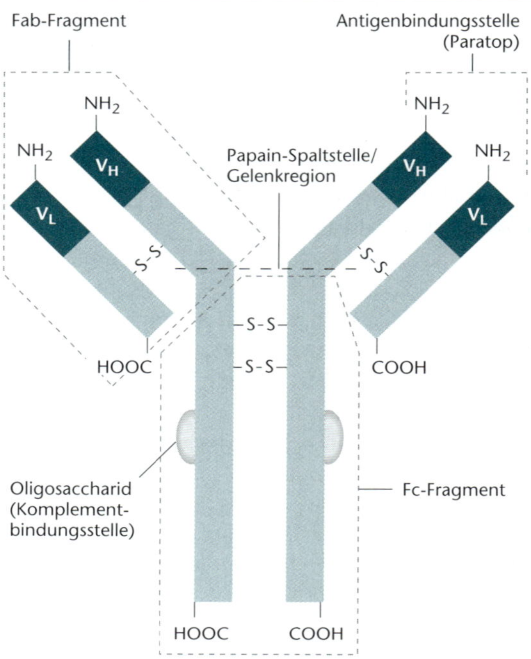

Abb. 7.8-1: Schematische Darstellung des modularen Aufbaus von monoklonalen Antikörpern mit konstanten und variablen Regionen (V_L = variabler Anteil der L-Kette, V_H = variabler Anteil der H-Kette)

Die **leichte Kette** definiert den Antikörperisotyp. Der **Fc-Teil** (gebildet aus den C-terminalen Bereichen der schweren Ketten) legt die Antikörperklasse (IgA, IgD, IgE, IgG, IgM) fest und interagiert mit verschiedenen Rezeptoren auf Zellen des Immunsystems und vermittelt sowohl die komplement-abhängige als auch die zell-vermittelte Immunantwort.

Zielantigene

Derzeit sind mehrere hundert Tumorantigene bekannt. In der Regel ist keine ausschließliche Tumorspezifität gegeben, da viele Antigene gewebe- oder linienspezifisch oder sogar universal in geringerer Molekülzahl exprimiert werden. Tumorassoziierung ist jedoch meist gegeben.

Die Eignung als Zielantigen wird bestimmt durch:

- Möglichst exklusive Tumorspezifität
- Geringe Expression auf normalen Zellpopulationen
- Weitestgehende Unlöslichkeit von der Tumorzelloberfläche
- Oberflächendichte
- Zugänglichkeit
- Antigeninternalisierung nach Antikörperbindung.

Monoklonale Antikörper

Die homogene Präparation erfolgt aus Epitop-identischen, klonal vermehrten Antikörpern, die in der Regel mit gentechnologischen Verfahren konstruiert und in standardisierten Zellkulturen aus Myelomzellen amplifiziert werden. Sie wirken gegen definierte Zielstrukturen, die verstärkt auf Tumorzellen gefunden werden.

Native Antikörper

Diese vollständig unveränderten Antikörper dienen der Blockade des Zielantigens, der Opsonierung und Vermittlung weiterer Reaktionen (Komplementabhängige Zytolyse, Antikörperabhängige zelluläre Zytotoxizität). Sie können durch Modulation der Signaltransduktion direkt auf die Zielzelle wirken.

Chimäre (humanisierte) Antikörper

Zur Generierung eines chimären Antikörpers werden die variablen Domänen (V_L,V_H) z. B. eines IgG-Moleküls der Maus auf die konstanten Regionen eines menschlichen Antikörpers transferiert, zur Generierung eines humanisierten Antikörpers werden nur die hypervariablen Antigen determinierenden Regionen (CDR1–3) transferiert. Vermieden wird damit die hohe Immunogenität konstanter muriner Antikörperanteile, die zur Bildung von HAMAs (humanen-Anti-Maus-Antikörpern) mit nachfolgender klinischer Hypersensitivierungsreaktion führt.

Konjugierte Antikörper

Hierzu zählen Radioimmunkonjugate (in der Regel mit ^{131}Jod oder ^{90}Yttrium gekoppelt), Toxinkonjugate (z. B. Ricin, Diphterietoxin, Pseudomonas Exotoxin A), Zytostatikaimmunkonjugate, z. T. als Prodrug angekoppelt, die erst in der Zielzelle aktiviert werden. Angekoppelte zelltoxische Substanzen nutzen Antikörper als Transportvehikel, um in hoher Konzentration eine möglichst tumornahe Wirkung zu entfalten. Vorteil: Zytotoxizität ist dabei nicht nur auf Zielzelle beschränkt, sondern erfasst im Fall von Radioisotopen und Zytostatika auch Zellen der Umgebung („bystander effect“).

Bispezifische Antikörper

Sind gentechnisch zusammengestellte Antikörper mit zwei unterschiedlichen Fab-Fragmenten, von denen eines an Oberflächenantigen der Zielzelle und eines an eine immunologische Effektorzelle zur Kreuzvernetzung binden soll, um damit z. B. kostimulatorische Signale zur T-Zell-Aktivierung zu erzeugen. Die Herstellung ist aufwändig, daher Einsatz bislang nur in kleinen Studien möglich.

Antikörperwirkungen gegen Tumorzellen

Diese setzen sich aus klassischen, Antikörper-vermittelten Effektorfunktionen, Epitop-/Liganden-abhängigen Signalreaktionen und den Wirkungen angekoppelter Substanzen zusammen.

Native Antikörper

- Induktion von Apoptose durch direkte antiproliferative Effekte (Rezeptorblockade, Kreuzvernetzung)
- Aktivierung der Komplementkaskade → CDC (Komplement-abhängige Zytolyse)
- Induktion einer Antikörper-abhängigen zellulären Zytotoxizität = ADCC (vermittelt durch NK-Zellen, Monozyten)

Immunkonjugate (Radio-, Toxin- oder Prodrug-Immunkonjugate)

- Benutzung des Antikörperteils als zieladressiertes Transportermolekül
- Wirkung über direkte Zytotoxizität nach intrazellulärer Freisetzung des Toxins bzw. Konvertierung einer zytostatischen Prodrug vor Ort (im Fall einer Radionuklidtherapie auch auf nicht adressierte Zellen der direkten Umgebung)

Bispezifische Antikörper

- Neben klassischer Wirkung über tumorspezifische Bindung zusätzliche Rekrutierung von Effektorzellen über 2. Antigenbindungsstelle, die zur Liganden-unabhängigen zytotoxischen Antwort führt
- Je nach gewähltem Zell-Epitop, z. B. CD3 → Induktion einer T-Zell-vermittelten Zytotoxizität, CD64 (FcγRI) → Makrophagen-vermittelte Bindung und Phagozytose der Zielzelle

Biodistribution und Pharmakokinetik

Verteilung und Metabolismus des eingesetzten Antikörpers sind von unterschiedlichen Faktoren abhängig:

- **Molekulargewicht:** Bestimmt die Tumorpenetration durch schnellere Diffusion im perivaskulären Gewebe (vorteilhaft für unvollständige Antikörper, z. B. ScFvs, MW 30 kDa), beschleunigt jedoch die Elimination, da kleinere Moleküle in der Regel der renalen Filtration unterliegen (Halbwertszeit wenige Stunden gegenüber mehreren Tagen im Fall nativer Antikörper, MW 150 kDa).
- **Affinität:** Wird definiert über die Stärke der Interaktion mit dem Zielmolekül. Die Anzahl der Bindungsstellen (= Avidität) bestimmt die Tumorretentionszeit (im Fall monovalenter Antikörper geringer als bei bivalenten oder multivalenten Antikörpern).
- **Prävalente Immunkomplexe:** Insbesondere beim Einsatz muriner Antikörper werden diese im Verlauf einer HAMA-Antwort rasch abgebaut.
- **Antigen-shedding:** Mögliche Freisetzung löslicher Komplexe des Zielantigens in die Blutbahn, verhindert eine effektive Anbindung des Antikörpers an die Tumorzelle.
- **Zellgebundener Immunkomplex-Metabolismus:** Es erfolgt in der Regel eine beschleunigte Internalisierung des Antigen-Antikörperkomplexes nach Bindung innerhalb weniger Stunden, z. T. abhängig von physiologischer Halbwertszeit des Zielepitops.
- **Kombinationseffekte:** Bei Radioimmunkonjugaten wird die effektive Halbwertszeit durch die physikalische Halbwertzeit des Radionuklids und die biologische Halbwertszeit des Antikörpers determiniert.

7.8.2 Chancen und Risiken

Allgemeine Voraussetzungen für den klinischen Einsatz

Ziel jeder Tumortherapie ist die weitgehende Zerstörung von Tumorzellen ohne wesentliche Mitschädigung anderer Gewebe. Die wichtigsten Determinanten für eine effektive Immuntherapie sind der **Antikörper** mit seiner Spezifität, Affinität, Dosis und Immunreaktivität und das **Zielantigen** mit seiner Dichte, Lokalisation, Heterogenität der Expression, Stabilität und Modulation.

Im Fall konjugierter Antikörper sind das gewählte Toxin, das Radionuklid mit seinen Strahlenqualitäten und die jeweilige Bindungsstabilität an den Antikörper bestimmend. Mitentscheidend ist schließlich der Tumor selbst mit seiner Proliferationsrate, Blutversorgung, Hypoxie, Nekrose, seinem Volumen und der gegebenen Chemo- oder Radiosensibilität.

Die generell höhere Empfindlichkeit gegenüber Radio- oder Chemotherapie, der niedrigere interstitielle Druck und die allgemein bessere intra- und extravasale Zugänglichkeit des hämatologischen oder lymphatischen Kompartiments favorisiert den Einsatz der Antikörpertherapie bei Neoplasien dieser Gewebe. Insbesondere in Rezidivsituationen ist hier eine gute Ansprechrate trotz vorangegangener Therapie zu verzeichnen. Bei soliden Tumoren ist der Einsatz aufgrund der immunologisch ungünstigen Zugangsverhältnisse und der vielfältigen Escape-Mechanismen in der Regel nicht effektiv. Ein Einsatz zur Elimination von Mikrometastasen ist Gegenstand klinischer Prüfungen.

Einsatz bei malignen Lymphomen und Leukämien

Überlegungen zum Einsatz ergeben sich aus der

- Hohen Spezifität für linienspezifische Zielantigene leukämischer und lymphatischer Neoplasien
- Guten intra- und extravasalen Zugänglichkeit bei niedrigen interstitiellen Druckverhältnissen
- Insgesamt geringen allgemeinen Toxizität.

Ein zusätzlicher **Vorteil** besteht im kombinatorischen Einsatz mit Chemotherapeutika und der gegebenen Einsatzmöglichkeit bei chemoresistenten Zellklonen.

Zielantigene sind prinzipiell alle linienspezifische B- und T-Zellantigene, wobei sich Antikörper gegen die Antigene CD20 (Pan-B-Zell-spezifisch), CD52 (Lymphozyten, Monozyten) und CD33 (Monozyten, myeloide Vorläufer) als wirksam erwiesen haben. Weitere Zielantigene stellen CD19 (Pan-B-Zell-spezifisch), CD22 (reife B-Zellen), CD25 (aktivierte T- und B-Zellen), CD5 (T-Zellen, B-Subpopulationen) dar.

Die größte Erfahrung besteht mit dem monoklonalen Antikörper **Rituximab** (IDEC-C2B8, MabThera®, ☞ 41.3.4):

- Die Monotherapie mit anti-CD20 Antikörpern in der Primärtherapie vermag Remissionsraten zwischen 50 % und 65 % zu erzielen.
- In der Kombinationstherapie aggressiver follikulärer Lymphome zeigt die Kombination aus CHOP und Rituximab bei Patienten ein Ansprechen bis über 90 % und anhaltende Remission (Ergebnisse der GELA- und MINT-Studien).

- Bei nicht-follikulären niedrig-malignen Lymphomen sowie bei der CLL ist die Ansprechrate der Monotherapie bedeutend schlechter, abgesehen vom Mantelzelllymphom. Die Kombinationen mit verschiedenen zytostatischen Regimes sind Gegenstand klinischer Studien
(aktuelle Studien im deutschsprachigen Raum ☞ www.kompetenznetz-lymphome.de/).

Höhergradige spezifische Aktivität besitzt der gleiche Antikörper mit ^{90}Yttrium konjugiert (IDEC-Y2B8, Zevalin®), der in der myeloablativen und nicht-myeloablativen Behandlung rezidivierter Lymphome derzeit in klinischer Testung ist.
Ein jodierter analoger muriner Antikörper (131 I-Tositumomab, Bexxar®) wird im Rahmen einer Hochdosis-Radioimmuntherapie bei rezidivierten, z.T. hochdosisbehandelten Lymphompatienten evaluiert.
Die Ergebnisse der prospektiv geführten Studien bleiben insgesamt abzuwarten.
Gegen das CD52-Antigen gerichtet ist seit geraumer Zeit der MoAB Campath1H eingesetzt (☞ 41.3.4). Studien zufolge besitzt der Antikörper Wirksamkeit bei einer CLL.

Einsatz in der Therapie epithelialer Tumoren

Im Gegensatz zu Leukämien und Lymphomen bieten solide Tumoren schlechtere Voraussetzungen für Antikörper-basierte Therapien. Ursachen sind:
- Schlechtere Tumordurchblutung
- Schlechtere Penetration bei erhöhtem interstitiellen Druck
- Abschirmung durch umgebende Basalmembran
- Interzellularkontakte
- Wirkungsabschwächung im Vorfeld durch Bindung an lösliche Tumorantigene.

Monoklonale murine oder chimäre Antikörper gegen verschiedene tumorspezifische bzw. tumorassoziierte Antigene wurden bislang entwickelt und getestet. Die besten Daten bestehen in Bezug auf den Einsatz von Trastuzumab (Herceptin®) mit einer nachweisbaren Monoaktivität von ca. 15% im Fall metastatischer HER2-überexprimierender **Mammakarzinome**.
Ausführliche Erfahrung besteht auch mit Edrecolomab (muriner AK gegen das 17-1A-(EpCAM)Epitop) in der adjuvanten Therapie des operierten **Kolonkarzinoms**. Hier besteht jedoch kein signifikanter Einfluss auf Rezidivfreiheit. Auf die Zulassung wurde entsprechend verzichtet.

IMC-C225 (Cetuximab) ist ein monoklonaler Antikörper mit Bindung an die externe Domäne des EGF-Rezeptors mit nachfolgender Unterbrechung des Signaltransduktionweges. Der Antikörper ist in Europa zugelassen.
Eine Vielfalt von nativen murinen Antikörpern gegen bekannte Tumorantigene (CEA, MUC-1, TAG-72) wurde Ende der Achtziger Jahre getestet, jedoch ohne klinischen Erfolg. Therapieverbesserung wird von der Generierung bispezifischer Antikörper und der Wirkungsverstärkung durch Kopplung mit Radiokonjugaten oder Toxinen erwartet.

7.8.3 Einzelsubstanzen

Die Nomenklatur der Antikörper richtet sich nach der Eiweißspezifität:
- -momab: Maus-Antikörper, 100% Fremdeiweiß → hohe Antigenität, Vorsicht bei Reexposition
- -ximab: chimäre Antikörper, ca. 25% Fremdeiweiß → deutliche Antigenität, Vorsicht bei Reexposition
- -zumab: humanisierte Antikörper, ca. 5% Fremdeiweiß → sehr geringe Antigenität.

Zu den einzelnen Substanzen ☞ 41.3.4:
- Cetuximab (z.B. Erbitux®)
- Rituximab (z.B. MabThera®)
- Alemtuzumab (z.B. Campath-1H, MabCampath®)
- Bevacizumab (z.B. Avastin®)
- Gemtuzumab-Ozogamicin (z.B. Mylotarg®)
- Trastuzumab (z.B. Herceptin®)
- Radionuklid-konjugierter anti-CD20 Antikörper (z.B. Zevalin®).

Literatur

1 Arndt M, Krauss J: Neuentwicklungen in der Antikörpertherapie. In: Zeller, Zur Hausen: Onkologie. 12. Ergänzungslieferung IV-12, 2001: 1–25
2 Borchmann P, Riethmüller G, Engert A: Monoklonale Antikörper: Entwicklungen und klinische Perspektiven. Der Internist 42, 2001: 803–814
3 Cardiello F, Ma B: EGF-Rezeptorblockade mit monoklonalen Antikörpern und sogenannten „small molecules". Onkologie 28, 2005: 18–24
4 Dearden C: Monoclonal antibody therapy of haematological malignancies. BioDrugs 16, 2002: 283–301
5 El-Rayes BF, LoRusso PM: Targetting the epidermal growth factor receptor. Br J Cancer 91, 2004: 418–424
6 Griesinger F, Trümper L, Becker W: Radioimmunkonjugate: Therapie von Non-Hodgkin-Lymphomen und Kolorektalen Karzinomen. Der Internist 42, 2001: 860–873
7 Harris M: Monoclonal antibodies as therapeutic agents for cancer. Lancet Oncology 5, 2004: 292–302

8 McCune SL, Gockerman JP, Rizzeri DA: Monoclonal antibody therapy in the treatment of non-Hodgkin lymphoma. JAMA 286, 2001: 1149–52
9 Mellstedt H: Monoclonal antibodies in human cancer. Drugs Today 39, 2003:1–16
10 Moldenhauer G: Antikörper-gestützte Therapieverfahren bei Non-Hodgkin-Lymphomen der B-Zellreihe. In: Zeller, Zur Hausen: Onkologie. 13. Ergänzungslieferung IV-14, 2002: 1–18
11 Preiß J, Dornoff W, Hagmann F-G, Schmieder A: Onkologie 2004/05 – Empfehlungen zur Therapie. 12. Auflage, aktualisierter Nachdruck, Kap. C04–4, Zuckschwerdt, München/Wien/New York, 2005
12 Schnell R, Hiddemann W, Diehl V, Engert A: Klinischer Einsatz monoklonaler Antikörper bei soliden Tumoren. Der Internist 42, 2001: 815–826
13 Weiner LM: Monoclonal therapy of cancer. Semin Oncol 26, 1999: 43–51

Internetadressen
1 cancer.med.upenn.edu/: Abramson Cancer Center, University of Pennsylvania
2 www.lymphome.de/: Kompetenznetz Maligne Lymphome, Zentrale: Universität Köln
3 www.cancer.org/: American Cancer Society

7.9 Zytokintherapie

Ben Pfeifer, Marcus Schürmann

7.9.1 Grundlagen

Die Zytokintherapie ist eine mögliche Behandlungsform maligner Erkrankungen und/oder deren Folgeerscheinungen mittels **Regulatorproteinen des Immunsystems**, die rekombinant hergestellt oder autolog vom Patienten durch extrakorporale Propagierung von Immunzellen gewonnen werden. Als klonal hergestellte Zytokine kommen v.a. Interleukin-2 und α-Interferon bei der Therapie des metastasierten malignen Melanoms und Nierenzellkarzinoms zur Anwendung. Ebenfalls zu den Zytokinen gehören **Erythropoetin** und **Kolonie stimulierende Wachstumsfaktoren**, die zur Stimulation des hämatopoetischen Systems eingesetzt werden, jedoch kaum immunmodulierende Wirkung besitzen (☞ 7.12).

Viele kritische Interaktionen zwischen Zellen des Immunsystems werden durch lösliche Mediatoren, den so genannten Zytokinen, kontrolliert. **Zytokine** sind Peptide und Glykoproteine, die die interzelluläre Kommunikation von Immunzellen ermöglichen und somit lokale wie auch systemische immunologische und entzündliche Reaktionen regulieren, Wundheilung und Hämatopoese beeinflussen, und in viele andere biologische Prozesse eingreifen. Heute sind weit über 100 strukturell unterschiedliche und genetisch nicht verwandte Zytokine bekannt; die meisten haben ein Molekulargewicht zwischen 6000 und 60000 Dalton. Zytokine sind extrem potent und entfalten bereits Wirkung in molekularen Konzentrationen zwischen 10^{-9} und 10^{-15} Mol/l, und zwar durch spezifische Bindung an bestimmte Rezeptormoleküle. Ungleich endokrinen Hormonen werden Zytokine nicht von speziellen Hormondrüsen gebildet, sondern durch Immunzellen selbst; lediglich einige Zytokine, wie z.B. koloniestimulierende Wachstumsfaktoren, Erythropoetin und Transforming Growth Factor-β können normalerweise im Blut nachgewiesen werden und sind somit in der Lage, auch entfernte Zielzellen zu beeinflussen. Die meisten anderen Zytokine wirken nur lokal, und zwar in parakriner (auf benachbarte Zellen) oder autokriner (zurück auf die eigene Zelle) Weise. Jedes Zytokin wird von einem bestimmten Zelltyp als Reaktion auf eine Vielzahl von Reizen sezerniert und verursacht nach der Freisetzung eine charakteristische Konstellation von Wirkungen auf Wachstum, Beweglichkeit, Differenzierung und Funktion der Zielzellen. Ein individuelles Zytokin kann allein oder als Teil einer koordinierten Antwort zusammen mit anderen Zytokinen sezerniert werden und die Sekretion anderer Zytokine induzieren (Zytokinkaskade).

Die **Zytokin-Nomenklatur** hat wenig Bezug zur strukturellen Verwandtschaft einzelner Zytokin-Moleküle; folgende Gruppen werden unterschieden: Interleukine (IL), Tumor-Nekrose-Faktor (TNF), Interferone (IFN) und koloniestimulierende Wachstumsfaktoren (☞ 7.10).

Interleukine (IL)

Stellen eine große Gruppe von Polypeptiden und Glykoproteinen mit Vielzahl biologischer Wirkungen in Immunabwehr, Entzündungsreaktion und Blutbildung dar. Gegenwärtig werden 29 Interleukine unterschieden; eine weiter wachsende Anzahl dieser Botenstoffe ist durch verbesserte immunologische Methoden zu erwarten. Hier sollen nur die am besten erforschten und heute klinisch verwendeten besprochen werden.

IL-1

- Polypeptid aus 159 bzw. 153 Aminosäuren (MW 17,5 kDa) mit einer Vielzahl biologischer Wirkungen (entzündliche, immunologische und hämatopoetische)
- Zwei Formen sind bekannt: IL-1-a und IL-1-b, die beide am selben Rezeptor binden → gleiche biologische Wirkungen

- Durch aktivierte Monozyten und eine Reihe anderer Zellen gebildet
- Verursacht Fieber, aktiviert Lymphozyten und fördert die Produktion von Akut-Phasen-Proteinen sowie die Proliferation von Fibroblasten, Endothelzellen, Osteoklasten und Hepatozyten
- Stimuliert die Proliferation von Stammzellen und induziert die Expression von verschiedenen Kolonie stimulierenden Faktoren (M-CSF, G-CSF und GM-CSF)
- Kommt wegen starker Nebeneffekte klinisch nicht zum Einsatz, allerdings werden IL-1-Antagonisten therapeutisch verwendet (z. B. Anakinra, Handelsname: Kineret bei rheumatoider Arthritis).

IL-2

- Polypeptid aus 133 Aminosäuren (MW 15,4 kDa)
- Von aktivierten T-Zellen durch Antigen- oder Mitogen-Stimulation gebildet
- Autokrin und parakrin wirksam und unerlässlich für die klonale Proliferation von T-Zellen
- Wurde wegen seiner Fähigkeit, humane T-Zellen zu stimulieren, zunächst T-Zell-Wachstumsfaktor genannt
- Wird von einem einzigen Gen auf Chromosom 4 kodiert und seine Aminosäuresequenz ist einzigartig unter den Zytokinen
- Hat eine sehr kurze Halbwertzeit (30 Min. im Gewebe, noch kürzer im Blut) und ist daher nur wirksam auf die Zelle, welche es produziert hat oder auf unmittelbar benachbarte Zellen
- Durch IL-2 stimulierte T-Zellen besitzen erhöhte Zytotoxizität und produzieren andere Zytokine, wie z. B. IFN-γ, TNF-β und TGF-β, sowie B-Zell-Wachstumsfaktoren, wie z. B. IL-4 und IL-6, und hämatopoetische Wachstumsfaktoren, wie IL-3, IL-5 und GM-CSF
- Stimuliert auch NK-Zellen und Makrophagen und induziert die so genannte LAK-Zell Bildung (lymphokin activated killer cell)
- Aktiviert auch B-Zellen und führt somit zur Steigerung auch der humoralen Abwehr
- Der klinische Einsatz ist limitiert durch extrem starke Nebenwirkungen bei Verwendung pharmakologisch wirksamer Dosierungen; am wichtigsten ist das „vascular leak syndrome“, das gekennzeichnet ist durch Ansammlung eines Ödems in Körperhöhlen und im extravaskulären Raum
- Klinische Dosen von IL-2 können zur Erhöhung des Serum-Kortisol-Spiegels und dadurch zur Immunsuppression führen

IL-3

- Komplexes Glykoprotein (MW 14–28 kDa)
- Von T-Lymphozyten gebildet
- Unterstützt das Wachstum von frühen hämatopoetischen Progenitor-Zellen und kann die Aktivität von ausgereiften Granulozyten und Monozyten beeinflussen
- Rekombinantes IL-3 wird als CSF im Labor benutzt

IL-4

- Komplexes Glykoprotein (MW 15–20 kDa)
- Von aktivierten CD4 T-Zellen vom TH-2 Subset und von Mastzellen gebildet
- Steigert Mitoserate von B-Zellen (geringer als IL-2)
- Induziert TH-2-Zellen, welche die Proliferation und Aktivität von Eosinophilen und Mastzellen kontrollieren
- Hemmt TH-1-Zellen, die viele Aspekte der zellulären Immunantwort bestimmen
- Könnte eine wichtige Rolle von T-Zell-vermittelter Autoimmunität und „graft-versus-host-disease“ einnehmen
- Unterdrückt Synthese von proinflammatorischen Zytokinen wie IL-1, IL-6, IL-8 und TNF-α durch aktivierte Monozyten, erhöht jedoch die Wirkung zytotoxischer T-Zellen

IL-5

- Dimer-Glykoprotein (MW 40–50 kDa)
- Von aktivierten CD4+ TH-2 Zellen gebildet
- Stimuliert die Bildung von Eosinophilen und regt deren Funktion an
- Verstärkt auch die Aktivität von Basophilen, insbesondere in Bezug auf Freisetzung von Histamin und Leukotrienen

IL-6

- Protein aus 185 Aminosäuren (MW 21.5–28.0 kDa)
- Von vielen unterschiedlichen Zelltypen gebildet, v. a. jedoch von aktivierten Monozyten, Fibroblasten und Endothelzellen
- Makrophagen, T- und B-Zellen, Granulozyten, glatte Muskelzellen, Eosinophile, Chondrozyten, Osteoblasten, Mastzellen, Gliazellen und Keratinozyten können IL-6 erst nach Stimulation produzieren
- Besitzt Plethora biologischer Wirkungen im Rahmen von antigen-spezifischen Immunantworten, entzündlichen Reaktionen, als T- und B-Zellen Differenzierungs-Faktor, als Stimulator für Thymozyten

- Kann bereits in Konzentrationen von 0,002 ng/ml als autokriner Wachstumsfaktor auf Myelomzellen und andere Tumorzellen wirken
- Wachstum von Myelomzellen kann durch monoklonale Antikörper gegen IL-6 aufgehoben werden
- Unterdrückt auf der anderen Seite Wachstum von Brustkarzinom-, Zervixkarzinom-, Lungenkarzinom-, hystiozytischem Lymphom- und Melanom Zellkulturen
- Multipotenter Stimulator für hämatopoetische Progenitorzellen und induziert Reifung von Megakaryozyten in vitro und in vivo
- Kann Kachexiewirkung von TNF oder IL-1 sowie Glukokortikoidsynthese und Osteoklastenaktivität erhöhen

IL-7

- Glykoprotein (MW 25 kDa), das von Stromazellen des Thymus, der Milz und des Knochenmarkes gebildet wird
- Als Wachstumsfaktor für Vorstufen von T-und B-Zellen wirksam
- IL-7-Gabe erzeugt starke Leukozytose bei leukopenischen Tieren nach subletaler Bestrahlung oder zytotoxischer Behandlung
- Hauptwirkung auf B-Zellen, T-Zellen werden weniger stark beeinflusst
- Verstärkt Funktion reifer, aktivierter T-Zellen und induziert LAK-Zell Aktivität (jedoch weniger stark als IL-2)
- Induziert in höheren Konzentrationen zytotoxische Makrophagenaktivität und Zytokinsekretion von Monozyten

IL-8

- Nicht-glykosiliertes Protein (MW 8 kDa), das zur Gruppe der Chemokine gehört
- Von aktivierten Monozyten, Fibroblasten, Endothelzellen, Keratinozyten, Melanozyten, Hepatozyten, Chondrozyten und einer Anzahl von Tumorzell-Linien gebildet, jedoch nicht von Gewebsmakrophagen oder T-Lymphozyten
- Synthese durch IL-1 und TNF stimuliert, γ-IFN kann als Ko-Stimulator funktionieren
- IL-7 verstärkt die IL-8 Sekretion
- Wirkungen sind nicht spezies-spezifisch
- Kann im Gegensatz zu allen anderen Zytokinen neutrophile Granulozyten direkt aktivieren, den Stoffwechsel von reaktiven Sauerstoff-Molekülen erhöhen und Chemotaxis und Bildung von Adhäsionsmolekülen stimulieren
- Hemmt IgE-Produktion durch B-Zellen
- Wirkt chemotaktisch für alle Arten von migratorischen Immunzellen
- Unterstützt Angiogenese und spielt so eine Rolle bei Rheumatoider Arthritis, Tumorwachstum und Wundheilung

IL-9

- Stark glykosiliertes Polypeptid (MW 30 – 40 kDa)
- Von IL-2 aktivierten T-Zellen sezerniert
- Gilt als Wachstumsfaktor für Mastzellen
- Ko-Stimulator für T-Zellen (zusammen mit IL-2 und IL-4)
- Kann hämatopoetische Vorstufen stimulieren

IL-10

- Protein (MW 18 kDa), das in Spätphase der Aktivierung von TH-2 Zellen, CD8 T-Zellen, Monozyten, Keratinozyten und aktivierten B-Zellen gebildet wird
- Kann die IL-2 und γ-IFN Sekretion von aktivierten T-Lymphozyten, NK-Zellen und Makrophagen verhindern → Gleichgewicht der Immunantwort in Richtung TH-2 Response verschoben
- Unterdrückt die Produktion von reaktiven Sauerstoff-Molekülen, NO und Adhäsionsmolekülen durch Makrophagen und dendritischen Zellen
- Unterstützt die Bildung von Antikörpern durch B-Zellen und hat kostimulatorischen Effekt auf Mastzellen sowie T- und B-Zellen

IL-11

- Nicht-glykosiliertes Protein (MW 23 kDa)
- Von Stromazellen des Knochenmarks (Fibroblasten) sowie einer Reihe von mesenchymalen Zellen gebildet
- Sekretion wird durch IL-1 stimuliert
- Unterstützt primäre und sekundäre Immunantwort und moduliert antigen-spezifische Antikörper-Reaktion
- Stimuliert Proliferation von IL-6 abhängigen Plasmozytomzell-Linien in Gegenwart von IL-6 neutralisierenden Antikörpern und T-Zell-abhängige Entwicklung von IgG sezernierenden B-Zellen und humanen sowie murinen Megakaryozyten
- Wachstumsfaktor für Erythrozytenvorstufen und hämatopoetischen Stammzellen
- Hemmt die Differenzierung von Präadipozyten und induziert Synthese von einigen Akute Phase Proteinen

- Verhindert Zelltod durch Apoptose und beschleunigt Erholung von intestinaler Schleimhaut-Neubildung nach kombinierter Chemotherapie und Bestrahlung im Tierexperiment

IL-12

- Heterodimer aus 2 Polypeptiden, die durch Disulfidbrücken miteinander verbunden sind (MW 35 und 40 kDa)
- Vorwiegend von aktivierten B-Zellen und Makrophagen gebildet
- Verstärkt die Proliferation von aktivierten T-Lymphozyten und NK-Zellen, erhöht die lytische Aktivität von NK und LAK-Zellen und regt T- und NK- Zellen zur Bildung von γ-IFN an
- Induziert Produktion von GM-CSF, TNF und IL-6
- Wirkt synergistisch mit IL-2 in Bezug auf die Stimulation zytotoxischer T-Zellen und könnte somit als immunpotenzierendes Mittel, z. B. in Tumorvakzinen, eingesetzt werden

IL-14

- Glykosiliertes Polypeptid (MW 50 – 60 kDa)
- Ausschließlich von follikulären dendritischen Zellen und T-Zellen gebildet
- Wirkt als Mitogen für aktivierte B-Zellen, unterdrückt jedoch Antikörperbildung

IL-15

- Glykoprotein (MW 14 – 15 kDa), das in seinen Wirkungen ähnlich dem IL-2 ist
- Von Stromazellen der Lunge, Leber, Plazenta, Niere, des Herzens und des Knochenmarks sowie von fetalen Astrozyten und Mikroglia in Antwort auf IL-1, IFN-γ oder TNF-α gebildet → spielt deshalb möglicherweise auch eine Rolle bei der T-Zell-vermittelten Immunreaktion im ZNS
- Induziert Mastzellenproliferation und verhindert Apoptose, die durch Zytokinentzug sonst bei aktivierten T-Zellen auftritt
- Signal von nicht-lymphoiden Zellen, das zur Steigerung der T-Zell-vermittelten Abwehr beiträgt

IL-16

- Von Lymphozyten, Eosinophilen, Mastzellen, Lungenepithelzellen und aktivierten CD 8 (+)-Zellen als Antwort auf einen Histaminreiz sezerniert
- Bewirkt die Migration von CD 4 (+)-Lymphozyten, Monozyten und Eosinophilen
- Kann die Replikation von HIV und Simian-Virus unterdrücken
- Physiologische Rolle noch nicht geklärt

IL-17

- Glykoprotein, das von aktivierten CD 4 (+)-T-Zellen vorwiegend im peripheren Blut gebildet wird
- Verstärkt Expression des intrazellulären Adhäsionsmoleküls (ICAM-1) in menschlichen Fibroblasten und die Sekretion von IL-6, IL-8, G-CSF und Prostaglandin E2 durch Endothel-, Epithel- und Fibroblastenzellen
- Verstärkt auch die Proliferation of CD 34 (+) hämatopoetischen Vorstufen und deren Reifung und Differenzierung in Neutrophile
- Mediator für die Angiogenese

IL-18

- Nicht-glykosiliertes Protein (MW 24 kDa), das zur IL-1-Familie der Zytokine gehört und keine klassische Signalsequenz für seine Sekretion benötigt
- wird v. a. von Monozyten und Makrophagen in großen Mengen während der akuten Immunreaktion produziert, kann aber auch von einer Reihe anderer Zellen gebildet werden
- Eines der so genannten „Pro-inflammatory Cytokines“, das spezies-spezifisch die Aktivität bestimmter T-Helfer-Zellen Subsets reguliert
- Wirkt auch als Wachstums- und Differenzierungs-Faktor für TH-1 Zellen und induziert die γ-IFN Produktion von aktivierten B-Zellen, wodurch die IgE Produktion gehemmt wird
- Kann die γ-IFN Bildung durch T- und NK-Zellen deutlich erhöhen und die Produktion von IL-10 unterdrücken
- Besitzt starke Antitumor-Aktivität und schützt vor „graft-versus-host disease“ sowie gegen Infektion mit intrazellulären Bakterien (Listerien, Shigellen, Salmonellen und Mycobacterium tuberculosis)

IL-19 bis IL-29

Hierzu sind gegenwärtig nicht genügend verlässliche Fakten bekannt, weshalb auf eine Erläuterung verzichtet werden soll (Einzelheiten dazu ☞ Gallagher G et al.: Cloning, expression and initial characterization of interleukin-19 (IL-19), a novel homologue of human interleukin-10 (IL-10). Genes Immun 1 (7), 2000: 442 – 450).

Indikationen zur IL-Therapie

Eine direkt hemmende Wirkung auf Tumorzellen mit klinischer Relevanz ist bisher nur für IL-2 beschrieben, dabei wird IL-2 jedoch in hoher Dosierung benötigt, die oft zu toxisch für den klinischen Einsatz am Patienten ist. Die Toxizität wird nicht durch IL-2 direkt bedingt, sondern durch Induktion von TNF-α, das als Sekundärzytokin entsteht und grippeähnliche Symptome, Müdigkeit, Fieber und toxische Schädigung an verschiedenen parenchymatösen Organen hervorruft. IL-2 selbst kann über Leukotrien-Induktion zusätzlich Symptome wie beim Endotoxinschock auslösen (Kreislaufreaktionen, Ödembildung).

Klinischer Einsatz

Bisher nur von IL-2 beim

- Melanom (☞ 17.1): oft in Kombination mit IFN-α und Cisplatin, BCNU oder DTIC
- Nierenzellkarzinom (☞ 15.1): oft in Kombination mit IFN-α und 5-FU.

Tumor-Nekrose-Faktor (TNF)

Humaner TNF existiert in 2 unterschiedlichen Formen, TNF-α und TNF-β, die beide am selben Rezeptor-Protein von Zielzellen binden und deshalb überlappende biologische Wirkungen haben. TNF-Wirkungen sind auch stark überlappend mit IL-1 Wirkung, obwohl die Moleküle strukturell nicht verwandt sind und an unterschiedliche Rezeptorproteine binden. Neben immunologischen Effekten haben die TNF-Moleküle eine ganze Reihe von Wirkungen in der Entzündungskaskade.

TNF-α

- Vorwiegend in aktivierten Makrophagen gebildet
- Wahrscheinlich verantwortlich für das so genannte Shwartzman-Phänomen, eine lokalisierte hämorrhagische Gewebsnekrose, die nach wiederholter Gabe von Bakterien-Endotoxin (LPS) entsteht und mit Hautnekrosen und intravaskulärer Koagulation einhergehen kann (wiederholte Injektion von IL-1 kann auch das Shwartzman-Phänomen auslösen und geringe Dosen von IL-1 wirken synergistisch mit TNF-α in Bezug auf systemische Effekte des septischen Schocks)
- TNF-α und IL-1 sind ausschlaggebend für Erzeugung der Akut-Phase-Antwort (acute phase response), bei der Hepatozyten eine Reihe von Proteinen bilden, die der unspezifischen Immunantwort gegen Infektionen dienen
- TNF-α und IL-1 können Endothelzellen aktivieren (Produktion von endothelialem Wachstums- und Angiogenesefaktoren) und dadurch die Migration von Neutrophilen in Entzündungsgebiete fördern
- TNF-α und IL-1 können weiterhin jeweils allein und in Synergie die Fieberbildung fördern (endogene Pyrogene) und die Freisetzung von ACTH stimulieren
- TNF-α und IL-1 fördern Knochenresorption und Knorpelumsatz sowie Proliferation von Fibroblasten und Synoviazellen
- TNF-α und IL-1 können die Knochenmarkfunktion durch Stimulation der Produktion von hämatopoetischen Wachstumsfaktoren aktivieren

TNF-β

Hauptsächlich das Produkt von aktivierten T-Lymphozyten

Indikationen zur TNF-Therapie

Sowohl TNF-α als auch IL-1 wurden auf möglichen therapeutischen Einsatz in Bezug auf Immunstimulation und Antikrebs-Wirkung untersucht. Leider eignen sich beide Substanzen nicht in der Praxis wegen ihrer starken Nebenwirkungen. TNF-α induziert grippeähnliche Symptome mit Fieber, Abgeschlagenheit, Müdigkeit und verursacht toxische Schäden in vielen parenchymatösen Organen. Neuere Methoden, die TNF-α mit monoklonalen Antikörpern fusionieren (bispezifische Antikörper ☞ 7.8) erlauben jedoch einen klinischen Einsatz, da Wirkung direkt zum Tumor gebracht wird und somit systemische Nebenwirkungen geringer ausfallen. Der Anstieg der Gefäßpermeabilität im Tumorgebiet durch TNF wird therapeutisch genutzt, um die Konzentration von Chemotherapeutika im Tumor zu erhöhen. Antagonisten zu TNF-α und IL-1, wie z.B. Transforming Growth Factor-β und Kortikosteroide, haben sich in der klinischen Behandlung von chronisch entzündlichen Erkrankungen bewährt.

Interferone (INF)

Wurden in den 60iger Jahren von Isaacs und Lindenmann entdeckt. Sind eine aus virusinfiziertem Gewebe freigesetzte lösliche Substanz, die vor weiterer Virusinfektion schützt – dieses Glykoprotein wurde Interferon genannt und der Name bis heute beibehalten. Man unterscheidet Interfero-α, -β und -γ.

Interferon-α

- Ausgeprägte antivirale Wirkungen
- Hemmt Wachstum von Zellkulturen inklusive Krebszellen
- Auch als Typ I-Interferon bezeichnet
- Hauptsächlich von mononukleären Phagozyten produziert
- Erhöht Expression von MHC-I Molekülen virusinfizierter Zellen (Präsentation von viralen Antigenen) und unterstützt somit Zerstörung infizierter Zellen durch zytotoxische T-Zellen (CD8)

Interferon-β

- Ausgeprägte antivirale Wirkungen
- Hemmt Wachstum von Zellkulturen inklusive Krebszellen
- Auch als Typ I-Interferon bezeichnet
- Hauptsächlich von Fibroblasten produziert
- Erhöht Expression von MHC-I Molekülen virusinfizierter Zellen (Präsentation von viralen Antigenen) und unterstützt somit Zerstörung infizierter Zellen durch zytotoxische T-Zellen (CD8)

Interferon-γ

- Besitzt nur geringe antivirale Aktivität
- Stimuliert v.a. Aktivität von Makrophagen → als Immun-Interferon oder Typ II-Interferon bezeichnet
- Hauptsächlich von Lymphozyten produziert
- Kann neben Erhöhung der Expression von MHC-I Molekülen auch Expression von MHC-II Molekülen verbessern und damit Antigen-Präsentation auch gegenüber CD4 T-Zellen verbessern (☞ 5.3)
- Kann de-novo Synthese von MHC-II Molekülen auf venösen Endothelzellen und einigen anderen epithelialen Zellen ankurbeln, die diese Zellen normalerweise nicht expremieren, und somit diese Zellen als antigenpräsentierende Zellen rekrutieren
- Aktiviert neben Makrophagen auch NK-Zellen und Neutrophile und erhöht in synergistischer Weise den zytotoxischen Effekt von TNF

Indikationen zur INF-Therapie

Direkt hemmende Wirkung auf Tumorzellen ist nur von Interferon-α und -β bekannt, eine antiproliferative Wirkung ist jedoch erst in sehr hohen Konzentrationen nachweisbar, die in vivo normalerweise nicht erreicht werden. Wichtig für den therapeutischen Einsatz beim Tumorpatienten ist die INF-induzierte Erhöhung der MHC-I und MHC-II Molekül-Epression an Tumorzellen, die dazu führt, dass Tumorzellen von zytotoxischen T-Zellen besser erkannt und T-Helfer-Zellen leichter aktiviert werden und damit die Immunabwehr gegen Krebszellen besser in Gang kommt. IFN werden therapeutisch oft mit Interleukinen und Zytostatika kombiniert.

Klinischer Einsatz:

- IFN-α: Haarzell-Leukämie (☞ 22.12), chronisch myeloische Leukämie (☞ 22.4), malignes Melanom (☞ 17.1) oft in Kombination mit IL-2 und Cisplatin, BCNU oder DTIC, Nierenzellkarzinom (☞ 15.1) oft in Kombination mit IL-2 und 5-FU
- IFN-β: intratumorale Injektion, Basalzellkarzinom
- IFN-γ: malignes Melanom, Nierenzellkarzinom

Nebenwirkungen

Die Nebenwirkungen der Interferone sind vielfältig. Häufig, aber unbedenklich sind grippeähnliche Erscheinungen wie Fieber, Schüttelfrost, Glieder- und Muskelschmerzen, die sich mit Paracetamol lindern lassen. An der Einstichstelle kann sich die Haut röten, anschwellen oder schmerzen. Außerdem werden oft Übelkeit, Erbrechen, Geschmacksstörungen und Mundtrockenheit berichtet. Schließlich kann es zur Abnahme der Leukozyten kommen. Gelegentlich treten auch Benommenheit, Schwindel, Vergesslichkeit, Schlafstörungen, Taubheitsgefühle, Kribbeln, Zittern, Verstopfung, Blähungen, Sodbrennen und Bauchweh auf. Als selten auftretende, aber gefährliche Nebenwirkungen sind Krampfanfälle, schwere Depressionen, Bewusstlosigkeit, Durchblutungsstörungen im Gehirn, Blutdruckstörungen, Wassereinlagerungen, Herzrhythmusstörungen, Lungenentzündung und auch Herzinfarkt beschrieben worden. Schließlich kann es auch zu Netzhautblutungen und Verschluss der Blutgefäße in der Netzhaut kommen. Die daraus folgenden Sehstörungen sind teilweise nicht wieder zu beheben. Bei auftretenden Sehstörungen unter IFN-Behandlung sollte deshalb sofort der Augenarzt konsultiert und die Behandlung möglicherweise unterbrochen werden. Letztlich kann eine IFN-Behandlung auch Autoimmunkrankheiten begünstigen, z.B. Lupus erythematodes oder rheumatoide Arthritis.

Wechselwirkungen

Interferone können die unerwünschten Wirkungen von Antibiotika, Zytostatika oder Schmerzmitteln verstärken. Interferon-β verstärkt die gerinnungshemmende Wirkung von Heparin. Interferon-α2b verstärkt die müde machende Wirkung von Schlaf- und Beruhigungsmitteln. Zytostatika, Tamoxifen und Interleukin können die erwünschten und unerwünschten Wirkungen von Interferonen verstärken.

7.9.2 Chancen und Risiken

Die Behandlung von Tumorpatienten mit Zytokinen ist noch in den Anfängen, insgesamt besteht jedoch Einigkeit darüber, dass die Zytokintherapie als vierte Säule der Tumortherapie betrachtet werden kann. Derzeitige Bestrebungen gehen dahin, immunmodulierende bzw. -stimulierende Verfahren mit konventionellen Behandlungsmethoden zu verbinden. Es ist gut möglich, dass eine Zytokintherapie nach dem Muster der Chemotherapie, d. h. mit höchster tolerierbarer Dosierung, falsch ist; Studien mit sehr viel niedrigen Dosierungen von IL-2 und IL-12, z. B. bei Patienten mit Tumoren im Hals-Nasen-Ohren-Bereich haben dies nahe gelegt, da kleinere Dosen ähnlich wirksam oder wirksamer waren und geringere Nebenwirkungen verursachten.

7.9.3 Einzelsubstanzen

Zu den einzelnen Substanzen ☞ 41.3.3:
- Aldesleukin (z. B. Proleukin®)
- Interferon alpha (z. B. Intron A®, Roferon®)
- Interferon beta (z. B. Fiblaferon® 3, 5)

Literatur

1 Beverley P: Tumorimmunologie. In: Roitt IM, Brostoff J, Male DK: Kurzes Lehrbuch der Immunologie. 3. Auflage, Thieme ,Stuttgart/New York, 1995: 246–257
2 Hager ED: Komplementäre Onkologie – Adjuvante, additive, supportive Therapiekonzepte für Klinik und Praxis. FORUM-MEDIZIN, Stockdorf, 1996: 84–92
3 Oppenheim JJ, Ruscetti FW: Cytokines. In: Stites DP, Terr AI, Parslow TG: Medical Immunology. 9. Auflage, Appleton & Lange, Stamford, Connecticut, 1997:146–168
4 Preiß J, Dornoff W, Hagmann F-G, Schmieder A: Onkologie 2002/03 – Empfehlungen zur Therapie. 11. Auflage, Zuckschwerdt, München/Bern/Wien/New York, 2002: 254–257

Internetadressen

1 www.copewithcytokines.de
2 press2.nci.nih.gov/sciencebehind/immune/immune32.htm
3 www.mskworld.org/mskcc/html/5784.cfm

7.10 Signaltransduktionshemmung

Clemens Unger

7.10.1 Grundlagen

Klassischer Ansatz zur Entwicklung neuer Therapien

Der überwiegende Teil der Substanzen, die auf ihre Eignung für die zytostatische Therapie hin geprüft wurden und in die Klinik gelangten, entstammt dem Bereich der pflanzlichen Naturstoffe, der weitaus geringere Anteil aus Wirkstoffsynthesen der Chemiker. Diese Substanzen wurden bislang in vitro und in vivo an geeigneten Tumormodellen geprüft und bei nachgewiesener Wirksamkeit und günstigem Toxizitätsprofil in die klinische Prüfung eingebracht. Dieser Ansatz war zweifelsohne erfolgreich, er gab uns Zytostatika mit potentiell kurativem Potenzial an die Hand. Das Vorgehen war jedoch begründet durch das nur unzureichende Verständnis der molekularen Wachstumsbedingungen humaner Tumoren.

Moderner Ansatz

Nach den sprunghaften Verbesserungen in der Therapie von Tumorerkrankungen in den 70er-Jahren waren die 80er- und 90er-Jahre von einer gewissen Stagnation geprägt. In den letzten 10 Jahren haben sich dank der Weiterentwicklung moderner Methoden der Zell- und Molekularbiologie wesentliche neue Erkenntnisse in der Pathologie bösartiger Erkrankungen ergeben. Insbesondere die Mechanismen von Wachstum, Proliferation und Metastasierung von Tumoren sind aktuell soweit verstanden, dass wichtige Targetstrukturen identifiziert werden konnten, die Schlüsselfunktionen besitzen. Die Medikamentenentwicklung in der Onkologie orientiert sich heute an **spezifischen molekularen Targets,** die im Rahmen molekularbiologischer Untersuchungen als bedeutsam für das Wachstum und die Entwicklung von Krebszellen identifiziert werden konnten. Entsprechend ist die Target-Identifizierung der wichtigste Schritt in der Entwicklung neuer Krebsmedikamente. Molekulare Targets sind häufig Enzyme, meist Proteinkinasen, die direkt oder indirekt in die **Wachstumskontrolle von Krebszellen** eingeschaltet sind. Targets aus den Bereichen Zellproliferation, Apoptose, Zelldifferenzierung, Invasion, Metastasierung und Angiogenese konnten bereits identifiziert werden. Tab. 7.10-1 zeigt wichtige Beispiele von Targets, die für die Medikamenten-Entwick-

Tab. 7.10-1: Wichtige Targets für die Medikamenten-Entwicklung in der Krebstherapie

Zellmembran-Rezeptoren	ErbB-Familie, c-kit, Insulin-like growth factor receptor (IGF), Integrine
Intrazelluläre Targets	bcr-abl, raf, ras, MAP-Kinase, IP3-Kinase, m-TOR, Scr, PKC, STAT-Proteine, Fokale Adhäsionskinase (FAK), ALK, JNK–Kinasen
Kern-Transkriptions-Faktoren	Steroid-Rezeptoren einschließlich Östrogen- und Androgen-Rezeptoren, c-myc, N-myc, NF-kappa B, bcl-2, p53
Zell-Zyklus-Targets	Zyklin-abhängige Kinasen, Zykline, Zyklin-abhängige Kinase-Inhibitoren
Apoptose-Targets	bcl-2, NF-kappa B, p53, TNF-related-apoptosis-inducing-ligand (TRAIL), Fas
Target-induzierte Differenzierung	Retinoid- und Vitamin D-Kern-Steroidrezeptoren
Angiogenese-Targets	Vaskuläre Endothelzell-Wachstumsfaktor-Rezeptoren (VEGFR), Matrix-Metalloproteinasen (MMP), endotheliales Integrin $\alpha V\beta 3$, Inhibitoren der Angiogenese (Endostatin, Angiostatin), HIF-1α und HIF-2α
Targets der Metastasierung	MMP, Chemokine-Rezeptoren
Zell-Oberflächen-Antigene	CD 20, 22, 33, 52, 56, epitheliale Zell-Adhäsionsmoleküle (17-1A) C242, MUC1, PSMA
Weitere Targets	Farnesyltransferase, Histon-Deacylase, Proteasome 20S, Telomerase, DANN-Methyltransferasen, Hitzeschockproteine (Hsp-90)

lung in der Krebstherapie Bedeutung besitzen und derzeit evaluiert werden.

7.10.2 Chancen und Risiken

Molekulare Targets sind mit hoher Spezifität auf Tumorzellen ausgerichtet, wodurch die **Schädigung normaler Gewebe weitgehend vermieden,** zumindest aber reduziert werden kann. Darin liegen auch die Vorteile molekularer Targets gegenüber herkömmlichen Zytostatika. Allerdings fehlen noch viele präklinische und klinische Studien zur Beurteilung der neuen Substanzen in Bezug auf ausreichende Wirksamkeit und Sicherheit.

Dennoch gilt auch für die neuen Therapeutika, dass sie sich in aufwändigen präklinischen Untersuchungen und dann in klinischen Studien bewähren müssen. Überexpression von Proteinen, Enzymen oder Rezeptoren bedeutet noch nicht zwangsläufig eine ursächliche Bedeutung in der Tumorgenese bzw. für die Aufrechterhaltung des Tumorphänotyps. Auch bleibt abzuwarten, ob die Hemmung eines einzelnen Signalweges ausreichend ist, das Tumorwachstum nachhaltig zu beeinflussen, da häufig Signalwege redundant angelegt sein können. Möglicherweise werden zukünftig Cocktails von inhibitorischen Substanzen verabreicht, um einen Erfolg zu erzielen. Erst aus den Erfahrungen klinischer Prüfungen wird man lernen, die neuen Substanzen richtig zu bewerten und sie in die Therapiekonzepte angemessen einzubeziehen.

7.10.3 Einzelsubstanzen

STI 571 (imatinib mesylate)

Protein-Tyrosinkinase-Inhibitor mit Selektivität für die Hemmung von PDGF-, c-kit- und v-abl- vermittelter Signaltransduktion.

Studien:

- **CML: Hemmung der bcr-abl-Tyrosinkinaseaktivität:** In einer prospektiv randomisierten Studie (ASCO 2002) wurden insg. 1106 Patienten mit nicht vorbehandelter CML entweder mit STI 571 400 mg/d oder mit INF-α, 5 Mio. IE/m^2/d und Cytosinarabinosid 20 mg/m^2/d für 10 d/Monat behandelt. Nach 6 Monaten Behandlung weitgehende und komplette zytogenetische Remissionen 63% und 40% (STI 571) gegenüber 10% und 2% (INF-α/Cytosinarabinosid). Damit war STI 571 hinsichtlich der antitumoralen Wirksamkeit aber auch der Verträglichkeit der bislang eingesetzten Standardtherapie der CML vor Knochenmarks-Transplantation überlegen.
- **Gastrointestinale Stromatumoren (GIST) mit mutierter c-kit-Expression:** Bei einer EORTC-Phase-I-Studie zeigte STI 571 an 35 Patienten mit GIST-Tumoren eine objektive Remission bei 25 Patienten (71%). In einer Phase-II-Studie (ASCO 2002) konnte gezeigt werden, dass der kit-Mutationsstatus mit dem Ansprechen korrelierte. Ein signifikant höheres Ansprechen wurde bei Exon-11-Mutation gegenüber Exon-9-Mutation beobachtet (72% versus 31,6%, $p \leq 0{,}0033$). Diese beiden Mutationen sind die häufigsten bei

GIST-Tumoren. Dagegen zeigten Tumoren ohne nachweisbare kit-Mutation (Wildtyp) ein Ansprechen von lediglich 11,8% ($p \leq 0{,}0001$).

EGFR-Tyrosinkinase-Inhibitoren

ZD 1839 (z.B. Iressa®)

Quinazolinderivat mit ausgezeichneter inhibitorischer Potenz an der isolierten EGFR-Tyrosinkinase in vitro (halbmaximale Inhibition bei 30 nM; kompetitiert mit ATP und hemmt die HER2-Kinase bzw. KDR-Kinase erst bei 100-fach höheren Konzentrationen; antitumorale Wirksamkeit an Tumorzellen, die den EGF-Rezeptor exprimieren; orale Gabe.

Studien: Die größten Erfahrungen liegen für das **fortgeschrittene nicht-kleinzellige Bronchialkarzinom** vor:

- In 4 Phase-I/IIa-Studien, in denen die Dosiseskalation durchgeführt wurde, konnten 10% objektive Remissionen beobachtet werden.
- In 2 großen Phase-II-Studien, in die über 400 Patienten mit nicht-kleinzelligem Bronchialkarzinom nach Platin- und Docetaxel-Vorbehandlung eingeschlossen wurden, konnte eine Responserate von 10,2% und eine Stabilisierung der Erkrankung bei 30% der Patienten festgestellt werden; vergleichbare Wirksamkeit bei 250 mg/d und 500 mg/d; Nebenwirkungen wie Diarrhö und Hautreaktionen waren bei der geringeren Dosierung weniger stark ausgeprägt.
- In der first-line-Therapie waren die Ergebnisse bislang enttäuschend: in einer dreiarmigen prospektiv randomisierten Phase-II-Studie (INTAC 1) wurden bei chemonaiven Patienten mit nicht-kleinzelligem Bronchialkarzinom alle Patienten mit Gemcitabin/Cisplatin behandelt. Zusätzlich wurden entweder ein Placebo, 250 mg oder 500 mg Iressa® verabreicht. Iressa® in Kombination mit einer Chemotherapie konnte in dieser Studie gegenüber einer alleinigen Chemotherapie weder das progressionsfreie Intervall noch das Gesamtüberleben verbessern.

Diese Ergebnisse zeigen, wie kritisch die klinische Positionierung dieser innovativen Substanzen erfolgen muss, um sie mit therapeutischem Vorteil einzusetzen.

OSI-774 (z.B. Tarceva®)

OSI-774 hat ein ähnliches pharmakologisches Profil wie ZD 1839. Die Substanz ist ein hochspezifischer, reversibler und kompetitiver ATP-Inhibitor der ErbB1-Tyrosinkinase.

Studien: OSI-774 wurde in Phase-I-Studien evaluiert. Bei einer Dosierung von 150 mg/d oral wurde eine antitumorale Aktivität bei Lungen-, Ovarial- und Kopf-Hals-Tumoren beobachtet. Nebenwirkungen traten in Form von akneiformen Hautveränderungen und Diarrhö auf.

VEGF-Rezeptor-InhibitorenPTK 787/ZK 22254

Kleinmolekularer Inhibitor des VEGF-Rezeptors KDR.

Studien:

- Phase-I-Studien bei **soliden Tumoren und Glioblastomen**: Stabilisierung der Krankheit bis zu 15 Mon. konnte bei der Hälfte der behandelten Patienten, v.a. mit Mamma- und kolorektalen Karzinomen, beobachtet werden; bestes Ansprechen war Minor Response (MR); keine Dosis limitierende Toxizität bis 2000 mg/d; Bestimmung der optimalen Wirkdosis von 1200 mg/d durch die kontinuierliche Messung von Surrogatparametern wie proangiogene Faktoren, dopplersonographische Blutflussmessung, kontrastmittel-verstärktes kernspintomographisches Imaging (dceMRI); Nebenwirkungen waren beispielsweise Ataxie und Verschlechterung eines vorbestehenden Hypertonus.
- Phase-III-Studien u.a. bei Nierenzellkarzinom, Glioblastom, Prostata- und Kolonkarzinom sind derzeit noch nicht abgeschlossen. Partielle Remissionen wurden beobachtet.

SU 5416

VEGF-Rezeptor-Antagonist, wird i.v. verabreicht.

Studien:

- Zurzeit Phase-I-III-Studien bei Patienten mit fortgeschrittenen Tumoren.
- In einer Phase-I-Studie wurde eine Aktivität beim nicht-kleinzelligem Bronchialkarzinom gesehen.
- Bei 8 Patienten mit malignem Melanom in einer Phase-II-Studie wurden 1 partielle Remission und 1 stabel disease beobachtet. Als Nebenwirkungen traten Diarrhö, allergische Reaktionen und Fatigue auf. Die optimale Dosis betrug 2-mal wöchentlich 145 mg/m^2KOF i.v.
- Gegenwärtig wird SU 5416 zusammen mit einer Chemo- und/oder Immuntherapie in Phase-II-Studien untersucht.

SU 6668

Multipler Tyrosinkinase-Inhibitor (KDR, PDGFR, c-kit, FGFR1), orale Gabe.

Studien: Zwischenauswertungen laufender früher klinischer Prüfungen zeigen eine minor response und stabel disease bis zu 6 Mon., Nebenwirkungen sind Fatigue, Pleuraschmerzen und Thrombopenie; die optimale Dosis beträgt 1600 mg/m^2KOF/d.

Rapamycin-Analoga (Target: m-TOR)

Eine neue Gruppe von Signalübertragungs-Inhibitoren, die das intrazelluläre Signalprotein „mammalian target of rapamycin" (m-TOR) inhibieren. Rapamycin ist ein Makrolid-Fungizid mit antimikrobieller, immunsuppressiver und antitumoraler Wirksamkeit. Es blockiert die Kinase und die nachgeschalteten Signale von m-TOR. Rapamycin-Analoga haben auch eine anti-Angiogenese-Aktivität.
Studien: Das Rapamycin-Analogon CCI-779 wird derzeit klinisch geprüft, es zeigt antitumorale Aktivität bei Karzinomen der Niere, Brust und Lunge.

TNF-related-apoptosis-inducing-ligand (TRAIL)

TNF-α, Fas-ligand und TNF-related-apoptosis-inducing-ligand (TRAIL) induzieren eine Apoptose durch Bindung an die Rezeptoren der TNF-Familie.
Studien: Präklinische Studien mit Substanzen, die diese Rezeptoren aktivieren, zeigen auf, dass synergistische Effekte mit Zytostatika und eine Reversion von Zytostatika-Resistenz möglich sind. TRAIL-Rezeptor-aktivierende Substanzen scheinen hier am vielversprechendsten; Phase-I-Studien haben begonnen.

Farnesyltransferase-Inhibitoren

Das Enzym Farnesyltransferase ist notwendig für die Generation des kleinmolekularen G-Proteins Ras. Farnesyltransferase-Inhibitoren, einschließlich SCH 66336 und R 115777 zeigen eine Aktivität bei Tumoren wie Mammakarzinom, nicht-kleinzelligem Bronchialkarzinom und kindlichen Glioblastomen.
Studien: Die Substanzen befinden sich in Phase-II/III-Studien.

Heat shock protein-90 (Hsp-90)

Da die Funktionen normaler Proteinstrukturen von der korrekten dreidimensionalen Faltung abhängen, sind die für diese Faltung verantwortlichen Proteine, sog. **Chaperone**, interessante Targets in der Tumortherapie. Geldanamycin-Analoga haben als Target die ATP-Bindungsdomäne des Chaperon-Proteins Hsp-90. Proteine, die durch Hsp-90 gefaltet werden, können wichtige Targets in der Tumortherapie werden. Dazu gehören z. B.:

- Zyklinabhängige Kinasen cdk4/6
- Fokale Adhäsions-Kinase, die in der Integrin-Signaltransduktion involviert ist
- Signalmoleküle im MAPK- und IP3-Kinase-Stoffwechselweg
- raf-1 und 3-PI-abhängige Kinase-1
- Proangiogener, Hypoxie-induzierender Faktor HIF-1α.

Studien: Geldanamycin-Analoga sind derzeit in frühen klinischen Prüfungen.

Literatur
1 Drevs J, Laus C, Medinger M, Schmidt-Gersbach C, Unger C: Angiogenesis: Current Clinical Data and Future Perspectives. Onkologie 25, 2002: 520 – 527
2 Annals of Oncology. Supplement 5: Abstract Book of the 27th ESMO Congress 18 – 22 October 2002, Nice, France

7.11 Photodynamische Therapie

Clemens Unger

7.11.1 Grundlagen

Wirkprinzip

Die Photodynamische Therapie (PDT) stellt ein neues, minimal invasives Therapieverfahren dar. Tumoren werden photochemisch angegriffen und zerstört. Das Grundprinzip der photodynamischen Wirkung beruht auf der relativ **selektiven Anreicherung lichtempfindlicher Substanzen** (sog. Photosensibilisatoren) **im Tumorgewebe**. Photosensibilisatoren werden i.v. verabreicht, können aber auch in Salbenformulierungen z. B. auf Hauttumoren aufgebracht werden. Die Tumoren werden danach mit Licht spezifischer Wellenlänge von extern bestrahlt. Die Rolle des Photosensibilisators besteht nun in der intrazellulären Übertragung der Lichtenergie auf den im Gewebe vorhandenen Sauerstoff. Dabei können zwei Energiezustände des Photosensibilisators entstehen:

- Beim **Singulet-Zustand** wird durch den spontanen Zerfall die Energie in Form von Licht als Fluoreszenz wieder abgegeben. Diese Fluoreszenz kann zur diagnostischen Früherkennung makroskopisch nicht sichtbarer Tumore genutzt werden.
- Beim stabileren **Tripletstatus** entstehen durch Elektronentransfer bei Anwesenheit von Sauerstoff freie

Radikale. Diese sind hochtoxisch und können Zellen im Zielgewebe durch apoptotische oder nekrotische Prozesse zerstören.

Die Ursache der relativ selektiven Anreicherung von Photosensibilisatoren in Tumorgeweben ist derzeit noch unzureichend verstanden. Darüber hinaus sind Fragen des optimalen Einsatzes der Sensibilisatoren, des geeigneten Zeitintervalls von der Applikation bis zur Bestrahlung sowie Fragen zur Dosimetrie der applizierten Lichtmenge noch Gegenstand klinischer Forschung und kontrollierter klinischer Prüfungen.

Anwendungsgebiete

Gastrointestinale Tumoren

Die PDT wird derzeit überwiegend bei Frühkarzinomen oder prämalignen Veränderungen der **Speiseröhre** eingesetzt. Therapie der Wahl bei fortgeschrittenen Karzinomen ist hier zunächst die Speiseröhrenresektion. Die hohe Morbidität und Mortalität bei der Resektionsmethode sowie die deutliche Zunahme des Adenokarzinoms am ösophago-kardialen Übergang (Barettkarzinom) führte zur Suche nach weniger invasiven Methoden mit guten Heilaussichten. Mittlerweile gibt es gut dokumentierte Studien über den Erfolg der PDT beim Barettösophagus oder bei schweren Dysplasien des Ösophagus. Mögliche Nebenwirkungen sind allerdings Strikturen oder Stenosen, die sich zeitlich verzögert einstellen können.

Bronchialkarzinome

Indikationen zur PDT sind das Carcinoma in situ, das auf die Bronchialwand beschränkte Karzinom sowie Frühkarzinome, die nur mit hohem Risiko für den Patienten operativ angegangen werden können. Die PDT wird zur selektiven endoskopischen Behandlung des Bronchialkarzinoms sowohl palliativ als auch kurativ eingesetzt:

- Palliativ: zur Erweiterung oder Beseitigung tumorbedingter Stenosen bei Patienten mit Atemnot, Retentionspneumonien oder bei tumorbedingter respiratorischer Insuffizienz
- Kurativ: bei endobronchialen Frühkarzinomen.

Die Bestrahlung kann oberflächlich aber auch interstitiell (intratumoral) erfolgen.

Kopf-Hals-Tumoren

Behandlung früher und superfizieller Plattenepithelkarzinome der Mukosa des oberen Aerodigestivtraktes; diese Tumoren sind überwiegend durch äußere Einflüsse wie Rauchen und Alkoholabusus verursacht. Der Vorteil der PDT liegt in der schonenden, minimal invasiven Therapie im Gegensatz zu häufig verstümmelnden Eingriffen der Chirurgie. Vorausgegangene Therapien mit Chirurgie, Chemo- oder Strahlentherapie stellen keine Einschränkung dar.

Blasentumoren

Behandlung von Tumorfrühstadien, z.B. rezidivierend auftretenden oberflächlichen und multifokalen Urothelkarzinomen der Harnblase, sowie dem multifokalen in situ Karzinom der Harnblase, evtl. auch als Alternative zur Zystektomie. Gute Ergebnisse liegen zur adjuvanten Behandlung nach erfolgter transurethraler Resektion von Harnblasenkarzinomen vor.

Hauttumoren

Behandlung von verschiedenen Hauttumoren wie Spinalzell-, Basalzellkarzinom, kutanes Kaposi-Sarkom, Basaliom, von aktinischen Keratosen und beim Morbus Bowen. Die Oberflächlichkeit der Tumoren lässt den therapeutischen Erfolg sicher beurteilen. In diesen Indikationen wird der Photosensibilisator häufig topisch angewendet.

Augenheilkunde

Nachgewiesene Wirksamkeit in der Behandlung der subfovealen chorioidalen Neovaskularisation (CNV) infolge altersbedingter Makuladegeneration (AMD). Mit dem Wirkstoff Verteporfin (Visodyne®) ließ sich im Vergleich zu Placebo sowohl nach 1 J. als auch nach 2 J. eine hochsignifikant bessere Visusstabilisierung erreichen.

7.11.2 Chancen und Risiken

Behandlungsaussichten

Die Anwendung der PDT in der Medizin, v.a. in der Onkologie gilt für bestimmte Indikationen heute als etabliert, für andere Bereiche aber nach wie vor als experimenteller Therapieansatz. Vorteil dieser Therapie ist das selektive, minimal invasiv therapeutische Vorgehen, das im Gegensatz zu operativen, chemo- oder strahlentherapeutischen Verfahren eine deutlich geringere Belastung für den Patienten darstellt. Nachteilig wirkt sich aus, dass die PDT nur bei oberflächlich liegenden und für die externe Strahlenquelle gut erreichbaren Tumoren ein sinnvoller Therapieansatz ist.

Drei photosensibilisierende Substanzen zur PDT von Tumoren oder maligner Neovaskularisation sind bereits EU-weit zugelassen: Photofrin II®, Photosan®, Verteporfin.

Nebenwirkungen

- Potentielle Risiken der PDT sind die Lichttoxizität der Haut sowie die Schmerzreaktionen und Ödembildung im Behandlungsareal.
- Ein Nachteil stellt die immer noch bei einigen Photosensibilisatoren tagelang bestehende Phototoxizität der Haut dar. Hier sind allerdings zukünftige Entwicklungen von Substanzen absehbar, die nur noch eine geringe oder keine Phototoxizität der Haut mehr induzieren.

7.11.3 Photosensitizer

Photofrin II®

Die größte Gruppe der Photosensitizer stellen die **Hämatoporphyrine** dar. Die am besten untersuchte Substanz ist das Präparat Photofrin II®. Die Substanz stellt ein Gemisch von bis zu 8 Porphyrinringen dar, die über Äther- und Esterbrücken miteinander verbunden sind.

Verabreichung: Photofrin II® liegt als gefriergetrocknetes Pulver vor, ist wasserlöslich und muss lichtgeschützt sowie kühl gelagert werden. Zur Anwendung wird Photofrin II® in 5 %iger Dextrose gelöst. Nach i.v.-Gabe wird die Substanz nach initialer Bindung überwiegend an Lipoproteine breit im Organismus verteilt und erreicht in 5 – 10 Std. in vielen Organen die maximale Konzentration (Leber, Nebenniere und Blase).

Nebenwirkungen: Lang anhaltende Lichtsensibilisierung, photosensibilisierende Komponenten bleiben über Wochen im Gewebe, sodass eine Exposition gegen direktes Sonnenlicht oder helle Lichtquellen in den ersten Wochen vermieden werden muss. Der Transport des Patienten zum Behandlungsraum muss deshalb auch lichtgeschützt erfolgen. Lokale Reaktionen wie Schmerz und Ödem im Behandlungsareal können auftreten.

Kontraindikationen: Bekannte Überempfindlichkeit gegen Porphyrine, manifeste Leber- und Nierenerkrankungen.

Photosan

Haematoporphyrin-Derivat, seit August 2002 EU-weit als Photosensitizer zur PDT zugelassen.

Verabreichung: i.v.-Gabe in 0,9 %iger NaCl-Lösung, die Infusionslösung lichtgeschützt applizieren. 2 Tage nach Infusion wird das Tumorareal mit Licht der Wellenlänge 630 nm bestrahlt, die Gesamtenergie sollte mindestens 100 J/cm^2 betragen.

Nebenwirkungen: Bis zu 2 Wochen nach Behandlung Lichtexposition vermeiden.

Delta-Aminolävulinsäure (ALA; Levulan®)

ALA ist eine Vorstufe des Hämatoporphyrins und wird intrazellulär zu Protoporphyrin IX umgewandelt, das photosensibilisierend wirkt.

Verabreichung: Nach topischer oder i.v.-Gabe wird ALA innerhalb von 2 – 4 Std. zellulär aufgenommen, die Halbwertszeit beträgt 8 Std. Nach Applikation von ALA können oberflächliche Tumoren durch die induzierte Fluoreszenz gesichtet und in derselben Sitzung mittels Laser bei 633 nm und bis zu 200 J/cm^2 zerstört werden.

Nebenwirkungen: Die einzige bisher bekannte Nebenwirkung ist sonnenbrandähnlicher Schmerz während der Illumination.

Verteporfin (Visodyne®)

Das Benzoporphyrinderivat Verteporfin wird in der Augenheilkunde zur Behandlung der subfovealen chorioidalen Neovaskularisation infolge altersbedingter Makuladegeneration eingesetzt.

Verabreichung: Infolge schlechter Wasserlöslichkeit wird eine liposomale Formulierung eingesetzt. Die Substanz wird i.v. verabreicht.

Nebenwirkungen: Infusionsbedingte Schmerzen, Photosensibilitätsreaktionen insbesondere innerhalb der ersten 48 Std. nach Behandlung.

Chlorin-e-6-Verbindungen (Fotolon®)

Einen deutlichen Fortschritt stellt die Entwicklung von Chlorophyll-analogen Farbstoffen dar, z. B. Chlorin-e-6-Verbindungen und deren Salze. Vorteile gegenüber den Photosensitizern aus der Gruppe der Hämatoporphyrine, der Phtalozyaninverbindungen oder der Naphtalozyanine:

- Größere Strahlenpenetranz, da die maximale Chlorinabsorption bei 600 – 660 nm liegt (Penetranzfenster biologischer Gewebe)
- Bessere Fähigkeit zur Anreicherung in Tumoren im Vergleich zu gesunden Geweben
- Erhöhte Ausscheidungsgeschwindigkeit des Photosensibilisators aus dem Organismus, was seine Phototoxizität erheblich mindert.

Aufgrund der ungenügenden Stabilität von Chlorin-e-6 in wässriger Lösung und in lyophilisiertem Zustand bei Raumtemperatur wurde die Substanz mit Polyvinylpyrrolidin (PVP) gemischt. Die pharmazeutische Formulierung ist stabil. Die Substanz ist in einigen Ländern Osteuropas zugelassen. Die klinische Effektivität wurde v. a. bei Hauttumoren gezeigt.

Verabreichung: i.v.-Gabe. 3 Std. danach werden die Patienten mit einem Laser der Wellenlänge 665 nm und einer Lichtenergiedosis von 300 – 600 J / cm² behandelt.

Nebenwirkungen: Phototoxizität spielt bei Fotolon® praktisch keine Rolle. Bereits nach 24 Std. sind nur noch 5 % der Substanz im Körper nachweisbar, im Vergleich dazu verbleiben z. B. Hämoporphyrinderivate bis zu 30 Tage im Organismus.

Literatur

1 Roeder B: Photosensibilisatoren in der Photodynamischen Therapie. in: Berlien HP, Müller H et al.: Angewandte Lasermedizin, 6. Aufl., ecomed Verlag, München / Landsberg, 1993

2 Baumgartner R, Ell C, Gossner L et al.: Photodynamische Therapie. Deutsches Ärzteblatt 97 (49), 2000: 3337 – 3343

7.12 Hämatopoetische Wachstumsfaktoren

Ben Pfeifer

7.12.1 Grundlagen

Natürlich vorkommende und gentechnisch hergestellte Zytokine, die insbesondere als Kolonie stimulierende Wachstumsfaktoren zur Anregung des hämatopoetischen Systems führen und klinisch zur Behandlung von Folgeerscheinungen maligner Erkrankungen und / oder deren Therapie zur Anregung der Blutbildung eingesetzt werden.

Hämatopoetisch wirksame Zytokine sind **Kolonie stimulierende Wachstumsfaktoren (CSF)**, die insbesondere die pluripotenten Stammzellen des blutbildenden Gewebes im Knochenmark stimulieren und zur erhöhten Ausschüttung von Erythrozyten, Thrombozyten und Granulozyten führen. CSF werden von verschiedenen Körperzellen je nach Bedarf gebildet. Jedes dieser Zytokine stimuliert Stammzellen zur Entwicklung und Differenzierung in einen bestimmten Zelltyp: M-CSF stimuliert die Entwicklung der Monozyten, G-CSF die Entwicklung der Granulozyten, Erythropoetin die Entwicklung der Erythrozyten und Thrombopoetin stimuliert die Produktion von Thrombozyten (☞ Tab. 7.12-1). Im Gegensatz zu den nur lokal wirksamen Zytokinen (☞ 7.9), lassen sich die CSF normalerweise im Blut nachweisen.

Die verschiedenen CSF sind strukturell nicht verwandt und binden nur an bestimmten Zellwand-Rezeptoren. Dennoch bestehen gewisse überlappende Wirkungen bei den CSF, was ihre ähnliche biologische Wirkung erklärt. So haben z. B. die CSF für Granulozyten- und Makrophagen-Produktion überlappende Wirkungen auf beide Zelltypen. Einige CSF wirken sich sogar auf Zelltypen aus, die bei der Entzündungs- oder Immunreaktion eine Rolle spielen (☞ 7.9). Einige CSF werden heute **gentechnisch hergestellt** und befinden sich entweder in klinischer Testung oder bereits im klinischen Einsatz.

GM-CSF z. B. stimuliert Makrophagen zu besserer Antigen-Präsentation und ist essentiell auch für die Bildung von dendritischen Zellen aus Vorstufen im Knochenmark verantwortlich.

Erythropoetin ist ein Protein aus 165 Aminosäuren, welches von den Endothelzellen des peritubulären Kapillarsystems in der Niere bei Hypoxämie und verminderter Sauerstofftransportfähigkeit des Blutes gebildet wird und an den Oberflächenrezeptoren von Knochenmarkzellen bindet. Die Bestimmung des Erythropoetin-Serumspiegels mit Hilfe von Enzym-Immunoassays ist hilfreich für die Therapie von anämischen Patienten bzw. in der Diagnostik von Patienten mit Erythrozytose. Beim Gesunden liegt der Serumspiegel im Bereich von 15 – 19 mU / ml und kann um das 100 – 1000fache unter Hypoxie und bei Anämie ansteigen. Erythropoetin hat einen festen Platz in der onkologischen Praxis bei der Anämiebehandlung eingenommen. Tumoranämien bei Krebspatienten haben oft eine multifaktorielle Genese, wobei Blutung und Blutverlust, Stammzellschädigung durch Strahlen- und Chemotherapie, Eisen- und Vitaminmangel, Hämolyse und Tumorausbreitung im Knochenmark ursächlich in Frage kommen. Oft findet sich ein zum Verhältnis der Anämie zu niedriger Serum-Erythropoetin-Spiegel, was als Indikator für das voraussichtliche Ansprechen einer Therapie mit Erythropoetin-Präparaten gilt. Eine Suppression der Erythropoetinsynthese findet sich bei bestimmten chronischen Erkrankungen und Krebs, wahrscheinlich vermittelt durch inflammatorische Zytokine wie IL-1 und TNF-α (☞ 7.9). Ein primär erhöhter Erythropoetin-Spiegel kann bei Hydronephrose oder Nierenzysten vorliegen sowie durch Nebennierentumoren, Hypernephrom und hepatozelluläres Karzinom erzeugt werden.

Tab. 7.12-1: Hämatopoetisch wirksame Wachstumsfaktoren

CSF	Prädominante Quelle	Prädominantes Wachstum von
EPO (Erythropoetin)	Nierenzellen	Erythrozyten
M-CSF (Makrophagen-Kolonie stimulierender Faktor)	Monozyten, Fibroblasten Lymphozyten, Endo-, Epithelzellen	Monozyten Trophoblastzellen der Plazenta
G-CSF (Granulozyten-Kolonie stimulierender Faktor)	Monozyten, Fibroblasten	Neutrophile Granulozyten
GM-CSF (Granulozyten-Makrophagen-Kolonie stimulierender Faktor)	T-Lymphozyten, Monozyten Fibroblasten, Endothelzellen	Neutrophile Granulozyten Monozyten, eosinophile Granulozyten, dendritische Zellen
TPO (Thrombopoetin)	Leber, Niere	Thrombozyten
SCF (Stammzell-Faktor)	Fibroblasten, Hepatozyten, Endo-, Epithelzellen, Stromazellen	Alle Blutzelltypen, Melanozyten, Mastzellen
IL-3	T-Lymphozyten	Neutrophile, eosinophile und basophile Granulozyten, Monozyten, Erythrozyten
IL-5	T-Lymphozyten	Eosinophile Granulozyten
IL-11	Fibroblasten, Stromazellen	Alle Blutzellvorstufen, Thrombozyten

Interleukin 3 (IL-3) ist als multi-CSF bekannt, da es die myeloerythrozytären Progenitorzellen anregt und reife myeloide, megakariozytäre sowie erythrozytäre Vorstufen stimuliert.

GM-CSF und **G-CSF** werden insbesondere zur Vermeidung oder Behandlung einer therapieinduzierten Granulozytopenie eingesetzt, welche eine wesentliche Todesursache bei Patienten unter Chemotherapie und Bestrahlung ist. Möglicherweise besitzen GM-CSF und G-CSF auch eine protektive Wirkung bei bakterieller Sepsis.

Stammzell-Faktor, Thrombopoetin und IL-11 finden erste klinische Anwendung zur Behandlung von Thrombozytopenien verschiedenster Ursachen.

7.12.2 Chancen und Risiken

Die Behandlung mit hämatopoetischen Wachstumsfaktoren ist zu einem festen Bestandteil der Tumortherapie geworden. Neutropenie (oftmals mit Fieber) und Anämie entwickelt sich bei über 40 % aller Tumorpatienten, wobei die Häufigkeit und Schwere mit dem Fortschreiten der Krebserkrankung und der Aggressivität der Chemotherapie und Strahlenbehandlung zunehmen. Hämatopoetische Wachstumsfaktoren können in solchen Situation lebensrettend sein.

G-CSF und GM-CSF

1994 veröffentliche die *American Society of Clinical Oncology* Richtlinien für den Gebrauch von G-CSF und GM-CSF, die bis heute allgemein anerkannt sind. Danach sollen G-CSF und GM-CSF zur Vermeidung einer febrilen Neutropenie vorbeugend bei allen stark myelotoxischen Chemotherapien verwendet werden. Bei bestehender, tumorbedingter Neutropenie und geplanter Behandlung auch mit weniger myelotoxisch wirkender Chemotherapie ist der Einsatz von G-CSF und GM-CSF ebenfalls empfohlen, insbesondere wenn Patienten febrile Episoden bei einer vorherigen Chemotherapie durchgemacht haben, Immunstörungen, akute Infekte, offene Wunden oder ein schlechter Allgemeinzustand vorliegen.

Bei manifester Neutropenie ohne Fieber kann man von der G-CSF- oder GM-CSF-Gabe sowohl als Akuttherapie als auch zur Prophylaxe vor dem nächsten Therapiezyklus absehen. Versuche, die Dosierung toxischer Chemotherapien durch Verwendung von G-CSF und GM-CSF zu steigern, sind nicht gerechtfertigt. Allerdings ist der Einsatz der Wachstumsfaktoren bei der Hochdosis-Chemotherapie mit autologer oder allogener Stammzelltransplantation und der dosisdichten Therapie (Verkürzung des Therapieintervalls von 3 auf 2 Wochen) sinnvoll. Der Einsatz von G-CSF bei der akuten myeloischen Leukämie hat in der überwiegenden Zahl der randomisierten Studien keinen Vorteil hinsichtlich kompletter Remission und Gesamtüberleben gezeigt. Dasselbe gilt, soweit derzeit beurteilbar, für den Einsatz von GM-CSF.

Erythropoetin

Das Hormon Erythropoetin hat in seiner rekombinant hergestellten Form und gentechnologischen Abwandlung seit Jahren in der Anämiebehandlung von Tumorpatienten einen festen Platz. Die Ansprechrate der Behandlung liegt bei etwa 50%, wobei Hämoglobinanstiege von 3–4 g% als therapeutisches Ziel gelten. Dabei ist zu beachten, dass sehr oft ein funktioneller oder auch absoluter Eisenmangel mitbehandelt werden muss, um Schwäche und Abgeschlagenheit erfolgreich zu bekämpfen. Eisen steht nach Substitution auch für die Erythropoetin-induzierte Erythropoese zur Verfügung. Der Einsatz von Erythropoetin-Präparaten bei Hochdosis-Chemotherapie mit Stammzelltransplantation zeigte nur mäßigen Erfolg. Leider ist die Behandlung mit Erythropoetin beim Tumorpatienten immer noch sehr kostspielig.

In jüngster Vergangenheit wurde die Erythropoetinbehandlung wegen des Auftretens einer seltenen Komplikation sowie einer möglichen negativen Beeinflussung der Überlebenszeit bei Patienten mit Nierenkarzinom in Frage gestellt. Bei der Komplikation handelt es sich um die Entwicklung einer erythrozytären Aplasie, welche oft tödlich verläuft. Die Frage, ob Erythropoetinbehandlung möglicherweise die Überlebenszeit bestimmter Krebspatienten verkürzen könnte, ist durch eine multinationale, randomisierte, doppelblinde, plazebo-kontrollierte Studie („Breast Cancer Erythropoetin Trial") aufgebracht worden. Es stellte sich heraus, dass von insgesamt 939 Frauen mit metastasiertem Brustkrebs diejenigen, die mit einem Erythropoetinpräparat vorbeugend während der *first-line* Chemotherapie behandelten wurden, eine kürzere Überlebenszeit hatten. Eine abschließende Bewertung dieser Befunde ist heute nicht möglich, allerdings sollte die Erythropoetin-Behandlung nur nach strenger Indikation erfolgen und nicht zur Vorbeugung von möglichen Hämoglobinabfällen bei geplanter Chemotherapie eingesetzt werden.

Thrombopoetin

Thrombopoetin (TPO), auch als c-MpI Ligand, Megapoetin oder Megakaryocyte Growth and Development Factor bekannt, wird in der Leber und Niere hergestellt und ist das am stärksten wirksame Zytokin in Bezug auf die Bildung von Thrombozyten. TPO wurde zuerst im Jahre 1994 gleichzeitig von 4 unabhängigen Forschergruppen durch Klonierung hergestellt. Es ist ein Glykoprotein bestehend aus 353 Aminosäuren mit einem Molekulargewicht von 30 kD und großer struktureller Ähnlichkeit zum Erythropoetin. Aus tierexperimentellen Studien wurde deutlich, dass Thrombopoetin chemo- und radiotherapieinduzierte Thrombozytopenien vermindern kann. Erste klinische Untersuchungen mit rekombinantem, humanem Thrombopoetin in einer Dosierung von 1,2 µg/kgKG haben gezeigt, dass die Thrombozytenzahl im peripheren Blut um das 3- bis 4fache zu steigern ist. Neutralisierende Antikörperbildung, Thrombozytose sowie Thrombosierungsgefahr bei überschießender Antwort auf die Behandlung können zur Gefahr für Patienten werden. Ansonsten wird rekombinantes TPO gut vertragen. Zu den für Zytokine bekannten Nebenwirkungen wie Grippe ähnliche Symptome, Schwäche und Organtoxizität kommt es nicht.

Neben TPO haben einige andere Zytokine wie z. B. IL-1, IL-3, IL-6, IL-11, Stammzellen-Faktor und GM-CSF indirekte und direkte steigernde Wirkung auf die Thrombozytenbildung. Von all diesen ist bislang nur das IL-11 zur klinischen Anwendung (allerdings nicht in Deutschland) zugelassen.

7.12.3 Einzelsubstanzen

Zu den einzelnen Substanzen ☞ 41.3.3:

- Darbepoetin α (z. B. Aranesp®)
- Erythropoetin (z. B. Erypo®, NeoRecormon®)
- Filgrastim (z. B. Neupogen® 30, Neupogen® 48)
- Lenograstim (z. B. Granocyte® 13, Granocyte® 34)
- Molgramostim (z. B. Leukomax® 150, 300, 400)

Literatur

1 American Society of Clinical Oncology: Recommendations for the use of hematopoetic colony-stimulating factors: evidence-based, clinical practice guidelines. J Clin Oncol 12, 1994: 2471–2508

2 Henry DH, Abels RI: Benefits of epoetin alfa therapy in anemic cancer patients receiving chemotherapy. J Clin Oncol 12, 1995: 2473–2474

3 Isaacs C, Robert NJ, Bailey FA: Randomized placebo-controlled study of recombinant human interleukin-11 to prevent chemotherapy-induced thrombocytopenia in patients with breast cancer receiving dose-intensive cyclophosphamide and doxorubicin. J Clin Oncol 15, 1997: 3368–3377

4 Kaushansky K: Thrombopoetin and the hematopoetic stem cell. Blood 92, 1998: 1–3

5 Kizaki M, Miyakawa Y, Ikeda Y: Long-term administration of pegylated recombinant human megakaryocyte growth and development factor dramatically improved cytopenias in a patient with myelodysplastic syndrome. Br J Haematol 122, 2003: 764–767

6 Prow D, Vadhan-Raj S: Thrombopoetin: biology and potential clinical applications. Oncology (Huntingt) 12, 1998: 1597–1604, 1607–1608

7 Tabbara IA: Erythropoetin, Biology and Clinical Applications. Arch Intern Med 153, 1993: 298–304

8 Vadhan-Raj S: Clinical experience with recombinant human thrombopoetin in chemotherapy-induced thrombocytopenia. Semin Hematol 37, 2000: 28–34

8 Komplementäre Therapieverfahren

Bernd Benninghoff, Jürgen Birkenmeier, Judah Folkman, Ernst Dieter Hager, Brigitte Hajeck-Lang, György Irmey, Sieghart Kaltofen, Martin Klingmüller, Karin Kraft, Sabine Matthei, Jörg Melzer, Winfried Miller, Gabriele Multhoff, Thomas Neßelhut, Ralf Oettmeier, J. Hinrich Peters, Ben Pfeifer, Marco Ramadani, Petra Rauprich, Gerlinde Reich, Uwe Reuter, Hüseyin Sahinbas, Reinhard Saller, Volker Schirrmacher, Julia Schneider, Günther Stoll, Clemens Unger, Holger Wehner

8.1 Einteilung und Bewertung der komplementären Therapieverfahren

Clemens Unger, Ben Pfeifer

8.1.1 Einteilung

Komplementäre Therapieverfahren werden von den Konventionellen Therapieverfahren unterschieden. Letztere sind in aller Regel durch prospektiv randomisierte Studien in ihrer Wirksamkeit und Verträglichkeit – meist Evidenz-basiert – abgesichert. Bei Komplementären Therapieverfahren verhält es sich dagegen anders:

- Die **Experimentellen Therapien (innovativen Strategien)** (☞ 8.2) sind neue Therapieverfahren, die klinisch geprüft werden und die die Therapie von Krebserkrankungen deutlich voranbringen sollen. Für diese Ansätze gibt es eine begründete wissenschaftliche Rationale, die Ansätze gehen in aller Regel über den derzeitigen Wissenstand hinaus. Bei erfolgreicher Entwicklung werden diese Ansätze zur Therapie von Krebserkrankungen zugelassen und in die schulmedizinischen Therapien integriert.
- **Unkonventionelle Methoden in der Krebstherapie mit wissenschaftlichem Anspruch** (☞ 8.3) sind Methoden, die in aller Regel aus der Erfahrungsheilkunde oder der Naturheilkunde abgeleitet sind und die grundsätzlich in Form von klinischen Prüfungen auf ihre Wirksamkeit und Verträglichkeit hin überprüfbar sind. Für viele Verfahren gibt es Begründungen, für einige auch eine wissenschaftliche Rationale.
- **Klassische Komplementärverfahren** (☞ 8.4) sind in der Regel tradierte, aus der Erfahrungsmedizin abgeleitete Therapieverfahren, für die es keine Evidenz-basierten Daten aus klinischen Prüfungen gibt. Die Substanzen oder Verfahren wurden oft über Jahrzehnte lang angewendet, haben sich als verträglich erwiesen und werden häufig von den Patienten in der Selbstmedikation genutzt.
- **Außenseitermethoden** (☞ 8.5) sind solche Substanzen oder Verfahren, die sich häufig einer klinischen Überprüfung entziehen, von Einzelnen propagiert werden und für die eine verstehbare Begründung ihrer Anwendung oft nicht existiert.

8.1.2 Bewertung

In die Bewertung der komplementären Therapieverfahren, die am Ende jedes Verfahrens zu finden ist (☞ Bewertungsskala), werden die folgenden Parameter einbezogen:

- **Wirksamkeit auf Tumorwachstum:** Die Antitumorwirksamkeit wird über vorliegende Studien eingeschätzt. Fehlen Wirksamkeitsbelege durch Studien, werden die Rationale des Ansatzes und die daraus abzuleitende Wahrscheinlichkeit einer Wirksamkeit zugrunde gelegt. Eine fehlende Antitumorwirksamkeit sollte zumindest kompensiert werden durch andere Wirkungen, z. B. auf das psychische Befinden oder einen „clinical benefit", z. B. eine Besserung des Allgemeinbefindens oder eine Schmerzreduktion bewirken.
  Mögliche Bewertungen:
  - Durch Studien belegt
  - Unzureichende Studienlage, aber plausibler Ansatz
  - Nicht belegt
- **Wirkung auf Allgemeinbefinden / Psyche:** Hier wird ebenfalls die aktuelle Studienlage berücksichtigt.
  Mögliche Bewertungen:
  - Durch Studien belegt
  - Unzureichende Studienlage
  - Nicht belegt
- **Nebenwirkungen:** Die Frage nach Nebenwirkungen ist bei der Beurteilung der Benefit / Risk-Analyse von großer Bedeutung. Nur wenn eine sichere Wirksamkeit unterstellt werden kann, ist das Auftreten von Nebenwirkungen grundsätzlich akzeptabel. Im Falle von Nichtwirksamkeit ist das Auftreten von Nebenwirkungen nicht akzeptabel.

Mögliche Bewertungen:
- Nicht bekannt
- Selten
- Selten schwer wiegende Nebenwirkungen

- **Preis:** Auch der Preis eines komplementären Medikamentes ist eine Variable, die in die Gesamtbewertung mit einbezogen ist. Komplementäre Medikamente sollten neben der Nebenwirkungsarmut oder -sicherheit kostengünstig sein.
  Mögliche Bewertungen:
  - ≤ 50 €/Monat
  - 51 – 249 €/Monat
  - ≥ 250 €/Monat
- **Kostenerstattung:** Sollte ein Verfahren von den gesetzlichen Krankenkassen erstattet werden, wird dies angegeben. Ansonsten übernehmen die Kosten ggf. die privaten Krankenkassen nach Rücksprache oder diese müssen aus eigener Tasche bezahlt werden.

8.2 Experimentelle Therapien: Innovative Strategien

Jürgen Birkenmeier, Judah Folkman, Erich Dieter Hager, Sieghart Kaltofen, Gabriele Multhoff, Thomas Neßelhut, J. Hinrich Peters, Hüseyin Sahinbas, Volker Schirrmacher, Holger Wehner

8.2.1 Zellbezogene Therapien

Gabriele Multhoff, Thomas Neßelhut, J. Hinrich Peters, Volker Schirrmacher

8.2.1.1 Dendritische Zellen (DC)

J. Hinrich Peters, Thomas Neßelhut

Die mit * markierten Angaben beruhen auf eigenen, z. T. unveröffentlichten Einzelbeobachtungen.

Grundlagen

Die im letzten Jahrzehnt gewonnenen Kenntnisse über dendritische Zellen (DC) zeigen, dass sie das bedeutendste Element darstellen, um die spezifische Immunreaktion auszulösen und damit die Immunkaskade zu steuern. Dendritische Zellen werden daher auch eingesetzt, um die Abwehrreaktion gegen neu entstehende und vorhandene Tumoren auszulösen. Die wissenschaftliche Basis wurde im Tierexperiment gelegt, aber auch in vitro-Tests an menschlichen Tumoren belegen, dass mit Hilfe von dendritischen Zellen die **spezifische Immunreaktion** gegen den Tumor ausgelöst werden kann. Hierin liegt der Unterschied zu allgemeinen Immunstimulanzien, die die Immunreaktion unspezifisch stärken können. Am Menschen liegen zahlreiche Berichte vor, die in Kasuistiken und Phase-I/II-Studien eine Wirksamkeit bei Tumoren wahrscheinlich machen, sodass auch Phase-III-Studien initiiert wurden. Obwohl noch kein Standard in Bezug auf das Funktionsstadium der DC, die Art der Beladung mit Tumorantigen, die zu applizierende Menge an DC, den Applikationsort und Abstand sowie Zahl der Impfzyklen definiert worden ist, finden sich zahlreiche Veröffentlichungen über gute bis hin zu spektakulären „Heilerfolgen" (= Remissionen).

Wirkmechanismus

Das Immunsystem erkennt bestimmte Merkmale (so genannte Tumorantigene) auf den Tumoren und reagiert darauf mit der Bildung von Antikörpern oder der Aktivierung spezifischer zytotoxischer T-Zellen (Tc). Dendritische Zellen (DC) sind die **Außenposten des Immunsystems**. Sie nehmen Antigene fast überall in der Körperperipherie auf, transportieren sie in die lymphatischen Organe, präsentieren sie dort und initiieren die **spezifische Immunantwort**. Eine DC kann dabei tausende von spezifischen Lymphozyten stimulieren. Nachdem die zytotoxischen Lymphozyten in den Lymphorganen aktiviert und vermehrt wurden, schwärmen sie in den gesamten Körper aus und treffen vor Ort auf ihr Antigen, in diesem Fall den Tumor.

In früheren Ansätzen, bei denen das Antigen als Tumorlysat noch ohne DC in die Haut appliziert wurde, konnte bereits in Phase-III-Studien beim Kolon- und Nierenzellkarzinom die Wirksamkeit einer spezifischen Immuntherapie bewiesen werden. Ihre Stärke lag in der adjuvanten Situation, d.h. bei möglichst geringen Tumormassen, bei der die Hemmmechanismen des Tumors gering ausgeprägt sind, sodass die natürlich in der Haut vorhandenen DC genutzt wurden. Vakzinierungen mit definierten Tumorantigenen bis hin zu viralen Antigenen beim Zervixkarzinom waren ebenfalls erfolgreich.

Im progredienten Tumor hingegen ist das Gleichgewicht zugunsten des Tumors verschoben, der zahlreiche Mechanismen besitzt, das Immunsystem zu hemmen. Ein Teil dieser „Escape-Mechanismen" besteht in der Hemmung der DC. Solche Hemmmechanismen werden unterlaufen, indem DC außerhalb des Organismus aus ihren Vorstufen gezüchtet und dann dem Patienten zurückgegeben werden. Dabei werden die Tumorantigene entweder noch außerhalb des Körpers oder im

Körper den DC zugeführt. Eigene Erfahrungen* zeigen, dass diese Therapie auch Knochen- und Hirnmanifestationen erreicht.
Da nach einer aktuellen These die Immunerkennung nicht genügt, sondern erst zusätzliche Alarmsignale („*Danger*"-Konzept*) eine effektive Immunantwort auslösen, kombinieren wir die Vakzinierung mit *Danger*-Zusatztherapien*.

Indikationen

Tumorentitäten

Immunrelevante Tumoren sind klinisch definiert als solche Tumoren, die

- Gelegentlich Spontanremissionen zeigen und
- Auf andere Immuntherapien ansprechen

Verschiedene immunrelevante Tumorarten eignen sich für einen Therapieversuch mit dendritischen Zellen. **Klinische Studien und Einzelfallberichte** liegen vor für folgende Indikationen (geordnet nach Ansprechwahrscheinlichkeit und vorliegenden Erfahrungen): Nierenzellkarzinom, malignes Melanom, Mamma-, Kolonkarzinom, Glioblastom, Gliom, Astrozytom, Prostata-, Ovarial-, Bronchial-, Magen-, Ösophaguskarzinom, solide pädiatrische Tumoren (Ewing-Sarkom, neuroektodermale Tumoren, Neuroblastom, Sarkom, Wilms-Tumor), chronisch myeloische Leukämie, medulläres Schilddrüsenkarzinom, B-Zell-Lymphom, multiples Myelom, Lymphom und Uterussarkom.

Tumorstadien, Lokalisation

- **Primärtumoren, Lokalrezidive:** Vorrangig ist die Operation. Bei inoperablen Tumoren kann die DC-Therapie allein oder auch mit konventionellen Therapien kombiniert werden, wenn diese nicht myelosuppressiv sind (s. u.). Intradermal konventionell verabreichen oder Tumor lokal umspritzen, in große Tumoren können DC auch intratumoral appliziert werden.
- **Minimal residual disease (MRD):** nach allgemeiner Auffassung günstigster Ansatz für die DC-Therapie
- **Fernmetastasen allgemein:** Prinzipiell können über die DC-aktivierten zytotoxischen T-Zellen auch ferne Manifestationen wie Knochen- und Hirnmetastasen (s. u.) erreicht werden.
- **Lebermetastasen:** reagieren auf intradermale Injektion
- **Lungen-, Knochen-, Hirnmetastasen, Peritoneal-, Pleurakarzinose:** reagieren auf intradermale und i.v.-Gabe von DC
- **Hirnmetastasen:** Da im Tumorgeschehen die Blut-Hirnschranke aufgehoben ist, werden auch Hirntumoren und Hirnmetastasen von den zytotoxischen Lymphozyten erreicht

Kontraindikationen

- Fremdbluttransfusion 4 Wochen vor bis 1 Woche nach der Vakzinierung* wegen Sensibilisierung, Immunhämolyse
- Parenterale Therapie mit Aufarbeitungen von Naturstoffen wegen Sensibilisierung, Anaphylaxie
- Autoimmunkrankheiten, z. B. florider Morbus Crohn, Myasthenia gravis, rheumatoide Arthritis

Nebenwirkungen

- Fieber, grippeähnliche Symptome
- Rasche Tumorschwellung durch Infiltration mit Immunzellen, nicht zu verwechseln mit Tumorprogression
- Tumorschmerz (kann für Ansprechen der Vakzinierung sprechen*)
- Hirnödem bei Hirntumoren und -metastasen (mit üblichen Dosen von Glukokortikoiden behandeln*)
- Transiente Gelenkschmerzen
- Gelenkrheumatismus sehr selten beschrieben
- Abstoßungsreaktion bei allogener Bluttransfusion innerhalb der letzten 4 Wochen*
- Tumorzerfallssyndrom und Nierenversagen bei extremer Tumorlast (sehr selten*)

Wechselwirkungen

Bei gleichzeitiger Applikation von Mistel- oder Thymusextrakten können die DC gegen die Fremdproteine möglicherweise sensibilisiert werden (Anaphylaxie). Stark myelosuppressive Zytostatika können die Wirkung der DC aufheben.

Kombination mit etablierten Therapien

- **Strahlentherapie:** lokale Strahlentherapie kann sinnvoll mit der DC-Therapie kombiniert werden, auch gleichzeitig
- **Chemotherapie:** Nach der Immuntherapie sinnvoll, wenn ein zeitlicher Abstand von mind. 1 Woche eingehalten wird. Stark myelotoxische Chemotherapien können nicht kombiniert werden. Vorzuziehen sind nicht-myelosuppressive Zytostatika wie Xeloda.
- **Antikörpertherapie:** Kann auch zeitnah mit der Zellvakzine kombiniert werden, besser ist es aber, zunächst die Zelltherapie durchzuführen und dann frü-

hestens 1 Woche nach der jeweiligen Zelldosis eine Antikörperdosis (z. B. Herceptin) zu verabreichen.
- **Komplementäre Therapien:** Danger-Signale: Interferone lokal (s. o.), moderate Ganzkörperhyperthermie, Plattenhyperthermie, orale Gabe von Enzymen

Gewinnung der dendritischen Zellen

Dendritische Zellen können beim Menschen
- Aus Vorstufen des Knochenmarks in der Kultur gezüchtet und vermehrt werden
- Als differenzierte DC in geringer Zahl aus dem Blut isoliert und dann vermehrt werden
- Aus Monozyten des Blutes in der Zellkultur innerhalb einer Woche differenziert werden. Dies ist die gebräuchlichste Methode; auf sie allein wird hier eingegangen.

Monozyten werden aus Frischblut oder durch Leukapherese gewonnen. Sie vermehren sich in der üblichen Kultur nicht. Die Gewinnung **monozytärer DC** ist am wenigsten belastend für den Patienten und führt aus 100 ml Blut zu etwa 3 – 20-mal 10^6 DC, wie sie für eine Dosis eingesetzt werden können. Die Leukapherese ergibt bis zu 1-mal 10^9 Monozyten, sodass mehrere Impfdosen gefrierkonserviert werden können.

> Die Vakzine kann nur von hoch spezialisierten Laboratorien in ausreichend und immunologisch kontrollierter Qualität hergestellt werden, die nach internationalen üblichen Standards (current Good-Manufactoring-Practise-(cGMP)) arbeiten.

Die Vakzine wird vom Labor nur freigegeben, wenn die gegenüber der zulassenden Behörde festgelegten Qualitätskriterien erfüllt werden. Die Qualität der DC muss vom herstellenden Labor dokumentiert werden. Angegeben werden müssen: Zahl der lebenden Zellen, Anteil der DC (nach Oberflächenmarkern), Morphologie (veils, Segel) und Sterilität.

Üblich ist der Einsatz **autologer DC**, aber auch **allogene DC** (hier nicht besprochen) wurden genutzt. Möglicher Vorteil der allogenen DC: Die HLA-Restriktion wird umgangen, d.h. Antigene, die im gegebenen Organismus ungenügend präsentiert werden, können hier präsentiert werden. Nachteile: Mögliche Sensibilisierungen, daher Typisierung erforderlich.

Praktische Durchführung der Therapie

Der behandelnde Arzt muss mit dem Labor die Einzeltherapie absprechen. Vom Labor erhält er detaillierte Vorschläge für Art und Weise der Anwendung. Er muss mit Unterstützung des Labors den Patienten ausführlich unterrichten, ihm schriftliche Patienteninformation zukommen lassen sowie seine schriftliche Einwilligung einholen.

Ablauf

- Etwa 100 – 150 ml stabilisiertes Vollblut werden entnommen. Alternativ: Leukapherese. Zusätzlich sind 10 ml Blut zur Serumgewinnung erforderlich. Anweisungen des Herstellungslabors für Entnahme, Lagerung und Transport genau beachten.
- Unverzüglicher Transport in das Herstellungslabor, dort Aufarbeitung der Monozyten und Züchtung von dendritischen Zellen.
- Nach 1 Woche (unreife DC) oder 7 – 9 Tagen (reife DC) erfolgt die Injektion. Eine Dosis enthält zwischen 10^6 und 10^8 DC, je nach Konzept und Protokoll.

Transport

Die Lebendvakzine wird bei 2 – 8 °C in dafür geeigneten Behältern transportiert, der Begleitzettel enthält alle relevanten Informationen für den Arzt. Die im Begleitmaterial vorgeschriebenen Rahmenbedingungen (Temperatur, Dauer des Transports) müssen strikt beachtet werden, um die Freigabekriterien einzuhalten. Eine gefrierkonservierte Vakzine kann erst nach Auftauen in den Verkehr gebracht werden, da vor Ort nicht die GMP-konformen Möglichkeiten bestehen, die Zellen aufzutauen und auf ihre Qualität zu prüfen.

Die Zellen befinden sich während des Transports in einer Ampulle oder sind in einer Spritze aufgezogen. Wenn die Spritze nicht halbstündlich gewendet worden ist, haben sich die Zellen abgesetzt. Sie müssen daher durch Klopfen und Drehen wieder suspendiert werden, um Zellverluste beim Spritzen zu vermeiden.

Applikation

Intradermal

Prinzipiell eignet sich jeder Körperbereich, die Injektion muss nicht tumornah geschehen. Typisch sind Oberarm, Oberschenkel oder die Bauchhaut. Vorgehen:
- Teilen Sie dem Patienten mit, dass die Injektion schmerzhafter ist als übliche Injektionen.
- Schieben Sie die Kanüle horizontal so dicht unter der Hautoberfläche vor, dass sie durch die Haut durchschimmert.

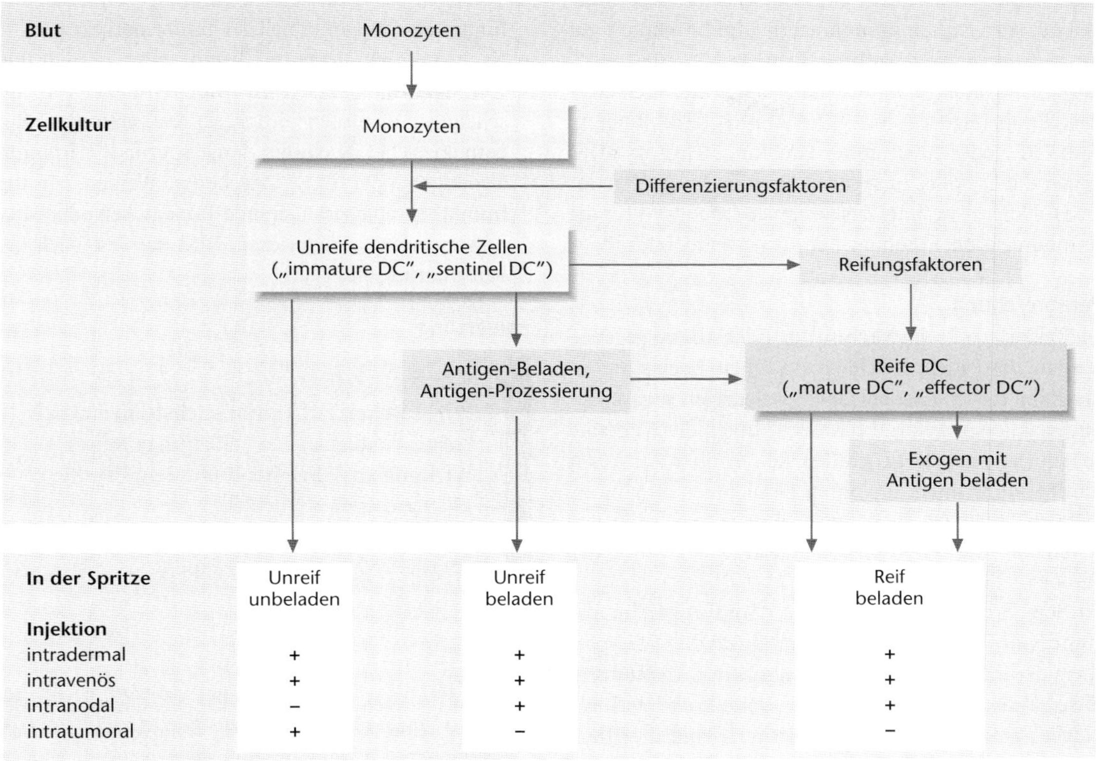

Abb. 8.2-1: Die verschiedenen Formen monozytärer dendritischer Zellen: Reifungsstadien, Beladung mit Tumorantigen und Verabreichungsformen. Mit Minuszeichen gekennzeichnete Applikationswege werden nicht empfohlen.

- Injizieren Sie langsam, damit die Zellen nicht mechanisch geschädigt werden. Es bildet sich eine Quaddel, die sich ausdehnt. Um das Volumen unterzubringen, können Sie die Kanüle langsam zurückziehen und/oder mehrere Quaddeln setzen.

Eine **subkutane Injektion ist nicht empfehlenswert,** da die Subkutis schlechter mit Lymphbahnen versorgt ist als die Dermis.

Intratumoral

Geeignet für Haut und innere Organe, die mikroinvasiv unter Ultraschallkontrolle erreichbar sind. Kanüle 0,45 × 23 mm verwenden.

! Keine Injektionen in einen Lungenherd, da die Gefahr eines Pneumothorax mit einer möglichen Verschiebung des Herdes besteht.

Intravenös

Möglicher **Vorteil**: die DC erreichen vor allem die Lunge.
Nachteil: i.v.-applizierte DC werden auch quantitativ von der Leber aufgenommen, die möglicherweise eine immunsuppressive und Toleranz-induzierende Wirkung hat.
Vor- und Nachteile der i.v.-Applikation müssen im Einzelfall abgewogen werden.

Intranodal

Unter Ultraschallkontrolle in einen nicht befallenen Lymphknoten, der auch weit vom Tumor entfernt liegen darf. Besonders geeignet sind inguinale Lymphknoten.

Zusätze

Der Tumorantigen-Präparation kann auch ein unabhängiges **Helferantigen** (keyhole limpet hemocyanin = KLH) zugesetzt werden. Die immunologische Begleitstimulation gilt als günstig, zusätzlich kann das Angehen der spezifischen Immunreaktion im Immuntest gut verfolgt werden **(Indikatorantigen).**

Regelmäßig applizieren wir danger-**Signale**. Nach eigenen Erfahrungen* sind Interferon-α (z.B. Roferon, 3 Mio. IE) oder Interferon-γ (Imukin, 50 μg/m² KOF) neben die Quaddel zu spritzen. Erwünschte Folgen: lokale Gefäßerweiterung, Zusatzsignale („*danger*") für die Immunreaktion, Erhöhung der Körpertemperatur.

Verabreichung

Die Vakzine sollte am **Nachmittag oder Abend** gegeben werden, der Patient anschließend ruhen. Nachts und in der Ruhe ist der Kortikoidspiegel niedriger, sodass Immunreaktionen gefördert werden. Unter der Therapie sollten Patienten keine großen Reisen über Zeitzonen hinweg vornehmen, um ihren zirkadianen Rhythmus nicht zu stören. Bei Patienten, die klinisch so stabilisiert waren, dass sie eine Weltreise unternahmen, wurde der Tumor wieder progredient.*

Ein Standardverfahren besteht aus **4 Impfungen im Abstand von je 5 Wochen.** Kürzere Abstände widersprechen der Erfahrung aus konventionellen Impfungen. Viele Varianten sind möglich: Von der einmaligen Impfung mit sofortiger Komplettremission bis hin zu zeitlich unbegrenzten Auffrischungen im Abstand von je 3–6 Monaten.

Nachsorge, klinische Überwachung

Eine klinische Überwachung ist in der Regel nicht notwendig. Mit Nebenwirkungen ist frühestens 4–8 Stunden nach Applikation der Vakzine zu rechnen. Durch die gleichzeitige Anwendung eines Cox-2-Inhibitors (z.B. Celebrex 200 mg 1-mal tgl. 1 Tbl.) können die meisten Nebenwirkungen vermieden werden. Nach 3–4 Therapiezyklen sollte ein Re-Staging erfolgen.

Monitoring des Therapieerfolgs

- Der **Hauttest** (intradermale Injektion des benutzten Tumorantigens oder des Indikatorantigens) gibt Auskunft, ob der Patient eine zelluläre Immunantwort aufgebaut hat, eignet sich aber nicht als Verlaufskontrolle.
- **Immunologische Parameter** aus dem Blut sind wissenschaftlich von wichtiger Bedeutung, geben aber keine zuverlässige Auskunft über den Fortgang der Krankheit.
- **Tumormarker:** Tumorzerfall kann zu einem vorübergehenden Anstieg der Tumormarker führen. 4 Wochen nach der ersten Impfung zeigt sich der Impferfolg auch am Abfall der Tumormarker.
- **Nachweis zirkulierender Tumorzellen** im Blut und von **Mikrometastasen im Knochenmark:** Von einschlägigen Instituten wird dieser Test (entweder zytopathologischer Nachweis durch spezifische Immunfärbungen oder PCR) angeboten. Werden vor der Immuntherapie zirkulierende Tumorzellen oder Mikrometastasen nachgewiesen, wird der Test nach der Vakzinierung oft negativ.

Bewertung

Dendritische Zellen:
1. **Wirksamkeit auf Tumorwachstum:** unzureichende Studienlage, aber plausibler Ansatz
2. **Wirkung auf Allgemeinbefinden / Psyche:** unzureichende Studienlage
3. **Nebenwirkungen:** selten
4. **Preis:** ≥ 250 € / Monat

Literatur

[1] Doehn C, Richter A, Hohn M, Jocham D: Multicenter phase-III trial (aTm1/96) of adjuvant autologous tumor cell-lysate vaccine versus no adjuvant treatment in patients with non-metastasized renal cell carcinoma after radical nephrectomy: A 3-year analysis. In ASCO Meeting, AUA, Orlando Florid, 2002

[2] Fuchs EJ, Matzinger P: Is cancer dangerous to the immune system? Semin Immunol 8, 1996: 271

[3] Hart DNJ, Jackson D, Nestle F: Dendritic cells and cancer: Prospects for cancer vaccination. In: Stuhler G, Walden P (Hrsg.): Cancer Immune Therapy. Current and Future Strategies. Wiley-VCH, Weinheim, 2202: 179

[4] Matzinger P: Tolerance, danger, and the extended family. Annu Rev Immunol 12, 1194: 991

[5] Muderspach L, Wilczynski S, Roman L, Bade L, Felix J, Small LA, Kast WM, Fascio G, Marty V, Weber J: A phase I trial of a human papillomavirus (HPV) peptide vaccine for women with high-grade cervical and vulvar intraepithelial neoplasia who are HPV 16 positive. Clin Cancer Res 6, 2000: 3406

[6] Nestle FO: Dendritic cell vaccination for cancer therapy. Oncogene 19, 2000: 6673

[7] Nestle FO, Banchereau J, Hart D: Dendritic cells: On the move from bench to bedside. Nat Med 7, 2001: 761

[8] Schadendorf D, Nestle FO: Autologous dendritic cells for treatment of advanced cancer - an update. Recent Results Cancer Res 158, 2001: 236

[9] Schnurr M, Galambos P, Scholz C, Dauer M, Krug A, Hartmann G, Eigler A, Endres S: Dendritische Zellen – Träger tumorgerichteter Immuntherapie. Dtsch Arztebl 99, 2002: C1929

10 Vermorken JB, Claessen AM, van Tinteren H, Gall HE, Ezinga R, Meijer S, Scheper RJ, Meijer CJ, Bloemena E, Ransom JH, Hanna MG, Pinedo HM: Active specific immunotherapy for stage II and stage III human colon cancer: a randomised trial. Lancet 353, 1999: 345

Internetadressen
www.immuntherapie.org: enthält auch vollständige Literaturliste dieses Artikels

8.2.1.2 Natürliche Killerzellen (NK-Zellen)

Gabriele Multhoff

Grundlagen

- **Morphologie:** große Lymphozyten (Durchmesser ca. 10 µm) mit zytoplasmatisch lokalisierten, azurophilen Granula (large granular lymphocytes, LGL)
- **Funktion:** angeborene (innate) Immunantwort (Makrophagen, Neutrophile)
- **Herkunft:** CD34-positive Progenitorzellen im KM
- **Reifungsfaktoren:** IL15, c-kit-Ligand (stem cell factor, SCF), Flt-3-Ligand
- **Anteil an peripheren Blutlymphozyten:** 5 – 20 %
- **Oberflächenmerkmale und deren Funktionen:**
  - Erythrozyten-Rossettierungs-Rezeptor (CD2): Adhäsion, Rezeptor für CD58, CD48, CD59, CD15, Signaltransduktion
  - Niedrig affiner FCγ-Rezeptor III (CD16): Antikörper-vermittelte zelluläre Zytotoxizität (antibody dependent cellular cytotoxicity, ADCC), Signaltransduktion
  - Neuronales Adhäsionsmolekül (NCAM, CD56): homophile Adhäsion
  - HNK1, Leu7 (CD57): heterophile Adhäsion; Liganden: L-Selectin, P-Selectin, Laminin
  - Inhibierende Killerzell-Immunglobulin-Rezeptoren (KIR) mit immunoreceptor tyrosin-based inhibitory motif (ITIM): Rekrutierung von Protein-Tyrosin-Phosphatasen (z. B. src-homologe Proteindomäne, SHP), Schutz vor Zytolyse von HLA-positiven körpereigenen Zellen
  - Aktivierende Killerzell-Immunglobulin-Rezeptoren (KIR) mit immunoreceptor tyrosin-based activatory motif (ITAM) eines Adaptormoleküls (z. B. DAP-12): Aktivierung von Protein-Tyrosin-Kinasen, Zytolyse von Tumorzellen und Pathogen-infizierten Zellen
  - Inhibierende C-Lektin-Rezeptoren CD94/NKG2A: Schutz vor Zytolyse von HLA-E-positiven Zielzellen mit HLA-A, -B, -C Leaderpeptiden
  - Aktivierende C-Lektin-Rezeptoren CD94/NKG2C: Zytolyse von HLA-E-positiven Zielzellen mit HLA-A, -B, -C Leaderpeptiden
  - Aktivierende C-Lektin-Rezeptoren NKG2D: Zytolyse von MICA-, MICB-positiven Zielzellen
  - Natural cytotoxicity receptor (NCR): Zytolyse von Tumorzellen, Ligand unbekannt
  - IL2-Rezeptoren IL2-Rα, gp55 (CD25) ↑, IL2-Rβ gp75(CD122) ↑↑: Proliferation, Zytolyse
  - IL12-Rezeptor: IL2-Rγ, gp60 – 70 (CD132): Proliferation, Zytolyse
  - Ohne T-Zell-Rezeptor (TZR-Gene in Keimbahnkonfiguration), TZR-assoziierten CD3-Molekülkomplex, Co-Rezeptor für MHC Klasse II (CD4), Co-Rezeptor für MHC Klasse I (CD8β; aber für CD8α vorhanden), Immunglobuline (Ig-Gene in Keimbahnkonfiguration)
- Wichtige NK-Zell-Rezeptoren sowie Liganden siehe Tab. 8.2-1

NK-Zellen können, im Gegensatz zu den T-Zellen (☞ 8.2.1.3), mehrere KIR- oder C-Lektin-Rezeptoren auf einer Zelle präsentieren. Abhängig von den zytoplasmatisch lokalisierten ITIM- oder ITAM-Motiven kann eine Rezeptor-Ligand-Interaktion eine Suppression oder Stimulation der zytolytischen Aktivität von NK-Zellen bewirken.
Für inhibierende und aktivierende KIR hat sich folgende Nomenklatur etabliert: Die Anzahl der extrazellulär lokalisierten Ig-Domänen (D) wird nach der Bezeichnung des Rezeptors (KIR) numerisch angegeben:

- Inhibierende Rezeptorvariante mit langem ITIM-Motiv: L (long)
- Aktivierende Rezeptorvariante mit kurzem ITAM-Motiv: S (short).

Die Zahl der ITIM- (L) und ITAM- (S) Motive wird ebenfalls numerisch angegeben:

- Inhibierender Killerzell-Rezeptor mit zwei Ig-Domänen: KIR2DL1
- Aktivierender Killerzell-Rezeptor mit drei Ig-Domänen: KIR3DS1.

Wirkmechanismus

Keine MHC-Restriktion (☞ 8.2.1.3), aber: Zielzellen mit reduzierter oder fehlender MHC-Expression werden von NK-Zellen bevorzugt lysiert (missing-self-Hypothese).
Tumorzellen sowie viral, bakteriell oder parasitär infizierte Zellen werden von den NK-Zellen im Unterschied

Tab. 8.2-1: NK-Zell-Rezeptoren und -Liganden

Rezeptoren (CD-Nomenklatur)	Liganden
Fcγ-Rezeptor III (CD16)	Fc-Teil von Ig-Antikörpern
Neuronales Adhäsionsmolekül (CD56)	CD56, homophile Interaktion
HNK1 (CD57)	L-Selektin, P-Selektin, Laminin
KIR2DL1/KIR2DS1/p58.1 (CD158a)	HLA-Cw2, -Cw4, -Cw5, -Cw6
KIR2DL2/3/KIR2DS2/3/p58.2 (CD158b)	HLA-Cw1, -Cw3, -Cw7, -Cw8
KIR3DL1/KIR3DS1/p70 (CD158e1/e2)	HLA-Bw4
KIR3DL2/KIR3DS2/p140 (CD158k)	HLA-A3, -A11
C-Lektin Rezeptor/NKG2A/C (CD94/CD159a)	HLA-E mit HLA-A, -B, -C Leader-Peptiden
C-Lektin-Rezeptor/„X" (CD94/„X")	Hitze-Schock Protein 70 (Hsp70)
NKG2D	Stress-induzierbare MICA/MICB
NCR (NKp46, NKp30, NKp44)	Tumor-assoziierte Strukturen

CD = class of differentiation; HLA = human leukocyte antigen; MHC = major histocompatibility complex; Hsp = Hitze-Schock-Protein; Ig = Immunglobulin, KIR = Killerzell-Immunglobulin-Rezeptor; MIC = Stress-induzierbare MHC Klasse I-verwandte Moleküle, NCR = natural cytotoxicity receptor

zu T-Zellen (☞ 8.2.1.3) ohne primäre Stimulation erkannt und eliminiert.

Wirkungen

NK-Zell-vermittelte Abwehrmechanismen:

- ADCC → Zytolyse von Antikörper- (IgG1, IgG3) markierten Zielzellen
- Rezeptor-Ligand-Interaktionen, z. B. Fas-Fas-Ligand, TNFα-TNF-α-induzierender Ligand (TRAIL) → Rezeptor-abhängige Apoptose
- Sekretion lysosomaler Serin-Proteasen, beispielsweise Perforin ↑, Granzym A ↑, Granzym B ↑↑ → Caspase-abhängige Apoptose, Nekrose
- Sekretion von Granulozyten-Makrophagen-Wachstumsfaktor (GM-CSF) ↑ → Proliferation von Makrophagen
- Sekretion von IFN-γ ↑↑ →
  - Phagozyten-Oxidase ↑, induzierbare Stickoxid-Synthetase („nitric-oxid-synthase", NOS) ↑→ Phagozytosekapazität von Makrophagen wird gesteigert
  - Expression von MHC- und Co-stimulatorischen Molekülen auf Tumorzellen ↑ → verbesserte T-Zellerkennung (☞ 8.2.1.3)
  - Aktivierung der Transkriptionsfaktoren (STAT1, IFN-response factor = IRF1), die gemeinsam mit den LPS-induzierbaren Transkriptionsfaktoren AP-1 und NFk-B die Genexpression von inflammatorischen Zytokinen (z. B. TNF-α, IL12) induzieren → Stimulation einer zellulären Immunantwort
- Lebensqualität ↑
- Verträglichkeit von Stammzelltransplantation ↑↑
  - Keine alloreaktiven Antikörper nachweisbar
  - Keine Autoimmunreaktionen
  - Verbessertes „Engraftment".

Indikationen

Experimentell im Rahmen klinischer Prüfungen:

- Autologe oder allogene Stammzelltransplantationen (SZT) bei hämatologischen Erkrankungen (z. B. B-ALL, T-ALL, AML, CML, Lymphome)
- Solide Tumoren, z. B. Nierenzell-, Mamma-, kolorektales und Lungenkarzinom
- Rezidive und Metastasen solider Tumoren
- Organtransplantationen
- Virus-Infektionen (z. B. Herpes-Viren, Adenoviren, HIV)

Anwendungsmöglichkeiten

- Injektion von NK-Zell-stimulatorischen Zytokinen
- Injektion von liposomal verpackten Zytokinen
- Gentransfer von Zytokinen in Tumorzellen
- Gentransfer von Adhäsionsmolekülen in Tumorzellen
- Injektion von in vitro Zytokin-stimulierten autologen NK-Zellen
- Injektion von in vitro Zytokin-stimulierten allogenen NK-Zellen mit identischer KIR-Expression auf Spender und Empfängerzellen („KIR-Match")
- Injektion von in vitro Zytokin-stimulierten allogenen NK-Zellen mit unterschiedlicher KIR-Expression auf Spender und Empfängerzellen („KIR-Mismatch")
- Injektion von Zytokinen plus NK-Zellen

- Injektion von in vitro Zytokin-stimulierten NK-Zell-Linien nach Bestrahlung (z. B. NK-92)
- Injektion (s.c., i.v. / kontinuierlich, fraktioniert, Bolus) von IL-2 (low dose, high dose) → in-vivo-Stimulation von NK-Zellen
- Transfektion von Zytokingenen in Tumore → in vivo-Stimulation von NK-Zellen
- Transfektion von Adhäsionsmolekülen in Effektorzellen → Verbesserung des targeting von NK-Zellen an Tumorzellen
- Positiv-Separation oder T-Zell-Depletion von peripheren Blutlymphozyten (PBL) und Stammzellen des Patienten oder haploidenten Spenders → NK-Zellanreicherung
- In vitro Zytokin-Stimulation von autologen/allogenen NK-Zellen → Aktivierung der Proliferation und der zytolytischen Aktivität von NK-Zellen
- Injektion allogener, bestrahlter NK-Zell-Linien (z. B. NK-92) → Unterstützung der körpereigenen NK-Zellantwort

Praktische Durchführung der Therapie

Gewinnung von NK-Zellen

- Blutabnahme (heparinisiertes Blut, EDTA-Blut) oder Leukapherese
- NK-Zell-Anreicherungsverfahren mit Antikörper-gekoppelten magnetischen Mikro-Partikeln (CliniMACS-System: miltenyi®; CELLection-System: Dynal® Biotech; Baxter Biotech®)
- Positiv-Separation: CD56 (NK-Zellen) Antikörper-gekoppelt an ferromagnetische Partikel
- Negativ-Separation: CD3 (T-Zellen), CD19/CD20 (B-Zellen), CD14 (Monozyten) Antikörper-gekoppelt an ferromagnetische Partikel

NK-Zell-Expansion

In vitro Zytokin-Stimulation von autologen/allogenen NK-Zellen → Aktivierung der Proliferation und zytolytischen Aktivität von NK-Zellen

NK-Zell-Injektion

Injektion allogener, bestrahlter IL-15 ≥ IL-12 ≥ IL-18 ≥ IL-2 ≥ GM-CSF

Chancen und Risiken

Eine NK-Zell-Therapie stellt einen innovativen zellulären Therapieansatz dar, der sich mit unterschiedlichen konventionellen Therapien (z. B. Chemo-, Strahlentherapie, Stammzelltransplantation, Operation) kombinieren läßt. Verträglichkeit, Wirkmechanismen und Effizienz der nachfolgend beschriebenen NK-Zell-Ansätze werden derzeit in klinischen Studien überprüft, z. B. der Einsatz einer allogenen, bestrahlten NK-Zell-Linie (NK-92) im Rahmen einer Phase I-Studie.

Die ersten zellulären Therapien beschränkten sich auf den Einsatz NK-Zell-stimulatorischer Zytokine, wie z. B. IL-2. Die Effizienz von IL-2-Zytokininjektionen („low dose", „high dose", kontinuierlich, fraktioniert, Bolus) wurde in unterschiedlichen Studien untersucht. Es zeigte sich ein Anstieg der Proliferation von NK- und T-Zellen. Eine hochdosierte Zytokingabe erhöht die LAK-Aktivität (Lymphokin-aktivierter Killerzellen) in vivo, birgt jedoch das Risiko von Unverträglichkeitsreaktionen (z. B. Fieber). Der Einsatz von autologen ex vivo/in vivo Zytokin-stimulierten (z. B. IL-2, IL-12, IL-15) NK-Zellen wird in der Regel sehr gut toleriert. Die antitumorale Aktivität von Zytokin und zellulären Therapien mit autologen NK-Zellen ist moderat.

Vergleichbare Ergebnisse lassen sich durch einen adoptiven Transfer von allogenen NK-Zellen („KIR-Match") erzielen. Zusätzlich zeigte sich bei der allogenen Stammzelltransplantation ein verbessertes Engraftment.

Die derzeit Erfolg versprechendste Therapieoption bei der Behandlung hämatologischer Tumorerkrankungen (AML, ALL, CML) ist der Einsatz allogener NK-Zellen mit einem „KIR-Mismatch". Der Wirkmechanismus dieser NK-Zellen läßt sich wie folgt zusammenfassen:

- Graft-versus-Leukämie (GvL)-Effekt ↑↑, da residuelle Leukämiezellen über einen GvL-Effekt der NK-Zellen eliminiert werden
- Graft-versus-Host-Disease (GvHD) ↓↓, da dendritische Zellen (☞ 8.2.1.1) eliminiert werden, die GvHD reaktive T-Zellen des Spenders stimulieren
- Engraftment ↑↑, da lymphohämatopoetische Zellen (z. B. T-Zellen) des Empfängers eliminiert werden, die ein Anwachsen des Transplantates negativ beeinflussen.

Probleme

- Begrenzte Kenntnis über NK-Zellen aktivierende Liganden: bislang konnten nur MHC-verwandte Moleküle, das Stress-induzierbare Hsp70 oder eine fehlende MHC-Expression als aktivierende Signale für NK-Zellen identifiziert werden
- Begrenzte Kenntnis zur Regulation der Expression inhibierender und aktivierender Killerzell-Rezeptoren
- Rezeptor-vermittelte Apoptoseinduktion in Zytokin-aktivierten NK-Zellen

- Limitierte Expansionfähigkeit von primären adulten NK-Zell-Linien / Klonen
- Tumor-Escape-Mechanismen:
  - Inaktivierung der enzymatischen Aktivität von Granzymen durch Serin-Protease-Inhibitoren (Serpine), z. B. PI-9 bei AML ⟶ Hemmung der Caspase-abhängigen Apoptose
  - Reduzierte Expression von Adhäsionsmolekülen (z. B. intrazelluläres Adhäsionsmolekül ICAM, CD54) ⟶ reduzierte Kontaktmöglichkeit von NK-Zellen und Tumorzellen
  - Sekretion von tumor growth factor-β (TGF-β) ⟶ Wachstumsvorteil für Tumorzellen

Bewertung

NK-Zellen:
1. **Wirksamkeit auf Tumorwachstum:** durch Studien belegt
2. **Wirkung auf Allgemeinbefinden / Psyche:** unzureichende Studienlage
3. **Nebenwirkungen:** selten
4. **Preis:** 51 – 250 € / Monat

Literatur

1 Basse PH, Whiteside TL, Chambers W, Herbermann RB: Therapeutic activity of NK cells against tumors. Int Rev Immunol 20, 2001: 439 – 501
2 DeMagalhaes-Silvermann M, Donnenberg A, Lembersky B et al.: Posttransplant adoptive immunotherapy with activated NK cells in patients with metastatic breast cancer. J Immunother 23, 2000: 154 – 160
3 Frohn C, Doehn C, Durek C et al.: Feasibility of the adoptive transfusion of allogeneic human leukocyte antigen-matched NK cells in patients with renal cell carcinoma. J Immunother 23, 2000: 499 – 504
4 Kimura H, Yamagucchi RJ et al.: Phase III randomized trial of IL2 with or without lymphokine activated killer cells in the treatment of patients with advanced renal cell carcinoma. Cancer 76, 1995: 824 – 832
5 Lister J, Rybka WB, Donnenberg AD et al.: Autologous peripheral blood stem cell transplantation and adoptive immunotherapy with activated NK cells in the immediate posttransplant period. Clin Canc Res 1, 1995: 607 – 614.
6 Long EO: Regulation of immune responses through inhibitory receptors. Annu Rev Immunol 17, 1999: 875 – 904
7 Moretta A, Bottino C, Vitale M et al.: Activating receptors and co-receptors involved in human NK cell mediated cytolysis. Annu Rev Immunol 19, 2001: 197 – 223
8 Krause S, Gastpar R, Andreesen R, Gross C, Ullrich H, Thonigs G, Pfister K, Multhoff G.: Treatment of cancer patients with autologous ex vivo Hsp70 peptide activated NK cells: a clinical phase I trial. Clin Canc Res 10, 2004: 3699 – 3707
9 Ruggeri L, Capanni M, Urbani E et al.: Effectiveness of donor NK cell alloreactivity in mismatched hematopoietic transplants. Science 295, 2002: 2097 – 2100
10 Yan Y, Steinherz P, Klingemann HG et al.: Antileukemic activity of a NK cell line against leukemias. Clin Can Res 4, 1998: 2859 – 2868

Internetadressen

1 www.bloodjournal.org
2 www.centerwatch.com
3 www.controlled-trials.com
4 www.haematologica.it
5 intl-clincancerres.aacrjournals.org: Journal Immunotherapy
6 www.jem.org: Journal Experimental Medicine
7 www.ncbi.nlm.nih.gov
8 www.studien.de

8.2.1.3 T-Zellen

Volker Schirrmacher

Grundlagen

T-Zellen spielen eine entscheidende Rolle bei der Abstoßung allogener Gewebe, wie z. B. nach Transplantationen. Sie können auch fremdes Tumor-Gewebe abstoßen. T-Zellen tragen Antigen-spezifische Rezeptoren, mit deren Hilfe sie allogene von autologen Gewebe-Antigenen (Moleküle des sog. Haupt-Histokompatibilitäts-Komplexes = MHC) unterscheiden können. Darüber hinaus können T-Zellen auf der Oberfläche von durch Viren infizierten Zellen oder auch von Tumorzellen Bruchstücke veränderter Proteine erkennen. Diese bestehen aus Peptiden von 9 – 15 Aminosäuren, die von MHC-Molekülen präsentiert werden. In den 90iger Jahren wurden die ersten derartigen **Tumor-assoziierten Antigene (TAA)** auf humanen Tumoren identifiziert.

TAA-spezifische T-Gedächtnis-Zellen können zur Zell-Therapie von Krebserkrankungen eingesetzt werden. Derartige Tumor-reaktive Zellen wurden z. B. bei Brustkrebspatientinnen nachgewiesen und finden sich v. a. in deren KM angereichert.

Wirkmechanismus

- TAA-spezifische CD8 T-Zellen: können TAA-exprimierende Tumorzellen im Gewebe aufspüren und zerstören (zytotoxische T-Zellen)
- CD4 T-Zellen: können nach Zellkontakt Zytokine und Chemokine sezernieren (T-Helfer-Zellen) ⟶ Auslösung Tumor-zytostatischer Effekte, Rekrutierung anderer Abwehrzellen

Wirkungen

Die adoptive T-Zelltherapie von Tumoren befindet sich erst in den Anfängen. In einigen Studien konnte aber bereits gezeigt werden, dass die transferierten T-Zell-Klone präferenziell an den Tumor gehen. Sie können die Regression individueller Metastasen bewirken und am Primär-Tumor eine Tumorreduktionen oder eine Stabilisierung des Wachstums verursachen.

Indikationen

■ Graft-versus-Leukämie-(GvL)-Effekt

In der klinischen Praxis hat sich die **allogene KM-Transplantation (KMT)** zur Behandlung bestimmter Formen von Leukämien, z. B. der CML, bewährt. Der Einsatz von allogenem KM führt besonders dann zu besseren Therapie-Ergebnissen im Vergleich zu autologem KM, wenn das allogene KM neben den hämopoetischen Stammzellen auch allogene T-Zellen enthält. Anstelle von KM kann auch mit Stammzellen angereichertes (durch GM-CSF mobilisiertes) peripheres Blut verwendet werden. Der durch allogene T-Zellen zu erzielende GvL-Effekt kann als **erste erfolgreich etablierte T-Zell-Therapie in der humanen Onkologie** bezeichnet werden.

■ Graft-versus-Tumor-(GvT)-Effekt

Allogene T-Zellen können nicht nur GvL-Effekte bei Leukämien erzeugen. Sie sind wahrscheinlich auch in der Lage, entsprechende Effekte bei anderen Tumorarten, insbesondere bei Karzinomen, hervorzurufen. Auch hier besteht allerdings die Gefahr, dass unerwünschte Graft-versus-Host-Reaktionen (GvH-Reaktionen) entstehen. Daher können derartige neue Therapieverfahren nur in Spezial-Kliniken mit Erfahrungen in Hämatologie und Immunologie erprobt werden.

In der Arbeitsgruppe von B. Groner, Uni Frankfurt/Main, werden neue Verfahren erprobt, bei denen genetisch modifizierte Killerzellen (☞ 8.2.1.2), die über Tumor-spezifische Antikörperfragmente Krebszellen erkennen, letztere selektiv abtöten.

Kontraindikationen

Wenn T-Zell-Spender und Tumor tragender Rezipient sich im MHC deutlich unterscheiden, sollte wegen der Gefahr einer GvH-Reaktion keine T-Zelltherapie durchgeführt werden.

Nebenwirkungen

Je nach Spezifität der T-Zellen können neben Tumorzellen auch normale körpereigene Zellen angegriffen werden. Dann kann es zu Nebeneffekten an den betroffenen Organen kommen. Es kann sich um leichte Autoimmunitätsreaktionen handeln oder auch um schwerwiegende Schädigungen wie bei der GvH-Reaktion.

Wechselwirkungen

Adoptive T-Zell-Therapien können unter Umständen durch Gabe von Zytokinen verstärkt werden. Durch immunsuppressive Medikamente können negative Wechselwirkungen auftreten.

Praktische Durchführung der Therapie

Für jede Therapie müssen die T-Zellen erst einmal gewonnen werden. Je nach Methode werden die T-Zellen dann in Zellkulturen unterschiedlich spezifisch aktiviert und vermehrt. Sie werden dann dem Patienten entweder systemisch (z. B. i.v.) oder lokal (z. B. intratumoral) appliziert.

■ Konditionierung von Empfängern

Leukämie-Patienten, die eine allogene KMT erhalten sollen, werden häufig mit Hochdosis-Chemotherapie oder Strahlentherapie behandelt. Diese Verfahren bewirken eine Tumor-Reduktion bei gleichzeitiger Immun-Suppression. Damit letztere nicht zu stark wird, werden neue Verfahren der Konditionierung erprobt, die im niedrigeren Dosisbereich von Chemo- oder Strahlentherapie arbeiten. Sie sind myeloprotektiv und unterdrücken das Immunsystem nur transient.

■ Auswahl geeigneter Donoren und geeigneter Donorzellen

Meist ist der Spender allogener Zellen ein Familienangehöriger des Patienten. Um einen geeigneten Spender zu finden, wird eine MHC-Typisierung von Zellen des Spenders und Zellen des Empfängers vorgenommen. Es wird nach möglichst vielen Gemeinsamkeiten gesucht, damit „Host-versus-Graft“ (HvG)- und „Graft-versus-Host“ (GvH)-Reaktionen nicht zu stark ausfallen. Einerseits soll es zu einem sog. „take“ der allogenen Zellen kommen (von einem „take“ spricht man, wenn die transferierten Zellen im Empfänger angehen und sich vermehren), andererseits dürfen keine klinisch relevanten GvH-Reaktionen auftreten (☞ 7.4.3).

Wenn es nach allogener KMT später doch zu einem Leukämie-Relaps kommt, kann zusätzlich eine sog. Donor-Lymphozyten-Transfusion (DLT) vom gleichen Spender erfolgen. Die Gefahr einer GvH-Reaktion ist durch die vorherige Gabe allogener Stammzellen des gleichen Spenders herabgesetzt.

Chancen und Risiken

T-Zell-Therapien wurden v.a. bei Leukämiepatienten angewendet.

In den USA erproben Mark E. Dudley und Steven A. Rosenberg die adoptive T-Zelltherapie bei Melanompatienten. Bei 6 von 13 Melanompatienten im metastasierten Stadium wurde eine partielle Response beobachtet. Über T-Zell-Therapien bei soliden Tumoren gibt es noch nicht genügend Erfahrung, um über Chancen und Risiken Aussagen machen zu können.

Bewertung

> T-Zellen:
> 1. **Wirksamkeit auf Tumorwachstum:** unzureichende Studienlage, aber plausibler Ansatz
> 2. **Wirkung auf Allgemeinbefinden/Psyche:** unzureichende Studienlage
> 3. **Nebenwirkungen:** selten schwer wiegende
> 4. **Preis:** Es handelt sich generell um ein aufwändiges Verfahren. Zum Preis können hier keine Angaben gemacht werden.

Literatur

[1] Dudley ME, Rosenberg SA: Adoptive-cell-transfer therapy for the treatment of patients with cancer. Nature Reviews 3, 2003: 666–676

[2] Feuerer M, Beckhove P, Bai L, Solomayer E-F, Bastert G, Diel IJ, Heep J, Oberniedermayr M, Schirrmacher V, Umansky V: Therapy of human tumors in NOD/SCID mice with patient derived re-activated memory T cells from bone marrow. Nature Medicine 7 (4), 2001: 452–458

[3] Uherek C, Tonn T, Uherek B, Becker S, Schmierle B, Klingemann HG, Wels W: Retargeting of natural Killer cell cytolytic activity of ErbB2 expressing cancer cells results in efficient and selective tumor cell destruction. Blood 100, 2002: 1265–1273

[4] Yee C, Thompson JA, Byrd D, Riddell SR, Roche P, Celis E, Greenberg PD: Adoptive T cell therapy using antigen-specific CD8+ T cell clones for the treatment of patients with metastatic melanoma: In vivo persistence, migration, and antitumor effect of transferred T cells. Proc Natl Acad Science Dec. 10 (99), 2002: 16168–16173

8.2.2 Angiogenesehemmer

Judah Folkman

Grundlagen

Die **Neubildung von Blutgefäßen** ist entscheidend für das Wachstum eines Tumors: Erst durch Bildung neuer Blutgefäße ist ein **ungehindertes Wachstum** maligner Geschwülste möglich. Dieser Prozess, die sog. Angiogenese, spielt auch im gesunden Gewebe während der Ovulation (einige wenige Tage) und bei der Wundheilung (ca. 2 Wochen) eine wichtige Rolle.

Die tumorinduzierte Angiogenese jedoch ist nicht zeitlich begrenzt. Im Anfangsstadium liegt der Tumor meist als mikroskopisch kleine, weniger als 1 mm^3 große Zelansammlung vor. Dieser winzig kleine in situ-Tumor überlebt durch Sauerstoff- und Nährstoffversorgung durch Diffusion aus bereits bestehenden Blutkapillaren. Eine Expansion des Tumors wird erst möglich, wenn der Tumor eine **eigene Blutversorgung** aufgebaut hat. Dieses Umschalten auf einen angiogenen Phänotypen bezeichnet man als **„angiogenic switch“.**

Die Mehrzahl aller menschlichen in situ-Tumoren setzen das Angiogeneseprogramm niemals in Gang und die Tumoren können als harmlose, mikroskopisch kleine Geschwülste ein Leben lang im Körper schlummern. Autopsien an Verkehrsopfern oder an durch andere Verletzungen Verstorbenen haben ergeben, dass bei 39% aller Frauen im Alter zwischen 40 und 50 Jahren mikroskopisch kleine Mammakarzinome vorliegen, eine Krebserkrankung jedoch bei nur 1% dieser Altersgruppe diagnostiziert wird. Bei Männern im Alter zwischen 60 und 70 Jahren leiden 46% unter einem Prostata-Karzinom, welches bei nur 1% dieser Altersgruppe diagnostiziert wird. Bei 50–70-Jährigen konnten bei fast allen Untersuchten (> 98%) kleine Schilddrüsenkarzinome nachgewiesen werden, obgleich Schilddrüsenkrebs bei nur 0,1% aller Menschen dieser Altersgruppe diagnostiziert wird. Diese in situ-Tumoren gehören nicht zu den angiogenen Phänotypen. Daraus kann geschlossen werden, dass von 100 Tumoren weniger als einer jemals eine eigene Blutversorgung aufbauen wird.

Der „angiogenic switch“ bedeutet für die meisten Betroffenen die Diagnose „Krebs“ mit all ihren prognostischen und therapeutischen Konsequenzen: Das Umschalten eines Tumors auf den angiogenen Phänotypen erfolgt durch **verstärkte Expression** spezifischer **angiogener Proteine** (☞ Tab. 8.2-2) sowie durch **Herunterregulierung** bestimmter **angiogeneseinhibitorischer Proteine,** z.B. Thrombospondin-1, die von gesunden Zellen exprimiert werden. Darüber hinaus können Tumoren auch Stromazellen, z.B. Fibroblasten, zur Ausschüttung von VEGF und weiteren pro-angiogenen Proteinen anregen.

Die **Bildung der Mikrogefäße**, die einen Tumor im Frühstadium an das Blutgefäßsystem anschließen, erfolgt **durch** umliegende **Endothelzellen**. Einige Tumo-

Tab. 8.2-2: Angiogene Proteine, die von menschlichen Tumoren produziert werden

Angiogenes Protein (Abkürzung)	Angiogenes Protein	Molekülgröße (Dalton)
VEGF	Vascular endothelial growth factor	45000
bFGF	Basic fibroblast growth factor	18000
aFGF	Acidic fibroblast growth factor	16400
PDGF	Platelet-derived growth factor	40000
PD-ECGF	Platelet-derived endothelial cell growth factor	4500
IL-8	Interleukin-8	40000
HGF	Hepatocyte growth factor	92000
EGF	Epidermal growth factor	6000
Angiogenin	–	14100
TNF-α	Tumor necrosis factor alpha	17000
TGF-β	Transforming growth factor beta	25000
TGF-α	Transforming growth factor alpha	5500
Proliferin	–	35000
PLGF	Placental growth factor	25000

ren, wie z.B. Lymphome, nutzen auch Endothelzellen aus dem Knochenmark. Jedes neue Mikrogefäß wird von einer aus Tumorzellen bestehenden Manschette umhüllt, die max. 200 µm stark ist, da sonst kein Sauerstoff mehr diffundieren kann. Nun kann der Tumor ungehindert wachsen und expandieren. Ein präangiogener, weniger als 1 mm großer in situ-Tumor besteht aus < 1-mal 10^6 Tumorzellen. Nach der Neovaskularisation jedoch kann der Tumor schnell auf eine Größe von 1 cm^3 anwachsen und aus 1-mal 10^9 Tumorzellen bestehen.

Metastasen

Metastasierungsmuster können durch angiogene Mechanismen erklärt werden. Vier Prozesse können dabei unterschieden werden. Entscheidend ist, ob ein Primärtumor oder dessen Metastasen zirkulierende Inhibitoren wie beispielsweise Angiostatin oder Endostatin exprimieren:

- Metastasen, die wenige Monate nach der chirurgischen Entfernung des Primärtumors (oder nach Rückbildung des Primärtumors durch Strahlentherapie) auftreten, könnten auf das Verschwinden eines zirkulierenden Angiogenesehemmers wie z.B. Angiostatin oder Endostatin hindeuten.
- Metastasen, die bereits zum Zeitpunkt der Diagnose des Primärtumors präsent sind, legen nahe, dass kein Angiogenesehemmer im Blut zirkuliert.
- Metastasen, die auftreten, während der Primärtumor okkult bleibt, könnten auf Expression eines eigenen Angiogenesehemmers hinweisen, der den Primärtumor unterdrückt.
- Metastasen, die erst Jahre nach Entfernung des Primärtumors oder nach dessen Kontrolle durch eine andere Therapie auftreten, legen nahe, dass die Metastasen selbst eigene Angiogenesehemmer produzieren.

Ein fünftes, sehr seltenes Muster wird durch das Karzinom der Niere veranschaulicht. Hier können die Metastasen nach Entfernung des Primärtumors verschwinden. Beim Nierenkarzinom erfolgt eine Hochregulierung des proangiogenen Fibroblastenwachstumsfaktors bFGF. Durch Entfernen des Primärtumors könnte die Expression des zirkulierenden proangiogenen Proteins gedrosselt werden. Dies konnte bislang in Tierversuchen und bei mehreren Patienten gezeigt werden. Eine endgültige Aussage steht diesbezüglich allerdings noch aus. Das Wissen um diese Vorgänge und die ihnen zugrunde liegenden vermuteten angiogenen Mechanismen könnte für die Entwicklung klinischer Studien hilfreich sein. Wenn z.B. ein Angiogenesehemmer die radiotherapeutische Rückbildung eines Primärtumors beschleunigt, jedoch in zu geringer Blutkonzentration vorliegt, um einen mutmaßlichen, vom Primärtumor produzierten Angiogenesehemmer zu ersetzen oder zu übersteigen, dann könnte der Primärtumor trotz Rückbildung noch metastasieren.

Wirkmechanismus

Angiogenesehemmer richten sich durch Blockade der endothelialen Migration und Proliferation gegen die Tumor-assoziierten Endothelzellen. Bei einigen Tumoren lösen sie in den Gefäßzellen Apoptose aus. Die gesunden Endothelzellen des Körpers bleiben von den meisten Angiogenesehemmer unbeeinflusst, weil sie nicht migrieren und von einer intakten Basalmembran umschlossen werden. Im Allgemeinen unterdrücken Angiogenesehemmer die Knochenmarksfunktion nicht.

Wirkungen (☞ Abb. 8.2-2, 8.2-3)

- **Direkte Angiogenesehemmer:** z.B. Endostatin, Angiostatin, TNP-470 und Vitaxin verhindern, dass Endothelzellen proliferieren und migrieren. Sie begünstigen seltener eine Resistenzentwicklung, weil sie auf die genetisch stabilen Endothelzellen wirken.
- **Indirekte Angiogenesehemmer:** z.B. Gefitinib und Erlotinib blockieren entweder die Expression Angiogenese stimulierender Tumorproteine oder die Aktivität dieser Proteine oder die Expression ihrer Rezeptoren an der Oberfläche der Endothelzellen.

„Tumor arrest“ (Wachstumsstillstand bei Tumoren)

Aktuelle klinische Studien belegen, dass manche Angiogenesehemmer, z.B. Bevacizumab (Avastin®), zu einer signifikanten Tumorrückbildung führen können, zum Teil lang anhaltend oder gar dauerhaft, z.B. niedrig dosiertes Interferon-α (Thalidomid), andere bewirken wiederum eine langsame Tumorrückbildung oder eine Stabilisierung der Erkrankung (Endostatin, Angiostatin). Endostatin befindet sich aktuell in der Phase II der klinischen Prüfung. Bei einer kleinen Patientengruppe mit peripheren neuroendokrinen Tumoren bewirkte es eine über mehr als 1,5 Jahre anhaltende Stabilisierung der Erkrankung bei normaler Lebensqualität. Alle Tumormanifestationen haben das Wachstum – radiologisch kontrolliert – eingestellt.

Trotzdem ist der Terminus „stabile Erkrankung“ problematisch, besser scheint es, den Terminus „tumor arrest“ zu verwenden.

Langsam versus schnell wachsende Tumoren

Bei Transplantation eines schnell wachsenden, mit vielen Blutgefäßen versorgten humanen Blasentumors und eines langsam wachsenden humanen Blasentumors mit wenigen Gefäßanschlüssen auf immundefiziente Mäuse wurden beide Tumorarten durch Angiogenesehemmer in ihrem Wachstum gehemmt. Bei Gabe einer konstanten Dosis eines Inhibitors galt: Je langsamer das Tumorwachstum, desto effektiver die inhibitorische Wirkung. Eine Übertragung dieser Erkenntnisse auf den klinischen Bereich lässt vermuten, dass schnell wachsende Tumoren die Gabe höher dosierter Angiogenesehemmer oder eine Kombination zweier oder mehrerer Angiogenesehemmer erfordern.

Indikationen

- Maligne Hämoblastosen (multiples Myelom, indolente Lymphome): Bis Mitte der 90er Jahre ging man davon aus, dass Leukämien und andere hämatoonkologischen Erkrankungen nicht notwendigerweise angiogenetischer Natur sein müssen, da es sich um „flüssige Tumoren im Blut“ handelt. Dann aber

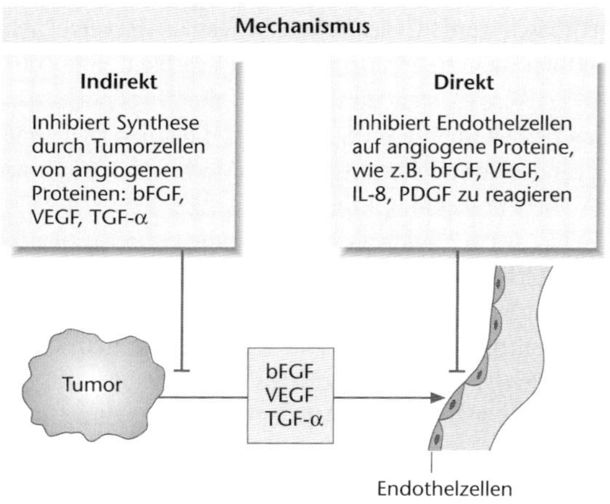

Abb. 8.2-2: Wirkmechanismus von direkten und indirekten Angiogenesehemmern

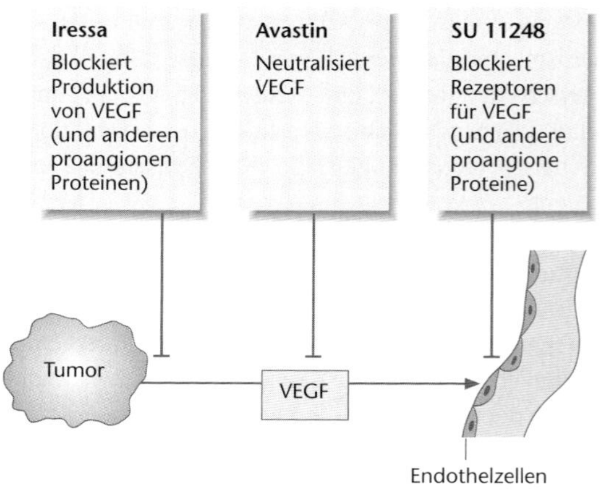

Abb. 8.2-3: Wirkmechanismus verschiedener Angiogenesehemmer

konnte der Nachweis erbracht werden, dass diese Erkrankungen hochangiogen und Angiogenese-abhängig sind. Im Knochenmark induzieren Leukämiezellen die Bildung neuer Mikrogefäße und umwachsen diese als paravaskuläre Manschetten ähnlich den neoplastischen Zellen in soliden Tumoren. Tatsächlich konnte im Tiermodell und in frühklinischen Studien belegt werden, dass hämatoonkologische Erkrankungen mittels antiangiogener Therapie inhibiert werden können. Bei der Therapie des Multiplen Myeloms ist Thalidomid in vielen Studien positiv getestet worden.
- Fortgeschrittenes und/oder metastasiertes Kolonkarzinom: Hier ist der moAK Bevacizumab der erste Angiogenesehemmer, der eine Zulassung erhalten hat.

Kontraindikationen
Vorsicht besteht bei Patienten mit vorbestehenden thrombembolischen Erkrankungen und arterieller Hypertonie.

Nebenwirkungen
Angiogenesehemmer haben weniger Nebenwirkungen als konventionelle Chemotherapeutika. Einige Angiogenesehemmer haben Nebenwirkungen, die auf das Medikament selbst zurückzuführen sind. So wird z. B. Bevacizumab (ein anti-VEGF-Antikörper) mit behandelbarer Hypertonie und leichter Proteinurie in Verbindung gebracht. Es liegen auch vereinzelte Berichte von Darmperforationen bei Patienten mit Kolonkarzinom im Bereich der Tumorlokalisation nach Bevacizumab-Gabe vor. Gefitinib kann Exantheme verursachen. Endostatin, ein natürlich vorkommendes Protein, ist hingegen frei von Nebenwirkungen. Dieses Eiweiß wirkt so tumorgefäßspezifisch, dass es die im Rahmen der Wundheilung auftretende Angiogenese nicht beeinträchtigt.

Wechselwirkungen
Eine Chemotherapie schließt eine Anwendung von Angiogenesehemmern nicht aus; derzeit werden Angiogenesehemmer in Kombination mit anderen Antitumor-Therapien getestet.

Resistenzentwicklung
Bei der Behandlung mit Angiogenesehemmern sind weniger Resistenzentwicklungen zu beobachten als in der konventionellen Chemotherapie: Tumorzellen sind genetisch instabil. Sie mutieren häufig, was zum Teil durch im Rahmen der Zellteilung entstehende fehlerhafte DNA-Sequenzen begünstigt wird. Diese Fehler im Genom akkumulieren und werden an die Tochterzellen weitergegeben. So kann eine durchschnittliche Krebszelle bis zu 11 000 Genalterationen aufweisen. Diese Mutationen, zu denen auch eine Überexpression bestimmter Onkogene zählt, verschaffen den Tumorzellen einen Überlebensvorteil, weil sie auf diesem Wege gegen zahlreiche zytotoxische chemotherapeutische Agenzien Resistenzen aufbauen können.
Das Gefäßendothel hingegen ist ein genetisch stabiler Angriffspunkt. Mutationen sind selten, weil fehlerhafte DNA-Sequenzen entfernt werden oder der Zelltod eintritt. Wie Knochenmarkzellen neigen auch Gefäßzellen nur selten zu Resistenzentwicklungen.

Einzelsubstanzen
Einige Medikamente wirken ausschließlich antiangiogen: Neben der Unterscheidung zwischen direkten und indirekten Inhibitoren können Angiogenesehemmer zudem auf der Basis ihrer Wirkweise klassifiziert werden: Inhibitoren mit ausschließlich antiangiogener Wirkung, z. B. Bevacizumab, Endostatin, Angiostatin, TNP-470 und Inhibitoren mit mehreren Funktionen, z. B. Celecoxib, Erlotinib, Bortezomib (☞ Tab. 8.2-3).

■ Endostatin
Endostatin gehört zur Klasse der endogenen spezifischen Angiogenesehemmer, die das Tumorwachstum unterdrücken und ist ein proteolytisches Fragment des Kollagens XVIII, das durch Elastase und Kathepsin gespalten wird. Es hat vielfältige Funktionen: Inhibierung der Funktion der VEGF-Rezeptoren an der Oberfläche der Endothelzellen, Down-Regulierung der von den Endothelzellen exprimierten bFGF- und VEGF-Rezeptoren, Hemmung der Metalloproteasen 2 und 9, Blockierung der endothelialen Motilität und von Cyclin D1 in den Endothelzellen. Darüber hinaus reguliert es den Hypoxie-induzierbaren Faktor-1 herunter, blockiert die Produktion endothelialer Stickoxid-Synthasen (endothelial nitric oxide synthase, eNOS) und beeinträchtigt somit die Aussprossung neuer Gefäße.
Männer, bei denen Endostatin einen einzigen Nukleotidpolymorphismus aufweist (Asparaginsäure wird durch Asparagin an D104 ersetzt), haben ein um das 2,5fache erhöhtes Risiko, an Prostatakrebs zu erkranken. Bei Patienten mit Down-Syndrom hingegen liegt Endostatin in signifikant höherer Blutkonzentration vor, weil sie aufgrund ihres zusätzlichen Chromosomens 21 über eine weitere Kopie des Kollagens XVIII verfügen. Altersvergleichs-Studien haben gezeigt, dass Down-Patienten im Vergleich zu anderen Menschen am seltensten

Tab. 8.2-3: Substanzen, die ausschließlich antiangiogen wirken bzw. mehrere Wirkungen haben

	Ausschließlich antiangiogene Wirkung	Mehrere Wirkungen neben antiangiogener
FDA-Zulassung	Anti-VEGF-Antikörper Bevacizumab (Avastin®)	• Celecoxib (Celebrex®) • Trastuzumab (Herceptin®) • Cetuximab (Erbitux®) • Erlotinib (Tarceva®) • Rosiglitazone • Taxol (sehr geringe kontinuierliche Dosis) • Bortezomib (Velcade®) • Zoledronat (Bisphosphonat)
In klinischer Erprobung	• Angiostatin • Endostatin • Tetrahydrokortisol • TNP-470 • Thrombospondinpeptide • VEGF-Trap • Vitaxin	• Combretastatin • Interferon-α • NM-3 • PTK787 • SU 5416 • SU 6668 • SU 11248 • Thalidomid (und 3-Amino-Thalidomid) • 2-Methoxyestradiol
Noch nicht in klinischer Erprobung	• Arresten • Canstatin • Gereinigtes Antithrombin III • DBP-*maf* • PEDF • Tumstatin	–

solide Tumoren aufweisen; das bedeutet, dass Down-Patienten in weniger als 0,1 % aller Fälle von Brust-, Prostata, Darm- und Bauchspeicheldrüsenkrebs betroffen sind, und das, obwohl ihre Lebenserwartung extrem gestiegen ist. An Hodenkrebs hingegen erkranken Patienten mit Down-Syndrom ebenso häufig wie gesunde Menschen, das Risiko an Leukämie zu erkranken ist bei ihnen sogar höher. Obgleich die hohe Endostatin-Konzentration im Blut und das damit einhergehende vergleichsweise seltenere Auftreten solider Tumoren nichts weiter als eine Korrelation ist, drängt sich doch der Gedanke an eine neue Antitumor-Therapie durch Verhinderung des „angiogenic switch“ auf. Selbst bei Krebspatienten, die sich Endostatin seit mehr als 1,5 Jahren verabreichen, konnte bislang noch keine Toxizität nachgewiesen werden.

Antiangiogene Chemotherapie (= niedrig dosierte oder metronomische Chemotherapie)

Einige **Chemotherapeutika** zeigen im Tiermodell auch **antiangiogene Wirkung.** Paclitaxel hemmt die tumorinduzierte Angiogenese in vivo sowie Proliferation und Motilität der Endothelzellen in vitro. Möglicherweise erklärt sich die Antitumorwirkung der Chemotherapeutika zumindest teilweise durch deren antiangiogene Aktivität. Browder et al. führen jedoch an, dass die konventionelle Maximaldosis von Chemotherapeutika nicht die anhaltende Blockade Angiogenese stimulierender Faktoren bewirken kann, wie sie von Angiogenesehemmern erzielt wird, weil auf die Gabe der chemotherapeutischen Maximaldosis behandlungsfreie Intervalle erfolgen, um eine Regeneration von Knochenmark und Magen-Darm-Schleimhaut zu ermöglichen. Zwischen den einzelnen Behandlungen können sich die Endothelzellen erholen, den Gefäßanschluss des Tumors wiederherstellen und somit zum erneuten Tumorwachstum beitragen. Cyclophosphamid in kürzeren Intervallen und niedrigeren Gesamtdosen erwies sich als höchst antiangiogen. Im Vergleich zu Gaben konventioneller Maximaldosen konnte das Wachstum resistenter Tumoren wirkungsvoller gehemmt werden und ging bei Mäusen mit längerem Überleben einher. Klement et al. bestätigten und erweiterten diesen Ansatz bei Mäusen um die Gabe niedriger Dosen Vinblastin. Die antiangiogene Chemotherapie wird auch metronomische oder niedrig dosierte Chemotherapie genannt. Aktuell laufen klinische Studien in Europa, Amerika und Kanada.

Die Versuchsergebnisse könnten erklären, warum manche Patienten, die sich einer Langzeit-Chemotherapie unterziehen, auch über den Zeitraum hinaus, innerhalb dessen man eigentlich eine Resistenzentwicklung des Tumors erwarten würde, eine stabile Erkrankung aufweisen. Patienten mit langsam wachsenden Tumoren, die sich einer Chemotherapie mit einer Dauerinfusion von 5-Fluoracil oder wöchentlichen Paclitaxel- bzw. täglichen Etoposide-Gaben unterziehen, sprachen gut auf die Behandlung an, obgleich die Tumoren bei einigen Patienten bereits chemotherapeutische Resistenzen auf die konventionell verabreichten Maximaldosen entwickelt hatten. Die diesen Patienten verabreichten chemotherapeutischen Dosen waren der antiangiogenen Chemotherapie ähnlicher als der konventionellen hochdosierten Chemotherapie.

Bewertung

Angiogenesehemmer:

1. **Wirksamkeit auf Tumorwachstum:** durch Studien belegt
2. **Wirkung auf Allgemeinbefinden / Psyche:** nicht belegt
3. **Nebenwirkungen:** selten schwer wiegende
4. **Preis:** ≥ 250 € / Monat

Literatur

1 Achilles EG, Fernandez A, Allred EN, Kisker O, Udagawa T, Beecken WD, Flynn E, Folkman J: Heterogeneity of angiogenic activity in a human liposarcoma: a proposed mechanism for „no take" of human tumors in mice. J Natl Cancer Inst 93, 2001: 1075 – 1081

2 Black WC, Welch HG. Advances in diagnostic imaging and overestimations of disease prevalence and the benefits of therapy. N Engl J Med 328, 1993: 1237 – 1243

3 Browder T, Butterfield CE, Kraling BM, Shi B, Marshall B, O'Reilly MS, Folkman J: Antiangiogenic scheduling of chemotherapy improves efficacy against experimental drug-resistant cancer. Cancer Res 60, 2000: 1878 – 1886

4 Camphausen K, Moses MA, Beecken WD, Khan MK, Folkman J, O'Reilly MS: Radiation therapy to a primary tumor accelerates metastatic growth in mice. Cancer Res 61, 2001: 2207 – 2211

5 Chang YS, di Tomaso E, McDonald DM, Jones R, Jain RK, Munn LL: Mosaic blood vessels in tumors: frequency of cancer cells in contact with flowing blood. Proc Natl Acad Sci USA 97, 2000: 14608 – 14613

6 Ciardiello F, Caputo R, Bianco R, Damiano V, Fontanini G, Cuccato S, De Placido S, Bianco AR, Tortora G: Inhibition of growth factor production and angiogenesis in human cancer cells by ZD1839 (Iressa), a selective epidermal growth factor receptor tyrosine kinase inhibitor. Clin Cancer Res 7, 2001: 1459 – 1465

7 Folkman J: Tumor angiogenesis: therapeutic implications. N Engl J Med 285, 1971: 1182 – 1186

8 Folkman J: Angiogenesis in cancer, vascular, rheumatoid and other disease. Nat Med 1, 1995: 27 – 31

9 Folkman J, Hahnfeldt P, Hlatky L: Cancer: looking outside the genome. Nat Rev Mol Cell Biol 1, 2000: 76 – 79

10 Folkman J, Kalluri R: Tumor Angiogenesis. In: Kufe DW, Pollock RE, Weichselbaum RR, Bast RC jun., Holland JF, Frei E: Cancer Medicine. Hamilton, Ontario, B.C. Decker, 2003, 161 – 194

11 Hanahan D, Folkman J: Patterns and emerging mechanisms of the angiogenic switch during tumorigenesis. Cell 86, 1996: 353 – 364

12 Hurwitz H, Fehrenbacher L, Cartwright T, Hainsworth J, Heim W, Berlin J, Griffing S, Novotny W, Holmgren E, Kabbinavar F: Bevacizumab (a monoclonal antibody to vascular endothelial growth factor) prolongs survival in first-line colorectal cancer (CRC): Results of a phase III trial of bevacizumab in combination with bolus IFL (irinotecan, 5-fluorouracil, leucovorin) as first-line therapy in subjects with metastatic CRC. Proc Am Soc Clin Oncol June 1, 2003, LB abstract 3646

13 Izumi Y, Xu L, di Tomaso E, Fukumura D, Jain RK: Tumour biology: herceptin acts as an anti-angiogenic cocktail. Nature 416, 2002: 279 – 280

14 Kerbel R, Folkman J: Clinical translation of angiogenesis inhibitors. Nat Rev Cancer 2, 2002: 727 – 739

15 Klement G, Baruchel S, Rak J, Man S, Clark K, Hicklin DJ, Bohlen P, Kerbel RS: Continuous low-dose therapy with vinblastine and VEGF receptor-2 antibody induces sustained tumor regression without overt toxicity. J Clin Invest 105, 2000: R15 – 2

16 Nawrocki ST, Bruns CJ, Harbison MT, Bold RJ, Gotsch BS, Abbruzzese JL, Elliott P, Adams J, McConkey DJ: Effects of the proteasome inhibitor PS-341 on apoptosis and angiogenesis in orthotopic human pancreatic tumor xenografts. Mol Cancer Ther 1, 2002: 1243 – 1253

17 Rastinejad F, Polverini PJ, Bouck NP: Regulation of the activity of a new inhibitor of angiogenesis by a cancer suppressor gene. Cell 56, 1989: 345 – 355

18 Sunwoo JB, Chen Z, Dong G, Yeh N, Crowl Bancroft C, Sausville E, Adams J, Elliott P, van Waes C: Novel proteasome inhibitor PS-341 inhibits activation of nuclear factor-kappa B, cell survival, tumor growth, and angiogenesis in squamous cell carcinoma. Clin Cancer Res 7, 2001: 1419 – 1428

8.2.3 Wärmetherapien

Jürgen Birkenmeier, Ernst Dieter Hager, Sieghart Kaltofen, Hüseyin Sahinbas, Holger Wehner

8.2.3.1 Ganzkörperhyperthermie

Holger Wehner, Sieghart Kaltofen

Grundlagen

„Gib mir ein Mittel, Fieber zu erzeugen, und ich heile jede Krankheit." Dieser Ausspruch des griechischen Philosophen Parmenides, geprägt vor 2500 Jahren, zeigt, dass die Wirkung einer überhöhten Körpertemperatur, also der Hyperthermie, keine Erfindung der Neuzeit ist. Hyperthermie kann lokal, regional oder systemisch, d. h. für den gesamten Körper, angewendet werden. Bei der Ganzkörperhyperthermie unterscheidet man den subklinischen (> 37,0 bis ≤ 38,5 °C), moderaten (> 38,5 bis ≤ 40,0 °C), intermediären (> 40,0 bis ≤ 41,5 °C) und extremen (> 41,5 bis ≤ 43,0 °C) Bereich. Temperaturen über 43 °C werden bei der Thermotherapie jedoch nur selten zur Ganzkörperbehandlung verwendet. Entsprechend der unterschiedlichen Temperaturhöhen und der damit differenzierten Verträglichkeit finden die einzelnen Temperaturbereiche bei verschiedenen Indikationen Anwendung. In der Onkologie werden vorzugsweise die **intermediäre** und die **extreme Ganzkörperhyperthermie** eingesetzt.

Die Wärmetherapie gehört zu den ältesten Therapieprinzipien. Es gibt zuverlässige Berichte über die so genannte passive Ganzkörperhyperthermie, die über 3000 Jahre zurückreichen. Hier machte man sich die Sonnenstrahlung zu Nutze. Neben Erfahrungsberichten insbesondere über die aktive Fiebertherapie der beiden letzten Jahrhunderte wurden auch Remissionen unter septischen Fieberschüben beschrieben und histologisch gesichert. Erste Hinweise auf eine Wirkung von künstlichem Fieber bei inoperablen Krebserkrankungen finden sich bereits 1894 bei Coley, der mit Hilfe von Bakterienlysaten eine Fieberreaktion bei Tumorpatienten auslöste und darunter Rückbildungen der Tumoren beobachtete. 1957 berichtete Selawry über etwa 150 histologisch gesicherte Fälle so genannter Spontanremissionen, die alle in einem zeitlichen Zusammenhang zu akuten hochfieberhaften Entzündungen standen. Eine andere wichtige Entdeckung machte Warburg 1924. Er fand einen bedeutenden Unterschied im Stoffwechselgeschehen zwischen Krebs- und Normalzellen: Während fast alle Normalzellen ihre Energiegewinnung über den Atmungsstoffwechsel realisieren, bilden Krebszellen ihre Energie, selbst bei Anwesenheit von Sauerstoff, hauptsächlich über den Gärungsstoffwechsel (Glykolyse). Durch Stimulation der Glykolyse und der daraus resultierenden selektiven Übersäuerung der Krebsgewebe gelang von Ardenne 1965 der Nachweis einer Thermosensibilisierung von Krebsgeweben.[1] Seine Arbeitsgruppe konnte später zeigen, dass die Übersäuerung bis hinunter zu Mikrometastasen von etwa 1 mm^3 Größe möglich ist. Schon Mitte der 70er-Jahre wurde ein weiterer Schritt empfohlen, die Kombination von Hyperthermie mit Chemo- und / oder Strahlentherapie. Heute ist eine Reihe von chemotherapeutischen Substanzen bekannt, die unter Hyperthermie wesentlich stärker wirken als unter Normalbedingungen, ohne dass eine Zunahme ihrer Nebenwirkungen beobachtet wird. Somit ist eine Rationale für die Ganzkörperhyperthermie in Kombination mit, aber auch ohne Chemotherapie gegeben.

Bei der Erzeugung der Ganzkörperhyperthermie durch Wärmeeintrag von außen spannt sich der Bogen von der Kontaktwärme (Wasserbad, Bad im heißen Wachs) über die Infrarotstrahlung allgemein, einzelne Spektralbereiche (langwelliges Infrarot C mit $\lambda = 3{,}0 - 1000\ \mu m$, Infrarot B mit $\lambda = 1{,}4 - 3{,}0\ \mu m$) bis hin zur gefilterten Infrarot-A-Strahlung ($\lambda = 0{,}76 - 1{,}4\ \mu m$). Hier seien stellvertretend die Anwendungen feuchtwarmer Luft zur Erzeugung einer Ganzkörperhyperthermie im nicht-onkologischen Bereich genannt: bereits 1937 in Form der Anlage Kettering-Hypertherm (Raab), in den 80er- und 90er-Jahren die Anlagen Enthermics[10] (Robins, 1985) und Aquatherm[11] (Robins, 1994) aus den USA, aber auch schon Kahler (1929), der mittels Glühlampen kurzwellige Infrarot-Strahlung anwendete. Die moderne Variante dazu findet sich in der vorrangig für moderate Ganzkörperhyperthermie entwickelten Anlage nach Heckel (1990). Es erfolgte eine ständige Suche nach Optimierung. Hier sei wiederum von Ardenne genannt, in dessen Dresdener Forschungsinstitut die wassergefilterte Infarot-A-Strahlung in den Iratherm-Anlagen[4] perfektioniert wurde.

Wirkmechanismus

Folgende Mechanismen führen zu einer systemischen Tiefenwärmewirkung:

- Eindringen der Infrarot-A-Strahlung bis in die Kapillarbereiche des Koriums (Primärerwärmung)
- Abtransport der Wärme durch das Blut bei gleichzeitiger Kühlwirkung hautnaher Gewebebereiche, insbesondere durch Verdunstungskälte (Schweißbildung infolge Gegenregulation des vegetativen Nervensystems)
- Durch Weitstellung der kleinen Gefäße Erhöhung der Kapillardurchblutung (verstärkter Wärmetransport)
- Wärmeleitung in die Tiefe des Gewebes
- Durch Temperaturerhöhung Anregung des Stoffwechsels, dadurch sekundäre Energiefreisetzung

Indikationen

Da die Hyperthermie derzeit noch nicht Teil der konventionellen Krebstherapien ist, bedürfen folgende Indikationen der Überprüfung durch kontrollierte Studien:

- Konventionell unkontrollierbare Tumorprogression
- First-Line-Chemotherapie und Progression; die gedankliche Rationale hierbei wäre, dass die Bemühungen um Prognoseverbesserung in der Ausnutzung der Wirkungsverstärkung liegen
- Verdacht auf Chemoresistenzen
- Primäre multifokale Metastasierung
- Prognoseverbesserungen durch extreme Ganzkörperhyperthermie, also auch adjuvante Therapieeinsätze

Wichtig ist zu bemerken, dass die Hyperthermie einen positiven Einfluss auf das Immunsystem besitzt, die zum Teil die immunschädigenden Wirkungen der Chemotherapie kompensieren können.

Kontraindikationen

- Patienten, deren Lebenserwartung realistisch unter 2 – 3 Monaten liegt, da diese von der Therapie eindeutig nicht profitieren (Einfluss auf das Tumorgeschehen noch bis 60 % aller Fälle, Therapie jedoch nur unter intensivmedizinischen Bemühungen möglich, und erreichte Lebensverlängerung zehrt sich in intensiver Rekonvaleszenzphase nach Therapie auf)
- Patienten mit einer Leberstoffwechselentgleisung: Allerdings kann der Grad der Leberzellstoffwechselstörung nicht über die Höhe der Transaminasen definiert werden, wie sich in den letzten 10 Jahren gezeigt hat. In diesem Zusammenhang sei auch auf die Leitlinien der Interdisziplinären Arbeitsgruppe Hyperthermie, die unter dem Dach der Deutschen Krebsgesellschaft organisiert ist, hingewiesen. Während die Gruppe um von Ardenne vor über einem Jahrzehnt Ausschlusskriterien definierte,[4] sah man in der Folgezeit jedoch häufig, dass auf Grund eines guten Allgemeinzustandes des Patienten sowohl mit höheren Bilirubinwerten als auch mit wesentlich höheren Lebertransaminasen der Ganzkörperhyperthermie zugeführt werden konnten und sogar hinsichtlich der beanstandeten Werte profitierten.
- Niereninsuffizienz
- Gabe von nephrotoxischen Zytostatika, da dabei die Gefahr der Steigerung dieser Toxizität besteht. Es zeigt sich auch die Ausnahme, da bei allen anderen Nebenwirkungen der Chemotherapeutika keine Zunahme unter hyperthermen Bedingungen zu beobachten ist.

Nebenwirkungen

- Thermische Hautläsionen: Ihre Ursache liegt häufig in Durchblutungsstörungen, die bei der Hyperthermie bedeutsam werden können
- Neuropathie: Zur Vermeidung haben sich zwischenzeitliche passive Bewegungsübungen der Extremitäten bewährt
- Lungenödem und Herzkreislaufversagen sehr selten (daher ist eine intensivmedizinische Überwachungs- und Nachsorgemöglichkeit notwendig)
- Hypotone Kreislaufsituation zum Hyperthermie-Ende: eine häufige, ernst zu nehmende, jedoch immer beherrschbare Nebenwirkung
- Nachwirkungen der Narkose.

Die Nebenwirkungen thermischer Natur kommen zu denen der Chemotherapie dazu, jedoch gab es nur sehr wenig ernste (WHO 2 und 3). Mit steigender Erfahrung des Ärzteteams lassen sich diese auf ein sehr geringes Maß reduzieren, da man gelernt hat, Anzeichen richtig zu deuten und entsprechend zu kompensieren. Die Nebenwirkungen der Chemotherapie sind eher geringer als bei normothermer Anwendung, auch wenn keine Dosisreduktion vorgenommen wird.

Wechselwirkungen

Die Hyperthermie ist vorteilhaft für Prozesse des Metabolismus. Durch Weitstellung der Gefäße und Senkung des Muskeltonus kann zusätzlich eine Blutdrucksenkung erfolgen. Bei der Hyperthermie können strahlerabhängig positive Synergismen (Knochenstoffwechsel, Vitamin D_3) genutzt werden.

Praktische Durchführung der Therapie

■ Geräte und Prinzipien

Geräte **Aquatherm** und **Enthermics** (☞ Abb. 8.2-4): Der Patient liegt in einer Röhre mit hoher Luftfeuchtigkeit, wobei der Kopf außerhalb gelagert wird. Als Energiequelle wird die Wärmestrahlung aus von Heißwasserdampf durchströmten Kupferrohren verwendet, die die innere Wandung des Strahlungszylinders auf eine relativ konstante Temperatur von etwa 60 °C aufheizen. In einer zusätzlich wasserdampfgesättigten Atmosphäre wird somit vorwiegend Infrarot-C-Strahlung zur Wirkung gebracht. Zur Energieübertragung auf Grund der hohen Luftfeuchtigkeit wird außerdem die Kombination von Wärmeströmung und Wärmeleitung genutzt. Vorteile dieser der Kontaktwärme nahen Applikationsform: Durch die Wasserdampfsättigung in der unmittelbaren Umgebung des Patienten wird eine Wärmeabgabe durch Schwitzen (Verdunstungskälte) verhindert, die thermische Anstiegszeit vom Start bis zur Zieltemperatur (41,8 °C) beträgt 90 – 120 Min. nach Angaben der Autoren (Robins, Wiedemann), liegt in der Praxis evtl. aber

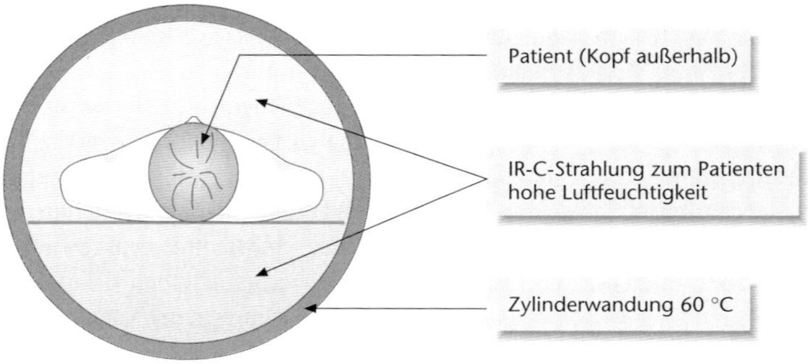

Abb. 8.2-4: Prinzipieller Aufbau der Geräte Aquatherm und Enthermics

auch darüber. Geräte, die auf dieser Technik basieren, werden an einigen deutschen Universitätszentren (u. a. Hamburg, Lübeck) verwendet.

Iratherm-Technik (☞ Abb. 8.2-5): Eine spezielle Strahlerentwicklung auf der Basis von Halogenlampen mit entsprechender Filterung führte zu dieser Technik, die ihren Namen von dem verwendeten Strahlungsspektrum erhalten hat. Durch die Wasserfilterung verlässt ausschließlich kurzwellige Wärmestrahlung aus dem Bereich Infrarot A (IR-A) das eigentliche Strahlersystem. Bei der Entwicklung dieser Technik wurden die optischen Eigenschaften der Hautschichten in die Überlegungen einbezogen. Messungen hatten ergeben, dass die menschliche Haut nur im kurzwelligen Teil des infraroten Spektrums strahlungsdurchlässig ist. Das aber ist genau jene Wärmestrahlung, die weitgehend dem natürlichen Strahlungsangebot der Sonne unter dem Schutz der (wasserhaltigen) Erdatmosphäre entspricht und an die unser größtes Organ – die Haut – seit Tausenden von Jahren angepasst ist. Wenn man das Licht eines Halogenstrahlers durch Wasser leitet, so erhält man in Abhängigkeit von der Dicke der Wasserschicht verschiedene Spektralverläufe der Strahldichte. In den Iratherm-Strahlern wurde diese Dicke optimiert, und man erhält einen gut an die Haut angepassten Verlauf. Auch diese Technik findet sich an mehreren deutschen Universitätskliniken. Aus physikalischer und physiologischer Sicht ist nach kritischer Wertung das System Iratherm klar **zu favorisieren.**

■ Bedingungen

Von Ardenne forderte im Zuge der Rahmenbehandlung für seine systemische Krebs-Mehrschritt-Therapie, deren Hauptbehandlung in der extremen Ganzkörperhyperthermie kombiniert mit induzierter Hyperglykämie und relativer Hyperoxämie besteht, eine Oxygenierungstherapie in Form der so genannten Sauerstoff-Mehrschritt-Therapie[2] (☞ 8.4.6.2). Es sei an dieser Stelle besonders darauf hingewiesen, dass diese Oxygenierungstherapie keine Krebstherapie ist, sondern hier als Rahmenbehandlung zur Konditionierung des Organismus eingesetzt wird.

- **Apparative Bedingungen:** Bei der Durchführung der Ganzkörperhyperthermie muss darauf geachtet werden, Energieverluste zu vermeiden, da diese unweigerlich zu einem höheren Energieeintrag über eine limitierte Oberfläche führen. Die Gefahr thermischer Läsionen würde steigen. Deshalb ist beispielsweise die Vermeidung von Zugluft eine sehr wichtige Voraussetzung für eine gute Hyperthermieführung. Während in den Anlagen Aquatherm und Enthermics durch die geschlossene Röhrenkonstruktion Zugluft ohnehin

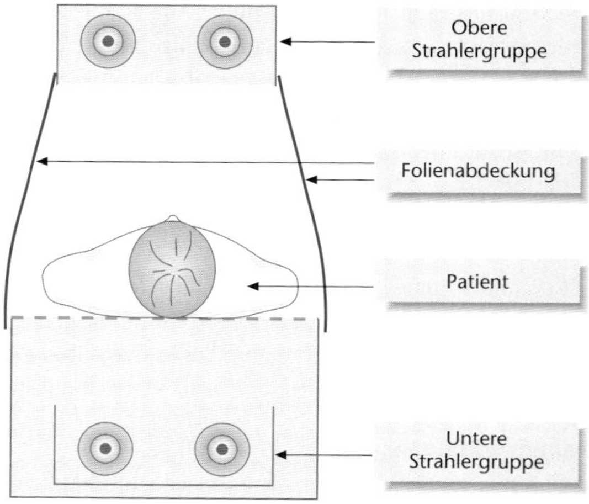

Abb. 8.2-5: Prinzipieller Aufbau der Anlage Iratherm 2000

ausgeschlossen ist, wird dies bei den Irathermanlagen mit Hilfe der seitlichen Folien bei gleichzeitigem Vorteil einer guten Patientenzugänglichkeit erreicht.

- **Personelle Bedingungen:** Ob in der Röhre (Aquatherm) oder auf der Netzliege (Iratherm), unabhängig von den physiologischen Besonderheiten und den unterschiedlichen Verträglichkeiten, stellen die intermediäre und extreme Ganzkörperhyperthermie hohe Anforderungen an den die Hyperthermie durchführenden Arzt. Es hat sich bewährt, dass die Therapieführung in der Hand eines in der extremen Ganzkörperhyperthermie erfahrenen Arztes liegt; zusätzlich sinnvoll sind ein Arzt für die Narkose, eine in der Intensivmedizin erfahrene Schwester und eine weitere Kraft oder die Möglichkeit für akute Laboruntersuchungen. Im Hintergrund sollte ein Techniker oder Ingenieur in Bereitschaft stehen, damit nicht unvorhergesehene technische Probleme bei dieser auch für den Patienten aufwändigen Behandlung zum Abbruch führen müssen. Allerdings zeigten die letzten Jahre bei allen in Anwendung befindlichen Systemen kaum derartige Probleme. An Laboruntersuchungen sind neben dem kompletten Labor zur Beurteilung der Durchführbarkeit vor allem auch Blutzucker- und pH-Messungen, Laktatbestimmungen sowie Elektrolytuntersuchungen und Kontrollen von kleinem Blutbild, Leber-, Nierenwerten und Blutgasanalysen hilfreich.
- **Vorbereitung des Patienten:** Testungen des Herz-Kreislauf-Systems und der Lungenfunktion, Erhebung ausgewählter Laborparameter ähnlich wie bei einer Operationsvorbereitung. Der Patient muss prinzipiell narkosefähig sein; er sollte nach bestimmten Kriterien der Indikationen und Kontraindikationen ausgewählt und ähnlich einer Operationsvorbereitung konditioniert werden. Hier sind verschiedene Protokolle möglich. Sicherlich bestehen dabei in den unterschiedlichen Einrichtungen verschiedene Anforderungen.

■ Durchführung

Es bedarf der intensivmedizinischen Vorbereitung, Überwachung und Nachbetreuung. Tagesstationäre oder gar ambulante Behandlungen sind für die extreme Ganzkörperhyperthermie abzulehnen. Aus eigenen Beobachtungen, retrospektiven Fallsammelstudien und Berichten erfahrener Hyperthermiker bei Kongressen und wissenschaftlichen Diskussionen ist eine 24-stündige intensivmedizinische Nachkontrolle zu fordern.

Die onkologische Ganzkörperhyperthermie läuft heute prinzipiell nach dem folgenden **Schema** ab:

- **Narkose:** Die hohe Temperatur ist ohne Narkose kaum zu tolerieren. In der Praxis wird die Narkose so flach wie möglich gehalten, damit der Patient bei Bedarf jederzeit geweckt werden kann. Die Narkoseformen haben sich in den verschiedenen Kliniken unterschiedlich entwickelt. Während für wissenschaftliche Forschungszwecke die Intubationsnarkose bevorzugt wird, stehen aus Tausenden gut dokumentierter Behandlungen umfangreiche Erkenntnisse über eine tiefe intravenöse Anästhesie mit Midazolam (Dormicum®) und Fentanyl (Rapifen®) oder/und Propofol (Disoprivan®) zuverlässig zur Verfügung. Es gibt für beide Formen Für und Wider.
- **Infusion:** Bereits vor bzw. zu Beginn der Erwärmung wird eine Infusionstherapie begonnen. Günstigstenfalls werden Aspekte der Glykolyse und daraus resultierend der Tumorübersäuerung durch begleitende Glukoseinfusion (☞ auch „Leitlinien zur Durchführung der Ganzkörperhyperthermie [> 41 °C] bei Erwachsenen" der Interdisziplinären Arbeitsgruppe Hyperthermie – IAH – vom 29.11.2001) berücksichtigt.
- **Sauerstoff:** Der Patient atmet sauerstoffangereicherte Luft (im Allgemeinen spontan, mit Überwachung) einerseits aus den genannten Gründen, andererseits zur allgemeinen Stabilisierung.
- **Zytostatika:** Vorzugsweise während der thermischen Anstiegsphase können Zytostatika appliziert werden.
- **Temperaturinformationen:** Die Ableitung der Körperkerntemperatur (rektal, vesikal oder intravasal) sollte durch weitere Temperaturinformationen, z. B. axillär sowie an zwei verschiedenen Messpunkten an der Hautoberfläche, ergänzt werden. Es haben sich für die Anbringung der genannten Oberflächenmesspunkte Lokalisationen an der Bauchdecke und paravertebral im Lendenwirbelsäulenbereich bewährt.
- **Temperaturführung:** In der Regel werden 60–120 Min. für die Erreichung des Temperaturhochplateaus benötigt. Das Plateau sollte für 60–90 Min. möglichst exakt konstant gehalten werden. Unter einem Hochplateau werden Temperaturen von über 41,5 (Robins)–42,2 °C (von Ardenne) verstanden. Hinsichtlich tumordestruktiver Bemühungen sollte die Temperatur so hoch wie möglich gewählt werden. Nach der Plateauphase kühlt der Körper innerhalb von 45–60 Min. bis auf unter 39 °C ab.
- **Blutgasanalyse:** Die arterielle Blutgasanalyse vor, während (bedarfsweise häufiger) und nach der Be-

handlung sowie die Kontrolle und Substitution der Elektrolyte sind besonders wichtig und Voraussetzung für eine sichere Therapieführung. Fakultativ ergänzt werden diese Messungen durch Kontrolle relevanter Parameter der klinischen Chemie je nach Patientenkonstellation.

- **Patientenüberwachung:** Sie erfolgt mit modernen Monitorsystemen, d.h. laufende Kontrolle der Atemfunktion, des EKG, der Sauerstoffsättigung, des Blutdruckes einschließlich der mittleren Werte. Bei tiefer intravenöser Anästhesie sowie in der Nachbetreuung muss Intubationsbereitschaft wie bei jeder Intensivbehandlung bestehen.

Chancen und Risiken

Die Chancen für eine positive Beeinflussung des Tumorleidens durch die Ganzkörperhyperthermie sind vor allem dadurch gegeben, dass selbst Metastasen unbekannter Lokalisation erfasst werden können. Obwohl bereits die reine Hyperthermie in Abhängigkeit von der Temperaturhöhe tumordestruktiven Charakter besitzt, besteht ein großer Vorteil in der Möglichkeit der Kombination mit weiteren tumordestruktiven Maßnahmen, vor allem der zytostatischen Chemotherapie. Auch die Kombination mit der regionalen Hyperthermie, die auf die Haupttumorregion zeitlich nahe der Ganzkörperhyperthermie angewendet werden kann, birgt Vorteile. Demgegenüber sind die Risiken bei korrekter Durchführung gering.

Studienergebnisse

Die gute Verträglichkeit der Extremhyperthermie mit den verschiedenen Systemen wurde in mehreren Studien belegt.

Zur Wirksamkeit gibt es schon länger erste Hinweise von verschiedenen Arbeitsgruppen. In einer Fallsammelstudie über 490 Ganzkörperhyperthermien im Prozedere der systemischen Krebs-Mehrschritt-Therapie (sKMT; Einmalbehandlungen, meist mit Chemotherapie) der Jahre 1991 bis 1995[4] bei unterschiedlichen Tumorentitäten im Stadium konventionell unkontrollierbarer Tumorprogression konnte in 67% der Fälle zumindest ein Progressionsstopp erreicht werden. Bei 110 Behandlungen wurde sogar eine Verringerung der Tumorgröße dokumentiert. Yokoyama berichtete 1996 auf einem Hyperthermiekongress in Rom über 112 Patienten mit Vierfachbehandlung (ebenfalls sKMT-Prozedere, allerdings ohne Chemotherapie), bei denen in 75% Responder nach UICC festgestellt wurden.[14] Bei 10% sei eine Vollremission und bei 65% eine partielle Remission erreicht worden. 79% der Patienten hätten hinsichtlich der Lebensqualität profitiert. Aus weiteren Phase-I- und Phase-II-Studien sind ähnlich interessante, richtungsweisende Erkenntnisse dokumentiert. Die Zahl an Studien zur Ganzkörperhyperthermie mit Chemotherapie in Deutschland nimmt zu. Bei gynäkologischen Tumoren werden zurzeit Studien in Hamburg und München durchgeführt (Ovarialkarzinome, Platinrefraktär oder rezidiviert nach Platin-Vortherapie), in Frankfurt (Mammakarzinome Third Line) und in Berlin (Keimzelltumoren, refraktär). Während die Koordination der universitären Studien durch die im Jahre 2000 gegründete Interdisziplinäre Arbeitsgruppe Hyperthermie (IAH) erfolgt, widmet sich die bereits 1996 gegründete Deutsche Gesellschaft für Hyperthermie e.V. (DGHT) der wissenschaftlichen Basisdokumentation und Fragen der klinischen Relevanz.

Bewertung

Ganzkörperhyperthermie:
1. **Wirksamkeit auf Tumorwachstum:** durch Studien belegt
2. **Wirkung auf Allgemeinbefinden / Psyche:** wahrscheinlich (von Patienten bestätigt)
3. **Nebenwirkungen:** selten schwer wiegende
4. **Preis:** abhängig von Dauer und Temperaturhöhe, ab 100 € pro Behandlung

Literatur

1 Ardenne M von, Kirsch R: Zur Methodik der Hyperthermie bei der Krebs-Mehrschritt-Therapie. Dtsch Geswesen 20, 1965: 1935 – 1940 und 1980 – 1988
2 Ardenne M von: Sauerstoff-Mehrschritt-Therapie. 2. Auflage, Thieme, Stuttgart / New York, 1981
3 Ardenne M von: Principles and concept 1993 of the Systemic Cancer Multistep Therapy (sCMT). Strahlenther Onkol 170, 1994: 581 – 589
4 Ardenne M von: Systemische Krebs-Mehrschritt-Therapie. Hippokrates, Stuttgart, 1997
5 Gautherie M: Whole body hyperthermia: biological and clinical aspects. Springer, Berlin / Heidelberg / New York, 1991
6 Hegewisch-Becker S, Jäger E, Knuth A, Riess H, Wiedemann GJ, Hossfeld DK: Ganzkörper-Hyperthermie in Kombination mit Chemotherapie. Dt Ärztebl 97 (44), 2000: A2941 – 2946
7 Hildebrandt B, Hegewisch-Becker S, Kerner T, Nierhaus A, Bakhshandeh-Bath A, Janni W, Zumschlinge R,Sommer H, Riess H, Wust P: Current status of radiant whole-body hyperthermia at temperatures > 41.5 °C and practical guide-

lines for the treatment of adults. The German „Interdisciplinary Working Group on Hyperthermia". Int J Hyperthermia 21 (2), 2005: 169–183
8 Hildebrandt B, Loffel J, Ahlers O, Wust P, Riess H: Hyperthermia: different methods, different aims, and different problems. Onkologie 22 (5), 1999: 420–421
9 Robins HI, Grossmann J, Davis TE, AuBuchon JP, Dennis W: Preclinical trial of a radiant heat device for whole body hyperthermia using a porcine model. Cancer Res 43 (5), 1983: 2018–2022
10 Robins HI, Dennis WH, Neville AJ, Shecterie LM, Martin PA, Grossmann J, Davis TE, Neville SR, Gillis WK, Rudy BF: A nontoxic system for 41.8 °C whole body hyperthermia: results of a phase I study using a radiant heat device. Cancer Res 45, 1985: 3937–3944
11 Robins HI, Woods JP, Schmitt CL, Cohen JD: A new technology approach to radiant heat whole body hyperthermia. Cancer Lett 79, 1994: 137–143
12 Steinhausen D, Weiß I, Ardenne M von: Systemic cancer multistep therapy (sCMT) combined with moderate chemotherapy for conventionally treated patients with far-advanced metastasizing malignant tumors. First results of 134 patients. 16th Int Symp Clin Hyperthermia, June 1993, Kyoto, Japan
13 Steinhausen D, Mayer WK, Ardenne M von: Evaluation of systemic tolerance of 42 °C infrared-A whole-body hyperthermia in combination with hyperglycemia and hyperoxemia. Strahlenther Onkol 170, 1994: 322–334
14 Takeuchi T, Takeuchi A, Yokoyama M: Clinical experiences of far-Infrared whole-body hyperthermia by the use of RHD 2002. In: Proceedings of the 7th International Congress on Hyperthermic Oncology, Roma, April 9–13 1996, Volume II: 272–274
15 van Der Zee J: Heating the patient: a promising approach? Ann Oncol 13, 2002: 1173–1174
16 Vereschagin et al.: XXIV. Congress on Clinical Hyperthermia, 24.-29. September 2001, Rom, Abstraktband
17 Wehner H, Kaltofen S: Ganzkörperhyperthermie des Prostatakarzinoms – eine Kasuistik. Erfahrungsheilkunde Acta medica empirica 49 (4), 2000: 254–257
18 Wehner H, Ardenne A von, Kaltofen S: Whole-body hyperthermia with water-filtered infrared radiation: technical-physical aspects and clinical experiences. Int J Hyperthermia 17 (1), 2001: 19–30
19 Wessalowski R, van Heek-Romanowski R, Issels R, Jurgens HT, Gobel U: Estimated number of children with cancer eligible for hyperthermia based on population- and treatment-related criteria. Int J Hyperthermia 15, 1999: 455–466
20 Westermann AM, Wiedemann GJ, Jager E, Jager D, Katschinski DM, Knuth A, Vorde Sive Vording PZ, Van Dijk JD, Finet J, Neumann A, Longo W, Bakhshandeh A, Tiggelaar CL, Gillis W, Bailey H, Peters SO, Robins HI: Systemic Hyperthermia Oncologic Working Group. A Systemic Hyperthermia Oncologic Working Group trial. Ifosfamide, carboplatin, and etoposide combined with 41.8 degrees C whole-body hyperthermia for metastatic soft tissue sarcoma. Oncology 64 (4), 2003: 312–321
21 Wust P, Riess H, Hildebrandt B, Loffel J, Deja M, Ahlers O, Kerner T, von Ardenne A, Felix R: Feasibility and analysis of thermal parameters for the whole-body-hyperthermia system IRATHERM-2000. Int J Hyperthermia 16, 2000: 325–339
22 Wust P, Hildebrandt B, Sreenivasa G, Rau B, Gellermann J, Riess H, Felix R, Schlag PM: Hyperthermia in combined treatment of cancer. Lancet Oncol 3, 2002: 487–497

8.2.3.2 Lokoregionale Radiofrequenz-Elektrohyperthermie

Hüseyin Sahinbas

Grundlagen

Die lokal begrenzte Wärmeanwendung zählt zu den komplementärmedizinischen Verfahren, die zusätzlich zu konventionellen Therapien eingesetzt werden. Sie dient in erster Linie zur Linderung der Beschwerden, Verbesserung des Allgemeinzustandes und zur Erhöhung der Chance auf eine Tumorremission oder Tumorkontrolle.

Lokal begrenzte Hyperthermieformen sind:

- Mikrowellenhyperthermie (Antennen array; Arbeitsfrequenz > 80 MHz bis GHz)
- Kapazitive Radiofrequenz-Elektrohyperthermie (Arbeitsfrequenz 13,56 MHz)
- Ultraschallhyperthermie (Arbeitsfrequenz 0,5–5 MHz)
- Laser-Hyperthermie Nd: YAG-Laser (Arbeitsfrequenz 1064 nm) oder Diodenlaser (Arbeitsfrequenz 800–1000 nm).

Hier werden die zwei der gängigen Formen (☞ 8.2.3.2, 8.2.3.3) näher erläutert: Mit der **lokoregionalen Hyperthermie** (= kapazitive Radiofrequenz-Elektrohyperthermie: 13,56 MHz, im Folgenden auch lokoregionale RF-Elektrohyperthermie genannt) wird ein örtlich begrenztes und definiertes Gebiet behandelt. Sie ist insbesondere bei **tief liegenden Tumoren** geeignet. Dabei wird der Patient weniger belastet und am Tumor kann die wirksame Wärme leichter erreicht werden. Das Tumorgewebe wird mittels Hochfrequenzwellen (13,56 MHz) etwa 60 Min. überwärmt. Dabei wird die Haut des Patienten abgekühlt. Die Therapie bedarf keiner speziell isolierten Räume, sie ist nicht personalintensiv und mit relativ günstigen Anschaffungskosten verbunden. Der Einsatz erfolgt vor allem in Europa und Japan.

Wirkmechanismus

Die relevanten Parameter und die Optimierung der Behandlung werden derzeit intensiv diskutiert. Neben der Temperatur als ausschlaggebendem Faktor werden auch die transferierte Wärme (absorbierte Energie) oder das anliegende Feld (elektromagnetischer Einfluss) zu den primären Effekten gezählt.

Bei der kapazitiven RF-Elektrohyperthermie steigt die Temperatur im relativ schmalen extrazellulären Bereich schnell an, der Wärmeausgleich von intra- zu extrazellulärem Raum dekompensiert. Es entsteht ein Wärmegradient (ΔT), der zur Denaturierung des intrazellulären Eiweißes führt. Dabei kann an der Membranoberfläche eine kritische Temperatur erreicht werden, um auch die Zellmembran zu schädigen. Zusätzlich zu den energieinduzierten Wärmeeffekten in der extrazellulären Matrix wird die hochpolarisierte Zellmembran durch die von extrazellulär einwirkende Frequenz des elektrischen Feldes belastet. Damit schädigt diese die Membran in gleicher Weise wie die Wärme, aber ohne Induktion der Stress-Protein-Synthese (Hitzeschock-Proteine) im Zellinneren.

Vor kurzem konzentrierten sich zahlreiche wissenschaftliche Theorien auf die biologische Signifikanz der zwar thermisch induzierten, aber grundsätzlich nichtthermischen Wirkungen durch die so genannten **Chaperone** (Stress- oder Hitze-Schock-Proteine). Das sind Proteine, die in fast jeder lebenden Zelle und auf deren Oberflächen während der gesamten Lebensdauer, unabhängig von der evolutionären Entwicklungsstufe, aktiv sind.

Die Energieabsorption der angewendeten Frequenz ist proportional zur Gewebeleitfähigkeit und zu der Quadratwurzel der dielektrischen Konstante vom Zielgewebe. Die Leitfähigkeit in malignem Gewebe ist über 3-mal höher als in normalem Gewebe. Bezüglich der angewendeten Frequenz ist auch die dielektrische Konstante der extrazellulären Matrix in malignen Geweben höher als in gesunden.

Als Konsequenz der ungeordneten Bindungsverhältnisse in der extrazellulären Flüssigkeit ist mit der angewendeten Frequenz von 13,56 MHz eine hohe dielektrische Konstante zu erwarten. Da die elektrische Leitfähigkeit mit größerer dielektrischer Konstante zunimmt, absorbiert die extrazelluläre Matrix in malignen Geweben mehr Energie als in gesunden Gewebebereichen.

Der große Wärmegradient in der Zelle erlaubt charakteristische **Membranströme,** die aufgrund der ausgeprägten thermodynamischen Triebkraft erfolgen. Der hervorgerufene Membranstrom, v. a. Natriumioneneinstrom, in die Zelle ist hoch. Diese Ströme entsprechen allerdings nicht den Ionenströmen bei natürlichen Verhältnissen, und deshalb nimmt die dynamische Stabilität der Zellmembran stark ab. Außerdem induziert der thermische Fluss eine Zunahme des Zell-Innendrucks bis zu 1,32 MPa. Mutierte Zellen haben eine erhöhte Phospholipidkonzentration in ihren Membranen, wie diese starr macht. Infolgedessen haben diese Druckverhältnisse eine selektive Wirkung bei der Vernichtung maligner Zellen.

Unterstützend bei der Zellzerstörung wirkt die diodenartige Eigenschaft der Membran, welche die erhöhte Energie des Radiofrequenzstroms absorbiert. Dadurch erhöht sich die Membrantemperatur und diese vergrößert die Dioden-Absorption. Dieser Mechanismus einer positiven Rückkopplung führt zu immer weiterem Ansteigen der Membrantemperatur. Die Zellmembran der malignen Zellen wird geschädigt, bevor die Wärme die Zellkerne erreicht und so zur Induktion der Hitze-Schock-Protein-Synthese führt.

Die extrazelluläre Flüssigkeit um die Tumorzelle hat eine Absorptionsbreite von 8–146 MHz, was der Frequenz von kapazitiven Hyperthermiegeräten entspricht. So wird bei der lokoregionalen Radiofrequenz-Elektrohyperthermie, mit einer Grundfrequenz von 13,56 MHz, die extrazelluläre Flüssigkeit der Tumorzellen ca. 30-mal stärker als bei normalen Zellen angeregt und über die abgegebene Energieleistung erhitzt. Die Wärme diffundiert in die Tumorzelle. Durch die Wärme finden ein intrazellulärer Druckanstieg und eine Eiweißdenaturierung statt.

Indikationen

Die lokoregionale Radiofrequenz-Elektrohyperthermie kann als **Kombinationstherapie** mit Chemo- oder Strahlentherapie oder in Ausnahmen als Monotherapie eingesetzt werden. Ihr typisches Einsatzgebiet sind schwierige Erkrankungsfälle wie z. B.:

- Lokal fortgeschrittene Tumoren, die schlecht oder gar nicht operabel sind
- Tumoren, die zwar operabel sind, aber nur bei Inkaufnahme inakzeptabler Nebenwirkungen
- Tumoren, die nach vorangegangener (konventioneller) Therapie ein- oder mehrfach wieder aufgetreten sind (Rezidive)
- Tumorerkrankungen bei Patienten in schlechtem Allgemeinzustand und mit besonderen Risikofaktoren für die konventionelle Therapie

Kontraindikationen

- Herzschrittmacher wegen möglicher Fehlfunktion infolge der Veränderung der Arbeitsfrequenzen
- Endoprothesen im Tumorgebiet, die als Antenne dienen und zu Verbrennungen durch Aufheizen führen können.

Operationsklips und Portsysteme (auch bei direkter Lage unter der Therapiesonde) stellen **keine Kontraindikation** dar. Bei größeren Metallprothesen, die weiter als 40 cm von der Therapiesonde entfernt liegen, zeigen sich ebenfalls keine negativen Einflüsse auf den Therapieverlauf

Nebenwirkungen

- Lokale Hautrötung (selten)
- Müdigkeit (kurzfristige Asthenie)
- Leichte Fieberschübe (infolge verstärkten Absterbens maligner Zellen)
- Lokal begrenzte Verbrennungen der Haut (I.–II. Grades), vor allem bei analgetisch eingestellten Patienten
- Selten diffuse abdominelle Beschwerden bzw. Schmerzen
- Antidepressive Wirkung (euphorische Gefühlslage)

Wechselwirkungen

- Fehlleitung der elektrischen Felder bei invasiven Temperaturmessungen mit den Thermosonden
- Gewünschte Wirkungsverstärkung der Strahlen- und Chemotherapie am Tumor

Praktische Durchführung der Therapie

Alle Tumoren bzw. Metastasen können über eine Stunde therapiert werden (☞ Tab. 8.2-4), die Leistung kann dabei von 60 Watt auf bis zu 150 Watt erhöht werden. Die Erhöhung um jeweils 20 Watt erfolgt in Schritten von 10–15 Min.

In den ersten drei Therapiestunden sollte die Leistung jedoch max. 100–120 Watt nicht überschreiten, um die individuelle „Thermoverträglichkeit" der Patienten und die Nebenwirkungen der Therapie zu kontrollieren. Gegebenenfalls kann die Leistung erniedrigt und anschließend langsam wieder erhöht werden.

> Grundsätzlich vertragen alle Patienten die Anwendungen unterschiedlich. Daher sollte die Therapie immer in Anwesenheit von medizinischem Personal durchgeführt werden.

Spezielles Vorgehen

- **Hirntumoren:** Hier muss die Therapie unter antiödematöser Medikation (Hirndruckprophylaxe) mit Kortikosteroiden (z. B. Fortecortin®) oder Boscaria carterii (Weihrauch) erfolgen. Die Therapiedauer sollte am Anfang 20 Min. und die Anfangsleistung 40 Watt betragen und während der Behandlung 80 Watt nicht überschreiten. Bei guter Verträglichkeit kann die Therapiedauer stufenweise in 10-Watt-Schritten auf 145 Watt und 60 Min. (in 10-Minuten-Schritten) gesteigert werden.
  Die Therapie kann parallel mit Chemotherapien (z. B. Temodal® über 21 Tage mit 100 mg/m²KOF, 7 Tage Pause, Wiederholung) kombiniert durchgeführt werden.
- **Lungentumoren (adjuvant)** und **Pleuraerguss:** Hier sollte die Anfangsleistung 40 Watt betragen bei einer Behandlungsdauer von 30 Min. Während der ersten Behandlung sollte die Leistung von 100 Watt nicht überschritten werden.
- Ebenso sollte bei Patienten mit einer **Hepatitis** und/oder **Leberzirrhose** vorgegangen werden, bei denen eine lokoregionale Radiofrequenz-Elektrohyperthermie der Leber durchgeführt wird. Bei guter Verträglichkeit kann die Therapiedauer stufenweise in 20-Watt-Schritten auf 150 Watt und 60 Min. (in 10-Minuten-Schritten) gesteigert werden.
  Im ersten Therapiezyklus sollten wenigstens 15 lokoregionale Radiofrequenz-Elektrohyperthermie-Sitzungen durchgeführt werden. Nach ca. 25 Therapiesitzungen erfolgt eine Effizienzkontrolle.

Chancen und Risiken

Unter palliativen Gesichtspunkten ist die Anwendung der lokoregionalen Radiofrequenz-Elektrohyperthermie als Kombinationstherapie auch beim Rezidiv eines Rektumkarzinoms sinnvoll.

Im vorbestrahlten Gebiet, wie z. B. bei Kopf-Hals-Tumoren, können nochmals im Rahmen der Strahlentherapie (Boostbestrahlung) Gesamtdosen kleinvolumig von z. B. 30–40 Gy appliziert werden.

Tab. 8.2-4 Beispielhaftes Vorgehen bei einer einstündigen Sitzung

Minuten	0	20	20–30	30–40	40–50	50–60
Watt	60	80	100	120	140	150

Bei der Behandlung von Knochentumoren/-metastasen zeigten sich keine erkennbaren Veränderungen des Tumors. Subjektiv kann jedoch im Verlauf der Therapie eine gute lokale Schmerzreduktion auftreten, sodass die Therapie zur Reduzierung von Knochenschmerzen gut geeignet zu sein scheint.

Insgesamt zeigte sich bei Anwendung der lokoregionalen Hyperthermie eine bessere Tumorkontrolle, Verlängerung der Überlebenszeit und Verbesserung der Lebensqualität durch Komplementierung und Wirkungsverstärkung der bisherigen Therapiemöglichkeiten.

Bei bestimmten Tumorentitäten und Tumorlokalisationen fehlen noch randomisierte Studien sowie Langzeitergebnisse.

Studienergebnisse

Wirkungen bzw. positive Ergebnisse speziell in der Gynäkologie sind durch Studien über Zervixkarzinome IIB-IV A[1] und Mammakarzinom-Rezidive[2] belegt. Auch für solitäre Lymphknotenmetastasen N2/3 von Kopf-Hals-Tumoren (< 7 cm Ausdehnung) sind positive Effekte belegt[4].

Aufgrund der vorliegenden breiten Erfahrungen, meist in privaten Einrichtungen, wird die kapazitive Hyperthermieform auch außerhalb von Studien eingesetzt. Hier liegen die ersten Therapiedaten aus den Anwendungsbeobachtungsstudien und Phase-II-Studien für Leber-[10], Lungen-, Pankreas- sowie Hirntumoren[12, 13, 14] vor.

Bewertung

Lokoregionale Radiofrequenz-Elektrohyperthermie:

1. **Wirksamkeit auf Tumorwachstum:** durch Anwendungsbeobachtung und Phase I/II-Studien belegt
2. **Wirkung auf Allgemeinbefinden/Psyche:** unzureichende Studienlage
3. **Nebenwirkungen:** selten
4. **Preis:** pro Sitzung ca. 150 €, ca. 15–16 Sitzungen notwendig

Literatur

☞ 8.2.3.3

8.2.3.3 Regionale Tiefenhyperthermie

Hüseyin Sahinbas

Grundlagen

Mit der regionalen Tiefenhyperthermie werden **tief gelegene Tumoren** beispielsweise des Beckens oder der Extremitäten durch Überwärmung dieser Körperregionen behandelt. Dies erfolgt durch phasengesteuerte Viel-Antennen-Systeme[6, 7], die um den tumortragenden Querschnitt herum angeordnet werden. Durch die Phasensteuerung der Antennenpaare kann die Leistungsverteilung innerhalb des Zielgebietes gesteuert werden. Die Steuerung ist kompliziert und bedarf einer genauen Planung wie bei einer Strahlentherapie. Die Therapien werden vornehmlich an universitären Einrichtungen in Deutschland, den Niederlanden und in den USA durchgeführt.

Wirkmechanismus

Das System besteht hier aus einem Verstärker mit Prozessrechner, über den in einer Steuerungssoftware die Leistung über die gemessenen Temperaturen geregelt bzw. vom Therapeuten gesteuert werden kann. Entscheidende Komponente des Hyperthermiesystems ist der **Applikator** bzw. die Antenne, über die die Leistungseinstrahlung in das Gewebe erfolgt. Erprobt für den klinischen Einsatz sind folgende Applikatortypen:

- Wellenleiterapplikatoren, evtl. mit dielektrischen Formelementen im abstrahlenden Resonator (linear polarisierte Wellen)
- Spiralapplikatoren (zirkular polarisierte Wellen)
- Stromflächenapplikatoren (Current-Sheet Applikatoren).

Der Anwender muss durch Wahl des geeigneten Applikators (Größe, Frequenz) und die Geometrie der Ankopplung gewährleisten, dass die von ihm zu behandelnde Läsion prinzipiell durch das elektromagnetische Feld ausreichend erfasst wird. Die tatsächliche klinische Reichweite (Temperatur) hängt dann allerdings von der Perfusion ab, die der Therapeut nicht wesentlich beeinflussen kann.

Ausreichend getestet für einen klinischen Einsatz sind phasengesteuerte Ringapplikatoren.

Die **Betriebsfrequenz** der Systeme liegt häufig bei der zugelassenen Frequenz 434 MHz (auch ohne Abschirmkabine) oder anderen Frequenzen zwischen 100 und 1000 MHz (dann innerhalb einer Abschirmkabine).

Die **Eindringtiefe** hängt ab von

- Applikatorgröße (effektive Feldgröße)

- Frequenz
- Leitfähigkeit des Gewebes.

Für den Grenzfall eines sehr großen (> 20 cm) Applikators bei 100 MHz, der eine nahezu ebene Welle in ein muskeläquivalentes Material einstrahlt, erhält man 6–7 cm Eindringtiefe. Unter realistischen Bedingungen bei Applikatorgrößen von 10–20 cm Ausdehnung und Frequenzen von 150–450 MHz erhält man nur unter idealisierten Bedingungen Eindringtiefen von 3–5 cm. Mit den derzeitigen Applikatoren (insbesondere dem SIGMA-60 Applikator, Firma BSD) wird üblicherweise bei einer Frequenz von etwa 90 MHz der günstigste Betriebszustand erreicht.

Indikationen

Die Wirkung wurde bereits in zahlreichen Studien[1, 2] nachgewiesen, der Einsatz ist jedoch momentan noch auf Tumoren in der Beckenregion[1, 9] und Extremitätentumoren[5] begrenzt.

Kontraindikationen

- Kardiale Risiken, z. B. Herzinsuffizienz, schwere koronare Herzerkrankung, Herzklappenfehler
- Tumorausdehnung an Gefäßen und Nerven
- Metallimplantate in genügendem Abstand vom eigentlichen Therapiegebiet müssen nicht unbedingt eine regionale Hyperthermie ausschließen, sind jedoch besonders zu kontrollieren.
- Einer besonderen Kontrolle bedürfen ebenso Cluster von Clips dicht beim Therapiegebiet, da in solchen Regionen elektromagnetische Feld-Überhöhungen nicht ausgeschlossen werden können.

Nebenwirkungen

☞ 8.2.3.2

Praktische Durchführung der Therapie

Es werden ca. sechs Sitzungen als Kombinationstherapie durchgeführt. Eine Sitzung dauert mit Vorbereitung, Behandlung und Nachbehandlung des Patienten ca. 2–3 Stunden. Für diese Hyperthermie-Anwendungen gilt, dass mindestens ein tumorbezogener Temperaturmesspunkt im Tumor oder in unmittelbarer Nachbarschaft vorhanden sein muss. Die Genauigkeit muss ± 0,2 °C oder kleiner sein. Die gewünschte Temperatur wird etwa nach 15 Min. erreicht und für eine Stunde aufrechterhalten.

Bei pelvinen Tumoren können tumorbezogene Temperaturmesspunkte im Allgemeinen minimal-invasiv in den Hohlorganen Rektum, Blase, Vagina und Urethra erreicht werden. Außerdem sollten alle erreichbaren Hohlorgane mit Temperatursensoren versorgt werden. Die technische Effektivität der durchgeführten Hyperthermie lässt sich am besten mittels der Leistungsdichte – Messung über Temperaturanstieg in den tumorbezogenen Messpunkten verifizieren. Außerhalb des Beckens, insbesondere im Bereich der unteren Extremitäten, muss mindestens ein Katheter im Zielvolumen unter bildgebender Kontrolle für die ersten Sitzungen implantiert werden.

Diese Messungen können einen Hinweis geben, sind jedoch aufgrund räumlicher Schwankungen nicht verbindlich.

Die für die Temperaturüberwachung eingesetzten Sensoren können Temperaturüberschreitungen nicht ausschließen, sie geben vielmehr Parameter für spätere Auswertungen, und um die Qualität und Effektivität der Hyperthermie im Verhältnis zu vorangegangenen Sitzungen abzuschätzen.

Chancen und Risiken

Insgesamt zeigte sich bei Anwendung der regionalen Tiefenhyperthermie eine bessere Tumorkontrolle, eine Verlängerung der Überlebenszeit und eine Verbesserung der Lebensqualität durch Komplementierung und Wirkungsverstärkung der bisherigen Therapiemöglichkeiten.

Bei bestimmten Tumorentitäten und Tumorlokalisationen fehlen noch randomisierte Studien sowie Langzeitergebnisse.

Bewertung

Regionale Tiefenhyperthermie:

1. **Wirksamkeit auf Tumorwachstum:** durch Studien belegt
2. **Wirkung auf Allgemeinbefinden / Psyche:** unzureichende Studienlage
3. **Nebenwirkungen:** selten
4. **Preis:** ca. 2500 € / Sitzung (in der Regel sind 6 Sitzungen notwendig)

Literatur

1 van der Zee JD, Gonzalez-Gonzalez GC, van Rhoon JDP, van Dijk WLJ, van Putten AA, Hart M: Comparison of radiotherapy alone with radiotherapy plus hyperthermia in locally advanced pelvic tumours: a prospective, randomised, multicentre trial. Lancet 355, 2000: 1119–1125

[2] Vernon C, Hand JW, Field SB, Machin D, Wahley JB, van der Zee J, van Putten WL, van Rhoon GC, van Dijk JDP, Gonzalez-Gonzalez D, Liu FF, Goodman PO, Sherar M: Radiotherapy with or without hyperthermia in the treatment of superficial localized breast cancer: results from five randomized controlled trials. Int J Radiat Oncol Biol Phys 35, 1996: 731-744

[3] Overgaard J, Gonzalez-Gonzalez D, Hulshof MCC, Arcangeli G, Dahl O, Mella O, Bentzen SM: Hyperthermia as an adjuvant to radiation therapy of recurrent or metastatic malignant melanoma. A multicentre randomized trial by the European Society for Hyperthermic Oncology. Int J Hyperthermia 12, 1996: 3-20

[4] Valdagni R, Amichetti M: Report of long-term follow-up in a randomized trial comparing radiation therapy and radiation therapy plus hyperthermia to metastatic lymphnodes in stage IV head and neck patients. Int J Radiat Oncol Biol Phys 28, 1993: 163-169

[5] Issels RD, Prenninger SW, Nagele A, Boehm E, Sauer H, Jauch KW, Denecke H, Berger H, Peter K, Wilmanns W: lfosfamide plus etoposide combined with regional hyperthermia in patients with locally advanced sarcomas: a phase 11 study. J Clin Oncol 8, 1990: 1818-1829

[6] Field SB: Biological Aspects of Hyperthermia, Physics and Technology of Hyperthermia. In: Field SB, Franconi C (Hrsg.): NATO ASI Series, E: Applied Sciences, No.127. Martinus Nijhoff Publ Dordrecht, Boston, 1987: 19-53

[7] Dissado LA, Alison JM, Hill RM, McRae DA, Esrick MA: Dynamic Scaling in the Dielectric Response of Excised EMT-6 Tumours Undergoing Hyperthermia. Phys Med Biol 40, 1995: 1067-1084

[8] Towle LR: Hyperthermia and drug resistance. Hyperthermia and Oncology 4, 1994: 135-160

[9] Arnaud JP, Nordlinger B, Bosset JF, Boes, Sahmoud T, Schlag PM, Pene F: Postoperative Strahlentherapie als kombinierte Behandlung im rektalen Krebs. Abschließende Resultate einer Phase III-Studie der ESHO. Br J Surg 84, 1997: 352-357

[10] Nagata Y, Hiraoka M, Nishimura Y, Masunaga S, Mitumori M, Okuno Y, Fujishiro M, Kanamori S, Horii N, Akuta K, Sasai K, Abe M, Fukuda Y: Clinical results of radiofrequency hyperthermia for malignant liver tumors. Int J Radiat Oncol Biol Phys 38 (2), 1997: 359-365

[11] Masunaga SI, Hiraoka M, Akuta K, Nishimura Y, Nagata Y, Jo S, Takahashi M, Abe M, Terachi T, Oishi K: Phase I/II trial of preoperative thermoradiotherapy in the treatment of urinary bladder cancer. Int J Hyperthermia 10 (1), 1994: 31-40

[12a] Hager ED et al: The treatment of patients with high-grade glioma with deep RF Hyperthermia. Presented in ASCO 2003, Chicago, USA: 470

[12b] Hager ED et al: Response and survival of patients with gliomas grade III/IV treated with RF capacitive-coupled hyperthermia. ICHO Congress, St. Louis, USA, 2004

[12c] Hager ED et al: Clinical Response and Overall Survival of Patients with Recurrent Gliomas Grade III/IV Treated with RF Deep Hyperthermia – An Update. ICHS Conference, Shenzhen, China, 2004

[13] Szasz A, Sahinbas H, Dani A: Electro-hyperthermia for anaplastic astrocytoma and glioblastoma multiforme. ICACT, Paris, 9.-12. February, 2004

[14] Sahinbas H, Groenemeyer DHW, Boecher E et al.: Hyperthermia treatment of advanced relapsed glioma and astrocytoma. 9th ICHO 2004: 85

8.2.3.4 Perfusionshyperthermie

Ernst Dieter Hager, Jürgen Birkenmeier

Grundlagen

Die **i**ntra**k**avitäre **h**yperthe rme **P**erfusionschemotherapie **(ICHP)** ist eine neue, sichere und effektive Methode zur Behandlung von Patienten mit **intrakavitär disseminierten Karzinomen** oder Sarkomen. Eine relativ hohe Ansprechrate zeigt sich bei Patienten mit peritoneal metastasierten Ovarialtumoren. Selbst bei chemotherapierefraktären und -resistenten Tumoren kann mit dieser kombinierten Methode ein Ansprechen erreicht werden. Die Chemotherapieresistenz lässt sich mit Hilfe der Hyperthermie (> 42 °C) durchbrechen. Die ICHP ermöglicht eine Verlängerung der Gesamtüberlebenszeit, in der auch eine anhaltende und verbesserte Lebensqualität der Patienten erreicht werden kann.

Prinzipiell lassen sich die Methoden der ICHP nach dem **Zeitpunkt der Perfusion** oder nach den **perfundierten Kavitäten** unterscheiden (☞ Tab. 8.2-5).

Die perioperative intraperitoneale hypertherme Perfusionschemotherapie (IPHP) kann nur einmal im Rahmen einer zytoreduktiven Operation angewendet werden. Dies ist ein großer Nachteil gegenüber einer konservativen, perkutanen IPHP, die als Langzeittherapie wiederholt durchgeführt werden kann. Da einige maligne Erkrankungen nach einer Operation oder systemischen Chemotherapie rezidivieren, z. B. 80 % der Ovarialkarzinome, haben Hager und Dziambor eine konservative intraperitoneale hypertherme Perfusionstechnik entwickelt, die bei Bedarf (Aszites oder Progression) beliebig oft wiederholt werden kann.

Wirkmechanismus

Im Vergleich zu der intravenösen systemischen Chemotherapie hat die direkte **intraperitoneale Anwendung** von Zytostatika bei der Behandlung der Peritonealkarzinose pharmakologische Vorteile hinsichtlich der lokalen Medikamentenkonzentration:

- Höhere intraabdominale Konzentration von Zytostatika als bei i.v.-Anwendung (Peritonealraum : Plasmakonzentration = 10-1000 : 1)

Tab. 8.2-5: Formen der intrakavitären hyperthermen Perfusionschemotherapie (ICHP)

Zeitpunkt der Perfusion	Perfundierte Kavitäten
• **Perioperativ** (offene oder geschlossene hypertherme Perfusion) • **Postoperativ** (perkutane hypertherme Perfusion)	• Intra**p**eritoneale **h**ypertherme **P**erfusion **(IPHP)** • Intra**v**esikale **h**ypertherme **P**erfusion **(IVHP)** • Intra**pl**eurale **h**ypertherme **P**erfusion **(IPlHP)**

- Längere Einwirkzeit von Zytostatika infolge der Peritonealraum-Plasma-Barriere
- Reduzierte systemische Toxizität bei intraperitonealer Anwendung wegen niedrigerer systemischer Konzentrationen.

Die Peritoneum-Plasma-Barriere ermöglicht eine dosisintensivierte Therapie ohne das Risiko einer erhöhten lokalen oder systemischen Toxizität. Der regionale Konzentrationsanstieg von Zytostatika ermöglicht höhere Ansprechraten und ein längeres rezidivfreies Überleben. Die intraperitoneale Chemotherapie ermöglicht jedoch ohne Hyperthermie nur eine mäßige, aber statistisch signifikante Verlängerung der Gesamtüberlebenszeit.
Experimentell und klinisch wurden direkte zytostatische und zytotoxische Effekte der Hyperthermie auf Tumorgewebe und **synergistische antineoplastische Effekte** der Hyperthermie unter Einsatz von bestimmten Zytostatika gezeigt:

- Induktion einer Apoptose durch die Hyperthermie (direkter wärmebedingter zytotoxischer Effekt)
- Verringerung der Chemotherapieresistenz infolge gesteigerter Gewebepenetration, erhöhter Membranpermeabilität und gesteigerten Metabolismus
- Immunologische Effekte auf zelluläre Effektorzellen (Migration, Emigration, Chemotaxis und Aktivierung)
- Induktion von Zytokinen (IL-1, -2, -6, -12, TNF-α, NO, CSF) und Chemokinen
- Modulation von Zelladhäsions-Molekülen.

Indikationen

Im Vergleich zu der systemischen Chemotherapie oder der intraperitonealen Chemotherapie mit höherer Zytostatika-Dosierung ohne Hyperthermie sind bei einer ICHP die unerwünschten Arzneimittelnebenwirkungen erheblich geringer. Mit der IPHP können auf Grund der relativ guten Verträglichkeit sogar Patienten in einem fortgeschrittenen Zustand der Peritonealkarzinose mit reduziertem Allgemeinzustand behandelt werden. Die Therapieergebnisse einer IPHP sind umso besser, je besser die Perfusion des Abdomens möglich ist.

Indikationen der **IPHP**:

- Primäre Indikationen: Mesotheliom, Sarkom, Desmoidtumoren
- Sekundäre Indikationen: Ovarialkarzinom, Magenkarzinom, gastrointestinale Karzinome, Pseudomyxoma peritonei.

Indikationen der **IVHP**:

- Blasentumoren (neoadjuvant, adjuvant, bei Rezidiven).

Kontraindikationen

- Ausgedehnte gastrointestinale Verwachsungen
- Große Tumorvolumina
- Fistelungen
- Subileussymptomatik im fortgeschrittenen Stadium
- Peritonitis

Nebenwirkungen

Verglichen mit einer systemischen Chemotherapie sind die Nebenwirkungen der IPHP geringer. Im Rahmen einer Untersuchung traten bei 3 von 168 Behandlungen peritoneale Reizungen mit einer spontan reversiblen Subileussymptomatik auf. Lokale Reaktionen mit Impfmetastasen an der Einstichstelle wurden bei zwei Patienten beobachtet.

Wechselwirkungen

Die Kombination mit der Hyperthermie führt zu keinen anderen Wechselwirkungen als den der Zytostatika allgemein bekannten.

Praktische Durchführung der Therapie

■ Intraperitoneale hypertherme Perfusionschemotherapie (IPHC)

Intraoperativ erfolgt die Perfusion des Abdomens über eine offene oder teilweise geschlossene Kavität. Bei der transkutanen Technik wird das Abdomen mit einer Veress-Nadel punktiert und mit 2 bis max. 4 l einer ca. 40 °C warmen physiologischen Lösung gefüllt. Anschließend werden dem Perfusat 100 mg Cisplatin oder 450 mg Carboplatin bzw. 30 mg Mitoxantron oder 10 mg Mitomycin C zugefügt. Die Wahl der Zytostatika ist vom Tumor und den Synergieeffekten mit der Hyperthermie abhängig.

Die Perfusion erfolgt über einen Katheter mit einer Austauschrate des erwärmten Dialysats von 190–220 ml/Min. Das Perfusat wird über einen externen Wärmeaustauscher auf 48–52 °C erwärmt. Die Eingangstemperatur der physiologischen Spüllösung mit dem Zytostatikum liegt bei 48–49 °C, während die intraperitoneale Zieltemperatur zwischen 42 und 43 °C eingestellt wird. Die Behandlungsdauer beträgt bei Temperaturen von über 42 °C 1 Stunde. Am Ende der Behandlung wird die Perfusionslösung mit dem restlichen Zytostatikum intraperitoneal belassen und nach einer Druckentlastung – zur Vermeidung von Impfmetastasen – der Katheter entfernt.

Während bei der **perioperativen IPHC** nur ein Behandlungszyklus möglich ist, können bei der perkutanen IPHC die Behandlungen mehrfach wiederholt werden. Ein IPHC-Zyklus besteht aus 2–3 Behandlungen in einem Abstand von 5–7 Tagen. Die Durchführung einer dritten optionalen IPHC-Behandlung hängt vom Allgemeinzustand der Patientin ab. Der nächste IPHC-Zyklus wird nach 4–6 Wochen wiederholt. Die Behandlungen können so oft wiederholt werden, wie das intraperitoneale Volumen des Perfusats größer als 1,5 l ist und sich die Therapie für den Patienten als verträglich erweist. Limitierend für diese Methode sind das Ausmaß der Adhäsionen und das Tumorvolumen.

Für die **intraperitoneale Perfusion** stehen heute verschiedene medizinische Geräte zur Verfügung (Synchrotherm, Vigevano/Italien; MeSys, Hannover; ViaCirq, Pittsburgh/PA). Die Perfusion kann je nach Anwendung über ein Einnadelsystem, z.B. bei der transkutanen Perfusion, oder ein Zweinadelsystem, z.B. bei der perioperativen Perfusion, erfolgen.

Intravesikale hypertherme Perfusionschemotherapie (IVHC)

Dafür werden bereits verschiedene Systeme zur Perfusion und Überwärmung mittels Mikrowellen angeboten.

Intrapleurale hypertherme Perfusionschemotherapie (IPLHC)

In diesem Falle erfolgt die Erwärmung der Perfusionslösung ebenfalls mittels eines Katheters über einen externen Wärmeaustauscher (geschlossene pleurale Drainage, z.B. nach Bülau). Diese Technik ist noch in der Entwicklung.

Chancen und Risiken

Die Chancen der kombinierten Anwendung sind die Durchbrechung der Therapieresistenz und die höheren Zytostatikakonzentrationen intratumoral. Diese Methoden sind aufwändiger als intravenöse Verfahren. Zusätzliche potenzielle Risiken sind Verletzungen innerer Organe und Blutungen.

Studienergebnisse

Eine erfolgreiche Anwendung der IPHP beim metastasierten Magenkarzinom mit Aszites wurde bereits 1988 von Fujimoto et al. beschrieben. Insbesondere war mit dieser Methode die Neubildung von Aszites bei diesen Patienten ganz verhindert worden. Die Wirksamkeit dieser Methode wurde in großen Beobachtungsstudien und randomisierten kontrollierten Studien belegt.

Hager et al. sowie Piso konnten bei Patientinnen mit metastasiertem Ovarialkarzinom im fortgeschrittenen Stadium zeigen, dass die IPHP gut verträglich ist und bei diesen Patientinnen zur Kontrolle von Symptomen und zur Lebensverlängerung beitragen kann.

Die Lebensqualität der Patienten hat sich unter Perfusionshyperthermie signifikant gebessert. Selbst Patienten im weit fortgeschrittenen Stadium der Erkrankung mit schlechtem Allgemeinzustand können mit dieser Methode behandelt werden.

Bewertung

Perfusionshyperthermie:

1. **Wirksamkeit auf Tumorwachstum:** durch Studien belegt
2. **Wirkung auf Allgemeinbefinden/Psyche:** durch Studien belegt
3. **Nebenwirkungen:** selten schwer wiegende
4. **Preis:** ≥ 250 €/Monat

Literatur

[1] De Simone M, Aimone M, Izzo G, Ghezzo F, Grosso M, Livigni S, Nano M, Suppo M, Barone R, Dei Poli M: Peritonectomy and hyperthermic antiblastic peritoneal perfusion (HAT) for peritoneal carcinomatosis. J Exp Clin Cancer Res 16, 1997: 356–357

[2] Fujimoto S, Shrestha RD, Kokubun M, Ohta M, Takahashi M, Kobayashi K, Kiuchi S, Okui K, Miyoshi T, Arimizu N et al.: Intraperitoneal hyperthermic perfusion combined with surgery effective for gastric cancer patients with peritoneal seeding. Ann Surg 208 (1), 1988: 36–41

[3] Glehen O, Mithieux F, Osinsky D, Beaujard AC, Freyer G, Guertsch Ph, Francois Y, Peyrat P, Panteix G, Vignal J, Gilly FN: Surgery combined with peritonectomy procedures and

intraperitoneal chemohyperthermia in abdominal cancers with peritoneal carcinomatosis: A phase II study. J Clin Oncol 21, 2003: 799–806

4 Hager ED, Dziambor H, Höhmann D, Mühe N, Strama H: Intraperitoneal hyperthermic perfusion chemotherapy of patients with chemotherapy-reistant peritoneal disseminated ovarian cancer. Int J Gynecol Cancer 11 Suppl 1, 2001: 57–63

5 Piso P, Dahlke M-H, Loss M, Schlitt HJ: Cytoreductive surgery and hyperthermic intraperitoneal chemotherapy in peritoneal corcinomatosis from ovarian cancer. World Journal of Surgical Oncology 2, 2004: 21

6 Zoetmulder FA, van de Vange N, Witkamp AJ, Kaag MM, Boot H, Beijnen JH: Hyperthermia intraperitoneal chemotherapy (HIPEC) in patients with peritoneal pseudomyxoma or peritoneal metastases of colorectal carcinoma; good preliminary results from the Netherlands Cancer Institute. Ned Tijdschr Geneesk 143, 1999:1863–1868

8.3 Unkonventionelle Methoden in der Krebstherapie mit wissenschaftlichem Anspruch

Bernd Benninghoff, György Irmey, Sabine Matthei, Jörg Melzer, Ben Pfeifer, Marco Ramadani, Gerlinde Reich, Reinhard Saller, Volker Schirrmacher, Günther Stoll

8.3.1 Nahrungsergänzung, Nährstoffsubstitution

Sabine Matthei

8.3.1.1 Antioxidanzien, Orthomolekulare Therapie

Das Orthomolekulare Prinzip

Der Begriff „Orthomolekulare Medizin“ wurde von dem zweifachen Nobelpreisträger Linus Pauling in den 1960ern in den USA geprägt. Er beschreibt, dass die Stoffe, die der menschliche Organismus kennt und mit denen er funktioniert, also Vitamine, Mineralstoffe, Spurenelemente, Aminosäuren, ungesättigte Fette und Enzyme (Mikronährstoffe) in der richtigen (von griechisch orthos = richtig) Dosierung zur Regeneration eines gestörten Stoffwechsels führen können.

Die Orthomolekulare Medizin soll dazu dienen, die Lebensqualität vom Beginn bis zum Ende des Lebens zu verbessern und aufrechtzuerhalten. Dies umfasst alle Formen von Stoffwechselfunktionen, z. B. in der Prävention, bei leichten bis schweren Befindlichkeitsstörungen, in der komplementären und begleitenden Therapie von akuten und chronischen Krankheiten bis zum letzten Tag des Lebens.

Zeitgleich mit der Orthomolekularen Medizin prägte Pauling den Begriff der „biochemischen Individualität“. Dies besagt, dass jeder Mensch seine eigene somatische Biographie hat und sein Stoffwechsel einzigartig und mit anderen Menschen unvergleichbar geprägt wurde durch seine Lebenssituation, die Ernährung von Anfang an, die durchgestandenen Krankheiten, Operationen, Unfälle, psychischen Ereignisse, Umwelt und besonders auch seine genetischen Anlagen. In der Konsequenz dieses Ansatzes braucht jeder Mensch eigene Dosierungen an Mikronährstoffen, die seine Gesundheit regulieren können. Ein gutes Beispiel für die biochemische Individualität ist die unterschiedliche Verträglichkeitsgrenze der Menschen für Vitamin C: Die optimale Vitamin-C-Zufuhr ist gewährleistet, wenn bis kurz vor Eintreten einer Diarrhö dosiert wird. Die Dosis kann von 0,5–50 g/d und darüber liegen, auch entsprechend dem Gesundheitszustand des Menschen. Je kränker ein Organismus ist, umso mehr Vitamin C wird ohne Diarrhö-Symptomatik vertragen.

Freie Radikale

Freie Radikale sind Moleküle, die ein freies oder mehrere freie, ungepaarte Elektronen tragen. Diese ungebundenen Elektronen besitzen ein hohes aggressives Potenzial für alle Zellen unseres Organismus. In atmenden Organismen entstehen freie Radikale im Verlauf der Energiegewinnung als Ergebnis der mitochondrialen Atmung. Ein Teil der so entstandenen freien Radikale ist essenziell für die immunologische Abwehr, sie werden z. B. von Phagozyten für bakterizide Angriffe als biologische Waffensysteme genutzt. Ein nicht-essenzieller Teil der freien Radikale und anderer reaktiver Sauerstoffspezies (ROS = reactive oxygen species) greift oxidativ hydro- und lipophile Zellstrukturen an und zerstört diese. Diese Peroxidationen erzeugen im hydrophilen Anteil der Zellen und Gewebe ein physiologisches „Rosten“, im lipophilen Bereich ein physiologisches „Ranzigwerden“. Neben den endogenen Quellen freier Radikale sind exogene Faktoren für eine übermäßige Zufuhr oder Entstehung freier Radikale verantwortlich, z. B. Ernährung mit einem hohen Anteil gesättigter Fette, Zigarettenrauch, Alkohol, Medikamente, Umweltgifte wie Pseudoöstrogene, Insektizide und Pestizide, Ozon und Smog.

Laboruntersuchungen

Eine Überlastung des Stoffwechsels mit freien Radikalen und der damit verbundene Mangel an Radikalfängern lässt sich direkt feststellen durch die Bestimmung der Glutathionperoxidase (GPO), des Selenspiegels im Vollblut oder Serum, der Superoxiddismutase (SOD), des Malondialdehyds, eines Nebenprodukts des Zitratzyklus, oder indirekt durch eine Bestimmung des Laktats oder der Laktatdehydrogenase (LDH). LDH-Werte im oberen Normbereich oder erhöhte LDH-Werte begünstigen Tumorerkrankungen, weil der anaerobe Stoffwechsel „gärt".

Harnsäure ist ein physiologisches Antioxidans: Erhöhte Harnsäurewerte zeigen einen Mangel an antioxidativen Mikronährstoffen an. Indirekt weisen alle erhöhten Entzündungsparameter (CRP, CRP-hs, TNF-α, NF kappa B) und ein erhöhter HbA_{1c}-Wert als advanced glycosylation end product (AGE) auf eine sehr starke Radikalbelastung hin.

Serum- und Urinuntersuchungen auf freie Radikale weisen noch sehr hohe Standardabweichungen auf. Die Bestimmung intrazellulärer Elektronenpotenziale, z. B. von Erythrozyten, ist mit dem schwierigen -70°C-Transport nichthämolytischen Vollbluts und hohen Kosten verbunden.

Das Ausmaß der Lipidperoxidation kann neuerdings quantitativ über den Parameter 8-epi-PGF-2-α gemessen werden. Dieser wirkt sowohl vasokonstriktorisch als auch mitogen und steigt mit Anzahl gerauchter Zigaretten bzw. des 60%-Anteils des Passivrauchers. 4-Hydroxy-Nonenal (4-HNE) und der Anteil des oxidierten LDL im Blut geben ebenfalls Auskunft über die Lipidperoxidation und freie Radikale.

8-Hydroxy-Desoxoguanidin (8-OH-dG) misst die Oxidation der DNA, kann also als Interpretation der durch freie Radikale geschädigten, mutierten DNA herangezogen werden. 8-OH-dG wirkt kanzerogen und ist bei Rauchern erhöht.

Freie Radikale bei Tumorerkrankungen

Jede benigne oder maligne Tumorbildung ist mit der vermehrten Produktion freier Radikale verbunden. Antineoplastische Agenzien wie Anthrazykline, Bleomycin, Cisplatin, Methotrexat oder Ifosfamid führen zusätzlich zu oxidativem Stress – weitere Radikalbildung ist die Folge. Dies reduziert die Zellproliferationsraten von normalen Zellen sowie von Tumorzellen. Die Länge eines Zellzyklus kann demnach durch oxidativen Stress beeinflusst werden. So wird die G1-Phase verlängert, oder die Zellen treten sogar in die G0-Phase ein und arretieren darin. Zytostatika wirken aber nur auf sich teilende, am besten sich schnell teilende Zellen für eine optimale Wirkung. Ruhende G0-Phase-Zellen werden durch antineoplastische Agenzien nicht erreicht, gehen nach dem Ende der Chemotherapie wieder in die Zellteilung und initiieren so die Metastasierung.

Freie Radikale als Produkt von Zytostatika

Antineoplastische Agenzien während der Krebstherapie führen zu einem sehr viel höheren oxidativen Stress, als er durch den Tumor selbst erzeugt werden kann. Dieser übermäßige Angriff zellulären Materials durch freie Radikale, besonders im lipophilen Bereich der Zellen (Lipidperoxidation), führt zu den Nebenwirkungen der Zytostatika wie gastrointestinaler Toxizität und Mutagenese, Kardiotoxizität (Doxorubicin, Epirubicin), Nephro- und Ototoxizität (Cisplatin, Ifosfamid, Cyclophosphamid, Methotrexat), Lungentoxizität und -fibrose (Bleomycin, Busulfan, Carmustin) und Hepatotoxizität (Carmustin, Methotrexat).

Als Eigenschutz der Krebszellen vor Lipidperoxidation überwinden die Tumorzellen mit eigenen hocheffektiven antioxidativen Systemen den oxidativen Stress der Krebserkrankung und unterhalten dagegen eine schnelle Zellproliferationsrate. Zudem haben Tumorzellen im Vergleich zu normalen Zellen relativ niedrige Level der Cytochrom-P-450-Elektronentransportkette und damit schlechtere Bedingungen für Initiation und Propagation von Lipidperoxiden.

Der durch eine Krebserkrankung erzeugte Stress des Wirtsorganismus ist an dem schnellen Anstieg der Lipidperoxidation und dem niedrigen antioxidativen Status der vom Krebs befallenen Lebewesen abzulesen. Ein hoher Spiegel an reaktiven Sauerstoffspezies im Wirtsorganismus fördert zusätzlich den neoplastischen Prozess und initiiert weiter die Promotion und Progression der Tumorerkrankung. Sind Produkte der Lipidperoxidation im Stoffwechsel stark erhöht, wird die totale Radikalfängerkapazität des Blutplasmas reduziert und es kommt in der Folge zur merklichen Senkung an antioxidativen Spiegeln von Vitamin C, Vitamin E, ß-Carotin und Selen sowie zur deutlichen Reduktion des Glutathion-Spiegels. Eine der möglichen Nebenwirkungen der Chemotherapie ist die Entwicklung sekundärer Malignome, meist akuter Leukämien 4–5 Jahre nach der Therapie des Primärtumors bei 5–10% der mit Chemotherapie behandelten Personen. Diese mutagenen und karzinogenen Nebenwirkungen sind abhängig von reaktiven Sauerstoffverbindungen, freien Radikalen und entstehen aus dem Anteil an G0-Phase-Zellen, die nach Beendigung der Chemotherapie wieder in Teilung gehen können. Deshalb sind Tumoren mit einem hohen G0-Phase-Zellanteil wie Lungen- und Kolonkarzinome durch eine Chemotherapie so schlecht therapierbar und haben eine hohe Metastasierungsrate.

Radikalfänger

Um freie Radikale abzufangen und unschädlich zu machen, sind **oxidative Schutzsysteme**, Antioxidanzien oder Radikalfänger, nötig. Zu der Gruppe der Antioxidanzien zählen:

- Vitamin A, Vitamin E (α- und γ-Tocopherole, Tocotrienole)
- Vitamin C, D und K
- Carotene mit Lykopin (☞ 8.3.1.2), Lutein und Zeaxanthin als Provitamine
- Coenzym Q10, L-Karnitin und α-Liponsäure
- Flavonole als sekundäre Pflanzenstoffe und Vitaminoide
- Soja-Isoflavone (Genistein und Daidzein)
- Antioxidative Enzyme mit metallischen Zentralatomen: Glutathionperoxidase und Glutathion-S-Transferase mit Selen, Superoxiddismutase mit Mangan, Kupfer und Zink sowie Katalasen mit Eisen.

Wirkmechanismus

Bekannt ist, dass eine höher dosierte Mischung aller Antioxidanzien, der Vitamine A, C, E, D, Coenzym Q10, Carotene mit Lykopin, Selen, Mangan und Zink als Bestandteil der antioxidativen Enzymsysteme GPO und SOD die nukleäre und mitochondriale DNA vor dem übermäßigen Angriff freier Radikale schützen und so der genetischen Mutation vorbeugen, also genstabilisierend wirken können. Dies gilt besonders für Vitamin D_3 in Dosierungen von 1000 – 4000 IE/d.

Als Tumortherapie

Essenziell zur Entsorgung des „radical burst“, der Überflutung des gesamten Organismus durch freie Radikale aus der Narkose während der Tumoroperation, sind alle Antioxidanzien wie Selen, Zink und Mangan als Bestandteil der GPO und der SOD, Vitamin C, Coenzym Q10, das die Aufenthaltsdauer im Krankenhaus sowohl auf der Intensiv- als auch Normalstation halbieren kann, Vitamin E, Glutathion, Silymarin und Carotene.

Unter den immunsuppressiven Bedingungen der Radio- und Chemotherapie folgt der orthomolekulare Ductus der Reduktion aller Nebenwirkungen von Chemo- und Strahlentherapie und der Unterstützung aller salutogenetischen Valenzen der Tumorkranken. Dementsprechend werden Selen, Vitamin C und E, Glutathion, Karnitin und eine moderat dosierte Mischung aller Antioxidanzien inklusive Silymarin, (ein Alkaloid aus Mariendistel, dessen antioxidatives Potenzial für die menschliche Leber höher anzusiedeln ist als das des Vitamins E) eingesetzt. Zu starke Stimulation der Zellteilung und der Zellzyklen durch höherdosierte B-Vitamine werden von einigen Anwendern in diesen Zeiten vermieden, obwohl es durchaus von Vorteil sein kann, die in der G0-Phase ruhenden Tumorzellen zu aktivieren und der Chemotherapie zugänglich zu machen.

Vitamin C

- Vitamin-C-Serumspiegel sind bei Menschen mit Tumorerkrankungen gegenüber Menschen ohne Tumorerkrankungen stark erniedrigt, die niedrigsten Spiegel treten beim Magen-Karzinom auf.
- Vitamin C supprimiert das Wachstum von Leukämie-Zellen.
- In klinischen wie präklinischen Studien erhöhte Vitamin C als wichtigstes wasserlösliches Antioxidans die zytotoxische Aktivität von Doxorubicin, Cisplatin, Paclitaxel, Dicarbazin, Bleomycin, Cyclophosphamid, Vinblastin, 5-Fluorouracil, Procarbazin und BCNU.
- Vitamin C und Coenzym Q10 verhindern die radikalinduzierte Zerstörung der Mitochondrien und der in ihnen stattfindenden Atmungskette sowohl in hydrophilen als auch lipophilen Kompartimenten und schützen damit die Energieproduktion zur Erhaltung aller Reparaturfunktionen gesunder Zellen.
- Vitamin C und Coenzym Q10 verhindern die durch Doxorubicin induzierte Kardiotoxizität: Doxorubicin reduziert die Q10-Konzentration der mitochondrialen Membranen, inhibiert die CoQ10-abhängigen Enzyme der Atmungskette und blockiert die endogene Q10-Synthese der Mitochondrien. Durch den entstehenden Q10-Mangel kommt es zur drastischen Senkung der mitochondrialen Energieproduktion in Form von ATP. Dies führt zum Verlust der mitochondrialen Integrität und der Nekrose der kardialen Myozyten mit dem klinischen Bild der Kardiotoxizität.

Vitamin E

- Erniedrigte Vitamin-E-Spiegel werden bei Magen- und Kolonkarzinomen, bei Lymphomen und Leukämie gefunden und können als Signal für ein erhöhtes

Risiko für ein Prostatakarzinom gewertet werden. Erniedrigte Vitamin-C- und -E-Spiegel sind mit einem höheren Risiko für Lungenkarzinome verbunden. Nikotin- plus Alkoholkonsum verstärkt das Lungenkrebsrisiko.

- Vitamin E schützt – wie auch Selen – normales Gewebe gegen die Schäden durch eine Radiotherapie.
- Vitamin E verhindert wie Coenzym Q10 die durch Lipidperoxidation von Chemo- und Radiotherapie entstehenden zellulären Schäden. Klinischen Studien zufolge erhöht es die antineoplastische Aktivität von Tumoren und induziert die Apoptose von Tumorzellen. Ähnlich wie bei Vitamin C und Coenzym Q10 wird die akute Kardiotoxizität von Arzneimitteln erniedrigt.
- Bleomycin-induzierte Chromosomenbrüche finden unter Vitamin-E-Gabe weniger statt, die Cisplatin-initiierte Nephrotoxizität wird reduziert.

Carotene

- Carotinoide wirken als Unterbrecher der radikalinduzierten Kettenreaktionen, die letztlich zum radical burst, einer vollständigen Überlastung der Gewebe mit freien Radikalen führen. Dadurch wird die Fähigkeit des Organismus zur vollständigen Immunantwort erhalten.
- Carotene wie Lykopin und β-Carotin erhöhen die Expression der Connexin-Gene, die für die Zell-zu-Zell-Kommunikation über die gap junctions kodieren. Durch diese essenzielle antineoplastische Wirkung wird die Normalität der Zell- und Gewebefunktion aufrechterhalten. Eine gezielte und dauerhafte Unterbrechung der zellulären Kommunikation über die gap junctions begünstigt maligne Entartungen der Gewebe. Dies zeigt u. a. der Anstieg des PSA-Werts beim entstehenden Prostatakarzinom. Erhöhte PSA-Werte können durch den Radikalfänger Lykopin, der zudem phytoöstrogene Eigenschaften besitzt, effektiv gesenkt werden.

Zink

- Da Zink zu 98 % intrazellulär enzymatisch gebunden ist und nur zu 2 % im Serum vorkommt, sagen Blut- bzw. Serumspiegel wenig über einen eventuellen Zinkmangel aus. Das Auftreten gehäufter Infekte oder sogar einer Tumorerkrankung lässt jedoch eindeutig auch auf einen Zinkmangel schließen.
- Die unter Zytostatikatherapie zu beobachtende Leukopenie ist eine Folge des entstehenden Zink- und Vitamin-C-Mangels. Eine rechtzeitige Gabe von Zink und Vitamin C, die in den Leukozyten besonders hoch konzentriert angereichert sind, kann eine Leukopenie somit wesentlich abschwächen oder sogar verhindern.

Selen

- Bis heute sind über 20 selenabhängige Proteine bekannt. Selen als Bestandteil antioxidativer Enzymsysteme wie der Glutathionperoxidase (GPO) und Glutathion-S-Transferase erhöht die Fähigkeit zur Immunantwort und die Resistenz gegen Tumorinitiation und -wachstum, verbessert die Verträglichkeit von Chemo- und Radiotherapie, reduziert die Metastasierung von Primärtumoren und erhöht die Lebensqualität und Überlebensrate von Tumorkranken.
- Mamma-, Ovarial- und Zervixkarzinome, Kopf-, Hals- und Hirntumoren, Leukämien sowie Magen-, Darm- und Rektumkarzinome sind mit einem erniedrigten Blutselenspiegel und niedrigen GPO-Aktivitäten assoziiert. Epidemiologischen Daten zufolge scheint ein verringerter Selenspiegel die Entstehung einer Tumorerkrankung zu begünstigen, da dieser Mangel oft lange schon vor Ausbruch der Erkrankung besteht und mit dem Auftreten und der Mortalität von Tumorerkrankungen korreliert.
- Präklinische und erste klinische Studien zeigen, dass besonders anorganische Selenpräparate (und Karnitin) vor der Cisplatin-induzierten Nephrotoxizität schützen und die durch Cisplatin hervorgerufene Myelosuppression reduzieren.
- Selen kann die Kardiotoxizität in Folge der Behandlung mit Doxorubicin (zusammen mit Vitamin C, Karnitin und Coenzym Q10) weiter verringern.
- Der radioprotektive Effekt durch anorganisches wie organisches Selen ist durch in vivo- wie auch in vitro-Daten belegbar. Dabei können normale Gewebszellen besonders durch Vorbehandlung mit Natriumselenit selektiv vor Strahlenschäden geschützt werden, Tumorzellen hingegen reagieren auf Vorbehandlung mit erhöhter Apoptoserate. Die Anwendung dieser Ergebnisse auf Tumorkranke zeigte, dass die Immunzellen während Strahlen- und Chemotherapie bei paralleler Selenbehandlung um ein Drittel weniger reduziert wurden als ohne Selenbegleitung.
- Eine durch Zytostatika hervorgerufene Leukopenie kann durch begleitende Selengaben häufig vermieden oder zumindest reduziert werden. Selbst eine bestehende Leukopenie nach Zytostatikatherapie verbes-

sert sich mit Selensubstitution erheblich schneller als ohne.

- Auftretende sekundäre Lymphödeme nach Tumorchirurgie können durch Selengaben reduziert werden: Bei nachgewiesenem Selenmangel war das initiale Ödemvolumen durch anorganisches Selen um ein Viertel reduzierbar. Bei Z.n. Mammakarzinom-Operation mit sekundärem Lymphödem ging das Ödemvolumen um 62 % zurück, in der Kontrollgruppe nur um 46 %. Zusätzlich war die Erysipel-Inzidenz in der Selengruppe zu 100 %, in der Kontrollgruppe zu 69 % rückgängig, gemessen am Hautfaltenindex und subjektiver Symptomatik. Der somato-psychische Gesamtzustand und die Lebensqualität waren in allen Fällen unter Selensubstitution verbessert.
- Die Substitution von Natriumselenit vor der antineoplastischen Therapie kann Zytostatika-Resistenzen sogar mildern bzw. aufheben.

> **!** Die Bildung von Platin-Selen-Verbindungen bei platinhaltigen Zytostatika kann nicht ausgeschlossen werden. Deshalb ist es sinnvoll, anorganisches Selen (100–4000 µg) 2–3 Std. vor der Zytostatika-Applikation einzunehmen, um Nebenwirkungen, wie z. B. Übelkeit und Nephrotoxizität, zu vermindern.

Glutathion

Das Tripeptid Glutathion, bestehend aus den Aminosäuren Glycin, Glutamin und Cystein, ist das wichtigste zelluläre Entgiftungssystem des menschlichen Organismus.

- Zusammen mit Selen kann Glutathion die antioxidativen Enzymsysteme der Glutathionperoxidase (GPO) und der Glutathion-S-Transferase bilden und somit in einem Molekül die Entgiftung wasser- und fettlöslicher Substanzen gewährleisten: Cystein als Schwefeldonator ermöglicht die Sulfatierung hydrophiler und lipophiler Gifte und deren Ausscheidung über die Niere. Selen ist solitär in der Lage, Schwermetalle als Selenide zu binden und lipophile Umweltgifte wie auch antineoplastische Agenzien über den Darm abzuführen. Die GPO ist zytosolisch in Leber und Erythrozyten vorhanden und somit im Hydrophilen antioxidativ wirksam, die extrazelluläre plasmatische, die gastrointestinale und die membrangebundene Phospholipid-Hydroperoxid-GPO schützen den vorwiegend lipophilen Bereich der Membranen vor oxidativer Zerstörung durch freie Radikale.
- Glutathion reduziert die Schwere der Myelosuppression nach Chemotherapie, führt hoch dosiert (1500–3000 mg/d i.v.) in Einzelfällen zur kompletten Remission von Ovarialkarzinomen und zur partiellen Remission von Adenokarzinomen. Plasma-Glutathion, Erythrozyten-Glutathion und die Aktivität der GPO sind im Vergleich zu gesunden Frauen bei allen Frauen mit Zervixkarzinomen verringert.
- In mit Helicobacter pylori infizierten Magenbiopsien sind Glutathionspiegel signifikant erniedrigt und korrelieren mit der Anzahl entzündeter Zellen.
- Bei mehr als 10 Jahre langen Rauchern steigert N-Acetylcystein in Dosen von mehr als 600 mg/d die Glutathion-Synthese und beugt damit der Entwicklung des Lungenkrebses vor.
- Glutathion kann der Oxoplatin-induzierten Neuropathie vorbeugen, ohne die klinische zytotoxische Aktivität zu reduzieren.
- Nach intraventrikulärer Gabe von Morphinen kommt es zur Glutathion-Entleerung und zu einer erhöhten Vulnerabilität durch Radikalschäden im ZNS. Dieser Effekt ähnelt der zunehmend erhöhten Schmerzempfindlichkeit durch andere schmerzstillende Mittel wie Paracetamol, da durch Schmerzmittel verbrauchtes Glutathion und ein so erzeugter Glutathionmangel zur vermehrten Schmerzbildung beitragen.
- Glutathion führt, gemessen an der „anxiety and depression scale", zur statistisch signifikanten Verbesserung der Gesundheit und der Lebensqualität durch die Bildung des Endorphins S-Adenosylmethionin (SAM). Diese schmerzreduzierende Substanz wird vorwiegend im Gehirn gebildet und verbessert dosisabhängig sofort psychische und körperliche Befindlichkeiten zum Positiven. Die starke endorphine, Schmerz stillende und antidepressive Wirkung des SAM ist bei der Fibromyalgie, die häufig in Folge längerer hoch dosierter Chemotherapien entsteht, tritt sofort ein. SAM ist im Handel als Tablette bzw. Kapsel und als Injektionsflüssigkeit (i.v.-Spritze oder Infusion als Gumbaral von AWD Pharma) erhältlich.

Genistein, Daidzein

- Die Isoflavone aus der Sojabohne erhöhen mit ihren radikalfangenden Eigenschaften den antioxidativen Status der Zellen, sie steigern die Bildung der GPO, des reduzierten Glutathions und der Superoxiddismutase (SOD). Der Aminosäureanteil an Glutamin im Sojaprotein führt zur vermehrten Glutathion-Bildung, was die Entgiftungskapazität der Zellen und die Bildung

Glutathion-abhängiger antioxidativer Enzymsysteme erhöht.
- Genistein induziert die Apoptose mehrerer Tumorzelllinien in vitro.
- Genistein plus Tamoxifen hemmen in vitro synergistisch das Wachstum humaner Mammakarzinomzellen durch Down-Regulation der Signaltransduktion dieser Tumorzellen.

Antioxidative Mischungen
- Die antioxidative Gabe von Vitamin A, Vitamin C, Vitamin E und des „polar carotenoid" (ohne β-Carotene) führte zur Wachstumshemmung von menschlichen Melanomzellen in vitro. Jede der Komponenten allein hatte keinen Effekt. Daraus ist zu schließen, dass die gemeinsame Wirkung von Antioxidanzien das Tumorwachstum effektiver hemmen kann als das einzelne Vitamin. Wurde eines der vier eingesetzten Vitamine in seiner Dosis innerhalb der Mischung verdoppelt, wurde das Tumorzellwachstum weiter reduziert.
- Die wasserlösliche Zubereitung der Vitamine A, C, E und der Carotinoide, einzeln gegeben, erhöhte in vivo und in vitro den wachstumshemmenden Effekt der Strahlentherapie und bestimmter Chemotherapeutika auf Tumorzellen.
- Die Mischung antioxidativer Vitamine zusätzlich zur Chemotherapie mit DTIC, Cisplatin, Tamoxifen und Interferon α-2b erzielte einen höheren Grad an Wachstumshemmung von Tumoren als durch alleinige Vitamin- oder solitäre Chemotherapie-Anwendung.

Wirkungen
- Bessere Verträglichkeit von Strahlen-, Chemo- und evtl. antibiotischer Therapie
- Deutlich weniger Nebenwirkungen der Tumortherapien
- Stabileres rotes und weißes Blutbild
- Deutlich bessere körperliche, seelische und geistige Verfassung der Tumorkranken

Indikationen

Prävention

Unter Berücksichtigung der biochemischen Individualität mit unterschiedlichen genetischen Anlagen, Geschlecht, Gewicht, Ernährung, Krankheitsanamnese und dem von der mitochondrialen Integrität abhängigen biologischen Alter sollte die antioxidative Prävention möglichst vor dem 40. Lebensjahr beginnen.

Tumortherapie

Während die Orthomolekulare Therapie früher bei den verschiedenen Stadien einer Tumorerkrankung durchgehend alle Antioxidanzien, B-Vitamine, Enzyme und ungesättigten Fettsäuren hochdosiert angewendet hat, gibt es heute differenzierte Schemata. Eine höhere Dosierung aller Substanzen wird empfohlen von der Diagnose an bis nach der Operation des Tumors und ab 3–4 Wochen nach Beendigung von Radio- und Chemotherapie. Während der Radio- und Chemotherapie sollte den vom jeweiligen Agens hervorgerufenen Organschäden präventiv mit hoch dosierten Mikronährstoffen wie Thiamin (5-Fluorouracil), Folsäure (Methotrexat), Karnitin (Ifosfamid, Cisplatin), Vitamin C (Interleukin-2), Coenzym Q10 (Anthrazykline) begegnet werden.
Essenziell zur Entsorgung des „radical burst", der Überflutung des gesamten Organismus durch freie Radikale aus der Narkose während der Tumoroperation, sind alle Antioxidanzien wie Selen, Zink und Mangan als Bestandteil der GPO und der SOD, Vitamin C, Coenzym Q10, das die Aufenthaltsdauer im Krankenhaus sowohl auf der Intensiv- als auch Normalstation halbieren kann, Vitamin E, Glutathion, Silymarin und Carotene.
Unter den immunsuppressiven Bedingungen der Radio- und Chemotherapie folgt der orthomolekulare Ductus der Reduktion aller Nebenwirkungen von Chemo- und Strahlentherapie und der Unterstützung aller salutogenetischen Valenzen der Tumorkranken. Dementsprechend werden Selen, Vitamin C und E, Glutathion, Karnitin und eine moderat dosierte Mischung aller Antioxidanzien inklusive Silymarin, (ein Alkaloid aus Mariendistel, dessen antioxidatives Potenzial für die menschliche Leber höher anzusiedeln ist als das des Vitamins E) eingesetzt. Eine zu starke Stimulation der Zellteilung und der Zellzyklen durch höher dosierte B-Vitamine werden in diesen Zeiten vermieden, obwohl es durchaus von Vorteil sein kann, die in der G0-Phase ruhenden Tumorzellen zu aktivieren und der Chemotherapie zugänglich zu machen.

Kontraindikationen

Eine antioxidative Therapie sollte ausschließlich von gut fortgebildeten Ärzten angewendet werden. Vor Beginn einer höherdosierten antioxidativen Therapie ist es sinnvoll, Vollblutspiegel der in Frage kommenden Mikronährstoffe zu bestimmen, um gezielt dosieren zu können. Zu berücksichtigen ist dabei der Zustand der gastrointestinalen Mukosa, die sich ohne probiotische Zusatztherapie während der Behandlungsphase mit

Strahlen- und Chemotherapie verschlechtert. Entzündete Schleimhäute resorbieren schlecht.
Kontraindiziert sind die Vitamine A und D hoch dosiert (Vitamin A 10000 IE, Vitamin D ab 1000 IE) bei massiven Störungen des Fettstoffwechsels, der Leber- und Nierenfunktionen. Ca. 0,5% aller Menschen vertragen kein Vitamin C; Leitsymptome sind das Vermeiden von Zitrusfrüchten und Reizung bzw. Entzündung der Mundschleimhaut und Afterumgebung nach Zufuhr Vitamin C-haltiger Nahrungsmittel. Bei Menschen mit Nierensteinen führen orale Vitamin C-Dosierungen über 5000 mg und Vitamin C-Infusionen zur erhöhten Oxalatbildung.

Nebenwirkungen

Sind bei fachkundiger Anwendung nicht bekannt.

Wechselwirkungen

Glutathion und andere schwefelhaltige Antioxidanzien, wie N-Acetylcystein oder α-Liponsäure, sollten wegen ihrer Wechselwirkungen mit platinhaltigen Chemotherapeutika oder alkylierenden Agenzien am Tag vor und nach wie auch am Tag der jeweiligen Chemotherapie-Anwendung nicht oral, i.m. oder i.v. gegeben werden.

Praktische Durchführung der Therapie, Dosierungen

Prävention

Gemäß der biochemischen Individualität sind Mikronährstoff-Dosierungen abhängig von Gesundheitszustand, Größe, Gewicht, Ernährung und Lebensgewohnheiten, Genussmittel- und Medikamentenkonsum, Bewegung, Sport und dem Zustand des darmassoziierten Immunsystems (Resorption) des jeweiligen Menschen. Die folgenden Dosierungsempfehlungen sind eine Mischung aus Literaturdaten und orthomolekularen Erfahrungswerten:

- **Vitamin C:** 1 – 2 g/d plus 250 – 500 mg Flavonole plus 100 mg Pycnogenol (Verstärkung der antioxidativen Wirkung). Vitamin C sollte in retardierter Form eingenommen werden. Eine längere Zufuhr als Ascorbinsäurepulver in Flüssigkeit oder Joghurt schadet dem Zahnschmelz. Mit Natrium, Kalium, Kalzium und Magnesium gepufferte, retardierte Ascorbinsäure ist als veresterte Vorstufe von Ascorbinsäure besser magenverträglich. Ester-Vorstufen von Vitamin C haben auch den Vorteil, bei nierengeschädigten, noch nicht dialysepflichtigen Menschen eingesetzt werden zu können. Als Präparate sind z. B. Vitamin C Time 1000 mg oder Vitamin C matrix 500 mg (sehr mild) geeignet.

> **!** Überdosierungen durch Vitamin C mit verstärkter Nierensteinbildung können nur auftreten, wenn mehr als 5 g Vitamin C/d oral eingenommen werden und die Flüssigkeitszufuhr ≤ 1 l/d ist oder bei hochdosierten Infusionstherapien bei Neigung zur Nierensteinbildung.

- **Vitamin A:** 2500 – 10000 IE/d (als Retinolpalmitat) plus 15 – 30 mg β-Carotin (besser ist ein Gemisch natürlicher Carotene mit Lykopin, Lutein, und Zeaxanthin) für Nichtraucher. Geeignete Präparate sind z. B. Vitamin-A-saar mit 10000 IE oder Carotene in Mikronährstoff-Grundgemischen („Grundmulti").
- **Lykopin:** 6 mg/d, in genetisch belasteten Familien ab dem 40. Lebensjahr als Prävention vor hormonabhängigen Tumoren. Ein geeignetes Präparat ist z. B. Lycopin 6 mg.
- **Vitamin E:** 100 – 200 mg/d (als Tocopherolsuccinat, bestresorbierbare Form mit amphiphiler Löslichkeit und der höchsten biologischen Wertigkeit, oder als D-α-Tocopherol) plus Vitamin C. Ein geeignetes Präparat ist z. B. Evina® mit 200 IE Vitamin E und 500 mg Vitamin C. Diskutiert wird der Einsatz eines Gemisches aus α-, β-, γ- und δ- Tocopherolen sowie Tocotrienolen, um dem Gemisch der in der Nahrung vorkommenden Vitamin-E-Formen möglichst nahe zu kommen.
- **Vitamin D:** 100 – 1000 IE/d. Geeignete Präparate sind z. B. Vitamin D_3-Hevert® mit 1000 IE oder Super D3 mit 2000 IE. War als D_3 in den USA bis vor kurzer Zeit zur Vorbeugung nur des Mamma- und Prostatakarzinoms bekannt, seine Gen stabilisierenden Eigenschaften allen Tumorerkrankungen gegenüber wurden dann 2001 veröffentlicht.
- **Coenzym Q10 (Ubichinon):** 30 – 100 mg/d, ab dem 40. Lebensjahr, je nach Tumorrisiko, Gesundheitszustand, Stress und Fehlernährung (Übergewicht, Rauchen, Alkohol, Zucker- und Fettkonsum). Geeignete Präparate sind z. B. Bildi Q10 mit 120 mg, Sanomit Q10 Tropfen, Quinon 100 mg oder CoQ10 250 mg. Coenzym Q10 dient im Rahmen der Krebsprävention der antioxidativen Stabilisierung der mitochondrialen DNA und damit der verbesserten Energieproduktion in Form des ATP in den Mitochondrien aller Zellen. Coenzym Q10 hat demnach zwei Funktionen für die

Prävention: Einmal als membran-zelluläres und mitochondriales Antioxidans mit höherem antioxidativen Potenzial als Vitamin E sowie als Schutz und Garant der mitochondrialen Energieproduktion, die alle gesunderhaltenden zellulären Funktionen, z. B. die Hormonproduktion, optimiert und damit die biologische Alterung des Organismus verzögert. Die endogene Coenzym Q10-Synthese nimmt bereits im Lebensalter von ca. 23 Jahren in allen inneren Organen ab, dann noch einmal drastisch ab dem 40. Lebensjahr. Zu diesem Zeitpunkt nimmt die Anzahl der Mutationen an der nukleären und mitochondrialen DNA drastisch zu. Da Coenzym Q10 Energie bereitstellt, um alle zellulären Funktionen möglichst optimal ablaufen zu lassen, ist es essenziell für die reibungslose Funktion aller Reparaturmechanismen und der Repair-Enzyme an der zellulären DNA.

- **B-Vitamine:** mind. 10–20 mg bzw. 10 µg Vitamin B_{12} und 400–800 µg Folsäure/d. Ein erhöhtes Tumorrisiko durch genetische Belastung, Tabak- und Alkoholkonsum, Übergewicht und falsche Ernährung mit erhöhter Zufuhr gesättigter Fette sollte neben Abschaffung der Ernährungsfehler mit höheren Dosierungen an B-Vitaminen beantwortet werden.
  Der **Komplex der B-Vitamine** enthält alle Coenzyme des Lipid-, Protein-, Kohlenhydrat- und Nukleinsäure-Stoffwechsels. Ein reibungsloser Ablauf aller Zellteilungszyklen und Stoffwechselvorgänge ist auch für die Krebsprävention essenziell. Zudem haben die Vitamine B_1, Niacin, B_6, B_{12} und Folsäure wichtige Funktionen bei der Neurotransmittersynthese für das subjektive Wohlbefinden – ein wesentlicher Faktor in der Prävention aller Krankheiten – oder sind, wie Thiamin (Vitamin B_1), selbst wirkend wie Endorphine und schmerzstillend.
  Folsäure als Methylgruppendonator übt eine Reparaturfunktion an Punktmutationen der DNA mit fehlenden Methylgruppen aus. Ihre antikarzinogene Wirkung beim Mamma-, Zervix- und Kolon-Karzinom ist beschrieben. Eine präventive Senkung der durch B_6-, B_{12}- und Folsäuremangel hervorgerufenen Homozysteinämie, die nicht nur die Entwicklung der Arteriosklerose, sondern auch die Entwicklung von Depression und Demenzen, der Osteoporose sowie weiterer Tumoren und Knochenmarksdegenerationen begünstigt, ist zur Krebsvorbeugung ebenfalls wünschenswert.
- **Zink:** Zinkforscher gehen davon aus, dass fast jeder über 40-jährige einen Zinkmangel entwickelt. Ohne das Spurenelement Zink sind Proteinbiosynthese, Zellteilung und -wachstum unmöglich; Zink als Bestandteil der RNA- und DNA-Polymerasen, der Thymidinkinase und Ribonuklease sowie der reversen Transkriptase ist essenziell für den Protein- und Nukleinsäurestoffwechsel. Ein Zinkmangel führt zur Reduktion der T-Lymphozytenproliferation und -konzentration, der T-Helfer-, T-Killerzell- und der natürlichen Killerzellaktivität und damit zu einer insgesamt eingeschränkten Immunantwort mit einer erhöhten Sensibilität für virale Infekte (auch von Retroviren: eine einmalige Gabe von 25 mg/d Zink als Aspartat, Piccolinat oder Gluconat führt zu einer Verkürzung grippaler Virusinfekte um 4 Tage), bakterielle Infekte, Allergien, Autoimmun- und auch Tumorerkrankungen.
  Eine **präventive Supplementation** mit 12 mg Zink/d erscheint daher sinnvoll. Die Bioverfügbarkeit des Zinks ist 30 Min. vor dem Abendessen oder mehrere Stunden nach dem Abendessen oder in der Nacht (ohne vorhergehenden Alkoholkonsum, da Zink sonst durch Bildung der Alkoholdehydrogenase verbraucht wird) am günstigsten. Zinkglukonat, -orotat, -aspartat und -zitrat als organische Salze sind deutlich besser resorbierbar und können daher geringer dosiert werden als anorganisches Zinkoxid oder -sulfat. Zinkorotate erhöhen im Gegensatz zu allen anderen Zinksalzen den Appetit: Orotat fördert die Proteinsynthese durch bessere Verwertung der Aminosäuren in der Leber – ein gewünschter Effekt bei Menschen mit Gewichtabnahme oder beginnender Kachexie.
  Menschen mit bereits **geschwächtem Immunsystem** und mit **Resorptionsstörungen des Gastrointestinaltrakts** können phasenweise bis zu 20–50 mg Zink/d zuführen. Eine Zinksubstitution ≥ 15 mg/d sollte nur kurz über 2–3 Monate erfolgen mit einer anschließenden Pause von 2–3 Monaten. Ununterbrochene höherdosierte Zinkgaben (≥ 50 mg/d) können durch die Wechselwirkung mit dem Eisen- und Kupferstoffwechsel zu einer mikrozytären, eisenrefraktären Anämie, zu Leukopenie, Neutropenie mit Metallgeschmack, Kopfschmerzen, Übelkeit und Erbrechen führen.
- **Selen:** 50–200 µg/d, ab dem 40. Lebensjahr, je nach Alter, Lebensgewohnheiten und Tumorrisiko. Zur Einnahme eines Selenmonopräparates bis zu 200 µg/d ist die post-Kortisolphase vor dem Frühstück geeignet: In dieser Zeit kann besonders effektiv vor Lipidperoxidation im neuronalen Bereich des ZNS geschützt und die

ungestörte Endorphinproduktion erhalten werden. Aus diesem Grund hat Selen auch antidepressive und anxiolytische Nebenwirkungen, die in der Orthomolekularen Psychiatrie genutzt werden.
Selen als Bestandteil der Glutathionperoxidase und der Glutathion-S-Transferase fördert nicht nur alle notwendigen Entgiftungsreaktionen lipidlöslicher Umweltgifte, Medikamente sowie von Schwermetallen wie Blei, Kadmium (aus Tabak- und Kakaopflanzen) und Quecksilber, sondern schützt die Integrität der mitochondrialen DNA vor Radikalangriff und neben seiner daraus resultierenden verstärkenden Herzleistung die Arterien vor der aus der Lipidperoxidation entstehenden Arteriosklerose.
Eine länger dauernde Supplementation mit Selen kann in Form des organischen Selens stattfinden. Organisches Selen aus Selenhefe enthält vorwiegend Selenomethionin, Selenverbindungen mit kurzkettigen Peptiden, die das Selen vor einem Angriff durch Vitamin C schützen. Organisches Selen wird langsamer resorbiert als anorganisches Selen und auch langsamer ausgeschieden. Eine lange dauernde Selenprävention kann daher mit 100–200 µg Selen/d durchgeführt werden. Höherdosiertes organisches Selen könnte langfristig kumulieren und z. B. Störungen der Muskelfunktionen auslösen. Die Qualität organischer Selenpräparate kann je nach Aufreinigungsgrad sehr variieren.
Anorganisches Selen in Form des Natriumselenits ist als „Feuerwehrselen" eher für den akuten Seleneinsatz geeignet, erreicht schneller einen hohen Blut- bzw. Serumselenspiegel und kann daher nicht nur beim akuten Asthmaanfall, sondern auch in der Begleitung von Operation, Chemo-, Strahlen-, Schmerztherapie und Sterbebegleitung von Tumorerkrankten eingesetzt werden. Natriumselenit ist Vitamin-C-empfindlich, kann also denaturiert werden und sollte im Abstand von 2–3 Std. vor einer Vitamin-C-Einnahme eingesetzt werden.

Den **geeigneten Cocktail** aus allen wünschenswerten Mikronährstoffen für alle Tumorerkrankungen kann es aus Gründen der biochemischen Individualität nicht geben. Es ist jedoch sinnvoll, passende „Grundmultis" auszuwählen und essentielle höherdosierte Mikronährstoffe wie Vitamin C, Vitamin A, Vitamin D, Coenzym Q10, Magnesium, Kalzium, Omega-3-Fettsäuren und/oder Aminosäuren zu ergänzen. Dies erfordert sehr gute Kenntnis aller 40 relevanten Mikronährstoffe. Geeignete **„Grundmultis-Präparate"** sind z. B. Wholly Immune, Life extension mix, Nutrigenic, Regeneration, Ultra Source of Life, Ultra II Light SR, careimmun, Immunwell.

Prä- und postoperativ

Spätestens ab dem Zeitpunkt der Diagnose einer Tumorerkrankung ist die Supplementierung mit Mikronährstoffen sinnvoll. Dazu gehört ein **„Grundmulti-Präparat"** neueren Konzepts, das alle Vitamine, Mineralien und Spurenelemente in einer Dosierung bietet, die dem gesundheitlichen Zustand des erkrankten Menschen entspricht.
Wichtig ist, dass ein Präparat möglichst wenig oder gar **kein Eisen** enthält: Eisen ist unter den Schwermetallen das mit der höchsten radikalbildenden Potenz und sollte daher nur sehr überlegt eingesetzt werden. Eine milde Anämie kann gut durch die Vitamine B_6, B_{12} und Folsäure zusammen mit Vitamin C, das gespeichertes oder in Geweben abgelagertes dreiwertiges Eisen reduziert und so der Hämoglobinsynthese zugängig macht, angegangen werden.
Zur **Unterstützung des Immunsystems** kann zusätzlich ein Präparat mit höher dosierten Antioxidanzien (Ascorbinsäure, Flavonolen, Tocopherolsuccinat, N-Acetylcystein, Carotenen mit Lykopin, Silymarin) plus Coenzym Q10 angebracht sein. Die Dosierung von Coenzym Q10 sollte ab 1 Woche vor der Operation auf 6 mg/kgKG angehoben werden, um die Regeneration nach der Narkose und Operation zu optimieren und die Dauer des Krankenhausaufenthaltes zu minimieren.
Zusätzlich ist die tägliche Zufuhr von 1–3 g **Omega-3-Fettsäuren** (bei Hyperthyreose jodfreie, aufgereinigte Eicosapentaensäure, z. B. EPA max) zu empfehlen. Da ungesättigte Fettsäuren sowie Vitamin E in Dosierungen ab ca. 600 IE und Flavonole ab 50 mg blutverdünnend wirken, sollten sie 2 Tage vor und 2 Tage nach der Operation ausgesetzt werden.
Weiterhin sind 1–5 mg **Folsäure**/d und 100–200 µg **Natriumselenit**/d ratsam. Die Selendosierung sollte 2 Tage vor und 2 Tage nach der Operation kurzfristig auf 1000 µg Natriumselenit/d angehoben werden, um der übergroßen Lipidperoxidation mit ZNS-Nebenwirkungen wie Erbrechen antioxidativ zu begegnen.
Die orale Gabe von 100–300 mg **Glutathion** täglich fördert die Entgiftung der Narkose und somit die körperliche und seelische Stabilität des Kranken.
Infusionen mit 7,5–15 g **Vitamin C** (1–2-mal/Woche) **plus Glutathion** 600–1200 mg (600 mg GSH i.m.,

1200 mg GSH i.v. als Infusion, 1–2-mal/Woche) verbessern den körperlichen und seelischen Zustand der Krebskranken erheblich.

Bei einer Strahlentherapie

Bei der Begleitung der Strahlentherapie eines Tumors mit Mikronährstoffen steht der Schutz innerer wie äußerer Gewebe vor der anfallenden Radikalbelastung im Vordergrund. Wie bei einer Operation ist die Versorgung mit einem **„Grundmulti-Präparat"** plus erhöhte Antioxidanzienzufuhr (mit N-Acetylcystein) essenziell. Statt einer sehr hohen Coenzym Q10-Gabe ist **Vitamin E** zwischen 400–1000 IE indiziert, je nach Strahlungsintensität und -fläche. 100–200 µg **Selen** täglich unterstützen die Vitamin-E-Funktion. Zur Regeneration des Vitamin E und Förderung des gesunden Bindegewebes sind **Vitamin C** 3–5 g/d plus 250–1000 mg **Flavonole**, 10 mg/kgKG l-Lysin, **Carotene** mit Vitamin A (CAVE: reduzierte Dosierungen bei Rauchern!) und 25–50 mg **Zink**/d, 25–50 mg/kgKG **Omega-3-Fettsäuren** und 1–5 mg **Folsäure**/d sinnvoll.

Auch in dieser Phase der Tumortherapie führen Infusionen mit 7,5–15 g **Vitamin C** (1–2-mal/Woche) **plus Glutathion** 600–1200 mg (600 mg GSH i.m., 1200 mg GSH i.v. als Infusion, 1–2-mal/Woche) zu einer verbesserten Gesamtsituation des Kranken.

Bei einer Chemotherapie

Da sich die Nebenwirkungen der Chemotherapie im Zeitverlauf meistens verstärken, ist die orale Gabe von Mikronährstoffen dem aktuellen Bedarf und der gastrointestinalen Verträglichkeit anzupassen.

Bei allen neoplastischen Agenzien, ausschließlich der platinhaltigen Verbindungen, verbessert **Selen** die Verträglichkeit und reduziert die Nebenwirkungen: Am Tag vor, am Tag der Chemotherapie und am Tag danach sollten 1000 µg Natriumselenit (am besten in flüssiger Form), sonst 100–200 µg in den Zwischenzeiten gegeben werden. Dies ist auch in Zeiten größerer Übelkeit durchführbar.

Alle anderen oral einzunehmenden Mikronährstoffe werden an den Tagen der Chemotherapie ausgesetzt, in den Zeiten zwischen den Zyklen je nach Verträglichkeit am besten täglich eingenommen. Ein moderat dosiertes **„Grundmulti-Präparat"** und eine dauerhafte orale Gabe von 100–200 mg **Glutathion**/d, eventuell zusammen mit 100 mg **α-Liponsäure** und 200–600 mg **Silymarin**/d erhalten die biochemischen Lebensgeister.

> **!** Wie Selen sollten Glutathion und α-Liponsäure nicht direkt nach einer Chemotherapie mit Platinverbindungen wegen der Bildung von Platinseleniden und -sulfiden eingesetzt werden. Stattdessen kann L-Karnitin oral und/oder i.v. in Dosierungen bis zu 100 mg/kgKG sehr gute Dienste leisten.

Bei Verabreichung von **alkylierenden Agenzien** muss **Coenzym Q10** zum Schutz des Herzens so hoch dosiert wie möglich (1–3-mal 250 mg/d) zusammen mit mind. 2,8 g **Vitamin C**/d begleitend supplementiert werden. Zusätzliche Infusionen bzw. Spritzen mit **Vitamin C**, **Glutathion** und **L-Karnitin**, außer an den Tagen der Chemotherapie, reduzieren die Nebenwirkungen und erhalten die körperliche und mentale Kraft zum Überstehen der Therapie und Krankheit.

Bei einer Schmerztherapie

Die gegen die Schmerzen einer progredienten Tumorerkrankung eingesetzten Pharmaka (Paracetamol, Metamizol, Naloxon, Morphium) haben stark Radikale erzeugende und Glutathion verbrauchende Eigenschaften und stellen hohe Anforderungen an die Entgiftungskapazitäten des Organismus. Daher ist eine antioxidative Unterstützung der Phase I- und -II-Entgiftung der Leber und Nieren sinnvoll durch **Glutathion, Vitamin C** als Induktor des Cytochrom P 450-Systems, **Selen**, **Zink**, **Mangan** (GPO und SOD) für die Phase I, **N-Acetylcystein** (N-Acetyltransferase) bzw. **Glutathion**, Selen als Bestandteil der Glutathion-S-Transferase und **Molybdän** zur Umwandlung der Sulfide in Sulfate für die Phase II.

Fehlen diese begleitenden Antioxidanzien, kommt es zur totalen Radikalüberlastung in allen Geweben, auch im peripheren und zentralen Nervengewebe. Die Entgiftungsmöglichkeiten des Organismus werden dauerhaft und weit überfordert, und in der Konsequenz entsteht ein verstärkter Schmerz durch oxidative Prozesse und verringerte Ansprechbarkeit auf die angebotenen pharmakologischen Dosen, sodass Dosierung und Potenz der Schmerzmittel erhöht werden müssen.

Durch höher dosierte Antioxidanzien (Vitamin C und E, Carotene, Cystein als NAC, Selen, Glutathion p.o. oder i.v.) können für lange Zeit gleich bleibende Schmerzmittel-Dosierungen aufrechterhalten werden. Weitere Unterstützung durch Infusionen und Spritzen sind in diesen Zeiten anzuraten. Zur partiellen Reparatur der Myelinscheiden und Synapsen von Nervenzellen nach oxidativer Schädigung sind **Omega-3-Fettsäuren** zusammen mit Coenzym Q10 und Vitamin E weiter Schmerz reduzierend wirksam.

Zur Sterbebegleitung

Nicht nur in der Begleitung von Tumorerkrankungen mit Mikronährstoffen wird sowohl die Lebens- sondern auch die Sterbequalität verbessert. In den USA lange praktiziert, sind jedoch in Deutschland bis jetzt nur wenige Fallzahlen zur orthomolekularen Sterbebegleitung bekannt. Beschrieben werden weniger Komplikationen, verringertes Leiden und ein milderer oder gar kein Todeskampf unter einer orthomolekularen Therapie. Dies sind sehr individuelle und subjektive Parameter ohne objektive Vergleichsmöglichkeiten. Daher können nur die Erfahrung im Umgang mit Sterbenden und der Vergleich mit ähnlich verlaufenden Todesfällen herangezogen werden.

Selbst wenn ein Tumorstadium erreicht ist, in dem weder gegessen noch richtig getrunken werden kann und nur noch kleine Eiswürfel (aus Fenchel-, Kamillen- oder schwarzem Tee) gelutscht werden, kann anorganisches Natriumselenit in flüssiger Form mehrmals täglich (bis zu 20-mal) auf die Zunge gedrückt werden. Dies erleichtert Atem- und Herzbeschwerden.

Die Vitamine B_6, B_{12} und Folsäure (i.m.) wie auch Glutathion (i.v.) können täglich gespritzt werden; Vitamin C kann mit niedrigen B-Vitamindosierungen und etwas Zink infundiert, Karnitin kann i.v. gegeben werden.

Diese begleitenden Maßnahmen verlängern weder das Leben noch den Sterbeprozess in dieser Phase. Sie erhalten jedoch einen Teil Lebensqualität bis zuletzt und mildern die für den Menschen wohl schwerste Aufgabe, sterben zu müssen.

Chancen und Risiken

Antioxidanzien konkurrieren nicht mit dem wachstumsinhibierenden Effekt der Standardtherapien, sondern erhöhen im Gegenteil die Wachstumsinhibierung der Tumorzellen durch die Standardtherapien und schützen gleichzeitig die gesunden Zellen vor der Zerstörung durch freie Radikale als Nebenwirkung von Strahlen- und Chemotherapie.

Studienergebnisse

Da es fast keine verwertbaren Studien zur Primärprävention von Krebserkrankungen durch Mikronährstoffe und besonders durch Antioxidanzien gibt, kann nur aus positiven Ergebnissen der begleitenden Tumortherapien auf präventive Möglichkeiten durch Mikronährstoffe rückgeschlossen werden.

Zahlreiche Studien belegen, dass Antioxidanzien den zytotoxischen Effekt antineoplastischer Agenzien erhöhen sowie bestimmte durch Radikale induzierte Toxizitäten der Chemotherapie reduzieren oder sogar verhindern.

Zu der Wirkung von Carotenen bei Tumorerkrankungen gibt es vorwiegend präklinische Studien. Die klinischen Studien, die über eine verstärkte Lungenkrebsinzidenz nach dem Einsatz von β-Carotin berichteten, haben die Tatsache, dass sich lipo- und hydrophile Antioxidanzien gegenseitig regenerieren und daher gemeinsam gegeben werden müssen, nicht berücksichtigt. Sie mussten daher im Ansatz scheitern.

Bewertung

Orthomolekulare Therapie:

1. **Wirksamkeit auf Tumorwachstum:** durch Studien belegt
2. **Wirkung auf Allgemeinbefinden / Psyche:** durch Studien belegt
3. **Nebenwirkungen:** bei fachkundiger Anwendung nicht bekannt
4. **Preis:** 51 – 250 € / Monat
5. **Kostenübernahme:** im Einzelfall auch durch gesetzliche Krankenkassen (Attest, Gutachten erforderlich)

Literatur

1 Antonowsky A: The Salutogenetic Model. In: Health, Stress and Coping. 1979
2 Cascinu S. et al.: Neuroprotective effect of reduced glutathione on oxaliplatin-based chemotherapy in advanced colorectal cancer: a randomized, double-blind, placebo-controlled trial. J Clin Oncol 20 (16), 2002: 3478 – 3483
3 Cohen M et al.: Ascorbic acid and gastrointestinal cancer. J Am Coll Nutr 14, 1995: 565 – 578
4 Conklin KA: Dietary antioxidants during cancer chemotherapy: Impact on chemotherapeutic Effectiveness and development of side effects. Nutrition and Cancer 37 (1), 2000: 1 – 18
5 Cook NR et al.: Beta-carotene supplementation for patients with low baseline levels and decreased risks of total and prostate carcinoma. Cancer 86, 1999: 1783 – 1792
6 Douwes FR: Zur Bedeutung der Orthomolekularen Therapie (OMT) bei Krebs. Naturheilpraxis 5, 1997: 757 – 770
7 Drake IM et al.: Ascorbic acid may protect against human gastric cancer by scavenging mucosal oxygen radicals. Carcinogenesis 17, 1996: 559 – 562
8 Eichholzer M et al.: Folate and the risk of colorectal, breast and cervix cancer. Swiss Med Weekly 131, 2001: 539 – 549
9 Fenech M, Ferguson LR: Editorial: Vitamins / minerals and genomic stability in humans Mutation. Res. (Fundamental

and Molecular Mechanisms of Mutagenesis) 475, 2001: 1–6 (7–183)

10 Fiaschi AI et al.: Family history and gastric carcinoma: The role of glutathione peroxidase. Curr Therap Res – Clinical and experimental 61 (11), 2000: 807–816

11 Giovannucci E et al.: Multivitamin use, folate and colon cancer in women in the Nurses' Health Study. Ann Intern Med 129, 1998: 517–524

12 Glagau K, Matthei S et al.: Mikronährstoffe und Ernährung – Aspekte für die Praxis. Forum, 2001

13 Gröber U: Mikronährstoffe in der Orthomolekularen Medizin. Wissenschaftliche Verlagsgesellschaft, Stuttgart, 2002

14 Gröber U: Orthomolekulare Medizin. Ein Leitfaden für Apotheker und Ärzte. 2. Auflage, Wissenschaftliche Verlagsgesellschaft, 2002

15 Gröber U: Vitamine und andere Nährstoffe in der modernen Komplementäronkologie. Dt Zeitschrift für Onkologie 35, 2003: 180–185

16 Groneberg DA et al.: Coenzyme Q10 affects expression of genes involved in cell signalling, metabolism and transport in human CaCo-2 cells. Int J of Biochemistry and Cell Biology 37, 2005: 1208–1218

17 Heinonen OP et al.: Prostate cancer and supplementation with alpha-tocopherol and ß-carotene: incidence and mortality in a controlled trial. J Natl Cancer Inst 90, 1998: 440–446

18 Hennekens CH: Antioxidant vitamins and cancer. Am J Med 97 (3A), 1994: 2S-4S

19 Hu JJ et al.: Effects of diatary supplementation of alpha-tocopherol on plasma glutathione and DNA repair activities. Cancer Epidemiol Biomark Prev 5, 1996: 263–270

20 Jennings E.: Folic acid as a cancer-preventing agent. Med Hypotheses 45, 1995: 297–303

21 Khachik F et al.: Lutein, lycopene and their oxidative metabolites in chemoprevention of cancer. J Cell Biochem 22, 1995: 236–246

22 Littaru GP, Tiano L: Clinical aspects of coenzyme Q 10: an update. Curr Opinion in Clin Nutr and Metabol Care 8, 2005: 1–6

23 Locigno R, Castronovo V: Reduced glutathione system: role in cancer development, prevention and treatment (review). Int J Oncol 19 (2), 2001: 221–236

24 Lu QY et al.: Inverse assiciations between plasma lycopene and other carotenoids and prostate cancer. Cancer Epidem Biomark Prevention 10, 2001: 749–756

25 Matthei S: Zellalterung und Mitochondriale Gesundheit. Vortrag Medizinische Woche Baden-Baden 2001

26 Noguchi, Masakuni MD: The role of fatty acids and eicosanoid syntheseis inhibitors in breast cancer. Oncology 52, 1995: 265–271

27 Papila C et al.: Beneficial effects of n-acetyl-cystein on glutathione levels in smokers. J Biol Oncol 4/2, 1999: 203–205

28 Pastori M et al.: Lycopene in association with alpha-tocopherol inhibits at physiological concentrations proliferation of prostate carcinoma cells. BBRC 250, 1998: 582–585

29 Prasad KN et al.: High doses of multiple antioxidant vitamins: Essental Ingredients in improving the efficiacy of standard cancer therapy (review). J Am Coll Nutr 18 (1), 1999: 13–25

30 Prinz-Langenohl et al.: Beneficial role for folate in the prevention of colorectal and breast cancer. Eur J Nutr 40, 2001: 98–105

31 Shirin H et al.: Helicobacter pylori decreases gastric mucosal glutathione. Cancer letters 164/2, 2001: 127–133

32 Sill-Steffens R: Bedeutung von Selen in Prävention und komplementärer Therapie. Pharm Zeitg 32 (114), 1999: 10–15

33 Singh Ghalaut V et al.: Lymphocyte glutathione levels in acute leucemia. Clin Chim Acta 285 (1–2), 1999: 85–89

34 Stahl W et al.: Biological activity of natural and synthetic carotenoids: Induction of gap junctional communication and singlet oxygen quenching. Carcinogenesis 18, 1997: 89–92

35 Veris Research Summary: The role of antioxidants in cancer prevention and therapy. VERIS Research Information Service, 1999

36 Watzl B, Leitzmann C: Bioaktive Substanzen. Hippokrates, Stuttgart, 1999

37 Williams AW et al.: Beta-carotene modulates human prostate cancer cell growth and may undergo intracellular metabolism to retinol. J Nutr 130, 2000: 728–732

8.3.1.2 Lykopin

Grundlagen

Lykopin ist das Pigment, das reifen Tomaten und Produkten aus Tomaten ihre tiefrote Farbe verleiht.

Die Hauptquelle für Lykopin sind **Tomaten** und Tomatenprodukte. Lykopinreiche Lebensmittel sind neben Tomatenketchup und -mark (3-fach konzentriert) mit den höchsten Lykopinkonzentrationen auch Tomatensaft, -sauce, -suppe und -konserven. Niedriger ist der Lykopingehalt in getrockneten Tomaten, Gemüsesäften und in **Wassermelonen**. In frischen Tomaten weist Lykopin eine all-trans-Konfiguration auf, die durch Isomerisierung und Oxidation während der Verarbeitung in die weniger stabilen, energiereichen cis-Isomere überführt wird. Die Bioverfügbarkeit der cis-Isomeren ist höher als die aller all-trans-Produkte, deshalb in prozessierten Tomaten, z.B. in Ketchup oder Tomatenmark, höher als in frischen Tomaten.

Thermische Prozesse wie Bleichen, Einfrieren und Erhitzen führen zu Lykopinverlusten in Tomatenprodukten. Einmal eingefrorene oder hitzesterilisierte Produkte zeigen jedoch eine sehr gute Lykopinstabilität, wenn sie bei Raum- oder Kühlschranktemperatur gelagert werden.

Wirkmechanismus

Obwohl Lykopin zu der Gruppe der Carotinoide gehört, hat es keine Provitamin-A-Wirkung. Lykopin zeigt je-

doch als Antioxidans eine dem β-Carotin gegenüber doppelt so hohe Kapazität beim Quenching des Singulett-Sauerstoffradikals, ist also als nahrungsgebundenes Antioxidans hoch einzustufen.
Die biochemischen Funktionen des Lykopins betreffen das Hormonsystem (phytoöstrogene Eigenschaften) und die Immunregulation, die Stabilisierung des Bindegewebekollagens sowie in der Zellphysiologie die Modulation der intrazellulären gap junctions.

Indikationen

- Prostatahyperplasie und -tumoren mit erhöhten PSA-Werten
- Prävention und begleitende Therapie von Tumoren der Mamma, Prostata, Lunge, Mundhöhle, Zervix, des Ösophagus, Magens, Kolons, Rektums
- Augenerkrankungen mit erhöhtem Lutein- und Zeaxanthinbedarf

Kontraindikationen

Kein Lykopin bzw. Carotinoide bei Leberschäden verabreichen. Fettlösliche Mikronährstoffe werden bei gestörtem Lipidstoffwechsel nicht hoch dosiert eingesetzt (Lykopin bis 20 mg/d unbedenklich). Tomatenallergie.

Nebenwirkungen

Bei Fruktoseintoleranz u. U. Blähungen und Unwohlsein.

Wechselwirkungen

Positive Wirkungsverstärkung zusammen mit Omega-3-Fettsäuren und Vitamin C (Prävention des Prostatakarzinoms: Lykopin plus Omega-3-Fettsäuren in der Prävention scheinen laut Studienlage die Hyperplasie der Prostata im benignen Bereich zu stabilisieren.)

Dosierung

- **Präventiv** 6–12 mg/d bei erhöhtem Tumorrisiko ab dem 40. Lebensjahr (DNA-Mutationen nehmen in diesem Alter logarithmisch zu) und bei kardiovaskulärem Risiko bis zu 20 mg/d; geeignete Präparate sind z. B. Lycopin 6 mg oder Lycopin 10 mg; oder Verzehr konzentrierter Tomatenprodukte (3-mal tgl. 1–3 EL konzentriertes Tomatenmark zum Essen; 3-mal 25 g konzentriertes Tomatenmark enthalten 7 mg Lykopin)
- **Begleitend zur Tumortherapie** 20–60 mg/d nach den Mahlzeiten zur Senkung des PSA-Wertes.

Chancen und Risiken

Plasma-Lykopinwerte scheinen deutlich positiv korreliert zu sein mit einem geringeren Risiko, an Prostata-, Lungen- und Magenkrebs zu erkranken. Dies gilt in etwas abgeschwächtem Maß auch für Tumoren des Pankreas, Kolons, Rektums, Ösophagus, Zervix, der Mundhöhle und der Brust.
Epidemiologische Studien zeigen, dass Frauen durchschnittlich höhere Plasma-Lykopinwerte haben als Männer, auch wenn Frauen weniger Lykopin konsumieren. Dies mag mit der höheren Verwertbarkeit des Lykopins als Phytoöstrogen für Frauen erklärbar sein.
Weitere Unterschiede sind abhängig von der Studienregion und der spezifischen Ernährung, vom Einkommensstatus, ethnischen Kriterien und der Lebensform als Single oder Ehepaar. Singles weisen geringere Lykopinwerte auf als paargebundene Menschen. Keine positiven Assoziationen waren bei den Kriterien Alter, Gewicht und Body-Mass-Index, Sport, Alkohol- und Nikotinkonsum und der Einnahme von Multivitaminpräparaten oder Vitamin C zu finden.
Zwei Studien widersprechen sich in der Aussage, ob Lykopin positiv oder negativ mit den Plasma-Cholesterinwerten assoziiert ist oder nicht.
Aufgrund der vorhandenen Datenlage ist der häufige Verzehr von Tomatenprodukten in jedem Lebensalter aus biochemischer Perspektive überaus wünschenswert. Die Toxizität des Lykopins scheint sehr gering zu sein, in Anbetracht der Tatsache, wie viele Menschen lebenslang Tomatenketchup und/oder Tomatenmark ohne sichtlich schädliche Folgen für ihre Gesundheit zu sich nehmen.

Studienergebnisse

Prostatakarzinom

Die weitaus höchste Anzahl klinischer Studien mit Lykopin bei Tumorerkrankungen (ca. 500 Untersuchungen) befasst sich mit dem Prostatakarzinom, sowohl in der Prävention als auch in der begleitenden Therapie. Eine in der täglichen Praxis überraschende Tatsache wurde bisher leider kaum beforscht: Lykopin ist in der Lage, erhöhte PSA-Werte schnell und effektiv zu senken, in Dosierungen von 6–60 mg Lykopin/d, selbst bei sehr hohen PSA-Werten metastasierender Prostatakarzinome. Erfahrungsgemäß folgt der Senkung des PSA-Wertes manchmal eine Reduktion der Tumorgröße.
Nur in zwei Studien mit Lykopin beim Prostatakarzinom wird die Wirkung des Lykopins als relevant für die PSA-Werte und andere Biomarker wie Proliferationskriterien (PCNA und Apoptose), genetische Schäden, Signaltransduktion und Angiogenese erwähnt.
In einer weiteren Studie wurde nach dreiwöchiger Lykopingabe von 30 mg/d Prostatagewebe untersucht. Es

wurden statistisch geringere oxidative Schäden an der DNA ermittelt, gemessen als 8-Hydroxydesoxoguanosine (8-OH-dG).

Frühere Beobachtungsstudien zeigen ein um 21 % reduziertes Prostatakrebsrisiko bei einer Lykopinzufuhr bis zu 6 mg/d.

Männer, die häufig Tomatensoßen essen, zeigen ein um 25 % reduziertes Risiko für Prostatakrebs und ein um 44 % geringeres Risiko, an aggressiven Prostatatumoren zu erkranken.

Mammakarzinom

Es ist bekannt, dass erhöhte Blutwerte des insulin-like-growth-factors I (IGF I) ein Risiko darstellen, an Brust- und Prostatakrebs zu erkranken. In menschlichen Mammakarzinomzellen wird die mitogene Aktivität des IGF I durch Lykopin gehemmt, u. a. durch einen Anstieg von membran-assoziierten IGF-Bindungsproteinen. Dieser inhibitorische Effekt des Lykopins auf IGF-Signale wird begleitet von der Unterdrückung der IGF-stimulierten Zellzyklus-Progression im Modell serumfreier synchronisierter Zellen.

Ovarialkarzinom

Lykopin und andere Carotinoide wirken besonders bei prämenopausalen Frauen signifikant der Entwicklung eines Ovarialkarzinoms entgegen, eine Wirkung bei postmenopausalen Frauen scheint weniger ausgeprägt zu sein.

Epitheliale und hormonabhängige Tumoren

Klinische Studien beschreiben Lykopin als Mikronährstoff mit essenzieller Bedeutung für den menschlichen Stoffwechsel, besonders in der Prävention epithelialer und hormonabhängiger Tumoren. Diese Wirkung scheint durch natürliche antikarzinogene Substanzen, wie z. B. 1,25-Dihydroxycholecalciferol (1,25-Dihydroxy-Vitamin D_3), verstärkt zu werden. Weitere klinische Studien sollen die Wirkung in der Prävention und komplementären Therapie klären und vertiefen.

Antioxidans im Rahmen der begleitenden Tumortherapie

Eine 14-tägige Gabe von 25 mg Tomatenpüree, das 7 mg Lykopin und 0,3 mg β-Carotin enthielt, erhöhte die Plasma-Carotinoidkonzentration in menschlichen Lymphozyten; ein Beweis für die erhöhte Resistenz der Zellen gegen oxidativen Stress und oxidative DNA-Schäden.

Bewertung

Lykopin:
1. **Wirksamkeit auf Tumorwachstum:** beobachtet, noch nicht durch Studien belegt
2. **Wirkung auf Allgemeinbefinden / Psyche:** unzureichende Studienlage, aber Männer fühlen sich besser, straffer, leistungsfähiger, teilweise sogar jünger
3. **Nebenwirkungen:** nicht bekannt
4. **Preis:** ≤ 50 € / Monat

Literatur

1 Chen L et al.: Oxidative DNA damage in prostate cancer patients consuming tomato sauce-based entrees as a whole-food intervention. JNCI 93 (24), 2001: 1872 – 1879
2 Cramer DW et al.: Carotenoids, antioxidants and ovarian cancer risk in pre- and postmenopausal women. Int J Cancer 94 (1), 2001: 128 – 134
3 Djuric Z, Powell LC: Antioxidant capacity of lycopene-containing foods. Int J Food Sciences and Nutrition 52 (2), 2001: 143 – 149
4 Giovannucci E: A review of epidemiologic studies of tomatoes, lycopene, and prostate cancer. Exp Biol Med 227 (10), 2002: 852 – 859
5 Giovannucci E et al.: A prospective study of tomato products, lycopene and prostate cancer risk. JNCI 94 (5), 2002: 391 – 398
6 Karas M et al.: Lycopene interferes with cell cycle progression and insulin-like growth factor I signaling in mammary cancer cells. Nutrition and Cancer 36 (1), 2000: 101 – 111
7 Kucuk O et al.: Phase II randomized clinical trial of lycopene supplementation before radical prostatectomy. Cancer Epidem Biomarkers Prev 10, 2001: 861 – 868
8 La Vecchia C: Tomatoes, lycopene intake, and digestive tract and female hormone-related neoplasms. Exp Biol Med 227 (10), 2002: 860 – 863
9 Porrini M, Riso P: Lymphocyte lycopene concentration and DNA protection from oxidative damage is increased in women after a short period of tomato consumption. J Nutr 130 (2), 2000: 189 – 192
10 Stahl W et al.: Non-antioxidant properties of carotenoids. Biol Chem 383 (3 – 4), 2002: 553 – 558
11 Yamaguchi LF et al.: Lycopene entrapped in human albumin protects 2'-desoxyguanosine against singlet oxygen damage. Archivos latinoamericanos de nutricion 49 (3/1), 1999: 12S-20S

8.3.1.3 Omega-3-Fettsäuren

Grundlagen

Omega-3- und Omega-6-Fettsäuren sind essenzielle Bestandteile aller eukaryotischen Zellmembranen und für die Regeneration und das Wachstum aller Zellen notwendig. Selbst Nervenzellen, die sich nicht oder nur wenig regenerieren können, sind durch Omega-3- und Omega-6-Fettsäuren in der Lage, an den Myelinscheiden und synaptischen Membranen ungesättigte Fettsäuren mit oxidativen Schäden gegen „frische" ungesättigte Fettsäuren auszutauschen. Dies ist für die orthomolekulare Schmerztherapie auch bei Tumorerkrankungen von gravierender Bedeutung.

Weitere wichtige Funktionen üben Omega-3- sowie Omega-6-Fettsäuren als Grundsubstanzen für die körpereigene Synthese von Eicosanoiden wie den Prostaglandinen, Prostazyklinen, Leukotrienen und Thromboxanen aus. Von diesen Gewebshormonen sind die Regulation des Immunsystems und der Blutgerinnung, die Modulation von Entzündungsprozessen und die vor- und nachgeburtliche Entwicklung von Gehirn und Nervensystem abhängig.

Die wichtigsten **Omega-3-Fettsäuren** sind:

- α-Linolensäure: in Leinsamen- und Rapsöl
- Eicosapentaensäure (EPA): in Hering, Thunfisch, Lachs, Makrele
- Doxosahexaensäure (DHA): in Lachs, Thunfisch, Makrele, Heilbutt, Hering

Die wichtigsten **Omega-6-Fettsäuren** sind:

- Vorwiegend Linolsäure: in Sonnenblumen- und Sojaöl
- γ-Linolensäure: in Nachtkerzen- und Borretschöl
- Arachidonsäure: in Sojaöl, Schweinefleisch sowie -speck, Wurstprodukten.

Wirkmechanismus

Die Omega-3-Fettsäuren DHA wie auch EPA sind in der Lage, die Proliferation von Tumorzellen zu hemmen, während die Omega-6-Fettsäure Arachidonsäure die Tumorzellproliferation, Entzündungen, rheumatoide Arthritis und Asthma fördern kann.

Nachgewiesen sind protektive Effekte der Omega-3-Fettsäuren gegen Tumoren der Brust, des Kolons und der Prostata. Dabei können neoplastische Transformation und Wachstum von Tumorzellen supprimiert, die Apoptose von Tumorzellen gefördert und die Angiogenese des Tumors inhibiert werden. In der Kombination mit den Aminosäuren Arginin und Glutamin sind Omega-3-Fettsäuren bei jeder Form der Kachexie, also auch der Tumorkachexie, wirksam.

Omega-3-Fettsäuren senken die Thrombozytenaggregation signifikant. Eine Studie mit Probanden, die vier Wochen lang je vier mit Omega-3-Fettsäuren angereicherte Eier pro Tag verzehrt hatten, zeigte, dass dabei die Plasma-Cholesterinwerte nur unwesentlich und nicht signifikant stiegen. Demzufolge können Omega-3-Fettsäuren eventuell sogar die Größe der LDL-Cholesterin-Partikel in eine weniger atherogene Form umwandeln.

Bei großen chirurgischen Eingriffen mit oder ohne Tumorentfernung können perioperative parenterale Gaben von Omega-3-Fettsäuren postoperative Komplikationen effektiv reduzieren. Dieser Einfluss auf das postoperative Entzündungs- und Immungeschehen verringert die postoperative Immunsuppression, verkürzt den postoperativen Aufenthalt auf der Intensivstation und die allgemeine medizinische Betreuung und erniedrigt den Anteil schwerer Infektionen.

Besonders Pankreastumoren sind assoziiert mit einer erhöhten inflammatorischen Aktivität durch erhöhte proinflammatorische Zytokine. Dies führt unter anderem zu erheblichen Gewichtsverlusten. Oral supplementierte Omega-3-Fettsäuren stabilisieren das Körpergewicht bei fortgeschrittenem Pankreaskarzinom oder nicht resezierbarem Adenokarzinom des Pankreas. Eine Diät, die 2-mal tgl. 310 kcal mit 16,1 g Protein und 1,09 g EPA enthält, kann die Kachexie aufhalten und umkehren.

Eine weitere Studie zeigt, dass eine 600-kcal-Diät mit 2 g EPA / d zu einer signifikanten Reduktion der Interleukin-6-Produktion, einem Anstieg der Serum-Insulin-Produktion und einer Senkung des Kortisol / Insulin-Quotienten führte.

Andere Autoren wenden eine enterale Diät bestehend aus Glutamin, Arginin und Omega-3-Fettsäuren an, um das postoperative Entzündungs- und Immungeschehen bei Patienten mit gastrointestinalen Tumoren zu modulieren. Diese Diät reduziert postoperative IL-6- und TNFα-Werte signifikant, auch bei jeder Form der Kachexie.

Der heutige Stand wissenschaftlicher Daten assoziiert die Omega-3-Fettsäuren EPA und DHA negativ mit der Entstehung des Mammakarzinoms, schreibt ihnen also eine protektive Wirkung zu, wogegen Omega-6-Fettsäuren wie Linolsäure und Arachidonsäure positiv assoziiert sind, d.h. eine Tumorentstehung fördern. Dies stimmt mit der ernährungsphysiologischen Aussage überein, dass tierische Fette besonders die Entstehung hormonabhängiger Tumoren wie Mamma- und Prostatakarzinome begünstigen, eine Omega-3-Fettsäure-reiche Ernährung dagegen tumorpräventiv wirkt. Dabei scheint das Verhältnis zwischen Omega-3- und Omega-6-Fettsäuren in der Ernährung wichtig zu sein. Omega-3-Fettsäuren erzeugen durch Lipidperoxidationsprodukte einen apopto-

tischen Effekt auf menschliche Mammakarzinomzellen. Diese erhöhte Apoptose durch EPA und DHA führt dann zur Inhibition der Cyclooxigenase 2, die sonst die Karzinogenese der Brustzellen antreibt. Beim Mammakarzinom erhöhen Omega-3-Fettsäuren offensichtlich nicht nur die Apoptose, sondern auch eine Lipidperoxidation im Dienst der Tumor-defense-Mechanismen des Immunsystems. Dementsprechend werden diätetische Omega-3-Supplemente auch für prämenopausale Frauen mit erhöhtem Brustkrebsrisiko empfohlen.
Beim Prostatakarzinom kann das Verhältnis von Omega-3- zu Omega-6-Fettsäuren eine wichtige Prognose für das Entstehen eines benignen oder malignen Krankheitsstatus der Prostata darstellen.
Nähere molekulargenetische Untersuchungen der DHA-Wirkung bei der Karzinogenese des Kolons zeigen die Inaktivierung der Prostaglandin-Genfamilien und Lipoxygenase-Genorte sowie eine veränderte Expression der Peroxisomen-Vorläufer. Dies beweist eine Lipidperoxidation-induzierte Apoptose von Tumorzellen zusätzlich zu einem Effekt, der regulatorische Gene des Zellzyklus offenbar modifizieren kann. Damit kommt DHA eine eindeutig chemopräventive Wirkung gegen die Entstehung des Kolonkarzinoms zu.

Indikationen

- Prävention und Therapie aller Tumorerkrankungen
- Prämenopausale Frauen mit erhöhtem Brustkrebsrisiko
- Männer mit Prostatahyperplasie, -adenom oder -karzinom
- Auch bei Untersuchungen zum Endometriumkarzinom soll der häufigere Verzehr von fettem, Omega-3-Fettsäure-reichen Fisch das Risiko der Krebsentstehung verringern.
- Eine Omega-3-Fettsäure-reiche Ernährung kann der Entwicklung von Kolontumoren entgegenwirken. Eine reduzierte Aufnahme von Omega-6-Fettsäuren und eine gesteigerte Zufuhr von Omega-3-Fettsäuren soll das Risiko, an einem Kolonkarzinom zu erkranken, deutlich verringern.
- Tumorkachexie (zusammen mit Arginin und Glutamin)
- Mono- und bipolare Depressionen, Schizophrenie

Kontraindikationen

Da Omega-3-Fettsäuren Blut verdünnend wirken, sind sie kontraindiziert bei akuten Gerinnungsstörungen. Außerdem bei Leberentzündungen und -intoxikationen, Leberzirrhose, Gallenblasenentzündungen, Gallengangstumoren, akuter und chronischer Pankreatitis, Pankreasnekrose.
Die meisten Omega-3-Fettsäurepräparate enthalten Jod, dann Kontraindikation bei Hyperthyreose. Niemals Lachsölkapseln wählen wegen unbekannten Jodgehalts und fettlöslicher Rückstände aus unbekannten Fanggründen der Lachse.

Nebenwirkungen

Sind nicht bekannt.

Wechselwirkungen

Der Zusatz von Vitamin E als d-α-Tocopherol (200 IE pro 1000 mg Omega-3-Fettsäuren) reduziert die mögliche Lipidperoxidation der Fettsäuren. Diese Wirkung wird positiv durch 500 mg Vitamin C pro 1000 mg Fettsäuren verstärkt.

Dosierung

- **Präventiv** 1 – 2 g tgl. zu den Mahlzeiten, besonders bei zusätzlichen Risiken wie kardiovaskulären Erkrankungen, Hyperlipidämien, erhöhtem Blutdruck, Diabetes mellitus Typ II und metabolischem Syndrom, rheumatischen Erkrankungen, Nephropathien, chronisch entzündlichen Darmerkrankungen, multipler Sklerose.
- **Begleitend zur Tumortherapie** 1 – 4 g tgl. zu den Mahlzeiten.

Geeignete Präparate sind z. B. Omega-3-Fettsäuren 1000 mg, Eicosapentaensäure-EPA max (jodfrei), Docosahexaensäure DHA-Omacor (jodfrei).

> Omega-3-Fettsäuren möglichst zusammen mit Coenzym Q10 oder Vitamin E plus Vitamin C zum antioxidativen Schutz der ungesättigten Fettsäuren einnehmen.

Chancen und Risiken

Chancen sind eine verbesserte Verträglichkeit von Operation, Strahlen- und Chemotherapie, verhindert Tumorkachexie, verlängert Überlebenszeit von Tumorerkrankungen. Risiken der Omega-3-Fettsäuren sind die Blut verdünnende Wirkung (**cave:** Hämophilie, Patienten unter hoher ASS-Medikation, Heparin- und Marcumartherapie) sowie der Jodgehalt bei den meisten Präparaten.

Studienergebnisse

In der Lyoner Studie, in der eine modifizierte Kreta-Diät mit Omega-3-Fettsäuren aus marinen und terrestrischen Quellen eingesetzt wurde, konnte die Bedeutung der Omega-3-Fettsäuren zusammen mit Vitamin C und E bei der Prävention der Krebsmortalität herausgearbeitet und bewiesen werden.

Bewertung

> Omega-3-Fettsäuren:
> 1. **Wirksamkeit auf Tumorwachstum:** durch Studien belegt
> 2. **Wirkung auf Allgemeinbefinden / Psyche:** durch Studien belegt
> 3. **Nebenwirkungen:** selten
> 4. **Preis:** ≤ 50 € / Monat

Literatur

1 Bagga D. et al.: Long-chain n-3-to-n-6 polyunsaturated fatty acid ratios in breast adipose tissue from women with and without breast cancer. Nutrition and Cancer 42 (2), 2002: 180 – 185
2 Barber MD et al.: Effect of a fish oil-enriched nutritional supplement on metabolic mediators in patients with pancreatic cacer cachexia. Nutrition and Cancer 40 (2), 2001: 118 – 124
3 Maillard V et al.: N-3 and N-6 fatty acids in breast adipose tissue and relative risk of breast cancer in a case-control study in Tours, France. Int J Cancer 98 (1), 2002: 78 – 83
4 Nakagawa H et al.: Effects of genistein and synergistic action in combination with eicosapentaenoic acid on the growth of breast cancer cell lines. J Cancer Res and Clin Oncol 126 (8), 2000: 448 – 454
5 Narayanan BA: Docosahexanoic acid regulated genes and transcription factors inducing apoptosis in human colon cancer cells. Int J Oncol 19 (6), 2001: 1255 – 1262
6 Reddy BS: Types and amount of dietary fat and colon cancer risk: Prevention by omega-3 fatty acid-rich diets. Environmental Health and Peventive Medicine 7 / 3, 2002: 95 – 102
7 Rose DP, Connolly JM: Regulation of tumor angiogenesis by dietary fatty acids and eicosanoids. Nutrition and Cancer 37 (2), 2000: 119 – 127
8 Stoll BA: N-3 fatty acids and lipid peroxidation in breast cancer inhibition. Brit J Nutr 87 (3), 2002: 193 – 198
9 Terry P et al.: Fatty fish consumption lowers the risk of endometrial cancer: a nationwide case-control study in Sweden. Cancer Epidemiol, Biomarkers & Prevention 11 (1), 2002: 143 – 145
10 Wu GH et al.: Modulation of postoperative immune and inflammatory response by immune-enhancing diet in gastrointestinal cancer patients. World J Gastroenterology 7 (3), 2001: 357 – 362

8.3.2 Immunmodulierende Therapien

Bernd Benninghoff, György Irmey, Ben Pfeifer, Gerlinde Reich, Günther Stoll, Volker Schirrmacher

8.3.2.1 Lektin-normierte Mistelextrakt-Therapie

Ben Pfeifer, Günther Stoll

Grundlagen

Neben die anthroposophisch ausgerichtete Misteltherapie (☞ 8.4.2.1) trat ca. 1990 die eher schematisierte und phytotherapeutisch ausgerichtete Anwendung von Lektin-normierten Mistelextrakten. Mistellektine 1 – 3 (ML-1 – 3) sind physiologisch aktive Glykoproteine mit immunmodulierender und in vitro zytotoxischer Wirkung. Sie führen zu einer unspezifischen Immunstimulation durch Aktivierung von Makrophagen, neutrophilen Granulozyten und natürlichen Killerzellen (NK-Zellen) sowie zur Ausschüttung von TNF-α, GM-CSF und verschiedener Interleukine. Sie wirken zytotoxisch durch Hemmung ribosomaler Proteinsynthese (ähnlich zu Rizin und Abrin). Mistellektine erzeugen auch eine Freisetzung von β-Endorphin, die möglicherweise für die Verbesserung des Wohlbefindens (Appetitssteigerung, besserer Schlaf, weniger Schmerzen, verbesserte Leistungsfähigkeit) mitverantwortlich ist.
Im Gegensatz zu anthroposophischen Mistelpräparaten liegen Lektin-normierte Präparate nur in einer einzigen Stärke vor (0,5 – 1 ng ML-1 / kgKG als Dosis für eine optimale Immunstimulation), stammen von lediglich einem Wirtsbaum (Pappel als schnellwüchsige, in pharmazeutischen Gärtnereien gut zu ziehende und mit Misteln zu impfende Art) und werden ohne Zusätze von Metallsalzen (sollen laut anthroposophischer Theorie einen Ordnungscharakter aufweisen) eingesetzt.
Obwohl die Lektin-normierte Misteltherapie deutlich jünger ist als die anthroposophische Anwendung der Mistel, ist erstere bezüglich präklinischer Untersuchungen (Inhaltsstoffe der Mistel, Sequenz und Raumstruktur der Mistellektine) wie auch klinischer Studien bereits gut fundiert. ML-1 besteht beispielsweise aus zwei Untereinheiten, der zytotoxischen A-Kette und der Galaktose bindenden B-Kette. Es hat ein Molekulargewicht von ca. 63 kDa; ML-1 trägt vier verschiedene Oligosaccharid-Seitenketten (Glykoprotein).

Wirkungen

- Immunstimulation: Erhöhung von NK-Zellen, CD3-, CD4-Zellen und neutrophilen Granulozyten, Freiset-

zung von TNF und Interleukin 1, 2 und 6, Verstärkung der Phagozytoseaktivität
- Förderung der Apoptose und Verlangsamung des Tumorwachstums
- Verbesserung gesundheitsbezogener Lebensqualität (sehr wahrscheinlich bedingt durch verstärkte Freisetzung von β-Endorphin), „Stimmungsaufhellung", geringerer Angstindex, Reduktion von Tumorschmerzen
- Verlängerung der lokalrezidivfreien Zeit (Hinweise aus Untersuchungen von Patientinnen mit Mammakarzinom)

Indikationen
- Verkürzung der Phase der Immunsuppression unter Chemotherapie
- Verminderung der Nebenwirkungen von Chemotherapie und Bestrahlung
- Verhinderung von Rezidiven in der Tumornachsorge
- Roborierung vor, während und nach der Tumortherapie

Kontraindikationen
- Akut entzündliche und hoch fieberhafte Erkrankungen
- Bekannte Allergien gegen Mistellektine (sehr selten)
- Lymphome und Leukämien stellen möglicherweise relative Kontraindikation dar.

Die in älteren Schriften oft angeführte Kontraindikation „intrazerebrale Tumoren und Metastasen" (meist bezogen auf mögliche Hirndrucksteigerung durch Iscador), lässt sich nicht aufrechterhalten.

> Trotz immer wieder publizierter Warnungen wurde eine Tumorstimulation (sog. „tumor enhancement") nie beobachtet; dennoch wird aus Gründen der Vorsicht vor Immunstimulation angeraten, ML-1 bei nicht-soliden Tumoren (Lymphomen und Leukämien) derzeit nicht zu verwenden.

> **!** In bestehende Indurationen nicht erneut hineininjizieren.

Nebenwirkungen
Intrakutane Testung oft ohne Reaktion, bei Dosissteigerung lokale Reaktionen (Rötung, evtl. Juckreiz, subkutane Verhärtung) möglich; dies ist keine allergische, sondern eine entzündliche Antwort. Wenn der Durchmesser der Lokalreaktion > 2,5 cm ist, genügt es meist, die Dosierung etwas zurückzunehmen und 2 – 3 Wochen beizubehalten, ehe eine erneute Dosissteigerung wieder aufgenommen wird. Echte allergische Reaktionen (Urtikaria, Quincke-Ödem, anaphylaktischer Schock) sind extrem selten. Falls an Extremitäten gespritzt wird, muss man sich bewusst sein, dass eventuell auftretende Reaktionen durch Bewegungen verstärkt werden.

Wechselwirkungen
Die Misteltherapie kann im komplementären Sinne parallel zur Chemotherapie, Strahlentherapie oder zur Hormontherapie sowie vor, während und nach der Tumorchirurgie eingesetzt werden, ohne dass Wechselwirkungen zu erwarten wären. Sie sollte Standard-Krebstherapien ergänzen und nicht ersetzen.

Praktische Durchführung der Therapie
Eine Lektin-normierte Misteltherapie möglichst vor einer geplanten Chemotherapie beginnen, um die unvermeidliche Immunsuppression weitgehend zu kompensieren; dies ist oft aus Zeitgründen nicht durchführbar. Kompromiss: Misteltherapie nach Abschluss der Chemotherapie starten.

Hochdosierte Mistel-Infusionstherapie
Nicht routinemäßig zu empfehlen; sollte nur im Rahmen von klinischen Studien zur Behandlung von inoperablen Primärtumoren und bei fortgeschrittener Metastasierung eingesetzt werden. Eurixor® und Lektinol® sind in Deutschland zur intravenösen Applikation zugelassen. Vorgehen: 2 – 3-mal pro Woche eine langsame i.v.-Infusion mit aufsteigender Misteldosis, gelöst in jeweils 250 ml 0,9 %iger NaCl.

Kombination mit etablierten Therapien
- Mistel und Tumorchirurgie: Wenn möglich, vor operativem Eingriff mit Misteltherapie beginnen (z. B. 4 – 6 Mistelinfusionen); nach Tumorchirurgie mit subkutaner Eigeninjektion Behandlung weiterführen.
- Mistel und Chemotherapie: Begleitende Misteltherapie bewirkt bessere Verträglichkeit der Zytostatika; Inappetenz, Erbrechen und Nausea treten weniger häufig auf; Phase der Immundepression wird verkürzt. Bei Mistelpause während Chemotherapie Behandlung mit Selen und Faktor AF2 empfohlen.
- Mistel und Strahlentherapie: Begleitende Misteltherapie bewirkt bessere Verträglichkeit bei gleichzeitig verbesserter Ansprechbarkeit der Strahlentherapie.

Bei Mistelpause während Strahlentherapie Therapie mit Selen und Faktor AF2 empfohlen.

- Mistel und Hyperthermie: In Kombination mit moderater Ganzkörperhyperthermie kann Mistelgabe vor allem in der Begleitung aggressiver zytostatischer Therapien für den Patienten wohltuend und roborierend sein.

Dosierung

Zunächst mit 0,1 ml bei streng intrakutaner Applikation auf mögliche allergische Neigung testen. Zeigt sich hier auch nach 48 Std. keine Reaktion, zu subkutaner Gabe wechseln (möglichst Bauchdecke) und Dosis steigern (z.B. 0,2 ml, 0,5 ml, 0,7 ml, 1 ml), bis die optimale immunstimulierende Erhaltungsdosis von 0,5–1 ng ML-1/kgKG (z.B. jeweils 2-mal pro Woche 1/2–1 Ampulle Eurixor®) erreicht wird.

Chancen und Risiken

Es ist nach wie vor umstritten, ob und wie Mistelpräparate Krebserkrankungen überhaupt beeinflussen. Die wissenschaftliche Literatur ist widersprüchlich: Urteile reichen von „hochwirksam“ bis zu „völlig wirkungslos“. Es existiert sogar die Annahme einer möglichen Anregung des Tumorwachstums, was nur von wenigen Autoren in Zellkulturen und Tierversuchen beobachtet wurde, von anderen jedoch nicht bestätigt werden konnte. Die meisten onkologischen Fachgesellschaften im In- und Ausland sch ätzen die Mistel nach wie vor und trotz vieler Forschungsergebnisse als eine Methode mit unbewiesener Wirksamkeit ein. In den Leitlinien der Deutschen Krebsgesellschaft ist eine Mistelbehandlung nicht vorgesehen. Das Nationale Krebsforschungsinstitut der USA (NCI) rät sogar davon ab; die Mistel ist auch in den USA nicht zugelassen.

Unter den Protagonisten der Misteltherapie bleibt die Frage offen, warum mit Misteltherapie in manchen Fällen Erstaunliches (sogar eine Totalremission) erreicht werden kann, und bei anderen Patienten kein sichtbarer Erfolg eintritt; bis heute lässt sich in dieser Hinsicht nicht vorhersagen, welcher Patient auf eine Misteltherapie ansprechen wird. Auch ist die Misteltherapie bei Patienten mit Leukämien und Lymphomen weiterhin umstritten. Die meisten Anwender nehmen Abstand von der Therapie bei diesen Diagnosen oder raten zu engmaschigen Kontrollen, wenn die Mistel bei Patienten mit Leukämien, Lymphomen, Nierenzellkarzinomen oder Melanomen zur Anwendung kommen soll.

Studienergebnisse

Bei den in der klinischen Praxis eingesetzten Dosierungen wirkt ML-1 immunstimulierend, in sehr viel höheren Konzentrationen hat es zytotoxische Wirkung (experimentelle Therapieversuche oder bei intratumoraler Anwendung).

Für das 1991 in den Markt eingeführte erste normierte Mistelpräparat Eurixor® liegen inzwischen elf klinische Studien mit ca. 1500 Patienten bei verschiedenen Tumorarten vor (Mammakarzinom, kolorektale Karzinome, Glioblastom, Kopf-Hals-Tumoren).

Für das 1997 eingeführte Lektinol® wurde im Jahr 2000 eine GCP (good clinical practice)-gerechte Studie angekündigt, eine Publikation liegt aber bislang nicht vor.

Von der Einordnung her unklar ist Cefalektin®, da hier keine Konzentrationsangaben zum ML-1 und auch keine klinischen Publikationen vorliegen.

Eine neuere Studie mit Eurixor® verleiht der Lektinnormierten Misteltherapie eine ganz neue Wertung im Bereich der evidenzbasierten Medizin: Eine retrolektive Kohortenstudie an 689 Patientinnen mit Mammakarzinom zeigte eine Reduktion tumor- und therapiebedingter Beeinträchtigungen (z.B. Übelkeit und Erbrechen, Mattigkeit, Appetitlosigkeit) sowie einen Trend zur Verlängerung der rezidivfreien Zeit. Solche retrolektiven Kohortenstudien unterscheiden sich im Design ganz wesentlich von retrospektiven Untersuchungen und werden als Pendant zur randomisierten prospektiven klinischen Studie angesehen (letztere für neu einzuführende Arzneimittel, erstere für bereits angewendete, also auch komplementäre Arzneimittel).

Bewertung

Lektin-normierte Mistelextrakt-Therapie:
1. **Wirksamkeit auf Tumorwachstum:** unzureichende Studienlage
2. **Wirkung auf Allgemeinbefinden / Psyche:** durch Studien belegt
3. **Nebenwirkungen:** selten
4. **Preis:** 51–250 €/Monat

Literatur

1 Beuth J, Stoffel B, Pulverer G: Mistletoe lectins. Clinical relevant immunomodulators. Nova Acta Leopoldina 75, 1997: 89–94

2 Beuth J: Clinical relevance of immunoactive mistletoe lectin-1. Anticancer Drugs 8, 1997: 53–55

[3] Büssing A: Biologische Wirkungen der Mistel. Zeitschrift für Onkologie 31, 1999: 35–43
[4] Heiny BM, Albrecht V, Beuth J: Lebensqualitätsstabilisierung durch Mistellektin-1-normierten Extrakt beim fortgeschrittenen kolorektalen Karzinom. Onkologe 1, 1998: 35–39
[5] Lenartz D, Dott U, Menzel J, Beuth J: Survival of glioma patients after complementary treatment with galactoside-specific lectin from mistletoe. Anticancer Res 20, 2000: 2073–2076
[6] Mansky PJ: Mistletoe and cancer: controversies and perspectives. Semin Oncol 29, 2002: 589–594
[7] Schmumacher K, Schneider B, Reich G, Stiefel T, Stoll G, Bock PR, Nanisch J, Beuth J: Postoperative komplementäre Therapie des primären Mammakarzinoms mit lektin-normiertem Mistelextrakt – eine epidemiologische, kontrollierte, multizentrische retrolektive Kohortenstudie. Dt Z Onkol 34, 2002: 106–114
[8] Steuer-Vogt MK, Bonkowsky V, Ambrosch P, Scholz M, Neiss A, Strutz J, Hennig M, Lenarz T, Arnold W: The effect of an adjuvant mistletoe treatment programme in resected head and neck cancer patients: a randomised controlled clinical trial. Eur J Cancer 37, 2001: 23–31

8.3.2.2 Intratumorale Therapie mit natürlichem Interferon-β

Ben Pfeifer, Gerlinde Reich, Günther Stoll

Grundlagen

In der Onkologie stoßen konservative Therapiemaßnahmen vor allem bei fortgeschrittenen Malignomerkrankungen oft an ihre Grenzen. So können Patienten beispielsweise durch eine problematische Tumorlokalisation und/oder eine massive Symptomatik (vor allem Schmerzen) stark belastet werden. Hier besteht die Möglichkeit, mit natürlichem Interferon-β (nIFN-β) aus humanen Fibroblasten einzugreifen (Fiblaferon®; Firma biosyn, Fellbach bei Stuttgart). Die therapeutische Anwendung von natürlichem Interferon-β in der Onkologie basiert im Wesentlichen auf einer

- Antiproliferativen Wirkung: sogar bei üblicherweise schwer zu therapierenden Melanommetastasen wurden Remissionsraten zwischen 50–60 % erreicht
- Antiangiogenetischen Wirkung: durch Hemmung des Fibroblasten-Wachstumsfaktors
- Radiosensibilisierenden Wirkung: ca. 1,2–1,5fache Verstärkung der Wirkung einer Bestrahlung, vermutlich über Steigerung der strahleninduzierten Apoptose und TNF-α-Bildung
- Guten Verträglichkeit aufgrund der Gewinnung aus humanen Fibroblasten und der damit verbundenen strukturellen Identität mit dem autologen Protein; hohe Gewebeständigkeit durch starke Lipophilie, daher ideal geeignet für lokale intratumorale Anwendung
- Eignung zur Rezidivprophylaxe beim undifferenzierten Nasopharynxkarzinom (hier Anwendung im Anschluss an die Chemo- und Strahlentherapie).

Wirkungen, Wirkmechanismus

Fiblaferon® zeigt die 3 charakteristischen Wirkungen der Interferone: Es hemmt die Virusvermehrung, vermindert das Wachstum von Tumorzellen und bewirkt eine Immunmodulation. Die Wirkmechanismen von Fiblaferon® sind im Einzelnen nicht bekannt, jedoch kommt es nach in-vitro-Anwendung zu einer signifikanten Steigerung der

- Phagozytosefähigkeit von polymorphkernigen Leukozyten und Monozyten
- Monozyten-Adhäsionsfähigkeit
- Zellulären Zytotoxizität.

Indikationen

Fiblaferon® soll nur bei schwersten Krankheitsverläufen, die lebensbedrohend, lebensbelastend oder mit unerträglichen Schmerzen verbunden sind, angewendet werden. Im Einzelnen sind folgende Indikationen anerkannt:

- Schwere virale Infektionen (in Deutschland ist Fiblaferon® das einzige Medikament, das gegen schwere, unbeherrschbare Virusinfektionen und damit auch zur Behandlung der Lungenkrankheit SARS zugelassen ist)
- Intratumorale Therapie zur Schmerzbekämpfung
- Rezidivprophylaxe bei zervikaler intraepithelialer Neoplasie
- Undifferenziertes Nasopharynxkarzinom (für diese Indikation besteht die Zulassung).

Kontraindikationen

Keine Anwendung bei Anaphylaxie gegen humane Proteine. Ebenso sollte Fiblaferon® nicht während der Schwangerschaft oder in der Stillzeit angewendet werden. Es ist nicht bekannt, ob Fiblaferon® in die Muttermilch übergeht. Vorsicht ist auch geboten bei schweren Herzkrankheiten, schweren Leberfunktionsstörungen, Niereninsuffizienz und beim transplantierten Patienten. Interferone besitzen immunstimulierende Wirkung und können eine möglicherweise therapeutisch beabsichtigte Immunsuppression, z. B. bei Transplantat-Patienten, aufheben. Bei Verlängerung der partiellen Thromboplastinzeit bzw. bei Thrombozytenzahlen < 80000/µl sollte Fiblaferon® wegen erhöhter Blutungsgefahr nur nach strenger Nutzen-Risiko-Abwägung zur Anwendung kommen. Weitere Hinweise siehe Fachinformationen.

Nebenwirkungen

Interferone im Allgemeinen und Fiblaferon® im Speziellen haben vielfältige Nebenwirkungen. Häufig, aber unbedenklich sind grippeähnliche Erscheinungen wie Fieber, Schüttelfrost, Glieder- und Muskelschmerzen, die sich mit Paracetamol brauchbar lindern lassen. Bei 10–30% der Patienten kommt es zur Bildung von neutralisierenden Antikörpern. Bei Fiblaferon® sind die Nebenwirkungen je nach Art der Anwendung (Dauerinfusion bei akuter viraler Infektion, Kurzinfusion beim Nasopharynxkarzinom, intratumorale Injektion zur Schmerzbekämpfung) entsprechend verschieden.

Dauerinfusion bei akut verlaufender Viruserkrankung

Während der Dauerinfusion kann heftiges Fieber auftreten, weshalb etwa 30 Minuten vor der Infusion ein fiebersenkendes Medikament verabreicht werden sollte. Weiterhin können bei bestimmungsgemäßem Gebrauch auftreten: Schüttelfrost, Abgeschlagenheit, Kopfschmerzen, Erhöhung der Leberenzyme, Leukozytopenie, Thrombozytopenie, Erythrozytopenie, Hämoglobinabfall, Übelkeit, Verlängerung der partiellen Thromboplastinzeit, Tachykardie, Appetitlosigkeit, Rückenschmerzen, Gliederschmerzen, Müdigkeit bzw. Gähnen, Kältegefühl, Schlaflosigkeit, Beklemmung, Muskelschmerzen, Schwächegefühl, Erbrechen, Diarrhö, Blutdruckabfall, Haarausfall, Exanthem, Hyperventilation sowie Schwindel. Selten können Gehstörungen und periphere Neuropathien auftreten. Alle unerwünschten Wirkungen sind nach Absetzen der Therapie reversibel. Anzeichen für eine Organtoxizität waren auch bei lang dauernder Anwendung nicht zu beobachten. Bei Verlängerung der partiellen Thromboplastinzeit muss diese täglich überprüft werden. Bei Werten über 75 Sekunden sollte die Therapie unterbrochen oder abgesetzt werden.

Kurzinfusion beim Nasopharynxkarzinom

Bei einer Kurzinfusion sind die Nebenwirkungen wie bei der Dauerinfusion beschrieben weniger ausgeprägt und nehmen nach 5–6 Gaben deutlich ab. Deshalb kann die Therapie von der 3. Behandlungswoche an in der Regel ambulant durchgeführt werden.

Intratumorale Injektion

Dabei sind häufig eine kurzzeitige Schmerzzunahme ausgehend von der behandelten Metastase und grippeähnliche Symptome als Nebenwirkung zu beobachten.

Wechselwirkungen

Fiblaferon® kann die Wirkung gerinnungshemmender Substanzen (Heparin, Heparinoide) verstärken und die Anzahl der Thrombozyten senken und über diese Mechanismen die Blutgerinnung verändern. Andere Wechselwirkungen des Arzneimittels mit vorangehend, gleichzeitig oder nachfolgend verabreichten Arznei-, Genuss- oder Lebensmitteln sind nicht bekannt.

Praktische Durchführung der Therapie

Die folgenden Hinweise können nur als Richtlinie dienen, für weitere fachliche Informationen wende man sich bitte an den Hersteller. Fiblaferon® wird in Trockenampullen bereitgestellt. Eine Durchstechflasche mit 93 mg Pulver enthält entweder 3 oder 5 Millionen IE natürliches Interferon-β humaner Herkunft. Als Hilfsstoffe sind enthalten: Natriummonohydrogenphosphat, Natriumchlorid, Natriumdihydrogenphosphat, humanes Serumalbumin und Zellprotein aus humanen FS-4-Fibroblasten. Lösungsmittel: Wasser für Injektionszwecke. Haltbarkeit und Lagerung: Die Trockensubstanz soll bei 2–8 °C gelagert werden. Die Injektionslösung ist zum alsbaldigen Gebrauch bestimmt, kann jedoch bei Bedarf 24 Std. bei 2–8 °C im Kühlschrank aufbewahrt werden.

Intratumorale Injektionstherapie

Die Dosierung zur intratumoralen Behandlung richtet sich individuell nach Tumorgröße und Symptomstärke des Patienten. Gewöhnlich werden 3–5 Mio. IE 3-mal pro Woche für 4–6 Wochen appliziert. Bei Ansprechen wird die Behandlung in einer etwas niedrigeren Dosierung (oft 5 Mio. IE Fiblaferon® 1–2-mal/Woche) als Erhaltungstherapie weitergeführt. Je höher die Verdünnung ist, desto besser ist die Verteilung vor allem bei großen Tumoren. Ideal ist, etwa 3–5 ml der Injektionslösung unfraktioniert in das Zentrum der Tumorläsion zu spritzen. Bei einem Tumordurchmesser > 8 cm eine lange Nadel verwenden (z.B. 7 cm-Kanüle). Im Lauf einer Woche aus drei verschiedenen Richtungen applizieren („Mercedesstern-förmig"). Unter langsamem Zurückziehen injizieren (1–2 cm), um ein möglichst großes Tumorvolumen zu infiltrieren. Nekrotisierte liquide Tumoranteile vorher zur Vermeidung einer Wirkungseinschränkung abpunktieren. Schmerzen treten anfangs häufiger bei Indurationen und kleinen Tumormetastasen auf. In der Regel werden sie nach 15 Minuten nicht mehr wahrgenommen. Zur Analgesie kann vorher 0,5–1 ml Lidocain 2% intratumoral appliziert werden; Kanüle stecken lassen, nach 2 Minuten hierüber Fiblaferon®-Lösung applizieren. Bei exulzerierten und/oder superinfizierten Tumoren sollte die Applikation über intakte Hautareale erfolgen.

Kurzinfusion bei Nasopharynxkarzinom

Der Inhalt einer Durchstechflasche (= 93 mg Trockensubstanz) wird in 3 ml Wasser für Injektionszwecke gelöst. Diese konzentrierte nIFN-β-Lösung wird anschließend in 30 ml einer 0,9%igen physiologischen Kochsalzlösung verdünnt und über 30 Minuten infundiert (0,1 Mio. IE/kgKG, max. 5 Mio. IE/d). Die Therapie wird über einen Behandlungszeitraum von mindestens 6 Monaten jeweils 3-mal pro Woche durchgeführt.

Chancen und Risiken

Natürliches Interferon-β hat sich in zahlreichen Studien bei unterschiedlichen Tumorentitäten bei intratumoraler Injektion als wirksam erwiesen (zugelassen nur bei virusinduzierten Tumoren). In-vitro-Untersuchungen belegen einen additiven bis synergistischen Effekt bezüglich der Wachstumshemmung von Malignomzellen in Kombination mit einer Strahlentherapie und Interferon-β. Brandenburg et al. halten diesen synergistischen Effekt anhand von Einzelfallbeobachtungen auch in vivo für wahrscheinlich, ohne dass eine wesentliche zusätzliche Toxizität durch die Kombination beobachtet wurde.

Interferone besitzen eine dosisabhängige strahlensensibilisierende Wirkung. Um dies ausnutzen zu können, wurden schon sehr früh eine direkte Applikationen von Interferonen in den Tumor versucht. Dabei spielt die Gewebebeständigkeit der einzelnen Interferone eine zentrale Rolle. Im Gegensatz zu rekombinanten Interferonen enthält das Fibroblasten-Interferon die natürlichen Kohlenhydrat-Seitenketten, die zu einer deutlich erhöhten Lipophilie und der damit verbundenen erhöhten Gewebeaffinität führen. Das natürliche Interferon-β eignet sich deshalb in besonderer Weise für die intraläsionale, lokale Tumortherapie.

Klinische Arbeiten mit der intratumoralen Injektion von humanem Fibroblasten-Interferon (insbesondere bei Weichteilsarkomen und malignen Melanomen) zeigten bei etwa 50–60% der Patienten eine komplette oder partielle Remission und lokale Tumorkontrolle. Angesichts der trotz multimodaler Vorbehandlung progredienten Tumoren und der im Median 46 Wochen anhaltenden Remission bei Therapieansprechen ist dies ein ermutigendes Ergebnis.

Studienergebnisse

Vorklinische und klinische Forschungen haben die antiviralen, immunmodulierenden und antitumoralen Wirkungen des nIFN-β belegt; ausführliche Literatur dazu liegt vor. Die intratumorale Anwendung bei Patienten mit erheblicher Größe oder ungünstiger Lage der Tumormanifestation, bei denen die Möglichkeiten der Strahlen- und/oder Chemotherapie erschöpft sind, wird derzeit intensiv untersucht. Es sind über 20 Phase-I- und -II-Studien bei definierten Tumoren publiziert, die insgesamt die antiproliferative, zytotoxische und mit Strahlen-/Chemotherapie synergistische Wirkung von nIFN-β attestieren.

Musch et al. haben z. B. bei insgesamt 55 Patienten mit Mamma-, Bronchial-, HNO-, Ösophagus-, Pankreas-, Dickdarm-, Nieren- und Ovarialkarzinom durch Kombination von intraläsionaler nIFN-β-Injektion und Radiochemotherapie eine Remissionsrate von 67% erzeugt (13 mit kompletter, 24 mit partieller Remission; 16 Patienten ohne signifikante Größenreduktion profitierten von der analgetischen Wirkung; 2 Patienten keine signifikante Wirkung).

Paul et al. haben beim metastasierten malignen Melanom bei 20 Patienten mit der Kombination von Bestrahlung und nIFN-β-Injektion eine Remissionsrate von 85% erreicht.

Interferone haben neben den bekannten immunmodulierenden und antiviralen Eigenschaften auch klinisch relevante antiproliferative Wirkungen. Letztere erklären zusammen mit der antiangiogenetischen und differenzierungsinduzierenden Aktivität die Strahlentherapie verstärkende Wirkung der Interferone.

Bewertung

Interferon-β:

1. **Wirksamkeit auf Tumorwachstum:** durch Studien belegt (beim Nasopharynxkarzinom)
2. **Wirkung auf Allgemeinbefinden/Psyche:** durch Studien belegt (insbesondere Schmerzreduktion)
3. **Nebenwirkungen:** selten schwer wiegende
4. **Preis:** > 2500 €/Woche

Literatur

1 Brandenburg K, Paul E, Renner H: Intrafokale Beta-Interferon-Therapie in Kombination mit Strahlentherapie beim metastasierenden malignen Melanom. Akt Dermatol 19, 1993: 347–350

2 Horoszewic JS, Leong SS, Ito M, Buffett RF, Karakousis C, Holyoke E, Job L, Dolen JG, Carter WA: Human fibroblast interferon in human neoplasia: clinical and laboratory study. Cancer Treat Rep 62 (11), 1978: 1899–1906

3 Musch E, Malek M, Lammering G, Linden-Lammering S, Hartlapp JH, Chrissafidou A: Palliation by intratumoral infiltration with natural interferon-beta. Onkologie 24 (4), 2001: 362–366

4 Paul E, Muller I, Renner H, Bodeker RH, Cochran AJ: Treatment of locoregional metastases of malignant melanomas with radiotherapy and intralesional [beta]-interferon injection. Melanoma Research 13 (6), 2003: 611–617

5 Suckow M, Haller S, Ott A, Baum HP, Pönnighaus JM, Kowalzick L: Behandlung multipler kutaner Melanom-Metastasen des Gesichts mit intratumoralen beta-Interferon-Injektionen. Akt Dermatol 26 (7), 2000: 235–237

6 Zafra C, de la Fuente M, Gaytan F, Solana R, Pena J: Effect of Fiblaferon-L on the human immune system. Chemotherapy 30 (2), 1984: 131–136

8.3.2.3 Tumorvakzine

Volker Schirrmacher

Grundlagen

Tumorvakzine werden zur **Anti-Tumor-Vakzinierung** eingesetzt. Dadurch wird das Immunsystem des Krebspatienten aktiv und spezifisch gegen den Tumor stimuliert. Das Verfahren der Anti-Tumor-Vakzinierung wird auch als **aktiv-spezifische Immuntherapie** (ASI) bezeichnet.

Tumorvakzine basieren auf Zellen, die sowohl Tumor-assoziierte Antigene (TAA) als auch Immunverstärker (Adjuvans, Zytokin oder kostimulatorisches Molekül) enthalten. Die **Zellen** können entweder Tumorzellen oder dendritische Zellen sein. Tumorzellen oder dendritische Zellen werden durch Zellkulturen aus Blut- bzw. Tumorproben des Patienten gewonnen. Patienteneigene Tumorzell-Vakzine werden vor der Applikation inaktiviert, damit keine Zweittumoren entstehen. Darüber hinaus werden als Zellen etablierte Tumor-Zelllinien einer bestimmten Tumorart (z. B. Brustkrebs) aus Gewebekulturen verwendet. Diese werden durch bestimmte Veränderungen (z. B. Gentransfer, Virusinfektion) immunogen gemacht, damit T-Zellen des Patienten gegen TAA, die häufig bei dieser Tumorart vorkommen, aktiviert werden. TAA sind entweder definierte Eiweiße (Proteine) oder davon abgeleitete Bruchstücke (Peptide). Als **Immunverstärker** sind dendritische Zellen sehr geeignet.

Qualität und **Effektivität** einer Tumorvakzine hängen von der Auswahl der TAA sowie von der Qualität der Zellkultur und der Zellzahl ab. Die Zellzahl beträgt etwa 1 Million bei dendritischen Zell-Vakzinen und etwa 10 Millionen bei Tumorzell-Vakzinen. Die Herstellung muss in einem Labor mit entsprechender Herstellerlaubnis erfolgen. Wichtig ist, bei der Auswahl einer Tumorvakzine auf die Erfahrung des Herstellers und die Seriosität des Verfahrens zu achten.

Wirkmechanimus

Tumorvakzine, bei denen dendritische Zellen eingesetzt werden, zielen in der Regel auf die spezifische Aktivierung naiver T-Lymphozyten gegen TAA. Modifizierte Tumorzellen als Tumorvakzine zielen auf die Aktivierung von TAA-spezifischen Gedächtniszellen. Die Aktivierung TAA-spezifischer T-Zellen soll zur Bildung von TAA-spezifischen Killerzellen führen, welche Tumorzellen, nicht aber normale körpereigene Zellen vernichten.

Indikationen

Eine Anti-Tumor-Vakzinierung ist vor allem in der adjuvanten Situation indiziert, in der das Immunsystem des Patienten noch intakt sein sollte und bei der nach Operation des Tumors nur noch kleine Restmengen von Tumorzellen vorhanden sind.

Kontraindikationen

Wenn das Immunsystem des Patienten supprimiert ist, ist eine Antitumorvakzinierung kontraindiziert. Eine Tumorvakzine sollte auch nicht mit immunsuppressiven Medikamenten kombiniert werden.

Nebenwirkungen

Im Allgemeinen sind die Nebenwirkungen gering. Es kann zu lokalen Hautreaktionen und erhöhter Temperatur führen, was sich aber nach ein paar Tagen wieder normalisiert.

Wechselwirkungen

Chemotherapien und Strahlentherapien haben immunsuppressive Wirkungen, die mit den gewünschten Effekten einer Antitumorvakzinierung interferieren können. Da derartige Wechselwirkungen bisher noch nicht gut untersucht sind, wird hier zur Vorsicht geraten. Bei falscher Anwendung oder in Folge von Wechselwirkungen könnten Antitumorimmunantworten eventuell verhindert werden (Aktivierung von Regulatorzellen) oder es könnten Autoimmunreaktionen entstehen, die ebenfalls nicht erwünscht sind.

Praktische Durchführung der Therapie

Die aktiv-spezifische Immuntherapie mit Tumorvakzinen setzt ein intaktes Immunsystem des Krebspatienten voraus. Ob das Immunsystem intakt und in der Norm ist, kann durch Immunmonitoring gemessen werden.
Tumorvakzine werden meist intrakutan injiziert, z.B. am Oberschenkel.
In der Regel werden Tumorvakzine mehrfach injiziert, beispielsweise 3–8-mal in jeweils etwa 4-wöchigen Abständen.
Eine Auffrischimpfung sollte 6–12 Monate nach der letzten Immunisierung erfolgen.

Chancen und Risiken

Die Anti-Tumor-Vakzinierung kann als individueller Heilversuch zur Therapieoptimierung erfolgen. Als Verlaufskontrolle empfiehlt sich die regelmäßige Nachuntersuchung entsprechend der geplanten Tumornachsorge. Es ist sowohl das rezidivfreie Zeitintervall als auch das Zeitintervall des Gesamtüberlebens festzustellen. Durch einen Vergleich mit bekannten entsprechenden Werten, die bei Standard-Therapieverfahren erzielt werden, lässt sich ein möglicher Erfolg dieses Immuntherapie-Verfahrens abschätzen.
Es gibt noch keine Tumorvakzine, die als Standard für die ASI akzeptiert ist. Viele unterschiedliche Tumorvakzine werden z.Zt. als neue experimentelle Therapieverfahren erprobt.

Bewertung

Tumorvakzine:
1. **Wirksamkeit auf Tumorwachstum:** unzureichende Studienlage, aber plausibler Ansatz (bei ca. 10% der Patienten mit etabliertem Tumor)
2. **Wirkung auf Allgemeinbefinden / Psyche:** unzureichende Studienlage
3. **Nebenwirkungen:** selten

Literatur

1 Schirrmacher V: Tumor vaccines – New Therapeutic Approaches against Cancer. Euro-Biotech, Special Edition, Büro für Publizistik, Neckarzimmern, 2001: 64–66
2 Schirrmacher V: Tumorvakzinierung. Zentralblatt für Chirurgie 125 (1), 2000: 33–36
3 Schirrmacher V: Tumorvakzinierung und antikörpervermittelte Immuntherapien. In: J. Beuth (Hrsg.): Grundlagen der Komplementär-Onkologie. Hippokrates, Stuttgart, 2002: 235–244
4 Schirrmacher V: Tumorimmunologie. In: J. Beuth (Hrsg.): Grundlagen der Komplementär-Onkologie. Hippokrates, Stuttgart, 2002: 37–44
5 Schirrmacher V: Clinical trials of antitumor vaccination with an autologous tumor Cell vaccine modified by virus infection: Improvement of patient survival based on improved anti-tumor immune memory. Cancer Immunol Immunother 54 (6), 2005: 587–598
6 Schirrmacher V: Immunotherapy of Metastases: State of the art in 2005. Expert Opinion on Biological Therapy 5 (8), 2005: 1051–1068
7 Steiner HH, Bonsanto MM, Beckhove P, Brysch M, Schuele-Freyer R, Geletneky K, Kremer P, Golamrheza R, Bauer H, Kunze S, Schirrmacher V, Herold-Mende C: Anti-tumor vaccination of patients with glioblastoma multiforme in a case-control study: Feasibility, safety and clinical benefit. J Clin Oncology 22 (21), 2004: 4272–4281

Internetadressen

www.dgo.de: Deutsche Gesellschaft für Onkologie e.V.

8.3.2.4 Avemar®

Ben Pfeifer

Grundlagen

Avemar® ist ein standardisierter Trockenextrakt aus **fermentierten Weizenkeimen** (Triticum vulgaris) mit entzündungshemmenden, antimetastatischen, antioxidativen und immunmodulierenden Wirkungen.

Inhaltsstoffe

Weizenkeimextrakt fermentiert 60,0%, Maltodextrin 33,4%, Fruktose 3,2%, Hilfsstoffe, Aromastoffe, Acesulpham-K 0,5%, Eiweiß 30,4 g, Kohlenhydrate 65,0 g, Fett 0,5 g. 1548 kJ (370 kcal) pro 100 g.

Wirkmechanismus

■ **Wachstumshemmung von Primärtumor und Metastasen**

- Erhöhung der Überlebensrate sowie der metastasen- und progressionsfreien Überlebenszeit bei Dickdarmkarzinom, Melanom, Brustkrebs, urologischen Karzinomen, Karzinomen im Kopf- und Gesichtsbereich
- Steigerung der Apoptose um 30–40% durch Erhöhung der Tyrosin-Phosphorylierung intrazellulärer Proteine sowie Erhöhung des Kalziumeinstroms in die Tumorzellen; die Lebensdauer normaler Zellen wird nicht beeinflusst

- Signifikante Reduzierung der Synthese der MHC-1-Oberflächen-Moleküle → NK-Zell-Angriff auf Tumorzellen wird möglich: NK-Zellen als „First Line Defense" der Immunabwehr gegen Krebs erkennen Krebszellen nicht, wenn diese große Mengen von MHC-1-Molekülen an ihrer Zelloberfläche exprimieren („masking effect")
- Verminderung von Tumorwachstum in tierexperimentellen Untersuchungen durch Dosis-abhängige Blockierung des Enzyms Transketolase, das Glukose in Ribose umwandelt und damit die DNA- und RNA-Synthese erhöht; Krebszellen weisen hohe Transketolase-Aktivität auf → dadurch erhöhte Neubildung von Nukleotiden und Nukleinsäuren; Chemotherapie und Bestrahlung hemmen direkt die Bildung von Nukleotiden, Avemar® hat indirekt den selben Effekt, was möglicherweise die synergistische Wirkung von Avemar® und Chemotherapie bezüglich der Hemmung der Metastasierung erklärt
- Verminderung der Metastasenbildung bei Lungenkrebs, Malignem Melanom und Kolonkarzinom im Tierexperiment durch Reduktion der Adhäsionsfähigkeit von Tumorzellen in Fremdgewebe; in Kombination mit zytotoxischen Arzneimitteln vollständige Unterdrückung von Metastasenbildung
- Vermeidung der Krebsentstehung durch Kanzerogen Azoxymethane (AOM) im Tierexperiment; AOM verursacht Kolonkarzinome bei 100 % der Versuchstiere; Avemar®-Gabe reduziert Krebsbildung um 70 %.

Verbesserung der Lebensqualität bei Tumorpatienten

- Verminderung der hämatopoetischen Nebenwirkungen von Bestrahlung und Chemotherapie
- Vermeidung und Verminderung krebsbedingter Kachexie
- Verkürzung der Rekonvaleszenzzeit nach operativen Eingriffen
- Verbesserung von körperlichem Allgemeinzustand und körperlicher Leistungsfähigkeit

Steigerung der Immunabwehr

- Steigerung der Immunabwehr bei Krebs, jedoch eine Verminderung der Immunantwort bei Autoimmunkrankheiten; konträre Wirkung ist möglich durch unterschiedliche Beeinflussung der Th-1- und Th-2-Immunantwort-Mechanismen: Avemar® steigert die Th-1-Reaktion und damit die Abwehr gegen Krebs, es verlangsamt jedoch die Th-2-Reaktion und hemmt Autoimmunprozesse
- Steigerung der Con-A verursachten Lymphoblasten-Transformation von T-Lymphozyten im peripheren Blut und Steigerung der TNF-α-Produktion
- Hemmung der Entwicklung sowie signifikante Verminderung der klinischen und hämatologischen Symptome bei systemischen Lupus erythematodes im Tierversuch
- Reduzierung von Symptomen bei Patienten mit systemischem Lupus erythematodes durch Verminderung der Auto-Antikörper-Produktion, der Th-2-Zellantwort (IL-4- und IL-10-Sekretion) und Verstärkung der Th-1-Zellantwort (IL-2 und IFN-γ)
- Erhöhung der Expression von ICAM-1 Proteinen in Tumorgewebe → Begünstigung der Auswanderung von Abwehrzellen aus Blutgefäßen; Immunangriff von Tumorzellen wird möglich; Tumoren > 2 mm Durchmesser entwickeln ein eigenes Blutgefäßsystem (maligne Angiogenese) mit extrem niedriger ICAM-1 Protein-Synthese → dadurch ist die Migration von Immunzellen durch die Gefäßwand erschwert und die Abwehr vermindert
- Normalisierung der Abstoßungsreaktion von Hauttransplantaten im Tierversuch

Antioxidative Effekte

- Starker Superoxid-Radikal-Fänger (etwas schwächere Wirkung als Superoxid-Dismutase)
- Stärkere anti-radikale Wirkung als Vitamin C

Entzündungshemmung

- Reduktion entzündlicher Infiltrationen im Adjuvant-Arthritis-Tiermodell; dosisabhängig vergleichbar zur Wirkung von Indometacin und Dexamethason, ohne deren Nebenwirkungen
- Reduktion von Symptomen und CD-4 positiven Lymphozyten in entzündlichen Infiltrationen bei RA-Patienten

Indikationen

- Komplementäre Behandlung von verschiedenen Krebsarten (z. B. Mamma-, Kolonkarzinom, malignes Melanom)
- Verhinderung einer Metastasierung
- Immunregulation bei Autoimmunerkrankungen
- Verminderung hämatopoetischer Nebenwirkungen von Strahlen- und Chemotherapie

Kontraindikationen

- Akute Magen-Darm-Erkrankungen
- Malabsorptionssyndrom, Zöliakie, Fruktoseintoleranz

- Bekannte Überempfindlichkeitsreaktion auf Inhaltsstoffe
- 2 Tage vor und nach gastrointestinalen Röntgenuntersuchungen mit Bariumsulfat
- Schwangerschaft, Stillzeit
- Z. n. Organtransplantation

Nebenwirkungen

- Selten leichte Magen-Darm-Beschwerden (Flatulenz, Diarrhö, Übelkeit)
- Sehr selten Überempfindlichkeitsreaktionen mit Hautausschlag

Wechselwirkungen

Avemar® kann ohne weiteres mit einer konventionellen Chemotherapie kombiniert werden. Die Wirksamkeit von z. B. Dacarbazin (DTIC), Doxorubicin und 5-FU wird durch Avemar® weder in vitro noch im Tierversuch reduziert. Auch führt die gleichzeitige Avemar®-Gabe nicht zu einer Verstärkung der toxischen Effekte der Chemotherapeutika. Bezüglich antimetastatischer Wirkung zeigt sich sogar ein starker Synergismus zwischen DTIC sowie 5-FU und Avemar®.
Avemar® kann auch ohne Probleme mit hämatopoetisch wirksamen Zytokinen kombiniert werden, falls diese im Rahmen einer Chemotherapie wegen Neutropenie notwendig werden. Es hat sich gezeigt, dass Avemar® die Wirkung solcher Zytokine verstärkt. Eine Kombination von Avemar® mit Tamoxifen ist ebenfalls ohne weiteres möglich. Nach bisherigen Forschungsergebnissen ist dadurch in der klinischen Praxis eine Erhöhung der Apoptoserate bei Brustkrebs zu erwarten.
Aus tierexperimentellen Untersuchungen mit verschiedenen Tumormodellen zur Metastasierung ist bekannt, dass Vitamin C die antimetastatische Wirkung von Avemar® abschwächen kann. Daher sollte Vitamin C mind. 2 Stunden vor oder nach Avemar® angewendet werden.

Praktische Durchführung der Therapie

17 g Avemar®-Granulat (1 Beutel) in etwa 100 ml kaltes, kohlensäurefreies Wasser bis zur vollständigen Auflösung einrühren; 1-mal tgl. 30 Min. vor einer Mahlzeit einnehmen (ab 90 kgKG eventuell 2-mal tgl.). Nicht gleichzeitig mit anderen Medikamenten einnehmen, zwischen Avemar® und Vitamin-C-Einnahme mind. 2 Std. vergehen lassen. Avemar® ist wärmeempfindlich, deshalb 1 Std. vor und nach Einnahme keine heißen Getränke oder Nahrungsmittel einnehmen. Unter Berücksichtigung der Kohlenhydrate auch für Diabetiker geeignet. Die Behandlung sollte kontinuierlich in der angegebenen Dosierung durchgeführt werden. Langzeiteinnahme ist gut verträglich, Toxizität ist nicht zu erwarten.

Chancen und Risiken

Avemar® ist in der komplementären Onkologie wegen seiner breiten biologischen Wirkungen vielfach einsetzbar. Insbesondere sollte seine antimetastatische Wirksamkeit bei vielen Krebsarten nutzbar sein, insbesondere auch in der Kombination mit einer konventionellen Chemotherapie oder antihormonellen Therapie. Da bislang in Tierversuchen weder eine Mutagenität, noch Genotoxizität oder Kanzerogenität nachgewiesen wurden, und beim Patienten auch bei Langzeiteinsatz keinerlei Toxizität zu beobachten war, ist der komplementäre Einsatz von Avemar® durchaus zu rechtfertigen.

Studienergebnisse

Experimentelle und klinische Studien zur komplementären Behandlung bei Krebspatienten sowie bei Autoimmunerkrankungen (z. B. rheumatoide Arthritis, systemischer Lupus erythematodes) liegen vor. In klinischen Studien, die seit 1998 an mehr als 1200 Patienten mit unterschiedlichen Tumorentitäten an Universitäten in Ungarn, Israel, Russland, Italien und den USA durchgeführt wurden, konnte beobachtet werden:

- Signifikante Verlängerung des progressionsfreien Intervalls sowie der Überlebenszeit bei Kolon- und Rektumkarzinomen
- Signifikante Verbesserung der Lebensqualität bei Patienten mit Lungenkrebs im fortgeschrittenem Stadium (klinische Studie im Rahmen der *European Organization for Research and Treatment of Cancer*)
- In Kombination mit Chemotherapie bessere Ergebnisse.

Es fehlen weitere prospektive klinische Studien (Phase II und III), um den Einsatz von Avemar® bei verschiedenen Krebsarten und bei Metastasierung besser zu begründen.

Bewertung

Avemar®:
1. **Wirksamkeit auf Tumorwachstum:** durch Studien belegt
2. **Wirkung auf Allgemeinbefinden / Psyche:** durch Studien belegt
3. **Nebenwirkungen:** selten
4. **Preis:** 51 – 250 € / Monat

Literatur

1 Boros LG, Nichellatti M, Shoenfeld Y: Fermented Wheat Germ Extract (Avemar) in the Treatment of Cancer and Autoimmune Diseases. Ann NY Acad Sci 1051, 2005: 529–542
2 Comín-Anduix B et al.: Fermented Wheat Germ Extract Inhibits Glycolysis/Pentose Cycle Enzymes and Induces Apoptosis through Poly(ADP-ribose) Polymerase Activation in Jurkat T-cell Leukemia Tumor Cells. J Biol Chemistry 227 (48), 2002: 46408–46414
3 Fajka-Boja R et al.: Fermented wheat germ extract induces apoptosis and downregulation of major histocompatibility complex class I proteins in tumor T and B cell lines. Int J Onc 20, 2002: 563–570
4 Illmer C, Madlener S, Horvath Z, Saiko P, Losert A, Herbacek I, Grusch M, Krupitza G, Fritzer-Szekeres M, Szekeres T: Immunologic and biochemical effects of the fermented wheat germ extract Avemar. Exp Biol Med (Maywood) 230 (2), 2005: 144–149
5 Jakab F, Mayer A, Hoffmann A et al.: First clinical data of a natural immunomodulator in colorectal cancer. Hepatogastroenterology 47, 2000: 393–395
6 Jakab F, Shoenfeld Y, Balogh A, Nichelatti M, Hoffmann A, Kahan Z, Lapis K, Mayer A, Sapy P, Szentpetery F, Telekes A, Thurzo L, Vagvolgyi A, Hidvegi M: A medical nutriment has supportive value in the treatment of colorectal cancer. Br J Cancer 89 (3), 2003: 465–469
7 Marcsek Z, Kocsis Z, Jakab M, Szende B, Tompa A: The efficacy of tamoxifen in estrogen receptor-positive breast cancer cells is enhanced by a medical nutriment. Cancer Biother Radiopharm 19 (6), 2004: 746–753
8 Nichelatti M, Hidvégi M: Experimental and clinical results with Avemar (a dried extract from fermented weath germ) in animal cancer models and in cancer patients. Nögyógyászati Onkológia 7, 2002: 180–185
9 Szende B, Marcsek Z, Kocsis Z, Tompa A: Effect of simultaneous administration of Avemar and cytostatic drugs on viability of cell cultures, growth of experimental tumors, and survival tumor-bearing mice. Cancer Biother Radiopharm 19 (3), 2004: 343–349

Internetadressen

1 www.avemar.com
2 www.med-pro.org
3 www.naturalelixir.com

8.3.2.5 Lentin Plus® (Biobran, MGN-3)

Ben Pfeifer

Grundlagen

Lentin Plus® ist ein standardisierter Heiß-Wasser-Extrakt aus Reis-Hemizellulose B, fermentiert durch das Enzym Karbohydrase aus Shiitake Pilzen. Es enthält vorwiegend Arabinoxylan, ein kurzkettiges Polysaccharid, bestehend aus Arabinose- und Xylose-Molekülen, welches stimulierend auf natürliche Killerzellen (NK-Zellen), zytotoxische T-Zellen und B-Zellen wirkt, und die Zahl und Funktion dieser Immunzellen erhöht sowie die Sekretion von Tumor-Nekrose-Faktor (TNF) und γ-Interferon verstärkt und somit die Immunantwort gegen Krebs verbessert. Lentin Plus® ist nicht toxisch und nicht mutagen. Bei oraler Aufnahme wird es gut aus dem Magen-Darm-Trakt absorbiert und bioverfügbar. Antitumoröse und immunmodulierende Wirkungen sind in experimenteller und klinischer Forschung sowie durch Fallbeschreibungen dokumentiert. Es fehlen jedoch bessere experimentelle und klinische Untersuchungen des kommerziellen Präparates, um die Wirksamkeit bei Krebspatienten zu beweisen.

Inhaltsstoffe

Lentin Plus® (BioBran, MGN-3) enthält 65–80% Kohlenhydrate und 8–15% Eiweiß. Es ist erhältlich als

- Pulver: Arabinoxylan 1000 g, mikrokristalline Zellulose 500 mg, Maisstärke 260 mg, Dextrin 200 mg, Tricalcium Phosphat 40 mg
- Tabletten: Arabinoxylan 250 mg, mikrokristalline Zellulose 81 mg, Maisstärke 42,5 mg, Kakaopulver 22,5 mg, Glycerolester von Fettsäuren 22,5 mg, Dextrin 13,5 mg, Tricalcium Phosphat 9 mg, Silikon Dioxid 9 mg.

Wirkungen

- Dosisabhängige Steigerung der Aktivität von NK-Zellen sowie Synthese von γ-Interferon und α-TNF in vitro und beim Patienten
- Dosisabhängige Verminderung des Tumorwachstums in vitro
- Verbesserung der Lebensqualität bei Krebspatienten und Reduktion der Nebenwirkungen von Chemotherapie und Bestrahlung beim Patienten
- Nach oraler Einnahme von tgl. 2 g erhöhen sich die NK-Zell-Aktivität, die T-Zell-Aktivität und die B-Zell-Aktivität innerhalb von 2 Wochen.

Indikationen

Nahrungsergänzungsmittel zur Funktionssteigerung der zellulären Immunabwehr bei Patienten mit Krebs und chronischem Fatigue-Syndrom.

Kontraindikationen

- Akute Magen-Darm-Erkrankungen
- Malabsorptionssyndrom, Zöliakie, Arabinose-, Xyloseintoleranz
- Z.n. Organtransplantation
- Immunsuppressive Therapien

Nebenwirkungen

Sind nicht bekannt. Auch bei Verwendung extrem hoher Einnahmemengen > 5 g/d bleibt die Verträglichkeit sehr gut. Obwohl Lentin Plus® vielfach auch von schwangeren Frauen benutzt wird, weist der Hersteller darauf hin, dass bislang keine Ergebnisse extensiver klinischer Studien vorliegen, die eine Empfehlung der Einnahme auch während der Schwangerschaft rechtfertigen würden. Im Tierversuch (Rattenmodell) lag die LD50 bei > 36 g/kgKG. Im AMES-Test konnte keinerlei Mutagenität nachgewiesen werden.

Wechselwirkungen

Lentin Plus® kann ohne Sorge vor Wechselwirkungen eingesetzt werden. Zurzeit sind keine Wechselwirkungen bekannt, auch nicht in Bezug auf Chemotherapeutika und Bestrahlung. Im Gegenteil, Lentin Plus® vermindert die toxischen Nebenwirkungen dieser Therapieformen und wird gerade wegen dieser Eigenschaft von vielen onkologisch tätigen Ärzten empfohlen.

Praktische Durchführung der Therapie

Dosisvorschlag: 15 – 45 mg/kgKG/d Lentin Plus®. Das Produkt ist in Europa frei verkäuflich und wird gegenwärtig von Tausenden von Patienten weltweit zur komplementären oder primären Tumortherapie verwendet. Der Hersteller hat bestätigt, dass beide Darreichungsformen gleichwertig in Bezug auf Wirkung sind, was bedeutet, dass 4 Tabletten (1000 mg Wirkstoff) der Wirkung von einem Beutel entsprechen (1000 mg Wirkstoff). Das Pulver sollte idealerweise etwa 20 Minuten nach dem Essen, die Tabletten sollten mit dem Essen eingenommen werden.

Behandlungsvorschlag für die komplementäre Krebstherapie: Lentin Plus® (MGN-3 oder Biobran) 3,0 g/d im ersten Monat, 2,0 g/d im zweiten Monat und 1,0 – 1,5 g/d ab dritten Monat einnehmen.

Lentin Plus® ist ein Originalprodukt, das die Firma Daiwa Pharmaceutical Co., Ltd. Tokio, Japan, herstellt; ähnliche Produkte sind MGN-3, das von Lanelabs in USA vertrieben wird, oder Biobran (MGN-3), das von DHD Europe Ltd. in England vertrieben wird.

Chancen und Risiken

Lentin Plus® ist keine Alternative zur konventionellen Behandlung von Krebsleiden, kann jedoch die zelluläre Abwehr gegen Krebs erhöhen, Nebenwirkungen von Bestrahlung und Chemotherapie vermindern und das Allgemeinbefinden verbessern.

Lentin Plus® erhöht nachweislich die NK-Zell-Aktivität in vitro und in vivo beim Tier und beim Krebspatienten. Experimentelle Studien zum Wirkmechanismus ergaben eine Erhöhung der Sekretion von Tumor-Nekrose-Faktor und γ-Interferon. Für eine endgültige Bewertung der klinischen Wirksamkeit fehlen Phase II- und III-Studien.

Bewertung

Lentin Plus® (Biobran, MGN-3):
1. **Wirksamkeit auf Tumorwachstum:** durch vorklinische Studien belegt
2. **Wirkung auf Allgemeinbefinden/Psyche:** durch Studien belegt
3. **Nebenwirkungen:** nicht bekannt
4. **Preis:** 51 – 250 €/Monat

Literatur

1 Ghoneum M: Effect of MGN-3 on human natural killer cell activity and interferon-γ synthesis in vitro. FASEB 19 (6), 1996: 26 – 32
2 Ghoneum M: Anti-HIV activity in vitro of MGN-3, an activated arabinoxylane from rice bran. Biochem Biophys Res Commun 243 (1), 1998: 25 – 29
3 Ghoneum M: Enhancement of human natural killer cell activity by modified arabinoxylan from rice bran (MGN-3). Int J Immunotherapy XIV (2), 1998: 89 – 99
4 Ghoneum M, Brown J: NK Immunorestoration of Cancer Patients by MGN-3, A Modified Arabinoxylan Rice Bran (Study of 32 Patients Followed for up to 4 years). Anti-Aging Medical Therapeutics III (1), 1999: 217 – 226
5 Ghoneum M, Jewett A: Production of tumor necrosis factor-alpha and interferon-gamma from human peripheral blood lymphocytes by MGN-3, a modified arabinoxylan from rice bran, and its synergy with interleukin-2 in vitro. Cancer Detect Prev 24 (4), 2000: 314 – 324
6 Kenyon J: A descriptive questionnaire-based study on the use of Biobran (MGN-3) in chronic fatigue syndrome. Townsend Letter XI (1), 2001: 48 – 50
7 Jacoby HI, Wnorowski G, Sakata K, Maeda H: The Effect of MGN-3 on Cisplatin and Doxorubicin Induced Toxicity in the Rat. Journal of Nutraceuticals, Functional & Medical Foods 3 (4), 2001: 3 – 11

Internetadressen

1 www.biobran.org
2 www.research-data.com/Latest-Findings/MGN3-Index.htm
3 www.biobran.com
4 www.jafra.gr.jp/arabino-e.htm
5 www.daiwa-pharm.com/eng/
6 www.med-pro.org

8.3.2.6 Imiquimod

Bernd Benninghoff, Ben Pfeifer

Grundlagen

Imidazoquinoline, wie z. B. Imiquimod und sein Strukturanalogon Resiquimod, sind Immunmodulatoren, die insbesondere zur topischen Behandlung von Feigwarzen (Kondylomata), Hautkrebs (Basalzellkarzinom, initiales Plattenepithelkarzinom) und virale Infektionen (Humane Papillomviren, Herpes-simplex-Viren vom Typ 1 und 2, Mollusca contagiosa) bei immunkompetenten und immunsupprimierten Patienten eingesetzt werden können. Imidazoquinoline (insbesondere Imiquimod) bewirken dabei eine Zytokinsekretion (Tumor-Nekrose-Faktor, Interferon-α, Interleukin-12) von Monozyten, Makrophagen und Keratinozyten in den betroffenen Hautarealen, wodurch ein lokales TH1-dominiertes Immunmilieu mit einer zellulären Immunreaktion gegen die virale Infektion bzw. die Hautkrebszellen sowie eine lokale Entzündungsreaktion entsteht. Die gesunde Haut wird durch diese Immunmodulation nicht betroffen.

Wirkmechanismus

Das breite antivirale und antineoplastische Indikationsspektrum der Imidazoquinoline Imiquimod und Resiquimod wird zumindest zum Teil über deren direkte Interaktionen mit den so genannten „Toll Like-Rezeptoren" (TLR) vermittelt. Diese Rezeptoren befinden sich auf Zellmembranen und sind als Bestandteil des angeborenen Immunsystems an der Erkennung bestimmter Moleküle von Mikroorganismen oder tumorös veränderten Zellen beteiligt. Wenn aktiviert, können die TLR eine entsprechende Immunantwort auslösen. Neben dieser Wirkung, die im Wesentlichen auf eine verbesserte Antigenpräsentation durch dendritische Zellen abzielt, haben die Imidazoquinoline auch einen Effekt auf B-Zellen, der zur Synthese von Antikörpern der Klasse IgG_{2a} führt. Zusätzlich verfügen die Imidazoquinoline aber auch über indirekte Effekte durch proinflammatorische und proapoptotische Zytokine.

Die topische Imiquimod-Anwendung induziert über oben beschriebene Wirkmechanismen in epithelialen Tumorzellen eine tumor-selektive Apoptose, die im Vergleich zu unbehandelten Tumorzellen um deutlich gesteigert ist. Auf molekularer Ebene wird diese Apoptose-Steigerung wahrscheinlich durch die Aktivierung zellulärer Caspasen bewerkstelligt, da der proapoptotische Effekt von Imiquimod durch Caspasen-Hemmung aufgehoben werden kann. Caspasen sind intrazelluläre Enzyme, die durch Degradation zellulärer Bausteine die Apoptose vermitteln. Außerdem wurde gezeigt, dass der proapoptotische Effekt von Imiquimod von einer Bcl-2-abhängigen Translokation des mitochondrialen Cytochrom C in das Zytosol begleitet wurde und eine funktionelle Blockade von Trail-Rezeptoren, CD95 (Fas) oder TNF-Rezeptoren die proapoptotische Wirkung von Imiquimod nicht unterdrücken konnte, was darauf hindeutet, dass die Wirkung von Imiquimod unabhängig von der Aktivierung membranständiger Todes-Rezeptoren ist.

Imiquimod ist somit die erste topisch anzuwendende Substanz, die in Tumorzellen der Haut selektiv eine Apoptose induziert und dabei wahrscheinlich Mechanismen umgeht, durch die sich maligne Tumoren der Apoptose entziehen. Dies wirkt wahrscheinlich synergistisch mit der von Imiquimod bekannten Stimulation der antitumoralen zellulären Immunantwort.

Inhaltsstoffe und Einzelsubstanzen

Imiquimod als Aldara® 5% Creme kommt in Sachets zur Einmalapplikation. Jedes Sachet enthält 12,5 mg Imiquimod {1-(2Methylpropyl)-1H-Imidazo[4,5-c]Quinolin-4-Amin} in 250 mg Salbengrundlage (5%). Als Hilfsstoffe werden Konservierungsmittel (Alcohol benzylicus, Methylis parahydroxybenzoas (E 218) und Propylis parahydroxybenzoas (E 216); Excip. ad ungt. pro 250 mg) aufgeführt.

Indikationen

- Condylomata acuminata: Imiquimod ist für die topische Behandlung von Genitalwarzen zugelassen.
- Basalzellkarzinom (☞ 17.2): Imiquimod besitzt eine selektive Wirkweise, die unter Schonung des gesunden umliegenden Gewebes die körpereigene Immunabwehr lediglich auf die Basaliomzellnester lenkt.
- Aktinische Keratose: Imiquimod erzeugt bei dreimaliger Anwendung pro Woche eine komplette Heilung in 75% der Patienten im follow-up bis zu 18 Monaten.
- Potentielle weitere Indikation bei viralen Infektionen wie z. B. mit Herpes-simplex-Viren und humanen Papillomviren: Resiquimod steigert über bestimmte Botenstoffe die lokale Antwort des Immunsystems auf die Herpes-Infektion und veranlasst bestimmte Immunzellen, das Herpesvirus auch in seiner „schlafenden" Form in Haut- oder Nervenzellen zu bekämpfen, noch bevor erste Symptome auftreten. Herpes-Rezidive können so wirksam verhindert oder wesentlich verzögert werden. Weitere klinische Studien sind hier gefordert, um die Anwendung zu belegen.

Kontraindikationen und Vorsichtsmaßnahmen

Bekannte Überempfindlichkeit gegen Imiquimod oder irgendeinen der sonstigen Bestandteile der Aldara® Creme.

Imiquimod darf nicht auf offene Geschwüren oder Wunden aufgetragen werden. Unter der Behandlung mit Imiquimod kann es zu einer Verschlechterung entzündlicher Hauterscheinungen kommen.

Imiquimod wurde nicht für die Behandlung innerer spitzer Kondylome im Genitalbereich untersucht und wird daher nicht zur Behandlung von spitzen Kondylomen der Urethra, Vagina, Zervix, des Rektums oder des Analkanals empfohlen.

Aldara® Creme vermindert die Reißfestigkeit von Kondomen und Scheidenpessaren. Daher sollte die Creme von der Haut vor dem Geschlechtsverkehr abgewaschen oder andere Methoden der Empfängnisverhütung erwogen werden.

Weitere Hinweise siehe Fachinformationen.

Nebenwirkungen

Systemische Nebenwirkungen von Imiquimod (Aldara® Creme) sind sehr selten und beschränken sich auf Kopfschmerzen, grippeähnliche Symptome und Myalgien.

Lokale Hautrektionen während der Anwendung (3-mal wöchentlich) sind häufiger (bis 61% der Patienten) und schließen Erythem (61%), Erosion (30%), Exkoriation, Schuppenbildung (23%) und Ödem (14%) ein. Induration, Ulzeration, Verschorfung und Bläschenbildung wurden weniger häufig mitgeteilt. Insgesamt sind die meisten Hautreaktionen durch leichten bis mittleren Schweregrad gekennzeichnet und verschwinden in der Regel innerhalb von 2 Wochen nach Absetzen der Behandlung.

Wechselwirkungen

Wechselwirkungen mit anderen Medikamenten wurden bislang nicht untersucht, sind aber eher unwahrscheinlich.

Praktische Durchführung der Therapie

Erwachsene sollten Aldara® Creme 3-mal wöchentlich (z.B. Montag, Mittwoch und Freitag) vor dem Zubettgehen in einer dünnen Schicht auf betroffene Hautpartien auftragen und dort 6–10 Stunden einwirken lassen. Vorsicht beim Auftragen von Aldara® Creme in der Nähe der Augen, Lippen und des Naseneingangs; Kontakt vermeiden. Während der Einwirkzeit soll auf Duschen oder Baden verzichtet werden. Nach der Einwirkzeit wird die Creme mit Wasser und einer milden Seife abgewaschen. Die Aldara® Creme Sachets sind nur für die einmalige Applikation bestimmt. Die Behandlung ist so lange fortzusetzen, bis sich alle sichtbaren Hautveränderungen vollständig normalisiert haben, längstens jedoch bis zu 16 Wochen. Patienten sollten die Einstrahlung von natürlichem und künstlichem Sonnenlicht auf die behandelten Hautpartien vermeiden. Die Behandlung mit Aldara® Creme kann mitunter zu starken lokalen Hautreizungen (Jucken, Brennen, Ulzeration) führen, die eine Unterbrechung der Behandlung notwendig machen. Nach Abklingen der Hautsymptome kann die Behandlung jedoch bedenkenlos wieder aufgenommen werden. Während der Behandlung und bis zur kompletten Heilung unterscheidet sich das behandelte Hautareal deutlich von normaler Haut.

■ Condylomata acuminata

Behandlung prinzipiell wie oben beschrieben. Nach Hautreinigung Aldara® Creme in den gereinigten, mit spitzen Kondylomen infizierten Hautbereich auftragen und einreiben, bis die Creme vollständig eingezogen ist. Für 6–10 Stunden belassen und Behandlung jeden zweiten Tag wiederholen, bis Kondylom tragender Hautbezirk völlig normal aussieht. Die in einem zum Einmalgebrauch vorgesehenen Sachet enthaltene Cremememenge reicht aus, um einen mit spitzen Kondylomen infizierten Bereich von 20 cm^2 zu behandeln. Nach der Einwirkzeit behandelte Hautpartie mit milder Seife und reichlich Wasser reinigen.

■ Aktinische Keratose

Behandlung prinzipiell wie oben beschrieben. Das behandelte Hautgebiet sollte 25 cm^2 kontinuierliche Hautfläche nicht überschreiten. Nach Anbehandlung mit 2 Applikationen pro Woche ist eine verstärkte lokale Immunreaktion meist nach 1–2 Wochen im Behandlungsareal sichtbar. Das Maximum der Reaktion ist in der 3.–5. Woche zu erwarten, danach kommt es unter fortlaufender Therapie in der Regel zu einer Abschwächung der Inflammation. Eine endgültige Beurteilung wird nach einem behandlungsfreien Intervall von etwa 4–8 Wochen durchgeführt. Auch unter Beachtung der empfohlenen Dosierung geben die meisten Patienten unter der Behandlung Hautreizungen wie Jucken, Brennen, Erythem, Austrocknung und Schuppung an. Diese Erscheinungen können sich auch auf die umliegende, nicht behandelte Haut ausdehnen.

Basalzellkarzinom
Behandlung prinzipiell wie oben beschrieben. Die meisten Patienten werden während der Behandlung Hautreizungen wie Jucken, Brennen, Erythem, Austrocknung, Schuppung bis hin zur Ulzeration mit Krustenbildung erfahren. Diese verschwinden gewöhnlich nach Abschluss der Behandlung völlig. Behandlungszeit etwa 12 Wochen.

Chancen und Risiken

Aufgrund der Nutzung des Immunsystems der Haut scheinen immuntherapeutische Verfahren, wie die Imiquimod-Therapie, den klassischen Behandlungsformen überlegen zu sein und werden in Zukunft vermutlich einen wachsenden Stellenwert in der Medizin genießen. Dauerhafte Überdosierung mit Aldara® Creme kann schwere lokale Hautreaktionen hervorrufen und trägt ein erhöhtes Risiko für systemische Nebenwirkungen. Signifikante Blutdrucksenkungen sind nach Anwendung von > 200 mg Imiquimod (entsprechend > 16 Sachets Aldara® Creme) beschrieben worden, die sich durch eine intravenöse Flüssigkeitsgabe prompt korrigieren ließen.

Studienergebnisse

Aktinische Keratose
In einer doppelblinden, plazebokontrollierten Studie wurden 37 Patienten randomisiert. Die klinische Diagnose der aktinischen Keratose (AK) wurde vor Therapiebeginn histologisch gesichert. Das Behandlungsareal im Bereich der Kopf-, Gesichtshaut oder dorsalen Unterarme schloss 3–10 klinisch typische Keratosen ein. Es wurde für zwölf Wochen mit Studiencreme therapiert. 84,5% der mit Imiquimod behandelten Patienten (21 von 24) zeigten klinisch eine vollständige Abheilung aller AK-Läsionen im Behandlungsareal. Auch die histologische Ausheilung konnte für diese Patienten nachgewiesen werden. Unter den 13 mit Plazebo therapierten Patienten gab es dagegen keine klinische oder histologische Ausheilung. Während der Behandlung mit Imiquimod kam es zu einer verstärkten perifokalen Immunreaktion; im Bereich der zuvor bereits sichtbaren Verhornungen zeigten sich umschriebene Erytheme, zum Teil Erosionen und Verkrustungen. Darüber hinaus reagierten auch subklinische AK, die als kleine fokale Hautrötungen imponierten. So schien sich die Anzahl der AK-Läsionen in der ersten Phase der Behandlung zunächst zu erhöhen. Entsprechend dieser klinischen Resultate wird diskutiert, dass neben den klinischen Stadien der AK auch die sehr frühen Formen der Erkrankung immunologisch erkannt und eliminiert werden. Dieser Prozess ist sehr selektiv und schont gesundes Gewebe. Normale Haut reagierte nicht.
Organtransplantierte Patienten haben aufgrund der immunsupprimierenden Medikation ein deutlich erhöhtes Risiko, Malignome der Haut zu entwickeln. Als Frühform der aktinischen Keratose zeigen sich klinisch oftmals warzenartige Hautveränderungen, die sich später zunehmend zu hyperkeratotischen AK weiterentwickeln. Die Progression der AK zu einem invasiven Tumor erfolgt in diesem Patientenkollektiv erheblich rascher. Auch das weitere klinische Verhalten eines Plattenepithelkarzinoms ist deutlich aggressiver als bei immunkompetenten Patienten.
Da die aktinische Keratose gerade bei Organtransplantierten häufig disseminiert und großflächig auftritt und oftmals nur noch einzelne, besonders hypertrophe und progrediente Läsionen einer chirurgischen Behandlung zugänglich sind, ist die Rezidivneigung selbst unter engmaschiger Kontrolle erheblich.
Diese schwere Form der so genannten Feldkanzerisierung (Hautregion mit multiplen Läsionen transformierter Keratinozyten) eignet sich prinzipiell gut für einen großflächigen, topisch-pharmakologischen Therapieansatz.
Einzelne Berichte über die Behandlung von aktinischen Keratosen und anderen epithelialen Neoplasien zeigen ein gutes Ansprechen der Erkrankung auf Imiquimod. Veränderungen der Organfunktion durch Imiquimod wurden hier nicht beschrieben. Eine engmaschige Kontrolle der Transplantatfunktion ist jedoch in jedem Fall zu empfehlen, da ausreichende Daten zur Verträglichkeit bei Organtransplantierten noch nicht vorliegen.

Basalzellkarzinom
Verschiedene Studien haben ergeben, dass die Heilungsraten bei Patienten mit superfiziellem Basalzellkarzinom etwas höher liegen verglichen mit dem nodulären Typ. Der Grund könnte im eher flächigen Wachstum der superfiziellen Basalzellkarzinome begründet sein. Hiermit liegt ein günstigeres Verhältnis zwischen Tumorzellvolumen und Oberfläche vor, was der zellulären Immunreaktion eine größere Fläche bietet. Das tiefere Vordringen von nodulären Tumorknospen ist vermutlich kein Hinderungsgrund für eine Ausheilung, da die Immunreaktion zwar durch Imiquimod lediglich an der Oberfläche getriggert wird, aber die ei-

gentliche zelluläre Exekutive der Immunität vom tiefer liegenden dermalen Gefäßplexus ausgeht. Beim nodulären Basalzellkarzinom handelt es sich vielmehr um einen kompakter gebauten, eher sphäroiden Tumor mit geringerer Angriffsfläche.

Bewertung

> Imiquimod:
> 1. **Wirksamkeit auf Tumorwachstum:** durch Studien belegt
> 2. **Wirkung auf Allgemeinbefinden / Psyche:** unzureichende Studienlage
> 3. **Nebenwirkungen:** selten schwer wiegende
> 4. **Preis:** 51 – 250 € / Monat
> 5. **Kostenübernahme:** auch durch gesetzliche Krankenkassen

Literatur

1 Brown VL, Atkins CL, Ghali L, Cerio R, Harwood CA, Proby CM: Safety and efficacy of 5% imiquimod cream for the treatment of skin dysplasia in high-risk renal transplant recipients: randomized, double-blind, placebo-controlled trial. Arch Dermatol 141 (8), 2005: 985 – 993

2 Colemann N, Birley H, Renton A, Hanna N, Ryait B, Byrne M et al.: Immunological events in regressing genital warts. Am J Clin Pathol 102, 1994: 768 – 774

3 De Benedetti A, Pytel B, Baglioni C: Loss of (2´,5´)oligoadenylate synthetase activity by production of antisense RNA results in lack of protection by interferone from viral infections. Proc Natl Acad Sci 84, 1987: 658 – 662

4 Del Rosso JQ: The use of topical imiquimod for the treatment of actinic keratosis: a status report. Cutis 76 (4), 2005: 241 – 248

5 Geisse J, Rich P, Pandya A, Gross K, Andrea K, Ginkel A, Owens M: Imiquimod 5% cream for the treatment of superficial basal cell carcinoma: A double-blind, randomized, vehicle-controlled study. J Am Acad Dermatol 47, 2002: 390 – 398

6 Gollnick H, Barona CG, Frank RG, Ruzicka T, Megahed M, Tebbs V, Owens M, Stampone P: Recurrence rate of superficial basal cell carcinoma following successful treatment with imiquimod 5% cream: interim 2-year results from an ongoing 5-year follow-up study in Europe. Eur J Dermatol 15 (5), 2005: 374 – 381

7 Medzhitov R, Janeway C: Advances in Immunology. New England J Med 343 (5), 2000: 338 – 344

8 Miller RL, Tomai MA, Harrison CJ, Bernstein DI: Immunomodulation as a treatment strategy for genital herpes: review of the evidence. Int Immunopharmacol 2 (4), 2002: 443 – 451

9 Oldfield V, Keating GM, Perry CM: Imiquimod: in superficial basal cell carcinoma. Am J Clin Dermatol 6 (3), 2005: 195 – 200

10 Reiter M, Testerman T, Millerr, Weeks C, Tomai M: Cytokine induction in mice by the immunomodulator imiquimod. J Leukocyte Biol 55, 1994: 234 – 240

11 Schulze HJ, Cribier B, Requena L, Reifenberger J, Ferrandiz C, Garcia Diez A, Tebbs V, McRae S: Imiquimod 5% cream for the treatment of superficial basal cell carcinoma: results from a randomized vehicle-controlled phase III study in Europe. Br J Dermatol 152 (5), 2005: 939 – 947

12 Stockfleth E, Meyer T, Benninghoff B et al.: A randomised, double blind, vehicle controlled study to assess imiquimod 5% cream for the treatment of multiple actinic keratosis. Arch Derm 138, 2002: 1498 – 1502

13 Stockfleth E, Ulrich C, Meyer R, Arndt R, Christophers E: Skin diseases following organ transplantation – risk factors and new approaches. Transplant Proc 33 (1 – 2), 2001: 1848 – 1853

14 Tyring S, Arany I, Stanley M, Tomai M, Miller R, Smith M et al.: A randomized controlled, molecular study of condyloma acuminata clearance during treatment with imiquimod. J Infect Dis 178, 1998: 551 – 555

15 Weeks C, Gibson S: Introduction of interferone and other cytokines by imiquimod and its hydroxylated metabolite R-842 in human blood cells in vitro. J Interferon Res 14, 1994: 81 – 85

16 Wu JJ, Huang DB, Tyring SK: Resiquimod: a new immune response modifier with potential as a vaccine adjuvant for Th1 immune responses. Antiviral Res 64 (2), 2004: 79 – 83

8.3.2.7 BCG-Blasenspülung

Ben Pfeifer

Grundlagen

Bacillus Calmette Guerin (BCG) ist gegenwärtig das am häufigsten applizierte und wohl effektivste Mittel zur Instillationsbehandlung und Vorbeugung des oberflächlichen Harnblasenkarzinoms. BCG wirkt in diesem Zusammenhang als unspezifische Immuntherapie. Im Gegensatz zur Instillationsbehandlung mit Chemotherapeutika, die auf die Zerstörung von sich schnell teilenden Zellen ausgerichtet sind, hat die BCG-Instillation eine Immunreaktion mittels zytotoxischer T-Zellen gegen die Krebszellen zum Ziel. Die BCG-Instillationstherapie ist der alleinigen operativen Behandlung oder der adjuvanten Chemotherapie bei Blasenkrebs deutlich überlegen.

Wirkmechanismus

Aufgrund der durch BCG-induzierten Infektion der Blasenschleimhaut kommt es zu einer komplexen Immunantwort mit zellulären und humoralen Immunmechanismen. Diese beruhen auf einer Zytokinsekretion in den Urin sowie einer Bildung von BCG-aktivierten Killerzellen. In vitro besitzen diese Killerzellen die Fähigkeit, Blasentumorzellen abzutöten. Die durch BCG induzierte Entzündung der Blase geht mit Infiltration und Aktivierung verschiedener Immunzellen, insbesondere Makrophagen, T-Lymphozyten, B-Lymphozyten, natürlicher Killerzellen (NK) und zytotoxischer T-Zellen einher. Weiterhin stimuliert die intravesikale BCG-Instillation auch die Zytokinproduktion im Urothel und den Tumorzellen. Vor allem werden Interferon-γ und Tumor-Nekrose-Faktor alpha (TNF-α), sowie die Interleukine 1, 2, 4 und 6 ausgeschüttet. Diese sind im Urin für viele Stunden nach der Instillation messbar. BCG induziert eine lokale Immunreaktion vom Typ II, welche im Wesentlichen durch Interleukin 4 vermittelt wird. Aus Untersuchungen zur Rolle der CD_4- und CD_8-Lymphokine in der Antitumor-Antwort nach BCG-Gabe geht hervor, dass die BCG-Instillation in die Blase nicht zu einer systemischen Immunität führt, sondern eine lokale Immunreaktion bewirkt. Dabei heften sich nach intravesikaler Instillation die lebenden Mykobakterien zunächst mit Hilfe von Fibronektin an die Urothelzellen. Durch die Wirkung von Integrin kommt es zur Anheftung und teilweisen Einverleibung von BCG durch die Tumorzellen. Bei diesem Prozess wird dann bakterielles Glykoprotein zum „non-self-Antigen" auf den Urothelzellmembranen, das die Immunreaktion auslöst. Blasenbiopsien nach BCG-Instillation zeigen eine gesteigerte Expression von humanem Leukozytenantigen (HLA)-Dr Antigen auf Tumorzellen und Infiltration von Tumor und Stroma mit Lymphozyten, vorwiegend T-Helfer-Zellen und Makrophagen. Das Verhältnis von Helfer- zu Suppressorzellen der infiltrierenden Lymphozyten ist erhöht und es kommt zu Veränderungen im peripheren Blut im Sinne einer gesteigerten Immunabwehr gegen das BCG-Antigen mit Produktion von spezifischen Antikörpern.

Indikationen

- Beim Blasenkarzinom zur Rezidivprophylaxe bei allen pTA-, GI – III-Tumoren, außer bei den primären monofokalen GI-Tumoren
- Primäres Carcinoma in situ der Harnblase sowie Rezidiv
- Intravesikale Rezidivprophylaxe bei pT1-Tumoren GI – III; beim GIII-Tumor jedoch nur als primäre Therapie, nicht beim Rezidiv

Kontraindikationen

- Eingeschränkte Immunabwehr bei angeborener oder erworbener Immunsuppression
- Aktive Tuberkulose
- Harnwegsinfektion
- Frische Verletzung der unteren Harnwege
- Z. n. Transplantation
- Schwangerschaft und Stillzeit
- Eingeschränkte Indikation: Patienten mit heterologen Fremdkörpern und nach Strahlentherapie

Nebenwirkungen

Die BCG-Behandlung erfolgt mit lebenden, abgeschwächten Keimen. Neben der erwünschten lokalen Immunreaktion kann es bei Instillation in die Blase auch zu regionalen und systemischen Infektionen bis hin zur BCG-Sepsis kommen.
Die Nebenwirkungen klingen gewöhnlich innerhalb von 48 Stunden nach Behandlung ab. Falls nicht, sollte mit 300 mg INH so lange behandelt werden, bis die Symptome der Zystitis abgeklungen sind. INH soll dabei die lokale Immunreaktion durch BCG nicht beeinflussen.
Die BCG-Sepsis war früher häufiger, ist heute jedoch deutlich reduziert worden durch Vermeidung der Instillation nach traumatischer Katheterisierung und wenn Symptomen einer BCG-Infektion bestehen. Falls es dennoch zur BCG-Sepsis nach Instillation kommen sollte, wird empfohlen, mit 300 mg INH, 600 mg Rifampicin und 40 mg Prednison pro Tag zu behandeln. INH und Rifampicin werden für etwa 4 – 6 Monate (je nach Schwere der systemischen Infektion) gegeben, Prednison wird bis zum Verschwinden der Sepsis verabreicht und dann über schrittweisen Dosisabbau nach etwa 4 Wochen abgesetzt.
Die häufigsten Nebenwirkungen sind

- Zystitis: Dauer ca. 2 – 3 Tage; ist mit etwa 90 % der Fälle die häufigste Nebenwirkung; relativ gut durch NSAR und Azetylsalizylsäure beherrschbar
- Hämaturie: in etwa 30 % der Fälle
- Fieber: wenn hoch sowie mit Schüttelfrost und Hypotonie, an Sepsis denken und Behandlung mit INH, Rifampin und Prednison einleiten (s. o.); nicht auf Kultur warten, da oft negativ!
- Prostatitis
- Sepsis, insbesondere nach traumatischer Katheterisierung (in < 0,05 % der Fälle)
- Polyarthritis.

Wechselwirkungen

Antibakterielle Komponente des Gleitmittels. Bei Infekten sollte die Gabe von Fluorchinolonen, Doxycyclin und Gentamycin während des BCG-Behandlungszyklus vermieden werden, um die Effektivität von BCG nicht einzuschränken.

Praktische Durchführung der Therapie

1–3 Wochen nach transurethraler Resektion der Blase (TUR-B) Beginn der Instillationstherapie über einen Zeitraum von 6 Wochen. Einmal wöchentlich mittels Einmalkatheter eine Suspension von 1–5-mal 10^8 lebenden Keimen in 50 ml NaCl gelöst einführen; Verweildauer 2 Std. Die optimale Dosis von BCG und der optimale Behandlungszeitplan sind bislang nicht klar definiert und von Patient zu Patient verschieden. Gegenwärtig werden Dosierungen zwischen 10^8 und 10^{10} „colony-forming units" (CFU) in der Klinik angewendet, jedoch sieht man Immunreaktionen auch mit sehr viel kleineren Dosen.

Beim Auftreten von starken Nebenwirkungen sollte jede weitere BCG-Behandlung bis zum Sistieren aller Symptome verschoben werden.

Chancen und Risiken

Langzeitstudien haben sehr klar den protektiven Effekt der BCG Instillationsbehandlung beim Blasenkarzinom belegt. Es konnte gezeigt werden, dass die Immunotherapie mit BCG der alleinigen chirurgischen Behandlung und der Nachbehandlung mit intravesikaler Chemotherapy (Thiotepa, Doxorubicin, Epirubicin und Mitomycin C) signifikant überlegen ist und die Erhaltungstherapie mit BCG im Gegensatz zur Chemotherapie sehr gute Langzeitergebnisse in Bezug auf Krankheitskontrolle und krankheitsspezifische Überlebenszeit erzeugt. Das Risiko von schwer wiegenden Nebenwirkungen ist heute gering und die früher gefürchtete BCG-Sepsis extrem selten. Weiterhin kann BCG auch erfolgreich als intravesikale Behandlung beim Carcinoma in situ (CIS) der Harnblase eingesetzt werden. In dieser Situation lässt sich mit BCG bei über 70% der Fälle eine langfristige komplette Remission erreichen. Im Vergleich dazu liegt die Erfolgsrate mit Chemotherapie-Instillation hier bei etwa 40% und noch weniger (< 20%) bleiben damit krankheitsfrei.

Es wird angenommen, dass die Effektivität von BCG noch weiter erhöht werden kann durch gleichzeitige Gabe hoher Dosen der Vitamine A, B_6, C und E. So konnte die 5-Jahres-Rezidivrate von 91% in der Gruppe mit normaler Vitaminzufuhr auf 41% in der Gruppe mit Vitaminhochdosis gesenkt werden. Versuche, die BCG-Immunotherapie durch gleichzeitige intradermale BCG-Impfung zu verbessern, sind bislang nicht erfolgreich gewesen.

Bewertung

> BCG-Blasenspülung:
> 1. **Wirksamkeit auf Tumorwachstum:** durch Studien belegt
> 2. **Wirkung auf Allgemeinbefinden / Psyche:** durch Studien belegt
> 3. **Nebenwirkungen:** selten schwer wiegende
> 4. **Preis:** ≥ 250 € / Monat

Literatur

1 Bock P: Die intravesikale Immuntherapie mit Bacillus Calmette-Guérin - Eine Einführung. Immuntherapeutische Perspektiven in Klinik und Praxis. Cytochemia, 2001

2 Böhle A, Müller M, Otto T: Interdisziplinäre kurzgefasste Leitlinien der Deutschen Krebsgesellschaft und der Deutschen Gesellschaft für Urologie. In: AWMF Leitlinie Onkologie / Urologie: Harnblasenkarzinom, 2000: 1–11

3 Böhle A, Thanhäuser A, Ulmer AJ, Ernst M, Flad H-D, Jocham D: Dissecting the immunbiological effects of bacillus Calmette-Guérin (BCG) in vitro: evidence of a distinct BCG-Activated Killer (BAK) cell phenomen. J Urology 150, 1993: 1932–1937

4 Böhle A, Gerdes J, Ulmer AJ, Hofstetter AG, Flad H-D: Effects of local bacillus Calmette-Guérin therapy in patients with bladder carcinoma on immuncompetent cells of the bladder wall. J Urology 144, 1990: 53–58

5 Kälble T: Oberflächliches Urothelkarzinom der Harnblase. Urologe (B) 38, 1998: 333–336

6 Lamm DL et al: Erhaltungstherapie mit BCG als Immuntherapie für das rezidivierende Ta-, T1- und Carcinoma in situ-Übergangszellkarzinom der Blase. Eine randomisierte Southwest-Oncology Group Studie. J Urol 163, 2000: 1124–1129

7 McAveray DM, Gomella LG, Lattime EC: Cytokin regulation of antitumor immunity following localized immunotherapy of bladder cancer. (Abstract) Proceedings of the 85th Annual Meeting of the American Association for Cancer Research 35, San Francisco 1994: A2863

8 Patard JJ, Saint F, Velotti F, Abbou CC, Chopin DK: Immune response following intravesical bacillus Calmette-Guérin instillations in superficial bladder cancer: a review. Urol Res 26, 1998: 155–159

9 Stöckle M: Der Einsatz von BCG beim oberflächlichen Harnblasenkarzinom. Urologe (A) 40, 2001: 403–411

8.3.2.8 Mikrobiologische Therapie

György Irmey

Grundlagen

Neben krankheitsbedingten Ursachen führt vor allem die aggressive onkologische Therapie häufig zu schweren Schäden am Darm. Zytostatika, Antibiotika, Kortikosteroide oder eine Strahlentherapie können die lebenswichtige Darmflora ganz oder teilweise beeinträchtigen. Dadurch wird die Funktion des gesamten darmassoziierten Immunsystems erheblich geschwächt und ein Heilungsprozess möglicherweise beeinträchtigt. In diesem Fall kann die mikrobiologische Therapie, auch **Symbioselenkung** oder **Darmsanierung** genannt, eine hilfreiche und sinnvolle Ergänzung einer komplementären Behandlung sein. Sie hat folgende **Ziele:**

- Beseitigung therapiebedingter Schäden
- Normalisierung der Darmfunktion
- Anregung des Stoffwechsels
- Entlastung des Körpers von Schad- und Giftstoffen
- Regenerierung und Stärkung der Abwehrkräfte.

Bei einer mikrobiologischen Therapie werden neben einer ausgewogenen Vollwerternährung gezielt jene Darmbakterien zugeführt, die zur gesunden, natürlichen Darmflora gehören.

Wirkmechanismus

Die mikrobiellen Immunmodulatoren aktivieren spezifische Abwehrmechanismen. Auf den Schleimhäuten steigt die Konzentration des sekretorischen IgA und B-Lymphozyten werden stimuliert, sodass auch eine systemische Abwehrverbesserung zu beobachten ist.

Indikationen

In der Onkologie soll diese Behandlung die Wirksamkeit einer Immuntherapie unterstützen. Sowohl zur unterstützenden Eindämmung des Tumorgeschehens als auch für einen verbesserten Infektionsschutz unter belastenden Therapien erscheint das Therapieprinzip daher sinnvoll.

Kontraindikationen

Keine bekannt.

Nebenwirkungen und Wechselwirkungen

Die Therapie hat keine nennenswerten Nebenwirkungen. Sie erfordert jedoch Geduld, da nicht in wenigen Wochen in Ordnung gebracht werden kann, was oft jahrelang gestört wurde. Meist dauert die medikamentöse Behandlung 3–6 Monate und muss auf den einzelnen abgestimmt werden.

Bei sehr seltenen Überreaktionen, beispielsweise in Form von Durchfall, ist die Behandlung entsprechend zu modifizieren.

Praktische Durchführung der Therapie

Die Behandlung besteht in abgestuften Maßnahmen, je nach Schwere des Krankheitsbildes und der gegenwärtigen konstitutionellen Verfassung des Patienten. Sie beinhaltet folgende Schritte:

- Umstellung der Ernährung auf eine an Ballaststoffen reiche, bioaktive Pflanzenkost mit ausreichender Trinkmenge, möglichst zuckerfrei sowie nur beschränkt tierische Eiweiße und Fette enthaltend. Milchsaure Lebensmittel wie Joghurt, Sauermilch, Kefir, Sauerkraut oder vergorenes Getreide (Brottrunk) fördern ein gesundes Darmmilieu und somit eine gesunde Darmflora, da diese Lebensmittel Milchsäurebakterien mit einer Keimzahl von $> 10^9$/ml enthalten.
- Evtl. gezielte Beseitigung pathogener Keime im Darm, z. B. durch Antimykotika.
- Eine weitergehende spezifische mikrobiologische Therapie kann bei Tumorerkrankungen mit Präparaten zur Immunmodulation, die vermehrungsfähige Keime enthalten, vorgenommen werden. Vermehrungsfähige Keime sind z. B. Lactobacillus sp., Bifidobacterium sp., Saccharomyces boulardii, E. coli, Enterococcus faecalis oder Mycobacterium sp. Die einzelnen Keime sind unterschiedlich stark immunogen.

Eine vollwertige Ernährung ist die Basis der Therapie. Die Therapiedauer beträgt meist 3–6 Monate. Bei überschießender Reaktion nach der Anwendung sollten eher die schwächer immunogenen, der physiologischen Darmflora zugehörigen Keime Lactobacillus und Bifidobacterium gewählt werden. Am stärksten immunogen sind Mykobakterien. In hartnäckigen Fällen werden Injektionen mit Stoffwechselprodukten von E. coli oder Impfungen mit Autovakzinen vorgenommen, die aus den Darmkeimen des Patienten hergestellt werden.

Einzelsubstanzen

- Präparate mit abgetöteten oder inaktivierten Mikroorganismen: z. B. Pro-Symbioflor®, Rephalysin C®
- Stoffwechselprodukte von Mikroorganismen: z. B. Colibiogen®, Hylak®N, Imbak®
- Zubereitungen mit vermehrungsfähigen Mikroorganismen: z. B. Santax®, Acidophilus Zyma®, Mutaflor®, Omniflora N®
- Zusätzliche Gabe von Laktulose oder Laktose zur Ansäuerung: z. B. Eugalan Töpfer forte®
- Colibiogen®
  - Enthält einen Extrakt aus E. coli mit einer zellfreien Lösung von 2,7-mal 10^8 lysierten E. coli/ml (Stamm Laves)

- Kontraindikationen: Autoimmunthyreoiditis, mögliche allergische Reaktionen
- Dosierung: Anwendung vor, während und nach Chemo- oder Strahlentherapie; begleitend zur Chemotherapie vor der Gabe des Chemotherapeutikums 0,167 ml/kgKG E.-coli-Extrakt in 250 ml NaCl (0,9%) für 30 Min. infundieren; ansonsten 1–3 Ampullen im Abstand von 1–2 Tagen i.v. oder i.m. injizieren; Die orale Dosierung des Präparates ist individuell anzupassen

Chancen und Risiken

Ziel der mikrobiologischen Therapie sind die Beseitigung therapiebedingter Schäden, Normalisierung der Darmfunktion, Anregung des Stoffwechsels, Entlastung des Körpers von Schad- und Giftstoffen und dadurch eine Regenerierung und Stärkung der Abwehrkräfte.

Studienergebnisse

Colibiogen® konnte in Pilotstudien u. a. bei Mammakarzinom eine Wirksamkeit bei Schleimhautschäden durch Chemo- und Strahlentherapie belegen.
Die Ergebnisse wurden in einer randomisierten doppelblinden plazebokontrollierten Phase-III-Studie bei fortgeschrittenem kolorektalen Karzinom bestätigt: Nach zwölfwöchiger Behandlung wurden eine eindeutige Besserung des endoskopischen Befundes, eine Verminderung des Blut- und Schleimabganges sowie eine Reduzierung der Stuhlfrequenz und Verbesserung der Stuhlkonsistenz festgestellt. Die Wirksamkeit des Präparates wurde mit sehr gut bis gut beurteilt. Nebenwirkungen wurden nicht beobachtet.
Die Stuhlfrequenz bei radiogener Kolitis konnte durch Colibiogen® von 7,6/d auf 2,6/d nach zwölfwöchiger Behandlung gesenkt werden. Unter Plazebo trat nur eine geringfügige Besserung von 9,4/d auf 7,7/d auf.
Eine weitere Studie zeigte, dass der Extrakt die Schleimhauttoxizität von 5-Fluorouracil bei metastasiertem Mammakarzinom verminderte.
Bei der Behandlung gastrointestinaler Karzinome mit 5-Fluorouracil in Kombination mit Colibiogen® zeigten sich eine Reduktion des Nebenwirkungsprofils, insbesondere ein vermindertes Auftreten von Mukositiden und Leukopenien sowie ein verbessertes Therapieansprechen.

Bewertung

Mikrobiologische Therapie:
1. **Wirksamkeit auf Tumorwachstum:** unzureichende Studienlage, aber plausibler Ansatz
2. **Wirkung auf Allgemeinbefinden/Psyche:** unzureichende Studienlage
3. **Nebenwirkungen:** selten
4. **Preis:** 51–250 €/Monat
5. **Kostenübernahme:** auch durch gesetzliche Krankenkassen

Literatur

1 Unger C, Häring B, Kruse A, Thumann A, Schneider B, Clemm C, Weber B, Clevert H-D, Hockertz S, Kalousek MB: Double-blind randomised placebo-controlled phase III study of an E. coli extract plus 5-Flourouracil versus 5-Flourouracil in patients with advanced colorectal cancer. Arzneim-Forsch/Drug Res 51 (1), 2001: 332–338

8.3.2.9 Meeresschneckenextrakt (KLH)

Ben Pfeifer

Grundlagen

Keyhole limpet hemocyanin (KLH) ist der blaue Blutfarbstoff aus der Lymphe der kalifornischen Meeresschnecke (Megathura Crenulata, Schlüssellochnapfschnecke, keyhole limpet). Mit einem Molekulargewicht von ca. 8–32 Mio. Dalton und einer sehr komplexen Molekularstruktur, die wenigstens 20 molekulare Untereinheiten enthält, ist KLH eines der stärksten Antigene. KLH besitzt zwei immunologisch unterschiedliche Molekülanteile, die ihrerseits jeweils aus 8 Domänen bestehen und Kupfer in der Sauerstoff-Bindungsstelle enthalten. Lange Zeit war der klinische Einsatz von KLH durch seine mangelhafte Stabilität in Lösung eingeschränkt, und erst die Aufspaltung in die Untereinheiten, die als Lyophilisat über mehrere Jahre hinweg stabil bleiben, führte zu dem klinisch verwertbaren Produkt **Immunocyanin**, das ein Gemisch aus zwei Protein-Untereinheiten des nativen KLH-Moleküls darstellt.
Immunocyanin wird seit einigen Jahren zur Instillationstherapie bei der Rezidivprophylaxe oberflächlicher Blasentumoren und bei der Herstellung von verschiedenen Vakzinen, beispielsweise gegen AIDS, Krebs und Infektionskrankheiten, als Antigen-Konjugat (verbunden mit einem Hapten) verwendet. Letztlich hat Immunocyanin wegen seiner direkt stimulierenden Wirkung

auf die B- und T-Zellen Einzug in die Immuntherapie gefunden.

Wirkungen

Immunocyanin in der Behandlung von Blasenkrebs

Bereits 1974 wurde von Olsson et al. die Wirksamkeit von subkutan verabreichtem KLH auf Blasentumoren beschrieben. Tierexperimentelle Untersuchungen mit Instillation von KLH in die Harnblase haben gezeigt, dass Immunocyanin eine Aktivierung von Makrophagen und T-Lymphozyten sowie eine Aktivierung der humoralen Immunantwort bewirkt und das Tumorwachstum von murinen Transitional-Zell-Karzinom (MBT-2 Modell) unterdrückt sowie die Überlebenszeit der Tiere verlängert. In der obersten Schicht des Blasenepithels kommt es dabei zum signifikanten Anstieg der T-Helferzellen und des CD4/CD8-Quotienten sowie zu einer vermehrten Ausschüttung von INF-α und anderen Zytokinen. Zytokine, wie z. B. Interleukin-1α und β, werden nach Immunocyanin-Instillation in die Blase vermehrt im Urin ausgeschieden, was auf eine Makrophagenaktivierung hinweist. Das Glykoprotein KLH enthält Gal (β1 – 3)-Gal NAC-haltige Oligosaccharide. Diese Struktur entspricht dem Thomsen-Friedenreich-Antigen, das auf Blasenkarzinomzellen, nicht aber auf normalem Blasenepithel, vermehrt exprimiert wird. So entsteht durch die Immunisierung mit KLH eine spezifische Immunantwort durch T-Lymphozyten gegen Blasenkarzinomzellen.

Bisher standen Patienten für die Instillationstherapie hauptsächlich das Zytostatikum Mitomycin und das Immuntherapeutikum BCG (Bacille Calmette-Guerin, abgeschwächte Tuberkulose-Erreger; ☞ 8.3.2.7) zur Verfügung. In beiden Fällen sind neben guter Wirksamkeit jedoch gewisse Nebenwirkungen in Kauf zu nehmen. Blasenentzündung, Hautexantheme etc. sind mögliche Mitomycin-Nebenwirkungen, während unter BCG-Therapie hauptsächlich Fieber, grippeähnliche Symptome und Zystitis auftreten. In seltenen Fällen kann es sogar zu einer systemischen BCG-Reaktion (BCG-itis, BCG-Sepsis) kommen, die mit Tuberkulostatika behandelt werden muss. Bei der Behandlung mit Immunocyanin besteht keine Gefahr einer Infektion, außerdem wurden bisher nur in wenigen Fällen leichte Blasenentzündungen bei der Anwendung beobachtet. Der Vorteil von KLH Immunocyanin liegt in der gleichen Wirksamkeit wie die bisher angewendeten Standardverfahren (Chemo- oder BCG-Therapie) bei deutlich geringeren Nebenwirkungen.

Immunocyanin als Trägerprotein in der Vakzine-Therapie

Neben seiner direkten therapeutischen Bedeutung beim Blasenkarzinom wird Immunocyanin verstärkt als Haptenträger (VACMUNE®) in der Impfstoffentwicklung verwendet. Antigen-Bruchstücke, die von der Erreger- oder Krebszellwand zum Zwecke der Vakzinen-Produktion isoliert werden, besitzen oft eine zu geringe Molekülmasse als sie für die Erkennung durch das Immunsystem notwendig wäre. Um die Antigenität zu erhöhen, kann das niedermolekulare Erreger- oder Krebszellwandbruchstück als Hapten an einen entsprechend großen, stark antigen wirkenden Träger gebunden und auf diese Weise dem Immunsystem präsentiert werden. Als Träger werden traditionell verschiedene Albumine, Globuline oder Toxine (Tetanus-Toxoid, Diphtherie-Toxoid) verwendet. Wegen seiner starken antigenen Wirkung wird jedoch immer häufiger Immunocyanin als Haptenträger eingesetzt. Mit Immunocyanin ist es aufgrund seiner großen Oberfläche möglich, Antigene in hoher Anzahl zu präsentieren. Dies führt zu einer ausgeprägten Immunantwort gegen das Hapten. In der Tumorbekämpfung könnte diese Strategie ebenfalls erfolgreich eingesetzt werden, da mit Immunocyanin als stark antigen wirkendem Haptenträger auch solche Tumorantigene präsentiert werden, die das Immunsystem sonst toleriert.

Immunocyanin als Immunstimulator

Die immunmodulatorische und antitumorale Wirkung von Hämocyanin lässt sich wenigstens teilweise mit der Feinstruktur und den antigenen Determinanten auf der Oberfläche der Hämocyaninproteine erklären. Weiterhin konnten sekundäre Strukturen des Moleküls identifiziert werden, die der Grundstruktur von Immunglobulinen, Bence-Jones-Proteinen und den Histokompatibilitätsmolekülen ähnlich sind. Immunocyanin ist im klassischen Sinne ein Immunmodulator (biological response modifier), da es T-Lymphozyten aktiviert, das T4/T8-Verhältnis zugunsten der T-Helfer-Zellen verschiebt und eine Invasion von Makrophagen am Ort der Applikation bewirkt.

Indikationen

Seit 1997 ist KLH als Immunocyanin als IMMUCOTHEL® in den Niederlanden und seit 2002 auch in Österreich und Südkorea für die Prävention des oberflächlichen Blasenkarzinom-Rezidivs nach transurethraler Resektion zur Instillationstherapie zugelassen.

KLH wird auch als Hapten (Trägerprotein für tumorspezifische Antigene) in der Vakzinationstherapie gegen Krebs (VACMUNE®) angewendet.

Kontraindikationen

- Z. n. Organtransplantation
- Immunsuppressive Medikation
- Bekannte Überempfindlichkeit gegen Fremdeiweiß

Nebenwirkungen

Immunocyanin (IMMUCOTHEL®) führt bei etwa 3% der Fälle zu kurzzeitigem Fieber (höchstens 3 Tage). Zystitis und vereinzelt Druckgefühl, Schmerzen beim Urinieren und Harndrang werden bei 6% der Patienten gesehen; außerdem kann es bei der Anwendung zum Anstieg von γGT und GPT kommen. Eine deutliche Rötung und Schwellung (ca. 2 cm) an der Haut-Injektionsstelle bei der Initialtherapie ist erwünscht. Bei Patienten mit allergischer Disposition kann es in seltenen Fällen zum allergischen Erythem kommen. Bei Auftreten von allergischen Überempfindlichkeitsreaktionen ist die Dosis zu reduzieren. Eine nach intravesikaler Instillation von IMMUCOTHEL® 10 mg eventuell auftretende leichte Zystitis ist ein erwünschter Therapieeffekt und sollte bei Blasenkrämpfen lediglich mit leichten Analgetika lokal oder systemisch behandelt werden. Gleichzeitig sollte die Diurese angeregt werden. Sollten bei der Blaseninstillation systemische allergische Reaktionen auftreten, sind Antihistaminika, eventuell Kortikosteroide, angezeigt.

Wechselwirkungen

Die immunstimulierende Wirkung von IMMUCOTHEL® und VACMUNE® wird durch eine gleichzeitige Chemotherapie, Bestrahlung und Kortikoidbehandlung abgeschwächt. Sonst sind keine Wechselwirkungen beschrieben.

Einzelsubstanzen

KLH enthält als wirksamen Bestandteil Immunocyanin, eine stabile Modifikation des Blutfarbstoffes der Meeresschnecke Megathura Crenulata. Als Einzelsubstanzen sind IMMUCOTHEL® sowie VACMUNE® im Handel. IMMUCOTHEL® liegt als Trockensubstanz (Lyophilisat) mit Lösungsmittel zur Herstellung einer Injektionslösung bzw. einer intravesikalen Instillationslösung vor. VACMUNE® ist entweder als Pulver oder als fertige Injektionslösung verfügbar, und zwar in den Konzentrationen 1, 10 und 20 mg.

Praktische Durchführung der Therapie

IMMUCOTHEL® wird beim oberflächlichen Blasenkarzinom in der adjuvanten Situation nach TUR der Blase für die Dauer von insgesamt einem Jahr verwendet. Die Behandlung gliedert sich in die Initialtherapie (1 mg IMMUCOTHEL® gelöst in ca. 0,5 ml Wasser) und die Instillationstherapie (20 mg IMMUCOTHEL® gelöst in 20 ml Wasser). Die Initialtherapie besteht in der Vorimmunisierung des Patienten durch intrakutane Injektion von 1 mg IMMUCOTHEL® in den linken Unterarm (bei Linkshändern in den rechten Unterarm) spätestens am 4. Tag nach TUR der Blase. In etwa 10% der Fälle tritt nach spätestens 2 Tagen nach der Vorimmunisierung ein Erythem als Zeichen einer primären Immunantwort auf. Die erste Instillation von 20 mg IMMUCOTHEL® erfolgt spätestens am 6. Tag nach TUR (wenigsten 1 Tag Pause zur Vorimmunisierung). Anschließend werden weitere 5 Instillationen von 20 mg IMMUCOTHEL® im wöchentlichen Abstand und weitere 10 Instillationsbehandlungen mit jeweils 20 mg IMMUCOTHEL® im 4-wöchigen Abstand.

VACMUNE® ist ein gut definiertes Trägerprotein, das bei der Behandlung mit verschiedenen Vakzinen und deren Herstellung Verwendung findet. Die Therapie mit VACMUNE® ist abhängig von den Anwendungsempfehlungen der jeweiligen Vakzine.

Chancen und Risiken

KLH und die daraus abgeleiteten Arzneimittel, IMMUCOTHEL® und VACMUNE®, sind in letzter Zeit populär geworden. Beide Substanzen sind bislang in Deutschland noch nicht zugelassen. IMMUCOTHEL® zur Instillationstherapie für die adjuvante Rezidivprophylaxe des oberflächlichen Harnblasenkarzinoms (Ta, Tis, T1) zeigte eine statistisch signifikante Überlegenheit gegenüber der Anwendung von Mitomycin C und eine etwa vergleichbare Wirkung mit BCG und Ethoglucid. Im Gegensatz zur Instillationsbehandlung mit Adriamycin oder Mitomycin C, Thiotepa oder BCG hat die Therapie mit IMMUCOTHEL® jedoch weitaus weniger Nebenwirkungen.

VACMUNE® wird vor allem bei der Herstellung von Tumorvakzinen als Trägersubstanz für Karzinomepitope vom Gangliosid- und Mucin-Typ verwendet und hat als Hapten-Trägermolekül eine generelle Bedeutung eingenommen.

Bewertung

> Meeresschneckenextrakt (KLH):
> 1. **Wirksamkeit auf Tumorwachstum:** durch Studien belegt
> 2. **Wirkung auf Allgemeinbefinden / Psyche:** nicht belegt
> 3. **Nebenwirkungen:** selten
> 4. **Preis:** 51 – 250 € / Monat
> 5. **Kostenübernahme:** Die Therapie mit IMMUCOTHEL® ist bei entsprechender Unverträglichkeit oder Wirkungslosigkeit der Standardverfahren zur Instillationstherapie in Einzelfällen in Deutschland verschreibungsfähig und wird mit entsprechender Begründung des Urologen auch von Krankenkassen übernommen.

Literatur

1 Flamm J, Bucher A, Höltl W et al.: Recurrent superficial transitional cell carcinoma of the bladder: adjuvant topical chemotherapy versus immunotherapy. A prospective randomized trial. J Urol 144, 1990: 260 – 263

2 Flamm J, Bucher A: Adjuvant topical chemotherapy versus immunotherapy and primary superficial transitional cell carcinoma of the bladder. Brit J Urol 67, 1991: 70 – 73

3 Harris JR, Markl J: Keyhole limpet hemocyanin (KLH): a biomedical review. Micron 30, 1999: 597 – 623

4 Jurincic CD, Engelmann V, Gasch J et al.: Immunotherapy in bladder cancer with keyhole-limpet hemocyanin: a randomized study. J Urol 139, 1988: 723 – 726

5 Kälble T, Möhring K, Ikinger U et al.: Intravesikale Rezidivprophylaxe beim oberflächlichen Harnblasenkarzinom mit BCG und KLH. Eine prospektiv randomisierte Studie. Urologe (A) 30, 1991: 118 – 121

6 Klippel KF: Unspezifische intraläsionale Immuntherapie beim Blasenkarzinom. In: Huland H, Klosterhalfen (Hrsg.): Therapie und Rezidivprophylaxe oberflächlicher Harnblasenkarzinome. Georg Thieme, Stuttgart / New York, 1984

7 Lamm DL, Dehaven JI, Riggs DR: Keyhole Limpet Hemocyanin Immunotherapy of Bladder Cancer: Laboratory and Clinical Studies. European Urology 37, 2000: 41 – 44

8 Olsson CA, Chute R, Rao CN: Immunologic reduction of bladder cancer recurrence rate. J Urol 111, 1974: 173 – 176

8.3.2.10 Melatonin

Ben Pfeifer

Grundlagen

Melatonin ist ein Indolamin-Hormon (5-Methoxy-N-Acetyltryptamin), das aus Serotonin (5-Hydroxytryptamin) hauptsächlich in den enterochromaffinen Zellen des Darms und im Corpus pineale synthetisiert wird.

Wirkmechanismus

- Modulation der Östrogen-Rezeptor-Expression, der Kalzium- bzw. Calmodulin-Aktivität, der Protein-Kinase-C-Aktivität und der Signaltransduktion des intrazellulären Redox-Status
- Unterdrückung des epidermalen Wachstumsfaktor-Rezeptors und der mitogen-aktivierten Proteinkinase durch Blockade vom Linolsäure-Transfer in Tumorzellen und Umwandlung von Linolsäure in 13-Hydroxyoctadecadienolsäure

Wirkungen

- Regulation des Schlaf-Wach-Rhythmus
- Physiologische Wirkungen: z. B. Bindung freier Sauerstoffradikale, Angiogenesehemmung in Tumorgewebe, Hemmung von Tumorwachstum, Steigerung der Hämatopoese, Optimierung und Regulierung bestimmter Immunprozesse und Verlangsamung von Alterungsprozessen

Wachstumshemmung von Primärtumor und Metastasen

Vor allem nachgewiesen in experimentellen Studien an verschiedenen Tiermodellen:

- Apoptose-Rate ↑
- Invasive Eigenschaften von Tumorzellen ↓, d. h. Adhäsionsfähigkeit und Aufrechterhaltung interzellulärer Kommunikation (gap junctional communication) ↓ Hemmung der Gefäßneubildung (vascular endothelial growth factor).

Verbesserung der Lebensqualität bei Tumorpatienten

- Verringerung hämatopoetischer Nebenwirkungen von Chemotherapie und Bestrahlung, ohne Beeinflussung deren zytotoxischer Wirkung
- Senkung von Chemotherapie-induzierter Asthenie, Stomatitis, Kardio- und Neurotoxizität
- Tumor-Kachexie ↓, Appetit ↑
- Hemmung tumorinduzierter kataboler Substanzen
- Verbesserung von körperlichem Allgemeinzustand und körperlicher Leistungsfähigkeit

Steigerung der Immunsystem-Funktionen

- Steigerung der Zytokin-Sekretion (INF, IL-2) von Th-1 sowie IL-1-, IL-6- und IL-12-Sekretion von Monozyten

- Verbesserung stressinduzierter Immundepression und anderer sekundärer Immunschwächen im Tierexperiment (Mäuse werden geschützt vor letaler viraler Enzephalitis, bakteriellen Erkrankungen und septischem Schock)
- Steigerung der Immunabwehr bei Krebs durch Aktivierung von NK-Zellen

Antioxidative Effekte

- Starker Superoxid- und OH-Radikalfänger und Protektor der Mitochondrien-Funktion
- Verringerung der oxidativen DNA-Schädigung sowie oxidativen Schädigung von Fetten und Proteinen durch Delta-Amino-Levulonsäure (ALA) bei Krebs, akuter intermittierender Porphyrie, hereditärer Tyrosinämie und Bleivergiftung
- Verringerung der oxidativen DNA-, Fett- und Proteinschädigung durch ionisierende Bestrahlung (Aktivierung antioxidativer Enzyme, direkte und indirekte Bindung freier Radikale)

Indikationen

Die Anwendung in der Tumortherapie ist bisher nicht ausreichend begründet; viele, z. T. widersprüchliche, experimentelle und klinische Studien liegen vor. Insbesondere wird der Einsatz in der Tumortherapie von diBella (italienischer Arzt, so genannte diBella-Therapie) vorgeschlagen.

Melatonin wird zur Bekämpfung von Schlaflosigkeit und Anpassung an eine Zeitverschiebung (Jetlag) eingesetzt.

Kontraindikationen

Anwendung bei Kindern sowie in Schwangerschaft und Stillzeit. Langzeitanwendung unklar (Blutdruckerhöhung und Verschlechterung eines Diabetes mellitus möglich).

Nebenwirkungen

- Müdigkeit
- Bei Überdosierung evtl. Ovulationshemmung
- Bei Langzeiteinnahme können toxische Effekte zwar nicht ausgeschlossen werden, aber eine Einnahme von 20 – 40 mg vor dem Schlafengehen auch über längere Zeit hat keine Nebenwirkungen erzeugt
- Steigerung von Entzündungsreaktionen bei rheumatoider Arthritis durch Erhöhung von IL-12 und Stickoxid (NO)-Produktion von synovialen Makrophagen
- Zunahme eines Lymphomwachstums
- Verunreinigtes Tryptophan (Vorstufe für Melatonin-Biosynthese) hat vor einigen Jahren zu schweren, zum Teil irreversiblen Erkrankungen (Eosinophilie-Myalgie-Syndrom) bei Melatonin-Konsumenten geführt; durch bessere Qualitätskontrolle ist dies heute unwahrscheinlich.

Wechselwirkungen

Interaktionen mit anderen Mitteln sind unklar.

Einzelsubstanzen

Synthetisch hergestelltes Melatonin in USA als Medikament (Bevitamel®, VITAMIST®) und Nahrungsergänzungsmittel, meist in Kombination mit Vitaminen erhältlich; in Europa nur als Nahrungsergänzungsmittel von Internetmarketiers angeboten.

Dosierung

- Zur Verbesserung der Wirksamkeit und Verminderung der toxischen Nebenwirkungen verschiedener Chemotherapeutika (beispielsweise Cisplatin, Etopsoid, Anthrazykline und 5-Flourouracil): 20 – 40 mg abends
- Zur Verbesserung des Schlafes und Reduktion psychischer Anspannung bei Krebspatienten: 20 mg abends
- Zur Verminderung von Tumorkachexie: 20 – 40 mg abends
- Zur Verbesserung des Schlaf-Wach-Rhythmus bei Insomnie: 3 – 5 mg abends

Chancen und Risiken

Positive Studienergebnisse sprechen zwar für eine Anwendung von Melatonin, jedoch ist die Verifikation durch unabhängige, prospektive Plazebo-kontrolllierte Studien (Phase II und III) notwendig.

Die Datenlage bei Insomnie und Jetlag ist klarer und weniger umstritten, insbesondere für die Kurzzeit-Anwendung.

Studienergebnisse

Die Datenlage zur Anwendung in der Tumortherapie (☞ Tab. 8.3-1) ist z.Zt. noch nicht ausreichend.

Bewertung

Melatonin:

1. **Wirksamkeit auf Tumorwachstum:** unzureichende Studienlage, aber plausibler Ansatz
2. **Wirkung auf Allgemeinbefinden / Psyche:** durch Studien belegt
3. **Nebenwirkungen:** selten
4. **Preis:** 51 – 250 € / Monat

Tab. 8.3-1: Ergebnisse von randomisierten klinischen Phase-II-Studien

Tumor	Patienten-zahl	Basistherapie der Kontrollgruppe	Melatonin (mg/d)	1 JÜR mit Melatonin	1 JÜR mit Placebo	Signifikanz (p)
Metastatisches Nicht-kleinzelliges Lungenkarzinom, Nicht-kleinzelliges Lungenkarzinom	63	Supportive Maßnahmen	10	26%	< 1%	< 0,05
Metastatisches Nicht-kleinzelliges Lungenkarzinom	60	IL-2	40	45%	19%	< 0,05
Glioblastom	30	Konventionelle Bestrahlung	10	43%	< 1%	< 0,05
Metastatisches Mammakarzinom	40	Tamoxifen	20	63%	24%	< 0,01
Hirnmetastasen	50	Konventionelle Bestrahlung	20	38%	12%	< 0,05
Metastatisches Kolon-, Rektumkarzinom	50	IL-2	40	36%	12%	< 0,05

Literatur

1 Barni S, Lissoni P, Paolorossi F, Crispino S, Archili C, Tancini G: A study of the pineal hormone melatonin as a second line therapy in metastatic colorectal cancer resistant to fluorouracil plus folates. Tumori 76, 1990: 58 – 60

2 Blask DE, Sauer LA, Dauchy RT: Melatonin as a chronobiotic/anticancer agent: Cellular, biochemical, and molecular mechanisms of action and their implications for circadian-based cancer therapy. Curr Topics in Med Chem 2, 2002: 113 – 132

3 Cos S, Sanchez-Barcelo EJ: Melatonin, experimental basis for a possible application in breast cancer prevention and treatment. Histology & Histopathology 15, 2000: 637 – 647

4 Ghielmini M, Pagani O, de Jong J, et al.: Double-blind randomized study on the myeloprotective effect of melatonin in combination with carboplatin and etoposide in advanced lung cancer. Br J Cancer 80, 1999: 1058 – 1061

5 Inui A: Cancer anorexia-cachexia syndrome: Current issues in research and management. CA: Cancer Journal for Clinicians 52, 2002: 72 – 91

6 Karbownik M, Reiter RJ: Antioxidative effects of melatonin in protection against cellular damage caused by ionizing radiation. Proc Soc Exp Biol Med 225, 2000: 9 – 22

7 Lissoni P, Chilelli M, Villa S, Cerizza L, Tancini G: Five years survival in metastatic non-small cell lung cancer patients treated with chemotherapy alone or chemotherapy and melatonin: A randomized trial. J Pineal Res 35, 2003: 12 – 15

8 Lissoni P, Barni S, Crispino S, Tancini G, Fraschini F: Endocrine and immune effects of melatonin therapy in metastatic cancer patients. Eur J Can & Clin Onc 25, 1989: 789 – 795

9 Lissoni P, Barni S, Ardizzoia A et al.: Randomized study with the pineal hormone melatonin versus supportive care alone in advanced non-small cell lung cancer resistant to a first-line chemotherapy containing cisplatin. Oncology 49, 1992: 336 – 339

10 Lissoni P, Meregalli S, Nosetto L, et al.: Increased survival time in brain glioblastomas by a radioneuroendocrine strategy with radiotherapy plus melatonin compared to radiotherapy alone. Oncology (Huntington) 53, 1996: 43 – 46

11 Lissoni P, Brivio F, Brivio O, et al.: Immune effects of preoperative immunotherapy with high-dose subcutaneous interleukin-2 versus neuroimmunotherapy with low-dose interleukin-2 plus the neurohormone melatonin in gastrointestinal tract tumor patients. J Biol Regulators & Homeostatic Agents 9, 1995: 31 – 33

12 Lissoni P, Barni S, Tancini G, et al.: Clinical study of melatonin in untreatable advanced cancer patients. Tumori 73, 1987: 475 – 480

13 Lissoni P: Is there a role for melatonin in supportive care? Supportive Care in Cancer 10, 2002: 110 – 116

14 Neri B, de Leonardis V, Gemelli MT et al.: Melatonin as biological response modifier in cancer patients. Anticancer Res 18, 1998: 1329 – 1332

15 Shiu SY, Law IC, Lau KW, Tam PC, Yip AW, Ng WT: Melatonin slowed the early biochemical progression of hormone-refractory prostate cancer in a patient whose prostate tumor tissue expressed mt1 receptor subtype. J Pineal Res 35, 2003: 177 – 182

16 Vijayalaxmi, Thomas CR Jr, Reiter RJ, Herman TS: Melatonin: From basic research to cancer treatment clinics [review]. J Clin Oncol 20, 2002: 2575 – 2601

Internetadressen

1 www.antiagingsystems.com

2 www.biokurs.de/melatde.htm

3 www.lef.org/magazine/mag2002/mar2002_report_melatonin_01.html

4 www.med-pro.org

8.3.3 Phytotherapie

Jörg Melzer, Ben Pfeifer, Marco Ramadani, Reinhard Saller

8.3.3.1 Indischer Weihrauch

Reinhard Saller, Jörg Melzer

Grundlagen

Zubereitungen aus indischem Weihrauch werden seit langer Zeit in Indien als Heilmittel in der ayurvedischen Medizin innerlich und äußerlich angewendet. Auf Wirkungen im Zusammenhang bei einer Tumortherapie werden sie wissenschaftlich untersucht.

Indischer Weihrauch stammt von **Boswellia serrata** (indischer Weihrauchbaum). Die **Droge indischer Weihrauch** (Indian Olibanum, Sálaigugul, Sálaigugal) ist das aus Einschnitten in den Bäumen ausgetretene und erstarrte Gummiharz. Aus ihm werden die Zubereitungen bzw. Extrakte (u. a. H15 als Trockenextrakt) hergestellt. Indischer Weihrauch muss von Weihrauch (Olibanum) unterschieden werden; Olibanum ist das Gummiharz unterschiedlicher Arten der Gattung Boswellia, besonders Boswellia carteri und Boswellia frereana.

Die hier beschriebenen Daten wurden zum allergrößten Teil mit Zubereitungen aus dem Harz von Boswellia serrata bzw. daraus isolierten Stofffraktionen bzw. Einzelsubstanzen gewonnen und nicht mit Olibanum allgemein. Daher kann die wachsende Anzahl unterschiedlicher Weihrauchzubereitungen nicht als vergleichbarer (und häufig scheinbar preiswerter) Ersatz für die beforschten Zubereitungen aus indischem Weihrauch angesehen werden.

Inhaltsstoffe

Das Harz des indischen Weihrauchbaums ist ein phytotherapeutisches Vielstoffgemisch. Derzeit sind über 200 Inhaltsstoffe bekannt. Als wesentliche Inhaltsstoffe gelten:

- **Pentazyklische Triterpensäuren** (Boswelliasäuren, ca. 5–8% der Harzfraktion): Acetyl-β-Boswelliasäure (85–92%), Acetyl-11-keto-β-Boswelliasäure (5–7%), β-Boswelliasäure, 11-Keto-β-Boswelliasäure (≤ 2%) und Acetyl-α-Boswelliasäure (≤ 2%)
- **Tetrazyklische Triterpensäuren** (Tirucallensäuren): 3-α-Acetoxytirucall-8,24-dien-21-säure, 3-α-Hydroxytirucall-8,24-dien-21-säure, 3-β-Hydroxytirucall-8,24-dien-21-säure und 3-Ketotirucall-8,24-dien-21-säure

In welchem Ausmaß auch die anderen Inhaltsstoffe des indischen Weihrauchs die Wirkungen qualitativ und quantitativ beeinflussen, ist noch nicht ausreichend geklärt. Das Rohharz enthält außerdem ein ätherisches Öl (7,5–9%) sowie Schleim (ca. 23%; verschiedene Polysaccharide, hauptsächlich mit D-Galaktose und D-Arabinose sowie D-Mannose und D-Xylose u. a.).

Wirkungen

Experimentell wurden für einen Trockenextrakt, für Gemische aus Boswelliasäuren und einzelne Boswelliasäuren folgende Wirkungen gefunden:

- **Antiinflammatorisch:** u. a. dosisabhängige Hemmung verschiedener Lipoxygenasen einschließlich der 5-Lipoxygenase und damit Beeinflussung des Leukotrienstoffwechsels; Wirkungen in Konzentrationsbereichen, die üblicherweise auch in vivo erreichbar sind
- **Antiproliferativ:** dosisabhängige Induktion der Apoptose in verschiedenen Tumorzelllinien und Tiermodellen (beispielsweise ausgewählte Leukämie-, Gliom-, Phäochromozytom-, Neuroblastom- und Prostatakarzinomzelllinien), dosisabhängige Hemmung der Topoisomerasen
- **Antiödematös.**

Experimentelle Ergebnisse weisen darauf hin, dass der Trockenextrakt als komplexes Vielstoffgemisch auf Gewichtsbasis wirksamer sein kann als die einzelnen Boswelliasäuren, die zumeist als die „reinen“ Wirkstoffe angesehen werden. Auch in einigen antiinflammatorischen Modellen war ein Vielstoffgemisch (Rohdroge) wirksamer als Boswelliasäuren allein.

Anwendungsmöglichkeiten

Es stehen Krankheiten und Behandlungsanlässe im Vordergrund, bei denen eine Hemmung von Lipoxygenasen (v. a. 5-Lipoxygenase) therapeutisch sinnvoll ist. Dazu gehören:

- Polyarthritis
- Colitis ulcerosa
- Morbus Crohn
- Asthma bronchiale
- (Peritumorales) Hirnödem und Versuch der Steroidreduktion
- Versuchsweise Anwendung bei Hirntumoren.

Kontraindikationen

Überempfindlich auf indischen Weihrauch bzw. dessen Inhaltsstoffe.

Nebenwirkungen

Selten wurde berichtet über leichte gastrointestinale Beschwerden, milde Refluxsymptome, Diarrhö, Übelkeit und sehr selten Hautausschlag.

Wechselwirkungen

Möglicherweise können die Wirkungen anderer Leukotriensynthesehemmstoffe verstärkt werden.

Einzelsubstanzen

Einzelne Inhaltsstoffe (v.a. verschiedene Boswelliasäuren) werden derzeit experimentell beforscht.

Dosierung

Zumeist 1200 – 3600 mg, je nach Anwendungssituation.

Chancen, Risiken

Die bisherigen Daten und Erfahrungen lassen qualitätsgeprüfte Extrakte als **potenzielle antitumorale** und antiödematöse Mittel erscheinen. Eine zuverlässige Nutzenabschätzung und Einordnung kann erst die weitere klinische Erforschung ergeben. Trotzdem hat die bisherige Empirie eine Reihe von Patienten mit Hirntumoren ermutigt, einen Behandlungsversuch mit dem Trockenextrakt zu unternehmen.
Zu solchen versuchsweisen Therapien scheint auch zu motivieren, dass die konventionellen Behandlungsmöglichkeiten bei Hirntumoren sehr begrenzt sind, Kortikosteroide wie Dexamethason möglicherweise die Wirksamkeit von Zytostatika herabsetzen können und zumindest der Trockenextrakt in der Regel gut vertragen wird.

Klinische Daten

Einzelfallbeobachtungen bei Patienten mit Glioblastomen sowie experimentell ermittelte **antiproliferative Effekte** auf Glioblastomzelllinien führten dazu, erste klinische Untersuchungen an kleinen Patientenzahlen zu initiieren. Die präoperative Behandlung mit dem Trockenextrakt führte bei Patienten mit einem Glioblastom zu einer dosisabhängigen Reduktion des perifokalen Ödems um ca. 30 % bei einer Drogendosis von 3600 mg/d sowie einer Abnahme der neurologischen Symptomatik. Ebenso zeigte sich bei einem Teil von Patienten mit einem progredienten Glioblastom bzw. einer radiotherapeutisch verursachten Leukenzephalopathie unter derselben Dosierung eine Verminderung des Hirnödems.
Bei einem Teil von Kindern und Jugendlichen mit progressiven bzw. rezidivierten Hirntumoren führte die palliative Anwendung des Trockenextraktes (bis zu 126 mg/kgKG/d über durchschnittlich 9 Monate) zu einer Besserung des Allgemeinzustandes, einer vorübergehenden Abnahme der neurologischen Symptomatik, einer Zunahme der Muskelkraft und in einem Einzelfall zur Gewichtszunahme.
Bei der Behandlung chronisch-entzündlicher Darmerkrankungen ist die klinische Datenlage für eine symptomatische Wirksamkeit wesentlich umfangreicher. Es zeigte sich zudem eine gute Verträglichkeit von Zubereitungen aus indischem Weihrauch.

Bewertung

Eine zuverlässige Nutzenabschätzung bei Patienten mit Hirntumoren wird erst die weitere klinische Forschung ergeben.

Indischer Weihrauch:
1. **Wirksamkeit auf Tumorwachstum:** experimentelle Daten, Kasuistiken und kleine Studien bei Patienten mit Glioblastomen sprechen für eine Wirksamkeit
2. **Wirkung auf Allgemeinbefinden / Psyche:** symptomatische Besserung je nach Anwendungsbereich
3. **Nebenwirkungen:** selten milde unerwünschte Wirkungen
4. **Preis:** 51 – 250 € / Monat

Literatur
1 Ammon HPT: Boswelliasäuren (Inhaltsstoffe des Weihrauchs) als wirksame Prinzipien zur Behandlung chronisch entzündlicher Erkrankungen. WMW 152, 2002: 373 – 378
2 Basch E, Boon H, Davies-Heerema T, Foppo I, Hashmi S, Hasskarl J, Sollars D, Ulbricht C: Boswellia: an evidence-based systematic review by the Natural Standard Research Collaboration. J Herb Pharmacother 4,2004: 63 – 83
3 Glaser T, Winter S, Groscurth P, Safayhi H, Sailer ER, Ammon HP, Schabet M, Weller M: Boswellic acids and malignant glioma: induction of apoptosis but no modulation of drug sensitivity. Br J Cancer 80, 1999: 756 – 765
4 Gorman AM, Hirt UA, Orrenius S, Ceccatelli S: Dexamethasone pretreatment interferes with apoptotic death in glioma cells. Neuroscience 96, 2000: 417 – 425
5 Hostanska K, Daum G, Saller R: Cytostatic and apoptosis-inducing activity of boswellic acids toward malignant cell lines in vitro. Anticancer Res 22, 2002: 2853 – 2862
6 Gerhardt H, Seifert F, Buvari P, Vogelsang H, Repges R: Therapy of active Crohn disease with Boswellia serrata extract H15. Z Gastroenterol 39, 2001: 11 – 17
7 Gupta I, Parihar A, Malhotra P, Gupta S, Lüdtke R, Safayhi H, Ammon HP: Effects of gum resin of Boswellia serrata in patients with chronic colitis. Planta Med 67, 2001: 391 – 395

8 Hoernlein RF, Orlikowsky T, Zehrer C, Niethammer D, Sailer ER, Simmet T, Dannecker GE, Ammon HP: Acetyl-11-keto-beta-boswellic acid induces apoptosis in HL-60 and CCRF-CEM cells and inhibits topoisomerase I. J Pharmacol Exp Ther 288, 1999: 613–619
9 Janssen G, Bode U, Breu H, Dohrn B, Engelbrecht V, Gobel U: Boswellic acids in the palliative therapy of children with progressive or relapsed brain tumors. Klin Padiatr 212, 2001: 189–195
10 Kimmatkar N, Thawani V, Hingorani L, Khiyani R: Efficacy and tolerability of Boswellia serrata extract in treatment of osteoarthritis of knee – a randomized double blind placebo controlled trial. Phytomedicine 10, 2003: 3–7
11 Kreck C, Saller R: Phytopharmaka fremder Kulturkreise beziehungsweise Medizinsysteme am Beispiel des indischen Weihrauchs. Versicherungsmedizin 51, 1999: 122–127
12 Liu JJ, Nilsson A, Oredsson S, Badmaev V, Zhao WZ, Duan RD: Boswellic acids trigger apoptosis via a pathway dependent on caspase-8 activation but independent on Fas/Fas ligand interaction in colon cancer HT-29 cells. Carcinogenesis 23, 2002: 2087–2093
13 Sabieraj J: Boswellia. In: Blaschek W, Ebel S, Hackenthal E, Holzgrabe U, Keller K, Reichling J, Schulz V (Hrsg.): Hagers Handbuch der Drogen und Arzneistoffe (CD-ROM). Springer, Berlin, 2004
14 Sterk V, Buchele B, Simmet T: Effect of food intake on the bioavailability of boswellic acids from a herbal preparation in healthy volunteers. Planta Med 70, 2004: 1155–1160
15 Streffer JR, Bitzer M, Schabet M, Dichgans J, Weller M: Response of radiochemotherapy-associated cerebral edema to a phytotherapeutic agent, H15. Neurology 9, 2001: 1219–1221
16 Wick W, Kuker W: Brain edema in neurooncology: radiological assessment and management. Onkologie 27, 2004: 261–266
17 Winking M, Sarikaya S, Rahmanian A, Jodicke A, Boker DK: Boswellic acids inhibit glioma growth: a new treatment option? J Neurooncol 46, 2000: 97–103
18 Xia L, Chen D, Han R, Fang Q, Waxman S, Jing Y: Boswellic acid acetate induces apoptosis through caspase-mediated pathways in myeloid leukemia cells. Mol Cancer Ther 4, 2005: 381–388

8.3.3.2 Cannabis

Reinhard Saller, Jörg Melzer

Grundlagen

Cannabis sativa L. var. indica gehört zu den ältesten Arznei- und Heilpflanzen. Zubereitungen dieser Pflanze besaßen über Jahrtausende vielfältige Anwendungen. Die verwendete **Droge Cannabis indicae herba** sind die getrockneten blühenden oder mit Früchten versehenen Zweigspitzen der weiblichen Pflanzen. Der Begriff **Haschisch**, ursprünglich ein arabischer Sammelbegriff für verschiedene Drogenqualitäten, wird für sehr harzreiche Präparationen verwendet (THC-Gehalt ca. 2–8 [–20%]), während als **Marihuana** (Marijuana) die aus den Blättern erhaltene Droge bezeichnet wird (δ-9-trans-Tetrahydrocannabinol = THC-Gehalt ca. 0,5–5%). Haschischöl (öliger Auszug aus Haschisch bzw. Marihuana) enthält zwischen 15 und 20% THC (bis zu 20% bei manchen Sinsemilla- und Netherwood-Varietäten).

Im Laufe mehrerer Jahrzehnte im 20. Jahrhundert wurde Cannabis aus ideologischen und politischen Gründen vollständig aus der Therapie und weitgehend aus einer offenen therapeutischen und wissenschaftlichen Diskussion verdrängt, geächtet und illegalisiert. Trotzdem haben ab den 70er-Jahren eine Reihe von v. a. jüngeren Tumorpatienten Cannabisprodukte auch medizinisch genutzt (v. a. Marihuana und Haschisch) und, zumindest unter supportiven Aspekten, offensichtlich von ihnen profitiert (z. B. zur Antiemesis, bei Appetitlosigkeit, Kachexie, verschiedenen Schmerzzuständen, zur Entspannung). Diese Erfahrungen haben zur therapeutisch orientierten Beforschung von Zubereitungen aus Cannabis sativa und verschiedenen Cannabinoiden (vor allem THC) angeregt.

Niedrig geschätzt haben im Jahr 2000 ca. 150 Millionen Menschen Cannabisprodukte aus nichtmedizinischen Gründen konsumiert, d. h. mindestens ca. 3,7% der Weltbevölkerung über 15 Jahre. Die Häufigkeit der medizinischen Anwendung ist deutlich geringer (z. B. in einer kanadischen Untersuchung 2% anstelle von 7% mit nichtmedizinischer Anwendung). Zumeist waren dies Menschen, die bereits Vorerfahrungen hatten.

Inhaltsstoffe und Zubereitungen

Bislang sind über 600 Inhaltsstoffe von Cannabis sativa charakterisiert. Die **Cannabinoide** sind die zentrale Inhaltsstoffgruppe; bisher sind mehr als 60 bekannt, die in 10 verschiedene Typen eingeteilt werden. Für einen großen Teil der derzeit genutzten therapeutischen, aber auch der typischen psychotropen Wirkungen von Cannabis ist v. a. das quantitativ vorherrschende δ-9-trans-Tetrahydrocannabinol (**THC,** Dronabinol) verantwortlich. Verschiedene andere, ebenfalls in den Extrakten enthaltene Cannabinoide können dessen erwünschte, aber auch unerwünschte Wirkungen modulieren.

Die Pflanze enthält außerdem ein ätherisches Öl (0,1–0,3%), dessen Hauptbestandteile (ca. 85%) Monoterpene und Sesquiterpenkohlenwasserstoffe sind, sowie Flavonoide, nicht cannabinoide Phenole, Proteine, Glykoproteine, Enzyme, Aminosäuren, Fettsäuren, Zucker, Steroide, Mineralien, Vitamine, Pigmente und Alkaloide.

Monosubstanzen

In den letzten Jahrzehnten konzentrierte sich das wissenschaftlich-therapeutische und wirtschaftliche Interesse v.a. auf isolierte Monosubstanzen (hauptsächlich das Cannabinoid THC, Dronabinol) sowie semisynthetische bzw. synthetische Derivate (z.B. Nabilon). Solche Derivate ermöglichen den patentmäßig schützbaren Weg konventioneller Arzneimittelforschung.

Vielstoffgemische

Phytotherapeutische Zubereitungen aus Cannabis sativa sind komplexe Vielstoffgemische. Solche Zubereitungen wurden über Jahrhunderte, aber auch zu Beginn des modernen medizinisch orientierten Gebrauchs verwendet. Nachvollziehbare subjektive Erfahrungen und experimentelle Untersuchungen mit Vielstoffgemischen aus Cannabis sativa weisen darauf hin, dass die Suche nach isolierten Monosubstanzen als Wirkstoffe und potenzielle Arzneimittel keineswegs der einzig sinnvolle Weg der Arzneimittelentwicklung aus Cannabis sativa ist. Vielstoffgemische, d.h. klassische Phytotherapeutika, aus Cannabis sativa können im Vergleich zu Einzelsubstanzen durchaus ein überzeugendes und ggf. vorteilhaftes Spektrum von erwünschten und unerwünschten Wirkungen besitzen. Berichte von Patienten, die sowohl Erfahrungen mit der Monosubstanz als auch mit Drogenzubereitungen aus Cannabis sativa besitzen, deuten zumindest bei einer Reihe von Patienten auf eine nachvollziehbare Bevorzugung der Drogenzubereitungen aus therapeutischen Gründen und wegen einer besseren Verträglichkeit hin. Mittlerweile ist es möglich, Extrakte mit der Qualität moderner Phytotherapeutika herzustellen. Dies würde sowohl Erforschung als auch nachvollziehbare Anwendung erheblich erleichtern.

Wirkmechanismus

Dronabinol und seine Analoga sowie weitere exogene und endogene Liganden (Endocannabinoide, Andandamide) binden sich an Cannabinoid-Rezeptoren (zentral: CB1-, peripher CB1- und CB2-Rezeptoren), die über $G_{i/o}$-Proteine die Adenylatzyklase aktivieren und den Kalziumfluss modulieren können. Das Endocannabinoidsystem (u.a. endogenes Cannabinoid-Schmerzkontrollsystem) hängt eng und komplex mit anderen körpereigenen Regulationssystemen zusammen, u.a. mit den Transmittersubstanzen Acetylcholin, Dopamin, GABA, Glutamin, Noradrenalin, endogenen Opioiden und Serotonin. Das zerebrale Verteilungsmuster von CB1-Rezeptoren ist bei zahlreichen Wirkungen der Cannabiszubereitungen konsistent (Einflüsse auf Stimmung, motorische Funktionen, Gedächtnis, Nahrungsaufnahme und Schmerzen). Immunogene Effekte hängen mit der Bindung an CB2-Rezeptoren immunkompetenter Zellen zusammen. Das Fehlen von CB-Rezeptoren im unteren Hirnstamm kann erklären, warum hohe Dosen THC selten tödlich sind.

Andere Cannabinoide scheinen eigene, u.a. somatische Wirkungen, zu besitzen, die ebenfalls zur Gesamtwirksamkeit und Verträglichkeit der Droge bzw. deren Zubereitungen beitragen. So bindet z.B. Cannabidiol nicht an den Cannabinoidrezeptor (CB1), besitzt aber gewisse antikonvulsive, sedierende, anxiolytische, antipsychotische und antiinflammatorische Wirkungen und vermutlich auch analgetische Effekte. Auch gewisse Wirkungen gegen Übelkeit sind beschrieben. Es kann möglicherweise unerwünschte Wirkungen von Dronabinol mildern.

Insgesamt lassen sich aufgrund der vielfältigen Mechanismen und Wirkungen die Cannabisextrakte, aber auch Dronabinol und ausgewählte andere Cannabinoide als multi-target drugs charakterisieren. Sie besitzen offensichtlich eine Art multifunktionelles Potenzial.

Wirkungen

Potenzielle erwünschte bzw. unerwünschte Wirkungen von Cannabis und δ-9-THC (dosisabhängig in vivo bzw. in vitro):

- **Psyche und Wahrnehmung:** Sedierung, Stimmungsaufhellung, Euphorie, gesteigertes Wohlbefinden, Dysphorie, Zunahme von Angst, Angstverminderung, Depersonalisationserscheinungen, Intensivierung der sensorischen Wahrnehmung, gesteigertes sexuelles Erleben, Veränderung des Zeitgefühls, Halluzinationen
- **Kognition und Psychomotorik:** Beeinträchtigung von Kurzzeitgedächtnis sowie Aufmerksamkeit, erhöhtes assoziatives Denken, gesteigerte Kreativität, Beeinträchtigung von Reaktionsfähigkeit sowie Feinmotorik, Abschwächung hyperkinetischer Bewegungsstörungen, Verbesserung oder Verschlechterung der Bewegungskoordination, Ataxie, verwaschene Sprache, fragmentiertes Denken
- **Nervensystem:** Analgesie, antispastische Effekte, Muskelrelaxierung, Appetitsteigerung, Antiemesis, Emesis, Neuroprotektion bei Ischämie und Hypoxie
- **Körpertemperatur:** Absenkung
- **Kardiovaskuläres System:** Tachykardie, erhöhte Herzarbeit und gesteigerter Sauerstoffbedarf, Vasodilatation, orthostatische Hypotension, Hypertension im Liegen

- **Hormonelles System:** Einfluss auf das reproduktive endokrine System beider Geschlechter (Libido, Fertiliät; möglicherweise Toleranzentwicklung bei Langzeitanwendung), Beeinflussung des hypothalamischen-hypophysären-adrenokortikalen Hormonsystems (z.B. bei kurzfristiger Anwendung Aktivierung, möglicherweise Toleranzentwicklung bei Langzeitanwendung)
- **Augen:** konjunktivale Rötung, verminderter Tränenfluss, herabgesetzter intraokulärer Druck
- **Bronchien:** Dilatation
- **Gastrointestinaltrakt:** Hyposalivation, Mundtrockenheit, Abnahme der intestinalen Motilitiät
- **Immunsystem:** Beeinträchtigung der zellulären und humoralen Immunität, Immunstimulation, Entzündungshemmung
- **Tumorwirkungen:** antineoplastische Aktivität; in einer Reihe von Tumormodellen (z.B. gegenüber Zelllinien von Lungen-, Mamma-, Haut-, Uterus-, Prostata-, Schilddrüsenkarzinomen sowie Gliomen, Lymphomen und Neuroblastomen, aber auch in Xenograft-Tumoren) zeigten Dronabinol und andere Cannabinoide direkte und indirekte antiproliferative Wirkungen (u.a. Apoptoseinduktion); allerdings sind ein Teil der Befunde widersprüchlich.

Verschiedene Cannabinoide, das ätherische Öl und ein Teil seiner Bestandteile sowie Flavonoide besitzen antioxidative und antiinflammatorische Eigenschaften sowie antimikrobielle Wirkungen (antibakteriell, antiviral, antimykotisch).

Anwendungsmöglichkeiten

In einigen Ländern sind mittlerweile moderne Cannabiszubereitungen verfügbar.

In Deutschland steht Dronabinol als Rezeptur- oder Defekturarzneimittel zur Verfügung. Die Verschreibung ist nicht auf Fachärzte beschränkt. Jeder Arzt darf Dronabinol als Zubereitung verordnen. Das Betäubungsmittelgesetz sieht keine Beschränkung auf bestimmte Indikationen vor.

Die Hauptanwendungsbereiche bei tumorkranken Menschen sind derzeit palliative und supportive Situationen, v.a. Appetitverlust, Tumorkachexie, Übelkeit und Erbrechen, mäßiggradige neuropathische Schmerzen und anderweitig nicht behandelbare Schmerzen (☞ Tab. 8.3-2).

Patientenzentriert können Cannabiszubereitungen auch zur Rekreation und Entspannung sowie gegen Erschöpfung sinnvoll sein.

Tab. 8.3-2: Therapeutische Anwendungsmöglichkeiten von Cannabis (Droge, phytotherapeutische Zubereitungen, phytogene Inhaltsstoffe und synthetische Derivate)

Anwendungsmöglichkeiten	Datenlage*
Übelkeit und Erbrechen während einer Chemotherapie	VS
Übelkeit und Erbrechen verschiedener Ätiologien	FB
Appetitlosigkeit, Kachexie, Marasmus, Anorexie	VS, KS
Schmerzen unterschiedlicher Ätiologie, z.B. Hyperalgesie, Allodynie, Schmerzen nach Nervenläsionen, neuropathische Schmerzen	VS, KS, FB
Multiple Sklerose	VS, KS, FB
Muskuläre Spastik	VS, KS, FB
Rückenmarksverletzungen	KS, FB
Bewegungsstörungen, Dystonien	FB
Migräne	KS
Schlafstörungen	KS, FB
Depressive Verstimmungen	KS, FB
Stimmungsaufhellung	KS, FB
Hirnverletzungen, Ischämien	Exp
Epilepsien	KS, FB
Chronisch entzündliche Darmerkrankungen	FB
Tinnitus	FB
Chronisches Müdigkeitssyndrom	FB
Restless-legs-syndrome	FB
Rheumatische Symptome	FB
Verschiedene im Einzelfall schwierige Behandlungssituationen	FB

* VS: vergleichende klinische Studien, Anwendungsbeobachtungen; KS: kleine Studien; FB: Fallberichte, Berichtsammlungen; exp: experimentell

Die präventive Anwendung gegen Übelkeit und Erbrechen ist in der Regel deutlich wirksamer als die Therapie von bereits aufgetretenen Symptomen. Allerdings sind derzeit die modernen Antiemetika (5-TH_3-Rezeptor-Antagonisten) Behandlung der Wahl.

Cannabisprodukte und Dronabinol besitzen therapeutisch bedeutsame analgetische und vermutlich auch antiinflammatorische Wirkungen, allerdings sind sie Analgetika (z.B. Paracetamol, NSAR) und v.a. ausreichend dosierten Opioiden in zahlreichen Therapiesituationen unterlegen und sollten daher nicht routinemäßig als Opioidersatz verordnet werden, sofern die Opioide individuell wirksam und verträglich sind.

Möglicherweise haben jüngere Patienten einen größeren Nutzen als ältere Menschen, was evtl. im Zusammenhang mit Vorerfahrungen der jüngeren Generation steht.

Anwendungsbeschränkungen

Überempfindlichkeit auf Zubereitungen und Inhaltsstoffe von Cannabis sativa bzw. auf Dronabinol.
Relative Kontraindikationen sind schwerwiegende psychische Erkrankungen (z. B. schizophrene Psychosen, Manien, schwere Depressionen), Schwangerschaft, Stillzeit. Bei Patienten mit kardialen Erkrankungen sollten Dosisanpassungen langsam erfolgen. Während der Phase von Dosisänderungen (Dosiserhöhung) ist die Fahrtüchtigkeit erheblich eingeschränkt.

Nebenwirkungen

Cannabiszubereitungen und Dronabinol gehören zu den Mitteln, bei deren Auswahl und Anwendung neben krankheits- bzw. symptombezogenen Gesichtspunkten auch die subjektive Wahrnehmung und Verträglichkeit des gesamten Wirkungsspektrums eine wesentliche Rolle spielen (patientenzentrierte Vorgehensweise versus bzw. ergänzend zu indikationszentrierter Vorgehensweise). So scheint es z. B. eine Reihe von Patienten zu geben, bei denen gerade subjektiv empfundene psychotrope Effekte die Wirksamkeit (z. B. Schmerzlinderung) relevant erhöhen können, während für andere Patienten dies unangenehm und kontraproduktiv sein kann.

- Häufige, z. T. dosisabhängige unerwünschte Wirkungen (hauptsächlich aus Studien mit Dronabinol): Sedierung und Schläfrigkeit ≥ 30 %, Mundtrockenheit ≥ 9 %, Ataxie ≥ 8 %, Schwindelgefühl ≥ 6 %, Dysphorie ≥ 6 %, orthostatische Dysregulation 4 %
- Seltene Nebenwirkungen: Sehstörungen, Denkstörungen, Auslösung von depressiven Stimmungen, paranoide Reaktionen und halluzinatorische Episoden
- Beeinträchtigung der Verkehrsfähigkeit unter dem unmittelbaren Einfluss der Droge
- Entwicklung einer Psychose scheint bei tumorkranken Menschen sehr unwahrscheinlich zu sein
- Eventuelle kurzfristige immunsuppressive Wirkungen sprechen nicht gegen eine palliative Anwendung
- Dronabinol und natürliche Cannabisprodukte scheinen bei Überdosierung sehr sicher zu sein; die akute Toxizität ist offensichtlich sehr gering
- Spektrum und Ausmaß unerwünschter Wirkungen nach therapeutischer Anwendung scheinen sich von der Situation nach Rauschmittelanwendung bzw. rekreationellem Gebrauch zu unterscheiden; darüber hinaus gibt es Hinweise, dass tumorkranke Menschen Cannabisprodukte besser vertragen als Patienten mit anderen Erkrankungen (z. B. Glaukom)
- Risiken einer langfristigen Anwendung scheinen mit den Auswirkungen des Rauchens (u. a. mutagene und karzinogene Effekte) und nicht mit der Aufnahme der Cannabinoide zusammenzuhängen. Akute unerwünschte Wirkungen klingen in der Regel innerhalb weniger Stunden ab.

Insgesamt scheinen Cannabis und Cannabinoide einen großen therapeutischen Index zu besitzen. Das Risiko des Auftretens akuter schwerer unerwünschter Wirkungen scheint niedrig zu sein.

Toleranzentwicklung

Auf eine Reihe unerwünschter Wirkungen scheint sich eine Toleranz entwickeln zu können, z. B. Blutdruckschwankungen, Tachykardie, Ängstlichkeit, Dysphorie, Beeinträchtigung kognitiver und psychomotorischer Funktionen. Auch bei erwünschten Wirkungen (z. B. Antiemesis) ist im Verlauf einer längeren Anwendung hoher Dosen eine gewisse Toleranzentwicklung möglich, jedoch nicht obligat.

Abhängigkeit

Regelmäßiger starker Cannabiskonsum kann zu **psychischer Abhängigkeit** führen. Eine Tendenz zu physischer Abhängigkeit ist nur schwach oder gar nicht vorhanden, denn nach Absetzen treten zumeist nur milde oder keine Entzugssymptome auf. Abruptem Absetzen kann ein Entzugssyndrom folgen mit Ruhelosigkeit, Reizbarkeit, milder Agitiertheit, Schlaflosigkeit, Veränderungen des Schlaf-EEGs, Übelkeit und Beinkrämpfen. Die Abhängigkeitscharakteristika werden von der WHO als eigener Abhängigkeitstyp, sog. Cannabistyp, geführt. Nach der bisherigen Datenlage scheint bei der sinnvollen und zumeist limitierten medizinischen Anwendung eine Abhängigkeit keine bedeutsame Rolle zu spielen (vergleichbar der Situation bei Opioiden).

Wechselwirkungen

Prinzipiell ist, nicht zuletzt wegen des breiten Wirkungsspektrums, mit der Möglichkeit von pharmakokinetisch bzw. pharmakodynamisch bedingten Arzneimittelwechselwirkungen zu rechnen. Es können die sedierenden Wirkungen von psychotropen Arznei- sowie Genussmitteln (z. B. Benzodiazepine, Alkohol) verstärkt werden. Möglicherweise kann das Risiko für Tachykardien und Arrhythmien bei gleichzeitigem Gebrauch von

trizyklischen Antidepressiva und sympathomimetisch wirkenden Substanzen (z. B. Amphetamine, Cocain) erhöht sein.
Dronabinol und andere Inhaltsstoffe von Cannabis werden über das P 450-System metabolisiert. Damit im Zusammenhang könnten Pharmakokinetik und -dynamik anderer Arzneimittel beeinträchtigt werden (z. B. CYP3A). Die therapeutische Relevanz bisheriger in vitro-Untersuchungen ist jedoch unklar. Möglicherweise können nicht-steroidale Antirheumatika Wirkungen von Cannabisextrakten bzw. Cannabinoiden herabsetzen bzw. antagonisieren, z. B. subjektives high-Gefühl, Augeninnendrucksenkung, Tachykardien (partielle Vermittlung der Wirkungen über das Prostaglandinsystem). Therapeutisch gravierende Interaktionen wurden jedoch bislang nicht berichtet.

Praktische Durchführung der Therapie

Ein Großteil der früheren, d. h. traditionellen therapeutischen Erfahrungen mit unterschiedlichen Cannabisprodukten (z. B. Marihuana) wurde mit Zubereitungen bzw. Drogenprodukten gewonnen, die einen Dronabinolgehalt von 2–4 % aufwiesen, z. T. auch einen höheren Gehalt an anderen Cannabinoiden. Mittlerweile gibt es Pflanzen mit wesentlich höheren Dronabinolgehalten in der Droge (≥ 15–20 %). Die eventuelle Anwendung von Produkten aus solchen Pflanzen darf nicht automatisch mit den früheren Erfahrungen verglichen werden.
Die Verordnung von THC unterliegt dem Betäubungsmittelgesetz und den entsprechenden Verordnungen. Die Höchstmenge beträgt derzeit 500 mg in 30 Tagen.
Dronabinol ist unter dem internationalen Freinamen (INN) „Dronabinol" auf Betäubungsmittelrezept rezeptierbar. Apotheken können Dronabinol von einem der beiden deutschen Hersteller beziehen (Delta 9 Pharma GmbH, Neumarkt in der Oberpfalz; THC Pharma GmbH, Frankfurt am Main) und Rezepturarzneimittel nach den Vorschriften der entsprechenden offiziellen Monographien des Deutschen Arzneimittel-Codex (DAC) und des Neuen Rezeptur-Formulariums (NRF) anfertigen. Die Rezepturen sehen die Herstellung von Dronabinol-Kapseln zu 2,5, 5 und 10 mg vor sowie ölige Dronabinol-Tropfen zu 2,5 %.

Auf einem Betäubungsmittelrezept (Deutschland) kann z. B. stehen:
- Für den Therapiebeginn: Ölige Dronabinol-Tropfen 2,5 % (NRF 22.8), 10 g (entsprechend 250 mg Dronabinol), Dosierung nach schriftlicher Anweisung des Arztes
- Während der Erhaltungstherapie: Kapseln zu 5 mg Dronabinol, 100 Stück (entsprechend 500 mg Dronabinol), 2-mal tgl. 1 Kps.

Natürliche Cannabisprodukte (einschließlich phytotherapeutischer und homöopathischer Zubereitungen und Präparate aus Drogenhanf) sind derzeit in Deutschland auch für Patienten nicht legal. Insgesamt trägt die momentane juristische Situation erheblich zu den Unsicherheiten und Qualitätsmängeln der offensichtlich weit verbreiteten Cannabisanwendung bei. Es sind jedoch in Deutschland und anderen Ländern gesetzliche Bestrebungen im Gange, definierte und qualitätsgesicherte Cannabisprodukte als Medikamente verfügbar zu machen.

Bioverfügbarkeit

- Dronabinol unterliegt nach oraler Einnahme einem First-pass-Metabolismus und besitzt eine variable Bioverfügbarkeit von 5–24 %. Max. Effekte sind nach 1–2 Std. zu erwarten, deutliche Wirkungen dauern 4–6 Std. an.
- Nach inhalativer Anwendung erfolgt eine sehr rasche Resorption mit einer Bioverfügbarkeit von 15–50 % (THC). Relevante Wirkungen treten innerhalb weniger Minuten auf.

Mögliche Darreichungsformen

- Feste Formen, Tinkturen, Lösungen: zur oralen Anwendung
- Lösungen, Dosieraerosole: zur inhalativen (nasalen) Anwendung
- Lösungen, Pflaster: zur topischen Anwendung
- Lösungen: für Mundsprays
- Suppositorien: zur rektalen Anwendung

Einzelsubstanzen

Dronabinol (aus Cannabis sativa extrahiert).

Dosierung

Die interindividuelle Ansprechbarkeit (erwünschte und unerwünschte Wirkungen) auf Cannabiszubereitungen und Dronabinol ist sehr variabel. Die Dosierung sollte daher individuell erfolgen.
Aus Gründen der anfänglichen Verträglichkeit wird bei der oralen Anwendung häufig mit 2-mal tgl. 2,5–5 mg THC (bzw. der entsprechenden Menge einer Cannabiszubereitung) begonnen und dann individuell eingestellt.

Anhaltspunkte zur oralen Dosierung (auf THC-Gehalt bezogen) je nach Anwendungsbereich:

- **Antiemesis:** 25 – 30 – 40 – 45 – 50 mg / d, 10 – 28 – 60 mg / m^2KOF / d, Rauchen individuell (niedrig konzentriert, zumeist entsprechend 1 – 2 % THC)
- **Schmerzen:** (5 – 10 –)15 – 20 mg als Einzeldosis
- **Appetitlosigkeit, Anorexie:** 5 – 7,5(– 15 – 20) mg / d, 0,1 – 0,18 – 0,34 mg / kgKG / d
- **Psychische Symptome:** 5 mg / d
- **Rückenmarksverletzungen, Bewegungsstörungen:** 5 – 10 mg als Einzeldosis, Rauchen individuell (z. B. 2 – 3 %).

Es ist eine große inter-, z. T. auch intraindividuelle Variabilität der Dosierung möglich. Selten sind höhere Dosierungen erforderlich.

Chancen und Risiken

Die derzeitig bestehende restriktive Verordnungsmöglichkeit schränkt die Anwendungsmöglichkeiten unangemessen ein, sodass das supportive und palliative Potenzial offensichtlich nicht ausgeschöpft wird. Für eine langfristige Anwendung stehen derzeit nahezu ausschließlich nur Daten aus dem nichtmedizinischen Gebrauch zur Verfügung. Für ein erhöhtes Tumorrisiko durch Cannabiszubereitungen liegen derzeit keine Beweise vor.

Bewertung

Cannabis:

1. **Wirksamkeit auf Tumorwachstum:** Nicht bekannt. Die therapeutische Bedeutung der experimentell gefundenen Antitumorwirkungen ist derzeit unklar. Die Anwendung erfolgt in der Regel aus supportiven bzw. palliativen Gründen.
2. **Wirkung auf Allgemeinbefinden / Psyche:** wahrscheinlich, jedoch interindividuell variabel
3. **Nebenwirkungen:** selten schwer wiegende
4. **Preis:** 51 – 250 € / Monat

Literatur

1 Bagshaw SM, Hagen NA: Medical efficacy of cannabinoids and marijuana: a comprehensive review of the literature. J Palliative Care 18, 2002: 111 – 122

2 Campbell FA, Tramèr MR, Carroll D, Reynolds DJM, Moore RA, McQuay HJ: Are cannabinoids an effective and safe treatment option in the management of pain? A qualitative systematic review. BMJ 323, 2001: 13 – 16

3 Croxford JL, Yamamura T: Cannabinoids and the immune system: potential for the treatment of inflammatory diseases? J Neuroimmunol 166, 2005: 3 – 18

4 de Jong F, Engels FK, Mathijssen RHJ, van Zuylen L, Verwej J: Medicinal cannabis in oncology: Still a bridge too far ? J Clin Oncol 23, 2005: 2886 – 2891

5 Grotenhermen F: Pharmacokinetics and pharmacodynamics of cannabinoids. Clin Pharmacokinet 42, 2003: 327 – 360

6 Grotenhermen F: Cannabis und Cannabinoide. 2. Auflage, Hans Huber, Bern, 2005

7 Grotenhermen F: Cannabinoids. Curr Drug Targets CNS Neurol Disord 4, 2005: 507 – 530

8 Guzman M, Sanchez C, Galve-Roperh I: Control of the cell survival / death decision by cannabinoids. J Mol Med 78, 2001: 613 – 625

9 Guy GW, Whittle BA, Robson PJ: The medicinal uses of cannabis and cannabinoids. Pharmaceutical Press, London, 2004

10 Hall W, Solowij N: Adverse effects of cannabis. Lancet 352, 1998: 1611 – 1616

11 Hall W, Christie M, Currow D: Cannabinoids and cancer: causation, remediation, and palliation. Lancet Oncol 6, 2005: 35 – 42

12 Hollister LE: An approach to the medical marijuana controversy. Drug and Alcohol Depend 58, 2000: 3 – 7

13 Iversen L: The Science of Marijuana. Oxford University Press, Oxford, 2000

14 Iversen L: Long-term effects of exposure to cannabis. Curr Opin Pharmacol 5, 2005: 69 – 72

15 Iversen L, Chapman V: Cannabinoids: a real prospect for pain relief? Curr Opin Pharmacol 2, 2002: 50 – 55

16 Izzo AA, Mascolo N, Capasso F: The gastrointestinal pharmacology of cannabinoids. Curr Op Pharmacology 1, 2001: 579 – 603

17 McPartland JM, Russo EB: Cannabis and cannabis extracts: greater than the sum of their parts? J Cannabis Ther 1, 2001: 103 – 132

18 Mechoulam R, Parker LA, Gallily R Cannabidiol: An overview of some pharmacological aspects. J Clin Pharmacol 42, 2002: 11S-19S

19 Rog DJ, Nurmikko TJ, Friede T, Young CA: Randomized, controlled trial of cannabis-based medicine in central pain in multiple sclerosis. Neurology 65, 2005: 812 – 819

20 Saller R: Cannabis und Marihuana als Vielstoffgemische in der Phytotherapie. Forsch Komplementarmed 6, 1999: 3 – 6

21 Sarfaraz S, Afaq F, Adhami VM, Mukhtar H: Cannabinoid receptor as a novel target for the treatment of prostate cancer. Cancer Res 65, 2005:1635 – 1641

22 Tramèr MR, Carroll D, Campell FA, Reynolds DJM, Moore RA, McQuay HJ: Cannabinoids for control of chemotherapy induced nausea and vomiting: quantitative systematic review. BMJ 323, 2001: 16 – 21

23 Velasco G, Galve-Roperh I, Sanchez C, Blazquez C, Guzman M: Hypothesis: cannabinoid therapy for the treatment of gliomas? Neuropharmacology 47, 2004: 315 – 323

[24] Ware MA, Gamsa A, Persson J, Fitzcharles MA: Cannabis for chronic pain: case series and implications for clinicians. Pain Res Manag 7, 2002: 95–99
[25] Wade DT, Robson P, House H, Makela P, Aram J: A preliminary controlled study to determine whether whole-plant cannabis extracts can improve intractable neurogenic symptoms. Clin Rehabil 17, 2003: 21–29
[26] Ware MA, Tawfik VL: Safety issues concerning the medical use of cannabis and cannabinoids. Pain Res Manag 10 (A), 2005: 31A-37A
[27] Williamson EM, Evans F: Cannabinoids in clinical practice. Drugs 60, 2000: 1303–1314
[28] Zajicek J, Fox P, Sanders H, Wright D, Vickery J, Nunn A, Thompson A: UK MS Research Group: Cannabinoids for treatment of spasticity and other symptoms related to multiple sclerosis (CAMS study): multicentre randomised placebo-controlled trial. Lancet 362, 2003: 1517–1526
[29] Zajicek JP, Sanders HP, Wright DE, Vickery PJ, Ingram WM, Reilly SM, Nunn AJ, Teare LJ, Fox PJ, Thompson AJ: Cannabinoids in multiple sclerosis (CAMS) study: safety and efficacy data for 12 months follow up. J Neurol Neurosurg Psychiatry 76, 2005:1664–1669

Internetadressen

International Association for Cannabis as Medicine: www.cannabis-med.org

8.3.3.3 Prostasol®

Ben Pfeifer

Grundlagen

Prostasol® ist ein **pflanzliches Kombinationspräparat**, das zur Behandlung von hormon-refraktärem Prostatakrebs (oft als Selbstmedikation) Einsatz findet. Es besteht aus verschiedenen Sitosterolen, Quercetin und standardisierten Extrakten von Ginseng (Radix ginseng), Ingwer (Rhizoma zingiberis), Sägepalme (Serenoa repens), afrikanischem Pflaumenbaum (Pygeum africanum), Reishi-Pilzen (Ganoderma lucidum) sowie Nattokinase, Boron und Magnesiumoxid.

Wirkungen

Für die Einzelbestandteile sind entzündungshemmende, antitumoröse, antioxidative und immunmodulierende Wirkungen in der pharmakologischen Literatur nachgewiesen; es fehlen experimentelle Untersuchungen des kommerziellen Kombinationspräparates, eine retrospektive klinische Studie sowie eine prospektive Studie an 194 Patienten liegen vor. Das Kombinationspräparat hat folgende Wirkungen:

Wachstumshemmung von Primärtumor und Metastasen

- Steigerung der Apoptose von Prostatakrebs-Zellen (Nachweis: pathologische Gutachten, „TUNEL“-Methode an Zweitbiopsien nach Prostasol®-Einnahme)
- Wachstumsverminderung sowie Rückbildung von Primärtumor und Metastasen in Lymphsystem, Knochen und Lunge sowohl bei hormonsensitiven als auch hormonrefraktären Patienten (Nachweis: Vergleich von CT-, MRT- und Knochenszintigraphie-Befunden vor und nach Prostasol®-Einnahme)
- Senkung der PSA-Werte um > 50 % bei ⅔ aller behandelten hormonsensitiven und hormonrefraktären Patienten

Verbesserung der Lebensqualität bei Prostatakrebs

- Verbesserung von körperlichem Allgemeinzustand und körperlicher Leistungsfähigkeit bei ca. 60 % der Patienten (FACT-P, Version 3, Fragebogen zur Auswertung der Lebensqualität im funktionellen und physischen Bereich)
- Verminderung tumorbedingter Schmerzen

Indikationen

Komplementäre Behandlung des hormonrefraktären Prostatakarzinoms.

Kontraindikationen

Nicht anwenden bei akuten Magen-Darm-Erkrankungen, Malabsorptionssyndrom, Zöliakie und bekannter Überempfindlichkeit auf einen der Inhaltsstoffe.

Nebenwirkungen

Erhöhte Empfindlichkeit der Brustwarzen bei ca. 45 %, leichte Magen- und Darmbeschwerden (weicher Stuhlgang, Flatulenz) bei ca. 10 %.

Wechselwirkungen

Wirkungsverstärkung von Prostasol® durch Curcuminoide, Resveratrol und Arabinoxylan (MGN-3 oder Biobran).

Einzelsubstanzen

Prostasol® ist als Nahrungsergänzungsmittel in den Niederlanden frei verkäuflich. Es wird oft als Nachfolgepräparat von PC-SPES (von der Firma Botaniclab, Brea/Kalifornien) verstanden, da es ähnliche klinische Wirkungen besitzt. Prostasol® und PC-SPES sind jedoch verschiedene Produkte; PC-SPES musste Ende 2001 we-

gen nachgewiesener Beimischung synthetischer Arzneimittel vom Markt genommen werden, Prostasol® ist nachweislich frei von solchen Zusätzen.
Packungsinhalt: 60 Kapseln zu je 320 mg Extraktgemisch.

Dosierung

- 3-mal tgl. 3 Kps. für 6 Wochen
- Dann 3-mal tgl. 2 Kps. für 6 Wochen
- Dann 2-mal tgl. 2 Kps. für 6 Wochen
- Dann 2–3-mal tgl. 1 Kps.

Die Dosierung von Prostasol® ist im Einzelfall abhängig vom PSA-Wert. Gleichzeitig Gabe von Curcumin complex: 2-mal tgl. 2 Kps. und Biobran 1,5 g/d im ersten Monat bzw. 1,0 g/d ab dem zweiten Monat zur Wirkungsverstärkung.
Prostasol® Kapseln jeweils vor den Mahlzeiten mit Wasser einnehmen. Medikamente, die die Resorption behindern, nicht zur gleichen Zeit einnehmen, beispielsweise hochdosiertes Vitamin C, Antazida (z.B. Maaloxan®, Progastrit®), H_2-Blocker (z.B. Ranitic®), Protonenpumpenhemmer (z.B. Antra®).

Chancen und Risiken

Prostasol® scheint klinisch wirksam gegen Prostatakrebs verschiedener Stadien. Es fehlen jedoch experimentelle Studien zum Wirkmechanismus sowie Phase-II- und Phase-III-Studien, die die Wirksamkeit und das Nebenwirkungsprofil von Prostasol® besser abklären. Je eine prospektive und retrospektive klinische Studie liegen vor.
Beispiel: Bei einem Patienten mit hormon-refraktärem Prostatakrebs erzeugte die Behandlung mit Prostasol®, Curcumin complex und Biobran einen nachhaltigen Abfall der PSA-Werte von 999 ng/ml bis in den unmessbaren Bereich und eine deutliche Reduktion der Knochen- und Lungenmetastasierung. Ähnlich positive Krankheitsverläufe sind vielfach unter dieser Kombinationsbehandlung berichtet worden. Die direkte zytostatische Wirkung von Prostasol® scheint durch die entzündungshemmende Wirkung von Curcumin und die gleichzeitige Stimulation der Immunabwehr mittels Biobran verstärkt zu werden.

> **!** Prostasol® ist keine Alternative zur schulmedizinischen Behandlung des Prostatakarzinoms und sollte nur unter ärztlicher Aufsicht eingenommen werden!

Bewertung

> Prostasol®:
> 1. **Wirksamkeit auf Tumorwachstum:** unzureichende Studienlage, aber plausibler Ansatz
> 2. **Wirkung auf Allgemeinbefinden / Psyche:** unzureichende Studienlage
> 3. **Nebenwirkungen:** selten
> 4. **Preis:** 90 – 450 €/Monat

Literatur
Pfeifer B, Aeikens B: Komplementärmedizinische Therapien beim hormonrefraktären Prostatakarzinom. Schweizer Z für Onkologie I, 2005: 26–32

Internetadressen
1 www.datadiwan.de/gfbk/indbio.htm?/gfbk/bio_31.htm
2 www.geocities.com/jcurie_2000/buy.htm: PC-SPES
3 www.kanker-actueel.nl/on_vo.html
4 www.med-pro.org: medpro Holland B.V
5 www.n-tv.de/3016480.html
6 www.prostatakrebse.de/informationen/pdf/Prostasol-Studie.pdf
7 www.rblife.com: Real Better Life, Voedings-Supplemente

8.3.3.4 Ukrain

Ben Pfeifer, Marco Ramadani

Grundlagen

Ukrain ist eine halbsynthetische Verbindung des Alkaloids Chelidonin aus der Pflanze Chelidonium majus L. (Schöllkraut) und dem alkylierenden Zytostatikum Thiotepa. Die Bindung des Schöllkraut-Aklaloids an Thiotepa soll dabei die Affinität des Präparats an Tumorgewebe erhöhen.

Wirkungen

- Ukrain wirkt zytostatisch auf maligne und benigne Zellen. Die Ausbildung der mitotischen Spindel wird verhindert und es kommt zu einem Arrest der Zelle während der Zellteilung. Die Zellen sterben durch apoptotischen Zelltod ab. Aufgrund der höheren Teilungsrate maligner Zellen werden diese stärker geschädigt als benigne Zellen.
- Das Reinalkaloid Chelidonin besitzt die gleiche zytostatische Wirkung, allerdings in zehnfach höherer Potenz als Ukrain, aber auch massive Nebenwirkungen. Ukrain zeigt im Gegensatz zu Chelidonin eine nachweisbar zytostatische Wirkung bei wesentlich weniger Nebenwirkungen. Ob dies durch eine bessere Verträg-

lichkeit (z.B. durch einen veränderten Stoffwechsel) oder durch eine vergleichsweise geringe Konzentration an freiem Chelidonin bei Ukrain bedingt ist, ist noch zu klären.

- Eine vermehrte Akkumulation von Ukrain in Tumorzellen im Vergleich zu gesundem Gewebe wird diskutiert.
- Erste Ergebnisse von experimentellen in-vitro-Studien deuten darauf hin, dass Ukrain einen protektiven Effekt auf humane Fibroblasten gegen ionisierende Strahlen hat.
- Eine direkte immunmodulierende Wirkung wird für Ukrain zwar immer wieder propagiert, konnte aber bisher noch nicht belegt werden. Eine Verbesserung der Immunlage behandelter Patienten kann vielmehr durch eine Tumorregression mit Wegfall immunsuppressiver Einflüsse des Tumors auf das Immunsystem erklärt werden.

Indikationen

Komplementäre Behandlung bei:

- Adenokarzinomen im Darmbereich
- Brustkrebs
- Ovarialkarzinom
- Pankreaskarzinom
- Lungenkarzinom
- Malignem Melanom
- Lymphom
- Sarkom.

Kontraindikationen

- Akute Infektionen
- Vorausgegangene Strahlentherapie
- Knochenmarksdepression

Nebenwirkungen

Ausgeprägte Nebenwirkungen sind selten.

- Tumorblutung aufgrund raschen Tumorzerfalls → **cave:** Therapie von Tumoren mit Gefäßinfiltration nur unter klinischer Beobachtung mit Interventionsmöglichkeit
- Thrombopenie, seltener Leukopenie
- Anstieg der Leberenzyme, Hepatitiden
- Fieber, meist in den ersten 24 Std. nach Applikation
- Hypotonie direkt nach Applikation
- Übelkeit und Erbrechen
- Obstipation oder Durchfall

Wechselwirkungen

Bei Vor- und Parallelbehandlung mit knochenmarkstoxischen Präparaten Störung der Blutbildung verstärkt, Wirkungsverstärkung bei gleichzeitiger Behandlung mit Muskelrelaxanzien vom Succinylcholin-Typ.

Einzelsubstanzen

Ukrain ist bisher nur in wenigen osteuropäischen Ländern und östlichen GUS-Staaten zur Behandlung maligner Erkrankungen zugelassen und in Deutschland über die internationale Apotheke erhältlich. Derzeit kann das Präparat im deutschsprachigen Raum nur im individuellen Heilversuch nach Zustimmung durch den Patienten eingesetzt werden.

Ukrain 1 mg/ml in 5-ml-Ampullen als gebrauchsfertige wässrige Lösung zur i.m.-Injektion und i.v.-Kurzinfusion (nach Verdünnung mit 0,9%iger Kochsalzlösung).

Dosierung

Erste Infusion mit 5 mg. Wenn keine Nebenwirkungen auftreten, zweite Infusion mit 10 mg 3 Tage später. Wenn keine Nebenwirkungen auftreten, sind weitere Infusionen mit 20 mg (1-mal/Wo.) über Monate möglich.

Chancen, Risiken

Geschilderte Erfolge mit Ukrain beruhen zumeist auf Einzelfalldarstellungen. Verlässliche Daten zu Verträglichkeit, klinischer Wirksamkeit, Toxizität, Langzeitnebenwirkungen und Wechselwirkungen mit anderen Substanzen oder krebsauslösenden Wirkungen liegen nicht vor.

Studienergebnisse

Bisher wurde zum Einsatz von Ukrain in der Tumortherapie nur eine kontrollierte klinische Studie mit winziger Fallzahl publiziert. 30 Patienten mit fortgeschrittenem Pankreaskarzinom erhielten neben der Standard-Chemotherapie (Gemcitabin, 1000 mg/m^2 KOF, einmal pro Woche) Ukrain. Eine Verdopplung der medianen Überlebenszeit (5 auf 10,5 Monate) bei verbesserter Lebensqualität wurde festgestellt. Auch eine Monotherapie mit Ukrain (20 mg pro Woche) erbachte in dieser Studie signifikante prognostische Vorteile für die Patienten.

Ergebnisse weiterer klinischer Studien, v.a. aus osteuropäischen Ländern, werden aufgrund methodischer Schwächen in Frage gestellt.

Bewertung

> Ukrain:
> 1. **Wirksamkeit auf Tumorwachstum:** durch Studien belegt
> 2. **Wirkung auf Allgemeinbefinden/Psyche:** durch Studien belegt
> 3. **Nebenwirkungen:** selten schwer wiegende
> 4. **Preis:** ≥ 250 €/Monat

Literatur

1 Benninger J, Schneider HT, Schuppan D, Kirchner T, Hahn EG: Acute hepatitis induced by greater celandine (Chelidonium majus). Gastroenterology 117, 1999:1234–1237
2 Cordes N, Plasswilm L, Bamberg M, Rodemann HP: Ukrain, an alkaloid thiophosphoric acid derivative of Chelidonium majus L. protects human fibroblasts but not human tumour cells in vitro against ionizing radiation. Int J Radiat Biol 78 (1), 2002: 17–27
3 Gansauge F, Ramadani M, Gansauge S, Pressmar J, Muehling B, Stecker K, Cammerer G, Leder G, Beger HG: NSC-631 570 in pancreatic cancer: therapeutical benefit for patients suffering from advanced pancreatic cancer. Langenbecks Arch Surg 386, 2002: 570–574
4 Kreitmeir H: Chelidonium majus L. – das Schöllkraut. Pharmazie 5, 1950: 85–88
5 Panzer A, Hamel E, Joubert A, Bianchi P, Seegers J: Ukrain (TM), a semisynthetic Chelidonium majus alkaloid derivative, acts by inhibition of tubulin polymerization in normal and malignant cell lines. Cancer Lett 160, 2000: 149–157
6 Panzer A, Joubert A, Bianchi P, Hamel E, Seegers J: The effects of chelidonine on tubulin polymerisation, cell cycle progression and selected signal transmission pathways. Eur J Cell Biol 80, 2001: 111–118
7 Wolff J, Knipling L: Antimicrotubule properties of benzophenanthridine alkaloids. Biochemistry 32, 1993: 13 334–13 339

8.3.3.5 C-STATIN™

Ben Pfeifer

Grundlagen

C-STATIN™ist ein Pflanzenextrakt mit Angiogenese hemmender Wirkung ähnlich den bekannten Mitteln Angiostatin und Endostatin. Es wird aus der als Unkraut bekannten **Winde**, Convolvulus arvensis, mittels wässriger Extraktion der **Blätter** und Hochdruckfiltration als Proteoglykan-Gemisch gewonnen.

Die Gefäßneubildung (Angiogenese) spielt eine wichtige Rolle für Krebswachstum und Metastasierung. Wenn Tumoren größer als 2–3 mm im Durchmesser werden, benötigen sie neue Blutgefäße, die sich durch angiogene Stimulation (lokale Ausschüttung von VEGF = vascular endothelial growth factor) im Tumorgebiet entwickeln. Je größer das Tumorvolumen, desto stärker ist die Stimulation der Angiogenese und desto mehr Tumorwachstum findet statt.

Drei Merkmale von VEGF machen diesen angiogenen Wachstumsfaktor zum idealen Ziel für eine Krebstherapie:

- VEGF stimuliert die endotheliale Zellproliferation und Chemotaxis und wirkt deshalb als Signal zur Induktion von Zellmigration und Bildung von Kapillaren im Tumor
- VEGF unterdrückt das Immunsystem, insbesondere durch Reifungshemmung von dendritischen Zellen
- Abnormal hohe VEGF-Konzentrationen korrelieren gut mit schlechter Prognose und verkürzter Überlebenszeit von Krebspatienten.

Eine VEGF-Hemmung wird daher gegenwärtig als neue Anti-Tumor-Strategie untersucht. Ein gegen das VEGF-Molekül gerichteter monoklonaler Antikörper wird z. B. in der Behandlung bei entzündlichem Brustkarzinom getestet. Andere VEGF-Hemmer werden bei rezidivierenden soliden Tumoren verschiedenster Lokalisation und bei Lymphomen geprüft.

Inhaltsstoffe

C-STATIN™ enthält ein Gemisch von Proteoglykanen aus Convolvulus arvensis, das durch wässrige Extraktion der Blätter und Hochdruckfiltration gewonnen wird. Der Extrakt (primär Proteine und Polysaccharide) ist als Nahrungsergänzungsmittel vor allem in den USA im Handel. Als körniges Pulver wird C-STATIN™ zusammen mit Maltodextrin in Gelatine-Kapseln abgefüllt (250 mg/Kps.).

Wirkungen

Die biologischen Wirkungen von C-STATIN™ wurden am Hühner-Embryo mit heparin-induzierter Angiogenese, an Tumorzellkulturen in vitro und am S-180 Fibrosarkom-Wachstum in Kun Ming Mäusen untersucht. Der Extrakt von Convolvulus arvensis (primär Proteine und Polysaccharide) wirkt selbst nicht zytotoxisch in der Tumorzellkultur. Allerdings hemmt der Extrakt deutlich die heparin-induzierte Angiogenese im Hühner-Embryo-Versuch und nach oraler Gabe im Tierversuch das Tumorwachstum dosisabhängig. Bei der höchsten Dosis von 200 mg/kg/d kam es zu einer Hemmung des Wachstums von Fibrosarkomen um 70%. Eine subkutane oder intraperitoneale Injektion von 50 mg/kg/d führte zu einer etwa gleichstarken Tumorwachstumshemmung. Die akute LD50 des Convolvulus arvensis-Extraktes verabreicht durch Injektion wurde bei Kun Ming Mäusen bei 500 mg/kg/d erreicht. Für die Wirkung am Menschen liegen bislang keine verlässlichen Daten bezüglich der Hemmung des Krebswachstums vor. Allerdings hat sich bei Patienten mit metastasierten Karzinomen gezeigt, dass die tägliche Einnahme von 3–4 Kapseln C-STATIN™ über einen Zeitraum von etwa 1 Monat zu einer signifikanten Reduktion der VEGF-Plasmakonzentration führt. Interessanterweise fiel der VEGF-Spiegel am stärksten bei Patienten mit stark über den Normalbereich (33–86 pg/ml) erhöhten Werten. Ob diese Reduktion der Plasma-VEGF-Werte auch mit einer Verminderung des Wachstums von Primärtumor und Metastasen verbunden war, konnte in dieser Untersuchung nicht festgestellt werden. Aus anderen klinischen Untersuchungen scheint sich ein solcher Zusammenhang ableiten zu lassen.

Indikationen

C-STATIN™ ist in den letzten Jahren in den USA als Nahrungsergänzungsmittel populär geworden und wird zur komplementären Krebstherapie bei soliden Tumoren und Lymphomen eingesetzt, um die Gefäßneubildung im Tumorgebiet und bei den Metastasen zu verhindern.

Kontraindikationen

Während der Schwangerschaft und in der Erholungsphase nach chirurgischen Eingriffen sollte auf die Einnahme von C-STATIN™ verzichtet werden. Vorsicht auch bei Patienten mit signifikanter Herz- und Gefäßkrankheit.

Nebenwirkungen

Bei Einnahme der empfohlenen Tages-Dosierung sind bislang keine Nebenwirkungen bekannt geworden.

Wechselwirkungen

Kann ohne Probleme mit Chemotherapeutika und Bestrahlungsbehandlung kombiniert werden. Anekdotisch wurde über eine Wirkungsverbesserung von Doxorubicin durch C-STATIN™ in der Behandlung von metastasierten Mamma-, Dickdarm-, Pankreas- und Ovarialkarzinom berichtet. Andere Wechselwirkungen sind nicht bekannt.

Dosierung

Die empfohlene Tagesdosierung beträgt 2–6 Kapseln. C-STATIN™ sollte ununterbrochen eingenommen werden, wenn eine Angiogenesehemmung bei metastatischer Erkrankung sinnvoll erscheint.

Chancen und Risiken

Für eine Empfehlung zum klinischen Einsatz von C-STATIN™ fehlen bislang Beweise aus placebo-kontrollierten Doppelblindstudien. Daten aus der experimentellen Forschung belegen zwar die prinzipielle Wirksamkeit des Extraktes in Bezug auf eine Hemmung der Angiogenese, allerdings lässt sich daraus kaum auf die Wirksamkeit beim Krebspatienten in Bezug auf klinischen Response und Lebensverlängerung schließen.
Die Wirkung von C-STATIN™ soll der Angiogenesehemmung durch Haifischknorpel (☞ 8.5.1.5) etwa 100fach überlegen sein; ausserdem wirft C-STATIN™ keine ökologischen Probleme auf, wie dies bei der Verwendung von Haifischknorpel der Fall ist.

Bewertung

C-STATIN™:
1. **Wirksamkeit auf Tumorwachstum:** unzureichende Studienlage, aber plausibler Ansatz
2. **Wirkung auf Allgemeinbefinden / Psyche:** unzureichende Studienlage
3. **Nebenwirkungen:** nicht bekannt, wenn die empfohlene Tagesdosis eingehalten wird
4. **Preis:** 51–250 €/Monat

Literatur
1 Folkman J: What is the evidence that tumors are angiogenesis dependent? J Natl Cancer Inst 82 (1), 1990: 4–6
2 Lissoni P, Rovelli F, Malugani F, Bucovee R, Conti A, Maestroni GJ: Anti-angiogenic activity of Melatonin in advanced cancer patients. Neuroendocrinol Lett 22 (1), 2001: 15–17
3 Meng XL, Riordan NH, Casciari JJ, Zhu Y, Zhong J, Gonzalez MJ, Miranda-Massari JR, Riordan HD: Effects of a high molecular mass Convolvulus arvensis extract on tumor growth and angiogenesis. P R Health Sci J 21 (4), 2002: 323–328

Internetadressen
1 www.aidanproducts.com: Hersteller von C-STATIN™
2 www.med-pro.org: Distribution von C-STATIN™ in Europa
3 www.arcnutrition.com: Distribution von C-STATIN™ in Europa und den USA

8.4 Klassische Komplementärverfahren

Brigitte Hajeck-Lang, György Irmey, Martin Klingmüller, Karin Kraft, Jörg Melzer, Winfried Miller, Ralf Oettmeier, Ben Pfeifer, Petra Rauprich, Uwe Reuter, Reinhard Saller, Julia Schneider, Günther Stoll

8.4.1 Immunmodulierende Therapien

Martin Klingmüller, Winfried Miller, Ralf Oettmeier, Ben Pfeifer, Petra Rauprich, Uwe Reuter, Günther Stoll

8.4.1.1 Organopeptide

Martin Klingmüller, Ben Pfeifer, Petra Rauprich, Günther Stoll

Grundlagen

Als Organopeptide bezeichnet man **Oligo-** und **Polypeptide** aus **Milz, Leber** und **Thymus** mit immunologischen Wirkungen (☞ Tab. 8.4-1). Unterschieden werden:

- **Frischextrakte** als grobe Zubereitungen aus Organen, häufig ohne Aufreinigungsschritte und ohne Qualitätssicherung; Risiko für nachteilige Folgen (Infektionen wie BSE, Allergisierungen) liegt beim Anwender, nicht beim Hersteller
- **Fertigarzneimittel** als aufgereinigte (Einzel-)Substanzen oder Substanzgruppen aus standardisierten Herstellungsverfahren; mit Qualitätssicherung; unterliegen der Arzneimittelüberwachung; keine Risiken aufgrund der Beachtung amtlich vorgeschriebener Sicherheitskriterien; Risikohaftung beim Hersteller; im Allgemeinen preiswerter als Frischextrakte.

Seit vielen Jahrzehnten werden Extrakte aus Milz und Thymus zur **Unterstützung des Immunsystems** verwendet. Wirkstoffe werden durch verschiedene Extraktionsverfahren aus Milz, Leber oder Thymus von Kalb, Schwein oder Schaf gewonnen. Je nach Art der Vorbehandlung und der nachfolgenden Aufreinigung enthalten die Produkte unterschiedliche Anteile und Mengen von Oligo- und Polypeptiden. Eine Standardisierung der Produkte hinsichtlich Gehalts einzelner chemisch definierter Peptide ist bei Extrakten problematisch, sodass aus Ergebnissen von Studien mit synthetischen Milz- oder Thymuspeptiden nicht direkt auf die Wirksamkeit einzelner Produkte geschlossen werden kann. Die Aminosäuresequenz der Peptide, die in Tab. 8.4-1 aufgeführt werden, ist gut untersucht und aufgeklärt. Extrakte enthalten aber zahlreiche weitere, überwiegend noch nicht charakterisierte Peptide.

Milz und Thymus steuern Entwicklung und Reifung immunkompetenter Zellen; dabei haben niedermolekulare Milzpeptide (z. B. Splenin) einen positiven Einfluss vor allem auf B-Zell-abhängige Immunreaktionen (Steigerung der humoralen Abwehr), wohingegen Thymuspeptide vorrangig T-Zell-abhängige Immunreaktionen stimulieren.

Der **Thymus** ist das entscheidende Organ für die Etablierung und Funktionalität der zellulären Immunität, er steuert die Hämatopoese im Knochenmark und beeinflusst die Differenzierung und Ausreifung von T-Lymphozyten sowie die Ausbildung der Immuntoleranz gegenüber körpereigenem Gewebe. Der Thymus sezerniert Wachstumsfaktoren, Zytokine und Thymuspeptide mit einem Molekulargewicht zwischen 0,7 und knapp 6 kDa. Die Einteilung der Thymuspeptide erfolgt ent-

Tab. 8.4-1: Übersicht über einige in Milz und Thymus identifizierte Peptide

Bezeichnung	Beschreibung	Anzahl der publizierten pharmakologischen Studien	Anzahl der publizierten klinischen Studien und Fallbeschreibungen
Thymopentin	Thymus-Oligopeptid	150	90
Thymopoietin, Splenin	Thymus-, Milz-Polypeptide	180	95
Thymosin α 1	Thymus-Polypeptid	180	50
Splenopentin	Chemisch-synthetisches Oligopeptid ähnlich dem Thymopentin, aktives Epitop des Milzpeptids Splenin	25	3
THF-γ 2 (Thymus humoral factor)	Thymus-Oligopeptid	25	2
FTS serum thymic factor (Thymulin)	Thymus-Oligopeptid	100	1
Prothymosin α 1	Thymus-Polypeptid	7	–

sprechend dem isoelektrischem Punkt (α-, β-, γ-Thymosine). Die Aminosäuresequenz und die Raumstruktur von Thymosin α 1 sowie Thymosin β 4 sind gut untersucht und aufgeklärt.

Physiologische Aktivitäten von Milz- und Thymuspeptiden sind oft durch relativ kurze Aminosäuresequenzen bestimmt, z. B. Pentapeptidsequenz (Arg-Lys-Asp-Val-Tyr) bei Thymopentin (TP-5), das gleiche biologische Wirkungen wie das zugrunde liegende Thymuspeptid, das Thymopoietin, besitzt; die anderen Teile des Peptids dienen der Regulation von Signal- und Botenstoffen innerhalb des Immunsystems sowie der Koordination von Immun-, Hormon- und Nervensystem.

Wirkungen

Milz und Thymus steuern die Entwicklung und Reifung immunkompetenter Zellen und die Hämatopoese durch Sezernierung regulativ wirkender Peptide; sowohl Milz- und Thymusextrakte als auch chemisch-synthetische **Milz- und Thymuspeptide** zeigen in vivo und in vitro folgende wesentliche pharmakologische Wirkungen:

- Steigerung der Lymphozytenproliferation und -aktivität
- Steigerung der Aktivität von natürlichen Killerzellen (NK-Zellen)
- Verringerung der Anzahl künstlicher Metastasen
- Verlängerung der Überlebenszeit
- Verbesserung des Allgemeinzustands von Tumorpatienten (z. B. bei Tumorkachexie).

Milzpeptide haben auch positive Wirkungen bei prolongiertem Erbrechen und mindern Übelkeit und Haarausfall im Gefolge einer Chemotherapie.

Gemische von **Leber- und Milzpeptiden** bewirken zudem eine Erhöhung der Phagozytoseaktivität.

Als **klinische Effekte** werden vorwiegend eine Verringerung der Nebenwirkungen der Chemotherapie (Müdigkeit, Tumorkachexie, Alopezie, Erbrechen) und eine Verbesserung der Abwehrfunktion beschrieben.

Indikationen

Unterstützung der Immunfunktion bei allen Tumorerkrankungen (soliden Tumoren), auch vor einer Operation und während einer Bestrahlung und Chemotherapie.

Kontraindikationen

Wegen möglicher Interaktion mit Leukozyten sollte die Anwendung bei Leukämien oder Lymphomen mit Zurückhaltung erfolgen; dazu die Angaben der Hersteller beachten.

Nebenwirkungen

Milz- und Thymuspräparate werden gut vertragen; Nebenwirkungen treten wegen hoher Sequenzhomologie mit menschlichen Peptiden selten bis gelegentlich auf. Das Allergiepotenzial ist verhältnismäßig niedrig, bei hoch aufgereinigten Präparaten geringer als bei Rohextrakten; eine Unverträglichkeit von Hilfsstoffen ist jedoch zu beachten. Die in Deutschland zugelassenen Präparate sind auf ein mögliches BSE-Risiko überprüft; seit Mitte 2001 dürfen nur noch Produkte vertrieben werden, für die eine angemessene Sicherheit festgestellt werden kann.

Wechselwirkungen

Organopeptide sollten wegen möglicher Überempfindlichkeitsreaktionen nicht als Mischinfusion mit Pflanzenextrakten verabreicht werden; die gleichzeitige Verabreichung pflanzlicher Arzneimittel ist jedoch nach heutigem Kenntnisstand unbedenklich, wenn keine Mischinjektion erfolgt. Ebenfalls vermieden werden sollte eine Mischung mit Arzneimitteln, die proteolytische Enzyme enthalten und die Peptid-Wirkstoffe zersetzen würden. Sofern eine Mischinfusion etwa von Leber-Milzpeptiden mit Zytostatika in Betracht gezogen wird, sollte zunächst geprüft werden, ob unspezifische Ausfällungen auftreten (z. B. bei Paclitaxel oder Epirubicin). Sinnvoller ist in jedem Fall die Gabe als Kurzinfusion ca. eine Stunde vor Durchführung der Chemotherapie.

Praktische Durchführung der Therapie

Intrakutane Vortestung vor erster Anwendung durchführen. Peptide der verschiedenen Klassen sind im Allgemeinen ausgezeichnet verträglich und rufen keine allergischen Reaktionen hervor. Bei Patienten, die jedoch früher bereits Frischextrakte erhalten haben, könnte dadurch eine Allergie ausgelöst worden sein, die dann eventuell die Anwendung der Organopeptide ausschließt.

Injektionspräparate werden üblicherweise als i.m.- oder – bevorzugt – s.c.-Injektion verabreicht, Anwendungsintervalle nach Angabe der Hersteller, zumeist intermittierend 3-mal pro Woche über 3 – 6 Monate.

Einzelsubstanzen

☞ Tab. 8.4-2 führt die als Arzneimittel in Deutschland zugelassenen Extrakte auf.

Chancen und Risiken

Leber-Milzpeptide haben neben der immunstimulierenden auch eine roborierende Wirkung, sodass sie auch

Tab. 8.4-2: Übersicht über die in Deutschland verfügbaren Milz- und Thymuspräparate (Quelle: Rote Liste 2005)

Präparat (Darreichungsform)	Inhaltsstoff, Herkunft, Charakterisierung	Anzahl der publizierten pharmakologischen Studien [Medline Stand 12/2005]	Anzahl der publizierten klinischen Studien [Medline Stand 12/2005]	Tägliche Therapiekosten in Euro auf Basis der vom Hersteller empfohlenen Dosierung [Stand 12/2005]
Factor AF2® (Injektionslösung)	Milz- und Leberextrakt, Schwein, Polypeptide < 10000 Da	4	2	2,96 (– 103,50), höher nur an Chemotherapietagen
Neythymun®(Tropfen und Injektionslösung)	Homöopathischer Thymusextrakt, Rind und Schwein	2	–	Tr.: ca. 5,00
Polyerga® (Injektionslösung und Dragees)	Milzextrakt, Schwein, Oligopeptide (Injektionslösung) und Oligo- und Polypeptide (Dragees)	6	3	• Injektionslsg.: 3,60–12,00 • Drg.: 1,00
Thymoject® (Injektionslösung)	Thymusextrakt, Kalb, Polypeptide	1	1	3,20–4,30
Thymophysin® (Injektionslösung)	Thymusextrakt, Kalb, aufgereinigte niedermolekulare Thymus-Peptidfraktion (Thymostimulin)	62	137	30,80–103,00
Thymorell® (Injektionslösung)	Homöopathischer Thymusextrakt, Rind	–	–	10,00
Thym-Uvocal® (Injektionslösung und Kapseln)	Thymusextrakt, Rind, niedermolekulare Thymuspeptide	2	1	• Injektionslsg.: 2,20–4,40 • Kps.: 0,40–1,20

bei Patienten mit schlechtem Allgemeinzustand (z.B. Tumorkachexie) zum Einsatz kommen.
Bei fachgerechter Anwendung weisen Organopeptide in Form von Fertigarzneimitteln keine nennenswerten Risiken auf.

Studienergebnisse

In einer Metaanalyse[6] werden die Organopeptide aufgrund einer gewerteten Sichtung von neun Studien mit Thymuspeptiden, vier mit Leber-Milz- und einer Studie mit reinen Milzpeptiden auf ihren Stellenwert in der Onkologie hin untersucht und positiv bewertet. Häufiger sind kontrollierte Studien zu immunologischen Krankheitsbildern wie Virusinfektionen, allergischen sowie rheumatischen Erkrankungen. Beispiele für onkologische Anwendungen sind:

- Stabilisierung des Lymphozytenstatus und Verringerung der Müdigkeit von Patienten mit inoperablen HNO-Tumoren während der Chemotherapie (5-Fluoronracil/Cisplatin bzw. 5-Fluoronracil/Carboplatin, Polyerga®)[1]
- Behandlung von kutanen und subkutanen Melanom-Metastasen (Thymopentin)[2]
- Verbesserung von Aktivität und prozentualem Gehalt an T-Lymphozyten sowie Verbesserung der Überlebenszeit von Patienten mit nicht-kleinzelligem Lungenkarzinom und Immundefekt nach Radiotherapie (Thymosin α 1)[3]
- Verbesserung der Überlebenszeit von Patienten mit kleinzelligem Lungenkarzinom (Thymosin α 1)[4]
- Verringerung von Leukopenie und Thrombozytopenie sowie gastrointestinaler Nebenwirkungen bei 53 (von 106) Patienten mit fortgeschrittenem Urothelkarzinom mit Factor AF2 plus Chemotherapie im Vergleich zur Kontrollgruppe unter alleiniger Chemotherapie mit Cisplatin und Methotrexat.[5] Die mediane Überlebenszeit in der Gruppe mit Factor AF2 war zwar länger, der Unterschied jedoch nicht signifikant.[5]

Bewertung

Organopeptide:
1. **Wirksamkeit auf Tumorwachstum:** unzureichende Studienlage, aber plausibler Ansatz
2. **Wirkung auf Allgemeinbefinden/Psyche:** durch Studien belegt
3. **Nebenwirkungen:** selten
4. **Preis:** 51–250 €/Monat

Literatur

1. Borghardt J, Rosien B, Görtelmeyer R, Lindemann S, Hartleb M, Klingmüller M: Effects of a spleen peptide preparation as supportive therapy in inoperable head and neck cancer patients. Arzneim-Forsch/Drug Res 50, 2000: 178–184
2. Cascinelli N, Clemente C, Bufalino R, Baldini M, Mascheroni L, Zurrida S, Mihm MC: Perinodular injection of thymopentin (TP5) in cutaneous and subcutaneous metastases of melanoma. Melanoma Research 3, 1993: 471–476
3. Schulof RS, Lloyd MJ, Cleary PA, Palaszynski SR, Mai DA, Cox JW, Alabaster O, Goldstein AL: A randomized trial to evaluate the immunorestorative properties of synthetic thymosin-alpha 1 in patients with lung cancer. Journal of biological response modifiers 4, 1985: 147–158
4. Chretien PB, Lipson SD, Makuch R, Kenady DE, Cohen DE, Minna JD: Thymosin in cancer patients: in vitro effects and correlations with clinical response to thymosin immunotherapy. Cancer treatment reports 62, 1978: 1787–1790
5. Krege S, Hinke A, Otto T, Rübben H: Bewertung des Komplementärtherapeutikums Factor AF2 als Supportivum in der Behandlung des fortgeschrittenen Urothelkarzinoms. Prospektiv randomisierte Multicenterstudie. Urologe A41, 2002: 164–168
6. Schumacher K: Der Einsatz von Organotherapeutika in der Onkologie. Onkologe 10, 2004: 260–268

8.4.1.2 Aktive Fiebertherapie

Uwe Reuter, Ralf Oettmeier

Grundlagen

Ziel und Sinn einer Fiebertherapie sind die **Aktivierung des Immunsystems** und **vegetative Umstimmung** des Organismus. Gerade bei chronischen Krankheiten kann man überaus häufig eine gestörte Reaktion auf bzw. Regulation nach verschiedenen biologischen Reizeinwirkungen beobachten. In der Literatur finden sich 700 gut dokumentierte Fälle, bei denen eine spontane Rückbildung von Tumoren nach hochfieberhaften Infekten zu verzeichnen war.

Aktives Fieber wird durch pyrogene Substanzen, die in den Körper iatrogen eingebracht werden, erzeugt. Fieber ist dabei ein aktiver, vom Organismus selbst hervorgebrachter Vorgang, während die Hyperthermie (☞ 8.2.3) ein von außen aufgezwungener Zustand ist. Beide sind physiologisch und pathophysiologisch grundverschieden. Die Fieberreaktion ist ein ganzheitlicher Prozess. Die aktive Fiebertherapie kann Regulationsblockaden durchbrechen und zur Orthostase und vegetativen Eutonie beitragen.

Wirkmechanismen

- Expression von Stressproteinen (HSP) wird ausgelöst → Verstärkung der Oberflächenpräsentation des Tumors für das Immunsystem (Kenntlichmachung der Tumorzellen = Erhöhung der Immunogenität der Tumorzellen) → Tumorlyse durch T-Zellen
- Wärme aktiviert die ruhenden Tumorzellen aus der G0-Phase in die G1- bzw. in die S-Phase und macht sie für zytotoxische Verfahren zugänglich.
- Mikroembolisation im Krebsgewebe (angiogenetischer Block) konnte durch angiographische Untersuchungen nachgewiesen werden.

Wirkungen

- Schmerzreduktion
- Direkte Tumornekrose durch Hitzeeinwirkung
- Nährstoff- und Sauerstoffverarmung des Tumorgewebes durch die erhöhte Durchblutung im gesunden Gewebe
- Steigerung der Wirkungsweise einzelner Chemotherapeutika bis zum 5fachen, ohne dass die Nebenwirkungen ansteigen
- Durchbrechung der Chemo- und Strahlenresistenz
- Erhöhung der Lebensqualität (Karnofsky-Index)

Indikationen

- Onkologische Erkrankungen aller Art
- Chronische Entzündungen im Genitalbereich
- Regulationsstarre trotz Einsatz biologischer Therapieverfahren
- Chronische Verläufe gynäkologischer Erkrankungen ohne Effekt auf irgendeine Therapie
- Erkrankungen aus dem rheumatischen Formenkreis und Kollagenosen und andere chronisch entzündliche Zustände wie Colitis ulcerosa, M. Crohn, chronische Bronchitis, chronisch rezidivierende Abszesse oder Pyodermien

Kontraindikationen

- Akute Leukämien
- Schwangerschaft
- Akute Entzündungen
- Starke Einschränkungen des Herz-Kreislauf-Systems

Nebenwirkungen

Grippesymptome wie Schüttelfrost, Kopf-, Gliederschmerzen, Abgeschlagenheit, hypotone Krise nach Entfieberung.

Wechselwirkungen

Sind nicht bekannt.

Praktische Durchführung der Therapie

(Therapie-Leitlinie für die aktive Fiebertherapie mit sterilen Bakterien-Autolysaten modifiziert nach Dr. M. Kalden, Ärztlicher Direktor der Klinik am Tannenberg, Meschede).

Notwendige **Voraussetzungen** für eine Fiebertherapie sind:

- Stabiles Herz-Kreislauf System
- Ausreichende Vitalität
- Funktionsfähige und offene Ausscheidungswege
- Rechtzeitiges Absetzen von Fieberreaktionen unterdrückenden Mitteln (z. B. ASS).

Ziel ist eine Temperaturerhöhung um mind. 2 °C im Vergleich zur Ausgangstemperatur über ca. 2 Std.

Basisuntersuchungen: Anamnese, klinische Untersuchung, Differenzialblutbild, Leberenzyme, Nierenwerte, Quick-Test (Thromboseneigung?), EKG mit Belastung, neurologische Untersuchung. Wenn die T-Helfer (CD-4)-Zellen mehr als 200 betragen, sollte keine aktive Fiebertherapie durchgeführt werden, um eine eventuelle Überstimulation zu vermeiden.

Durchführung

- Aufklärung über erträgliche Nebenwirkungen
- Am Abend vorher evtl. Einlauf und reichlich Flüssigkeit trinken lassen
- Vomex-L als Prämedikation
- Nahrungskarenz am Morgen
- Abgedunkeltes Zimmer, ruhige Umgebung
- Intravenösen Zugang legen und liegen lassen
- Beginn der Therapie bis spätestens 10 Uhr morgens
- Keine Flüssigkeitsaufnahme bis zum Temperaturmaximum und Halten der Plateauphase über ca. 2 Std., danach reichlich trinken lassen
- Fiebermittel nach spezifischer Vorschrift mittels Kurzinfusion in 50 ml NaCl-Lösung infundieren
- Während der Schüttelfrost-Phasen Wärmflaschen an die Füße legen und Beruhigung vermitteln
- Bei sehr starken Kopfschmerzen Tramal® und keine fiebersenkenden Medikamente geben
- Bei Temperaturen über 41 °C kühlende Wadenwickel anlegen, evtl. Eisbeutel
- Bei Übelkeit MCP 1 Amp. s.c. spritzen
- Bei starken Gliederschmerzen Tramal® geben
- Bei Bedarf Plasmaexpander infundieren
- Während der Fieberphase bieten Patienten erleichterten Zugang zu ihrer Tiefenpsyche, weshalb sie während dieser u. U. von psychotherapeutischen Interventionen profitieren
- Wenn Temperatur nach 1 – 2 Std. nicht ansteigt, nachspritzen
- Erste Fiebertherapie unter stationären Bedingungen durchführen, da Nachfiebern 1 – 2 Tage lang möglich ist
- Die Fieberschübe sollten nur einmal wöchentlich erfolgen, damit keine Überstimulierung und Suppression des Immunsystems erfolgt

Einzelsubstanzen

Fieber erzeugende Mittel (Beispiele)

- Zytokine (Botenstoffe des Immunsystems): z. B. Interferon
- Fermentierte Mistelpräparate: z. B. 500 – 900 mg Iscador® i.v.
- Nosoden: z. B. Pyrogenium
- Homöopathische Mittel: z. B. Belladonna
- Ärztegemeinschaft OrganoMED-Bakterienlysat, Eigenproduktion im Labor Dr. Neumeyer

Bezug von Fiebermitteln

Seit der Rücknahme des Mittels Vaccineurin® durch die Herstellerfirma im Jahr 1989 sind nur die oben genannten Zytokine, Mistelpräparate und homöopathischen Nosoden zugelassen. Bei diesen Mitteln ist die sichere Fieberentstehung nicht gewährleistet, wodurch evtl. Überdosierungen mit einem „Nachhängen" der Fieberreaktion möglich sind. Durch die schlechte Steuerbarkeit sind sie für die Praxis zu wenig effizient und untauglich. Bakterienlysate hingegen erfüllen alle Anforderungen an die praktische Durchführung:

- Schnelle Fieberreaktion innerhalb von 1 – 2 Std.
- Lange Plateauphase von 2 – 4 Std.
- Entfieberung ohne tagelanges Nachfiebern.

Derzeit sind diese Präparate nur über eine Selbstherstellung zu beziehen: Bakterienlysate lassen sich im Labor Dr. Neumeier in Hamburg im Rahmen der Ärztegemeinschaft OrganoMED selbst produzieren. Das ist auch ohne Zulassung möglich, wenn das Mittel dann vom herstellenden Arzt oder Heilpraktiker eingesetzt wird (Adresse ☞ Internetadressen).

Zusammensetzung der Bakterienlysate:

- 1. Injektionslösung aus Pseudomonas aeruginosa bzw. Streptococcus pyogenes in Verdünnung 1 : 30 und 1 : 60, abgefüllt in 2-ml-Vials

- 2. Injektionslösung aus Serratia marcescensin Verdünnung 1 : 30 und 1 : 60, abgefüllt in 2-ml-Vials.

Die Flüssigkeit ist eine sterile Lösung aller bakteriellen Bestandteile (Membran, Plasma, Organellen und Nukleus) im Sinne eines Gesamtextraktes, ähnlich wie bei den Organextrakten.

Chancen und Risiken

Bei einer sorgfältigen Überwachung des Fieberpatienten sind geringe Risiken zu erwarten. In erster Linie kann die Belastung des Kreislaufs im Mittelpunkt stehen.
Die Aufwand-Nutzen-Relation für den Patienten im Sinne einer risikoverminderten Therapie steht einem Gewinn an Regeneration und Immunstimulierung gegenüber, welches diese Form der Behandlung als empfehlenswert einstufen lässt.

Studienergebnisse

Die Untersuchungen sind bisher als unzureichend einzuschätzen. Im deutschsprachigen Raum liegen nur ältere Untersuchungsergebnisse vor, universitäre Studien fehlen dabei gänzlich. Praktische Erfahrungen haben seit Jahrzehnten zahlreiche niedergelassene Kollegen gesammelt.

Bewertung

Aktive Fiebertherapie:
1. **Wirksamkeit auf Tumorwachstum:** durch Studien belegt
2. **Wirkung auf Allgemeinbefinden / Psyche:** unzureichende Studienlage
3. **Nebenwirkungen:** selten schwer wiegende
4. **Preis:** ≥ 250 € / Monat

Literatur

1 Baldwin RW, Byers VS: Immunoregulation by Bacterial Organisms and Their Role in the Immunotherapy of Cancer. In: Chedid L et al.: Immunostimulation. Springer, Heidelberg, 1980: 73 – 94
2 Katano M et al. New approach to management of malignant ascites with streptococcal praparation OKT-432. II: Intraperitoneal inflammatory cellmediated tumor cell destruction. Surgery 93, 1983: 365 – 373
3 Kempin S et al.: Improved remission rate and duration in nodular non-Hodgkin's lymphoma (NHL) with the use of mixed bacterial vaccines (MBV). Proc Am Soc Clin Oncol 22, 1981: 514
4 Nauts HC: Beneficial Effects of Immunotherapy (Bacterial Toxins) on Sarcoma of the Soft Tissue other than Lymphosarcoma (186 cases). Monograph 16, 1975, Cancer Research Inst., New York
5 Westphal O et al.: The story of bacterial endotoxin. In: Chedid L et al.: Advances of Immunopharmacology 3: Pergamon, 1986: 13 – 34

Internetadressen

www.organomed.org: Selbstherstellung von Bakterienlysaten; Ärzte- und Therapeutengemeinschaft OrganoMED® – Gesellschaft für Organomedizin GbR - Laborgemeinschaft, c/o Ahner & Schwarz Rechtsanwälte, Van-der-Smissen-Str. 2, 22767 Hamburg, Tel.: 040 3899890

8.4.1.3 Eigenbluttherapie

Ben Pfeifer

Grundlagen

Die Eigenbluttherapie ist eine Reiz- oder Umstimmungstherapie, bei der dem Patienten eine kleine Menge (< 5 ml) frisch entnommenen Venenbluts direkt oder nach entsprechender Aufbereitung in die Muskulatur, die Haut oder auch subkutan zurückgespritzt wird. Unmittelbar nach der Eigenblutinjektion kommt es an der Injektionsstelle zu lokalen Entzündungsvorgängen, die humorale und zelluläre Folgereaktionen bewirken, letztlich zur Steigerung der körpereigenen Abwehrkräfte führen und Heilungsprozesse in Gang setzen. Die Behandlung kann mit unverändertem und verändertem (UV- oder Kurzwellen-Bestrahlung, Sauerstoffzufuhr, Hämolysierung, Verschüttelung, Elektrolyse) Eigenblut erfolgen.
Experimentelle und klinische Studien belegen die Wirksamkeit dieser Methode bei verschiedenen chronischen Erkrankungen.

Wirkmechanismus

Die subkutane oder intramuskuläre Injektion von Eigenblut ins Gewebe bewirkt an der Einstichstelle einen **lokalen Entzündungsreiz** mit Symptomen wie Rubor, Tumor, Calor und Dolor. Diese Vorgänge spielen sich in der Tiefe des Gewebes ab und sind nach außen hin nicht immer erkennbar. Im Injektionsgebiet werden Oxidationsvorgänge gesteigert, was zur Anreicherung von Stoffwechselprodukten und verstärkter Azidose im Gewebe führt. Durch Anstieg der Wasserstoffionenkonzentration kommt es zur Störung der Gewebe-Isotonie mit Elektrolytverschiebung und Aktivierung der spezifischen und unspezifischen Abwehr.
Eine Aktivierung von Immunsystem-Funktionen führt zur

- Möglichen Steigerung der Immunabwehr bei Krebspatienten durch Anstieg von Zytokinen, Immunglobulinen und Immunzellen
- Steigerung der TNF-Produktion sowie der T- und B-Lymphozytenzahlen mit Aktivierung von T-Zell-Subpopulationen und Makrophagen
- Reduktion zirkulierender Immunkomplexe

Wirkungen
Eine Verbesserung der Lebensqualität ist durch Studien nicht belegt, jedoch anhand vieler Beobachtungen wahrscheinlich:
- Verbesserung von körperlichem Allgemeinzustand und körperlicher Leistungsfähigkeit
- Verminderung der krebsbedingten Kachexie
- Verbesserung der depressiven Stimmungslage
- Verbesserung des Schlafs
- Verminderung chronischer Schmerzzustände

Indikationen
- Schlechtes Allgemeinbefinden: Patienten fühlen sich nach der Behandlung oft frischer und leistungsfähiger
- Schlafstörungen: der Schlaf wird im Verlauf der Therapie länger und tiefer
- Depressive Verstimmungen: die Lebenslust steigt, Ermüdungserscheinungen werden reduziert
- Appetitlosigkeit und Abmagerung: der Appetit wird angeregt und häufig folgt eine Gewichtszunahme
- Chronische Schmerzen: diese werden günstig beeinflusst, die Dosierung schmerzstillender Mittel kann oft reduziert werden (insbesondere bei verschiedenen Formen des chronischen Gelenkrheumatismus

Kontraindikationen
- Aktive tuberkulöse Prozesse, da eine Reiztherapie bei Tuberkulose nicht indiziert ist
- Schwere Kachexie, z. B. im Endstadium eines Tumorpatienten, da die Kreislaufbelastung durch die Eigenbluttherapie relativ groß ist, ohne dass eine ausreichende immunmodulierende Wirkung erzeugt wird
- Thrombophlebitis oder Thrombose, da die Fibrinaktivierung durch die Eigenbluttherapie das Gerinnungssystem weiter im Sinne einer Hyperkoagulation verschieben könnte
- Gerinnungsstörungen oder antikoagulative Therapie (Marcumar-Patienten)
- Destruktive Endstadien von Erkrankungen, da irreversible Schäden nicht beeinflusst werden können

Nebenwirkungen
Eine Behandlung mit kleinen Blutmengen (0,5 – 5,0 ml) wird gewöhnlich gut vertragen. Allerdings können Fieber (klingt nach 2 – 3 Std. oft wieder ab), Müdigkeit, Schlappheit und Krankheitsgefühl sowie Rötung, Schwellung, Erwärmung und Schmerzen an der Injektionsstelle auftreten.
Bei größeren Blutmengen (10 – 30 ml) sind Fälle mit Kreislaufkollaps beschrieben worden. Das Phänomen der „Erstverschlimmerung" ist vor allem bei der Behandlung von dermatologischen Erkrankungen und Allergien zu beobachten, d. h. nach den ersten Eigenbluttherapien kommt es zu einer Verschlimmerung der Symptome.

Wechselwirkungen
Unter der Therapie kann es zur Exazerbation von Prostatitis, chronischer Appendizitis, chronischer Sinusitis oder Adnexitis kommen; dies als Reaktion des Organismus auf die verbesserte Abwehrfunktion.

Praktische Durchführung der Therapie
Vorgehen zur Eigenbluttherapie:
- Hände waschen und Schutzhandschuhe anziehen
- Venenpunktion nach gründlicher Hautdesinfektion
- Blutentnahme durch stetiges langsames Ansaugen fördern
- Blut im Hämoaktivator nach Höveler aktivieren, eventuell Nosoden, homöopathische Mittel oder Phytopharmaka hinzufügen
- Intramuskuläre Injektion vorbereiten
- Nach guter Hausdesinfektion aktiviertes Blut tief intramuskulär applizieren

Folgende **Regeln** sind zu beachten:
- Blutentnahme und Injektionsdurchführung unter sterilen Bedingungen, sonst mögliche Abszessbildung
- Anfangs kleinere Mengen Blut entnehmen und injizieren, sonst ausgedehnte „Herdreaktionen", wie z. B. Zahn-, Kiefer- oder Kopfschmerzen, aber auch Erstverschlimmerung und Kollaps bis hin zum anaphylaktischen Schock möglich
- Wiederholung der Injektionen frühestens nach 3 – 5 Tagen, sonst mögliche Blockade der Abwehrreaktion
- Beobachtung des Patienten und Registrierung subjektiver und objektiver Erscheinungen

Methoden der Eigenbluttherapie
Ursprünglich kam nur Nativblut zur Anwendung, später erfolgten Modifikationen der Nativblut-Anwendung mit

dem Ziel der Wirkungsverstärkung für folgende besondere Anwendungsgebiete:

- **Hämolysiertes Eigenblut:** Mischung von 1,5 ml Nativblut mit 0,5 ml sterilem Aqua destillata; intramuskuläre Injektion 2-mal wöchentlich; hauptsächlich bei dermatologischen Erkrankungen; insgesamt wenig verbreitet
- **Defibriniertes Eigenblut:** 10 ml Blut werden durch Quirlen von Fibrin befreit; langsame intravenöse Gabe von 2–3 ml des defibrinierten Bluts; Methode hat zu hohe Nebenwirkungsrate (Kopfschmerzen, Ohrensausen, Kollaps- und Schockzustände), deshalb heute kaum noch praktiziert
- **Eigenserumbehandlung:** von 40–50 ml Venenblut wird Serum separiert; vom Serum werden 0,2–0,4 ml intravenös, intramuskulär oder subkutan injiziert; Methode heute kaum praktiziert, da starke Erstverschlimmerungen beobachtet wurden
- **Kurzwellenbestrahltes Eigenblut:** 8 ml Blut werden in 2 ml Natrium-Zitrat (3,8 %) vermischt und anschließend mit Kurzwellenfeld bestrahlt; nach Abkühlung des Bluts intramuskuläre Injektion; heute nicht mehr praktiziert
- **Potenziertes Eigenblut:** wurde von der Kinderärztin Imhäuser vor allem in der Kinderheilkunde angewendet; ein Tropfen Blut wird mit 100 Tropfen 25–30 %igem Alkohol in einem 10 ml Fläschchen etwa 15-mal verschüttelt, was eine Eigenblutnosode in der C1-Potenz ergibt; zur weiteren Potenzierung wird ein Tropfen von dieser Nosode erneut mit 100 Tropfen des 25–30 %igen Alkohol verschüttelt, was einer C2-Potenz entspricht; weitere Potenzierung bis C10 möglich; eine so hergestellte Nosode ist mehrere Monate haltbar und soll eingangs in C5- oder C7-Potenzierung in einer Dosierung von einmal 5 Tropfen unverdünnt auf die Zunge verabreicht werden; behandelt werden subakute und chronische Erkrankungen im Kindesalter
- **Ultraviolett bestrahltes Eigenblut:** zunächst durch Havlicek 1928 eingeführt, sollte die UV-Bestrahlung mittels einer ins Blut getauchten UV-Lampe zur In-vitro-Aktivierung führen; 1957 von Wehrli verfeinert und in die Praxis eingeführt als hämatogene Oxidationstherapie (HOT); dabei erfolgte zusätzlich noch eine Sauerstoffaufsättigung des venösen Bluts in vitro vor der Applikation; soll zu den wirksamsten naturheilkundlichen Methoden gehören und gerade bei schwierigen Erkrankungen wie Krebs, Rheuma, Durchblutungsstörungen und Autoimmunerkrankungen Besserung bringen
- **Aktiviertes Eigenbluthämolysat nach Windstosser:** Nativblut wird mit Serumaktivator – einem komplexen Aluminiumhydroxid – zusammengebracht, das Blutbestandteile zu Vollantigenen komplettiert und gleichzeitig konservierend wirkt; 1–2 ml Patientenblut werden mit 1 ml Serumaktivator und 4 ml Aqua bidestillata in 0,5 %iger Natrium-Zitrat-Lösung gemischt und kräftig geschüttelt, bis eine völlige Hämolyse eintritt; das Hämolysat wird 24 Std. kühl gelagert und danach von der klaren überstehenden Flüssigkeit 1–2 ml mit 8 ml physiologischer Kochsalzlösung verschüttelt; von dieser Lösung werden erneut 1–2 ml mit 8 ml physiologischer Kochsalzlösung verschüttelt und dieser letzte Schritt noch einmal wiederholt; 0,1 ml der letzten Verdünnungsstufe wird für die Erstinjektion als intrakutane Testung benutzt; entsteht um die Injektionsstelle kein entzündlicher Hof von > 1 cm, kann die nächste Injektion nach 2–3 Tagen unter Dosissteigerung erfolgen; die Methode soll gute Ergebnisse bei rheumatisch-arthritischen Krankheiten, bei Blutbildungsstörungen und verschiedenen Dermatosen zeigen
- **Auto-Sanguis-Stufentherapie nach Reckeweg:** ein Tropfen Eigenblut wird z. B. mit indizierten Suis-Organpräparaten, Injeel- oder Compositum-Präparat in gleicher Spritze verdünnt und der Spritzeninhalt im Sinne einer homöopathischen Potenzierung 15-mal verschüttelt und danach subkutan oder intramuskulär injiziert; nach völligem Ausspritzen wird Rest der aufbereiteten Lösung in gleicher Vorgehensweise erneut mit anderen für den Patienten geeigneten Heel-Ampullen potenziert und abermals subkutan oder intramuskulär injiziert; weitere zwei solcher Verdünnungs- und Potenzierungsstufen folgen; die Methode soll besonders gute Ergebnisse bei Autoimmunerkrankungen zeigen
- **Eigenbluttherapie mit Hämoaktivator nach Höveler:** Wirkungsgrundlage ist Ionisierung der Blutbestandteile unter Bildung von Ozon; 2 ml venöses Blut werden mit 1 ml Aqua bidestillata hämolysiert und in ein Quarzglas mit 20 ml physiologischer Kochsalzlösung gegeben; 0,5 ml H_2O_2 werden beigemischt und per Hand verschüttelt; im Hämoaktivator werden zwei durchgeglühte Platinelektroden in die Lösung eingetaucht und während etwa 15 Min. elektrolysiert, mit UV-Licht bestrahlt und vom Gerät verschüttelt; 5–8 ml des Endprodukts werden tief intragluteal injiziert; dem aktivierten Eigenblut können verschiedene Medikamente zugesetzt werden,

wie z. B. Nosoden, homöopathische Mittel oder Phytopharmaka

Die Eigenblutbehandlung mit dem **Hämoaktivator nach Höveler** scheint bei malignen Erkrankungen die bevorzugte Methode zu sein. Insbesondere nach Operation und Bestrahlung kommt diese Eigenblutbehandlung in der komplementären Therapie von Malignomen zur Anwendung. Dabei werden gewöhnlich zwischen 12 – 15 Injektionen mit aktiviertem Eigenblut über einen Zeitraum von 6 Wochen durchgeführt.

Chancen und Risiken

Patienten können eine Reduktion von tumor-bedingten Schmerzen, Steigerung der unspezifischen Abwehr, Anregung der allgemeinen Entgiftungsvorgänge sowie Besserung des Allgemeinbefindens mit Zunahme von Appetit und Körpergewicht erwarten. Die Eigenblutbehandlung kann ohne Probleme in Kombination mit anderen Therapieverfahren eingesetzt werden und hat bei Krebspatienten ein nur geringes Risiko für Nebenwirkungen oder das Auftreten einer so genannten Erstverschlimmerung.

Studienergebnisse

Seit etwa 60 Jahren wird die Eigenbluttherapie in der ganzheitsmedizinischen Praxis angewendet. Die Wirksamkeit ist bislang nur anhand vieler Einzelfallbeispiele dokumentiert und es besteht noch Bedarf an experimenteller Abklärung sowie prospektiven Studien, um die Methode als anerkannte Behandlungsmaßnahme zu etablieren.

Bewertung

Eigenbluttherapie:
1. **Wirksamkeit auf Tumorwachstum:** nicht belegt
2. **Wirkung auf Allgemeinbefinden / Psyche:** durch Studien belegt
3. **Nebenwirkungen:** selten
4. **Preis:** ≥ 250 € / Monat

Literatur

1 Höveler V: Eigenbluttherapie – Eine Fibel für die Praxis. Haug, Heidelberg, 1978
2 Krebs H: Eigenbluttherapie – Methoden Indikationen Praxis. 4. Auflage, Urban & Fischer, München / Jena, 1999
3 Pfeiffer KA, Sillem M, Daniel V et al: Activated autologous blood therapy in recurrent spontaneous abortion--results of a pilot study. Hum Reprod 13, 1998:491 – 497

8.4.1.4 Systemische Enzymtherapie

Winfried Miller

Grundlagen

Der Begriff „systemische Enzymtherapie“ beschreibt ein Therapieprinzip, bei dem durch die enterale Gabe **hydrolytischer Enzyme** (Untergruppe: Proteasen) eine systemische Reaktion ausgelöst wird. Die systemische Enzymtherapie unterscheidet sich von der substituierenden Enzymtherapie bei z. B. exokriner Pankreasinsuffizienz durch ihre Zielsetzung im Wirkmechanismus: Die **Beeinflussung des Immunsystems.**

■ Resorption der Enzyme

Dazu ist es zwingend notwendig, dass aktive Enzyme aus dem Darm resorbiert werden. Die verfügbaren galenischen Zubereitungen (Tabletten, Dragees) zur enteralen systemischen Enzymtherapie sind mit einem magensaftresistenten Überzug versehen. Nur derart geschützte Enzympräparate überstehen die saure Magenpassage und werden erst im alkalischen Milieu des Dünndarms aufgelöst. Ob tatsächlich intakte Enzyme als hochmolekulare Proteine im Darmtrakt resorbiert werden können, war jahrelang Gegenstand von Spekulationen und Diskussionen. Zwischenzeitlich ist bewiesen, dass intakte Enzyme über die Darmschleimhaut in das Blut und / oder die Lymphe resorbiert werden. Durch unterschiedliche Detektionsverfahren werden schwankende Resorptionsraten zwischen 1 % bis 40 % berichtet.

Mögliche Resorptionsmechanismen sind die Persorption über die Zottenspitzen, die Endozytose über Enterozyten, M-Zellen und Lymphozyten. Diese Resorptionswege für großmolekulare Eiweißverbindungen sind an aktive Stoffwechselleistungen der ortsständigen Zellen gebunden. Die Transportkapazitäten unterliegen einer Sättigungskinetik, sind demnach begrenzt und individuell sehr verschieden.

Nach erfolgter Resorption werden die proteolytischen Enzyme an so genannte „Antiproteinasen“ (Serumproteinaseninhibitoren) gebunden. Diese gehören funktionell größtenteils zu den Akute-Phase-Proteinen. Durch die Interaktion der resorbierten Proteinasen mit ihren spezifischen Seruminhibitoren (Serin-Antiproteinasen binden z. B. Chymotrypsin und Trypsin, Cystein-Antiproteinasen binden z. B. Papain) wird deren Enzymaktivität und Substratspezifität vorübergehend (reversibel) ausgeschaltet bzw. blockiert.

Wirkmechanismus

Eine Sonderstellung innerhalb der Proteinaseninhibitoren stellt das alpha2-Makroglobulin dar. Es geht mit allen Proteinasen (auch Bromelain) aufgrund deutlich höherer Affinität zu diesen Enzymen irreversible Bindungen ein. Durch die räumliche Umlagerung des alpha2-Makroglobulins nach erfolgter Bindung mit einer Proteinase wird ein zusätzlicher Bindungsort an dem jetzt geschaffenen alpha2-Makroglobulin-Proteinase-Komplex freigegeben. An diesen binden, jedoch irreversibel, eine ganze Reihe von Zytokinen, Wachstumsfaktoren und Hormonen. Der damit gebildete alpha2-Makroglobulin-Proteinase-Zytokin-Komplex wird über das Phagozyten-Makrophagen-System eliminiert. Dieser Mechanismus ist der Schlüssel zum Verständnis der systemischen Enzymtherapie.

Durch die Senkung erhöhter Zytokinkonzentrationen (lokal und systemisch) werden verschiedene Feedback-Mechanismen aktiviert, die zur umfassenden Regulation des Zytokinhaushalts beitragen. Im Verlauf akuter und chronisch entzündlicher als auch maligner Erkrankungen werden unterschiedliche Zytokinspiegel beobachtet. Diese fördern bzw. hemmen entscheidend die Aktivität des zellulären Immunsystems. Die Hoch- sowie auch die Down-Regulation der zellständigen Adhäsionsmoleküle auf den Effektorzellen des Immunsystems wird entscheidend durch den Zytokinspiegel reguliert.

Die Konzentration des in diesem Zusammenhang wichtigen Proteinaseninhibitors alpha2-Makroglobulin hängt wesentlich von der ungestörten Funktion der Makrophagen ab. Diese Zellen des Immunsystems setzen alpha2-Makroglobulin frei. Durch eine funktionelle Blockade der Makrophagen, z. B. durch Rezeptor-gebundene pathogene Immunkomplexe, ist auch diese Funktion gestört. Durch die systemische Enzymtherapie kann der Abbau pathogener Immunkomplexe unterstützt und damit die Funktion der Makrophagen wiederhergestellt werden. Die dadurch wieder mögliche Freisetzung von alpha2-Makroglobulin greift regulierend in den Zytokinpool ein.

Einflussnahme der systemischen Enzymtherapie auf das Immunsystem

- Hohe lokale Konzentrationen von Zytokinen (TNF-α, Interferon-β, IL-2, IL-6, IFN) werden durch das Zusammenspiel von Proteinasen und Antiproteinasensystem down-reguliert.
- Die systemische Enzymtherapie unterstützt das Abstoßen (shedding) von Zytokinrezeptoren von der Zelloberfläche. Damit stehen die Zielstrukturen für die lokal vorhandenen Zytokine nicht mehr zur Verfügung.
- Die systemische Enzymtherapie kann die Rezeptordichte und das Rezeptormuster auf der Oberflächenmembran von immunkompetenten Zellen beeinflussen. Damit ändert sich der Aktivitätsgrad der Immunzelle.
- Durch die systemische Enzymtherapie wird typischerweise die proteolytische Serumaktivität gesteigert. Dadurch wird der Abbau unphysiologisch hoher Konzentrationen von polymerisierten Zytokinen und Rezeptor-Zytokin-Komplexen unterstützt. Durch derartige Komplexe wird die Immunhomöostase gestört.
- Proteolytische Enzyme senken überexprimierte, entzündungs- und metastasierungsrelevante Adhäsionsmoleküle.
- Die maximale Expressionsdichte von Adhäsionsmolekülen auf der Zelloberfläche ist limitiert. Hier überwiegen die gegenregulatorischen Feedback-Mechanismen der systemischen Enzymtherapie.

Um die Vielzahl der unterschiedlichen Adhäsionsmoleküle down-regulieren zu können, bedarf es unterschiedlicher Proteasen. Kombinationspräparate sind den Monopräparaten hier deutlich überlegen. Tab. 8.4-3 gibt eine Übersicht über die spezifischen Wirkeigenschaften der unterschiedlichen Enzyme.

Tab. 8.4-3: Wirkungen der Enzyme

Enzym	Entzündungshemmend	Fibrinolytisch	Adhäsions moleküle CD44, VCAM	Zytokin-Freisetzung	NK-Zell-Aktivität	IK-Spaltung	C1q-Bindung an IK
Papain	+	–	+++	++	+	+++	–
Trypsin	++	+++	+	++	++	(+)	–
Chymotrypsin	++	+	+	+	+++	–	(+)
Bromelain	+++	+	++	?	+	++	–

IK = Immunkomplexe, C1q = Komplementfaktor.

Viele Enzymkombinationsgemische enthalten das Bioflavonoid Rutosid. Für **Rutin (Rutosid)** konnten in verschiedenen Untersuchungen Effekte nachgewiesen werden, die eine kombinierte Gabe mit proteolytischen Enzymen plausibel und sinnvoll erscheinen lassen. In erster Linie betrifft dies membranstabilisierende Effekte auf das Endothel sowie Radikalfängereigenschaften. In neueren Untersuchungen konnten auch immunmodulierende Wirkungen von Rutin aufgezeigt werden. Da für Rutin ein anderer Angriffspunkt als für Proteasen angenommen werden muss, lassen diese Untersuchungen den Schluss zu, dass auch hinsichtlich der Immunmodulation ein synergistischer Effekt mit der Enzymtherapie besteht.

Klinische Bedeutung der systemischen Enzymtherapie

Die systemische Enzymtherapie ist prinzipiell eine das Immunsystem beeinflussende, modulierende Therapieoption. Durch den direkten, regulierenden Eingriff in den Zytokinhaushalt des Patienten werden körpereigene Regulationsmechanismen, die sich seit Jahrmillionen entwickelt und bewährt haben, unterstützt. Da die allermeisten Krankheitssymptome auf eine angepasste (akuter Verlauf) oder inadäquate (chronischer Verlauf) Reaktion des Immunsystems zurückzuführen sind und die systemische Enzymtherapie umfassend in die immunologische Reaktionslage eingreift, erklärt sich das große Indikationsspektrum der systemischen Enzymtherapie.
Im Unterschied zu anderen, das Immunsystem modulierenden Therapieoptionen aus dem Bereich der komplementärmedizinischen Verfahren gibt es für die systemische Enzymtherapie keinen „falschen Anwendungszeitpunkt". Auch ohne Kenntnis des aktuellen Immunstatus des Patienten kann die systemische Enzymtherapie im „Blindflug" verordnet werden. Durch die Unterstützung der Selbstregulations-Feedback-Mechanismen der Zytokin-Zelladhäsionsmolekül-Achse wird es unter der systemischen Enzymtherapie niemals eine zusätzliche Überstimulation eines bereits aus der Regulation geratenen Immunsystems geben. Die systemische Enzymtherapie unterstützt die vorhandenen Regulationsoptionen zur Erreichung einer Immunsystem-Homöostase auf adäquatem Niveau.

Wirkungen

In der Onkologie lassen sich folgende Hauptwirkungen beschreiben:

- Reduktion von Nebenwirkungen einer Strahlen- oder Chemotherapie
- Verbesserung der Lebensqualität
- Additive Therapie zur Vermeidung von Metastasen
- Verlängerung der Überlebenszeit
- Reduktion von Fibrosen (z. B. Pulmotoxizität von Bleomycin; Nierenerkrankungen)
- Reduktion von Tumorwachstum → erhöhte Aktivität von Zellen des mononukleären Phagozytensystems
- Reduktion von Metastasen (Hemmung der Integrinexpression auf Tumorzellen)
- Reduktion von CD44 → Metastasen ↓
- Erhöhte Zytotoxizität von Makrophagen (TNF)
- Reduktion des Transforming-Growth-Faktors-beta (TGF-β) → Fibrosen ↓, Tumorwachstum ↓, Metastasen ↓

Besonderes Augenmerk verdient in diesem Zusammenhang der TGF-β, dessen Überexpression im Tumorgeschehen mit folgenden Auswirkungen assoziiert ist:

- Stimulation von Fibrosen: Expression von Adhäsionsmolekülen, Fibroblastenproliferation, Matrix-Protein-Abbau
- Stimulation von Tumorwachstum: Hemmung der Aktivität der natürlichen Killerzellen (NK-Zellen), Hemmung der TNF-Zytotoxizität, Hemmung von Makrophagen
- Stimulation von Metastasen: Integrinexpression auf Tumorzellen, Expression von Adhäsionsmolekülen.

Indikationen

- **Solide Tumoren:** Der Einsatz proteolytischer Enzyme ist sinnvoll für die komplementäre Behandlung bösartiger Tumoren und maligner Systemerkrankungen. Insbesondere ist der Einsatz der Substanzen auch bei Patienten mit multiplem Myelom wegen seiner hier nachgewiesenen lebensverlängernden Wirkung gerechtfertigt.
- **Strahlen-, Chemotherapie:** Ebenso kann der Einsatz dieser Enzyme während einer Strahlen- und/oder Chemotherapie zur Senkung der Nebenwirkungen durch diese Therapiemethoden empfohlen werden.

Kontraindikationen

- Gerinnungsstörungen
- Bekannte Allergie gegen Enzyme
- Erhebliche Leberfunktionsstörungen, die Auswirkungen auf die Gerinnung haben
- Stark eingeschränkte Nierenfunktion

- Relative: bei Anwendung von Antikoagulanzien (z.B. Marcumar) ist ein labormedizinisches Monitoring (INR, PTT, Fibrinogen) in den ersten 4 Wochen ab Therapiebeginn sinnvoll und notwendig.

Nebenwirkungen

- Mögliche Nebenwirkungen der systemischen Enzymtherapie sind gastrointestinaler Art (Blähungen, gelegentlich Durchfall). Die Dosen müssen dann lediglich in kleineren Portionen über den Tag verteilt werden.
- Sehr selten Allergien: Eine allergische Reaktion vom Typ I auf Inhaltsstoffe bzw. Wirkstoffe der Präparate ist in praxi sehr selten. Die Patienten werden in der Anamnese nach bekannten Sofort-Reaktionen nach dem Verzehr von Ananas und Papaya gefragt. Unverträglichkeiten vom Typ II sind dagegen sehr viel häufiger und können in der Regel vom Patienten nicht dem Verzehr von Ananas und Papaya zugeordnet werden, da die Reaktionen oft 24–72 Stunden nach dem Verzehr mit nicht vorhersehbarer Symptomatik auftreten können.
- Bei Therapie mit Azetylsalizylsäure Steigerung der Blutungsneigung möglich.

Wechselwirkungen

Eine Verstärkung der Blutungsneigung bei gleichzeitiger Therapie mit Antikoagulanzien vom Cumarintyp. Die Plasma- und Urinspiegel von Tetrazyklinen werden bei gleichzeitiger Einnahme von Enzymen erhöht.

Praktische Durchführung der Therapie

Die systemische Enzymtherapie kann grundsätzlich parallel zu allen allopathischen oder komplementärmedizinischen Therapieoptionen eingesetzt werden.
Es stehen Mono- und Kombinationspräparate in geeigneten galenischen Zubereitungen (magensaftresistent) zur Verfügung. Kombinationspräparate sind grundsätzlich den Monopräparaten überlegen (s.o.) und deshalb ist diesen in der klinischen Anwendung der Vorzug zu geben.
Alle Präparate sollten mindestens ½ Stunde vor dem Essen bzw. 1½ Stunden nach einer Mahlzeit eingenommen werden. Wegen der relativ kurzen Halbwertszeit sollten die Tabletten 3-mal tgl. eingenommen werden.
Die übliche Dosierung von Wobenzym N in der komplementär-onkologischen Behandlung ist 3-mal 7 Drg. tgl. über einen Zeitraum von 3 Jahren. Anschließend, sofern alle Nachuntersuchungen keine neuen Tumorherde (Metastasen) gezeigt haben, wird für weitere zwei Jahre auf die Dosis von 3-mal 5 Drg. Wobenzym N reduziert.
In der Praxis haben sich diese deutlich höheren Dosierungen, als sie in den Beipackzetteln angegeben sind, bewährt.

Chancen und Risiken

Die systemische Enzymtherapie hat sich als komplementäre Maßnahme in der Kombination mit den Standardkrebstherapien bewährt. Nebenwirkungen der tumordestruktiven Behandlungen können durch die begleitende Enzymtherapie vermindert werden, was zu einer Verbesserung der Lebensqualität führt. Eine Enzymtherapie bereitet kaum Nebenwirkungen und ist auch in hoher Dosierung in jedem Stadium der Krebskrankheit gut verträglich.

Studienergebnisse

Obwohl genügend Untersuchungen vom Evidenztyp III und IV bezüglich des Nutzens der Enzymtherapie bei posttraumatischen Schwellungen und chronischen Entzündungen vorliegen, finden sich deutlich weniger Beweise in dieser Evidenzklasse in der Wirksamkeit bei Tumorleiden. Allerdings wurde von höheren Ansprechraten einer primären Chemo- oder Strahlentherapie in der Kombination mit einer Enzymtherapie berichtet und für einzelne Patientengruppen sind auch eine Reduktion der Nebenwirkungen der Standardtherapien sowie lebensverlängernde Wirkungen der Enzymtherapie beschrieben.

Bewertung

Enzymtherapie:
1. **Wirksamkeit auf Tumorwachstum:** durch Studien belegt
2. **Wirkung auf Allgemeinbefinden / Psyche:** unzureichende Studienlage
3. **Nebenwirkungen:** selten
4. **Preis:** 51–250 €/Monat

Literatur
1 Ades et al.: Modulation of the immune response by plasma proteinase inhibitors. In: Alpha2-macroglobulin and alpha1-antitrypsin inhibit natural killing and antibody-dependent cell-mediated cytotoxicity. Scan J Immunol 15, 1982: 109–113
2 Barrett, Salvesen: Proteinase inhibitors. Elsevier, Amsterdam, 1986
3 Borth et al.: Biology of alpha2-macroglobulin – its receptor, and related proteins. Ann NY Acad Aci 737, 1994
4 Caspary W: Physiology and pathophysiology of intestinal absorption. Am J Clin Nutr 55, 1992: 299–308

5 Gardner, Steffens: Absorption of orally administered enzymes. Springer, Stuttgart, 1995
6 James K: Interactions between cytokines and alpha2-macroglobulin. Immunology Today 11 (5), 1990: 163–166
7 Klaschka F: Wirkmechanismen der Systemischen Enzymtherapie. In: Neue Perspektiven in der Tumortherapie. Forum Medizin, Gräfelfing, 1996: 160–161
8 Legrés et al.: Human alpha2-macroglobulin as a cytokine-binding plasma protein. Ann NY Acad Sci 737, 1994: 439–443
9 Matthews DM: Protein Absorption – Development and present state of the subject. Willey-Liss. Inc., New York, 1990
10 Ransberger et al.: Enzymkombinationspräparate – Wobenzym N, Mulsal N und Phlogenzym – wissenschaftliche Monographie zur Präklinik. Forum Medizin, Gräfelfing, 1991
11 Rinderknecht et al.: Effect of specific antibodies and alpha2-macroglobulin on enzymatic activity of trypsin and chymotrypsin. Immunochemistry 12, 1975: 1–8
12 Seifert J: Resorption von Makromolekülen aus dem Magen-Darmtrakt. In: Caspary WF: Lehrbuch der Inneren Medizin. Springer, Heidelberg, 1983: 394–339
13 Starkey, Barrett: Alpha2-macroglobulin, a physiological regulator of proteinase activity. In: Barrett AJ et al.: Proteinases in mammalian cells and tissues. Elsevier/North Holland Biomedical, 1977: 663
14 Streichhan P: Native Resorption enteral applizierter Makromoleküle. In: Reimann H-J: Nahrungsmittelallergie. 2. Auflage, Dustri, 1989: 27–42
15 Trevani et al.: Effect of proteolytic enzymes on neutrophil Fc-gamma-RII activity. Immunology 82, 1994: 632–637
16 Wollenberg et al.: Binding of Tumor Necrosis Factor alpha to activated form of human plasma alpha2-macroglobulin. Am J Pathol 138 (2), 1991: 265–272

8.4.2 Phytotherapie

Reinhard Saller, Jörg Melzer

8.4.2.1 Mistelgesamtextrakt

Grundlagen

Die moderne parenterale Anwendung von Mistelextrakten bei tumorkranken Patienten wurde in den 20er-Jahren von Rudolf Steiner im Rahmen der anthroposophischen Medizin eingeführt (Iscadorreihe). Steiner sah auf Basis von geisteswissenschaftlichen Überlegungen Zusammenhänge zwischen Ursprung und Verlauf der Krebserkrankung einerseits sowie Wachstums- und Entwicklungsgesetzmäßigkeiten der Mistel andererseits. Als Wirkprinzipien wurden entsprechend der anthroposophischen Krankheitssicht und Arzneimittellehre immunmodulierende Effekte und sowohl direkt als auch indirekt hemmende Effekte auf das Tumorwachstum postuliert. In den folgenden Jahrzehnten wurden weitere Präparatereihen verschiedener Firmen entwickelt, für die neben immunmodulierenden Wirkungen, eine Steigerung der natürlichen Abwehr und einer Hemmung des Tumorwachstums je nach Präparat auch eine Aktivierung der Grundsubstanz und des Mesenchyms sowie eine chronobiologische Synchronisation angenommen wurden.

Die Mistel, Viscum album [L.], ist eine halbstrauchige Pflanze, die als Halbschmarotzer epiphytisch auf den Ästen von verschiedenen Laub- und Nadelbäumen lebt. Zur Herstellung der verschiedenen Handelspräparate werden wässrige Auszüge bzw. Presssäfte aus dem **Kraut,** Herba visci albi recens, verwendet, das zu fixen Jahreszeiten, meist im Sommer oder Winter, von vorgegebenen Wirtspflanzen geerntet wird. Anhand der Analyse der Inhaltsstoffe von Mistelkraut lassen sich teilweise die verschiedenen Wirtsbäume differenzieren.

Inhaltsstoffe

Die Mistelextrakte enthalten als komplexe Vielstoffgemische verschiedene biologisch aktive Substanzen: Mistellektine, Viscotoxine, Aminosäuren, Flavonoide, Polysaccharide, Membranlipide (Vesikel) und in sehr geringen Konzentrationen weitere Inhaltsstoffe. Die verschiedenen Fraktionen und Inhaltsstoffe zeigen unterschiedliche Wirkprofile, v. a. hinsichtlich zytotoxischer, antitumoraler und immunmodulatorischer Effekte.

Derzeit am umfangreichsten erforscht sind Struktur, Wirkprofil und mögliche Wirkmechanismen der **Mistellektine.** Es handelt sich um Glykoproteine (ca. 11 % Kohlenhydratanteil), die jeweils aus einer A-Kette mit enzymatischen Eigenschaften und einer Kohlenhydrat bindenden B-Kette bestehen. Anhand der Zuckerspezifität der B-Kette und ihrem Molekulargewicht lassen sich drei verschiedene Mistellektine ML-I, ML-II und ML-III unterscheiden. ML-I bindet an D-Galaktose, ML-II an D-Galaktose und N-Acetyl-Galaktosamin, ML-III an N-Acetyl-Galaktosamin.

Von anthroposophischen Arbeitsgruppen wird auch die Bedeutung der **Viscotoxine** (dichtgepackte Polypeptide mit 46 Aminosäuren) als Wirkstoff betont.

Inwieweit andere Inhaltsstoffe zu erwünschten bzw. unerwünschten Wirkungen in der Behandlung tumorkranker Patienten beitragen, ist derzeit nicht abschließend geklärt.

Wirkungen, Wirkmechanismus

■ Experimentelle Wirkungen

Für verschiedene Mistelpräparate und Inhaltsstoffgruppen, v. a. Mistellektine (Mistellektin I), sind in Zellkulturen, tierexperimentell und zum Teil auch klinisch experimentell eine Reihe von Wirkungen beschrieben:

- Immunmodulatorische Wirkungen:
  - Beeinflussung des natürlichen Immunsystems (natural immunity) und anderer unspezifischer und spezifischer zellulärer Komponenten des Immunsystems, u. a. wurden eine Aktivierung von NK-Zellen, Monozyten, Makrophagen, antigenpräsentierenden Zellen, T-Lymphozyten, T-Helfer-Zellen sowie eine Vermehrung von neutrophilen Granulozyten, eosinophilen Granulozyten und T-Lymphozyten beobachtet
  - Effekte auf humorale Anteile des Immunsystems, vermehrte Bildung bzw. Freisetzung einer Reihe von Zytokinen (u. a. TNF-α, IL-1, IL-2, IL-6, IL-10, GM-CSF, IFN-γ)
  - Gesteigerte Sekretion von β-Endorphin und andere neurohumorale Wirkungen
- Anstieg von Akut-Phase-Proteinen (C-reaktives Protein, Haptoglobin, Coeruloplasmin, C3-Komplement u. a.)
- Apoptoseinduktion durch Mistellektin: Nach Bindung der B-Kette an jeweils geeignete Zuckerstrukturen auf Oberflächenmolekülen wird das ganze Lektinmolekül via Rezeptor-vermittelter Endozytose internalisiert; die A-Kette bewirkt daraufhin über eine Hemmung der Proteinsynthese an der rRNA eine Induktion der Apoptose; Lektine können zudem weitere intrazelluläre Biosignalprozesse auslösen
- Additive Wirkungen von Mistellektin und Bestrahlung (in vitro-Untersuchungen): Rekombinantes Mistellektin kann allein oder in Kombination mit einer Bestrahlung Defekte in der Apoptose behandlungsresistenter Tumorzellen umgehen
- In deutlich höheren Konzentrationen bzw. Dosierungen zytotoxische Effekte.

Nach Untersuchungen der letzten Jahre korrelieren zahlreiche dieser Wirkungen mit dem Gehalt an galaktosidspezifischen **Mistellektinen** (im Wesentlichen **Mistellektin I**). So zeigte sich experimentell eine komplexe Dosisabhängigkeit dieser Effekte im Zusammenhang mit dem Mistellektingehalt, sofern lektindefinierte Mistelextrakte bzw. reine Mistellektine verwendet wurden („glockenförmige" Dosis-Wirkungs-Kurven; galaktosidspezifisches Mistellektin als **„biological response modifier"**).

Auch für andere Stoffgruppen (z. B. Viscotoxine, Oligo- und Polysaccharide) wurden experimentell einzelne Wirkungen beschrieben. Sie werden allerdings derzeit von den meisten Forschungsgruppen nicht als die Hauptträger der Wirkungen moderner Mistelpräparate eingeschätzt. **Viscotoxine** wirken zytotoxisch über eine Art unspezifische Lyse der Zellmembran. Möglicherweise könnten auch bestimmte Flavonoide zur Wirksamkeit der Mistelpräparate beitragen (z. B. Quercetin und seine Derivate).

Die zunehmende Konzentration experimenteller Studien auf Einzelstoffe hängt eher mit einem konventionellen Denken in der Onkologie zusammen (Einzelstoffe gelten als leichter „beherrschbar" im Vergleich zu Vielstoffgemischen) als mit einer wissenschaftlichen Notwendigkeit. Insoweit Mistellektine als wesentliche Wirkstoffe der Mistelpräparate angesehen werden, ist es wissenschaftlich begründbar, mit gebotener Vorsicht von Ergebnissen mit Lektinen auf die Situation mit dem Vielstoffgemisch „Mistel" zu schließen. Es ist allerdings durchaus möglich, dass die weiteren Inhaltsstoffe erwünschte bzw. unerwünschte Wirkungen von Lektinen wenigstens modulieren können.

■ Klinische Wirkungen

Bei der üblicherweise angewandten s.c.-Applikation von Mistelextrakten dürften die **immunmodulierenden** Wirkungen im Vordergrund stehen. Präklinische Untersuchungen weisen auf immunmodulierende Effekte im niedrigen Dosisbereich hin. Diese scheinen sich therapeutisch in einigen Studien als vorteilhaft zur Beeinflussung von unerwünschten Wirkungen antitumoraler immunsuppressiver Therapien und in Bezug auf eine Verbesserung der Lebensqualität erwiesen zu haben.

Die Frage, in welchem Ausmaß die in der Präklinik beobachteten **Apoptose induzierenden** und bei wesentlich höheren Dosierungen **zytostatischen** Wirkungen therapeutisch relevant sind, ist nicht vollständig geklärt und bedarf einer weiteren klinischen Bearbeitung.

Die bisherigen Daten zur Frage einer **Lebensverlängerung** stammen aus Untersuchungen von sehr unterschiedlicher Qualität und sind widersprüchlich.

Aus der Erfahrungsheilkunde wird über positive Wirkungen auf **Allgemeinbefinden** und **Lebensqualität,** insbesondere bei Patienten mit fortgeschrittener Tumorerkrankung berichtet, z. B. Appetitsteigerung und Gewichtszunahme, Besserung des Schlafes, Abnahme von Müdigkeit, Linderung tumorbedingter Schmerzen, verminderte Infektanfälligkeit, ein allgemeines Wärmegefühl und Steigerung der Leistungsfähigkeit sowie eine

Art Stimmungsaufhellung. In klinischen Studien wurden solche Erfahrungen zum Teil bestätigt.
Art und Ausmaß der Immunantwort auf eine Misteltherapie können von Patient zu Patient deutliche interindividuelle Unterschiede aufweisen. Insbesondere für die Langzeitanwendung von Mistelpräparaten fehlen Untersuchungen, die es erlauben würden, immunologische Veränderungen mit klinischen Ergebnissen zu korrelieren.

Anwendungsmöglichkeiten

Die bei vielen tumorkranken Patienten in der Praxis fast selbstverständliche Behandlung mit Mistelpräparaten wird in der modernen Medizin und Onkologie kontrovers diskutiert. Mistelpräparate werden sowohl therapeutisch als auch präventiv angewendet. In der Behandlung sind sie zumeist Bestandteil eines umfassenderen Therapiepaketes. Typische Behandlungsanlässe sind **supportive** und **palliative** Situationen sowie Versuche, Wachstum und Ausbreitung eines Tumors zu beeinflussen. An den jeweiligen Behandlungssituationen orientiert sich die Behandlungsdauer. Häufig geht eine supportive Therapie in eine Art Sekundär- bzw. Tertiärprävention über. Allerdings scheinen hierbei eher patienteneigene als krankheitsspezifische Gesichtspunkte eine Rolle zu spielen, entsprechend z. B. der Vielschichtigkeit des Begriffes „Abwehr" (siehe unten).
Häufige **Tumorerkrankungen** als Behandlungsanlässe (krankheitsbezogene Anwendung) sind: Mamma-, kolorektales, Magen-, Pankreas-, Blasen-, Prostata-, Ovarial-, Zervix-, Bronchial-, Leberzell-, Larynxkarzinom, malignes Melanom, Pleurakarzinose (lokal), maligner Aszites (lokal).
Mit der Frage, ob individuell eine Misteltherapie durchgeführt werden sollte, sind viele Patienten im Laufe einer Tumorerkrankung aufgrund eigener Überlegungen bzw. Ratschlägen ihrer Umgebung konfrontiert. Dies hängt u. a. mit Erwartungen zusammen, die sich nicht zuletzt auf experimentelle Untersuchungen stützen. Außerdem spielen Erfahrungsberichte anderer Betroffener bzw. deren Betreuer und Angehörige eine große Rolle. Bedeutsam ist die Möglichkeit der Einbeziehung patienteneigener Vorstellungen und der subjektiven Wahl einer Misteltherapie. Sie kann zudem selbst, d. h. aktiv, durchgeführt werden (z. B. Selbstapplikation der individuell dosierbaren s.c.-Injektion). Die Behandlung kann neben palliativen und supportiven Wirkungen erheblich zur individuellen **Ressourcenallokation** beitragen (z. B. Mobilisation von Hoffnungen und individuellen Kräften). Eine große Rolle scheint die Überlegung zu spielen, dass mit einem beispielsweise immunmodulatorischen Ansatz ein Behandlungsversuch unternommen wird, der (noch oder wieder) funktionsfähige Anteile des Organismus ausnützt, d. h. in diesem Fall ein beeinflussbares Immunsystem. Der Patient kann sich dadurch nicht nur als Träger einer Tumorkrankheit (Krankheit als Defizit, Patient nur als „Besitzer" von Defiziten), sondern auch als Träger von therapeutisch ansprechbaren funktionsfähigen Anteilen seines Organismus wahrnehmen.

Kontraindikationen

Entsprechend Herstellerangaben:

- Bekannte Allergie gegen Mistelextrakt
- Bei akuter infektiöser bzw. fieberhafter Erkrankung mit Körpertemperaturen über 38 °C ist die Misteltherapie auszusetzen
- Eine Anwendung im ersten Trimenon der Schwangerschaft sollte nur unter strenger Indikationsstellung erfolgen, auch wenn z. Zt. keine Hinweise auf eine mögliche teratogene Schädigung vorliegen
- Die deutschen Monographien der Kommission C und E beinhalten als Kontraindikationen für eine parenterale Mistelbehandlung Eiweißüberempfindlichkeit, chronisch progrediente Infektionen, z. B. Tuberkulose, oder hochfieberhafte Zustände
- Einige Hersteller betonen gesondert unterschiedliche Vorsichtsmassnahmen, z. B. bei intrakraniellen und intraspinalen Tumoren mit Hirndrucksteigerung wegen möglicher proinflammatorischer Effekte von Mistelzubereitungen.

Nebenwirkungen

In den vorliegenden Studien und dem klinischem Datenmaterial wird über eine gute Verträglichkeit der Misteltherapie berichtet, auch wenn prinzipiell eine Vielfalt von unerwünschten Wirkungen möglich ist.

- Lokalreaktion an der Einstichstelle, die im Rahmen der immunologischen Reaktion auf den s.c. injizierten Mistelextrakt i. d. R. innerhalb von 24 Std. auftritt und wenige Stunden bis mehrere Tage lang anhalten kann: Rötung, Überwärmung und leichtgradige Schwellung, die v. a. in den ersten Wochen der Anwendung von leichtem Druckschmerz und lokalem Juckreiz begleitet sein kann. Die Reizschwellendosis, ab der eine solche Reaktion auftreten kann, ist interindividuell und von Präparat zu Präparat sehr unterschiedlich und kann auch intraindividuell variieren. Sie kann von einer gleichzeitig durchgeführten Strahlen- und/oder Chemotherapie beeinflusst werden. Insgesamt scheinen Häufigkeit des Auftretens und Ausmaß der Reaktion auch von der Misteldosis abzuhängen. Je nachdem, ob alle Lokalreaktionen als unerwünscht oder aber bis zu einem gewissen Ausmaß auch als eher erwünscht (z. B. als Hinweis auf eine aktive Auseinandersetzung des Organismus mit der Mistel) angesehen werden, unterscheiden sich die Angaben zur Häufigkeit unerwünschter Wirkungen erheblich.

- Subkutane knotige Infiltration an der Injektionsstelle und lokale Lymphknotenschwellungen
- Leichter Anstieg der Körpertemperatur um ca. 0,5–1 °C: Wird, vergleichbar der Einschätzung der Lokalreaktionen, ebenfalls z. T. zu den erwünschten Reaktionen gerechnet. Bei hoher Anfangsdosis bzw. rascher Dosissteigerung kann auch eine ausgeprägte Fieberreaktion beobachtet werden, die zusätzlich von Abgeschlagenheit, Gliederschmerzen, Kopfschmerzen, Schwindel, Frösteln, Müdigkeit und allgemeinem Krankheitsgefühl begleitet sein kann und i. d. R. nicht länger als 1, max. 2 Tage andauern sollte. Bei länger anhaltendem Fieber muss differenzialdiagnostisch an eine Infektion oder Tumorfieber gedacht werden.
- Schüttelfrost
- Müdigkeit, Abgeschlagenheit, Erschöpfung, Schwäche, Schlaflosigkeit
- Kälte- und Hitzegefühl
- Kopfschmerzen, Gliederschmerzen, Myalgien
- Hyperaktivität
- Atopisches Ekzem
- Bakterielle Hautinfektionen
- Allergische Kolitis
- Lokale und generalisierte allergische Reaktionen (Rhinitis, Niesen, Konjunktivitis, Übelkeit, Erbrechen und Durchfall) bis zur Anaphylaxie mit generalisiertem Pruritus, Urtikaria, Quincke-Ödem, Bronchospasmus und Schock. Aus diesem Grund sollten die ersten Injektionen bei Therapiebeginn immer unter Überwachung erfolgen. Einige Hersteller empfehlen eine intrakutane Vortestung ihres Präparates.
- Ein Fall von Erythema exsudativum multiforme wurde dokumentiert.
- Bei Patienten mit gesicherten unerwünschten Wirkungen wurden Anti-ML-I-Antikörper (IgE-Typ) gefunden. Es könnten Überempfindlichkeitsreaktionen vom verzögerten Typ vorliegen.
- Tumor-Enhancement: Die Möglichkeit einer Wachstumsstimulation von Tumorzellen durch eine Misteltherapie bzw. einzelne Mistelinhaltsstoffe (Hinweise auf Tumorproliferation in einzelnen Zelllinien sowie einem tierexperimentellen Ansatz und Steigerung der pulmonalen Metastasenbildung in einem Tiermodell, jeweils in einem niedrigen Dosisbereich von isoliertem Mistellektin) wird wiederholt von einer Arbeitsgruppe auf Basis eigener Untersuchungen mit isoliertem Mistellektin betont. Diese Ergebnisse ließen sich bisher von anderen Arbeitsgruppen jedoch weder mit isoliertem Mistellektin noch mit Gesamtextrakten reproduzieren. Bei einem Teil der Zellkulturen ließ sich in den Wiederholungsexperimenten in vergleichbarer Dosierung im Gegensatz dazu eine Wachstumshemmung erzielen.
- Mögliche proliferationssteigernde Wirkung von Mistelgesamtextrakt bzw. Mistelinhaltsstoffen auf hämatologische Neoplasien: Da Mistellektine Immunzellen in geringem Umfang zur Zytokinsekretion stimulieren können (u. a. IL-1, IL-6 und TNF-α, möglicherweise proliferationsfördernd), wird häufig von einer Anwendung bei malignen hämatologischen Erkrankungen abgeraten. Es liegen allerdings bislang weder aus präklinischen noch aus klinischen Untersuchungen mit Mistelpräparaten Hinweise vor, die eine Proliferationssteigerung maligner Lymphom- oder Leukämiezellen belegen würden. Lediglich eine Kasuistik beschreibt bei einem Patienten mit zentrozytischem NHL (Stadium der leukämischen Ausschwemmung) eine Infiltration von Lymphomzellen im Bereich von Lokalreaktionen (Mistelinjektionen in die Bauchdecke). Die Autoren diskutieren, dass die Mistelinjektionen über hohe lokale Konzentration von IL-6 einen Proliferationsstimulus auf die Lymphomzellen gesetzt haben könnten. Wahrscheinlicher scheint jedoch, dass es sich um übliche Lokalreaktionen auf die relativ hoch dosierten Mistel-Injektionen gehandelt hat, die bei einem Patienten im Stadium der leukämischen Ausschwemmung neben Lymphozyten auch maligne Zellen enthalten könnten. Tierexperimentelle Studien bei malignen hämatologischen Erkrankungen zeigten z. T. antitumorale Effekte durch Mistelpräparate bzw. Mistelinhaltsstoffe, bislang jedoch keine Tumorwachstumsstimulation. Einzelkasuistiken sowie retrospektive Studien scheinen – bei aller Einschränkung der Aussagekraft – auf einen eher günstigen Verlauf von z. B. niedrig malignem NHL, CML und Plasmozytom unter einer Misteltherapie hinzuweisen, nicht jedoch auf einen möglichen proliferationsfördernden Effekt einer ad-

ditiven Misteltherapie bei Patienten mit malignen hämatologischen Erkrankungen. Die bis heute vorliegenden Daten reichen für eine abschließende Bewertung der Frage einer Anwendung bei hämatologischen Neoplasien nicht aus.

Wechselwirkungen

- **Tumorchirurgie:** verschiedentlich wird empfohlen, nach Möglichkeit vor einem operativen Eingriff mit einer Misteltherapie zu beginnen (z. B. 14 Tage vorher, ☞ weiter unten), allerdings ist dies bislang nicht systematisch untersucht
- **Chemotherapie:** eine begleitende Misteltherapie scheint die Verträglichkeit von Chemotherapien zu verbessern; Inappetenz, Erbrechen und Nausea scheinen weniger häufig aufzutreten; die Dauer der therapiebedingten Immundepression wird möglicherweise verkürzt; meist ist allerdings nur eine niedrigere Dosierung verträglich (individuelle Anpassung); zur Frage der Arzneimittelinteraktionen sind nur wenige klinische Daten verfügbar
- **Strahlentherapie:** eine begleitende Misteltherapie scheint die Verträglichkeit zu verbessern; experimentelle Untersuchungen weisen auf eine mögliche Wirkungsverstärkung von strahlentherapeutischen Maßnahmen hin
- **Hyperthermie:** nach bisherigen Erfahrungen soll eine Kombination mit z. B. moderater Ganzkörperhyperthermie für Patienten wohltuend und roborierend sein.

Zur Frage von erwünschten und unerwünschten Wechselwirkungen mit modernen Tumortherapien besteht allerdings weiterhin ein großer Forschungsbedarf.

Praktische Durchführung der Therapie

Für eine allgemeine Beurteilung erscheint es sinnvoll, die verschiedenen Präparate und Behandlungsweisen unter dem Begriff „Misteltherapie“ zusammenzufassen, auch wenn sich die Mistelpräparate in stofflicher Hinsicht erheblich unterscheiden. Unter „Misteltherapie“ wird in therapeutischer Hinsicht die Verwendung von Fertigarzneimitteln, die nach unterschiedlichen Verfahren aus der Droge oder aus Presssäften bzw. wässrigen Auszügen des frischen Mistelkrautes hergestellt sind, verstanden. Zur Abschätzung der Wirksamkeit der „Misteltherapie“ werden Befunde und Behandlungsergebnisse zusammengefasst, die mit unterschiedlichen Präparaten bzw. Präparatereihen sowie unterschiedlichen Behandlungsplänen erhoben wurden.

Die Mehrdimensionalität („Ganzheitlichkeit“) einer patientenzentrierten Misteltherapie zeigt sich in den Bedeutungen der Begriffe „Abwehr“ und „Abwehrsteigerung“ von Tumorpatienten. „Abwehr“ erscheint dabei als eine vielschichtige Metapher für zahlreiche individuell bedeutsame Vorgänge und Vorstellungen zur Sicherung der Existenz eines Individuums, z. B. neben einer spezifischen Beeinflussung des Immunsystems, Abwehr bzw. Behandlung von Krebs, Infektionen, physischer und psychischer Schwäche, Schmerzen, Ängsten, Isolierung und Isolation, Zweifel, Ohnmacht. Der Begriff „Abwehr“ umfasst zahlreiche therapeutische Aspekte. In ihm wird u. a. der Aspekt des Erwerbens bzw. der Steigerung von Autonomie im Umgang mit der Krankheit durch subjektiv gewählte und gestaltete Behandlungsansätze und subjektiv wahrnehmbare therapeutische Wirkungen herausgestellt. Dabei können verschiedene naturheilkundliche, komplementärmedizinische, wie auch anthroposophische Denkmuster und Vorstellungswelten eine entscheidende Rolle spielen. Untersuchungen, die solche Aspekte als Wirkfaktoren betonen und angemessen einbeziehen, spiegeln zwar die therapeutische Gesamtsituation wider, können aber dadurch gleichzeitig an Trennschärfe bezüglich möglicher krankheitsspezifischer Therapieeffekte von Mistelextrakten erheblich verlieren.

All diesen Aspekten kann eine qualifiziert geplante, patientenzentrierte wie auch krankheitsbezogene Misteltherapie durchaus entsprechen. Vergleichbare Gesichtspunkte können nicht nur unter unmittelbar therapeutischen, sondern auch unter präventiven Aspekten eine Rolle spielen (z. B. adjuvante Behandlung). Eine Behandlung mit Mistelpräparaten könnte eine nicht nur „biochemische“, sondern auch individuell lebensgeschichtlich definierbare Hilfestellung bei der Bewältigung einer Tumorerkrankung bieten.

Eine Misteltherapie wird von Ärzten unterschiedlicher Therapierichtungen durchgeführt. Für einen Teil von Ärzten, aber auch Patienten, scheint es wichtig zu sein, dass die Behandlung mit klar definierten Präparaten, eindeutigen Dosierungs- und Applikationsanleitungen sowie nachvollziehbar formulierten Behandlungsvorschlägen auch außerhalb verschiedener besonderer Therapierichtungen (z. B. anthroposophische Medizin als „besondere Therapierichtung“), d. h. nicht paradigmengebunden, durchgeführt werden kann. Es können sich umfängliche, zum Teil sehr persönliche Erwartungen und Einschätzungen von Arzt und Patient auf die Misteltherapie konzentrieren. Eine Misteltherapie kann da-

durch sowohl Teil einer modernen Komplementärmedizin als auch der modernen konventionellen Medizin sein. Bei der Auswahl einer Misteltherapie und ihres Kontextes müssen die individuellen bzw. subjektiven Präferenzen eines Patienten mit einbezogen werden.
Die **anthroposophischen Mistelpräparate** werden neben einer biopharmazeutisch-pharmakologischen Beurteilung auch entsprechend therapierichtungsspezifischer Gesichtspunkte betrachtet. Wirkungsbezogene Unterschiede bzw. Partialunterschiede:

- Giftende, „zytotoxische" Wirkungen („Herausforderung")
- Wärmende, „immunogene" Wirkungen („Hilfe").

Dabei gelten die Präparate

- Helixor® und Isorel® bzw. Vysorel® eher „giftend" (Fieber relativ selten)
- Iscucin® eher „wärmend" (Fieber eher häufiger)
- Iscador® und abnobaVISCUM® eher ausgewogen.

Die eventuelle Wirksamkeit einer **oralen Anwendung** der parenteralen Mistelpräparate ist derzeit klinisch **nicht evaluiert.** Für traditionelle orale Mistelpräparate (wässrige oder ethanolische Auszüge aus frischem bzw. getrocknetem Mistelkraut, Presssäfte aus frischem Mistelkraut, mit Ethylakohol stabilisiert, z. B. Teepräparate, Tinkturen, feste orale Formen) liegen weder experimentelle noch klinische Untersuchungen bezüglich immunmodulatorischer oder zytotoxischer Wirkungen vor. Sie sind kein austauschbarer Ersatz für eine begründete parenterale Misteltherapie. Ihre nicht weiter überprüften traditionellen Anwendungsbereiche sind leichte arterielle Hypertonie und Arterioskleroseprophylaxe.

Darreichungsformen

Zur Herstellung von Mistelzubereitungen werden die Frischpflanze bzw. Teile der Frischpflanze verwendet. Die Zubereitungen sind pflanzliche Vielstoffgemische, die je nach Herstellungsart zahlreiche Substanzklassen enthalten. In den unterschiedlichen Herstellungsverfahren werden **laktofermentierte Extrakte, wässrige Kaltauszüge, wässrige Flüssigextrakte,** wärmerhythmische Produktionsverfahren oder **Presssäfte** verwendet. Dementsprechend können sich die Inhaltsstoffmuster deutlich unterscheiden:

- Abnoba®-Präparate sind reich an Mistellektinen, Viscotoxinen, Polysacchariden und Vesikel bildenden Membranlipiden.
- Helixor®-Präparate enthalten viel Mistellektin III sowie Poly- und Oligosaccharide, aber kaum Viscotoxine.
- Iscador®-Präparate sind ärmer an Mistellektinen (Fermentierung) und relativ reich an Viscotoxinen.

Einzelne Chargen können sich innerhalb einiger Produktreihen u. a. durch Konzentrationsschwankungen unterscheiden, abhängig vom Inhaltsstoffgehalt der verwendeten Mistelpflanzen. Es sind Unterschiede z. B. je nach Wirtsbaum, Standort, Erntezeitpunkt und Jahresklima dokumentiert. Bei anthroposophischen Präparaten spielt die Auswahl von Wirtsbäumen eine Rolle, und es werden Mistelsäfte aus der Sommer- und Winterernte gemischt. Phytotherapeutische Präparate (wässrige Pflanzenauszüge) stammen in der Regel von Pappelmisteln (Winterernte).
Ohne Standardisierung auf Inhaltsstoffe bzw. mögliche Wirkstoffe ist eine quantitativ substanzbezogene Misteltherapie, z. B. bezogen auf Mistellektin I (Viscum album-Agglutinin-I, VAA-I), allenfalls bedingt möglich. Um eine möglichst gleich bleibende Qualität des Gesamtextraktes zu gewährleisten, sind die Mittel auf den **Herstellungsprozess standardisiert** („Prozess-standardisiert"). Einige Präparate sind auf bestimmte **Inhaltsstoffe** (Mistellektine) **normiert** (Eurixor®, Iscador® spez., Lektinol®).

Einzelsubstanzen

Mistellektin I als Monosubstanz (isoliert bzw. rekombinant hergestellt) wird außerhalb klinischer Studien bislang therapeutisch nicht angewendet. Ein rekombinantes Mistellektin befindet sich derzeit in der frühen klinischen Erprobung.

Dosierung

Die Ermittlung der Misteldosis erfolgt in der phytotherapeutischen und der anthroposophischen Therapierichtung unterschiedlich. Bislang wurden keine vergleichenden Untersuchungen durchgeführt, die Aufschluss darüber geben könnten, ob eine Therapie mit Lektinnormierten Mistelpräparaten in einem konstanten Dosisbereich der Vorgehensweise mit wechselnden Dosierungen über-, unterlegen oder gleichwertig ist. Die jeweiligen Herstellerempfehlungen sind bei der Dosierung angemessen zu beachten.
Die **anthroposophischen Mistelpräparate** werden nach Wirtsbäumen getrennt angeboten. Sie werden z. T. nach Mistelextraktkonzentrationen gestaffelt, wobei es Serienpackungen mit jeweils ansteigendem Wirkstoffgehalt gibt, z. B. Serie 0, I, II. Hierdurch können die Mittel **individuell** (abhängig von der Reaktion des Patienten, wie z. B. Rötung und Schwellung an der Einstichstelle,

Körpertemperatur, Allgemeinbefinden) ausgetestet und dosiert werden. Eine zumeist dosisabhängige Lokalreaktion von bis zu 2,5 cm Durchmesser wird von einer Reihe von Ärzten als erwünscht angesehen, sie sollte jedoch nicht größer sein. Serienpackungen eignen sich für eine rhythmische Anwendung. Bei den Präparaten der Iscador® Spezial-Reihen liegen die Einzeldosen zumeist bei 1 – 5 mg Mistelextrakt.

Bei den **phytotherapeutischen Mistelpräparaten** werden die Wirtsbäume nicht gesondert berücksichtigt. Diese Präparate werden nach anfänglich einschleichender Dosissteigerung bzw. Vortestung nicht rhythmisch, sondern in individuell konstanter Dosierung verabreicht (z. B. Mistel- bzw. Lektingehalt pro kgKG).

Mit der Entwicklung und Verwendung der normierten spezifizierten Iscador®-Präparate (Iscador® spezial) nähern sich anthroposophisch eingebettete und phytotherapeutische Anwendungen teilweise an. Auch mit einer Reihe von ursprünglich anthroposophischen Präparaten lässt sich eine Art phytotherapeutischer Misteltherapie durchführen.

Die Mistelpräparate werden üblicherweise 2(– 3)-mal/Woche s.c. injiziert. In ausgewählten Situationen werden Mistelpräparate auch direkt intratumoral (z. B. bei kutanen Rezidiven bzw. Metastasen eines Mammakarzinoms), i.v. oder bei Pleurakarzinose intrapleural (u. a. Pleurodese) bzw. beim Harnblasenkarzinom intravesikal appliziert. Die bisherigen Erfahrungen mit der intrapleuralen Instillation weisen auf ausgeprägte symptomatische Besserungen hin (u. a. Rückgang bis Verschwinden von Pleuraergüssen, Dyspnoe und Husten).

Die **Behandlungsdauer** richtet sich nach den Behandlungsanlässen. Derzeit liegen keine eindeutigen Daten bezüglich der Anwendungsdauer beim präventiven Einsatz vor. Die unterschiedlichen Empfehlungen reichen von mehreren Monaten über 2 Jahre bis lebenslang. Viele Patienten legen immer wieder längere Pausen ein (z. B. 1 – 2 Monate alle 2 Jahre). Eine Reihe von ihnen berichtet, dass sie während der Intervalle eine Abnahme von Energie und Leistungsfähigkeit verspüren. Die wenigen Langzeituntersuchungen deuten auf Vorteile der lebenslangen intermittierenden Misteltherapie hin.

Eine Übersicht der derzeit verfügbaren Handelspräparate und der wesentlichen Herstellungsweisen findet sich in Tab. 8.4-4. In Deutschland sind 7 verschiedene Mistelpräparate bzw. Präparatereihen im Handel, wobei 4 zur anthroposophischen Therapierichtung zählen (ABNOBAviscum®, Helixor®, Iscador®, Iscucin®) und 3 zu den Phytopharmaka (Cefalektin®, Eurixor®, Lektinol®). Isorel® hat als anthroposophisches Mistelpräparat eine Zulassung in Österreich. In der Schweiz sind derzeit nur die Iscadorpräparate als Arzneimittel zugelassen. Zu den verschiedenen Präparaten liegt unterschiedlich umfangreiches Erkenntnis- und Erfahrungsmaterial vor.

Chancen und Risiken

In der Regel wird eine Misteltherapie nicht als ausschließende „Alternative“ zu anderen, individuell bzw. krankheitsbezogen jeweils sinnvollen Therapien (z. B. Chemo-, Radio-, Schmerztherapie) angesehen. Sie kann durchaus Teil eines begründeten individuellen, auf Person und Situation zugeschnittenen Behandlungskonzeptes sein (individuelles „Therapiepaket“, Kombination der Mistelanwendung mit anderen Behandlungen). Patienten berichten immer wieder, dass erst ein solches individuell zusammengestelltes Therapiekonzept ihnen eine Tumorbehandlung erträglich und längerfristig durchführbar gemacht habe.

Natürlich ist eine moderne Misteltherapie kein „Allheilmittel“ oder ein beliebiges Therapiemittel, das immer und bei jedem Patienten angewendet werden müsste. Es gibt durchaus Patienten, für die aus individuell-persönlichen oder auch aus krankheitsbezogenen Gründen eine Misteltherapie nicht in Frage kommt oder abgelehnt wird. Beim derzeitigen Forschungs- und Erfahrungsstand zur Misteltherapie ist klar, dass vor allem weitere qualifizierte klinische Forschung zu wichtigen praktischen Gesichtspunkten und zur Dokumentation von Behandlungsergebnissen dringend notwendig ist. Aufgrund der Erfahrung, dass bereits Mistelstudien abgebrochen werden mussten, weil z. B. Patienten nicht bereit waren, sich randomisieren zu lassen, sollten in die moderne Evaluierung auch andere Studienformen eingeführt werden.

Studienergebnisse

Insgesamt gilt, dass sowohl Studienqualität als auch Studienergebnisse sehr heterogen sind und weiterhin sowohl in quantitativer als auch qualitativer Hinsicht ein großer Forschungsbedarf besteht.

Die klinische Beurteilung der Wirksamkeit einer Misteltherapie stützt sich auf Erfahrungen bzw. Einschätzungen, die aus ausreichend dokumentierten Fallberichten, Retrospektivanalysen, Anwendungsbeobachtungen, prospektiven vergleichenden Studien und kriteriengestützten Übersichten stammen. Metaanalysen, in denen die kontrolliert und vergleichend erhobenen Behand-

Tab. 8.4-4: Präparate (Auswahl) von Zubereitungen aus Herba visci albi recens

Handelsname	Wirtsbäume	Herstellung	Wirkstoff, Stärke	Anwendung
abnobaVISCUM®	Ahorn, Apfel, Birke, Eiche, Esche, Kiefer, Mandel, Tanne, Weißdorn	Presssaft, aus frischer Pflanze	Rhythmische Verdünnung, D6–D30	s.c. (als Therapieversuch: i.v., intrapleural, intraperitoneal)
Eurixor®	Pappel	Wässriger Auszug aus Mistelkraut	Normierung auf ML-I (50–70 ng/ml)	s.c., (i.c., i.v.)
Helixor®	Apfel, Tanne, Kiefer	Wässriger Auszug sämtlicher Pflanzenteile	• Verdünnung: 0,01–50 mg/Ampulle	s.c., (i.v.-Infusion, intratumoral, tumornah)
Iscador®	Apfel, Kiefer, Eiche, Tanne, Ulme	Frisches Mistelkraut, wässriger Auszug, milchsaure Fermentation, Abpressen, Filtration, Sterilfiltration	Verdünnung: 0,0001–20 mg/Ampulle, z.T. Zusetzung potenzierter Metallsalze (Silber-, Kupferkarbonat, Quecksilbersulfat)	s.c.
Iscador® spezial	Apfel, Eiche	Sämtliche Pflanzenteile, wässriger Auszug, milchsaure Fermentation, Abpressen, Filtration, Mischung, Sterilfiltration	• Apfel: Normierung auf ML-I und Gesamtlektin • Eiche: Normierung auf Gesamtlektin • 1, 2, 5 mg/Ampulle	s.c.
Iscucin-Viscum®	Apfel, Eiche, Kiefer, Linde, Pappel, Tanne, Weide, Weißdorn	Wässriger Auszug aus getrocknetem Mistelkraut	Potenzierung (1 : 20)	s.c.
Lektinol®	Pappel	Wässriger Auszug aus Mistelzweigen, Sterilfiltration	Normierung auf ML-I	s.c.
Vysorel® (Isorel®)	Apfel, Tanne, Kiefer	Wässriger Auszug aus der ganzen Pflanze, Mischung, Ultrafiltration	Verdünnung (entsprechend 1–60 mg Mistelkraut)	s.c., (i.v.)

lungsergebnisse aus unterschiedlichen Studien gepoolt und unter bestimmten Gesichtspunkten neu ausgewertet werden, liegen für die „Mistelbehandlung" nicht vor und sind angesichts der Heterogenität der Studiensituationen derzeit auch nicht möglich. Umfangreiche epidemiologische Studien (entsprechend Good Epidemiological Practice [GEP]) weisen auf mögliche günstige Wirkungen einer Misteltherapie u.a. bei Frauen mit einem Mammakarzinom hin (beispielsweise retrolektive Studien).

Die verfügbare therapeutische Erfahrung mit Misteltherapien geht deutlich über den Bereich hinaus, der üblicherweise mit der derzeitigen Methodik der evidence based medicine erfasst wird. Die Erfahrungen aus den unmittelbaren Behandlungssituationen und die mit Tumorerkrankungen sowie einer Misteltherapie assoziierten Denkwelten der Patienten und Therapeuten spielen eine große Rolle für Therapieplanung und Therapiebeurteilung.

Neuere randomisierte Studien mit Mistelpräparaten in Dosierungen entsprechend 1 ng/kgKG Mistellektin I bzw. 15 ng/kgKG aktivem Mistellektin zeigten z.T. signifikante günstige Auswirkungen auf **Lebensqualität** und **Verträglichkeit antitumoraler Therapien.** Bei den dort untersuchten Indikationen (adjuvante Therapie bei Kopf-Hals-Plattenepithelkarzinom, Rezidivprophylaxe beim oberflächlichen Harnblasenkarzinom, palliative Begleitbehandlung beim fortgeschrittenen kolorektalen Karzinom) wurde jedoch kein signifikanter Effekt auf Überlebenszeit, Tumorremission bzw. Rezidivhäufigkeit gefunden.

Die Datenlage und v.a. die Ergebnisse auch der neueren vergleichenden Studien zu Misteltherapien werden kontrovers diskutiert. Eine der möglichen Einschätzungen sieht keinen nachvollziehbaren Einfluss auf den Verlauf von Tumorerkrankungen (Remission, Rezidiv, Überlebenszeit). Den älteren Studien wird allenfalls eine geringe Aussagekraft zugebilligt, teils wegen unzureichender Qualität und teils wegen der veränderten Behandlungssituation (beispielsweise Entwicklung neuer modifizierter Therapien). Trotzdem lassen sich Hinweise auf günstige Auswirkungen auf Lebensqualität und Verträglichkeit antitumoraler Therapien erkennen. Eine eher pharmakologisch orientierte Betrachtung weist darauf hin, dass die bisherigen modernen Studien mit relativ niedrig dosierten Präparaten durchgeführt wurden. Es könnte sein, dass dabei lediglich Wirkungen auf Immunsystem und Lebensqualität, v.a. bei gleichzeitig durchgeführter Chemotherapie, erwartet werden können. Für eine antitumorale Wirksamkeit müsste möglicherweise individuell und v.a. höher dosiert werden. Es könnte zudem sein, dass der für moderne Untersuchungen gewählte Studientyp (Standardisierung, Randomisierung, Verblindung, fixe Dosierungen) wesentliche Wirkfaktoren einer Misteltherapie nicht zulässt (z.B. Patientenpräferenz, sorgsam überlegte Therapiewahl durch den Patienten, Mitgestaltung der Therapie, seelisch-geistig-spirituelle Gesichtspunkte).

Bezüglich der **Überlebenszeit** lassen sich keine eindeutigen Schlussfolgerungen ziehen. Neuere epidemiologische Studien scheinen bei Frauen mit einem Mammakarzinom auf eine Verlängerung der Lebenszeit hinzuweisen, wenn zusätzlich zur konventionellen Therapie eine Mistelbehandlung erfolgte. Ein großer Teil der präsentierten Erfahrungen weist außerdem auf eine relevante supportive und palliative Wirksamkeit hin.

Die verschiedentlich postulierte **Metastasen- und Rezidivprophylaxe** wurde bisher in randomisierten klinischen Studien nicht umfänglich geprüft. **Tumorremissionen** wurden in den klinischen Studien zur Misteltherapie eher selten beobachtet. Sie werden zumindest in der anthroposophischen Erfahrungsheilkunde aber auch gar nicht beansprucht. Häufiger wird eine Verlangsamung des Tumorwachstums bzw. auch ein (zeitweiliger) Wachstumsstillstand berichtet. Dies wird auch in älteren Studien beschrieben.

Die Ergebnisse randomisierter klinischer Studien scheinen z.T. in erheblichem Widerspruch zur therapeutischen Empirie von Ärzten zu stehen, die große und nachvollziehbare Erfahrungen mit der Misteltherapie besitzen. Für klinische Studien wird verständlicherweise als Basis eine krankheits-, d.h. diagnosezentrierte, Auswahl von Patienten getroffen (spezifische Tumordiagnose). Eine Reihe von Ärzten bevorzugt für die eventuelle Durchführung einer Misteltherapie eine eher patientenzentrierte Auswahl von Patienten (z.B. Patienteneinschätzung, Patientenpräferenz, Ressourcenallokation und -stärkung, Förderung der Selbstregulation, Unterstützung der Krankheitsbearbeitung, Steigerung der Patientenautonomie). Die spezifische Tumordiagnose tritt daneben als Auswahlkriterium in den Hintergrund. Diese Vorgehensweise ist in den derzeit üblichen Studienansätzen der EBM nicht vorgesehen. Bis zur Entwicklung und Akzeptanz geeigneter Studienprotokolle stellen individuelle und subjektive Empirie, Kasuistiken und Formen von Anwendungsbeobachtungen eine wesentliche, wenngleich mit u.U. erheblichen Unsicherheiten behaftete Informationsquelle und Beurteilungsmöglichkeit dar. Eine automatische Anwendung der konventionellen und kaum hinterfragten hierarchischen und starren Erfahrungspyramide der EBM bei derart subjektiv mitgeprägten Therapien wie die Mistelbehandlung würde eine erhebliche Ausblendung und Unterschätzung therapierelevanter Erfahrungen bedeuten.

Bewertung

Mistelgesamtextrakt:

1. **Wirksamkeit auf Tumorwachstum:** zum Teil durch Studien belegt, Wirksamkeit wahrscheinlich
2. **Wirkung auf Allgemeinbefinden/Psyche:** zum Teil durch Studien belegt, Wirkung wahrscheinlich
3. **Nebenwirkungen:** selten schwer wiegende
4. **Preis:** 51–250 €/Monat

Literatur

1 Augustin M, Bock PR, Hanisch J, Karasmann M, Schneider B: Safety and efficacy of the long-term adjuvant treatment of primary intermediate- to high-risk malignant melanoma (UICC/AJCC stage II and III) with a standardized fermented European mistletoe (Viscum album L.) extract. Results from a multicenter, comparative, epidemiological cohort study in Germany and Switzerland. Arzneimittelforschung 55, 2005: 38–49

2 Bock PR, Friedel WE, Hanisch J, Karasmann M, Schneider B: Efficacy and safety of long-term complementary treatment with standardized European mistletoe extract (Viscum album L.) in addition to the conventional adjuvant oncologic therapy in patients with primary non-metastasized mammary carcinoma. Results of a multi-centre, comparative, epidemiological cohort study in Germany and Switzerland: Arzneimittelforschung 54, 2004: 456–466

3 Ernst E, Schmidt K, Steuer-Vogt MK. Mistletoe for cancer? A systematic review of randomised clinical trials. Int J Cancer 107, 2003: 262–267

4 Fintelmann V: Intuitive Medizin. Einführung in die anthroposophisch ergänzte Medizin. 3. Auflage, Hippokrates, Stuttgart, 1994

5 Gerhard I, Abel U, Loewe-Mesch A, Huppmann S, Kuehn JJ: Problems of randomized studies in complementary medicine demonstrated in a study on mistletoe treatment of patients with breast cancer. Forsch Komplementarmed Klass Naturheilkd 11, 2004: 150–157

6 Grossarth-Maticek R, Kiene H, Baumgartner SM, Ziegler R: Use of Iscador®, an extract of European mistletoe (Viscum album), in cancer treatment: prospective nonrandomized and randomized matched-pair studies nested within a cohort study. Altern Ther Health Med 7, 2001: 57–78

7 Hajto T, Hostanska K, Saller R: Zukunft der Misteltherapie aus pharmakologischer Sicht. Forsch Komplementarmedizin 6, 1999: 186–194
8 Heiny BM, Albrecht V, Beuth J: Correlation of immune cell activities and beta-endorphin release in breast carcinoma patients treated with galactose-specific lectin standardized mistletoe extract. Anticancer Res 18, 1998: 583–586
9 Henn W: Verlauf der Körperkerntemperatur und der Zahl peripherer Blutzellen unter Berücksichtigung ihrer Zirkadianrhytmik bei Mammakarzinom-Patientinnen vor und während der Therapie mir einem Mistelpräparat – eine explorative Studie. Inaug Diss, Berlin, 1995
10 Hostanska K, Vuong V, Rocha S, Soengas MS, Glanzmann C, Saller R, Bodis S, Prouschy M: Recombinant mistletoe lectin induces p53-independent apoptosis on tumour cells and cooperates with ionising radiation. Br J Cancer 88, 2003: 1785–1792
11 Kienle GS, Berrino F, Büssing A, Portalupi E, Rosenzweig S, Kiene H: Mistletoe in cancer. A systematic review on controlled clinical trials. Eur J Med Res 8, 2003: 109–119
12 Kienle GS, Kiene H: Die Mistel in der Onkologie. Schattauer, Stuttgart, 2003
13 Kleijnen J, Kniepschild P: Mistletoe treatment for cancer – review of controlled trials in humans. Phytomedicine 1, 1994: 255–260
14 Maier G, Fiebig HH: Absence of tumor growth stimulation in a panel of 16 human tumor cell lines by mistletoe extracts in vitro. Anticancer Drugs 13, 2002: 373–379
15 Mansky PJ: Mistletoe and cancer: controversies and perspectives. Semin Oncol 26, 2002: 589–594
16 Matthes H: Onkologische Misteltherapie (Viscum album L.) aus klinisch-anthroposophischer Sicht. In: Scheer R, Bauer R, Becker H, Berg PA, Fintelmann V (Hrsg.): Die Mistel in der Tumortherapie. Grundlagenforschung und Klinik. KVC, Essen, 2001: 253–274
17 Pelletier M, Lavastre V, Savoie A, Ratthé C, Saller R, Hostanska K, Girard D: Modulation of Interleukin-15-Induced Human Neutrophil Responses by the Plant Lectin Viscum album Agglutinin-I. Clin Immunol 101, 2001: 229–236
18 Piao BK, Wang YX, Xie GR et al.: Impact of complementary mistletoe extract treatment on quality of life in breast, ovarian and non-small cell lung cancer patients. A prospective randomized controlled clinical trial. Anticancer Res 24, 2004: 303–309
19 Preisfeld A: Influence of aqueous mistletoe preparations on humoral immune parameters with emphasis on the cytotoxicity of human complement in breast cancer patients. Forsch Komplementarmed 4, 1997: 224–228
20 Rostock M, Saller R: Unkonventionelle Medikamente in der Krebstherapie. In: Unger C, Weiss J (Hrsg.). Onkologie. Unkonventionelle und supportive Therapiestrategien. Wissenschaftliche Verlagsanstalt, Stuttgart, 2005: 97–185
21 Saller R, Iten F, Reichling J, Melzer J: Die Misteltherapie. Erwünschte und unerwünschte Wirkungen in der wissenschaftlichen Diskussion – Teil 1. PraxisMagazin 21, 2004: 6–15
22 Saller R, Iten F, Reichling J, Melzer J: Die Misteltherapie. Erwünschte und unerwünschte Wirkungen in der wissenschaftlichen Diskussion – Teil 2. PraxisMagazin 22, 2005: 6–17
23 Saller R, Kramer S, Iten F, Melzer J: Unerwünschte Wirkungen der Misteltherapie bei Tumorpatienten – Eine systematische Übersicht. In: Scheer R, Bauer R, Becker H, Fintelmann V, Kemper FH, Schilcher H (Hrsg.): Fortschritte in der Misteltherapie. Aktueller Stand der Forschung und klinische Anwendung. KVC, Essen, 2005: 367–403
24 Saller R, Bachmann RM (Hrsg.): Naturheilverfahren und Komplementärmedizin in der Praxis. Spitta, Balingen, 1999
25 Scheer R, Bauer R, Becker H, Fintelmann V, Kemper FH, Schilcher H: Fortschritte in der Misteltherapie. Aktueller Stand der Forschung und klinische Anwendung. KVC, Essen, 2005
26 Scheer R, Becker H, Berg PA (Hrsg.): Grundlagen der Misteltherapie. Aktueller Stand der Forschung und klinische Anwendung. Hippokrates, Stuttgart, 1996: 474–483
27 Semiglasov VF, Stepula VV, Dudov A, Lehmacher W, Mengs U: The standardised mistletoe extract PS76A2 improves QoL in patients with breast cancer receiving adjuvant CMF chemotherapy: a randomised, placebo-controlled, double-blind, multicentre clinical trial. Anticancer Res 24 (2C), 2004: 1293–1302
28 Steuer-Vogt MK, Bonkowsky V, Ambrosch P, Scholz M, Neiß A, Strutz J, Hennig M, Lenarz T, Arnold W: The effect of an adjuvant mistletoe treatment programme in resected head and neck cancer patients: a randomised controlled clinical trial. Eur J Cancer 37, 2001: 23–31
29 Stumpf C, Büssing A: Stimulation of antitumour immunity by intrapleural instillation of a Viscum album L. extract. Anticancer Drugs 8, 1997: S23–S26
30 Tabiasco J, Pont F, Fornie JJ, Vercellone A: Misteltoe increase natural killer-cell mediated cytotoxicity. Eur J Biochem 269, 2002: 2591–2600
31 Teuscher E: Visci herba (Mistelkraut). In: Blaschek W, Ebel S, Hackenthal E, Holzgrabe U, Keller K, Reichling J, Schulz V (Hrsg.): Hagers Handbuch der Drogen und Arzneistoffe [CD-ROM]. Springer, Berlin, 2004
32 Timoshenko AV, Lan Y, Gabius HJ, Lala, PK: Immunotherapy of C3H/HeJ mammary adenocarcinoma with interleukin-2, mistletoe lectin or their combination. Effects on tumour growth, capillary leakage and nitric oxide (NO) production. Eur J Cancer 15, 2001: 1910–1920

8.4.2.2 Essiac® und Flor Essence®

Grundlagen

Essiac® und Flor Essence® sind Mischungen aus vier bzw. acht Teedrogen. Die Rezeptur für die vier Teedrogen geht auf kanadische Ojibwa-Indianer zurück, die sie bei „Geschwulsterkrankungen" angewendet haben sollen. Im Jahr 1922 erfuhr die Krankenschwester Rene Caisse (1888–1978) in Ontario, Kanada, durch eine Patientin von der Teemischung. Nach einigen praktischen Erfahrungen gab sie der Kräutermischung, entsprechend ihres rückwärts gelesenen Nachnamens, den Namen Es-

siac®. Nach Caisse enthält Essiac® Drogen der vier in Tab. 8.4-5 mit * markierten Pflanzen. Durch die Zusammenarbeit mit dem Arzt Charles Brusch erweiterte sie die Rezeptur um vier weitere Pflanzen (☞ Tab. 8.4-5); diese Mischung wird Flor Essence® genannt. Allerdings ist bei beiden Mischungen nicht immer genau bekannt, welche getrockneten Pflanzenteile (Drogen) in welchen Mengen (quantitative Rezeptur) verwendet werden. In Kanada gibt es Essiac®-ähnliche Produkte: „EASY-AC", „Caisse's herbal tea" oder „Canadian herbal drink".
1977 gab Caisse die Lizenz zur Herstellung der Teemischung Essiac® an die kanadische Firma Resperin in Toronto ab. Eine weitere kanadische Firma übernahm die Herstellung der Mischung Flor Essence®, wobei der Vertrieb dort seit 1992 vor allem durch die Zusammenarbeit der Fernsehmoderatorin Elaine Alexander mit der Firma Flora übernommen wurde. Im deutschsprachigen Raum findet ein Verkauf über Reformhäuser, Drogerien oder Apotheken selten statt; den Direktvertrieb übernehmen hier seit den 90er-Jahren verschiedene Unternehmen.

Inhaltsstoffe

☞ Tab. 8.4-5

Wirkungen

Zu den Teemischungen selbst und den Dekokten aus ihnen existieren seit 2004 erste in vitro-Untersuchungen an ausgewählten Tumorzellkulturen (u. a. Mammakarzinom). Diese erbrachten inkonsistente Ergebnisse, z. B. Hinweise auf gewisse dosisabhängige wachstumsfördernde bzw. wachstumshemmende Effekte.
Ein in vivo-Fütterungsexperiment mit Flor Essence® von Ratten ab der Neugeborenenperiode mit chemisch induzierter Karzinogenese im Alter von 7 Wochen ergab Hinweise auf eine Förderung der Entwicklung von Mammakarzinomen. Die Bedeutung dieser Befunde für Patientinnen ist unklar.

Darüber hinaus gibt es zu allen Pflanzen bzw. Drogen, die in Essiac® und Flor Essence® enthalten sind, Untersuchungen zur biologischen Aktivität einzelner Inhaltsstoffe. Einige Beispiele seien genannt:

- Von manchen der eingesetzten Pflanzen (**Arctium lappa, Trifolium pratense**) ist bekannt, dass sie bestimmte Isoflavone, sog. Phytoöstrogene, enthalten (z. B. Genistein, Daidzein). In einigen in vitro-Modellen wurde gezeigt, dass diese Substanzen antikanzerogene Wirkungen entwickeln (Induktion der Apoptose von Tumorzellen, Hemmung der Proliferation östrogenpositiver und -negativer Brustkrebszelllinien).
- Außerdem wurden in vitro und in vivo antitumoröse Wirkungen von Isoflavonen (z. B. Biochanin A, Tangeretin) gegenüber Tumorzellen bzw. Tumoren beobachtet (Zytostase, Hemmung von Wachstum und Vaskularisation).

Tab. 8.4-5: Experimentell gefundene biologische Effekte von Pflanzen bzw. ihren Drogen, die in Essiac® (mit * markiert) bzw. Flor Essence® (alle) enthalten sind; einige (+) oder viele (++) Hinweise finden sich in der Literatur

Pflanze (Droge)	Antikanzerogen	Antioxidativ	Zytotoxisch	Antiinflammatorisch	Immunstimulierend	Antimikrobiell	Choleretisch (gallefördernd)
Arctium lappa (Große Klette, Wurzel)*	++	++	++	+	–	+	–
Cnicus benedictus (Benediktenkraut, Kraut)	–	–	++	++	–	++	++
Laminaria digitata (Braunalge)	+	–	+	+	++	+	+
Nasturtium officinale (Brunnenkresse, Kraut)	++	–	–	–	–	–	++
Rheum palmatum (Rhabarber, Wurzel)*	+	–	++	–	–	+	++
Rumex acetosella (Kleiner Sauerampfer, Kraut)*	–	+	++	+	–	+	–
Trifolium pratense (Wiesenklee, Blüten)	++	++	–	–	++	+	+
Ulmus fulva (Ulme, innere Rinde)*	–	++	+	++	–	–	–

Da aber weder quantitative Analysen der Konzentrationen dieser Stoffe aus beiden Teezubereitungen bekannt sind noch nachvollziehbare Untersuchungen mit ihnen an Patienten verfügbar sind (keine klinischen Studien oder Fallberichte), können keine verlässlichen Schlussfolgerungen aus den experimentell bekannten Wirkungen für Tumorpatienten gezogen werden. Essiac® werden aber immunstimulierende und entgiftende Eigenschaften nachgesagt. Es finden sich auch Zuschreibungen als Tonikum zur Steigerung des Wohlbefindens oder zur Unterstützung der Rekonvaleszenz. Der Hersteller von Flor Essence® vermeidet Versprechungen in Bezug auf eine Krebstherapie.

Antidyspeptische Wirkungen sind, aufgrund von Analogieschlüssen entsprechend bekannter Wirkungen einiger verwendeter Pflanzen **(Cnicus benedictus, Nasturtium officinale)** durchaus vorstellbar.

Ferner zeigten Inhaltsstoffe der Pflanzen in experimentellen Studien unterschiedlich starke antioxidative, antiinflammatorische, antimikrobielle oder gallefördernde Eigenschaften. Eine Übersicht zu den experimentell nachgewiesenen Wirkungen bietet ☞ Tab. 8.4-5.

Essiac® und Flor Essence® können abführend wirken. Bei der Einnahme von Flor Essence® ist der Gehalt an Oxalsäure **(Rheum palmatum, Rumex acetosella)** und bei größeren Mengen der Jodgehalt der **Laminaria digitata** zu beachten.

Anwendungsmöglichkeiten

Eine Reihe von Patienten verwendet Essiac® und Flor Essence® zur „Stärkung" des Immunsystems.

Kontraindikationen

Überempfindlichkeit auf die verwendeten Pflanzenteile und deren Inhaltsstoffe.

Nebenwirkungen

Für die Produkte liegen keine entsprechenden Untersuchungen vor. Möglicherweise östrogenartige Effekte.

Wechselwirkungen

Wie bei Nahrungsmitteln und pflanzlichen Arzneimittel sind Wechselwirkungen möglich. Allerdings liegen keine produktspezifischen Untersuchungen vor.

Praktische Durchführung der Therapie

Die Empfehlungen für die Zubereitungen von Essiac® und Flor Essence® sind ähnlich, können aber bei beiden Teemischungen je nach Hersteller leicht variieren. Die Art und Weise der Herstellung entspricht klassischerweise der eines Dekokts (wässrige Abkochung). Durch die wässrige Abkochung (z. B. die pulverisierte Teemischung 10 – 20 Min. kochen, 10 – 12 Std. ziehen lassen) können nicht nur pharmakologisch wirksame Bestandteile mit eventuell synergistischer Wirkung aus der Droge gelöst werden, sondern durch chemische Prozesse auch neue Stoffe entstehen. Ferner kann die Wirkung toxischer Bestandteile durch die Abkochung reduziert werden.

Dosierung

Das selbst hergestellte schleimige Dekokt (ca. 1 l) soll, laut Hersteller, im Kühlschrank aufbewahrt, für 2 – 3 Wochen reichen und nach 21 Tagen aufgebraucht sein. Für Essiac® wird je nach Autor und Erkrankung eine Dosierung von 30 – 120 ml des selbst hergestellten wässrigen Extrakts 1 – 3-mal pro Tag angegeben. Es ist auch in verbrauchsfertigen flüssigen Zubereitungen erhältlich.

Die Dosierung für Flor Essence® wird mit tgl. 2 bis max. 4 EL zur Prophylaxe angegeben. Zur „Entgiftung" empfiehlt der Hersteller, tgl. 4 bis max. 8 EL einzunehmen. Teilweise wird die Einnahme 1 – 2 Std. nach den Mahlzeiten, gegebenenfalls auch mit der gleichen Menge Wasser verdünnt, in kleinen Schlucken empfohlen.

Chancen und Risiken

Analog zu Wirkungen der Einzeldrogen scheinen Essiac®- und Flor Essence®-Zubereitungen zu sein, mit denen potenziell sinnvolle, sekundäre Pflanzeninhaltsstoffe mit gesundheitsfördernden Eigenschaften eingenommen werden, was auch für Tumorpatienten sinnvoll sein kann. Inhaltsstoffe, die als „Phytoöstrogene" beschrieben werden, könnten aber bei östrogensensitiven Tumoren auch negative Effekte haben. Wegen z. T. widersprüchlicher in vitro- und negativer in vivo-Daten sowie mangelnder klinischer Studien oder Fallberichte können keine verlässlichen Schlussfolgerungen aus den experimentell bekannten Wirkungen für Tumorpatienten gezogen werden.

Bewertung

Essiac® und Flor Essence®:

1. **Wirksamkeit auf Tumorwachstum:** unzureichende Studienlage
2. **Wirkung auf Allgemeinbefinden / Psyche:** in Einzelfällen berichtet
3. **Nebenwirkungen:** selten
4. **Preis:** 51 – 250 € / Monat

Literatur
1 Bennett LM, Montgomery JL, Steinberg SM, Kulp KS: Flor-Essence® herbal tonic does not inhibit mammary tumor development in Sprague Dawley rats. Breast Cancer Research and Treatment 88, 2004: 87–93
2 Fleming T, Grunewald J, Brendler T, Jaenicke Ch (Hrsg.): PDR (Physicans' Desk Reference) for Herbal Medicines. Medical Economics Company: Montvale, New Jersey, 1998
3 Kaegi E: Unconventional therapies for cancer: 1. Essiac. The Task Force on Alternative Therapies of the Canadian Brest Cancer Research Initiative. CMAJ 158, 1998: 897–902
4 Locock RA: Essiac. Canadian Pharmaceutical Journal 130, 1997: 18–19, 51
5 Nahin RL: Use of best case series to evaluate complementary and alternative therapies for cancer: a systematic review. Semin Oncol 29, 2002: 552–562
6 Ottenweller J, Putt K, Blumenthal EJ, Dhawale S, Dhawale SW: Inhibition of prostate cancer-cell proliferation by Essiac®. J Altern Complement Med 10, 2004: 687–691
7 Tai J, Cheung S, Wong S, Lowe C: In vitro comparison of Essiac and Flor-Essence on human tumor cell lines. Oncol Rep 11, 2004: 471–476
8 Tamayo C, Richardson MA, Diamond S, Skoda I: The chemistry and biological activity of herbs used in Flor-Essence herbal tonic and Essiac. Phytother Res 14, 2000: 1–14

8.4.2.3 Lapacho-Tee

Grundlagen

Der bis zu 15–30 m hohe Baum **Tabebuia impetiginosa** ist in den tropischen Regenwäldern (Nordmexiko bis Argentinien, Brasilien) beheimatet. Als Heilmittel mit einer Fülle von Anwendungsbereichen (einschließlich Tumoren) wird bereits seit Jahrhunderten die **Rinde** (einschließlich wässriger Extrakte) von den Einheimischen verwendet (Tabebuiae cortex, Tabebuia-Rinde, Lapacho, pau d'arco, taheebo). Für Tabebuia impetiginosa existieren eine Vielzahl von Synonymen:

- Bignonia heptaphylla sensu auct.
- Gelseminum avellanedae
- Tabebuia avellanedae, T. nicaraguensis
- Tecoma adenophylla, T. avellanedae, T. avellanedae var. alba, T. avellanedae var. paulensis, T. dugandii, T. eximia, T. heptaphylla, T. impetiginosa, T. impetiginosa var. lepidota BUR, T. integra, T. ipe var. integra, T. ipe, T. palmeri, T. schunkevigoi.

Als Droge ist die getrocknete ganze oder geschnittene (rotbraune) Rinde definiert (vorwiegend der innere Teil der Rinde). Ihr Geschmack ist adstringierend, ihr Geruch aromatisch, vanille- und anisartig. Zur Drogengewinnung wird der Baum gefällt, die Rinde entfernt und luftgetrocknet. Die Rinde des Lapacho-Baums ist auch in Europa seit Jahrhunderten bekannt, zeitweise als eine Art Wunderdroge, u. a. zur Steigerung der Ausdauer und des körperlichen Wohlbefindens sowie der Konzentration, außerdem bei einer Vielzahl anderer gesundheitlicher Probleme. Mit Lapacho-Holz ist in der Regel die Lapacho-Rinde gemeint.

Inhaltsstoffe

Die Droge enthält ein komplexes Vielstoffgemisch mit einer Vielzahl von Naphthochinon-Derivaten (einschließlich Lapachol und Lapachonen), Kumarinen, Saponinen und Flavonoiden. Der Gehalt an Lapachol und vergleichbaren Naphthochinon-Derivaten liegt in der Rinde zumeist um bzw. unter 0,2 % (Lapachol ca. 0,001 %; im Kernholz wesentlich höher: ≥ 3 %). Außerdem findet sich ein ätherisches Öl (0,5–1,5 %), dessen Inhaltsstoffe (u. a. Vanillin, Vanillinsäure, Anissäure, Anisaldehyd) wesentlich zum aromatischen Geruch beitragen.

Wirkungen

In-vitro-Untersuchungen zeigten sowohl für Extrakte (methanolische bzw. Hexan-Extrakte wesentlich ausgeprägter als wässrige) als auch für einzelne Inhaltsstoffe (v. a. Lapachol) gewisse antitumorale und zytotoxische Wirkungen sowie antimikrobielle, entzündungshemmende, antiexsudative, antioxidative und auch analgetische Effekte. Es gibt Hinweise auf eine Steigerung der Aktivität von Makrophagen. Die zytotoxischen und immunologischen Wirkungen (Stimulierung) waren bereits bei relativ niedrigen Konzentrationen einzelner Inhaltsstoffe nachweisbar. Als mögliche Wirkungsmechanismen könnten u. a. eine Hemmung der Topoisomerasen, apoptotische Wirkungen und Down-Regulierung der COX-2-Expression in Frage kommen.

Anwendungsmöglichkeiten

Eine Reihe von Patienten verwendet Lapacho zur „Stärkung" des Immunsystems.

Kontraindikationen

Überempfindlichkeit auf Lapacho bzw. die Inhaltsstoffe.

Nebenwirkungen

Unerwünschte Wirkungen scheinen selten zu sein, einzelne allergische Reaktionen wurden berichtet.

Wechselwirkungen

Es liegen keine entsprechenden Untersuchungen vor.

Praktische Durchführung der Therapie

Zur inneren Anwendung lässt man 2 TL geschnittene Droge in 1 l kochendem Wasser 5 Min. leicht köcheln und dann 15 Min. zugedeckt ziehen. Anschließend abseihen, den Tee über den Tag verteilt trinken.
Für eine Art Kur wird teilweise folgendermaßen vorgegangen: 6 Wochen tgl. 1 l, dann 4 Wochen Pause und nochmals 6 Wochen tgl. 1 l trinken.
Für die äußere Anwendung als Badezusatz (u. a. auch bei Psoriasis, bei der adstringierende, antientzündliche und auch evtl. zytotoxische Wirkungen ausgenutzt werden) 5 g Droge in 1 l Wasser 15 Min. kochen und ca. 20 Min. ziehen lassen, den Sud verwenden.
Lapacho-Tee ist in Naturkostläden, Reformhäusern, Apotheken und z. T. Supermärkten erhältlich; der Markt ist völlig unübersichtlich.

Chancen und Risiken

Die verschiedenen Lapacho-Präparate (unterschiedliche Schnittdrogen, Filterbeutel, Rindentee-Konzentrate; unterschiedliche Extrakte in Kapseln, Tropfen und Ampullen) können sich in ihrer Zusammensetzung qualitativ und v. a. auch quantitativ erheblich unterscheiden. Dies erschwert zusätzlich zur Unsicherheit über Wirkungen und Wirksamkeit eine planvolle therapeutische Anwendung als Antitumormittel. Welche Bedeutung Lapacho als eine Art Immunstimulans bei tumorkranken Menschen besitzen könnte (insbesondere während und nach Chemo- bzw. Radiotherapie), ist unklar. Wenn die vorgeschlagenen Dosisbegrenzungen nicht erheblich überschritten werden und auf seriöse Bezugsquellen geachtet wird, ist gegen eine allgemeine Teeanwendung in der Regel nichts einzuwenden (z. B. Verbesserung von Wohlbefinden, Ausdauer, Konzentration).

Studienergebnisse

Aufgrund positiver Fallberichte und tierexperimenteller Befunde wurde Lapachol kurzzeitig in den 70er Jahren des vorigen Jahrhunderts systematisch klinisch untersucht (Phase I). Die nachvollziehbar dokumentierten Erfahrungen mit der Anwendung von Lapachol bzw. Zubereitungen aus der Rinde bei tumorkranken Menschen als Tumorbehandlung sind sehr begrenzt und durchaus widersprüchlich. Sie sind nicht ausreichend, um den Einsatz als wirksame (v. a. ausschließliche) Tumortherapie begründen zu können. Derzeit wird das Naphthochinon-Derivat β-Lapachol im Hinblick auf eine Verwendung als (konventionelles) Antitumormittel untersucht.

Bewertung

Lapacho-Tee:
1. **Wirksamkeit auf Tumorwachstum:** teilweise Hinweise aus experimentellen Untersuchungen
2. **Wirkung auf Allgemeinbefinden / Psyche:** unzureichende Studienlage
3. **Nebenwirkungen:** selten
4. **Preis:** ≤ 50 € / Monat

Literatur

1 Hiller K: Tabebuiae cortex – Lapachorinde. In: Wichtl M (Hrsg.): Teedrogen und Phytopharmaka. Ein Handbuch für die Praxis auf wissenschaftlicher Grundlage. 4. Auflage, Wissenschaftliche Verlagsgesellschaft, Stuttgart, 2002: 593 – 595
2 Huang L, Pardee AB: Beta-lapachone induces cell cycle arrest and apoptosis in human colon cancer cells. Mol Med 5, 1999: 711 – 720
3 Kreher B: Tabebuia. In: Blaschek W, Ebel S, Hackenthal E, Holzgrabe U, Keller K, Reichling J, Schulz V (Hrsg.): Hagers Handbuch der Drogen und Arzneistoffe [CD-ROM]. Springer, Berlin, 2004
4 Li Y, Li CJ, Yu D, Pardee AB: Potent induction of apoptosis by beta-lapachone in human multiple myeloma cell lines and patient cells. Mol Med 6, 2000: 1008 – 1015
5 Pardee AB, Li YZ, Li CJ: Cancer therapy with beta-lapachone. Curr Cancer Drug Targets 2, 2002: 227 – 242
6 Park BS, Lee KG, Shibamoto T, Lee SE, Takeoka GR: Antioxidant activity and characterization of volatile constituents of Taheebo (Tabebuia impetiginosa Martius ex DC). J Agric Food Chem 51, 2003: 295 – 300
7 Warashina T, Nagatani Y, Noro T: Constituents from the bark of Tabebuia impetiginosa. Phytochemistry 65, 2004: 2003 – 2011
8 Woo HJ, ChoiYH: Growth inhibition of A549 human lung carcinoma cells by beta-lapachne through induction of apoptosis and inhibition of telomerase activity. Int J Oncol 26, 2005: 1017 – 1023

Internetadressen

healthychoice.epnet.com/getcontent.asp?siteid=upmc&docid=/tnp/pg000797#top: Lapacho [database on the internet]. EBESCO CAM Review Board [updated August 2003; cited Oktober 2005]

8.4.2.4 Grüner und Schwarzer Tee

Grundlagen

Zubereitungen aus den Blättern des Teestrauchs (Camellia sinensis) werden in Süd- und Ostasien teilweise seit bereits über 4000 Jahren als Lebens-, Genuss- und Heilmittel verwendet, in westlichen Kulturen seit mehr als 500 Jahren.

Aus den **Teeblättern** (Theae folium) entstehen je nach Verarbeitung Grüner Tee (Theae viridis folium) oder Schwarzer Tee (Theae nigrae folium), andere Tees wie z. B. die verschiedenen Oolong-Tees (teilfermentierte Teeblätter, Fermentation zu 10–20–60–70%) spielen derzeit quantitativ nur eine untergeordnete Rolle.

- **Grüner Tee:** Die frischen Blätter werden erhitzt, anschließend gerollt und getrocknet. Durch die Erhitzung wird die Oxidation verhindert (Inaktivierung der entsprechenden Enzyme).
- **Schwarzer Tee:** Die Blätter werden zunächst in warmer Luft angetrocknet, anschließend gerollt (u. a. Zerstörung der Zellstrukturen), weiter fermentiert (bei 100% Luftfeuchtigkeit, 15–30 °C), geschnitten und erst dann bei 80–100 °C getrocknet (Stoppen der enzymatischen Prozesse, v. a. der Oxidation durch Phenoloxidase). Es kommt v. a. zur Oxidation und Polymerisation von polyphenolischen Verbindungen, z. B. Oxidation von bis zu 80% der in frischen Blättern vorhandenen Catechinen.
- **Pu-Erh-Tee:** Ist ein teilfermentierter Tee mit bakterieller Nachfermentierung. Er wird verschiedentlich als „roter Tee“ bezeichnet.

Inhaltsstoffe

Teeblätter enthalten mehr als 400 bislang bekannte Inhaltsstoffe:

- Die **Methylxanthine** (Purinalkaloide) Koffein (frühere Bezeichnung Teein, Thein), Theobromin (0,16–0,2%) und Theophyllin (0,02–0,04%) bilden eine wichtige Gruppe. Der Koffeinanteil ist je nach Qualität und Entwicklungsstand der Blätter unterschiedlich (☞ Tab. 8.4-6).
- **Catechine** und ihre Verbindungen mit der **Gallussäure** (Gallate) bilden den Hauptanteil der Polyphenole. Ihr Gehalt hängt u. a. ebenfalls vom Entwicklungsstand der Blätter ab (☞ Tab. 8.4-6).
- Zu den **Flavonolen** gehören u. a. Quercetin, Kämpferol und Myrecitin.
- Teeblätter enthalten außerdem ca. 4% Aminosäuren, u. a. Theanin und L-Leucin, Carotinoide, Saponine, Mineralien, u. a. Kalium 9–34 mg/g, Fluoride 0,13–0,18 mg/g, Aluminium, einen relativ hohen Mangangehalt mit 76–988 µg/g Tee sowie eine Vielzahl flüchtiger Stoffe, u. a. Linalool. Nachgewiesen sind Pflanzensäuren wie Gallussäure (≤ 2,5%), p-Cumarsäure, Kaffeesäure, Chinasäure und Chlorogensäure. Der Fluoridgehalt kann lokal in der Mundhöhle wie auch systemisch günstig sein.

Wirkungen

Geschmack und Verträglichkeit

- Schwarzer Tee schmeckt leicht adstringierend und riecht leicht aromatisch.
- Grüner Tee schmeckt adstringierend und angenehm bitter. Er ist fast geruchlos.
- Pu-Erh-Tee schmeckt aufgrund seiner Herstellung mild- bis herb-erdig, mitunter auch nussig bis rauchig-herb oder sogar muffig.

Die im Vergleich zu Kaffee zumeist bessere Verträglichkeit qualitativ hochstehender Teesorten als Genussmittel beruht u. a. darauf, dass die Purinalkaloide quantitativ mit den Catechinen und nicht wie beim Kaffee mit Säuren vergesellschaftet vorkommen.

Allgemeine Wirkungen

Zentral anregend, leicht diuretisch, die Herztätigkeit fördernd und je nach Extraktionszeit stopfend (hauptsächlich Schwarztee).
Die Wirkungen von Koffein beruhen zu einem großen Teil auf einem Antagonismus an A1- und A2-Adenosinrezptoren. U.a. wird dadurch die Freisetzung von teilweise sedierend wirkenden Neurotransmittern gehemmt (u. a. Serotonin, γ-Aminobuttersäure) und die ZNS-Tätigkeit vielfältig angeregt, dosisabhängig zunächst sensorische Anteile, dann auch motorische Bezirke, in geringem Maße auch die Medulla oblongata. Es kommt dadurch zu einer Erhöhung der Aufmerksamkeit, einer Verbesserung von Wahrnehmungs-, Konzentrations-, Reaktions- und Lernvermögen sowie zu einer Abnahme des Schlafbedürfnisses.

Wirkungen in Tumormodellen

Für Zubereitungen aus Grün- und Schwarztee, polyphenolische Stofffraktionen und Einzelstoffe wie Epigallocatechingallat wurden in zahlreichen verschiedenen Tumorzelllinien einschließlich Leukämiezelllinien **antimutagene** und **antikarzinogene** Effekte beschrieben. Experimentell wurde bislang Grüner Tee umfangreicher untersucht als Schwarzer Tee. Allerdings weisen experimentelle Studien der letzten Jahre darauf hin, dass Grüner und Schwarzer Tee qualitativ und quantitativ vergleichbare antimutagene bzw. antikarzinogene Wirkungen besitzen. Oligomere Fraktionen aus Oolong-Tee sowie Pu-Erh-Tee konnten in verschiedenen Tumorzellkulturen ebenfalls die Apoptose auslösen. Wässrige Zubereitungen aus Oolong-Tee sowie Pu-Erh-Tee wiesen in einigen Modellen ausgeprägte **antioxidative** Eigenschaften auf, wobei ethanolische Auszüge auf Gewichtsbasis wirksamer waren (vermutlich höhere Extraktion von höher- und niedermolekularen Wirkstoffen).

Folgende Wirkungen fanden sich:

- Tierexperimentell wurden antikarzinogene Wirkungen bei Tumoren von Lunge (einschließlich Rhabdomyosarkom), Gastrointestinaltrakt, Leber, Pankreas, Blase und Brust dokumentiert, außerdem bei Multiorgankarzinogenese und bei Transplantattumoren. Die potenziellen Wirkmechanismen scheinen vielfältig zu sein. Experimentelle Untersuchungen zeigen: Apoptotische Wirkungen an präneoplastischen und neoplastischen Zellen, Hemmung der Invasion von Tumorzellen, Hemmung der Angiogenese, Hemmung der Cyclooxigenase-2, antioxidative Wirkungen, Einfluss auf die Verstoffwechslung krebserzeugender Substanzen (z. B. über Enzymhemmung oder Enzyminduktion, Aktivierung oder Hemmung von Transkriptionsfaktoren und damit auch der Exprimierung), Modulation der Signaltransduktion (z. B. Hemmung von Proliferation oder Transformation), Antagonismus gegenüber AP-1 (Hemmung von Promotion, Metastasierung, Angiogenese), Affinität zu Metallionen (Eisen, Kupfer) und Absenkung des Eisengehaltes durch Chelatbildung in den unteren Normalbereich.
- Polyphenole aus Tee konnten in einzelnen Untersuchungen eine multi-drug-resistance gegenüber Chemotherapeutika günstig beeinflussen.
- Ausgeprägte Wirkungen als Antioxidanzien und Radikalfänger, z. B. gegenüber reaktiven Sauerstoff- bzw. Stickstoffverbindungen, einschließlich der großen Mengen an Sauerstoffradikalen, die im Rahmen des Tumorwachstums gebildet werden und die über verschiedene Zwischenschritte tumorfördernde Effekte auslösen (Angiogenese).
- Die topische kutane Auftragung von Teepräparaten sowie von Polyphenolen aus Grünem bzw. Schwarzem Tee oder von Einzelsubstanzen (z. B. Epigallocatechingallat) zeigte in einer Reihe von tierexperimentellen Modellen für Hauttumoren antikarzinogene Wirkungen (Initiation, Promotion). So wurde durch Grüntee das Auftreten von chemisch bzw. UV-induzierten Tumoren vermindert. Bestehende Tumoren wurden im Wachstum gehemmt, ebenso die Umwandlung gutartiger Tumoren in Plattenepithelkarzinome. Zubereitungen aus Grüntee und Schwarztee erwiesen sich als gleich wirksam. Entkoffeinisierte Zubereitungen waren weniger wirksam. Vergleichbare Wirkungen in Tumormodellen zeigte auch die orale Aufnahme von Grün- und Schwarzteezubereitungen.
- Klinisch experimentelle Untersuchungen zeigen, dass sowohl nach einmaliger als auch nach wiederholter Einnahme von Teeextrakten bzw. Teeaufgüssen die antioxidative Kapazität im Plasma ansteigt und verschiedene Biomarker eines oxidativen Status abfallen (z. B. bei Rauchern).
- Die wachstumshemmenden Effekte im Zusammenhang mit der Chemoprävention zeigen sich bevorzugt an vorgeschädigten Zellen. So sind z. B. manche Tumorzelllinien ≥ 10-mal empfindlicher als gesunde Zellen. Möglicherweise besitzt auch Koffein gewisse chemopräventive Wirkungen.
- Die antikarzinogenen Wirkungen können tumorzellspezifisch unterschiedlich sein.

Die experimentellen Untersuchungsergebnisse lassen sich nicht einfach auf die Situation von Patienten übertragen. In den in vitro-Studien sowie den tierexperimentellen Untersuchungen wurden z. T. wesentlich höhere Dosierungen bzw. Wirkstoffkonzentrationen verwendet als die bei Patienten gebrauchten Mengen bzw. erzielbaren Konzentrationen. Außerdem können erhebliche Unterschiede in den Ursachen sowie den Wegen der Tumorentstehung zwischen Tier und Mensch bestehen.

Anwendungsmöglichkeiten

Traditionelle Erfahrungen, epidemiologische Untersuchungen und eine Vielzahl experimenteller Studien zu antikarzinogenen Wirkungen der Teezubereitungen weisen bei widersprüchlicher Datenlage auf potenziell sinnvolle Anwendungsmöglichkeiten im Rahmen der **Chemoprävention** maligner Tumoren hin. Wesentlich spärlicher ist die Datenlage für eine Anwendung als direkte Tumortherapie. Eine bedeutsame Rolle könnten Teezubereitungen in der Supportiv- und Palliativtherapie tumorkranker Menschen spielen. Ein relativ eigenständiger Anwendungsbereich könnte sich auch im Bereich von Hauttumoren und deren Vorstufen und Risikofaktoren entwickeln (u. a. lokale Auftragung auch von Extrakten). Bei tumorkranken Menschen können auch die weiteren Einsatzmöglichkeiten von Teezubereitungen bedeutsam sein (z. B. bei Herz-Kreislauf-Erkrankungen). Mit dem gleichen präventiv bzw. therapeutisch genutzten Teepräparat könnten unterschiedliche Erkrankungen beeinflusst werden. Ein solch breites Wirkungs- und Anwendungsspektrum ist für Vielstoffgemische (v. a. Phytotherapeutika) nicht ungewöhnlich. Trotz der eingeschränkten klinischen Datenlage scheint uns bei Tumorpatienten eine Art chemopräventive Anwendung empfehlenswert. Bei kompetentem Umgang mit Vielstoffgemischen und dem Wissen um ihre vielfältigen Wirkungen sollte sich der Gebrauch von Teezubereitungen mit anderen Behandlungsansätzen planbar kombinieren lassen.

Kontraindikationen

Überempfindlichkeit.

Nebenwirkungen

Hauptsächlich gastrointestinale Beschwerden.

Wechselwirkungen

Experimentelle (in vitro) Hinweise auf Interaktionen mit verschiedenen Enzymen des P 450-Systems.

Darreichungsformen

Extrakte aus Grüntee, z. T. auch aus Schwarztee, werden v. a. als Nahrungsergänzungsmittel angeboten, teils als Monopräparate und teils in Kombinationspräparaten. Der globale Markt (z. B. via Internet) ist kaum überschaubar. Für die Beratung und Betreuung von Patienten ist es empfehlenswert, mit pharmazeutischer Hilfe einige wenige Präparate auszuwählen.
Zur lokalen Anwendung sind eine Vielzahl von Kosmetika und Hautpflegemittel mit unterschiedlichen Konzentrationen an Teeextrakten verfügbar.

■ Teezubereitungen

Durch die Verarbeitung zu Grüntee bleiben Spektrum und Menge der Inhaltsstoffe der Teedroge weitgehend unverändert (☞ Tab. 8.4-6).
Die Herstellung von Schwarztee verändert die Polyphenolfraktion erheblich. Es entstehen einerseits die Theaflavine (orangerote Substanzen, Teefarbe) und die relativ instabilen Theaflavinsäuren und Bisflavonoide sowie andererseits die oligomeren rotbraunen Thearubigine mit Gerbstoffcharakter, teilweise mit dem Charakter von Proanthozyanidinen (☞ Tab. 8.4-6).
Der Gehalt an Inhaltsstoffen (☞ Tab. 8.4-6) hängt von zahlreichen Faktoren ab wie Teesorte, Teequalität, Extraktionsart und -dauer, Verwendung von losem Tee oder Beuteltee mit relativ hoher Extraktionsrate. Dies betrifft sowohl Catechine, Spurenelemente als auch Koffein. Grün- und Oolong-Tee weisen häufig geringere Mengen an Koffein auf als Schwarztee. Chinesischer Pu-Erh-Tee hat einen geringeren Gehalt an Catechinen und Koffein. Ziegel- oder Tafeltees (gepresste Tees) sind qualitativ häufig unzureichend (relativ geringe Mengen an potenziell gesundheitsfördernden Stoffen). Derzeitige Entkoffeinisierungsverfahren senken etwas den Catechingehalt. Unter Berücksichtigung der Datenlage lassen sich auf Gewichtsbasis folgende vergleichende Reihungen abschätzen:

- Koffeingehalt: Schwarzer Tee > Oolong-Tee > Grüner Tee > frische Teeblätter
- Catechingehalt: Grüner Tee > Oolong-Tee > frische Teeblätter > Schwarzer Tee.

Allerdings ist derzeit die Datenlage für Grün- und Schwarzteezubereitungen wesentlich umfangreicher als für Oolong-Tee und v. a. Pu-Erh-Tee.

Dosierungshinweise

- Für eine Tasse Tee werden zumeist 2–4 g lose getrocknete Teeblätter verwendet. Übliche Aufgussbeutel für eine Tasse Tee enthalten 1,8–2,2 g Tee. Der Mengenunterschied in der Portionierung zwischen losem Tee und Beuteltee beruht z. T. auf der größeren Oberfläche des Tees in den Filterbeuteln (größere Oberfläche für die Extraktion). Gute Beuteltees stehen qualitativ losen Tees nicht nach.

Tab. 8.4-6: Inhaltsstoffgehalt in einer Tasse Tee (ca. 2,5 g/150 ml)

Ausgewählte Inhaltsstoffe	Tasse Grüner Tee	Tasse Schwarzer Tee
Koffein	20–70 mg	20–70 mg
Theobromin	5 mg	5 mg
Theophyllin	2 mg	2 mg
Thearubigene	–	280 mg
Theaflavine	–	20 mg
Catechine (-)-Epigallocatechingallat	280 mg 160 mg	80 mg
Theanin	30 mg	30 mg
Flavonolglykoside	20 mg	Spuren
Bisflavonole, Chlorogensäure	Spuren	Spuren

- Instanttees können einen wesentlich geringeren Gehalt an phenolischen Inhaltsstoffen besitzen als Aufgüsse aus losen Tees bzw. Beuteltees (1/6 – 1/5). Vergleichbares gilt auch für Eistees.
- Für das Volumenmaß „Tasse" existieren unterschiedliche Angaben: zumeist 100 – 250 ml.
- Milchzugabe (z. B. zu Schwarztee) scheint die antioxidative Kapazität nicht wesentlich zu beeinträchtigen.
- Nach 2 Min. Aufbrühzeit sind Koffein sowie die glykolisierten Flavone und Flavonole bereits umfänglich ausgezogen (55 – 90 %), während die Gesamtphenole, Gesamtflavonoide, Catechine und Theaflavine erst unzureichend in das Teegetränk übergegangen sind. Nach ca. 3 Minuten ist Koffein zum größten Teil extrahiert, die verschiedenen Teegerbstoffe (Catechingerbstoffe: di- bis polymere Flavan-3-ole mit Catechin / Gallocatechin bzw. Epicatechin / Epigallocatechin als Grundbestandteile) aber erst teilweise. In einer Untersuchung waren bei vierminütiger Extraktionszeit 52 – 59 % der Phenole und 44 – 52 % der Theaflavine ausgezogen. Andere Untersuchungen mit Grüntee zeigen, dass nach 3 Min. bereits ca. 70 – 80 % der nach zehnminütiger Extraktionszeit verfügbaren potenziell präventiv wirkenden penolischen Verbindungen ausgezogen sind. Dementsprechend scheinen solche gebräuchlichen Extraktionszeiten durchaus sinnvoll zu sein.
- Wiederholte Auszüge aus qualitativ hochstehendem Grüntee beinhalten immer noch einen bedeutsamen Gesamtphenolgehalt, selbst der dritte Aufguss hat noch 50 % der antioxidativen Kapazität der ersten Auszüge.
- Tee mit Extraktionszeiten > 10 Min. wirkt stopfend.
- Aufbrühen mit 100 °C führt zu einer ≥ 80 %igen antioxidativen Aktivität. Zu hohe Aufbrühtemperaturen können den Bittergeschmack verstärken. Flavonoide sind relativ hitzestabil.

Dosierungshinweise zur Chemoprävention

Die Dosierungsfragen in der Chemoprävention sind derzeit nicht abschließend geklärt. Die vorliegenden Studien erscheinen wegen der bereits angesprochenen Problematik bedingt aussagekräftig. Zahlreiche Fachleute empfehlen, mindestens zehn kleine Tassen Grüntee / Tag zur Chemoprävention zu trinken (≥ 1 l Grüntee / Tag). Diese Menge soll angeblich ca. 2 – 2,5 g und mehr Grünteeextrakt bzw. ca. 400 – 750 – 1000 mg Gesamtphenolen aus Grüntee entsprechen. Andere Empfehlungen lauten sogar mehr als zehn Tassen Grüntee / Tag mit ca. 200 mg Epigallocatechingallat / Tasse. Diese hohen Dosierungen dürften wohl kaum auf Dauer problemlos einzunehmen sein. Andererseits scheinen durchaus auch bereits geringere Mengen pro Tag chemopräventiv wirksam zu sein, z. B. fünf Tassen / Tag. In den bisherigen Empfehlungen wird zu wenig darauf geachtet, dass viele Menschen bzw. Patienten bereits mit anderen Nahrungs- und Heilpflanzen erhebliche Mengen an Flavonoiden und anderen Polyphenolen zu sich nehmen. Ein durchaus wahrscheinlicher Synergismus könnte die notwendigen Mengen noch weiter herabsetzen, z. B. auf 2 – 3 Tassen Qualitätstee pro Tag. Dementsprechend könnte ein moderater Teegenuss eine leicht verfügbare Quelle für eine bedeutsame Risikominderung sein. Sowohl epidemiologische Daten als auch experimentelle Ergebnisse weisen darauf hin, dass Schwarztee vergleichbar wirksam wie Grüntee zu sein scheint. Prinzipiell lassen sich chemopräventive Wirkungen auch mit Oolong-Tee und vermutlich auch Pu-Erh-Tee erzielen, wenngleich v. a. für letzteren wesentlich weniger Daten vorliegen. Die Verträglichkeit qualifiziert und individuell angemessen zubereiteter und dosierter Teepräparate ist in der Regel gut.

Chancen und Risiken

Pharmakokinetik von Teezubereitungen

- Bei Patienten, die präoperativ Grüntee getrunken hatten, fanden sich in den Operationspräparaten (Dickdarmschleimhaut, Prostatagewebe) bedeutsame Catechinkonzentrationen. Die Konzentrationen in Leber, Milz, Herz, Schilddrüse sind relativ niedrig.
- Die verschiedenen Catechine sind in unterschiedlichem Ausmaß bioverfügbar: Die oligomeren Thearubigene (v. a. im Schwarztee) werden nur zu einem geringen Anteil resorbiert. Die Darmschleimhäute sind daher relativ hohen Konzentrationen ausgesetzt. Andere Substanzen (Catechine und Thearubigene) werden im Dickdarm von der Bakterienflora metabolisiert. Daraus resultierende Metaboliten können resorbiert werden.
- Die Inhaltsstoffe von Grün- und Schwarztee unterliegen einem komplexen Metabolismus. Neben ihren physikochemischen Eigenschaften trägt dazu auch der Vielstoffcharakter des Tees bei, der eine Fülle von Wechselwirkungen sowie synergistische und antagonistische Effekte ermöglicht. Eine Reihe der Metaboliten tragen vermutlich zum Gesamteffekt der Teezubereitungen bei.

Mit den komplexen Vielstoffgemischen aus den Blättern von Camellia sinensis könnte sich eine Art koevolutionäre Wechselbeziehung zwischen Mensch und Pflanze entwickelt haben. Für die isolierte Anwendung von Einzelsubstanzen aus den Drogen könnte die Situation anders sein, da der langdauernde Kontakt nicht mit einzelnen Monosubstanzen, sondern mit dem Vielstoffgemisch „Tee" erfolgt ist.

Studienergebnisse

Tumorprävention

In den letzten beiden Jahrzehnten wurden eine Reihe epidemiologischer Studien mit Teezubereitungen in unterschiedlichen Regionen und Bevölkerungsgruppen durchgeführt. Die Fragestellungen konzentrierten sich auf chemopräventive Wirkungen im Zusammenhang mit Entstehung und Vorkommen bösartiger Tumoren. Zumeist wurden, entsprechend dem Verbreitungsgrad der Teearten, Daten zu Gebrauch und Einfluss von Schwarztee erhoben, in den letzten Jahren zunehmend auch von Grüntee. Außerdem wurde in einzelnen Studien der mögliche Einfluss von Tee sowie von Flavonoiden und Catechinen untersucht. Die Ergebnisse der bisherigen Kohortenstudien sowie der Fall-Kontroll-Studien sind widersprüchlich. In einer Reihe von Studien wurden eindrückliche Hinweise auf chemopräventive Wirkungen gefunden, z. B. eine Risikominderung bei langfristiger Einnahme oder eine Verzögerung des Auftretens bösartiger Tumoren (bei Frauen um 8,7 Jahre und bei Männern um 3 Jahre). Es scheint zudem, als würden Frauen insgesamt einen größeren Nutzen durch den regelmäßigen Gebrauch von Teezubereitungen haben. Allerdings fanden sich in anderen Studien mit gleichen Tumorarten keine Risikominderungen. In den Studien wurden bislang Daten v. a. zu folgenden Tumorerkrankungen erhoben: Karzinome von Ösophagus, Magen, Pankreas, Lunge, Niere, Harnblase, Prostata, Ovar, Brust sowie kolorektale Karzinome.

Die derzeitige Datenlage spiegelt einerseits wohl eine übliche biologische Variabilität wieder, andererseits müssen die sehr heterogenen Bedingungen des Teekonsums, der Teezubereitung, der Teemengenabschätzungen und der Teequalitäten, die regional sehr unterschiedlichen Lebensbedingungen und Lebensstile der Studienteilnehmer sowie die studienspezifischen Einflüsse (Problematik der Datenerhebung bei Verzehrstudien, z. T. geringe Anzahl von Tumorpatienten in den Studienkollektiven) in der Interpretation berücksichtigt werden. Ein Teil widersprüchlicher Ergebnisse, z. B. beim Magen- und Ösophaguskarzinom, könnte u. a. mit den unterschiedlichen Trinktemperaturen zusammenhängen. Das Trinken von sehr heißem Tee könnte einen karzinogenen Reiz ausüben. Ob sich durch gezielte Teeaufnahme auch z. B. Zweittumoren nach Chemotherapien verhindern bzw. hinauszögern lassen, lässt sich aus den vorliegenden Daten nicht ablesen. Es ist jedoch vorstellbar.

Die Erfahrungen zur topischen Anwendung bei Patienten sind begrenzt und beziehen sich derzeit hauptsächlich auf Kasuistiken von Patienten mit Hauttumoren. Eine kleine Studie mit topischer und gleichzeitig oraler Anwendung erbrachte Hinweise auf eine Größenabnahme präkanzeröser Schleimhautläsionen. Für die äußerliche Anwendung ist zu bedenken, das Zubereitungen mit Schwarztee färben können. Für Tumorpatienten könnte die in einer kleinen Studie dokumentierte antiseptische Wirkung von Mundspülungen mit Teeauszügen bedeutsam sein.

Zubereitungen aus Schwarz- und Grüntee können auch in der Prävention einer Reihe weiterer, sowohl individuell als auch sozialmedizinisch bedeutsamer Erkrankungen eine Rolle spielen. Eine regelmäßige Teezufuhr stellt daher einen breiten Präventionsversuch dar. Es gibt daher auch bei Tumorpatienten mehr Gründe für eine Teeanwendung als nur die Chemoprävention bösartiger Tumoren.

Tumortherapie

Zubereitungen aus den Blättern von Camellia sinensis werden von zahlreichen Tumorpatienten auch im Rahmen der Behandlung eines Tumorleidens eingesetzt. Die Gründe für eine supportive oder palliative Anwendungen sind vielfältig, z. B. anregende und tonisierende Wirkungen des Tees, symptomatische Mitbehandlung bei Müdigkeit und Erschöpfung, Mitbehandlung bei unspezifischen Durchfällen und allgemeiner (antioxidativer) Zellschutz. Eine Studie zeigt, dass Frauen mit Brustkrebs durch intensives Teetrinken den Krankheitsverlauf als wesentlich weniger beeinträchtigend erlebten. Die Datenlage aus klinischen Studien für eine Anwendung als direkte Tumorbehandlung ist sehr spärlich. Ein klarer und bedeutsamer Nutzen lässt sich aus bisherigen Interventionsstudien nicht herauslesen. Allerdings sind die bisherigen Studienansätze (z. B. Phase II) auch wenig bis kaum aussagekräftig (u. a. sehr kurze Studiendauer, Auswahl von Patienten mit anderweitig therapierefraktären Tumoren).

Bewertung

> Grüner und Schwarzer Tee:
> 1. **Wirksamkeit auf Tumorwachstum:** zahlreiche experimentelle Hinweise, plausibler Ansatz, Wirksamkeit vorstellbar
> 2. **Wirkung auf Allgemeinbefinden / Psyche:** wahrscheinlich, teilweise durch Studien belegt
> 3. **Nebenwirkungen:** selten
> 4. **Preis:** ≤ 50 € / Monat

Literatur

1 Afaq F, Mukhtar H: Photochemoprevention by botanical antioxidants. Skin Pharmacol Appl Skin Physiol 15, 2002: 297 – 306

2 Ahmad N, Katiyar SK, Mukhtar H: Antioxidants in chemoprevention of skin cancer. Curr Probl Dermatol 29, 2001: 128 – 139

3 Bertram B, Bartsch H: Krebsprävention durch grünen Tee: Wirklichkeit und Wunschdenken. Wien Med Wschr 152, 2002: 153 – 158

4 Bickers DR, Athar M: Novel approaches to chemoprevention of skin cancer. J Dermatol 27, 2000: 691 – 695

5 Bode AM, Dong Z: Targeting signal transduction pathways by chemopreventive agents. Mutat Res 555, 2004: 33 – 51

6 Borelli F, Capasso R, Russo A, Ernst E: Systematic review: green tea and gastrointestinal cancer risk. Aliment Pharmacol Ther 19, 2004: 497 – 510

7 Cabrera C, Gimenez R, Lopez MC: Determination of tea components with antioxidant activity. J Agric Food Chem 51, 2003: 4427 – 4435

8 Das M, Chaudhuri T, Goswami SK, Murmu N, Gomes A, Mitra S, Besra SE, Sur P, Vedasiromoni JR: Studies with black tea and its constituents on leukemic cell lines. J Exp Clin Cancer Res 21, 2002: 563 – 568

9 Esimone CO, Adikwu MU, Nwafor SV, Okolo CO: Potential use of tea extract as a complementary mouthwash: Comparative evaluation of two commercial samples. J Altern Complement Med 5, 2001: 523 – 527

10 Frohne D: Theae nigrae folium – Schwarzer Tee. In: Wichtl M (Hrsg.): Teedrogen und Phytopharmaka. Ein Handbuch für die Praxis auf wissenschaftlicher Grundlage. 4. Auflage, Wissenschaftliche Verlagsgesellschaft, Stuttgart, 2002: 601 – 604

11 Frohne D: Theae viridis folium – Grüner Tee. In: Wichtl M (Hrsg.): Teedrogen und Phytopharmaka. Ein Handbuch für die Praxis auf wissenschaftlicher Grundlage. 4. Auflage, Wissenschaftliche Verlagsgesellschaft, Stuttgart, 2002: 605 – 606

12 Goldbohm AR, Hertog MG, Brants HA, van Poppel G, van den Brandt PA: Consumption of black tea and cancer risk: a prospective cohort study. J Nat Cancer Inst 1996; 88: 93 – 100.

13 Gupta S, Saha B, Giri AK: Comparative antimutagenic and anticlastogenic effects of green tea and black tea: a review. Mutat Res 2002; 512: 37 – 65.

14 Hayakawa S, Kimura T, Saeki K, Koyama Y, Aoyagi Y, Nakamura Y, Isemura M: Apoptosis-inducing activity of high molecular weight fraction of tea extracts. Biosci Biotechnol Biochem 65, 2001: 459 – 462

15 Higdon JV, Frei B: Tea catechins and polyphenols: Health effects, metabolism, and antioxidant functions. Crit Rev Food Sci Nutr 43, 2003: 89 – 143

16 Izzo AA, Capasso F: Herbal medicine, cancer prevention and cyclooxygenase 2 inhibition. Trends Pharmacol Sci 24, 2003: 218 – 219

17 Jatoi A, Ellison N, Burch PA, Sloan JA, Dakhil SR, Novotny P, Tan W, Fitch TR, Rowland KM, Young CY, Flynn PJ: A phase II trial of green tea in the treatment of patients with androgen independent metastatic prostate carcinoma. Cancer 97, 2003: 1442 – 1446

18 Katiyar SK, Ahmad N, Mukhtar H: Green tea and skin. Arch Dermatol 136, 2000: 989 – 994

19 Koizumi Y, Tsubono Y, Nakaya N, Nishino Y, Shibuya D, Matsuoka H, Tsuji I: No association between green tea and the risk of gastric cancer: Pooled analysis of two prospective studies in Japan. Cancer Epidemiol Biomarkers Prev 12, 2003: 472 – 473

20 Koo MWL, Cho CH: Pharmacological effects of green tea on the gastrointestinal system. Eur J Pharmacol 500, 2004: 177 – 185

21 Lakenbrink C, Lapczynski S, Maiwald B, Engelhardt UH: Flavonoids and other polyphenols in consumer brews of tea and other caffeinated beverages. J Agric Food Chem 48, 2000: 2848 – 2852

22 Lambert JD, Yang CS: Cancer chemopreventive activity and bioavailability of tea and tea polyphenols. Mutat Res 523 – 524, 2003: 201 – 208

23 Le Marchand L: Cancer preventive effects of flavonoids – a review. Biomed Pharmacother 56, 2002: 296 – 301

24 Lee MJ, Maliakal P, Chen L, Meng X, Bondoc FY, Prabhu S, Lambert G, Mohr S, Yang CS: Pharmacokinetics of tea catechins after ingestion of green tea and (-) – epigallocatechin-3-gallate by humans: Formation of different metabolites and individual variability. Cancer Epidemiol Biomarkers Prev 11, 2002: 1025 – 1032

25 Leung LK, Su Y, Chen R, Zhang Z, Huang Y, Chen ZY: Theaflavins in black tea and catechins in green tea are equally effective antioxidants. J Nutr 131, 2001: 2248 – 2251

26 Li N, Sun Z, Han C, Chen J: The chemopreventive effects of tea on human oral precancerous mucosa lesions. Proc Soc Exp Biol Med 220, 1999: 218 – 224

27 Lin YS, Tsai YJ, Tsay JS, Lin JK: Factors affecting the levels of tea polyphenols and caffeine in tea leaves. J Agric Food Chem 51, 2003: 1864 – 1873

28 McCarty MF: Current prospects for controlling cancer growth with non-cytotoxic agents – nutrients, phytochemicals, herbal extracts, and available drugs. Med Hypotheses 56, 2001: 137 – 154

29 McKay DL, Blumberg JB: The role of tea in human health: an update. J Am Coll Nutr 21, 2002: 1 – 13

30 Mei Y, Wei D, Liu J: Reversal of cancer multidrug resistence by tea polyphenol in KB cells. J Chemother 15, 2003: 260–265
31 Mukhtar H, Ahmad N: Tea polyphenols: prevention of cancer and optimizing health. Am J Clin Nutr 71, 2000: S1698-S1702
32 Nakachi K, Eguchi H, Imai K: Can teatime increase one´s lifetime? Ageing Res Rev 2, 2003: 1–10
33 Ow YY, Stupans I: Gallic acid and gallic acid derivates: Effects on drug metabolizing enzymes. Curr Drug Metab 4, 2003: 241–248
34 Park EJ, Pezzuto JM: Botanicals in cancer prevention. Cancer Metastasis Rev 21, 2002: 231–255
35 Pinnell SR: Cutaneous photodamage, oxidative stress, and topical antioxidant protection. J Am Acad Dermatol 48, 2003: 1–19
36 Prior RL, Cao G: Antioxidant capacity and polyphenolic components of tea: implications for altering in vivo antioxidant status. Proc Soc Exp Biol Med 220, 1999: 255–261
37 Seely D, Mills EJ, Wu P, Verma S, Guyatt GH: The Effects of green tea consumption on incidence of breast cancer and recurrence of breast cancer: A systematic review and meta-analysis. Integr Cancer Ther 4, 2005: 144–155
38 Simpson A, Shaw L, Smith AJ: The bio-availability of fluoride from black tea. J Dent 29, 2001: 15–21
39 Steinkellner H, Rabot S, Kassie F, Knasmüller S: Dietary induction of phase II enzymes: a promising strategy for protection against DNA-reactive intermediates in man? Adv Exp Med Biol 500, 2001: 629–633
40 Teuscher E: Camellia. In: Blaschek W, Ebel S, Hackenthal E, Holzgrabe U, Keller K, Reichling J Schulz V (Hrsg.): Hagers Handbuch der Drogen und Arzneistoffe [CDROM]. Berlin, 2004
41 Thalalay P: Chemoprevention against cancer by induction of phase 2 enzymes. Biofactors 12, 2000: 5–11
42 Thatte U, Bagadey S, Dahanukar S: Modulation of programmed cell death by medicinal plants. Cell Mol Biol 46, 2000: 199–214
43 Tosetti F, Ferrari N, De Flora S, Albini A: Angioprevention: angiogenesis is a common and key target for cancer chemopreventive agents. FASEB J 16, 2002: 2–14
44 Vickers A: Botanical medicines for the treatment of cancer: rationale, overview of current data, and methodological considerations for phase I and II trials. Cancer Investigation 20, 2002: 1069–1079
45 Wiseman S, Mulder T, Rietveld A: Tea flavonoids: Bioavailability in vivoand effects on cell signaling pathways in vitro. Antioxid Redox Signal 3, 2001: 1009–1021
46 Yang CS, Maliakal P, Meng X: Inhibition of carcinogenesis by tea. Ann Rev Pharmacol Toxicol 42, 2002: 25–54
47 Zhang M, Binns CW, Lee AH: Tea consumption and ovarian cancer risk: A case-control study in China. Cancer Epidemiol Biomarkers Prev 11, 2002: 713–718
48 Zhu QY, Hackman RM, Ensunsa JL, Holt RR, Keen CL: Antioxidative activities of oolong tea. J Agric Food Chem 50, 2002: 692–694

8.4.2.5 Rooibos-Tee

Grundlagen

Als Aspalathus linearis herba (Rotbusch-Tee, Rooibos-Tee, Massai-Tee, red bush tea) bezeichnet werden die im Sommer bis Frühherbst geernteten, geschnittenen, gequetschten, fermentierten und getrockneten Blätter und Zweigspitzen von Aspalathus linearis (v. a. von kultivierten, z. T. noch von wild wachsenden Bäumen in Südafrika). Die Droge (rotbraune Färbung durch Trocknen und Fermentieren) besitzt einen herben Geschmack und einen angenehm aromatischen Geruch. Sofern die Droge aus Kulturen stammt, sind Verwechslungen mit den verschiedenen anderen bush teas nicht zu erwarten.

Inhaltsstoffe

Der Tee ist koffeinfrei und besitzt auch keine anderen stimulierenden Inhaltsstoffe (v. a. andere Trimethylxanthine). Im Tee (Vielstoffgemisch mit derzeit > 100 bekannten Inhaltsstoffen) finden sich verschiedene Flavone (u. a. Orientin, Isoorientin, Aspalatin, Luteolin) und Flavonole (u. a. Querzitrin, Isoquerzitrin) sowie saure Polysaccharide, geringe Mengen eines ätherisches Öls, Gerbstoffe (4–5 %; relativ tanninarm), Vitamin C und geringe Mengen diverser Mineralien und Spurenelemente (u. a. Kalzium, Kupfer, Fluor, Eisen, Kalium, Mangan, Magnesium, Natrium, Zink).

Wirkungen

Die mittlerweile weltweite Verbreitung des Tees begann zu Beginn des vorigen Jahrhunderts. Das moderne therapeutische und wissenschaftliche Interesse entwickelte sich ab den 40er-Jahren. Seit den 90er-Jahren liegen eine Reihe moderner experimenteller Untersuchungen vor, die auf gewisse antioxidative, antimutagene, antigenotoxische, antikarzinogene, antiklastogene (Knochenmark) und radioprotektive Effekte der Teezubereitungen und daraus isolierter Inhaltsstofffraktionen hinweisen. Auch Untersuchungen mit Zubereitungen aus unfermentiertem Pflanzenmaterial zeigten vergleichbare Wirkungen. Prinzipiell können alle diese Effekte und damit auch der Rooibos-Tee im Rahmen einer Primär- und Sekundärprävention sowie in der Therapie von Tumoren sinnvoll sein.

Anwendungsmöglichkeiten

Rooibos-Tee besitzt eine lange und umfängliche Tradition als eine Art Haustee in Südafrika (Kap-Region). Er wurde zudem innerlich und äußerlich bei vielfältigen Beschwerden angewendet, sowohl bei Kindern als auch

Erwachsenen. Einen gewissen Behandlungsschwerpunkt bilden Beschwerden aus dem Gastrointestinaltrakt (dyspeptische Beschwerden) sowie Nervosität, Reizbarkeit, Schlafstörungen, Kopfschmerzen, sowie äußerlich angewendet u. a. Juckreiz und verschiedene Ekzeme.

Kontraindikationen

Überempfindlichkeit.

Nebenwirkungen

Gelegentlich gastrointestinale Beschwerden.

Wechselwirkungen

Es liegen bislang keine entsprechenden Untersuchungen vor.

Darreichungsformen

Als Anhaltspunkt zur Teezubereitung ca. 2 g Droge mit ca. 150 ml kochend-heißem Wasser übergießen und einige Minuten ziehen lassen. Der Gesamtgehalt an Flavonoiden einer üblichen Teezubereitung liegt bei 1–1,3 mg/ml.

Chancen und Risiken

Bislang liegen keine Daten von klinischen Untersuchungen zu einer tumorspezifischen Anwendung vor. Wenigstens als Rekreations-, Gesundheits-, Erfrischungs- und Genusstee gehört der Rooibos-Tee auch bei tumorkranken Menschen zu den sinnvollen Teezubereitungen.

Bewertung

Rooibos-Tee:
1. **Wirksamkeit auf Tumorwachstum:** experimentelle Hinweise
2. **Wirkung auf Allgemeinbefinden / Psyche:** unzureichende Studienlage
3. **Nebenwirkungen:** selten
4. **Preis:** ≤ 50 €/Monat

Literatur

1 Bramati L, Minoggio M, Gardana C, Simonetti P, Mauri P, Pietta P: Quantitative characterization of flavonoid compounds in Rooibos tea (Aspalathus linearis) by LC-UV/DAD. J Agric Food Chem 50, 2002: 5513–5519
2 Czygan FC: Der Rotbusch-Tee – Aspalathus linearis. Portrait einer potentiellen Arzneipflanze. Zeitschrift für Phytotherapie 23, 2002: 295–298
3 Edenharder R, Sager JW, Glatt H, Muckel E, Patt KL: Protection by beverages, fruits, vegetables, herbs, and flavonoids against genotoxicity of 2-acetylaminofluorene and 2-amino-1-methyl-6-phenylimidazo[4,5-b]pyridine (PhIP) in metabolically competent V79 cells. Mutat Res 521, 2002: 57–72
4 Marnewick JL, Gelderbloom WC, Joubert E: An investigation on the antimutagenic properties of South African herbal teas. Mutat Res 471, 2000: 157–166
5 Marnewick JL, Joubert E, Swart P, Van Der Westhuizen F, Gelderbloom WC: Modulation of hepatic drug metabolizing enzymes and oxidative status by rooibos (Aspalathus linearis) and Honeybush (Cyclopia intermedia), green and black (Camellia sinensis) teas in rats. J Agric Food Chem 51, 2003: 8113–8119
6 Shimoi K, Masuda S, Shen B, Furugori M, Kinae N: Radioprotective effects of antioxidative plant flavonoids in mice. Mutat Res 350, 1996: 153–161
7 Steuding W: Aspalathus linearis. In: Blaschek W, Ebel S, Hackenthal E, Holzgrabe U, Keller K, Reichling J, Schulz V (Hrsg.): Hagers Handbuch der Drogen und Arzneistoffe [CD-ROM]. Springer, Berlin, 2004
8 Ulicná O, Greksák M, Vancová O, Zlatos L, Galbavý S, Bozek P, Nakano M: Hepatoprotective effect of Rooibos tea (Aspalathus linearis) on CCl_4-induced liver damage in rats. Physiol Res 52, 2003: 461–466

8.4.2.6 Kombucha

Grundlagen

Kombucha ist eine Bezeichnung für ein teeartiges Kaltgetränk. Es soll bereits seit 220 v. Chr. in China im Gebrauch gewesen sein. Der Name wird je nach Quelle dem Japanischen oder Chinesischen zugeschrieben, wobei die Bedeutung der Wortteile „cha" (Tee) und „kombu" (mal Bezeichnung für einen essbaren Pilz, mal für einen Heilkundigen in Japan) nicht eindeutig ist. Kombucha ist seit Beginn des 20. Jahrhunderts, über Russland kommend, in deutschsprachigen Ländern bekannt. Ihm werden vitalisierende und entschlackende Eigenschaften zugesprochen.

Synonyme Bezeichnungen für Kombucha sind: Haipao, Japanischer Pilz, Manchurian-Pilz, Tee-Pilz, Kargasok-Tee, Kombucha-Tee, Teekwass.

Obwohl die Kombucha-Grundsubstanz optisch einem Pilz ähnelt, ist sie kein Pilz, sondern eine in der Zusammensetzung variable, symbiotische Kultur aus säurefesten Hefen und Essigsäurebakterien, die von einer durchlässigen Haut (semipermeablen Membran) umgeben ist. Wird die Kultur in gesüßten Tee (ca. 50–150 g Zucker auf 1 l schwarzen oder grünen Tee) gelegt, vermehrt sie sich. Es entstehen bei Raumtemperatur Inhaltsstoffe (Gärungsprodukte), die bei der Kultivierung über 7–10 Tage in den Tee diffundieren. Ferner bildet sich eine zweite „Haut", die als Grundkultur für einen weiteren Kombucha-Ansatz verwendet werden kann. Gewöhnlich wird der so entstandene Kombucha-Tee gekühlt oder raumwarm getrunken.

Inhaltsstoffe

Da in der Hefe-Bakterien-Kultur Gärungsprozesse ablaufen, finden sich im Kombucha-Tee nach neueren Untersuchungen unter anderem:

- Alkohol: ca. 0,5–4%
- Bakterien: Acetobacter xylinum, Bacterium gluconicum, Bacterium katogenum
- Hefen: meist Brettanomyces, auch Saccharomyces (selten Saccharoycodes ludwigii) in der älteren Literatur auch Schizosaccharomyces pombe, Zygosaccharomyces, Candida species (selten Candida albicans)
- Säuren: Essigsäure 2–3%, Glukonsäure (erst ab ca. dem 6 Tag) 2–12%, Kohlensäure, Milchsäure bis 0,6%, Usninsäure
- Essigsäureethylester
- Zellulose
- Zucker.

Der in der Literatur teilweise genannte Gehalt an Glukuronsäure wurde erstmals in einer neueren Arbeit untersucht und bestätigt, in einer weiteren jedoch nicht bestätigt und vielmehr auf analytische Fehler zurückgeführt.

Wirkungen

Je nach Berichten wird Kombucha-Tee oder die pürierte Kultur als Auflage auf die Haut aufgetragen (schmerzlindernde Wirkung).

Nachvollziehbar erhobene klinische Daten über Wirksamkeit, Sicherheit und Anwendungsgebiete von Kombucha-Tee existieren derzeit nicht.

Tierexperimentelle Versuche zeigen jedoch pharmakologische Wirkungen:

- In vitro antimikrobiell, auch unabhängig vom Säuregehalt und hitzedenaturiert, z. B. gegen Escherichia coli, Salmonella typhimurium, Shigella sonnei
- In vivo (Ratten) eine um 2–5% verlängerte Lebenszeit, schmerzstillend, schlaffördernd (eventuell durch den Alkoholgehalt), antioxidative Effekte nach experimenteller Bleivergiftung.

Prinzipiell sind aufgrund der Zusammensetzung bei der oralen Einnahme positive Effekte der Milchsäure auf die Darmflora denkbar. Inwiefern dies mit der Wirkung der Milchsäure auf die Zusammensetzung der Darmflora erklärbar ist (vergleichbar der von Sauermilchprodukten), lässt sich nicht klar sagen (fragliche probiotische Effekte durch sekundäre Stimulierung des enteralen Immunsystems). Bei bestehender Milcheiweißallergie bietet sich Kombucha hier vielleicht als eine Alternative an.

Anwendungsmöglichkeiten

Anscheinend nehmen tumorkranke Menschen Kombucha-Tee ein, um ihr Immunsystem „zu stärken" bzw. ihr Allgemeinbefinden zu verbessern.

Nebenwirkungen und Kontraindikationen

Möglichen positiven Effekten nach dem Trinken von Kombucha-Tee stehen seltene, mitunter aber gravierend negative Effekte in Fallberichten gegenüber: So zwei Fälle von Trinken großer Mengen (ca. 400 ml) länger vergorenem (14 Tage) Kombucha-Tees mit lebensgefährlichen Störungen des Säure-Basen-Haushalts mit nachfolgenden Elektrolytverschiebungen sowie Herzrhythmusstörungen bzw. Herzstillstand. Bei entsprechenden Erkrankungen ist der Gebrauch somit obsolet.

Ein anderer Fallbericht stellt einen möglichen Zusammenhang zwischen der Einnahme von Kombucha und dem Auftreten von intravasalen Gerinnungsstörungen mit nachfolgendem Herzstillstand her, weshalb von Kombucha bei Beeinträchtigung der Blutgerinnung abzuraten ist. In zwei weiteren Fallberichten traten allergieähnliche Reaktionen nach dem Trinken des Teegetränks auf.

Ein Fallbericht diskutiert aufgrund des zeitlichen Verlaufs einen Zusammenhang (als möglicherweise triggernden Umweltfaktor) zwischen einem aus Milch anstelle von Tee selbstbereitetem Kombucha und einer autoimmunen Myositis.

Aufgrund des Alkoholgehalts sollten Alkoholiker den Verzehr von Kombucha meiden. Insulinpflichtige Diabetiker müssen den Zucker- und Alkoholgehalt des Getränks beachten.

Bei der topischen Anwendung weist ein Fallbericht ($n = 20$) unter unhygienischen Verhältnissen auf einen Zusammenhang zwischen Kombucha und dem Vorhandensein von Bacillus-anthracis-Infektionen der Haut hin. Kombucha war allerdings nicht die Infektionsquelle (Bakteriennachweis im Tee negativ), sondern erwies sich im Laborversuch als ein gutes Nährmedium für dieses Bakterium. Vorsichtshalber ist besonders bei Tumorpatienten auf die topische Anwendung bei Hautläsionen und Hautinfektionen zu verzichten.

Wechselwirkungen

Es liegen keine Daten vor.

Darreichungsformen

Bei der Risikoabschätzung im Zusammenhang mit dem Gebrauch (oral, topisch) von Kombucha sollte zwischen Aspekten unterschieden werden, die sich auf Herstellung, Gesundheitszustand und Dosierung beziehen. Es hat sich gezeigt, dass Kombucha sowohl zuhause selbst hergestellt wird, indem Kombucha-Kulturen im Freundes- und Bekanntenkreis weitergegeben, als auch über Internetbörsen oder Firmen gekauft werden.

Bei der eigenen Herstellung kann es zur Kontamination der Kombucha-Kultur mit pathogenen Keimen kommen. Außerdem sollte bei der eigenen Zubereitung aufgrund der Säureentwicklung darauf geachtet werden, keine Gefäße zu verwenden, aus denen schädliche Substanzen gelöst werden können (beispielsweise Keramik mit schwermetallhaltigen Glasuren). Unter hygienischen Bedingungen und bei der zeitlichen Begrenzung der Gärung auf 7 bis max. 10 Tage wird die eigene Herstellung als ungefährlich erachtet.

Neben der eigenen Zubereitung wird Kombucha auch industriell hergestellt und gelangt über Drogerien, Reformhäuser, Bioläden und Apotheken in den Handel – unterschiedlich intensiv umworben und teilweise zu einem beachtlichen Preis. Der Gärungsprozess wird bei dieser Herstellung durch Wärmebehandlung unterbrochen, was eventuelle probiotische Effekte einschränkt. Mit pathogener Kontamination ist hier allerdings kaum zu rechnen.

Seit einiger Zeit gibt es Kombucha-Kapseln, die das gefriergetrocknete Kombucha-Teegetränk pulverisiert enthalten. Untersuchungen hierzu fanden sich nicht.

Dosierung

Kombucha, als säurehaltiges Teegetränk (pH-Wert ca. 3), wird meist in Mengen von 100–200 ml pro Tag getrunken und erscheint in dieser Dosierung in der Regel unbedenklich zu sein.

Chancen und Risiken

Zum Gebrauch von Kombucha-Tee existieren keine klinischen Daten über Wirksamkeit und Sicherheit. Besonders die seit den 60er-Jahren im Zusammenhang mit dem Kombucha-Tee nach Dr. Sklenar erhobenen positiven Effekte bei Tumorpatienten wurden weder in klinischen Studien noch in Fallberichten bestätigt. Kranke sollten aus hygienischen Aspekten bevorzugt die angebotenen Fertigprodukte konsumieren. Bei vorschriftsmäßiger Herstellung und Einnahme steht dem Gebrauch von selbst hergestelltem Kombucha bei Gesunden jedoch nichts im Wege.

Bewertung

> Kombucha:
> 1. **Wirksamkeit auf Tumorwachstum:** unzureichende Studienlage
> 2. **Wirkung auf Allgemeinbefinden / Psyche:** unzureichende Studienlage
> 3. **Nebenwirkungen:** selten
> 4. **Preis:** 51–250 € / Monat

Literatur

1 Chen C, Liu BY: Changes in major components of tea fungus metabolites during prolonged fermentation. J Appl Mikrobiol 89, 2000: 834–839
2 Derk CT, Sandorfi N, Curtis MT: A case of anti-Jo1 myositis with pleural effusions and pericardial tamponade developing after exposure to a fermented Kombucha beverage. Clin Rheumatol 23, 2004: 355–357
3 Ernst E: Kombucha: a systematic review of the clinical evidence. Forsch Komplementarmed Klass Naturheilkd 10, 2003: 85–87
4 Greenwalt CJ, Steinkraus KH, Ledford RA: Kombucha, the fermented tea: microbiology, composition and claimed health effects. Review. J Food Prot 63, 2000: 976–981
5 Hartmann AM, Burleson LE, Holmes AK, Geist CR: Effects of chronic Kombucha ingestion on open-field behaviors, longevity, appetitive behaviors and organs in C57-BL/6 mice: a pilot study. Nutrition 16, 2000: 755–761
6 Hauser SP: Teepilz Kombucha nach Dr. med. Sklenar – eine biologische Krebstherapie. Schweizerische Rundschau Med (Praxis) 79, 1990: 243–246
7 Lončar ES, Petrović SE, Malbaša RV, Verac RM: Biosynthesis of glucuronic acid by means of tea fungus. Nahrung 44, 2000: 138–139
8 Pauline T, Dipti P, Anju B, Kavimani S, Sharma SK, Kain AK, Sarada SK, Sairam M, Ilavazhagan G, Devendra K, Selvamurthy W: Studies on toxicity, anti-stress and hepatoprotective properties of Kombucha tea. Biomed Environ Sci 14, 2001: 207–213
9 Sreeramulu G, Zhu Y, Knol W: Kombucha fermentation and its antimicrobial activity. J Agric Food Chem 48, 2000: 2589–2594

8.4.2.7 Medizinische Pilze

Grundlagen

Unter dem Begriff „Pilze" werden in diesem Kapitel Makrofungi zusammengefasst, die einen makroskopisch fassbaren Fruchtkörper (unter- oder oberirdisch) besitzen. Die Anzahl solcher Pilze scheint außerordentlich groß zu sein, realistische Schätzungen sprechen von ca. 140 000. Viele Pilze sind bislang überhaupt noch nicht wissenschaftlich beschrieben, nur etwa 14 000 sind zurzeit genauer bekannt. Ungefähr die Hälfte der bekannten

Pilze können, zumindest teilweise, als potenziell essbar eingestuft werden. Etwas mehr als 2000 gelten als „sicher" und ca. 700 Arten scheinen potenziell therapeutisch relevante pharmakologische Eigenschaften zu besitzen.

Pilze werden seit Jahrtausenden in der Ernährung sowie als Rohstoffe in der Entwicklung von Heilmitteln zur Behandlung kranker Menschen verwendet. Über lange Zeiten wurden in Medizinsystemen des Fernen Ostens (z. B. China, Japan, Korea, Ostsibirien) Heißwasserauszüge aus solchen Pilzen eingesetzt (d. h. Auszüge mit überwiegend Polysacchariden, soweit diese wasserlöslich sind). Solche Traditionen und Erfahrungen bilden auch heute noch die Basis für die Anwendung dieser Pilze bzw. die Entwicklung neuer Produkte (u. a. Pilze als viel versprechende Quellen neuer Wirkstoffe). Seit mehr als drei Jahrzehnten werden eine Reihe von Pilzen und deren Produkte auf ihre Verwendbarkeit in der Behandlung tumorkranker Menschen intensiv untersucht. Das therapeutische und auch präventive Potenzial medizinischer Pilze scheint groß zu sein und wird derzeit offensichtlich nicht in dem potenziell möglichen wissenschaftlichen und therapeutischen Ausmaß genutzt. Aus der Vielzahl medizinisch relevanter Pilze und ihrer verschiedenen Extrakte, Fraktionen und Inhaltsstoffe wird hier eine Auswahl getroffen, insbesondere unter dem Gesichtspunkt der Verfügbarkeit nachvollziehbarer Daten im Zusammenhang mit tumorkranken Patienten.

Inhaltsstoffe

Der weitaus überwiegende Teil der zurzeit verwendeten Pilzprodukte stammt aus der Kultivierung. Diese erleichtert die Qualitätssicherung und kann zum Schutz der Biodiversität beitragen. Durch die Möglichkeiten der Kultivierung stehen auch Substanzen zur Verfügung (extrazelluläre Produktion), die in den Fruchtkörpern selbst nicht vorkommen, z. B. bei Grifolia frondosa.

Immunmodulatorisch, aber auch anderweitig therapeutisch relevante Wirkstoffe der medizinischen Pilze sind die verschiedenen **Polysaccharidfraktionen** und ihre Komplexe mit Peptiden sowie Triterpene. Polysaccharide sind polyfunktionale Biopolymere, die aus Monosacchariden aufgebaut sind (Homosaccharide aus einem Monosaccharidbaustein, z. B. Glucane, und Heteropolysaccharide aus verschiedenen Monosaccharidbausteinen). Sie besitzen auf Grund ihres riesigen Potenzials für strukturelle Variabilität eine hohe Kapazität für Speicherung und Weitergabe biologischer Informationen. Dieses Potenzial an Strukturvariabilität bietet die nötige Flexibilität für die präzise Regulation der vielfältigen interzellulären Interaktionen. Aus den medizinischen Pilzen lässt sich eine große Zahl von Polysacchariden gewinnen. Nur ein kleiner Teil der Polysaccharide und Polysaccharid-Peptid-Komplexe ist bislang näher untersucht. Für eine immunologische Wirksamkeit der Polysaccharide scheint ein Molekulargewicht von mindestens 10 000 Da notwendig zu sein. Möglicherweise besitzen die Proteinkomplexe der Polysaccharide eine höhere immunologische Aktivität als die Polysaccharide alleine. Ein Teil der bislang verwendeten bzw. vielversprechend erscheinenden Pilzpolysaccharide wird chemisch verändert, hauptsächlich in der Absicht, die chemischen Eigenschaften zu modifizieren und die Wirksamkeit zu erhöhen. Es dürfte aber auch eine große Rolle spielen, dadurch patentierbare Substanzen zu erhalten.

Lentinan ist das erste Pilzpolysaccharid, das gezielt in der Tumorbehandlung eingesetzt wurde. Kurze Zeit später folgten weitere Polysaccharide und Polysaccharid-Proteinkomplexe aus verschiedenen Pilzen, z. B. **PSK** (proteingebundener Polysaccharidkomplex, **p**oly**s**accharide-**K**ureha, ca. 62 % PS-Anteil, ca. 38 % Proteinanteil; Molekulargewicht = 94 000 – 100 000 Da; isoliert ca. 1965), **PSP** (**p**oly**s**accharo**p**eptide, d. h. eine homogene Mischung von Makromolekülen mit sehr ähnlichen physikochemischen Eigenschaften; Molekulargewicht ≥ 100 000 Da; isoliert ca. 1983), **Schizophyllan** und **AHCC** (**a**ctive **h**exose **c**orrelated **c**opound).

Glucomannan, z. B. aus Agaricus blazei, kommt in verschiedenen Pflanzen vor, die ebenfalls bei tumorkranken Menschen eingesetzt werden (z. B. Zubereitungen aus Aloe-Arten als Art Immunmodulatoren).

Weitere bioaktive und potenziell therapeutisch bedeutsame Inhaltsstoffe sind Glykolipide, Abkömmlinge der Shikimisäure, aromatische Phenole, Fettsäurederivate, Polyacetylene, Polyketide, Nukleoside sowie verschiedene Sesquiterpene und Diterpene.

Das reichhaltige Spektrum von Inhaltsstoffen zeigt, dass mit der Entwicklung und Verwendung von einzelnen Stofffraktionen sowie von Monosubstanzen möglicherweise nur ein Teil des Wirkspektrums der Pilze und Pilzextrakte therapeutisch genutzt wird. Allerdings scheinen bei ausgewählten immunmodulatorischen Wirkungen häufig Stofffraktionen und Monosubstanzen potenter zu sein, d. h. für definierte Wirkungen sind geringere Stoffmengen als bei Extrakten notwendig. Es ist zurzeit nicht geklärt, inwieweit sich die mit Pilzfraktionen erzielten Behandlungsergebnisse auf alle entsprechenden

Pilzprodukte übertragen lassen. Neben den traditionell verwendeten und auch derzeit weitaus überwiegend genutzten Heißwasserextrakten werden verschiedentlich auch andere Extrakte untersucht (beispielsweise methanolische Auszüge).

Wirkmechanismen

Pilzprodukte richten sich anders als viele Zytostatika nicht direkt gegen Tumorzellen. Sie benötigen beeinflussbare Anteile des Immunsystems. Sie setzen komplexe immunologische Reaktionen in Gang und modulieren bzw. stärken Teile des Immunsystems. Dadurch wirken sie sozusagen indirekt gegen Tumorzellen (wirts- bzw. patientenvermittelte Effekte). Potenziell relevante Veränderungen sind z.B. bei den natürlichen Killerzellen, T-Lymphozyten, tumorinfiltrierenden Lymphozyten (TIL), Lymphokin-aktivierten Lymphozyten, Makrophagen, Granulozyten (Granulopoese), Thrombozyten (Thrombopoese) beobachtet, sowie in Menge und Spektrum von Zytokinen (Expression, Sekretion).
Die verschiedenen Pilze, ihre Extrakte und Inhaltsstoffe besitzen unterschiedliche, z.T. ausgeprägte antioxidative Eigenschaften (z.B. Ganoderma lucidum). Über vergleichbare Mechanismen könnte auch die Metastasierung beeinflusst werden.
Bisherige experimentelle Untersuchungen zeigen, dass **Lentinan** Makrophagen aktiviert (über Phagozytose von Lentinan). Nachfolgend, z.T. auch direkt, kommt es zu einer Aktivierung von TH_1-Lymphozyten. Die aktivierten Lymphozyten synthetisieren und sezernieren verschiedene Zytokine (u.a. Interleukin-2, Interferon-γ, TNF-α). Diese regen Teile des Immunsystems an, Tumorzellen und auch Viren zu bekämpfen. Insgesamt könnte es, zumindest zeitweilig, zu einer Art „Normalisierung" von Anteilen des Immunsystems kommen und einer deutlichen Besserung auch humoraler Immunreaktionen. Die peritumorale Infiltration mit Eosinophilen, Neutrophilen und insgesamt Granulozyten scheint durch Lentinan beschleunigt zu werden. Lentinan scheint auch die Zytotoxizität von peritonealen Makrophagen zu erhöhen (z.B. bei Metastasierung). Es vermag ebenfalls das Komplementsystem zu aktivieren (normale und alternative Wege).
Vergleichbare Effekte sind auch von **PKS**, **PSP** (☞ Inhaltsstoffe) und der maitake-D-Fraktion beschrieben. PKS besitzt allerdings keine immunologischen Auswirkungen. Bezüglich PKS liegen Hinweise vor, dass auch Metalloproteinasen und andere, z.B. in den Prozess der Metastasierung involvierten, Enzyme gehemmt werden.
Schizophyllan aktiviert ebenfalls Makrophagen, aber im Gegensatz zu Lentinan beeinflusst es nicht direkt die Lymphozyten. Bei der maitake-D-Fraktion könnte über solche Wirkungen hinaus auch ein Einfluss auf die Angiogenese eine Rolle spielen (zeitweilige Induktion der Angiogenese und dadurch Förderung des Transportes tumorhemmender Substanzen).
Für Wirkungen und Wirksamkeit spielen Zeitpunkt und Zeitraum der Anwendung der Polysaccharidpräparate eine entscheidende Rolle, z.B. Behandlung teils vor, teils unmittelbar nach, oder auch über längere Zeiträume nach Operationen; zur Verhinderung von Bestrahlungsschäden könnte eine Applikation unmittelbar nach oder zum Zeitpunkt der Bestrahlung nützlich sein. Die bisherigen Untersuchungen zeigen, dass die verschiedenen Wirkungen bei der Entstehung, dem Wachstum, der Ausbreitung und der Metastasierung, sowie der Vorbeugung von Zweittumoren (z.B. durch Chemotherapie oder Bestrahlung induziert) eine Rolle spielen können. Sie zeigen auch eine biologische Basis für den Nutzen im Rahmen supportiver und palliativer Behandlungsansätze.

Wirkungen

- **Immunmodulatoren:** Pilzpolysaccharide können bei oraler Einnahme der Pilze und deren Produkte der Onkogenese vorbeugen; sie scheinen gewisse direkte Wirkungen gegenüber einer Reihe von Tumormodellen aufzuweisen; sie besitzen immunmodulierende Wirkungen gegenüber Tumoren in Kombination z.B. mit Chemotherapie; zu einem gewissen Maß scheinen sie der Metastasierung vorbeugen zu können.
- Als **biological response modifiers** schädigen sie den Organismus vermutlich nicht und bedeuten keinen zusätzlichen körperlichen Stress. Sie unterstützen den Organismus in der Adaptation an vielfältige biologische Stressoren sowie belastende Einflüsse aus der Umwelt.
- **Adaptogene:** Sie wirken offenbar u.a. auch relativ „unspezifisch" auf den Organismus ein, d.h. sie beeinflussen bzw. unterstützen den Organismus gleichzeitig über zahlreiche körpereigene Funktionssysteme, beispielsweise ZNS, Endokrinium, Herz-Kreislauf-System, vegetatives Nervensystem, Teile des Immunsystems.

Erste experimentelle Untersuchungen wie auch Fallberichte weisen darauf hin, dass möglicherweise auch Kombinationen von Pilzextrakten bzw. Pilzprodukten mit pflanzlichen Extrakten (z. B. aus Sojabohnen, vermutlich auch aus anderen Pflanzen und Drogen) additiv wirken könnten.

Anwendungsmöglichkeiten

Ausgewählte Produkte können als Teil sinnvoll erweiterter Behandlungskonzepte eine wissenschaftlich begründete Bedeutung erhalten, nicht zuletzt auch in Kombination mit Chemotherapien und Radiotherapie sowie in peri- und postoperativen Situationen. Nach bisherigen Daten scheinen Pilze als eine Art adjuvante Behandlung sowie als Sekundär- bzw. Tertiärprävention nützlich zu sein. Sie stellen eine zumeist gut verträgliche und nicht-invasive bzw. einfach zu applizierende Behandlung dar.

Nebenwirkungen und Kontraindikationen

- **Coriolus versicolor:** Pilz und Pilzprodukte scheinen gut kompatibel mit Chemotherapien und Radiotherapie zu sein. Sie werden insgesamt als mindestens gut verträglich eingeschätzt. Relativ häufig wiesen Patienten, die PSK bzw. PSP erhielten, eine Dunkelfärbung der Nägel auf. Bei Patienten mit Autoimmunerkrankungen sowie Knochenmarkstransplantationen sollten diese Produkte mit Vorsicht angewendet werden.
- **Ganoderma lucidum:** Unerwünschte Wirkungen sind selten, milde und reversibel. Das Sensibilisierungspotenzial der Fruchtkörper scheint relativ gering zu sein.
- **Lentinula edodes:** Beim berufsmäßigen Umgang mit den Pilzen (Anbau, Verarbeitung) sind allergische Reaktionen dokumentiert (u. a. die durch Pilzsporen bedingte „mushroom worker's lung"). Ebenso sind Dermatitiden nach dem Essen von Shiitakepilzen beschrieben. In klinischen Studien mit Lentinan (in Kombination mit anderen Tumortherapien) wurden bei bis zu 5 % der Patienten unerwünschte Wirkungen berichtet, u. a. Kopfschmerzen, Übelkeit, Erbrechen, Hautrötungen, Hitzewallungen, Schweißausbrüche und Druckgefühl in der Brust.
- **Schizophyllum commune:** Die Verträglichkeit scheint relativ gut zu sein. Bei 3 – 6 % der behandelten Patienten wurden reversible unerwünschte Wirkungen berichtet (lokale Irritationen an der Injektionsstelle, Fieber, Erbrechen, lokale Lymphknotenschwellungen, Blutdruckabfall).

Wechselwirkungen

Es liegen keine entsprechenden Daten vor.

Darreichungsformen

Ein Teil dieser Pilze wird auch in der Kampo-Medizin bei Tumorpatienten verwendet. Die verschiedenen Extrakte stehen dafür als Kapseln, Sirupe und auch Tinkturen zur Verfügung.
Pilzextrakte stehen als Nahrungsergänzungsmittel zur Verfügung (z. T. als „immunoceuticals"), ausgewählte Produkte sind in China und Japan als Arzneimittel zugelassen.
Lentinan zählt in Japan zu den zehn häufigsten in der Krebsbehandlung eingesetzten Arzneimitteln.
PKS ist in Japan als Arzneimittel gegen eine Reihe von Tumoren zugelassen und wird von den Sozialversicherungssystemen bezahlt.

Dosierung

Die Angaben zur Dosierung (☞ Tab. 8.4-7) dürfen lediglich als Anhaltspunkte für sinnvolle Dosierungsbereiche angesehen werden. Für die abschließende Ermittlung sinnvoller Dosierungen bei Tumorpatienten besteht Evaluationsbedarf.

Chancen und Risiken

■ Coriolus versicolor

Coriolus versicolor und verschiedene aus ihm gewonnene Polysaccharide bzw. Polysaccharid-Peptid-Komplexe gehören zu den umfangreichsten beforschten Pilzen und Pilzprodukten für eine Anwendung im Rahmen von Tumorerkrankungen. Sowohl für den Pilz als auch für seine Produkte konnten vielfältige Wirkungen gezeigt werden, die sich größtenteils als Immunmodulation zusammenfassen lassen. Daher hängen Wirkungen und Wirksamkeit von der jeweils aktuellen Immunkompetenz des Patienten ab. Direkte zytotoxische Wirkungen sind wie bei den anderen medizinischen Pilzen umstritten. In verschiedenen klinischen Studien wurden diese Produkte als zusätzliche Behandlung zu konventionellen Tumortherapien geprüft. Es zeigten sich bislang verlängerte Remissionen, eine Verbesserung der Prognose sowie eine Verlängerung der Überlebenszeit. Der Nutzen (u. a. Verlängerung der Überlebenszeit), v. a. durch PSK und PSP, scheint z. B. bei Tumoren von Magen, Ösophagus, Dickdarm und Rektum größer zu sein als bei Karzinomen von Brust, Lunge und Leber. PSP scheint auch bei Patienten mit fortgeschrittenem nicht-kleinzelligen Lungenkarzinom die Progression zu verlangsamen. Sowohl durch PSK als auch PSP wurden die unerwünschten Wirkungen der Chemotherapie abgemildert und die Lebensqualität verbessert. Die Aktivität immunkompe-

Tab. 8.4-7: Dosierungen von medizinischen Pilzen, deren Extrakten und Einzelsubstanzen

Pilz (Name)	Frischer Pilz	Getrockneter Pilz	Extrakte bzw. Fraktionen	Einzelsubstanzen
Lentinula edodes (shiitake)	1–2 Pilze/d Pilzgerichte: 90 g/d	6–12 g Pilze/d (z. B. Dekokt)	Gereinigte Polysaccharide: 3 g/d*	**Lentinan:** mögliche Dosierungen*: • 1–2 mg/d oral, 1–2-mal/Woche • 1 mg i.v. alle 1–4 Tage • 1 mg i.v. 2-mal/Woche • 1 mg i.v. 1-mal/Woche • 5 mg i.v. 2-mal/Monat • 4 mg intrapleural bzw. intraperitoneal/Woche. Teilweise wurden Dosierungen von 0,5–50 mg/Woche verwendet; in der Regel gelten Dosierungen > 10 mg/Woche als potenziell immunsuppressiv. **AHCC:** 3–6 g/d oral
Ganoderma lucidum (reishi)	–	1,5–3 g/d Droge oral (Dekokt)	1440 mg/d Extrakt	–
Coriolus versicolor	9–15 g/d als wässriger Dekokt	3–6 g/d	*	**PSK:** mögliche Dosierungen*: • 3 g/d oral • 3 g/d initial, anschließend 2 g/d, 1 g/d als Dauerbehandlung oral • 3 g/d oral (z. B. 14 Tage Behandlung, 14 Tage Pause, usw.) • 3–6 g/d. Als Dauerbehandlung wurden auch Dosierungen von 600 mg/d verwendet. **PSP:** mögliche Dosierungen: • 1020 mg/d oral • 3,1 g/d oral • bis 6 g/d oral.
Schizophyllum commune	–	–	–	Schizophyllan*: 5–20 mg i.m. als Einzelgabe
Grifolia frondosa	15–30 g/d	4–6 g/d oral, 15–30 g/d, bei Dauerbehandlung niedrigere Dosierung	*	• Maitake-D-Fraktion: 35–100 mg/Tag oral • Maitake-MD-Fraktion: bis 6 g/d

*Handelspräparate: Entsprechend Herstellerangaben.

tenter Zellen war erhöht, wie auch die Tumorinfiltration durch dendritische Zellen und zytotoxische T-Lymphozyten.
Zubereitungen aus Coriolus versicolor scheinen auch in der Betrachtung der derzeitigen Methodologie der evidence based medicine ein großes Potenzial als Immuntherapeutika zu besitzen.

Ganoderma lucidum

Der glänzende Lackporling (Ganoderma lucidum, reishi, Ling zhi), ein einjähriger Pilz, kommt außer im fernen Osten in großen Teilen Europas und Nordamerikas vor. Er wächst (Juli bis Oktober) vorwiegend an Laubholz. Für medizinische und diätetische Zwecke wird er kommerziell auf künstlichen Substraten kultiviert. Als Droge verwendet werden die Fruchtkörper und selten auch das Myzel. Die traditionellen Zubereitungen sind Heißwasserauszüge. Diese wurden auch beim größten Teil der experimentellen Untersuchungen eingesetzt. Wesentliche Wirkstoffe sind die Polysaccharide und die Triterpene.
Ganoderma lucidum sowie seine Zubereitungen werden in asiatischen Medizinsystemen als traditionelle bzw. volksmedizinische Heilmittel vielfältig verwendet. Die Anwendung bei tumorkranken Patienten erfolgt derzeit hauptsächlich empirisch sowie auf Basis experimenteller Untersuchungen.

Grifolia frondosa

Grifolia frondosa (maitake) ist derzeit einer der populärsten medizinischen Pilze. Neben Pilzzubereitungen werden verschiedene Polysaccharide und Polysaccharid-

Peptid-Komplexe erforscht und auch angewendet. Verschiedene Fraktionen werden bei der Kultivierung extrazellulär gebildet (z.B. D-Fraktion, MD-Fraktion), d.h. die Produktion der Wirkstoffe hängt auch von den verwendeten Kulturmedien ab, und mitunter sind die Wirkstoffe in den Fruchtkörpern selbst nicht vorhanden. Die meisten Untersuchungen wurden bislang mit der D-Fraktion (Glykoprotein mit 1,6-Verknüpfung der Hauptkette und 1,3-Verknüpfungen der Verzweigungen) durchgeführt.

Eine Art von Anwendungsbeobachtungen (teilweise eher Fallserien) mit der MD-Fraktion weist darauf hin, dass es bei bis zu ⅔ der behandelten Patienten mit Karzinomen von Leber, Brust und Lunge zu Remissionen zu kommen scheint. Bei Patienten mit verschiedenen Leukämien, Magenkarzinomen und Hirntumoren scheint der Nutzen wesentlich geringer zu sein. Bei gemeinsamer Anwendung mit Chemotherapien besaßen immunkompetente Zellen eine deutlich höhere Aktivität als ohne die Anwendung des Pilzproduktes.

Lentinula edodes

Der Shiitakepilz wächst in Laubwäldern Ostasiens an abgestorbenen Baumstämmen. Er wird seit mehr als 2000 Jahren kultiviert, v.a. in Japan. In Ostasien gelten Shiitakepilze als eine Art Lebenselixier. Neben der Verwendung als Speise- und Würzpilze besitzen sie vielfältige traditionelle bzw. volksmedizinische Anwendungsbereiche. Medizinisch als Droge verwendet werden die Fruchtkörper der Pilze (nach der Ernte gereinigt, getrocknet und zerkleinert) und deren Zubereitungen sowie isolierte Inhaltsstoffe. Die Pilzzubereitungen sind Heißwasserextrakte. Am häufigsten beforscht und verwendet wird Lentinan (Vorkommen in Fruchtkörper und Myzel), das aus den Heißwasserextrakten gewonnen wird. Es ist ein hochmolekulares Glucan, das aus einer Kette mit β-1,3-glykosidisch verknüpften Glukoseeinheiten mit β-1,6-Verzweigungen besteht (Molekulargewicht: 400 000 – 1 000 000 Da).

Lentinan besitzt vielfältige experimentelle und klinische Wirkungen. Es wird v.a. in Kombination mit anderen Tumortherapien (Bestrahlung, Chemotherapie) und als adjuvante Therapie eingesetzt. Lentinan wird in der Regel i.m. appliziert (☞ Tab. 8.4-7). Tierexperimentelle Befunde weisen darauf hin, dass bei oraler Gabe zumindest eine gewisse antitumorale Wirksamkeit erhalten bleibt. Lentinan scheint eine relativ lange Verweildauer im Organismus zu besitzen, da es nur langsam enzymatisch abgebaut werden kann. Eine gewisse Wirksamkeit weist nach bisherigen Untersuchungen auch AHCC auf, ein relativ niedermolekulares Glucan (Molekulargewicht: ca. 5000 Da), das aus der Kokultivierung der Myzelien verschiedener Basidiomyzeten, darunter Lentinus edodes, gewonnen wird.

Die Ergebnisse der klinischen Untersuchungen weisen trotz aller Heterogenität von Qualität und Aussagekraft darauf hin, dass Lentinan ein sinnvoller Bestandteil zahlreicher Tumortherapien zu sein scheint (z.B. in Kombination mit Strahlen- und / oder Chemotherapie).

Schizophyllum commune

Der Spaltblättling kommt kosmopolitisch vor, in Mitteleuropa z.B. bis in die Kammlagen der Mittelgebirge. Er wächst ganzjährig an totem Holz im Bereich besonnter Standorte. In tropischen Ländern wird er als Nahrungsmittel verwendet. In medizinischer Hinsicht wird Schizophyllan, eine Polysaccharidfraktion aus dem Kulturmedium, verwendet. Es ist ein 1,3-verknüpftes Glucan, bei dem jeder sechste Glukoserest der Hauptkette an C_6 mit einem weiteren Glukoserest verknüpft ist (ca. 450 000 Da). Schizophyllan bildet in wässriger Lösung Tripelhelices. Die Tripelhelixstruktur scheint für immunmodulierende Wirkungen und Wirksamkeit bedeutsam zu sein. Mittlerweile werden auch partialsynthetische Schizophyllane entwickelt und beforscht.

Die Qualität und Aussagekraft der vorliegenden klinischen Untersuchungen ist heterogen. Trotzdem weisen sie insgesamt darauf hin, dass Schizophyllan ein sinnvoller Bestandteil zahlreicher Tumortherapien sein könnte.

Weitere medizinische Pilze

Ein großes wissenschaftliches aber auch therapeutisches Interesse richtet sich auf **Agaricus blazei**, einen Pilz, der in der Umgebung von Sao Paulo entdeckt wurde. Vor ca. 30 Jahren fiel auf, dass in dieser Region die Prävalenz von Erkrankungen im Erwachsenenalter ungewöhnlich niedrig war (z.B. Tumorerkrankungen, bakterielle und virale Infektionen). Ebenfalls auffällig war ein hoher Anteil langlebiger Menschen. Epidemiologisch zeigte sich ein möglicher Zusammenhang mit der Verwendung dieses Pilzes in der Ernährung. In experimentellen Untersuchungen fanden sich für den Pilz und daraus hergestellte Produkte ausgeprägte immunmodulatorische Effekte und Wirkungen in einer Vielfalt von Tumormodellen. In experimentellen Untersuchungsprogrammen wurden und werden eine Vielzahl weiterer Pilze gescreent und untersucht.

Bewertung

> Medizinische Pilze:
> 1. **Wirksamkeit auf Tumorwachstum:** teilweise durch Studien belegt
> 2. **Wirkung auf Allgemeinbefinden / Psyche:** teilweise durch Studien belegt
> 3. **Nebenwirkungen:** selten
> 4. **Preis:** 51 – 250 € / Monat

Literatur

1 Chu KK, Ho SS, Chow AH: Coriolus versicolor: A medicinal mushroom with promising immunotherapeutic values. J Clin Pharmacol 42, 2002: 976 – 984

2 Fisher M, Yang LX: Anticancer effects and mechanisms of polysaccharide-K (PSK): implications of cancer immunotherapy. Anticancer Res 22, 2002: 1737 – 1754

3 Kidd PM: The use of mushroom glucans and proteoglycans in cancer treatment. Altern Med Rev 5, 2000: 4 – 27

4 Kodama N, Komuta K, Nanba H: Can maitake MD-fraction aid cancer patients? Altern Med Rev 7, 2002: 236 – 239

5 Kodama N, Komuta K, Sakai N, Nanba H: Effects of D-fraction, a polysaccharide from Grinfola frondosa on tumor growth involve activation of NK cells. Biol Pharm Bull 25, 2002: 1647 – 1650

6 Lin SB, Li CH, Lee SS, Kan LS: Triterpene-enriched extracts from Ganoderma lucidum inhibit growth of hepatoma cells via suppressing protein kinase C, activating mitogen-activated protein kinases and G2-phase cell cycle arrest. Life Sci 72, 2003: 2381 – 2390

7 Lindequist U: Ganoderma, Lentinula, Schizophyllum. In: Blaschek W, Ebel S, Hackenthal E, Holzgrabe U, Keller K, Reichling J Schulz V (Hrsg.): Hagers Handbuch der Drogen und Arzneistoffe [CD-ROM]. Springer, Berlin, 2004

8 Lindequist U, Niedermeyer THJ, Jülich WD: The Pharmacological Potential of Mushrooms. eCAM 2, 2005: 285 – 299

9 Matsui K, Kodama N, Nanba H: Effects of maitake (Grifolia frondosa) D-fraction on the carcinoma angiogenesis. Cancer Lett 172, 2001: 193 – 198

10 Mau JL, Lin HC, Chen CC: Antioxidant properties of several medicinal mushrooms. J Agric Food Chem 50, 2002: 6072 – 6077

11 Mayell M: Maitake extracts and their therapeutic potential. Altern Med Rev 6, 2001: 48 – 60

12 Mizuno M: Anti-tumor polysaccharides from mushrooms during storage. Bio Factors 12, 2000: 275 – 281

13 Mao XW, Green LM, Gridley DS: Evaluation of polysaccharopeptide effects against C6 glioma in combination with radiation. Oncology 61, 2001: 243 – 253

14 Ng ML, Yap AT: Inhibition of human colon carcinoma development by lentinan from Shiitake mushrooms (*Lentinus edodes*). J Altern Complement Med 8, 2002: 581 – 589

15 Ooi VE, Liu F: Immunomodulation and anti-cancer activity of polysaccharide-protein complexes. Curr Med Chem 7, 2000: 715 – 729

16 Shu-Ting C, Miles PG: Mushrooms. Cultivation, nutritional vale, medicinal effect, and environmental impact. 2. Auflage, CRC Press Bacon Raton, London / New York / Washington, 2004

17 Takaku T, Kimura Y, Okuda H: Isolation of an antitumor compound from Agaricus blazei murill and its mechanism of action. J Nutr 131, 2001: 1409 – 1413

18 Tsang KW, Lam CL, Yan C, Mak JC, Ooi GC, Ho JC, Lam B, Man R, Sham JS, Lam WK: Coriolus versicolor polysaccharide peptide slows progression of advanced non-small cell lung cancer. Respir Med 97, 2003: 618 – 624

19 Wasser SP: Medicinal mushrooms as a source of antitumor and immunomodulating polysaccharides. Appl Microbiol Biotechnol 60, 2002: 258 – 274

8.4.2.8 Rote Bete

Grundlagen

Rote Bete (Beta vulgaris) besitzt als Gemüse bzw. in Saftform (jeweils aus der Wurzel) eine längere Anwendungstradition als in der unterstützenden Behandlung von Tumorpatienten. Die rote Farbe beruht auf dem Gehalt an Betazyaninen. Rote Bete kann u. a. roh bzw. gekocht zu Salaten verarbeitet werden. Säfte sind z. T. milchsauer vergoren. Auch die Blätter können als Gemüse verwendet werden.

Inhaltsstoffe

Rote Bete enthält auf 100 g bezogen 87,3 g Wasser, 11 g Kohlenhydrate, 1,5 g Eiweiß, 0,16 g Fett, 0,3 g Kalium sowie Oxalsäure (116 mg löslich), freie Folsäuren (90 – 100 µg), Betalaine (rotviolette und gelbe Pflanzenfarbstoffe) und relativ geringe Mengen an weiteren Vitaminen (C, A, Betacarotin, Thiamin, Riboflavin, Niacin, Pantothensäure), Flavonoiden und Spurenelementen.

Wirkungen

Einige experimentelle Untersuchungen (in vitro, ggf. in vivo) weisen bislang auf gewisse chemopräventive und antimutagene Effekte verschiedener Extrakte (u. a. wässrig, wässrig-alkoholisch) aus der Wurzel von Beta vulgaris sowie auf antioxidative Effekte von milchsauer vergorenen Säften und Extrakten hin. Auch antiklastogene Effekte sind beschrieben. Betalaine besitzen bereits in relativ niedrigen Konzentrationen antioxidative Eigenschaften (z. B. gegenüber der Lipidperoxidation). 300 ml eines Rote-Beete-Saftes können 120 mg davon enthalten, die nach Einnahme auch bioverfügbar sind. Sowohl Extrakte als auch Betalaine induzieren in einigen Modellen die Chinonreduktase, ein Enzym, das u. a. karzinogene Xenobiotika „entgiften“ kann.

Anwendungsmöglichkeiten

Eine Reihe von Patienten scheint Zubereitungen aus Roter Beete unter supportiven Gesichtspunkten einzunehmen.

Kontraindikationen

Überempfindlichkeit auf Rote Bete bzw. deren Inhaltsstoffe.

Nebenwirkungen

Beta vulgaris gehört zu den Wurzelgemüsen, die sehr hohe Nitratmengen anreichern können (beispielsweise in der frischen Wurzel bis zu 300 mg/100 g, in Säften bis > 100 mg/dl). Daraus können sich die bekannten nitrat- und nitritbezogenen Probleme ergeben. Der hohe Nitratgehalt ist ein Grund für eine gleichzeitig empfohlene relativ hohe Vitamin-C-Einnahme. Kenntnis und Berücksichtigung des jeweiligen Nitratgehalts sind empfehlenswert, Begrenzungen des Verzehrs entsprechend sinnvoll. Grenzwerte für Nitrate existieren zurzeit nur für Kinderfertignahrung (250 mg/kg).

Wechselwirkungen

Es liegen keine entsprechenden Untersuchungen vor.

Dosierungshinweise

Es liegen keine evaluierten Dosisempfehlungen vor. Viele Patienten orientieren sich an den Mengen, die als Nahrungsmittel eingenommen werden (übliche Portion entsprechen ca. 100–200 g frischen Roten Beete; aus 1 kg frische Rote Bete lassen sich bis zu 750 ml Saft herstellen). Bei gefriergetrocknetem Pulver entsprechen mitunter 10 g ca. 70 g frischer Roter Beete, Empfehlungen weisen z. B. auf 20 g Pulver hin.

Chancen und Risiken

Für die seit mehr als zwei Jahrzehnte propagierten Versprechungen, dass durch die regelmäßige und langfristige Einnahme (Begleittherapie) größerer Mengen Roter Beete (Rohgemüse, Säfte, getrocknetes Pulver, entsprechend jeweils 1–2 kg roher Wurzel pro Tag) der „Krebs besiegt" werden könnte, stehen bislang keine hinreichenden Daten bzw. nachprüfbaren Erfahrungen zur Verfügung. Ebenso fehlen notwendige Daten für die behaupteten günstigen Auswirkungen auf die Blutbildung. Diese Einschätzung gilt auch für die in den letzten Jahren zunehmend angebotenen verschiedenen Nahrungsergänzungsmittel (u. a. neutraceuticals) aus Beta vulgaris. Allerdings könnten Zubereitungen aus Beta vulgaris in der Chemoprävention von Tumoren eine Rolle spielen.

Der maßvolle Verzehr bzw. die maßvolle gezielte Einnahme von Zubereitungen aus Roter Beete kann im Rahmen der Ernährung oder einer Art von Nahrungsergänzung durchaus sinnvoll sein (z. B. „gesundheitsfördernde", ggf. auch chemopräventive Wirkungen durch Gemüse und Obst), ohne dass der Roten Beete und entsprechenden Produkten nachvollziehbar spezifische Effekte einer Tumortherapie zugeordnet werden können. Stuhl und Urin werden regelhaft rot verfärbt.

Bewertung

Rote Bete:

1. **Wirksamkeit auf Tumorwachstum:** unzureichende Studienlage
2. **Wirkung auf Allgemeinbefinden / Psyche:** unzureichende Studienlage
3. **Nebenwirkungen:** selten
4. **Preis:** ≤ 50 €/Monat

Literatur

1 Edenharder R, Frangart J, Hager M, Hofmann P, Rauscher R: Protective effects of fruits and vegetables against in vivo clastogenicity of cyclosphosphamide or benzo[a]pyrene in mice. Food Chem Toxicol 36, 1998: 637–645

2 Kapadia GJ, Tokuda H, Konoshima T, Nishino H: Chemoprevention of lung and skin cancer by Beta vulgaris (beet) root extract. Cancer Lett 100, 1996: 211–214

3 Lichenthäler R, Marx F: Total oxidant scavenging capacities of common European fruit and vegetable juices. J Agric Food Chem 53, 2005: 103–10

4 Wettasinghe M, Bolling B, Plhak L, Xiao H, Parkin K: Phase II enzyme-inducing and antioxidant activities of beetroot (Beta vulgaris L.) extracts from phenotypes of different pigmentation. J Agric Food Chem 50, 2002: 6704–6709

8.4.2.9 Algenpräparate

Grundlagen

Die Klasse der **Braunalgen** umfasst ca. 1500 Arten. Zu den nutritiv, pharmazeutisch und medizinisch am meisten gebrauchten Braunalgen gehören der Blasentang (Fucus vesiculosus), der Knotentang (Ascophyllum nodosum), der Japantang (Laminaria japonicum) und der Birnentang (Macrocystis integrifolia bzw. Macrocystis pyrifera).

Der Begriff **Kelp** wird nicht einheitlich gebraucht. In der Regel werden damit entweder die Braunalgenarten Macrocystis integrifolia (brown kelp) und Macrocystis pyrifera (z. B. brown kelp, giant kelp, sea kelp, long bladder kelp, kelp) oder deren Drogen Macrocystis-integrifolia-

Thallus und Macrocystis-pyrifera-Thallus (kelp) zusammengefasst. Vor allem im angelsächsischen Bereich wird die Bezeichnung „Kelp“ neben den Braunalgen auch für eine Reihe weiterer bräunlich-grüner Tange gebraucht (z. B. Laminaria spec., Riementang). Mitunter wird auch die Asche unterschiedlicher Seetangarten (z. B. Fucus vesiculosus), aus denen Jod gewonnen wird, als Kelp bezeichnet.

Die jeweiligen **Drogen** sind der getrocknete Thallus, meist nur das Phalloid (blattartige Abschnitte). Sie schmecken salzig und charakteristisch schleimig und riechen typisch nach Meeresprodukten. Der Macrocystis-integrifolia-Thallus tritt meist nur als Untermischung zu Macrocystis-pyrifera-Thallus auf.

Inhaltsstoffe

- **Polysaccharide:** Ein entspr. quantitativ und qualitativ wesentlicher Inhaltsstoff (14 – 21 %) ist das Heteropolysaccharid Alginsäure (als Strukturpolysaccharid wichtiger Zellwandbestandteil; Molekulargewicht 48 000 – 186 000). In ihm sind Mannuronsäure und Guluronsäure über β-1,4-Bindungen miteinander verknüpft. Weitere Polysaccharide sind Laminaran (β-1,3-Glucan als Reservepolysaccharid), Strukturpolysaccharide aus den Gruppen der Mannane und Xylane sowie Fucoidan (aus α-1,2- glykosidisch verbundener Fucose; Molekulargewicht 8000 – 133 000 Da).
- **Jod und Brom:** Sie werden typischerweise in Braunalgen angereichert. Der Gesamtjodgehalt schwankt zwischen 0,1 – 0,5 %. Zum Teil findet sich Jod als 3,5-Dijodthyrosin oder als 3,5,3’-Trijodthyrosin (Schilddrüsenhormon). Der Gehalt an Vitamin B_2 und B_{12} soll relativ hoch sein (wichtige Vitamin-B_{12}-Quelle für Vegetarier und Veganer).
- **Aminosäuren:** Ihr Gehalt ist ebenso relativ hoch (allgemein in Braunalgen 9 – 11 % des Trockengewichtes).
- **Mineralien und Spurenelemente:** Sowohl Macrocystis-pyrifera-Thallus als auch andere Braunalgen und Tange enthalten ein umfangreiches Spektrum.
- **Phytohormone:** Auch verschiedene Phytohormone sollen enthalten sein.
- **Chlorophyll a und Fucoxanthin:** Die Braunalgen lassen sich durch das ausschließliche Vorkommen der Photosynthesepigmente Chlorophyll a und Fucoxanthin (Carotinoid) von anderen Algen unterscheiden.

Wirkungen

- Kelp (als Sammelbegriff für Laminaria spec.; filamentous seaweed) wurde in Japan seit langem in der Ernährung genutzt. Nachdem eine Reihe epidemiologischer Untersuchungen darauf hingewiesen hatten, dass die im Vergleich zu anderen Ländern niedrigere Prävalenz verschiedener Erkrankungen und Risikofaktoren (z. B. hoher Blutdruck, Adipositas, Herz-, Atemwegs-, Schilddrüsenerkrankungen, Infektionskrankheiten, rheumatische Erkrankungen, Obstipation) und vor allem die niedrige Prävalenz von Brustkrebserkrankungen mit der regelmäßigen Einnahme kelphaltiger Produkte zusammenhängen könnte, nahmen Interesse und Verbrauch auch in anderen Ländern erheblich zu. Verschiedene Laminaria-Arten werden zur Herstellung von Kombu verwendet (essbare Algenprodukte aus Braunalgen mit allen wichtigen Nährstoffen).
- Experimentell konnte gezeigt werden, dass Kelp neben den nutritiven Wirkungen auch antibakterielle und hypotensive Wirkungen besitzt.
- Kelp ist ein mildes Laxans und besteht bis zu ca. 45 % aus Alginsäure. Alginsäure bzw. Alginate (Salze bzw. Ester der Alginsäure) können in Abhängigkeit von der vorhandenen Flüssigkeit im Darm erheblich quellen, adsorptiv wirken und insgesamt die intestinale Transitzeit verkürzen.
- Die adsorptiven Effekte und die Fähigkeit, mit Schwermetallen Komplexe bilden zu können, scheinen einen gewissen Schutz vor Schwermetallvergiftungen zu bieten.
- Die Interpretation der geringen Prävalenz von Brustkrebs in Japan ist kontrovers. Es wird u. a. ein günstiger Einfluss des in Tangen bzw. Kelp enthaltenen Jods diskutiert. Eine solche Deutung könnte neben epidemiologischen Hinweisen auch durch tierexperimentelle Studien gestützt werden, die gewisse antitumorale Effekte von Jod zeigten.
- Möglicherweise spielen auch cholesterinsenkende Wirkungen eine Rolle.
- Auch die niedrige Mortalität an Prostatakarzinom in Ostasien wird mit der Einnahme von braunalgenhaltigen Nahrungsmitteln in Verbindung gebracht.

Gewisse antitumorale bzw. potenziell antitumorale Effekte wurden auch für andere Inhaltsstoffe von Braunalgen beschrieben, z. B.:

- Apoptoseinduktion bei ausgewählten Prostatakarzinom-Zelllinien für das Carotinoid Fucoxanthin, Proliferationshemmung in Zelllinien von Kolonkarzinomen durch Fucane oder Freisetzung von TNF-α durch Polysaccharide.

- Die potenzielle Bedeutung höhermolekularer Polysaccharide ist u.a. bei den medizinischen Pilzen abgehandelt (☞ 8.4.2.7).
- Auch antioxidative Eigenschaften der verschiedenen Bestandteile von Kelp könnten antitumoral bedeutsam sein, desgleichen immunmodulatorische Effekte.
- Kelp und Tange könnten eine antitumorale Schutzwirkung auch über die adsorptiven Wirkungen im Darm (z.B. Adsorption toxischer Schwermetalle wie Quecksilber, Kadmium, Zäsium, Plutonium; Bindung von Gallensäuren oder Umwelttoxinen) sowie die Verkürzung der Transitzeit ausüben (u.a. Beitrag von Alginaten).
- Volksmedizinisch wurden in ostasiatischen Medizinsystemen jodreiche Tange verwendet, um Tumoren zu „erweichen" und eine Knotenbildung zu „vermindern". Vergleichbare Gesichtspunkte liegen auch der Verwendung von Produkten aus Braunalgen in der japanischen Kampo-Medizin zugrunde.

Auch für einige Rotalgen (Mikroalgen) und andere Algen bzw. ausgewählte Inhaltsstoffgruppen sind in experimentellen Untersuchungen antiinflammatorische und antiproliferative sowie weitere antitumorale Effekte beschrieben.

Anwendungsmöglichkeiten

Eine Reihe von Patienten nimmt Algenpräparate in Zusammenhang mit einer Tumorerkrankung unter sekundärpräventiven Gesichtspunkten ein.

Kontraindikationen

Überempfindlichkeit auf Algen bzw. deren Inhaltsstoffe, Jodüberempfindlichkeit.

Nebenwirkungen

Die Verträglichkeit von Kelp in Nahrungsmitteln ist, wenn man sich an Geruch und Geschmack gewöhnt hat, als gut anzusehen; auch behördlicherseits (z.B. durch die FDA) wird sie so eingeschätzt.

Zu achten ist auf:

- Die jeweils eingenommene Jodmenge (Deklaration der Jodmenge).
- In Macrocystis pyriferus kann Arsen angereichert werden (organische Arsenverbindungen). So wurden z.B. 15–60 ppm gemessen. Bei längerfristiger Einnahme ist die Urinausscheidung von Arsen erhöht. Vermutlich reagieren die organischen Arsenverbindungen nicht mit körpereigenen Strukturen, sondern werden rasch ausgeschieden.

Wechselwirkungen

Es liegen keine Daten vor.

Dosierung

Mit Ausnahme der Beachtung der Jodmengen bestehen keine Dosisbeschränkungen bei der Verwendung von Kelp in Nahrungsmitteln. Der japanische Verbrauch an Kelp beträgt ca. 5–7,5 g pro Kopf und Tag (bezogen auf die Gesamtbevölkerung).

Für eine gezielte medizinische antitumorale Anwendung (Prävention, Therapie) existieren derzeit keine gesicherten Dosisempfehlungen.

Chancen und Risiken

Für eine medizinische Empfehlung von Kelp als eine Art Tumortherapie oder gesicherte Sekundär- bzw. Tertiärprävention sind die bislang vorliegenden Daten nicht ausreichend.

Trotzdem stellen qualitativ gute Produkte aus Braunalgen und Kelp **sinnvolle und empfehlenswerte Ernährungsbestandteile** dar (nicht nur wegen erhoffter antitumoraler Wirkungen), sofern subjektiv Geruch und Geschmack verträglich sind. Dies gilt auch für tumorkranke Menschen.

Bewertung

Algenpräparate:

1. **Wirksamkeit auf Tumorwachstum:** plausibler Ansatz mit epidemiologischen Hinweisen auf eine Wirksamkeit
2. **Wirkung auf Allgemeinbefinden / Psyche:** unzureichende Studienlage
3. **Nebenwirkungen:** selten
4. **Preis:** 51–250 € / Monat

Literatur

[1] Cann SA, van Netten JP, van Netten C: Hypothesis: Iodine, selenium and the development of breast cancer. Cancer Causes Control 11, 2000: 121–127

[2] Funahashi H, Imai T, Mase T, Sekiya M, Yokoi K, Hayashi H, Shibata A, Hyashi T, Nishikawa M, Hibi Y, Mizuno Y, Tsukamura K, Hayakawa A, Tanuma S: Seaweed prevents breast cancer? Jpn J Cancer Res 92, 2001: 483–487

[3] Koyanagi S, Tanigawa N, Nakagawa H, Soeda S, Shimeno H: Oversulfation of fucoidan enhances its anti-angiogenic and antittumor activities. Biochem Pharmacol 65, 2003: 173–179

[4] Maruyama H, Watanabe K, Yamoto I: Effect of dietary kelp on lipid peroxidation and glutathione peroxidase activity in

livers of rats given breast carcinogen DMBA. Nutr Cancer 15, 1991: 221 – 228
5 Schwartsmann G, Brondani da Rocha A, Berlinck RG, Jimeno J: Marine organisms as a source of new anticancer agents. Lancet Oncology 2, 2001: 221 – 225
6 Tokudome S, Kuriki K, Moore MA: Seaweed and cancer prevention. Jpn J Cancer Res 92, 2001: 1008 – 1009

8.4.2.10 Laetrile

Grundlagen

Das Wort „Laetrile“ setzt sich aus den Buchstaben der amerikanischen Bezeichnung der chemischen Substanz L-mandelonitrile-β-D-gentiobiosid zusammen (L steht für linksdrehend bzw. laevorotatory im Englischen). Synonyme für Laetrile sind: Amygdalin, Amygdalosid, D-Mandelnitril-β-D-gentiobiosid, Vitamin B_{17}.

Amygdalin wurde erstmals 1830 von den französischen Chemikern Roubiquet und Boutron aus Bittermandeln isoliert und ab 1845 in Russland wohl durch Inoserntzeff als Anti-Krebsmittel benutzt. Ab den 1920er-Jahren wurde es in den USA durch Dr. med. Ernst Krebs Sr., einem deutschen Emigranten, verbreitet. Er und sein Sohn, Ernst T. Krebs Jr., sollen 1953 die Bezeichnung Laetrile für ein gereinigtes und patentiertes Amygdalinpräparat geprägt haben. Die von ihnen angebotenen Laetrile-Präparate wurden aus Aprikosenkernen gewonnen.

Über das Internet wird Laetrile mittlerweile weltweit zum Verkauf angeboten, wobei auch Namensvarianten der genannten Synonyme verwendet werden.

Inhaltsstoffe

Hauptinhaltsstoff von Laetrile ist Amygdalin; die Bezeichnungen werden teilweise synonym verwendet, obwohl Amygdalin selbst eine klar definierte chemische Substanz ist. Amygdalin gehört zu der Stoffgruppe der zyanogenen Glykoside. Den höchsten Glykosidgehalt haben bittere Mandeln (2 – 3 % Amygdalin), aber auch in den Samen von Aprikosen, Pfirsichen, Kirschen, Pflaumen, Äpfeln, unreifen Bambussprossen oder Maniok befindet sich dieses Glykosid.

Als Laetrile wird aber auch ein durch verschiedene Herstellungsverfahren gewonnener Extrakt aus zermahlenen Aprikosen- oder Pfirsichkernen bzw. den darin enthaltenen Samen genannt. Er kann auch Beimischungen enthalten. Laetrile soll nach der Rezeptur von Krebs teilweise hydrolysiert sein und wird gelegentlich als (R)-α-Cyanobenzyl-6-O-β-D-Glucopyranosiduronsäure bezeichnet.

Wirkungen

Die Wirkhypothese von Laetrile basiert auf unterschiedlichen Annahmen der Befürworter:

- Es werden immer wieder einfache ethnologische Beobachtungen genannt, wonach in Bevölkerungsgruppen (z. B. Indien, Afrika), die pflanzliche Nahrungsmittel (Maniok- bzw. Tapiokawurzel) mit einem Anteil an zyanogenen Glykosiden essen, die Krebsrate auffallend gering sei. Somit wurde über eine krebsprotektive Wirkung dieser Pflanzen spekuliert und diese Wirkung auf Amygdalin zurückgeführt.
- Fishmann veröffentlichte 1947 eine kleine Untersuchung, in der er im neoplastischen Gewebe bei 11 von 14 Tumorpatienten eine auffallend hohe Menge des Enzyms β-Glucuronidase fand. Er sah die Bedeutung dieser Beobachtungen als nicht geklärt an. Offenbar wurde dennoch durch Befürworter von Laetrile postuliert, Amygdalin würde auch durch dieses Enzym bevorzugt in Krebszellen zu Benzaldehyd und HCN abgebaut und könne diese abtöten. Kritiker argumentieren, dass Amygdalin unverändert nicht im Magen-Darm-Trakt resorbiert wird. Dies zeigt eine tierexperimentelle Studie von Sreeja, wonach zyanogene Glykoside aus der Nahrung bereits im Rattendarm durch β-Glucosidasen und β-Glucuronidasen gespalten werden.
- Interessanterweise zeigt eine Studie, dass D-Mandelnitril-β-D-gentiobiosid in wässriger Lösung in das Razemat L-mandelonitrile-β-D-gentiobiosid (synonym: Neoamygdalin) umgewandelt wird, das gar keinen antikanzerogenen Effekt entwickelt. Die Zerstörung oder Umwandlung von D-Amygdalin durch kochendes Wasser in Neoamygdalin kann durch pH-Änderung mittels Zitronensäure verhindert werden.

Anwendungsmöglichkeiten

Patienten versuchen Laetrile als „Tumor hemmende“ Substanz.

Kontraindikationen

Überempfindlichkeit.

Nebenwirkungen

Zyanogene Glykoside allein sind ungiftig. Sie lassen sich aber säurekatalysiert und enzymatisch spalten. Obwohl die Azidität der Magensäure allein zur Glykosidspaltung nicht ausreicht, können pflanzeneigene Enzyme die Glykoside abbauen. Mandeln z. B. enthalten neben dem Substrat Amygdalin auch das Enzym Emulsin. Durch

Reiben von Mandeln und Vermischen mit Wasser beginnt der Abbau. In zwei Schritten werden Glukosemoleküle abgespalten, und Mandelsäurenitril liegt im Gleichgewicht mit Benzaldehyd und Blausäure (HCN) vor. Auf diesem Weg kann Blausäure im Magen-Darm-Trakt freigesetzt und dann gut resorbiert werden. Im Körper wird Blausäure durch das Enzym Rhodanase in das weniger toxische Rhodanid umgewandelt (ca. 30 – 60 mg / Std.).
Die Spaltung (Hydrolyse) von Amygdalin kann im Organismus aber auch durch die in anderen pflanzlichen Nahrungsmitteln (Pfirsiche, Bohnensprossen, Sellerie, Pilze) vorhandene β-Glucosidase erfolgen, wodurch ebenfalls Blausäure entsteht. Durch Vitamin C kann die Hydrolyse ebenfalls gesteigert werden. Da Vitamin C auch den Gehalt an Cystein senkt, das die Entgiftung von Zyanid im Körper begünstigt, bewirkt es über beide Mechanismen einen Anstieg von Blausäure im Organismus.
In Tierversuchen wurde gezeigt, dass auch Enzyme der Intestinalflora den Abbau zu Blausäure bewerkstelligen. So ist es erklärbar, dass bei Tieren die Letaldosis (LD_{50}) für oral verabreichtes Amygdalin wesentlich niedriger liegt als für parenteral (z. B. i.v.) verabreichtes.
Für Kleinkinder ist der Verzehr von ca. 5 – 10, für Erwachsene von ca. 60 bitteren Mandeln tödlich (entspricht etwa 50 – 200 mg Cyanid bzw. 0,5 – 3,5 mg/ kgKG), da HCN das Eisen der Zytochromoxidase und damit die Zellatmung blockiert.
Die Zyanidvergiftung wird in 3 Stufen eingeteilt: mild (z. B. Kopfschmerzen, Verwirrtheit, Herzrasen, Schwäche), mäßig (z. B. Zyanose, Koma, Krämpfe), schwer (z. B. Kreislauf- und Atemversagen).
Bislang liegt ein Fallbericht einer 68-Jährigen Patientin mit Blasenkarzinom vor, die nach einer Einnahme von 3 g Amygdalin (üblicherweise 1,5 – 2 g) und 4,8 g Vitamin C (empfohlen 100 mg) notfallmäßig im Krankenhaus wegen Verwirrtheit und einem Krampfzustand erfolgreich behandelt wurde. Der kausale Zusammenhang wurde als wahrscheinlich eingestuft.

Wechselwirkungen

Es liegen keine entsprechenden Untersuchungen vor.

Chancen und Risiken, Studienergebnisse

Laetrile wurde in mehreren **tierexperimentellen Studien** mit teils widersprüchlichen Ergebnissen untersucht: Bei Versuchen für das National Cancer Institute (NCI) beobachtete Sugiura 1973 bei Mäusen mit spontanen Mammatumoren eine signifikante Hemmung der Entstehung von Lungenmetastasen und eine Abnahme des Tumorwachstums. Die Ergebnisse, erst 1978 publiziert, wurden der Öffentlichkeit vorher bekannt und trugen zum positiven Bild von Laetrile bei. Die Resultate ließen sich jedoch nicht reproduzieren.
In drei **klinischen Studien** zeigte Laetrile bei i.v.-Gabe über 21 Tage (4,5 g / m^2KOF / d) und anschließender oraler Gabe (3-mal 0,5 g / d) keinen Nutzen für Krebskranke. Es sollte daher auf Grund der Vergiftungsmöglichkeiten durch die Umwandlung in Blausäure, besonders bei der für Krebspatienten oft empfohlenen Ernährung mit frischen Nüssen, Gemüse, Obst und Vollkornprodukten oder der eigenen Supplementierung mit Vitaminpräparaten (Vitamin C) vermieden werden.

Bewertung

Laetrile:
1. **Wirksamkeit auf Tumorwachstum:** unzureichende Studienlage, Wirkung eher unwahrscheinlich
2. **Wirkung auf Allgemeinbefinden / Psyche:** unzureichende Datenlage, Wirkung eher unwahrscheinlich
3. **Nebenwirkungen:** selten
4. **Preis:** 51 – 250 € / Monat

Literatur

1 Bromley J, Hughes BGM, Leong DCS, Buckley NA: Life-threatening interaction between complementary medicines: cyanide toxicity following ingestion of amygdalin and vitamin C. Ann Pharmacother 39, 2005: 1566 – 1569
2 Culliton BJ: Sloan-Kettering: The trials of an apricot pit-1973. Science 182, 1973: 1000 – 1003
3 Davignon JP: Contaminated laetrile: A health hazard. N Engl J Med 297, 1977: 1355 – 1356
4 Ellison NM, Byar DP, Newell GR: Special report on Laetrile: The NCI Laetrile review. Results of the National Cancer Institute's retrospective Laetrile analysis. N Engl J Med 299, 1978: 549 – 552
5 Hill GJ, Shine TE, Hill HZ, Miller C: Failure of amygdalin to arrest B16 melanoma and BW5147 AKR leukemia. Cancer Res 36, 1976: 2102 – 2107
6 Moertel CG, Ames MM, Kovach JS, Moyer TP, Rubin JR, Tinker JH: A pharmacologic and toxicological study of amygdalin. JAMA 245, 1981: 591 – 594
7 Moertel CG, Fleming TR, Rubin J, Kvols LK, Sarna G, Koch R, Currie VE, Young CW, Jones SE, Davignon JP: A clinical trial of amygdalin (Laetrile) in the treatment of human cancer. N Engl J Med 306, 1982: 201 – 206

Internetadressen

cis.nci.nih.gov / fact / 9_3.htm: Cancer Facts

8.4.3 Physikalische Therapie

Karin Kraft

8.4.3.1 Einteilung, Planung und Ziele

Einteilung

Die Therapieverfahren werden in passive und aktive Maßnahmen unterteilt, die meistens kombiniert werden (multimodales Therapiekonzept):

- **Passive** Maßnahmen sind bei Schmerzen, Schwellungen, Durchblutungsstörungen und Tonusdysregulation indiziert. Dazu zählen:
  - Krankengymnastik (☞ 8.4.3.2): Lagerung, passive Bewegung
  - Massage (☞ 8.4.3.3): manuelle Lymphdränage, klassische Massage, tiefe Querfriktion nach Cyriax (deep friction), Bindegewebsmassage, Fußsohlenreflextherapie
  - Thermotherapie (☞ 8.4.3.4): Wärmeanwendungen, Kältetherapie (Kryotherapie), Elektrotherapie
  - Lichttherapie (☞ 8.4.3.5): Fototherapie, Heliotherapie
  - Balneotherapie (☞ 8.4.3.6)
  - Inhalationstherapie (☞ 8.4.3.7).
- **Aktive** Maßnahmen sind bei Schmerzen, Störung der Vitalfunktionen (beispielsweise der Atmung), Angststörungen, verminderter körperlicher Leistungsfähigkeit (Reduktion der Koordination oder Kraft) sowie bei Hypomobilität angezeigt. Dazu zählen:
  - Krankengymnastik (☞ 8.4.3.2): Mobilisation, Stabilisation, Herz-Kreislauf-Übungen und -Training, Kräftigungstraining
  - Atemtherapie (☞ 8.4.3.8)
  - Komplexe physikalische Entstauungstherapie (KPE) (☞ 8.4.3.9).

Therapieplanung

Erfolgt stets individuell unter Berücksichtigung von:

- Gesamtzustand (Ausgangslage, Leistungsvermögen) des Patienten
- Konstitution (Reaktionstyp) des Patienten
- Art und Stadium der Erkrankung
- Schwere der Symptome.

Oft sind Modifikation, Adaptation und Revision der Therapie erforderlich.

> **Bei der Therapieplanung für ältere Patienten beachten:**
> - Eingeschränkte pulmonale und kardiovaskuläre Belastbarkeit
> - Nachlassende Gefäßelastizität (Verletzungen kleiner Gefäße bei Manipulationen)
> - Veränderter Hautturgor
> - Herabgesetzte Sensibilität der Haut (Polyneuropathien, Paresen)
> - Reduktion der Muskulatur mit erhöhter Verletzungsgefahr.

Einsatzmöglichkeiten

- Primärprävention: günstiger Effekt einer regelmäßigen sportlichen Betätigung (Mindestverbrauch 1000 kcal / Woche)
- Akutstadium: prä- und postoperativ, begleitend zur Bestrahlung bzw. Chemotherapie
- Rehabilitationsphase: Aktivierung und Kräftigung
- Sekundärprävention, Nachsorge: Verbesserung der Lebensqualität, Stabilisierung und Kräftigung, Reintegration in den Alltag
- Finalstadium: Verbesserung des Wohlbefindens, Tonusregulation

Allgemeine Therapieziele

- Linderung von Beschwerden, Symptomen
- Erhaltung und Verbesserung der Funktion
- Kompensation von Defiziten
- Verbesserung von Lebensqualität und Wohlbefinden
- Berücksichtigung von psychosozialen Aspekten

8.4.3.2 Krankengymnastik

Lagerung

Funktionsgerechte und / oder Symptom lindernde Körperhaltung bei bettlägerigen Patienten vorgeben, ggf. Lagerungshilfen verwenden. Krankengymnastische Basistechnik, die nach Bedarf mit passiver oder aktiver Bewegung kombiniert werden sollte.

Indikationen

- Schmerzlinderung bei akuten und chronischen Schmerzen
- Erhaltung der Gebrauchsstellung von Gelenken
- Vorbeugung oder Behandlung von Lagerungsschäden von Haut bzw. Schleimhäuten
- Entspannung und Dehnung hypertoner Muskeln einschließlich Tonusregulierung
- Förderung von venösem und lymphatischem Abfluss
- Verbesserung der Atemwegsfunktion: Umverteilung der Durchblutung durch regelmäßige Umlagerung, Sekrettransport durch Dränagelagerung

Kontraindikationen
Keine vorhanden.

Durchführung
- Individuell auf den Patienten abgestimmt; Akzeptanz und Zumutbarkeit beachten; häufiger Lagewechsel
- Zur akuten Schmerzlinderung Gelenke in Ruhestellung, bei chronischen Schmerzen in Funktionsstellung lagern
- Patienten das richtige Lagerungsverhalten erlernen bzw. durch Hilfspersonen regelmäßig korrigieren lassen

> **!** Die vom Patienten bevorzugte Lagerung ist nicht immer die für ihn am besten geeignete. Für schlanke Patienten sind eher weiche, für übergewichtige eher feste Matratzen und Unterlagen empfehlenswert.

Passive Bewegung
Dabei werden Gelenke vom Therapeuten oder durch Geräte ohne eigene Muskelaktivität des Patienten bewegt.

Indikationen
- Lähmungen
- Tonusstörungen
- Bewusstlosigkeit
- Kontrakturprophylaxe: Gelenk bildende Flächen gleitfähig und umgebende Weichteilgewebe dehnfähig erhalten
- Kreislaufaktivierung
- Überprüfung von Gelenkbeweglichkeit und Tonusverhältnissen

Kontraindikationen
- Absolute: Wirbelsäuleninstabilität, frische und unversorgte Frakturen
- Relative: Frakturgefahr, großflächige Verletzungen, Tumoren im Gelenkbereich, akut-entzündliche Gelenkprozesse

Durchführung
Unter proximaler Fixierung des zu bewegenden Gelenks langsam geführte Bewegungen mit leichter Traktion in allen Richtungen durch Ausnutzung des vollen Bewegungsausmaßes ausführen.
Krankengymnastische Basistechnik; mit Lagerungstechniken sowie nach Bedarf und Möglichkeit auch mit aktiven Maßnahmen kombinieren.

Mobilisation
Einsatz von physiotherapeutischen Techniken bei Bewegungseinschränkungen, um den Bewegungsumfang von Gelenken und Wirbelsäule bzw. die Beweglichkeit von Muskulatur und Bindegewebe zu verbessern.

Indikationen
- Funktionsstörungen des Stütz- und Bewegungsapparats
- Eingeschränkte Gelenkbeweglichkeit
- Akute und chronische Reizzustände von Gelenken und Wirbelsäule
- Irritation neuromeningealer Strukturen

Kontraindikationen
- Absolute: Wirbelsäuleninstabilität, frische und unversorgte Wirbelfrakturen, Diskusprolaps mit radikulärem Syndrom, Stenose des Spinalkanals, akutentzündliche Gelenkprozesse, schlecht eingestellte Blutgerinnungsstörungen
- Relative: Frakturgefahr, mangelnde Kooperation des Patienten, psychosomatische Gelenkschmerzen, unklare Schmerzsyndrome, chronisch-entzündliche Gelenkprozesse

Durchführung
Mobilisierende Techniken anwenden, z. B. funktionelle Bewegungslehre nach Klein-Vogelbach, propriozeptive neuromuskuläre Fazilitation, manuelle Therapie nach Cyriax oder Maitland.
Ergänzend sind Thermo- und Elektrotherapie, medizinische Trainingstherapie oder allgemeine Haltungsschulung als unterstützende Maßnahmen sinnvoll.

Stabilisation
Einsatz von physiotherapeutischen Techniken, um die Muskulatur zu stabilisieren, geschwächte Muskeln zu kräftigen, eine ligamentäre Hypermobilität auszugleichen oder auch eine psychische Stabilisierung durch veränderte Körperwahrnehmung zu erreichen.

Indikationen
- Geschwächte und/oder verkürzte Muskulatur
- Funktionsstörungen des Stütz- und Bewegungsapparats

Kontraindikationen
☞ Mobilisation

Durchführung

Z. B. Anwendung von Techniken der funktionellen Bewegungslehre nach Klein-Vogelbach oder der propriozeptiven neuromuskulären Fazilitation.

Ergänzend sind Thermo- und Elektrotherapie, medizinische Trainingstherapie oder allgemeine Haltungsschulung als unterstützende Maßnahmen sinnvoll. Die dadurch erreichbare psychische Stabilisierung kann beachtlich sein.

Herz-Kreislauf-Übungen und -Training

Zur Aufrechterhaltung bzw. Anregung der Herz-Kreislauf-Funktion durch aktive Maßnahmen.

Wirkungen

- Stabilisation und Entlastung des Herzens, Ökonomisierung der Skelettmuskelfunktion
- Günstiger Einfluss auf Stoffwechselstörungen
- Gewinnen von Vertrauen in die Leistungsfähigkeit des eigenen Körpers
- Verbesserung der Lebensqualität

Indikationen

- Vorbeugung einer Leistungsverminderung
- Steigerung der Leistungsfähigkeit des Herz-Kreislauf-Systems

Kontraindikationen für Aktivitätsstufe IV

- Nicht ausreichend eingestellte arterielle Hypertonie (> 200/120 mmHg in Ruhe)
- Ausgeprägte Herzrhythmusstörungen
- Ruhe- oder instabile Angina pectoris
- Myokardinfarkt vor weniger als 2 Wochen
- Herzinsuffizienz (NYHA III – IV)
- Akute Myo-, Endo-, Perikarditis

Durchführung

Das Ausmaß der Belastung den Pulskontrollen anpassen.

- Bettlägerige Patienten: Häufig einfache rhythmische Arm- und Beinbewegungen, mehrmals täglich, Kleingeräte benutzen, Lagewechsel, möglichst kombiniert mit Atemtherapie
- Aktivitätsstufe I: Häufig auf der Bettkante sitzen, einfache rhythmische Arm- und Beinbewegungen im Sitzen, vor dem Bett stehen
- Aktivitätsstufe II: im Zimmer gehen
- Aktivitätsstufe III: im Flur gehen
- Aktivitätsstufe IV: Treppensteigen, Fahrradergometertraining

Kräftigungstraining

Gezieltes Trainingsprogramm, um die körperliche Leistungsfähigkeit allmählich zu steigern.

Wirkungen

- Wiederherstellung der körperlichen Fitness nach krankheitsbedingter Immobilisation
- Funktionsverbesserung → Entlastung des Herzens durch ökonomisches Arbeiten der Skelettmuskulatur, günstige Beeinflussung von Stoffwechselstörungen, Steigerung der Koordinationsfähigkeit
- Vertrauen in die eigene körperliche Leistungsfähigkeit motiviert zur Änderung des Lebensstils
- Verbesserung der Lebensqualität
- Unterstützung der Reintegration in einen körperlich belastenden Beruf

Indikationen

- Reduzierte kardiovaskuläre und muskuläre Leistungsfähigkeit nach langer Immobilisation
- Mangelndes Vertrauen in die eigene Leistungsfähigkeit

Kontraindikationen

☞ Herz-Kreislauf-Übungen und -Training

Durchführung

Aktuellen Leistungsstand mit standardisiertem Testverfahren ermitteln. Trainingsprogramm entsprechend der individuellen Leistungsfähigkeit steuern, Übungsbelastung ständig steigern. Optimale Belastung: 50 – 80 % der maximalen Leistungsfähigkeit.

Wahrnehmungs- und Geschicklichkeitsspiele im Sitzen, Stehen und Gehen, Fahrradergometer, systematisches Geh- und Lauftraining, Schwimmen, Radfahren, Wassergymnastik, Partner- und Mannschaftsspiele, Muskelaufbau- und Kraftausdauertraining. Umgestaltung des Alltagslebens.

Beginn meist während der stationären Rehabilitation, Fortsetzung ambulant (z. B. in einer Selbsthilfegruppe).

Bewertung

Krankengymnastik:

1. **Wirksamkeit auf Tumorwachstum:** nicht belegt
2. **Wirkung auf Allgemeinbefinden / Psyche:** unzureichende Studienlage
3. **Nebenwirkungen:** selten

4. **Preis:** 51 – 250 € / Monat
5. **Kostenübernahme:** auch durch gesetzliche Krankenkassen

8.4.3.3 Massage

Manuelle Lymphdränage

Massagetechnik zur Steigerung der Lymphgefäßmotorik.

Wirkungen

Bewirkt die Aufnahme lymphpflichtiger Lasten in die initialen Lymphgefäße und eine Verschiebung von Lymph- und Gewebsflüssigkeit, stimuliert den Lymphtransport, lockert fibrosklerotisches Bindegewebe.

Indikationen

- Primäre und sekundäre Lymphödeme
- Lipödem und seine Kombinationsformen
- Phlebolymphostatisches Ödem
- Posttraumatische und postoperative Ödeme
- Ödeme bei Hemiparesen
- Zyklisch-idiopathische Ödemsyndrome

Kontraindikationen

- Entzündungen mit Beteiligung pathogener Keime
- Kardiales Ödem bei dekompensierter Herzinsuffizienz
- Akute Thrombophlebitis
- Tiefe Beinvenenthrombose
- Manuelle Lymphdränage im Halsbereich bei Hyperthyreose, hypersensitivem Carotissinus, Herzrhythmusstörungen
- Strahlenschäden
- Aneurysma
- Entzündliche Darmerkrankungen
- Abdominelle Therapie in der Schwangerschaft

Durchführung

Es werden typische Grifftechniken in festgelegter Reihenfolge verwendet, die Griffe werden großflächig unter langsam an- und abschwellendem Druck ausgeführt. Die Schubphase erfolgt in Abflussrichtung.
Eine isolierte manuelle Lymphdränage ist bei der Mehrzahl der Indikationen sinnlos, es ist eine komplexe physikalische Entstauungstherapie anzustreben (s. u.).

Klassische Massage

Manuelle Behandlung mit definierter Grifftechnik.

Wirkungen

- Lösung von Adhäsionen in Gleit- und Verschiebegeweben zwischen Haut, Subkutis, Muskeln, Faszien und Bändern
- Förderung des Abtransports von Flüssigkeiten und algetischen Substanzen
- Steigerung der Durchblutung
- Freisetzung von Gewebshormonen
- Stabilisierung des Immunsystems
- Stimulation des Muskelmetabolismus, Verkürzung der Erholungsphase nach Muskelarbeit, Normalisierung der Muskelspindelaktivität
- Durch Erregung von Mechanorezeptoren segmentale Schmerzdämpfung und neurovegetative Stabilisierung
- Psychische Wirkung durch Berührung und Zuwendung

Indikationen

- Muskulärer Hypertonus
- Muskelverspannung bzw. Myogelosen
- Muskelschmerzen infolge statischer und degenerativer Veränderungen
- Weichteilrheumatische Schmerzzustände
- Pannikulose
- Narbige Strukturveränderungen
- Posttraumatische und postoperative Muskelfunktionsstörungen (nicht im akuten Stadium oder unmittelbar erkrankten Gebiet)
- Detonisierung und Lockerung der Muskulatur vor einer Bewegungstherapie

Kontraindikationen

- Unmittelbare Nähe maligner Prozesse
- Schutzspannung bei Trauma
- Akute Radikulopathie
- Akute internistische, chirurgische und hochfieberhafte Erkrankungen
- Kachexie
- Dekompensierte Herzinsuffizienz
- Maligne Hypertonie
- Frischer Herzinfarkt
- Antikoagulanzientherapie (Ausnahme: Low-dose-Heparin)
- Frische Thrombosen
- Periphere arterielle Verschlusskrankheit
- Sympathische Reflexdystrophie
- Akute und chronische Hautentzündungen, Hautdefekte
- Frische Operationsnarben

■ **Durchführung**
In der Regel werden Teil- und Großmassagen durchgeführt, verwendet werden die Massagetechniken Streichung, Reibung, Zirkelung, Friktion, Knetung, Walkung, Klopfung und Vibrationen.
Nachruhephase beachten.
Kombination mit Thermo- und/oder Bewegungstherapie sinnvoll.

> Massagen sind bei Patienten äußerst beliebt, in vielen Fällen jedoch nur zu Beginn der Therapie erforderlich.

Tiefe Querfriktion nach Cyriax (deep friction)
Massagemethode, bei der Muskeln, Sehnen und Bänder quer zum Faserverlauf bearbeitet werden.

■ **Wirkungen**
Bewirkt starken lokalen Schmerzreiz mit sekundärer Durchblutungssteigerung.

■ **Indikationen**
Dolente Tendinosen und Ansatztendopathien.

■ **Kontraindikationen**
☞ klassische Massage

■ **Durchführung**
Mit den Fingern oder dem Daumen wird quer zum Verlauf der Muskeln, Sehnen und Bänder massiert. Reiben auf der Haut ist zu vermeiden.
Mit Kryotherapie kombinierbar, besonders in der Rehabilitationsphase.

Bindegewebsmassage
Reflextherapeutische Form der Massage mit speziellen Strichtechniken.

■ **Wirkungen**
- Verstärkung der lokalen Durchblutung
- Reflektorische Beeinflussung der Head-Zonen

■ **Indikationen:**
- Durchblutungsstörungen
- Obstipation

> Nur bei reflektorischen Störungen wirksam.

■ **Kontraindikationen**
☞ klassische Massage

■ **Durchführung**
Die Haut wird mit den Fingern „angehakt" und ausgestrichen; dies verursacht initial in der Regel einen scharfen Schmerz. Die Strichführung erfolgt nach einer vorgegebenen Systematik.
Patienten hinsichtlich vegetativer Reaktionen überwachen, Nachruhe ist unerlässlich.

Fußsohlenreflextherapie
Druckmassage der Fußsohle.

■ **Indikationen**
Entspannung/Verbesserung des Allgemeinbefindens.

■ **Kontraindikationen**
Keine vorhanden.

■ **Durchführung**
Der Bereich der Fußsohlen wird systematisch mit Druckmassage behandelt.

Bewertung

> Massage:
> 1. **Wirksamkeit auf Tumorwachstum:** nicht belegt
> 2. **Wirkung auf Allgemeinbefinden/Psyche:** unzureichende Studienlage
> 3. **Nebenwirkungen:** selten
> 4. **Preis:** 51–250 €/Monat
> 5. **Kostenübernahme:** auch durch gesetzliche Krankenkassen (Ausnahme: Fußsohlenreflextherapie)

8.4.3.4 Thermotherapie
Lokale oder Ganzkörperanwendungen mit Wärme oder Kälte zuführenden bzw. erzeugenden Maßnahmen zu Therapiezwecken.

Wärmeanwendungen
■ **Wirkungen**
- Arterielle Hyperämie → gesteigerter Metabolismus, Analgesie, Muskeldetonisierung
- Verbesserung der Dehnfähigkeit bindegewebiger Strukturen
- Erhöhung der Mobilität
- Verringerung der Viskosität der Synovia
- Förderung von Wachstum und Regeneration, perkutaner Resorption und konsensueller Reaktion

- Bei Hauterwärmung Abfallen der Temperatur im segmental zugehörigen Organ; Ausnahme: Herz, Nieren und Gehirn

Indikationen
- Erkrankungen der Stütz- und Bewegungsorgane im chronischen Stadium
- Wirkungsverstärkung anderer physikalischer Maßnahmen
- Psychosomatische Erkrankungen
- Unruhe- und Erregungszustände
- Immunschwäche
- Beginnende virale Infekte
- Onkologische Erkrankungen (☞ 8.2.3)

Kontraindikationen
- Akute Erkrankungen des Bewegungsapparats
- Varikosis
- Lymphabflussstörungen
- Arterielle Verschlusskrankheit Stadium III und IV
- Herz-Kreislauf- und respiratorische Insuffizienz
- Sensibilitätsstörungen
- Hochfieberhafte Infekte
- Konsumierende Erkrankungen (relative Kontraindikation)

> **!** Ultraschall- und Hochfrequenztherapie sind bei floriden Tumoren – insbesondere lokal – kontraindiziert.

Durchführung
- Heißluft, Packungen, Wickel, Hydrotherapie, Peloide, Heusack, Infrarotlicht
- Kurzanwendung mit reflektorischer Wirkung (wenige Sekunden): z. B. heiße Rolle
- Langanwendung mit lokaler und reflektorischer Wirkung (je nach Verfahren wenige bis ca. 40 Min.)

Wärmetherapeutische Verfahren je nach Intensität und Eindringtiefe differenzialtherapeutisch einsetzen. Sorgfältige Indikationsstellung, meist mit anderen Verfahren kombiniert.

Kältetherapie (Kryotherapie)

Bewirkt Abfall der Lokal- bzw. Körpertemperatur.

Wirkungen
- Reduktion entzündlicher Reaktionen über eine Hemmung von Enzym- und Mediatorwirkungen
- Analgesie durch verringerte Nervenleitgeschwindigkeit, Hemmung der Nozizeptoren und Blockierung von Axonreflexen (insbesondere bei der Ganzkörperkältetherapie)
- Beeinflussung der Muskelspindelaktivität: Reize von kurzer Dauer erhöhen, Reize von langer Dauer senken Muskeltonus

Indikationen
- Posttraumatisch, z. B. in der Sportmedizin
- Akuter Schub bei rheumatischen Erkrankungen
- Kollagenosen, Autoimmunerkrankungen
- Schmerzen jeder Art
- Schlaffe Paresen, Spastik
- Allgemeine Roborierung
- Fiebersenkung (Wadenwickel)

Kontraindikationen
- Kälteempfindlichkeit
- Kälteurtikaria
- Trophische Störungen
- Systemische Sklerodermie
- Raynaud-Krankheit
- Periphere arterielle Verschlusskrankheit
- Konsumierende Erkrankungen

Durchführung
- Kurzzeitanwendungen (1 – 3 Min.): z. B. Kneipp-Therapie, Kältespray, Eiswürfel, Eistauchbad, Kryopackungen, Eisbeutel, Kaltluft (einschließlich Ganzkörperkältekammer); als reflektorische Therapie bei schlaffen Paresen, zur Analgesie
- Langzeitanwendungen: beispielsweise Eiswickel, kalte Packungen; zur Analgesie, Entzündungshemmung
- Meist ergänzend zur Krankengymnastik

> Für Tumorpatienten insbesondere als adjuvantes Verfahren in der Rehabilitation bzw. Nachsorge sinnvoll.

Elektrotherapie

Anwendung von elektrischen Strömen auf umschriebene Areale des Körpers. Unterteilt in Niederfrequenz- (0 – 1 kHz, Gleichstrom- und Reizstromtherapie) und Hochfrequenzbereich (> 300 kHz, Kurz-, Dezimeter- und Mikrowellentherapie).

Wirkungen

- **Gleichstromtherapie:** Bewegung von Ladungsträgern und Erregung von Rezeptoren
- **Niederfrequente Reizströme:** Auslösung von Aktionspotenzialen an Nervenfasermembranen
- **Transkutane elektrische Nervenstimulation (TENS):** als Sonderform der niederfrequenten Reizströme; Erregung von Mechanorezeptoren, Blockierung von Interneuronen im Rückenmark, Aktivierung höherer Systeme der Schmerzinhibition
- **Hochfrequenztherapie:** Erwärmung des durchströmten Gewebes durch Reibungswärme (**cave:** kontraindiziert bei floriden Tumoren)

Indikationen

- **Gleichstromtherapie:**
  - Stangerbad: Schmerzzustände aller Art, diffuse Schmerzsyndrome, Schmerzen infolge Knochenmetastasen, Sedierung
  - Zellenbad: Polyneuropathien, bei Kontraindikationen für ein Vollbad
  - Gleichstromdurchflutung, Iontophorese: schmerzhafte Tendinosen, Periarthropathien, Arthrosen etc.
- **Niederfrequente Reizströme:** Analgesie, Muskelstimulation und -kräftigung
- **TENS:** akute und chronische Schmerzzustände durch Neuralgien, Tumoren, Arthrosen und Spondylarthrosen, akuter Herpes zoster

Kontraindikationen

- Unüberwindliche Angst oder Abneigung des Patienten
- Implantate von Metallen bzw. elektronischen Geräten
- Gravidität
- Frische Thrombosen im Behandlungsgebiet
- Arterielle Verschlusskrankheit Stadium III und IV
- Sensibilitätsstörungen
- Hautschäden
- Akute Entzündungen im Durchströmungsgebiet
- Psychogene Schmerzen
- Fieberhafte Erkrankungen
- Erhebliche Gerinnungsstörungen

Durchführung

- Wasserhaltiges Medium zwischen Elektroden und Haut einbringen, dabei liegt das Behandlungsgebiet im Durchströmungsbereich der Elektroden.
- Therapiedauer: Je nach Applikationsform bis 30 Min., für einen Therapieerfolg sind mind. 6 Behandlungen erforderlich.
- TENS: Taschengeräte mit Klebeelektroden zur Heimbehandlung (als Hilfsmittel verordnungsfähig), individuell eingestellt (Anwender schulen); mindestens 20 Min. anwenden, bei Ansprechen auch mehrere Std. (über Nacht).

Reizströme sind sinnvoll, um die Muskelfunktion zu erhalten. Bei analgetischer Indikation ist die Kombination mit anderen Verfahren zu empfehlen.
Auf TENS sprechen ca. 50 % der Patienten initial, bei Langzeitanwendung ca. 15 – 20 % an.

Bewertung

Thermotherapie:
1. **Wirksamkeit auf Tumorwachstum:** unzureichende Studienlage, aber plausibler Ansatz
2. **Wirkung auf Allgemeinbefinden / Psyche:** unzureichende Studienlage
3. **Nebenwirkungen:** selten
4. **Preis:** 51 – 250 € / Monat
5. **Kostenübernahme:** auch durch gesetzliche Krankenkassen

8.4.3.5 Lichttherapie

Fototherapie

Setzt optische Strahlung, z. B. sichtbares Licht (Heliotherapie, ☞ unten), Infrarot- (Thermotherapie) oder ultraviolette (UV-) Strahlung, zu prophylaktischen und therapeutischen Zwecken ein. Die UV-Strahlung wird unterteilt in:

- *$UV\text{-}A_1$ (Wellenlänge 340 – 400 nm): Bewirkt rasche Pigmentierung und langfristig Elastose der Haut, fördert zelluläre Abwehrmechanismen*
- *$UV\text{-}A_2$ (320 – 339 nm): führt zu Pigmentierung, Erythembildung, bakterizid*
- *UV-B (280 – 319 nm): wandelt 7-Dehydrocholesterol in der Haut zu Vitamin D_3 ($1{,}25\text{-}[OH]_2\text{-}D_3$) um, dessen Rezeptoren auf immunologisch relevanten Zellen und Tumorzellen (einschließlich Leukozyten) bei myeloischen und lymphatischen Leukämien nachgewiesen wurden; auch Oxidation von Dopa zu Melanin.*

Indikationen (UV-Therapie)

- Stärkung der Reaktionslage und Infektabwehr
- Psoriasis vulgaris (UV-A)

- Mycosis fungoides (UV-A_1)
- Versuchsweise bei Vitiligo

Kontraindikationen
- Absolute: Lichtsensitivität und -dermatosen, akute Erkrankungen (z. B. Schub einer rheumatoiden Arthritis, Hyperthyreose, Entzündung), dekompensierte Herzinsuffizienz, Herzrhythmusstörungen, Z. n. akutem Myokardinfarkt, Durchblutungs- und Sensibilitätsstörungen
- Relative: Bösartige Hauttumoren (Basalzell-, Spindelzellkarzinom, malignes Melanom, Morbus Bowen) in der Vorgeschichte

Durchführung
Erythemschwellendosis (individuelle Lichtempfindlichkeit) messen, Strahlenabstand und Bestrahlungszeit immer genau einhalten.
Physiologische UV-Dosen scheinen tumorpräventiv zu wirken (Hinweise für Kolon- und Mammakarzinom, Non-Hodgkin-Lymphome, myeloische Leukämie) und finden als adjuvante Therapie zunehmend Interesse.

Heliotherapie

Verwendung natürlichen Sonnenlichts zu Therapiezwecken.

Wirkungen
- Hautpigmentierung und Erythembildung
- Hypophysen- und Immunstimulation
- Steigerung der Vitamin-D_3-Synthese
- Antidepressiv

Indikationen
- Adjuvante Therapie bei Tumoren zur Stärkung der Abwehrlage und Verbesserung der Stimmungslage
- Rachitis, Osteoporose
- Psoriasis vulgaris
- Neurodermitis
- Acne vulgaris

Kontraindikationen
Keine Gefährdung bei Dosierung unterhalb der minimalen Erythemdosis.

Durchführung
Lichtexposition unter Berücksichtigung der individuellen Erythemschwelle des Patienten.

Bewertung

Lichttherapie:
1. **Wirksamkeit auf Tumorwachstum (Prävention):** unzureichende Studienlage, aber plausibler Ansatz
2. **Wirkung auf Allgemeinbefinden / Psyche:** unzureichende Studienlage
3. **Nebenwirkungen:** selten
4. **Preis:** ≤ 50 € / Monat
5. **Kostenübernahme:** auch durch gesetzliche Krankenkassen

8.4.3.6 Balneotherapie

Therapie mit (medizinischen) Bädern.

Wirkungen
- **Mechanische Wirkungen der Immersion (thermoneutrales Bad):**
  - Auftrieb: Suppression tonisch-afferenter und efferenter Impulse → Verringerung des Muskeltonus und Erhöhung der Beweglichkeit
  - Hydrostatische Effekte: Kompression des Niederdrucksystems → Verschiebung des venöses Blutes in den Thoraxbereich → Anstieg von zentralem Blutvolumen und ZVD, Schlag- und Herzminutenvolumen, Diurese und pulmonalem Widerstand
- **Endokrine Effekte:**
  - Abfall der Plasmakonzentrationen von Noradrenalin, Adrenalin, Kortisol, Prolaktin, Renin, Aldosteron, Vasopressin und Angiotensin II
  - Anstieg des atrialen natriuretischen Faktors („Badediurese")
- **Thermische Wirkungen:**
  - Warmes Bad: Vasodilatation (direkte Wirkung auf die Gefäße und reflektorisch über Hautrezeptoren), vermehrte Freisetzung von Katecholaminen, Renin und Angiotensin II, Anstieg der Körperkerntemperatur (stimuliert Immunsystem, hemmt Erregerwachstum); bei Bäderserien verbessert sich die unspezifische Abwehrlage durch Adaptationsprozesse, zelluläre und humorale Immunkomponenten (insbesondere der Haut) normalisieren sich
  - Kühles Bad: Vasokonstriktion, vasomotorische Kältereaktionen, Anstieg von Muskeltonus und Blutdruck, Abfall des Schlagvolumens, Immunstimulation

- **Chemische Wirkungen:** Veränderte Ionendurchlässigkeit der Haut, in geringem Maße Resorption von Substanzen durch die Haut (Ausnahme: CO_2 und Radon werden verstärkt resorbiert)

■ **Indikationen**
- **Thermoneutrale Bäder:** Schmerzsyndrome des Bewegungsapparats, postoperative und posttraumatische Zustände, Rekonvaleszenz, psychophysische Überlastung, psychovegetative Syndrome
- **Warme Bäder:** Funktionstraining
- **Hydrogalvanische Bäder:** ☞ Stangerbad (8.4.3.4 unter „Elektrotherapie“)
- **Medizinische Bäder** mit Zusätzen (z. B. Baldrian-, Melissen-, Lavendel- , Wintergrünöl): Wirkungen z. B. Sedierung bei Nervosität, vegetativer Übererregbarkeit und zur Schlafförderung, antirheumatische Wirkung
- **Überwärmungsbad:** beginnender grippaler Infekt, zur Abwehrsteigerung (mit abschließendem Kaltreiz) bei chronisch-rezidivierenden Infekten, versuchsweise auch bei onkologischen Patienten
- **Warme Arm- und Fußbäder:** bei obstruktiven Atemwegserkrankungen bzw. Erkrankungen der oberen Luftwege und Infektneigung: bronchospasmolytische Wirkung
- **CO_2-Bäder:** funktionelle Durchblutungsstörungen (vegetative Dysregulation, Raynaud-Syndrom), arterielle Verschlusskrankheit (Grad I – II), chronische schlecht heilende Wunden, Grenzwerthypertonie

■ **Kontraindikationen**
- Absolute: Vollbäder bei größeren Hautverletzungen, akuten Hautkrankheiten, schweren fieberhaften und infektiösen Erkrankungen, Herzinsuffizienz NYHA III – IV, schwerer arterieller Hypertonie, schwerer respiratorischer Insuffizienz
- Relative: Warme Bäder / Dampfbäder bei Körpertemperaturen über 39 °C; konsumierende Prozesse; sorgfältige und vorsichtige Indikationsstellung bei Malignomen

■ **Durchführung**
Als Wannenvollbad, Teilbäder, Waschungen, Güsse exakt nach Anleitung durchführen. Nachruhe ist unerlässlich.
Eine Bädertherapie setzt voraus, dass der Organismus des Patienten in gewissem Maße auf die therapeutische Einwirkung reagiert. Gezielte Untersuchungen zu den immunologischen Effekten bei Tumorpatienten liegen nicht vor.

Besonderheiten:
- **Überwärmungsbad:** laufende Kontrolle und Überwachung des Patienten erforderlich, lange Nachruhe angezeigt
- **Bewegungsbad:** erleichtert Bewegungen und Übungen bei Patienten mit muskulären Defiziten sowie schmerzhaften Bewegungseinschränkungen; Die Verlangsamung des Bewegungsablaufs durch erhöhte Viskosität ermöglicht bessere Dosierung des Krafteinsatzes
- **Moorbadekur:** besonders günstige Form der milden Hyperthermie; ist nach abgeschlossener onkologischer Therapie zulässig.

Bewertung

Balneotherapie:
1. **Wirksamkeit auf Tumorwachstum:** nicht belegt
2. **Wirkung auf Allgemeinbefinden / Psyche:** unzureichende Studienlage
3. **Nebenwirkungen:** selten schwer wiegende
4. **Preis:** 51 – 250 € / Monat
5. **Kostenübernahme:** auch durch gesetzliche Krankenkassen

8.4.3.7 Inhalationstherapie

Therapeutisch gezieltes Einbringen von Aerosolen in das Tracheobronchialsystem, um es zu reinigen, das Bronchialsekret zu verflüssigen, die Zilientätigkeit zu aktivieren und den Alveolarraum zu reinigen.

■ **Indikationen**
- Entzündungen der oberen Luftwege, chronische Bronchitis, (Broncho-)Pneumonie
- Bronchiale Obstruktion, Asthma bronchiale
- Befeuchten der Atemwege bei künstlicher Beatmung

■ **Kontraindikationen**
Keine vorhanden.

■ **Durchführung**
Als Aerosole werden verwendet: physiologische Kochsalzlösung oder Sole (Sekretlockerung), Kamillenöl oder Panthenol (Entzündungen), Mukolytika (Verflüssigung des Bronchialsekrets) und Dosieraerosole (antiobstruktive Wirkung).
Aerosole kommen natürlich vor (Meeresküste) oder werden erzeugt: Wasserdampf (relativ große Partikel),

druckluftgetriebene Düsenvernebler, Ultraschallvernebler, Dosieraerosol, Pulverinhalation.
2–4-mal täglich 5–10 Min. inhalieren, schwerkranke Patienten zweistündlich. Langsame, tiefe Inhalation mit anschließendem Atemanhalten bewirkt die beste Deposition von Aerosolen. Bei chronischer Bronchitis, bronchialer Obstruktion und Asthma bronchiale Atemtherapie (☞ 8.4.3.8) anschließen.

> ! Zu Therapiebeginn kann bei schwerkranken, exsikkierten Patienten eingetrocknetes Sekret an Volumen zu nehmen und eine Dyspnoe bewirken.

Bewertung

> Inhalationstherapie:
> 1. **Wirksamkeit auf Tumorwachstum:** nicht belegt
> 2. **Wirkung auf Allgemeinbefinden / Psyche:** unzureichende Studienlage
> 3. **Nebenwirkungen:** selten
> 4. **Preis:** 51–250 € / Monat
> 5. **Kostenübernahme:** auch durch gesetzliche Krankenkassen

8.4.3.8 Atemtherapie

Kombination von aktiven und passiven Maßnahmen, um die Atemtätigkeit zu unterstützen. Ziele sind:
- *(Wieder-)Erlernen einer physiologischen Atmung*
- *Verbesserung des pulmonalen Gasaustausches*
- *Atemlenkung/-vertiefung*
- *Körperliche und psychische Entspannung.*

Indikationen
- Obstruktive und restriktive Atemwegserkrankungen
- Erkrankungen im Abdominalbereich
- Prä- und postoperative Prophylaxe pulmonaler Komplikationen
- Prophylaxe und Therapie bei Pneumonie

Die Atemtherapie gehört zur Mobilisierung schwerkranker Patienten und wird adjuvant bei Erkrankungen des lymphatischen und venösen Systems eingesetzt. Atemtechniken dienen in Phasen großer Belastung als supportive, entlastende und entspannende Maßnahmen. Bei regelmäßiger Anwendung (Eigentraining) können Patienten auch ihre mentale Anspannung günstig beeinflussen.

Kontraindikationen (für Dränagelagerung bzw. manuelle Techniken)
- Instabilität des Herz-Kreislauf-Systems
- Erhöhter intrakranieller Druck
- Pleuraerguss
- Hämoptoe
- Gastroösophagealer Reflux
- Thoraxwandinstabilität
- Schwere Osteoporose oder Knochenmetastasen im Thoraxbereich
- Z. n. akuter Hauttransplantation

Durchführung
Je nach Symptomatik Techniken in unterschiedlichen Kombinationen und Lagerungen:
- Dränagelagerungen, Massagetechniken (Klopfen, Vibrieren, Klatschen), Atmen mit und ohne Stimmeinsatz, Schulung der Atemwahrnehmung, Dehnung bindegewebiger und muskulärer Strukturen, manuelle Techniken, Hydrotherapie, Anwendung einfacher apparativer Hilfen
- Ergänzende Maßnahmen: Inhalation, Bindegewebs-, Lockerungsmassagen, milde Wärmeanwendung.

Dauer und Häufigkeit abhängig vom Krankheitsbild bzw. Zustand des Patienten, 1-mal tgl. (ambulanter Patient) bis zu 3–4-mal 10 Min. tgl. (Intensivpatient).

Bewertung

> Atemtherapie:
> 1. **Wirksamkeit auf Tumorwachstum:** nicht belegt
> 2. **Wirkung auf Allgemeinbefinden / Psyche:** unzureichende Studienlage
> 3. **Nebenwirkungen:** selten
> 4. **Preis:** 51–250 € / Monat
> 5. **Kostenübernahme:** auch durch gesetzliche Krankenkassen

8.4.3.9 Komplexe physikalische Entstauungstherapie (KPE)

Therapeutisches Konzept, das manuelle Lymphdränage, hautpflegerische Maßnahmen, Bandagetechniken zur Kompressionstherapie, Entstauungsgymnastik, funktionelle krankengymnastische Behandlung und Patienteninformation bzw. -schulung umfasst. Lebenslänglich erforderlich zur Konsolidierung des Therapieergebnisses.

■ **Indikationen**
- Primäres Lymphödem
- Sekundäre Ödeme nach Operation, Bestrahlung oder Trauma
- Wirksamkeit beim sekundären Lymphödem bisher nicht gut belegt

■ **Kontraindikationen**
- Herzinsuffizienz (NYHA III – IV)
- Hochakute, entzündliche Prozesse

■ **Durchführung**
- Phase I: Tägliche Behandlung mit manueller Lymphdränage, individuell angelegter Kompressionsbandage, Bewegungstherapie und Hautpflege; Hauptziel: größtmögliche Entstauung; Dauer: 2 – 6 Wochen
- Phase II: Regelmäßiges Tragen nach Maß angefertigter Kompressionsstrümpfe; nach Bedarf 1 – 2 Lymphdränagen / Woche; bei Verschlechterung vorübergehend erneut Kompressionsbandagen; Regelmäßige Entstauungsgymnastik

Als Begleitsportart ist Schwimmen zu empfehlen. Wettkampfsportarten sind zu meiden (Verletzungsgefahr).

> **!** Blutdruckmessen und Blutentnahmen sind an Extremitäten, bei denen eine KPE durchgeführt wird, zu vermeiden.

Bewertung

> Komplexe physikalische Entstauungstherapie (KPE):
> 1. **Wirksamkeit auf Tumorwachstum:** nicht belegt
> 2. **Wirkung auf Allgemeinbefinden / Psyche:** durch Studien belegt
> 3. **Nebenwirkungen:** selten
> 4. **Preis:** 51 – 250 € / Monat
> 5. **Kostenübernahme:** auch durch gesetzliche Krankenkassen

8.4.3.10 Symptomorientierte physikalische Therapie bei onkologischen Patienten

Agitiertheit
- **Ursachen:** beispielsweise hirnorganische Veränderungen, Depression, Katatonie, Psychose, Delir, Angst, Hyperthyreose, Genussmittelabusus, Hirntumor bzw. -metastasen, neoplastische Syndrome, Stoffwechselstörungen, Benzodiazepinentzug, lange Schmerzanamnese
- **Maßnahmen:** Entspannungsverfahren (beispielsweise progressive Muskelrelaxation, autogenes Training)

Angst
- **Ursachen:** fast immer reale und krankheitsbezogene Angstinhalte
- **Maßnahmen:** Entspannungsverfahren, insbesondere autogenes Training

Aszites
- **Ursachen:** in 10 % der Fälle maligne Erkrankungen, insbesondere Ovarial-, Endometrium-, Mamma-, Kolon-, Magen- und Pankreaskarzinom
- **Maßnahmen:** Lymphdränage, Krankengymnastik

Atemnot (Dyspnoe)
- **Ursachen:** z. B. Kompression (Trachea, Bronchus) von außen, Obstruktion durch endobronchiales Tumorwachstum, Lymphangiosis carcinomatosa, rezidivierende Lungenembolie, Pneumonitis, Pleuraerguss, Aszites, obstruktive Lungenerkrankung, Pneumonie, Pneumothorax, Anämie, Linksherzinsuffizienz, Kachexie
- **Maßnahmen:** Atemgymnastik, Einüben von Atemtechniken, Lagerungshilfen (halb sitzend), Luftkühlung bzw. -befeuchtung

Dekubitus
- **Ursachen:** durch lang anhaltenden lokalen Druck wird die Mikrozirkulation gestört → lokale Ischämie und schließlich irreversibler Gewebedefekt
- **Maßnahmen:**
  - Präventiv: Mobilisation einschließlich häufigem Umlagern, Krankengymnastik
  - Im Erkrankungsfall: Weichlagerung (30°-Schräglage, häufige Umlagerung)

> **!** Thermotherapie ist bei Dekubitus kontraindiziert.

Depression
- **Auslöser:** bei Tumorschmerzen meist reaktiv, sonst passagere Phase während der emotionalen Verarbeitung einer Tumorerkrankung

- **Maßnahmen:** bei leichter bis mittelschwerer Depression individuell dosiertes Ausdauertraining, Heliotherapie, Kraniosakraltherapie

Fatigue

Zustand ausgeprägter körperlicher und psychischer Ermüdung, mit einer Prävalenz von mehr als 60 % bei Tumorpatienten während der Therapie.

- **Auslöser:**
  - Nebenwirkungen der onkologischen Therapie: z. B. Anämie, kortikoid-induzierte Myopathie, Kardiotoxizität
  - Körperliche Inaktivität (falsch verstandene Schonung): durch starken Muskelabbau und abnehmende kardio-respiratorische Leistungsfähigkeit bedingte Chronifizierung des Problems
  - Angst und Depression
  - Inappetenz und Mangelernährung
- **Maßnahmen:** individuell dosiertes Ausdauertraining; günstiger Effekt belegt für Patienten nach allogener Knochenmarks- bzw. autologer peripherer Blutstammzelltransplantation sowie bei Hochdosischemotherapie

> Maßnahmen bessern das psychische Befinden und führen nicht zu einer Zunahme der chemotherapiebedingten Komplikationen.

Finalstadium

- **Ziel:** Verbesserung des Befindens und Symptomkontrolle
- **Maßnahmen:** Entspannungsmaßnahmen, milde Atemtherapie mit feuchtwarmen Auflagen, passives Durchbewegen der Extremitäten, Lagerungskontrolle

> Alle Maßnahmen nur in Absprache mit dem Patienten und entsprechend seinen Wünschen durchführen.

Husten

- **Ursachen:** Pharyngo- oder tracheobronchiale Tumoren, Lungenmetastasen, Pleuraaffektionen, Infektionen der unteren Luftwege, COPD, kardiale Erkrankungen
- **Maßnahmen:** Inhalation (Salzlösung), Brustauflagen und -wickel mit ätherischen Ölen, Atemtherapie

Immunschwäche

- **Maßnahmen:** klassische Massage (Stabilisierung des Immunsystems), Wärmeanwendungen, UV-Therapie, warme oder kühle Bäder (ab der Rehabilitationsphase), Entspannungstechniken (z. B. progressive Muskelrelaxation), Übungs- und Trainingstherapie, insbesondere Ausdauertraining (ab der Rehabilitationsphase)

> Maßnahmen, um Inzidenz opportunistischer Infektionen zu reduzieren. Bisher liegen nur sehr wenige, zumeist unkontrollierte Untersuchungen vor.

Obstipation

- **Ursachen:** Tumor selbst, reduzierter Allgemeinzustand, metabolische oder andere Erkrankungen, Immobilisierung, allgemeine Schwäche, Exsikkose, therapiebedingte Stenosen, pflegerische, hygienische oder psychische Gründe, Medikamente, Fehlernährung, körperliche Inaktivität
- **Maßnahmen:** Mobilisation, Bewegungstherapie je nach Allgemeinzustand

Ödeme bzw. Lymphödeme

- **Ursachen:** primäre Lymphödeme idiopathisch, sekundäre Lymphödeme tumor- oder tumortherapiebedingt (insbesondere Mammakarzinom, Kopf-Hals-Tumoren)
- **Maßnahmen:** Lymphdränage bzw. komplexe physikalische Entstauungstherapie; gute Symptomlinderung ist damit möglich

> Bei einem Lymphödem im Kopf-Hals-Bereich durch inkurable Tumoren ist eine manuelle Lymphdränage nicht kontraindiziert.

Schluckauf (Singultus)

- **Ursachen:** Magenausgangsstenose, tumoröse Raumforderungen im Abdomen, Phrenikus- bzw. Vagusirritation durch Tumoren bzw. Metastasen, intrakranielle Tumoren, Urämie, Hypokalzämie, Medikamente
- **Maßnahmen:** Atemtherapeutische Übungen, Rachenstimulation

Schwindel

- **Ursachen:** Morbus Menière, benigner Lagerungsschwindel, Akustikusneurinom, Hirnstammläsion, Kleinhirntumor, multiple Sklerose, vertebrobasiläre

Insuffizienz, medikamenteninduzierter Kopfschmerz, Migräne, ototoxische Medikamente oder Schmerzmittel, Hypertonie, Hypotonie, Herzinsuffizienz, Herzrhythmusstörungen, Hypoglykämie, Anämie, Refraktionsanomalien, Augenmuskelparese, Retrobulbärneuritis, psychotisch, psychogen, Schmerzmittel

- **Maßnahmen:**
  - Bei orthostatischer Dysregulation: Herz-Kreislauf-Training, kaltwarme Wechselduschen
  - Bei jeglicher Art von Schwindel: Krankengymnastik mit Koordinationsschulung

Schmerzen

- **Therapieziele:**
  - Schmerzen auf ein erträgliches Maß reduzieren; völlige Schmerzfreiheit ist meist nicht zu erreichen
  - Kommunikationsfähigkeit und klares Sensorium sind den Patienten oft wichtiger als Schmerzfreiheit
  - Ambulante Versorgung ist anzustreben
- **Indikationen:** tumorassoziierte, z.B. myofasziale Schmerzen oder tumorunabhängige Schmerzsyndrome
- **Maßnahmen:**
  - Bei tumorassoziierten Schmerzen durch Weichteilinfiltration (und zusätzlich sekundärer Muskelverspannung): Thermotherapie, Massage, Elektrotherapie (als Gegenirritation)
  - Bei tumorbedingter, schmerzhafter Verlegung von Venen oder Lymphgefäßen: Hochlagern in Ruhestellung, Lymphdränage und elastische Verbände
  - Bei tumorunabhängigen Schmerzen: je nach Diagnose ein geeignetes Verfahren der physikalischen Therapie bzw. eine Kombination auswählen

> Physikalische Therapieverfahren und TENS stellen bei Schmerzen in der Terminalphase oftmals eher eine Belastung dar.
> Eine gründliche Analyse von Ursache und Art der Schmerzen ist Voraussetzung für eine effektive Therapie.

Literatur

1 Grifka J (Hrsg.): Praxiswissen Halte- und Bewegungsorgane. Thieme, Stuttgart/New York, 2004

2 Schönle C (Hrsg.): Rehabilitation. Thieme, Stuttgart/New York, 2004

3 Werner G, Diehl R, Klimczyk K, Rude J: Checkliste Physikalische und Rehabilitative Medizin – Naturheilverfahren. 2. Auflage, Thieme, Stuttgart/New York, 2002

8.4.4 Entspannende Verfahren

György Irmey, Karin Kraft

8.4.4.1 Atemtherapie nach Middendorf

Grundlagen

Die psycho-physische Atemtherapie nach Middendorf ist ein übendes, aktives, nicht suggestives, eutonisierendes, leibtherapeutisches Verfahren, das hinsichtlich seiner Therapieziele im Grenzbereich von Naturheilverfahren und Psychotherapie angesiedelt ist. Die Atemtherapie mit ihrem psychosomatischen Ansatz hat sich Anfang des letzten Jahrhunderts aus der Begegnung der westlichen Atemlehren mit verschiedenen Elementen von Gymnastik, Tanz, Psychotherapie und dem fernöstlichen Atemwissen entwickelt.

Wirkungen

Die Atemtherapie im Rahmen von Massage und Krankengymnastik beschränkt sich in ihrer Zielsetzung auf eine **Ökonomisierung der Atmung** und auf die sich daraus ergebenden Wirkungen. Die Atemtherapie nach Middendorf geht über den körperlichen Aspekt der Atmung hinaus und wendet sich an den Menschen in seiner Gesamtheit mit all seinen inneren und äußeren Bezügen, auf die er physisch, emotional und kognitiv reagiert. Gerade beim krebskranken Menschen sind diese Bezüge häufig gestört. Die Atemtherapie fördert das eigene Wohlbefinden und ist ein Weg der Selbsterfahrung zur persönlichen Entwicklung. Mit den Prozessen in der Atemtherapie geht es darum, wieder mehr **Bewusstsein und Vertrauen zu den Vorgängen im Körper** zu gewinnen.

Indikationen

Alle Störungen, bei denen eine Entspannung erwünscht ist.

Kontraindikationen

Bei sachgemäßer Anwendung gibt es außer schweren Psychosen keine Kontraindikationen.

Praktische Durchführung der Therapie

> Diese Therapie ist nur durch die praktische Erfahrung im Üben und Wahrnehmen erlernbar und sollte daher nur von entsprechend ausgebildeten Therapeuten durchgeführt werden.

Zu den **Therapiezielen** zählen:

- Lauschen auf den eigenen Atem, ihn bewusst erfahren und zulassen.

- Wahrnehmung und Erfahrung des Körpers durch Bewegung und in der Ruhe.
- Der Atem wird nicht durch bestimmte Techniken manipuliert, sondern kann seinem natürlichen Rhythmus folgen.
- In einem Prozess der Selbsterfahrung wird der Klient an seinen eigenen Atemrhythmus herangeführt. In der bewussten Wahrnehmung entwickelt sich der Atem zu einer Kraftquelle.
- Körperbereiche, die bislang der Wahrnehmung entzogen waren, werden wiederbelebt. Blockaden und Verspannungen werden deutlich und können sich lösen; die Seele bekommt Raum.
- Durch die Arbeit am Atem kann der Krebskranke allmählich Vertrauen in den eigenen Körper wiedergewinnen, zur Linderung der Beschwerden beitragen und dabei neue Lebendigkeit erfahren.

Je nach Schweregrad und Art der Erkrankung wird einzeln oder in der Gruppe gearbeitet. Eine Einzelstunde dauert in der Regel 60 Min., eine Gruppentherapie 60–90 Min. Stets geht es im Kern um die Wahrnehmung der Realität des „Hier und Jetzt". Das Erleben schließt Negatives und Positives ein. Allerdings wird auf die Stärkung und Erweiterung des Positiven hingearbeitet.

Bei **Einzelsitzungen** wird die Atembewegung mit Hilfe von Behandlungsgriffen, die häufig denen der klassischen Massage oder Krankengymnastik ähneln, meist am liegenden Patienten schrittweise in Fluss gebracht, wenn sie gehemmt ist, und zwar durch dehnende, lösende oder anregende Reize. Indem der Therapeut die Atembewegungen des Patienten mit seinen Händen begleitet, wird dem Patienten nach jedem größeren Behandlungsschritt die Möglichkeit gegeben, das neu Erarbeitete wahrzunehmen. Gerade in dieser Phase des Nachspürens wird der Patient über die Berührung als ganzer Mensch, also in seiner psycho-physischen Einheit, angesprochen.

Bei **Gruppensitzungen** gibt der Therapeut bestimmte Bewegungsabläufe vor.

Es wird im Liegen, Sitzen, Stehen, in Ruhe und Bewegung sowie auch mit Vokalen und Konsonanten geübt. Die Phase des Nachspürens nach jedem Übungsteil spielt eine herausragende Rolle. Hierbei kann sich das beim Üben Erfahrene zum ganzheitlichen Erlebnis verdichten und anschließend durch verbalen Austausch auch kognitiv erfasst werden.

Bewertung

Atemtherapie nach Middendorf:
1. **Wirksamkeit auf Tumorwachstum:** nicht belegt
2. **Wirkung auf Allgemeinbefinden / Psyche:** unzureichende Studienlage
3. **Nebenwirkungen:** nicht bekannt
4. **Preis:** 51 – 250 € / Monat

Literatur

1 Dahlke R: Die wunderbare Heilkraft des Atems. Integral, München, 2001
2 Elling P, Schneider A: Atemtherapie – Richtig atmen, besser leben. Compact, München, 2002
3 Lodes H: Atme richtig. Ehrenwirth, München, 1987
4 Middendorf I: Der erfahrbare Atem. Junfermann, Paderborn, 2000

8.4.4.2 Aromatherapie

Grundlagen

Schon seit Urzeiten wurden aromatisch duftende Kräuter zu Heilzwecken eingesetzt. Aus den Kulturen des Altertums kennt man Räucherungen mit Pflanzen, Harzen, Früchten oder Rinde. Auch duftende Salben kamen zur Anwendung. Mit Hilfe spezieller Auszugsverfahren, mit denen man auch Parfümöle herstellte, wurden heilende Essenzen gewonnen. Anfang des 20. Jahrhunderts führte der französische Chemiker René Maurice Gattefossé schließlich den Begriff „Aromatherapie" ein.

Der Begriff „ätherisch" kommt aus dem Griechischen und bedeutet „himmlisch", „flüchtig", „wohlriechend" und „vergeistigt". Viele Therapeuten bezeichnen **ätherische Öle** auch als die „Seelen" der Pflanzen. Gewonnen werden diese Substanzen meist durch die Destillation mit Wasser oder durch Kaltpressung, wobei die kaltgepressten Duftöle auch als Essenzen bezeichnet werden.

Wirkmechanismus

Vereinfacht kann man das postulierte Wirkprinzip der ätherischen Öle folgendermaßen darstellen: Sie sollen **Gegensätze miteinander verbinden** oder sie ausgleichen, um dadurch Impulse für das innere und äußere Gleichgewicht eines Menschen zu setzen.

Indikationen

Zur Stimulierung des vegetativen Nervensystems, Entspannung, zum Abbauen von Ängsten und zum Lindern von Schmerzen.

Kontraindikationen

Keine bekannt.

Praktische Durchführung der Therapie

Man unterscheidet **drei verschiedene Anwendungsformen:**

- Selbstständige Anwendung über eine Duftlampe zum Riechen bzw. zur Raumklimaverbesserung
- Einsatz im Zusammenhang mit einer Massage
- Einnahme oder Inhalieren auf ärztliche Verordnung hin.

Krebskranke können vor allem mit den ersten beiden Anwendungsformen ätherische Öle sinnvoll und unterstützend zur Beruhigung im Alltag einsetzen oder auch beispielsweise im Rahmen von Entspannungsübungen oder Übungen der bildhaften Vorstellung, dem Visualisieren (z. B. nach C. Simonton u. ä).

Wichtig ist es, dass die **Gerüche** von dem betroffenen Krebskranken als **angenehm** empfunden werden. Jeder Mensch verträgt bestimmte Substanzen ganz unterschiedlich. Dies gilt auch für ätherische Öle. Deshalb sollte man vorher einen kleinen **Hauttest** vornehmen, um evtl. Reizungen oder Irritationen zu vermeiden. Dazu nimmt man 2–3 EL eines fetten Basisöls, in das man einen Tropfen des ätherischen Öls mischt und davon etwas am Unterarm verreibt. Sofern Reaktionen auftreten, sollte man auf die Verwendung dieses Öls verzichten.

Ein Aromatherapeut kann unter rund 300 verschiedenen ätherischen Ölen wählen. Leider werden in vielen Geschäften und bei etlichen Versandhändlern ätherische Öle in minderwertiger Qualität angeboten. Beim Kauf ist Patienten unbedingt zu raten, auf das Etikett oder auf die Produktinformation des Herstellers zu achten. Dort sollten folgende Angaben zu finden sein: Deutscher und lateinischer Name der Pflanze, Herkunftsland, Angabe des Pflanzenteils, Abfüllmenge, Gewinnungsverfahren, Information über eventuelle Zusätze, Jahrgang, Herstelleradresse.

Eine Auswahl von besonders für Krebskranke geeigneten Ölen:

- **Beruhigung:** Baldrian, Mandarine, Lavendel, Rosenholz
- **Übelkeit:** Anis, Fenchel, Lorbeer, Melisse
- Allgemein **roborierend:** Grapefruit, Rosmarin, Rose
- Bei **Erschöpfungszuständen** nach Chemo- oder Strahlentherapie: Bergamotte, Blutorange, Kampfer, Rosenholz, Zitrone.

Bewertung

> Aromatherapie:
> 1. **Wirksamkeit auf Tumorwachstum:** nicht belegt
> 2. **Wirkung auf Allgemeinbefinden / Psyche:** Wirkung wahrscheinlich, Studien liegen für einige Öle vor
> 3. **Nebenwirkungen:** selten
> 4. **Preis:** ≤ 50 € / Monat

Literatur

Lubinic E: Handbuch Aromatherapie – Ätherische Öle und ihre Anwendung. Haug, Stuttgart, 2004

8.4.4.3 Farbtherapie

Grundlagen

Bei der Farbtherapie werden verschiedene Ansätze verfolgt. Farben können betrachtet oder visualisiert werden und wirken besonders auf die Psyche.

Die **Farbatmung** ist ein Teilgebiet der vielseitig einsetzbaren Imaginationstechniken, zu denen auch das NLP (Neurolinguistische Programmieren) oder das Visualisieren nach C. Simonton gehören. Die Fähigkeit, jedem Gefühl eine Farbe zuzuordnen, wird in der Methode der Farbatmung genutzt, um vor allem problematische Gefühle zu beeinflussen und durch den bewussten Atemprozess Informationen an den Körper weiterzuleiten. Auf diese Weise können negativ wirkende Emotionen gemildert oder auch aufgelöst werden.

Wirkmechanismus

Jedem Gefühl, das einer bestimmten Situation entspringt, kann eine bestimmte Farbe zugeordnet werden; so gibt es z. B. eine Farbe für Zorn, eine für Trauer, eine für Enttäuschung, eine für Gelassenheit, eine für Lebensfreude und viele andere aus dem gesamten Farbspektrum. Diese Farben sind nicht festgelegt, sondern sollen individuell herausgefunden werden.

Die Wahl unter speziellen Testfarben nach Lüscher ist beispielsweise eine Methode, den unbewussten, emotionalen Zustand von Patienten besser sichtbar und messbar zu machen. Zudem ist es eine physiologisch-objektive Methode; denn die Schwingungsfrequenz von Rot erzeugt eine objektiv messbare andere Sinnesempfindung als die von Blau oder Grün. Jede **Farbe** repräsentiert daher eine exakt messbare **Sinnesempfindung.** Darin bestehen die Objektivität und die Geltung einer Farb-Diagnostik. Durch die Bevorzugung oder Ablehnung von Testfarben sind die spezielle Gefühlslage und die psychosomatische Struktur des Patienten anschaulich und in den Zusammenhängen besser verstehbar.

Indikationen

Angst- und Erschöpfungszustände, Schlaf- und vegetative Funktionsstörungen, Unruhe und Schmerzen.

Kontraindikationen

Keine bekannt.

Praktische Durchführung der Therapie

Der Patient wird zunächst aufgefordert, sich an eine Situation zu erinnern, in der er sich ruhig, sicher und geborgen gefühlt hat. Er sollte sich dieses Ereignis gut vorstellen können, um sich auszumalen, wie es um ihn herum aussah, ob es etwas zu hören gab, was zu riechen war oder zu tasten. Durch Gedanken und Vorstellung soll die Befindlichkeit des Körpers dem Befinden in der vorgestellten Situation angeglichen werden. Der Situation der Ruhe wird eine Farbe zugeordnet, die der Patient aus dem gesamten Farbspektrum wählen kann. Er ist in seiner Wahl frei und muss sich nicht danach richten, welche Farbe nach objektiven Gesichtspunkten als am besten passend erscheint. Ist die richtige Farbe gefunden, lässt man sich ganz von ihr ausfüllen. Entspannt wird die Farbe geatmet, das heißt man lässt sich von ihr erfüllen und ihre Information in jede Zelle des Körpers fließen. Die Farbatmung ist natürlich umso wirksamer, je öfter sie praktiziert wird.

> Die Farbatmung kann zwar selbst gefahrlos praktiziert werden, bei schwer wiegenden psychischen Problemen und tief gehenden Ängsten im Zusammenhang mit der Krebserkrankung sollte jedoch unbedingt ein geeigneter Psychotherapeut hinzugezogen werden.

Bewertung

> Farbtherapie:
> 1. **Wirksamkeit auf Tumorwachstum:** nicht belegt
> 2. **Wirkung auf Allgemeinbefinden / Psyche:** unzureichende Studienlage
> 3. **Nebenwirkungen:** nicht bekannt
> 4. **Preis:** 51 – 250 € / Monat

Literatur
Lüscher M: Der Vier-Farben-Mensch – der Weg zum inneren Gleichgewicht. Bertelsmann-Mosaik, München, 2002

8.4.4.4 Progressive Muskelrelaxation nach Jacobson

Wirkmechanismus

Entspannungstechnik, bei der durch systematische An- und **Entspannung der Muskulatur** eine **psychische Entspannung** erzielt wird. Sie bewirkt eine langsamere und gleichmäßigere Atmung mit Abnahme des Sauerstoffverbrauches, Abfall von Herzfrequenz und erhöhtem Blutdruck, Entspannung der Skelettmuskulatur und eine Modulation des Immunsystems.

Indikationen

Alle Störungen, bei denen eine Entspannung erwünscht ist, Ein- und Durchschlafstörungen, Angstzustände.

Kontraindikationen

ZNS-Erkrankungen und ZNS-Tumoren, psychiatrische Erkrankungen (relative Kontraindikation).

Praktische Durchführung der Therapie

In ruhiger Umgebung in bequemer Körperhaltung Augen schließen und einzelne Muskelgruppen der Reihe nach für 5 Min. anspannen, ruhig weiteratmen. Anschließend die Muskelgruppe für 30 Min. entspannen. Die rasch zu erlernende Technik kann auch eigenständig ohne Therapeut ausgeübt werden.

Bewertung

> Progressive Muskelrelaxation nach Jacobson:
> 1. **Wirksamkeit auf Tumorwachstum:** nicht belegt
> 2. **Wirkung auf Allgemeinbefinden / Psyche:** durch Studien belegt
> 3. **Nebenwirkungen:** nicht bekannt
> 4. **Preis:** ≤ 50 € / Monat

Literatur
1 Bernstein DA, Borkovec TD: Entspannungstraining – Handbuch der Progressiven Muskelentspannung. Pfeiffer, München, 1995
2 Ohm D: Stressfrei durch Progressive Relaxation. Trias, Stuttgart, 2003
3 Petermann F, Vailt D (Hrsg.): Entspannungsverfahren. Das Praxishandbuch. 3. Auflage, Beltz, Weinheim / Basel, 2004

8.4.4.5 Autogenes Training

Grundlagen

Entspannungstechnik, die dem Patienten hilft, Stresssituationen zu bewältigen, in der „Oberstufe" des autogenen Trainings vielleicht auch existenziell wichtige Fragen zu beantworten. Kann mit imaginativen Entspannungsmethoden kombiniert werden.

Wirkmechanismus

Durch die **Selbsthypnose** bzw. **Autosuggestion** wird eine **Entspannung** auf körperlicher und psychischer Ebene angestrebt. Das autogene Training bewirkt eine Stabilisierung und Umschaltung des Vegetativums auf den Ruhezustand, fördert parasympathische Reaktionen und rasche Entspannung in Stresssituationen.

Indikationen

Unruhe, Angst- und Erschöpfungszustände, Schlaf- und vegetative Funktionsstörungen, chronische Schmerzsyndrome, Rückenschmerzen und Muskelverspannungen.

Kontraindikationen

ZNS-Erkrankungen und ZNS-Tumoren, hypochondrische und histrionische Persönlichkeitsstruktur, psychiatrische Erkrankungen (relative Kontraindikation).

Praktische Durchführung der Therapie

Zunächst in einer Gruppe, später allein. Entspannte Körperhaltung einnehmen und die festgelegten sieben Konzentrationsformeln monoton wiederholen, bewusstes Zurücknehmen zur Beendigung der Übung. Wöchentliche Sitzungen von 30 – 60 Min. über 10 Wochen. Regelmäßig (3-mal tgl. 5 Min.) üben.

Bewertung

Autogenes Training:
1. **Wirksamkeit auf Tumorwachstum:** nicht belegt
2. **Wirkung auf Allgemeinbefinden / Psyche:** durch Studien belegt
3. **Nebenwirkungen:** nicht bekannt
4. **Preis:** ≤ 50 € / Monat

Literatur

1 Brenner H: Autogenes Training Oberstufe – Wege in die Meditation. Trias, Stuttgart, 1999
2 Derra C: Autogenes Training für zwischendurch. Trias, Stuttgart, 1998
3 Hoffmann B: Handbuch Autogenes Training. Deutscher Taschenbuch Verlag, München, 2001
4 Schultz IH: Das Original-Übungsheft zum Autogenen Training. Trias, Stuttgart, 2000
5 Schultz IH: So einfach ist Autogenes Training (CD). Trias, Stuttgart, 2000

8.4.4.6 Yoga

Grundlagen

Yoga kann im Menschen die Fähigkeit entwickeln, den **inneren Frieden** besser zu bewahren und dadurch auch bei einer Krebserkrankung mehr physische und geistige Gesundheit zu erlangen. Yoga ist also keine Theorie, sondern ein **praktischer Lebensweg**, der weit über Körperübungen hinausgeht, und vielmehr eine Art zu leben, um Körper und Geist zu schulen, gesund zu erhalten und der eigenen Identität näher zu kommen. Yoga entwickelte sich vor Tausenden von Jahren in Indien.

Wirkungen

Yoga kann einen Weg weisen, Kräfte auf physischer, mentaler und psychischer Ebene freizusetzen, innerlich freier zu werden, um sich selbst und seine eigene Wahrheit besser zu finden. Dieser Prozess unterstützt den Krebskranken daher vor allem psychisch, seine Erkrankung besser zu bewältigen.

Indikationen

Sekundärprävention in der Onkologie, abhängig vom Allgemeinzustand des Patienten.

Kontraindikationen

Knochenmetastasen (relative Kontraindikation).

Praktische Durchführung der Therapie

- **Richtige Körperübungen:** Die Körperübungen im Yoga heißen **Asanas** und trainieren jedes Körperteil, strecken und kräftigen Muskeln und Gelenke, die Wirbelsäule und das gesamte Knochensystem. Sie wirken jedoch nicht nur auf die äußere Gestalt des Körpers, sondern ebenso auf die inneren Organe, Drüsen und Nerven. Indem sie körperliche und geistige Spannungen lösen, können sie Energiereserven wecken.
- **Richtige Atmung:** Die Yoga-Atmung, auch **Pranayama** genannt, belebt den Körper und unterstützt den Organismus in der Kontrolle von Geist und Verstand. „Wenn der Atem wandert, dann ist der Geist unruhig. Aber wenn der Atem still ist, ist es auch der Geist." Daher wird ähnlich dem autogenen Training ein regulie-

render Einfluss auf den Atemprozess in der Yogaatmung möglich.

- **Richtige Entspannung:** Spannungen in den Muskeln können sich besser lösen und der ganze Körper kann zur Ruhe kommen. Sorgen und Ängste werden besser verarbeitet.
- **Richtige Ernährung:** Ausgewogene Vollwertkost aus natürlichen Lebensmitteln hält den Körper locker und geschmeidig, beruhigt den Geist und verleiht Widerstandskraft gegen Krankheitsprozesse.
- **Positives Denken und Meditation:** Gedanken zur Ruhe bringen und mit negativen Gedanken besser umgehen lernen. Meditation ist eine Kunst, sich in sich selbst zu versenken und das Denken, soweit möglich, für eine Weile auszuschalten.

Bewertung

Yoga:
1. **Wirksamkeit auf Tumorwachstum:** nicht belegt
2. **Wirkung auf Allgemeinbefinden / Psyche:** unzureichende Studienlage
3. **Nebenwirkungen:** selten
4. **Preis:** 51 – 250 € / Monat

Literatur
1 Gopinath R et al: Evaluation of yoga therapy as a psychotherapeutic intervention in breast cancer patients on conventional combined modality of treatment. Proc ASCO 2003: 22 – 26
2 Sixt A: Endlich gesund. Gräfe und Unzer, München, 2004

Internetadressen
www.yoga. de

8.4.4.7 Qigong

Grundlagen

Qigong ist ein wichtiger Teil des chinesischen Kulturgutes und ein Sammelbegriff für vielfältige **heilgymnastische Übungssysteme**. Es gehört zu einem ganzheitlichen Konzept zur Erhaltung oder Wiedererlangung einer guten Gesundheit in der Traditionellen Chinesischen Medizin (TCM). Heute werden weit über 100 verschiedene Richtungen des Qigong praktiziert.

Wirkmechanismus

Qigong verbindet **schlichte Bewegungen** mit **innerer Beruhigung.** Durch die körperlichen Übungen gerät wieder in Fluss, was durch körperliche und psychische Belastungen gestoppt wurde. Nach chinesischer Auffassung wird das heilende Qi gemehrt, sodass negative Einflüsse an Kraft verlieren. Auf psychischer Ebene stellen sich Harmonie und innerer Frieden ein. Körper, Geist und Seele werden wieder in Einklang gebracht.
Alle Methoden des Qigong umfassen die Regulierung von Körper, Atmung und Geist.

Indikationen

Prävention von Schmerzen, Sekundärprävention in der Onkologie.

Kontraindikationen

Knochenmetastasen (relative Kontraindikation).

Praktische Durchführung der Therapie

Bei der Wahl der Übungen sollte entscheidend sein, ob eine allgemeine Stärkung im Rahmen der onkologischen Nachsorge oder die Unterstützung bei einem speziellen Krankheitsbild angestrebt wird.
Qigong kann als aktive oder passive Behandlung durchgeführt werden. Das aktive Erlernen erfolgt einzeln oder in Gruppen. Das Üben erfolgt am besten in frischer Luft, 1 – 3-mal tgl. ½ – 1 Std.

Bewertung

Qigong:
1. **Wirksamkeit auf Tumorwachstum:** nicht belegt
2. **Wirkung auf Allgemeinbefinden / Psyche:** durch Studien belegt
3. **Nebenwirkungen:** nicht bekannt
4. **Preis:** 51 – 250 € / Monat

Literatur
1 Bölts J: Qigong: Heilung mit Energie – Eine alte chinesische Gesundheitsmethode. Herder, Freiburg, 1994
2 Hong L: Qi Gong. Wunder, Delphi, 2000
3 Lie FT: Was Sie schon immer über Qigong wissen wollten. Kolibri, Hamburg, 2002
4 Wenzel G: Qi Gong – Quelle der Lebenskraft. Edition Tau, Bad Sauerbrunn, 1999

8.4.4.8 Tai-Chi

Grundlagen

Tai-Chi, die traditionelle chinesische Bewegungsschule, ist in Deutschland auch unter der Bezeichnung **„Schattenboxen“** bekannt.

Wirkmechanismus

Tai-Chi ist eine Art Heilgymnastik aus Atem-, Bewegungs- und Meditationsübungen, bei denen harmonisch **fließende Bewegungen** und der **Wechsel von Anspannung und Entspannung** das Ziel sind. Die Bewegungen dienen der Stärkung, dem Ausgleich und dem Fließen der Lebensenergie. Sie sind der Arbeitswelt, Kampfhandlungen und Tieren abgeschaut.

Indikationen

Prävention von Schmerzen, Sekundärprävention in der Onkologie.

Kontraindikationen

Keine bekannt.

Praktische Durchführung der Therapie

Tai-chi wird in der Gruppe oder als Einzelunterricht mit und ohne Geräte durchgeführt. Es besteht eine Ähnlichkeit mit meditativen Übungen, in Europa wird es aber als eine Art Gymnastik ausgeführt.

Bewertung

> Tai-Chi:
> 1. **Wirksamkeit auf Tumorwachstum:** nicht belegt
> 2. **Wirkung auf Allgemeinbefinden / Psyche:** durch Studien belegt
> 3. **Nebenwirkungen:** nicht bekannt
> 4. **Preis:** 51 – 250 €/Monat

Internetadressen

www.netzwerk.linc.de: Netzwerk Taijiquan und Qi Gong e.V., 35510 Ebersgöns, Tel.: 0511 1691767

8.4.4.9 Eutonie

Grundlagen

Ziel der Eutonie ist es, eine körperlich-geistige Einheit zu erfahren, um mit körperlich-seelischen Spannungszuständen besser umzugehen. Die menschliche Fähigkeit, sich in die Spannung und Stimmung eines Menschen oder einer Gruppe einzufühlen und darauf zu antworten, nannte die Begründerin der Methode, Gerda Alexander, **Tonusadaptation**. Seit 1957 nannte sie ihre Methode Eutonie, von griechisch „eu“ (gut, wohl, harmonisch, angemessen) und „tonos“ (Spannung, Stimmung).

Wirkmechanismus

- **Berührung** als Orientierung gebende und Identität stiftende Erfahrung, nach dem Motto: „Was wir berühren, berührt uns“.
- **Kontakt** als Erfahrung von Beziehung und Bereitschaft zu bewusstem Handeln. Eutonische Kontaktarbeit klärt die Bedürfnisse nach Nähe und Distanz, stärkt das Vertrauen in die eigene Entscheidungsfähigkeit und ermutigt, Beziehungen zu gestalten.
- **Transport** (Kraftübertragung) als Erfahrung von Stabilität, Durchlässigkeit und Leichtigkeit.

Indikationen

Muskelverspannungen, Unruhe, Schlaf- und vegetative Funktionsstörungen, chronische Schmerzsyndrome, verbessertes Körpergefühl.

Kontraindikationen

Keine bekannt.

Praktische Durchführung der Therapie

Die Methode hat sich ganz aus dem westlichen Kulturkreis heraus entwickelt. Die Eutoniearbeit führt dahin, Muskeltonusveränderungen zu beobachten, wahrzunehmen und zu erleben. Die Fixierungen lösen sich dabei allmählich. Der Tonus kann mit der Zeit auch bewusst beeinflusst werden.

Einfache und zugleich vielfältige Übungen, wie z. B. in Ruhe und in Bewegung sich räkeln, strecken und dehnen oder den Arm mit einem weichen Ball abrollen, dienen dazu, den Körper zu spüren. Durch präzises Empfinden wird der Körper vertrauter. Die Muskelspannung im gesamten Körper harmonisiert sich. Eigenverantwortlich lassen sich körpergerechte Haltungen und Bewegungen finden. Diese Erfahrung führt zu mehr Achtsamkeit auch im Alltag und ermöglicht mehr Wohlbefinden und Flexibilität.

Eutonie findet als Einzel- oder Gruppenunterricht statt. Einzelunterricht eignet sich für Menschen, die nicht am Gruppenunterricht teilnehmen wollen bzw. können, oder als Ergänzung zur Gruppenarbeit bei starker individueller Belastung.

Um eine angemessene verbale Begleitung im Unterricht zu ermöglichen, ist in die deutsche Ausbildung die klientenzentrierte Gesprächsführung nach C. Rogers integriert.

Bewertung

> Eutonie:
> 1. **Wirksamkeit auf Tumorwachstum:** nicht belegt
> 2. **Wirkung auf Allgemeinbefinden / Psyche:** unzureichende Studienlage
> 3. **Nebenwirkungen:** nicht bekannt
> 4. **Preis:** 51 – 250 € / Monat

Internetadressen
www.eutonie.de: Deutsche Eutonie Gesellschaft Gerda Alexander (DEGGA)

8.4.4.10 Feldenkrais

Grundlagen

Methode, die durch Erweiterung des Bewegungspotenzials eine größere Bewusstheit und ein **verändertes Selbstbild** erreichen will.

Wirkmechanismus

Angestrebt werden:

- Funktionale Verbesserung bei Bewegungseinschränkung und Schmerzen
- Optimierung von Bewegungsabläufen jeder Art, bessere Haltung, Flexibilität, Koordination und Bewegungseffizienz
- Herabsetzung von Stress
- Emotionales und physisches Wohlbefinden, gesteigerte Lebendigkeit und Beweglichkeit in allen Lebensbereichen.

Indikationen

Verbesserung der Beweglichkeit, Wunsch nach psychischem und emotionalem Wohlbefinden, Wunsch nach Verhaltensänderung.

Gut geeignet für die Therapie nach Immobilisationsphasen. Bei der Behandlung von Patienten mit einer Krebserkrankung kann die Feldenkrais-Methode begleitend eingesetzt werden, um die Selbstachtsamkeit und das Selbstvertrauen der Patienten zu verbessern. Insbesondere die Wahrnehmung und Beurteilung des körperlichen Befindens werden positiv beeinflusst, und die Patienten sind in der Lage, ihren kranken Körper besser zu akzeptieren.

Kontraindikationen

Patienten, die nicht aktiv lernen, sondern lediglich passiv behandelt werden wollen.

Praktische Durchführung der Therapie

Die so genannte **funktionale Integration** wird in den Einzelstunden durchgeführt. Diese finden weitgehend nonverbal entweder auf einer für die Feldenkraisarbeit speziell angefertigten Liege statt oder im Sitzen, Stehen oder Gehen. Die funktionale Integration ist eine über die Hände geführte Form von Kommunikation: Mittels feiner Berührungen und Bewegungen wird es dem Patienten möglich wahrzunehmen, wie er sich gewohnheitsmäßig bewegt und wie sich diese Bewegungsorganisation in seinem Selbstbild widerspiegelt (Bewusstheit). Damit ist die Möglichkeit gegeben, aus diesen Verhaltensweisen eine neue sensomotorische Gestalt herauszubilden, die als Basis für eine veränderte Bewegungsorganisation im täglichen Leben dienen kann.

Bewusstheit durch Bewegung findet in Gruppen am Boden auf Matten liegend, kniend, sitzend oder stehend statt. Die Anleitung erfolgt verbal. Es sollen nicht bestimmte Bewegungen als solche erlernt werden, sondern die Bewegungen dienen vielmehr dazu, an einem bestimmten Beispiel (etwa der Funktion des sich Aufsetzens) zu lernen, wie eine beliebige Absicht einfacher, zweckmäßiger, leichter, ästhetisch befriedigender in Handeln überführt werden kann (exemplarisches Lernen).

Unter dem Motto „Bewusstheit durch Bewegung" werden die Patienten im **Gruppenunterricht** über alle Aspekte der sensomotorischen Funktionen unterrichtet. Zusammenhänge des Bewegungssystems werden im **Einzelunterricht** durch Berührungen und passive Bewegungen vermittelt. Dauer einer Lektion 30 – 60 Min.

Bewertung

> Feldenkrais:
> 1. **Wirksamkeit auf Tumorwachstum:** nicht belegt
> 2. **Wirkung auf Allgemeinbefinden / Psyche:** durch Studien belegt
> 3. **Nebenwirkungen:** nicht bekannt
> 4. **Preis:** 51 – 250 € / Monat

Literatur

Feldenkrais M: Bewusstheit durch Bewegung. Der aufrechte Gang. Suhrkamp, Frankfurt, 1998

8.4.5 Krebsdiäten

Brigitte Hajeck-Lang, Julia Schneider

8.4.5.1 Grundlagen

Es ist bekannt und hinreichend belegt, dass die Ernährung eine bedeutende Rolle bei der Entstehung und der Behandlung von Krebserkrankungen spielt. Empfehlungen für eine sinnvolle Zusammensetzung der Ernährung beruhen unter anderem auf gesicherten Korrelationen zwischen bestimmten Lebensmitteln oder einzelnen Nährstoffen und der Prävention von Krebsleiden. An prospektiven Studien zur Ernährungstherapie bei Krebs im sekundär- und tertiärpräventiven Sinne mangelt es jedoch.

Der Begriff „Diät" bedeutete ursprünglich „Lehre von einer gesunden Lebensweise". Heute versteht man unter Diäten in der Regel einerseits (zeitlich begrenzte) Reduktionsdiäten, andererseits Kostformen, die für bestimmte Krankheitsbilder therapeutisch sinnvoll sind. In diesem Sinne beschreiben Krebsdiäten Ernährungsweisen, die eine effektive Behandlung eines Krebskranken mit dem Ziel einer Linderung beziehungsweise Gesundung erlauben sollen.

Die Ernährung kann von jedem Einzelnen selbst beeinflusst und gesteuert werden – im Gegensatz zu den meisten anderen konventionellen Therapieformen bei Krebs. Von daher wundert es nicht, dass bereits im Altertum und Mittelalter versucht wurde, Tumorleiden mit speziellen Kostformen zu behandeln. Mittlerweile sind über 60 verschiedene Krebsdiäten zu finden, die Genesung bei einer Krebserkrankung versprechen oder zumindest den Gesundheitszustand des Patienten verbessern sollen. Einige der so genannten Krebsdiäten wurden von Menschen entwickelt, die sich aufgrund ihres eigenen Krebsleidens um die Erforschung und Konzipierung heilender Nahrung bemühten.

Grundlage einer systematischen ernährungsmedizinisch fundierten Beschreibung und Bewertung der bislang bekannten Krebsdiäten bilden die bis dato wissenschaftlich abgesicherten Erkenntnisse zu den ernährungsphysiologischen Vorgängen im menschlichen Körper sowie die dokumentierten und reproduzierbaren Heilerfolge bei den jeweiligen Diäten.

Die jeweils abschließenden Bewertungen der Diäten sollen dem Leser helfen, in Frage stehende Krebsdiäten im Rahmen ihres Therapiekonzeptes einordnen, bewerten und vertreten zu können.

Eine Bewertung der bislang veröffentlichten Krebsdiäten wird durch die mangelhafte Dokumentation der Heilerfolge sowie das Fehlen wissenschaftlich abgesicherter Ergebnisse erschwert. Keine der genannten Diäten ist nach den Maßstäben der evidenzbasierten Medizin als wirksam nachgewiesen.

Nicht zuletzt erschweren methodische Probleme die Interpretation vieler ernährungsmedizinischer Studienergebnisse: Viele Arbeiten beruhen auf der Gabe isolierter Nährstoffe – entweder aus Pflanzenextrakten oder synthetisch hergestellt, andere basieren auf der Beobachtung einer komplexen Mischkost. Dass die isolierte Gabe von Nährstoffen andere Effekte hervorrufen kann als deren integrierte Zufuhr in natürlichen Lebensmitteln, ist hinreichend bekannt.

Als Risikofaktoren für die Krebsentstehung oder -ausbreitung sind viele Marker bekannt: Sie reichen von Übergewicht, Energiezufuhr und Fettmenge über den Anteil an Rück- oder Fremdstoffen bis zum Fehlen „guter" Lebensmittel oder Inhaltsstoffe, die z. B. die Immunabwehr stärken. Dagegen fehlen prospektive Untersuchungen zu den so genannten „harten Eckpunkten" wie Krebsinzidenz oder Mortalität.

Weitere Aspekte wie die Verarbeitung von Lebensmitteln, ihre Hygiene oder der Zustand der Darmflora sind bislang Stiefkinder wissenschaftlicher Forschung. Hier deuten sich bedeutsame Erkenntnisse an.

Weiterhin mangelt es den bisherigen Krebsdiäten an der Berücksichtigung individueller Risikofaktoren der Betroffenen wie deren genetischer Konstitution, ihrer individuellen Entwicklung oder ihres Essverhaltens. In diesem Sinne dürfte es weder ein pauschales Krebsrisiko noch sinnvolle generelle Empfehlungen zur Ernährung geben. Der aktuelle körperliche bzw. Ernährungszustand des Patienten muss ebenso berücksichtigt werden wie individuelle Unverträglichkeiten oder organbedingte Einschränkungen bei der Lebensmittelzufuhr.

Besonders offensichtlich wird dies bei kachektischen Patienten mit starkem Kräfteverfall und einem geschwächten Immunsystem oder bei Patienten mit eingeschränkten Verdauungsleistungen bei Magen-Darm- oder Pankreaskarzinomen. Hier müssen speziell adaptierte Kostformen erstellt werden, die deutlich anders aussehen dürften als Ernährungsempfehlungen für übergewichtige Patientinnen mit Zustand nach Mammakarzinom.

Sinnvolle Empfehlungen gemäß der Wunschkost des Patienten sowie die Betonung einer hohen Lebensqualität sollten zukünftig stärker im Vordergrund sinnvoller Ernährungsempfehlungen bei Krebs stehen als die Ent-

wicklung einer „Diät-Wunderwaffe" gegen Krebs. Diese Aufgabe können am besten qualifizierte Ernährungsmediziner in Zusammenarbeit mit geschulten Diätassistenten, Ökotrophologen und entsprechendem Küchenpersonal erfüllen.
Abschließend sollte betont werden, dass das Krebswachstum ein komplizierter und vielschichtiger Prozess ist, der sich mit diätetischen Maßnahmen allein nicht bekämpfen lässt.

Systematik der Krebsdiäten

Prinzipiell lassen sich **3 Gruppen** von Krebsdiäten unterscheiden:

- Reduktionsdiäten, die den Körper entgiften und zu einer Aushungerung des Tumors führen sollen (☞ 8.4.5.2 – 8.4.5.5).
- Kostformen, die auf der Basis einer möglichst vollwertigen Ernährung dem Patienten alle Inhaltsstoffe zur Stärkung seiner Widerstandskraft liefern sollen mit Betonung auf mehr oder weniger wichtigen Lebensmitteln bzw. Inhaltstoffen. Diese dürfen im Rahmen der Rohkostdiäten nur in roher Form gegessen werden (☞ 8.4.5.6 – 8.4.5.12).
- Verschiedene Diäten mit unterschiedlichen „Philosophien" (☞ 8.4.5.13 – 8.4.5.19 in alphabetischer Reihenfolge).

Im Folgenden werden die bekanntesten Krebsdiäten mit Hilfe der oben genannten Kategorisierung und Reihenfolge beschrieben. Aus Vereinfachungsgründen werden die Begriffe Diät, Kur und Kostform gleichwertig behandelt. Sofern sich eine Krebsdiät ausdrücklich von einer allgemein empfehlenswerten Kostform abgrenzt, wird darauf verwiesen.
Die **Beschreibung** und Bewertung erfolgt nach folgendem Schema:

- Name, Daten, Beruf des Begründers, Zeitraum der Diätgründung (soweit bekannt)
- Durchführung der Diät und Beschreibung ihrer postulierten Wirkungsweise sowie ihrer (angeblich) zugrunde liegenden physiologischen Vorgänge
- Eventuelle Abwandlungen durch andere Autoren
- Dokumentation von Heilerfolgen, wissenschaftlich abgesicherte Aussagen
- Kritische Aspekte zur Diät, mögliche Interpretationsfehler und zusammenfassende Beurteilung der Diät nach heutigem Kenntnisstand ernährungsmedizinischer Forschung.

Bewertung

> Krebsdiäten:
> 1. **Wirksamkeit auf Tumorwachstum:** nicht belegt
> 2. **Wirkung auf Allgemeinbefinden / Psyche:** unzureichende Studienlage
> 3. **Nebenwirkungen:** selten schwer wiegende Nebenwirkungen (nur bei Extrem-Diäten)
> 4. **Preis:** entspricht weitgehend den Kosten für Ernährung

8.4.5.2 Breuss-Kur

Begründer

- Rudolf Breuss (Österreicher), 1899 – 1998
- Beruf: Heilpraktiker und Elektromonteur

Durchführung

Der Patient soll 42 Tage nur trinken, lediglich Gemüsesaft und Tee, maximal einen halben Liter pro Tag. Bei den Gemüsesäften handelt es sich um gepresste Säfte aus Roter Beete, Sellerie, Rettich, Kartoffeln und Möhren. Außerdem werden je nach Krebsart verschiedene Tees getrunken.
Gleichzeitig soll während des Fastens auf konventionelle Therapien wie Chemotherapie oder Bestrahlung verzichtet werden.

Wirkungsweise

Der Krebs soll ausgehungert werden, da er „nur von festen Speisen" lebe. Durch den Eiweißentzug, die konzentrierte Mineralstoffzufuhr und die Teegetränke komme es zur Giftausscheidung, das Krebsgeschwür sterbe dadurch von selbst ab.
Der Erfolg der Kur soll entscheidend davon abhängen, dass gleichzeitig keine konventionellen Therapien durchgeführt werden.

Studienergebnisse

Die behaupteten Heilungsraten von bis zu 99% wurden nie wissenschaftlich belegt. Trotz Anwendung der Breuss-Kur seit 1950 werden erste Dankesschreiben von Patienten erst nach 1971 verzeichnet.

Bewertung

Diese Kur gehört zu den radikalsten Krebsdiäten.
Als bedenklich ist der fast totale Verzicht auf Nahrung und Wasser anzusehen: In den ersten sechs Wochen kommt es regelmäßig zu einer massiven Gewichts-

abnahme von etwa 15 kg, einer ausgesprochenen Mangelernährung und einer hochgradigen Schwächung des Patienten. Während sich das Tumorwachstum zunächst zu verlangsamen scheint, explodiert es nach Beendigung der Kur bei gleichzeitiger Schwächung des Patienten.
Säfte und Tees als Ergänzung der normalen Ernährung können das Befinden und die Lebensqualität des Patienten durchaus verbessern.
Als alleinige Diät kann die Breuss-Kur eine lebensbedrohliche Auszehrung verursachen und ist als eine verantwortungslose Empfehlung anzusehen.

8.4.5.3 Gerson-Diät

Begründer

- Dr. Max Gerson (Deutscher), 1881 – 1959
- Beruf: Arzt

Durchführung

Die Diät ist im Wesentlichen eine salzfreie, kaliumreiche Reduktionsdiät mit reichlich frischen Gemüsesäften, ergänzt durch frischen Kalbslebersaft. Zur Entgiftung dienen regelmäßige Kaffeeeinläufe. Zusätzliche Verdauungsenzyme und Vitamine sollen die Verdauung anregen. Die Gerson-Diät ist von vielen Autoren mehr oder weniger variiert und übernommen worden.

Wirkungsweise

Die Frischkost baue die im Körper gespeicherten Giftstoffe ab und biete alle Nährstoffe für eine optimale Zellfunktion. Die auf diese Weise entlasteten Zellen kehren zu einem gesunden Stoffwechsel zurück, so lautet die Gerson-Theorie. Durch diese Kaffeeeinläufe würden Schmerzmittel überflüssig.
Die papainhaltigen Enzympräparate sollen durch die Aktivierung von Makrophagen und natürlichen Killerzellen eine Krebs heilende Wirkung zeigen, dabei den Tumornekrosefaktor (TNF) aktivieren. Andere Autoren schreiben dem Carpain (Haupt-Alkaloid der Papaya) eine antikanzerogene Wirkung zu.

Studienergebnisse

Die vom Gerson-Institut angegebenen hohen Tumorheilungsraten sind wissenschaftlich nicht belegt. Das National Cancer Institut (NCI) ließ bereits 1947 50 Krebsfälle nachprüfen mit dem Ergebnis, dass die Berichte mangelhaft dokumentiert waren. Außerdem handelte es sich um relativ seltene Tumoren, häufige Karzinome wie Mamma- oder Kolonkarzinome waren nicht dabei.

Bewertung

Der weitgehende Eiweißverzicht sowie die Betonung kaliumreicher Kost kann neben der Gewichtsabnahme zu akuten Natrium-Mangelzuständen führen: Austrocknung des Körpers, Kollapsneigung und Kopfschmerzen, Muskelschwäche sowie Muskelkrämpfe, Übelkeit und Erbrechen sind die am häufigsten beobachteten Symptome dabei.
Auch die Kaffeeeinläufe können nicht als unbedenklich angesehen werden, da sie im Austausch zu Schmerzmitteln durchgeführt werden.
Die alleinige Durchführung einer Gerson-Kur muss aufgrund der zu erwartenden chronischen Gewichtsabnahme, dem Kräfteverfall sowie der eingeschränkten Lebensqualität abgelehnt werden.
Ergänzende Gemüsesäfte sowie gelegentliche Darmspülungen (**cave:** Tumorart!) können dagegen zur allgemeinen Stärkung bzw. zur Darmentgiftung empfohlen werden.

8.4.5.4 Heilfasten

Begründer

- Dr. Otto Buchinger (Deutscher), 1878 – 1966
- Beruf: Arzt

Durchführung

Das Heilfasten stellt eine ausschließlich flüssige Nahrungszufuhr dar: 1 – 2 Wochen lang werden Säfte, Tees, Gemüsebrühe und Wasser getrunken. Die Kalorienzufuhr geht in der Regel nicht über 200 – 300 kcal täglich hinaus.
Parallel zum Heilfasten wird meist eine ausleitende Therapie in Form von Glaubersalzgetränken oder Einläufen durchgeführt.

Wirkungsweise

Durch den Verzicht auf Eiweiß, Industriezucker und Fett sollen eine Umstimmung des Stoffwechsels, eine Entschlackung und Entgiftung sowie eine Regeneration des Organismus erreicht werden.

Studienergebnisse

Das Fasten bleibt bis auf Erfahrungsberichte den wissenschaftlichen Nachweis schuldig, präventiv oder Krebs heilend zu wirken. Bei rheumatischen Erkrankungen dagegen zeigt es, u. a. durch den Entzug von Arachidonsäure, eindeutig positive Effekte.

Bewertung

Das Heilfasten versteht sich nicht als Antikrebsdiät, soll aber dem Körper helfen, sich bei Krankheiten selbst heilen zu können.

Von einer Fastenphase über mehr als 7 Tage ist dringend abzuraten, da der Abbau der Körpersubstanz bei einer fehlenden Eiweißzufuhr rapide verläuft und eine Schwächung des Patienten zu erwarten ist. Die ungenügende Energie- bzw. Eiweißzufuhr bedeutet für den Körper einen großen metabolischen Stress.

8.4.5.5 Mayr-Kur

Begründer

- Dr. Franz Xaver Mayr (Österreicher), 1875 – 1965
- Beruf: Arzt

Durchführung

Die Mayr-Kur dauert in der Regel 3 – 4 Wochen und stellt eine Variante des Fastens dar, wobei Semmeln und frische Milch helfen.

Die Eckpfeiler seiner Kur nannte Mayr die drei „S":

- **S**chonung: Entlastung des Verdauungssystems durch Heilfasten, Milch- und Semmeldiät, alternativ Reisdiät
- **S**äuberung: Reinigung und Entsäuerung sowie Entgiftung des Verdauungstraktes mit Hilfe von Bitterwasser und Basenpulver, dazu regelmäßige manuelle Bauchmassagen als eine Art Lymphdrainage des Bauchraums
- **S**chulung: Wiederertüchtigung und Training mangelhafter Verdauungsfunktionen mit Kau- und Esstraining sowie Begleitung bei einer neuen dauerhaften Ernährungsumstellung.

Wirkungsweise

Die Mayr-Kur beruht auf einem Ernährungskonzept, bei dem Gesundheit und Wohlbefinden in einer gesunden und leistungsfähigen Verdauung liegen sollen, der Darm von Grund auf regeneriert und dabei der Weg zu einer bewussten Ernährung gefunden werden soll.

Studienergebnisse

Wissenschaftliche Untersuchungen dazu gibt es nicht. Die Mayr-Kur versteht sich nicht als Krebsdiät, sondern als Kur zur Stoffwechselumstellung und zur Reduktion intestinaler Fäulnis- und Gasbildungsvorgänge.

Bewertung

Das über Wochen anhaltende Kaloriendefizit ist bei Krebspatienten kontraindiziert.

Gegen eine gelegentliche Darmreinigung sowie die Hilfestellung bei einer langfristigen gesunden ausgewogenen Ernährung ist dagegen nichts einzuwenden.

8.4.5.6 Bircher-Benner-Kost

Begründer

- Dr. Maximilian Bircher-Benner (Schweizer), 1867 – 1936 (1939)
- Beruf: Arzt und Naturheilkundler

Durchführung

Bircher-Benner propagiert pflanzliche Rohnahrung, Milchprodukte sowie wenig Fett und empfiehlt den Verzicht auf Fleisch. Die Kost entspricht weitgehend den Empfehlungen für eine vollwertige Rohkostnahrung.

Wirkungsweise

Bircher-Benner sieht die Harnsäure als einen Faktor zur Krebsentstehung an, macht die Übersäuerung des Gewebes für die Krebsentstehung verantwortlich. Durch den Verzicht auf Fleisch soll die Harnsäurezufuhr minimiert werden.

Studienergebnisse

Wissenschaftliche Belege zur Korrelation von Krebsentstehung und Harnsäure bzw. zum Säurezustand der Gewebe gibt es nicht.

Bewertung

Als Krebsdiät fehlt der Bircher-Benner-Kost jegliche Grundlage. Außerdem können auch eine hohe Getreide- und Hülsenfrüchtezufuhr zur Harnsäureerhöhung im Körper führen. Eine Reduktion des Fleischkonsums und die Betonung einer pflanzlichen Kost entsprechen jedoch modernen Erkenntnissen.

8.4.5.7 Zabel-Windstosser-Diät

Begründer

- Prof. Dr. Werner Zabel (Deutscher), 1894 – 1978 und
- Dr. med. Karl Windstosser (Deutscher), 1906 – 2000
- Beruf: beide Ärzte

Durchführung

Statt Fleisch sollen vorwiegend magere milchgesäuerte Produkte zur Reduktion der Fäulnisvorgänge im Darm verzehrt werden, des weiteren Vollkorn, Rohkost, gekochte Gemüse und kaltgepresste Öle mit hohem Anteil an hochungesättigten Fettsäuren. Fette, zu eiweißreiche und gezuckerte Lebensmittel sind verboten. Gelegentlicher Verzehr von magerem Rind- und Kalbfleisch, Vorzugsmilch und Süßigkeiten mit Fruchtzucker ist erlaubt.

Wirkungsweise

Zabel und Windstosser beziehen sich auf die Warburg-Theorie von der Gärung der Krebszellen und verstehen ihre Diät als Variante der Kost nach Anemüller-Ries (☞ 8.4.5.8). Sie ermögliche dem Patienten eine Stärkung der körpereigenen Abwehr durch hochwertige biologische Kost. Sie sei eine wichtige Grundlage, ohne die andere Behandlungsmethoden nicht greifen können, stelle aber keinen Ersatz dar.

Studienergebnisse

Es gibt weder Belege zur Abwehrstärkung durch diese Diät noch zufrieden stellende Erkenntnisse zu den Fäulnisvorgängen im Darm. Heilungserfolge bei Krebs sind nicht nachgewiesen.

Bewertung

Die Diät kann als abwechslungsreich bewertet werden, die Empfehlungen zum Fett-, Eiweiß- und Zuckerkonsum entsprechen den heutigen Vorstellungen von einer energiebewussten Ernährung mit gelegentlichem Verzehr von Fleisch- und Zucker. Verbote werden heute allerdings nicht mehr ausgesprochen.
Im Rahmen der Forschung zur Probiotika-Wirkung auf das Immunsystem im Darm werden zunehmend positive Korrelationen zwischen der Keimbesiedlung im Darm und einer Stärkung der Immunabwehr gefunden. Die Empfehlung zum Einsatz vorwiegend milchgesäuerter Milchprodukte lässt sich somit zunehmend mit den Erkenntnissen der heutigen Forschung in Einklang bringen.

8.4.5.8 Anemüller-Ries-Diät

Begründer

- Dr. Helmut Anemüller (Deutscher), 1920–2000, und J. K. Ries (Deutscher)
- Beruf: Ärzte, Anemüller war ehemaliges Vorstandsmitglied des Zentralverbandes der Ärzte für Naturheilverfahren (ZÄN)

Anemüller und Ries sind als Schüler der Vollwertpioniere Prof. Dr. Werner Kollath, Zabel, Kretz und Bircher-Benner anzusehen.

Durchführung

Basis der Diät ist eine vorwiegend laktovegetabile Kost mit folgenden Prinzipien:

- Vermeidung von Überernährung, Übergewicht, Aufteilung auf mehrere kleine Mahlzeiten
- Zufuhr hochwertiger, nicht denaturierter Kohlenhydrate mit vielen Ballaststoffen (Rohkost), Verzicht auf raffinierten Zucker und gemahlenes Getreide zugunsten von natürlichen Süßstoffen und Vollkornprodukten
- Eingeschränkte Zufuhr von Eiweißen; vorwiegend Eiweiß aus pflanzlicher Herkunft bei weitgehendem Verzicht auf Fleisch
- Vermeidung tierischer und anderer unnatürlicher, gesättigter Fette; Ersatz durch kaltgepresste Öle und Fette mit möglichst mehrfach ungesättigten Fettsäuren
- Vermeidung von Kochsalz

Wirkungsweise

Diese so genannte krebsfeindliche stoffwechselaktive Vollwertkost basiert auf der Warburg-Theorie einer universellen Gärung der Krebszellen: Krebszellen entstehen angeblich durch irreversible Schädigung der Atmung, die die Krebszelle durch Gärungsenergie zu kompensieren versucht, was wiederum zu undifferenziertem, ungeordnetem Zellwachstum führen soll.
Mit ihrer Kost glauben die Warburg-Nachfolger, die Sauerstoffversorgung der Zellen verbessern und damit den Krebs hemmen zu können.

Studienergebnisse

Die Warburg-Theorie sowie die Theorien seiner Nachfolger bzw. Vertreter sind nie bewiesen worden und aufgrund der modernen Biochemiekenntnisse als überholt zu betrachten.
Auch die Annahme, die Kost diene der verbesserten Abwehrkraft des kranken Organismus, ist nie bewiesen worden.

Bewertung

Die empfohlene Vollwertkost, die nicht für sich beansprucht, allein Krebs heilen zu können, sondern als Zusatztherapie verstanden werden will, ist als gesunde, abwechslungsreiche, Jedermann zu empfehlende Ernährungsform anzusehen. Besonders wertvoll ist der Einsatz von Nahrungsmitteln mit hoher biologischer Qualität. Die Zufuhr möglichst vieler natürlicher Vitamine und möglicher anderer pflanzlicher Antikanzerogene (sekundäre Pflanzenstoffe) entspricht dem Kenntnisstand der Deutschen Krebshilfe sowie den 5-am-Tag-Kampagnen.

Hervorzuheben ist bei Anemüller der Hinweis, persönliche Verträglichkeiten zu berücksichtigen.
Unbegründete Verbote hingegen z.B. gegen Tomaten, Kartoffeln, Honig und/oder Kaffee sind abzulehnen.

8.4.5.9 Hay'sche Trennkost

Begründer

- Dr. Howard Hay (US-Amerikaner), 1866 – 1940
- Beruf: Arzt

Hay, der so genannte „Urgroßvater der Trennkost", entwickelte diese Diät in den 30er Jahren des 20. Jahrhunderts anlässlich seiner eigenen schwer wiegenden Nierenerkrankung. Später übernahmen verschiedene Ärzte und Ernährungswissenschaftler, z.B. Harvey und Marylin Diamond (USA, Autoren von „Fit for Life"), seinen Ansatz und entwickelten diesen weiter.

Durchführung

Bei der Trennkost handelt es sich um eine Mischkost, bei der eiweiß- und kohlenhydratreiche Lebensmittel nicht gleichzeitig verzehrt werden dürfen.
Ca. 80 % der Lebensmittel sollen in Form von so genannten Basenbildnern aufgenommen werden (z.B. Obst und Gemüse). Säurebildner (z.B. Fleisch oder Kartoffeln) sollen max. 20 % des Nahrungsanteils ausmachen.
Eiweißreiche Lebensmittel sollen mittags und nicht nach 15 Uhr gegessen werden. Zum Frühstück und Abendessen werden kohlenhydratlastige Mahlzeiten empfohlen. Süßigkeiten sind nicht vorgesehen.
Sogenannte neutrale Lebensmittel wie pflanzliche Fette und Öle dürfen frei mit eiweiß- oder kohlenhydratreichen Mahlzeiten kombiniert werden. Zwischen den Mahlzeiten sollten 3 – 4 Stunden Abstand eingehalten werden.

Wirkungsweise

Bestimmte Krankheiten beruhen Hays Meinung nach auf zwei Ursachen:

- Verzögerte Verdauung durch gleichzeitige Aufnahme von Kohlenhydraten und Eiweiß: Es komme zur Vergärung der Kohlenhydrate im Dünndarm, da der Magen nicht gleichzeitig Säure und Basen bildende Lebensmittel verdauen könne. Die Trennkost beruht auf der Annahme, dass eiweiß- und kohlenhydratreiche Lebensmittel nicht gleichzeitig verzehrt werden können, da sie sonst vom Körper nicht richtig aufgenommen werden und unter Umständen schädliche Wirkungen im Körper hervorrufen sollen.
- Übersäuerung des Organismus: Konzentrische (überwiegend Kohlenhydrate oder Eiweiß enthaltende) Lebensmittel sollen schädliche Säurerückstände im Körper hinterlassen. Ein hoher Säuregehalt der Nahrung sei für das Entstehen von diversen Krankheiten verantwortlich (z.B. Anreicherung von Harnsäure im Körper und Entstehung von Gicht).

Studienergebnisse

Es ist wissenschaftlich widerlegt, dass der menschliche Körper Kohlenhydrate und Eiweiße nicht gleichzeitig verdauen kann.
Dokumentierte und reproduzierte Ergebnisse zur Heilung von Krebs durch die Trennkost fehlen.

Bewertung

Unverantwortlich ist der Anspruch, durch die Trennkost nahezu alle Krankheiten (auch Krebs) heilen zu können.
Das Prinzip der Trennung und der Einschränkung der „Säure bildenden Lebensmittel" ist zwar ernährungswissenschaftlich nicht nachvollziehbar, aber auch nicht gesundheitsschädlich. Die küchenpraktische Umsetzung ist nicht immer möglich (viele Nahrungsmittel enthalten sowohl Eiweiß als auch Kohlenhydrate) und widerspricht üblichen Gewohnheiten (z.B. Trennung von Brot und Käse).
Die Einteilung der Lebensmittel nach ihren (angeblich) vorwiegenden Nährstoffen ist zum Teil willkürlich bzw. falsch: So zählt Quark zu den neutralen Lebensmitteln, obwohl er einen hohen Eiweißgehalt und relativ niedrigen Fettgehalt aufweist, Milch (ca. 3,5 % Fett) zu den eiweißreichen Lebensmitteln, obwohl sie mehr Kohlenhydrate (ca. 5 %) als Eiweiß beinhaltet.
Außerdem verhindert die Trennung von Kohlenhydraten und Eiweiß die optimale Ergänzung von pflanzlichen und tierischen Eiweißträgern. So ergeben gerade Kombinationen aus Milch und Eiern mit Kartoffeln und Getreide eine hohe biologische Wertigkeit des Eiweißes. Interessanterweise werden in den von Hay und Nachfolgern mitgelieferten Rezepten Milch, Eier und Kartoffeln in Aufläufen zusammen verarbeitet sowie Wurstbrote akzeptiert.
Durch die Reduzierung der säureüberschüssigen Lebensmittel auf 20 % werden zu wenig Getreideprodukte, Fleisch und Fisch gegessen.
Aufgrund der ausgewogenen Lebensmittelauswahl kann man sich mit der Hay'schen Trennkost gesund ernähren. Die Empfehlungen, den Fleisch- und Fettverzehr sowie

den Alkohol- und Süßigkeitenkonsum einzuschränken, sind zu begrüßen.
Fazit: In gemäßigter Form ist die Trennkost akzeptabel; sie ist eine abwechselungsreiche, ballaststoffreiche, kalorien- und fettarme Mischkost mit viel frischem Obst und Gemüse.
Günstige Ansätze sind weiterhin:

- Die Empfehlung, langsam zu essen und gründlich zu kauen.
- Da basenreiche Lebensmittel bevorzugt werden, ist die Ernährung überwiegend vegetarisch orientiert.
- Die (wenigen) empfohlenen Fette sind hochwertig.
- Die überwiegende Verwendung natürlicher bzw. naturbelassener Lebensmittel.
- Mit Mahlzeitenabständen von ca. 4 Stunden nimmt man pro Tag (wie auch von der Deutschen Gesellschaft für Ernährung empfohlen) etwa 4–5 Mahlzeiten ein.

Letztendlich ist die moderne Variante der Trennkost der Vollwerternährung recht ähnlich, nur dass bei letzterer keine Trennung der Lebensmittel erfolgt.

8.4.5.10 Rohkostdiäten

Es existiert eine Reihe von Rohkost-Varianten, z. B.

- **Vegane Rohkost:** Kräuter-Rohkost nach Chrysostomos (Franz Konz), gemischte Obst-Gemüse-Rohkost nach Norman Walker, Harvey und Marylin Diamond, Christian Opitz, Arnold Ehret und vorwiegende Obstrohkost nach Helmut Wandmaker.
- **Lakto-ovo-vegetabile Rohkost:** Beispiele für diese Kost, die den Verzehr von Milchprodukten und Eiern mit einschließt, sind die Rohkost nach Herbert Shelton, Johann Georg Schnitzer (Intensivkost) und Devanando Otfried Weise.
- **Omnivore Rohkost (mit Fleischverzehr):** Vertreter dieser Rohkost sind z. B. Leslie und Susannah Kenton und Are Waerland. Hinzu kommt die Instinktotherapie nach Guy-Claude Burger und Michael Lukas Möller.

Gemeinsam ist allen Varianten, dass ein möglichst hoher Anteil unerhitzter Lebensmittel angestrebt wird.

Durchführung

Rohkosternährung muss nicht rein pflanzlich sein; je nach Variante ist der Verzehr von Eiern, Fleisch und Fisch in jeweils rohem Zustand möglich. Der große Vorteil der Rohkost ist, dass eine aufwändige Zubereitung der Lebensmittel entfällt. Jedoch sollten alle Produkte von guter Qualität sein, also in jedem Fall aus ökologischen Quellen stammen und möglichst frisch verzehrt werden. Je nach Variante der Rohkost sollen bis zu 80 % oder sogar 100 % der Nahrung durch Rohkost abgedeckt sein.

Wirkungsweise

Die Rohkostdiäten basieren auf der Behauptung, der Mensch sei für denaturierte Nahrung nicht geschaffen. Als denaturiert gelten erhitzte Lebensmittel sowie alle in irgendeiner Weise bearbeiteten oder veränderten Lebensmittel.
Rohkost unterstützt ihren Befürwortern zufolge die natürlichen Entgiftungsprozesse und den Abbau von Schlacken im Körper und versorgt den Organismus optimal mit allen erforderlichen Nähr- und Vitalstoffen. Eine ausschließlich auf Rohkost basierende Ernährung führe demnach zur besten gesundheitlichen und körperlichen Verfassung und beuge Zivilisationskrankheiten vor. Ein Vorteil sei auch, dass der Körper wesentlich weniger Verdauungsarbeit leisten müsse.

Studienergebnisse

Es gibt weder überzeugende noch abgesicherte Erkenntnisse, dass der Mensch für „denaturierte" Nahrung nicht geschaffen ist bzw. von einer reinen Rohkost gesundheitlich profitiert, Krebs gar geheilt werden kann.

Bewertung

Nicht alle Lebensmittel eignen sich für die Rohkost. Einige Nahrungsmittel sind in nicht erhitztem Zustand ungenießbar, schlecht verwertbar oder bergen in rohem Zustand sogar Risiken für die Gesundheit (Eier z. B. können durch Salmonellen verseucht sein, Fleisch durch Toxoplasmen).
Die Behauptung, dass der Körper bei reiner Rohkost-Ernährung wesentlich weniger Verdauungsarbeit leisten müsse, ist falsch. Kritiker wenden zudem ein, dass eine Rohkosternährung zu Mangelerscheinungen führen könne. Auch sind für die richtige Durchführung der Rohkosternährung je nach Variante eine Vielzahl von Regeln zu beachten; Abweichungen können den angestrebten Erfolg verringern oder zunichte machen.
Es existieren widersprüchliche Meinungen darüber, ob eine reine Rohkosternährung auf Dauer anderen Ernährungsformen vorzuziehen sei. Kritiker lehnen eine reine Rohkosternährung aufgrund der angeführten Risiken ab. Befürworter der Rohkost betonen immer wieder die positiven Auswirkungen dieser Ernährung auf Gesund-

heit und Wohlbefinden. Als belegbar gilt der hohe Gehalt der Rohkost an Vitamin-, Mineral- und Faserstoffen sowie die positive Wirkungen dieser Ernährung auf Zähne, Zahnfleisch, Darmflora und Darmfunktion.
Nicht zuletzt beinhaltet der radikale Umstieg auf Rohkost auch eine soziale Komponente: Sich ausschließlich von Rohkost zu ernähren, bedeutet eine starke Abkehr von den üblichen Ernährungsgewohnheiten; ein Restaurantbesuch z. B. beschränkt sich auf einen Salat.

8.4.5.11 Schnitzer-Diät

Begründer

- Dr. Johann Georg Schnitzer (Deutscher), geb. 1930
- Beruf: Zahnarzt

Ausschlaggebend für die Entwicklung dieser Ernährungsform ist die von Schnitzer aufgrund seines Berufes täglich beobachtete mangelnde Zahngesundheit der Bevölkerung.
Schnitzer zitiert bei der Entwicklung seiner Kost wiederholt die Aussagen von Kollath, die auch in der Vollwert-Ernährung nach Leitzmann eine große Rolle spielen.

Durchführung

Die Lebensmittel, bevorzugt pflanzliche Produkte, sollen weitgehend unerhitzt verzehrt werden. Die Gartemperaturen sollen zwischen 40 und 69 °C liegen. Bei höheren Temperaturen denaturieren Fleisch und Backwaren – was hierunter genauer verstanden wird, ist nicht ganz klar.
Als Brotersatz dient Schrot, eingeweicht in Wasser und dann getrocknet.
Es wird zwischen Schnitzer Normal- und Intensivkost unterschieden: Bei der Intensivkost handelt es sich um eine vegane Kostform mit Einschränkungen, bei der ausschließlich rohe Lebensmittel zugelassen werden; bei der Normalkost ist der Verzehr auch gegarter Nahrung vorgesehen. Die Normalkost ist außerdem ovo-lakto-vegetabil.

Wirkungsweise

Die Rohkost diene Entgiftungsprozessen, dem Abbau von Schlacken und der optimalen Versorgung mit Vitaminen und Mineralstoffen.
Ganz allgemein versteht Schnitzer erhitzte, be- und verarbeitete Lebensmittel als denaturierte Nahrung.

Studienergebnisse

Dokumentierte, reproduzierte Heilerfolge liegen nicht vor.

Bewertung

Bei der Schnitzer-Diät handelt es sich um keine eigentliche Krebsdiät, sie soll Gebissschäden und ganz allgemein Zivilisationskrankheiten vorbeugen.
Der Verzehr ausschließlich roher Lebensmittel ist weder nützlich noch empfehlenswert. Allein aus hygienischer Sicht ist dies abzulehnen. Manche Nährstoffe stehen dem menschlichen Körper erst nach dem Erhitzen zur Verfügung.
Im Vergleich zu seinen Kollegen Kollath und Leitzmann stellt Schnitzer bei der Bewertung be- und verarbeiteter Lebensmittel wesentlich strengere Ansprüche: Während Kollath und Leitzmann in ihrer Wertstufeneinteilung bearbeitete (kleingeschnittene, geraspelte, pürierte) und erhitzte Lebensmittel als durchaus empfehlenswert einstufen, bewertet Schnitzer diese Gruppen bereits als denaturiert. Dies ist nicht nachzuvollziehen.
Die Schnitzer-Normalkost kann dagegen als vielseitig und hochwertig im Sinne einer ausgewogenen Ernährung und (auch) für Krebspatienten als eine wertvolle Basisernährung zum Gewichts- und Kräfteerhalt bezeichnet werden.

8.4.5.12 Burgerkost

Begründer

- Guy-Claude Burger (Schweizer), geb. 1934
- Beruf: Physiker und Mathematiker, Sektenführer

Burger bezeichnete seine Kost als **„Instinktotherapie"**.

Durchführung

Die Nahrungsmittel werden vor dem Verzehr durch Riechen auf ihre Tauglichkeit hin geprüft, nicht benötigte Nahrungsmittel werden instinktiv durch ihren unangenehmen Geruch abgelehnt. Da es sich um eine omnivore Kostform handelt, wird auch das Fleisch roh verzehrt.
Alle gekochten Lebensmittel werden abgelehnt, ebenso Milchprodukte. Grundsätzlich soll auf das Frühstück verzichtet werden.
Ein typisches Gericht gibt es nicht, allerdings wird hauptsächlich frisches Obst zu sich genommen. Besonders exotische Früchte sind erlaubt, außerdem Wildkräuter, Trockenfrüchte, Honig, Meeresfrüchte, Eier, Nüsse sowie Fleisch und Fisch, aber alles in roher Form! Die Auswahl der Lebensmittel richtet sich nach dem Instinkt.

Wirkungsweise

Krebs werde durch zubereitete (gekochte, gebratene) Nahrung hervorgerufen und könne durch eine vollständig naturbelassene Nahrung geheilt werden. Über Geruchs- und Geschmacksempfindungen werden dem Körper seine Nährstoffbedürfnisse vermittelt. Der Instinkt funktioniere jedoch nur bei Rohkost.

Studienergebnisse
Heilungen sind nicht belegt, die zugrunde liegende Therapie ebenfalls nicht.

Bewertung
Positiv ist der Abwechslungsreichtum, bis auf Milchprodukte wird kein Lebensmittel ausgeschlossen (so lange es roh gegessen wird).
Nachteilig ist die Gefahr der Unterernährung durch eine zu geringe Energiezufuhr sowie oft zu wenig Eiweiß, Vitamin D und B_{12}, Zink und Jod. Auch hygienische Aspekte sprechen gegen den Verzehr rohen Fleisches und roher Fische.
Im Übrigen wird eine Reihe von Mikronährstoffen erst durch Erwärmen aufgeschlossen und dem Körper verfügbar gemacht.

8.4.5.13 Budwig-Diät

Begründer
- Dr. Johanna Budwig (Deutsche), 1904 (1908) – 2003
- Beruf: Diplom-Chemikerin, approbierte Apothekerin und Lipid-Forscherin, wurde mehrfach für den Nobelpreis nominiert.

Budwig behandelte über 40 Jahre lang Krebskranke und entwickelte dabei diese Diät. Sie entdeckte Anfang der 50er Jahre, dass Otto Warburg für seinen Nobelpreis 1931 fälschlicherweise mit Buttersäure statt mit mehrfach ungesättigten Fettsäuren experimentierte.

Durchführung
Basis der Ernährung ist das Kochbuch von Dr. Budwig „Öl-Eiweiß-Kost". Neben den Anweisungen für die richtige Ernährung ohne falsche Fette erfährt der Patient, dass vorab eine Entgiftung des Körpers durch einen Homöopathen erfolgen muss, die im Körper gespeicherten Gifte könnten sonst gegen die Therapie wirken.
Hauptbestandteil der Diät ist ein Leinsamen-Nuss-Quark-Gemisch, als Granulat mit Quark zu Müsli verarbeitet, ergänzt durch Sauerkraut, Gemüse und Obstsäfte.
Die Krebsdiät soll 100%ig konsequent durchgeführt werden – ohne Pausen, ohne Ausnahmen. Das Essen soll grundsätzlich frisch zubereitet werden, das Öl sollte aus kontrollierter Produktion stammen und darf nicht erhitzt werden. Nach Optimierung aller Krebsmarker kann man langsam zu einer gemäßigt vegetarischen Kost ohne Butter und raffinierte Fette übergehen.
Um den Krebs auch äußerlich über die Haut und das Lymphsystem zu bekämpfen, gibt es das so genannte ELDI-Öl R (Elektronisch Differenziertes Leinöl) zur Einreibung für den ganzen Körper. Dabei soll das ELDI-Öl ganz besonders auf krebsbefallene Lymphknoten wirken.

Wirkungsweise
Der Budwig-Diät liegt die Annahme zugrunde, dass die Entwicklung von Krebs auf einen gestörten Fettabbau zurückzuführen sei. Durch hochungesättigte Fettsäuren werde das Krebswachstum unterbunden.

Studienergebnisse
Heilungserfolge durch diese Diätform sind nicht belegt, wissenschaftliche Beweise für die Wirksamkeit gegen Krebs fehlen. Wie lange eine derartige Diät durchgeführt werden muss, ist ebenfalls nicht dokumentiert.
In den letzten Jahren haben internationale Krebsforscher und -therapeuten die Grundzüge der Budwig-Diät aufgegriffen und arbeiten daran. Das Leinöl bzw. die spezielle Mixtur findet man auch bei anderen Krebstherapien.

8.4.5.14 Kousmine-Diät

Begründer
- Dr. Catherine Kousmine (Schweizerin), 1904 – 1993
- Beruf: Ärztin

Durchführung
Diese Diät basiert auf einer fleisch- und weißzuckerfreien Ernährung mit reichlich Getreide in unverarbeiteter Form und Rohkost wie Obst und rohes oder gekochtes Gemüse. Zusätzlich werden auch Vitamine, Spurenelemente und kaltgepresste Öle, insbesondere Leinöl, empfohlen.
Neben Basen fördernden Nahrungsmitteln, wie ungeschwefelten Trockenfrüchten, Mandeln, Paranüssen, Mais, Soja, Milch und Joghurt, empfahl sie basische Mineralsalze in Tabletten- oder Pulverform, z. B. Nimbasit, Erbasit oder Alkala N.
Als Parameter für einen möglichen Alkalisierungsbedarf bestimmte sie den pH-Wert des Urins (Grenzwert pH 7).
Ein weiterer Eckpunkt ist die Darmhygiene mit Kamilleeinläufen und Abführmitteln. Auch die psychosoziale Betreuung des Kranken gehörte zu ihrer Kur.

Wirkungsweise

Kousmine behauptete, die Entstehung von Krebs sei eine natürliche Abwehrreaktion des Körpers gegen aufgenommene Toxine. Durch eine entsprechende „Reform der Nahrungsmittel" werde der Darm saniert, der Tumor als Abwehrmittel nicht mehr benötigt.
Kousmine ging weiterhin davon aus, dass schwere Krankheiten wie Krebs auf ein gestörtes Säure-Basen-Gleichgewicht im Körper zurückzuführen sind. Dies beruhe auf einer Fehlernährung mit zu vielen Säure bildenden Nahrungsmitteln.

Studienergebnisse

Heilungen sind weder belegt noch wissenschaftlich untersucht. Falsch ist die Annahme, der menschliche Körper könne Vitamin C selbst herstellen.
Auch bei dieser Diät wird großer Wert auf ein gesundes Säure-Basen-Gleichgewicht gelegt. Entsprechende wissenschaftliche Untersuchungen dazu fehlen.

Bewertung

Inwiefern der vollkommene Verzicht von Fleisch (und Fisch) sowie die Verwendung von Getreide in ausschließlich unverarbeiteter Form sinnvoll oder antikrebswirkend sein sollen, ist nicht nachzuvollziehen.
Je nachdem ob bzw. inwieweit dabei eine hochwertige, ausgewogene Ernährung erreicht wird, ist diese Ernährungsform entsprechend zu bewerten.
Die Empfehlung hoher Dosen von Vitaminen und Spurenelementen kann als Vorbote der orthomolekularen Medizin verstanden werden. Doch fehlen eindeutige wissenschaftliche Belege zur Wirksamkeit.

8.4.5.15 Kuhl'sche Kost

Begründer

- Dr. med. Dr. phil. Johannes Kuhl (Deutscher)
- Beruf: Arzt und Allgemeinpraktiker
- Abwandlungen durch den deutschen Arzt Leupold und den deutschen Biochemiker Krebs jun. (1912–1996)

Die Milchsäurekost nach Kuhl nennt sich auch „Schutzkost gegen Krebs".

Durchführung

Es ist eine lakto-vegetabile Ernährungsweise mit einem hohen Anteil milchsäurehaltiger Lebensmittel wie Buttermilch, Sauermilch, Joghurt und Quark.
Die Kuhl'sche Kost ist fettarm (keine tierischen Fette außer Sauerrahmbutter), verbietet Zucker, Honig und alle gesüßten Lebensmittel sowie „entwertete" Stärkeprodukte (Weißbrot, Kuchen, Nudeln usw.).
Leupold behandelte seine Patienten bei einer extrem zucker- und stärkearmen Kost mit Zuckerinfusionen kombiniert mit Insulin. Er verbot alle Obstsorten außer Zitronen. Der Biochemiker Ernst T. Krebs jun. ergänzte eine vegetarische Diät mit einer blausäurehaltigen Substanz, wie sie in Aprikosenkernen vorkommt (Amygdalin), den Vitaminen A, C, E und B sowie Verdauungssäften der Bauchspeicheldrüse.

Wirkungsweise

Diese Kostform soll auf den Stoffwechsel in den Zellen bzw. Krebszellen wirken, Gärung vermeiden und den Milchsäurehaushalt günstig beeinflussen. Kuhls Theorie stützt sich auf die Ausführungen von Warburg, der die Gärung in den Zellen, also einen Sauerstoffmangel, für das Tumorwachstum verantwortlich machte.
Leupold glaubte, die Ursache der Krebsentstehung im falschen Verhältnis von Cholesterin / Blutzucker zu Lipoidphosphor zu erkennen. Dieses Verhältnis versuchte er, in günstiger Weise zu beeinflussen.

Studienergebnisse

Es liegen keine verwertbaren Ergebnisse bei Patienten vor.
Neuere Untersuchungen zeigen, dass die Gärung in Krebszellen nicht Ursache, sondern Folge des schnellen Tumorwachstums ist.
Die Therapie von Leupold mit Insulin versagte bei klinischer Nachprüfung und führte zu bedenklichen Unterzuckerungen.
Eine Studie in den USA konnte keine therapeutische Wirkung, jedoch häufige Blausäurevergiftungen durch das Amygdalin feststellen.

Bewertung

Die Ablehnung tierischer Fette bis auf wenige Ausnahmen ist nicht begründet. Verbote von Zucker und allen gesüßten Lebensmitteln sind heute als zu restriktiv und unnötig anzusehen.
Der Einsatz von Insulin, noch dazu bei einer zuckerarmen Kost, ist als verantwortungslos und lebensbedrohlich anzusehen. Noch absurder wird diese Therapie, wenn man die heutigen Erkenntnisse zu Insulin und insulinähnlichen Wachstumsfaktoren (Somatomedine, IGF) berücksichtigt sowie deren mögliche Verursachung von Darm- oder Brustkrebs.
Auch die Zugabe von Blausäure zur Verhinderung der Zellgärung sowie zur Optimierung des Milchsäurehaus-

halts muss als absurd bzw. als Körperverletzung bewertet werden.

8.4.5.16 Makrobiotik

Der Name Makrobiotik kommt aus dem Griechischen und heißt soviel wie „Die Lehre vom großen Leben".

Begründer

Begründer, die besonders zu erwähnen sind:

- Cristoph Wilhelm Hufeland (Arzt aus Deutschland, 1762–1836)
- Georges Oshawa (Naturphilosoph aus Japan, 1892–1966)
- Mishio Kushi (Politikwissenschaftler aus Japan, geb. 1926)
- Steven Acuff (Germanist aus den USA, geb. 1945)

Diese Ernährungsform wanderte von Deutschland aus nach China und Japan und dann weiter nach Amerika.

Durchführung

Es wird empfohlen, so wenig wie möglich zu trinken, viel Salz zu essen und Gemüse nicht als Rohkost zu sich zu nehmen. Die Zufuhr von Vitamin C sei unnötig, da der Körper in der Lage sei, es selbst herzustellen.

Oshawa nahm eine Einteilung der Nahrung in 10 Wertstufen von Stufe 7 bis Stufe -3 vor. Da Getreide ein ausgewogenes Verhältnis von Yin und Yang habe (das optimale Verhältnis liege bei 5 : 1 und sei aus dem Verhältnis der Mineralstoffe Kalium und Natrium im braunen Reis abgeleitet; der Reis wird als optimales Lebensmittel betrachtet), ist es auf der höchsten Stufe einziger Bestandteil der Nahrung. Auf Stufe 6 dürfen 10 % Gemüse dazukommen. Auf dem Weg bis -3 finden sich Suppe, tierisches Eiweiß, Salat, Früchte und Süßes. Milch und Milchprodukte werden abgelehnt.

Kushi nimmt die Einteilung in 10 Stufen heute nicht mehr vor, die eine schrittweise Reduzierung der Ernährung bis hin zum ausschließlichen Getreideverzehr vorsahen. Er erläutert, dass die letzten Stufen, die nur noch Suppe, Gemüse und Getreide vorsahen, als kurzzeitige Heilnahrung zu interpretieren seien. Er gibt nur allgemeine Empfehlungen, wie z. B. mehr als 5–60 % der Nahrung sollen Vollgetreide (Vollkornreis) sein, 25–30 % Gemüse und Meeresgemüse (z. B. Kombu, Algen), 5–10 % Hülsenfrüchte, 2 Tassen Suppen täglich, als Getränke Suppe mit Miso und Kräutertees. Das Gemüse soll vorwiegend gekocht, aus derselben Klimazone und vornehmlich aus ökologischem Anbau stammen. Abgelehnt werden unter anderem Milch und Milchprodukte, Konserven und Tiefkühlprodukte. Typische Gerichte sind Miso- und Algensuppe. Die anderen Gerichte sollten allgemein aus Gemüse, Meeresfrüchten oder Landes- und Meeresgemüse (Algen) bestehen. Im Prinzip sieht die makrobiotische Ernährungsweise Vollkorngetreide als Basis vor, das ganz, gequetscht oder zu Mehl verarbeitet gegessen werden soll. Dazu werden frisches Gemüse, Bohnen in verschiedenen Zubereitungsformen, Nüsse, Samen und geringe Mengen Obst verzehrt.

Eine große Rolle in der Makrobiotik spielen auch fermentierte Sojaprodukte. Sie bilden die Eiweißlieferanten in der Ernährung, da Fleisch (obwohl eigentlich Yang) abgelehnt wird. Auch aus Algen hergestellte Produkte spielen eine wichtige Rolle. Generell abgelehnt werden Kartoffeln, Tomaten, Auberginen (zu viel Yin), Zucker, Konserven sowie Früchte und Gemüse, die mit Mineraldünger oder Insektenschutzmitteln behandelt worden sind. Auch Nahrung, die nicht aus der eigenen Lebensregion stammt oder nicht der Saison entspricht, wird abgelehnt. Milch ist auf dem Speiseplan ebenfalls nicht zu finden, was nicht verwunderlich ist, da der Verzehr von Milchprodukten in der Geburtsstätte der Makrobiotik nicht üblich ist.

Wirkungsweise

Die Makrobiotik soll Schwerkranken Heilung bringen und sogar Krebs heilen können. Ihr Gedankengut entspringt fernöstlichen philosophischen Überlegungen und ist vielen Ernährungswissenschaftlern und -medizinern nur schwer verständlich. Sie bezeichnet sich weniger als eine Diät, eher als eine Lehre für Geist und Körper: Die Natur ist einem ständigem Rhythmus unterworfen, alles ist in Bewegung und dabei wirken die gegensätzlichen Kräfte Yin, die sich ausdehnende Kraft mit den Attributen sauer, Kalium, Zucker und Früchte, und Yang, die sich zusammenziehende Kraft mit den Attributen basisch, Natrium, Salz und Getreide. Die Ernährung spielt eine besondere Rolle in diesem Kräftespiel.

Studienergebnisse

Es liegen keine wissenschaftlichen Untersuchungen zur Wirkung der Makrobiotik auf die Entwicklung oder Heilung von Krebs vor. Es gibt dagegen erschreckende Ergebnisse mit Todesfolgen bei Menschen, die gemäß der Makrobiotik gelebt haben.

Bewertung

Für Kinder, Schwangere und Stillende ist die Makrobiotik nicht geeignet. Durch das Meiden von Milch, Milchprodukten, Fleisch und Fisch können gravierende Mangelerscheinungen auftreten und zwar bei Eiweiß, Vitaminen und Mineralstoffen. Das führt zu einem verzögerten Wachstum, zudem lassen sich Rachitisanzeichen nachweisen. Sie ist als unzureichende Kostform einzustufen. In den USA ist sie sogar verboten, da es dort zu Todesfällen gekommen ist.

Für Erwachsene ist die gemäßigte Form nach Acuff insgesamt als etwas günstiger zu beurteilen. Aber auch hier kann der weitgehende Ausschluss von Milch und Milchprodukten zu Versorgungsengpässen bei Vitamin B_2 und Kalzium führen.

Positiv zu bewerten ist, dass in der makrobiotischen Ernährung inzwischen auf Risiken wie die unzureichende Kobalaminversorgung trotz des Verzehrs von Algenprodukten hingewiesen wird. Zu begrüßen ist der relativ hohe Vollkornanteil, die Vermeidung von Zucker und Auszugsmehlen und die Bevorzugung saisonaler und regionaler Erzeugnisse. Somit sollten auch Erwachsene diese Kostform nur bei ausreichendem Ernährungswissen praktizieren. Wenn diese Voraussetzung gegeben ist, ist diese Kostform vielleicht akzeptabel.

Die makrobiotische Ernährungsweise ist mit hohen Risiken verbunden, wenn es sich um die strenge Form handelt (ausschließlich Getreideernährung), diese ist strikt abzulehnen.

8.4.5.17 Milken-Diät

Begründer

- Michael Milken (Amerikaner), geb. 1946
- Beruf: Philantrop, Finanzier und Investmentbanker

Durchführung

Milken publizierte zwei Kochbücher. In über 100 Rezepten zu insgesamt 14 Menüs wird die Grundidee vermittelt: Kaum Fett, kein Fleisch, viel Soja, viel Gemüse. So werden bei dem Rezept „Spaghetti Bolognese“ Fleisch und weitere tierische Zutaten durch Soja und Sojaprodukte ersetzt.

Seine Diäten zielen auf eine Gewichtsreduktion ab. In den Kochbüchern wird vor Fast Food gewarnt und Krebspatienten empfohlen, nicht aufzugeben und auf Milkens Ernährung umzustellen.

Wirkungsweise

Milken behauptet, durch seine Diät Krebs vorbeugen zu können, und schreibt seinen Mahlzeiten „Krebs bekämpfende Eigenschaften“ zu.

Durch eine Umstellung von ungesunder, oft Fast Food-Ernährung auf die gesunde Milken-Diät soll erreicht werden, dass

- Jeder mehr auf seine Ernährung achtet
- Man dadurch Krebs vorbeugen bzw. sogar heilen kann.

Den Beweis für das Funktionieren seiner Diät sieht Milken in seiner eigenen Lebensgeschichte: Er erkrankte 1993 an einem inoperablem Prostatakarzinom und besiegte diesen nach eigenem Glauben durch die Umstellung auf seine „Krebs bekämpfende Ernährung“.

Er gründete daraufhin die „Association for the Cure of Cancer of the Prostate“, also Vereinigung zur Heilung von Prostatakrebs.

Studienergebnisse

Die Wirkungsweise dieser Diät ist wissenschaftlich nicht belegt. Es liegen nur Milkens eigene Erfahrungen vor.

Bewertung

Die Empfehlung, sich möglichst bewusst und gesund zu ernähren und auf seine Lebensweise zu achten, kann nur unterstrichen werden.

Andererseits ist nicht nachzuvollziehen, inwieweit Fleisch verboten sein, kaum Fett konsumiert werden und viel Soja auf dem Speiseplan stehen soll. Weder Fleisch noch Fett sind an sich schädlich, lediglich die Menge und die Qualität sind zu beachten. Die Milken-Reduktionsdiät zu betrachten und insoweit ist Krebspatienten dringend davon abzuraten.

Die „Krebs bekämpfenden Eigenschaften“ sowie Krebs vorbeugenden Wirkungen dieser Diät sind nicht zu erkennen bzw. nicht nachzuvollziehen. Da die Krebsentstehung ein komplexer Prozess ist, dürfte der Anspruch, mit einer speziellen Diät Krebs vorbeugen bzw. heilen zu können, als vollkommen unverständlich und speziell im Falle der Milken-Diät (Reduktionsdiät) geradezu als gefährlich angesehen werden.

Hervorzuheben ist dagegen das Engagement Milkens, der seit 1993 gemeinnützige Organisationen und Forschungen im Bereich der Gesundheitsaufklärung unterstützt.

8.4.5.18 Moermann-Diät

Begründer

- Dr. Cornelius Moermann (Holländer), praktizierte in den 30er Jahren des 20. Jahrhunderts, entwickelte diese Diät um 1950
- Beruf: Landarzt

Durchführung
Diese Diät ist eine streng lakto-vegetabile Kost. Zucker und Wasser sind verboten. Zusätzlich werden die Vitamine A, C und E sowie Hefe, Weizen, Schwefel, Jod, Selen und Zitronensäure zugeführt.

Wirkungsweise
Moermann vermutete eine Stoffwechselstörung als Krebsursache durch einen Mangel an bestimmten Vitaminen (A, C, E), Mineralstoffen, Radikalenfängern und bestimmten Lebensmitteln. Durch die Zufuhr dieser Stoffe soll sich der Krebs zurückbilden. Dabei habe jedes Organ seine eigenen Risiko- und Schutzfaktoren.
Zu den Schutz- oder Hemmfaktoren gehören auch Radikalfänger in der Nahrung, Stoffe mit antikanzerogener Wirkung: die Vitamine A, C, E sowie Selen.

Studienergebnisse
Es gibt keinerlei Belege für Heilungen durch diese Diätform.

Bewertung
Ernährungsmedizinische Bedenken bestehen gegen das Verbot von Wasser. Die sonstige Lebensmittelauswahl mit Betonung einer vegetabilen Kost kann akzeptiert werden. Die gezielte Gabe von Antioxidanzien erinnert an einen Vorläufer der modernen orthomolekularen Medizin.

8.4.5.19 Seeger-Diät

Durchführung
Neben einer (nicht weiter beschriebenen) „normalen" Ernährung sollen täglich 1–2 Kilogramm ungekochte, zerkleinerte Randen (Rote Bete), alternativ 300–600 ml Randensaft oder 100 g Randentrockenextrakt eingenommen werden.

Wirkungsweise
Seegers Überlegungen basieren ebenfalls auf der Anoxie-Hypothese von Warburg, der eine gestörte Zellatmung als Ursache von Krebs sieht. Als idealer Ersatzstoff für die angeblich irreversibel zerstörten Zellatmungselemente solle der rote Farbstoff Betanin der Roten Beete fungieren. Die Bedeutung der Roten Beete für bzw. gegen das Krebswachstum wird schon seit Jahren diskutiert. Ihre Wirkstoffe sollen den entgleisten Stoffwechsel besonders günstig beeinflussen. Neben dem Betanin werden dabei verschiedene Aminosäuren, Vitamine und Mineralstoffe hervorgehoben.

Studienergebnisse
Die Wirksamkeit der Roten-Beete-Therapie gegen Krebs wurde nie bewiesen, obwohl viel darüber geschrieben wurde. Kontrollierte Studien gibt es nicht.
Abgesichert dagegen ist die Wirksamkeit des Farbstoffes Betanin als so genannter sekundärer Pflanzenstoff mit seiner Schutzwirkung gegenüber Vitamin C und Fetten.

Bewertung
Bei der Seeger-Diät handelt es sich nicht um eine Diät im eigentlichen Sinn, sondern um eine Kur mit Roten Beeten, ergänzend zur sonstigen Kost.
Rote Bete ist sicherlich ein gesundes Gemüse, gegen dessen Konsum im Rahmen der 5-am-Tag-Regel nichts einzuwenden ist. Die von Seeger hervorgehobenen Inhaltsstoffe der Roten Beete sind allerdings angesichts ihrer vergleichsweise geringen Menge absolut überbewertet.

Literatur
1 Biesalski H-K, Fürst P, Kasper H, Kluthe R, Pölert W, Puchstein C, Stähelin HB: Ernährungsmedizin. Nach dem Curriculum Ernährungsmedizin der Bundesärztekammer. 3. Auflage, Thieme, Stuttgart, 2004
2 Gonder U: Krebsprophylaxe durch Ernährung. Eine Literaturstudie im Auftrag des Europäischen Instituts für Lebensmittel- und Ernährungswissenschaften (EU.L.E.) e.V., 1999
3 Schauder P (Hrsg.): Ernährung und Tumorerkrankungen. Karger, München/Basel, 1991
4 Schauder P, Ollenschläger G: Ernährungsmedizin. Urban & Fischer, München/Jena, 2002

Internetadressen
1 www.apotheke.com
2 www.breuss-kur.de
3 www.darmkrebs.de
4 www.datadiwan.de
5 www.demo.apologic.at
6 www.dr.croiss.at
7 www.dr.huldaclark.de/krebs
8 www.ernaehrung.de
9 www.gamed.or.at
10 www.heilfasten.de
11 www.inform24.de
12 www.krebsinfo.de
13 www.krebsinformation.de
14 www.krebstherapien.de
15 www.mc600.de
16 www.medical-tribune.de
17 www.neue-wicker-klinikum.de
18 www.prostatakrebs.at
19 www.thymoma.de

8.4.6 Sauerstofftherapie

György Irmey

Wirkmechanismus

Tumorwachstum und Behandlungserfolge können eng mit der Sauerstoffversorgung des Organismus zusammenhängen. Je schlechter das Gewebe durchblutet ist und je weniger es mit Sauerstoff versorgt wird, umso saurer wird das Stoffwechselmilieu, was die Wachstumsbedingungen für Tumorzellen begünstigt. In saurem Milieu sind die körpereigenen Abwehrzellen nur noch beschränkt wirksam. Hinzu kommt, dass Krebszellen, anders als gesunde, zeitweise ohne Sauerstoff auskommen können und dann sogar besonders leicht Metastasen bilden.

Um einer Übersäuerung der Gewebe entgegenzuwirken, hilft neben der Sauerstoffzufuhr auch die Ernährung. Bei der täglichen Kost sollen entsäuernde, basische Lebensmittel bevorzugt gegessen werden – also viel Obst und Gemüse und nur wenig säurebildende Lebensmittel wie tierisches Eiweiß (Fleisch) und Süßwaren. Empfehlenswert ist auch alles, was mehr Sauerstoff in die Gewebe bringt, also ausgedehnte Spaziergänge oder Atemgymnastik. Viele Krebspatienten leiden unter starker Abgeschlagenheit und Müdigkeit. Das ist oftmals auf eine Anämie zurückzuführen. Neben Nahrungsergänzungsmitteln können Sauerstofftherapien hier Besserung bringen.

Indikationen

In der biologischen Begleit- wie auch Nachbehandlung wird die Sauerstofftherapie zur Stärkung des Immunsystems, zur Metastasenprophylaxe und zur Reduktion der Nebenwirkungen aggressiver Therapien unterstützend angewandt. Sie soll die Wirksamkeit von Mistel- oder Organpräparaten erhöhen und zu einer schnelleren Regeneration des Patienten führen.

Chancen und Risiken

Konventionelle Behandlungsmethoden lassen sich einerseits in ihrer Wirkung durch eine zusätzliche Sauerstofftherapie verstärken, andererseits können belastende Auswirkungen aggressiver Therapien durch den Einsatz dieser Methoden vermindert werden. Die besonderen chemischen Eigenschaften des Sauerstoffs und seiner Metaboliten werden in den verschiedenen Arten der Sauerstofftherapie wie auch der hämatogenen Oxidationstherapie (HOT) und der Ozontherapie genutzt. Nicht nur während, sondern v. a. nach einer konventionellen Therapie kann die zusätzliche Gabe von Sauerstoff zur Stärkung des Immunsystems sinnvoll sein. Dies gilt besonders, wenn die Abwehr- und Heilungskräfte durch lange Bettlägerigkeit und Stress geschwächt sind.

8.4.6.1 Sauerstoff-Inhalations-Therapie im häuslichen Umfeld

Grundlagen

Sinnvoll kann es sein, mittels eines leihweise aus einem Sanitätshaus erhältlichen O_2-Konzentrators (nicht einer Sauerstoff-Flasche) für die Dauer der Chemo- bzw. Strahlentherapie die Regenerationskräfte durch gezielte Sauerstoffinhalationen zu unterstützen.

Kontraindikationen

Bei Tumorerkrankungen im Bereich der Lunge oder starker Vorschädigung von Herz bzw. Lunge, insbesondere bei einer respiratorischen Globalinsuffizienz, ist Vorsicht mit der Inhalationstherapie geboten. Diese Einschränkung gilt nur für die intermittierende Druckbeatmung, nicht für die normale Sauerstoffatmung.

Nebenwirkungen

Bei ordnungsgemäßer Durchführung sind keine negativen Auswirkungen bekannt.

Praktische Durchführung der Therapie

Die Anwendungsdauer sollte mit 4 l O_2/Min. täglich 1 – 2 Std. betragen, wobei die Anwendungen nicht zu spät am Tag durchzuführen sind. Anschließend an die Behandlung ist es gut, die Nasenschleimhaut einzufetten.

Bewertung

> Sauerstoff-Inhalations-Therapie im häuslichen Umfeld:
> 1. **Wirksamkeit auf Tumorwachstum:** nicht belegt
> 2. **Wirkung auf Allgemeinbefinden / Psyche:** unzureichende Studienlage
> 3. **Nebenwirkungen:** selten
> 4. **Preis:** 51 – 250 €/Monat

8.4.6.2 Sauerstoff-Mehrschritt-Therapie (SMT)

Grundlagen

Diese spezielle Form der Sauerstoffbehandlung wurde von Professor Manfred von Ardenne entwickelt. Über eine Nasensonde oder Atemmaske wird die Atemluft stark mit reinem Sauerstoff angereichert. Der Sauerstoff wird aus Sauerstoffflaschen zugeführt oder durch spezielle Geräte aus der Luft gewonnen und konzentriert.

Kontraindikationen

Bei Hyperthyreose, akuten allergischen Reaktionen, Epilepsie, therapieresistenter Hypertonie und respiratorischer Globalinsuffizienz sollte die SMT nicht angewandt werden.

Nebenwirkungen

Bei sachgemäßer Anwendung hat die Behandlung mit der SMT keine nennenswerten Nebenwirkungen. Zu bedenken ist dennoch, dass es bei plötzlicher übermäßiger oder zu konzentrierter Sauerstoffaufnahme zu Übelkeit, Kopfschmerzen oder auch Erbrechen und Schwindel kommen kann.

Praktische Durchführung der Therapie

Die Sauerstoff-Mehrschritt-Therapie wird in folgenden Behandlungsschritten durchgeführt:

- Vor der Anwendung wird eine Kombination von Vitaminen und Mineralstoffen eingenommen, um die Sauerstoffaufnahme im Gewebe zu steigern. Unter körperlicher Belastung und bei Stress fallen die Reserven an Vitamin B_1 und Zink deutlich ab, außerdem wird der Pool an Magnesium reduziert, das für die ATP-Bildung wichtig ist. Daher wird 30 Min. vor Beginn die Therapie mit einer Kombination von 300 mg Vitamin B_1, 1 g Vitamin C, 50 mg Magnesium und 50 mg Zink oral supplementiert.
- Dann inhaliert der Patient Sauerstoff (ca. 4 l O_2/Min.) über eine Nasensonde. Dadurch soll der Sauerstoff-Partialdruck erhöht werden. Je nach körperlicher Belastbarkeit dauert dieser Schritt bis zu 2 Std. Ist der Patient ausreichend leistungsfähig, kann die Behandlung unter körperlicher Belastung, z. B. auf einem Fahrrad-Ergometer, auf 15–30 Min. verkürzt werden.
- Zur Therapie gehört auch ein anschließendes tägliches Bewegungstraining, das den Kreislauf noch intensiver aktiviert.

Ein Behandlungszyklus dauert in der Regel etwa drei Wochen. Nach ½ Jahr soll die Behandlung wiederholt werden.
Bei Tumorpatienten wird die SMT meist mit einer Immunstimulierung durch Thymus- oder Mistelspritzen kombiniert. Die Immuntherapie kann – je nach Situation des Patienten – nach Beendigung der Sauerstofftherapie weitergeführt werden.
Behinderte Patienten können sich Geräte für eine Sauerstoff-Mehrschritt-Therapie für den häuslichen Gebrauch ausleihen.

Bewertung

Sauerstoff-Mehrschritt-Therapie (SMT):
1. **Wirksamkeit auf Tumorwachstum:** nicht belegt
2. **Wirkung auf Allgemeinbefinden / Psyche:** unzureichende Studienlage
3. **Nebenwirkungen:** selten
4. **Preis:** ≥ 250 € / Monat

8.4.6.3 Hämatogene Oxidationstherapie (HOT) und UV-Bestrahlung des Bluts (UVB)

Grundlagen

Beide Therapieformen zählen neben gewissen Anwendungen der Ozontherapie zu den auch als Blutwäsche oder Eigenblutbehandlung bezeichneten Therapien, die bei Tumorpatienten unterstützend angewendet werden können. Eine UV-Bestrahlung von ca. 50 ml venösem Blut des Patienten, das bei der HOT ergänzend vor der UV-Bestrahlung noch mit Sauerstoff aufgeschäumt wird, soll die Zellatmung und die Sauerstoff-Utilisation im Gewebe steigern, zu einer Vasodilatation beitragen sowie die Mikrozirkulation verbessern. Viele Therapeuten verbinden sie mit der SMT (☞ 8.4.6.2). Bei der hämatogenen Oxidationstherapie (HOT) wird Singulettsauerstoff (O_2) erzeugt, der sich wie ein freies Radikal verhält. In geringen Mengen regen die eingespritzten Radikale das Immunsystem an und verbessern den antioxidativen Schutz.

Kontraindikationen

Bei akuten fieberhaften Infekten, Schilddrüsenerkrankungen, Gerinnungsstörungen mit erhöhter Blutungsneigung und Photosensibilitätsstörungen sind diese Therapien kontraindiziert.

Nebenwirkungen

Auf steriles Arbeiten muss größter Wert gelegt werden. Frösteln und Schüttelfrost als Nebenwirkungen verunreinigter Apparaturen sind wichtige Warnzeichen.

Praktische Durchführung der Therapie

Einige Geräte haben den Vorteil, dass beide Therapievarianten (und zusätzlich noch die klassische Eigenbluttherapie als i.m.-Applikation) praktiziert werden können. Für jede Variante gibt es vom Hersteller spezielle Einmalsets. Für die HOT sind die Bereitstellung von Sauerstoff (Druckminderer mit Dosiereinrichtung und Sauerstoffflasche) und ein Infusionsständer erforderlich. Hierzu werden 50 – 100 ml venöses Blut mit Natriumcitrat versetzt und über 5. Min. an einem UV-Strahler vorbeigeführt, anschließend erfolgt eine Reinfusion. Die Behandlung sollte 1 – 2-mal wöchentlich über einen Zeitraum von ca. sechs Wochen durchgeführt werden. Je nach Schwere des Krankheitsbilds bzw. abhängig vom Allgemeinzustand kann die Behandlung nach einer Pause von vier Wochen nochmals wiederholt werden.

> **!** Die HOT sollte nicht unmittelbar mit Antioxidanzien kombiniert werden, da sich die Wirkungsansätze gegenseitig aufheben würden. Der angestrebte therapeutische Erfolg wird nicht erreicht, da der Singulettsauerstoff durch Antioxidanzien gebunden und inaktiviert wird. Daher ist eine Antioxidanzien-Karenz von vier Tagen vor und vier Tagen nach der Therapie sinnvoll.

Bewertung

> Hämatogene Oxidationstherapie (HOT) und UV-Bestrahlung des Bluts (UVB):
> 1. **Wirksamkeit auf Tumorwachstum:** nicht belegt
> 2. **Wirkung auf Allgemeinbefinden / Psyche:** unzureichende Studienlage
> 3. **Nebenwirkungen:** selten
> 4. **Preis:** ≥ 250 € / Monat

8.4.6.4 Ozontherapie

Grundlagen

Ozon ist eines der stärksten Oxidationsmittel, das dem Menschen zur Verfügung steht. In der Medizin wird Ozon vor allem zur Desinfektion eingesetzt, in der Trinkwasseraufbereitung beispielsweise seit über 80 Jahren. Es tötet Bakterien, Pilze und Viren ab und wird verwendet, um Wunden zu desinfizieren und Darmerkrankungen zu behandeln.

Wirkmechanismus

Das Ozon reagiert vermutlich mit der Zellmembran der Erythrozyten. Die Membran wird durchlässiger und das Hämoglobin bindet mehr Sauerstoff. Wahrscheinlich wird die Zellmembran der Erythrozyten auch flexibler. Dadurch werden die Blutkörperchen leichter verformbar und passen nun auch durch enge oder verstopfte Blutgefäße. Das Blut kann wieder besser fließen, schlecht durchblutetes Gewebe kann mit Sauerstoff versorgt werden.

Kontraindikationen

Bei Hyperthyreose, Herzkrankheiten, insbesondere bei Z. n. Herzinfarkt, und Ozon-Allergie ist Ozon kontraindiziert.

Nebenwirkungen

Bei der direkten intraarteriellen oder intravenösen Gabe von Ozon besteht die Gefahr größerer Luftembolien. Latente Herdgeschehen (z. B. latente Appendizitis oder eine chronische Cholezystitis) können durch Ozon verschlechtert werden. Allergische Reaktionen sind möglich.

Praktische Durchführung der Therapie

Die Ozontherapie kann als kleine oder große Eigenblutbehandlung, intraarterielle Injektion, aber auch äußerlich durchgeführt werden:

- **Kleine Ozon-Eigenblutbehandlung:** Im Rahmen einer Umstimmungstherapie werden etwa 2 – 3, max. 10 ml Blut abgenommen, heparinisiert, mit einem Ozon-Sauerstoff-Gemisch vermischt und beides zusammen i.m. injiziert. Diese Behandlung soll der Anregung des Immunsystems dienen.
- **Große Eigenblutbehandlung (Blutwäsche):** Etwa 50 – 60 ml Blut werden abgenommen. Das Blut wird in einer sterilen Glasflasche heparinisiert und in einem Sauerstoff-Ozon-Gemisch aufgefangen. Nach einiger Zeit wird das behandelte Blut wieder in den Körper des Patienten i.v. zurück injiziert. Es enthält dann kein Ozon mehr.
- **Intraarterielle Anwendung:** Sie ist bei Durchblutungsstörungen der unteren Extremität, Ulzerationen und diabetischer Gangrän sinnvoll. Bei einigen Patienten, die kurz vor einer Amputation standen, konnte das Bein durch diese Behandlung noch gerettet werden.
- **Äußerliche Behandlung:** Die Haut wird dem Gas Ozon ausgesetzt; örtlich kann man auch ozonisiertes Wasser oder Olivenöl anwenden.

> **!** Das medizinische O_2/O_3-Gemisch ist keinesfalls für die Anwendung über die Atemwege geeignet, da in höheren Konzentrationen toxische Wirkungen möglich sind.

Bewertung

> Ozontherapie:
> 1. **Wirksamkeit auf Tumorwachstum:** nicht belegt
> 2. **Wirkung auf Allgemeinbefinden / Psyche:** unzureichende Studienlage
> 3. **Nebenwirkungen:** selten schwer wiegende
> 4. **Preis:** ≥ 250 € / Monat

Literatur
1 von Ardenne M: Wo hilft Sauerstoff-Mehrschritt-Therapie? 3. Auflage, Urban & Fischer, München / Jena, 2000
2 Dehmlow R, Jungmann M: Handbuch der Ozon-Sauerstoff-Therapien. Haug, Heidelberg, 2004
3 Frick G, Frick U, Dehmlow R: Praxisleitfaden UVB und HOT. Hippokrates, Stuttgart, 2001

Internetadressen
1 www.eumatron.de: Ärztegesellschaft für photobiologische Blutbehandlung (HOT / UVB)
2 www.ozongesellschaft.de: Gesellschaft für Ozon- und Sauerstoffanwendungen in Medizin und Technik e.V. (G.O.S.)

8.4.7 Eigenständige Heilsysteme

György Irmey

8.4.7.1 TCM, Akupunktur

Grundlagen

Die traditionelle chinesische Medizin

Die traditionelle chinesische Medizin (TCM) umfasst zahlreiche therapeutische Verfahren, von Wasserbehandlungen, Bädern, Schröpf- und Ausleitungsmethoden, Einbügeln oder Aufkleben von Arzneimitteln auf der Haut und Schlammbehandlungen über Gymnastik, Atem- und Bewegungstherapien bis hin zu diversen Massagen und zur Akupunktur.

Ein wichtiges Teilgebiet ist die chinesische Pflanzenheilkunde. Sie unterscheidet energetische Qualitäten der Pflanzen und ordnet sie etwa unter die Begriffe „scharfwarme oder scharf-kühle, die Oberfläche öffnende Mittel" oder „Wind ausleitende Mittel".

Die chinesische Medizin verfügt über einen riesigen Arzneimittelreichtum und phytotherapeutischen Erfahrungsschatz, der heute z. T. auch von der westlichen Pharmakologie untersucht wird. Zur TCM gehören auch das Feng Shui und die chinesische Geomantie, die sich mit der „Schwingungs"-Qualität von Gebäuden, Wohn- und Arbeitsräumen, Einrichtungen und Möbeln befasst.

Am bekanntesten ist in unserer westlichen Medizin sicherlich die Akupunktur, die jedoch in der traditionellen chinesischen oder taoistischen Medizinphilosophie nicht den höchsten Rang einnimmt. Überhaupt werden einzelne Verfahren selten isoliert angewendet. Meistens wird mit dem Ganzen aufs Ganze gezielt, das heißt, dass oft mehrere der oben erwähnten Therapieverfahren zum Einsatz kommen und der Arzt auch auf das zentrale „geistige Heil" des Patienten, die Lebensführung im Einklang mit Natur und Kosmos, hinweist.

Stark vereinfacht basiert die chinesische Medizin auf der Lehre der Qi-Lebensenergie, die das bewegende Agens in unserem Leben ist und aus toter Materie lebende macht. Die Qi-Lebensenergie manifestiert sich in den beiden Polen des Yin und Yang. Das Yin-Yang-System wird ergänzt durch die Lehre der fünf Elemente, denen auch die Organe zugeordnet sind. Die chinesische Medizin unterscheidet die Elemente Wasser, Feuer, Erde, Holz und Metall und ordnet ihnen die Organe Niere (Wasser), Herz (Feuer), Magen (Erde), Leber (Holz) und Lunge (Metall) zu. Diese Einteilung bezieht sich jeweils auf das gesamte Organsystem. Zur Lunge gehören z. B. alle Organe und Körperteile, die mit der Atmung zu tun haben, also auch Bronchien, Atemwege und Nase. Die Wege, auf denen Qi im Organismus kreist, sind die Leitbahnen oder Meridiane. Diese Meridiane sind Verbindungslinien von Akupunkturpunkten, die mit einem bestimmten Organ im Zusammenhang stehen und gemäß ihrem zugehörigen Organ benannt werden (z. B. Herz-Meridian – dessen Verlauf der Schmerzausbreitung eines Angina pectoris-Anfalls entspricht). Sie sind bislang durch naturwissenschaftliche Methoden nicht fassbar, obwohl die auf den Meridianen liegenden Akupunkturpunkte nachweisbar anatomische Korrelate aufzeigen. Längere Erkrankungen, wie auch Tumorerkrankungen, extreme Erschöpfung u.v.m., führen zu einem Mangel an Qi. Im Körper kommt es zu einer Stockung der Lebenskraft, die Meridiane werden im Körper blockiert und dadurch alle Organfunktionen im Körper gestört.

Akupunktur und Moxibustion

Der Begriff Akupunktur wurde in Europa im 17. Jahrhundert aus den lateinischen Wörtern „acus" = Nadel und „punctura" = Stich gebildet. Im Chinesischen lautet der Name dafür „Chenn-Chiu", was so viel wie „Stechen und Brennen" bedeutet. Das weist darauf hin, dass sehr oft nicht nur Nadeln, sondern auch die Moxibustion zum Einsatz gelangen. Dabei wird das zerriebene, meist zu Kugeln geformte Moxa (Beifußblätter) z. B. am Bauchnabel oder am Ende gesetzter Akupunkturnadeln abgebrannt, was zum einen eine Gewebsspannung, zum anderen auch eine Anregung der Qi-Energie bewirkt.

Wirkmechanismus

In der Onkologie kommt die Akupunktur am häufigsten im Rahmen einer Schmerztherapie oder zur Behandlung der Nebenwirkungen einer Chemotherapie zum Einsatz. Sicher weiß man bisher aber nur etwas über die kurzfristige analgetische Wirkung. Vermutlich wird das komplexe körpereigene Schmerzhemmsystem aktiviert und die Aktivität der Nerven im limbischen System gehemmt. Nachgewiesenermaßen kommt es in Folge der Akupunkturbehandlung zu einer vermehrten Endorphinausschüttung, die sich sogar durch Morphinantagonisten hemmen lässt.

Indikationen

Akupunktur kann beispielsweise **Schmerzen** nach Mastektomie und die Armbeweglichkeit nach Mamma-Ablatio und axillärer Lymphknotenausräumung deutlich verbessern. Die Behandlung wird mit Nadeltechnik oder einem Softlaser durchgeführt. Mit der Behandlung kann frühzeitig nach der Operation begonnen werden. Ist die Akupunktur mit der Nadel nicht möglich, findet die Laserakupunktur Anwendung. Narbenschmerzen werden unter Anwendung eines Softlasers deutlich reduziert, die Armbewegung und die Schmerzzustände können durch die Nadelakupunktur deutlich verbessert werden.
Um **Erbrechen** und **Übelkeit** unter Chemotherapie vorzubeugen, muss die Akupunktur ähnlich wie eine Prämedikation möglichst früh, mehrere Stunden vor Beginn der Chemotherapie, durchgeführt werden. Da manche Patienten bereits beim Gedanken an die Chemotherapie mit heftiger Übelkeit reagieren, kann die frühzeitige Akupunkturbehandlung dieser psychischen Reaktion zuvorkommen. Während des Vorlaufs und der Chemotherapie wird die Akupunktur wiederholt. Akupunktur kann adjuvant zur antiemetischen Medikation oder bei guter Wirksamkeit auch ausschließlich angewandt werden. Patienten empfinden eine sehr wohltuende psychische Entspannung durch die Akupunktur. Die Intensität der Übelkeit und die Häufigkeit des Erbrechens werden signifikant erniedrigt.

Kontraindikationen

- Erhöhte Blutungsneigung
- Punkte in geschädigten Bereichen, z. B. offene Tumoren, Verbrennungen, akute Ekzeme, Infektionen
- Schizophrenie

Nebenwirkungen

Neben einem manchmal auftretenden sogenannten Qi-Gefühl entlang der Meridiane, einem vegetativen Umschaltreflex, der häufig ein leichtes Frieren und ein angenehmes Entspannungsgefühl nach sich zieht, und anderen aus verwandten Methoden bekannten kurzfristigen Erstverschlimmerungen sind bei gewissenhafter Anwendung keine Nebenwirkungen zu erwarten.

Wechselwirkungen

Unmittelbar nach Röntgenbehandlungen und Bäderkuren ist die Akupunktur weniger wirksam und auch Medikamente wie Cortison können ihre Wirksamkeit mindern. Umgekehrt kann die Akupunktur die Wirkung gewisser Medikamente erhöhen.

Praktische Durchführung der Therapie

Die Nadelung

Nach chinesischer Vorstellung sammelt sich die Lebensenergie Qi in den Organen und zirkuliert in einem Netz aus Kanälen und Leitbahnen, den zwölf Haupt- und acht Sonder-Meridianen. Auf diesen Meridianen liegen insgesamt mehrere hundert Akupunkturpunkte.
Die Nadeln werden am gewählten Akupunkturpunkt eines Meridians etwa 2 – 10 mm tief in die Haut gestochen und bleiben ca. 10 – 20 Min. liegen. An den meisten Punkten ist der Stich mit den bei uns gebräuchlichen dünnen Stahlnadeln schmerzlos. Als Reaktion bildet sich um die Nadeln ein geröteter „Hof", und der Patient spürt oft ein Kribbeln, Zwicken, Ziehen, Fließen oder Wärme. In den folgenden Stunden können Müdigkeit, Schweregefühl und Entspannung als Folge der energetischen Umstimmung und Selbstregulation auftreten.
Die Kunst des Akupunkteurs liegt nicht darin, möglichst viele Punkte zu kennen und zu stechen, sondern nach einer exakten Diagnose mit möglichst wenig Stichen (oder anderen Maßnahmen der chinesischen Medizin) das energetische Gleichgewicht wieder herzustellen.
1 – 15 Sitzungen in etwa wöchentlichen Abständen und nicht zahllose Behandlungen bilden den Rahmen für diese Therapie, wobei es nicht selten schon nach einer oder zwei Nadelungen zu einer Schmerzerleichterung kommen kann.
Die Wirksamkeit der Akupunktur kann durch Stromzufuhr an den Nadeln verstärkt werden, was insbesondere zur Anästhesie (Schmerzbetäubung) bei Operationen gemacht wird. Neben den Nadeln und der Moxibustion kommen heute auch Laser, Farbbestrahlung oder Elektroakupunktur zum Einsatz, die allesamt völlig

schmerzfrei sind und sich darum besonders für Kinder eignen.

■ **Die Ohr-Akupunktur und Aurikulomedizin (nach Nogier)**

Die Ohrakupunktur vermag ähnliche Resultate zu erzielen wie die klassische Ganzkörper-Akupunktur. Sie wird seit 1957 auch in China und insbesondere zur Analgesie und Anästhesie bei Operationen angewandt. Sie wurde in Frankreich in den 50er-Jahren durch den Mediziner Dr. Paul Nogier entwickelt, dem ein Patient, der eine Narbe am Ohr hatte, erzählte, ein Heilkundiger aus dem Mittelmeerraum habe ihm diese zur Kurierung eines Ischiasleidens in die Ohrmuschel gebrannt. Daraufhin seien die Beschwerden tatsächlich verschwunden. Nogier ging der Sache nach und fand schließlich heraus, dass der ganze Körper und all seine Organe – wie ein Embryo mit Kopf (= Ohrläppchen) nach unten – als Reflexpunkte in der Ohrmuschel abgebildet sind und über diese bei Krankheiten und Störungen auch therapeutisch erreicht werden können.

Interessant dabei ist, dass die Ohrakupunkturpunkte und ihr „elektrisches Messgerät", das „Punktoskop", nur aktiviert werden, wenn ein krankhafter Zustand des entsprechenden Organs vorliegt. Man geht davon aus, dass die Funktionsstörung eines Organs zuerst die zugeordneten Zonen und Nerven im Gehirn und dann über einen Reflexbogen zur Ohrmuschel den Akupunkturpunkt am Ohr aktiviert, womit die elektrische Leitfähigkeit an dieser Stelle erhöht und mit dem Punktoskop messbar wird.

Chancen und Risiken

Bei der ordnungsgemäßen Anwendung der Akupunktur nach den Vorgaben der Lehrbücher bzw. des in Kursen vermittelten Wissens sind keine Risiken zu befürchten. Der auf Kongressen immer wieder gern zitierte Fall eines einzigen Pneumothorax mit Todesfolge durch Akupunktur in ca. 20 Jahren macht lediglich deutlich, dass der medizinische Sachverstand auch bei der Akupunktur anzuwenden ist. Im Ursprungsland der Akupunkturtherapie werden die verwendeten Nadeln nicht immer lege artis sterilisiert – dies sollte in unseren Breitengraden ausgeschlossen sein, zumal vorzugsweise Einmalnadeln verwendet werden.

Studienergebnisse

Die meisten wissenschaftlichen Untersuchungen zur Akupunktur beschäftigen sich mit der Behandlung von Schmerzen. Pilotstudien zur unterstützenden Behandlung der Nebenwirkungen einer Chemotherapie sind vielversprechend, aber noch nicht umfassend genug durchgeführt.

Bewertung

Akupunktur:
1. **Wirksamkeit auf Tumorwachstum:** nicht belegt
2. **Wirkung bei Schmerzen:** durch Studien belegt
3. **Nebenwirkungen:** selten
4. **Preis:** 51 – 250 €/Monat
5. **Kostenübernahme:** bei ausgewählten Indikationen auch durch gesetzliche Krankenkassen

Literatur

1 Focks C, Hillenbrand N: Leitfaden Chinesische Medizin – Schwerpunkt Akupunktur. 3. Auflage, Urban & Fischer, München/Jena, 2001
2 Hecker H-U, Kastner J, Peuker ET, Steveling A: Lehrbuch und Repetitorium Akupunktur mit TCM-Modulen. 2. Auflage, Hippokrates, Stuttgart, 2002

Internetadressen

www.daegfa.de: Deutsche Ärztegesellschaft für Akupunktur e.V

8.4.7.2 Homöopathie

Grundlagen

■ **Klassische Homöopathie**

Samuel Hahnemann (1755 – 1843) charakterisierte in seinem berühmten „Organon der Heilkunst" (§§ 172 – 203) Tumoren als lokale Übel und gab erste Hinweise zur Behandlung. Die von ihm 1796 begründete klassische Homöopathie verfügt über die längsten Erfahrungen in der homöopathischen Arzneibehandlung von Krebserkrankungen. Auf der Basis einer ganzheitlichen Erhebung sämtlicher individueller Krankheitszeichen aller Körperebenen und den Angaben zur Vorgeschichte wird nach dem Ähnlichkeitsprinzip ein homöopathisch hergestelltes Arzneimittel zugeordnet. Dieses wirkt weniger stofflich, sondern gibt gezielte Anstöße zur Selbstheilung.

Der Schweizer homöopathische Arzt Dario Spinedi nahm gemeinsam mit seinem Team in den letzten Jahren eine Vorreiterrolle einer homöopathischen Krebstherapie in Europa ein. Er legte in seinen Büchern (1997 und 1999) eine ausführliche Aufarbeitung der homöopathischen Fachliteratur zum Thema Krebs und Homöopathie vor. Gemeinsam mit einer Arbeitsgruppe von Kollegen konnte er bei intensiver Patientenbetreuung eine hohe Heilungsrate bei Vorstufen von Tumorerkrankungen und Primärtumoren reproduzieren. Letztlich ist die Homöopathie eine Hilfe zur Selbsthilfe, die immer dann Unterstützung leistet, wenn grundsätzlich noch eine Möglichkeit der Selbstheilung besteht.

Wenn auch eine homöopathische Begleitbehandlung nicht immer auf Heilung ausgerichtet sein kann, so fühlen sich die Patienten insgesamt wohler, werden psychisch ausgeglichener, allgemein leistungsfähiger und weniger anfällig gegen Belastungssituationen, die in der Onkologie nicht selten sind.

Zur Mittelfindung sind intensive Gespräche und eine sehr genaue Aufnahme der Krankheitsgeschichte notwendig. Das Ziel ist nicht primär die Behandlung des spezifischen onkologischen Krankheitsbilds, sondern das Setzen eines Heilimpulses auf seelisch-geistig-körperlicher Ebene. Auf Grundlage eines oder mehrerer sehr ausführlicher Anamnesegespräche sucht der Therapeut nach einem passenden Arzneimittel. Am besten geeignet ist das Mittel, das der Symptomatik des Patienten am ähnlichsten ist. Da die individuelle Persönlichkeit im Mittelpunkt steht und nicht die Krankheit, bekommen Menschen mit gleicher Krankheit durchaus unterschiedliche Mittel, wenn sie im homöopathischen Sinn unterschiedliche Persönlichkeitsstrukturen haben.

Komplexmittel-Homöopathie

Neben der klassischen Homöopathie hat sich eine weitere Richtung, die so genannte Komplexmittel-Homöopathie entwickelt. Komplexmittel sind Mischungen aus verschiedenen homöopathisch verdünnten pflanzlichen, tierischen oder mineralischen Arzneien in einer eher niedrigen Verdünnungsstufe.

Wirkmechanismus

Das theoretische Gebäude der klassischen Homöopathie beruht im Wesentlichen auf den folgenden zwei Prinzipien:

- **Simile-Regel** (Ähnliches möge Ähnliches heilen): Sie sagt aus, dass ein Mittel, das bei einem gesunden Menschen bestimmte Krankheitssymptome hervorruft, einen kranken Menschen mit ähnlichen Symptomen heilen kann. Dahinter verbirgt sich die Idee, dass ein kranker Mensch seine Ganzheit verloren hat. Er hat einen Teil von sich abgesondert, der sich nun in der Krankheit mit all ihren Symptomen ausdrückt. Das homöopathische Mittel gibt ihm die Information, die er braucht, um den abgesonderten Teil wieder in seine Persönlichkeit zu integrieren.
- **Potenzierung:** Potenzieren bedeutet im homöopathischen Sinne, dass Arzneistoffe (Pflanzen, Mineralien, Krankheitsprodukte) in einem bestimmten Verhältnis mit Alkohol und Wasser verdünnt oder mit Milchzucker verrieben werden. Es gilt, je höher die Verdünnungsstufe, umso wirkungsvoller das Arzneimittel, weil nach jeder Verdünnungsstufe weiter potenziert (verschüttelt) wird. Ein Teil aus der Urtinktur wird mit neun Teilen Wasser vermischt. Diese Verdünnung entspricht der Stufe D1. Jede Verdünnungsstufe wird 10-mal auf ein Lederkissen geklopft. Nach Vorstellung der Homöopathen soll der enthaltene Wirkstoff seine Energie während dieses Prozesses an das Lösungsmittel Wasser abgeben. Wird das gleiche Verfahren noch einmal wiederholt, erhält man die Verdünnungsstufe D2 mit einem Hundertstel der Urtinktur und so geht es weiter bis D1000 und höher. Es gibt auch C-Potenzen (1 : 100), nicht so häufig angewendet sind Q- oder LM-Potenzen (1 : 50 000).
  Chemisch gesehen (Avogadro-Konstante = 6-mal 10^{23} Teilchen pro Mol) sind ab einer Verdünnungsstufe von D23 (1 : 10^{23}) keine Moleküle mehr enthalten. Obwohl durch mehrere multizentrische Studien eine prinzipielle Wirksamkeit der Homöopathie nicht mehr in Frage zu stellen ist, argumentieren Kritiker auch heute noch, dass die homöopathischen Hochpotenzen wirkungslos sind und nur helfen, weil die Patienten im Sinne des Plazebo-Effekts von der Wirkung überzeugt sind.

Indikationen

Zur Abschwächung der Nebenwirkungen einer Strahlen- oder Chemotherapie sowie zur Verbesserung der Heilung nach Operationen ist der Einsatz homöopathischer Komplexmittel weit verbreitet. Auch homöopathische Einzelmittel, wie beispielsweise Arnica C30 zur Operationsvorbereitung, können indikationsbezogen eingesetzt werden.

Mit entsprechend fundiertem Hintergrundwissen können Einzelmittel ansonsten konstitutionell zur allgemeinen Unterstützung in jeder Phase der Erkrankung angewandt werden.

Kontraindikationen

Bei gewissenhafter Anwendung nicht bekannt.

Nebenwirkungen

Nebenwirkungen nach Anwendung homöopathischer Mittel sind grundsätzlich möglich. Sie treten bei zu häufiger und unqualifizierter Verwendung homöopathischer Arzneimittel oder der Verwendung ungeeigneter Potenzen auf. Bei niedrigen Potenzen muss auch mit dem Auftreten stofflicher Arzneimittelwirkungen, beispielsweise mit Überempfindlichkeitsreaktionen, im Extremfall auch mit Vergiftungen gerechnet werden. Je besser ein Mittel zum Patienten und seiner Krankheit passt, desto größer ist die Wahrscheinlichkeit, dass der Patient von allen Wirkungen seines Mittels profitiert. Auch die Nebenwirkungen sind letztlich Wirkungen eines Arzneimittels. Ihr Auftreten kann für den Arzt ein wichtiger Hinweis zur Genauigkeit der Mittelwahl sein. Richtig angewendet birgt die Homöopathie allerdings nur sehr geringe Risiken.

Wechselwirkungen

Wechselwirkungen sind bei gewissenhafter Anwendung kaum zu befürchten.

Praktische Durchführung der Therapie

Während homöopathische **Einzelmittel** sich mehr an der **Konstitution** des Patienten orientieren, werden **Komplexmittel** ausschließlich am **Beschwerde- und Krankheitsbild** orientiert verordnet.
Im Gegensatz zur Verordnung homöopathischer Einzelmittel, die vom homöopathischen Arzt einerseits eine fundierte Ausbildung und in der Durchführung einen sehr hohen Zeitaufwand erfordert, lassen sich die symptomorientierten Komplexmittel leichter in einen Praxisablauf integrieren.

Chancen und Risiken

Welche Chancen einer homöopathischen Behandlung gegeben werden, bemisst sich sehr an dem Erfahrungshintergrund des Anwenders. Da nur sehr selten Patienten eine ausschließliche homöopathische Behandlung ihres Tumorleidens anstreben, wird in der Mehrzahl aller Anwendungen die Homöopathie in Form der Komplex- wie auch Einzelmittel eine sinnvolle Zusatztherapie sein.

Studienergebnisse

In einer randomisierten, doppelblinden, plazebo-kontrollierten klinischen Studie konnte bei der Behandlung der chemotherapieinduzierten Stomatitis die Wirksamkeit des homöopathischen Komplexmittels Traumeel S® belegt werden. Es konnte gezeigt werden, dass das Mittel die Schwere und Dauer der chemotherapieinduzierten Stomatitis bei Kindern nach Knochenmarktransplantationen signifikant verringert.

Bewertung

Homöopathie:
1. **Wirksamkeit auf Tumorwachstum:** nicht belegt
2. **Wirkung auf Allgemeinbefinden / Psyche:** durch Studien belegt
3. **Nebenwirkungen:** selten
4. **Preis:** ≤ 50 € / Monat
5. **Kostenübernahme:** auch durch gesetzliche Krankenkassen

Literatur
1 Oberbaum M et al.: A randomized, controlled clinical trial of the homeopathic medication TRAUMEEL S in the treatment of chemotherapy-induced stomatitis in children undergoing stemcell transplantation. Cancer 92, 2001: 684–690
2 Paterson IC: Homeopathy: what is it and is it of value in the care of patients with cancer. Clin Oncol 14, 2002: 250–253
3 Spinedi D: Die Krebsbehandlung in der Homöopathie. 2. Auflage, Cheiron, Kempten, 1999 (Mitschrift eines Seminars von Dr. Dario Spinedi im Juni 1997 in Bad Imnau)

Internetadressen
1 www.homoepathy.de
2 www.dzvhae.de: Deutscher Zentralverein homöopathischer Ärzte

8.4.7.3 Ayurveda

Grundlagen

Eine besondere, auch heute noch weit verbreitete Form der traditionellen Medizin ist der aus Indien stammende Ayurveda, die Wissenschaft vom gesunden Leben. Er ist in Indien neben der westlichen Medizin gleichberechtigt. Seit Anfang der 90er-Jahre findet Ayurveda auch in unseren Breitengraden immer mehr Verbreitung.
„Ayus" bedeutet Leben und „Veda" bedeutet Wissen. Dieses vielseitige, sehr alte und praktische Wissen vom Leben ist gerade in unserer heutigen Zeit hochaktuell. Die zahlreichen Beiträge in den Medien und der populären Literatur leisten hier eine wirkungs- aber auch verhängnisvolle Aufklärung. Ayurvedische Behandlungen werden in Deutschland in Nobelhotels, Kliniken und auf Schönheitsfarmen angeboten, die Grenzen zur Wellnessbewegung sind fließend. Ayurveda ist jedoch ein eigenes Medizinsystem mit acht Fachrichtungen: Innere Medi-

zin, Chirurgie, Krankheiten der Augen, Kinderheilkunde, Toxikologie, Psychiatrie, Wissenschaft von der Verjüngung und Wissenschaft der Aphrodisiaka. In Indien gehen Menschen aus der gut verdienenden Oberschicht eher zu einem westlich ausgebildeten Schulmediziner als zu einem ayurvedischen Arzt, da dort die westliche Medizin als etwas Besonderes gilt.
Nach der Lehre von Ayurveda manifestieren sich im menschlichen Körper grundsätzlich drei Grundprinzipien oder Bioenergien, die als **„Doshas“** bezeichnet werden und alle biologischen, psychologischen und physiopathologischen Funktionen des Körpers, des Geistes und unseres Bewusstseins regeln. Sie heißen Vata, Pitta und Kapha. Schon bei der Geburt des Menschen steht die Verteilung dieser Grundenergien fest – so können beispielsweise ein oder zwei Doshas vorherrschen oder alle drei in gleichen Teilen vorhanden sein. Im Ayurveda werden deshalb die Menschen zunächst in diese drei Grundkonstitutionen eingeteilt, wobei jeder Mensch ein individuelles Verhältnis von Vata, Pitta und Kapha hat. Die Grundkonstitution ist dann für Diagnostik und Therapie im Sinne der ayurvedischen Medizin von großer Bedeutung, um die richtige Ernährungsweise, die passenden körperlichen Aktivitäten, die Tagesroutine und andere Maßnahmen zur Gesunderhaltung exakt bestimmen zu können.

- Das Dosha **Vata** ist verantwortlich für jede Bewegung des Körpers und des Geistes und kontrolliert auch unsere Sinnesorgane. Ein Mensch mit zuviel Vata ist beispielsweise dünn, leicht nervös und friert leicht. Warme Kleidung und wärmende Speisen sorgen bei ihm für den nötigen Ausgleich.
- **Pitta** ist für den gesamten Stoffwechsel, vor allem für die Verdauung, verantwortlich, regelt aber auch den Wärmehaushalt des Körpers und die Körpertemperatur. Menschen mit einem Übermaß an Pitta sind heißblütig, ehrgeizig und manchmal sehr unbeherrscht. Für diese Menschen sind scharfe Gewürze, Hitze und Alkohol nicht gerade förderlich, weil sie ihr Temperament noch mehr verstärken.
- **Kapha** steht für den Zusammenhalt, die Struktur und die Widerstandsfähigkeit des Körpers. Menschen mit zu viel Kapha sind träge und neigen zu Übergewicht. Bewegung und ein gut strukturierter Tagesablauf mit viel Abwechslung gleichen zu viel Kapha aus.

Wirkmechanismus

Wenn sich im Laufe des Lebens diese schon seit der Geburt feststehenden Doshas verändern, treten Störungen ein, die zu schweren Krankheiten führen können. So bezeichnete der ayurvedische Arzt Krebs als das Endstadium einer Doshaentgleisung. Eine ayurvedische Behandlung hat das Ziel, die Doshas wieder ins Gleichgewicht zu bringen und die alte Ordnung und Harmonie von Körper, Geist und Seele wieder herzustellen.

Indikationen

Die Zielsetzung einer ayurvedischen Behandlung ist, den Körper einerseits von schädlichen Substanzen zu befreien, andererseits das Immunsystem zu schützen und zu stärken, um den inneren Regulationskräften des Organismus eine optimale Funktion zu ermöglichen. Da die ayurvedische Behandlung auf einem sehr komplexen Hintergrund beruht, werden in der ayurvedischen Therapie nicht nur einzelne Mittel verabreicht oder einzelne Methoden angewandt, sondern es wird sehr wesentlich auf Aspekte der Lebensführung (seelisch-geistige Aspekte, Ernährung u.v.m.) eingegangen.

Nebenwirkungen und Kontraindikationen

Viele ayurvedische Anwendungen werden von den Krebskranken als sehr wohltuend empfunden. Aderlass, induziertes Erbrechen oder eine zu intensive Verdauungsanregung bis hin zum Durchfall können den Zustand des Krebskranken natürlich verschlechtern und sind insbesondere bei kachektischen Tumorkranken kontraindiziert. Diese Methoden werden aber eher selten und keineswegs bei jeder ayurvedischen Behandlung angewandt.

Wechselwirkungen

Bis heute ist nicht umfassend untersucht worden, inwiefern ayurvedische Medikamente andere Medikamente der konventionellen Medizin in ihrer Wirksamkeit beeinflussen. Für Weihrauchpräparate können Wechselwirkungen weitestgehend ausgeschlossen werden.

Praktische Durchführung der Therapie

Schwerpunkte der ayurvedischen Behandlungsmethoden sind die Panchakarma-Kur, die Kräutermedizin, Massagen, Atemübungen und eine der Grundkonstitution angepasste Ernährung.
Die Entgiftung im Sinne des **Panchakarma** erfolgt durch Ausleitung von Schadstoffen und belastenden Stoffwechselprodukten, die über die Schweißdrüsen, Harnwege, Darm usw. vermehrt aus dem Körper ausgeschwemmt werden. Im Rahmen einer Kur geschieht dies durch tägliche Ölmassagen, Ausleitungstherapien über die Verdauungsorgane, Kräuterdampfbäder, entspre-

chende Ernährung und die Verordnung ayurvedischer Medikamente.

Chancen und Risiken

Von den vielen pflanzlichen Produkten, die die ayurvedische Medizin einsetzt, sind bislang in Deutschland nur Weihrauchpräparate näher untersucht worden. Von Boswelliasäuren als Inhaltsstoffe des Weihrauchs (☞ 8.3.3.1) konnten über die vermutliche Hemmung der Leukotrienbiosynthese antiphlogistische Eigenschaften vor allem beim peritumoralen Hirnödem nachgewiesen werden.

Bewertung

> Ayurveda:
> 1. **Wirksamkeit auf Tumorwachstum:** nicht belegt
> 2. **Wirkung auf Allgemeinbefinden / Psyche:** unzureichende Studienlage
> 3. **Nebenwirkungen:** selten
> 4. **Preis:** 51 – 250 € / Monat, aber auch mehr, je nach Art der Anwendung

Internetadressen
www.ayurveda-portal.de

8.4.7.4 Osteopathie

Grundlagen

„Jede Beweglichkeitsänderung im Bewegungsapparat im Sinne einer Hypo- oder Hypermobilität führt zu einer Funktionsstörung, die wiederum ein Krankheitsbild auslösen kann.“ Diese Idee der Osteopathie ist Grundlage der täglichen Arbeit von über 45000 Osteopathen in den USA und einer stetig steigenden Anzahl von Ärzten und Physiotherapeuten in Deutschland, die über eine der verschiedenen Formen der Osteopathie Patienten in ihrem Heilungsprozess auch bei Krebserkrankungen unterstützen.
Der amerikanische Arzt Dr. Andrew Taylor Still hat diese besondere manualmedizinische Methode Ende des vorletzten Jahrhunderts begründet. Der Begriff „Osteopathie“ setzt sich aus den griechischen Worten für Knochen (osteon) und für Leiden (pathos) zusammen und bedeutet eigentlich Knochenleiden. Diese Bezeichnung hat schon zu vielen Missverständnissen geführt.
Auch wenn die Osteopathie mit den manualmedizinischen Methoden der Chiropraktik und Chirotherapie viele Gemeinsamkeiten hat, unterscheidet sie sich im Wesentlichen durch ein sanfteres, risiko- und nebenwirkungsärmeres Vorgehen von der Mehrzahl der chirotherapeutischen Interventionen.
„Gesundheit zu finden sollte das Ziel eines Arztes sein. Krankheit kann jeder finden.“ Dieses Zitat von Still umschreibt ein wichtiges Ziel der Osteopathie. Zwar gibt es wenig Forschung zur Osteopathie, dennoch gibt es Untersuchungen, die zu dem Ergebnis kommen, dass mit Osteopathie beispielsweise gewisse Arten von Rückenschmerzen genauso gut wie mit Medikamenten, aber ohne deren potenzielle Nebenwirkungen behandelt werden können.

Wirkmechanismus

Das zugrunde liegende Prinzip der Osteopathie, dass eine anatomische Disharmonie zu funktionellen Belastungen des Körpers führt, ist von entscheidender Relevanz und kann als Basis für Diagnostik und Behandlung genutzt werden. Die Osteopathie kann als eine der wichtigen natur- und erfahrungsheilkundlichen Ansätze betrachtet werden, da sie ein ganzheitliches Menschenbild vertritt und im Sinne der Psycho-Neuro-Endokrino-Immunologie davon ausgeht, dass sämtliche Strukturen des Körpers miteinander verbunden sind und eine Einheit bilden. Fehlfunktionen von Körpergeweben im Bereich der Knochen, Muskeln, der inneren Organe, des Bindegewebes, des Gefäß- und Nervensystems behandelt der Osteopath, indem er Gewebsstrukturen mit seinen Händen sanft und schonend beeinflusst.
Eine osteopathische Behandlung will vor allem über die Arbeit an den Faszien die Selbstheilungskräfte anregen. Auch wenn bekannt ist, dass Faszien den gesamten Körper, seine einzelnen Organe, Muskeln und Muskelfasern umhüllen, ist aus Sicht der naturwissenschaftlichen Medizin die Vorstellung der Osteopathie nicht belegt, dass diese Faszien ein eng verflochtenes Netz bilden und für ein Zusammenspiel aller Teile des Körpers sorgen. Offen bleibt auch die Frage, ob Bewegungsblockaden innerhalb des Fasziennetzes ein Hinweis auf Krankheiten sind.

Indikationen

Die Osteopathie kann als manualtherapeutische Methode bei Verspannungen, Rückenschmerzen oder anderen Schmerzen muskulären Ursprungs wie auch Krankheits- oder Therapiebedingten nervösen Störungen zu einer Steigerung des Wohlbefindens beitragen.

Kontraindikationen

Vorsicht ist geboten bei Knochenmetastasen, Sarkomen, Hauttumoren, Lymphknotenmetastasen, systemischen lymphatischen Erkrankungen und schweren psychischen Erkrankungen.

Nebenwirkungen

Bei Beachtung der Kontraindikationen, nach entsprechender Ausbildung und sachgemäßer Anwendung sollten Nebenwirkungen nicht auftreten. In der kritischen Literatur wird davor gewarnt, bei Krebskranken mit Knochenmetastasen Quadri- und Paraplegien zu verursachen.

Wechselwirkungen

Keine bekannt.

Praktische Durchführung der Therapie

Ein Osteopath fragt den Patienten zuerst nach seiner Krankheitsgeschichte. Dann sieht er sich die Haltung seines Patienten an. Ist das Kreuz gerade, sind die Schultern nach vorn gezogen, die Beine durchgedrückt? Wie bewegt der Patient Arme und Beine, wie die Hüfte, wie wirkt sein Gang? Aus Verspannungen oder Fehlstellungen zieht er erste Schlüsse auf die Erkrankungen des Patienten. Dann untersucht er den Patienten im Liegen und verschafft sich einen Eindruck von der Beweglichkeit von Kopf, Wirbelsäule und Becken. Danach beginnt die eigentliche Behandlung. Mit verschiedenen Grifftechniken (Palpation) stellt er die Beweglichkeit wieder her. Der Osteopath versteht sich als Therapeut, der die Selbstheilungskräfte des Körpers an entscheidenden Stellen anstößt.
Die Osteopathie ist mit der Chiropraktik verwandt, die Griffe, die hier angewendet werden, sind jedoch sanfter. Zu unterscheiden sind drei Techniken:

- Die **parietale Osteopathie** konzentriert sich auf die Wirbelsäule und die Gelenke. Mit Muskelkraft, ähnlich wie in der Chiropraxis, wird ein Gelenk wieder in seine natürliche Lage gebracht.
- Bei der **viszeralen Osteopathie** werden die Lage und damit auch die Funktion innerer Organe wieder normalisiert.
- Bei der **kraniosakralen Therapie** werden Schädel und Os sacrum mit sanften Griffen und Palpation behandelt.

Chancen und Risiken

Bei den Grundlagen der kraniosakralen Therapie gibt es aus naturwissenschaftlicher Sicht auch Kritik: Die Nähte am Schädelknochen gelten als verknöchert, sodass eine Behandlung am Schädel nichts bringen kann. Durch die Balance des muskuloskelettalen Systems kann die Selbstheilung des Körpers sinnvoll unterstützt werden.

Bewertung

> Osteopathie:
> 1. **Wirksamkeit auf Tumorwachstum:** nicht belegt
> 2. **Wirkung auf Allgemeinbefinden / Psyche:** unzureichende Studienlage
> 3. **Nebenwirkungen:** selten
> 4. **Preis:** 51 – 250 € / Monat

Literatur
1 Bukens J: Osteopathische Diagnose und Behandlung. Hippokrates Verlag, 2004.
2 Liem T, Dobler TK: Leitfaden Osteopathie. 2. Auflage, Urban & Fischer, München / Jena, 2005
3 Liem T, Dobler TK, Puylaert M: Leitfaden Viszerale Osteopathie. Urban & Fischer, München / Jena, 2005

8.4.7.5 Shiatsu

Grundlagen

Shiatsu ist eine aus Japan kommende Massagetechnik, die auf Akupunkturtechniken und der Philosophie des Zen aufbaut. Das Wort bedeutet „Fingerdruck".

Wirkmechanismus

Die zugrunde liegende Idee ist die Vorstellung, dass die Lebensenergie in bestimmten Bahnen fließt. Störungen verursachen Blockaden, die die Energie am Fließen hindern. Dadurch werden körperliche, seelische und geistige Funktionen beeinträchtigt, der Körper wird krank.
Seit annähernd zwanzig Jahren gibt es auch eine hydrotherapeutische Form des Shiatsu. Wesentlich bei diesem Wasser-Shiatsu ist das Gefühl relativer Schwerelosigkeit. Das Wasser trägt den Körper und mit Schwimmhilfen unter Genick und Kniekehlen, kann man sich unter dem wachsamen Blick des Therapeuten entspannt im Wasser treiben lassen. Das warme Wasser intensiviert die Möglichkeiten der Entspannung und führt zu einer anderen Körpererfahrung. Die Wirbelsäule und der gesamte Bewegungsapparat werden entlastet und somit eine gute Voraussetzung für die Wirkungen der Shiatsu-Anwendung geschaffen. Der Therapeut bewegt den Patienten im Wasser; Bänder und Muskeln werden gelockert, die

Gelenke gezielt mobilisiert, die Energiebahnen massiert und aktiviert.

Indikationen

Shiatsu erzeugt Wohlbefinden und Entspannung und ist für jeden geeignet. Mit dieser Methode lassen sich Körpererfahrung und -bewusstsein erweitern, krankheits- und therapiebedingte Beschwerden lindern und sogar heilen.

Kontraindikationen

Vorsicht ist geboten bei Knochenmetastasen, Sarkomen, Hauttumoren, Lymphknotenmetastasen, systemischen lymphatischen Erkrankungen und schweren psychischen Erkrankungen.

Nebenwirkungen

Nach entsprechender Ausbildung und bei sachgemäßer Anwendung unter Beachtung der Kontraindikationen sind keine Nebenwirkungen zu erwarten.

Wechselwirkungen

Keine bekannt.

Praktische Durchführung der Therapie

Wie bei der Akupunktur werden bestimmte Punkte auf den aus der traditionellen chinesischen Medizin bekannten Meridianen gereizt, allerdings nicht durch Nadeln, sondern mit dem Druck der Fingerspitzen, ähnlich wie bei der Akupressur.
Eine Shiatsu-Behandlung dauert ungefähr eine Stunde. Für eine Therapie werden mehrere Behandlungen nötig, wobei sich abhängig von der Krankheitssymptomatik eine Besserung der Beschwerden und des allgemeinen Befindens schnell einstellen kann.

Chancen und Risiken

Im weitesten Sinne, vom theoretischen Hintergrund und der praktischen Durchführung her ist es am ehesten mit der Akupressur aus der Traditionellen Chinesischen Medizin vergleichbar. Nach entsprechender Ausbildung, unter Beachtung der Kontraindikationen und achtsamer Anwendung sind die Risiken minimal.

Bewertung

Shiatsu:
1. **Wirksamkeit auf Tumorwachstum:** nicht belegt
2. **Wirkung auf Allgemeinbefinden / Psyche:** unzureichende Studienlage
3. **Nebenwirkungen:** nicht bekannt
4. **Preis:** 51 – 250 € / Monat

Literatur
1 Beeresford-Cooke C: Shiatsu. Urban & Fischer, München/Jena, 2003
2 Endo R: Tao Shiatsu. Haug, Stuttgart, 2002

8.4.7.6 Tibetische Medizin

Grundlagen

Die tibetische Medizin entwickelte sich zu einem differenzierten Heilsystem, das in den vergangenen 1000 Jahren fast unverändert überliefert worden ist und im Westen erst heute langsam an Aufmerksamkeit gewinnt. Die traditionelle tibetische Medizin ist ein hoch differenziertes, ganzheitliches System, das auf tibetisch „Gzo-wa Rig-pa", das Wissen vom Heilen, genannt wird.
Die zentralen Krankheitsursachen sind nach der tibetischen Medizinlehre: Falsches Denken, falsche Ernährung und falsches Verhalten – auch als die „drei Gifte des Geistes" bezeichnet. Weiter wird unsere Gesundheit nach Aussagen der tibetischen Medizin beeinträchtigt durch ungünstiges Klima, schlechtes Karma, Einflüsse von Planeten und bösen Geistern.
Theoretisch zielen die Heilungsmaßnahmen demnach in erster Linie auf eine Korrektur des Denkens und Handelns im Alltag des Patienten und erst in zweiter Linie auf konkrete therapeutische Anwendungen durch den Arzt. Praktisch sieht man aber an den überfüllten medizinischen Stationen der tibetischen Exilbevölkerung zwangsläufig den Akzent auf der Abgabe von pflanzlichen Heilmitteln liegen, die eine rationelle und kostengünstige medizinische Versorgung des Patienten erlaubt. Der gläubige Buddhist wird ohnehin bestrebt sein, seine Heilung und Gesundheit durch Gebete und ein religiöses Leben zu unterstützen, ist oft aber vielleicht auch allzu bereit, eine ausbleibende Heilung als Karma, als selbst verantwortetes Schicksal zu akzeptieren.
Die Annahme eines feinstofflichen Leibes hat wohl auch zur Anwendung geistiger oder energetischer Heilmethoden geführt wie etwa dem Handauflegen, Chakra-Heilen (Chakra = Energiezentren im feinstofflichen Körper), Rezitieren von Gebeten und Mantras (Mantras = heilige Reimsilben wie das bekannte „Om"), dem „medizinischen" Einsatz von Heilmeditationen wie auch Atem- und Visualisierungstechniken. Nach der tibetischen Me-

dizin ist der feinstoffliche Leib für unsere Gesundheit und Entwicklung von großer Bedeutung und existiert nach dem physischen Tode weiter, was im „Tibetanischen Totenbuch" genau beschrieben wird. Yoga ist unter Tibetern kaum verbreitet, noch weniger die bei uns sehr bekannten so genannten „Fünf Tibeter".

Wirkmechanismus

Die medizinische Praxis scheint sich heute vor allem auf die Diagnose der Ungleichgewichte im System der drei Säfte zu konzentrieren und auf deren Therapie durch spezielle Kräutermischungen und andere naturheilkundliche Verfahren: Spezifische Ungleichgewichte führen zu spezifischen Funktionsstörungen im Organismus. Diagnostiziert werden diese vor allem über die Pulsdiagnostik, die aus der chinesischen Medizin übernommen wurde und mindestens zwölf verschiedene Pulse mit zahlreichen Pulsqualitäten unterscheidet, die oft verblüffend genaue Hinweise auf ein Krankheitsgeschehen vermitteln. Prinzipiell wird unterschieden in heiße und kalte Krankheiten, eine Einteilung, die im gesamten Osten weit verbreitet ist.

Praktische Durchführung der Therapie

Am häufigsten gelangen **Heilkräuter-Mischungen,** die wichtigsten Mittel zur inneren Therapie, zum Einsatz; die tibetische Medizin kennt seit langem eine weitgehende zentral überwachte Arzneimittelherstellung. Heilkräuter werden in Form von Tees, Pulver, Sirup und Pillen, zum Teil auch unter Zugabe von Mineralien und anderen, etwa tierischen Substanzen, verabreicht.

Zur **äußeren Anwendung** gelangen: Bäder, Räucherungen, Massagen, Akupressur, Akupunktur, Moxibustion, Schröpfen und Aderlass.

Die **tibetische Akupunktur** entspricht nur ansatzweise der chinesischen und reduziert sich in der Praxis auf das Stechen einer einzigen 7 cm langen Goldnadel von der Dicke einer Stricknadel, die meist in die kleine Fontanelle am Hinterkopf, seitlich der Wirbelsäule oder über dem Brustbein regelrecht eingerammt und dort einige Minuten belassen wird.

Tibetische Kräuterpille aus der Schweiz: Padma 28

Die Spur dieser scheinbar äußerst erfolgreichen Kräutermischung, die ihren Ursprung in ayurvedischen Rezepturen hat, führt über das tibetische Hochland in die Mongolei, nach Ostsibirien, Petersburg und Warschau, bis sie Anfang der 80er-Jahre Einzug in die Schweiz und auch in wissenschaftliche Untersuchungen fand. Beeindruckende Erfolge von Padma 28, das aus 20 Kräutern besteht (z.B. Schöllkraut, Spitzwegerich, Teufelswurz, aber auch typischen Heilpflanzen Indiens und des Himalaja), zeigen sich bei der Nachbehandlung von Krebspatienten nach Bestrahlung und Chemotherapie. Es ist das wohl am besten erforschte tibetische Medikament. Verschiedene In-vitro-Studien haben gezeigt, dass es auf der Ebene von Molekülen und Zellen antioxidativ und entzündungshemmend wirkt. Padma 28 ist in der Schweiz und Österreich frei erhältlich, in Deutschland kann das Kräuterpräparat offiziell gegen Arztrezept in Apotheken bezogen werden.

Chancen und Risiken

Die tibetische Medizin ist eines der großen Medizinsysteme der Menschheit, die auch für die modernen westlichen Industriegesellschaften eine Bereicherung sowohl des Interventions- als auch des Präventionsspektrums darstellen kann. Um der tibetischen Medizin jedoch eine größere Anerkennung im Rahmen der europäischen Ganzheitsmedizin zu verschaffen, müssen ein besseres Verständnis der Grundprinzipien der tibetischen Medizin, ihrer Materia Medica und der verwendeten Arzneimittel (Formularien) sowie eine höhere Evidenz für ihre Wirksamkeit geschaffen werden.

Bewertung

Tibetische Medizin:
1. **Wirksamkeit auf Tumorwachstum:** nicht belegt
2. **Wirkung auf Allgemeinbefinden / Psyche:** unzureichende Studienlage
3. **Nebenwirkungen:** selten
4. **Preis:** 51 – 250 € / Monat, aber auch mehr, je nach Therapie und Umfang

Literatur
1 Asshauer E: Heilkunst vom Dach der Welt. Tibets sanfte Medizin. Herder, 1993
2 Drabaek H, Mehlsen J, Himmelstrup H, Winther K: A botanical compound, Padma 28, increases walking distance in stable intermittent claudication. Angiology 44 (11), 1993: 863 – 867
3 Geistlich S, Schwabl H: Von der Tradition zur „evidence-based Medicine" am Beispiel der Tibetischen Medizin. Schweiz Zschr GanzheitsMedizin 15, 2003: 133 – 140
4 Ligumsky M, Sallon S, Shapiro H, Ben-Ari E, Davidson R, Ginsberg G: Treatment of irritable bowel syndrome (IBS) with Tibetan herbal multicompound Padma-179: A controlled double-blind study. Gastroenterology 16, 1999: 4473
5 Ryan M: Efficacy of the Tibetan treatment for arthritis. Soc Sci Med 44 (4), 1997: 535 – 539

6 Sallon S, Ben-Arye E, Davidson R, Shapiro H, Ginsberg G, Ligumsky M: A novel treatment for constipation-predominant irritable bowel syndrome using Padma Lax, a Tibetan herbal formula. Digestion 65 (3), 2002: 161–171
7 Zhao SL, Geng PL, Sang J: Immune function of rheumatoid arthritis treated by medicated-bath therapy in Tibetan medicine. Zhongguo Zhong Xi Yi Jie He Za Zhi 13 (8), 1993: 467–470

8.4.7.7 Neuraltherapie

Grundlagen

„Neuraltherapie nach Huneke" ist ein Begriff, der 1940 von dem Berliner Arzt Kurt Rüdiger von Roques in einem Aufsatz in der Münchener Medizinischen Wochenschrift geprägt wurde. Damals wie heute scheint er geeignet, Begriffe wie Segmenttherapie nach Kibler, Heilanästhesie nach Huneke, therapeutische Lokalanästhesie nach Gross und die so genannte Störfeldtherapie zusammenzufassen. Bei der Neuraltherapie nach Huneke werden gezielt die Autoregulationsmechanismen des Organismus angesprochen. Mittels Nadelstich und Injektion eines Lokalanästhetikums werden Reize gesetzt oder pathologische Belastungen unterbrochen.

Am Anfang der Neuraltherapie stand das Procain, das 1905 als das erste synthetische Lokalanästhetikum entwickelt wurde und als Novocain® auf den Markt kam. Es wurde zur therapeutischen Lokalanästhesie eingesetzt.

Wirkmechanismus

Die bei chronisch degenerativen Erkrankungen wie Krebs aufgehobene Adaptationsfähigkeit des Organismus soll durch eine gezielte Regulationstherapie mit ihren zahlreichen Varianten unter Umständen wieder in die Phase der Selbstregulation überführt werden. Zumindest im Frühstadium einer malignen Erkrankung oder gar in der Prophylaxe können derartige Therapien gute Aussichten auf Erfolg haben. Eine unspezifische immunstimulierende Therapie kann dabei hilfreich sein, da Leben ein Ausdruck hoch vernetzter energetisch offener Systeme ist und das Werden einer bösartigen Erkrankung nur aus einer Summe unterschiedlichster negativer Reizinformationen zu verstehen ist.

Die Neuraltherapie ist eine der sowohl spezifisch für die Störfeldbehandlung als auch zur Schmerzbewältigung geeignete regulative Behandlungsmethode. Sie kann Teilbaustein einer komplexen Regulationstherapie in der Behandlung bösartiger Erkrankungen sein. Im fortgeschrittenen, schmerzhaften Stadium können durch diese Methode Analgetika, vor allem Opiate, reduziert werden. Im Vordergrund steht dabei die Verbesserung der Mikrozirkulation, wodurch das peritumorale Ödem abgebaut und der Schmerz vorübergehend gelöscht oder vermindert werden kann.

Die Methode kann in jeder Phase der Pathogenese eines Schmerzzustands oder einer funktionellen Störung zur Anwendung kommen. Beispiele für den sinnvollen Einsatz von Neuraltherapien sind auch die Behandlung von Phantomschmerzen sowie von postoperativen Schmerzen. Daneben ist bei onkologischen Patienten auch die Beseitigung von Störfeldern von Bedeutung, da sie u. U. das Immunsystem schwächen. Die Regulationsfähigkeit muss jedoch noch gegeben sein.

Ein Störfeld ist als Reizquelle mit Abgabe von Dauerreizen wechselnder Intensität anzusehen, die zelluläre, humorale und neurale Regelkreise mit Fremdenergie belasten. An der Grenze nicht abbaufähigen körpereigenen und/oder fremden Materials entsteht zum umgebenden Gewebe eine Stör- oder Reizquelle, die das „Fließgleichgewicht" des Grundgewebes stört. Je nach Stärke und Dauer gehen die Störungen der jeweiligen Regelkreise dann über das Lokalgeschehen hinaus. Daraus resultiert eine Belastung oder Labilisierung des Gesamtorganismus.

Wirkungen

Die wesentlichen Arbeitsmittel der Neuraltherapie sind Lokalanästhetika sowohl vom Estertyp als auch vom Amidtyp. Diese wirken kapillarabdichtend, antihistaminisch, antiphlogistisch, senken den Katecholaminspiegel, hemmen die Cholinrezeptoren und verbessern nach der Behandlung die Mikrozirkulation.

Aufgrund dieser Eigenschaften der Lokalanästhetika ergeben sich – ähnlich wie bei der Akupunktur – fünf wesentliche Wirkungen auf den erkrankten Organismus:

- Hypalgetisch
- Somatomotorisch
- Sedierend
- Stabilisierung der Homöostase
- Stabilisierung des Immunsystems.

Daraus leitet sich die relativ hohe Indikationsbreite ab, auch und gerade für Tumorpatienten.

Indikationen

Zur Schmerztherapie muss zunächst eine korrekte Diagnostik die schmerz- und reizauslösende Struktur aufdecken; an dieser Struktur – entweder im Segment oder am Störfeld – setzt dann die Neuraltherapie an. Andere Behandlungsmaßnahmen sind mit Neuraltherapie kombinierbar; sie unterstützt außerdem eine notwendige Pharmakotherapie.

Die Anwendung ist sowohl bei unmittelbaren Tumorschmerzen möglich, vor allem aber auch bei funktionellen Sekundärstörungen als Folge klassischer Therapien, beispielsweise bei:

- Ödemen
- Lymphstau
- Narbenschmerzen
- Adhäsionsbeschwerden
- Muskulären Dysbalancen
- Lymphozytenabfall
- Berührungsschmerzen (sympathische Reflexdystrophie)
- Regulationsstarre nach ionisierenden Bestrahlungen.

Kontraindikationen

- Allergien gegen Lokalanästhetika oder deren mannigfaltige Zusätze
- Akute schwere Infektionskrankheiten
- AV-Block
- Z. n. Radiojodbehandlung der Schilddrüse

Nebenwirkungen und Wechselwirkungen

- Gelegentliche Kreislaufreaktionen (relative Kontraindikation)
- Vor Unverträglichkeits- oder allergischen Reaktionen warnen Kritiker sehr gern, sie sind unter Beachtung einer gewissenhaften Durchführung der Methode in der Praxis aber äußerst selten.

Praktische Durchführung der Therapie

Störfeldbehandlung

Der Einsatz der Lokalanästhetika in der Neuraltherapie ist als segmentale Anwendung zur symptomatischen Unterbrechung nozizeptiver oder afferenter Leitungsbahnen am neuralen Störfeld bzw. peripheren Irritationszentrum möglich.

Dabei werden die Lokalanästhetika an oder in das vermeintliche oder tatsächliche Störfeld injiziert. Als Störfeld auswirken können sich u. a. eine störaktive Narbe, der Nasenrachenraum mit den Zähnen, den Tonsillen und den Nasennebenhöhlen, ferner die viszeralen Organe einschließlich des Unterleibs und die Wirbelsäule.

Nach der Injektion in ein Störfeld kann es zur plötzlichen Schmerz- oder Beschwerdefreiheit kommen; diese Reaktion ist als Sekunden- oder Huneke-Phänomen bekannt. Solche Phänomene treten zunehmend verzögert auf, nach Minuten und Stunden. Noch bestehende energetische Dysbalancen und Störungen aufgrund einer peripheren Autonomie nach neuraltherapeutischer Störfeldbehandlung sind auch gut durch Akupunktur zu korrigieren.

Segmentbehandlung

Die Möglichkeiten der Segmentbehandlung bestehen in Injektionen

- Von Quaddeln mit ihren Segment aktivierenden Reaktionen über kutiviszerale Wege
- In Triggerpunkte, um die damit verbundenen schmerzhaften Referenzzonen zu löschen
- In Maximalpunkte (tender points) und spontan schmerzhafte Stellen, die in der Akupunktur als Ashi-Punkte bekannt sind
- In definierte Akupunkturpunkte als Pharma-Akupunktur, entweder im Sinne der Reflextherapie oder nach den Regeln der Akupunktur
- An und in Gelenkstrukturen
- An und in Arterien, beispielsweise bei peripheren Durchblutungsstörungen, Ödemen, Lymphstau, beim Quadrantensyndrom, bei akuten oder chronischen Thrombophlebitiden (z. B. nach Dauerinfusionen mit Kathetern)
- In Muskel- und Sehnenansätze, da eine nozizeptive Reizbeantwortung bei entsprechend langer Bahnung zu Muskelspasmus mit Gelosen und Insertionstendopathien sowie zu ligamentären Irritationszonen und myofaszialen Triggerpunkten führt
- An Nerven und Nervenaustrittswurzeln
- Unter schmerzhafte oder berührungs- und wetterempfindliche Narben bzw. unter Narben, die Störfeldcharakter haben
- An sympathisch-parasympathische Ganglien zur Unterbrechung nozizeptiver Afferenzen durch Sympathikolyse sowie zur Blockierung efferenter abnormaler (ephaptischer) sympathischer Reflexe, die eine sympathische Reflexdystrophie verursachen.

Nach der Injektion wird bei chronischen Schmerzsyndromen mit ihren typischen Störungen der sympathischen Nervenversorgung und trophischen Begleiterscheinungen, verzögerter Perzeption und protopathischer Schmerzqualität die positive Rückkoppelung aufgehoben. Auch psychovegetative Organbeschwerden können mittels kontralateraler Neuraltherapie reduziert werden.

Behandlungsregel
Akute Schmerzsyndrome sind im gleichen Segment kontralateral zu behandeln. Inhibitorische Einflüsse der

kontralateralen Seite auf spinalsegmentale und thalamische Regionen mit deszendierender Wirkung auf die Schmerzseite sind eine mögliche Erklärung.

Chancen und Risiken

Die Neuraltherapie oder therapeutische Lokalanästhesie zählt zu den seit vielen Jahrzehnten in naturheilkundlichen Arztpraxen mit Erfolg angewandten Methoden. Die Methode kann nicht aus dem Lehrbuch allein erlernt werden – eine fundierte Ausbildung ist zwingend notwendig.

Bewertung

Neuraltherapie:
1. **Wirksamkeit auf Tumorwachstum:** nicht belegt
2. **Wirkung auf Allgemeinbefinden / Psyche:** unzureichende Studienlage
3. **Nebenwirkungen:** selten schwer wiegende
4. **Preis:** 51 – 250 € / Monat
5. **Kostenübernahme:** auch durch gesetzliche Krankenkassen

Literatur
1 Becke H: Neuraltherapie. In: R. Pothmann (Hrsg.): Injektionsakupunktur. Hippokrates, Stuttgart, 1992
2 Dosch M, Dosch P: Leitfaden zur Neuraltherapie. Einführung in die Therapie mit Lokalanästhetika nach Huneke. Haug, Stuttgart, 1994
3 Fischer L: Kurzgefasste Neuraltherapie nach Huneke. Grundlagen, Technik, Praktische Anwendung. 2. Auflage, Hippokrates, Stuttgart, 2002

Internetadressen
www.dgfan.de: Deutsche Gesellschaft für Akupunktur und Neuraltherapie e.V.

8.4.8 Sonstige Verfahren

György Irmey

8.4.8.1 Kolonhydrotherapie

Grundlagen

Die Kolonhydrotherapie kann ein wichtiger Baustein in einem naturheilkundlich-biologischen Konzept der onkologischen Nachsorge- oder Begleitbehandlung sein. Bei der Kolonhydrotherapie wird das Kolon mit normalem Wasser gespült. Durch eine einfach handhabbare Apparatur ist es möglich, den Dickdarm mehrfach mit Wasser zu füllen und zu entleeren. Dies geschieht völlig hygienisch durch ein Einwegsystem. Die Reinigungs- und abführende Wirkung ist um ein Vielfaches intensiver als beim herkömmlichen Einlauf. Der Patient liegt während der ca. 45-minütigen Spülung bequem auf dem Rücken. Mögliche Verspannungen können durch Massagen gelöst werden.

Wirkmechanismus

Eine Kolonhydrotherapie soll durch Reinigung des Dickdarms bei Tumorpatienten zur Entlastung des Immunsystems beitragen. Sie geht von der Vorstellung aus, dass als Folge der Freispülung des Dickdarms die umliegenden Zellen des Immunsystems eine Pause in der Auseinandersetzung mit den Darmbakterien bekommen und entlastet werden. Diese zeitweise Entlastung der Darmmukosa kann dazu beitragen, dass das darmassoziierte Immunsystem besser in Funktion treten kann. Bei Störungen der Darmflora häufen sich giftige Stoffwechselprodukte im Darminneren leichter an. Sie durchbrechen nach einiger Zeit die Schleimhautbarriere und gelangen ins Blut, wodurch der gesamte Stoffwechsel belastet und das Abwehrsystem geschwächt werden kann.
Infolge der Spülungen soll das natürliche Gleichgewicht der Darmbakterien verbessert werden. Der Körper bekommt die Gelegenheit, über die sauber gespülte Darmschleimhaut Schlackenstoffe auszuscheiden (z. B. pathologische Immunkomplexe, belastende Entzündungsmediatoren, Schwermetallreste), die vorher im Bindegewebe abgelagert waren. Dort blockieren sie Regelkreise des Stoffwechsels und trugen zur Schwächung des Immunsystems bei.
Schließlich ist der Reizeffekt im Sinne einer naturheilkundlichen Regulations- und Umstimmungsbehandlung hervorzuheben.

Indikationen

- Zur unterstützenden Behandlung einer Tumorerkrankung bei Beschwerden, die nicht direkt von der Grunderkrankung kommen, sondern beispielsweise als Folge der Therapie (Schmerzmittel, Chemotherapie usw.) anzusehen sind wie: Chronische Obstipation, Meteorismus, atonisches Kolon, Hämorrhoiden, Intestinalmykosen
- Zur Ergänzung einer mikrobiologischen Therapie und zur allgemeinen Ausleitung nach belastenden Therapien

Kontraindikationen

Bei Kolon- und Rektumkarzinom darf nicht gespült werden. Nach einer Darmoperation sollte ein zeitlicher Ab-

stand von mind. 2 Monaten eingehalten werden, um eine vollständige Wundheilung zu sichern.
Weitere absolute Kontraindikationen sind gastrointestinale Blutungen, entzündliche Darmerkrankungen im akuten Schub, eine ausgeprägte Divertikulose mit Lumenverengung, ausgeprägte Anämie, Leberzirrhose, eine höhergradige kardiale Arrhythmie, Herzinsuffizienz ab NYHA III, Psychosen, Zwangsneurosen und schizoide Zustände.

Nebenwirkungen und Wechselwirkungen

Perforationen durch den Wasserdruck sind nahezu unmöglich, wenn die Kontraindikationen der Therapie beachtet werden. Die Druckwerte intraluminal übersteigen selten mehr als 80 mbar. Der Druck, der in den feinen Alveolen der Lunge auftritt, ist bei einem Hustenstoß um ein Vielfaches höher als der durch die Darmspülung entstehende Druck im Dickdarm. Es ist kein Fall bekannt, in dem eine thermische Schädigung durch eine Kolonhydrotherapie verursacht wurde. Gravierende Elektrolytverluste treten ebenfalls nicht auf.
Bei sachgemäßer Anwendung sind keine Komplikationen zu erwarten. Das ist dem Einsatz neuartiger Darmrohre zu verdanken, die wie ein Proktoskop mit einem Obturator als Führungsstab eingeführt werden.

Praktische Durchführung der Therapie

Das Darmrohr, in das das doppelläufige Schlauchsystem des Kolonhydroautomaten einmündet, wird 4–6 cm in das Rektum eingeführt. Bei geöffnetem Wasserzu- und -ablauf läuft das Wasser unter sanfter Massage des linken Unterbauchs in das Kolon ein und wieder aus (☞ Abb. 8.4-1). Die Wassertemperatur beträgt 38 °C bei der ersten Therapiesitzung, bei weiteren Behandlungen kommen kurzzeitige Kaltphasen mit Wassertemperaturen um 25 °C zur Anwendung (als „innerer Kneippguss“). Dem Spülwasser können auch Zusätze beigefügt werden, z.B. Kamille bei Darmspastiken. Für 10–15 Min. wird der Darm so gespült. Dann folgen 3–4 Stauphasen: Das Ablaufventil wird geschlossen und Wasser eingelassen. Auch dabei erfolgt ein sanftes Massieren oder Rütteln der Bauchdecke entlang des Kolonrahmens. Verspürt der Patient einen Druck im Bauchraum, wird das Wasser abgelassen.
In einer Serie sollten zehn Sitzungen, gleichmäßig über einen Zeitraum von 5–10 Wochen verteilt, durchgeführt

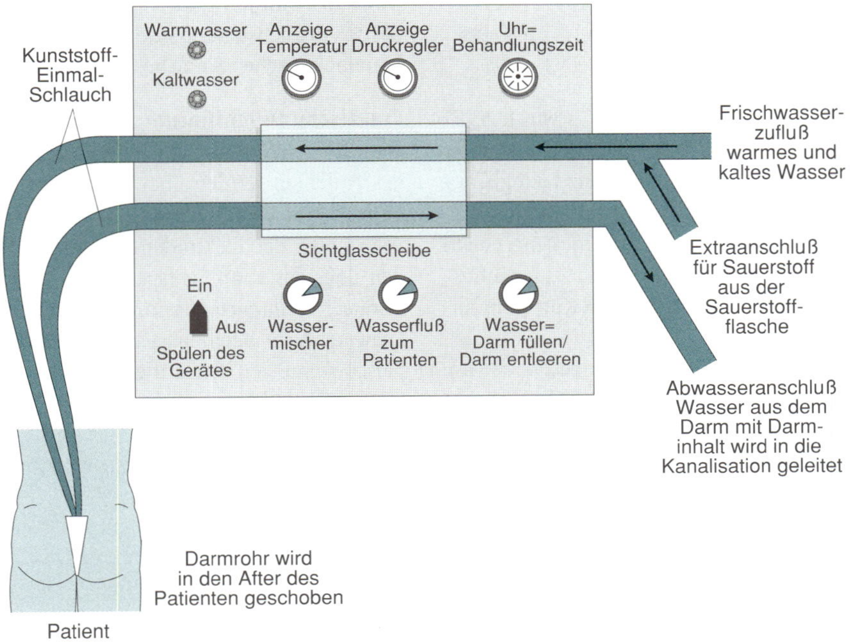

Abb. 8.4-1: Schematische Darstellung eines Kolonhydroautomaten. Durch die Sichtglasscheibe kann man sehen, wie viele Stuhlanteile ausgeleitet werden.

und möglicherweise nach einem halben Jahr wiederholt werden.

Chancen und Risiken

Die Kolonhydrotherapie ist bei sachgemäßer Anwendung und Beachtung der genannten Kontraindikationen eine sichere und wenig belastende Therapie.

Bewertung

Kolonhydrotherapie:

1. **Wirksamkeit auf Tumorwachstum:** nicht belegt
2. **Wirkung auf Allgemeinbefinden / Psyche:** unzureichende Studienlage
3. **Nebenwirkungen:** selten
4. **Preis:** 51 – 250 € / Monat, aber auch mehr, je nach Anzahl der Anwendungen

Literatur

1 Matejka R: Ausleitende Therapieverfahren. 2. Auflage, Urban & Fischer, München / Jena, 2003
2 Scholz N, Lühr K, Daniel H: Fitness für den Darm. Verlag Gesundheit, 1998
3 Ullrich MA: Colon-Hydrotherapie: Chronische Krankheiten durch Darmsanierung heilen. Jopp / Oesch, Zürich, 2002

8.4.8.2 Bioresonanztherapie

Grundlagen

Der Begriff „Bioresonanztherapie" (BRT) wurde 1987 für die sog. Therapie mit patienteneigenen Schwingungen geprägt, da die BRT mit der Resonanz biologischer Systeme arbeitet. Die Idee der Bioresonanztherapie besteht darin, die Frequenzen des Organismus mit einem elektronischen Gerät direkt therapeutisch zu beeinflussen, d. h. die eigenen Schwingungen dem Körper modifiziert wieder zurückzugeben.

Eine erweiterte Form der Bioresonanztherapie ist die Therapie, bei der mit externen, natürlichen Frequenzen behandelt wird, auch Multiresonanz-Therapie genannt.

In der Praxis des gut ausgebildeten naturheilkundlich ausgerichteten Arztes können diese Verfahren ihre Berechtigung haben und wichtig sein, um aus naturheilkundlicher Sicht versteckte Krankheitsursachen aufzuspüren und zu behandeln. Dadurch soll eine möglichst optimale Therapie gefunden und die feinstofflichen Körperenergien können harmonisiert werden, um mit einer auf den Patienten individuell abgestimmten Therapie die bestmöglichen Heilimpulse zu geben.

Wirkmechanismus

Bioresonanztherapie ist ein energetisches Behandlungsverfahren, bei dem die elektromagnetischen Oszillationen des Körpers zur Therapie eingesetzt werden. Pathologische (disharmonische) Frequenzen werden invertiert und damit im Organismus gelöscht. Geschwächte gesunde (harmonische) Schwingungen können verstärkt werden. Energetische Wechselwirkungsfelder beeinflussen materiellen Strukturen stetig. Der kausale Rückschluss aus dieser Erkenntnis, dass alle Krankheitsbilder, so auch die Tumorerkrankungen, nicht nur von negativen elektromagnetischen Schwingungen begleitet, sondern auch durch diese verursacht werden, ist natürlich mit Vorsicht zu interpretieren.

Indikationen

- Akute und chronische Schmerzzustände infolge der Tumorerkrankung
- Prä- und postoperative Behandlung
- Begleitbehandlung bei Tumoren aller Art
- Narbenstörfelder
- Toxische Belastungen

Kontraindikationen

Keine bekannt.

Nebenwirkungen und Wechselwirkungen

Bei der Toxinausleitung sind Erstverschlimmerungen im homöopathischen Sinne bekannt.

Praktische Durchführung der Therapie

Die elektromagnetischen Schwingungen vom Körper des Patienten werden über Elektroden in ein Bioresonanz-Therapiegerät geleitet. Dabei ist die bestmögliche Anordnung der Elektroden für detaillierte Informationen über das Krankheitsgeschehen wichtig. Durch die Geräteeinstellungen bestimmt der Therapeut, wie die Schwingungen beeinflusst werden, bevor diese Therapieschwingungen dem Patienten wieder zurückgegeben werden. Pathologische Schwingungen werden gelöscht, physiologische verstärkt.

Im Allgemeinen wird die Bioresonanztherapie in folgenden Schritten durchgeführt:

- **Grundtherapie:** Jeder Patient sollte anfangs mit einer Grundtherapie behandelt werden. Sie dient der Stabilisierung des Energiehaushalts und verbessert das Ansprechverhalten für Folgetherapien. Grundtherapien können nach einer Leitwertmessung des Patienten oder der energetischen Situation durchgeführt werden.

- **Folgetherapie:** Nach der Grundtherapie wird eine spezifische Folgetherapie gewählt, wobei der Therapeut seiner Kreativität einen breiten Raum geben und sein spezielles medizinisches Wissen einbeziehen kann. Die Folgetherapien können entweder einer vorgegebenen Indikationsliste entnommen oder individuell ausgetestet und eingestellt werden.

Bei der BRT werden drei Therapierichtungen unterschieden: Konstitutions-, Entlastungs- und Ausleitungstherapie. Die verschiedenen Formen werden mit unterschiedlichen Gerätetypen durchgeführt und können miteinander kombiniert werden. Weitere Möglichkeiten sind die Matrix-Regenerations-Therapie mit dem VEGA-MRT und das Stoffwechseltest-/Therapieverfahren mit dem VEGA-STT. Die Entscheidung für die eine oder andere Behandlungsmethode kann durch die bioelektronische Funktionsdiagnostik gefällt werden.

Chancen und Risiken

Die BRT kann problemlos mit anderen naturheilkundlichen Verfahren kombiniert werden. Bewährt hat sich in der Praxis die Kombination der Bioresonanztherapie mit der orthomolekularen Medizin (☞ 8.3.1), der hämatogenen Oxidationstherapie (☞ 8.4.6.3), der Ozonbehandlung (☞ 8.4.6.4) und ausleitenden Verfahren wie der Kolonhydrotherapie (☞ 8.4.8.1).

Bewertung

Bioresonanztherapie:
1. **Wirksamkeit auf Tumorwachstum:** nicht belegt
2. **Wirkung auf Allgemeinbefinden / Psyche:** unzureichende Studienlage
3. **Nebenwirkungen:** nicht bekannt
4. **Preis:** > 250 € / Monat

Literatur
1. Köhler B: Biophysikalische Informations-Therapie. Fischer, Stuttgart, 1996
2. Ludwig HW: Informative Medizin. VGM, Essen, 1998

8.4.8.3 Basensalzinfusionen

Grundlagen

Procain wird seit Mitte der 90er-Jahre zunehmend häufiger angewendet. So wurde besonders durch den systemischen Einsatz als Infusion bei Schmerzen und Entzündungen in den letzten fünf Jahren die Anwendung von Procain weiterentwickelt. Die von den Ärzten Uwe Reuter und Ralf Oettmeier inaugurierte Procain-Basentherapie stellt eine Erweiterung des Einsatzgebietes von Procain dar.

Wirkmechanismus

Der gleichzeitige Zusatz von Natriumbikarbonat erfolgt mit dem Ziel der Wirkprolongation von Procain (Verhinderung einer frühzeitigen Dissoziation mit nachfolgendem Abbau im Serum) und zur Reduktion der häufig aufzufindenden pH-Absenkung in der Zellmikroumgebung.

Wirkungen

Procain hat eine hohe regulative und schmerztherapeutische Potenz. Die antientzündliche Wirkung von Procain im Verbund mit dem metabolisch ausgleichenden Basenzusatz ermöglicht auch eine Verbesserung akuter und chronischer Entzündungszustände (Kolitis, primärchronische Polyarthritis, Neurodermitis, Infekte) und könnte sich zu einer möglichen Basistherapie im Rahmen der adjuvanten biologischen Krebstherapie entwickeln.

Indikationen

- Schmerzstillung bei onkologischen Krankheitsbildern
- Stressabbau über Membranstabilisierung und Sympathikolyse
- Förderung der peripheren Durchblutung (Mikroangioperfusionserhöhung)
- Abbau einer latenten metabolischen Azidose
- Toleranzerhöhung gegenüber tumordestruktiven Verfahren (Strahlen- und Chemotherapie)

Kontraindikationen

Allergien gegen Procain, die aber äußerst selten sind (☞ Nebenwirkungen). Unverträglichkeiten werden eher auf Konservierungs- oder Zusatzstoffe bei den Lokalanästhetika zurückgeführt.

Nebenwirkungen

In ca. 6 % der Fälle können Blutdruckabfälle und vagosynkopiale Zustände auftreten, die nach Reduktion der Infusionsgeschwindigkeit bzw. der vorübergehenden Gabe einer neutralen Trägerlösung keine Probleme bereiten. Ein Teil der Patienten gibt Schlafstörungen (5 %) und eine allgemeine Aufgeregtheit an, die im Allgemeinen die körperliche Leistungsfähigkeit nicht einschränkt. 4,5 % der Patienten klagten über vorübergehende Zephalgien und leichte Schwindelzustände.

In den Lehrbüchern sind hohe Allergisierungsraten (sog. Paragruppenallergie) angegeben. In einer Metaanalyse der Überwachungsdaten wichtiger Vitalfunktionen bei Procain-Baseninfusionen konnte jedoch ein geringes Risiko bei der Anwendung belegt werden. Dabei wurden von 15000 Infusionsanwendungen 5698 ausgewählt, die alle Überwachungsfunktionen beinhalteten. Die Mittelwerte, Standardabweichungen und Schwankungsbreiten der Vitalfunktionsparameter zeigten keine Auffälligkeiten. Generell wurden innerhalb der einzelnen Dosierungen und im Vergleich der Hauptgruppen untereinander keinerlei statistisch erfassbaren Unterschiede festgestellt. Im Gegenteil, es konnte eine ausgesprochene Stabilität der Werte unter der hoch dosierten Procain-Baseninfusion auch in höheren Dosisbereichen gezeigt werden.

Wechselwirkungen

Keine bekannt.

Praktische Durchführung der Therapie

Procain wird gemeinsam mit Natriumbikarbonat in einer isotonischen Kochsalzträgerlösung infundiert. Im Allgemeinen finden 20–100 ml einer 8,4%igen Natriumbikarbonat-Lösung pro 500 ml Trägerlösung Anwendung. In Abhängigkeit von der Schmerzstärke, der akuten Ausprägung der Beschwerden und den Gegebenheiten der Überwachungstechnik werden 0,1–0,5 g Procain eingesetzt.

Inzwischen wurde die Effizienz der Methode bei Schmerzzuständen in einer großen Zahl von klinischen Anwendungen bestätigt und der Einsatzbereich erheblich erweitert.

Chancen und Risiken

Praktisch bewährt hat sich die Kombination bzw. Integration der Procain-Basentherapie mit anderen immunmodulativen Verfahren, insbesondere mit der Hyperthermie (☞ 8.2.3). Hierbei können eine ideale Wirksynthese beider Verfahren und ein hohes Maß an Toleranz gegenüber den Nebenwirkungen der konventionellen Methoden durch den Patienten beobachtet werden.

Bewertung

> Basensalzinfusionen:
> 1. **Wirksamkeit auf Tumorwachstum:** nicht belegt
> 2. **Wirkung auf Allgemeinbefinden / Psyche:** unzureichende Studienlage
> 3. **Nebenwirkungen:** selten
> 4. **Preis:** 51–250 €/Monat

Literatur

Reuter U: Biologische Krebsbehandlung heute. Pro Leben Fachverlag, 2005

8.5 Außenseitermethoden

György Irmey

8.5.1 Nahrungsergänzungsmittel

8.5.1.1 Glutathion

Grundlagen

Mit einer ausgewogenen Ernährung kann der Körper normalerweise seinen Bedarf an Glutathion decken, vor allem mit frischem Gemüse, Obst und Fleisch. Bei Belastungen, wie sie mit einer Krebserkrankung und den begleitenden Therapien verbunden sind, kann eine zusätzliche Anwendung sinnvoll sein. Ob Glutathion anderen Radikalfängern oder Antioxidanzien überlegen ist, muss sich noch in klinischen Studien zeigen.

Wirkmechanismus

Um verstehen zu können, wie Gultathionpräparate wirken, wird hier zunächst auf die möglichen Inhaltsstoffe dieser Mittel eingegangen:

- **Glutathion** ist ein körpereigener Stoff, der in jeder Zelle vorkommt. Glutathion setzt sich aus den Aminosäuren Glutamin, Cystein und Glycin zusammen und ist für die Vitalität und Funktionsfähigkeit der Zelle unentbehrlich. Die Eigenschaft als wirksamer Radikalfänger innerhalb der Zelle ist seit langem bekannt. Als Antioxidans im Organismus soll es Zellgiften und krebsfördernden Stoffen entgegenwirken sowie auch die Aktivität von Abwehrzellen erhöhen. Glutathion kommt zum einen als reduziertes Glutathion (G-SH) und zum anderen als oxidiertes Glutathion (GSSH) vor. Ob die wirksamste Form reduziertes Glutathion ist, ist noch nicht erwiesen.
- Einige Hersteller fügen ihren Zubereitungen den Glutathion-Baustein Cystein hinzu oder pflanzliche Bioregulatoren wie die Anthocyane. Ob diese Zusätze erforderlich sind, ist nicht geklärt.
  - **Cystein** kann als Aminosäure mit schleimlösender Wirkung bei längerer Einnahme in hohen Dosierungen zu Nebenwirkungen im Magen- und Darmbereich führen.

- **Anthocyane** sind pflanzliche Farbstoffe, die gut über die Nahrung zugeführt werden können. Sie sind in farbigen Früchten (besonders Heidelbeeren) und Gemüse enthalten. Als Radikalfänger wirken sie antioxidativ und über andere Schutzfunktionen Krebs hemmend.

Indikationen

- Prä- und postoperativ
- Während oder nach Strahlen- oder Chemotherapie

Kontraindikationen

Sind nicht bekannt.

Nebenwirkungen

Vereinzelt werden als Nebenwirkungen gastrointestinale Beschwerden angegeben.

Wechselwirkungen

Sind nicht bekannt.

Einzelsubstanzen

Glutathionpräparate gibt es bisher nur als rezeptpflichtige Einzelherstellung bzw. als Nahrungsergänzungsmittel. Dazu muss der Therapeut ein Privatrezept für das jeweils gewünschte Präparat ausstellen. Dieses wird bei einer beliebigen Apotheke eingereicht, die das Mittel vom angegebenen Hersteller oder Vertreiber besorgt.

Für die folgenden als Nahrungsergänzungsmittel angebotenen Präparate gilt als Dosierungsrichtlinie: 3-mal tgl. 200 – 400 mg, während Strahlen- oder Chemotherapie mind. 2 g tgl. Die Kapseln oder Tabletten nüchtern ca. 2 Std. vor den Mahlzeiten einnehmen.

- Recancostat® comp: Dosierungsbeispiel für die Dauer von 6 Wochen: tgl. 16 weiße und 8 rote Tabletten
  - 1 weiße Tbl. enthält 100 mg reduziertes Glutathion (G-SH) und 20 mg L-Cystein
  - 1 rote Tbl. enthält 50 mg Recyclin
  - Vertrieb: Eurovitalis B. V. Gaetanolaan 95, 6229 GS Maastricht, Niederlande
- Cur-AntoxCaps®: magensaftresistente Kapseln, 1 Kps. enthält 200 mg reduziertes Glutathion und 50 mg Acetylcystein
  - Vertrieb: Centropa Warehouse T.P.E., Karvellweg 30a, 6222 NH Maastricht, Niederlande
- NutriBerry®: magensaftresistente Kapseln, 1 Kps. enthält 200 g Heidelbeerextrakt
  - Vertrieb: Centropa Warehouse T.P.E., Karvellweg 30a, 6222 NH Maastricht, Niederlande
- Red-Ox-System®: 1 Tbl. enthält 100 mg reduziertes Glutathion
  - Hersteller: Mentop Pharma, Georg-Ohm-Str. 6, 24837 Schleswig, Tel.: +49 04621 95960
- S-Acetylglutathion (nach Dr. Ohlenschläger): 1 Kps. enthält 100 mg Acetylglutathion
  - Bezug z. B. über Marien-Apotheke, 66793 Reisbach, Tel.: +49 06838 86140
- Glutathion-Kapseln: 1 Kps. enthält 200 mg reduziertes Glutathion
  - Hersteller: Apotheke am Eschenheimer Turm, 60318 Frankfurt, Tel.: +49 069 281171
- Tationil®: Rezeptpflichtiges Glutathion-Präparat, 1 Flasche Trockensubstanz mit 300 mg oder 600 mg reduziertem Glutathion zur intravenösen Gabe und Lösungsmittelampullen
  - Hersteller: Roche S.p.A., Via G. B. Stucchi 110, 20052 Monza (Milano), Italien

Dosierung

Unsicherheit herrscht über die therapeutisch notwendige Dosierung.

Während der **Akutbehandlung** empfehlen einige Anwender die Einnahme von mind. 5 g/d. Andere halten 2 g/d für ausreichend, sofern die Substanz in Kapseln oder Tabletten angeboten wird, die erst im Dünndarm aufgelöst werden, also magensaftresistent sind. Bei der Wahl von oralen Glutathionpräparaten sollte man daher insbesondere beachten, dass das Präparat magensaftresistent ist.

In Italien steht Glutathion auch als Präparat zur Verfügung, das intravenös gespritzt wird, sodass zuverlässigere Wirkspiegel erreicht werden können (Tationil®).

In der längerfristigen **Nachbehandlung** oder zur Krebsvorbeugung werden 600 – 1200 mg tgl. als ausreichend angesehen.

Selen und Vitamin E ergänzen die Wirksamkeit von Glutathion.

Chancen und Risiken

Glutathion kann in reiner Form oder kombiniert mit anderen Substanzen (wie Mistel, Thymus, Enzymen oder anderen Antioxidanzien) ein Mittel in der begleitenden Krebsbehandlung sein.

Tierversuche und erste klinische Studien deuten bei Einnahme von Glutathion auf eine bessere Verträglichkeit von Chemo- und Strahlentherapie hin. Ob Glutathion auch das Tumorwachstum direkt bremsen oder stoppen kann, muss noch in klinischen Studien überprüft werden. Die Aussage, Glutathion könne die Apoptose auslösen, beruht ausschließlich auf Labor- und Tierversuchen. Es ist auch nicht definitiv geklärt, ob bei einer gleichzeitigen Gabe die Wirksamkeit einer Chemotherapie eingeschränkt wird.

Bewertung

> Glutathion:
> 1. **Wirksamkeit auf Tumorwachstum:** nicht belegt
> 2. **Wirkung auf Allgemeinbefinden / Psyche:** unzureichende Studienlage
> 3. **Nebenwirkungen:** selten
> 4. **Preis:** je nach Dosierungsempfehlung und Präparat 51 – 750 €/ Monat

Literatur

1 Cascinu S et al.: Neuroprotective effect of reduced glutathione on oxaliplatin-based chemotherapy in advanced colorectal cancer: a randomized, double-blind, placebo-controlled trial. J Clin Oncol 20, 2002: 3478 – 3483
2 Ohlenschläger G, Treusch G: Therapeutically active mixture of glutathion and anthocyan compounds. PTC, Internationale Patentklassifikation A61K 37/02, 31/35, Internationale Veröffentlichungsnummer WO 92/03146. ep.espacenet.com
3 Smyth JF et al.: Glutathione reduces the toxicity and improves quality of life of women diagnosed with ovarian cancer treated with cisplatin: results of a double-blind, randomised trial. Ann Oncol 8, 1997: 569 – 573

Internetadressen

1 www.centropa.com
2 www.glutathion.de
3 www.recancostat.de

8.5.1.2 Noni

Grundlagen

In der Südsee ist Noni die einheimische Hausapotheke. Samen, Wurzeln, Blätter, Blüten und die Noni-Früchte des indischen Maulbeer-Strauches Morinda citrifolia werden seit über 2000 Jahren in der hawaiianischen Kahuna-Medizin und im indischen Ayurveda von den Eingeborenen genutzt. Noni enthält wahrscheinlich zahlreiche medizinisch wirksame Inhaltsstoffe.

Wirkungen

Noni-Früchte sollen entzündungshemmend wirken. In einem japanischen Laborversuch zeigte sich, dass ein besonderer Wirkstoff dieser Frucht das Wachstum von Vorläufern von Krebszellen hemmen kann. Es liegen jedoch keine wissenschaftlichen klinischen Studien bei Tumorerkrankungen vor.

Indikationen

Noni-Früchte sollen bei Müdigkeits- und Erschöpfungszuständen helfen, ein unterstützendes Schmerzmittel sein und möglicherweise krebsvorbeugende Wirkung haben.

Kontraindikationen

Sind nicht bekannt.

Nebenwirkungen

Sind nicht bekannt.

Wechselwirkungen

Noni verstärkt angeblich nach Herstellerangaben die Wirksamkeit Krebs hemmender Medikamente.

Einzelsubstanzen

In Deutschland waren Noni-Produkte zwischen 2001 und 2003 durch das BgVV (Bundesinstitut für gesundheitlichen Verbraucherschutz und Veterinärmedizin) zeitweilig verboten. Nach Auffassung des deutschen BgVV fielen Noni-Produkte unter die „Novel Food-Verordnung". Nach dieser EU-weiten Regelung müssen neuartige Produkte (z. B. gentechnisch veränderte Lebensmittel) von den Gesundheitsbehörden genehmigt und deren gesundheitliche Unbedenklichkeit bescheinigt werden.
Der reine Noni-Saft, der nur aus den Früchten gewonnen wird, gilt als unbedenklich, weil die meisten pharmakologisch wirksamen – und damit aus Sicht der Verbraucherschützer bedenklichen – Substanzen in Blättern und Stängeln zu finden sind. Doch es stellte sich heraus, dass einige Hersteller ihren Saft mit Pflanzenresten gestreckt hatten. Die Produkte wurden daraufhin beschlagnahmt.
Da die Hersteller Anfang 2004 zwar nicht die Wirksamkeit, jedoch eine Unbedenklichkeit belegen konnten, gibt es heute eine allgemeingültige EU-weite Zulassung für Noni-Produkte.

Dosierung

Sehr unterschiedlich, da Darreichungsformen von Kapseln über Tropfen und Saft in verschiedenen Konzentrationen variieren und eine Wirkstoffstandardisierung nicht gegeben ist.

Chancen und Risiken

Die größte Gefahr liegt darin, dass einige Anbieter von Noni-Produkten ausschließlich der Heilkraft des Wundersaftes vertrauen und andere Mittel oder Methoden für den Krebskranken zu spät kommen.

Bewertung

> Noni:
> 1. **Wirksamkeit auf Tumorwachstum:** nicht belegt
> 2. **Wirkung auf Allgemeinbefinden / Psyche:** unzureichende Studienlage
> 3. **Nebenwirkungen:** nicht bekannt
> 4. **Preis:** 51 – 250 € / Monat

Literatur

Hirazumi et al.: Anticancer activity of Morinda Citrifolia (Noni) on intraperitoneally implanted lewis lung carcinoma in syngeneic mice. Proc West Pharmacol Soc 37, 1994: 145 – 146

8.5.1.3 Béres-Tropfen

Grundlagen

Dr. Béres beschäftigte sich als Chefarzt einer Klinik in Ungarn über 35 Jahre wissenschaftlich mit sanften Heilmethoden. Im Rahmen dieser Tätigkeit entwickelte er ein Präparat, die Béres-Tropfen, zur Stärkung von Stoffwechsel und Immunsystem. Die Tropfen enthalten verschiedene organische und anorganische Mineralstoffe und Spurenelemente:

- Anorganische Bestandteile (pro ml): Eisen ($FeSO_4$) 2 mg, Zink ($ZnSO_4$) 1,1 mg, Magnesium ($MgSO_4$) 0,4 mg, Mangan ($MnSO_4$) 0,31 mg, Kupfer ($CuS0_4$) 0,25 mg, Molybdän ($\{NH_4\}6Mo_70_24$) 0,19 mg, Vanadium (NH_4VO_3) 0,12 mg, Nickel ($NiSO_4$) 0,11 mg, Bor (H_3BO_3) 0,1 mg, Fluorid (NaF) 0,09 mg, Kobalt ($CoCI_2$) 0,025 mg
- Organische Bestandteile (pro ml): Glycerin 6 mg, EDTA 2,4 mg, Glycin 2,3 mg, L(+)-Weinsäure 1,6 mg, Bernsteinsäure 0,5 mg, L(+)-Ascorbinsäure 0,3 mg.

Wirkmechanismus

Da die Wirkstoffe besonders von Tumorzellen aufgenommen werden sollen, diesen aber im Gegensatz zu den gesunden Zellen schaden, scheint das Mittel auch unterstützend in der Krebstherapie einsetzbar.

Indikationen

Verdauungsstörungen, Übelkeit, entzündliche Prozesse aller Art, Schmerzen, Schlaflosigkeit, Diabetes mellitus, Nierenkrankheiten, zur Verbesserung des Blutbilds und Senkung des Blutdrucks.

Kontraindikationen

Sind nicht bekannt.

Nebenwirkungen

Unverträglichkeitsreaktionen auf die Mineralstoffe können auftreten, sind aber sicher sehr selten, wenn die Dosierungsrichtlinien eingehalten werden.

Wechselwirkungen

Unter Einhaltung der Einnahme- und Dosierungsempfehlungen sind keine Wechselwirkungen zu befürchten.

Einzelsubstanzen

Béres-Tropfen sind als Medikament nicht zugelassen, in der EU aber frei verkäuflich.

Dosierung

4 – 6 Tr. / kgKG auf 2 – 3 Einnahmen tgl. verteilt über einen Zeitraum von 3 – 4 Monaten einnehmen zusammen mit mindestens 100 mg Vitamin C. Von einer gleichzeitigen Einnahme von Milchprodukten wird abgeraten.

Chancen und Risiken

Es handelt sich um ein allgemein roborierendes Mittel.

Bewertung

> Béres-Tropfen:
> 1. **Wirksamkeit auf Tumorwachstum:** nicht belegt
> 2. **Wirkung auf Allgemeinbefinden / Psyche:** unzureichende Studienlage
> 3. **Nebenwirkungen:** nicht bekannt
> 4. **Preis:** 51 – 250 € / Monat (kauft man die Béres-Tropfen in Ungarn: 2 – 4 € / Monat!)

Literatur

1 Elekes E et al.: Effect of trace element combination on the immune response of rats treated with cytostatic drug. Acta Microbiol Immunol Hung 45, 1998: 221 – 228

2 Falus A et al.: The number of glucocorticoid receptors in peripheral human lymphocytes is elevated by a zinc containing trace element preparation. Acta Microbiol Immunol Hung 42, 1995: 271 – 275

8.5.1.4 Man-Koso

Grundlagen

Man-Koso, ein japanischer Vielpflanzenextrakt, wird aus mehr als 50 Nutzpflanzen wie Früchten, Gemüse, Getreide und Meeresalgen hergestellt. Die Bestandteile sind Roh-Rohrzucker, Zitrusfrüchte, Äpfel, verschiedene Getreide, Kaki, Bananen, Ananas, Braunalgen, Rotalgen, Seetang, Sojabohnen, Karotten, Sesam, Gobo-Wurzeln, Honig, Weintrauben, Lotoswurzel, Yuriknollen, Maisstärke, Akebi, Silvervine, Aprikosen, Feigen, Himbeeren, Hirse, Walnuss, Gurken, Sellerie, Knoblauch, Myrica und Shiso-Blätter.
Unter Zusatz von Hefepilzen und Milchsäurebakterien wird der Extrakt fermentiert. Bei der Fermentierung werden die Strukturen der Ursprungspflanzen verändert und in neue Wirkstoffe umgewandelt. Der Fermentierungsprozess dauert mindestens drei Jahre und drei Monate.

Wirkungen

Nach Angaben der Hersteller stärkt Man-Koso das Immunsystem und reguliert es. Durch Normalisierung des Stoffwechsels, der Krankheitsabwehr und der Beseitigung biologischer Defizite bewahrt Man-Koso angeblich die Gesundheit und steigert das Wohlbefinden. Erstaunliche Erfolgsberichte, z.B. über Krebsheilungen aus Japan, sollen das belegen.

Indikationen

Stärkung des Immunsystems.

Kontraindikationen

Sind nicht bekannt.

Nebenwirkungen

Der Vielpflanzenextrakt kann sicher zu Unverträglichkeitsreaktionen, Durchfall oder allergischen Symptomen führen. Diese sollten allerdings mit dem Absetzen des Gemisches behoben sein.

Wechselwirkungen

Sind nicht bekannt.

Einzelsubstanzen

Man-Koso wird seit 2002 auch in Deutschland angeboten. Der Extrakt wird unter dem Namen „Man-Koso-3000" als Nahrungsergänzungsmittel vertrieben. Die Produkte sind auch im Apothekenhandel unter der Pharma Zentralnummer (PZN) 0173 700 erhältlich. Da allerdings keine Preisbindung für das Produkt gegeben ist, wird das ohnehin schon teure Produkt in der Apotheke unter Umständen nochmals sehr verteuert.

Dosierung

Täglich ca. 3–5 g wird empfohlen, genaue Dosierungsanweisungen gibt der Hersteller ja nach Krankheitsbild.

Chancen und Risiken

Klinisch wissenschaftliche Untersuchungen sind nicht bekannt. Aussagen zu Wirkungen und Erfolgen beruhen laut Arzneitelegramm auf nicht nachprüfbaren Behauptungen.

Bewertung

Man-Koso:
1. **Wirksamkeit auf Tumorwachstum:** nicht belegt
2. **Wirkung auf Allgemeinbefinden / Psyche:** unzureichende Stuienlage
3. **Nebenwirkungen:** selten
4. **Preis:** 170 bis 700 € je nach Fermentationsreife der Produkte (3 Jahre und 3 Monate bis 5 Jahre und 5 Monate) für ein Glas mit 150 g Inhalt

Internetadressen
www.man-koso.de: Man-Koso Europa

8.5.1.5 Haifischknorpel

Grundlagen

Aufgrund der Beobachtung, dass Haifische nicht an Krebs erkranken, wird angenommen, dass Haifischknorpel einen Stoff enthält, der Malignome verhindert oder heilt. Verschiedene, auch fragwürdige Nahrungsergänzungsprodukte aus Haifischknorpel werden Krebskranken unter diesem Aspekt angeboten. Den Hauptbestandteil des Pulvers stellen hochpolymere Zucker dar: Eiweißkomponenten und kollagene Faserstrukturen. Als Nahrungsergänzung kann Haifischknorpelpulver eine Quelle für den täglichen Bedarf an Kalzium und Mukopolysacchariden sein.

Wirkungen

Die Peptide haben analgetische, antiphlogistische sowie antioxidative Eigenschaften. Glykoproteine aus dem Haifischknorpel wiesen in mehreren In-vitro-Modellen antiangiogene Effekte auf; die Hypothese, dass diese Stoffe auch im menschlichen Organismus antiangiogen wirken, konnte bislang durch klinische Studien nicht belegt werden.

Indikationen
Alle Krebsarten.

Kontraindikationen
Sind nicht bekannt.

Nebenwirkungen
Vereinzelt treten gastrointestinale Beschwerden auf.

Wechselwirkungen
Sind nicht bekannt.

Einzelsubstanzen
Seriöse Hersteller achten darauf, dass ein absolut fleischfreies Pulver aus dem Knorpelgewebe von in Gefangenschaft gehaltenen Grauhaien gewonnen wird und nicht von den zwei Haifischarten Sphyrna lewini und Squalus acanthias, die bereits vom Aussterben bedroht sind. Anschließend sollte das Pulver in mehreren Schritten gereinigt werden und den zur Herstellung von Nahrungsergänzungsmitteln strengen In-Prozess-Kontrollen einschließlich einer mikrobiologischen Untersuchung unterliegen.
Haifischknorpel gibt es z.B. über Northern Seas Produkte als Haifischknorpelpulver in 500 g-Behältern oder in Gelatinekapseln à 500 mg.

Dosierung
Vom Hersteller empfohlene Dosierung: 1 g/d vom Pulver oder 2 Kps. à 500 mg.

Chancen und Risiken
Ungeklärt ist vor allem, ob die enthaltenen Glykoproteine nach oraler Anwendung überhaupt resorbiert werden bzw. in ausreichender Konzentration ins Tumorgewebe gelangen können. Krebskranke, die von der Wirksamkeit dieser Produkte überzeugt sind, sollten vor allem auf die Qualität der Präparate achten, die sehr heterogen sind und in fragwürdigen Kombinationen angeboten werden.

Bewertung

Haifischknorpel:
1. **Wirksamkeit auf Tumorwachstum:** nicht belegt
2. **Wirkung auf Allgemeinbefinden / Psyche:** unzureichende Studienlage
3. **Nebenwirkungen:** selten
4. **Preis:** 51 – 250 €/Monat

Literatur
1. Miller DR et al.: Phase I/II trial of the safety and efficacy of shark cartilage in the treatment of advanced cancer. J Clin Oncol 16, 1998: 3649 – 3655
2. Schweizerische Krebsliga – Studiengruppe über Methoden mit unbewiesener Wirksamkeit in der Onkologie: Haiknorpel - Das Wunder aus dem Meer, Interne Kurzdokumentation Nr. 48
3. Shen XR et al.: SCAIF80, a novel inhibitor of angiogenesis, and its effect on tumor growth. Sheng Wu Hua Xue Yu Sheng Wu Wu Li Xue Bao (Shanghai) 33 (1), 2001: 99 – 104

Internetadressen
www.northern-seas.com

8.5.1.6 Vitamine nach Dr. Rath

Grundlagen
Die Ergänzung der täglichen Nahrung mit Vitaminen, Mineralstoffen und Spurenelementen gehört zur Basis einer komplementären onkologischen Therapie. In letzter Zeit werden die Produkte nach Dr. Rath gerade Krebskranken verstärkt angeboten und in Vortragsveranstaltungen einseitig angepriesen. Normalerweise werden Aminosäuren ausreichend mit der Nahrung aufgenommen, sodass eine zusätzliche Gabe nur bei Mangelernährung notwendig ist. Lysinreiche Nahrungsmittel sind u.a. Thunfisch, Schweinefilet, Rindfleisch, Sojabohnen, Linsen, Huhn, Erdnüsse und Weizenkeime. Bei den Vitamin- und Mineralstoffprodukten von Dr. Rath handelt es sich um verschiedene Präparationen von Vitamin C und E, β-Karotin, verschiedenen Aminosäuren sowie über 30 verschiedenen Zellvitalstoffen.

Indikationen
Dr. Rath behauptet, alle Krebserkrankungen mit seinen Mitteln und ohne eine konventionelle Therapie mit Zytostatika heilen zu können.

Kontraindikationen, Nebenwirkungen, Wechselwirkungen, Dosierung
Angaben dazu können nicht definitiv gemacht werden, da die genaue Zusammensetzung der jeweiligen Produkte nicht bekannt ist. Gewisse Hinweise findet der Leser jedoch unter ☞ 8.3.1.

Chancen und Risiken
Grundsätzlich stellt sich zwar die ergänzende Gabe von Vitaminen, Mineralstoffen und Spurenelementen in vielen Stadien der Tumorerkrankung als eine sinnvolle komplementäre Maßnahme dar. In erster Linie ist aber die heilungsversprechende Werbung für die Produkte

von Dr. Rath in Frage zu stellen. Kritisch zu hinterfragen sind ebenfalls die Erkenntnisse Dr. Raths bezüglich der Wirksamkeit von Aminosäuren bei Krebserkrankungen:

- Insbesondere zur Wirksamkeit von Prolin gibt es nur Informationen von Herrn Dr. Rath, die in anderer wissenschaftlicher Literatur nicht wiederzufinden sind.
- Die von Dr. Rath angegebene Dosierung seiner Basisvitaminpräparate entspricht ungefähr den von Fachleuten empfohlenen Dosierungen in der Nachsorge von Tumorerkrankungen. Dennoch stellen die Vitamine von Dr. Rath aufgrund der vorliegenden Rezepturen kein Wundermittel gegen Krebs dar, da größere klinische Studien, die eine Wirkung bezüglich einer verbesserten Heilung bei Krebserkrankungen belegen, derzeit nicht vorliegen. Man kann keinen Vorteil gegenüber anderen auf pflanzlicher Basis beruhenden Nahrungsergänzungen feststellen.
- Bevor diese Produkte eingenommen werden, sollte auch das Preis-Leistungsverhältnis kritisch betrachtet werden, da die Produkte von Dr. Rath sehr teuer sind und der Vertrieb nur über Spezialhändler erfolgt.
- Aussagen zu Wirkungen und Erfolgen beruhen laut Arzneitelegramm auf nicht nachprüfbaren Behauptungen.

Bewertung

Vitamine nach Dr. Rath:

1. **Wirksamkeit auf Tumorwachstum:** nicht belegt
2. **Wirkung auf Allgemeinbefinden / Psyche:** nicht belegt
3. **Nebenwirkungen:** selten
4. **Preis:** ≥ 250 € / Monat

8.5.2 Energetische Heilansätze

8.5.2.1 Bachblüten

Grundlagen

Bachblüten sind Blütenessenzen, die der englische Bakteriologe und Immunologe Edward Bach (1886–1936) entwickelt hat und die in ihrem Wirkprinzip am ehesten mit homöopathischen Medikamenten verglichen werden können. Bach ging davon aus, dass fast alle Patienten in einer jeweils typisch-individuellen Gemütshaltung auf Krankheiten reagieren. Für jede dieser Gemütshaltungen suchte Bach eine Pflanze, deren Blüten harmonisierend auf den Patienten einwirken. Der Kerngedanke der Bachblütentherapie ist Hilfe zur Selbsthilfe.

Wirkmechanismus

Viele der Pflanzen, die Bach für seine Therapie fand, haben eine lange Tradition als Heilpflanze, dennoch spielen die Inhaltsstoffe bei der Bachblütentherapie eine untergeordnete Rolle. Bach interessierte sich nur für das so genannte Schwingungsmuster der Blüten und war davon überzeugt, dass diese Schwingungen heilsam auf die Seele wirken.

Indikationen

- Angst
- Hoffnungslosigkeit
- Verzweiflung
- Seelische Erschöpfung
- Schockgefühle.

In akuten Belastungs- / Notsituationen eignet sich besonders die Mischung der Rescue-Tropfen. Gerade für Krebskranke, die krankheits- und therapiebedingt auf eine Stabilisierung ihres emotionalen Gleichgewichtes angewiesen sind, kann diese Mischung sehr hilfreich sein.

Kontraindikationen und Nebenwirkungen

Sind nicht bekannt.

Wechselwirkungen

Sind nicht bekannt.

Einzelsubstanzen

Die Blüten werden dort, wo die Pflanze wächst, in Quellwasser gelegt und für drei Stunden in die Sonne gestellt. Dadurch soll sich die Schwingungsenergie von der Blüte auf das Wasser übertragen. Das Wasser wird in eine sterile Flasche gegossen. Vor der Abfüllung in die *„stock bottles“*, die im Sinne der Homöopathie die Urtinkturen darstellen, werden die Lösungen weiter verdünnt (1 : 100 000).
Die 38 Essenzen sollen 38 verschiedene Gemüts- und Seelenzustände positiv beeinflussen. Mit den 38 Blüten und einer Notfall-Mischung (Rescue-Tropfen) aus fünf dieser Blüten hielt Edward Bach sein System für abgeschlossen.

Dosierung

Normalerweise werden 4–6 verschiedene Blüten miteinander vermischt. Je zwei Tropfen von den ausgewählten Blüten aus einer *„stock bottle“* werden in ein neues Fläschchen gegeben und mit Wasser aufgefüllt.

Die Bestimmung der individuell richtigen Blütenkonzentrate kann zwar der Krebskranke für sich selbst vornehmen, doch ist es ratsam, sich wegen der psychischen Zusammenhänge von einem Bachblütentherapeuten beraten lassen. Die passenden Blüten kann der Arzt durch ein Gespräch mit dem Patienten, bioenergetische Testverfahren oder durch einen speziellen Fragebogen herausfinden.
Im Allgemeinen werden 4-mal tgl. 4 Tr. verabreicht. Die Tropfen können unproblematisch zusätzlich zu anderen Medikamenten eingenommen werden.

Chancen und Risiken

Die Bachblütentherapie ist bei Patienten beliebt, da sie unkompliziert und preiswert ist. Im Rahmen der onkologischen Therapie wird sie vor allem zur psychischen Stabilisierung zum Einsatz kommen. Im Gegensatz zu homöopathischen Hochpotenzen, die nur von erfahrenen Homöopathen verordnet werden sollten, sind Bachblüten völlig ungefährlich und heftige Reaktionen werden nicht berichtet.
Entscheidend ist, dass diese Therapie den Patienten zu einer Auseinandersetzung mit sich selbst und den möglichen psychischen Hintergründen seiner Erkrankung anregen kann.

Bewertung

Bachblüten:
1. **Wirksamkeit auf Tumorwachstum:** nicht belegt
2. **Wirkung auf Allgemeinbefinden / Psyche:** unzureichende Studienlage
3. **Nebenwirkungen:** nicht bekannt
4. **Preis:** ≤ 50 € / Monat

Literatur

Scheffer M, Stutzki K: Original Bach-Blütentherapie. Urban & Fischer, München / Jena, 1999

Internetadressen

www.bach-bluetentherapie.de: Institut für Bachblütentherapie

8.5.2.2 Geistiges Heilen

Grundlagen

„Geistiges Heilen" bezeichnet eine ganze Familie von therapeutischen Außenseiterverfahren, die mit denkbar unterschiedlichen Vorgehensweisen, Theorien und kulturellen Hintergründen verbunden sind: vom christlichen Handauflegen und „Gesundbeten" über Reiki, Chakra-Therapie, Prana-Heilen und *„therapeutic touch"* über das Fernbehandeln, Gebets- und Gruppenheilen bis hin zu Exorzismus, Schamanismus, Radionik und Besprechen. Ein wichtiger Aspekt verbindet sie: Durch die bloße Intention, die konzentrierte Absicht, zu heilen, gelingt es manchen Anwendern offenbar, Leiden zumindest manchmal, entgegen ärztlichen Prognosen, zu lindern oder gar zu beseitigen. Dabei werden keinerlei Hilfsmittel eingesetzt, die nach gegenwärtigem medizinischen Erkenntnisstand wirksam sein könnten.
Viele Krebskranke möchten sich neben der ärztlichen Therapie auf Geistiges Heilen einlassen, nicht aufgrund wissenschaftlicher Erkenntnis, sondern wegen der subjektiv positiven Erfahrung vieler anderer Betroffener.

Wirkmechanismus

Heiler verwenden im Allgemeinen beträchtliche Mühe und Ehrgeiz darauf, einen Hilfesuchenden gesund zu machen: die aus dem Gleichgewicht geratene Einheit von Körper, Geist und Seele wiederherzustellen. Geistiges Heilen kann intuitive Ganzheitsmedizin mit besonderen psychologischen Mitteln sein.

Indikationen

Zahlreiche ärztlich dokumentierte Einzelfälle deuten darauf hin, dass typische Begleitbeschwerden bei Krebs wie Schmerzen, Übelkeit, allgemeine Schwäche oder Depression gelindert werden können.

Kontraindikationen

Sind nicht bekannt.

Nebenwirkungen und Wechselwirkungen

Falls eine Heilerin oder ein Heiler mit Allmachtansprüchen den Patienten davon abhält, wichtige konventionelle Therapien durchzuführen, ist Vorsicht angezeigt Ansonsten verträgt sich das Geistige Heilen ausgezeichnet mit jeder Art von Therapie.

Praktische Durchführung der Therapie

Die meisten Heiler verstehen sich als „Kanal" für eine physikalisch noch unergründete Energie. Dafür spricht: Geistheilungen gelingen mitunter anscheinend selbst dann, wenn der Behandelte nicht einmal ahnt, dass sie stattfinden – womit psychologische Erklärungen ausscheiden.
In Labortests beeinflussen Heiler auf rätselhafte Weise Tiere, Pflanzen, Pilze, Bakterien, isolierte Zellen und Zellbestandteile, sogar anorganisches Material wie Was-

ser oder Kristalle – Zielobjekte also, denen wir schwerlich zutrauen würden, auf Suggestivkünste und Plazebos hereinzufallen. Aber Heiler dürfen nicht als wandelnde Transformatoren für eine geisterhafte Superpower missverstanden werden.
Als Weiteres kommen wesentliche psychotherapeutische Elemente hinzu. Visualisierungen, bildhafte Vorstellungen spielen bei fast allen Formen des Geistigen Heilens eine Schlüsselrolle. Ob in Heilerpraxen nun tatsächlich geheimnisvolle „Energien" übertragen werden oder nicht – jedenfalls wird der Hilfesuchende dazu angehalten, sich ihren Transfer lebhaft auszumalen, und dies zumeist im Zustand tiefer Entspannung, verbunden mit der subtilen Suggestion, der Fluss dieser „Energien" sei spürbar.

Chancen und Risiken

Wenn ein Krebskranker zu einem Heiler gehen möchte, brauchen Sie ihm das nicht prinzipiell auszureden. Im Gegenteil: Indem Sie als Arzt vertrauensvoll mit der Thematik umgehen und nicht von vornherein etwas, das Sie nicht kennen, als Scharlatanerie abtun, können Sie Ihren Patienten vor Gefahren schützen. So sieht der Krebskranke in Geistigem Heilen keinesfalls eine Alternative zu den ärztlichen Maßnahmen, sondern allenfalls eine sinnvolle Ergänzung.
Der Krebskranke sollte vom ersten Kontakt an zu einem Heiler aufmerksam auf Merkmale achten, die einen möglichen Scharlatan verraten. Vor allem folgende Anzeichen sollten ihn stutzig machen:

- Der Heiler verspricht rasche, vollständige Heilung und stellt unüberprüfbare fragwürdige Diagnosen.
- Er hält den betroffenen Patienten davon ab, zum Arzt zu gehen und äußert sich pauschal abfällig über die Medizin.
- Er bedrängt ihn, laufende ärztliche Behandlungen abzubrechen und Medikamente abzusetzen.
- Er droht ihm mit einer Verschlimmerung seines Leidens, falls er sich nicht auf ihn einlassen bzw. sich nicht von ihm weiterbehandeln lassen möchte.
- Er nimmt sich keine Zeit für den Kranken und lässt Wärme und Anteilnahme vermissen.

Bewertung

Geistiges Heilen:
1. **Wirksamkeit auf Tumorwachstum:** nicht belegt
2. **Wirkung auf Allgemeinbefinden / Psyche:** unzureichende Studienlage
3. **Nebenwirkungen:** nicht bekannt
4. **Preis:** 51 – 250 €/Monat

Literatur
1 Wiesendanger H: Geistheiler – Der Ratgeber. Was Hilfesuchende wissen sollten: Ehrliche Antworten auf 45 spannende Fragen. 2. Auflage, Schönbrunn, 2001
2 Kuby C: Unterwegs in die nächste Dimension. Kösel, 2003

Internetadressen
www.dgh-ev.de: Dachverband für Geistiges Heilen

8.5.2.3 Geopathische Entlastung

Grundlagen

Seit der Antike ist in der Naturheilkunde bekannt, dass es am Boden gute und schlechte Plätze gibt. In der Neuzeit wird diesem Phänomen auch in wissenschaftlichen Arbeiten nachgespürt.
Man weiß, dass Ameisennester bevorzugt an Kreuzungspunkten von Erdstrahlungen gebaut werden und dass Katzen am liebsten auf solchen Strahlungsfeldern liegen, wogegen Hunde und viele Obstbäume strahlungsfreie Plätze bevorzugen.

Wirkungen

Auch wenn Erdstrahlen sicher keine Krebserkrankung verursachen, können sie trotzdem ein wesentlicher Belastungsfaktor für den Organismus sein. Ein krebskranker Patient hat nach Auffassung der biologischen Medizin ein maximal belastetes Regulationssystem und sollte es sich nicht erlauben, zusätzliche, vermeidbare Belastungsfaktoren hinzunehmen. Bereits der berühmte Chirurg Sauerbruch hat schon zu seinen Patienten gesagt: „Lege Dich nicht in das Bett, in dem du krank geworden bist".

Indikationen

Als mögliche Anzeichen einer geopathischen Belastung gelten in der biologischen Medizin:

- Müdigkeit nach dem Erwachen
- Schlechter, gestückelter Schlaf ohne Erholung
- Albträume
- Aus dem Bett Fallen
- Schmerzen an Schwachstellen des Körpers
- Kopfschmerzen am Morgen, die nach dem Aufstehen besser werden
- Grundlose Erschöpfung und Niedergeschlagenheit
- Unerklärliche Depressionen oder Ängste

- Besserung des Befindens bei Ortswechsel (Urlaub)
- Neue, unbekannte Beschwerden nach dem Umzug in eine andere Wohnung.

Praktische Durchführung der Therapie

Der betroffene Krebspatient kann selbst aktiv werden, indem er den Schlafplatz probehalber für wenigstens sechs Wochen an eine andere Stelle verlegt. Verbessert dieser Probeschlafplatz nach dieser Zeit Schlafqualität und Tagesbefinden, sollte er dauerhaft beibehalten werden.

Ebenso kann man versuchen, den Schlafplatz stromfrei zu machen durch Einbau eines Netzfreischalters oder Umlegen der Sicherung für den betreffenden Raum bei Nacht, mit dem Effekt, dass nachts kein elektrischer Strom im Schlafraum mehr wirksam wird. Radiowecker und Metallgegenstände im und ums Bett sollten vermieden werden.

Abschirmmethoden gegenüber Erdstrahlen sind wenig sinnvoll; einige der propagierten, aber völlig nutzlosen Abschirmmethoden seien im Folgenden zur Warnung genannt: Es werden z.T. metallene Abschirmmatten empfohlen, Abschirmdecken mit Stromanschluss, Magneten unterschiedlicher Größe, Korkplatten, Glasflaschen, Pyramiden, verschiedenste Steine aus der Natur, Abschirmsender und Kupferdrähte, zu Spiralen gewunden oder ums Bett gelegt. All diese Hilfsmittel sind völlig nutzlos und fragwürdig teuer.

Chancen und Risiken

Auch der Mensch als biologisches System reagiert auf Erdeinflüsse. Das Ausmaß der Reaktionen ist natürlich abhängig von der Veranlagung, der eigenen Empfindlichkeit, der Dauer des Einwirkens solch schädigender Strahlung und der Summe sonstiger Belastungsfaktoren für den Menschen. Das bedeutet, dass manche Menschen selbst kleine Belastungen, wie den elektrischen Strom im Schlafzimmer, als Störung empfinden, während andere viele Jahre auf einer Wasserader liegen können, ohne sich subjektiv beeinträchtigt zu fühlen.

Bewertung

> Geopathische Entlastung:
> 1. **Wirksamkeit auf Tumorwachstum:** nicht belegt
> 2. **Wirkung auf Allgemeinbefinden / Psyche:** unzureichende Studienlage
> 3. **Nebenwirkungen:** selten
> 4. **Preis:** 51 – 250 € / Monat

Literatur

1 Jibri NN: Assessment of health risk levels associated with terrestrial gamma radiation dose rates in Nigeria. Environ Int 27, 2001: 21 – 26
2 Köhnlein W: Der nationale und internationale Strahlenschutz: die ICRP und die SSK – ihre Aktivitäten und Empfehlungen, Teil I und II. Umwelt.medizin.gesellschaft 2/99 und 3/99
3 Luckey: Nurture with ionizing radiation: a provocative hypothesis. Nutr Cancer 34, 1999:1 – 11
4 Neuberger JS: Residential radon exposure and lung cancer: an overview of published studies. Cancer Detect Prev 15, 1991: 435 – 443
5 Hacker GW, Pawlak E, Panser G et al.: Biomedical Evidence of Influence of Geopathic Zones on the Human Body: Scientifically Traceable Effects and Ways of Harmonization. Forsch Komplementärmed Klass Naturheilkd 12, 2005: 315 – 327

8.5.2.4 Psychosomatische Energetik

Grundlagen

Grundannahme der psychosomatischen Energetik ist, dass Gesundheit durch das harmonische Zusammenspiel von Psyche, der seelischen Befindlichkeit und dem Soma, der materiellen Grundlage und Energetik, gesteuert wird.

Wirkmechanismus

Seelische Konflikte binden viel Lebensenergie und werden zur Ursache für ein Absinken derselben. Die psychosomatische Energetik versucht, einen seelischen Konflikt als so genannten „Energieräuber" aufzulösen und in das psychoenergetische System zu integrieren. Sobald ein Kranker wieder mehr Lebenskraft hat, können Selbstheilungsprozesse beginnen, die viele Krankheiten und Störungen des Wohlbefindens leichter heilen lassen. Diese feinstoffliche Lebensenergie wird im medizinischen Alltag häufig sicher nicht genug beachtet. Die Lebenskraft drückt sich im allgemeinen Lebensgefühl aus.

Indikationen

Unwohlsein, Müdigkeit, Niedergeschlagenheit, die der Krebskranke als Fatigue äußert und die oft mit einer Störung der Lebensenergie verbunden sind.

Kontraindikationen

Sind nicht bekannt.

Nebenwirkungen

Da es sich bei den Medikamenten, die in der psychosomatischen Energetik eingesetzt werden, um spezielle homöopathische Komplexmittel handelt, können kurzfristige Erstverschlimmerungen von Symptomen auftreten.

Wechselwirkungen

Sind nicht bekannt.

Praktische Durchführung der Therapie

Die feinstoffliche Energie, die man mit einem, im Rahmen der psychosomatischen Energetik entwickelten, Testgerät messen kann, umgibt den Menschen wie eine Eihülle in vier Ebenen und repräsentiert unterschiedliche Qualitäten:

- Die Vitalität
- Die emotionale Befindlichkeit
- Das Alltagsbewusstsein (Mentalwert)
- Das Unterbewusste (Kausalwert).

Energiewerte über 70% sind auf jeder Ebene günstig und zeigen, dass der Körper energetisch gut versorgt ist, sodass es ihm leicht fällt, gesund zu bleiben oder schnell gesund zu werden. Energiewerte unter 30% sind ein Zeichen für einen Energiemangel auf einer oder mehreren Ebenen des Energiefeldes. Dieser Mangel kann Erkrankungen begünstigen. Der Therapeut versucht im Fall niedriger Energiewerte, mit speziellen Testampullen herauszufinden, wodurch der Energieverlust verursacht wird und welche Teile des Körpers betroffen sind. Belastende seelische Konflikte sind dem Betroffenen üblicherweise kaum bewusst. Der Organismus lagert diese Konflikte ins Energiefeld aus, um sich vor dem unverdaulichen Material zu schützen. Durch die psychosomatische Energetik gibt es die Möglichkeit, nicht nur die seelischen Konflikte zu entdecken und zu benennen, sondern sie prozentual zu messen. So werden Aussagen darüber möglich, wie viel Lebensenergie des Patienten im Konflikt gebunden ist, wie viel emotionale „gute Laune" des Patienten durch den Konflikt geschluckt wurde. Zu erkennen ist ebenfalls, wie viel Widerstand der Konflikt einer Auflösung entgegensetzt. Für den Patienten kann das Wissen um seine Energiewerte eine große Hilfe auf dem Genesungsweg bedeuten.
Ähnlich der Bachblütentherapie wurden 36 verschiedene homöopathische Tropfenmischungen entwickelt, die eine Bearbeitung dieser seelischen Konfliktthemen und das vegetative Nervensystem unterstützen.
Die Auflösung seelischer Konflikte wird durch die homöopathischen Mischungen, durch das Besprechen der Konfliktinhalte und durch positive Lösungssätze unterstützt.

Chancen und Risiken

Grundsätzlich kann diese Therapieform als eine Möglichkeit der so wichtigen seelischen Unterstützung bei vielen onkologischen Krankheitsbildern eingesetzt werden.

Bewertung

Psychosomatische Energetik:

1. **Wirksamkeit auf Tumorwachstum:** nicht belegt
2. **Wirkung auf Allgemeinbefinden / Psyche:** unzureichende Studienlage
3. **Nebenwirkungen:** selten
4. **Preis:** 51 – 250 € / Monat

Literatur
Banis U: Handbuch der Psychosomatischen Energetik. Comed, Sulzbach / Taunus, 1999

Internetadressen
www.rubimed.com: Psychosomatische Energetic

8.5.3 Sonstige, problematische Ansätze

8.5.3.1 Galavit®

Grundlagen

Galavit® ist ein Immunmodulator, der in Russland für die Raumfahrt entwickelt wurde, um Kosmonauten vor Erkrankungen des Immunsystems auf Grund hoher Strahlenbelastungen im Weltraum zu schützen. Es ist in Russland für verschiedene nicht onkologische Indikationen zugelassen.

Wirkungen

Der Reinsubstanz Amino-Tetrahydrophtalozin-Natriumsalz (= Galavit®) werden vielfältige, insbesondere immunologische Wirkungen nachgesagt; ein relevanter Nachweis ist bislang nicht adäquat dokumentiert.
Für die in den Medien verbreiteten Informationen, dass ein Wachstum von Tumoren gestoppt werden könne und die Lebenszeit durch die Anwendung dieses Mittels verlängert würde, ließen sich bislang keine Belege finden.

Indikationen

Von der Anwendung des in Deutschland nicht zugelassenen Präparates Galavit® muss abgeraten werden, bis relevante Daten zur experimentellen und klinischen Wirksamkeit vorliegen.

Kontraindikationen
Relevante Daten liegen nicht vor.

Nebenwirkungen
Relevante Daten liegen nicht vor.

Wechselwirkungen
Relevante Daten liegen nicht vor.

Dosierung
Eine Behandlung dauert ca. einen Monat, wobei anfangs täglich, ab der zweiten Woche nur noch alle zwei Tage eine Ampulle Galavit® i.m. gespritzt wird.

Chancen und Risiken
Die derzeitige Anwendung ist rein profit- und nicht patientenorientiert, da keine gesicherten Aussagen über die Wirksamkeit des Mittels vorliegen. Daten zur Behandlung aus russischen Kliniken werden nicht veröffentlicht.
Neben der Verunsicherung bezüglich Wirksamkeit und Unbedenklichkeit (Daten zu Grundlagenforschung, Toxizitätsprüfungen, Langzeit-Nebenwirkungen, experimentellen und klinischen Studien sind nicht erhältlich) ist insbesondere die nicht standesgemäße Bewerbung der Therapie anzumahnen.
Aussagen zu Wirkungen und Erfolgen beruhen laut Arzneitelegramm auf nicht nachprüfbaren Behauptungen.

Bewertung

Bewertung von Galavit®:
1. **Wirksamkeit auf Tumorwachstum:** nicht belegt
2. **Wirkung auf Allgemeinbefinden / Psyche:** nicht belegt
3. **Nebenwirkungen:** selten schwer wiegende
4. **Preis:** 10 000 – 200 000 € für eine empfohlene Behandlung über ca. 20 Tage (in Russland ca. 400 €)

Literatur
1 Arzneimittelkommission der deutschen Ärzteschaft: Zur Anwendung des Präparates „Galavit“ in der Krebstherapie. Dtsch Ärztebl 98, 2001: A1016
2 Schweizerische Krebsliga, Schweizerische Studiengruppe für Komplementäre und Alternative Methoden bei Krebs SKAK: Galavit „Krebsimmuntherapie“. Effingerstrasse 40, CH-3001 Bern

8.5.3.2 Zapper nach Clark

Grundlagen
Für die Amerikanerin Hulda Clark ist ein bestimmter Darmegel der Verursacher sämtlicher Krebsarten.

Wirkmechanismus
Mit dem Gerät „Zapper“ soll dieser Egel aus dem Versteck in den Darmzotten gelockt und dann durch die Gabe einer Kräutermischung eliminiert werden.

Indikationen
Alle Krebsarten.

Nebenwirkungen und Kontraindikationen
Das Egelvertreibungsgerät scheint nicht zu schaden, da es physikalisch keine messbaren Auswirkungen hat. Vorsicht ist geboten bei der empfohlenen Einnahme einer jodhaltigen Lugol-Lösung bei Schilddrüsenerkrankungen.

Wechselwirkungen
Sind nicht bekannt.

Praktische Durchführung der Therapie
Der Zapper ist ein mit Schwachstrom betriebenes elektrisches Gerät. In Zusammenwirken mit gewissen Kräutern sollen alle Parasiten aus dem Organismus verschwinden.

Chancen und Risiken
Der wissenschaftliche Beleg für die Wirksamkeit bei Krebserkrankungen ist bisher nicht erbracht worden. Es erscheint insbesondere zweifelhaft, ob man wirklich den Egel Fasciolopsis buscii als universellen Krebserreger bezeichnen kann, da an der Entstehung einer Krebserkrankung immer verschiedene Faktoren beteiligt sind. Aus diesem Grund kann auch nicht eine Behandlungsform laut Aussage von Dr. Clark zu einer „Heilung aller Krebsarten“ führen.
Bei der Übertragbarkeit dieser Therapie auf den europäischen Raum wird leicht übersehen, dass dieser Darmegel ausschließlich in Asien und Nordamerika, nicht aber in Europa und anderen Teilen der Welt auftritt.
Bei Therapieformen, die durch vereinfachte Heilversprechungen umworben werden, ist grundsätzlich Vorsicht angebracht.

Bewertung

> Zapper nach Clark:
> 1. **Wirksamkeit auf Tumorwachstum:** nicht belegt
> 2. **Wirkung auf Allgemeinbefinden / Psyche:** nicht belegt
> 3. **Nebenwirkungen:** selten
> 4. **Preis:** ≥ 250 € / Monat

8.5.3.3 Medizin nach Hamer

Dr. Hamer, Internist und vehementer Kritiker der konventionellen Medizin, erregt die Gemüter mit seiner Behauptung, dass jedem Krebs ein seelischer Schock vorausgehe. Falls dies auch in einigen Fällen richtig sein mag, so lässt sich diese Annahme jedoch nicht verallgemeinern. Selbst unter Anhängern der biologischen und komplementären Medizin nimmt Hamer damit eine sehr extreme Position ein. Seine Erklärungen des Krebsentstehungsprozesses vertritt er völlig dogmatisch und nimmt sich damit die Möglichkeit der Diskussion mit Kollegen, die vielleicht durchaus gewisse Aspekte seiner Thesen unterstützen würden. Eine nüchterne Prüfung seiner Behauptungen ist leider nicht möglich, da Hamer sich die konventionelle Medizin durch Polemik zum völligen Feind gemacht hat, und jeder, der sich mit ihm befasst, mit Schwierigkeiten rechnen muss.
Man muss Hamer vorwerfen, nicht über die notwendige, medizinische Sachkenntnis zu verfügen und durch seine Empfehlungen, beispielsweise des völligen Verzichtes auf Schmerzmittel, unnötiges Leiden für viele Krebskranke zu verursachen.
Unter Krebskranken mag es sehr vereinzelt Patienten geben, die subjektive, positive Erfahrungen mit der Medizin nach Hamer gemacht haben und daher meinen, seine Ansätze als Allheilmethode anderen Betroffenen nahe bringen zu müssen.
Krebskranke sollten sich sehr kritisch mit seinen Thesen auseinandersetzen. Unbedarfte Krebskranke sollten unter allen Umständen dringend vor diesen einseitigen und möglicherweise gefährlichen Informationen geschützt werden.

Bewertung

> Medizin nach Hamer:
> 1. **Wirksamkeit auf Tumorwachstum:** nicht belegt
> 2. **Wirkung auf Allgemeinbefinden / Psyche:** unzureichende Studienlage
> 3. **Nebenwirkungen:** selten schwer wiegende
> 4. **Preis** 51 – 250 € / Monat

8.5.3.4 ATC nach Klehr

Grundlagen

Im Laufe der 90er-Jahre entwickelte der Hautarzt Dr. Klehr verschiedene Therapien, die auf der Idee beruhen, geschwächte Abwehrzellen im Reagenzglas zu stimulieren und diese oder deren Produkte dem Kranken zurückzugeben:

- Tumor-Identifikations-Training für autologe immunkompetente Zellen (TITAI);
- Autologe *„target cytokine"* (ATC) zur Tumortherapie, die angeblich körpereigenen, zielgerichteten Interferonen und Interleukinen entsprechen.

Wirkmechanismus

Die ATC-Therapie geht von der Annahme aus, dass Tumorzellen nur während der Teilungsphase immunologisch identifizierbar sind. Tumorzellen von Patienten werden in einer Kultur stimuliert, damit sie sich teilen. Die gleichzeitig dazu gegebenen autologen immunkompetenten Zellen sollen dadurch trainiert werden, die Tumorzellen zu erkennen und Zytokine zu produzieren. Klehr verwendet viele Begriffe eigenwillig und ungenau.

Indikationen

Die Therapie soll für alle Formen von Tumorerkrankungen, Immunschwächen und anderen Erkrankungen geeignet sein.

Kontraindikationen

Sind nicht bekannt.

Nebenwirkungen

Nebenwirkungen werden vom Begründer der Methode verneint. Von nachbehandelnden Onkologen wurden jedoch Müdigkeit, Fieberattacken, Schmerzen, Lymphopenien und Leukozytosen beobachtet.

Wechselwirkungen

Sind nicht bekannt.

Praktische Durchführung der Therapie

Aus 50 ml Blut werden Tumorzell- und Leukozyten-Kulturen angelegt und später gemischt. Die von den Lymphozyten gebildeten Zytokine (ATC) werden geerntet und in 40 Ampullen verpackt, von denen sich der Patient jeden zweiten Tag eine Ampulle s.c. spritzt.

Chancen und Risiken

Es gibt Hinweise darauf, dass sich Eigenblut im Vergleich zu Fremdblut in mehrerer Hinsicht bei Tumorkranken günstig auswirken kann: auf das Tumorrezidiv und die Infektionsanfälligkeit, aber möglicherweise auch auf die Überlebensrate.

Ob Eigenblutzytokin-Präparationen einen tatsächlichen Nutzen für Tumorpatienten haben, muss wenigstens in einer, die eigenständige Wirksamkeit des Eigenblut-Zytokin-Cocktails untersuchenden, GCP-gerechten Anwendungsbeobachtung geprüft werden. Konfirmatorische Größe sollte hier die Tumorgrößenbestimmung mittels bildgebender Verfahren sein.

Problematisch bei dem therapeutischen Ansatz von Klehr ist vor allem, dass Patienten bei der Anwendung häufig auf sich allein gestellt sind, weil Ärzte zu Recht das Risiko scheuen, eine ihnen unbekannte und fragwürdige Arzneimischung einzusetzen.

Bewertung

ATC nach Klehr:
1. **Wirksamkeit auf Tumorwachstum:** nicht belegt
2. **Wirkung auf Allgemeinbefinden / Psyche:** nicht belegt
3. **Nebenwirkungen:** selten schwer wiegende
4. **Preis:** ≥ 2000 € / Monat

Internetadressen

1 www.klehr-dr-med.de: Dr. Klehr Institut
2 www.ndrtv.de/panorama/archiv/1998/1210.html: Amigos in Bayern – Die Millionengeschäfte eines zwielichtigen „Wunderheilers"

9 Psychoonkologie

Ben Pfeifer, Joachim Weis

9.1 Grundlagen

Joachim Weis

9.1.1 Was ist Psychoonkologie?

Eine Krebserkrankung stellt für die meisten Menschen eine schwere Lebenskrise dar. Sie ist mit zahlreichen physischen und psychischen Belastungen verbunden und zieht nicht selten nachteilige Veränderungen im familiären, sozialen und beruflichen Umfeld nach sich. Wenngleich durch die Fortschritte der Onkologie in der Früherkennung und Behandelbarkeit bei einigen Tumorarten ein beträchtlicher Rückgang der Letalität erzielt werden konnte, ist gleichzeitig bedingt durch die Krankheits- und Behandlungsfolgen eine Zunahme an chronischer Morbidität festzustellen.

Unter dem Begriff „Psychoonkologie" wird ein **interdisziplinär** orientierter Ansatz zusammengefasst, dessen Ziel es ist, die verschiedenen **psychosozialen Aspekte** in Entstehung, Behandlung und Verlauf einer Krebserkrankung im Kinder-, Jugend- oder Erwachsenenalter wissenschaftlich zu untersuchen und die entsprechenden Erkenntnisse in die Versorgung und Betreuung der Patienten umzusetzen. Synonym für „Psychoonkologie" wird auch der Begriff „psychosoziale Onkologie" verwendet. Sie umfasst verschiedene Fachgebiete wie Medizin, Psychologie, Psychiatrie, Psychosomatik, Soziologie u.ä. und setzt die enge Zusammenarbeit verschiedener Berufsgruppen (Ärzte, Pflegepersonal, Psychologen, Sozialarbeiter, Kunsttherapeuten u.a.) voraus. Die Psychoonkologie steht daher für eine Integration einer psychosomatischen Sichtweise der Krebskrankheit in die Medizin.

Die Entwicklung der Psychoonkologie

Die Aufgaben der Psychoonkologie sind vielfältig und umfassen Forschung und Patientenversorgung in den Bereichen Prävention, Akutbehandlung, stationäre Rehabilitation und ambulante Nachbetreuung. Ausgehend von ersten psychosozialen Betreuungsansätzen in der Akutbehandlung in den frühen 70er Jahren, hat sich die Psychoonkologie sowohl als Forschungsfeld als auch in der Versorgung der Patienten sehr stark entwickelt. Die Psychoonkologie beginnt, sich als Teildisziplin innerhalb der Medizin zunehmend zu etablieren und ist in der heutigen Krebsmedizin ein unverzichtbarer Bestandteil eines integrativen patientenzentrierten Behandlungsansatzes, wenngleich der fachliche Anspruch und die Versorgungsrealität in einzelnen Versorgungsbereichen noch weit auseinanderklaffen. Das erste Handbuch der Psychoonkologie liegt mittlerweile in einer vollständig neu bearbeiteten Form vor (Holland 1998) und gibt einen umfassenden Überblick über den aktuellen Kenntnisstand der Psychoonkologie in Forschung und Versorgung. Internationale Fachzeitschriften für Psychoonkologie, wie beispielsweise *Psycho-Oncology* oder das *Journal of Psychosocial Oncology*, dokumentieren die wissenschaftliche Produktivität. Aufgrund der Erkenntnisfortschritte lassen sich erste Behandlungsstandards und Leitlinien der psychosozialen Betreuung von Krebspatienten formulieren.

In den letzten 20 Jahren hat sich die Psychoonkologie auch in Deutschland zunehmend als eine eigenständige Fachrichtung etabliert. Bereits 1988 wurde innerhalb der Deutschen Krebsgesellschaft eine eigene Arbeitsgemeinschaft Psychoonkologie (PSO) gegründet, die neben der bereits existierenden Deutschen Arbeitsgemeinschaft für Psychoonkologie (dapo) als Fachgesellschaften die Psychoonkologie repräsentiert. Groß angelegte nationale Förderprogramme zur Forschungsförderung konnten den im internationalen Vergleich zu verzeichnenden Rückstand psychoonkologischer Forschung in Deutschland deutlich verbessern.

9.1.2 Die Psychoonkologie bei der Versorgung der Patienten

Die Behandlung krebskranker Menschen basiert auf dem Zusammenspiel eines vielgliedrigen, interdisziplinären, onkologisch-psychoonkologischen Versorgungssystems, das ambulant und stationär tätige Institutionen umfasst. Zentrale Aufgaben der psychoonkologischen Versorgung sind die Information, Beratung und Behandlung der Patienten und ihrer Angehörigen. Darüber hinaus gehören Aufgaben der Fort- und Weiterbildung für das medizinische Personal sowie je nach Zusatzausbildung auch die Supervision verschiedener Berufsgruppen dazu. Tab. 9.1-1 zeigt die wichtigsten Einrichtungen der psychoonkologischen Versorgung im Überblick.

Tab 9.1-1: Institutionen psychoonkologischer Versorgung

Ambulante Betreuung	Stationäre, teilstationäre oder krankenhausassoziierte Betreuung
• Psychosoziale Krebsberatungsstellen • Onkologische Praxen und Hausärzte • Hausbetreuungs- und Pflegedienste • Psychotherapeutische Praxen	• Akutkrankenhäuser der verschiedene Versorgungsstufen mit onkologischem Schwerpunkt, Tageskliniken, onkologische Ambulanzen etc. • Rehabilitationskliniken mit onkologischer Indikation • Stationäre Hospize, Palliativstationen • Psychoonkologische Spezialeinrichtungen, z. B. psychoonkologisch-psychosomatische Krankenstation in Rehabilitationseinrichtungen

Trotz vielfältiger Bemühungen der Etablierung psychoonkologischer Dienste besteht immer noch ein eklatantes Missverhältnis zwischen dem wachsenden Kenntnisstand in der Psychoonkologie und der immer noch eingeschränkten Verfügbarkeit von psychoonkologischen Versorgungsangeboten für Patienten und deren Angehörigen. Die psychologische Betreuung in der **akuten Behandlungsphase** basiert in der Regel auf psychosomatischen Liaison- bzw. Konsiliardiensten und ist primär auf die aktuellen Probleme der Behandlung und Diagnoseverarbeitung ausgerichtet. Die Kliniken der **stationären Rehabilitation** sind in der Regel psychoonkologisch gut ausgestattet, wobei sich auch hier große strukturelle Unterschiede im Vergleich der Kliniken zeigen. Die **ambulante psychosoziale Nachsorge** wird in der Regel über verschiedene psychosoziale Beratungsstellen sowie niedergelassene Psychotherapeuten geleistet. Niedergelassene Psychotherapeuten beginnen, sich zunehmend auch auf die Zielgruppe der Krebspatienten zu spezialisieren. Genaue Zahlen zum Anteil der psychotherapeutisch behandelten Krebspatienten existieren nur für einzelne Versorgungsgebiete.

9.1.3 Zentrale Forschungsthemen und Theoriekonzepte der Psychoonkologie

Die psychoonkologische Forschung befasst sich mit den komplexen psychosomatischen Wechselwirkungen in der Entstehung, Behandlung und dem Verlauf einer Krebserkrankung. Während vor allem in den Anfängen psychoonkologischer Forschung die Fragen psychischer Ursachen und Risikofaktoren der Krebserkrankung im Vordergrund standen, rückten mit der Weiterentwicklung der Forschungsmethodik verstärkt die Fragen der psychosozialen Krankheitsfolgen, der Epidemiologie psychischer Störungen, der Krankheitsbewältigung und deren Auswirkungen auf den Verlauf der Erkrankung sowie die Entwicklung und Evaluation von psychologischen Interventionen in den Vordergrund. Wenngleich wichtige Forschungsfragen, wie etwa die Auswirkungen der Krankheitsverarbeitung auf den somatischen Verlauf der Erkrankung, noch nicht hinreichend geklärt sind, verfügt die Psychoonkologie mittlerweile über ein fundiertes und breites Wissensspektrum, das sich durch die Weiterentwicklung der entsprechenden Forschungsmethoden zunehmend ausdifferenziert. Als theoretische und konzeptionelle Grundlagen der Psychoonkologie sind insbesondere die folgenden Bereiche von Bedeutung:

- Psychoätiologie
- Krankheitsverarbeitung
- Lebensqualität.

Psychoätiologie der Krebserkrankung

Wenngleich wir von einer multifaktoriellen Genese der Krebserkrankung ausgehen können, ist die Frage, inwieweit psychische Faktoren zur Entstehung einer Tumorerkrankung beitragen, ein zentrales Forschungsthema der Psychoonkologie.

Ausgehend von psychodynamischen Erklärungsmodellen der Psychosomatik, nach denen **ungelöste psychische Konflikte** zum Ausbruch somatischer Erkrankungen führen können, wurden immer wieder direkte Zusammenhänge zwischen **Persönlichkeitseigenschaften** und der Entstehung von Krebs postuliert. Hierbei wurden einerseits spezielle biographische Ereignisse, wie Verlusterlebnisse und andere psychische Stressfaktoren, andererseits bestimmte Persönlichkeitseigenschaften, wie Introvertiertheit, Aggressionshemmung, Selbstlosigkeit, Neigung zu Depressivität u.ä. (Typ-C-Persönlichkeit), für die Entstehung einer Krebserkrankung verantwortlich gemacht.

In sozialepidemiologischen Studien werden darüber hinaus die Zusammenhänge zwischen Krebsmorbidität und **sozialen Aspekten** wie die Schichtzugehörigkeit erforscht. Insgesamt ergeben die vorliegenden empirischen Befunde in allen Bereichen ein eher heterogenes Bild, sodass aufgrund der uneinheitlichen Befundlage nicht davon ausgegangen werden kann, dass Persönlich-

keitseigenschaften, Verlustereignisse oder Stress tatsächlich zu einer Erhöhung des Krebsrisikos führen.
Die Bedeutung **psychischer Stressfaktoren** auf die Entstehung der Krebserkrankung wird dabei noch sehr unterschiedlich eingeschätzt. Die Studien wurden vor allem aus methodischer Sicht stark kritisiert. Da sie zumeist retrospektiv angelegt sind, erlauben sie kaum valide Aussagen, da die aktuelle Befindlichkeit und subjektive Beurteilung der Vergangenheit durch die Krankheit und deren Bewältigung konfundiert sind. Die wenigen prospektiven Studien untersuchen zumeist Risikopopulationen oder Patienten mit Verdachtsdiagnosen, wobei letztere nur als bedingt prospektiv anzusehen sind. Auch hier stellen sich jedoch zahlreiche methodische Probleme; so gilt als gesichert, dass zwischen dem Beginn der Krebserkrankung und der klinisch feststellbaren Tumormanifestation je nach Tumorart mehrere Jahre liegen und somit die Studien mit hohen Fallzahlen prospektiv über viele Jahre angelegt werden müssten, um zu aussagekräftigen Ergebnissen kommen zu können. Werden Patienten untersucht, bei denen eine Verdachtsdiagnose vorliegt, so ist es wahrscheinlich, dass die Unsicherheit und das Warten auf das endgültige Diagnoseergebnis bereits zahlreiche psychische Auswirkungen haben können und reaktive Veränderungen der emotionalen Befindlichkeit zur Folge haben.
Die Psychoätiologie-Theorien wurden darüber hinaus auch dahingehend kritisiert, dass sie trotz ungeklärter Befundlage zu einer **Schuldzuweisung** an die Betroffenen führen können und die Krankheitsbewältigung bzw. die Anpassung an die veränderte Lebenssituation dadurch negativ beeinflussen. Inwieweit psychische Stressoren als Einflussfaktoren in der wissenschaftlichen Diskussion zukünftig eine Rolle spielen werden, wird von der weiteren Entwicklung des noch jungen Fachgebiets der Psychoneuroimmunologie (☞ 9.2) abhängen, die die komplexen Zusammenhänge zwischen endokrinem, neuronalen und immunologischem System erforscht, bislang jedoch noch keine direkt für die Tumorerkrankung übertragbare Befunde nachgewiesen hat.

Krankheitsverarbeitung

Unter dem Begriff der Krankheitsverarbeitung werden **individuelle Regulationsprozesse** des Individuums verstanden, die dazu dienen, die durch die Krankheit gestörte oder beeinträchtigte Befindlichkeit wieder herzustellen und sich kurz-, mittel- oder langfristig an die krankheitsbedingten Belastungen und Folgeprobleme anzupassen. Historisch gesehen hat die Krankheitsverarbeitung ihre Ursprünge in der psychoanalytischen Ich-Psychologie und der Abwehrlehre Anna Freuds sowie der psychophysiologischen Stresstheorie, die beide zusammen die Erforschung der Krankheitsverarbeitung wesentlich beeinflusst haben. Unser heutiges Verständnis der Krankheitsverarbeitung geht auf das transaktionale Theoriemodell von Lazarus und Folkman (1984) zurück und wurde in den beiden letzten Jahrzehnten ausdifferenziert und weiterentwickelt.
Als Grundannahmen wird heute davon ausgegangen, dass die Krankheitsverarbeitung als ein kontinuierlicher und interaktionaler Prozess der Auseinandersetzung des Individuums mit der Krankheit, ihren Belastungen und Folgen zu verstehen ist. Sie erfolgt auf den Ebenen des Denkens, Fühlens und Handelns und wird durch Bewertungsprozesse des Individuums gesteuert, wobei die personalen Ressourcen sowie positiv affektive Zustände einen wichtigen Einfluss besitzen. Soziale Ressourcen können die Krankheitsverarbeitung unterstützen, zugleich auch bei intensiver sozialer Verstrickung jedoch auch behindern bzw. negativ beeinflussen. In zahlreichen Studien wurden aktive und problemzentrierte Verarbeitungsstrategien in Verbindung mit emotionaler Entlastung als günstige Verarbeitungsstrategien nachgewiesen, während sich Hoffnungslosigkeit und Hilflosigkeit als eher maladaptiv herausgestellt haben. Vor allem in den letzten 5–10 Jahren ist die Theoriediskussion zur Krankheitsverarbeitung durch eine stärkere Fokussierung der personalen und sozialen Ressourcen sowie die Ausarbeitung subjektiver Krankheitstheorien in ihrer Bedeutung für den Verarbeitungsprozess gekennzeichnet. Das Modell der Salutogenese, Konzepte psychologischer Protektivfaktoren, wie z. B. die Selbstwirksamkeit, oder das Konzept der sozial kognitiven Transitionen können wichtige Impulse für eine Weiterentwicklung des Verarbeitungskonzeptes geben.

Lebensqualität

Der Begriff „Lebensqualität“ wurde seit Anfang der 70er Jahre in die Onkologie eingeführt und hat seither zunehmend an Bedeutung gewonnen. Die Fortschritte in den Therapiemöglichkeiten durch aggressivere Verfahren waren durch höhere Nebenwirkungen und Toxizitäten gekennzeichnet, sodass die Verlängerung der Überlebenszeit sehr häufig durch eine verminderte Lebensqualität erkauft war und daher als alleiniges Zielkriterium klinischer Studien zunehmend in Frage gestellt wurde. Nicht die Quantität der Überlebenszeit, sondern die **Qualität** der durch die Behandlung für den Patienten er-

reichten Zeit wurde zusehends stärker in den Mittelpunkt gerückt und hat den Einzug des Konzeptes der Lebensqualität in Klinik und onkologische Forschung ermöglicht.
Verschiedene Methoden zur **Erfassung der Lebensqualität** wurden entwickelt. Auf der Basis von Kosten-Nutzen Modellen werden Überlebenszeit und Lebensqualität miteinander verknüpft und zu einem einheitlichen Wert verrechnet, um Entscheidungshilfen für die Behandlung zu erhalten; Beispiele für diesen Ansatz sind das Modell der qualitäts-adjustierten Zeit ohne Symptome und Toxizität (Q-TWiST) oder auch das Modell der qualitäts-adjustierten Lebensjahre (QaLY). Psychometrische Ansätze fokussieren dagegen die individuelle Erfassung der Lebensqualität über eine direkte Befragung der Patienten. In diesem heute weit verbreiteten Ansatz werden die Bedeutung des subjektiven Krankheitserlebens und die subjektive Einschätzung der Funktionsfähigkeit in verschiedenen alltagspraktischen Lebensbereichen als gleichwertiges, teilweise sogar primäres Bewertungskriterium anerkannt. Hierfür wird häufig auch die Bezeichnung „gesundheitsbezogene Lebensqualität" verwendet und wissenschaftlich als ein multidimensionales Konstrukt definiert. In der Regel umfasst die **gesundheitsbezogene Lebensqualität** die folgenden vier Dimensionen:

- Körperliche Verfassung
- Psychisches Befinden
- Soziale Beziehungen
- Funktionsfähigkeiten in Alltag und Beruf.

Als **diagnostisches Instrument** kann diese Form der Lebensqualität diskriminative, prädiktive und evaluative Funktionen erfüllen und hat entsprechend vielfältige Anwendungsbereiche gefunden:

- Klinische Studien in der Medizin (primäres oder sekundäres Zielkriterium)
- Diagnostik, Ergebnismessung und Evaluation von Therapie- und/oder Rehabilitationsprogrammen
- Klinische Routinedokumentation (Deskription von Nutzergruppen zur Entscheidungsfindung und Optimierung der Betreuung).

Die Lebensqualitätsforschung ist sehr stark durch die Psychoonkologie bestimmt worden und hat durch eine rasante Methodenentwicklung in den beiden letzten Jahrzehnten zahlreiche generische sowie krankheitsspezifische Instrumente hervorgebracht, die eine standardisierte Erfassung ermöglichen und gute Testgütekriterien aufweisen.

9.1.4 Ausblick

Das vergleichsweise noch recht junge Forschungsgebiet der Psychoonkologie hat sich in den letzten Jahren zusehends als eigene Fachdisziplin etabliert und ist für die heutige moderne Krebsmedizin mit der Zielsetzung einer patientenzentrierten Behandlung und Versorgung unverzichtbar. Krebserkrankungen und ihre Folgen begründen in der Regel einen im Einzelfall individuell abzuklärenden psychosozialen Betreuungsbedarf, über den hinsichtlich seiner inhaltlich-qualitativen Anforderungen bei den Experten ein breiter Konsens besteht. Die Rolle des Patienten beginnt sich zusehends zu verändern, auch unter dem Einfluss neuer Informationstechnologien wie Internet. Die Patienten selbst fordern ihre eigenen Rechte ein und wünschen sich eine stärkere Berücksichtigung psychosozialer Aspekte in der Diagnostik und Behandlung. Selbsthilfe, Mitverantwortung und Patientenkompetenz sind zentrale Konzepte in der heutigen Diskussion im Gesundheitswesen geworden und haben auch in der Onkologie einen wichtigen Stellenwert erhalten. Die Psychoonkologie hat viel dazu beigetragen, diese Konzepte zu schärfen und in ihrer Bedeutung für eine patientenzentrierte Medizin aufzuzeigen. Die Einbeziehung des Patienten in medizinische Entscheidungen und seine Befähigung zur kompetenten Mitverantwortung werden durch die Erkenntnisfortschritte in der Psychoonkologie theoretisch und inhaltlich begründet. Das spezielle Wissen um die individuellen psychischen Prozesse der Krankheitsverarbeitung und der sie beeinflussenden Faktoren und die Reduktion von krankheitsbedingtem Stress durch gezielte Interventionen haben diese Entwicklung mit vorangetrieben. Für die Zukunft dürfte eine der zentralen Aufgaben der Psychoonkologie darin liegen, die Integration psychosozialer Ansätze in die medizinische Versorgung weiter voranzutreiben und zu verbessern.

Literatur

1 Antonovsky, A: Unraveling the mystery of health. Jossey-Bass, San Francisco, 1987
2 Bahnson C: Das Krebsproblem in psychosomatischer Dimension. In: T. v. Uexküll (Hrsg.): Lehrbuch der psychosomatischen Medizin. Urban & Schwarzenberg, München, 1986: 889 – 909
3 Bovbjerg DH, Valdimarsdottir HB: Psychoneuroimmunology: implications for psychooncology. In: Holland J (Hrsg.): Psychooncology. Oxford University, New York, 1998: 125 – 134
4 Brennan J: Adjustment to cancer-coping or personal transition. Psycho-Oncology 10, 2001: 1 – 8

5 Bullinger M, Siegrist J, Ravens-Sieberer U (Hrsg.): Lebensqualitätsforschung aus medizinpsychologischer und -soziologischer Perspektive. Jahrbuch der medizinischen Psychologie, Bd. 18, Hogrefe, Göttingen, 2000
6 Bullinger M: Gesundheitsbezogene Lebensqualität und subjektive Gesundheit. Überblick über den Stand der Forschung zu einem neuen Evaluationskriterium in der Medizin. PPmP, 47, 1997: 76–91
7 Cella DF, Tulsky DS: Quality of life in cancer: definition, purpose and method of measurement. Cancer Investigation 11 (3), 1993: 327–336
8 Fayers LP, Machin D: Quality of life research. Wiley & Sons, Chichester, 2000
9 Folkman S: Positive psychological states and coping with severe stress. Soc Sci Med 45 (8), 1997: 1207–1221
10 Fox B: Psychosocial factors in cancer incidence and prognosis. In: Holland J (Hrsg.): Psychooncology. Oxford University, New York, 1998: 110–124
11 Grossarth-Maticek R, Kanazir DT, Schmidt P, Vetter H: Psychosomatic factors in the process of cancerogenesis. Psychother Psychosom, 38, 1982: 284–302
12 Holland JC: NCCN Practice guidelines for the management for psychosocial distress. Oncology, 13, 1999: 113–147
13 Holland J: Psychooncology. Oxford University, New York, 1998
14 Hürny C, Adler R: Psycho-onkologische Forschung. In: Meerwein F (Hrsg.): Einführung in die Psycho-Onkologie. 4. Auflage, Huber, Bern, 1991: 13–57
15 Lazarus RS, Folkman S: Stress, appraisal and coping. Springer, New York, 1984
16 Koch U, Weis J (Hrsg.): Krankheitsbewältigung bei Krebs und Möglichkeiten der Unterstützung. Der Förderschwerpunkt „Rehabilitation von Krebskranken". Schattauer, Stuttgart, 1998
17 National Health and Medical Research Council (NHMRC): Psychosocial clinical practice guidelines. Information, support and counselling for women with breast cancer. Commonwealth of Australia, 2000
18 Power M, Dalgleish T: Cognition and Emotion. From order to disorder. Psychology Hove, United Kingdom, 1997
19 Schwarz R, Bernhard J, Flechtner H, Küchler T, Hürny C: Lebensqualität in der Onkologie. Zuckschwerdt, München/Bern/Wien/San Francisco, 1991: 145–149
20 Schwarz R: Die Krebspersönlichkeit: Mythos und klinische Realität. Schattauer, Stuttgart, 1994
21 Schwarz R: Generalized self efficacy. Assessment of a personal coping ressource. Diagnostica 40 (2), 1994: 105–123
22 Tschuschke V: Psychoonkologie. Schattauer, Stuttgart, 2002
23 Watson M, Haviland JS, Greer S, Davidson J, Bliss JM: Influence of psychological response on survival in breast cancer: a population-based cohort study. Lancet 354 (16), 1999: 1331–1336
24 Weis J, Koch U, Matthey K: Bedarf psychoonkologischer Versorgung in Deutschland: Ein Ist-Soll-Vergleich. Psychother Psychosom Med Psychol, 48, 1998: 417–425
25 Weis J, Blettner G, Schwarz R: Psychoonkologische Versorgung in Deutschland. Qualität und Quantität. Zsch Psychosom Medizin 46, 2000: 4–17

9.2 Psychoneuroimmunologie

Ben Pfeifer

9.2.1 Grundlagen

Die relativ junge Wissenschaft der **Psychoneuroimmunologie** (PNI) schafft die wissenschaftliche Grundlage für die **Integration** verschiedener Therapien. Die zentrale Aussage der PNI ist der Grundsatz der gegenseitigen Abhängigkeit und Verschaltung der drei Systeme, die das Gleichgewicht in unserem Körper regulieren und aufrechterhalten: Nervensystem, endokrines System und Immunsystem (☞ Abb. 9.2-1). Therapeutische Interventionen können daher sensorische, kognitive, expressive und physische Mechanismen in diese Regelkreise einbeziehen. Obwohl die PNI zunächst nur einen wissenschaftstheoretischen Rahmen im biomedizinischen Sinne darstellt, bietet sie einen geeigneten Denkansatz zum ganzheitlichen Verständnis vieler integrativer Krebstherapien. Studien zur PNI wurden insbesondere in den USA, aber auch in Europa (z.B. in Basel am Institute of Immunology) durchgeführt. So waren es v.a. die Forschungsarbeiten von Robert Ader, Nicolas Cohen und Berni Fox, USA, sowie Hugo Besedovsky, Basel, die belegten, wie eng Emotionen bzw. Verhaltensweisen mit immunologischen Funktionen und Heilungsvorgängen verknüpft sind.

Hinweise auf die enge Verschaltung der großen Steuersysteme in unserem Körper gibt es zu genüge. So konnten beispielsweise sowohl auf dem Gefäßendothel als auch auf Leukozyten eine Vielzahl von Rezeptoren für Neurotransmitter, Neuropeptide und Hormone nachgewiesen werden.

Dass die **PNI** in der Entstehung, Initiation und dem Verlauf von **Krebserkrankungen** ein bedeutendes **Erklärungsmodell** darstellt, ist heute allgemein anerkannt. Die Bedeutung der immunologischen Funktion in diesen Prozessen gilt als gesichert. Insbesondere wurde auch der positive Einfluss von Glaube und Vertrauen auf den Krankheitsprozess belegt. Obwohl bei Krebspatienten der direkte Einfluss psychotherapeutischer Interventionen auf die Überlebenszeit nicht eindeutig gesichert ist, kann die Untersuchung von David Spiegel et al. (1999) als Meilenstein gewertet werden: Zwei Gruppen von nodal positiven Patientinnen mit Brustkrebs wurden 10 Jahre beobachtet, nachdem eine der beiden Gruppen eine einjährige Gruppentherapie erfuhr; nach 10 Jahren war in der Therapiegruppe die Zeit bis zur Progression im Vergleich zur unbehandelten Gruppe

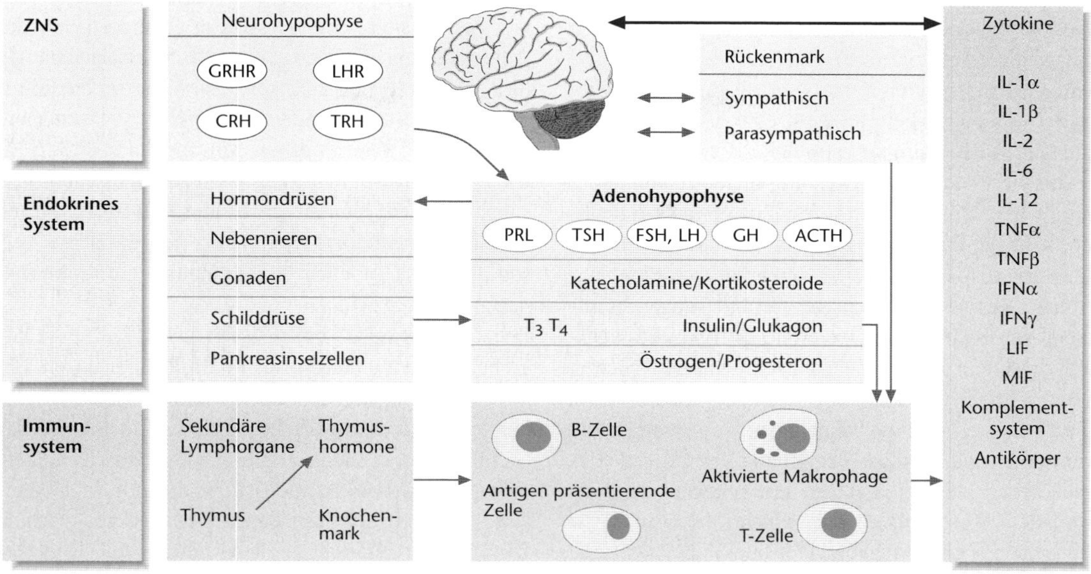

Abb. 9.2-1: Abhängigkeit und Verschaltung von Nervensystem, endokrinem System und Immunsystem

doppelt so hoch. Spiegel konnte in einer Folgestudie seine ursprünglichen positiven Ergebnisse (Verdoppelung der rezidivfreien Überlebenszeit in der gruppenpsychotherapeutisch behandelten Verumgruppe) zwar nicht reproduzieren, so war es dennoch unter anderem seine Arbeit, die weltweit zu einem Durchbruch vom Stellenwert psychoonkologischer Behandlungsmethoden geführt hat. In der Folge wurde der positive Einfluss psychotherapeutischer Intervention in einer Vielzahl von Studien belegt.

9.2.2 Die „Mind-Body-Connection"

PNI ist das wissenschaftliche Modell, das die **Verbindung** zwischen **Körper**, **Seele** und **Geist** beschreiben und zu einem gewissen Grad auch erklären kann. Unsere Gesundheit wird ausgesprochen stark von unserer seelischen und geistigen Verfassung beeinflusst. Ebenso hat unsere körperliche Verfassung ganz offensichtlich unmittelbaren Einfluss auf geistig seelische Erlebnisebenen.

Wir wissen heute, dass das Immunsystem in der Lage ist, neurale und neurohormonelle Signale zu empfangen; umgekehrt existieren zwingende Belege dafür, dass neurale und hormonelle Funktionen in unserem Organismus durch das Immunsystem nachhaltig beeinflusst werden können. Die Konsequenzen dieser reziproken Beziehungen zwischen neurohormonellen und immunologischen Vorgängen für Medizin und Psychologie sind noch lange nicht vollzogen. Sie besitzen aber das Potenzial, unser Denken und Handeln in Diagnostik und Therapie von Erkrankungen grundlegend zu verändern. Wie stark ist das hier versteckte Potenzial? Können Lachen, ein starker emotionaler Rückhalt bei geliebten und liebenden Menschen oder der Wille zu genesen dem Patienten helfen, seine Erkrankung zu überwinden? Und/oder verhindern, dass sie wiederkehrt? Positive Antworten auf diese Fragen hätten sowohl für Therapeuten als auch Patienten weit reichende Konsequenzen: Der Arzt würde Teilnehmer am Heilungsprozess eines mündigen Menschen werden, anstatt in der traditionellen Haltung medizinisches Fachwissen zwischen sich und den Patienten zu stellen.

Drei Themenkreise verdienen im diesem Zusammenhang besondere Aufmerksamkeit: Stress, Lifestyle sowie Spiritualität und Glauben.

Stress

Beeinflusst Stress das Wohlbefinden? Vom ersten Tag unseres Lebens an unterliegen wir körperlichem, geistigem und emotionalem Stress. Die Forschung hat ergeben, dass unsere allgemeine Verfassung eng verknüpft ist mit

unserer Fähigkeit, mit Stress umzugehen. Diejenigen Menschen, die gut mit Stress fertig werden, scheinen weit weniger Auswirkungen auf ihr Wohlbefinden zu spüren als diejenigen unter uns, die die Kontrolle verlieren. So müssen wir beispielsweise eine ausgewogene Ernährung mit Bewältigungsstrategien kombinieren, um die Auswirkungen von Stress kontrollieren zu können.
Wenn wir uns in einer stressgeladenen Situation befinden, wird die instinktive Reaktion des „Kämpfen oder Flüchten" in Gang gesetzt. Es ereignet sich eine sehr schnelle Abfolge physiologischer Veränderungen in unserem Körper, durch die wertvolle Energie und Nährstoffe verloren gehen. Die Steinzeitmenschen nutzten diesen schnellen Mechanismus dazu, ungeheure Kräfte zu mobilisieren und die Schnelligkeit zu gewinnen, die erforderlich war, um zu überleben. Der „Stress" des Menschen von heute resultiert nur selten in der Notwendigkeit von Kämpfen oder Flucht; die Ursache ist üblicherweise ein unangebrachtes oder außer Kontrolle geratenes Gefühl, wie beispielsweise Frustration. Erscheinungen wie das Burn-out-Syndrom oder depressive Verstimmungen in unterschiedlichster Ausprägung können die Folge sein.
Wissenschaftliche Untersuchungen bestätigen, dass Gedanken und Gefühle die Weiterleitung elektrochemischer Impulse des Nervensystems beeinflussen und verändern können. Die geistige und emotionale Verfassung beeinflusst die Funktionen des Immunsystems, der Verdauung, der Organperfusion und vieler weiterer wichtiger biologischer Prozesse.
Die Forschung geht derzeit davon aus, dass zwischen 80–90 % aller Krankheiten in irgendeiner Weise mit Stress korreliert sind. Die Antwort des Körpers auf Stress ist zunächst eine sinnvolle biologische Reaktion („Fight-or-Flight-Theorie"), um die notwendigen Energien zu mobilisieren. Da aber „moderne Stressoren" ständig gegenwärtig sind, hält der Organismus sich in einer ständigen erhöhten (Alarm-)Bereitschaft. Daraus resultieren erhöhter Blutdruck und Herzrate, das Blut fließt vorzugsweise zu den großen Skelettmuskeln auf Kosten der Durchblutung von Verdauungssystem und anderer Organe, die konsekutiv Sauerstoff- und Nährstoffdefizite aufweisen können. Chronischer Stress kann daher das Immunsystem auf Dauer supprimieren und die Fähigkeit des Körpers, Erkrankungen abzuwehren, reduzieren. Im Zusammenhang mit Krebserkrankungen ist hier besonders interessant, dass es eindeutige Belege für fehlendes Fieber in der Lebensgeschichte und dem Auftreten von Krebserkrankungen gibt.
Der Einfluss von Stress auf den Körper ist nicht so sehr von der Existenz des Stressfaktors, sondern von der Wahrnehmung und Verarbeitung des Stressors abhängig („Coping-Strategien"). Es geht also nicht um die Eliminierung von Stress, sondern um intelligente Strategien, wie wir mit Stress umgehen, um uns die positiven Effekte von Stressbewältigung zunutze zu machen. Beispielhaft seien genannt die Endorphin-Ausschüttung bei Läufern („Runners High") oder der „Eu-Stress" versus „Di-Stress". Wie wir Stress empfinden und ihn managen, ist essenziell.
Erstaunlicherweise vernachlässigt unsere Kultur die Tatsache, dass wir eine gesunde Kontrolle über unsere Gedanken und Gefühle trainieren können, anstatt von ihnen regiert zu werden: Habe ich ein Gefühl oder hat das Gefühl mich… ? Dieses Training besteht aus Techniken, die eigenen Gedanken und Gefühle durch Aufmerksamkeit, Wachheit und Ausdauer bewusst zu machen. Hierzu gehört Einsicht in alte Glaubens- und Überzeugungsmuster, Loslassen ungesunder Gedanken („ich bin nicht liebenswert"), Gefühle und Verhaltensweisen, die Erforschung geistiger und spiritueller Dimensionen und das Erlernen „gesunder" Konfrontation mit dem Leben. Hier liegt für Forschung und Therapie in Zukunft ein gewaltiges Potenzial, dass weit über den Kontext von Therapeut und Patient in gesellschaftliche und politische Dimensionen hineinreicht. Hier liegt für die Präventionsmedizin in primärer, sekundärer und tertiärer Prophylaxe eine neue Chance und Herausforderung.

Lifestyle

Die Lebensweise hat einen enormen Einfluss auf die physische, mentale emotionale und spirituelle Gesundheit. Essgewohnheiten, Sport und Bewegung, Umgang mit Stress und Frustrationen, das soziale Leben und Freizeitgestaltung sind alle Teile der Lebensweise. Entgegen den oft unveränderbaren Einflüssen wie Genetik oder Umweltverschmutzung können Lebensweisen modifiziert werden.
Wahrnehmung und Verarbeitung von Stress (s. o.) sind „Lifestyle-Wahlmöglichkeiten" wie Umgang mit verletzten Gefühlen, negativen Gedanken, körperlichen Schmerzen und einer Vielzahl weiterer bedrohender Erfahrungen. Coping-Strategien sind oft sekundärer Natur, ohne ins Bewusstsein zu gelangen. Manche sind eindeutig ungesund wie Überessen, Rauchen, Spielsucht, Alkohol oder Drogenmissbrauch. Sie mögen kurzfristige Erleichterung bringen, lösen aber das Problem nicht. Andere häufig verwendete Strategien schädigen die Ge-

sundheit auf subtilere Weise. Viele Menschen ignorieren ein Problem in der Hoffnung, es möge von selbst verschwinden, reagieren auf Situationen mit unpassendem Ärger oder Scham, manipulieren Andere oder rationalisieren ihr ungesundes Verhalten. Diese Strategien helfen dem Organismus nicht, zu Balance und Harmonie zu finden. In der Folge werden die während des Stresses gebildeten Hormone und Neurobotenstoffe in einer Art Circulus vitiosus die Immunitätslage des Menschen weiter schwächen und letztendlich zu Krankheiten führen.
Solange wir diese starren Coping-Strategien nicht bewusst erkennen und verändern, werden sie in unserem Gedächtnis gespeichert, und wir werden sie immer wieder als Basis unserer Antwort auf Herausforderungen und Kontakte jeder Art verwenden. Dies kann zum Gefühl der Macht- und Kraftlosigkeit führen, den Vorboten oder Begleitern der Depression. Es ist wie ein Auto-Pilot-Programm, das wir beenden können, um wieder autonom in unseren Gedanken und Gefühlen zu werden.

Spiritualität und Glauben

Spiritualität wurde von Aldous Huxley definiert als das Bewusstsein einer höheren Macht, dem Gefühl, im Leben Zweck und Bedeutung zu sehen, dem Gefühl der Verbundenheit mit anderen Menschen und der Welt. Huxley nannte dieses erhöhte menschliche Bewusstsein die perineale Philosophie, der Dimension der Realität, die die Begrenzungen von Kultur und Religion transzendiert.
Spiritualität und Glauben ermöglichen, sich von gegebenen Umständen zu distanzieren und das Leben in größerer Klarheit und Integrität wahrzunehmen. Von dieser Perspektive erstarken Menschen und realisieren, dass sie von ihren Umständen wie Stress oder Krankheiten nicht definiert oder bestimmt sind. Sie begreifen, dass sie größer als die Summe der beunruhigenden Faktoren in ihrem Leben sind. Dieses Bewusstwerden ist ein Wegweiser zu größerem innerem Frieden, Freiheit sich selbst auszudrücken, verstärkter Kontrolle über den eigenen Heilungsprozess und zu höherer Selbstachtung.

9.2.3 Praktische Durchführung

Trotz einer überwältigenden Zahl von Interventionsstudien, die die Bedeutung psychotherapeutischer Behandlungen von Krebspatienten belegen, klafft immer noch eine gewaltige Lücke zur konsequenten Umsetzung dieser Ergebnisse im klinischen Alltag. Besonderer Schaden wird hierbei oft schon bei der Diagnoseeröffnung gesetzt: Erfährt der Patient doch nicht selten gerade hier eine traumatische Ängstigung, die durch ein multidisziplinäres Team sofort aufgefangen werden sollte.
Im Folgenden seien beispielhaft Methoden der **therapeutischen Intervention** angeführt, die aufgrund der Forschungsergebnisse der PNI den Heilungsprozess positiv beeinflussen können.

Allgemeine Techniken

Heilende Bilder

Der Einsatz von „Heilenden Bildern" (healing imagery), also Vorstellungen, mit deren Hilfe Entspannung erzeugt und die Heilung positiv beeinflusst werden kann, funktioniert aufgrund der Tatsache, dass der Körper nicht zwischen imaginierten Inhalten und tatsächlichem Geschehen differenziert. Eine entspannende, friedliche Vorstellung der Berge oder des Ozeans wird den Körper ähnlich entspannen wie die eigentliche Erfahrung. Wenn der Körper entspannt ist, verringern sich Blutdruck und Herzfrequenz. Dies erlaubt dem Körper, seine Energie zu „re-fokussieren" vom „Fight-or-Flight-Stress" zur Unterstützung der Heilreaktion.
Am bekanntesten ist die Arbeit des Pioniers auf diesem Gebiet, Carl Simonton. Simonton entwickelte die Technik der Imagination bzw. Visualisierung. Dabei werden mit Hilfe der Vorstellungskraft körperliche Genesungsprozesse und Behandlungsmethoden in ihrer Wirkungsweise unterstützt. Weitere Techniken seiner Arbeit sind: Gesundes Denken, Fragestellungen, die helfen, Perspektiven zu entwickeln, die Entwicklung von Zielen, die Hinwendung zur persönlichen inneren Kraftquelle.
Neben den positiven Auswirkungen auf die physische Gesundheit können Heilende Bilder sehr wirkungsvoll in der Stressreduktion sein. Die Technik wurde erfolgreich eingesetzt im Spitzensport oder der Therapie von Angststörungen, wie Angst vor dem Reden in der Öffentlichkeit. Healing imagery kann weiterhin Gefühle der Hilflosigkeit, Depression und Ängstlichkeit überwinden helfen, die so oft mit schweren Erkrankungen assoziiert sind. Es kann die Selbstachtung und das Selbstwertgefühl von Patienten erhöhen, da sie im Prozess das Gefühl der Mitverantwortung und Kontrolle im Zusammenhang mit ihrem Heilungsprozess erleben. Die Technik kann in jedem Erkrankungsstadium angewendet werden.

Gesundheit und Lifestyle

Die Analyse und Veränderungen von Angewohnheiten im Lebensstil (Lifestyle) können einfache, aber wirkungsvolle Techniken darstellen, um „ungesunde" Angewohnheiten und Praktiken („Stressrauchen", „Entspannungstrinken") zu identifizieren und zu ändern. Hier geht es um das Neu-Erlernen von sozialen und individuellen Verhaltensweisen, die der Gesundheit förderlich sind, z. B. Ernährungs- und Bewegungsschulung.

Humor als Therapie

Kann Lachen heilen? Hat Humor etwas mit Gesundheit zu tun? Darf man den Erfahrungen von Norman Cousins, der sich selbst sprichwörtlich gesund gelacht hat, folgen, haben Humor und Lachen sehr viel mit Gesundheit zu tun. Cousins etablierte das Humor-Forschungsinstitut. Humor hilft den Menschen, auch in Lebenskrisen Freude und Glück zu erfahren. Lachen kann in der Tat die Herz- und Atemfrequenz verringern, den Blutdruck senken, die Muskeln entspannen und das Immunsystem stimulieren. Zusammen mit den physiologischen Vorteilen kann Lachen ungemein wichtig und hilfreich im Umgang mit Stress und Ängstlichkeit sein.

„Die Immunpower-Persönlichkeit"

Das gleichnamige Buch von Henry Dreher beschreibt ausführlich die neuesten Erkenntnisse der Forschung zum Zusammenhang zwischen Immunsystem und Persönlichkeitsmerkmalen. Dreher identifizierte Persönlichkeitsmerkmale, die den Umgang mit Stress und Angst verbessern können. „Immunpower hat ein Mensch, der zur wahren Freude fähig ist und einen Sinn im Leben sieht, selbst dann, wenn dieses ihn mit schwierigen Herausforderungen konfrontiert", beschreibt der Autor die immunstarke Persönlichkeit. Die Persönlichkeitsmerkmale fördern nicht nur eine größere emotionale Ausdruckmöglichkeit, sondern weisen auch positive Effekte auf physiologische Funktionen auf.

Meditation

Meditation ist ein Zustand erhöhter Aufmerksamkeit, der sich auf den gegenwärtigen Moment fokussiert. Es ist die älteste bekannte Technik zur Entspannung und eine der besten Methoden, um den Heilungsprozess zu unterstützen. Meditation ist ein Werkzeug, um den Geist zu klären. Hierdurch wird die Fähigkeit erhöht, neue Informationen aufzunehmen und neue Wege zu lernen, mit ungelösten Problemen umzugehen. Meditation kann zu innerer Ruhe führen, die physischen, geistigen und emotionalen Auswirkungen von Stress reduzieren und sie kann die Konzentrationsfähigkeit und die Gedächtnisleistung verbessern. Es gibt eine Vielzahl verschiedener Arten zu meditieren.

Tagebuch führen

Das Führen eines Tagebuches dient dazu, Zugang zu seinen Gefühlen, Gedanken, Überzeugungen, Ängsten und jedweden anderen Bewusstseinsinhalten zu bekommen und diese auszudrücken. Das Tagebuchschreiben hilft in der Verarbeitung von Traumen, Erkrankungen, Lebenskrisen und Stress. Es kann als Werkzeug zum Brainstorming benutzt werden und ist ein sicherer Rahmen, um Gefühle herauszulassen. Die Technik ist effektiv im Umgang mit Stress und kann zu einem hohen Grad an Selbstwachheit führen.

Lebensziele

Nichts formt unser Leben so sehr, wie die Fragen, die wir stellen. Eine der wichtigsten ist: Was sind Grund und Ziel meines Lebens? Die Antwort hierauf ändert sich oftmals im Laufe des Lebens. Man darf davon ausgehen, dass unsere geistige Kraft und Gesundheit schwindet, wenn wir Grund und Ziel unseres Lebens verlieren und dass das Finden und Erfüllen unserer Ziele essenziell für unsere geistig-spirituelle Entwicklung ist. Die Entwicklung spiritueller Inhalte in unserem Leben kann zu einem der wichtigsten Ankerpunkte in unserer menschlichen Entwicklung werden und entscheidend zur Gesundheit beitragen. Interessanterweise sind es gerade existenzielle Lebenskrisen, wie sie mit der Diagnoseeröffnung einer Krebserkrankung verbunden sein können, die oft zu einer ersten Öffnung gegenüber spirituellen Inhalten führen können. Hierdurch können psychische und emotionale Kräfte geweckt werden, die oft eine erstaunliche Transformation der Persönlichkeit bewirken und dem einzelnen Menschen mehr Selbstvertrauen, Zuversicht und Glauben schenken. Diese Transformation kann richtungweisend auch für die Entwicklung physischer Kräfte sein, die zum Heilungsprozess beitragen.

Qigong

Qigong ist das chinesische Wort für „die Lebenskraft kultivieren". Mit einer mehr als 5000 Jahre alten Praxis ist Qigong (☞ 8.4.4.7) eines der wichtigsten Elemente der Traditionellen Chinesischen Medizin und ein kraftvolles Werkzeug, um Heilung zu unterstützen. Die Basiskomponenten beinhalten Konzentration, Entspannung, Atemtechniken und sanfte Bewegungen. Ziel des Qigong ist es, den Chi-Fluss (Chi = Lebensenergie) im Körper zu leiten und zu erhöhen. In einer Reihe wissenschaftlicher Untersuchungen konnte demonstriert werden, dass Qigong das Immunsystem stimulieren kann, den

Lymphabfluss und die Durchblutung verbessert, das Altern verlangsamt und manche Krankheiten lindern kann, auch wenn andere medizinische Methoden wirkungslos waren.

Entspannung

Stress kostet den Körper eine enorme Kraft. Im Falle von chronischem Stress befindet sich der Körper in ständiger Alarmbereitschaft, um zu kämpfen oder zu fliehen (Fight-or-Flight-Theorie). Hierdurch werden die Verdauungskapazität geschwächt, Herzfrequenz und Blutdruck erhöht und schließlich das Immunsystem geschwächt. Die geistigen Kräfte ermüden durch die ständige Angespanntheit. Entspannungstechniken werden eingesetzt, um diese schädlichen physiologischen, geistigen und emotionalen Auswirkungen zu mildern oder zu durchbrechen. Die Entspannung führt zu niedrigerem Blutdruck sowie niedrigerer Herz- und Atemfrequenz. Es gibt eine Vielzahl von Entspannungstechniken, wie Progressive Muskelrelaxation (PMR nach Jacobson, ☞ 8.4.4.4), Biofeedback, Meditation, Yoga (☞ 8.4.4.6), Qigong (☞ 8.4.4.7), Zwerchfellatmung und viele andere mehr.

Atemtechniken

Nach den östlichen Lehren des Yoga ist der Atem die äußere Manifestation der Lebenskraft, des Prana (chinesisch: Qi). In vielen Sprachen sind die Begriffe für Atem und Geist identisch. Jüngste Forschungsarbeiten verweisen auf einen direkten Zusammenhang zwischen der respiratorischen Kapazität und der Langlebigkeit. Bewusstes Atmen reguliert viele autonome Funktionen in unserem Körper und hilft der Reinigung des Organismus durch Anregung des Lymphabflusses. Bewusstes Atmen ist eine hervorragende Technik zur Steigerung der Konzentrationsfähigkeit und hilft uns, unsere Kraft äußerst effektiv und effizient einzusetzen. Nicht umsonst verwenden alle bekannten Kampfsporttechniken die Phase des Ausatmens in der Bewegung: sei sie meditativ wie im Tai-chi oder explosiv wie im Karate.

Kunsttherapie, Musiktherapie

Kunsttherapie ist nicht nur für Künstler gedacht. Sie dient der Möglichkeit, sich ohne Worte auszudrücken. In der Kunsttherapie werden kognitive Fähigkeiten umgangen und es wird besonders die kreative rechte Gehirnhälfte angesprochen. Neueste Forschungen belegen, dass diese Tatsache wichtig für die ständige Veränderung und das Wachstum des Menschen ist. Während der Kunsttherapie erleben viele Menschen die Begegnung mit verdrängten Gefühls- und Bewusstseinsinhalten über ihre Erkrankung und / oder ihre Vergangenheit. Ziel und Inhalt der Kunsttherapie ist es, diese inneren Gedanken und Gefühle künstlerisch zu thematisieren und ihnen zu erlauben, ohne Zensur an die Oberfläche des Bewusstseins aufzutauchen.
Aber auch die Musiktherapie birgt das Potenzial, die Lebensqualität der Patienten beginnend bereits im Operationssaal und auf der Intensivstation entscheidend zu verbessern.

Psychologische Techniken

Die Auswahl folgender Therapien aus einer großen Zahl von Verfahren erhebt keinen Anspruch auf Vollständigkeit.

Biofeedback

Chronischer Stress führt zu Immunsuppression und kann die Effektivität medizinischer Behandlungen vermindern. Das Erlernen von Entspannungstechniken ist daher so wichtig für den Heilungsprozess, weil es die negativen Auswirkungen von chronischen Stressbelastungen auf den Körper reduzieren kann. Biofeedback ermöglicht einen faszinierenden Einblick darin, wie Gedanken und Emotionen den Körper entspannen können oder ihn in Spannungen versetzen können, die die Heilung negativ beeinflussen. Biofeedback verwendet spezielle Geräte, die meist nicht invasiv über Messung des Hautwiderstandes, Muskelspannung, Blutfluss, Hauttemperatur, Gehirnströme und Atemfrequenz den Patienten helfen, die Auswirkungen ihrer Gedanken und Gefühle auf den Körper kennen zu lernen und zu kontrollieren. Mit einiger Übung können Patienten die so erlernten Entspannungstechniken mühelos im täglichen Leben anwenden. Vor allem schult die Technik, frühe Anzeichen von Stress zu erkennen und ihnen rechtzeitig wirkungsvoll zu begegnen. Amerikanische Autoren sprechen in diesem Zusammenhang bereits von der „Entspannungs-Antwort" (relaxation response).

Kognitive Therapie

Verstand und Hirnfunktionen spielen eine große Rolle in der physischen Gesundheit. Negative, Stress beladene Gedanken führen zu negativen, Stress beladenen Gefühlen und Verhaltensweisen. Solche „ungesunden" Gedanken können das Immunsystem supprimieren und die Wahrscheinlichkeit zu erkranken erhöhen. Die kognitive Therapie lehrt eine erhöhte Aufmerksamkeit gegenüber unproduktiven oder belastenden Gedanken- und Verhaltensmustern und unterstützt den Lernenden bei der Entwicklung positiver, die Gesundheit verstärkender Gedanken. Primäre Ziele der kognitiven Therapie sind die Förderung der Selbstkontrolle und der Aufbau von Kompetenzverhalten und die Förderung von Eigenverantwortung. Hierbei sind sensorische, affektive und kognitive Komponenten gleichrangig. Man spricht in der Fachsprache auch von kognitiver Restrukturierung, um einen Zustand von innerem Frieden und geistig-intellektuellem Wohlbefinden zu erreichen. Kognitive Therapie wird in Gruppen- und Einzeltherapien angeboten.

Existenzial-Therapie

Die moderne Gesellschaft betont bekanntermaßen ausschließlich äußere Werte und Inhalte: Beruf, Geld, Staus, Besitztümer. Die Menschen stellen oft nicht mehr tiefe persönliche Fragen wie „Wer bin ich?", „Warum bin ich hier?" oder „Was ist der Grund für mich, lebendig zu sein?" Werden diese Fragen nicht gestellt oder bleiben sie unbeantwortet, kann das Leben eines Tages oberflächlich, schal und bedeutungslos erscheinen. Kein Geld oder Besitztümer vermögen dieses Gefühl der Leere aufzufüllen. Die Existenzial-Therapie vermittelt den Rahmen, um diesen Fragen und ihren persönlichen Antworten nachzugehen. Als einer der gedanklichen Gründerväter gilt Martin Buber (1878–1965), der die Frage stellte, wie die notwendigerweise technisierte Medizin wieder menschlicher werden könnte. Buber entwarf hierzu drei notwendige konzeptuelle Veränderungen, um die Entwicklung therapeutischer Beziehungen in der Medizin zu fördern:

- Von Krankheitszentrierung zu personenzentrierter Fürsorge
- Von Krisen- zu täglichem Management
- Von Prinzipien und Verträgen zu Beziehungen.

Existenzial-Therapie wird als Gruppen- und Einzeltherapie angeboten.

Klassische Gruppentherapie

Das Zusammengehörigkeitsgefühl und die Verbindung mit anderen ist ein menschliches Grundbedürfnis. Sozialpsychologische Forschungsergebnisse deuten darauf hin, dass ein Mangel an sozialer Unterstützung mit einer schlechten Prognose für medizinische Behandlungen assoziiert ist und dass die Anwesenheit von sozialer Unterstützung einen positiven Effekt auf das Immunsystem, Gesundheit im Allgemeinen und Langlebigkeit hat. Soziale Verbundenheit und Unterstützung sind essenzieller Bestandteil menschlicher Interaktion und eine vitale Komponente im Heilungsprozess. Die besondere Bedeutung und Chance der Gruppentherapie bei Krebspatienten ist vielfach beschrieben worden.

Individualtherapie

Eine der bekanntesten Therapieformen der Individuellen Therapie wurde von Carl Rogers entwickelt. Er nannte es die **personenzentrierte Gesprächstherapie**, die hervorragend auch zur Krisenintervention geeignet ist. Es geht in der Therapie nach Rogers darum, dem Menschen, der Hilfe sucht, dabei zu unterstützen, seine Probleme selbst zu lösen. Der Mensch soll als Architekt seines Schicksals fungieren. Der Therapeut vermeidet es dabei, Ratschläge zu geben. Seine Aufgabe besteht im Wesentlichen darin, in einer entspannten Atmosphäre den Klienten zu ermutigen, über seine Probleme ins Gespräch zu kommen. Dabei ist vor allem Offenheit und Authentizität zum Gegenüber von maßgeblicher Bedeutung für den Erfolg. In der klientenzentrierten Gesprächspsychotherapie soll erzielt werden, dass der Mensch sich verstanden fühlt, und aus diesem Gefühl heraus Veränderungen seines Lebens stattfinden. Begriffe wie Empathie, Kongruenz und Wertschätzung sind in der Psychotherapie durch Rogers neu eingeführt worden. Rogers prägte in seiner Arbeit den Begriff der „Basic Encounter". Es geht dabei um den gefühlsmäßigen und körperlichen Kontakt zwischen Gruppenmitgliedern, die ein bestimmtes gemeinsames Ziel verfolgen.

Literatur

1 Ader R, Felten DL, Cohen N (Hrsg.): Psychoneuroimmunology. 2. Auflage, Academic Press, San Diego, California, 1991
2 Barrows KA, Jacobs BP: Mind-body medicine. An introduction and review of the literature. Med Clin North Am 86 (1), 2002: 11–31
3 Calcraft LG: Aldous Huxley and the Sheldonian hypothesis. Ann Sci 37 (6), 1980: 657–671
4 Breitbart W: Spirituality and meaning in supportive care: spirituality- and meaning-centered group psychotherapy interventions in advanced cancer. Support Care Cancer 10 (4), 2002: 272–280
5 Cohn F: Existential medicine: Martin Buber and physician-patient relationships. J Contin Educ Health Prof 21 (3), 2001: 170–181
6 Rogers CR. Significant aspects of client-centered therapy. American-Psychologist 1, 1946: 415–422
7 Cousins N: Tapping human potential: an interview with Norman Cousins. Second Opin 14, 1990: 56–71
8 Cunningham MF, Monson B, Bookbinder M: Introducing a music program in the perioperative area. AORN J 66 (4), 1997: 674–682

9 Dreher H: Beyond fighting spirit: what mind-states influence cancer survival? Adv Mind Body Med 16 (2), 2000:120 – 127
10 Goodwin PJ, Leszcz M, Ennis M, Koopmans J, Vincent L, Guther H, Drysdale E, Hundleby M, Chochinov HM, Navarro M, Speca M, Hunter J: The effect of group psychosocial support on survival in metastatic breast cancer. N Engl J Med 345 (24), 2001: 1719 – 1726
11 Greer S: Mind-body research in psychooncology. Adv Mind Body Med 15 (4), 1999: 236 – 244
12 Greer S: Psychological intervention. The gap between research and practice. Acta Oncol 41 (3), 2002: 238 – 243
13 Johnston K, Rohaly-Davis J: An introduction to music therapy: helping the oncology patient in the ICU. Crit Care Nurs Q 18 (4), 1996: 54 – 60
14 Kleef R, Jonas WB, Knogler W, Stenzinger W: Fever, cancer incidence and spontaneous remissions. Neuroimmunomodulation 9 (2), 2001: 55 – 64
15 Koenig HG: Psychoneuroimmunology and the faith factor. J Gend Specif Med 3 (5), 2000: 37 – 44
16 LeNavenec CL, Slaughter S: Laughter can be the best medicine. Nurs Times 97 (30), 2001: 42 – 43
17 Lepore SJ: Problems and prospects for the social support-reactivity hypothesis. Ann Behav Med 20 (4), 1998: 257 – 269
18 Sephton SE, Koopman C, Schaal M, Thoresen C, Spiegel D: Spiritual expression and immune status in women with metastatic breast cancer: an exploratory study. Breast J 7 (5), 2001: 345 – 353
19 Simonton OC, Matthews S, Creighton J: Wieder gesund werden. Rowohlt, Reinbek, 1996
20 Spiegel D, Bloom JR, Kraemer H, Gottheil E: Psychological support for cancer patients. Lancet 2, 1989: 1447
21 Spiegel D: Effects of psychotherapy on cancer survival. Nat Rev Cancer 2 (5), 2002: 383 – 389
22 Todryk S: A sense of tumour for the immune system. Immunology 107 (1), 2002: 1 – 4
23 Trauger-Querry B, Haghighi KR: Balancing the focus: art and music therapy for pain control and symptom management in hospice care. Hosp J 14 (1), 1999: 25 – 38
24 Werthmann HV: Client centered psychotherapy. Z Psychosom Med Psychoanal 25 (4), 1979: 310 – 31 8 20
25 Wolf B, Kraus M: Microsensor-controlled feedback bioactuators as a semi-integrated basis for biophysical cancer treatment. Naturwissenschaften 84 (10), 1997: 444 – 451

9.3 Psychoonkologische Intervention

Joachim Weis

9.3.1 Besonderheiten psychoonkologischer Betreuung

Die psychologische Betreuung von Krebspatienten weist eine Reihe von Besonderheiten auf, die sie in vielerlei Hinsicht von der klassischen Psychotherapie unterscheidet. Dazu zählen:

- In der Mehrzahl der Fälle sind die psychischen Probleme der Patienten als Gruppe chronisch körperlich Kranker nicht Ausdruck neurotischer Konflikte, sondern primär als Reaktion auf die Belastungen der Erkrankung zu verstehen.
- Im Fall von neurotischen oder lebensbiographischen Konflikten, die durch die Krebserkrankung aufbrechen können, sind die Übergänge zur klassisch psychotherapeutischen Behandlung fließend. Häufig sind die psychischen Reaktionen durch die körperlichen Einschränkungen mit beeinflusst und durch die somatopsychischen Wechselwirkungen differenzialdiagnostisch nicht leicht abzuklären.
- Insbesondere im Akutkrankenhaus, aber auch in der stationären Rehabilitation gilt es, innerhalb eines relativ kurzen Zeitraumes ein Vertrauensverhältnis zum Patienten aufzubauen und ohne aufwändige psychologische Diagnostik die Problembereiche zu fokussieren.
- Da Verdrängung und Abwehr vor allem in der frühen Phase häufige Verarbeitungsstrategien der Patienten sind und zur Aufrechterhaltung der psychischen Stabilität dienen, werden diese Abwehrmechanismen im psychotherapeutischen Ansatz zunächst nicht durchbrochen, sondern so weit gestützt, wie der seelisch-körperliche Zustand des Patienten dies erfordert.
- Der Psychoonkologe übernimmt eine im Vergleich zur traditionellen Psychotherapie aktivere Rolle durch die Vermittlung von Hoffnung und Aufzeigen von möglichen Perspektiven.
- Das therapeutische Setting im Akutkrankenhaus unterscheidet sich weitgehend vom üblichen Psychotherapie-Setting und erfordert vom Psychoonkologen ein Höchstmaß an Flexibilität. Psychoonkologische Betreuung ist sehr häufig Arbeit direkt am Krankenbett, teilweise im Mehrbettzimmer. Aufgrund notwendiger medizinischer oder diagnostischer Maßnahmen, aber auch durch akute Verschlechterung des Gesundheitszustandes des Patienten können die therapeutischen Kontakte oft nicht wie geplant stattfinden oder müssen unterbrochen werden. Häufigere Kontakte von kürzerer Dauer sind daher nicht selten, wenn der körperliche Zustand des Patienten dies erforderlich macht.

Das Spektrum der zu Verfügung stehenden psychoonkologischen Interventionen lässt sich in folgende vier Bereichen zusammenfassen:

- Psychoonkologische Einzelbehandlung (☞ 9.3.2)
- Psychoedukative Gruppentherapie (☞ 9.3.3)
- Verfahren der Entspannung und Imagination (☞ 9.3.4)
- Kunsttherapeutische Verfahren (☞ 9.3.5).

Spezifische, funktionell ausgerichtete Verfahren wie z. B. neuropsychologische Trainingsverfahren, deren Ziel die Verbesserung der kognitiven Leistungsfähigkeit bei Hirnleistungsstörungen infolge lokaler oder diffuser zerebraler Schädigungen ist (z. B. Gedächtnis-, Konzentrations-, Aufmerksamkeitsstörungen), können an dieser Stelle nicht weiter ausgeführt werden.

9.3.2 Psychoonkologische Einzelbehandlung

Der Schwerpunkt der Einzelbehandlung liegt in der **supportiven** Psychotherapie, wobei je nach individueller Situation auch die Konfliktbearbeitung einen hohen Stellenwert hat.

- Psychologische Einzeltherapie dient dazu, individuelle Problemlösungen für Konflikte im persönlichen oder sozialen Bereich im Zusammenhang mit der Erkrankung, aber auch außerhalb der Erkrankung zu erarbeiten.
- Problemzentrierte Beratungsgespräche können als niedrigschwellige Angebote dem Patienten helfen, eine erste Orientierung zu finden und Fragen nach einem adäquaten Umgang mit krankheits- oder behandlungsbedingten Einschränkungen im Leben zu beantworten.
- Nicht selten kann sich hieraus eine weiterführende psychologische Betreuung entwickeln. Die Vermittlung von Hoffnung und die gemeinsame Erarbeitung von Perspektiven spielen eine große Rolle, wobei seitens des Psychoonkologen immer die Wahrhaftigkeit gewahrt bleiben muss.
- Vor dem Hintergrund des Salutogenese-Modells wird der Fokus auf die Wahrnehmung, Schaffung und Nutzung der personalen und sozialen Ressourcen ausgerichtet. Dadurch können Patienten lernen, ihre Stärken neu zu entdecken und konstruktiv zu nutzen sowie Selbsthilfemöglichkeiten zu entdecken.

Thematisch stehen in der psychoonkologischen Einzeltherapie folgende **Aspekte** im Mittelpunkt:

- Bedeutung der Krankheit in der Lebensbiographie
- Sinnsuche und Sinnfindung
- Subjektive Krankheitstheorien
- Neuorientierung
- Veränderung von Werten
- Veränderung der Partnerschaft
- Eigene Ressourcen (personal, sozial, spirituell)
- Suche nach Perspektiven, Hoffnung.

Folgende verhaltenstherapeutische Strategien haben in der kognitiv-behavioralen Therapie der Angst und Depression einen wichtigen Stellenwert:

- Ablenkung
- Selbstinstruktionen
- Kognitive Neu- oder Umattribution
- Erarbeitung von alternativen Sichtweisen
- Realitätstestung.

9.3.3 Psychoedukative Gruppentherapie

Neben den einzeltherapeutischen Angeboten haben sich verschiedene Gruppenangebote auf der Basis themenzentrierter oder psychoedukativer Gruppenkonzepte als hilfreich erwiesen:

- Die Besonderheiten und speziellen Betreuungserfordernisse verschiedener Zielgruppen (z. B. Frauen mit Mammakarzinom, Patienten nach Hochdosistherapie) werden auch in diagnose- oder behandlungsbezogenen Gruppenangeboten berücksichtigt.
- Gruppentherapiekonzepte sind in der Regel durch einen begrenzten zeitlichen Rahmen von etwa 6–12 Sitzungen charakterisiert und haben im Allgemeinen niedrigere Eingangsschwellen als die Einzelbehandlung.

Emotionale Auseinandersetzung zusammen mit **übenden und erlebensorientierten Verfahren** stellen die wichtigsten Wirkmechanismen dieser Gruppenkonzepte dar. Sie basieren zumeist auf einem kognitiv-verhaltenstherapeutischen Ansatz unter Einbeziehung übender Verfahren. Die Interventionen kombinieren psychotherapeutische Vorgehensweisen mit Methoden der Edukation sowie der Gesundheitsförderung. Im deutschsprachigen Raum ist beispielsweise das Bochumer Gesundheitstraining bekannt geworden, eine Anleitung zur Selbsthilfe anhand von verschiedenen Übungsbeispielen.

Elemente psychoonkologischer Gruppentherapien von Krebspatienten sind:

- Information über die Erkrankung
- Soziale Unterstützung durch die Gruppenmitglieder
- Emotionale Unterstützung (Ausdruck von Emotionen, emotionale Entlastung)

- Neuorientierung und Entwicklung von Perspektiven
- Erlernen von Selbstkontrollstrategien (Entspannung, Imagination etc.).

9.3.4 Entspannungstechniken und gelenkte Imagination

Übende und funktionell ausgerichtete Verfahren ergänzen das Spektrum psychoonkologischer Interventionen. Hier sind neben den bekannten Entspannungstechniken (Autogenes Training, Progressive Muskelentspannung) besonders die Verfahren der gelenkten Imagination zu nennen, die dem Patienten Strategien an die Hand geben, Stresssituationen im Zusammenhang mit der Erkrankung, Diagnostik oder Behandlung besser bewältigen zu können. Unter dem Begriff der Imaginationsverfahren wird eine Reihe von verschiedenen Techniken subsumiert, deren gemeinsame Basis die Arbeit mit inneren Vorstellungsbildern ist. Verfahren wie das katathyme Bildererleben sind dabei ebenso zu nennen wie die Visualisierungsübungen nach Simonton oder die eher verhaltenstherapeutisch orientierten Strategien der gelenkten Imagination.

- Die Arbeit mit inneren Bildern ist eine in der Psychotherapie etablierte Technik, die die kreativen Ressourcen der Patienten im Umgang mit verschiedenen Problemfeldern stärken kann und innerhalb der kognitiven Verhaltenstherapie einen festen Platz einnimmt. Wenngleich die in früheren Arbeiten angenommenen einfachen Vorstellungen über eine direkte Beeinflussung der Tumorerkrankung durch imaginative Vorstellungen heute als überholt gelten, sind Imaginationsübungen wichtige Ressourcen stärkende Therapieelemente in der Psychoonkologie.
- Mit Hilfe von Imaginationsübungen wird es den Patienten möglich, emotional belastende Themen im Zusammenhang mit ihrer Erkrankung gezielt und kontrolliert bearbeiten zu können, aber auch eine geistig-spirituelle Verarbeitung der Krankheit durch die symbolische Imagination zu erreichen.

Spezifische Anwendungsbereiche liegen auch in der psychologischen Schmerzkontrolle, bei Schlafstörungen, Übelkeit und Erbrechen oder bei Ängsten und Befürchtungen.

9.3.5 Kunst- und Ergotherapie

Die Kunsttherapie stellt einen Sammelbegriff für ein breites Spektrum verschiedener Therapierichtungen dar. Man unterscheidet je nach verwendeten künstlerischen Medien die Mal-, Musik-, Tanz- und Bewegungstherapie, das therapeutische Plastizieren sowie die Poesie- und Bibliotherapie. Die Kunsttherapien sind im weitesten Sinne als psychotherapeutische Verfahren zu verstehen und zielen darauf ab, über verschiedene kreative Medien personales Wachstum und die Weiterentwicklung der Person zu fördern. Das kreative Potenzial des Einzelnen wird angesprochen und die geistig-seelische Auseinandersetzung mit der Erkrankung und den damit verbundenen Problembereichen unterstützt. Daher werden sie mit ähnlichen Zielsetzungen wie die psychoonkologische Einzeltherapie eingesetzt.

Zentraler Ausgangspunkt vieler kunsttherapeutischer Behandlungsansätze ist die Förderung der Selbstwahrnehmung der Patienten zur Unterstützung bei ihrer individuellen Krankheitsverarbeitung oder ihrem seelisch-geistigen Gesundungsprozess. Der primär nonverbale Zugang der Kunsttherapie kann neue Wege zur Krankheitsverarbeitung bahnen, insbesondere dann, wenn die emotionale Erschütterung und Abwehrprozesse noch sehr stark vorherrschen.

Kunsttherapien werden hauptsächlich in der onkologischen Rehabilitation und Nachsorge, aber auch im Akutkrankenhaus angeboten. Sie werden von ausgebildeten Kunsttherapeuten durchgeführt, können jedoch auch von Psychotherapeuten als Elemente in die psychoonkologische Arbeit integriert sein. Obwohl über die differenzielle Indikationsstellung in der Kunsttherapie noch wenig bekannt ist, können mit Hilfe einzelner kunsttherapeutischer Maßnahmen auch spezielle Therapieziele verfolgt werden.

- So können z. B. durch Angebote der rezeptiven Musiktherapie die Entspannungsfähigkeit gefördert oder eine Schmerzreduktion erreicht werden.
- Die gestaltenden Kunsttherapien wie das Plastizieren oder Malen ermöglichen den bildnerischen Ausdruck seelischer Prozesse und Konflikte.
- Bei den tanz- und bewegungstherapeutischen Angeboten steht das veränderte Körpererleben in seiner Wechselwirkung zur Selbstwertproblematik und psychischen Befindlichkeitsstörungen im Vordergrund.
- Der seltener vertretene Bereich der Poesie- und Bibliotherapie nutzt die verbale Ausdrucksfähigkeit von Patienten als Konfliktlösungsstrategie und setzt durch

gezielte Schreib- oder Leseanregungen psychische Veränderungsprozesse in Gang.

- Die funktionelle Ergotherapie verfolgt über den Einsatz verschiedener künstlerischer Materialien eine gezielte Beeinflussung und Behandlung von sensorischen, perzeptiven, kognitiven oder motorischen Funktionen. Mit einer entsprechenden Zusatzausbildung können Ergotherapeuten auch neuropsychologische Trainingsprogramme durchführen.

Literatur

1 Baukus P, Thies J: Aktuelle Tendenzen in der Kunsttherapie. Gustav Fischer, Ulm, 1993
2 Beitel E: Das Bochumer Gesundheitstraining. Modernes Leben, Dortmund, 1996
3 Fawzy F, Fawzy N: Group therapy in the cancer setting. J Psychosom Res 45 (3), 1998: 191 – 200
4 Hampe R: Ästhetisches Gestalten als Krisenintervention in einer Frauenklinik. In: Musik, Kunst und Tanztherapie. 8 (1), 1997: 47 – 53
5 Herlen-Pelzer S, Rechenberg P: Malen mit Krebspatienten. Gustav Fischer, Ulm, 1998
6 Lazarus A: Innenbilder. Imagination in der Therapie und als Selbsthilfe. Pfeiffer, München, 1979
7 Mannheim E, Liesenfeld M, Weis J: Tanztherapie in der onkologischen Rehabilitation: Konzepte und empirische Ergebnisse zu Auswirkungen auf die Lebensqualität. Zeitschrift für Musik-, Tanz- und Kunsttherapie, 11 (2), 2000: 80 – 86
8 Rose JP, Brand K, Weis J: Musiktherapie in der Onkologie: eine methodenkritische Analyse zum Stand der Forschung. Psychother Psychosom Med Psychol 54, 2004: 457 – 470
9 Simonton OC, Matthews-Simonton S, Creighton J: Wieder gesund werden. Eine Anleitung zur Aktivierung der Selbstheilungskräfte für Krebspatienten und ihre Angehörigen. Rowohlt, Hamburg, 1982
10 Spiegel D, Bloom JR, Yalom I: Group support for patients with metastatic cancer. A randomized outcome study. Arch Gen Psychiatry 38 (5), 1981: 527 – 533
11 Spiegel D, Moore R: Imagery and hypnosis in the treatment of cancer patients. Oncology 11, 1997: 1179 – 1189
12 Spintge: Musik in Anästhesie du Schmerztherapie. Anästhesiol Intensivmed Notfallmed Schmerzther 35, 2000: 254 – 261
13 Syrjala K: Relaxation and imagery and cognitive behavioral training reduce pain during cancer treatment. Pain 63, 1995: 189 – 198
14 Vaitl D: Imagination und Entspannung. In: Vaitl D, Petermann F (Hrsg.): Handbuch der Entspannungsverfahren. Bd. 1: Grundlagen und Methoden. Beltz, Weinheim, 2000: 77 – 100

10 Palliative Therapie bei tumorbedingten Symptomen

Eberhard Aulbert, Rüdiger Dennhardt, Ben Pfeifer (Konventioneller Teil)
Alexander Herzog (Komplementärer Teil)

10.1 Schmerzen

Rüdiger Dennhardt, Ben Pfeifer (Konventioneller Teil)
Alexander Herzog (Komplementärer Teil)

Schmerz ist ein Gefühl, das individuell unterschiedlich empfunden wird und mit Angst, Leid, Unlust und Kummer verbunden ist. Dabei handelt es sich um eine komplexe Wechselwirkung zwischen biologischen, psychischen, religiösen und ethnischen Phänomenen. Letztlich ist der Schmerz Symptom bzw. Wirkung einer natürlichen Ursache.

10.1.1 Ätiologie

- **Tumorbedingt:**
  - Kompression von Nervenwurzeln, -stämmen oder -plexus
  - Infiltration von Nerven, Blut- und Lymphgefäßen
  - Verlegung eines Hohlorgans, Gefäßverschluss
  - Infiltration und Schwellung von Geweben mit Faszien
  - Nekrose oder Infiltration schmerzempfindlicher Strukturen
  - Metastasen (z. B. Knochenschmerzen), Fraktur von Knochenstrukturen
  - Freisetzung von Mediatoren aus Tumorgewebe
  - Tumornekrose mit Ulzeration und Perforation im Bereich von Schleimhäuten
- **Tumortherapiebedingt:**
  - Nervenläsionen
  - Vernarbungen und Weichteilschwellungen nach Operationen
  - Fibrose nach Strahlentherapie
  - Neuropathie nach Strahlentherapie oder Chemotherapie
  - Entzündungen
  - Paravasate
  - Mukositis
- **Tumorassoziiert:**
  - Zosterneuralgie
  - Venenthrombose
  - Dekubitus
  - Paraneoplastisches Syndrom
- **Tumorunabhängig:**
  - Osteoarthritis
  - Muskelschmerzen

10.1.2 Diagnostik, Klinik

Es ist zunächst wichtig, eine genaue **Schmerzanamnese** aufzunehmen, weil der Schmerzcharakter das weitere therapeutische Vorgehen bestimmt. Tumorschmerzen weisen eine große Variationsbreite auf und unterscheiden sich von anderen Schmerzformen. Unbehandelte Schmerzen wirken schädigend und lebensverkürzend. Zu erfragen sind:

- **Räumlicher Aspekt:** Lokalisation und Ausstrahlung
- **Zeitlicher Aspekt:** Häufigkeit des Auftretens (1-mal täglich, mehrmals täglich, dauernd), anhaltend oder intermittierend (zeitweise Exazerbation: „break-through pain")
- **Schmerzqualität:**
  - Gut lokalisierbarer, umschriebener Schmerz: V. a. nozizeptive Ätiologie; hervorgerufen durch Gewebeschädigung, bei der Nozizeptor-aktivierende Mediatoren freigesetzt werden; Beispiele: Wund-, Knochen-, Periost-, Weichteil-, ischämischer oder viszeraler Schmerz (Nozizeptoren im kardiovaskulären, respiratorischen, gastrointestinalen und urogenitalen System)
  - Einschießender, lanzierender sowie brennender Schmerz: V. a. neuropathische Ätiologie durch Tumorinfiltration, Bestrahlung, Operation, Chemotherapie hervorgerufene Schädigung, oft mit partieller Deafferenzierung
  - Brennender Schmerz mit trophischen Störungen: V. a. Sympathikusbeteiligung
- **Begleitbeschwerden:** Übelkeit, Obstipation.

10.1.3 Konventionelle Therapie

Grundzüge der medikamentösen Therapie

Neben der Kausaltherapie (Operation, Chemo-, Hormon-, Radioisotopen-, Strahlentherapie) ist sofort mit der symptomatischen Schmerzbehandlung zu beginnen.

Bei 90% der Patienten lassen sich die Tumorschmerzen durch eine orale Therapie ausreichend reduzieren. Die orale Schmerztherapie gilt als Methode der Wahl. Nach individueller Festlegung wird die Dosierung auf ein festes Zeitschema eingestellt. Grundsätzlich sollte die nächste Medikamentengabe bereits erfolgen, bevor die Wirkung der vorangegangenen Dosis offenkundig nachlässt (Antizipation des Schmerzes).

Stufenplan der WHO

Die orale Schmerztherapie nach einem festen Zeitschema orientiert sich am Stufenplan der WHO (☞ Tab. 10.1-1 bis 10.1-3).

Tab. 10.1-1: WHO-Stufenplan der oralen Schmerztherapie, Stufe I: Nichtopioid-Analgetika

Substanz	Darreichungsform	Dosierung	Dosierintervall
Ibuprofen	• Filmtbl. 200/400/600 mg • Retardtbl. 800 mg • Supp. 500 mg	• 200–600 mg • Max. 2400 mg/d	• 6 Std. • Retardtbl. 12 Std.
Diclofenac	• Filmtbl. 25/50 mg • Magensaftresistente Drg. 25/50 mg • Supp. 25/50/100 mg • Retardkps./-drg. 100 mg	• 50 mg • Max. 150 mg/d	• 8 Std. • Retardkps. 24 Std.
Acetylsalicylsäure (ASS)	• Tbl. 100/300/500 mg • Brausetbl. 500 mg • Injektions-Lösung 500 mg	• 500–1000 mg • Max. 6 g/d	4 Std.
Metamizol	• Filmtabl. 500 mg • 20 Tr. = 1 ml = 500 mg • Supp. 300/1000 mg • Injektions-Lösung 1 ml = 500 mg	• 500–1000 mg • Max. 6 g/d	4 Std.
Paracetamol	• Tbl., Kps. 500 mg • Saft 5 ml = 200 mg • Sirup 5 ml = 120 mg • Supp. 125/250/500/1000 mg • Kurzinfusion 1000 mg	Erwachsene: • 500–1000 mg • Max. 6 g/d Kinder: • 10–15 mg/kgKG • Max. 60–90 mg/kgKG/d	4 Std.
Naproxen	• Filmtbl. 500/750 mg • Magensaftresistente Tbl. 250/500 mg • Supp. 250/500 mg	• 250–500 mg • Max. 2 g/d	8–12 Std.

Tab. 10.1-2: WHO-Stufenplan der oralen Schmerztherapie, Stufe II: Schwache Opioide

Substanz	Darreichungsform	Dosierung	Dosierintervall
Tramadol	• Kps. 50 mg • 20 Tr. = 50 mg • Injektions-Lösung 1 ml = 50 mg • Supp. 100 mg • Retardtbl. 100/150/200 mg	• 50–200 mg • Supp./Retard 100–200 mg • Max. 600 mg/d	• 4 Std. • Retardtbl. 8–12 Std.
Tilidin, Naloxon	• Kps. 50 mg • 20 Tr. = 50 mg • Retardtbl. 50/100/150 mg	• 50–100 mg • Retardtbl. 100–200 mg • Max. 600 mg/d	• 3–4 Std. • Retardtbl. 8–12 Std.
Codein	Retardtbl. 60/90/120 mg	• 60–180 mg • Max. 400–500 mg/d	8–12 Std.
Dihydrocodein	Retardtbl. 60/90/120 mg	• 150 mg • Max. 240 mg/d	8–12 Std.

Tab. 10.1-3: WHO-Stufenplan der oralen Schmerztherapie, Stufe III: Opioid-Analgetika

Substanz	Darreichungsform	Dosierung	Dosierintervall
Morphin	• Tr. 0,5% (1 ml = 5 mg), 2% (1 ml = 20 mg) • 1 ml = 16 Tr. • Injektions-Lösung 1 ml = 10 bzw. 20 mg • Retardtbl. 10/30/60/100/200 mg • Supp. 10/20/30 mg	• Ab 5 mg • Retardtbl./Supp. ab 10 mg	• 4 Std. • Retardtabl. 8–12 Std.
Fentanyl	Transdermales Pflaster	Ab 25 µg/Std.	(48–)72 Std.
Oxycodon	Retardtbl. 5/10/20/40/80 mg	Ab 10 mg	12 Std.
Hydromorphon	• Retardkps. 4/8/16/24 mg • Injektions-Lösung 1 ml = 2 mg	• Ab 4 mg • i.v. ab 0,2 mg • s.c. ab 2 mg	• (8–)12 Std. • Inj. 4 Std.
Buprenorphin	• Injektions-Lösung (i.v./s.c.) 0,3 mg • Tbl. (sublingual) 0,2/0,4 mg • 35/52,5/70 µg/Std.	• 0,15–0,3 mg • 0,2 mg	6–8 Std.
L-Methadon	• 20 Tr. = 1 ml = 5 mg • Injektions-Lösung 2,5/5 mg	• Ab 2 mg • Injektion ab 1 mg	6–12 Std. (**cave:** Kumulation!)

Nach diesem Schema beginnt die Therapie auf **Stufe I** mit peripher wirkenden, nicht-opioidhaltigen Analgetika, die auch kombiniert werden können (z. B. Paracetamol mit Metamizol oder ASS). Eine frühzeitige Kombination mit Antidepressiva ist sinnvoll.
Die Ausweitung der Therapie auf **Stufe II** mit Nichtopioid-Analgetika sollte frühzeitig vorgenommen werden. Wegen ihrer unterschiedlichen Wirkorte können sich nicht-opioid- und opioidhaltige Medikamente ergänzen. Lässt sich die Schmerzsituation auch mit diesem Anwendungsprinzip nicht beherrschen, ist eine Kombination mit Schmerzmitteln der **Stufe III** (Opioide) notwendig. Gleichzeitig müssen zur Vorbeugung von Nebenwirkungen Begleitmedikamente verabreicht werden.

Wirkungen einzelner Substanzen

Wirkspektrum der Nichtopioid-Analgetika

☞ Tab. 10.1-4

Opioidwahl nach Wirkung

In der Regel benötigen Krebspatienten für die chronischen Schmerzen ein lang wirkendes Opioid und für akut auftretende Schmerzen (Durchbruchschmerz) eine kurz wirkende Substanz.
Zur Behandlung von Durchbruchschmerzen werden in der Regel nichtretardierte Opioide eingesetzt. Ein geeignetes Opioid wird u.a. nach seiner **Rezeptoraffinität** gewählt.

- Reine Agonisten wie Morphin, Oxycodon und Hydromorphon haben eine hohe Affinität zu µ-Rezeptoren und eine niedrige Affinität zu kappa-Rezeptoren. Das bedeutet hohe Analgesiepotenz, Sedierungseffekt, Euphorie. Nebenwirkungen: Atemdepression, Darmträgheit, Abhängigkeits-, Toleranzentwicklung.
- Partielle Agonisten wirken vornehmlich auf kappa-Rezeptoren und damit analgetisch. Sie sollten nicht mit anderen Opioiden kombiniert werden.
- Buprenorphin sublingual ist im Vergleich zu Morphin 60–80-mal wirksamer; ab einer bestimmten Dosis ist mit einem „Ceiling-Effekt" zu rechnen (d.h. keine weitere Zunahme des analgetischen Effekts, aber verstärkte Nebenwirkungen).

Applikationsarten

Opioide sollten auf dem einfachsten, sichersten und am wenigsten invasiven Wege appliziert werden. In Frühstadien wird deshalb grundsätzlich der orale Weg bevorzugt; in Endstadien benötigen 16% der Patienten zwei, 25% sogar drei verschiedene Applikationswege.

- **Oral:** Die meisten Opiate sind in oralen Präparationen als Tabletten, Kapseln oder in flüssiger Form verfügbar.

Tab. 10.1-4: Wirkspektrum der Nichtopioid-Analgetika

	Analgetisch	Antipyretisch	Antiphlogistisch	Spasmolytisch
Ibuprofen	++	+	+++	–
Diclofenac	++	+	+++	–
ASS	++	++	+	–
Metamizol	+++	+++	0	+
Paracetamol	+	++	–	–

- **Rektale** Opioidpräparationen sind z. B. für Morphin verfügbar und werden bei verwirrten oder sedierten Patienten mit gastrointestinalen Obstruktionen angewandt, sofern nicht die **parenterale** Applikation bevorzugt wird.
- Wegen des Injektionsschmerzes, unsicherer Absorption und Abszessgefahr sollte die **intramuskuläre** Applikation zur Schmerztherapie **nicht** angewendet werden.
- **Patienten-kontrollierte Applikation (PCA):** Methode der Wahl für die **intravenöse** Zufuhr ist vielfach die Anlage eines Port-Systems zur PCA. Sie kann bei kooperativen Patienten mit einer basalen kontinuierlichen Infusion kombiniert werden, ggf. in Verbindung mit vorgewählten Bolusgaben.
- **Subkutan:** Grundsätzlich besteht sowohl für die kontinuierliche Infusion als auch das PCA-Pumpensystem die Alternative der subkutanen Applikation. Die Nadel sollte im abdominellen Gewebe platziert und alle drei Tage gewechselt werden.
- **Transdermal:** Fentanylpflaster geben auf transdermalem Weg 25, 50, 75 oder 100 µg/Std. der Substanz ab. 25 µg/Std. entsprechen der analgetischen Tagesdosis von 40–120 mg Morphin. Indikationen: Schluckstörungen, Ileussymptomatik, therapieresistente Nebenwirkungen oraler Opioide. Schmerzpflaster haben sich insbesondere bei mäßig starken Tumorschmerzen auf stabilem Schmerzniveau bewährt. Beim Fentanylpflaster tritt die Wirkung langsam ein, Wirkspitze erst nach ca. 15 Std. Buprenorphin-Pflaster geben transdermal 35, 52,5 oder 70 µg/Std. der Wirksubstanz ab.
- **Lutschpräparationen:** Sog. Fentanyl-Lollies (200–1600 µg) ergänzend zur Opioiddauermedikation stellen ein neues, viel versprechendes Therapiekonzept dar, insbesondere bei Durchbruchschmerzen.
- **Intraspinale** oder **epidurale** Gabe durch intermittierende Injektion von Opioiden über ein Reservoir oder kontinuierliche Infusion über eine implantierte oder externe Pumpe:
  - Indikationen: Wenn orale Opioidapplikation trotz Dosissteigerung nicht mehr erfolgreich ist oder die Nebenwirkungen überwiegen; neuropathische Schmerzen (besonders in der unteren Körperhälfte), intermittierende Schmerzen bei Darmverschluss mit Erbrechen.
  - Vorteile: lang dauernde Analgesie (18–24 Std.) bei niedriger Dosierung (5–10 mg Morphinsulfat); weitere Verbesserung der epiduralen Schmerztherapie durch Hinzufügen sehr niedrig dosierter Lokalanästhetika (z. B. Bupivacain 0,125 % oder Ropivacain 0,2 %) möglich. Bei kritisch ausgewählten Krebspatienten hervorragende Analgesie.
  - Risiken: Vorsicht bei Blutungsneigung und Infektionen.

Erweiterte Schmerztherapie

Adjuvante „Analgetika" wie Antidepressiva, Antikonvulsiva und Steroide sind auf jeder Stufe der WHO-Klassifizierung anwendbar. Sie können die Wirkung von Opioiden und Nicht-Opioiden verbessern oder bei spezifischen Schmerzzuständen (z. B. bei neuropathischem Schmerz) unabhängige analgetische Effekte haben.

- **Trizyklische Antidepressiva** (z. B. Amitriptylin, 25–50 mg/d, Wirkung erst nach ca. 7 Tagen): Bei allen Krebspatienten mit neuropathischem Schmerzsyndrom indiziert; analgetische Wirkung unabhängig von der die Stimmung beeinflussenden Komponente.
- **Antikonvulsiva** (z. B. Carbamazepin, Clonazepam, Gabapentin, initial 300 mg, bis 2400 mg/d, Pregabalin 150–600 mg/d): Bei chronischen Neuralgien oder allen Neuropathien mit paroxysmalen, einschießenden Schmerzen indiziert.
- **Kortikosteroide** (z. B. Dexamethason, 2–8 mg/d): Bei Knochenmetastasen, Nerven- und Rückenmarkskompressionen sowie Kopfschmerzen durch erhöhten Hirndruck angezeigt. Sie dienen außerdem zur Stimmungsaufhellung und Appetitanregung.

Therapie weiterer tumorbedingter Symptome:

- Bei Tumorpatienten mit agitierten **Verwirrtheitszuständen** ist Haloperidol (Beginn mit 5–10 mg/d) indiziert.
- Zur Vermeidung von **Nausea** und **Emesis** sollte in den ersten zwei Wochen einer Opioidtherapie ein Antiemetikum gegeben werden, z. B. Haloperidol (1–2 mg), Metoclopramid (20–60 mg), Ondansetron (8–32 mg), Cannabis (2,5–10 mg), Dexamethason (2–8 mg).
- Neben Übelkeit und Erbrechen sind auch **Kachexie**, **Gewichtsverlust** und **Muskelrelaxation** als Indikationen der Cannabinoide (z. B. Dronabinol) belegt, die derzeit eine Renaissance als Baustein in der Schmerztherapie erfahren. Dosierung: einschleichend mit 2-mal 2 mg, bei Bedarf bis 5-mal 10 mg/d steigern.
- Zur Vermeidung einer **Obstipation** sind frühzeitig Laxanzien zu verabreichen: Quellstoffe, osmotisch

wirkende Laxanzien oder Sennoside, einzeln oder kombiniert anwenden.

- Bei **Knochenschmerzen:**
  - Intravenöse Calcitonin-Therapie 50–100 IE pro Tag: über 14 Tage als Versuch, die Osteoklastenaktivität zu hemmen, oder
  - Bisphosphonate (Dosierung Vom Präparat abhängig): sie scheinen zusätzlich die Ausbreitung von Knochenmetastasen und die Bildung neuer osteolytischer Herde zu hemmen.
- Bei **starken Tumorschmerzen** werden gelegentlich noch **neurolytische Blockaden** durchgeführt. Gewisse Bedeutung hat die Neurolyse des Plexus coeliacus bei viszeralen Oberbauchschmerzen durch z.B. Tumoren oder Metastasen in Pankreas, Magen, Leber, Dickdarm, Gallenwegen. Neurolytische Blockaden haben seit Verbesserung der oralen und rückenmarksnahen Schmerztherapie mit Opioiden deutlich an Bedeutung verloren, zumal ihre Wirkung zeitlich begrenzt und in einem hohen Prozentsatz mit Nebenwirkungen und Komplikationen zu rechnen ist.

10.1.4 Komplementäre Therapie

Schmerzen aller Art, auch Tumorschmerzen, haben eine multifaktorielle Genese. Bei gleicher Schmerzursache kann das Schmerzempfinden völlig unterschiedlich sein. Wie stark ein Schmerz jeweils empfunden wird, hängt von vielfältigen Bedingungen ab, wie beispielsweise Stimmungslage, Ablenkungsmöglichkeiten, Tonus der Muskulatur und begleitenden anderen Funktionsstörungen. Auch die jeweilige Krankheitssituation (Hoffnung auf Heilung oder Hilflosigkeit) hat einen Einfluss (☞ Abb. 10.1-1). Die Verabreichung von Schmerzmitteln trägt diesen Faktoren nur ungenügend Rechnung. Eine gezielte Einflussnahme auf funktioneller und psychischer Ebene der Schmerzwahrnehmung ist jedoch von großer Bedeutung und kann dazu beitragen, (nebenwirkungsreiche) Schmerzmittel einzusparen.

Gespräch

Wichtig ist das Gespräch mit dem Patienten über Ursache, Gefährlichkeit, Abhängigkeit der Schmerzen von bestimmten Tätigkeiten, Körperpositionen, Ernährung oder anderen Situationen. Was wirkt sich günstig oder ungünstig auf die Schmerzen aus? Kann eventuell durch eine Verhaltensänderung eine Änderung der Schmerzen bewirkt werden? Das Selbstbewusstsein des Patienten wird gestärkt, wenn er erkennt, dass er dem Schmerz nicht hilflos ausgeliefert ist, sondern selbst etwas dagegen unternehmen kann. Viele Möglichkeiten (☞ Abb. 10.1-2) stehen zur Verfügung, nicht nur die Einnahme von Opiaten.

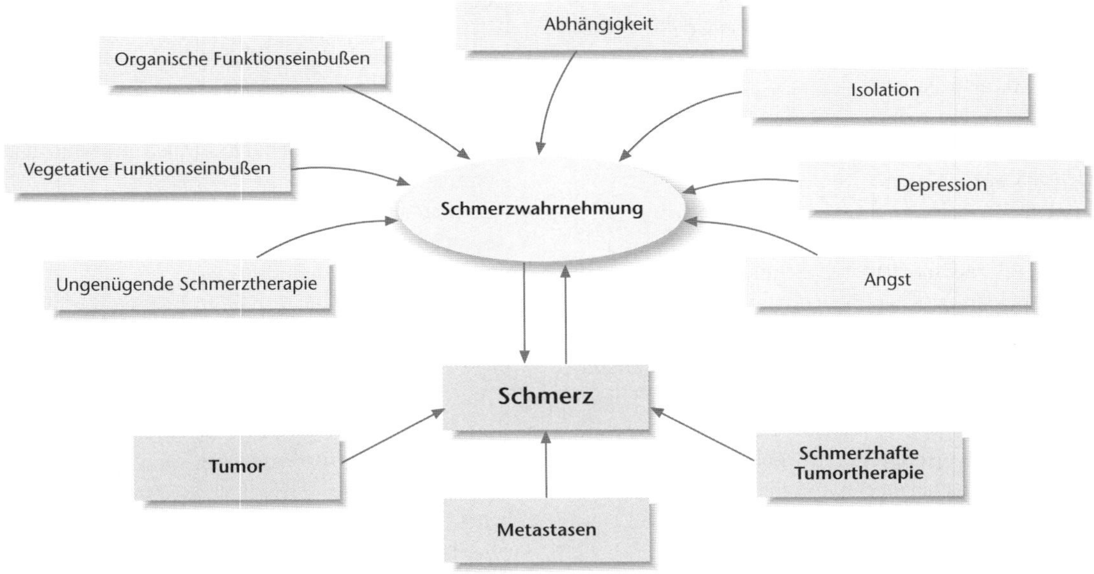

Abb. 10.1-1: Einflussfaktoren bei Krebsschmerzen

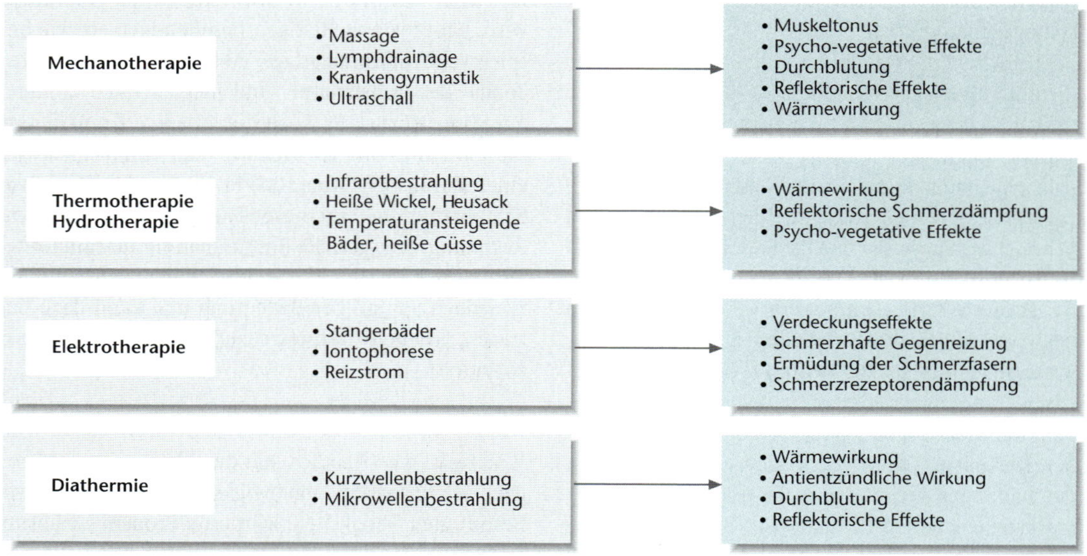

Abb. 10.1-2: Physikalische Therapiemöglichkeiten bei Tumorschmerzen

Patienten müssen verstehen, dass der Tumorschmerz eine eigenständige Krankheit ist. Tumorschmerzen sind unnötig, sie auszuhalten schwächt den Körper und nimmt die Energie, die zur Bekämpfung der eigentlichen Krebskrankheit notwendig ist.
Vorurteile gegen die Schmerztherapie müssen abgebaut werden, z.B. dass bei Einnahme von Morphinen bald mit dem Tod zu rechnen ist oder dass eine Abhängigkeit entsteht.
Gelingt es, dem Patienten eine konstruktive und eher optimistische Einstellung zu vermitteln, so gestaltet sich die weitere Therapie leichter und für Arzt und Patienten befriedigender.

Physikalische Therapie

Parallel zur medikamentösen Schmerztherapie sollten auch physikalische Therapiemaßnahmen zur Schmerzreduktion, wie z.B. Wärme- oder Kälteanwendungen, Massagen, Reflexzonentherapien bis hin zu Anwendungen frequenzmodulierter elektrischer Ströme, z.B. Tens-Therapie eingesetzt werden (☞ Abb. 10.1-2, 8.4.3). Immer wieder gelingt es, mit solchen Maßnahmen Schmerzspitzen abzufangen und so den Schmerzmittelbedarf zu reduzieren.

Symptomorientierte physikalische Schmerztherapie

- Viszeraler Schmerz (z.B. Metastasenleber, radiogene Proktitis): Heublumensack, feuchtheiße Wickel
- Tenesmen, Blähungen: Kolonmassage, feuchtheiße Wickel
- Bauchkoliken (z.B. bei Peritonealkarzinose): feuchtheiße Wickel, Wärmflasche
- Schmerzhafte (Lymph-)Ödeme (z.B. nach Bestrahlung): Lagerung, Lymphdränage, Hydrotherapie, „Muskelpumpe“
- Pathologische Frakturen: Ruhigstellen, Bandagen, Kryotherapie
- Knochenmetastasen: Entlastung, Kryotherapie
- Neuropathischer Schmerz (z.B. bei Nerveninfiltration): Stangerbad, Elektrotherapie
- Rückenschmerzen (z.B. bei Wirbelsäulendeformierung, Z.n. Ablatio mammae): (Unterwasser-)Massage, Fango, Krankengymnastik, Hydrotherapie, Bewegungsbad, Iontophorese
- Unterleibsbeschwerden (z.B. Dysurie, Beckentumoren): warme (Sitz-)Bäder, Wickel
- Narbenschmerzen: Ultraschall, Reizstrom, Stangerbad
- Oberflächliche Schmerzen: kühlende Umschläge
- Kopf-, Nackenschmerzen: Massagen
- Diffuse Schmerzzustände: Fußreflexzonenmassagen

Akupunktur

Die verschiedenen Varianten der Akupunktur beeinflussen im Wesentlichen den Muskeltonus und das vegetative System. Bei schweren tumorbedingten Schmerzen spielen sie eine eher geringe Rolle. Bei mehr funktionell geprägten tumorbedingten Beschwerden sind immer wieder gute Effekte erzielbar, insbesondere bei muskulären schmerzhaften Verspannungszuständen.

Psychoonkologische Verfahren

Mit diesen Verfahren können insbesondere die Schmerzverarbeitung und Schmerzempfindung beeinflusst werden. Wenn z. B. Schmerz Angst auslöst, wird die Angst wiederum den Schmerz verstärken.
Durch psychologische Interventionen, vor allem mit verhaltenstherapeutischem Ansatz, lassen sich Strategien entwickeln, z. B. den Schmerz im Anfangsstadium „wegzuatmen", sich bewusst zu entspannen und den Schmerz anzunehmen. Aber auch das Eingehen auf Konflikt- oder Belastungssituationen, welche per se eine Schmerz verstärkende Wirkung haben können, macht Sinn. Meist ergibt sich im Gespräch mit dem Patienten, ob eine psychoonkologische Intervention angezeigt ist.

10.2 Nausea und Emesis

Eberhard Aulbert (Konventioneller Teil)
Alexander Herzog (Komplementärer Teil)

10.2.1 Ätiologie, Pathogenese

Bei Patienten unter laufender **Zytostatikatherapie** können Phasen von Übelkeit und Erbrechen auftreten, die zum Teil Tumor-abhängig oder unabhängig, zum größten Teil aber therapiebedingt sind. Eine Vielzahl von Ursachen kann diesen zugrunde liegen:

- Erbrechen durch **Störungen** verschiedener Art im Bereich des gesamten **Verdauungstraktes** – vom Pharynx bis zum Rektum, einschließlich Leber, Pankreas und Gallenwegen –, wie Entzündungen, mechanische Hindernisse oder toxische Reizungen
- **Zentrales Erbrechen:** Ursachen sind Reizungen des Brechzentrums in der dorsolateralen Formatio reticularis bzw. der Chemorezeptortriggerzone in der Area postrema des IV. Ventrikels oder eine Vestibularisreizung (s. u.) entweder mechanisch (Commotio, intrakranielle Druckerhöhung), toxisch (Emetika wie Morphin oder Apomorphin, Digitalisintoxikation, Zytostatika, endogen-toxisch) bedingt oder durch zerebrale Hypoxie (zerebrale Anämie oder Blutung)
- Erbrechen durch **Vestibularisreizung:** Bewegungskrankheit, Menière-Symptomenkomplex
- **Zytostatikabedingtes Erbrechen:** Das therapiebedingte Erbrechen ist zeitlich zu differenzieren:
  - Einsetzen vor Therapiebeginn: antizipatorisches Erbrechen (Erwartungserbrechen als konditionierte Erfahrung früherer Therapien); spricht auf Antiemetika nur bedingt an; in der Regel durch Psychopharmaka zu beeinflussen, selten ganz zu beherrschen; der Patient muss daher schon beim ersten Zyklus vor „schlechten Erfahrungen" bewahrt werden; beim antizipatorischen Erbrechen nimmt das limbische System Einfluss
  - Akutes Erbrechen: abhängig von der emetogenen Potenz des Zytostatikums (☞ Tab. 10.2-2), von der Dosis und der Konstitution des Patienten; Frauen neigen häufiger zu Erbrechen als Männer, junge Patienten mehr als ältere und nach langjährigem höheren Alkoholkonsum kann der Brechreiz fast vollständig verschwinden; Beginn des akuten Erbrechens 1–6 Std. nach Applikation, Anhalten in der Regel nicht länger als 48 Std.; beim akuten Erbrechen wird die sensible Chemorezeptor-Triggerzone in der Area postrema aktiviert, die wiederum die Stimuli an das Brechzentrum leitet, das in der lateralen medullären Formatio reticularis lokalisiert ist; die Chemorezeptortriggerzone kann sowohl direkt über das kapilläre Blut (Serotonin?) als auch über vagale Afferenzen aus dem Gastrointestinaltrakt erregt werden
  - Verzögertes Erbrechen: die Genese des verzögerten Erbrechens ist noch nicht geklärt; häufig nach Cisplatin, setzt nach 12–24 Std. ein und hält mehrere Tage an.

10.2.2 Diagnostik, Klinik

Die Patienten sind auf die Möglichkeit des Erbrechens hinzuweisen. Leichte Übelkeit bei entsprechend emetogener Therapie sollte als frühes Zeichen kommender Nebenwirkungen angesehen und rechtzeitig konsequent behandelt werden, vor der vollen Ausprägung von Nausea und Emesis.
Es sollte vermieden werden, dass Patienten zu Anfang einer Therapie selbst die Erfahrung von Nausea und Emesis erleben, aber auch dass sie es an anderen Patienten sehen, da sonst ein bedingter Reflex hinsichtlich eines antizipatorischen Erbrechens gebahnt werden kann.

10.2.3 Konventionelle Therapie

Medikamente

Dopaminantagonisten

- Antiemetika mit zentraler Blockierung des Dopamin-Rezeptors (D_2-Rezeptors) und zusätzlicher peripherer antiemetischer Wirkung durch Steigerung der gastrointestinalen Motilität bei hypotonen Funktionsstörungen des Magen-Darm-Trakts
- Nebenwirkungen: Dyskinetisches Syndrom (Antidot: Biperiden [Akineton®])
- Interaktionen mit Digoxin, Cimetidin (Absorption), Levodopa, Paracetamol, verschiedenen Antibiotika, Lithium (Absorption)
- Metoclopramid (Paspertin®) wirkt in hoher Dosierung auch am 5-HT_3-Rezeptor (s. u.); Dosierung: 2–3-mal 10 mg/d rektal oder 3-mal 10 mg/d p.o. oder 1–3-mal 10 mg/d i.m. oder i.v.; bei stärkerer Übelkeit auch hochdosiert: 2 mg/kg Körpergewicht als Infusion über 2 Stunden.
- Alizaprid (Vergentan®): Dosierung: 2–3-mal 50 mg/d i.v.
- Domperidon (Motilium®): nur peripher wirkender D_2-Antagonist, daher ohne zentralnervöse Nebenwirkungen; Dosierung: 3-mal 10–20 mg/d p.o.

Serotoninantagonisten (5-HT_3-Antagonisten, Setrone)

- Selektiv wirkende Substanzen, die den 5-HT_3-Rezeptor an der Area postrema blockieren, aber wahrscheinlich auch an Rezeptoren im Gastrointestinaltrakt eine serotoninantagonistische Wirkung habe; ohne die Nebenwirkungen der Dopaminantagonisten (keine Dyskinesien); gelegentlich Flush, Kopfschmerzen, Obstipation, Sedierung, Hypotonie
- Hohe antiemetische Potenz, besonders für die Strahlen- und Zytostatikatherapie
- Nebenwirkungen: Kopfschmerzen, leichte Flush-Symptomatik, Obstipation,
- Substanzen: Ondansetron (Zofran®, Zofran Zydis®), Tropisetron (Navoban®), Ganisetron (Kevatril®), Dolasetron (Anemet®), Palonosetron (Aloxi®) (Dosierung ☞ Tab. 10.2-1)
- **Dexamethason** potenziert die Wirkung der Setrone deutlich und sollte immer mit diesen kombiniert werden.
- Alle Setrone der 2. Generation sind in oraler und intravenöser Form verfügbar und in beiden Formen gleich wirksam, das Setron der 3. Generation (Palonosetron) ist nur i.v. verfügbar
- Grundsätzlich sollte die orale Gabe 30 Min. vor der Chemotherapie erfolgen
- Setrone der 2. Generation wirken gering bei der verzögerten Form des Erbrechens, wiederholte Gaben sind wenig wirksam
- Besser ist die Gabe eines Setrons der 3. Generation wegen der längeren Halbwertszeit und größeren Rezeptoraffinität

Neurokinin-1-Rezeptorantagonisten (NK1-Rezeptorantagonisten)

Tachykinine, besonders Peptid „P", binden an den NK1-Rezeptor und potenzieren die Emesis besonders unter einer Chemotherapie. Rezeptorantagonisten können diesen Einfluss unterbinden. Der neue orale NK1-Rezeptorantagonist Aprepitant (Emend®) kann die Wirkung von 5-HT_3-Antagonisten und Dexamethason deutlich verstärken. Standarddosierung: 125 mg am Tag 1 und 80 mg am Tag 2 und 3.

Behandlung

Ziel der Therapie ist ein Zustand **ohne Übelkeit.** Mit konsequenter Therapie ist dies bei ca. 60–80 % aller Patienten zu erreichen. Nausea und Emesis bei tumor-

Tab. 10.2-1: Vergleich der verschiedenen Setrone in der Therapie der Emesis

Äquivalenzdosen	Halbwertszeit (Stunden)	Rezeptoraffinität (pKi log-Skala)	Dosierung i.v. (mg)	Dosierung p.o. (mg)
Ondansetron* (Zofran®)	4,0	8,4	8–16 (32)**	8–16 (32) **
Topisetron (Navoban®)	9,0	8,7	5	5
Granisetron (Kevatril®)	9,0	8,9	2	2
Dolasetron (Anemet®)	7,3	7,6	100	200
Palonosetron (Aloxi®)	40,0	10,5	0,25	Nicht verfügbar

* Ondansetron liegt auch als Sublingualform vor (Zofran Zydis), diese Form dient nur der einfachen Applikation, es findet keine bukkale Resorption statt.
** Hohe Dosis vorwiegend in den USA eingesetzt (ASCO-Guidelines)

Tab. 10.2-2: Emetogene Potenz der wichtigsten Zytostatika und Antikörper

Sehr schwach	Schwach	Mittel	Hoch
• Bleomycin • Busulfan • Chlorodeoxyadenosin • Fludarabin • Vinblastin • Vinorelbin • Bevacizumab	• Taxane • Mitoxantron • Topotecan • Etoposid • Premetrexat • Methotrexat • Mitomycin • Gemcitabin • Cytarabin • 5-Fluorouracil • Bendamustin • Botezomib • Cetuximab • Trastuzumab	• Carbo-, Oxaliplatin • Doxo-, Daunorubicin • Epi-, Idarubicin • Irinotecan • Cyclophosphamid • Ifosfamid • Melphalan	• Cisplatin • Streptozotozin • Cyclophosphamid > 1500 mg/m² • Carmustin • Dacarbacin • Jede Hochdosistherapie

kranken Patienten führen zu einem nicht tolerabeln Verlust an Lebensqualität und zu hohen Sekundärkosten, sodass die Kosten der teuren Antiemetika akzeptiert werden müssen.
Die antiemetische Therapie richtet sich nach der **emetogenen Potenz** (☞ Tab. 10.2-2) der verwendeten **Zytostatika** und der subjektiven Empfindlichkeit des Patienten. Bei den sehr schwach emetogenen Zytostatika ist in der Regel keine Therapie notwendig. Zu beachten ist, dass zwei schwach emetogene Substanzen zusammen kombiniert hoch emetogen wirken können.
Jeder Patient mit Nausea bzw. Erbrechen wird beim nächsten Zyklus mit der Therapie für die nächsthöhere **Risikogruppe** behandelt (MASCC-Richtlinien, ☞ Tab. 10.2-3).

Therapie bei hoch emetogenen Substanzen

- Setrone (Applikation und Dosierung ☞ Kap. 41.3.6) **und**
- Dexamethason 20 mg als Kurzinfusion vor Therapie und 2-mal 8 mg/d am Tag 0 bis Tag 2 **und**
- Aprepitrant (Emend®) 120 mg am Tag 1, 80 mg am Tag 2 und Tag 3
- Evtl. zusätzlich Lorazepam (Tavor®) 1–2 mg i.v. (p.o.), beginnend am Abend vor der Therapie; eignet sich auch bei antizipatorischem Erbrechen

Therapie bei mäßig emetogenen Substanzen

- Dexamethason 8 mg 2-mal tgl. p.o. am Tag 0 bis Tag 2 **und**
- Ein Setron der 2. Generation vor Therapie

Therapie bei gering emetogenen Substanzen

- Dexamethason 2-mal 8 mg/d am Tag 1 (–2)
- Evtl. Metoclopramid 20–50 mg p.o. oder als Kurzinfusion prophylaktisch kurz vor der Chemotherapie (alternativ Alizaprid); bei extrapyramidalen Nebenwirkungen: Dimenhydrinat (Vomex®), Domperidon (Motilium®) oder $5HT_3$-Antagonisten

Erbrechen in der Anamnese oder beim vorangegangenen Zyklus

Die Therapie sollte jeweils um eine Stufe verstärkt werden, unabhängig von der emetogenen Potenz der verwendeten Zytostatika.

Tab. 10.2-3: MASCC-Richtlinien (Multinational Association for Supportive Care in Cancer; Perugia, June 2004) zur Therapie von Emesis bzw. Nausea

Risikogruppe	Patienten (%)	Akutes Erbrechen	Verzögertes Erbrechen
Hoch	> 90%	5-HT3 + Dexamethason + Aprepitant (ED)	Dexamethason + Aprepitant (Tag 2 + 3)
Moderat	30–90%	5-HT3 + Dexamtehason (ED)	Oral Dexamethason (1. Wahl) oder 5-HT3 (alternativ)
Niedrig	10–30%	z.B. Dexamethason	Keine präventiven Maßnahmen
Minimal	< 10%	Keine präventiven Maßnahmen	Keine präventiven Maßnahmen
ED = Einzeldosis			

10.2.4 Komplementäre Therapie

Komplementäre Verfahren können ergänzend zur konsequenten Therapie mit Antiemetika eingesetzt werden.

Akupunktur

Als Therapieverfahren zur Veränderung des vegetativen Tonus kann die Akupunktur eingesetzt werden. Wichtig ist, dass die Behandlung schon begonnen wird, bevor Übelkeit und Erbrechen einsetzen.
Prädestiniert hierfür sind die Punkte PC6, St36 und RS12, aber auch andere harmonisierende und gleichzeitig sedierende Punkte.

Psychoonkologische Verfahren

Insbesondere aus dem Bereich der Verhaltenstherapie können psychoonkologische Verfahren helfen, psychogene Komponenten der Übelkeit und des Erbrechens anzugehen. So entsteht bei manchen Patienten die Übelkeit bereits vor Beginn der Chemotherapie allein beim Gedanken daran (antizipatorisches Erbrechen). Dies ist begründet durch unangenehme Vorerfahrungen oder einfach durch Angst vor der Chemo- oder Strahlentherapie und deren Auswirkungen.
Durch Visualisierungstechniken kann die Einstellung des Patienten gegenüber der Chemotherapie soweit verändert werden, dass diese nicht mehr als „bedrohlich" oder „feindlich", sondern als „hilfreich" und „freundlich" empfunden wird. Durch die so gewonnene, eher positive Assoziation und durch spezielle Ablenkungsverfahren können Brechreiz und Übelkeit deutlich reduziert werden.

Sportliche Aktivität

Menschen, die regelmäßig Sport treiben, insbesondere Ausdauertraining, zeigen häufig eine bessere Verträglichkeit der Chemotherapie auch bzgl. der unmittelbaren Nebenwirkungen wie Übelkeit und Erbrechen. Dieses ist wahrscheinlich auf einen veränderten vegetativen Tonus zurück zu führen. Ein moderates sportliches Training kann durchaus auch zwischen den Chemotherapien erfolgen. Direkt nach der Chemotherapie wirken sich leichte Belastung, z. B. Spaziergänge an der frischen Luft, günstig aus. Neben der Ablenkung spielen dabei auch entspannende psychovegetative Vorgänge eine Rolle.

Ernährung

Bestimmte ernährungstherapeutische Maßnahmen kann der Patient selbst ergreifen, um Übelkeit zu reduzieren und die Nahrungsaufnahme weiter zu sichern. Gegen Übelkeit hilft, über den Tag verteilt in kleinen Schlucken viel zu trinken. Dabei sind Tees zu bevorzugen, wie Pfefferminz-, Kamillen- oder Fencheltee, aber auch Mineralwässer ohne Kohlensäure. Wichtig ist, dass ungenehme Essensgerüche konsequent ausgeschaltet werden. Die Nahrungsaufnahme sollte in kleinen Portionen am besten alle 2 Stunden erfolgen. Essen in Gesellschaft ist günstiger als alleine.
Manchmal sind auch Nahrungsmittel mit speziellem Geschmack hilfreich, z. B. Colagetränke, Salzstangen oder Süßigkeiten.
Sehr wichtig ist, dass mit dem Patienten besprochen wird, dass eine parenterale Nährstoffzufuhr erforderlich wird, wenn die Nahrungsaufnahme trotz aller antiemetischen Maßnahmen nicht gesichert ist, da sonst ein Substanzverlust droht.

Phytotherapie

Wirkungen gegen Nausea und Emesis sind von verschiedenen phytotherapeutischen Drogen, z. B. Ingwerwurzel, Pfefferminzblättern, Fenchelfrüchten, Kamillenblüten oder dem indischem Hanf (Cannabis sativa var. indica; ☞ 8.3.3.2), bekannt.

Aromatherapie

Die Öle von Ingwer (Zingiber offizinalis), Koriander (Coriandrum sativum) und Pfefferminze (Mentha piperita) können in einer Verdünnung von 1 : 10 tropfenweise zur Akupressurmassage auf die Akupunkturpunkte PC6, St36 und RS12 verwendet werden, um die Wirkung der Akupressur zu verstärken.

Homöopathische Mittel und homöopathisch-spagyrische Komplexmittel

Zur Therapie von Übelkeit und Erbrechen während einer Chemotherapie werden die folgenden homöopathischen Mittel oft verwendet: Ipecacuanha D12, Nux vomica D12 und Tabacum D12. Homöopathische Komplexmittel und homöopathisch-spagyrische Komplexmittel eignen sich ebenfalls zur Behandlung von Chemotherapie induzierter Übelkeit und Erbrechen.
Als homöopathisches Komplexmittel kommt beispielsweise Pflügerplex® Symphoricarpus 303H, das Aethusa cynapium D4, Apomorphinum hydrochloricum D4, Cucurbita pepo D8, Symphoricarpus albus e fructibus D2 enthält, in einer Dosierung von 1 – 3-mal tgl. 1 Tbl. zum Einsatz.

Als homöopathisch-spagyrisches Komplexmittel stehen z. B. Apo-STOM® spagyrische Tropfen zur Verfügung, die Antimon crudum D8, Belladonna D4, Cochicum D6, Colocynthis D4, Natrium phosphoricum D4, Nux vomica D4, Robinia pseudacacia D6 enthalten. Weiterhin können Vomitusheel® Suppositorien und Tropfen nach Bedarf und eine Kombination ALCEA Carduus marianus Urt. und ALCEA Urtica dioica Urt. 2-mal tgl. 3–5 Tropfen eingesetzt werden.

Literatur

1 Hesketh PJ, Kris MG, Grunberg SM, Beck T, Hainsworth JD, Harker G, Aapro MS, Gandara D, Lindley CM: Proposal for classifying the acute emetogenicity of cancer chemotherapy. J Clin Oncol 15 (1), 1997: 103–109

2 Ioannidis JPA, Hesketh PJ, Lau J: Contribution of dexamethasone to control of chemotherapy-induced nausea and vomiting: A meta-analysis of randomized evidence. J Clin Oncol 18, 2000: 3409–3422

3 Koeller JM, Aapro MS, Gralla RJ, Grunberg SM, Hesketh PJ, Kris MG, Clark-Snow RA: Antiemetic guidelines: creating a more practical treatment approach. Support Care Cancer 10 (7), 2002: 519–522

4 Morrow GR: Methodology and assessment in clinical antiemetic research: A metaanalysis of outcome parameters. British Journal of Cancer 19 (Suppl), 1992: 38–41

5 Oo TH, Hesketh PJ: Drug insight: New antiemetics in the management of chemotherapy-induced nausea and vomiting. Nat Clin Pract Oncol 2 (4), 2005: 196–201

6 Robson P: Therapeutic aspects of cannabis and cannabinoids. *The British Journal of Psychiatry* 178, 2001: 107–115

7 Shen J, Wenger N, Glaspy J, Hays RD, Albert PS, Choi C, Shekelle PG: Electroacupuncture for Control of Myeloablative Chemotherapy-Induced Emesis. JAMA 284, 2000: 2755–2761

8 Tramer MR, Carroll D, Campbell FA, Reynolds DJ, Moore RA, McQuay HJ: Cannabinoids for control of chemotherapy induced nausea and vomiting: Quantitative systematic review. BMJ 323, 2003: 16–21

10.3 Kachexie

Eberhard Aulbert

An Kachexie leiden über 50 % der Patienten mit fortgeschrittener Tumorerkrankung. Sie tritt insbesondere bei Magen- und Pankreaskarzinomen auf und ist ein eigenständiger, ungünstiger Prognosefaktor. Kriterien der Mangelernährung sind ein Gewichtsverlust über 10 % innerhalb eines halben Jahres oder über 5 % innerhalb von 4 Wochen bzw. ein aktuelles Körpergewicht unter 80 % des optimalen Körpergewichts.

10.3.1 Ätiologie

Unterernährung resultiert häufig aus einem Zusammenspiel verschiedener Faktoren. Differenzialdiagnostisch ist abzuklären, ob eine unzureichende Nährstoffzufuhr, eine beeinträchtigte Nährstoffverwertung oder eine gestörte Substratmetabolisierung vorliegt. Folgende Ursachen kommen in Frage:

- **Gastrointestinale:** Mukositis, Mundtrockenheit, Störung der Geschmacks- oder Geruchsempfindung, Übelkeit, Erbrechen, Schluckbeschwerden, Obstipation
- **Tumorassoziierte:** Funktionsstörungen bei gastrointestinalen Tumoren
- **Unspezifische tumorassoziierte** („zehrende Erkrankung"): Interleukine, Tumornekrosefaktor α, Zytokine, Tumortoxine
- **Psychogene:** Schmerzen, Angst, Depression, Stress
- **Therapieassoziierte:** Strahlen- bzw. Chemotherapie, Operation
- **Medikamentöse:** Antibiotika, Antidiabetika, Betablocker, Diuretika, Eisenpräparate, Glykoside, Opioide, Zytostatika.

10.3.2 Diagnostik, Klinik

Anamnese

- Abklärung der genannten Risikofaktoren
- Ernährungsgewohnheiten: unzureichende spontane Nahrungsaufnahme?
- Psychische Verfassung
- Geruchs-, Geschmacks-, Kaustörungen
- Verdauungsbeschwerden: Obstipation?
- Medikamente
- Vorangegangene Therapien: Chemo-, Strahlentherapie, Operation?

Untersuchung

- Inspektion von Mund und Rachenraum: Mukositis, schlecht sitzende Prothese, trockene Schleimhäute
- Palpation des Abdomens: Schmerzen, Resistenzen, Aszites
- Laborchemische Untersuchung: Elektrolyte, Hämatokrit, Blutzucker, Harnstoff, Gesamteiweiß, Blutbild, CRP
- Apparative Untersuchungen: Ggf. Sonographie, CT, seltener Gastroskopie

Klinik

Bei den **Symptomen** stehen im Vordergrund:

- Appetitlosigkeit, Abneigung gegen Essen
- Schwäche
- Verzögerte Wundheilung, Entwicklung eines Dekubitus
- Herabgesetzte Infektabwehr (Pneumonie, Harnwegsinfekte, Abszesse, Sepsis).

Hinzu kommt unter Umständen eine soziale Isolation durch das veränderte Körperbild und das Abwenden der Angehörigen vom Kranken.
Folgen einer Mangelernährung sind eingeschränkte Lebensqualität, erhöhte Morbidität und eine Verkürzung der Lebenserwartung.

10.3.3 Konventionelle Therapie

Da die Tumorerkrankung meist weit fortgeschritten ist, ist eine kausale Therapie durch Entfernung des Tumors in der Regel nicht mehr möglich. Ziel einer symptomatischen Therapie ist die Stärkung des psychischen und physischen Allgemeinbefindens.

Supportive Maßnahmen

- Diätberatung
- Stützende Gespräche
- Therapie der Mukositis (☞ 10.4)
- Bei Mundtrockenheit:
  - Gewissenhafte Mundpflege
  - Überprüfen, ob verabreichte Medikamente Speichel reduzieren (z. B. Amitriptylin)
  - Zum Kauen anregen (Brotrinde, Dörrfrüchte, Kaugummi)
  - Säurehaltige Getränke oder Früchte empfehlen (Zitronensaft, Orangensaft, Lutschbonbons)
  - Gefrorenes anbieten (z. B. Fruchtstücke, Säfte)

Medikamente zur Appetitsteigerung

- **Glukokortikoide:** z. B. Dexamethason (Fortecortin® 1–2-mal 2–4 mg/d p.o.)
- **Gestagene:** z. B. Megestrolacetat (Megestat 160 mg/d), Medroxyprogesteronacetat (MPA, 500–1000 g/d)
- **Serotoninantagonisten:** z. B. Cyproheptadin (Peritol® 2–3 Tbl./d)
- **Prokinetika:** z. B. Metoclopramid 10–20 mg/6 Std., Domperidon 10–20 mg/8 Std.
- **Neuroleptika:** z. B. Levomepromazin (Neurocil® 25 mg/8 Std.), Haloperidol (Haldol® 1–2 mg/d)
- **Antidepressiva:** z. B. Clomipramin (Anafranil® 25 mg pro Tag)
- Ggf. **Schmerztherapie** (☞ 10.1)

Orale Ernährung

Allgemeine Richtlinien:

- Abwechslungsreiche, wohlschmeckende Wunschkost mit frischen Beilagen, die individuelle Ess- und Würzgewohnheiten (Vorlieben, Abneigung oder Unverträglichkeiten) berücksichtigt, appetitliche Darreichung, angenehme Umgebung und Gesellschaft
- Häufige kleine Mahlzeiten, ausreichende Trinkmenge
- Regelmäßige, kompetente Diätbetreuung, tägliche Ernährungsvisiten (Therapieüberwachung), Einbeziehung einer Ernährungsfachkraft
- Einbeziehung der Angehörigen (Ernährungsschulung), Patienten und Angehörige motivieren, über Sinn und Grenzen einer aggressiven Ernährungstherapie aufklären
- Evtl. zusätzlich orale Trinknahrung anbieten: Volumen schrittweise in Portionen von 100–200 ml anpassen, langsames, schluckweises Trinken, süße und fruchtige Trinknahrung leicht gekühlt servieren, pikante Varianten warm.

> Dem Patienten nicht gegen seinen Willen Nahrung aufdrängen.

Parenterale Ernährung

Bei Übelkeit, Erbrechen, Obstruktion oder Malabsorption muss die Indikation zur parenteralen Ernährung erwogen werden (☞ 10.7). In der Terminalphase fortgeschrittener Erkrankungen ist die Indikation zur palliativmedizinischen parenteralen Ernährung jedoch eher zu hinterfragen und auch ein Therapieverzicht zu erwägen.

Enterale (Sonden-)Ernährung

Falls oral nicht mehr möglich, kann die Ernährung über nasogastrale oder intestinale Sonden erfolgen. Durch verbesserte Applikationstechniken und ein erweitertes Substratangebot nimmt die Bedeutung der enteralen Ernährung immer mehr zu.

- **Vorteile** gegenüber der parenteralen Ernährung: physiologische Nährstoffaufnahme via Darm und Leber, Trophik und Barrierefunktion der Darmmukosa bzw. Darmflora bleiben erhalten, gute Langzeitcompliance der Patienten, geringe Komplikationsrate, kostengünstig.

- **Nachteile:** Aspirationsgefahr, gastrointestinale Unverträglichkeiten, Stoffwechselentgleisungen nicht schnell zu korrigieren.

Praktische Durchführung

- Applikationsweg, Applikationsform und Menge individuell auf den Patienten abstimmen.
- Einschleichend beginnen, da Volumenanpassung entscheidend ist für die gastrointestinale Verträglichkeit ist; danach schrittweiser Ernährungsaufbau.
- Intermittierende Applikation (d. h. portionsweise Verabreichung in physiologischen Zeitintervallen mit Pausen), damit sich der Magen mit Absinken des pH-Wertes entleeren kann.
- Schwerkraftsysteme oder Ernährungspumpen sind einer Bolusgabe mittels Spritze vorzuziehen, um gastrointestinale Überlastungssymptome (Übelkeit, Aspiration, Diarrhöen, Dumping-Symptomatik) zu vermeiden.

Sondensysteme

Sonden für die Langzeiternährung bestehen heute ausschließlich aus Silikonkautschuk oder Polyurethan.

Oro-nasale Sonden

- **Vorteile:** Sie bleiben weich und können ohne Wechsel über Monate liegen. Ihr dünnes Kaliber (2,7 – 5 mm) garantiert gute Verträglichkeit.
- **Nachteile:** Gelegentliche Reizung im Nasenrachenraum und gehäufte Dislokation, sodass die Sonde wiederholt neu platziert werden muss. Es besteht ein erhöhtes Risiko bronchopulmonaler Aspirationen. Bei erwartungsgemäß längerer Ernährungsdauer von einigen Wochen als Alternative perkutane Gastrostomie in Erwägung ziehen.
- **Legen der Sonde:** Manuell direkt gastral am Krankenbett oder transpylorisch unter Röntgenkontrolle. Bei schwierigen anatomischen Verhältnissen (Stenosen, operierter Magen, Magendilatation, Ösophagusdivertikel) sichere Platzierung nur endoskopisch möglich.
- **Gastrale Sonden:** Geeignet für Patienten mit intakter Reservoirfunktion und regulärer Entleerung des Magens. Generell ist nur bei gastraler Sondenlage eine Bolusgabe möglich (etwa 300 ml / 3 Std.).

> ! Gastrale Sonden sind kontraindiziert bei gastralen Entleerungsstörungen und damit einhergehendem gastroösophagealem Reflux- und Aspirationsrisiko.

- **Transpylorische Ernährungssonden:** Lage der Sondenspitze im Duodenum oder jenseits des Treitz-Bandes macht immer eine Röntgenkontrolle oder endoskopische Platzierung erforderlich. Dient zur intestinalen Ernährung, wenn mit einer Magenentleerungsstörung zu rechnen ist, z. B. bei autonomer Neuropathie. Keine Bolusapplikation möglich, da sie vorhersehbar zu Übelkeit, Bauchschmerzen und Durchfällen führt.

Perkutane Ernährungssonden

- **Indikation:** tumoröse oder entzündliche Veränderungen der Speiseröhre (Tumorstenose, nach Radio-Chemotherapie des Oropharynx, Strahlenschäden des Ösophagus), funktionelle Passagestörungen (neurologische Defizite) sowie gesteigertes Reflux- und Aspirationsrisiko (ösophagotracheale Fisteln)
- **Perkutane endoskopische Gastrostomie (PEG):**
  - Geringe Komplikationsrate: gelegentlich lokale Infektionen, sehr selten Peritonitis, Blutungen oder gastrokolische Fisteln
  - Kontraindikationen: fehlende Diaphanoskopie, Aszites, ausgedehnte abdominelle Voroperationen, Peritonitis, Gerinnungsstörungen, Peritonealkarzinose, geplante plastische Eingriffe am Magen, kurz dauernde Ernährungstherapie, Finalstadium
  - PEG-Sonden sind zur intragastralen oder intraduodenalen Ernährung geeignet; bei bettlägerigen oder bewussteseinsgestörten Patienten ist zur Vermeidung einer Aspiration eine intraduodenale Sondenlage zu bevorzugen.
- **Katheterjejunostomie:**
  - Anlage erfolgt chirurgisch durch Laparotomie in Allgemeinnarkose
  - Indiziert bei Patienten, die sich einer Laparotomie unterziehen müssen, wenn orale Ernährung längerfristig nicht möglich und längere Nahrungskarenz erforderlich ist.
  - Laparotomie allein zur Katheterjejunostomie kann auch indiziert sein, wenn Passagehindernisse im oberen Gastrointestinaltrakt nicht mit einem Endoskop zu überwinden sind.

Komplikationen der Sondenernährung

- **Gastrale, duodenale oder jejunale Sonden:**
  - Fehlplatzierung, Verlagerung oder Verstopfung der Sonde
  - Drucknekrosen, Erosionen, Missempfindungen (besonders bei Nasensonden)
  - Reflux, Aspiration

- **Perkutane endoskopische Gastrostomie:**
  - Häufig lokale Entzündungen um Katheterdurchtrittsstelle eher in der Frühphase nach Anlage des Katheters; durch Verwendung kleinlumiger Katheter sowie einfache lockere äußere Fixierung des Katheters minimierbar
  - Mechanische Defekte am Katheter treten erwartungsgemäß erst später auf; stellen in den ersten 3 Monaten eine Rarität dar
- **Katheterjejunostomie:**
  - Sind sehr dünn, können leicht abknicken und dadurch beschädigt werden
  - Bei Sondennahrung mit Zusatz von Ballaststoffen ist mit einer hohen Verstopfungsrate zu rechnen.

10.4 Stomatitis

Eberhard Aulbert (Konventioneller Teil)
Alexander Herzog (Komplementärer Teil)

Entzündung der Mundschleimhaut. Betroffen sind meist auch die Schleimhäute im Kopf-Hals-Bereich (Stomatitis, Gingivitis, Glossitis, Pharyngitis). Die Entzündung kann sich auch auf den Ösophagus erstrecken (Ösophagitis).

10.4.1 Ätiologie

Bei den meisten Patienten mit einer Schleimhautschädigung unter Chemo- oder Strahlentherapie liegen mehrere der genannten Ursachen vor:
- **Therapieassoziierte:** Häufigste und stark belastende Nebenwirkung vieler Chemotherapien (5-FU, Methotrexat, Actinomycin D, Bleomycin, Daunorubicin, Vinblastin), der Strahlentherapie im Kopf-Hals-Bereich sowie der kombinierten Radio-Chemotherapie
- **Medikamentöse:** Immunsuppression, Behandlung mit Kortikoiden oder Antibiotika, Mangelernährung
- **Lokale:** Unzureichender Zahnstatus, schlecht angepasste Zahnprothese, chronisch entzündliche Veränderungen der Mundhöhle.

10.4.2 Diagnostik, Klinik

Anamnese

- Vorangegangene Strahlen- oder Chemotherapie
- Länger dauernde Kortikoid- oder Antibiotikatherapie
- Immunsupprimierende Erkrankungen

Untersuchung

- Inspektion der Mundhöhle auf Ulzerationen, Aphthen, Beläge
- Kontrolle des Zahnstatus sowie des Prothesensitzes
- Laborchemische Untersuchungen: Blutbild (Neutropenie? Leukämie?), evtl. Abstrich und Anlage einer Pilzkultur

Klinik

Symptome können sein:
- Schmerzhafte Schleimhautläsionen mit Funktionsbeeinträchtigung der Speicheldrüsen
- Geschmacksveränderungen bzw. Ausfall der Geschmacksempfindung
- Mundtrockenheit, Mundgeruch
- Appetitlosigkeit
- Schmerzen, Dysphagie.

Man unterscheidet hinsichtlich der **Ausprägung** Grad
- I: Rötung der Schleimhaut mit Wundgefühl, Schwellung und Ödem
- II: Erosionen, Ulzerationen, Aphthen, ggf. Schleimhautblutungen
- III: Pseudomembranöse Beläge auf den Ulzerationen, evtl. Hyperkeratosen.

Man unterscheidet je nach **Befund** folgende Veränderungen:
- Neutropenische: meist scharf begrenzte, sehr schmerzhafte Ulzerationen, teils mit Gingivahyperplasie; dabei Leukozytenwerte $< 100/\mu l$
- Mykotische: weißlich-gelbe Plaques, die bei Entfernung bluten, Ulzerationen, Rötung, Schwellung
- Bakterielle: Parodontose, kleine Ulzerationen, Zahnfleischblutungen, Abszesse
- Virale: sehr schmerzhafte Bläschen (Aphthen)
- Toxische nach Strahlen- und Chemotherapie: meist Ödem, Erythem, großflächige Ulzerationen.

Folgen einer länger bestehenden Stomatitis:
- Da teilweise nur noch flüssige Nahrung aufgenommen werden kann, kommt es zu Anorexie, Exsikkose und einem signifikanten Gewichtsverlust.
- Insbesondere bei gleichzeitiger Granulozytopenie und Immunsuppression treten lokale und systemische Infektionen bis hin zur Sepsis auf: Superinfektionen durch Bakterien (überwiegend gramnegatives Spektrum), Pilzinfektionen wie Candidiasis, Soor, Aspergillose, häufig virale Infektionen wie Herpes simplex, Zytomegalie.

10.4.3 Konventionelle Therapie

Ziele der Therapie sind Schmerzlinderung, Infektionsprophylaxe, Anfeuchten der Schleimhaut, Lösen von Krusten, Borken und Belägen sowie Keimbekämpfung.

Zur Therapie der Mukositis werden eingesetzt:
- Unspezifische entzündungshemmende bzw. **reinigende Mundspülungen:** Kamillosan®, Salbeitee, Natriumbicarbonat / NaCl-Lösung, Betaisodona, Hexetidin (Hexoral®)
- **Therapeutische Mundspülungen:** speziell angefertigte Lösungen aus Pantocain, Hydrocortisonacetat, Propylenglykol, Azulon®-liquid, Panthenol 5 %, Blendamed® fluid und ggf. Nystatin
- Lokal **Analgetika:** Bencydamin (Tantum® verde), Lidocain (Xylocain-Spray); Cholinsalicylat (Mundisal®-Gel), eine Kombination aus Antazida und Lokalanästhetika (Tepilta®), 4-mal tgl. 5 – 10 ml Suspension
- Lokal **Antimykotika:** Nystatinsuspension (Moronal®), Amphotericin (Amphomoronal®), 4-mal tgl. 1 ml Suspension (Pipette)
- Lokal **Antibiotika:** Clotrimazol (Olymycen 100®), Bencydamin (Tantum® verde), Chlorhexidin, Hexetidin (Hexoral®), 4-mal tgl. 1 EL gurgeln und ausspucken
- Lokal **Virustatika:** Aciclovir (Zovirax®-Creme), 5-mal tgl. für 5 Tage auf die Hautbereiche dünn auftragen
- **Hämatopoetische Wachstumsfaktoren** (G-CSF, GM-CSF): können bei intensivierten Chemotherapieprotokollen die Neutropeniedauer verkürzen, was auch zu einer signifikanten Verkürzung der Mukositis-Dauer führt
- Palifermin (Kepivance®) als **rekombinanter humaner Keratinozytenwachstumsfaktor:** 60 µg / kgKG pro Tag 3 Tage vor und 3 Tage nach autologer Stammzelltransplantation

10.4.4 Komplementäre Therapie

Mundpflege

Dazu gehören:
- Regelmäßiges Reinigen von Zähnen und Gebiss (weiche Zahnbürste, Mentholfreie milde Zahnpasta verwenden)
- Mundspülungen: Mundpflegelösungen, Teezubereitungen (Kamille, Salbei), lauwarmes Wasser
- Ggf. Mundhöhle mit feuchtem Tupfer oder Wattestäbchen auswischen
- Borken und Beläge mit lauwarmem Wasser, Kochsalzlösung, Bepanthenlösung, Kamillenextrakt entfernen
- Lippenpflege mit Fettstift, vitaminhaltigen Cremes (z. B. Bepanthensalbe).

Ernährung

Bei Stomatitis ist häufig die Nahrungsaufnahme erheblich gestört bis ganz unmöglich. Betroffene Patienten sollten daher beraten werden, eher milde und säurefreie Speisen zu essen, nicht zu kalt oder zu heiß. Unbedingt vermieden werden sollten scharfe Gewürze, aber auch Obstsäfte oder Essig. Bei Stomatitis und Mukositis können durch zu saure oder zu scharfe Nahrungsmittel nicht nur brennende Schmerzen im Mund, sondern auch im gesamten Darmtrakt bis hin zum After entstehen.
Zur Ernährung günstig sind Cremesuppen, Breie, eventuell mit etwas Apfelmus, oder Pudding. Vermieden werden sollten trockene oder krümelige Speisen, da diese oft zu unerträglichen Reizungen führen. Trinken sollten die Patienten möglichst kohlensäurefreie Getränke; Kamillentee ist häufig Reiz mindernd. Auch eine hochkalorische Zusatznahrung („Astronautenkost") ist bei Mukositis häufig gut verträglich.

Biologische Therapie

Als brauchbare biologische Therapie hat sich die Injektionsbehandlung mit humanem Plazentaextrakt erwiesen, die oft eine signifikante Schmerzreduktion erzeugt und zur Verbesserung des Schluckens führt. Eine prospektiv randomisierte Studie bei 120 Patienten mit Karzinomen im Kopf- und Halsbereich, die nach Bestrahlung eine Mukositis Grad II entwickelten, zeigte eine signifikante Schmerzreduktion bei 48 von 60 Patienten in der Plazentaextrakt-Gruppe, während es in der Kontrollgruppe (Behandlung mit Betamethason, oralen Tropfen) nur bei 22 von 60 Patienten zu einer Verbesserung der Schmerzsymptomatik kam. Eine Progression zur Mukositis Grad III konnte in der Plazentaextrakt-Gruppe bei 24 von 60 Patienten und in der Kontrollgruppe bei 52 von 60 Patienten beobachtet werden. Eine signifikante Verbesserung beim Schlucken fand sich bei 56 von 60 Patienten (93 %) der Plazentaextrakt-Gruppe, in der Kontrollgruppe dagegen nur bei 9 von 60 Patienten.

Literatur
Kaushal V, Verma K, Manocha S, Hooda HS, Das BP: Clinical evaluation of human placental extract (placentrex) in radiation-induced oral mucositis. Int J Tissue React 23 (3), 2001: 105 – 110

10.5 Alopezie

Eberhard Aulbert (Konventioneller Teil)
Alexander Herzog (Komplementärer Teil)

Haarausfall ist für Laien die bekannteste mit Chemotherapie assoziierte Nebenwirkung einer Tumorbehandlung. Er wird von den Patienten oft als stigmatisierend und psychisch sehr belastend empfunden und stört – insbesondere bei Frauen – das Körperbild. Das führt nicht selten zum Rückzug und zur sozialen Isolierung des Patienten.

10.5.1 Ätiologie, Pathogenese

Zum Haarausfall – dabei ist überwiegend das Haupthaar betroffen – kommt es durch die meisten Chemotherapeutika sowie durch Bestrahlung (im Strahlenfeld). Pathophysiologisch beruht er auf der relativ hohen Proliferationsaktivität der Haarfollikelzellen. Wegen der hohen Zellteilungsaktivität sind die Haarfollikelzellen besonders empfindlich gegenüber Zytostatika und Strahlen.

10.5.2 Klinik

Der Haarausfall im Rahmen einer Chemotherapie ist immer vollständig reversibel und bis auf seltene Ausnahmen auch der Haarausfall nach Bestrahlung. Er tritt in der Regel 6–8 Wochen nach Beginn der Chemotherapie auf, 1–2 Monate nach Ende der Chemotherapie setzt der Haarwuchs wieder ein. Farbe, Struktur und Wellung des regenerierten Haares können sich geringfügig gegenüber der ursprünglichen Behaarung unterscheiden.

10.5.3 Konventionelle Therapie

Eine Therapie ist **nicht möglich**. **Prophylaktisch** wird versucht, das Anfluten zytostatisch wirksamer Substanzen an die Haarwurzelzellen zu verringern. Dazu wird eine temporäre Vasokonstriktion der Kopfhaut durch lokale Hypothermie (Kältehaube, Eiskappe, Kryogelpackungen) erzeugt; der Effekt ist allerdings begrenzt, weil sich die meisten Zytostatika auch noch Stunden nach der Kälteexposition in der Zirkulation befinden und auf die Haarwurzelzellen einwirken. Die Patienten können die stundenlange Kälteexposition der Kopfhaut oft nur schlecht tolerieren.
Zur psychischen Entlastung der Patienten erfolgt die Aufklärung über die Reversibilität der Alopezie. Bis zum Wiedereinsetzen des Haarwuchses gibt es Hilfsmittel wie **Perücken** oder Kopfbedeckungen. Die Kosten für Kunsthaarperücken übernehmen in der Regel die Krankenkassen, der deutlich teurere und pflegeintensivere Echthaarersatz wird meist nur teilweise erstattet.

10.5.4 Komplementäre Therapie

Wirkungsvolle komplementärmedizinische Verfahren stehen nicht zur Verfügung. Gewisse Erfahrungen hinsichtlich einer schnelleren Regeneration des Haarwuchses zeigen sich mit Thymusextrakt-haltigen Cremes oder Haargels (z. B. Thymu skin Haargel und Haarshampoo tgl.).

10.6 Infektprophylaxe

Eberhard Aulbert (Konventioneller Teil)
Alexander Herzog (Komplementärer Teil)

10.6.1 Ätiologie, Pathogenese von Infekten

Die **Granulozytopenie** nach einer Zytostatikatherapie, aber auch die **Beeinträchtigung des Abwehrsystems** bei verschiedenen Tumorerkrankungen erhöhen das Risiko einer Infektion.
Insbesondere wenn nach zytostatischer Chemotherapie gleichzeitig Granulozytopenie, Lymphozytopenie und Schleimhautulzerationen im Mund oder Magen-Darm-Trakt auftreten, ist das Risiko schwerer Infektionen bis hin zur lebensbedrohlichen Sepsis signifikant erhöht.
Häufigste **Ursachen der Neutropenie** sind: Chemo- und/oder Strahlentherapie, Knochenmarkinfiltration durch maligne Zellen, Verminderung funktionsfähiger Granulozyten bei akuten Leukämien, Myelodysplasie mit Granulozytose, HIV-Infektion bzw. AIDS.
Risikofaktoren stellen hier dar: Antikörpermangelsyndrom, Virusinfektion mit Knochenmarksuppression, chronische Infekte (vor allem der Atem- und Harnwege), höheres Lebensalter, parenterale Ernährung, vorbestehende Haut- und Schleimhautdefekte, zentrale Venenzugänge, Diabetes mellitus, Kortikoid-Dauertherapie.

10.6.2 Diagnostik, Klinik

Das Risiko einer Infektion hängt entscheidend vom Ausmaß und der Dauer der Granulozytopenie ab: Bei Abfall der neutrophilen Granulozyten unter 500/µl besteht ein deutlich erhöhtes, bei Abfall unter 100/µl ein sehr hohes Infektionsrisiko. Das Infektionsrisiko nimmt bei einer Dauer der Neutropenie von über 10 Tagen weiter zu.

Die erhöhte Infektanfälligkeit betrifft pathogene Keime, opportunistische Krankheitserreger und die physiologische Keimflora. Über 80 % der Infektionserreger bei granulozytopenischen Patienten entstammen der körpereigenen Flora, d. h. die meisten aeroben und einige anaerobe Bakterien der normalen Körperflora sind als potenziell pathogen zu betrachten.
Diagnostik und Therapie bei eingetretenen Infekten richten sich nach den für das betroffene Organ geltenden spezifischen Richtlinien.

10.6.3 Konventionelle Infektprophylaxe

> **!** Da sich ein Infekt bei abwehrgeschwächten Patienten schnell in eine lebensbedrohliche Sepsis ausweiten kann, kommt der Infektprophylaxe eine vorrangige Bedeutung zu.

Um die Besiedlung mit neuen Keimen zu vermeiden und die körpereigenen Erreger der Patienten zu reduzieren, werden folgende **prophylaktische Maßnahmen** angewandt:

- **Expositionsprophylaxe:** Händedesinfektion, nur gekochte Nahrung verzehren
- **Umkehrisolation** (Patient isoliert im Einzelzimmer versorgen): Mundschutz, Einmalkittel und Händedesinfektion der Betreuer und Besucher
- **Selektive orale Antibiotikaprophylaxe** (selektive Darmdekontamination): prophylaktische Gabe von Antibiotika und Antimykotika zur Unterdrückung der aeroben Darmflora, z. B. durch:
  - Antibakterielle Substanzen: Cotrimoxazol forte (3-mal tgl. 1 Tbl.), Colistin (4-mal tgl. 6 Tbl.), Ciprofloxacin 500 mg (2-mal tgl. 1 Tbl.)
  - Antimykotische Substanzen: Amphotericin B (4-mal tgl. 6 ml p.o.), Nystatin (4-mal tgl. 6 ml p.o.), Fluconazol (1-mal tgl. 2 Tbl.)
- **Prophylaxe nichtbakterieller Infektionen** und **antivirale Prophylaxe** z. B. gegen
  - Pneumocystis carinii: Cotrimoxazol forte (3-mal tgl. 1 Tbl.)
  - Herpes-simplex-Infektionen: Gabe von Aciclovir 5-mal tgl. 800 mg, für 5 – 7 Tage möglich, allerdings enorm hohe Kosten
- **Allgemeine Maßnahmen:** Haut- und Schleimhautverletzungen vermeiden bzw. als mögliche Eintrittspforten von Infektionserregern kontrollieren (venöse Zugänge, Körpertemperatur nicht rektal, sondern oral messen, weiche Zahnbürsten, Rachendesinfektion mit Chlorhexidinlösung)
- **Gabe von Wachstumsfaktoren** und Granulozytentransfusion:
  - Die Regeneration der neutrophilen Granulozyten kann durch prophylaktische Gabe von Wachstumsfaktoren (G-CSF) beschleunigt werden
  - Auch die direkte Transfusion von normalen Spendergranulozyten, die mit G-CSF angereichert werden, kommt zunehmend zum Einsatz. Über die Wirksamkeit liegen derzeit noch keine ausreichenden Daten vor.

10.6.4 Komplementäre Therapie

Durch immunsupprimierende Therapien wie Chemo- oder Strahlentherapie, aber auch bei Patienten mit fortgeschrittener Erkrankung und Erschöpfungssyndrom kommt es gehäuft zu Infekten. Ergänzend zur antibiotischen Therapie bei bakteriellen Infektionen kommen prophylaktische aber auch unterstützende Gaben von Vitaminen, Mineralien, Spurenelementen und Immunstimulanzien in Betracht.

Therapien mit Vitaminen und Spurenelementen

Vitaminmangelzustände sind bei Tumorpatienten häufig, zum einen bedingt durch den krankheitsbedingten höheren Verbrauch, zum anderen aber auch durch eine eingeschränkte Nahrungsaufnahme im Rahmen zytoreduktiver Therapien.
In erster Linie kommt hoch dosiertes Vitamin C über mehrere Tage i.v. in Frage, z. B. 7,5 g Vitamin-C-Injektopas®, flankiert von 1 – 2-mal pro Woche Infusionen mit Multibionta. Zuhause kann Vitamin C bis zu einer Dosis von 3 g täglich oral zugeführt werden, ergänzt durch ein Multivitaminpräparat.
Wechselwirkungen zwischen Vitaminen und einer Chemotherapie werden kontrovers diskutiert; manche Vitamine verstärken sogar den zytostatischen Effekt bestimmter Zytostatika. Aus pragmatischen Gründen ist es jedoch besser und sicherer, an den Tagen der Chemotherapieverabreichung auf Vitamingaben zu verzichten.
Orale Multivitamin-, Mineral- und Spurenelementhaltige Präparate sind in großer Zahl auf dem freien Markt erhältlich, zum Teil auch über das Internet beziehbar. Richtlinien für tägliche Dosierungen sind:

- Selen 100 – 200 µg
- Zink 15 – 25 mg

- Vitamin A 500 – 1000 IE
- Vitamin E 400 – 1000 IE
- Vitamin C 150 – 500 mg.

Immunstimulierende Maßnahmen

Zur Verfügung stehen Sonnenhutextrakte (Echinacea), z. B. Echinacintropfen 3-mal tgl. 20 Tr. oder Echinacea-Steigerwald Ampullen als Eigenblutbehandlung 2 – 3-mal pro Woche.

Ein weiteres Verfahren zur Immunstimulation während Infekten und zur Prophylaxe ist die Gabe von standardisierten Thymuspeptiden s.c., z. B. Thymuvokal 3-mal pro Woche. Bei Thymuspeptiden konnte in Studien nachgewiesen werden, dass bei regelmäßiger Anwendung Leukopenien seltener auftreten, dass eine raschere Regeneration des Knochenmarks möglich ist und dass es seltener zu Infektionen kommt. Eine ähnliche Wirkung scheint auch das Arabinoxylan enthaltende Lentin Plus® (☞ 8.3.2.5) über die Stimulation der natürlichen Killerzellen sowie der T- und B-Zellen aufzuweisen.

Ernährung

Langfristig wichtiger als eine zusätzliche Vitamineinnahme ist jedoch die Beachtung einer „gesunden Ernährung" mit einem großen Angebot an Vitamin- und Mineralhaltigen Lebensmitteln, wie frischem Obst, frischem und Vitamin schonend zubereiteten Gemüse und Vollwertprodukten. Hierdurch werden die meisten für die Funktion des Immunsystems wichtigen Vitamine, Mineralien und Spurenelemente in ausreichendem Maß zugeführt.

Bewegung

Für die Prävention von Infekten spielt auch eine regelmäßige körperliche Bewegung eine wichtige Rolle. Menschen, die regelmäßig einer sportlichen Tätigkeit nachgehen, haben zum einen seltener Infekte, zum anderen werden Infektionen besser überstanden. Daher ist es für Krebskranke sinnvoll, auch während der Therapie ein regelmäßiges körperliches Bewegungsprogramm mit moderater Intensität durchzuführen, wie z. B. Walking, Schwimmen, Radfahren. Der Trainingsumfang sollte allmählich bis auf 3-mal wöchentlich 45 Min. gesteigert werden, die maximale Pulsfrequenz dabei bei etwa 180 minus Lebensalter liegen. Untersuchungen konnten zeigen, dass durch derartige körperliche Aktivität eine milde Stimulation des Immunsystems und eine Verbesserung der Lebensqualität erreicht werden.

10.7 Parenterale Ernährung

Eberhard Aulbert

> Die Entscheidung über den Beginn einer parenteralen Ernährung muss frühzeitig gefällt werden, da eine fortgeschrittene oder unbehandelte Mangelernährung die Prognose des Patienten verschlechtern und den Erfolg anderer Behandlungsformen mindern kann.

10.7.1 Strategien der Ernährungstherapie

- **Primäres Ziel** bei chronisch und kritisch Kranken ist es, den Eiweißbestand zu erhalten oder wieder aufzufüllen und den weiteren Verlust an Muskelmasse zu verringern. Eine Gewichtszunahme ist in dieser Phase nicht zu erreichen. Gewichts- und Substanzverluste (Muskelmasse, Fett, Gewichtsabnahme innerer Organe) zu einem späteren Zeitpunkt auszugleichen, wird bei Patienten mit begrenzter Lebenserwartung kaum zu realisieren sein. Deswegen muss der Therapieplan an dem begrenzten Ziel ausgerichtet werden. Die im Einzelfall zu erzielende Verbesserung der subjektiven Befindlichkeit hat bei allen therapeutischen Erwägungen oberste Priorität.
- **Energiebedarf:** Der Ruheumsatz beträgt abhängig von Gewicht, Größe und Geschlecht 22 – 27 kcal / kgKG / d und nimmt mit dem Alter um ca. 20 % ab. Bei fortgeschrittenen Erkrankungen mit Anorexie und Malnutrition verringert er sich weiter. Der Energiebedarf schwer kranker Patienten übersteigt nur selten 34 kcal / kgKG / d.
- Enterale und parenterale Ernährungstechniken sind keine konkurrierenden, sondern sich ergänzende Verfahren. Bei intakter intestinaler Motorik und Resorption ist der enteralen Ernährung der Vorzug zu geben. Mit zunehmender funktioneller Einschränkung des Gastrointestinaltrakts ist eine kombinierte oder im Extremfall alleinige parenterale Ernährung gerechtfertigt.
- Unterschieden wird zwischen einer relativ kurzfristigen (über einige Tage), einer längerfristigen (über mehrere Wochen) sowie einer dauerhaften künstlichen Ernährung (über Monate).
- Vorteile der **enteralen** Ernährung: risikoarme und physiologische Applikation der Nahrung, Erhalt der intakten Darmmukosa und der immunologischen Kompetenz des Darmes sowie günstiger Preis
- Vorteile der **parenteralen** Ernährung – besonders in kritischen Krankheitsstadien: individueller Ausgleich

labiler Stoffwechselverhältnisse und Defizite durch Zufuhr einzelner Bestandteile, gastrointestinale Nebenwirkungen wie unter enteraler Ernährung entfallen.

10.7.2 Formen

Totale parenterale Ernährung (TPE)

Die stationär durchzuführende totale parenterale Ernährung (TPE) sollte in einem palliativen Therapiekonzept nur die Ausnahme sein. Risiken (☞ s.u.), Nutzen und Kosten sind gegeneinander abzuwägen und – wegen der Belastungen – sollte auch der Patient in die Entscheidung mit eingebunden werden.

> Im Rahmen der onkologisch-palliativen Therapie bringt eine routinemäßige TPE bei ausreichend ernährten oder mäßig mangelernährten Patienten keinen zusätzlichen therapeutischen Nutzen.

Indikationen: Überbrückung von akuten interkurrenten, therapierbaren Infektionen, evtl. iatrogene Ereignisse, perioperativ im Rahmen eines palliativen Eingriffs oder bei Nebenwirkungen von Strahlen- oder Chemotherapie (z.B. Erbrechen).

Heimparenterale Ernährung (HPE)

Bei additiver heimparenteraler Ernährung (HPE) über einen permanenten venösen Zugang ist individuell zu prüfen, ob sie für onkologische Patienten zumutbar und ethisch vertretbar ist. Der Nutzen bei potenziell kurativ behandelbaren Patienten gilt heute als sicher.

Indikation: Bei ausreichender Dekompression des Darms bei Patienten mit Darmobstruktion durch inkurables metastasierendes Tumorleiden wird die HPE in gewohnter häuslicher Umgebung von manchen Patienten gegenüber der konventionellen Substratsubstitution (i.v. mit langem Hospitalaufenthalt) bevorzugt.

10.7.3 Durchführung

Peripher-venöse Ernährung (PVE)

- **Ziel:** Kurzfristige Bedarfsdeckung an Aminosäuren über peripheren Venenzugang für gering mangelernährte Patienten. Handelsübliche Infusionssysteme für die TPE weisen mehr als 1000 mOsmol/l auf, bei hohem Fettanteil in der Infusionslösung ist dies kurzzeitig praktikabel. Für eine normokalorische Infusionstherapie von mehr als 5 Tagen ist ein zentralvenöser Zugang erforderlich.
- **Indikation:** Patienten mit begrenzter Lebenserwartung und passageren interkurrenten Ereignissen (z.B. Diarrhö, Infekte).
- **Kontraindikation:** Manifeste Mangelernährung mit hohem Bedarf an Energie und osmotisch wirksamen Elektrolyten sowie absehbarer Langzeiternährung.

> Damit die infundierten Aminosäuren nicht allein zur Glukoneogenese verwendet werden, wird zusätzlich der minimale Kohlenhydratbedarf als Glukoselösung infundiert. Mit der gleichzeitigen peripheren Gabe von gut verträglichen Fetten (bis maximal 50 % der Gesamtenergie) kann die Kalorienzufuhr gesteigert werden.

Zentralvenöse Ernährung (ZVE)

- **Ziel:** Bedarfsdeckende Zufuhr von Nährstoffen hoher Konzentration über einen längeren Zeitraum.
- **Vorteil:** Geringere Flüssigkeitsvolumina erforderlich als bei der PVE.

Kohlenhydrate

Glukose ist neben Fett der wichtigste Energielieferant des Organismus (4,1 kcal/g), kann von allen Zellen metabolisiert werden und ist das Kohlenhydrat der Wahl unter normalen Stoffwechselbedingungen. Unter normalen Bedingungen sollte die Kohlenhydratzufuhr 350–400 g/d nicht überschreiten.

Hypertone Glukoseinfusionen (> 10 %) bewirken eine periphere Venenreizung und müssen zentralvenös appliziert werden. Handelsübliche Lösungen gibt es in Konzentrationen von 5–70 % (theoretische Osmolarität: 277–3870 mOsmol/l). Meistens werden 20–40 %ige Lösungen verwendet.

Bei **eingeschränkter Glukoseverwertung** (z.B. gravierende Infekte, Diabetes mellitus) kommt es durch Zufuhr nicht angepasster Glukosemengen zur erheblichen Hyperglykämie mit Gefahr eines hyperosmolaren, hyperglykämischen Komas. Um schwerwiegenden Folgen vorzubeugen, Reduktion der parenteralen Glukosezufuhr unter Kontrolle des Blutzuckerspiegels; evt. Applikation von Glukoseaustauschstoffen.

Die **Glukoseaustauschstoffe** Fruktose, Sorbit und Xylit werden bei eingeschränkter Glukoseverwertung als Bestandteil hochprozentiger Kohlenhydratinfusionslösungen verwendet. Sie werden alle in der Leber metabolisiert, erhöhen den Blutzuckerspiegel geringer als reine Glukose und können auch in Komplettlösungen mit Aminosäuren sterilisiert und aufbewahrt werden. Ihr Stoffwechsel ist im Gegensatz zu Glukose schlecht zu überwachen, ihr Vorteil deshalb fraglich. Glukoseaustauschstoffe haben bei der parenteralen Ernährung im Rahmen der palliativen Behandlung **keine Bedeutung**.

> **!** Bei fruktose- und sorbithaltigen Lösungen besteht die Gefahr einer Laktatazidose und Hypoglykämie. Von Xylit dürfen unabhängig von der gesamten Kohlenhydratzufuhr max. 3 g/kgKG verabreicht werden, mit einer Infusionsdauer von mind. 12 Std.

Fette

30–40 % der Gesamtkalorien sollen in Form von **Fetten** zugeführt werden (ca. 1–2 g Fett/kgKG/d). Insbesondere Patienten mit Glukoseverwertungsstörung (niedriger Insulinbedarf) und respiratorischer Insuffizienz (geringere CO_2-Produktion) profitieren von Fettgaben.

Fettinfusionen sind ein konzentrierter blutisotoner Energielieferant (9,3 kcal/g). Angeboten werden 10%- oder 20%-ige Lösungen (1,1 bzw. 2,2 kcal/ml) mit einem hohen Anteil an langkettigen essentiellen Fettsäuren, die als Bausteine von Zellmembranen und als Vorstufen von Prostaglandinen benötigt werden.

> Durch kombinierte Fett-Kohlenhydratgabe lässt sich bei einer Langzeittherapie die Entwicklung einer Leberverfettung vermeiden. Bei Infusion über mind. 12 Std. ist die Verträglichkeit von Fetten ausgezeichnet.

Aminosäuren

Da der Organismus keine Speicherproteine besitzt, kommt es bei ungenügender Zufuhr von Aminosäuren zur verstärkten Proteolyse und damit zum Verlust von Muskel- und Funktionsprotein (Enzyme, Transporteiweiß).

Aminosäurelösungen enthalten ein Gemisch aus essentiellen und nichtessentiellen Aminosäuren und sind als 5%- bis 15%ige Lösungen verfügbar.

Der **Aminosäurebedarf** richtet sich nach dem Katabolismus und der Stoffwechsellage des Organismus. Bei Gesunden beträgt er 0,8–1 g/kgKG/d und steigt bei schwerem Katabolismus auf 1,5 g/kgKG/d.

Aminosäuren sollten nie allein, sondern immer in Kombination mit Kohlenhydraten infundiert werden, um einen größtmöglichen Protein sparenden Effekt zu erzielen (☞ Kohlenhydrate).

Elektrolyte und Wasser

Der **Elekrolyt- und Wasserbedarf** variiert von Tag zu Tag entsprechend den Verlusten. Die Korrektur erfolgt nach Kontrolle der Serumelektrolyte. Bei stark mangelernährten Patienten kommt es gelegentlich zur überschießenden Wasserretention.

Vitamine und Spurenelemente

Multi- und Einzelvitaminpräparate sind als Infusionszusätze verfügbar. Sie erfordern zum Teil Lichtschutz wegen ihrer Labilität (Vitamin B und C). Fettlösliche Vitamine werden in der Regel mit Beginn der Fettzufuhr substituiert.

Der **Bedarf an Spurenelementen** ist bis heute weitgehend unbekannt.

Sinnvolle Zusätze:
- Phosphat: 20 mmol Kalium-Phosphat für Serumkonzentration von 0,65–1,0 mmol/l
- Kalzium: 1 Amp. Kalzium-Gluconat (4,5 mval Ca) langsam i.v. (**cave:** nicht gleichzeitig mit Phosphat geben!)
- Magnesium: 1–2 Amp. Magnesium (4–8 mmol Mg)
- Vitamine: 1 Amp. Multibionta® oder Soluvit® zur Infusion (Vitamin A_1, B_1, B_2, B_6, C, E) bzw. Vitalipid-Adult in Fettlösung (Vitamin A, D, E, K)
- Eisen: 2,5 ml (50 mg) langsam i.v. (1 ml/Min.) 1-mal/Woche.

10.7.4 Komplikationen

Metabolische Komplikationen:
- Flüssigkeitsbelastung
- Elektrolytentgleisung (Na, K)
- Hyper-/Hypoglykämie
- Hypertriglyzeridämie
- Hyperosmolarität
- Cholestase
- Fettleber.

Komplikationen der Katheterinsertion:
- Pneumothorax (bei Punktion der V. subclavia)
- Gefäß- und Nervenverletzungen (bei Punktion der V. subclavia)
- Ausgedehnte Venenthrombosen
- Kathetersepsis (→ Entfernung des infizierten Katheters, Bakterienkultur anlegen, evtl. Antibiotikagabe nach Antibiogramm).

10.7.5 Katheter

Katheterlage

- **V. basilica-Katheter:** wegen hoher Thrombophlebitis- oder Thromboseraten und Neigung zu lokalen Infektionen meist nur vorübergehend benutzt
- **V. jugularis-Katheter:** bevorzugt auf der rechten Seite angelegt; geringes Pneumothoraxrisiko, aber für den Patienten unangenehmer, da am Hals schwer zu fixieren und zu pflegen
- **V. subclavia-Katheter:** am häufigsten infraklavikulär (im Bereich der lateralen Klavikula) angelegt; Risiko eines Pneumothorax oder einer Arterienverletzung höher als bei den übrigen Punktionszugängen.

Der Zugang über die V. femoralis ist wegen der hohen Komplikationsrate extremen Situationen vorbehalten.

Kathetersysteme

Zur langfristigen bzw. heimparenteralen Ernährung besonders geeignet sind die im Folgenden aufgeführten Kathetersysteme.

Broviac-Katheter

Vorteile:

- Wegen der leichten Handhabung gut geeignet für die heimparenterale Ernährung. Der Patient kann die Katheteranschlussstelle selbst inspizieren und pflegen bzw. den Katheter leicht an das Infusionsgerät anschließen.
- Die eigenhändige Versorgung senkt die Infektionsrate drastisch und vermittelt gerade Tumorpatienten das Gefühl, selbst etwas tun zu können und unabhängig vom Betreuungsdienst zu sein.

Hickman-Katheter

Vorteil: Der Hickman-Katheter hat ein stärkeres Lumen als der Broviac-Katheter und ermöglicht daher eine lange infektionsfreie Liegedauer. Komplikationsrate von 0,15 % bezogen auf 1000 Kathetertage.

Port-Systeme

Der Port besteht aus einer kleinen Infusionskammer mit einer Silikonmembran, die subkutan unterhalb der Klavikula implantiert wird, wobei der damit verbundene Silikonkatheter in die V. cava superior eingebracht wird (☞ 11.5). Die endgültige Lage ist vor der Implantation mit dem Patienten abzustimmen, um eine optimale Selbstversorgung und eigenständige Punktionen zu ermöglichen.

Vorteile:

- Kein infektionsgefährdetes extrakorporales Segment
- Kosmetisch günstig
- Kein Verband nötig
- Katheterbruchstellen kommen nicht vor
- Silikonmembran kann mit Spezialschliffkanülen („Huber-Nadel") viele tausend Mal punktiert werden, ohne dass Löcher ausgestanzt werden
- Problemlose Intervallbenutzung, da durch Heparinbeschickung der Portkammer in Therapiepausen die Funktionstüchtigkeit erhalten wird.

Nachteile:

- Infektionsgefahr
- Labile Konnektion zur Infusion.

10.8 Transfusionen

Eberhard Aulbert

Erster Schritt in der Behandlung von symptombelasteten Anämien. Eine bilanzierte eiweißreiche Ernährung sowie die Gabe von Folsäure, Eisen und B-Vitaminen sind wesentliche Voraussetzungen für eine ungestörte Blutbildung. Darüber hinaus verbessert sich das Gesamtbefinden des Patienten. Durch die Gabe von Erythropoetin (Epo®) kann die Blutbildung angeregt und die Entwicklung einer Anämie bei fortgeschrittenen Tumorerkrankungen verhindert werden. Die Therapie der tumorassoziierten Anämie mit Epo® ist sehr kostenintensiv.

Seltene Indikationsstellung bei invasiven diagnostischen (Endoskopie, Knochenmarkbiopsie) oder therapeutischen Maßnahmen (Splenektomie, antineoplastische Chemotherapie) zur Behandlung einer Anämie in der **Palliativmedizin.** Evtl. Therapieverzicht und Verabreichung von Bluttransfusionen zur symptomatischen Linderung der anämiebedingten Beschwerden.

10.8.1 Transfusion von Erythrozytenkonzentraten

Indikationen

Bei **akuten** Blutungen überwiegen die durch den Volumenmangel bedingten Symptome der Kreislaufinsuffizienz. Entsprechend stehen therapeutisch Volumensubstitution und Kreislauf stützende Maßnahmen im Vordergrund. Behandlungsindikation oder -verzicht sind bei dieser intensivmedizinischen Behandlung individuell abzuwägen:

- Bei einem Verlust von bis zu 20% des Sollblutvolumens ist ein Volumenersatz mit kolloidalen Plasmaersatzmitteln oder kristalloiden Lösungen ausreichend.
- Bei einem Verlust von mehr als 20% ist zusätzlich die Substitution von Erythrozyten und – abhängig von den Gerinnungsparametern – oft auch von gefrorenem Frischplasma (fresh frozen plasma, FFP) erforderlich.

Bei einer **chronischen** Anämie entscheiden die vorhandenen Symptome über das therapeutische Vorgehen:

- Bei langsam entstehenden Anämien werden häufig sehr niedrige Hämoglobinkonzentrationen toleriert, ohne dass Beschwerden auftreten. In diesen Fällen kann oft abgewartet werden. Durch eine längerfristige Substitution von Eiweiß, Folsäure, Eisen und B-Vitaminen, durch eine zumutbare palliative antineoplastische Therapie oder durch eine immunsuppressive Kortikoidtherapie lässt sich oft ein weiterer Hämoglobinabfall verhindern oder sogar ein Hämoglobinanstieg erreichen.
- Bestehen dagegen anämiebedingte Symptome wie Luftnot, Angina pectoris, Hypotonie oder Kopfschmerzen, sollten Erythrozytenkonzentrate transfundiert werden. Dabei ist eine Hämoglobinkonzentration von über 10 g% anzustreben.

Verfügbare Erythrozytenkonzentrate

Die Transfusion von Vollblutkonserven ist heute weitgehend dem Einsatz von Blutkomponenten gewichen.

- Zur Erythrozytensubstitution stehen **standardmäßige** Erythrozytenkonzentrate zur Verfügung, aus denen das Plasma weitgehend entfernt wurde. Bei Transfusion eines Erythrozytenkonzentrats (Volumen 250–350 ml) ist mit einem Hämoglobinanstieg von 1,0–1,5 g/dl bei normalgewichtigen Patienten zu rechnen.
- **Gewaschene** Erythrozytenkonzentrate sind frei von Plasmakomponenten sowie leukozytenreduziert. Sie sind zur sofortigen Transfusion bestimmt und indiziert bei autoimmunhämolytischen Anämien mit Komplementbindung.
- Durch zusätzliche Filtersysteme können die in der Konserve enthaltenen Leukozyten um 98–99,8% reduziert werden. Leukozytenarme **gefilterte** Erythrozytenkonzentrate sollten bei einer absehbar länger erforderlichen Transfusionstherapie verwendet werden.

Komplikationen

- **Volumenüberlastung:** durch kurzfristige Transfusion mehrerer Erythrozytenkonzentrate; kann zu einer kardialen Dekompensation bis hin zum akuten Lungenödem kommen; wichtig ist daher eine langsame Transfusionsgeschwindigkeit (nicht mehr als 2 Erythrozytenkonzentrate pro Tag) sowie ggf. begleitend kleine Dosen von Furosemid verabreichen (z.B. 20–40 mg)
- **Fieberhafte Überempfindlichkeitsreaktionen:** häufiger bei polytransfundierten Patienten; zurückzuführen auf in der Konserve vorhandene Leukozyten mit HLA-Antigenen, gegen die der Patient immunisiert ist; Prämedikation mit Antihistaminika kann hier sinnvoll sein; bei wiederholten febrilen Reaktionen oder nachgewiesenen Thrombo- und/oder Leukozytenantikörpern sollten Leukozytenfilter bei der Transfusion Anwendung finden
- **Eisenüberladung mit Gewebssiderose:** bei Gabe von mehr als 50–75 Erythrozytenkonzentraten zu erwarten, da mit jeder Blutkonserve etwa 250 mg Eisen übertragen werden; beim Überschreiten von etwa 20 g Speichereisen kann es zur Eisenablagerungen im Gewebe (sekundäre Siderose) kommen mit kardialen oder auch Leberfunktionsstörungen; Eisenüberladung spielt zwar in der palliativmedizinischen Situation nur eine untergeordnete Rolle, doch zur Vorbeugung ist die Transfusionsindikation sehr sorgfältig und nur bei therapiepflichtigen anämiebedingten Symptomen zu stellen
- **Übertragung von Infektionen:** Das Risiko einer Hepatitisinokulation wird heute mit 1 : 10000 angenommen, das Risiko einer HIV-Infektion durch getestete Blutkonserven wird in Deutschland derzeit auf 1 : 1 Mio. beziffert. Eine bakterielle Kontamination der Konserve kann auftreten, wenn Lagerzeit und Lagertemperatur nicht sachgerecht eingehalten werden. Durch die Transfusion gramnegativer Erreger kann es zum Endotoxinschock sowie zur Sepsis mit Verbrauchskoagulopathie kommen. Es ist jedoch davon auszugehen, dass in den meisten Situationen die Linderung der Beschwerden und der Gewinn an Lebensqualität durch die Bluttransfusionen bei weitem das Restrisiko einer durch die Transfusion übertragenen Infektion überwiegen. Einfühlsame Aufklärung des Patienten über die Risikominimierung durch die inzwischen übliche sehr sorgfältige Auswahl und Überwachung der Spender kann dem Patienten die Angst nehmen.

10.8.2 Transfusion von Thrombozytenkonzentraten

Indikationen

Bei Patienten mit fortgeschrittenen Tumorerkrankungen sind **Thrombozytopenien** zu beobachten, wenn eine massive Knochenmarkinfiltration durch den Tumor vorliegt, bei disseminierter intravasaler Gerinnung, bei Hypersplenismus oder nach einer myelotoxischen Therapie.

Bei Thrombozytenzahlen unter 20-mal $10^9/l$ können bedrohliche Spontanblutungen auftreten. Eine prophylaktische Gabe von Thrombozyten bei Unterschreiten dieses Wertes ohne Blutungsrisiko und Blutungszeichen ist nicht indiziert. Es sind immer auch klinische Befunde und prognostische Faktoren zu berücksichtigen.

Indikationen zur Transfusion von Thrombozytenkonzentraten sind:

- Erhöhtes Blutungsrisiko bzw. bereits eingetretene Blutung
- Rascher Thrombozytensturz oder vorhersehbar passagerer Thrombozytenabfall, z. B. unter einer Chemotherapie
- Warnzeichen wie petechiale Hautblutungen an Armen und Beinen (Rumpel-Leede-Zeichen beim Blutdruckmessen) sowie Zahnfleischbluten.

Verfügbare Thrombozytenpräparate

- **Thrombozytenreiches Plasma** und **Thrombozytenkonzentrate** aus Frischblutkonserven enthalten 0,5–0,8-mal 10^{11} Thrombozyten je Einheit.
- **Thrombozytapheresekonzentrate** enthalten 3–5-mal 10^{11} Thrombozyten je Einheit.

Lagerung bei Raumtemperatur und unter ständiger Bewegung; Lagerzeit möglichst kurz halten (max. 72–120 Std.).

Durchführung

Die empfohlene Menge für eine wirksame Substitution liegt bei etwa 4-mal 10^{11} Thrombozyten pro 24 Std.

Die Transfusion muss nicht blutgruppenkompatibel erfolgen.

Wenn eine wiederholte Transfusion von Thrombozytenkonzentraten zu erwarten ist, sollten die Patienten nur gefilterte Blutpräparate erhalten, um die Bildung leukozytärer Antikörper zu vermeiden.

Probleme

In der Palliativmedizin geht es häufig um chronisch progrediente Erkrankungen. Eine chronische Thrombozytensubstitution lässt jedoch nur kurz anhaltende Erfolge erwarten, wird oft durch zunehmende Überempfindlichkeitsreaktionen kompliziert und ist sehr kostenintensiv, daher wird man nur in Einzelfällen darauf zurückgreifen.

Bei Langzeitsubstitution ist in bis zu 93 % der Fälle mit einem inadäquaten Anstieg der Thrombozytenwerte zu rechnen. Als Ursache werden zu 80 % HLA- und zu 20 % thrombozytenspezifische Antikörper angegeben.

10.8.3 Transfusion von Granulozyten

Seitdem es möglich geworden ist, mit Wachstumsfaktoren (G-CSF) angereicherte Granulozytenkonserven bei normalen Spendern zu gewinnen, kommen Granulozytentransfusionen nur noch ausnahmsweise zum Einsatz. Eine sorgfältige Abwägung der Kosten-Nutzen-Relation ist erforderlich.

11 Diagnostische und therapeutische Arbeitstechniken

Manfred Eissler

■ **Vorgehen bei der Hautdesinfektion (laut RKI-Richtlinien)**
- **Kategorie I:**
  - Geringes Infektionsrisiko
  - s.c.-, i.c.-, i.m.-, i.v.-Injektionen und Blutabnahmen
  - Haut im Bereich der Einstichstelle sorgfältig mit Desinfektionsmittel abreiben, vorgeschriebene Einwirkungszeit beachten, sterile Tupfer verwenden.
- **Kategorie II:**
  - Mittleres bis hohes Infektionsrisiko
  - Andere Punktionen (z. B. Gelenke, Körperhöhlen)
  - Es soll die Einwirkungszeit des Desinfektionsmittels mind. 2-mal 2,5 Min. betragen, sterile Tupfer benutzen.

Zur Hautdesinfektion sollten vornehmlich Mittel auf der Wirkstoffbasis von Alkoholen oder Jodtinktur (Kontraindikationen berücksichtigen) bzw. entsprechende Austauschpräparate verwendet werden.

11.1 Pleurapunktion

11.1.1 Indikationen

- Therapeutische Punktion eines Ergusses zur Entlastung
- Diagnostische Punktion zur Gewinnung von Material für enzymatische, zytologische und bakteriologische Diagnostik
- Zytostatika-Installation
- Pleuraempyem
- Pneumothorax

11.1.2 Kontraindikationen

- Hämorrhagische Diathese
- Antikoagulanzientherapie
- Pneumothorax auf de kontralateralen Seite

11.1.3 Material

- Entweder Punktions-Set mit Rotanda-Spritze oder 50 ml-Spritze mit 3-Wegehahn und zwei steril montierten Verbindungsschläuchen
- Zwei Punktionskanülen (z. B. Abbocath®, Braunüle®) 16 G-grau oder 17 G-gelb, vorzugsweise ventilgesichert (z. B. Frekasafe®)
- 20 ml-Spritze
- 10 ml 1 %iges Lidocain mit zwei Kanülen (25 G/braun und 21 G/grün)
- 4 – 5 Proberöhrchen
- Blutkulturflaschen (aerob, anaerob)
- Großes Gefäß
- 2 Paar sterile Handschuhe
- Desinfektionslösung
- Braunes Pflaster
- Sterile Tupfer

11.1.4 Durchführung

Punktionsstelle

- Vor Punktion möglichst immer sonographische Darstellung des Ergusses bzw. sonstigen Prozesses und Markierung der Punktionsstelle unter sonographischer Kontrolle
- Dorsolateral, in der hinteren Axillar- oder Skapularlinie im ICR unterhalb des Ergussdämpfungsrandes am Oberrand der Rippe, da Interkostalnerven und -gefäße am Unterrand verlaufen (☞ Abb. 11.1-1)
- Nicht tiefer als 6. bis 7. Interkostalraum (**cave:** Leber und Milz)

Vorbereitung

- Evtl. Prämedikation mit Antitussivum (z. B. Paracetamol 1 g und Codein 40 mg)
- Patient mit angehobenem Arm bequem sitzend platzieren (☞ Abb. 11.1-1)
  - Patient im Bett: Fußbrett herausziehen, Patient sitzt am Fußende, Arme mit Kissen auf Bettbügel
  - Patient auf Stuhl: Arme auf Stuhllehne oder Tisch oder Patienten Hand auf die Schulter der Gegenseite legen lassen

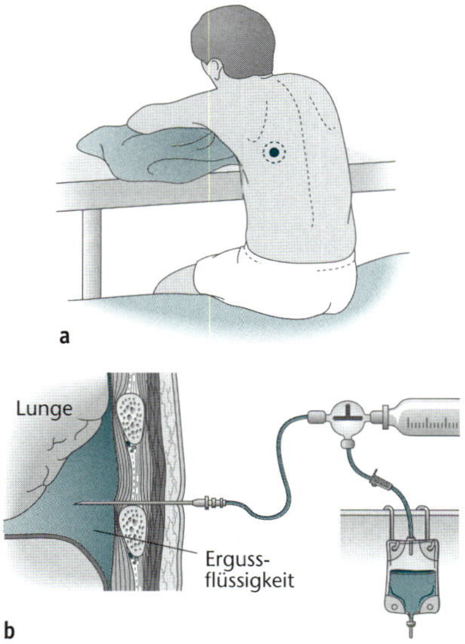

Abb. 11.1-1: Pleurapunktion

- Pleuraerguss perkutieren, auskultieren und mit dem Röntgenbild vergleichen, möglichst sonographische Darstellung
- Markierung der Punktionsstelle, möglichst unter sonographischer Kontrolle, dorsolateral in der hinteren Axillarlinie oder Skapularlinie im ICR unterhalb des Ergussdämpfungsrandes; Hautdesinfektion Kategorie II
- Mit Lidocain 1 % am Oberrand der Unterrippe Lokalanästhetikum-Depot setzen, dann tiefer liegendes Gewebe bis auf die Pleura parietalis infiltrieren; dabei durch Probepunktion die notwendige Eindringtiefe für die Punktionskanüle erkunden

Punktion

- Punktionskanüle senkrecht zur Haut am oberen Rippenrand einstechen, Kanüle etwas nach oben ziehen und weiter senkrecht vorschieben (Zickzacktechnik reduziert Pneu-Risiko), dabei ständige Aspiration mit aufgesetzter Spritze
- Bei Verwendung von Punktionskanülen: sobald sich Pleuraflüssigkeit aspirieren lässt, Stahlnadel zurückziehen (sonst Pneu-Gefahr!) und Plastikkanüle vorschieben
- Während eines Valsalva-Manövers ersten Schlauch, auf den unter sterilen Bedingungen ein Dreiwegehahn und ein zweiter Schlauch montiert wurden, auf das Kanülenende setzen (sog. Zwei-Schlauch-System)
- 20 ml-Spritze auf Dreiwegehahn setzen und Pleuraflüssigkeit für Bakteriologie usw. steril abziehen, dann 50 ml-Spritze auf Dreiwegehahn montieren, füllen, Dreiwegehahn drehen und Flüssigkeit durch den Schlauch ins Gefäß spülen; alternative bei größeren Mengen: Erguss mit Absauggerät absaugen; **cave:** Druck nicht > 20 cm H_2O
- Hustenreiz und Schmerzen (durch Aneinanderreiben der Pleurablätter) kündigen vollständige Drainage an
- Mit erneutem Valsalva-Manöver Kanüle entfernen, sofortige Kompression mit mehrlagigem Tupfer, Pflasterverband

Pleurapunktion bei starkem Hustenreiz und Unruhe des Patienten abbrechen.
Im Anschluss sonographische Kontrolle und evtl. Röntgenkontrolle. Inspiratorische Aufnahme: Resterguß? Exspiratorische Aufnahme: Pneumothorax?
Für die Gewinnung von geringen Mengen Pleuraflüssigkeit genügt die Punktion mit einer 20 ml-Spritze mit aufgesetzter Kanüle (z. B. 21 G/grün).

11.1.5 Komplikationen

- Pneumothorax
- Hämatothorax
- Infektion
- Verletzung der Interkostalgefäße
- Sehr selten Lungenödem (e vacuo) bei zu schneller Punktion durch Unterdruck
- Verletzung intraabdomineller Organe (Leber, Milz)

11.1.6 Diagnostik

3 Röhrchen für Klinische Chemie, Pathologie und Mikrobiologie. Untersuchung des Pleurapunktats in der Regel auf:

- Proteingehalt
- Spezifisches Gewicht (Transsudat? Exsudat?)
- Ggf. Tumormarker
- Zellzahl
- Differenzialbild
- Zytologie (Labor benachrichtigen, Punktat zentrifugieren)
- Bakteriologische Kulturen, Tbc- und Pilzkulturen.

Zusätzlich bei Peritonealflüssigkeit:

- Bei V. a. Ösophagusperforation: mikroskopische Untersuchung auf Speiseanteile

- Bei V. a. Pankreatitis: Amylase, Lipase
- Bei V. a. Blutung (Peritoneallavage): Hämatokrit (> 2 % beweist Blutung).

11.2 Aszitespunktion

11.2.1 Indikationen

- Entlastungspunktion eines massiven Aszites (z. B. bei portaler Hypertension)
- Diagnostische Punktion zur Gewinnung von Material für bakteriologische, zytologische und enzymatische Aszites-Diagnostik
- Drainage bei Peritonitis oder Abszess

11.2.2 Kontraindikationen

Keine bei ultraschallgeführter Punktion, ansonsten
- Große Ovarialzysten
- Hydronephrose
- Schwangerschaft.

> **!** **Vorsicht bei**
> - Hämorrhagischer Diathese (beispielsweise Patient mit Leberzirrhose und Gerinnungsstörung)
> - Hepatischem Präkoma
> - Multiplen Abdominaloperationen oder Peritonitis in der Anamnese (Adhäsionen).

11.2.3 Material

- Hautdesinfektion Kategorie II
- Braunüle 18 G / grün
- Infusionsbesteck
- Auffanggefäß
- Sterile Kompressen
- Pflaster
- Lokalanästhetikum
- Einmalskalpell
- Sterile Handschuhe
- Ggf. beschriftete Untersuchungsröhrchen (klinische Chemie, Pathologie, Mikrobiologie)

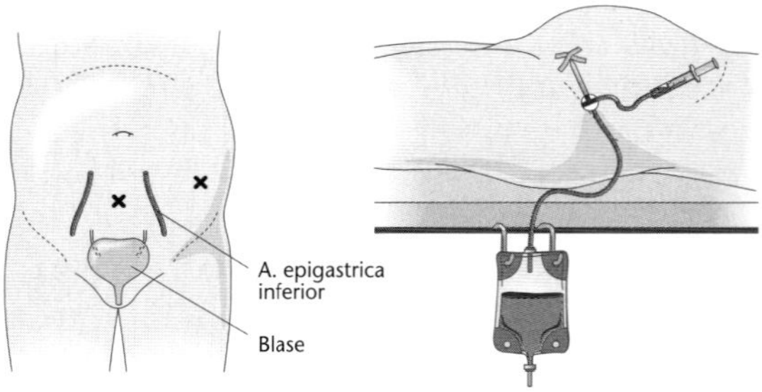

Abb. 11.2-1: Aszitespunktion

11.2.4 Durchführung

Punktionsstelle (☞ Abb. 11.2-1)
- Punktionsstelle sonographisch festlegen
- Übergang vom äußeren zum mittleren Drittel der Linie vom Nabel zur Spina iliaca anterior superior links (weniger Verwachsungen) oder rechts
- In der Medianlinie zwischen Nabel und Symphyse

> **!** **Epigastrische Gefäße beachten!**

Vorbereitung
- Blase entleeren lassen
- Hautdesinfektion
- Lokalanästhesie (Kanüle 25 G)

Punktion

Diagnostische Punktion
- 20 – 50 ml-Spritze mit grüner Kanüle (21 G) unter Aspiration in die Peritonealhöhle einführen (leichter Widerstand beim Durchstechen der Faszienschicht)
- Spritze füllen, Nadel schnell zurückziehen, Kleheverband

> Um bei massivem Aszites Nachlaufen nach Zurückziehen der Nadel zu vermeiden, **Zickzack-Stechen:** Erst subkutan stechen, dann Nadel entlang des Fettgewebes verschieben, dann erst peritoneal stechen.

Therapeutische Punktion
- Desinfektion Kategorie II
- Braunüle (18 G grün oder 17 G weiß) nach hinten, unten und lateral vorschieben, wobei Patient Bauchdecke anspannen soll (pressen lassen)

- Nach Entfernung der Nadel fließt Aszites im Strahl aus der Hülse
- Schlauchsystem mit Dreiwegehahn, Spritze und Auffangbeutel anschließen
- Aszites spontan ablaufen lassen, ggf. mit Spritze über Dreiwegehahn aspirieren
- Bei Stopp Patienten auf die Punktionsseite lagern, Hülse ggf. leicht zurückziehen
- Der gesamte Aszites kann (langsam!) auf einmal abgelassen werden
- Nach der Punktion steriler Kleinverband
- Bei Aszites-Leck Punktionsstelle mit einem Stich übernähen

11.2.5 Komplikationen

- Darmverletzung mit konsekutiver lokaler bzw. diffuser Peritonitis
- Hämatom bei Verletzung der A. epigastrica
- Ödembildung durch Eiweißverlust
- Volumenmangelschock

11.2.6 Diagnostik

☞ 11.1.6

11.3 Lumbalpunktion

11.3.1 Indikationen

- V.a. infektiöse ZNS-Erkrankung (Meningitis, Enzephalitis)
- Raumforderung mit Liquorzirkulationsstörung
- Intrathekale Therapie

11.3.2 Kontraindikationen

- Erhöhter Hirndruck
- Augenspiegelung beider Augen: Bei Stauungspapille > 3 dpt. Prominenz evtl. CCT durchführen

11.3.3 Material

- Sterile Tücher
- Handschuhe
- Maske
- 5 ml 1 % Lidocain mit Kanülen
- Bevorzugt atraumatische Spinalnadel (z. B. 22 G)

11.3.4 Durchführung

Punktionsstelle

- Orientierung: Kreuzungspunkt der Verbindungslinie beider Darmbeinschaufeln mit der Wirbelsäule = Höhe L3 / L4
- L4 / L5 oder L3 / L4 zwischen den Dornfortsätzen mit Daumennageldruck markieren

Vorbereitung

- Patient aufklären, evtl. Prämedikation (z. B. Dormicum® 2,5 – 5 mg i.v.)
- 30 Min. vor Liquorpunktion venöse Blutentnahme zur Blutzuckerbestimmung
- 3 sterile Röhrchen mit Nr. 1, 2, 3 beschriften
- Während der Punktion mit dem Patient sprechen und Vorgang beschreiben
- Lagerung: Patient in Embryohaltung, Rücken an der Bettkante oder sitzend (mit Helfer)
- Haut 3-mal großflächig desinfizieren (Kat. II)

Punktion

- Evtl. Lokalanästhesie i.c. und interspinal
- Spinalnadel mit Mandrin durch die Haut stechen: Zielrichtung schräg nach kranial Richtung Bauchnabel; nach Überwinden des Widerstandes des derben Lig. interspinale Nadel vorsichtig weiter vorschieben; Nadelöffnung soll nach lateral zeigen
- Zwischendurch Mandrin herausziehen, einige Sek. warten und kontrollieren, ob schon Liquor abtropft, sonst Nadel mit Mandrin langsam weiter vorschieben
- Liquor in Röhrchen sammeln (je etwa 1 ml), Reihenfolge beachten
- Nadel herausziehen, steriles Pflaster, Punktionsstelle einige Min. komprimieren
- Patient soll 1 Std. flach auf dem Bauch liegen, mit Sandsack auf der Punktionsstelle
- Bei Neigung zu Kopfschmerzen prophylaktische Flachlagerung für 24 Std.

11.3.5 Komplikationen

Bei korrekter Durchführung kein Risiko außer dem postpunktionellen Syndrom:

- Diffuse Kopfschmerzen
- Übelkeit
- Ohrensausen
- Ohnmachtsneigung für 1 – 2 d nach der Liquorentnahme.

Prävention: 24 Std. Bettruhe nach der Punktion
Therapie: Strenge Bettruhe, vermehrte Flüssigkeitszufuhr (1 l/24 Std. zusätzlich trinken), evtl. Infusion von 1 l Elektrolytlösung in 24 Std., 1–2 g ASS/24 Std. (umstritten), ggf. Blutpatch

11.3.6 Diagnostik

- Inspektion (eitrig?, blutig?)
- Zellzählung
- Differenzialbild
- Zuckergehalt (↓ bei bakterieller Infektion, normal ca. 70 % des BZ)
- Quantitative Proteinbestimmung
- Elektrophorese (IgG, IgA, IgM, monoklonale IgG-Banden) im Vergleich mit Serumproteinen
- Nach Zentrifugation: xanthochromer Überstand → Hinweis auf Einblutung in den Liquor
- Mikrobiologie:
  - Mikroskopisches Direktpräparat (Gramfärbung)
  - Bakteriologische Kultur (Pneumokokken, Meningokokken, Haemophilus influenzae, Listerien, Enterobacteriaceae, Pilze)

11.4 Knochenmarkpunktion

Punktion (Sternum, aber auch Becken) ergibt Aspirationszytologie.
Biopsie ergibt Histologie.

11.4.1 Indikationen

- Hämatologische Erkrankungen
- Indikation für Knochenmarkbiopsie: Aspiration ohne Materialgewinn (punctio sicca)
- Mitbeurteilung des Knochens und der Gefäße, z. B. bei V. a. nicht-leukämische Lymphome, chronische myeloproliferative Syndrome, Panmyelopathie, granulomatöse Markveränderungen, Markfibrose, Knochenmark-Metastasen
- Diskrepanz zwischen Blutbild und Knochenmark-Zytologie

11.4.2 Kontraindikationen

- Entzündung im Punktionsbereich
- Schwere plasmatische Koagulopathie (z. B. Hämophilie, ggf. Gerinnungsschutz)
- Zusätzliche Kontraindikation für Sternalpunktion: Aortenaneurysma, Z. n. Sternotomie

11.4.3 Material

- Spezialpunktionsnadel (mit Hemmschloss gegen zu tiefes Eindringen bei Sternalpunktion)
- Yamshidi-Stanznadel (Beckenkammbiopsie)
- 10 ml Lidocain 1 %
- Für Aspiration 2 oder 5 ml-Spritze (und 0,5 ml Natriumzitrat)
- Sterile Handschuhe
- Sterile Kompressen
- Objektträger

11.4.4 Durchführung

Die Beckenkammpunktion ist technisch schwieriger als die Sternalpunktion, aber weniger schmerzhaft und ungefährlicher und sollte daher bevorzugt werden.

Beckenkammpunktion

Punktionsstelle

Spina iliaca posterior superior oder anterior superior

Vorbereitung

- Patient entweder in Bauchlage, Rolle unter dem Becken, in Seitenlage mit angewinkelten Knien
- Ggf. Prämedikation mit Benzodiazepin
- Rasur, Desinfektion Kat. II der Punktionsstelle

Punktion

- Tasten des Beckenkamms und der Spina iliaca (lateraler Punkt der Michael-Raute)
- Infiltrationsanästhesie s.c. und bis auf das Periost
- Stichinzision der Haut. Einführen z. B. einer Yamshidi-Nadel (der Nadel liegt eine ausführliche Anleitung bei); mit stärkerem Druck unter leichter Drehung Durchstoßen der Kortikalis; bei nachlassendem Widerstand ist die Knochenmarkshöhle erreicht
- Wenn Biopsie gewünscht ist: Mandrin herausziehen und Hohlnadel unter rotierenden Bewegungen ca. 3 cm in die Spongiosa eindrehen (geringer Wider-

stand), zum Abscheren des Stanzzylinders die Nadel mehrmals rasch drehen; Stanznadel und Stanzzylinder vorsichtig herausziehen und den Stanzzylinder mit einem Draht in ein Röhrchen mit Formaldehyd geben
- Für Aspirationszytologie: Sternalpunktionsnadel ohne Hemmschloss vorsichtig einführen, Mandrin herausziehen und Spritze aufsetzen; rasch Knochenmark aspirieren (bei zu langer Aspiration Kontamination durch Markblut möglich); Aspiration ist schmerzhaft (typischer ziehender Schmerz, Patient zur Ablenkung tief einatmen lassen); Ergebnis kontrollieren: Bröckel nach Ausspritzen auf die vorbereiteten Objektträger? Ggf. Aspiration an anderer Stelle wiederholen
- Nach Entfernung der Nadel Punktionsstelle komprimieren, ggf. Naht, Pflasterverband, Kompression durch Sandsack
- Zügige Weiterverarbeitung: Aspirat auf mit Natriumzitrat betropfte Objektträger aufbringen und ausstreichen
- Zusätzlich peripheren Blutausstrich (EDTA-Röhrchen) ans Labor schicken (genaue klinische Angaben!)

Sternalpunktion

> ! Nur in Ausnahmefällen indiziert, da risikoreich, schmerzhaft und schlechte Materialausbeute.

Punktionsstelle

Corpus sterni in Höhe des 2.–3. ICR, etwas lateral der Mittellinie des Sternums.

Vorbereitung

☞ Beckenkammpunktion

Punktion

- Aspirationsnadel (Hemmschloss je nach Hautdicke etwa 3–5 mm oberhalb der Haut einstellen) mit einer gleichmäßigen Drehbewegung bis auf das Periost einstechen
- Hemmschloss wieder auf 3–5 mm über Hautniveau verstellen und mit kurzem Druck bis ins Knochenmark (nachlassender Widerstand) vorschieben
- Weiteres Vorgehen entspricht der Aspiration bei Beckenkammpunktion

11.4.5 Komplikationen

Potenziell tödliche Komplikation bei Sternalpunktion bei Verletzung großer Gefäße, Herzbeuteltamponade und Pneumothorax.

11.4.6 Diagnostik

- Knochenmark-Biopsie (Stanzzylinder): Histologie und Immunhistologie
- Knochenmark-Aspirat:
  - Aspirationszytologie: 1 ml EDTA
  - Immunzytologie: 0,5 ml stabilisatorfreies Heparin, z. B. Heparin-Novo oder 1 ml EDTA
  - Zytogenetik: 0,5 ml stabilisatorfreies Heparin, z. B. Heparin-Novo
  - Molekularbiologie: 0,5 ml stabilisatorfreies Heparin, z. B. Heparin-Novo

11.5 Portbenutzung

Subkutan implantierter zentraller Venenzugang. Der Port besteht aus einem Reservoir (Durchmesser: 3–4 cm), das mit einer ca. 1 cm dicken Silikonmembran verschlossen ist (☞ Abb. 11.5-1). Die Membran kann ca. 5000-mal angestochen werden, der Port verbleibt meist lebenslang.

11.5.1 Indikationen

- Längerfristige parenterale Ernährung
- Applikation von systemischer und lokaler Zytostatikatherapie (z. B. bei Lebermetastasen)
- Dauerhafte Gabe Venen reizender Medikamente (z. B. CMV-Therapie bei AIDS)
- Bei Patient mit extrem schlechten peripheren Venen
- Zur Schmerztherapie

> Indikation zur Implantation früh stellen, da weniger Komplikationen bei noch gutem AZ.

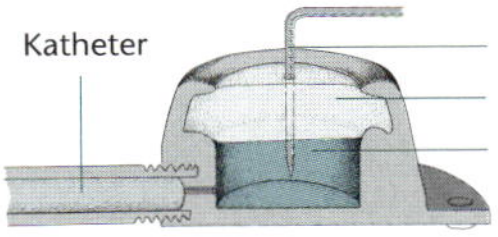

Abb. 11.5-1: Port-System

11.5.2 Kontraindikationen

- Koagulopathie
- Erhöhtes Narkoserisiko
- Problematisch bei i.v.-Drogenabusus; **cave:** möglichst keine Blutentnahme wegen Kontamination
- Möglichst keine Implantation bei Fieber bzw. rezidivierenden Fieberschüben, da Gefahr der septischen Besiedlung

11.5.3 Implantation

Vorgehen

Operativ in lokaler oder meist Vollnarkose. Vom Reservoir führt ein Katheter in eine zentrale Vene (meist rechte V. basilica oder rechte V. subclavia bzw. jugularis). Das Reservoir wird auf dem M. pectoralis fixiert.

Häufige postoperative Komplikationen

- Lokale Wundinfektion
- Hämatom
- Serom
- Dislokation des Reservoirs
- Kathetersepsis.

Idealerweise sollte nach Operation ca. 1 Woche bis zum Anstechen des Port bei reizlosen Wundverhältnissen vergehen.

> Keine ZVD-Messung.
> Ist ein Portsystem erst bakteriell besiedelt (z. B. mit Staphylococcus epidermidis), ist eine Sanierung auch mit gezielter Antibiotikagabe oft nicht mehr erreichbar; deshalb aseptisches Vorgehen und intensive Patienten-Schulung.
> Die Applikation der Infusionsnadel und das Anlegen der Infusion sollten nur durch erfahrene Mitarbeiter erfolgen.
> Keine Injektionen in das Portsystem mit normalen Kanülen, da diese Stanzdefekte verursachen.
> Bei Widerstand Injektion abbrechen.

11.5.4 Injektion in Port

Material

- Nadeln, die keine Stanzdefekte (Huber-Schliff) bewirken, verwenden, z. B. Farmacia-Gripper-Nadeln®, mit 90° gewinkelter Kanüle
- Desinfektionsmittel
- Sterile Handschuhe
- Sterile Kompressen
- Evtl. Tegaderm®-Pflaster
- PVP-Salbe
- NaCl 0,9 %
- 10 ml-Spritzen
- 2500 IE Heparin
- Evtl. steriles Lochtuch

Durchführung

- Verband entfernen, Desinfektion, ggf. alte Nadel entfernen, hierbei Port mit der anderen Hand fixieren, Inspektion der Wunde bzw. Injektionsstelle (z. B. Hämatome, Abszess), erneute, großflächige, mehrmalige Desinfektion
- Ab jetzt obligat steriles Arbeiten: Fixieren des Ports unter der Haut und sicheres Lokalisieren der membranösen Seite; die Nadel senkrecht durch die Haut und Membran stechen, bis Kontakt zum Portboden sicher gespürt wird; Injektion von 10 ml NaCl 0,9 %; das Injizieren muss leicht erfolgen, bei möglichem Zweifel an Lokalisation der Nadel evtl. Aspiration von Blut; Anschließen der Infusionen bzw. Injektion; keine kleineren Spritzen als 10-ml-Spritzen verwenden, da sonst ein zu hoher Druck aufgebaut werden kann mit der Gefahr der Diskonnektion
- Nach Abschluss jeder Manipulation, Injektion oder Infusion obligates Spülen des Portsystems mit Heparin-Block (z. B. 200 IE Heparin auf 2 ml NaCl 0,9 %), danach Verschluss der Klemme an der Portnadel; Verband (evtl. lokale PVP-Applikation) oder Entfernen der Nadel; die Nadel kann bei guten Wundverhältnissen ca. 1 Woche belassen werden
- Blutentnahme: grundsätzlich Blutentnahme primär aus peripheren Venen; falls nicht möglich, Durchgängigkeit prüfen, zur Vermeidung von Laborfehlern fraktionierte Entnahme von jeweils 3-mal 3 ml Blut und verwerfen vor eigentlicher Blutentnahme, nach Beendigung fraktioniertes Spülen mit 3-mal 3 ml NaCl 0,9 %, danach Heparin-Block (s. o.)
- Zur Vermeidung von Proteinablagerungen bei hoher Gebrauchsfrequenz des Systems einmal wöchentlich Spülung mit Alkohol (5 ml Äthanol 95 % auf 5 ml NaCl 0,9 %), langsame Injektion
- Bei längerem Nichtgebrauch: Spülung alle 4 Wochen mit mind. 10 ml heparinisiertem NaCl 0,9 %
- Infusionsgeschwindigkeit nicht zu langsam (Thrombosierungsgefahr)

System darf ohne Heparin-Block nie unbenutzt bleiben, deshalb Infusion nicht einfach abstellen.
Sog in herznahen Venen: Gefahr der Luftembolie, daher Schlauchende nie offen lassen, immer abklemmen, nie Nadel ohne aufgesetzte Spritze verwenden. Luftfreie Systeme.
Beim Port besonders zu beachten: Nadel nur während laufender Injektion des Heparin-Blocks herausziehen.
Bei Komplikation sofort Kontakt mit Facharzt oder mitbehandelnder Klinik aufnehmen.

11.5.5 Komplikationen

- Lokale Infektionen
- Kathetersepsis (Therapie: nach Blutkultur peripher und venös z. B. Vancomycin 2-mal 1 g/d über den Port)
- Blutungen beim Anstechen
- Abrisse des Katheters
- Dislokationen des Reservoirs
- Thrombotischer Verschluss des Katheters
- Thrombosen (Armvenen = Paget-von Schroetter-Syndrom)

III Spezieller Teil

12 Gynäkologische Tumoren

Nadia Harbeck, Marion Kiechle, Stefan Paepke, Barbara Schmalfeldt

12.1 Mammakarzinom

Nadia Harbeck, Marion Kiechle

12.1.1 Epidemiologie

- **Vorkommen:** häufigste Krebserkrankung der Frau, derzeit erkrankt in westlichen Industrieländern etwa jede 8.–10. Frau im Laufe ihres Lebens; stellt ca. 26 % aller weiblichen Krebserkrankungen; es ist mit ca. 17 % die häufigste Krebstodesursache bei Frauen; für Frauen zwischen dem 40. und 55. Lebensjahr die häufigste Todesursache; ca. 1 % aller Mammakarzinome treten bei Männern auf
- **Inzidenz:** für Deutschland schätzt man 47000 Neuerkrankungen pro Jahr
- **Mortalität:** 19000 Patientinnen, die jedes Jahr an ihrer Erkrankung versterben; die Mortalität sinkt in mehreren westlichen Industrieländern wie Großbritannien oder den USA seit 1990, als Ursache hierfür werden ein verstärktes Mammographie-Screening und eine verbesserte systemische Therapie angenommen

12.1.2 Ätiologie

Ca. 5 % aller Mammakarzinome sind durch bekannte familiäre Genveränderungen bedingt („hereditär"), die übrigen Karzinome entstehen spontan („sporadisch").

Sporadisches Mammakarzinom

Exogene Hormone

- Orale Kontrazeptiva: kein nachweisbarer Einfluss auf erhöhtes Brustkrebsrisiko
- Hormonersatztherapie (HRT): Langzeitanwendung von Östrogenen scheint Brustkrebsrisiko zu erhöhen, wobei Risikoerhöhung auf Zeit der aktuellen Östrogensubstitution beschränkt ist. Die Nurses' Health Study zeigt ein relatives Risiko von 1,47 (95 % Konfidenzintervall: 1,22–1,76) bei aktuellen Anwenderinnen mit HRT > 5 Jahre.

Endogene Hormone

Frühe Menarche gefolgt von später Menopause erhöhen das Karzinomrisiko, ebenso hohe endogene Östrogenspiegel bei postmenopausalen Frauen.

Risikofaktoren

Etwa die Hälfte aller Mammakarzinomerkrankungen in den USA lassen sich durch folgende Risikofaktoren erklären:

- Höheres Alter bei erster Geburt
- Nulliparität
- Familiäres Auftreten von Mammakarzinom
- Höherer sozioökonomischer Status
- Frühe Menarche
- Benigne Mammabiopsie in Eigenanamnese.

Spezielle Computerprogramme wie das Gail-Modell berechnen das individuelle Risiko, an einem Mammakarzinom zu erkranken (www.bcra.nci.nih.gov/brc/).

Hereditäres Mammakarzinom

Etwa 5 % aller Mammakarzinome entstehen aufgrund von Keimbahnmutationen in dafür prädisponierenden Genen und unterscheiden sich von sporadischen Mammakarzinomen durch:

- Früheres Erkrankungsalter
- Höhere Prävalenz bilateraler Mammakarzinome
- Häufung assoziierter Krebserkrankungen (v.a. Magen-Darm-Trakt, Lungen-, Pankreas-, Nieren-, Blasen-, Ovarialkarzinome, Leukämien) in betroffenen Familien.

Bei rund 50 % der hereditären Mammakarzinome liegt eine autosomal dominant vererbte Mutation in einem der beiden „Breast Cancer Gene", **BRCA1** oder **BRCA2**, vor. Frauen mit einer solchen Mutation haben ein lebenslanges Risiko von 80–90 %, an einem Mammakarzinom, und von 30–60 %, an einem Ovarialkarzinom zu erkranken. Dieses hohe Erkrankungsrisiko macht interdisziplinäre Empfehlungen zur Beratung, genetischen Testung und Prävention erforderlich. Neben der primären Prävention (Verhinderung des Krankheitsauftretens) durch operative oder endokrine Therapiemaßnahmen stehen im Rahmen der sekundären Prävention die diagnostischen Möglichkeiten der intensivierten Krankheitsfrüherkennung zur Verfügung.
Die Existenz eines dritten oder weiterer hochpenetranter Suszeptibilitätsgene wird vermutet und ist derzeit Gegenstand intensiver Forschung. Sehr selten anzutreffen sind Keimbahnmutationen in dem Tumorsuppressorgen

p53 (Li-Fraumeni-Syndrom) oder Defekte im **atm-Gen** (Ataxia teleangiectatica) und **pten/mmca1-Gen** (multiples Hamartom- oder Cowden-Syndrom). Auch das **chk2-Gen** wurde als ein Brustkrebsprädisponierender Faktor vorgestellt, der mit einer Inzidenz von etwa 1 % zum familiären Mammakarzinom beitragen soll.

Prävention

Primäre Prävention

Primäre Prävention versucht, die Entstehung des Mammakarzinoms zu verhindern:

- Eine **gesundheitsbewusste Lebensweise** mit regelmäßiger körperlicher Aktivität, Vermeidung von Übergewicht, Reduktion des Alkoholkonsums, sowie Steigerung der Obst- und Gemüseaufnahme spielt hier eine wichtige Rolle.
- Die langfristige Einnahme des **Antiöstrogens Tamoxifen** (20 mg/d) reduziert das Risiko sowohl für invasive als auch nicht-invasive Mammakarzinome bei Frauen mit erhöhtem Brustkrebsrisiko signifikant. Die weltweit größte Präventionsstudie NSABP P1 (n = 13388) wurde nach einer medianen Nachbeobachtung von 4 Jahren wegen eindeutiger Datenlage vorzeitig abgebrochen. In der Tamoxifengruppe war die Mammakarzinom-Inzidenz gegenüber Plazebo halbiert (85 vs. 154). Die weitere Nachbeobachtung dieser Studie ist die Voraussetzung für eine abschließende Beurteilung des Nutzen-Nebenwirkungsverhältnisses.
- Aufgrund des Nebenwirkungsprofils von Tamoxifen (z. B. Endometriumveränderungen, thromboembolische Komplikationen) werden in derzeit laufenden medikamentösen Präventionsstudien neben anderen SERMS (z. B. Raloxifen) auch Aromatasehemmer in der Postmenopause überprüft.
- In Deutschland ist derzeit keine Substanz zur Mammakarzinomprävention zugelassen.
- Bei Frauen mit familiärer Belastung und nachgewiesener BRCA-Mutation kommen neben medikamentösen Präventionsmaßnahmen (Einsatz derzeit nur in Studien!) auch **operative Verfahren** in Frage: Durch eine beidseitige Mastektomie wird das Erkrankungsrisiko signifikant vermindert. Durch die prophylaktische Adnexektomie wird nicht nur das Ovarialkarzinomrisiko signifikant verringert, sondern auch das Mammakarzinomrisiko halbiert.

Sekundäre Prävention

Sekundäre Prävention bedeutet die Früherkennung der Erkrankung, um möglichst hohe Heilungschancen zu haben. Die wichtigste Methode zur Früherkennung („Goldstandard“) beim Mammakarzinom ist die **Mammographie.**

Die **Selbstuntersuchung der Brust** allein bewirkt keine Reduktion der Krebsmortalität und ist somit als Früherkennungsmaßnahme nicht ausreichend. Sie kann jedoch das Körperbewusstsein und die Bereitschaft zur Teilnahme an Früherkennungsprogrammen unterstützen. Strukturierte Programme zur Brustselbstuntersuchung (z. B. MammaCare®) stehen hier zur Verfügung.

12.1.3 Einteilung

TNM-Klassifikation

Die Einteilung des Mammakarzinoms erfolgt in Deutschland nach der TNM-Klassifikation der UICC, die zuletzt 2002 geändert wurde (☞ Tab. 12.1-1).

Tab. 12.1-1: TNM-Klassifikation des Mammakarzinoms

TNM-Stadium	Befall, Größe
pT1	≤ 2 cm: • T1mic: ≤ 0,1 cm • T1a: ≤ 0,5 cm • T1b: ≤ 1 cm • T1c: ≤ 2 cm
pT2	> 2 cm und ≤ 5cm
pT3	> 5 cm
pT4	Tumor mit Ausdehnung auf Brustwand oder Haut: • T4a: Infiltration der Brustwand • T4b: mit Ödem, Orangenhaut, Ulzeration oder Haut-Satelliten-Metastasen ipsilateral • T4c: Kriterien von T4a + T4b • T4d: inflammatorisches Mammakarzinom
N1	Metastasen in beweglichen ipsilateralen axillären Lymphknoten (mind. 10 Lymphknoten)
N2	Vermutete fixierte Lymphknotenmetastasen • N2a: untereinander oder an axilläre Strukturen • N2b: an A. mammaria interna
N3	Evidente Lymphknotenmetastasen • N3a: infraklavikulär • N3b: und/oder entlang der A. mammaria interna • N3c: supraklavikulär
pN0 (i-)/(i+)	Negativer oder positiver immunhistochemischer Nachweis (> 0,2 mm)
pN0 (mol-)/(mol+)	Negative oder positive molekularbiologische Untersuchung (RT-PCR)

TNM-Stadium	Befall, Größe
pN1	Mikroskopischer Befall in 1–3 Lymphknoten axillär oder entlang der A. mammaria interna (klinisch nicht apparent*): • pN1mi: Mikrometastasen > 0,2 mm und ≤ 2 mm • pN1a: nur axilläre Metastasen; mind. ein Lymphknoten > 2,0 mm • pN1b: nur Befall entlang A. mammaria interna mikroskopisch nachgewiesen • pN1c: pN1a + pN1b, aber insgesamt nur 3 positive Lymphknoten
pN2	Mikroskopische Metastasen in 4–9 Lymphknoten axillär oder entlang der A. mammaria interna (klinisch apparent*): • pN2a: nur axilläre Metastasen; mind. ein Lymphknoten > 2,0 mm • pN2b: nur Mikrometastasen entlang der A. mammaria interna
pN3	Metastasen in > 10 Lymphknoten axillär oder infraklavikulär oder entlang der A. mammaria interna (klinisch apparent*) mit 1 axillärem Lymphknoten oder in supraklavikulären Lymphknoten: • pN3a: nur Metastasen axillär oder infraklavikulär, mind. 1 > 2,0 mm • pN3b: nur entlang der A. mammaria interna mit 1 Lymphknotenmetastase axillär oder mit 3 axillären Lymphknotenmetastasen (klinisch inapparent**) nur entdeckt bei Lymphknotendissektion • pN3c: supraklavikuläre Lymphknotenmetastasen
M1	Fernmetastasen

* klinisch apparent = durch klinische Untersuchung + bildgebende Verfahren nachweisbar
** klinisch inapparent = nicht nachweisbar (beides: ausgenommen Lymphszintigraphie)

AJCC-Stadien

Vor allem im angloamerikanischen Sprachraum ist diese Einteilung nach Tumorstadien gebräuchlich (☞ Tab. 12.1-2).

Tab. 12.1-2: AJCC-Stadien des Mammakarzinoms

AJCC-Stadium	TNM		
I	T1*	N0	M0
IIA	T0–T1* T2	N1 N0	M0 M0
IIB	T2 T3	N1 N0	M0 M0
IIIA	T0–2* T3	N2 N1–2	M0 M0
IIIB	T4	N0–2	M0
IIIC	T1–4	N3	M0
IV	T1–4	N0–3	M1

* T1 beinhaltet T1mic

Histologie

☞ Tab. 12.1-3

Tab. 12.1-3: Histologie des Mammakarzinoms

Histologie	M-Klassifikation
Duktales Cis	8500/2
Invasives duktales Karzinom	8500/3
Lobuläres Cis	8520/2
Invasives lobuläres Karzinom	8520/3
Intraduktales und lobuläres Cis	8522/2
Invasiv duktales und lobuläres Karzinom	8522/3
Muzinöses Karzinom	8480/3
Invasiv papilläres Karzinom	8503/3
Tubuläres Karzinom	8211/3
Paget-Karzinom	8540/3
Medulläres Karzinom n.n.b.	8510/3
Undifferenzierte Karzinom	8020/3

Prämaligne Läsionen

- **Duktales Carcinoma in situ (DCIS):** Nicht-invasive Vorläuferläsion des Mammakarzinoms (pTis). Der DCIS-Anteil beim Mammakarzinom steigt aufgrund der zunehmenden Mammographie-Früherkennung und beträgt in den USA bereits etwa 15%. Histologisch ist ein DCIS sehr heterogen und neigt zu Multifokalität bzw. Multizentrizität. Folgende Faktoren sind routinemäßiger Bestandteil im Pathologiebericht: nukleäre Morphologie (Kerngrading), Comedonekrose und Architektur. Mehrere prognostische Scores wurden als Basis für standardisierte Therapieempfehlungen vorgeschlagen. Der Van Nuys Prognose Index (VNPI) wurde anhand retrospektiver Daten erarbeitet, mehrfach modifiziert und berücksichtigt Kerngrading, Tumorgröße, Resektionsrand, Alter. Diese Faktoren sind neben dem postoperativ verbliebenen Mikrokalk die wichtigsten Prognosefaktoren für ein Lokalrezidiv.
- **Lobuläre Neoplasie (LN):** Keine Präkanzerose, aber Indikatorläsion für erhöhtes Karzinomrisiko beidseits (lebenslang ca. 1% pro Jahr). Begriff umfasst alle atypischen Epithelproliferationen der Drüsenläppchen, d.h. die atypische lobuläre Hyperplasie (ALH), das

Carcinoma lobulare in situ (LCIS) sowie das pleomorphe LCIS. Kein charakteristisches klinisches oder mammographisches Erscheinungsbild. Das mikroskopische Erscheinungsbild ist einheitlich mit kleinen, runden Zellen und rund-ovalen Zellkernen in den Drüsenläppchen. LN ist selten (Inzidenz < 5%), tritt zu über 80% in der Prämenopause auf (40.–50. Lebensjahr), das durchschnittliche Erkrankungsalter ist ca. 10 Jahre jünger als beim DCIS. LN als Zufallsbefund in einer Gewebeprobe sollte eine sorgfältige Mammadiagnostik beidseits nach sich ziehen. Bei Nachweis von LN in einer Stanzbiopsie sollte eine offene Biopsie vorgenommen werden, da in ca. einem Drittel höhergradige Läsionen vorliegen können.

Maligne Läsionen

- **Morbus Paget der Mamille:** Intraepidermale Manifestation eines duktalen Mammakarzinoms, meist zusammen mit einem intraduktalen, seltener einem invasiv duktalen Karzinom. Histologische Sicherung bei klinischem Verdacht (z.B. Ekzem oder Erosion der Mamille) zwingend. Therapie richtet sich nach intraduktaler bzw. invasiver Begleitkomponente.
- **Invasive Mammakarzinome:** Die häufigsten histologischen Typen sind:
  - **Invasiv duktales Karzinom:** 65–80%
  - **Invasiv lobuläres Karzinom:** 6–15%
  - Andere Typen, z.B. medullär, tubulär, muzinös, papillär: sind eher selten.
- Das **inflammatorische Mammakarzinom** (pT4d) ist eine klinische Diagnose; durch eine ausgeprägte Lymphangiosis carcinomatosa erscheint die Haut gerötet (Differenzialdiagnose: Mastitis).

Anatomische Regionen (ICD 10)

☞ Tab. 12.1-4

Tab. 12.1-4: Anatomische Regionen des Mammakarzinoms

Tumorlokalisation	ICD 10
Mamille	C50.0
Zentraler Anteil	C50.1
Innerer oberer Quadrant	C50.2
Innerer unterer Quadrant	C50.3
Äußerer oberer Quadrant	C50.4
Äußerer unterer Quadrant	C50.5
Axillärer Anteil	C50.6
Überlappende Lokalisation	C50.8

12.1.4 Klinik

Neu aufgetretene Beschwerden oder Veränderungen an der Brust sollten unbedingt weiter abgeklärt werden. Hierzu zählen:

- Tastbare Knoten
- Schmerzen
- Größenveränderungen
- Entzündungen
- Mamillensekretion
- Hautveränderungen (beispielsweise Orangenhaut = peau d'orange).

Lokalisation des Mammakarzinoms und Häufigkeit in den verschiedenen Quadranten der Brust:

- Prädilektionsstelle oben außen (ca. 50%)
- Am seltensten unten innen (ca. 5%)
- Alle übrigen Lokalisationen (unten außen, unten innen bzw. zentral) etwa gleich häufig (je ca. 15%).

12.1.5 Ausbreitung

Die häufigsten Erstlokalisationen für eine Fernmetastasierung sind: Skelettsystem (~40–50%), Lunge (~20%), Leber (~10%), mehrere Organe gleichzeitig (~15%) sowie seltene Lokalisationen (~ 15%), wie z.B. Gehirn.

12.1.6 Diagnostik

Basisdiagnostik

> Die präoperative Diagnostik sollte Palpation und Mammographie beinhalten. Eine histologische Sicherung sollte bei symptomatischen Befunden oder bei klinisch okkulten, mammographisch suspekten Herden immer angestrebt werden.

Anamnese

■ **Wichtige Fragen zur Risikoabschätzung**

- Alter bei erster Periodenblutung (Menarche)?
- Anzahl der Schwangerschaften, Geburten?
- Alter bei der ersten Geburt?
- Wie lange wurden Kinder gestillt?
- Brustoperationen in der Vorgeschichte? Histologischer Befund?
- Familiäre Belastung mit Mammakarzinom (wer, welches Alter, bilateral)?
- Prämenopause: Datum letzte Periode? Zyklus regelmäßig? Hormonelle Kontrazeptiva?

- Postmenopause: Datum Menopause? Hormonersatztherapie (was, seit wann)?

Wichtige Fragen zur aktuellen Symptomatik
- Was: Knoten, Schmerzen, Entzündung, Flüssigkeitsabgang, Veränderung: Größe, Haut?
- Tastbarer Knoten?
- Einseitig oder beidseitig?
- Seit wann bestehen Beschwerden, Veränderung?
- Beschwerden, Veränderung zyklusabhängig?
- Besteht Schwangerschaft oder liegt Geburt erst kurz zurück?

Klinische Untersuchung
- Inspektion beider Brüste in Ruhestellung und bei Heben und Senken beider Arme
- Palpation beider Brüste im Sitzen und im Liegen
- Palpation der regionalen Lymphabflusswege beidseits (Axilla, infra-, supraklavikulär). Die anatomischen Grenzen der Axilla bilden: V. axillaris (oben) und M. latissimus dorsi (lateral). Je nach Lokalisation zum M. pectoralis minor (medial) unterscheidet man drei Lymphknotenlevel: Level I lateral des M. pectoralis minor, Level II hinter M. pectoralis minor und unterhalb der V. axillaris und Level III medial des M. pectoralis minor und unterhalb der Klavikula.
- Gynäkomastie: Messen von Jugulum-Mamillenabstand

Mammographie
Hier lassen sich direkte Malignitätskriterien (radiologisch dargestellte Tumormasse, Mikrokalzifikationen) und indirekte Malignitätskriterien (Veränderung von Drüsenarchitektur oder Dichte, Asymmetrie der Mammae, Vergrößerung eines Gangs oder Gefäßes in der Brust) feststellen. Die Beurteilung dieser erfolgt nach der **BIRADS-Klassifikation** (Breast Imaging Reporting and Data System des Amercian College of Radiology, ☞ Tab. 12.1-5).

Sonographie
Zusätzlich zu Palpation und Mammographie sinnvoll; hilfreich bei Differenzialdiagnose zwischen soliden und zystischen Befunden. Qualität untersucherabhängig. Wichtige Methode bei minimal invasiver Diagnostik, da einfache Handhabung ohne Strahlenbelastung.

Staging
- Röntgen Thorax
- Oberbauchsonographie

Tab. 12.1-5: BIRADS-Klassifikation des Mammakarzinoms

BIRADS	Diagnose	Weiteres Vorgehen
0	Bildgebende Diagnostik noch nicht abgeschlossen	Weitere Bildgebung
I	Unauffällig	Normale Vorsorge
II	Benigne	Normale Vorsorge
III	Unklar, wahrscheinlich benigne	Kontrolle in 6 Monaten
IV	Suspekt	Histologische Sicherung
V	Malignitätsverdächtig	Histologische Sicherung

- Knochenszintigramm
- Evtl. Labor: z. B. Tumormaker CA 15-3 (ggf. CEA).

Diese erweiterten Stagingmaßnahmen sollten v. a. bei der symptomatischen Patientin bzw. bei einem fortgeschrittenen lokalen Tumorstadium prätherapeutisch durchgeführt werden. Dies ermöglicht, eine primäre M1-Situation (☞ Tab. 12.1-1) stadiengerecht zu behandeln.

Weiterführende Diagnostik
Kernspintomographie
Wird bei der Primärdiagnose nur in Einzelfällen als Zusatzuntersuchung (z. B. Abklärung von Multizentrizität bei mammographisch schwer beurteilbarer Brust vor Brust erhaltender Therapie) herangezogen. Zyklusgerechter Einsatz in der ersten Zyklushälfte empfohlen. Gesicherte Indikationen sind:
- Differenzialdiagnose Narbe bzw. Rezidiv nach der Brust erhaltenden Primärtherapie
- Primärtumorsuche bei axillären Metastasen (CUP-Syndrom)
- Bei Implantaten: Abklärung von verdächtigen Befunde bzw. Defekte

Minimal invasive diagnostische Verfahren
Stanzbiopsie oder Vakuumbiopsie dienen der präoperativen Diagnosesicherung und der Vermeidung unnötiger operativer Abklärung. Meist sonographisch, aber auch Mammographie- oder MRT-gesteuert möglich. Angestrebt wird eine Ratio benigne : maligne von 3(–5) : 1 im Operationspräparat.

12.1.7 Differenzialdiagnosen

Das Brustgewebe besteht aus dem Brustdrüsenkörper mit Brustwarze (Mamille), Warzenhof (Areola), Drüsenläppchen (Lobi) und Milchgängen (Ductus) sowie dem Binde- und Fettgewebe. Differenzialdiagnostisch müssen benigne Veränderungen von malignen Prozessen unterschieden werden. Oft ist weder klinisch noch mammographisch eine differenzialdiagnostische Aussage möglich, sodass eine **histologische Sicherung** erfolgen muss.

> BRCA-1 Mutationsträgerinnen haben gehäuft medulläre Karzinome, die in der Diagnostik wie Fibroadenome aussehen können.

Benigne Veränderungen

- **Fibroadenome:** Häufigste gutartige Knoten in der weiblichen Brust zwischen dem 20. und 40. Lebensjahr. Sie können auch bei älteren Frauen in den Wechseljahren auftreten, insbesondere bei einer Hormonbehandlung. Es handelt sich um eine Vermehrung des Bindegewebes der Drüsenläppchen. Die Entartungswahrscheinlichkeit ist äußerst gering. Meist besteht ein einziger, einseitiger Befund, nur in bis zu 15% kommen mehrere oder beidseitige Fibroadenome vor.
- **Zysten:** Treten auch als tastbarer Knoten in Erscheinung. Bei Mastopathie kommt es oft beidseits zu mehreren Zysten mit zyklusabhängiger Größenveränderung.
- **Mastitis:** Tritt v. a. im Wochenbett (Mastitis puerperalis) auf, ca. 1–2 Wochen nach der Geburt oder bei Frauen bis zum Beginn der Wechseljahre (Mastitis non-puerperalis). In der Regel handelt es sich um eine einseitige, akut auftretende, bakterielle Entzündung. Nach Abklingen der Entzündungssymptomatik sollte eine bildgebende Diagnostik zum Ausschluss eines inflammatorischen Mammakarzinoms erfolgen.
- **Sezerniernde Mamma:** Mamillensekretion (z. B. klar, milchig, blutig) kann spontan oder auf Druck, ein- oder beidseitig auftreten. Galaktorrhö ist ein beidseitiger Abgang von meist milchiger Flüssigkeit, die oft hormonell durch erhöhten Prolaktinspiegel bedingt ist, aber auch durch Medikamente verursacht werden kann. Eine einseitige Sekretion hat oft organische Ursachen in der betroffenen Brustdrüse.
- **Mastopathie:** Häufigste Erkrankung der weiblichen Brust, betrifft in unterschiedlicher Ausprägung bis zur Hälfte aller Frauen, v. a. zwischen 35. und 50. Lebensjahr. Es handelt sich um eine Veränderung des Brustdrüsengewebes, die durch ein hormonelles Ungleichgewicht bedingt ist und in der Regel beidseitig auftritt.
- **Mastodynie:** Beschreibt zyklische Schmerzen und Brustspannen in zweiter Zyklushälfte und ist die häufigste Form von Brustschmerzen. Sie entstehen unter Östrogen-Einfluss. Mastalgie sind ständige, zyklusunabhängige Schmerzen, die auch bei Frauen nach den Wechseljahren auftreten können.
- **Gynäkomastie:** Von Makromastie spricht man, wenn das Gewicht einer Brust 600 g überschreitet oder der Jugulum-Mamillenabstand deutlich über 20 cm liegt. In der Regel tritt Makromastie in der Pubertät auf und ist beidseitig. Selten kommt es erstmals in der Schwangerschaft zu einer Vergrößerung der Brust, die sich jedoch in der Regel nach der Geburt zurückbildet.

Maligne Veränderungen

- **Phylloides-Tumor:** Cystosarcoma phylloides ist ein seltener Tumor (ca. 3%) unklaren Ursprungs, der nur in der Brust gefunden wird. Mittleres Erkrankungsalter 40 Jahre. Meist einseitig, unilokulär, lokal verdrängend wachsend, imponiert oft wie Fibroadenom. Je nach Grad zellulärer Atypien, Mitoseaktivität, Tumorrändern und Stromakomponente wird Läsion als benigne, „Borderline" oder maligne klassifiziert. Therapie ist lokale Exzision, auch im Rezidiv (dann ggf. Mastektomie). Häufig (> 20%) Lokalrezidive. Selten (ca. 5%) Fernmetastasen (v. a. Lunge, Knochen, Leber, Herz, Lymphknoten) als Sarkome, daher dann Systemtherapie wie bei Sarkom.
- **Andere Malignome:** Können auch in der Brust auftreten, wie z. B. Sarkome, maligne Lymphome oder Metastasen anderer Malignome.

12.1.8 Konventionelle Therapie

Präinvasive Läsionen

Duktales Carcinoma in situ (DCIS)

Therapieziel ist die vollständige DCIS-Entfernung mit möglichst großem tumorfreien Rand (ideal > 1 cm).

- Bei **Brust erhaltender Therapie** (BET) sollte eine Nachbestrahlung angeschlossen werden. Bei einfacher Exzision kommt es in 25–50% zu einem Lokalrezidiv, das in etwa der Hälfte der Fälle invasiv ist. Durch **Nachbestrahlung** kann die Lokalrezidivrate mehr als halbiert werden, die 10-JÜR beträgt etwa

95 %. Bislang gibt es noch keine validierten Daten, bei welchen Patientinnen immer auf eine Nachbestrahlung verzichtet werden kann. Im Einzelfall kann unter Abwägung von Nutzen und Nebenwirkungen bei kleinen Tumoren (< 3 cm), großem Randsaum (≥ 1 cm), niedrigem Kerngrading oder niedrigem VNPI (3, 4) auf eine Nachbestrahlung verzichtet werden.

- Ein axillärer Lymphknotenbefall ist bei einem möglicherweise trotz sorgfältiger histopathologischer Aufarbeitung nicht entdeckten (mikro-) invasiven Anteil möglich. Aufgrund der niedrigen Inzidenz befallener axillärer Lymphknoten von unter 2 % ist eine **Axilladissektion** bei BET nicht generell indiziert, bei sehr großem DCIS oder bei Mastektomie kann eine eingeschränkte Axilladissektion (Level I) oder eine Sentinellymphonodektomie vorgenommen werden.
- Bei **einfacher Mastektomie** beträgt die 10-JÜR über 98 %.
- **Tamoxifen** (20 mg/d über 5 Jahre) reduziert nach BET mit Nachbestrahlung und medianer Nachbeobachtung von etwa 5 Jahren die Rate invasiver Lokalrezidive um etwa 44 % und insgesamt die Rate neuer Mammakarzinomereignisse (DCIS/invasiv; ipsi-/kontralateral) um ca. 37 %. Der signifikante Nutzen scheint ausschließlich auf DCIS mit positiven Hormonrezeptoren beschränkt zu sein.
- Beim **Lokalrezidiv** nach BET und Nachbestrahlung ist die einfache Mastektomie die Therapie der Wahl. Die weitere Therapie eines invasiven Rezidivs erfolgt wie beim primären Mammakarzinom.

Lobuläre Neoplasie (LN)

Therapieempfehlungen sind die lokale Exzision und ein sorgfältiges Nachsorgeprogramm. Therapeutisch nicht notwendig sind das operative Erreichen eines möglichst breiten gesunden Randsaums, weitergehende Operationen (ggf. einseitige Mastektomie, Axilladissektion) bzw. Nachbestrahlung. Tamoxifen (20 mg/d über 5 Jahre) reduziert das Rezidivrisiko nach LN um etwa 55 %. Eine präventive Maßnahme ist im Einzelfall auf Wunsch der Patientin nach sorgfältiger Beratung die bilaterale Mastektomie (mit Rekonstruktion).

Primärtherapie bei invasivem Mammakarzinom

Das Mammakarzinom ist bereits bei Erstdiagnose als **potenziell systemische Erkrankung** anzusehen. Rund 90 % der Patientinnen weisen zum Zeitpunkt der Primärtherapie nach eingehender klinischer und apparativer Diagnostik eine auf Brust und Axilla begrenzte Tumorerkrankung (Stadium M0) auf. Dennoch erleidet etwa ein Drittel innerhalb der ersten 5 Jahre ein Rezidiv. Dementsprechend beinhaltet ein modernes Therapiekonzept für eine unter kurativem Ansatz durchgeführte Primärtherapie beim Mammakarzinom ein **multimodales, interdisziplinäres Vorgehen**, bei dem neben lokoregionären Maßnahmen (Operation, ggf. Bestrahlung) die adjuvante systemische Therapie eine wichtige Säule darstellt. Auch für ältere Patientinnen ist die stadien- und standardgerechte Primärtherapie vorteilhaft.

Therapieplanung

Folgende **Faktoren** werden zur Therapieplanung beim primären Mammakarzinom benötigt:

- Obligat:
  - Alter, Menopausenstatus
  - Tumorgröße
  - Nodalstatus (Anzahl befallener Lymphknoten)
  - Grading, histologischer Typ
  - Steroidhormonrezeptorstatus (ER, PR)
  - HER2-Status
- Fakultativ:
  - Gefäßinvasion (Lymphangiosis carcinomatosa)
  - uPA, PAI-1 (☞ weiter unten)
  - Ggf. andere prognostische bzw. prädiktive Faktoren, falls klinisch und methodisch ausreichend validiert

■ Prognosefaktoren

Sie geben Hinweise auf den weiteren Krankheitsverlauf. Beim Mammakarzinom ist der **Lymphknotenstatus** bzw. die Anzahl befallener Lymphknoten der wichtigste Prognosefaktor. Weitere prognostische Hinweise geben die obligat zu bestimmenden Faktoren (s. o.). Eine risikoadaptierte Therapieführung wird angesichts der zunehmenden Inzidenz von Mammakarzinomen im Frühstadium immer wichtiger. Gerade beim nodal-negativen Karzinom, d. h. bei mehr als der Hälfte aller Patientinnen, kommt es aufgrund der aktuellen Konsensusempfehlungen zu einer Überbehandlung. Über 90 % dieser Patientinnen erhalten derzeit eine adjuvante Therapie, meist Chemotherapie, obwohl etwa 70 % bereits durch die lokoregionäre Therapie geheilt sind und keine adjuvante systemische Therapie benötigen.

Beim **nodal-negativen Mammakarzinom** wurden als einzige „neuere" tumorbiologische Faktoren bisher nur die tumor-assoziierten Proteolysefaktoren **uPA** (Plasminogenaktivator vom Urokinasetyp) und **PAI-1** (Plasminogenaktivator-Inhibitor Typ 1) auf höchstem Evidenzniveau („Level of Evidence I") durch eine Metaanalyse und eine prospektive Therapiestudie validiert. Die Bestimmung von uPA und PAI-1 erfolgt im Primärtumorgewebeextrakt mittels ELISA, die kommerziell erhältlichen Tests sind standardisiert und qualitätskontrolliert. Etwa die Hälfte der nodal-negativen Patientinnen haben ein niedriges uPA und PAI-1 im Primärtumor und daher eine sehr gute Prognose, sodass eine adjuvante Chemotherapie nicht indiziert scheint. Nodal-negative Patientinnen mit hohem uPA und/oder PAI-1 haben ein hohes Rezidivrisiko und profitieren von einer adjuvanten Chemotherapie.

Für den Tumorzellnachweis im Knochenmark oder Proliferationsfaktoren (Ki-67, MIB1, S-Phasefraktion, Thymidin Labelling Index) gibt es derzeit noch keine internationale Standardisierung und Qualitätssicherung der Methode, sodass diese Faktoren nicht für die klinische Routine geeignet sind. Alle weiteren neuen Prognosefaktoren (z.B. RNA-Microarrays, Cyclin E, Genprofile) sind derzeit noch Gegenstand der Forschung und sollten nicht zur Therapieentscheidung herangezogen werden.

■ Prädiktive Faktoren

Sie geben Hinweise auf das zu erwartende Therapieansprechen. Klinisch relevant sind:

- Steroidhormonrezeptorstatus (ER, PR): Ansprechen auf endokrine Therapie
- Menopausenstatus: endokrine Therapieart (ovarielle Ablation – Prämenopause; Aromatasehemmer – Postmenopause)
- HER2-Status: Trastuzumab-Therapie.

Weitere „neue" prädiktive Faktoren sind derzeit noch Gegenstand der Forschung und sollten nicht zur Therapieentscheidung herangezogen werden.

■ Therapiestrategie ☞ Abb. 12.1-1

Operative Therapie

Die operative Therapie beim Mammakarzinom sollte onkologische Aspekte sowie den Wunsch der Patientin berücksichtigen. Ziel ist die vollständige Entfernung des Tumors mit gesundem Randsaum sowie ein möglichst gutes kosmetisches Ergebnis. Nach vollständiger lokoregionärer Behandlung (Operation ± Bestrahlung) beträgt das Lokalrezidivrisiko etwa 5–10%. **Methoden** der operativen Therapie sind:

- **Brust erhaltende Operation (BET):** Gleichwertig der Mastektomie hinsichtlich Überlebenswahrscheinlichkeit. Eine BET ist immer anzustreben, wenn aufgrund Tumor-Brust-Relation ein gutes kosmetisches Ergeb-

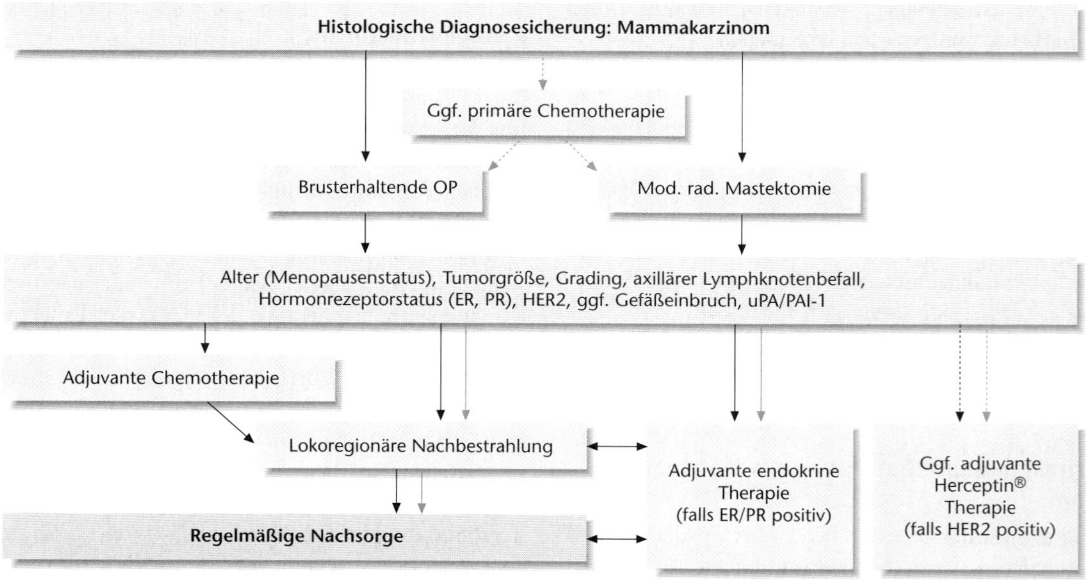

Abb. 12.1-1: Therapiestrategie bei primärem Mammakarzinom

nis zu erwarten ist. Eine BET ist heute bei etwa 70% aller Patientinnen möglich.
Kontraindikationen gegen eine BET:
- Multizentrizität
- Ausgedehnte intraduktale Komponente
- Nachresektion nicht im Gesunden
- Kontraindikation gegen Nachbestrahlung
- Inflammatorisches Karzinom.

- **Modifiziert radikale Mastektomie:** Beinhaltet die Entfernung von Brust, axillären Lymphknoten und Pektoralisfaszie und gilt als Therapieoption, falls eine BET nicht möglich ist.
- **Axilläre Lymphonodektomie:**
  - Therapiestandard: Entfernung ≥ 10 Lymphknoten (Level I + II)
  - Therapieoption, die zunehmend an klinischer Bedeutung gewinnt: **Sentinellymphonodektomie (SNB)**, d.h. Entfernung der den Tumor dränierenden Wächter-Lymphknoten nach Radioaktiv- bzw. Farbmarkierung unter Beachtung der Qualitätskriterien: bei klinisch nicht befallener Axilla und kleinem Tumor (< 3 cm).

Komplikationen der operativen Therapie

Bei konventioneller Axilladissektion (Level I, II) ist in ca. 10% mit Serombildung und in ca. 3–5% mit einem klinisch symptomatischen Lymphödem zu rechnen. Durch frühzeitige Krankengymnastik sowie Vermeidung von lokalen Infektionen und Überanstrengung können die Patientinnen helfen, einem Lymphödem vorzubeugen. Von ärztlicher Seite sind Verzicht auf Bestrahlung der operierten Axilla sowie Beschränkung der Axilladissektion auf die Level unterhalb der V. axillaris wichtig. Da die Komplikationsrate der SLNB sehr viel geringer ist, wird dieses Verfahren zunehmend eingesetzt und bei nicht befallenen Sentinel-Lymphknoten auf die Axilladissektion verzichtet.

Onkoplastische Operationen

Sind bei Primäroperation oder im Intervall möglich:

- Autologe Rekonstruktion: beispielsweise Latissimuslappen, Rektuslappen
- Prothetische Rekonstruktion bzw. Kombination beider Verfahren.

Radiotherapie

Ein strahlentherapeutisches Konsil sollte bei mindestens 90–95% der Patientinnen erfolgen. Vorraussetzung zur Therapieplanung ist die enge Absprache zwischen Operateur und Strahlentherapeut. Beginn der Radiotherapie nach Abschluss der adjuvanten Chemotherapie; eine simultane endokrine Therapie ist möglich.

Bei **Brust erhaltender Operation** ist eine Nachbestrahlung der Brust obligat. Sie reduziert das Lokalrezidivrisiko etwa um das 10-fache. Die Gesamtdosis beträgt 50 Gy (fraktioniert auf 1,8–2,0 Gy/Sitzung). Ein Boost im Tumorbett (Dosis je nach Resektionsrand: 10 Gy bei R0, 16 Gy bei R1) ist sinnvoll, ggf. kann bei älteren Patientinnen im Einzelfall darauf verzichtet werden. Risikoadaptierte Studien zur Boost-Bestrahlung fehlen.

Die Bestrahlung der Brustwand **nach Mastektomie** wird durch ASCO/AGO empfohlen bei:

- ≥ 4 befallene LK
- T4-Karzinom
- Fakultativ bei: T3 Karzinom, R1/R2-Resektion
- Weitere Indikationen nicht ausreichend evidenzbasiert: z.B. T2 > 3 cm, 1–3 befallene Lymphknoten, Multizentrizität, sehr junge Frauen (< 35 Jahre).

Die Bestrahlung der Axilla ist bei ausreichender operativer Versorgung nicht indiziert. Die **Bestrahlung** weiterer **Lymphabflusswege** (supraklavikulär) ist indiziert bei:

- pN2 (TNM-Klassifikation UICC 2002)
- Befall der Axillaspitze (Level III).

Komplikationen der Radiotherapie: i.d.R. nur akute Nebenwirkungen an der Haut (z.B. Erythem, Ödem); spätere kardiale oder pulmonale Komplikationen sind aufgrund der heutigen präzisen Simulations- und Bestrahlungstechniken extrem selten.

Primär systemische Therapie (PST)

Standardtherapie bei:

- Lokal fortgeschrittenem Mammakarzinom
- Inflammatorischem Mammakarzinom.

Therapieoption beim operablen Mammakarzinom (≥ 2 cm) bei Indikation zur Mastektomie und Wunsch nach brusterhaltender Therapie.

Primär systemische Chemotherapie (☞ Tab. 12.1-6)

- Hinsichtlich des Überlebens einer adjuvanten Therapie gleichwertig (NSABP B-18-Studie mit 4-mal AC prä- bzw. postoperativ, ☞ Tab. 12.1-6)
- Zeigt die beste Prognose bei Patientinnen, bei denen nach PST eine komplette pathologische Remission (pCR) erreicht wurde, d.h. im Operationspräparat keine (invasiven) Tumorzellen mehr nachweisbar sind.

- Ermöglicht eine in vivo-Sensitivitätstestung und eine erhöhte Rate an Brust erhaltender Therapie.
- Erzielt das beste Ansprechen bei hormonrezeptor-negativen Karzinomen.
- Erzielt die besten lokalen Remissionsraten (pCR ca. 20%) nach neuesten Daten aus großen randomisierten Therapiestudien durch den (sequenziellen) Einsatz einer anthrazyklin-/taxanhaltigen Therapie.
- Sollte bei Krankheitsprogression (PD) unter Chemotherapie abgebrochen werden und die Operation vorgezogen werden. Ob ein Therapiewechsel (und welcher) bei „no change" Situation (NC)/PD sinnvoll ist, wird derzeit in Studien geprüft.
- Die in Studien untersuchten Chemotherapieschemata für die primär systemische Therapie entsprechen zum Teil den in der adjuvanten Situation verwendeten Therapien (☞ Tab. 12.1-6)

Nebenwirkungen der Chemotherapie sind von den gewählten Substanzen und deren Dosierung abhängig:
- **Akute** Nebenwirkungen beinhalten Myelosuppression mit möglichen Komplikationen (z.B. febrile Neutropenie, Anämie), Alopezie, Fatigue, Übelkeit, Erbrechen sowie substanzspezifische Nebenwirkungen (z.B. Neuropathie bei Taxanen). Zur Primär- oder Sekundärprävention kann eine Supportivtherapie mit Antiemetika, Wachstumsfaktoren (G-CSF) oder Erythropoetin eingesetzt werden. Bei prämenopausalen Frauen kann die Chemotherapie eine vorübergehende oder permanente Amenorrhö bewirken.
- **Langzeitnebenwirkungen** sind oft substanzspezifisch und nicht immer ausreichend bekannt. Eine Standard-Chemotherapie mit Epirubicin ist z.B. mit etwa 1–2% Kardiomyopathie-Risiko und < 0,5% Leukämie-Risiko (AML, MDS) verbunden.

Anschlusstherapie

- Eine **Operation** nach PST ist heute obligat, der Tumor sollte hierbei sicher im Gesunden entfernt werden. Der geeignete Zeitpunkt ist ca. 2–4 Wochen nach dem letzten Chemotherapiezyklus, d.h. nach Durchschreiten des Nadirs.
- Die Indikation zur **Radiotherapie** ist bei Brust erhaltender Therapie immer gegeben. Bei Mastektomie sollte sie nach dem klinischen Befund vor PST gestellt werden.
- Die Indikationsstellung zur sequenziellen **endokrinen Therapie** nach PST ist bei positiven Hormonrezeptoren immer gegeben.

Tab. 12.1-6: Adjuvante Kombinationschemotherapie beim Mammakarzinom (zum Teil auch für die primär systemische Therapie überprüft)

Wirkstoff	Dosierung	Art der Verabreichung	Anwendungszeitraum
FEC-Schema			
5-Fluorouracil	500 mg/m²	i.v.	Tag 1
Epirubicin	100 mg/m²	i.v.	Tag 1
Cyclophosphamid	500 mg/m²	i.v.	Tag 1
Wiederholung Tag 22, 6 Zyklen			
FAC-Schema			
5-Fluorouracil	500 mg/m²	i.v.	Tag 1
Adriamycin	50–60 mg/m²	i.v.	Tag 1
Cyclophosphamid	500 mg/m²	i.v.	Tag 1
Wiederholung Tag 22, 6 Zyklen			
EC-Schema			
Epirubicin	90 mg/m²	i.v.	Tag 1
Cyclophosphamid	600 mg/m²	i.v.	Tag 1
Wiederholung Tag 22, 4–6 Zyklen			
AC-Schema			
Adriamycin	60 mg/m²	i.v.	Tag 1
Cyclophosphamid	600 mg/m²	i.v.	Tag 1
Wiederholung Tag 22, 4–6 Zyklen			
TAC-Schema			
Docetaxel	75 mg/m²	Infusion	Tag 1
Adriamycin	50 mg/m²	i.v.	Tag 1
Cyclophosphamid	500 mg/m²	i.v.	Tag 1
Wiederholung Tag 22, 6 Zyklen			
CMF-Schema			
Cyclophosphamid	• 100 mg/m² • 500–600 mg/m²	• p.o. • i.v.	• Tag 1–14 • Tag 1 und 8
Methotrexat	40 mg/m²	i.v.	Tag 1 und 8
5-Fluorouracil	600 mg/m²	i.v.	Tag 1 und 8
Wiederholung Tag 29, 6 Zyklen			
TC-Schema			
Docetaxel	75 mg/m²	Infusion	Tag 1
Cyclophosphamid	600 mg/m²	i.v.	Tag 1
Wiederholung Tag 22, 4 Zyklen			

Primäre endokrine Therapie

Individuelle Therapieoption bei postmenopausalem, hormonrezeptorpositiven Mammakarzinom und:

- Reduziertem Allgemeinzustand
- Älterer Patientin
- Kontraindikation zur Operation
- Kontraindikation zur Chemotherapie
- Wunsch nach Brust erhaltender Therapie bei primär inoperablem Tumor
- Wunsch der Patientin.

Neue Studienergebnisse zeigen einen Vorteil von Aromatasehemmern gegenüber Tamoxifen. Zur primären endokrinen Therapie in der Prämenopause gibt es keine Daten.

Adjuvante systemische Therapie

Das Mammakarzinom gilt bereits zum Zeitpunkt der Primärtherapie als eine potenziell systemische Erkrankung, bei der einzelne Tumorzellen bzw. Mikrometastasen bereits in den Körper gestreut haben können, obwohl mit herkömmlichen apparativen Untersuchungen keine Metastasierung nachgewiesen werden kann. Ziel der adjuvanten systemischen Therapie ist es daher, diese verstreuten Tumorzellen abzutöten, bevor sie zu manifesten Metastasen werden.

Der einzelnen Patientin kann zum Zeitpunkt der Primärtherapie nur eine Heilungswahrscheinlichkeit angegeben werden; ihr individuelles Rezidivrisiko berechnet sich aus dem Stadium des Primärtumors sowie tumorbiologischen Prognosefaktoren.

Die adjuvante endokrine Therapie und die adjuvante Chemotherapie führen unabhängig voneinander zu einer **Reduzierung des individuellen relativen Rezidivrisikos um jeweils etwa 25 %.** Dies bedeutet, je höher das Rezidivrisiko der einzelnen Patientin, desto höher kann bei Therapieansprechen ihr absoluter Nutzen von der adjuvanten Systemtherapie sein. Bei sehr geringer Rezidivwahrscheinlichkeit und daher geringer zu erwartender absoluter Risikoreduktion spielen deshalb die zu erwartenden Therapienebenwirkungen eine entscheidende Rolle bei der Patientenaufklärung. Computerprogramme können helfen, für die einzelne Patientin das Nutzen-Risiko-Verhältnis zu berechnen (www.adjuvantonline.com).

Übersicht

- Adjuvante Standardtherapien sind derzeit **endokrine Therapie** und **Chemotherapie**. Wichtigstes Entscheidungskriterium ist die endokrine Empfindlichkeit des Tumors, d. h. der Hormonrezeptorstatus.
- Die **adjuvante Antikörpertherapie** mit Herceptin® bei HER2-positiven Tumoren wurde in klinischen Studien an über 12 000 Patientinnen überprüft. Erste Wirksamkeitsdaten rechtfertigen eine einjährige adjuvante Therapie bei HER2-positivem Primärtumor im Anschluss an bzw. gleichzeitig mit einer (neo-)adjuvanten Chemotherapie auch außerhalb von Studien; die entsprechende Zulassung wurde eingereicht. Detaillierte Informationen (z. B. optimale Dauer, optimale Kombination mit anderen Therapiemodalitäten, Langzeitnebenwirkungen) sowie Langzeitergebnisse liegen noch nicht vor.
- Zur **adjuvanten Therapie mit Bisphosphonaten** gibt es derzeit Hinweise aus zwei Studien, dass der orale Einsatz von Clodronat (1600 mg/d über 2 Jahre) das Auftreten von Knochenmetastasen verhindern und zu einem Überlebensvorteil führen kann. Jedoch sind beide Studien heterogen bezüglich der behandelten Patientinnen, die Nachbeobachtung ist noch relativ kurz, eine weitere Studie ist negativ, und eine Zulassung liegt derzeit noch nicht vor. Daher ist die adjuvante Bisphosphonattherapie im Moment noch nicht für die klinische Routine zu empfehlen.

Aktuelle Empfehlungen

(modifiziert nach: AGO 2006, Tumormanual München 2005 und St. Gallen 2005, ☞ Tab. 12.1-7)

■ **Adjuvante endokrine Therapie: Standard und Optionen**

- **Indikationen:**
  - Immer bei „endocrine responsiveness" (ER und/oder PgR positiv)
  - Chemo-endokrine Therapie empfohlen bei erhöhtem Rezidivrisiko, junger Patientin (< 35 Jahre) (junge Frauen < 35 Jahre haben ein signifikant erhöhtes Risiko, am Mammakarzinom zu versterben: ohne adjuvante Systemtherapie verdoppelt gegenüber Frauen 45 – 49 Jahre, mit adjuvanter Chemotherapie jedoch vergleichbar)
- **Zeitpunkt:**
  - Sequenziell nach ggf. indizierter Chemotherapie
  - Zeitgleich bzw. nach ggf. indizierter Bestrahlung möglich
- **Substanzen:**
  - Tamoxifen (TAM) 20 mg/d für 5 Jahre, unabhängig von Alter oder Lymphknotenstatus

Tab. 12.1-7: Empfehlungen der St. Gallen Konsensuskonferenz 2005 zur adjuvanten medikamentösen Therapie beim primären Mammakarzinom (modifiziert nach Goldhirsch et al., Annals of Oncology, 2005). Mögliche Chemotherapieschemata ☞ Tab. 12.1-6

Risikogruppe	Hormonempfindlich (ER und/oder PR in ≥ 10% der Tumorzellen positiv)		Fraglich hormonempfindlich (ER und/oder PR in 1–9% der Tumorzellen positiv)		Hormonunempfindlich (ER und PR in allen Tumorzellen negativ)
	Prämenopausal	**Postmenopausal**	**Prämenopausal**	**Postmenopausal**	
Niedriges Risiko: pT1 und pN0 und G1 und > 35 Jahre und ER und/oder PR positiv und HER2-negativ	• TAM oder • Keine Therapie oder • GnRH	• TAM oder • AI oder • Keine Therapie	• TAM oder • Keine Therapie oder • GnRH	• TAM oder • AI oder • Keine Therapie	Nicht zutreffend
Mittleres Risiko: alle übrigen Fälle	• TAM (+ OFS) (+ CT) oder • CT → TAM (+ OFS) oder • TAM oder • OFS	• TAM oder • AI oder • CT → TAM* oder • CT → AI	• CT → TAM (+ OFS) oder • TAM + OFS (+ CT)	• CT → AI oder • CT → TAM*	Chemotherapie
Hohes Risiko: • 1–3 befallene axilläre Lymphknoten und HER2-positiv • > 4 befallene axilläre Lymphknoten	• CT → TAM oder • CT → TAM + OFS	• CT → TAM* oder • CT → AI	• CT → TAM oder • CT → TAM + OFS	• CT → AI oder • CT → TAM*	Chemotherapie

TAM = Tamoxifen über 5 Jahre
GnRH = GnRH-Analogon über 2–5 Jahre
AI = Aromataseinhibitor über 5 Jahre
OFS = Ausschaltung der Ovarialfunktion (vorübergehend medikamentös durch GnRH oder permanent durch Adnexektomie bds. oder Radiomenolyse)
CT = Chemotherapie
* ggf. AI nach 2–3 oder TAM nach 5 Jahren

- Prämenopause: bei alleiniger endokriner Therapie Ovarsuppression mit GnRH-Analogon (alternativ: Ovarablation operativ/radiogen) für 2–5 Jahre zusätzlich zu Tamoxifen (5 Jahre); bei chemo-endokriner (Tamoxifen) Therapie Nutzen von zusätzlicher GnRH-Gabe nur bei jungen Frauen (< 40 Jahre) gezeigt
- Postmenopause: Aromatasehemmstoffe (AI) als Therapiebestandteil, initial bzw. Sequenz nach 2–3 Jahren TAM bzw. erweiterte adjuvante Therapie nach 5 Jahren TAM

Adjuvante Chemotherapie: Standard und Optionen

- **Indikationen:**
  - Erhöhtes Rezidivrisiko
  - Hormonrezeptornegativer Tumor
- **Zeitpunkt:**
  - Adjuvante Chemotherapie *vor* ggf. notwendiger Bestrahlung
  - Chemotherapie im Rahmen einer Sequenz *vor* ggf. indizierter endokriner Therapie
- **Substanzen** (☞ Tab. 12.1-6):
  - Anthrazykline gelten als Standard-Chemotherapie in der adjuvanten Situation; eine Überlegenheit gegenüber CMF ist nur für 6 Zyklen einer Dreierkombination (z. B. FEC, FAC) oder Sequenz (z. B. E-CMF) erwiesen; die Optimale Dosierung liegt für Epirubicin bei ≥ 30 mg/m^2/Woche und für Adriamycin ≥ 20 mg/m^2/Woche
  - Taxane sollten bei Patientinnen mit nodal-positivem Mammakarzinom eingesetzt werden; Therapie als Sequenz oder in Kombination mit anthrazyklinhaltiger Therapie durchführbar; mögliche Schemata: AC/EC → Paclitaxel; TAC (Docetaxel); 3-mal FEC → 3-mal Docetaxel
  - Anthrazyklinhaltige Schemata:
    FEC (FAC) ist ein anthrazyklinhaltiges Standardschema bei N0 bzw. N+, falls keine Taxane möglich bzw. indiziert sind
    EC (AC) bei N0, falls FEC bzw. FAC nicht möglich ist, die Wirksamkeit ist vergleichbar mit CMF
  - Anthrazyklin-taxanhaltige Schemata:
    TAC bei N+

3-mal FEC (Wiederholung Tag 22), dann 3-mal Docetaxel 100 mg/m^2 (Wiederholung Tag 22) bei N+
4-mal EC bzw. AC (Wiederholung Tag 22), dann 4-mal Paclitaxel (175 mg/m^2) oder Docetaxel 100 mg/m^2 (Wiederholung Tag 22) bei N+
- Anthrazyklin-freie Schemata:
  CMF als erste adjuvante Standard-Chemotherapie in den 70er Jahren, bei N0, Kontraindikation gegen Anthrazykline, Wirksamkeit vergleichbar mit EC (AC)
  TC bei Kontraindikation gegen Anthrazykline (N0 oder N+)

Adjuvante endokrine Therapie

Eine adjuvante endokrine Therapie ist bei **positivem Hormonrezeptorstatus,** d.h. Vorhandensein von Östrogen-(ER-) und/oder Progesteron-(PR-) Rezeptoren auf den Tumorzellen, **immer indiziert**. Ob zusätzlich eine Chemotherapie erfolgen muss, ist vom individuellen Rezidivrisiko abhängig. Bei negativem Hormonrezeptorstatus (ER *und* PR negativ) ist eine endokrine Therapie unwirksam.

Tamoxifen

Tamoxifen (TAM), ein Antiöstrogen, ist in einer Dosierung von 20 mg/d über 5 Jahre die adjuvante endokrine Standardtherapie **prä- und postmenopausal**. Eine kürzere TAM-Therapie ist weniger wirksam, eine Verlängerung (> 5 Jahre) nach heutigem Kenntnisstand nachteilig. Neben einer Verringerung der Mortalität (absolut 10–15% nach 10 Jahren) senkt TAM das Risiko für kontralaterale Mammakarzinome (absolut etwa 50% nach 5 Jahren).

Nebenwirkungen sind v.a. thromboembolische Komplikationen und Endometriumveränderungen (Blutungsstörungen, Endometriumkarzinom), auf den Knochenstoffwechsel hat TAM eine positive („östrogene") Wirkung.

Die präventive Gabe von TAM führt bei gesunden Frauen mit erhöhtem Risiko für ein Mammakarzinom zu einer signifikanten Risikosenkung; daher ist TAM in den USA zur Mammakarzinomprävention zugelassen.

Aromatasehemmstoffe

Aromatasehemmstoffe (AH) hemmen das Enzym Aromatase, das bei postmenopausalen Frauen für die Östrogenbildung aus androgenen Vorstufen im extraovariellen Gewebe (z.B. Muskel, Fett) verantwortlich ist. AH sollten nach heutigem Kenntnisstand bei jeder **postmenopausalen** Patientin Teil ihrer adjuvanten endokrinen Therapie sein. Optimale Dauer und Nebenwirkungsspektrum sowie Zielgruppen für die einzelnen Optionen der adjuvanten AH-Therapie, d.h. initial (upfront), Wechsel nach 2–3 Jahren TAM (Switch/Sequenz) bzw. nach 5 Jahren TAM (extended adjuvant), sind noch nicht ausreichend charakterisiert.

Bei TAM-Kontraindikation bzw. -unverträglichkeit, hohem Rezidivrisiko bzw. bestimmten tumorbiologischen Kriterien ist eine initiale Therapie mit Aromatasehemmern sinnvoll. Daten der ATAC- bzw. der BIG 1–98-Studie zeigen einen Vorteil von Anastrozol (Arimidex®) bzw. Letrozol (Femara®) gegenüber TAM beim rezidivfreien Überleben; Daten zum Gesamtüberleben liegen derzeit noch nicht vor. Die optimale Dauer einer alleinigen adjuvanten AH-Therapie ist nicht bekannt, aus ATAC- und BIG 1–98 gibt es Daten zur 5-Jahres-Therapie als Analogieschluss zu TAM. Für Exemestan (Aromasin®) und Anastrozol zeigen Studiendaten, dass ein Wechsel auf den AH nach 2–3 Jahren TAM für Patientinnen hinsichtlich der Rezidivrate und auch des Gesamtüberlebens von Vorteil ist. Insgesamt beträgt auch hier die Gesamtdauer der endokrinen Therapie 5 Jahre. Die MA.17-Studie zeigt, dass der weitere Einsatz (bis zu 5 Jahre) von Letrozol nach 5 Jahren TAM zu einer signifikanten Verminderung der Rezidivrate sowie bei nodalpositiven Patientinnen auch zu einem verbesserten Gesamtüberleben führt. Auch nach einer Unterbrechung der endokrinen Therapie von bis zu 3 Jahren scheint eine Weiterführung der endokrinen Therapie mit Letrozol noch sinnvoll zu sein. Auch für Anastrozol liegen zur erweiterten adjuvanten Therapie (über 3 Jahre) Daten vor. Bisher bekannte Nebenwirkungen sind v.a. ein erhöhtes Osteoporoserisiko sowie Muskel- und Gelenkbeschwerden.

Ausschaltung der Ovarfunktion

Bei der **prämenopausalen** Patientin ist die Ausschaltung der ovariellen Funktion eine wichtige endokrine Therapiemöglichkeit. Dies kann medikamentös als zeitlich begrenzte Ovarsuppression mittels GnRH-Analoga (z.B. Zoladex® = Goserelin s.c. alle 28 d oder alle 3 Monate; Trenantone® alle 3 Monate) oder permanent als operative Ovarablation oder Radiomenolyse erfolgen. Die Nebenwirkungen entsprechen dem frühzeitigen Einsetzen der Wechseljahre.

Die Therapie mit GnRH-Analoga ist als gleichwertig zu einer CMF-Chemotherapie, die kombinierte GnRH + TAM-Therapie sogar als überlegen zu einer CMF-Chemotherapie anzusehen. Die **Kombination GnRH + TAM** gilt daher bei prämenopausalen Patientinnen bei alleiniger endokriner Therapie in der Prämenopause als endokrine Standardtherapie.

Ob eine GnRH-Therapie zusätzlich zu TAM nach einer Chemotherapie eine Verbesserung der Heilungsaussichten bewirken kann, ist derzeit noch Gegenstand von Studien und kein Standard. Erste Daten weisen daraufhin, dass v.a. jüngere Patientinnen (≤ 40 Jahre) von dieser endokrinen Kombination profitieren.

Die Therapie mit GnRH-Analoga sollte für mind. 2 bis max. 5 Jahre gegeben werden.

■ Chemo-endokrine Therapie

Bei entsprechendem Rezidivrisiko ist zusätzlich zur endokrinen Therapie bei rezeptorpositivem Tumor eine Chemotherapie indiziert. Hierbei gilt Chemotherapie gefolgt von TAM **unabhängig vom Menopausenstatus** als Standard; der zusätzliche Nutzen von GnRH-Analoga ist nicht sicher nachgewiesen (s.o.). Eine gleichzeitige Gabe von TAM und einer anthrazyklinhaltigen Chemotherapie scheint die Wirksamkeit der Chemotherapie um etwa ein Drittel zu vermindern. Daher gilt heute die **sequentielle Gabe**, Chemotherapie gefolgt von endokriner Therapie, als Standard.

Für weitere endokrine Therapieoptionen, die in der metastasierten Situation eingesetzt werden (beispielsweise Fulvestrant, Gestagene), gibt es derzeit aufgrund fehlender Daten keine Indikation in der adjuvanten Situation.

Adjuvante Chemotherapie

Bei rezeptornegativem Karzinom ist eine adjuvante Chemotherapie Standard, bei rezeptorpositivem Karzinom ist in Abhängigkeit vom Rezidivrisiko eine Chemotherapie vor der endokrinen Therapie indiziert.

■ Therapieplanung

Die adjuvante Chemotherapie sollte sobald wie möglich nach der Operation begonnen werden. Eine geringe Verzögerung (z.B. < 21 Tage) ist jedoch nicht von Nachteil.

Die Einhaltung der vorgesehenen Dosisdichte und Dosisintensität ist für den Erfolg einer adjuvanten Chemotherapie ausschlaggebend. Daher sollte die Chemotherapie vor einer evtl. Radiotherapie erfolgen und nicht durch diese unterbrochen werden („Sandwich").

Gebräuchliche Chemotherapeutika in der adjuvanten Situation sind Epirubicin, Adriamycin/Doxorubicin, Cyclophosphamid, 5-Fluorouracil, Methotrexat, Paclitaxel, Docetaxel.

■ Standardtherapie

Als adjuvante Standardchemotherapie gilt heute eine **anthrazyklinhaltige Dreifachkombination** (6 Zyklen FEC bzw. FAC; ☞ Tab. 12.1-6): Anthrazyklinhaltige Polychemotherapien sind dem CMF-Schema (☞ Tab. 12.1-6) insgesamt signifikant (absolut etwa 4%) überlegen hinsichtlich Rezidivrisiko und Überlebenswahrscheinlichkeit. 6 Zyklen CMF sind 4 Zyklen AC (☞ Tab. 12.1-6) gleichwertig, eine Überlegenheit gegenüber CMF konnte bisher nur für eine anthrazyklinhaltige Dreifachkombination bzw. eine Sequenz (Epirubicin → CMF) gezeigt werden. Kombinationstherapien und Sequenztherapien sind bei Standarddosierung gleichwertig. Mindestdosierung in der adjuvanten Therapie: 30 mg/m^2/Woche Epirubicin bzw. 20 mg/m^2/Woche Doxorubicin.

Langzeitnebenwirkungen: Kardiotoxizität (ca. 1,4%; symptomatische linksventrikuläre Dysfunktion) und sekundäre Leukämien (ca. 0,3%) sind bei anthrazyklinhaltiger Polychemotherapie gegenüber nicht Anthrazyklin-haltiger Therapie erhöht. Ältere (> 65 Jahre) oder übergewichtige Patientinnen haben ein erhöhtes Risiko für eine Kardiotoxizität. Die Leukämierate nimmt bei Dosisintensität über Standard oder zusätzlicher Radiotherapie zu.

Beim nodal-positiven Mammakarzinom ist der Einsatz von **Taxanen** (Paclitaxel = Taxol®; Docetaxel = Taxotere®) zusätzlich zur anthrazyklinhaltigen Chemotherapie eine weitere zugelassene Therapieoption. Drei Studien zeigen bisher einen signifikanten Überlebensvorteil nach 5 Jahren für die taxanhaltige Therapie gegenüber einer Anthrazyklin-haltigen Polychemotherapie allein, eine weitere Studie nur einen Vorteil hinsichtlich des rezidivfreien Überlebens. Mögliche Schemata sind (☞ auch Tab. 12.1-6):

- 4-mal AC/EC, dann 4-mal Taxol®
- 6-mal TAC bzw. 3-mal FEC, dann 3-mal Taxotere®.

■ Dosisintensivierung

Bei Erhöhung der Einzeldosis über Standard war bei Anthrazyklin bzw. Cyclophosphamid kein Vorteil nachweisbar. Intervallverkürzung bei zum Teil auch höherer Gesamtdosis mit Unterstützung von Wachstumsfaktoren (G-CSF) scheint beim nodal-positiven Mammakarzinom für eine Anthrazyklin-Cyclophosphamid-Taxan Kombination auch hinsichtlich des Gesamtüberlebens vorteilhaft, die Nachbeobachtungszeit ist jedoch kurz.

Hochdosistherapie mit Stammzellübertragung
Nutzen in Adjuvanz umstritten. Bisher adjuvant nur in einzelnen Studien ein Vorteil nachweisbar, daher nur im Rahmen klinischer Studien durchzuführen.

Therapie beim Lokalrezidiv

Bei ca. 5–10 % kommt es trotz Standard-Primärtherapie zum Wiederauftreten der Erkrankung in der Brust (nach BET) oder an Brustwand bzw. Narbe nach Mastektomie **(Lokalrezidiv)** bzw. seltener im Bereich der ipsilateralen regionären axillären, infra-, supraklavikulären oder Mammaria interna Lymphknoten **(regionäres Rezidiv)**. Bei bis zu 50 % besteht gleichzeitig eine Fernmetastasierung, daher ist neben lokaler Diagnostik ein komplettes Staging notwendig.
Prinzipiell bestehen erneut Heilungschancen bei rein lokoregionärem Rezidiv und vollständiger Entfernung:
- Bei rein lokoregionärem Rezidiv lokale Behandlung (Operation bzw. Bestrahlung) Therapie der Wahl.
- Eine medikamentöse Therapie (endokrin, Chemotherapie) ist nicht Standard, da ein Nutzen hinsichtlich Überlebensvorteil nicht bewiesen ist. Im Einzelfall kann v. a. eine endokrine Therapie sinnvoll sein, Therapiewahl je nach adjuvanter Vortherapie und Ausdehnung des Lokalbefundes.

Palliative Therapie beim metastasierten Mammakarzinom

Therapieführung

Etwa 5–10 % der Patientinnen mit Mammakarzinom haben primär Metastasen; insgesamt treten bei etwa der Hälfte aller Mammakarzinompatientinnen Fernmetastasen auf. Die Überlebenszeit nach Fernmetastasierung beträgt im Median etwa 2 Jahre, sie ist jedoch individuell stark unterschiedlich und entscheidend von klinischen Faktoren wie krankheitsfreiem Intervall nach Primärtherapie sowie Art und Ausdehnung des Organbefalls abhängig. Das metastasierte Mammakarzinom ist nach heutigem Kenntnisstand nicht heilbar, die Therapie wird in **palliativer,** nicht in kurativer Absicht durchgeführt.

Therapieziele sind:
- Langfristiger Erhalt körperlicher Leistungsfähigkeit
- Langfristiger Erhalt guter Lebensqualität
- Linderung tumorbedingter Beschwerden
- Lebensverlängerung.

> Wichtig ist, neben der onkologischen Notwendigkeit die Lebensqualität der Patientin zu berücksichtigen und den zu erwartenden Nutzen einer Therapiemaßnahme den möglichen Nebenwirkungen gegenüberzustellen.

Die **individualisierte, krankheitsadaptierte Therapieführung** in der metastasierten Situation richtet sich nach (☞ Abb. 12.1-2):
- Allgemeinzustand (Karnofsky-Index)
- Beschwerdebild
- HER2-Status
- Metastasierungsmuster
- Progredienz der Erkrankung
- Steroidhormonrezeptorstatus

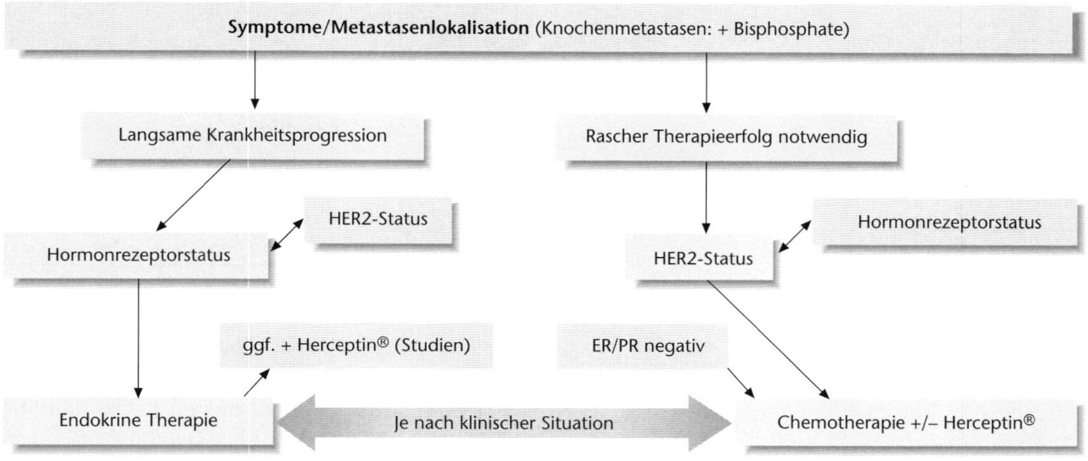

Abb. 12.1-2: Therapiekonzept in der metastasierten Situation

- Vorausgegangene Therapien (adjuvant, palliativ)
- Wunsch der Patientin.

Therapieformen

Endokrine Therapie

- **Indikation:** Therapie der 1. Wahl nur bei positivem Hormonrezeptorstatus
- Bei Nichtansprechen bzw. am Ende der endokrinen Therapiekaskade → Chemotherapie
- Nie gemeinsam mit Chemotherapie, sondern immer sequenziell

Chemotherapie

- **Indikationen:**
  - Nichtansprechen auf bzw. Ausschöpfen der endokrinen Therapie
  - Rasche Progredienz
  - Lebensbedrohliche Metastasierung (z. B. viszeral)
  - Starke Beschwerden
  - Negativer Hormonrezeptorstatus
- Erste Wahl: Monochemotherapie
- Bei hohem Remissionsdruck: Polychemotherapie

Antikörpertherapie

- **Indikation:** HER2-positiver Tumor
- Herceptin®-Einsatz so früh wie möglich
- Kombination mit Chemotherapie bzw. Monotherapie

Bisphosphonate

- **Indikation:** Knochenmetastasen
- Sofort bei nachgewiesener Knochenmetastasierung beginnen
- Dauertherapie

Operation, Bestrahlung

- **Indikation:** je nach Beschwerdebild und Metastasierungsmuster
- Ergänzung zu systemischen Therapiemaßnahmen

Palliative endokrine Therapie

> Bei **positivem** (ggf. bei unbekanntem) **Steroidhormonrezeptorstatus** ist die endokrine Therapie als Therapie der **ersten Wahl** beim metastasierten Mammakarzinom anzusehen.

Eine endokrine Therapie hat einen verzögerten Wirkungseintritt (nach ca. 8–12 Wochen), daher gilt ein hoher Remissionsdruck als Kontraindikation. Die einzelnen endokrinen Therapiemöglichkeiten werden bei Progression der Erkrankung sequenziell im Rahmen einer Therapiekaskade (☞ Tab. 12.1-9) eingesetzt. Ein Wechsel zum jeweils nächsten Schritt erfolgt bei langsamer Progredienz der Erkrankung, bei rascher Progredienz ist ein Wechsel auf eine Chemotherapie sinnvoll. Eine gleichzeitige chemo-endokrine Therapie ist nicht sinnvoll, da hier mit mehr Nebenwirkungen ohne erhöhte Wirksamkeit zu rechnen ist.

Bei einer prämenopausalen Patientin ist die Ausschaltung der ovariellen Funktion ein wichtiger Therapiebestandteil. Eine Metaanalyse konnte aufzeigen, dass die Kombination GnRH mit Tamoxifen der alleinigen GnRH-Analoga Therapie überlegen ist.

Neben den in der adjuvanten endokrinen Therapie gebräuchlichen Medikamenten kommen bei Metastasierung auch Fulvestrant (Faslodex®; ein neuer Östrogenrezeptor-Downregulator), Toremifen (ein selektiver Östrogenrezeptor-Antagonist) und ggf. hochdosierte Gestagenpräparate (Medroxyprogesteronacetat, Megestrolacetat) zum Einsatz.

Tab. 12.1-9: Schematische endokrine Therapiekaskade beim metastasierten Mammakarzinom (nach AGO 2006; Tumormanual Mammakarzinom 2005); individuelle Anpassung je nach Vortherapie bzw. Verträglichkeit bzw. Ansprechen notwendig

	Prämenopause	Postmenopause
1.	GnRH Analogon* + Tamoxifen	Aromatasehemmstoff
2.	GnRH Analogon* + Aromatasehemmstoff	Fulvestrant/Tamoxifen (ggf. Toremifen)
3.	Fulvestrant (+ GnRH-Analogon*)	Gestagen
4.	Gestagen (+ GnRH-Analogon*)	

* Alternativ ggf. ovarielle Ablation (operativ, Radiomenolyse)

Palliative Chemotherapie

> Indiziert bei rascher Progression der Erkrankung, Ausschöpfen der endokrinen Therapiemöglichkeiten oder negativem Hormonrezeptorstatus.

Therapiewahl

Remissionsraten nehmen mit Anzahl der Vor-Chemotherapien ab. Komplette Remissionen selten unter Chemotherapie allein, länger andauernd < 20 %. Objektive Ansprechraten (CR, PR) first line etwa 20–80 % je nach Substanz und Schema. Therapiewahl je nach adjuvanter Vortherapie unter Beachtung kumulativer Toxizitäten.

Individualisierte Therapieführung unter Berücksichtigung der Symptome und Allgemeinzustand der Patientin:

- **Polychemotherapie:** Höhere Remissionsraten und längere Zeit bis zur Progression bei oft höherer Toxizität. Überlebensvorteil gegenüber Sequenz der Monotherapien nicht bewiesen. Einsatz bei hohem Remissionsdruck v. a. als first line-Therapie sinnvoll.
- **Monochemotherapie:** Geringgradig niedrigere Remissionsraten und Zeit bis zur Progression bei besserer Verträglichkeit. Wöchentliche Schemata bieten die Möglichkeit, oft lange und nebenwirkungsarm bei erhöhter Dosisintensität und niedriger Einzeldosis zu therapieren.
- Bei **HER2-positivem Tumor** Chemotherapie möglichst früh (first line) gemeinsam mit Herceptin® (s. u. bei Antikörpertherapie) beginnen. Zugelassene Kombinationen: Taxol® bzw. Taxotere® + Herceptin®. Gute Remissionsraten auch bei Kombination von Herceptin® und Navelbine® oder Platin-Taxan-Kombination durch Studien dokumentiert.

Wichtige Substanzgruppen

Zum Einsatz kommen sollten die wirksamsten nichtkreuzresistenten Einzelsubstanzen (Anthrazykline, Taxane).

- **Anthrazykline:** Doxorubicin bzw. Adriamycin, Epirubicin, liposomale Anthrazykline. Cave: Anthrazyklin-Höchstdosis (Kardiotoxizität!): Doxorubicin ca. 450 mg/m^2; Epirubicin ca. 950 mg/m^2. Liposomale Anthrazykline (beispielsweise Caelyx®, Myocet®) haben weniger Anthrayzklin-typische Nebenwirkungen (z. B. Kardiotoxizität, Alopezie, Neutropenie), jedoch verstärkt spezifische Nebenwirkungen (Hand-Fuß-Syndrom, Stomatitis).
- **Taxane:** Paclitaxel (Taxol®), Docetaxel (Taxotere®). Nebenwirkungen: Myelosuppression, Alopezie, Hautreaktionen, periphere sensorische Neuropathie, Hypersensitiviätsreaktionen (Paclitaxel), Ödembildung (Docetaxel).
- **Vinkaalkaloide:** Vinorelbin (Navelbin®). Nebenwirkungen: Myelosuppression, kaum Alopezie. Verabreichung: i.v., seit kurzem auch oral verfügbar.
- **Antimetaboliten:** Capecitabin (Xeloda®), 5-Fluorouracil (5-FU), Gemcitabin (Gemzar®). Xeloda® ist oral verfügbar, wird v. a. im Tumorgewebe in aktive Substanz (5-FU) umgewandelt. Typische Nebenwirkung: Hand-Fuß Syndrom, kaum Alopezie, Myelosuppression. Gemzar® beim Mammakarzinom v. a. in Kombination (z. B. mit Taxanen) wirksam bei nur gering erhöhter Nebenwirkungsrate.
- **Platinpräparate** (Carboplatin, Cisplatin): neue Daten zu wirksamer Kombination (v. a. first line) mit Taxanen und / oder Herceptin®.

Antikörpertherapie

Der humanisierte Antikörper **Trastuzumab (Herceptin®)** ist gegen den Tyrosinkinaserezeptor HER2 (HER-2/neu, c-erb B2) gerichtet. Es handelt sich hier um die erste zugelassene „neue" tumorbiologische, zielgerichtete Therapie beim Mammakarzinom.

Der **positive HER2-Status** des Primärtumors ist prädiktiv für das Ansprechen auf Herceptin®. Standardnachweismethode für HER2-Positivität ist die immunhistochemische Untersuchung (IHC) des in Paraffin eingebetteten Tumorgewebes (Primärtumor / Rezidiv). Zwei IHC-Testsysteme sind von der FDA (USA Food and Drug Administration) zugelassen:

- HercepTest® (DAKO, Dänemark; pAB A0485),
- INFORM® HER-2/neu (Ventana Medical Systems, USA; mAB CB11).

Immunhistochemisch überexprimieren etwa 25 % aller Mammakarzinome HER2 mit einem IHC Score 2+ oder 3+ (Skala 0–3). IHC 3+ korreliert in etwa 90 % mit HER2-Genamplifikation (Nachweismethode: FISH: Fluoreszenz-in-situ-Hybridisierung; CISH: Chromogene in situ Hybridisierung). Bei IHC 2+ variiert die HER2-Genamplifikationsrate jedoch stark (etwa 25 %) und macht eine Überprüfung der HER2-Positivität mittels FISH vor Indikationsstellung zur Herceptin® Therapie erforderlich.

Herceptin® bewirkt beim metastasierten Mammakarzinom als Monotherapie und in Kombination mit einer Chemotherapie, wie in prospektiven randomisierten Studien nachgewiesen wurde, eine Verlängerung des progressionsfreien sowie des Gesamt-Überlebens. Der möglichst frühzeitige Einsatz (mit first line-Chemotherapie) in der metastasierten Situation bewirkt einen signifikanten Überlebenszeitgewinn gegenüber einer erst späteren Gabe. First line in Kombination mit Chemotherapie sind Ansprechraten von etwa 50–60 % und als Monotherapie von etwa 25–40 % zu erwarten. Neue Daten zeigen auch eine Wirksamkeit von Herceptin® in der primär systemischen und in der adjuvanten Therapie, eine Zulassung besteht für diese Indikationen jedoch noch nicht.

- **Anwendung:** Metastasiertes Mammakarzinom in Kombination mit Chemotherapie (first line) oder als

Monotherapie (second bzw. third line). Zugelassen ist die Kombination Herceptin® mit Paclitaxel bzw. Docetaxel; auch zu anderen Kombinationen (u. a. mit Vinorelbin, Platinderivaten und Taxan) sind hohe Remissionsraten bei guter Verträglichkeit publiziert.

- **Standarddosierung:** „Loading dose" initial 4 mg/kgKG, dann wöchentlich 2 mg/kgKG (ggf. auch 8 mg/kgKG, dann 3-wöchentlich 6 mg/kgKG möglich)
- **Nebenwirkungen:** gut verträglich; evtl. grippeähnliche Beschwerden (v. a. bei Erstinfusion); sehr selten (0,3 %) schwere infusionsassoziierte allergische Reaktion
- **Wechselwirkungen:** keine Kombination Herceptin®/Anthrazyklin außerhalb von Studien, da ca. 20 % Herzinsuffizienz NYHA III/IV bei Kombination mit AC; kein Herceptin® bei ausgedehnter pulmonaler Metastasierung mit Dyspnoe (vereinzelt Todesfälle).
- **Therapiedauer:** Eine Monotherapie mit Herceptin® kann bis zur Progression der Erkrankung weitergeführt werden. Ob bei Progression (unter Kombination mit Chemotherapie) die Antikörpertherapie nach Wechsel der Chemotherapie weitergeführt werden sollte, wird derzeit im Rahmen von Studien geklärt.

Neue Studiendaten zeigen auch mit einem weiteren Antikörper, **Bevacizumab (Avastin®)**, der gegen einen Angiogenesefaktor (VEGF) gerichtet ist, erste Therapieerfolge in Kombination mit Paclitaxel beim metastasierten Mammakarzinom. Welche Patientinnen von dieser Therapie besonders profitieren, ist jedoch noch nicht bekannt.

Andere zielgerichtete Therapeutika wie Antikörper, Immuntherapien bzw. small molecules sind derzeit noch im Stadium der klinischen Prüfung.

Bisphosphonate

Bisphosphonate gehören zur Standardtherapie bei Knochenmetastasen, der häufigsten Organmanifestation beim metastasierten Mammakarzinom. Bei etwa der Hälfte der Patientinnen sind Knochenmetastasen die Erstmanifestation einer Fernmetastasierung, bei insgesamt etwa 70 % kommt es im Verlauf zu Knochenmetastasen. Präparate und Dosierungen ☞ Tab. 12.1-10. Therapiebeginn bei Erstdiagnose der Knochenmetastasen. Die Therapie sollte so lange wie möglich weitergeführt werden.

Bisphosphonate haben eine analgetische und Kalzium senkende Wirkung und führen zur Verminderung von Skelettkomplikationen. Eine lebensverlängernde Wirkung in metastasierter Situation ist nicht nachgewiesen, weshalb die Kombination mit einer weiteren systemischen Antitumortherapie (z. B. Chemo-, endokrine, Antikörpertherapie) empfohlen wird.

Operation und/oder Bestrahlung

Das metastasierte Mammakarzinom gilt als systemische Erkrankung. Radiotherapie und/oder operative Therapiemaßnahmen werden daher in der palliativen Situation meist in Ergänzung zur systemischen Therapie eingesetzt. Die Indikationsstellung sollte abhängig vom Therapieziel interdisziplinär durch Operateur (z. B. Chi-

Tab. 12.1-10: Bisphosphonattherapie beim metastasierten Mammakarzinom (nach Tumormanual Mammakarzinom 2005)

Handelsname (Inhaltsstoff)	Indikation	Dosierung (i.v.)	Infusionsdauer
Aredia® (Pamidronat)	• Tumorinduzierte Hyperkalzämie • Osteolytische Metastasen → Senkung skelettbezogener Morbidität	90 mg alle 3–4 Wochen	2 Std. bei Osteolysen, 6 Std. bei Hyperkalzämie
Zometa® (Zoledronat)	• Tumorinduzierte Hyperkalzämie • Prävention skelettbezogener Komplikationen	4 mg alle 3–4 Wochen	15 Min.
Bondronat® (Ibandronat)	• Tumorinduzierte Hyperkalzämie mit/ohne Knochenmetastasen • Prävention skelettbezogener Komplikationen	6 mg alle 3–4 Wochen oder 50 mg/d p.o.	1 Std.
Ostac®, Bonefos® (Clodronat)	• Tumorinduzierte Hyperkalzämie bei Knochenmetastasen oder durch tumorbedingte Osteodestruktion ohne Metastasen • Osteolyse infolge Knochenmetastasierung solider Tumoren	• Ostac®: 300 mg i.v. bei Hyperkalzämie (Intervall je nach Kalzium und Spiegel) • Bonefos®: Einmaldosis 1500 mg/4 Std. oder 2 Tbl. à 800 mg/d p.o.	2 Std.

rurg, Orthopäde, Neurochirurg), Radio-Onkologen, Gynäkologen und Schmerztherapeuten erfolgen. Mögliche Indikationen:

- Zunehmende Beschwerden
- Akute Gefährdung
- Singuläre Metastasierung.

12.1.9 Nachsorge

Ziele der Nachsorge

- Unterstützung und Beratung: Therapiefolgen, Lebensführung, Erkrankung, psychosozial
- Früherkennung potenziell kurativer Situationen (Lokalrezidiv, Zweitkarzinome)
- Beginn der Diagnostik und Therapie bei Fernmetastasierung
- Qualitätssicherung der Mammakarzinomtherapie: Dokumentation Krankheitsverlauf

Durchführung

Die Nachsorge beim Mammakarzinom (☞ Tab. 12.1-11) ist **symptomorientiert** und besteht aus:

- Ausführlicher Anamnese und gezieltes Erfragen der Beschwerdesymptomatik
- Klinischer Untersuchung
- Mammographie (ggf. auch Sonographie)
- Symptombezogener apparativer Diagnostik

Tab. 12.1-11: Nachsorgeuntersuchungen beim Mammakarzinom (Hellriegel & Schulz, 1994; Tumormanual Mammakarzinom 2005; AGO 2006)

Untersuchung		1.–3. Jahr	4.–5. Jahr	> 5. Jahr
Selbstuntersuchung		Monatlich	Monatlich	Monatlich
Anamnese, klinische Untersuchung		Alle 3 Monate	Alle 6 Monate	Jährlich
Mammographie (☞ Sonographie)	Nach BET	Ipsilateral alle 6 Monate, kontralateral jährlich	Jährlich	Jährlich
	Nach Mastektomie	Jährlich	Jährlich	Jährlich
Gynäkologische Untersuchung		Jährlich*	Jährlich*	Jährlich
Labor, sonstige apparative Diagnostik		Bei Verdacht	Bei Verdacht	Bei Verdacht

* Bei Therapie mit Tamoxifen: halbjährlich (☞ Vaginalsonographie)

- Bestimmung des Tumormarkers CA 15-3 (ggf. CEA): v.a. für die Kontrolle des Therapieerfolges (Therapiemonitoring) bei fortgeschrittener Erkrankung geeignet
- Der Nachweis disseminierter Tumorzellen im Blut oder Knochenmark ist derzeit noch Gegenstand der Forschung.

> Ein Überlebensvorteil für eine „programmierte" Nachsorge mit entsprechend festgelegten Intervallen für eine umfassende apparative Diagnostik konnte bisher nicht gezeigt werden. Der Zeitraum für die Nachsorge beträgt 5 Jahre, anschließend überwiegt der Vorsorgeaspekt.

12.1.10 Prognose

Das Mammakarzinom ist im Primärstadium, d.h. ohne Vorliegen von Fernmetastasen, eine **heilbare Krebserkrankung,** deutlich mehr als die Hälfte aller Patientinnen kann derzeit geheilt werden. In mehreren westlichen Industrieländern, wie Großbritannien oder den USA, ist die Mortalität sinkend. Wichtig ist: je früher die Erkrankung erkannt wird, umso besser sind die Heilungschancen.
Im Einzugsbereich des Tumorregisters München beträgt die **relative Überlebenswahrscheinlichkeit,** d.h. unter Berücksichtigung der Lebenserwartung der Normalbevölkerung, beim primären Mammakarzinom nach 5 Jahren 82,1 %, nach 10 Jahren 69,2 % und nach 15 Jahren 59,7 %.

12.1.11 Datenlage der Therapieoptionen

(☞ Tab. 12.1-12)

Tab. 12.1-12: Datenlage der Therapieoptionen beim Mammakarzinom (Stand: März 2006)

Therapie	Gesicherte Daten vorhanden (EBM 1)	Positive Einzelergebnisse (EBM 2)	Datenlage unsicher (EBM 3)
Präoperativ neoadjuvant	Tumor > 3 cm	Als in vivo-Testung der Chemotherapie	
Postoperativ adjuvant	+		
Palliativ 1st-line	+		
Palliativ 2nd-line	+		
Palliativ 3rd-line		+	
Komplementär		Mistel	

Literatur
1 Early Breast Cancer Trialists' Collaborative Group (EBCTCG): Effects of chemotherapy and hormonal therapy for early breast cancer on recurrence and 15-year survival: an overview of the randomised trials. Lancet 365 (9472), 2005: 1687–1717
2 Goldhirsch A, Glick JH, Gelber RD, Coates AS, Thurlimann B, Senn HJ: Panel members. Meeting highlights: international expert consensus on the primary therapy of early breast cancer 2005. Ann Oncol 16 (10), 2005: 1569–1583
3 Harris JR, Lippmann ME, Morrow M, Osborne CK (Hrsg.): Diseases of the breast. 3. Auflage, Lippincott Williams & Wilkins, Philadelphia, 2004
4 Journal of Clinical Oncology: Reviews Breast Cancer. 23 (8), 2005: 3
5 Singletary SE, Allred C, Ashley P et al.: Revision of the American Joint Committee on Cancer staging system for breast cancer. J Clin Oncol 20 (17), 2002: 3628–3636
6 Tumorzentrum München: Manual Mammakarzinom. 10. Auflage, 2005
7 UICC 2002: TNM classification of malignant tumors. 6. Auflage, Wiley-Liss, Inc, New York

Internetadressen
1 www.ago-online.org: AGO-Organkommission „Mamma". Jährlich aktualisierte, evidenzbasierte Leitlinien für die Behandlung des primären und des metastasierten Mammakarzinoms, zuletzt aktualisiert 2006
2 www.krebsgesellschaft.de: S3 Leitlinie Mammakarzinom
3 zm.web.med.uni-muenchen.de: Manual Tumorzentrum München
4 www.bcra.nci.nih.gov/brc/: Gail-Modell (Mammakarzinom-Risiko)
5 www.adjuvantonline.com: Berechnung von Prognose und Erfolg der adjuvanten Therapie

12.2 Vulvakarzinom

Stefan Paepke

12.2.1 Epidemiologie

- **Vorkommen:** 3–5 % aller Genitalkarzinome
- **Inzidenz:** 2 Neuerkrankungen pro 100 000 Frauen pro Jahr
- **Altersverteilung:** das Prädilektionsalter liegt durchschnittlich bei 65 Jahren und ist dementsprechend mit altersbedingten Komorbiditäten assoziiert; der Anteil jüngerer Frauen scheint jedoch zuzunehmen (10 % < 50 Jahre, 4 % < 40 Jahre)

12.2.2 Ätiologie

Eine eindeutige Ursache konnte bisher nicht gefunden werden. Eigenanamnestisch gehen fast immer und oft auch über längere Zeit Juckreiz und Brennen voraus, oft mit Vorhandensein dystropher Veränderungen. Virale Faktoren werden als Kofaktor für die Tumorgenese angesehen.

Risikofaktoren

Bei den basaloiden und verrukösen verhornenden Plattenepithelkarzinomen der Vulva wird häufig mittels PCR ein positiver **HPV-Nachweis** (**h**umane **P**apilloma**v**iren) geführt. Im Vergleich zu den HPV-negativen Vulvakarzinomen finden sich hier – ähnlich dem Zervixkarzinom – anamnestisch eine frühe Kohabitarche, genitale Verrucae (mit Nachweis onkogener HPV-Typen), eine höhere Zahl von Sexualpartnern und ein auffälliger Zervixabstrich.

Bei jüngeren Frauen finden sich gehäuft multifokale Veränderungen in der Vulva- und Perianalgegend. Immunsupprimierte Patientinnen weisen eine wesentlich höhere Inzidenz auf.

12.2.3 Einteilung

TNM- und FIGO-Klassifikation

Die Stadieneinteilung des Vulvakarzinoms (☞ Tab. 12.2-1) erfolgt aufgrund der unsicheren bildgebenden und palpatorischen Einschätzung des Lymphknotenbefalls chirurgisch und nicht klinisch.

Tab. 12.2-1: TNM- und FIGO-Klassifikation des Vulvakarzinoms

TNM-Stadium	Befall, Größe	FIGO-Stadium
Tis	Carcinoma in situ, vulväre intraepitheliale Neoplasie (VIN III)	0
T1	Tumor begrenzt auf Vulva und/oder Perineum, Tumorknoten in seinem größten Durchmesser ≤ 2 cm • T1a: histologisch ausgemessene Invasionstiefe ≤ 1 mm • T1b: histologisch nachgewiesene Invasionstiefe > 1 mm	I • IA • IB
T2	Tumor begrenzt auf Vulva und/oder Perineum, Tumorknoten in seinem größten Durchmesser > 2 cm	II
T3	Tumor jeder Größe mit Übergreifen auf untere Urethra, Vagina, Anus	III
T4	Befall von oberer Urethra, Blasen- oder Rektumschleimhaut, Beckenknochen	IVA

TNM-Stadium	Befall, Größe	FIGO-Stadium
N1	Unilaterale regionale Lymphknoten-metastasen	III
N2	Bilaterale regionale Lymphknoten-metastasen	IVA
M1	Fernmetastasen inklusive pelviner Lymphknotenmetastasen	IVB

Histologie

Typischerweise (ca. 90%) finden sich im Vulvabereich **verhornende Plattenepithelkarzinome**, seltener nicht verhornende und basaloide Plattenepithelkarzinome mit häufiger Assoziation mit onkogenen HP-Virustypen (M-Klassifikation ☞ Tab. 12.2-2).

Tab. 12.2-2: Histologie des Vulvakarzinoms

Histologie	M-Klassifikation
Plattenepithelkarzinom (PEC) n.n.b.	8070/3
PEC verhornend	8071/3
PEC nicht-verhornend	8072/3
PEC kleinzellig, nicht-verhornend	8073/3
Spindelzellkarzinom	8074/3
Adenoides PEC	8075/3
PEC mikroinvasiv	8076/3
Intraepitheliale Neoplasie CIN I–III	8077/2
Bartholini-Drüsen-Karzinom	8010/3
Adenokarzinom der Bartholini-Drüsen	8140/3

Seltene maligne Tumoren der Vulva ☞ Tab. 12.2-3

Tab. 12.2-3: Seltene maligne Tumoren der Vulva

Bezeichnung	Charakteristika
Sarcoma botryoides (embryonales Rhabdomyosarkom)	Polypoider Tumor, Auftreten bei kleinen Mädchen und Jugendlichen
• Angiosarkom • Lymphangiosarkom • Leiomyosarkom • Kaposi-Sarkom • Epitheloides Sarkom • Malignes fibröses Histiozytom	Je nach Tumorart verschieden
Maligner rhabdoider Tumor	Subkutan im Bereich der Bartholini-Drüsen bei jungen Frauen
Alveoläres Weichteilsarkom	Auftreten im gesamten Genitalbereich, Tumorsubstrat befindet sich unter einer intakten Hautschicht
Angiomyxom	Ausgehend vom mesenchymalen Bindegewebe auch des Dammbereiches mit Tendenz zur Destruktion des Umgebungsgewebes jedoch ohne Metastasierungsgefahr, unbedingte R0-Resektion erforderlich
Vulvamelanom	Ca. 2,5% der malignen Vulvaerkrankungen, klinisch pigmentierte Veränderungen
Keimzelltumoren (endodermaler Sinustumor)	

Anatomische Regionen (ICD 10)

☞ Tab. 12.2-4

Tab. 12.2-4: Anatomische Regionen des Vulvakarzinoms

Tumorlokalisation	ICD 10
Labia majora	C51.0
Labia minora	C51.1
Klitoris	C51.2
Überlappende Region	C51.8
Vulva n.n.b.	C51.9

12.2.4 Klinik

Als Leitsymptome sind zu nennen: Juckreiz, brennendes Gefühl (auch bei der Miktion), Fremdkörpergefühl, trockene Scheide, Blutungen häufig über Jahre.
Klinischer Befund: sichtbare Hautveränderungen anfangs diskret mit lokaler Rötung, weißlichen Belägen, erst spät ulzerös und exophytisch.
Häufig wird der Juckreiz im Bereich der Vulva fehlgedeutet und führt die Patientin in dermatologische Behandlung. Oberflächliche Veränderungen werden ungeachtet der Vielzahl der Differenzialdiagnosen als ekzematöse oder atrophische angesehen und dementsprechend behandelt. Die Verzögerung einer zielgerichteten Diagnostik (histologische Sicherung unter kolposkopischer Kontrolle nach Essig- und Toluidinblaufärbung) kommt demzufolge oft nicht nur durch Verdrängung seitens der Patientin, sondern auch durch ärztliche Fehleinschätzungen zustande.

> Bei nicht abheilenden Epitheldefekten, Ulzerationen, Indurationen im Labienbereich und pigmentierten Veränderungen ist die histologische Klärung zu veranlassen.

Ebenso bei anhaltendem Pruritus, der auf dem Boden einer Dystrophie besteht.

12.2.5 Ausbreitung

Die reiche Lymphgefäßversorgung entspringt einem ausgeprägt dichten und diffusen Netzwerk im gesamten Vulvabereich. Hautlymphbahnen führen zu den inguinalen Lymphknoten um die V. femoralis und zu den externen iliakalen Lymphknoten. Lymphbahnen gehen, insbesondere beim zentralen oder klitorisnahen Vulvakarzinom, auch zur kontralateralen Regio inguinalis.
Eine Ausbreitung über die tiefen Lymphbahnen unterhalb des Leistenbandes oder die inguinalen, hypogastrischen und iliakalen Lymphknoten ist prognostisch besonders ungünstig und im Rezidivfall nach Primäroperation der Regio inguinofemoralis und nachfolgender Bestrahlung bei nachgewiesenem Lymphknotenbefall therapeutisch problematisch.

12.2.6 Diagnostik

Basisdiagnostik

- **Zytologie:** erfordert hohen Erfahrungsgrad; ein negativer Befund spricht nicht sicher gegen das Vorliegen einer präinvasiven oder invasiven Veränderung
- **Histologie:** multiple Biopsien, kolposkopisch gestützt, unter Zuhilfenahme der Toluidinblau- und Essigsäureanfärbung
- **MRT:** von Becken einschließlich der Leistenlymphknoten
- **Labor:** Tumormarker SCC

Staging

Sonographie: Leisten- und Beckenlymphknoten

12.2.7 Differenzialdiagnosen

- Basaliom
- Adenokarzinom
- Melanom

12.2.8 Konventionelle Therapie

Operative Therapie

Vulväre intraepitheliale Neoplasien

Die operative Therapie ist bei Vorliegen von Atypien (VIN III) indiziert und hängt in ihrem Umfang von der Ausbreitung der Veränderungen ab. Anzustreben ist eine komplette Entfernung des betroffenen Bereiches bis in gesundes Gewebe hinein; dies geschieht über einfache lokale Exzision bis zur Skinning-Vulvektomie. Bei relativ hoher Rezidivrate ist eine langfristige Nachkontrolle erforderlich.

Primäres Vulvakarzinom

Eine radikale Entfernung der karzinomatösen und präkanzerösen bzw. dysplastischen Veränderungen mit tumorfreiem Rand von ca. 1 cm ist unbedingtes Therapieziel (s.a. Lokalrezidivrate) und ungeachtet des Alters und evtl. Komorbidität der Patientin anzustreben. Die Deckung des Wundbereiches ist durch die Mobilisationsfähigkeit des Scheiden- und perivulvären Gewebes gegeben. Dazu wird eine **radikale Vulvektomie mit beidseitiger inguinofemoraler Lymphonodektomie** mit separater Schnittführung durchgeführt.
Der relativ uniformen Anwendung der Radikaloperation steht heute eine **individualisiertere Operationsplanung** vornehmlich in den Frühstadien gegenüber, die die Vielfältigkeit der Lokalisationen und Ausdehnung invasiver, präkanzeröser und dysplastischer Veränderungen im Tumorrandgebiet, Tumorgröße und weiterer Risikofaktoren (Grading, Invasionstiefe) und nicht zuletzt die Meinung der Patientin mit einbezieht (☞ Tab. 12.2-5):

- Da im Stadium I bei ausschließlich lateralem Tumorsitz nur in 14% eine ipsilaterale und nur in 1% eine kontralaterale Lymphknotenmetastasierung vorliegt, ist die alleinige ipsilaterale Lymphonodektomie vertretbar.
- In den letzten Jahren hat sich beim generellen Trend der Minderung der operativen Radikalität und der Verhinderung lediglich diagnostischer invasiver Eingriffe die Sentinel-Lymphknotenbiopsie auch beim Vulvakarzinom durchgesetzt (Sensitivität nahe an 100% nach kombinierter blue dye und Technetium-Markierung), wobei hier Langzeitnachbeobachtungen noch ausstehen und die Methode somit ausschließlich unter Studienbedingungen angewendet werden sollte.
- Bei Karzinomen im Stadium I, die die Mittellinie erreichen, sowie in den Stadien II und III sind sowohl

bilaterale als auch ausschließlich kontralaterale positive Lymphknoten nachzuweisen, sodass die beidseitige Lymphonodektomie integraler Operationsbestandteil ist.

- Bei einem inguinofemoralem Lymphknotenbefall und der entsprechenden histologischen Beweisführung durch die intraoperative Schnellschnittdiagnostik kann die extraperitoneale pelvine Lymphonodektomie angeschlossen werden. Ansonsten bestimmt der Lymphknotenbefall die nachfolgende Radiotherapie.

Tab. 12.2-5: Operative Empfehlungen beim Vulvakarzinom in Abhängigkeit von Tumorgröße und Invasionstiefe

Befund	Operationsumfang
Stadium T1 Tumor < 2 cm, Invasionstiefe < 5 mm	Hemivulvektomie oder Vulvektomie ohne Lymphknotenentfernung (Rutledge), ggf. Sentinel-Lymphknotenbiopsie
Stadium T2 Ausschließlich lateraler Tumorsitz ohne Mittellinienkontakt	Hemivulvektomie mit einseitiger inguinofemoralen Lymphonodektomie ggf. nach Sentinel-Lymphknotenmarkierung; vorläufige Daten verweisen auf eine hohe Sicherheit der ausschließlichen Sentinel-Lymphknotenbiopsie mit Schnellschnittdiagnostik bei einer Invasionstiefe < 3–5 mm (Wahrscheinlichkeit des Lymphknotenbefalls zwischen 5–12 %)
Stadium T2 Invasionstiefe > 5 mm, Stadium II mit palpatorisch oder sonographisch suspekten Lymphknoten	Radikale Vulvektomie mit beidseitiger inguinofemoraler Lymphonodektomie
Stadium T3 Mit Befall des vorderen Drittels der Urethra	Wie Stadium T2 mit Entfernung des vorderen Urethradrittels (Kontinenzerhalt hier sehr wahrscheinlich)
Stadium T3 Mit Befall der Vagina und des vorderen Drittels der Urethra	Wie Stadium T2 mit partieller oder kompletter Kolpektomie und Entfernung des vorderen Urethradrittels
Stadium T3 Mit Befall des Dammes und/oder Anus	Radikale Operation bei Befall ausschließlich des Dammes mit Kontinenzerhalt, bei Befall des Anus ggf. Anus praeter-Anlage
Stadium T4	Radikaloperation unter palliativpflegerischen Gesichtspunkten in Abhängigkeit vom Organbefall der Umgebungsorgane, stark in Abhängigkeit von Alter und Komorbidität

> Auf die bilaterale inguinofemorale Lymphonodektomie kann verzichtet werden, wenn eine streng laterale Tumorlokalisation ohne Kontakt zur Mittellinie, zum Klitorisbereich oder zur hinteren Kommissur vorliegt und keine zusätzlichen Risikofaktoren (Invasionstiefe, sehr ausgedehnter Befall) vorliegen.

Als Standardoperation galt lange Zeit die en bloc-Resektion der Vulva und beider inguinofemoraler Lymphknotenregionen nach Way. Entsprechend der unterschiedlichen Tumorgröße in Bezug zur Vulva, des unterschiedlichen Tumorsitzes und der Wahrscheinlichkeit des inguinofemoralen und pelvinen Lymphknotenbefalls je nach Invasionstiefe wurden in den letzten Jahren Modifikationen in die klinische Praxis umgesetzt, die v. a. die Trennung der Schnittführungen beinhalten. Damit ist die an sich problematische und langwierige Wundheilung mit konsekutiver Entwicklung von Lymphseromen, -ödemen und Erysipel deutlich verbessert worden. Allerdings stehen zur Individualisierung der Therapie nur wenig sichere Daten zur Verfügung.

Die genannten Operationsverfahren lassen sich für die zumeist älteren Patientinnen mit höherem Narkoserisiko problemlos in Spinal- bzw. Epiduralanästhesie durchführen. Erfahrungsgemäß führen mit dem CO_2-Laser ausgeführte Operationen zu geringerer intraoperativer Blutung und besseren postoperativen Heilungsergebnissen bei schnellerer Wundheilung. Eine perioperative Antibiotikagabe als kalkulierte Antibiotikagabe ist zu empfehlen.

Postoperative Probleme sind bedingt durch die Ausdehnung der Wundfläche, Alter und damit eingeschränkte Mobilisierungsfähigkeit sowie Komorbiditäten, v. a. eine diabetische Stoffwechselsituation. Mögliche Komplikationen sind: Wundinfektionen, Sekundärheilungen, Erysipel, Lymphzysten in der Inguinofemoralregion mit dem Risiko von Sekundärinfektionen, Lymphödem der Beine.

Radiotherapie

Die primäre bzw. alleinige Radiotherapie ist bei der eher als gering einzuschätzenden Strahlensensibilität des Vulvakarzinoms **nicht ausreichend** und bleibt Sonderindikationen (inoperable Fälle, Komorbiditäten) sowie der ergänzenden Behandlung vorbehalten.

Chemotherapie

Die Möglichkeiten der systemischen Chemotherapie des metastasierten oder wiederholt lokal- und regional metastasierten Vulvakarzinomrezidivs sind limitiert, die Remissionsraten sind niedrig (bis 35%). Eine Indikation zur Chemotherapie besteht daher nur in Ausnahmefällen bei z.B. massivem Lymphstau in den unteren Extremitäten und/oder der Vulva. Eingesetzt werden:

- Cisplatin, 5-Fluorouracil + Leucoverin
- Platinderivate als Monotherapie (Cis- oder Carboplatin)
- Taxane als ultima ratio, ohne dass eine befriedigende Datenlage vorliegt (in Analogie zum Plattenepithelkarzinom der Zervix uteri)
- Topisch angewendete Zytostatika (Miltefosin) zur lokalen Eindämmung bzw. Linderung der Beschwerden und der hygienischen Probleme bei exulzerierten oder multiplen Rezidiven bei Z.n. operativer Sanierung und Bestrahlung
- Interferon.

Rezidivtherapie

Die Lokalrezidivrate liegt bei nahezu 50% (18–51%); dies lässt einerseits den Schluss zu, dass die primären chirurgischen Eingriffe eine nicht ausreichende Radikalität haben, evtl. mit Erhaltenbleiben von dystrophen oder präkanzerösen Veränderungen in den Randbereichen, oder andererseits, dass die die Erkrankung in ihrem Verlauf mit beeinflussenden Kofaktoren nicht verändert werden können.

Ein wichtiger Aspekt ist demzufolge eine engmaschige und über mehr als 5 Jahre hinausgehende Nachsorge, da 50% der Rezidive nach 2 Jahren, aber ca. 20% erst nach 5 Jahren auftreten.

Die zu empfehlende Therapie im Falle des Rezidivs besteht wiederum in der **Exzision** im gesunden Gewebe, was bei kleineren Rezidiven zumeist ohne Schwierigkeiten gelingt. In ausgedehnteren Fällen ist eine plastische Deckung (myokutane Verschiebelappenplastik) notwendig. Problematisch ist das wiederholte Auftreten von Rezidiven (53,8% zweites Rezidiv, 30,8% drittes Rezidiv), wobei die erneute lokale Sanierung schwierig ist.

12.2.9 Nachsorge

Die Nachsorge ist angesichts der Tatsache, dass sich die Mehrzahl der Rezidive innerhalb der ersten 5 Jahre entwickelt, in diesem Zeitraum engmaschig zu gestalten. Halbjährliche Kontrollen mit vulvoskopischer Unterstützung, Essigweiss- und Toluidinprobe führen zu einer Frühdiagnose des Rezidivs, das wiederum chirurgisch saniert werden sollte.

Da auch Spätrezidive möglich sind, sollte die Nachsorge lebenslang gestaltet werden.

12.2.10 Prognose

Bei Befall der inguinofemoralen Lymphknoten sinken die 5-JÜR (☞ Tab. 12.2-6) auf 6–15%, abhängig von der Lokalisation und der Ausdehnung, bzw. auf 8–20% bei pelvinem Befall. Weiterhin korrelieren das schlechte Grading (G3), die ausgeprägtere Invasionstiefe und die flächige Ausdehnung, die sich aber letztlich ebenfalls im Lymphknotenbefall widerspiegeln, mit einer schlechteren Prognose.

Tab. 12.2-6: Stadienabhängige 5-JÜR beim Vulvakarzinom (ohne Einbeziehung des Lymphknotenbefalls)

Stadium	5-JÜR in %
I	82
II	60
III	50
IV	20

12.2.11 Datenlage der Therapieoptionen

(☞ Tab. 12.2-7)

Tab. 12.2-7: Datenlage der Therapieoptionen beim Vulvakarzinom (Stand: März 2006)

Therapie	Gesicherte Daten vorhanden (EBM 1)	Positive Einzelergebnisse (EBM 2)	Datenlage unsicher (EBM 3)
Präoperativ neoadjuvant			+
Postoperativ adjuvant			+
Palliativ 1st-line		+	
Palliativ 2nd-line			+
Komplementär			+

Literatur

1 Hoffmann JS, Kumar NB, Morley GW: Prognostic significance of groin lymph node metastases in squamos carcinoma of the vulva. Obstet Gynecol 66, 1985: 402

2 Kühn W, Pickartz H: Klinische Pathologie des weiblichen Genitale. Edition Gynäkologie und Geburtsmedizin. Wissenschaftliche Verlagsanstalt, Stuttgart, 2001: 97–133

3 Paepke S, Kurzeja R, Lichtenegger W: Problemfall: Das wiederholt rezidivierende und progrediente Vulvakarzinom. Auftreten und Behandlung. Arch Gyn Obstetr 1, 1996: 111
4 Penn I: Cancers of the anogenital region in renal transplant recipients. Analysis of 69 cases. Cancer 58, 1986: 611–616
5 Trimble CL, Hildesheim A, Brinton LA, Shah KV, Kurman RJ: Heterogeneous etiology of squamous carcinoma of the vulva. Obstet Gynecol 87, 1996: 59–64

Internetadresse
www.awmf-online.de: AGO-Leitlinien

12.3 Vaginalkarzinom

Stefan Paepke

12.3.1 Epidemiologie

- **Inzidenz:** selten mit insgesamt 1,8 Neuerkrankungen pro 100 000 Frauen pro Jahr
- **Altersverteilung:** die verschiedenen histologischen Typen des Vaginalkarzinoms weisen eine unterschiedliche Altersverteilung auf, wobei jedoch gilt, dass der Häufigkeitsgipfel bei durchschnittlich 62 Jahren liegt; das hellzellige Adenokarzinom im Zusammenhang mit der Stilböstrolapplikation tritt meist im jugendlichen Alter auf; typische Tumoren des Kindesalters sind das Rhabdomyosarkom und der endodermale Sinustumor (sehr selten)

12.3.2 Ätiologie

Die kausale Genese des häufigsten vaginalen Tumors, des Plattenepithelkarzinoms, und der entsprechenden Tumorvorstufen ist unklar. Zusammenhänge mit der Anzahl der Geburten, einer Familienanamnese oder hormonellen Einflüssen konnten nicht nachgewiesen werden. Nachweisbar ist jedoch das gehäufte Vorkommen von intraepithelialen oder invasiven Veränderungen synchron oder metachron im gesamten unteren Genitaltrakt, woraus die so genannte **Feldtheorie** entwickelt wurde. Diese nimmt eine identische Wirkung von Karzinogenen, wie z. B. Viren (z. B. Humane Papilloma-, Herpes simplex-, Zytomegalieviren), auf alle Strukturen an, die sich aus dem Sinus urogenitalis entwickeln. Prädisponierend ist außerdem eine angeborene oder erworbene Immunsuppression.

Risikofaktoren

Als Risikofaktor für die Entstehung des seltenen hellzelligen Adenokarzinoms ist die Verabreichung von Stilböstrol zur Aufrechterhaltung der Schwangerschaft nachgewiesen worden. Vaginale Präkanzerosen finden sich häufig am Scheidenstumpf von Frauen, die wegen zervikaler Präkanzerosen oder Neoplasien hysterektomiert worden sind.

12.3.3 Einteilung

Vaginale intraepitheliale Neoplasien (VAIN)

Die vaginalen intraepithelialen Neoplasien (VAIN) folgen in ihrer Einteilung analog den vulvären (☞ 12.2.2) oder zervikalen (☞ 12.4.2) intraepithelialen Neoplasien, denen sie auch histologisch gleichen. Sie werden eingeteilt nach der Graduierung:

- VAIN I: geringgradige Dysplasie
- VAIN II: mittelgradige Dysplasie
- VAIN III: schwere Dysplasie und Carcinoma in situ

Sie sind häufig HPV assoziiert, die höhergradigen VAIN öfter mit onkogenen Typen (16, 18, 33), die VAIN I dagegen mit Typ 6 oder 11.

TNM- und FIGO-Klassifikation

☞ Tab. 12.3-1

Tab. 12.3-1: TNM- und FIGO-Klassifikation des Vaginalkarzinoms

TNM-Stadium	Befall	FIGO-Stadium
Tis	Vaginale intraepitheliale Neoplasie (VAIN), Carcinoma in situ	0
T1	Tumor begrenzt auf Vaginalschleimhaut	I
T2	Tumorinfiltration des subvaginalen Gewebes, Beckenwand tumorfrei • T2a: Tumorinfiltration in die Submukosa • T2b. Tumorinfiltration in Submukosa und Parakolpium	II • IIA • IIB
T3	Tumor erreicht Beckenwand und/oder Symphyse	III
T4	Ausbreitung des Karzinoms jenseits des kleinen Beckens oder Infiltration der Rektum- bzw. Blasenschleimhaut	IVA
N1	Regionale Lymphknotenmetastasen (Becken und Inguinalregion)	IVA
M1	Fernmetastasen	IVB

Histologie (☞ Tab. 12.2-2)

Das Vaginalkarzinom entsteht zumeist aus dysplastischen oder präkanzerösen Läsionen. Überwiegend finden sich jedoch vaginale Beteiligungen an lokal fortgeschrittenen Zervix- oder Vulvakarzinomen. Sie kommen als verhornende und nicht verhornende **Plattenepithelkarzinome** vor, deren histologisches Bild denen der Zervix identisch ist.
Raritäten sind die verrukösen und kondylomatösen Karzinome, die mit einer günstigeren Prognose einhergehen, und die Adenokarzinome der Vagina, zumeist hellzellige Adenokarzinome auf dem Boden einer Adenosis vaginae. Weitere seltene Karzinomtypen sind endometrioide Adenokarzinome, die embryonal vom Sinus urogenitalis abstammen, und mesonephrogene oder Gartner-Gang-Karzinome (aus der Tiefe der Vaginalwand entwickelt). Bei Adenokarzinomen sollte geklärt werden, ob es sich um eine vaginale Metastase oder einen Primärherd handelt.

ICD 10

C52

12.3.4 Klinik

Die vaginalen Präkanzerosen sind asymptomatisch.
Mögliche Symptome der karzinomatös veränderten Vaginalschleimhaut bestehen in Fluor und irregulären Blutungen, v.a. post cohabitationem, in der Hälfte aller Fälle. Miktions- und Defäkationsbeschwerden sowie radikuläre Schmerzen sind Spätsymptome, die erst bei großen Tumoren auftreten.

> Jede suspekte Induration oder Ulzeration muss diagnostisch abgeklärt werden.
> Oft treten präinvasive oder invasive Veränderungen im gesamten unteren Genitaltrakt parallel oder metachron auf. Daher sorgfältige Umfelddiagnostik der Läsion(en).

12.3.5 Ausbreitung

Oft finden sich Organ überschreitende Plattenepithelkarzinome, somit ist der primäre Entstehungsort nicht sicher zuzuordnen. Die Ausbreitung des Vaginalkarzinoms erfasst frühzeitig die nahe gelegenen Organe (Rektum, Blase, Urethra). Eine hämatogene Metastasierung findet sich selten.

Die metastatische Ausbreitung erfolgt frühzeitig über die regionalen Lymphknoten, die Invasionstiefe des Tumors korreliert mit der lymphogenen Ausbreitung. Diskontinuierlich über die Lymphbahnen werden von den beiden oberen Dritteln der Vagina vornehmlich die Lnn. obturatorii und iliaci interni (wie beim Zervixkarzinom ☞ 12.4) und vom unteren Drittel die Lnn. inguinales und iliaci externi (wie bei Vulvakarzinomen ☞ 12.2) befallen.

12.3.6 Diagnostik

Basisdiagnostik

- Eingehende Inspektion und Palpation der Vulva und der Inguinofemoralregion
- Gynäkologische Untersuchung mit zytologischer Kontrolle der Portio, Kolposkopie
- Zytologie
- Multiple gezielte Biopsien: für eine histologisch gesicherte Diagnose bzw. zum Ausschluss weiterer präinvasiver Befunde
- Zysto- und Rektoskopie
- Ausscheidungsurographie
- Tumormarker: haben mit Ausnahme des CEA beim Adenokarzinom keine klinische Relevanz

12.3.7 Differenzialdiagnosen

- Squamöse Atypie des Vaginalepithels, eine reaktive Veränderung auf dem Boden einer Entzündung oder eines regeneratorischen Prozesses
- Basaliom
- Melanom
- Rhabdomyosarkom vor dem 6. Lebensjahr
- Metastasen eines Zervix-, Endometrium-, Rektumkarzinoms

12.3.8 Konventionelle Therapie

Therapiegrundsätze

Vaginale intraepitheliale Neoplasien (VAIN)

■ VAIN I und II

Bei jungen Frauen mit gering- und mittelgradigen Dysplasien (VAIN I und II) erfolgt die kolposkopisch-zytologische Kontrolle nach 3 Monaten und anschließend in halbjährlichen Intervallen. Bei Persistenz über 6 Monate ist zumindest bei VAIN II die oberflächliche **Exzision** bzw. **Laservaporisation** zu empfehlen.

Bei postmenopausalen Frauen sollte zuerst eine **lokale Östrogenisierung** als sog. „Aufhellung" erfolgen (z. B. Oekolp-Ovula und -salbe, Oestriol u. ä. Präparate), daran anschließend eine erneute zytologische Kontrolle zur Festlegung der weiteren Therapie.

VAIN III

Das Therapieziel bei Nachweis einer VAIN III ist **die komplette Resektion** mit Erreichen einer großzügigen Schnittrandfreiheit, da die Rezidivrate ansonsten hoch ist. Für solitäre Befunde besteht die Möglichkeit der **CO_2-Laservaporisation.**

Problematisch sind VAIN III-Rezidive nach lokaler Therapie oder ungünstige Lokalisationen am Vaginalstumpf nach Hysterektomie, vor allem, wenn bereits zervikale Dysplasien mit Übergreifen auf die Vagina diagnostiziert wurden. In Einzelfällen kann die partielle Kolpektomie erwogen werden.

> Grundsätzlich hat sich bei abgrenzbaren oberflächlichen, nicht invasiven Herden die Laservaporisation durchgesetzt, da sie eine Gewebedestruktion in der angestrebten Tiefe und eine flächige Anwendung ermöglicht. Der Heilungsverlauf ist nahezu komplikationslos. Sie setzt jedoch eine exakte Lokalisation und die histologische Sicherung normalen Gewebes in den Randzonen voraus.

Vaginalkarzinom

Die Behandlungsplanung orientiert sich v. a. an der Tumorausbreitung und der damit verbundenen Prognose, aber auch an den individuellen Vorstellungen der Patientin bezüglich der späteren Kohabitationsfähigkeit.

Operative Therapie

Die **Stadien I–IIA, teils auch IIB** werden radikal operativ behandelt. Auch hier bestimmt die Lokalisation und damit das Ausbreitungsmuster die Art des operativen Vorgehens. So werden Tumoren im oberen Scheidendrittel wie ein Zervixkarzinom unter Mitnahme des Uterus, der Parametrien und der pelvinen Lymphknoten operiert, Tumoren des mittleren und unteren Drittels wie ein Vulvakarzinom unter Mitnahme der inguinofemoralen Lymphknoten. Plastisch rekonstruktive Verfahren können in diesen Fällen den Organerhalt bzw. die Kohabitationsfähigkeit gewährleisten.

Bei ausgedehnten Karzinomen mit Befall der Nachbarorgane oder beim zentral sitzenden Rezidiv nach Radiotherapie können im Einzelfall Eviszerationsoperationen indiziert sein.

Die Komplikationen bestehen in Blasenentleerungsstörungen oder Fistelbildungen.

Radiotherapie

Die **Stadien III (IIB) und IV** sollten primär bestrahlt werden. Dabei sind sowohl die alleinige perkutane Bestrahlung, die Brachytherapie als auch die kombinierte Bestrahlung etablierte Therapiemodalitäten.

Zusätzliche operative Eingriffe, evtl. unter der Vorstellung der Reduktion von Tumormasse zur Verbesserung des strahlentherapeutischen Ergebnisses, bieten für die Patientin keinen Benefit.

Perkutane Bestrahlung

Die Bestrahlungsfeldgrenzen richten sich wiederum nach dem Tumorsitz: Bei Tumorlokalisationen

- In den unteren zwei Scheidendritteln: Miteinbeziehung von Vulva und Leistenregionen
- Im oberen Scheidendrittel: Bestrahlung wie beim Zervixkarzinom (☞ 12.4.8).

Zieldosierungen: 60 Gy am makroskopisch sichtbaren Tumor, 50 Gy an der Beckenwand.

Brachytherapie

Die Brachytherapie erfolgt über einen intravaginal platzierten Applikator mit ^{192}Iridium (4 Sitzungen im Wochenabstand, Dosierung 6 Gy). Damit kann die gesamte Scheidenoberfläche in einer Tiefe von 5 mm bestrahlt werden. Ausgedehnte parametrane oder paravaginale Tumormassen, die außerhalb der Applikatorreichweite liegen, erfordern jedoch eine interstitielle Brachytherapie, bei der die Applikatornadeln direkt in den Tumor eingebracht werden.

Nebenwirkungen:

- Frühe: Vaginitis
- Späte: trockene Scheide mit Verklebungen und Stenosierungen, Irritationen der Nachbarorgane (Blase, Urethra, Rektum).

Behandlung durch lokale Applikation von reinigenden und östrogenhaltigen Salben in Form von Tamponaden.

Chemotherapie

Es liegen nur wenige Daten zur Chemotherapie des Vaginalkarzinoms vor. Prinzipiell gelten dieselben Überlegungen wie beim Zervixkarzinom (☞ 12.4.8), d. h. es kommen platinhaltige Substanzen und 5-Fluorouracil, teilweise simultan mit einer Radiotherapie, zum Einsatz. Es werden damit Remissionen bis zu 60 % beschrieben.

12.3.9 Nachsorge

Die Mehrzahl der Lokalrezidive tritt in den ersten 5 Jahren nach Primärtherapie auf, sodass in diesem Zeitraum halbjährliche Nachsorgeuntersuchungen zu empfehlen sind. Auch hier ist neben der Inspektion und Palpation die vaginoskopische Unterstützung mit der Essigweißprobe zur Rezidivfrüherkennung hilfreich.

12.3.10 Prognose

Vaginale intraepitheliale Neoplasien
Rezidive können nach konservativer, Organ erhaltender Therapie in bis zu 5–10% auftreten und werden erneut chirurgisch behandelt. Nach partieller oder totaler Kolpektomie oder Brachytherapie liegt die Rezidivrate unter 1%. Spätrezidive kommen jedoch vor, weshalb die Notwendigkeit der Langzeitnachkontrolle besteht.

Vaginalkarzinom
Die 5-JÜR liegt insgesamt unter 50%:
- Stadium I: 60%
- Stadium II: 50%
- Stadium III: 23%
- Stadium IV: 17%.

Die insgesamt eher schlechte Prognose ist auf die späte Diagnosestellung zumeist erst in den Stadien II–IV zurückzuführen.

12.3.11 Datenlage der Therapieoptionen
(☞ Tab. 12.3-2)

Tab. 12.3-2: Datenlage der Therapieoptionen beim Vaginalkarzinom (Stand: März 2006)

Therapie	Gesicherte Daten vorhanden (EBM 1)	Positive Einzelergebnisse (EBM 2)	Datenlage unsicher (EBM 3)
Präoperativ neoadjuvant			+
Postoperativ adjuvant			+
Palliativ 1st-line		+	
Palliativ 2nd-line			+
Komplementär			+

Literatur
1 Herbst AL, Hubby MM, Anderson D: Neoplastic changes in the human female genital tract following intrauterine exposure to diethylstilbestrol. Progr Cancer Res Ther 31, 1984: 389–399
2 Barke A, Frommhold H: Radiotherapie des Vaginalkarzinoms. Onkologe 6, 2000: 1072–1082

12.4 Zervixkarzinom

Stefan Paepke

12.4.1 Epidemiologie

- **Vorkommen:** Anteil an den Karzinomen der Frau 20–30%, Tendenz ↓ (Effekt des Zytologiescreenings)
- **Inzidenz:** 11,4 Neuerkrankungen pro 100 000 Einwohner pro Jahr
- **Mortalität:** 4,2/100 000 Frauen
- **Altersverteilung:**
  - Leichte bis mittelgradige Neoplasien (CIN I und II): 20–35 Jahre
  - Schwere Dysplasie (CIN III = obligate Präkanzerose): 25–40 Jahre
  - Plattenepithelkarzinome: Stadium Ia: 45–54 Jahre, Stadium III und IV: 60–69 Jahre
  - Adenokarzinome: jeweils 5 Jahre später als Plattenepithelkarzinome

> Trotz des Altersgipfels im höheren Lebensalter gibt es bereits bei jungen Frauen schwere Dysplasien und zum Teil fortgeschrittene Zervixkarzinome (☞ 12.4.2, Risikofaktoren).

12.4.2 Ätiologie

Pathophysiologie

Im Normalfall ist die Portio uteri von einem mehrschichtigen nicht-verhornenden Plattenepithel überkleidet. Entdifferenzierungen der geordneten Schichtung führen zu **Dysplasien**. Dieser Entdifferenzierungsprozess mit Nachweis von zellulären Atypien und Mitosen tritt in verschiedenen **Graduierungen** auf:
- Geringgradige Dysplasie: = zervikale intraepitheliale Neoplasie I (CIN I)
- Mäßiggradige Dysplasie: = zervikale intraepitheliale Neoplasie II (CIN II)
- Hochgradige Dysplasie sowie Carcinoma in situ: = zervikale intraepitheliale Neoplasie (CIN III).

Charakteristika der zervikalen intraepithelialen Neoplasien ☞ 12.4.3

Ausgangsebene dieser Veränderungen sind einerseits Umwandlungs- oder Transformationsprozesse mit dem Ziel der Wiederherstellung der Plattenepitheloberfläche anstelle des drüsigen Epithels, das sich in Form einer Ektopie aus dem Zervikalkanal entwickelt (= Reepithelialisierung durch Reservezellhyperplasie). Andererseits findet dieser Prozess auch durch Metaplasien im Bereich des originären Plattenepithels statt. CIN I und II sind zu ca. 70 % rückbildungsfähig, CIN III und Carcinoma in situ sind obligate Präkanzerosen und kaum rückbildungsfähig.
Der Durchbruch der Basalmembran führt zu Frühstadien des invasiven Zervixkarzinoms (beginnende Stromainvasion, frühinvasives Karzinom). Latenzzeit ca. 10 Jahre.
Die genannten zervikalen Veränderungen und Entdifferenzierungsprozesse finden im Grenzbereich zwischen dem Plattenepithel der Portiooberfläche und dem Zylinderepithel des Zervikalkanals statt. Dieser Grenzbereich ist altersabhängig variabel; bei jüngeren Frauen auf der Portiooberfläche und damit kolposkopisch sehr gut einsehbar, bei älteren Frauen jedoch im Zervikalkanal und damit der Diagnostik weniger gut zugänglich.

Risikofaktoren

- Infektion mit **humanen Papillomaviren (HPV)** mit onkogenem Potenzial:
  - HPV-Typen 6/11: Entwicklung einfacher und rückbildungsfähiger Dysplasien und von Condylomata accuminata
  - HPV-Typen 16/18 und weitere onkogene Typen: Induktion von schweren Dysplasien in Zusammenhang mit weiteren ungünstigen Kofaktoren (Herpes simplex 2- und Chlamydieninfektion, Promiskuität, Rauchen)
- **Rauchen:** Entwicklung hochgradiger zervikaler intraepithelialer Neoplasien (CIN III) und von Zervixkarzinomen

Prävention

- HPV-Impfung (z.Zt. noch unter Studienbedingungen)
- Kondomverkehr

12.4.3 Einteilung

Zervikale intraepitheliale Neoplasien

Der Übergang zwischen den CIN-Graden ist fließend und wird von unterschiedlichen Befundern durchaus verschieden interpretiert (Übereinstimmungsrate < 80 %!).

Charakteristika:

- CIN I: Atypien liegen im tieferen Drittel des Epithels, die Zellschichtung ist nicht mehr vollständig geordnet (Polaritätsverlust); eine jahrelange Persistenz ist möglich
- CIN II: Differenzierungsverlust mit ausgeprägteren Atypien in den unteren zwei Dritteln des Epithels; Entwicklung in ein invasives Karzinom ohne den Zwischenschritt CIN III möglich
- CIN III: Störung der Ordnung der gesamten Epithelschichtung mit schweren Atypien
- Squamöse Atypie: reaktive Veränderung des Plattenepithels als Entzündungsfolge mit nachfolgender Regeneration
- Glanduläre Dysplasie: epitheliale Veränderung mit Kernabnormalitäten, Begleitbefund zum Adenocarcinoma in situ, evtl. Vorstufe eines invasiven Karzinoms
- Adenocarcinoma in situ: ein- bis zweireihiges zylindrisches Epithel mit hyperchromatischen Zellen und Mitosen, zunehmende Häufigkeit, schwierige zytologische Diagnose; häufige Assoziation mit Humanen Papillomaviren Typ 18

TNM- und FIGO-Klassifikation

☞ Tab. 12.4-1

Tab. 12.4-1: TNM- und FIGO-Klassifikation des Zervixkarzinoms

TNM-Stadium	Befall, Größe	FIGO-Stadium
T1	Begrenzt auf Uterus	I
	T1a: Diagnose nur durch Mikroskopie • T1a1: Stromainvasion ≤ 3 mm, Oberflächenausdehnung ≤ 7 mm • T1a2: Stromainvasion > 3 mm, Oberflächenausdehnung > 7 mm	IA • IA1 • IA2
	T1b: Makroskopisch sichtbarer oder mikroskopisch diagnostizierter Tumor größer als T1a2 • T1b1: ≤ 4 cm im größten Durchmesser • T1b2: > 4 cm im größten Durchmesser	IB • IB1 • IB2
T2	Ausdehnung über die Zervix hinaus, nicht bis zur Beckenwand • T2a: Tumorausdehnung auf Vagina, unteres Drittel tumorfrei • T2b: Tumorausdehnung auf die Parametrien	II • IIA • IIB

TNM-Stadium	Befall, Größe	FIGO-Stadium
T3	Ausdehnung auf Beckenwand und/ oder unteres Drittel der Vagina und/ oder Tumor, der eine Hydronephrose oder stumme Niere bedingt • T3a: Ausbreitung auf unteres Drittel der Vagina, tumorfreie Beckenwand • T3b: Tumor, der sich auf die Beckenwand ausbreitet und/oder eine Hydronephrose oder stumme Niere bedingt	III • IIIA • IIIB
T4	Infiltration von Blasen- oder Rektumschleimhaut, Ausdehnung jenseits des Beckens	IVA
N1	Regionäre Lymphknotenmetastasen	
M1	Fernmetastasen	IVB

Histologie (☞ Tab. 12.2-2)

- Das Zervixkarzinom tritt in ca. 90% als **Plattenepithelkarzinom** auf. Unterschieden werden verhornende, nicht-verhornende, verruköse und papillomatöse Plattenepithelkarzinome.
- 5–15% machen die **adenosquamösen Karzinome** aus, Mischtumoren, die aus malignen Drüsen und neoplastischem Plattenepithel bestehen. Klinisch treten sie v.a. bei jüngeren Frauen auf und zeigen eine frühe Metastasierungstendenz.
- 7–27% aller Zervixkarzinome sind **Adenokarzinome.**

Anatomische Regionen (ICD 10)

☞ Tab. 12.4-2

Tab. 12.4-2: Anatomische Regionen des Zervixkarzinoms

Tumorlokalisation	ICD 10
Endozervix	C53.0
Ektozervix	C53.1
Überlappende Regionen	C53.8
Cervix uteri n.n.b.	C53.9

12.4.4 Klinik

Zervixtumoren sind weitgehend asymptomatisch. Bei größerem Tumorvolumen mit Tumorzellzerfall:

- Fluor cervicis, fleischwasserfarbener Ausfluss
- Schmierblutungen
- Kohabitationsblutungen.

In Spätstadien:

- Miktions- und Defäkationsbeschwerden
- Schmerzen im Kreuzbeinbereich
- Lymphödeme in den Beinen
- Vaginale, vesikale oder rektale Blutungen.

12.4.5 Ausbreitung

Das Wachstum erfolgt zentrifugal in alle Richtungen, bei Organüberschreitung per continuitatem seitlich in Richtung Parametrien, ventral in das Septum vesicocervicale und später in die Blasenwand. Eine Fernmetastasierung ist beim Zervixkarzinom relativ selten; beim Adenokarzinom ist die Fernmetastasierung 1,5–2-mal häufiger als beim Plattenepithelkarzinom (v.a. Lunge).

12.4.6 Diagnostik

Früherkennung

Das Screening von Veränderungen der Zervix beinhaltet im gesetzlichen Früherkennungsprogramm die **Spiegeleinstellung** und die **Abstrichzytologie** als Standarduntersuchungen. Eine Ergänzung der Abstrichdiagnostik durch Kolposkopie und Zusatzuntersuchungen (Schiller-Jodprobe, Essigweißfärbung) kann sinnvoll sein. Wesentlicher diagnostischer Baustein ist die HPV-Diagnostik, die Informationen hinsichtlich des onkogenen Risikos (HPV-negativ vs. onkogene HPV-Typen) liefert und die Einordnung problematischer zytologischer Befunde erleichtert.

Bei regelmäßiger, qualitätsgesicherter Durchführung der Vorsorgeuntersuchungen würden sich ca. 80% der Zervixveränderungen im Stadium der Präkanzerose oder des Mikrokarzinoms erfassen lassen. Limitierend sind die mangelnde Bereitschaft zur Wahrnehmung der Vorsorgeuntersuchung seitens der Frauen aber auch die objektiven Grenzen der Methoden.

Die Übereinstimmung zwischen zytologischer Vorhersage und histologischem Ergebnis bewegt sich zwischen 40 und 95% und auch Karzinome können der Früherkennungsdiagnostik entgehen. Die Kolposkopie, die ohnehin ihren Stellenwert vornehmlich bei jungen Frauen mit den sich typischerweise auf der einsehbaren Portiooberfläche befindenden Veränderungen hat, weist eine Rate an falsch negativen Befunden von 9–23% auf.

Basisdiagnostik

- **Anamnese:** Fluor? Blutungsunregelmäßigkeiten?
- **Vaginosonographie:** bei guter Darstellbarkeit lässt sich mit hoher Sicherheit der Befall der Parametrien bis zur Beckenwand darstellen
- **Spiegeleinstellung:** Befunde bei
  - Frühen Stadien: Portiooberfläche mit Erythroplakie, jodnegative Areale, verdächtige kolposkopische Bilder
  - Ausgeprägten tumorösen Veränderungen: knotighöckerige Portiooberfläche, leicht blutend (Angabe: Blutung bei Kohabitation), exophytische Tumormanifestationen oder endophytisch wachsend mit Auftreibung der Zervix (Tonnenkarzinom), Ulkus oder Tumorkrater, bröcklig blutiges Gewebe im Zervikalkanal bzw. auf die Scheide übergehend

Zytologie

Hinweise zur optimalen Abstrichdiagnostik:

- Schleimansammlungen auf der Portio und im Zervikalkanal wegtupfen
- Optimierung der Zellabnahme von der Portiooberfläche durch kolposkopische Unterstützung
- Getrennte Zellgewinnung Portiooberfläche und Zervikalkanal und vollständiges Ausstreichen bzw. Ausrollen auf dem Objektträger und unmittelbar anschließende vollständige Fixierung (z. B. Fixierspray)
- Intrazervikale Zellgewinnung v. a. bei älteren Frauen in 1–2 cm Tiefe erforderlich (bei Stenosierungen Dilatation mit dem Holzende des Watteträgers oder Benutzung des Zyto-Brushs unter drehenden Bewegungen).

Diagnostisches Vorgehen in Abhängigkeit vom zytologischen Befund ☞ Tab. 12.4-3.

> Die Zytodiagnostik ist oft fehlerbehaftet und erfordert große Erfahrungen seitens des Zytologen und bedarf der Ergänzung durch die Kolposkopie.

Kolposkopie

Die Kolposkopie (Lupenbetrachtung in 10–40facher Vergrößerung) wird als ergänzende Methode der Zytologie sowie bei der gezielten Abstrich- und Probeentnahme eingesetzt. Zusatzbefunde können nach Anwendung mit 3–5%iger Essigsäure sowie mit Lugol-Lösung erhoben werden.
Als abnorme Befunde gelten:

- Essigweißes Epithel (45–50%)
- Mosaik (25%)
- Punktierung (12%).

Interpretation der Befunde:

- Beim Auftreten von Niveauunterschieden und ungleichförmigen Varianten von Mosaik und Punktierung innerhalb der Umwandlungszone sind bis zu 60% CIN III und zu 5% Mikrokarzinome zu erwarten.
- Leukoplakische oder keratotische Prozesse bieten Hinweise auf eine HPV-Genese und sind zu 40% mit einer CIN assoziiert.
- Gefäßveränderungen (geschlängelte, unregelmäßig strukturierte Gefäße mit Kalibersprüngen) deuten auf einen bereits invasiven Prozess hin.

Kolposkopische Klassifikation sowie Korrelation zwischen kolposkopischem Befund und Histologie ☞ Tab. 12.4-4.
Hyperämie, Größenzunahme, Vermehrung der Blut- und Lymphgefäße sowie die deziduale Reaktion des Stromas in der Schwangerschaft können zu kolposkopisch auffälligen Veränderungen der Zervix während der Schwangerschaft führen. Die Mutterschaftsrichtlinien schreiben die zytologische Kontrolluntersuchung bei Feststellung der Schwangerschaft vor. Bei auffälligen zytologischen Befunden, die eine CIN I–III erwarten lassen, muss die häufige Überinterpretation bedingt durch die Schwangerschaftsveränderungen beachtet werden. Kurzfristige Zytologie- und Kolposkopiekontrollen empfohlen. Bei Persistenz Pap IVa sind gezielte Biopsien, bei entsprechendem histologischen Befund die Konisation, zumeist kombiniert mit einer Cerclage, indiziert.

HPV-Diagnostik

Eine Infektion mit Papillomaviren findet sich in 90% der Präkanzerosen und in 98% aller invasiven Karzinome. Damit schließt ein negativer HPV-Befund ein unmittelbares Risiko nahezu aus, ein positiver Befund bedeutet nur ein potenzielles Erkrankungsrisiko und ist maßgebend für die Gestaltung der Kontrolluntersuchungen.
Die HPV-Diagnostik kann also als Entscheidungshilfe bei als suspekt eingestuften zytologischen und/oder kolposkopischen Befunden eingesetzt werden. Ihr Stellenwert in der Routinediagnostik als Grundlage für Screeninguntersuchungen wird diskutiert. In diesem Zusammenhang ist von Bedeutung, dass in absehbarer Zeit Impfstoffe gegen HPV-Antigene zur Verfügung stehen werden, die den Prozess der Tumorgenese verhindern sollen.

Tab. 12.4-3: Diagnostisches Vorgehen bei V.a. Zervixkarzinom in Abhängigkeit vom zytologischen Befund, basierend auf der „Münchener Nomenklatur II" und den Konsensusempfehlungen von 1998 (modifiziert nach Schmidt-Matthiesen)

Gruppenbezeichnung	Beschreibung	Diagnostische bzw. therapeutische Konsequenzen
Gruppe I–II (mitunter auch IIW*)	Unverdächtig	• Keine, Intervallkontrolle in einem Jahr • Bei kolposkopischen Auffälligkeiten jedoch Wiederholung empfohlen
Gruppe III (atypical squamos cells of undetermined significance)	Schwere entzündliche, degenerative oder iatrogene Zellveränderungen, die eine sichere Dignitätszuordnung nicht zulassen; Nachweis auffälliger Drüsenepithelzellen, deren Herkunft aus einem Karzinom nicht auszuschließen ist	• Bedeutung: > 20% Malignität, auch Endometriumkarzinome • Kurzfristige Wiederholung nach antientzündlicher und östrogenisierender Behandlung („Aufhellungstherapie") • Bei wiederholtem Pap III histologische Sicherung (mit Zervixabrasio und Hysteroskopie bei intrazervikalem Befund)
Gruppe IIId (low grade abnormality nach Bethesda Klassifikation)	Zellen einer leichten bis mittelgradigen Dysplasie, CIN III nicht sicher auszuschließen (ca. 30%)	• Abstrichkontrolle in 3–6 Monaten bei unauffälliger Kolposkopie • Bei Hinweisen auf HPV-Infektion: HPV-Typisierung • Bei wiederholten Pap IIID ektozervikal: Biopsien, bei CIN I/II Laservaporisation • Bei wiederholten Pap IIID endozervikal: Zervixkürettage evtl. mit Hysteroskopie • Konisation nur in Einzelfällen
Gruppe IVa (high grade abnormality nach Bethesda Klassifikation)	Zellen einer schweren Dysplasie (CIN III) oder eines Carcinoma in situ	• Umgehende zytologische Kontrolle, bei Bestätigung histologische Klärung • Endozervikal: Kürettage mit Hysteroskopie; Konisation bei erfülltem Kinderwunsch; bei bestehendem Kinderwunsch ist im Individualfall nach Risiko-Nutzen-Abwägung eine intrazervikale Probeentnahme zu erwägen, deren Sensitivität aber vergleichsweise gering ist • Ektozervikal: gezielte Biopsien, Laser- oder Schlingenexzision • Bei zytologischen Hinweisen: HPV-Testung
Gruppe IVb (high grade abnormality nach Bethesda Klassifikation)	Zellen einer schweren Dysplasie (CIN III, Carcinoma in situ), invasives Karzinom nicht sicher auszuschließen (in ca. 20%)	• Bei zytologischen Hinweisen HPV-Testung • Umgehende zytologische Kontrolle, bei Bestätigung histologische Sicherung • Endozervikal: Zervixkürettage, Hysteroskopie • Ektozervikal: gezielte Biopsien • In beiden Abstrichregionen: Konisation
Gruppe V	Zellen eines malignen Tumors (60–70%)	Histologische Sicherung: gezielte Biopsien oder Konisation, Zervixkürettage evtl. mit Hysteroskopie

* IIW (selten gebraucht): sicherheitshalber Wiederholung des Abstrichs empfohlen

Eine HPV-Infektion ist auf verschiedene Arten erfassbar (die Prozentangaben beschreiben die diagnostische Sicherheit):

- Zytomorphologisch: Koilozyten (15%)
- Kolposkopisch (70%)
- Molekularbiologisch (95%).

Die moderne Abstrichdiagnostik ermöglicht durch die PCR-Bestimmung eine sichere Zuordnung (HPV-Typisierung).

Methoden der histologischen Sicherung

Bei Auftreten und/oder Persistenz zytologisch und/oder kolposkopisch auffälliger Befunde erfolgt die histologische Sicherung. Dabei stehen in Abhängigkeit vom Schweregrad und der Lokalisation verschiedene Methoden zur Auswahl:

- Gezielte Biopsie
- Elektrochirurgische Schlingenresektion
- Zervixkürettage bei suspektem Intrazervikalabstrich, v.a. bei wiederholtem Pap III mit Hysteroskopie und Korpuskürettage

Tab. 12.4-4: Kolposkopische Klassifikation des Zervixkarzinoms (nach Burghardt 2001, Stafl 1991)

Kolposkopische Klassifikation	Kolposkopischer Befund	Histologisches Korrelat
Normalbefund	Originäres (= primäres) Plattenepithel, unauffällige Transformationszone, Ektopie, außerhalb der Transformationszone Adenosis	Glykogenhaltiges Plattenepithel, reife Metaplasie, Zylinderepithel
Gruppe 0: veränderte, unverdächtige Transformationszone	Jodnegatives Areal ohne essigpositive Reaktion	Nichtglykogenhaltiges, akanthotisches Epithel
Gruppe I: zweifelhaft	Flache Leukoplakie, flaches, essigpositives jodpositives Areal, regelmäßige Punktierung oder Mosaik, Erosion, keine Niveaudifferenz	Nichtglykogenhaltiges, akanthotisches Epithel, CIN I oder CIN II/III, zarte Para- bzw. Hyperkeratose
Gruppe II: verdächtig	Erhabene Leukoplakie, opakes, ausgeprägt essigweißes Epithel, grobe, unregelmäßige Punktierung/Mosaik, Niveaudifferenzen, atypische Gefäße, Ulkus	CIN I–III, mikroinvasives Karzinom, Karzinom, Para-bzw. Hyperkeratose
Verdacht auf Invasion	Pathologische Gefäße	Karzinom
Invasives Karzinom	Pathologische Gefäße	Karzinom
HPV-Läsionen Gruppe A: kondylomatöse Läsionen	Exophytisches oder flaches Kondylom, essigpositive Punktierung	Kondylomatöse oder virustypische Läsionen
HPV-Läsionen Gruppe M: sonstige Befunde	B: Entzündungen, Zervizitis C: Atrophie D: Endometriose E: Adenose, Ovula Nabothi, Polypen, andere	
HPV-Läsionen Gruppe U: ungenügende kolposkopische Beurteilung	A: Plattenepithel-Zylinderepithel-Grenze nicht sichtbar B: schwere Entzündung C: Portio nicht einstellbar	

- Konisation als Hochfrequenzschlingen-, Laser- oder Messerkonisation mit anschließender Koagulation der Abtragungsfläche.

Die Indikation zur Konisation folgt dem Gesichtspunkt der Verbindung zwischen diagnostischem und therapeutischem Eingriff mit der Möglichkeit der kompletten Entfernung präinvasiver Veränderungen. Dennoch eine strenge Indikationsstellung wegen der möglichen Komplikationen (Nachblutung, Zervixstenose) und Spätfolgen (Zervixinsuffizienz).

Staging

- Klinische Untersuchung: Tastbefund zur Abklärung der parametranen Ausbreitung (hier hohe Fehleinschätzungsrate durch entzündliche Veränderungen), transvaginale und rektale Untersuchung
- Spiegeleinstellung
- Transvaginaler Ultraschall
- Ggf. Zysto- und Rektoskopie
- MRT: ermöglicht die exakteste Größenbestimmung des Tumors.
- Lymphknotenstatus: Problematisch ist die präoperative Bestimmung. Risikomerkmale für eine Metastasierungstendenz (Tumorgröße, Invasionstiefe, Tumorvolumen, zervikaler Volumenanteil, Tumorlokalisation, Tumorgestalt, Grading, histologische Zuordnung, Tumornekrosen, Einbruch in Lymph- oder Gefäßspalten) sind nicht trennscharf genug und erlauben keine sichere Zuordnung (☞ Tab. 12.4-5). Bei fortgeschritteneren Stadien sollte eine diagnostische Laparoskopie durchgeführt werden zum Ausschluss einer paraaortalen Lymphknotenmetastasierung.

> Die Übereinstimmung zwischen dem klinisch bestimmten FIGO-Stadium mit der definitiven pTNM-Klassifizierung beträgt im Stadium IB2 – IIB nur 56 – 70 %.

Tab. 12.4-5: Wahrscheinlichkeit des Lymphknotenbefalls beim Zervixkarzinom in Abhängigkeit von der Tumorgröße

FIGO-Stadium	Pelviner Befall	Paraaortaler Befall
IB (Invasionstiefe > 1 cm)	30–40 %	4–9 %
IIB	30–50 %	20–28 %
IIIB	40–65 %	30–40 %

12.4.7 Differenzialdiagnosen

Gutartige Polypen.

12.4.8 Konventionelle Therapie

Therapiegrundsätze

Die früher durchweg als Standardtherapie angesehene Behandlungsfolge wurde in letzter Zeit durch eine sehr differenzierte und komplexe Individualtherapie ersetzt, die neben der Tumorausbreitung sowohl tumorbiologischen als auch individuellen Faktoren (Patientinnenalter, Kinderwunschproblematik) Rechnung trägt.

Stadienadaptierte Therapie

- **Stadium IB/T1b:** Operation nach Wertheim (primäre Radiotherapie bei hohem Operationsrisiko)
- **Stadium II/T2:** Operation und/oder Radiochemotherapie
- **Stadium III/T3:** Radiochemotherapie
- **Stadium IV/T4:** Radiochemotherapie, symptomatische Behandlung, evtl. Exenteration

Operative Therapie

Die Wahl der operativen Methode ist abhängig von Schweregrad, Lokalisation und Abgrenzbarkeit des Befundes und von den individuellen Gegebenheiten (Kinderwunsch, Alter, individuelle Einstellung).

Konisation

Die Konisation stellt bei **CIN III** und Carcinoma in situ **bis FIGO IA1** die Kombination aus sicherer Diagnostik und therapeutischem Verfahren dar.

Das Stadium **FIGO IA2** stellt gewissermaßen einen **Grenzbereich** dar. Im Individualfall und ohne Nachweis eines Einbruchs in Lymph- und Blutgefässe sowie bei plumpem Wachstumsmuster kann auch das Stadium FIGO IA2 durch Konisation therapiert werden. Einer Hysterektomie ist jedoch eindeutig der Vorzug zu geben. Eine pelvine Lymphonodektomie ist bei einer Streuungshäufigkeit < 2% nicht erforderlich. Bei netziger Infiltration oder Einbruch in Gefäße oder Lymphbahnen liegt ein erhöhtes Risiko mit einer Streuungshäufigkeit von ca. 10% vor; eine Hysterektomie mit pelviner Lymphonodektomie ist indiziert.

Komplikationen: Bei der Konisation muss mit Nebenwirkungen wie Nachblutungen, Zervikalstenosen und Zervixinsuffizienz mit höherer Spätabortrate (relevant nur bei bestehendem Kinderwunsch) gerechnet werden.

Durchführung: Die Konisation erfolgt als kegelförmige Ausschneidung mittels Skalpell, CO_2-Laser oder Hochfrequenzschlinge mit anschließender Koagulation des Wundbettes. Die Konusform richtet sich nach dem Sitz und der (vermuteten) Ausdehnung des Befundes und dem Alter der Patientin. Bei sichtbarer Transformationszone orientiert man sich auf einen flachen, die gesamte Zone erfassenden Konus (vorherige Schiller-Jodprobe); bei im Zervikalkanal liegender Transformationszone im Alter oder bei atrophen Verhältnissen muss über die gesamte Tiefe der Zervix spitz zulaufend der Konus geschnitten werden. Nach zirkulärer Umschneidung erfolgt unter Schonung der Epithelfläche die eigentliche Konisation als Herausschneiden des Gewebekegels, der orientiert (Fadenmarkierung) zur histologischen Beurteilung geht. Eine Nachkonisation oder einfache Hysterektomie kann im Falle nicht sicher entfernter Läsionen als Therapie gewählt werden.

Operation

Vorbereitung zur Operation:

- Exaktes Staging (☞ 12.4.6), evtl. unter Einschluss der Laparoskopie; Sentinel-Lymphknotenentfernung derzeit unter Studienbedingungen
- Bildgebung: fakultativ i.v.-Urogramm zur Darstellung der ableitenden Harnwege, ggf. mit präoperativer Schienung der Ureteren.

Standardoperation des Zervixkarzinoms der Stadien **IB/IIB** (T1b und T2a) sind die erweiterte Radikaloperation nach Wertheim/Meigs sowie die abdominale Radikaloperation nach Piver. Alternativen: laparoskopische Lymphonodektomie + vaginale Radikaloperation, deren therapeutische Sicherheit derzeit überprüft wird.

Die Mitentfernung der Adnexen ist beim Plattenepithelkarzinom nicht erforderlich.

Bei nachfolgend geplanter Bestrahlung empfiehlt sich bei jüngeren Frauen die Fixation der Ovarien außerhalb des Bestrahlungsfeldes. Bei der pelvinen Lymphonodektomie werden die Nll. iliaci communes, iliaci externi et interiliaci (obturatorii et hypogastrici) zumeist komplett und die Nll. sacrales, pararectales, gluteales superiores et inferiores unvollständig entfernt.

Intraoperative Komplikationen:

- Blasenverletzung bis 3%
- Ureteralterationen bis 1,5%
- Intraoperativ relativ hoher Blutverlust, v.a. bei größeren Tumoren.

Postoperative Komplikationen:
- Blasenentleerungsstörung („Wertheim-Blase") bis 30–50 %
- Lymphzysten 20–35 %, Lymphödem der Beine 10–20 %
- Ureterstenosen bis 10 %
- Nachblutung bis 1,5 %
- Thromboembolische Ereignisse bis 5 %
- Transfusionsbedürftige Anämie 80–100 %
- Harnwegsfisteln bis 4,5 %

Erweiterte Radikaloperation nach Wertheim/Meigs

Entfernung von
- Uterus mit Scheidenmanschette
- Parametrien und Ligg. sacrouterina bis zur Beckenwand
- Pelvinen Lymphknoten entlang der großen Beckengefäße (A./V. iliaca externa, iliaca interna, iliaca communis) und aus der Fossa obturatoria; die paraaortale Lymphonodektomie bleibt speziellen Indikationen vorbehalten (Stadium pT2bpN1, großem Primärtumor > 40 cm^3), da bei ausgedehntem Lymphknotenbefall der Einfluss auf das Gesamtüberleben unklar ist.

Abdominale Radikaloperation nach Piver
- Grad I: eingeschränkte Radikalität (Te Linde-Galvin): Entfernung des Uterus mit einem geringen Parametrienanteil ohne vollständige Mobilisation der Ureteren, beidseitige pelvine Lymphonodektomie
- Grad II: erweiterte Hysterektomie mit Erhalt der Blutversorgung des distalen Ureters, der Blase, beidseitige pelvine Lymphonodektomie
- Grad III (Meigs-Operation): ausgedehnte Resektion des parazervikalen und paravaginalen Bindegewebes, beidseitige pelvine Lymphonodektomie
- Grad IV: zusätzlich zu Grad III vollständige Mobilisierung des distalen Ureters im Lig. vesicouterinum, Unterbindung der A. vesicalis superior, Exzision von ¾ der Vagina
- Grad V: Resektion von karzinombefallenen Teilen des Ureters oder der Blase.

In Deutschland wird zumeist nach Piver Grad III/IV operiert.

Operation nach neoadjuvanter Chemotherapie

Das Ausmaß der Operation richtet sich nach der durch die neoadjuvante Chemotherapie erreichten Remissionsrate. Bei ca. 60 % der neoadjuvant behandelten Fälle kommt es zur Tumorverkleinerung bis zur Komplettremission und somit zum Erreichen der Operabilität, d. h. eine komplette Tumorentfernung ist möglich.

Exenteration (Eviszeration)

Grundvoraussetzung: keine Fernmetastasierung, Möglichkeit der Absetzung des Tumors mit tumorfreien Schnitträndern oder Korrektur von tumor- oder therapiebedingten Nebenwirkungen (z. B. Kloaken).

Indikationen sind nur bei Fehlen alternativer Therapieformen wegen der extrem hohen postoperativen Morbidität mit erheblicher Einschränkung der Lebensqualität (Anus praeter, künstliche Blase, Einschränkungen der vita sexualis) und hohen Mortalität (2–5 %):
- Primär organübergreifendes Wachstum (Stadium IV: Blase/Rektum befallen), zentraler Tumorsitz
- Zentral sitzendes Scheidenstumpfrezidiv nach vorausgegangener Radikaloperation.

Radiotherapie

Primäre Radiotherapie

In frühen Tumorstadien (IB–IIA) ist die moderne Bestrahlungstechnik (Hochvolttherapie mit Linearbeschleunigung) gleichwertig der Operation. Dennoch wird die Operation gerade bei jüngeren Frauen bevorzugt (Erhalt der Eierstocksfunktion und Ermöglichung eines exakten Stagings). In höheren Tumorstadien ist eine kombinierte Radiochemotherapie mit platinhaltigen Medikamenten der alleinigen Bestrahlung überlegen (☞ Tab. 12.4-6).

Die Radiotherapie wird als Kontakttherapie im Afterloadingverfahren mit einer Perkutanbestrahlung der mittleren und seitlichen Anteile der Parametrien und der iliakalen Lymphknotenregionen durchgeführt, seltener als Homogenbestrahlung (bei sehr großem Primärtumor, Tumorkrater oder schlechtem Allgemeinzustand der Patientin).

Dosierung: 40–45 Gy auf das gesamte Becken, 25–30 Gy als intrakavitäre Brachytherapie; bei kurativer Intention 70–85 Gy auf die Parametrien und 50–60 Gy an der Beckenwand.

> Eine Anämie stellt einen unabhängigen prädiktiven Faktor für die Effizienz der Radiotherapie und wahrscheinlich auch für die kombinierte Radiochemotherapie dar. Eine Anämiekorrektur mit Transfusionen oder längerfristig und effektiv mit Erythropoese stimulierenden Faktoren ist möglich.

Tab. 12.4-6: Kombinierte Radiochemotherapie beim Zervixkarzinom

Wirkstoff	Dosierung	Art der Verabreichung	Anwendungszeitraum
Cisplatin	40 mg/m^2	Infusion (30 Min.)	Tag 1, 8, 15, 22, 29, 35, 42
Radiotherapie	• tgl. 1,8–2 Gy • GHD 60–80 Gy	Homogenbestrahlung plus Boost plus Afterloading-Brachytherapie	Parallel zur Chemotherapie

Adjuvante Radiotherapie

Bei Lymphknotenbefall wird die Radiotherapie adjuvant eingesetzt, in Spezialfällen, bei Patientinnen mit hohem Lokalrezidiv- und Metastasierungsrisiko, auch kombiniert oder sequenziell nach einer systemischen Therapie.

Chemotherapie

Die alleinige Chemotherapie sollte nur in der Palliativtherapie eingesetzt werden.
Durch eine Chemotherapie (☞ Tab. 12.4-7) werden Remissionen in 37–50% erreicht. Die Kontrolle der Fernmetastasen ist dabei effektiver im Vergleich zu ausgedehnten Rezidiven im kleinen Becken; hinzu kommt, dass nach einer Bestrahlung die Wirksamkeit der Chemotherapie geringer ist. Die Therapiedauer (Anzahl der Zyklen) richtet sich nach dem Ansprechen, in der Regel werden nicht mehr als 6 Zyklen gegeben. Die Remissionsdauer bzw. Stabilisierung der Erkrankung liegt bei ca. 4–6 Monaten.
Aktuelle Studien zeigen, dass die simultane Radiochemotherapie (☞ Tab. 12.4-6) sowohl das lokale Rezidiv als auch die Fernmetastasierung verringert und das Überleben signifikant verbessert. Deshalb sollte ab Stadium IIB grundsätzlich diese Therapieform gewählt werden.

Tab. 12.4-7: Mono- und Kombinationschemotherapie beim Zervixkarzinom

Wirkstoff	Dosierung	Art der Verabreichung	Anwendungszeitraum
Paclitaxel	175 mg/m^2	Infusion	Tag 1
Wiederholung Tag 22–29			
Cisplatin/5-Fluorouracil			
Cisplatin	50–100 mg/m^2	Infusion (30 Min.)	Tag 1
5-Fluorouracil	1000 mg/m^2	Kontinuierliche Infusion über 24 Std.	Tag 1–5
Wiederholung Tag 22–29			
Carboplatin/Ifsofamid			
Carboplatin	AUC 4	i.v.	Tag 1
Ifosfamid*	1600 mg/m^2	Infusion (8 Std.)	Tag 1–3
Wiederholung Tag 22–29			

* unter Mesna-Schutz: 1000 mg/m^2 in die Infusion, 400 mg/m^2 nach Infusionsende zum Zeitpunkt 0, 4 und 8 Std.

Neue Therapieansätze

Bei lokal größeren, als inoperabel eingeschätzten Tumoren: neoadjuvante Chemotherapie bzw. neoadjuvante kombinierte Chemoradiotherapie (☞ Tab. 12.4-7) zum Erreichen der Operabilität.

12.4.9 Nachsorge

Führend in der Diagnostik sind unverändert Palpation und Vaginalsonographie ergänzt durch Zytologie und Kolposkopie des Vaginalendes. Bei Rezidivverdacht ist eine weiterführende Bildgebung (CT und MRT) angezeigt.
Die Mehrzahl der Lokalrezidive (85–90%) entwickelt sich in den ersten 2 Jahren. Dem Rechnung tragend sind Kontrollintervalle im dreimonatigen Abstand ausreichend, um kleine Rezidive, die z. T. noch operabel sind, zu detektieren.
Für spät erkannte oder rasch progrediente Rezidive kommen ausgedehnte Operationen nur bei zentral sitzenden Rezidiven infrage, die die Beckenwand nicht erreichen. In Betracht gezogen werden muss jedoch die hohe postoperative Morbidität. Systemtherapeutische Ansätze (Mono- oder Kombinationschemotherapien) führen bei relativ geringen Ansprechraten bis max. 45% oft nur zur temporären Regression.
Echte Spätrezidive sind sehr selten, daher können die Nachsorgeintervalle nach dem 5. Jahr nach Primärbehandlung auf jährliche Abstände verlängert werden.

12.4.10 Prognose

☞ Tab. 12.4-8

Tab. 12.4-8: Begleitkomplikationen und 5-JÜR beim Zervixkarzinom (nach FIGO Annual Report 1998)

Stadium	Begleitkomplikationen	5-JÜR (%)
IB/T1b	Selten	85–90
II/T2	Evtl. Harnwegsinfektionen	70–75
III/T3	Harnwegsinfekte, Stauung, Druck auf Nerven und Gefäße, Neuralgien, selten Ödeme	47–54
IV/T4	Wie III/T3, zusätzlich direkte organspezifische Symptomatik (Blase, Darm, Scheide)	0–27

12.4.11 Datenlage der Therapieoptionen

(☞ Tab. 12.4-9)

Tab. 12.4-9: Datenlage der Therapieoptionen beim Zervixkarzinom (Stand: März 2006)

Therapie	Gesicherte Daten vorhanden (EBM 1)	Positive Einzelergebnisse (EBM 2)	Datenlage unsicher (EBM 3)
Präoperativ neoadjuvant		Im Stadium IIB	
Postoperativ adjuvant		Ab Stadium II	
Palliativ 1st-line		+	
Palliativ 2nd-line			+
Komplementär			+

Literatur

1 Philip EC, Wacholder S, Lorincz AT et al.: A prospective study of high-grade cervical neoplasia risk among human papilloma-infected women. JNCI Vol. 94, No 18, 2002: 1406–1414

2 Stafl A, Wilbanks G: An international terminology of colposkopy. Report of the Nomenclature Committee of the International Federation of Cervical Pathology and colposcopy. Obstet Gynecol 77, 1991: 313

12.5 Endometriumkarzinom (Korpuskarzinom)

Marion Kiechle

12.5.1 Epidemiologie

- **Vorkommen:** häufigste Krebserkrankung der weiblichen Geschlechtsorgane
- **Inzidenz:** 10 100 Neuerkrankungen pro Jahr; die Inzidenz in Deutschland fällt in den letzten 20 Jahren geringfügig, aber anhaltend ab
- **Altersverteilung:** Auftreten typischerweise bei der postmenopausalen Frau; mittleres Erkrankungsalter bei 68 Jahren; in nur 2% der Fälle tritt es bei Frauen vor dem 40. Lebensjahr auf

12.5.2 Ätiologie

Ätiologisch werden ein östrogenabhängiges und ein östrogenunabhängiges Endometriumkarzinom unterschieden.

Risikofaktoren

Als Risikofaktoren für die Entstehung von Endometriumhyperplasien und -karzinomen gelten vor allem **hormonelle Einflüsse**.

Endogene Risikofaktoren

- Adipositas (durch endogen erhöhte Östrogenexposition)
- Lang anhaltende Anovulation, z. B. bei polyzystischen Ovarien
- Frühe Menarche
- Späte Menopause
- Nulliparität
- Diabetes mellitus
- Kolon- und Korpuskarzinome in der Familienanamnese
- Hereditäres nonpolypösen Kolonkarzinom (HNPCC)

Exogene Risikofaktoren

- Nicht-zyklische Östrogenmonotherapie
- Tamoxifentherapie
- Vorangegangene Bestrahlung des kleinen Beckens

12.5.3 Einteilung

TNM- und FIGO-Klassifikation (☞ Tab. 12.5-1, -2)

Die Stadieneinteilung erfolgt nach der FIGO-Klassifikation von 1988 (☞ Tab. 12.5-1), die die Version von 1971 abgelöst hat. Die neuere Einteilung ist differenzierter und stützt sich auf pathologisch-anatomische bzw. chirurgische Korrelate. Miteinbezogen wurden wichtige pathologisch-anatomische Prognosekriterien, wie die myometrane Infiltrationstiefe und der pelvine und paraaortale Lymphknotenbefall. Frauen, die keiner operativen Therapie unterzogen und beispielsweise primär bestrahlt werden, müssen klinisch nach der FIGO-Klassifikation von 1971 (☞ Tab. 12.5-2) eingeteilt werden.

Tab. 12.5-1: TNM- und FIGO-Klassifikation von 1988 des Endometriumkarzinoms

TNM-Stadium	Befall	FIGO-Stadium
T1	Begrenzung auf Corpus uteri • T1a: nur Endometrium befallen • T1b: Invasion < 50 % des Myometriums • T1c: Invasion > 50 % des Myometriums	I • IA • IB • IC
T2	Infiltration der Zervix uteri • T2a: nur endozervikale Drüsen befallen • T2b: Invasion des Zervixstromas	II • IIA • IIB
T3	Ausbreitung außerhalb des Uterus, beschränkt auf kleines Becken • T3a: Befall von Uterusserosa und/oder Adnexe und/oder positive Peritonealzytologie • T3b: Invasion der Vagina	III • IIIA • IIIB
T4	Infiltration der Mukosa von Rektum oder Harnblase	IVA
N1	Regionäre Lymphknoten befallen (einschließlich inguinal, paraaortal)	IIIC
M1	Fernmetastasen	IVB

Tab. 12.5-2: TNM- und FIGO-Klassifikation von 1971 des Endometriumkarzinoms

TNM-Stadium	Befall	FIGO-Stadium
T1	Begrenzung auf Corpus uteri • T1a: Sondenlänge ≤ 8 cm • T1b: Sondenlänge > 8 cm	I • IA • IB
T2	Ausbreitung auf Zervix uteri	II
T3	Ausbreitung jenseits des Uterus, jedoch innerhalb des kleinen Beckens	III
T4	Ausbreitung auf Harnblase, Rektum oder überschreitet die Grenzen des kleinen Beckens	IVA
M1	Fernmetastasen	IVB

Histologie

Histologisch werden die epithelialen Tumoren und Läsionen gemäß **WHO** eingeteilt in (☞ Tab. 12.5-3):

- **Benigne Läsionen:**
  - Endometriale Hyperplasie: einfach (glandulär zystisch), komplex (adenomatös)
  - Atypische endometriale Hyperplasie: einfach, komplex (adenomatös)
  - Endometrialer Polyp
- **Maligne Läsionen:** Endometriales Karzinom
  - Endometriod: Adenokarzinom, sekretorisch, Flimmerepithel, Adenoakanthom = adenosquamöses Karzinom
  - Serös
  - Klarzellig
  - Muzinös
  - Plattenepithelial
  - Gemischt
  - Undifferenziert

Tab. 12.5-3: Histologie des Endometriumkarzinoms

Histologie	M-Klassifikation
Endometrioid-adenomatös	8380/0
Adenosquamös	8560/3
Mukoepidermoid	8430/3
Serös-adenomatös	8441/3
Maligner mesodermaler Mischtumor	8951/3
Muzinös adenomatös	8480/3

Die Endometriumhyperplasie mit Atypien (atypische endometriale Hyperplasie) gilt als eine präkanzeröse Läsion. Zum **Entartungsrisiko** gemäß der größten Langzeitstudie von Kurman et al. ☞ Tab. 12.5-4.

Tab. 12.5-4: Entartungsrisiko der Endometriumhyperplasie in Abhängigkeit vom Hyperplasietyp

Hyperplasietyp	Regression in %	Persistenz in %	Entartung in %
Einfache Hyperplasie	80	19	1
Komplexe Hyperplasie	80	17	3
Einfache Hyperplasie mit Atypien	69	23	8
Komplexe Hyperplasie mit Atypien	57	14	29

Anatomische Regionen (ICD 10)

☞ Tab. 12.5-5

Tab. 12.5-5: Anatomische Regionen des Endometriumkarzinoms

Tumorlokalisation	ICD 10
Isthmus uteri	C54.0
Endometrium	C54.1
Myometrium	C54.2
Fundus uteri	C54.3
Überlappend	C54.8
Corpus uteri n.n.b.	C54.9
Uterus n.n.b.	C55

12.5.4 Klinik

Das Leitsymptom der Endometriumhyperplasien und des Korpuskarzinoms ist die **vaginale Blutung**, die sich als Postmenopausenblutung oder Metrorrhagie manifestieren kann und daher grundsätzlich abgeklärt werden sollte.

Von den postmenopausalen Blutungen sind 15% durch Endometriumkarzinome und weitere 15% durch hyperplastische oder polypöse Veränderungen im Bereich des Endometriums bedingt. Vaginale Blutungen, die durch eine maligne Erkrankung hervorgerufen werden, sind am häufigsten auf ein Endometriumkarzinom zurückzuführen, gefolgt von Zervix-, Vulva-, Vaginal-, Ovarial- und Tubenkarzinomen. Weiterhin können Korpuskarzinome durch den geschwürigen Zerfall des Tumors zu einem **eitrig-fötiden Fluor** corporalis führen, der nicht selten eine therapieresistente Kolpitis senilis unterhält.

12.5.5 Ausbreitung

Endometriumkarzinome wachsen meist langsam, anfangs überwiegend exophytisch in das Cavum uteri, später infiltrativ ins Myometrium. Bei tiefer Infiltration des Myometrium oder undifferenziertem Tumor bis zu 50% Lymphknotenmetastasen im Becken und paraaortal. Die hämatogene Disseminierung erfolgt in der Regel erst spät; Zielorgane sind Lunge, Nebennieren, Leber.

12.5.6 Diagnostik

Screening

Bis heute sind keine erfolgreichen Früherkennungsmethoden für das Endometriumkarzinom bekannt. Dennoch werden rund 75% aller Korpuskarzinome im Stadium I entdeckt, was an der relativ guten Prognose der Karzinome verglichen mit anderen gynäkologischen Malignomen und dem relativ früh auftretenden Leitsymptom der Postmenopausenblutung liegen dürfte.

Basisdiagnostik

- Gynäkologische Untersuchung einschließlich Zytologie
- Transvaginale, abdominale Sonographie des inneren Genitales
- Fraktionierte Abrasio, Hysteroskopie

Staging

- Sonographie: Leber und Nieren
- Zystoskopie und Rektoskopie
- Röntgen Thorax
- i.v.-Pyelogramm
- Abdomen-CT
- MRT: Abdomen, kleines Becken
- Labor: Blutbild, Leber- und Nierenfunktionsparameter, Tumormarker Ca 125 und CEA, Blutzucker

12.5.7 Differenzialdiagnosen

- Benigne Läsionen des Endometriums: Atrophie, Hyperplasie, Polypen; imponieren klinisch ebenfalls durch das Leitsymptom einer postmenopausalen Blutung
- Uterussarkom
- Fortgeschrittenes Zervixkarzinom
- Ovarialkarzinom
- Kolonkarzinom
- Entzündliche Erkrankungen der inneren Genitale

12.5.8 Konventionelle Therapie

Endometriumhyperplasie

> Entscheidenden Einfluss auf die Therapie haben der Typ der Hyperplasie sowie das Alter der Frau und die damit verbundene Familienplanung.

- **Einfache (glandulär-zystische) Hyperplasie ohne Atypien:** Abwartendes Beobachten. Bei Hinweis auf das Vorliegen einer Follikelpersistenz sollte eine Abbruchblutung durch eine Gestagenbehandlung vom 12.–25. Zyklustag (z.B. MPA 10–20 mg/d oder äquivalent) ausgelöst werden. Hormon bildende Ovarialtumoren sollten ebenfalls ausgeschlossen werden (Sonographie der Ovarien, FSH- und Östradiolkontrolle).
- **Komplexe Hyperplasie ohne Atypien:** Mittel der Wahl ist eine hoch dosierte Gestagentherapie (z.B. MPA 100 mg/d oder Megestrolacetat 4-mal tgl. 20 mg p.o.) über 3 Monate. Nach 3 Monaten sollte eine Kontrollabrasio erfolgen, wobei eine gleichzeitige Hysteroskopie zur gezielten Biopsie sinnvoll ist. Bei Persistenz der Läsion ist bei peri- und postmenopausalen Frauen die einfache Hysterektomie zu empfehlen. Bei prämenopausalen Frauen mit Kinderwunsch muss die Gestagentherapie wiederholt werden.
- **Einfache Hyperplasie mit Atypien:** Prinzipiell gleiches Vorgehen wie bei komplexer Hyperplasie ohne

Atypien, wobei man Frauen in der Peri- oder Postmenopause aufgrund des erhöhten Entartungsrisikos die einfache Hysterektomie empfehlen sollte. Bei Frauen in der Prämenopause und bei bestehendem Kinderwunsch ist nach sorgfältiger Aufklärung ein konservatives Vorgehen mit hoch dosierter Gestagentherapie (siehe oben) und Kontrollabrasio mit Hysteroskopie nach 3 Monaten sinnvoll.

- **Komplexe Hyperplasie mit Atypien:** Bei Frauen in der Peri- und Postmenopause ist eine vaginale oder abdominale Hysterektomie mit oder ohne Mitnahme der Adnexe zu empfehlen. Die Entscheidung zur Adnexektomie sollte berücksichtigen, dass die endgültige histologische Untersuchung des Hysterektomiepräparates möglicherweise ein invasives Karzinom ergeben kann. Bei Frauen mit bestehendem Kinderwunsch ist nach sorgfältiger Aufklärung ein konservatives Vorgehen mit hoch dosierter Gestagentherapie (siehe oben) und Kontrollabrasio mit Hysteroskopie nach 3 Monaten sinnvoll. Bei Persistenz der Veränderungen ist eine Hysterektomie zu empfehlen.

Stadienadaptierte Therapie

- Stadium IA G1–G3, IB G1: abdominale Hysterektomie und Adnexektomie beidseits
- Stadium IB G2–G3, IC G1–G3: abdominale Hysterektomie, Adnexektomie beidseits, pelvine ggf. paraaortale Lymphonodektomie
- Stadium II: abdominale erweiterte radikale Hysterektomie, Adnexektomie beidseits, pelvine ggf. paraaortale Lymphonodektomie
- Stadium IIIA: abdominale ggf. erweiterte radikale Hysterektomie, Adnexektomie beidseits, pelvine ggf. paraaortale Lymphonodektomie, Omentektomie
- Stadium IIIB: abdominale ggf. erweiterte radikale Hysterektomie, Adnexektomie beidseits, partielle ggf. komplette Kolpektomie, pelvine ggf. paraaortale Lymphonodektomie
- Stadium IIIC: abdominale ggf. erweiterte radikale Hysterektomie, Adnexektomie beidseits, pelvine ggf. paraaortale Lymphonodektomie
- Stadium IVA bei isoliertem Befall von Rektum oder Blase ohne Befall der Parametrien oder der paraaortalen Lymphknoten: vordere und/oder hintere Exenteration
- Stadium IVB: individuelle, palliative Chirurgie

Operative Therapie

Die Hysterektomie ist in den **Stadien I–III** die Therapie der Wahl.

Folgende Standards sollten eingehalten werden (Deutsche Krebsgesellschaft und Deutsche Gesellschaft für Gynäkologie und Geburtshilfe, 2002):

- Mediane Längsschnittlaparotomie
- Spülzytologie aus dem Douglas-Raum, den parakolischen Rinnen, dem subdiaphragmatischen Raum bzw. Zytologie des Aszites
- Inspektion der Bauchhöhle: Beckenorgane, Netz, pelvine und paraaortale Lymphknoten, Leber, Zwerchfell, Peritoneum
- Führung des Corpus uteri mit stumpfen geraden Klemmen, die die Tubenausgänge zusammen mit den Ligg. rotunda erfassen
- Schnellschnittdiagnostik zur Beurteilung der myometranen Invasionstiefe.

Bis heute ist der therapeutische Gewinn einer pelvinen und paraaortalen **Lymphonodektomie** nicht gesichert, dennoch ist sie für ein adäquates operatives Staging notwendig. Die operative Entfernung einer Lymphknotenmetastase ist jeder anderen Therapie überlegen. Gegen eine routinemäßige Lymphonodektomie spricht jedoch die gute Prognose ohne diesen zusätzlichen Eingriff. Als Indikationen für eine Lymphonodektomie gelten:

- Stadium IC oder höher
- Mittlerer und schlechter Differenzierungsgrad (G2, G3)
- Ungünstige histologische Subtypen, wie klarzelliges oder seröses Adenokarzinom, Adenoakanthom (adenosquamöse Karzinome), maligne epithelial-mesenchymale Tumoren (maligne Müller-Mischtumoren).

Radiotherapie

Bei Inoperabilität steht mit der Radiotherapie eine **kurative** Behandlungsmethode zur Verfügung. Die Überlebensresultate liegen jedoch wegen des prognostisch ungünstigeren Patientinnenkollektivs unter denen der operierten oder kombinierten Therapie. Im Stadium I–III ist die Kombination von Brachy- und perkutaner Therapie die primäre Radiotherapie der Wahl, im Stadium IVA ist es die primäre perkutane Bestrahlung des kleinen Beckens (Ausnahme: isolierter Befall von Blase oder Rektum ☞ operative Therapie).

Eine postoperative Radiotherapie hat das Ziel, die lokoregionäre Therapie zu optimieren. Allerdings ist die

Tab. 12.5-6: Radiotherapie beim Endometriumkarzinom

	Stadium	Vaginale Brachytherapie	Perkutane pelvine Radiotherapie
Patientinnen nach komplettem operativen Staging (Hysterektomie, Adnexektomie beidseits, pelvine + paraaortale Lymphonodektomie)	pT1a,b pN0 M0	Nur bei ungünstigen Prognosefaktoren wie G3, Tumorzellen in Blut- oder Lymphgefäßen, klarzellige, seröse, adenosquamöse Karzinome, maligne Müller-Mischtumoren	Keine
	pT1c pN0 M0 pT2a,b pN0 M0 pT3a pN0 M0 pT3b pN0 M0	Ja	Individuelle Indikationsstellung, nur bei ungünstigen Zusatzkriterien wie RX, G3, großer Primärtumor
	pT4a pN0 M0	Individuelle Indikationsstellung	Individuelle Indikationsstellung
	pN1	Ja	Ja
Patientinnen ohne komplettes operatives Staging (Hysterektomie und Adnexektomie beidseits)	IA G1, G2	Keine	Keine
	IB G1, G2	Ja	Keine
	IA G3	Ja	Ja
	IB G3 IC G1–G3	Ja	Ja
	II–III	Ja	Ja
	IV	Individuelle Indikationsstellung	Individuelle Indikationsstellung

Komplikationsrate der Radiotherapie nach einem kompletten operativen Staging deutlich erhöht, insbesondere ist mit frühen und späten Darmreaktionen und Lymphödemen zu rechnen. Die Empfehlungen zur postoperativen, adjuvanten Radiotherapie sind daher beschränkt auf Karzinome mit einem erhöhten Rezidivrisiko (☞ Tab. 12.5-6).

Chemotherapie

In der adjuvanten Situation zeigen weder die Chemotherapie noch die Hormontherapie einen Vorteil für das frühe Endometriumkarzinom (Stadium I – II). Möglicherweise ergibt sich ein Vorteil für Patientinnen mit Endometriumkarzinom mit ungünstigen Zusatzkriterien, beispielsweise seröse Karzinome, die eine adjuvante Chemotherapie erhalten haben. Prospektiv, randomisierte Studien fehlen jedoch bislang. Platinhaltige Kombinationschemotherapien, wie Carboplatin / Paclitaxel oder Doxorubicin / Cisplatin stehen zur Diskussion.

Rezidivtherapie

70 % aller Rezidive treten in den ersten 3 Jahren und 80 % aller Scheidenkarzinomrezidive in den ersten 2 Jahren auf. Rezidive werden, wenn möglich, erneut radikal operativ therapiert, bestrahlt oder mit einer Kombination von beidem behandelt. Bei einer Früherkennung ist mit einer erneuten 5-Jahres-Überlebenschance von 40 – 50 % zu rechnen.

Palliative Therapie (Hormontherapie)

Beim fortgeschrittenen Karzinom kommt neben einer palliativen Kombinationschemotherapie aus Carboplatin / Paclitaxel oder Doxorubicin / Cisplatin beim Hormonrezeptor positiven Karzinom auch eine Gestagentherapie infrage (Medroxyprogesteronacetat 100 – 300 mg / d p.o. oder Megesterolacetat 80 – 160 mg / d p.o.).

12.5.9 Nachsorge

Die tumorspezifische Nachsorge zielt darauf ab, ein vaginales Rezidiv oder zentrales Rezidiv am Scheidenabschluss frühzeitig zu erkennen (☞ Tab. 12.5-7). Isolierte, lokoregionäre Rezidive haben eine Heilungsrate von 50 %. Ein Überlebensgewinn durch die Frühentdeckung und Frühbehandlung von Fernmetastasen ist nicht belegt, weshalb eine generelle, umfassende apparative Diagnostik nicht zu empfehlen ist. Diese sollten ausschließlich bei anamnestischen oder klinischen Symptomen eingeleitet werden. Die Bestimmung von Tumormarkern ist nur sinnvoll, wenn sie prä- oder postoperativ erhöht waren (Ca-125, CEA).

Tab. 12.5-7: Nachsorgeprogramm bei tumor- und beschwerdefreier Patientin nach Abschluss der Primärtherapie eines Endometriumkarzinoms

	1.–2. Jahr	3.–5. Jahr	ab 6. Jahr
Anamnese, gynäkologische Untersuchung inkl. Zytologie und Sonographie	Alle 3 Monate	Halbjährlich	Jährlich
Tastuntersuchung der Mammae	Halbjährlich	Halbjährlich	Halbjährlich
Mammographie	Jährlich	Jährlich	Jährlich

12.5.10 Prognose

Überlebenszeiten

Das Endometriumkarzinom hat von allen gynäkologischen Karzinomen die günstigste Prognose. Die Mortalität konnte in den letzten Jahren gesenkt werden. Die 5-JÜR in Deutschland liegt bei rund 70%, ungeachtet der angewandten Therapie. Von den Fällen mit chirurgischem Staging des FIGO-Stadium I waren es 85%, über 70% bzw. 49% im Stadium II und III und 19% im Stadium IV. Die Daten der weltweit größten Datensammlung (Annual Report 1991) zu den Behandlungsergebnissen des Endometriumkarzinoms mit annähernd 20000 Fällen sind in Tab. 12.5-8 dargestellt.

Tab. 12.5-8: Überlebenszeiten des Endometriumkarzinoms in Abhängigkeit vom Tumorstadium

FIGO-Stadium	Patientinnenzahl in %	5-JÜR in %
I	74,8	85,3
II	11,4	70,2
III	10,7	49,2
IV	2,9	18,7
Unbekannt	0,2	-
Total	100,0	77,5

Prognosefaktoren

☞ Tab. 12.5-9

Den ungünstigsten Einfluss mit einer rezidivfreien 5-JÜR von 33% hat hierbei der pelvine oder paraaortale Lymphknotenbefall. Aus diesem Grund sind für eine Prognoseeinschätzung Faktoren relevant, die eine pelvine und paraaortale Metastasierung vorhersagen können. Nach Lampe et al. (1994) ist der Tumoreinbruch in intramurale Blutgefäße der größte Risikofaktor für eine pelvine Lymphknotenmetastasierung (☞ Tab. 12.5-10).

Tab. 12.5-9: Prognostische Faktoren des Endometriumkarzinoms

Faktor	Rezidivfreies 5-Jahres-Überleben in %	Faktor	Rezidivfreies 5-Jahres-Überleben in %
Myometrane Invasionstiefe		**Histologischer Subtyp**	
Inneres Drittel	98,4	Endometrioid	87,6
Mittleres Drittel	91,6	Klarzellig	66,7
Äußeres Drittel	53,1	Serös-papillär	46,7
Befall der Zervix		**Ovarieller Befall**	
Nein	92,5	Nein	87,1
Ja	63,8	Ja	68,2
Peritonealzytologie		**Lymphknotenbefall**	
Negativ	93,2	Nein	88,8
Positiv	54,2	Ja	32,8
Gefäßeinbruch		**Grading**	
Nein	96,7	G1	91,7
Ja	61,4	G2	98,2
		G3	68,6

Den besten prädiktiven Vorhersagewert für eine paraaortale Metastasierung haben der pelvine Lymphknotenbefall, die Zervixbeteiligung und der Tumoreinbruch in intramurale Lymphgefäße (Hirahatake 1997). Auch das Tumorstadium hat einen Einfluss auf die Lymphknotenbeteiligung. Nach einer Arbeit von Yokoyama et al. (1997) ist bei pathologisch-anatomisch eingestuften Korpuskarzinomen im Stadium I in 10%, im Stadium II in 30–40% und im Stadium III in 50% der Fälle mit einer pelvinen oder paraaortalen Lymphknotenmetastasierung zu rechnen. Hierbei ist erwähnenswert, dass eine paraaortale Lymphknotenmetastasierung nicht unbedingt eine pelvine Metastasierung voraussetzt, da je nach Tumorsitz auch eine direkte Metastasierung in die

Tab. 12.5-10: Prädiktive Faktoren für eine pelvine Lymphknotenmetastasierung beim Endometriumkarzinom

Faktor	Relatives Risiko
Tumoreinbruch in intramurale Blutgefäße	10,7
Tumoreinbruch in intramurale Lymphgefäße	5,8
Papillär-seröser Subtyp	2,2
Befall der Zervix	1,9
Myometrane Invasionstiefe	1,6
Grading	1,3

paraaortalen Lymphknoten unter Aussparung der pelvinen Lymphknoten vorkommen kann (Burke 1996, Yokoyama 1997).

12.5.11 Datenlage der Therapieoptionen

(☞ Tab. 12.5-11)

Tab. 12.5-11: Datenlage der Therapieoptionen beim Endometriumkarzinom (Stand: März 2006)

Therapie	Gesicherte Daten vorhanden (EBM 1)	Positive Einzelergebnisse (EBM 2)	Datenlage unsicher (EBM 3)
Präoperativ neoadjuvant			+
Postoperativ adjuvant			+
Palliativ 1st-line		+	
Palliativ 2nd-line			+
Komplementär			+

Literatur

1 Barakat RR, Grisby PW, Sabbatini P, Zaino RJ: Corpus: Epithelial Tumors. In: Hoskins WJ, Perez CA, Young RC: Principles and Practice of Gynecologic Oncology. 3. Auflage, Lippincott Williams Wilkins, 2000: 919 – 958

2 Burke RW, Levenback C, Tornos C, Morris M, Wharton JT, Gershenson DM: Intraabdominal lymphatic mapping to direct selective pelvic and paraaortic lymphadenectomy in women with high risk endometrial cancer: Results of a pilot study. Gynecol Oncol 62 (2), 1996: 169 – 173

3 Deutsche Krebsgesellschaft und Deutsche Gesellschaft für Gynäkologie und Geburtshilfe: Interdisziplinäre Kurzgefasste Leitlinien: Endometriumkarzinom. 3. Auflage, 2002

4 Hirahatake K, Hareyama H, Sakuragi N, Nishiya M, Makinoda S, Fujimoto S: A clinical and pathologic study on paraaortic lymph node metastasis in endometrial carcinoma. Journal of Surgical Oncology 65, 1997: 82 – 87

5 Horn LC, Bilek K, Schnurrbusch U: Endometriale Hyperplasien: Histologie, Klassifikation, prognostische Bedeutung und Therapie. Zentralbl Gynäkol 119, 1997: 251 – 259

6 Kodama S, Kase H, Tanaka K, Matsui K: Multivariate analysis of prognostic factors in patients with endometrial cancer. Int J of Gynecol & Obstet 53, 1996: 23 – 30

7 Kurman RJ, Kaminski PF, Norris HJ: The behavior of endometrial hyperplasia. A long-term study of untreated hyperplasia in 170 patients. Cancer 56, 1985: 403 – 412

8 Lampe B, Kurzl R, Hantschmann P: Prognostic factors that predict pelvic node metastasis from endometrial carcinoma. Cancer 74, 1994: 2502 – 2508

9 Manual des Tumorzentrums München. Empfehlungen zur Diagnostik, Therapie und Nachsorge. Malignome des Corpus uteri. Zuckschwerdt, 2000

10 Yokoyama Y, Maruyama H, Sato S, Saito Y': Indispensability of pelvic and paraaortic lymphadenectomy in endometrial cancers. Gynecologic Oncology 64, 1997: 411 – 417

Internetadressen

1 www.uni-duesseldorf.de/AWMF/11/onko-34.htm: Leitlinien Endometriumkarzinom

2 www.med.uni-muenchen.de/TZMuenchen

3 www.meb.uni-bonn.de/cancernet/physicians.toc.html: PDQ Treatment Summaries for Physicians of the National Cancer Institute. Endometrial Cancer.

12.6 Uterussarkom

Marion Kiechle

12.6.1 Epidemiologie

- **Inzidenz:** weltweit 0,5 – 3,3 Neuerkrankungen pro 100 000 Frauen pro Jahr; auf Grund der geringen Fallzahl werden die Uterussarkome in amtlichen, deutschen Statistiken nicht separat ausgewiesen; als einziges verzeichnet das Tumorzentrum München eine Inzidenz für Deutschland von ca. 0,5 Neuerkrankungen pro 100 000 Frauen pro Jahr
- **Altersverteilung:** mittleres Erkrankungsalter liegt bei 63 Jahren

12.6.2 Ätiologie

Die Genese ist weitgehend unbekannt.

Risikofaktoren

- Bestrahlung des kleinen Beckens in der Vorgeschichte
- Auftreten der Trias Hypertonie, Diabetes mellitus, Adipositas
- Frauen der schwarzen Bevölkerungsgruppe
- Sehr selten maligne Entartung von Leiomyomen (0,3 %)

12.6.3 Einteilung

Klinisch werden die Uterussarkome in vier Stadien unterteilt:

- **Stadium I:** Tumor auf Corpus uteri beschränkt
- **Stadium II:** Tumor auf Cervix uteri ausgedehnt
- **Stadium III:** Tumorausdehnung über den Uterus hinaus, aber beschränkt auf das kleine Becken
- **Stadium IV:** Tumorausdehnung über das kleine Becken hinaus.

Histomorphologisch werden reine Sarkome von gemischten Formen unterschieden:
- Karzinosarkome (Müller-Mischtumoren, 40–50%)
- Leiomyosarkome (30%)
- Endometriale Stromazellsarkome (15%)
- Rein mesenchymale Tumore
- Gemischt differenzierte Sarkome ohne epitheliale Elemente
- Andere Formen
- Gemischt epitheliale Stromazellsarkome
- Adenosarkome.

ICD 10

C49.5 (Weichteilsarkome im Becken)

12.6.4 Klinik

Das Leitsymptom ist die Blutungsstörung, die als Postmenopausenblutung, Meno- oder Metrorrhagie auftreten kann. Weitere Symptome können sein:
- Unterbauch-, Bauchschmerzen
- Uterusvergrößerung
- Schnell wachsende Uterusmyome
- Übelriechender Fluor durch Tumorzerfall
- Symptome bedingt durch Fernmetastasen in Lunge, Leber, Knochen und Gehirn.

12.6.5 Ausbreitung

Frühe hämatogene Metastasierung in Leber, Lunge, Knochen und Gehirn. Im Gegensatz zu den Karzinomen ist eine lymphogene Streuung seltener.

12.6.6 Diagnostik

Basisdiagnostik

- Gynäkologische Untersuchung
- Transvaginale, abdominale Sonographie des inneren Genitales
- Fraktionierte Abrasio, Hysteroskopie.

Staging

- Röntgen Thorax
- Lebersonographie
- CT: Lunge, Leber, Schädel
- Skelettszintigraphie

Weiterführende Diagnostik

- Labor: Blutbild, Leber- und Nierenfunktionsparameter, Tumormarker Ca 125
- MRT des kleinen Beckens: Beurteilung der Tumorausdehnung
- Zystoskopie: Beurteilung einer Blaseninfiltration
- Rektoskopie: Beurteilung einer Rektuminfiltration
- Abdomen-CT: Beurteilung von pelvinen und paraaortalen Lymphknoten

12.6.7 Differenzialdiagnosen

- Endometriumkarzinom (☞ 12.5): imponiert klinisch ebenfalls durch das Leitsymptom einer Postmenopausenblutung
- Fortgeschrittenes Zervixkarzinom (☞ 12.4)
- Ovarialkarzinom (☞ 12.9)
- Kolonkarzinom (☞ 14.4)
- Entzündliche Erkrankungen des inneren Genitales und Darmes

12.6.8 Konventionelle Therapie

Therapiegrundsätze

Aufgrund der geringen Fallzahlen gibt es hier keine Standardtherapieempfehlungen für das Uterussarkom. Die operative Behandlung stellt, sofern sie sinnvoll und möglich ist, die akzeptierte Form der Primärbehandlung dar. Uterussarkome zeigen im Allgemeinen ein entsprechend schlechtes Ansprechen auf eine Radio- oder Chemotherapie.

Operative Therapie

Primärtherapie

Die operative Therapie umfasst folgende Schritte:
- Eröffnen des Abdomens vom Längsschnitt
- Inspektion und Palpation des Abdomens zum Nachweis bzw. Ausschluss von extrauterinen Tumormanifestationen, Spülzytologie
- Hysterektomie
- Adnexektomie auch bei prämenopausalen Frauen aufgrund der Ovarbeteiligung von 30%, hoher Steroidrezeptorbesatz bei Stromasarkomen, weshalb bei belassenen Ovarien ein erhöhtes Rezidivrisiko gegeben ist.

Im Einzellfall sind ergänzende operative Maßnahmen in Erwägung zu ziehen, deren Wertigkeit jedoch bislang nicht eindeutig zu beurteilen ist:

- Lymphonodektomie: Pelviner Lymphknotenbefall im Stadium I in bis zu 35 %, paraaortaler Lymphknotenbefall im Stadium I in bis zu 14 %; ein therapeutischer Effekt der Lymphknotenresektion ist bei Sarkomen unklar.
- Omentektomie: Bei 5 % der Karzinosarkome sind Netzmetastasen vorhanden.
- Tumordebulking: Ob die Prognose durch ein maximales Tumordebulking ähnlich wie beim Ovarialkarzinom verbessert werden kann, ist bislang unklar. Möglicherweise werden dadurch aber die Bedingungen für eine anschließende Chemo- und/oder Radiotherapie verbessert.

Rezidivtherapie

Die Hälfte der Rezidive tritt innerhalb der ersten 2 Jahre auf. Karzinosarkome rezidivieren vorwiegend intraabdominal, während Leiomyosarkome meist in die Lunge metastasieren. Low-Grade-Stromasarkome dagegen können einen langsamen Progress mit Rezidivbildungen nach 10 Jahren zeigen.

Bei Beckenrezidiven, die als operabel eingeschätzt werden, stellt die erneute chirurgische Intervention die Methode der Wahl dar. Auch bei isolierten Lungenmetastasen ist bei einem längeren krankheitsfreien Intervall eine chirurgische Resektion gerechtfertigt.

Radiotherapie

- Die **primäre** Radiotherapie stellt lediglich eine Option dar, wenn eine Kontraindikation gegen eine Operation vorliegt.
- Zur **adjuvanten, postoperativen** Radiotherapie liegen nur retrospektive Daten aus Studien mit weniger als 100 Patientinnen vor. Die Ergebnisse stimmen aber darin überein, dass in den Stadien I und II durch eine adjuvante perkutane Radiotherapie mit Dosen zwischen 45 und 55 Gy die Rate an Lokalrezidiven signifikant gesenkt werden kann. In einigen Studien zeigten die Patientinnen auch ein verlängertes Gesamtüberleben. Die Ergebnisse prospektiver Studien stehen noch aus.
- Bei einer fortgeschrittenen Tumorerkrankung kann eine palliative Radiotherapie zur Schmerzbehandlung und zur Blutstillung in Betracht gezogen werden.

Chemotherapie

Die Wertigkeit einer **adjuvanten** Chemotherapie nach chirurgischer R0-Resektion ist bei den Uterussarkomen nicht eindeutig geklärt und offensichtlich abhängig vom histologischen Subtyp. In den Stadien I und II der Leiomyosarkome und der endometrialen Stromasarkome ist derzeit keine wirksame adjuvante Therapie bekannt. Bei den Karzinosarkomen mit einer extrauterinen Ausbreitung besteht hingegen ein signifikanter Überlebensvorteil, wenn eine adjuvante Chemotherapie mit Cisplatin und Ifosfamid erfolgt ist (☞ Tab. 12.6-1).

Tab. 12.6-1: Kombinationschemotherapie beim Uterussarkom

Wirkstoff	Dosierung	Art der Verabreichung	Anwendungszeitraum
Cisplatin/Ifosfamid			
Cisplatin	20 mg/m²	Infusion (15 Min.)	Tag 1–4
Ifosfamid*	1500 mg/m²	i.v.-Infusion	Tag 1–4
Wiederholung Tag 21, 3 Zyklen			
* unter Mesna-Schutz			

Palliative Therapie

☞ Tab. 12.6-2

Tab. 12.6-2: Palliative Chemotherapie beim Uterussarkom

Wirkstoff	Dosierung	Art der Verabreichung	Anwendungszeitraum
Doxorubicin/Ifosfamid			
Doxorubicin	50 mg/m²	i.v.-Infusion	Tag 1
Ifosfamid*	1500 mg/m²	i.v.-Infusion	Tag 1–5
Wiederholung Tag 21, 3 Zyklen			
Epirubicin/Ifosfamid			
Epirubicin	100 mg/m²	i.v.-Infusion	Tag 1
Ifosfamid*	1500 mg/m²	i.v.-Infusion	Tag 1–3
Wiederholung Tag 21, 3 Zyklen			
Cisplatin/Ifosfamid bei fortgeschrittenen Karzinosarkomen			
Cisplatin	20 mg/m²	i.v.-Infusion	Tag 1–4
Ifosfamid*	1500 mg/m²	i.v.-Infusion	Tag 1–4
Wiederholung Tag 21, 3 Zyklen			
* unter Mesna-Schutz			

Hormontherapie

Leiomyosarkome und Karzinosarkome sprechen auf eine Hormontherapie nicht an.

Endometriale Stromazellsarkome hingegen sind Hormontherapie-sensitiv. Bei dieser Tumorentität mit ungünstigen prognostischen Kriterien, wie einer Tumorgröße von über 5 cm, Lymph- oder Hämangiosis carcinomatosa oder High-grade-Typ, sollte eine adjuvante Gestagentherapie (MPA 100 mg/d bis zum Progress oder lebenslang) durchgeführt werden.

12.6.9 Nachsorge

☞ 12.5.9

12.6.10 Prognose

Obwohl 65% aller Patientinnen mit Uterussarkomen im Stadium I diagnostiziert werden, weisen die Sarkome aufgrund einer frühen hämatogenen Metastasierung in Lunge, Leber, Knochen und Gehirn eine ungünstige Prognose auf. Die hohe Metastasierungsrate im klinischen Stadium I von 50–80% unterstreicht den ungünstigen Verlauf und auch die Insuffizienz der klinischen Stadieneinteilung.
Nationale Überlebensdaten verdeutlichen die deutlich schlechtere Prognose der Uterussarkome gegenüber den Endometriumkarzinomen. Nach 5 Jahren sind bei den endometrialen Korpuskarzinomen 75% der Patientinnen am Leben, während bei den Leiomyosarkomen nur 45% und bei den Karzinosarkomen nur noch 21% überlebt haben.

Prognosefaktoren

Ungünstige prognostische Kriterien sind:
- Fortgeschrittenes Tumorstadium
- Karzinosarkome (Müller-Mischtumore)
- High-grade-Sarkome
- Hämangiosis carcinomatosa
- Lymphknotenbefall
- Tiefe myometrane Infiltration.

Literatur
1 Arrastia CD et al.: Uterine carcinosarcomas: incidence and trends in management and survival. Gynecol Oncol 65, 1997: 158–163
2 Mayerhofer K et al.: Leiomyosarcoma of the uterus – a clinicopathologic multicenter study. Gynecol Oncol 74, 1999: 196–201
3 Manual des Tumorzentrums München: Empfehlungen zur Diagnostik, Therapie und Nachsorge. Malignome des Corpus uteri. Zuckschwerdt, 2000
4 Gersten K, Faul C, Kounelis S, Huang Q, Kelley J, Jones MW: The impact of adjuvant radiotherapy on carcinosarcoma of the uterus. Gynecol Oncol 68, 1998: 8–13
5 Knocke T, Kucera H, Dörfler D, Pokrajaz B, Pötter R: Results of postoperative radiotherapy in the treatment of sarcoma of the corpus uteri. Cancer 83, 1998: 1972–1979
6 Thigpen JT et al.: Oral MPA in the treatment of advanced or recurrent endometrial carcinoma: a dose response study by the GOG. J Clin Oncol 17, 1999: 1736–1744

Internetadressen
1 www.med.uni-muenchen.de/TZMuenchen
2 www.meb.uni-bonn.de/cancernet/physicians.toc.html: PDQ Treatment Summaries for Physicians of the National Cancer Institute. Uterine Sarcoma.

12.7 Maligne Trophoblasterkrankungen

Marion Kiechle

12.7.1 Epidemiologie

Die **Inzidenzen** der verschiedenen Trophoblasterkrankungen sind unterschiedlich (☞ Tab. 12.7-1).

Tab. 12.7-1: Inzidenz und Morphologie der verschiedenen Trophoblasterkrankungen

	Inzidenz in Europa und USA	Morphologie
Hydatiforme Blasenmole	• 1 : 1500 Schwangerschaften • In 15% Übergang in eine invasive Blasenmole • In 2–3% Übergang in ein Chorionkarzinom	Komplette: • Kein embryonales Gewebe • XX-Karyotyp Partielle: • Embryonales Gewebe vorhanden • Triploider Karyotyp
Invasive Blasenmole	1 : 15000 Schwangerschaften	• Wachstum ins Myometrium per continuitatem oder über venöse Sinus • In 15% Metastasen in Vagina, Lunge
Chorionkarzinom	• 1 : 40000 Schwangerschaften • 50% nach hydatiformen Molen • 25% nach Abort und Extrauteringravidität • 25% nach ausgetragenen Schwangerschaften	• Maligne Variante • Invasion ins Myometrium • Metastasen in Lunge, Gehirn, Leber, Vagina, Milz, Nieren
Trophoblasttumoren der Plazenta	• Sehr selten • Produzieren wenig hCG	• Sonderform des Chorionkarzinoms • Lokal invasives Wachstum • Geringe Metastasierungsneigung

12.7.2 Ätiologie

Bei den Trophoblasttumoren handelt es sich um paternale Allotransplantate. Daher werden Abnormitäten im paternalen Genom und bislang unklare Störungen der Gametogenese als Ursache diskutiert.

Risikofaktoren

- Genetische Prädispositionen sind bislang nicht bekannt, jedoch sind Asiatinnen von hydatiformen Blasenmolen 10–15-fach häufiger betroffen als Kaukasierinnen.
- Vitamin-A-Mangel
- Alter unter 15 oder über 40
- Spontanabort
- Infertilitätsanamnese
- Einnahme oraler Kontrazeptiva

12.7.3 Einteilung

Die Plazentaneoplasien werden hinsichtlich ihrer **Morphologie und Dignität** unterteilt in:

- Hydatiforme Blasenmole (komplett oder partiell)
- Invasive Blasenmole
- Schwangerschaftsassoziiertes Chorionkarzinom
- Trophoblasttumoren der Plazenta.

Auf der Basis anatomischer Kriterien erfolgt die **Stadieneinteilung** der FIGO:

- **Stadium I:** Tumor auf Corpus uteri beschränkt
- **Stadium II:** Tumor auf Adnexe und/oder kleines Becken ausgedehnt
- **Stadium III:** Lungenmetastasen mit oder ohne Beteiligung des inneren Genitales
- **Stadium IV:** Metastasierte Erkrankung.

Klinisch gebräuchlich ist eine Stadieneinteilung nach prognostischen Kriterien (☞ Tab. 12.7-2).

ICD 10

- C58: Plazenta (einschließlich Chorionkarzinom)
- D39: Blasenmole

12.7.4 Klinik

Das Krankheitsbild manifestiert sich zwischen der 11. und 25. Schwangerschaftswoche. Typische Symptome sind:

- Vaginale Blutungen
- Ausgeprägte Hyperemesis gravidarum

Tab. 12.7-2: Stadieneinteilung der malignen Trophoblasterkrankungen nach prognostischen Kriterien

Stadium	Kriterien
I	Nicht metastasierende Trophoblasttumoren
II	Metastasierende Trophoblasttumoren
	IIa: Niedrig-Risiko-Tumoren • β-hCG < 40000 IE/ml im Serum • Symptomzeit < 4 Monate • Keine ZNS- oder Lebermetastasen • Keine Chemotherapievorbehandlung • Keine ausgetragene Schwangerschaft
	IIb: Hoch-Risiko-Tumoren • β-hCG > 40000 IE/ml im Serum • Symptomzeit > 4 Monate • ZNS- oder Lebermetastasen, • Vorangegangene, erfolglose Chemotherapievorbehandlung • Vorangegangene, bis zum Termin ausgetragene Schwangerschaft

- Uterus größer als es dem Gestationsalter entspricht
- Große Theka-Lutein-Zysten durch hohe β-hCG-Werte
- Bild einer Präeklampsie bei hohen β-hCG-Werten und extensiver Uterusvergrößerung
- Hyperthyreoidismus
- Respiratorische Insuffizienz.

12.7.5 Ausbreitung

Sehr frühe hämatogene, selten lymphogene Metastasierung.

12.7.6 Diagnostik

Basisdiagnostik

- Gynäkologische Untersuchung
- Transvaginale, abdominale Sonographie des inneren Genitales; Bild des „Schneegestöbers" im Uterus bei der hydatiformen Blasenmole
- Labor: hohe β-hCG-Werte, Blutbild, Blutgruppe
- Stumpfe Kürettage oder Saugkürettage.

Staging

Bei gesicherter Diagnose sollten zur Einschätzung der Prognose und Therapie mit geeigneten bildgebenden Verfahren (z.B. PET) Metastasen in Lunge, Leber, Gehirn, Milz und Nieren ausgeschlossen und, falls vorhanden, die Anzahl und Größe der Metastasen bestimmt werden.

12.7.7 Differenzialdiagnosen

Differenzialdiagnostisch kommt eine intakte Schwangerschaft infrage.

12.7.8 Konventionelle Therapie

Therapiegrundsätze

Zur Einschätzung der Prognose und für die Therapieentscheidung hat sich das WHO-Punktesystem durchgesetzt (☞ Tab. 12.7-3):

- Niedriges Risiko: 4 oder weniger Punkte
- Mittleres Risiko: 5–7 Punkte
- Hohes Risiko: 8 oder mehr Punkte.

Tab. 12.7-3: WHO-Punktesystem zur Einschätzung der Prognose und für die Therapieentscheidung bei malignen Trophoblasterkrankungen

Risikofaktor	0 Punkte	1 Punkt	2 Punkte	4 Punkte
Alter	≤ 39 Jahre	> 39 Jahre	–	–
Vorangegangene Schwangerschaft	Mole	Abort oder unbekannt	Endtermin	–
Intervall zwischen vorangegangener Schwangerschaft und Therapie	< 4 Monate	4–7 Monate	7–12 Monate	> 12 Monate
β-hCG (IE/ml Serum)	$< 10^3$	$10^3–10^4$	$10^4–10^5$	$> 10^5$
ABO-Konstellation (Frau × Mann)	–	A × 0 0 × A	B × alle AB × alle	–
Zahl der Filiae	0	1–4	4–8	> 8
Metastasenlokalisation	Lunge, Vagina	Milz, Niere	Gastrointestinaltrakt, Leber	Gehirn
Größter Tumordurchmesser	< 3 cm	3–5 cm	> 5 cm	–
Vorangegangene Chemotherapie	Keine	–	Monotherapie	Kombinationstherapie

Die Therapie ist risikoadaptiert:

- Bei der **hydatiformen Blasenmole** besteht das diagnostische und zugleich therapeutische Vorgehen in einer vollständigen Entleerung des Uterus durch eine stumpfe Kürettage oder Saugkürettage. Im Anschluss sollte der β-hCG-Titer im Serum nach 8–12 Wochen einen Normalbefund erreicht haben.
- Bei **malignen oder persistierenden Trophoblasterkrankungen** ist die Chemotherapie Therapie der Wahl in der Primärbehandlung. Die schwangerschaftsassoziierten Chorionkarzinome waren die ersten Karzinome, die in einem metastasierten Stadium durch eine Chemotherapie geheilt werden konnten. Eine Hysterektomie kommt nur in Ausnahmefällen in Betracht, wenn sich z. B. chemotherapieresistente Blutungen einstellen.
- **Trophoblasttumoren der Plazenta** sollten im Falle einer Chemoresistenz operativ mit sekundärer Hysterektomie sowie Metastasenresektion angegangen werden.

Chemotherapie

Indikationen für eine Chemotherapie sind:

- Persistierender oder ansteigender β-hCG-Wert nach Kürettage einer hydatiformen Blasenmole
- Invasive Blasenmole
- Schwangerschaftsassoziiertes Chorionkarzinom
- Trophoblasttumoren der Plazenta.

Monochemotherapie

Frauen mit einer **persistierenden Blasenmole** oder einem **Niedrig-Risiko-Profil** (☞ Tab. 12.7-3) erhalten eine Monochemotherapie (☞ Tab. 12.7-4). Die Heilungsrate beträgt nahezu 100 %. Bei ca. 15 % der Patientinnen muss bei Methotrexatresistenz auf eine Kombinationstherapie umgestellt werden, um eine definitive Heilung zu erzielen.

Tab. 12.7-4: Monochemotherapie bei malignen Trophoblasterkrankungen

Wirkstoff	Dosierung	Art der Verabreichung	Anwendungszeitraum
Methotrexat/Folinsäure			
Methotrexat	50 mg/m²	i.v. (Bolus)	Tag 1, 3, 5, 7
Folinsäure	6 mg/m²	i.v. (Bolus) jeweils 30 Min. nach Methotrexat	Tag 1, 3, 5, 7
Wiederholung Tag 15, 4–6 Zyklen			
Actinomycin D	0,5 mg/m²	Infusion (15 Min.)	Tag 1–5
Wiederholung Tag 15			

Kombinationschemotherapie

Frauen mit **intermediärem oder hohem Risikoprofil** (☞ Tab. 12.7-3) benötigen eine primäre Kombinationschemotherapie (☞ Tab. 12.7-5), wobei hierdurch in bis zu 80 % der Fälle eine Kuration erzielt werden kann. Die Chemotherapie erfolgt bis zur Normalisierung der β-hCG-Werte. Danach sind 2–4 weitere Therapiezyklen indiziert. Frauen, die eine Kombinationschemotherapie erhalten, haben ein erhöhtes Risiko (RR 4,6–16,6) für das Auftreten späterer Zweitmalignome (AML, Adenokarzinome, maligne Melanome, Mammakarzinome).

Tab. 12.7-5: Kombinationschemotherapie bei malignen Trophoblasterkrankungen

Wirkstoff	Dosierung	Art der Verabreichung	Anwendungszeitraum
PEB-Schema			
Cisplatin*	20 mg/m²	Infusion (30 Min.)	Tag 1–5
Bleomycin	30 mg (absolut)	Infusion (30 Min.)	Tag 1, 8, 15
Etoposid	100 mg/m²	Infusion (1 Std.)	Tag 1–5
Wiederholung Tag 22			
PEI-Schema			
Cisplatin*	20 mg/m²	Infusion (1 Std.)	Tag 1–5
Etoposid	75 mg/m²	Infusion (1 Std.)	Tag 1–5
Ifosfamid**	1200 mg/m²	Infusion (3 Std.)	Tag 1–5
Wiederholung Tag 22			

* Mit prä- und posttherapeutischer Hydratation
** Unter Mesna-Schutz

Rezidivtherapie

Tritt im Verlauf ein Rezidiv auf, erhalten Frauen, die initial eine Monochemotherapie erhalten haben, eine Kombinationschemotherapie. Bei Frauen, die bereits eine Kombinationstherapie erhalten haben, kommen weitere, z. B. platinhaltige Kombinationsschemata infrage.

12.7.9 Nachsorge

Die meisten Rezidive treten innerhalb der ersten 6–12 Monate nach der Erkrankung auf, weshalb in diesem Zeitraum eine besonders engmaschige Nachkontrolle erfolgen sollte. Folgendes ist zu empfehlen:

- Regelmäßige β-hCG-Kontrollen, bis 6 Monate nach Chemotherapieabschluss alle 4 Wochen, 6–12 Monate nach Chemotherapieabschluss alle 6–8 Wochen
- Kontrazeption für 12 Monate nach Abschluss der Chemotherapie
- Nächste Schwangerschaft frühestens nach 24 Monaten zu empfehlen.

12.7.10 Prognose

Durch den Einsatz der Chemotherapie ist die Prognose dieser Erkrankung als sehr gut zu beurteilen. Bei Frauen mit einer persistierenden Blasenmole oder einem Niedrig-Risiko-Profil (☞ Tab. 12.7-3) eines malignen Trophoblasttumors liegt die Heilungsrate bei annähernd 100 %. Bei Frauen mit intermediären oder hohen Risikoprofilen ist durch den Einsatz der Polychemotherapie eine Heilung in 80 % zu erzielen.

12.7.11 Datenlage der Therapieoptionen

(☞ Tab. 12.7-6)

Tab. 12.7-6: Datenlage der Therapieoptionen bei malignen Trophoblasterkrankungen (Stand: März 2006)

Therapie	Gesicherte Daten vorhanden (EBM 1)	Positive Einzelergebnisse (EBM 2)	Datenlage unsicher (EBM 3)
Präoperativ neoadjuvant	Bei Metastasen		
Postoperativ adjuvant	+		
Palliativ 1st-line	+		
Palliativ 2nd-line	+		
Palliativ 3rd-line			+
Komplementär			+

Literatur

1 Bagshawe KD: Risk and prognostic factors in trophoblastic neoplasia. Cancer 38, 1976: 1373–1385
2 Berkowitz RS, Goldstein DP: Gestational Trophoblastic Diseases. In: Hoskins WJ, Perez CA, Young RC: Principles and Practice of Gynecologic Oncology. 3. Auflage, Lippincott Williams Wilkins, 2000: 1117–1137
3 Surwit EA, Hammond CB: Treatment of metastatic trophoblastic disease with poor prognosis. Obstet Gynecol 55, 1980: 565–570
4 Sutton GP et al.: Adjuvant ifosfamide, mesna, and cisplatin in patients with completely resected stage I or II carcinosarcoma of the uterus: a GOG study. Proc. Am Soc Clin Oncol 16, 1997: 362

Internetadresse
www.med.uni-bonn.de/cancernet/physicians.toc.html: PDQ Treatment Summaries for Physicians of the National Cancer Institute.Gestational Trophoblastic Tumors.

12.8 Tubenkarzinom

Barbara Schmalfeldt

Primäres Tubenkarzinom: Tumor, der ausschließlich oder hauptsächlich die Tube involviert (selten). Meist liegt ein sekundärer Befall der Tube bei Neoplasien des Ovars oder Endometriums, seltener des Gastrointestinaltraktes oder der Mamma vor.
Histologisches Aussehen und klinisches Verhalten des primären Tubenkarzinoms sind dem epithelialen Ovarialkarzinom sehr ähnlich. Aus diesem Grund erfolgen Diagnostik und Therapie weitgehend in Anlehnung an das Ovarialkarzinom (☞ 12.9).

12.8.1 Epidemiologie

- **Vorkommen:** 0,3% aller Genitaltumoren der Frau (seltenster Genitaltumor)
- **Inzidenz:** weniger als 1 Neuerkrankung pro 100000 Frauen pro Jahr
- **Altersverteilung:** mittleres Erkrankungsalter 55–60 Jahre

12.8.2 Ätiologie

Prädisponierende Faktoren sind aufgrund der Seltenheit nicht bekannt. Ein Übergang von dysplastischer Tubenmukosa in ein invasives Adenokarzinom wird histologisch beobachtet.

12.8.3 Einteilung

TNM- und FIGO-Klassifikation

☞ Tab. 12.8-1

Histologie

- Meist primäres **Adenokarzinom** der Tube vom serös-papillären Typ
- Endometrioide Differenzierung am zweithäufigsten, transitional- und klarzellige Subtypen sehr selten
- Leiomyosarkome und Karzinosarkome der Tube kommen vor, sind aber extrem selten

Tab. 12.8-1: TNM- und FIGO-Klassifikation des Tubenkarzinoms

TNM-Stadium	Befall	FIGO-Stadium
T1	Begrenzt auf Tube • T1a: auf eine Tube begrenzt, Serosa intakt • T1b: auf beide Tuben begrenzt, Serosa intakt • T1c: begrenzt auf Tube(n) mit Penetration der Serosa und/oder an der Ovaroberfläche und/oder maligne Zellen im Aszites oder in der Peritoneallavage	I • IA • IB • IC
T2	Ausbreitung im Becken • T2a: Ausbreitung auf Uterus und/oder Ovar(ien) • T2b: Ausbreitung auf andere Beckengewebe • T2c: Ausbreitung im Becken und maligne Zellen in Aszites oder Peritoneallavage	II • IIA • IIB • IIC
T3	Ausbreitung in der Peritonealhöhle außerhalb des Beckens • T3a: mikroskopische Peritonealmetastasen jenseits des Beckens • T3b: Peritonealmetastasen < 2 cm jenseits des Beckens • T3c: Peritonealmetastasen > 2 cm jenseits des Beckens und/oder retroperitoneale oder inguinale Lymphknotenmetastasen	III • IIIA • IIIB • IIIC
N1	Regionäre Lymphknotenmetastasen	
M1	Fernmetastasen	IV

ICD 10

C57.0 (bösartige Neubildung Tuba uterina)

12.8.4 Klinik

- Vaginale Blutung: häufigstes Symptom bei der Hälfte der Patientinnen
- Fleischwasserfarbener vaginaler Ausfluss durch Hydrops der Tube mit retrograder Entleerung (Hydrops tubae profluens)
- Adenokarzinomzellen in 10% der zytologischen Abstriche von der Zervix
- Unterbauchschmerzen
- Tastbarer Unterbauchtumor

Spätsymptome:

- Stuhlunregelmäßigkeiten, Obstipation, Meteorismus, Durchfälle

- Zunahme des Bauchumfangs durch Aszites
- Kachexie mit typisch eingefallenem Gesicht (Facies ovarica).

> Bei wässrigem Ausfluss in der Postmenopause, für den sich keine Ursache finden lässt, immer an ein Tubenkarzinom denken.

Aufgrund der Leitsymptome vaginaler Ausfluss oder Blutung werden im Vergleich zum Ovarialkarzinom häufiger bereits Frühstadien diagnostiziert. Stadienverteilung zum Zeitpunkt der Diagnosestellung: FIGO I: ca. 40 %, FIGO II: ca. 20 %, FIGO III: ca. 30 %, FIGO IV: ca. 10 %.

12.8.5 Ausbreitung

- Ursprung meist im ampullären Teil der Tube → Tubenverschluss mit Hydrops
- Bilateral in 10 % der Fälle
- Die Ausbreitung verläuft analog der des Ovarialkarzinoms (☞ 12.9.5)
- Charakteristisch sind Implantationsmetastasen im Peritoneum der gesamten Bauchhöhle
- Häufig lymphogene Metastasierung in die retroperitonealen Lymphknoten (Tube wird von zahlreichen Lymphgefäßen durchzogen); Lymphknotenbefall in 33 % der Fälle bei Primärdiagnose
- Wachstum per continuitatem seltener
- Hämatogene Metastasen häufiger als beim Ovarialkarzinom

12.8.6 Diagnostik

Basisdiagnostik

Gynäkologische Untersuchung

Folgende Kriterien sind bei der bimanuellen und rektovaginalen Tastuntersuchung suspekt:

- Vergrößerung einer oder beider Adnexen
- Prall-elastische oder derbe Konsistenz
- Im Becken fixierter Tumor
- Knoten im Douglas-Raum bei der rektovaginalen Untersuchung.

Transvaginalsonographie

Das sonographische Bild ist oft ähnlich wie bei Hydrosalpinx. Folgende Befunde in der Transvaginalsonographie sind als Hinweis auf ein Tubenkarzinom zu werten:

- Zystische oder zystisch-solide Adnextumoren:
  - > 3 cm in der Postmenopause
  - Multiple Septen
  - Papilläre oder solide Anteile
- Aszites im Douglas-Raum.

Staging

- ☞ 12.9.6

12.8.7 Differenzialdiagnosen

- Gutartige Tumoren der Tube (Hydatiden, Paraovarialzysten ↔ Eileitergravidität): Unterscheidung durch Anamnese, Schwangerschaftstest
- Leiomyome und Adenomatoidtumoren der Tube sind echte Raritäten
- Primäres Ovarialkarzinom: Unterscheidung durch präoperative Diagnostik nicht möglich; da Therapie identisch, keine weitere Konsequenz
- Entzündliche Adnexveränderungen (Hydrosalpinx, Pyosalpinx): Unterscheidung durch Klinik nur begrenzt möglich, da Fieber und Entzündungszeichen auch beim Tubenkarzinom auftreten können; bei postmenopausalen Frauen selten
- Metastasen bei primärem Karzinom von Uterus, Ovar, Mamma oder Gastrointestinaltrakt
- Primäres Adenokarzinom des Colon sigmoideum oder Rektums, das per continuitatem die Tube infiltriert
- Weitere Differenzialdiagnosen ☞ 12.9.7

12.8.8 Konventionelle Therapie

Adenokarzinom der Tube

Die Therapie des Adenokarzinoms der Tube entspricht der des Ovarialkarzinoms (☞ 12.9.8).

Operative Therapie

Operative Stagingmaßnahmen wie beim Ovarialkarzinom: Hysterektomie und Adnexektomie, Omentektomie, mit dem Ziel, alles Tumorgewebe und metastatische Absiedlungen zu entfernen.

Radiotherapie

Das epitheliale Karzinom der Tube ist strahlensensibel. Aufgrund der Ausbreitungsform des Tubenkarzinoms ist eine Ganzabdomenbestrahlung erforderlich. Vor Einführung der Platintherapie war die Radiotherapie die bevorzugte Therapie. Aufgrund der Spätkomplikationen

(Strahlenkolitis, -zystitis, -ileus) wird die Radiatio heute dagegen nur in **Ausnahmefällen** angewandt, z.B. bei umschriebenen Tumoransammlungen.

Chemotherapie

Indikation zur Chemotherapie erfolgt in Analogie zum Ovarialkarzinom (☞ 12.9.8 Chemotherapie). Die Chemotherapie ist platinbasiert, bei fortgeschrittenen Stadien ab FIGO IIB ist die Kombination aus Carboplatin und Taxan (z.B. Paclitaxel) Mittel der ersten Wahl.

Tubensarkom

Bei Erstdiagnose liegt meist eine fortgeschrittene Erkrankung vor.

Operative Therapie

Die **operative Therapie** steht bei den Leiomyosarkomen ebenso wie bei den Karzinosarkomen im Vordergrund: Nur durch die Entfernung allen Tumorgewebes ist ein kurativer Ansatz möglich.

Chemotherapie

Im Anschluss an die Operation platinhaltige Therapie wegen des hohen hämatogenen Metastasierungspotenzials.
Bei Vorliegen von Resttumor ist der Wert einer palliativen Chemotherapie oder Radiotherapie durch Studien nicht eindeutig belegt.

12.8.9 Nachsorge

☞ 12.9.9

12.8.10 Prognose

Das Überleben ist in erster Linie abhängig vom Stadium.
5-JÜR bei Adenokarzinomen:

- Alle Stadien: 56% (günstiger als beim Ovarialkarzinom, da höherer Anteil an frühen Stadien bei Erstdiagnose)
- Stadium FIGO I: 84%
- Stadium FIGO II: 52%
- Stadium FIGO III: 36%.
- Die Überlebensrate der Sarkome ist deutlich niedriger, die meisten Patientinnen versterben innerhalb der ersten 2 Jahre.

12.8.11 Datenlage der Therapieoptionen

Behandlung analog der Ovarialkarzinome (☞ 12.9.11), wegen der fehlenden größeren Studien (geringe Inzidenz) ist die Datenlage insgesamt unsicher.

Literatur

1 Berek JS, Hacker NF: Fallopian Tube Cancer. In: Hoskins WJ, Perez CA, Young RC: Principles and Practice of Gynecologic Oncology. 3. Auflage, Lippincott Williams Wilkins, 2000: 544–547

2 Kosary C, Trimble EL: Treatment and survival for women with fallopian tube carcinoma: a population-based study. Gynecol Oncol 86, 2002:190–191

12.9 Ovarialkarzinom

Barbara Schmalfeldt

12.9.1 Epidemiologie

- **Vorkommen:** nach dem Endometriumkarzinom der zweithäufigste maligne Genitaltumor bei der Frau; der Anteil des Ovarialkarzinoms an den weiblichen Krebserkrankungen beträgt 4,7%
- **Inzidenz:** 23 Neuerkrankungen pro 100000 Frauen pro Jahr, das entspricht ca. 8200 neu erkrankten Frauen in Deutschland
- **Mortalität:** hoch mit 14,5/100000 Frauen; erstmalig konnte in den letzten Jahren eine Abnahme der Mortalität festgestellt werden; dies ist wahrscheinlich auf radikalere Operationsmethoden und den Einsatz der Kombinationschemotherapie mit Platin und Taxan zurückzuführen
- **Altersverteilung:** medianes Erkrankungsalter 62 Jahre bei den invasiven Karzinomen, 46 Jahre bei den LMP-Tumoren

12.9.2 Ätiologie

90% der Ovarialmalignome sind epitheliale Karzinome, die sich vom Oberflächenepithel ableiten. Verletzungen des Oberflächenepithels während der Ovulation mit Bildung von Inklusionszysten und Proliferationsvorgängen spielen eine wesentliche Rolle in der Entstehung des Ovarialkarzinoms. Das Risiko steigt demzufolge mit der zunehmenden Zahl an Ovulationen während des Lebens einer Frau.
90% der Ovarialkarzinome treten nur sporadisch auf, 5–10% sind genetisch bedingt. Am häufigsten zu finden ist die Mutation des BRCA 1-Gens (Breast Cancer

Gene 1) auf Chromosom 17. 50% der Frauen mit dieser Genmutation erkranken im Verlauf ihres Lebens an einem Ovarialkarzinom. Die Mutation des BRCA 2-Gens ist ebenfalls mit einem erhöhten Ovarialkarzinomrisiko assoziiert.

Risikofaktoren

- Zunehmendes Lebensalter
- Dauerhaft ovulatorische Zyklen
- Infertilität, Nulliparität
- Medikamentöse Ovulationsauslösung
- Mammakarzinom in der Anamnese.

Protektive Faktoren

- Mehrere Schwangerschaften
- Langjährige Einnahme von Ovulationshemmern
- Lange Stillperiode

12.9.3 Einteilung

TNM- und FIGO-Klassifikation

☞ Tab. 12.9-1

Tab. 12.9-1: TNM- und FIGO-Klassifikation des Ovarialkarzinoms

TNM-Stadium	Befall	FIGO-Stadium
T1	Begrenzt auf Ovarien • T1a: auf ein Ovar begrenzt, Kapsel intakt • T1b: auf beide Ovarien begrenzt, Kapsel intakt • T1c: begrenzt auf Ovarien mit Kapselruptur und/oder Tumor an der Ovaroberfläche und/oder maligne Zellen im Aszites oder in der Peritoneallavage*	I • IA • IB • IC
T2	Ausbreitung im Becken • T2a: Ausbreitung auf Uterus und/oder Tube(n) • T2b: Ausbreitung auf andere Beckengewebe • T2c: Ausbreitung im Becken und maligne Zellen im Aszites oder in Peritoneallavage*	II • IIA • IIB • IIC
T3	Ausbreitung in der Peritonealhöhle außerhalb des Beckens und/oder regionäre** Lymphknotenmetastasen • T3a: mikroskopische Peritonealmetastasen jenseits des Beckens • T3b: Peritonealmetastasen < 2 cm jenseits des Beckens	III • IIIA • IIIB
T3 (Forts.)	• T3c: Peritonealmetastasen > 2 cm jenseits des Beckens und/oder regionäre** Lymphknotenmetastasen	• IIIC
N1	Regionäre Lymphknotenmetastasen	
M1	Fernmetastasen***	IV

* Im Stadium IC und IIC sollte angegeben werden, ob die Klassifikation aufgrund von Tumorzellen im Aszites oder in der Peritoneallavage oder aufgrund von Tumorzellen auf der Oberfläche des Ovars oder einer iatrogenen Ruptur des Ovarialtumors intraoperativ erfolgte.

** Regionäre Lymphknoten sind die retroperitoneal gelegenen pelvinen und paraaortalen sowie die inguinalen Lymphknoten.

*** Bei Tumorauflagerungen auf der Leber wird das Ovarialkarzinom als Stadium FIGO III klassifiziert, bei Metastasen im Leberparenchym als M1 bzw. FIGO IV. Das Vorliegen eines Pleuraergusses wird nur bei zytologisch gesichertem Tumorzellnachweis im Punktat als M1 bzw. FIGO IV klassifiziert.

Histologie

☞ Tab. 12.9-2

Tab. 12.9-2: Histologie des Ovarialkarzinoms

Histologie	M-Klassifikation	Vorkommen (%)
Serös	8441/3	50
Muzinös: • Endozervikaler Typ • Intestinaler Typ, Unterscheidung von primärem Karzinom des Kolons oder der Appendix schwierig, eine Sonderform ist das Pseudomyxoma peritonei: muzinöser LMP-Tumor oder muzinöses Karzinom mit Muzin im gesamten Abdomen	8470/3	10
Endometroid: häufig aus einer Endometriose hervorgehend, in 20% simultanes Endometriumkarzinom des Corpus uteri; zu der Gruppe gehören auch die mesodermalen Mischtumoren (Synonym: Müllerscher Mischtumor, Karzinosarkom)	8380/3	20
Klarzellig	8310/3	5–10
Transitionalzellig (Brenner Tumoren)	9000/3	selten
Entdifferenzierte Adenokarzinome	8000/3	15

In den fortgeschrittenen Stadien überwiegen seröse Karzinome. Histologisches Merkmal sind die Psammonkörper.

Sonderformen

- **Extraovarielles Ovarialkarzinom** (Synonym: primär peritoneales Karzinom): Ursprungsort ist das Oberflächenepithel des Peritoneums; Peritonealkarzinose im Bereich des gesamten Abdomens mit Aszites, Karzinose im Bereich des Mesenteriums häufig, Ovarien meist nicht vergrößert
- **LMP-Tumoren** (**L**ow **M**alignant **P**otential; Synonym: Borderline-Tumoren): 15 % der malignen epithelialen Ovarialtumoren; histologisches Kennzeichen sind eine vermehrte Epithelproliferation und Atypie (Mehrreihigkeit, Kernatypie, vermehrt Mitosen); histologische Subtypen analog der invasiven Karzinome, im Unterschied zu invasiven Karzinomen aber keine Stromainvasion; extraovarielle Herde in Peritoneum und Omentum majus bei 25 % der serösen LMP-Tumoren

ICD 10

C56 (bösartige Neubildung des Ovars)

12.9.4 Klinik

Typische Frühsymptome fehlen. Bisher keine effektiven Screeninguntersuchungen zur Früherkennung.
Spätsymptome:

- Stuhlunregelmäßigkeiten, Obstipation, Meteorismus, Durchfälle
- Zunahme des Bauchumfangs durch Aszites
- Kachexie mit typisch eingefallenem Gesicht (Facies ovarica).

> Eine Postmenopausenblutung ist bei 10 – 15 % der Ovarialkarzinome das einzige Symptom.

12.9.5 Ausbreitung

Stadienverteilung zum Zeitpunkt der Diagnosestellung: FIGO I 19 %, FIGO II 6 %, FIGO III 55 %, FIGO IV 20 %.
Das Ovarialkarzinom breitet sich am häufigsten **per continuitatem** in der Bauchhöhle aus. Die Tumorzellen werden durch die atemabhängige Zirkulation der Peritonealflüssigkeit vom Becken entlang der Kolonrinnen bis zum Zwerchfell disseminiert und implantieren sich neu auf der Peritonealoberfläche. Typische Prädilektionsstellen sind:

- Peritoneum des kleinen Beckens, insbesondere der Douglas-Raum, häufig mit Infiltration des Colon sigmoideum
- Peritoneum entlang des Colon ascendens und descendens (Kolonrinnen)
- Omentum majus
- Zwerchfell.

Lymphogene Ausbreitung in die retroperitonealen Lymphknotenstationen. Der Lymphabfluss des Ovars erfolgt im Lig. latum entlang der A. und V. uterina zu den pelvinen Lymphknoten bzw. entlang der A. und V. ovarica zu den paraaortalen Lymphknoten. Der Befall der pelvinen und paraaortalen Lymphknoten ist gleich häufig. Im Stadium FIGO I liegt der Lymphknotenbefall bei 15 – 25 %, in den fortgeschrittenen Stadien bei 50 – 75 %.
Die **hämatogene Aussaat** (Leber und Pleura) zum Zeitpunkt der Diagnosestellung ist selten (2 – 3 % der Patientinnen). Knochenmetastasen sind eine echte Rarität. Zerebrale Metastasen können im Rezidivfall auftreten.

12.9.6 Diagnostik

Basisdiagnostik

Gynäkologische Untersuchung

Die bimanuelle und rektovaginale Untersuchung ist die basale Diagnostik; sie ist im Rahmen der Krebsvorsorgeuntersuchung jährlich vorgesehen. Die Aussagekraft der gynäkologischen Untersuchung ist eingeschränkt, insbesondere bei Adipositas ist die palpatorische Beurteilung der Adnexe erschwert. Ein unauffälliger Tastbefund schließt ein Ovarialkarzinom nicht aus.
Folgende Kriterien sind suspekt:

- Vergrößerung eines oder beider Ovarien
- Derbe Konsistenz
- Höckerige Oberfläche
- Im Becken fixierter Tumor
- Knoten im Douglas-Raum bei der rektovaginalen Untersuchung
- Balottement → Aszites
- Meteorismus → Hinweis auf Darmpassagestörung.

> Stets auch Tastuntersuchung der Brust durchführen, da bei Vorliegen eines Ovarialkarzinoms das Risiko für ein Mammakarzinom erhöht ist.

Transvaginalsonographie

Apparatives Mittel erster Wahl bei klinischem Verdacht, da in jeder Praxis vorhanden, keine Strahlenbelastung und hinsichtlich der Beurteilung des inneren Genitales

gleich hohe diagnostische Aussagekraft wie CT und MRT.
Folgende Befunde sind als suspekt zu werten:
- Aszites im Douglas-Raum
- Zystisch solide Adnextumoren:
  - > 3 cm in der Postmenopause, > 8 cm in der Prämenopause
  - Mit multiplen Septen
  - Mit dicker Zystenwand
  - Mit papillären oder soliden Anteilen
  - Mit heterogenen Binnenechos.

> Jede Ovarialzyste > 3 cm in der Postmenopause ist suspekt und muss operativ abgeklärt werden.

Dopplersonographie
Damit lässt sich die Durchblutung eines Ovarialtumors darstellen. Deshalb ist sie hilfreich als ergänzende Maßnahme zur Transvaginalsonographie insbesondere bei der Unterscheidung zwischen benignem und malignem Ovarialtumor.
Eine Vaskularisation in papillären und soliden Arealen stellt ein malignitätverdächtiges Kriterium dar.

Staging

Labor
- Hämoglobin: Tumoranämie?
- Kreatinin: postrenale Obstruktion?
- Tumormarker: aufgrund niedriger Sensitivität und Spezifität zum Screening ungeeignet; Bedeutung für die Verlaufskontrolle haben
  - CA 125: hochmolekulares Glykoprotein, das von serösen Ovarialkarzinomen gebildet wird; positiv bei 80 % der Patientinnen mit fortgeschrittenem Ovarialkarzinom
  - CA 72-4: höhere Spezifität als CA 125 beim Ovarialkarzinom, aber niedrigere Sensitivität
  - CA 19-9 bei muzinösen Ovarialkarzinomen

> **CA 125**
> Erhöhung bis zum doppelten des Normwertes auch bei Endometriose, benignen Adnextumoren, genitalen und peritonealen Infektionen oder Lebererkrankungen möglich.

Oberbauchsonographie
Zum Nachweis von Aszites im Oberbauch, eines Pleuraergusses, von Leberfiliae, vergrößerten paraaortalen Lymphknoten (nur bei schlanken Patientinnen möglich), einer Aufstauung des Nierenhohlsystems als indirektes Zeichen für retroperitonealen Lymphknotenbefall mit Ureterkompression.

Röntgen Thorax
Ausschluss von Pleuraerguss bzw. Lungenrundherden.

Weiterführende Diagnostik

Nur bei speziellen Fragestellungen erforderlich, v.a. bei Verdacht auf Darm- oder Ureter-Blasenbeteiligung im Hinblick auf eine interdisziplinäre Operationsplanung mit Abdominalchirurgen oder Urologen:
- Abdomen- bzw. Becken-CT: Befall der Oberbauchorgane, Peritonealkarzinose, Mesenterialkarzinose, Lymphknotenvergrößerungen, Ureterkompression
- Kolonkontrasteinlauf bzw. Koloskopie
- Ausscheidungsurogramm, Zystoskopie
- Gastroskopie bei Verdacht auf Krukenbergtumor.

12.9.7 Differenzialdiagnosen

- Ovarialkystome: machen 60 % der epithelialen Ovarialtumoren aus, bei den muzinösen Ovarialtumoren liegt der Anteil noch höher; Unterscheidung anhand sonographischer Kriterien begrenzt möglich: Vorliegen von Aszites, Vaskularisation von soliden Anteilen
- Ovarialfibrome
- Entzündliche Adnextumoren, Tuboovarialabszess: insbesondere bei prämenopausalen Patientinnen, Unterscheidung durch Anamnese (Fieber, Schüttelfrost in der Vorgeschichte), Entzündungsparameter (CRP, Leukozytose)
- Endometriose: Dysmenorrhö in der Anamnese
- Andere Ovarialtumoren (☞ 12.10): z. B. Keimzelltumoren, Granulosazelltumoren
- Beckenniere
- Gestielte Myome des Uterus
- Ovarialmetastasen bei primären Karzinomen des Uterus, der Mamma oder des Gastrointestinaltrakts
- Primäre retroperitoneal gelegene Tumoren: z. B. Lymphome, Sarkome

> Bei jedem suspekten Adnextumor ist die operative Abklärung mit histologischer Sicherung obligat.

12.9.8 Konventionelle Therapie

Therapiegrundsätze

Wichtigstes Therapieprinzip ist die Operation mit dem Ziel, sämtliches Tumorgewebe zu entfernen. Ab Stadium FIGO IC ist zusätzlich eine Chemotherapie obligat.

Operative Therapie

Bei klinischem Verdacht auf ein Ovarialkarzinom ist die Längsschnittlaparotomie obligat: Bauchschnitt von der Symphyse bis zum Xiphoid: Exploration des gesamten Bauchraums aufgrund der intraperitonealen Ausbreitung des Ovarialkarzinoms.

Operationsvorbereitung

- Bereitstellung von Blutkonserven (6 Stück) und Fresh frozen Plasma (6 Stück); bei der Radikaloperation des fortgeschrittenen Ovarialkarzinoms sind in fast 100% Bluttransfusionen erforderlich
- Interdisziplinäre Operationsplanung mit Abdominalchirurgen, ggf. Urologen je nach präoperativer Stadieneinteilung
- Orthograde Darmspülung für den Fall, dass eine Darmresektion erforderlich ist

Obligate operative Stagingmaßnahmen

Ein sorgfältiges chirurgisches Staging ist erforderlich, da ein Drittel aller Ovarialkarzinome, die klinisch als Stadium FIGO I eingestuft werden, postoperativ als Stadium FIGO III klassifiziert werden. Dies hat unmittelbare Konsequenzen für die weitere Therapie. Daher: Exploration der gesamten Bauchhöhle mit:

- Zytologischer Untersuchung von **Aszites;** wenn kein Aszites vorhanden, mit NaCl-Lösung spülen und Spülflüssigkeit untersuchen
- Inspektion und Palpation von **Dünn- und Dickdarm** hinsichtlich Tumorauflagerungen und Stenosen einschließlich des zugehörigen Mesenteriums
- Probeentnahmen vom **Peritoneum** des Douglas-Raums, der Blase und beider Kolonrinnen und jeder anderen suspekten Stelle des Peritoneums
- Zytologischen Abstrichen von den **Zwerchfellkuppeln** rechts und links mit dem Holzspatel
- **Omentektomie,** mindestens infrakolisch (Resektion des Omentum majus vom Colon transversum)
- Pelviner **Lymphonodektomie** (die Entfernung der Lymphknoten entlang der V. und A. iliaca communis, externa und interna bds. bis zur Obturatorgrube) und die paraaortale Lymphonodektomie (Entfernung der Lymphknoten paraaortal und parakaval von der Einmündung der V. renalis in die V. cava nach kaudal bis zur Aortenbifurkation)
- **Appendektomie** bei muzinösem oder intraoperativ unklarem Tumortyp, da bei muzinösen Karzinomen und muzinösen LMP-Tumoren häufig ein primäres Karzinom der Appendix vorliegt.

Für die Option einer späteren tumorbiologischen Therapie immer Tumorgewebe asservieren. Für biochemische Untersuchungen ist unfixiertes Tumorgewebe erforderlich (Aufbewahrung bei -80 °C).

FIGO I bis IIA

- Obligate operative Stagingmaßnahmen (s. o.)
- Hysterektomie und Adnexektomie bds.

! Adnextumor immer in toto entfernen, eine Ruptur des Tumors unbedingt vermeiden, da dadurch Tumorzellen disseminiert werden können!

Ausnahme bei LMP-Tumoren und frühem Ovarialkarzinom Stadium FIGO IA G1:

- Einseitige Adnexektomie der betroffenen Seite
- Uterus und kontralaterales Ovar und Tube können belassen werden
- Biopsie des kontralateralen Ovars nur bei Auffälligkeit.

LMP-Tumoren

- Obligate operative Stagingmaßnahmen (s. o.)
- Aber: keine pelvine und paraaortale Lymphonodektomie; nicht-invasive Implantate in Lymphknoten kommen bei LMP-Tumoren vor, haben aber für den Verlauf der Erkrankung keine Bedeutung;
- Einfache Hysterektomie und Adnexektomie bds.

Fortgeschrittene Ovarialkarzinome

Die Patientin mit fortgeschrittenem Ovarialkarzinom überlebt umso länger, je mehr Tumor entfernt werden kann.

Ziel der Operation ist die Tumorfreiheit (R0-Resektion), d.h. Entfernung des gesamten Primärtumorgewebes und aller metastatischen Absiedlungen. Falls das nicht möglich ist, z.B. bei Mesenterialkarzinose, ausgedehntem Zwerchfell- oder intraparenchymalem Leberbefall,

optimale Zytoreduktion, d.h. Entfernung von soviel Tumor wie möglich (Tumor-Debulking).
Die Radikalität ist vom Allgemeinzustand der Patientin abhängig. Durchführung nur in operativ versiertem Zentrum. Tumorfreiheit kann in 40–50 % der Fälle auch beim fortgeschrittenen Ovarialkarzinom erreicht werden.
Eine Second-look-Operation (Durchführung früher zur Beurteilung des Ansprechens nach primärer Chemotherapie bei fortgeschrittenem Ovarialkarzinom) hat heute keine Bedeutung mehr, da Therapieentscheidungen aufgrund von Second-look-Operationen zu keinerlei Verbesserung des Überlebens geführt haben.

Radiotherapie

Das Ovarialkarzinom ist **strahlensensibel.** Aufgrund der Ausbreitungsform wäre zur Nachbehandlung jedoch eine Ganzabdomenbestrahlung erforderlich, die mit starken Nebenwirkungen sowie einer erhöhten Spätmorbidität (Strahlenkolitis, Strahlenileus) verbunden ist. Zudem ist die postoperative Radiotherapie einer systemischen Chemotherapie mit Carboplatin/Paclitaxel sowohl hinsichtlich krankheitsfreiem als auch Gesamtüberleben unterlegen. Radiotherapie deshalb **Therapieoption zweiter Wahl**, Anwendung nur in besonderen Situationen, z.B. beim Rezidiv mit solitärer Lokalisation, wie beim Lokalrezidiv am Scheidenabschluss.

Chemotherapie

Das Ovarialkarzinom ist chemosensibel mit Ansprechraten von 80 % bei der Erstbehandlung.
Indikationen stellen dar:
- LMP-Tumoren und gut differenzierte Ovarialkarzinome im Stadium FIGO IA G1: keine Nachbehandlung, da die Überlebensrate bei 99 bzw. 95 % liegt
- LMP-Tumoren im Stadium FIGO III mit invasiven Implantaten: meist wird eine Chemotherapie empfohlen, bisher gibt es aber keinen Nachweis, dass diese das Rezidivrisiko verringert
- Alle Stadien außer FIGO IA und G1: die zusätzliche Chemotherapie im Anschluss an die Radikaloperation verlängert das Überleben.

Platin ist die Substanz mit dem besten Ansprechen. Aufgrund der besseren Verträglichkeit (weniger Emesis, weniger Neuro- und Nephrotoxizität) wird heute in erster Linie **Carboplatin** an Stelle von Cisplatin verwendet.
Vor der Chemotherapie Blutbild, Nieren- und Leberfunktion prüfen. Carboplatin wird überwiegend renal eliminiert. Es wird deshalb nicht in mg/m^2 Körperoberfläche berechnet, sondern entsprechend der glomerulären Filtrationsrate (GFR) individuell dosiert. Für die Dosisberechnung wird die **Calvert-Formel** verwendet:
- Carboplatin in mg = angestrebter AUC-Wert × (GFR + 25)
- AUC (**a**rea **u**nder the **c**urve, Fläche unter der Konzentrationszeitkurve) ist ein Maß für die Konzentration von Carboplatin im Serum bezogen auf die Zeit; Einheit mg/ml × Min.
- Die glomeruläre Filtrationsrate (GFR) kann aus Kreatinin im Serum, Gewicht, Größe und Alter der Patientin berechnet werden.

Bei frühen Stadien FIGO I–IIa ist die platinhaltige Chemotherapie über 4–6 Zyklen Standard (☞ Tab. 12.9-3). Für platinhaltige Kombinationstherapien im Vergleich zur Platin-Monotherapie gibt es bisher keine Daten aus randomisierten Studien.
In den 90er Jahren konnte im Rahmen von Studien gezeigt werden, dass die Kombination aus Platin und Paclitaxel zu einer Verbesserung des Überlebens beim fortgeschrittenen Ovarialkarzinom führt (☞ Tab. 12.9-4). In der GOG 111 Studie führte die zusätzliche Gabe von Paclitaxel bei Patientinnen mit Tumorrest > 1 cm zu einer Verlängerung des medianen Überlebens um 14 Monate.
Die Therapie kann ambulant durchgeführt werden. Bei **Paclitaxel** ist die **Prämedikation** mit Dexamethason 20 mg i.v. 30 Min. vor Therapie sowie H1- und H2- Blockern, z.B. Clemastin 2 mg i.v. und Ranitidin 50 mg i.v. 30 Min. vor Therapie wegen Hypersensitivitätsreaktionen (Bronchospasmen, Angioödem) notwendig.
Die **intraperitoneale Chemotherapie** ist aufgrund der eingeschränkten Verteilung in der Bauchhöhle nach Operation aufgrund von Adhäsionen **problematisch** und der systemischen Therapie unterlegen.

Tab. 12.9-3: Monochemotherapie beim Ovarialkarzinom

Wirkstoff	Dosierung	Art der Verabreichung	Anwendungszeitraum
Carboplatin	AUC 5	i.v.	Tag 1
Wiederholung Tag 22, 4–6 Zyklen			

Nebenwirkungen

- Blutbildveränderungen: Häufigkeit ca. 70 %; Grad 3 und 4 nach CTC (common toxicity criteria)
  - Leukopenie → erhöhtes Infektionsrisiko

Tab. 12.9-4: Kombinationschemotherapie beim Ovarialkarzinom

Wirkstoff	Dosierung	Art der Verabreichung	Anwendungszeitraum
PC-Schema			
Carboplatin	AUC 5	Infusion (30 Min.)	Tag 1
Paclitaxel	175 mg/m^2	Infusion (3 Std.)	Tag 1
Wiederholung Tag 22, 6 Zyklen			

  - Anämie → Müdigkeit, Abgeschlagenheit
  - Thrombozytopenie → Blutungsrisiko
- Alopezie: Häufigkeit 100%; Grad 2 nach CTC; Eintreten nach dem 1. Zyklus; Haare wachsen 4 Wochen nach Abschluss der Chemotherapie nach
- Übelkeit: durch verfügbare antiemetische Therapie gut beherrschbar
- Neurotoxizität: Verlust der Tiefensensibilität, sensorische Störungen, motorische Schwäche; Häufigkeit ca. 15%
- Arthromyalgien: Häufigkeit ca. 10%

Hormontherapie

Ovarialkarzinome weisen in 70% Östrogenrezeptoren und in 50% Gestagenrezeptoren auf. Jedoch geringe Ansprechrate auf eine endokrine Therapie im Vergleich zum Mammakarzinom. Die Hormontherapie hat deshalb in der Erstbehandlung des Ovarialkarzinoms keine Bedeutung. In der **Rezidivsituation** kann durch Gabe des Antiöstrogens **Tamoxifen** 20–40 mg bis zur Progression und von **GnRH-Analoga,** z.B. Zoladex alle 4 Wochen s.c. bis zur Progression, die Krankheit in 10–15% der Fälle stabilisiert werden.

Hochdosierte **Gestagene**, beispielsweise Megestrolacetat 160–320 mg/d oder Medroxyprogesteronacetat 200–400 mg/d, haben in erster Linie roborierende Wirkung, aus diesem Grund Anwendung bei tumorinduzierter Kachexie.

Neue Therapieansätze

Immuntherapie

Passive humorale Immuntherapien werden zurzeit in der Rezidivtherapie im Rahmen von Studien überprüft. Im Wesentlichen handelt es sich um **spezifische monoklonale Antikörper** gegen tumorassoziierte Antigene (CA 125, Her2/neu, EpCAM). Bispezifische Antikörper, die zusätzlich dendritische Zellen binden, können darüber hinaus eine Antitumor-Immunität vermitteln. Her2/neu kann beim fortgeschrittenen Ovarialkarzinom in 15% der Fälle immunhistochemisch nachgewiesen werden. Die Therapie mit Trastuzumab (Her2/neu-Antikörper) spielt jedoch beim Ovarialkarzinom bisher keine Rolle. Aktive zelluläre Immuntherapien, z.B. die Vakzinierung mit modifizierten Tumorzellen, sind in einigen Zentren in Entwicklung.

Gentherapie

Durch den **Transfer eines Fremdgens in die Tumorzelle** soll die Funktion eines mutierten (Tumorsuppressorgen p53, Oncogen BRCA-1) oder fehlenden Gens wiederhergestellt oder neue genetische Eigenschaften (Zytokin-Gene, multi-drug-Resistenz-Gene) sollen hervorgerufen werden. Durch den Transfer von multi-drug-Resistenz- oder p-53 Wildtyp-Gen wird die Zellempfindlichkeit gegenüber Zytostatika erhöht. Bisher liegen noch keine Daten aus randomisierten Studien vor, die einen Überlebensvorteil durch die Gentherapie beim Ovarialkarzinom nachgewiesen haben.

Tumorbiologische Therapien

In den letzten Jahren wurden eine Reihe tumorbiologischer Faktoren identifiziert, die eine entscheidende Rolle bei Invasion und Metastasierung von Tumorzellen spielen:

- Tumorproteasen: z.B. **P**lasminogen**a**ktivator vom **U**rokinase Typ **(uPA), M**atrix**m**etallo**p**roteinasen **(MMP)**
- Angiogenesefaktoren: z.B. VEGF
- Signaltransduktionsmoleküle: z.B. **Tyrosinkinase**.

In verschiedenen Ansätzen wird derzeit beim Ovarialkarzinom eine Hemmung dieser Faktoren erprobt. MMP-Inhibitoren zeigten bisher keine Wirkung. Die Inhibition des uPA-Systems wird in Phase I-Studien geprüft. Tyrosinkinaseinhibitoren befinden sich in Phase III der klinischen Prüfung.

Rezidivtherapie

60% der Patientinnen mit Ovarialkarzinom erleiden ein Rezidiv, meist als intraperitoneales Rezidiv mit diffuser Tumoraussaat, selten lokalisiert. Die Therapie ist **palliativ**, eine Kuration ist nur in den seltensten Fällen möglich.

Frührezidiv

Rezidiv ≤ 6 Monate nach Abschluss der Primärtherapie. Diese Patientinnen haben eine sehr ungünstige Prognose, sie profitieren nicht von einer erneuten Operation. Der Tumor ist weitgehend refraktär auf die Therapie mit Platin und Taxan. Die **Verbesserung der Lebensquali-**

tät der Patientin steht im Vordergrund, die systemische Therapie des Tumors an zweiter Stelle.
Therapie:

- Symptomatisch: Bei Anämie großzügig transfundieren. Aszites-, Pleurapunktion bei Beschwerden durch Ergussbildung.
- Systemisch: Monochemotherapie mit Treosulfan, liposomalem Doxorubicin, Topotecan oder Etoposid (☞ Tab. 12.9-5, -6). Die Ansprechraten liegen bei 15–20%, bei nachgewiesenem Rezidiv mit Symptomen, nicht bei alleiniger Erhöhung des Tumormarkers CA 125. Die Substanz mit dem günstigsten Nebenwirkungsprofil für die Patientin auswählen.

Tab. 12.9-5: Monochemotherapie zur Rezidivtherapie beim Ovarialkarzinom

Wirkstoff	Dosierung	Art der Verabreichung	Anwendungszeitraum
Treosulfan	5000 mg/m²	i.v.	Tag 1
Wiederholung Tag 22, 6 Zyklen oder bis zum Progress			
Topotecan	1,25–1,5 mg/m²	Infusion	Tag 1–5
Wiederholung Tag 22, 6 Zyklen oder bis zum Progress			
PEG-liposomales Doxorubicin	40–50 mg/m²	i.v.	Tag 1
Wiederholung Tag 29, 6 Zyklen oder bis zum Progress			

Spätrezidiv

Rezidiv > 6 Monate nach Abschluss der Primärtherapie. Die Prognose der Patientin ist umso günstiger, je länger das rezidivfreie Intervall ist.
Therapie:

- Erneutes Tumordebulking, wenn nach klinischer Einschätzung durch die Operation Tumorfreiheit erreicht werden kann. Im Anschluss Kombinationschemotherapie mit Carboplatin und Paclitaxel (☞ Tab. 12.9-6) oder Carboplatin und Gemcitabine reinduzieren. Die Ansprechraten liegen abhängig vom Abstand zur Primärtherapie über 50%. Wenn bei der Rezidivoperation Tumorfreiheit erreicht werden kann, Überlebensvorteil von ca. 2 Jahren gegenüber Patientinnen, bei denen Tumorrest verbleibt.
- Bei Rezidiv mit diffuser intraperitonealer Ausbreitung und eingeschränkter Operabilität alleinige Kombinationschemotherapie mit Carboplatin und Paclitaxel oder Carboplatin und Gemcitabine (☞ Tab. 12.9-6) indizieren, 3 Monate Verlängerung des progressionsfreien Überlebens.

Tab. 12.9-6: Kombinationschemotherapie zur Rezidivtherapie beim platinsensiblen Ovarialkarzinom

Wirkstoff	Dosierung	Art der Verabreichung	Anwendungszeitraum
PT-Schema			
Carboplatin	AUC 5	i.v.	Tag 1
Paclitaxel	175 mg/m²	i.v.	Tag 1
Wiederholung Tag 22, 6 Zyklen oder bis zum Progress			
Carboplatin/Gemcitabin			
Carboplatin	AUC 4	i.v	Tag 1
Gemcitabin	1000 mg/m²	i.v.	Tag 1 und 8
Wiederholung Tag 22, 6 Zyklen oder bis zum Progress			

12.9.9 Nachsorge

Ziel der regelmäßigen Nachsorge ist die Erkennung eines Rezidivs und die Behandlung therapieassoziierter Nebenwirkungen (gastrointestinale Morbidität durch Darmresektionen, Parästhesien sowie Hormonausfallserscheinungen).

- In den ersten 2 Jahren vierteljährliche Nachsorge, dann halbjährlich: Anamnese, gynäkologische Untersuchung, Vaginalsonographie.
- Keine routinemäßige Bestimmung der Tumormarker. Eine Erhöhung des Tumormarkers CA 12-5 geht der klinischen Erfassung des Rezidivs meist 3–4 Monate voraus. Trotzdem wird erst behandelt, wenn Tumor palpatorisch oder sonographisch nachweisbar ist oder die Patientin Symptome verspürt. Bisher gibt es keinen Beweis, dass Patientinnen von einer frühzeitigen Therapie profitieren.

12.9.10 Prognose

Überlebenszeiten

LMP-Tumoren haben eine sehr gute Prognose. Die 5-JÜR beträgt im Stadium FIGO I 99%. Im Stadium FIGO III ist die Prognose von Zusatzfaktoren abhängig: bei Vorliegen von invasiven Implantaten, einem intestinal muzinösen Subtyp mit Pseudomyxoma peritonei liegt die 5-JÜR unter 33%.
Bei den **invasiven Tumoren** sind die klinischen Faktoren Tumorstadium, postoperativer Tumorrest, Lymphknotenstatus, präoperative Aszitesmenge, histologischer Subtyp, Differenzierungsgrad, Alter, klinischer Allgemeinzustand bei Diagnose für das Überleben nach Primärtherapie entscheidend.

Stadienabhängige 5-JÜR:

- Stadium FIGO I: 80–90%
- Stadium FIGO II: 60–74%
- Stadium FIGO III: 25–40%
- Stadium FIGO IV: 11%.

Prognosefaktoren

Bei den fortgeschrittenen Ovarialkarzinomen ist der **postoperative Tumorrest** der wichtigste Prognosefaktor. Das Überleben der Patientinnen ist indirekt proportional zu dem verbleibenden Tumorrest.

> Auch Patientinnen mit weit fortgeschrittenen Karzinomen profitieren von einer Tumorreduktion. Die beste Prognose haben die Patientinnen, die tumorfrei operiert werden können.

Verbesserung der Überlebensrate in den letzten Jahren durch Zunahme der Rate an tumorfrei operierten Patientinnen und Einsatz der Kombinationschemotherapie mit Platin und Taxan.

Von den tumorbiologischen Faktoren konnten für das Tumorsuppressorgen p53, die Tumorprotease uPA, deren Inhibitor PAI-1 (**P**lasminogen**a**ktivator-**I**nhibitor-1) sowie den Tumorzellnachweis im Knochenmark eine prognostische Bedeutung nachgewiesen werden. Für therapeutische Entscheidungen haben diese Faktoren bisher keine Bedeutung und werden deshalb nicht routinemäßig bestimmt.

12.9.11 Datenlage der Therapieoptionen

(☞ Tab. 12.9-7)

Tab. 12.9-7: Datenlage der Therapieoptionen beim Ovarialkarzinom (Stand: März 2006)

Therapie	Gesicherte Daten vorhanden (EBM 1)	Positive Einzelergebnisse (EBM 2)	Datenlage unsicher (EBM 3)
Präoperativ neoadjuvant		Stadium IIIC mit Aszites und diffuser Peritonealkarzinose	
Postoperativ adjuvant	Ab Stadium IB		
Palliativ 1st-line	+		
Palliativ 2nd-line	+		
Palliativ 3rd-line			+
Komplementär			+

Literatur

1 Berek JS, Hacker NF: Epithelial Ovarian Cancer. In: Hoskins WJ, Perez CA, Young RC: Practical Gynecolgic Oncology. 3. Auflage, Lippincott Williams & Wilkins, 2000: 457–522

2 Bristow RS, Tomacruz DK, Armstrong DK, Trimble EL, Montz FJ: Survival impact of maximum cytoreductive surgery for advanced ovarian carcinoma during the platinum era: a meta-analysis of 6848 patients. Proc ASCO 20, 2001: 807

3 McGuire WP, Hoskins WJ, Brady MF, Kucera PR, Partridge EE, Look KY, Clarke-Pearson DL, Davisdson M: Cyclophosphamide and Cisplatin compared with Paclitaxel and Cisplatin in patients with stage III and stage IV ovarian cancer. N Engl J Med 334, 1996: 1–6

4 Pfisterer J, du Bois A: Ovarialkarzinom. Der Gynäkologe 34, 2001: 1001–1002

5 Pfisterer J, du Bois A: Das Ovarialkarzinom. Therapeutische Standards, klinische Empfehlungen. Thieme, Stuttgart/New York, 2002

6 Schmalfeldt B: Maligne Ovarialtumoren. Empfehlungen zur Diagnostik, Therapie und Nachsorge. Manual des Tumorzentrum Münchens. 7. Auflage, Zuckschwerdt, München/Bern/Wien/New York, 2004

7 Scully RE, Sobin LH: World Health Organisation (WHO). International histological classification of tumours. Histological typing of ovarian tumours. Springer, Berlin/Heidelberg, 1999

8 Stauber R, Weyerstahl T: Duale Reihe Gynäkologie und Geburtshilfe. Thieme, Stuttgart, 2001

Internetadressen

1 www.ago-ovar.de

2 www.ago-online/leitlinien/ovar.pdf: Maligne Ovarialtumoren. Kurzgefasste interdisziplinäre Leitlinien der Deutschen Krebsgesellschaft und der Deutschen Gesellschaft für Gynäkologie und Geburtshilfe

3 cancer.gov: Ovarian epithelial cancer. National Cancer Institute.

12.10 Andere Ovarialtumoren

Barbara Schmalfeldt

Keimstrangstromatumoren: Leiten sich von den Keimsträngen der embryonalen Gonaden (Granulosa- und Sertolizellen) und aus dem ovariellen Stroma (Theka-, Lutein- und Leydig-Zellen) ab. Das undifferenzierte gonadale Mesenchym der embryonalen Gonaden ist in der Lage, sich in weibliche (Granulosazellen) und männliche Strukturen (Sertolizellen) zu differenzieren. Sertolizelltumoren zeigen eine testikuläre Zelldifferenzierung. Gynandroblastome sind Mischformen aus ovariellen und testikulären Zellen.

Keimzelltumoren: Leiten sich von den Keimzellen im Ovar ab. Das Dysgerminom ist am häufigsten. Bei embryonaler

Differenzierung entsteht ein unreifes oder reifes Teratom mit Anteilen aller drei Keimblätter, bei extraembryonaler Differenzierung ein Chorionkarzinom oder ein endodermaler Sinustumor (Dottersacktumor).

12.10.1 Epidemiologie

Granulosazelltumoren

- **Vorkommen:** 1–2% aller malignen Ovarialtumoren, Granulosazelltumor vom adulten Typ am häufigsten
- **Altersverteilung:** mittleres Erkrankungsalter 52 Jahre (15–80 Jahre), Granulosazelltumor vom juvenilen Typ meist bei Patientinnen unter 20 Jahren

Keimzelltumoren allgemein

- **Vorkommen:** häufigster maligner Ovarialtumor bis zum 20. Lebensjahr; maligne Keimzelltumoren des Mannes zehnmal häufiger als die der Frau.
- **Inzidenz:** 5% der malignen Ovarialtumoren in der weißen,15% der malignen Ovarialtumoren in der asiatischen und schwarzen Bevölkerung

Sertolizelltumoren

- **Vorkommen:** selten (0,2% der malignen Ovarialtumoren), in 99% unilaterale Tumoren
- **Altersverteilung:** Erkrankungsalter: 20–40 Jahre, bei jüngeren Patientinnen häufiger intermediäre und schlecht differenzierte Tumoren

Dysgerminom

- **Vorkommen:** häufigster Keimzelltumor, 1–3% aller malignen Ovarialtumoren, häufigster maligner Ovarialtumor in der Schwangerschaft
- **Altersverteilung:** medianes Erkrankungsalter 22 Jahre

Endodermaler Sinustumor (Dottersacktumor)

- **Vorkommen:** zweithäufigster maligner Keimzelltumor (20%)
- **Altersverteilung:** medianes Erkrankungsalter 18 Jahre

Immatures Teratom

- **Vorkommen:** dritthäufigster maligner Keimzelltumor (15%); sekundäre Genese: reife Teratome entarten in 0,5–2% der Fälle, am häufigsten entsteht ein Plattenepithelkarzinom
- **Altersverteilung:** medianes Erkrankungsalter < 20 Jahre, bei sekundärer Genese Vorkommen überwiegend in der Postmenopause

Embryonales Karzinom

- **Vorkommen:** selten, meist als Anteil in gemischten Keimzelltumoren
- **Altersverteilung:** medianes Erkrankungsalter 14 Jahre

Gonadoblastom

Vorkommen: selten; benigne Tumoren, die sich aus Keimzellen und Zellen des Keimstrangs zusammensetzen; bei Belassung in situ entstehen in 50% Ovarialmalignome.

Ovarialmetastasen

Vorkommen: 5–6% aller malignen Ovarialtumoren

12.10.2 Ätiologie

Dysgerminom

5% entstehen aus Gonadoblastomen bei Patientinnen mit reiner oder gemischter Gonadendysgenesie (weiblicher Phänotyp, Karyotyp XY oder X/XY, ein- oder beidseitigen streak-Gonaden) oder bei Androgenresistenz und testikulärer Feminisierung → bei Mädchen mit Dysgerminom vor der Menarche Karyotypisierung durchführen.

Gonadoblastom

Vorkommen bei Patientinnen mit abnormer Gonadenentwicklung (streak-Gonaden, hypoplastischer Uterus, weiblicher Phänotyp, Karyotyp XY).

Ovarialmetastasen

Die Metastasierung in die Ovarien ist insbesondere im geschlechtsreifen Alter mittzyklisch durch eine starke Hyperämie beim Follikelsprung begünstigt.
Metastasen bei primärem

- Gynäkologischen Karzinom: Tuben- (☞ 12.8) und Endometriumkarzinom (☞ 12.5), selten Adenokarzinom der Zervix (☞ 12.4)
- Mammakarzinom (☞ 12.1): beim metastasierten Mammakarzinom in 20–30% Ovarialmetastasen
- Gastrointestinalen Karzinom: Kolon, Dünndarm: Metastasierung durch Infiltration per continuitatem in das Ovar; Unterscheidungskriterium zum primärem Ovarialkarzinom: beim Ovarialkarzinom, das den Darm infiltriert, ist die Darmmukosa meist intakt und nur die Serosa-, ggf. die Muskularisschicht des Darms betroffen; Unterscheidung beim muzinösen Subtyp oftmals schwer

- Krukenbergtumor: häufigster metastatischer Ovarialtumor (30–40%), meist bilateral; charakteristisch sind muzingefüllte Siegelringzellen als Abtropfmetastasen bei primärem Magen-, seltener Kolon-, Mamma- oder Gallengangskarzinom
- Lymphom und Leukämie: bei Morbus Hodgkin 5% Ovarialbeteiligung.

12.10.3 Einteilung

10% der bösartigen Tumoren des Ovars gehen von den Keimzellen, den Zellen des Keimstrangs oder den Zellen des ovariellen Stromas aus.
Keimzell- und Keimstrangstromatumoren können nebeneinander vorkommen (selten).

- Keimstrangstromatumoren:
  - Granulosa-Stromazelltumoren: umfassen adulte bzw. juvenile Typen von Granulosazelltumoren und die benigne Thekom-Fibrom-Gruppe
  - Sertoli-Leydigzell-Tumoren (Androblastome): intermediäre Differenzierung am häufigsten
  - Gynandroblastome
- Maligne Keimzelltumoren:
  - Dysgerminome
  - Dottersacktumoren (endodermale Sinustumoren)
  - Embryonale Karzinome
  - Chorionkarzinome (☞ 12.7)
  - Maligne undifferenzierte Teratome
- Gestationale trophoblastische Erkrankungen
- Metastasen

TNM- und FIGO-Klassifikation

Die Stadieneinteilung erfolgt nach klinischem Staging entsprechend der FIGO-Klassifikation der epithelialen Ovarialkarzinome (☞ 12.9).

Histologie

☞ Tab. 12.10-1

Tab. 12.10-1: Histologie der Ovarialtumoren

Histologie	M-Klassifikation
Granulosazelltumor	8620/3
Androblastom	8630/3
Thekazelltumor	8600/3
Dysgerminom	9060/3
Endodermaler Sinustumor	9071/3
Embryonales Karzinom	9070/3
Chorionkarzinom	9100/3
Malignes Teratom	9080/3

ICD 10

C56 (bösartige Neubildung des Ovars)

12.10.4 Klinik

Granulosazelltumoren

- Häufig sehr große, das gesamte Abdomen ausfüllende Tumoren
- 90% unilateral, 90% Stadium FIGO I bei Erstdiagnose
- Aszites in 10%
- Häufig Anämie aufgrund von Hämorrhagien in den Tumor
- Bei Tumorruptur Ausbildung eines Hämatoperitoneums (selten)

Alle Leitsymptome erklären sich durch den **erhöhten Östrogenspiegel** infolge der Östrogenproduktion der Thekazellen im Tumorstroma:

- Im Kindesalter: Pubertas praecox
- Prämenopausal: Blutungsstörungen
- Postmenopausal: Postmenopausenblutung
- Prä- und postmenopausal: Endometriumhyperplasie 30%, Endometriumkarzinom 10%.

Sertolizelltumoren

Erhöhte Androgenspiegel aufgrund der testikulären Differenzierung mit klinischen Symptomen bei 70–85% der Patientinnen:

- Oligomenorrhö, Amenorrhö
- Virilisierung: Akne, Hirsutismus, Haarausfall temporal (Geheimratsecken), Stimmvertiefung, Brustatrophie, Klitorishypertrophie.

In seltenen Fällen kann die endokrine Aktivität fehlen.

Keimzelltumoren allgemein

Keimzelltumoren sind schnell wachsende Tumoren, deshalb früher symptomatisch als epitheliale Ovarialkarzinome: **Unterbauchschmerzen** aufgrund von Kapselspannung, Hämorrhagie, Nekrose oder Stieldrehung.

Dysgerminom

- 10–15% bilateral, 75% Stadium FIGO I bei Erstdiagnose
- Unspezifische Symptome, Schmerzen

Endodermaler Sinustumor (Dottersacktumor)

- Meist unilateral, 70% im Stadium FIGO I bei Erstdiagnose

- Sehr schnell wachsende Tumoren, die durch Unterbauchschmerzen symptomatisch werden

Immatures Teratom

- Meist unilateral, meist als kleiner Anteil in reifem Teratom vorliegend → sorgfältige histologische Aufarbeitung jedes reifen Teratoms erforderlich
- Unspezifische Symptome, Schmerzen

12.10.5 Ausbreitung

Granulosazelltumoren

Hämatogene Metastasierung möglich in Lunge, Gehirn und Leber.

Dysgerminom

- Lymphatische Ausbreitung am häufigsten: typisch ist die Metastasierung in die paraaortalen infrarenalen Lymphknoten
- Hämatogene und peritoneale Metastasierung kommen vor
- Lungen-, Leber-, Hirnmetastasen bei Rezidiv möglich

12.10.6 Diagnostik

Granulosazelltumoren

- Sonographie: wabig-zystische Tumoren
- Labor: Östrogen (E_2) ↑, Inhibin (wird von Granulosazellen sezerniert) ↑
- Makroskopisches Bild im Schnellschnitt: graugelbe Tumoren mit hämorrhagischen Anteilen; die gelbe Farbe erklärt sich durch den Anteil an fettreichen Thekazellen
- Mikroskopisches Bild: kleine Höhlen, die von Granulosazellen ausgekleidet sind und in der Mitte Flüssigkeit und abgeschilferte Zellen enthalten (Call-Exner-bodies), einheitlich blasse Kerne mit einer länglichen Kerbe (Kaffeebohnen)

Sertolizelltumoren

Labor: Testosteron ↑, Androstendion ↑

Dysgerminom

- Labor: LDH ↑, plazentare alkalische Phosphatase ↑, α-Fetoprotein (AFP) und β-hCG meist negativ
- Ultraschall: große solide Tumoren

Endodermaler Sinustumor (Dottersacktumor)

- Labor: AFP ↑, β-hCG negativ
- Histologisch sind Schiller-Duval-Körperchen typisch: mehrere Keimzellschichten mit zentraler Kapillare

Immatures Teratom

- Ultraschall: Schallauslöschungen durch Kalzifikationen
- Labor: AFP, β-hCG negativ

Embryonales Karzinom

Labor: meist AFP und β-hCG ↑.

Ovarialmetastasen

Bei Ovarialtumor und Magenschmerzen in der Anamnese immer Gastroskopie zur Abklärung durchführen.

12.10.7 Differenzialdiagnosen

☞ 12.9.7

12.10.8 Konventionelle Therapie

Granulosazelltumoren

Abhängig vom Alter der Patientin und Stadium der Erkrankung, meist chirurgische Therapie alleine ausreichend.

Operative Therapie

- Operatives Staging wie bei epithelialen Ovarialkarzinomen (☞ 12.9)
- Entfernung von unauffälligen pelvinen und paraaortalen Lymphknoten wird kontrovers diskutiert.
- Hysterektomie und beidseitige Adnexektomie
- Bei Kindern und jungen Frauen einseitige Adnexektomie mit Erhalt von Uterus und kontralateralem Ovar bei unilateralem Tumor (98 % der Fälle), dann ist aber eine Kürettage des Uterus erforderlich aufgrund der möglichen Koexistenz einer Endometriumhyperplasie oder eines Endometriumkarzinoms.

Radiotherapie

Nur in Ausnahmefällen (z. B. bei isolierten Beckenrezidiven in palliativer Intention).

Chemotherapie

- Bisher kein Nachweis, dass eine adjuvante Therapie das Rezidivrisiko senkt

- Bei Tumorrest oder Metastasen platinhaltige Chemotherapie nach dem BEP-Schema (☞ Tab. 12.10-2)
- Hormontherapie mit GnRH-Analoga, Gestagenen oder Antiöstrogen bisher nur in Studien

Sertolizelltumoren

Operative Therapie

- Einseitige Adnexektomie bei jungen Patientinnen im reproduktiven Alter und unilateralem Tumor
- Hysterektomie und beidseitige Adnexektomie bei Patientinnen mit abgeschlossener Familienplanung
- Bei Sertoli-Leydigzelltumor G2, G3 zusätzlich Staging wie bei Granulosazelltumor

Dysgerminom

Therapiegrundsätze

- Der analoge Tumor beim Mann ist das Seminom (☞ 15.4) → Therapie des Dysgerminoms in Anlehnung an dieses
- Primär chirurgische Therapie mit Entfernung des Tumors und sorgfältigem Staging
- In fortgeschrittenen Stadien und bei Metastasierung Chemotherapie oder Radiotherapie

Operative Therapie

Bei unilateralem Tumor **Entfernung des betroffenen Eierstocks** sowie sorgfältiges chirurgisches Staging (☞ 12.9.6) obligat. Ziel der chirurgischen Therapie ist die Erhaltung der Fertilität; dies ist bei sorgfältiger Risiko-Nutzen-Analyse auch bei fortgeschrittenen Tumorstadien möglich. Maligne Keimzelltumoren sind zwar extrem chemosensibel, der kurative Effekt ist jedoch auch von der residualen Tumormasse abhängig. Dies ist bei der chirurgischen Therapie zu berücksichtigen.

> Da der Tumor in 15 % bilateral auftritt, bei Organ erhaltendem Vorgehen jede suspekte Stelle des kontralateralen Ovars exzidieren!

Radiotherapie

Dysgerminome sind **strahlensensibel.** Aufgrund des Fertilitätsverlusts bei Radiotherapie ist sie jedoch Therapie zweiter Wahl.

Chemotherapie

Im Stadium FIGO IA ist eine adjuvante Therapie nicht erforderlich. In allen anderen Stadien und bei Metastasierung ist die Chemotherapie nach dem BEP-Schema (☞ Tab. 12.10-2) indiziert.

Das VAC-Schema (Vincristin, Actinomycin D, Cyclophosphamid) ist dem BEP-Schema bezüglich des Ansprechens unterlegen. Die Fertilität kann nach Organ erhaltender Therapie überwiegend bei beiden Schemata erhalten werden. Erfolgreich ausgetragene Schwangerschaften nach Therapie sind beschrieben.

Tab. 12.10-2: Kombinationschemotherapie bei Ovarialtumoren

Wirkstoff	Dosierung	Art der Verabreichung	Anwendungszeitraum
BEP-Schema			
Bleomycin	15 mg (absolut)	i.v.	Tag 1, 8, 15
Etoposid	100 mg/m²	i.v.	Tag 1–5
Cisplatin	20 mg/m²	i.v.	Tag 1–5
Wiederholung Tag 22, 3–4 Zyklen			

Nebenwirkungen: Pulmonale Toxizität von Bleomycin, daher Höchstdosis 300 mg! Ggf. durch Ifosfamid 1200 mg/m² an Tag 1–5 und Etoposid reduziert auf 75 mg/m² an Tag 1–5 ersetzen.

Rezidivtherapie

Die meisten Rezidive treten innerhalb des ersten Jahres nach Primärtherapie auf und sind in der Bauchhöhle oder in den retroperitonealen Lymphknoten lokalisiert. Therapie: Chemo- oder Radiotherapie. Hochdosis-Chemotherapie im Rahmen von Studienprotokollen.

Endodermaler Sinustumor (Dottersacktumor)

Adnexektomie der betroffenen Seite und Entfernung aller großen Tumormassen. Chirurgisches Staging nicht erforderlich, da alle Patientinnen Chemotherapie nach dem BEP-Schema (☞ Tab. 12.10-2) erhalten.

Immatures Teratom

Adnexektomie auf der betroffenen Seite und chirurgisches Staging des Abdomens. Biopsie des kontralateralen Ovars nicht erforderlich, da Tumoren überwiegend unilateral.
Chemotherapie nach dem BEP-Schema (☞ Tab. 12.10-2) im Stadium FIGO I der Differenzierungen G2 und G3 (das Grading erfolgt anhand des Differenzierungsgrades und des Anteils unreifer Elemente pro Gesichtsfeld bei der Lichtmikroskopie) und allen höhergradigen Stadien.

12.10.9 Nachsorge

☞ 12.9.9. Zusätzlich bei initial erhöhten Tumormarkern regelmäßige Tumormarkerbestimmung alle 3 Monate.

Dysgerminom

Engmaschige Nachsorge: gynäkologische Untersuchung und Vaginalsonographie alle 3 Monate, CT alle 6 Monate.

12.10.10 Prognose

Granulosazelltumoren

- Geringe Malignität, 10-JÜR 90 %
- Juveniler Granulosazelltumor weniger aggressiv als adulter Typ
- Rezidive können lokal und als Fernmetastasen bis zu 30 Jahren nach Ersttherapie auftreten
- Schlechte Prognose, wenn primär Fernmetastasen vorhanden sind oder Resttumor nach Primäroperation vorhanden

Sertolizelltumoren

- 5-JÜR 70 – 90 %, nach fünf Jahren Rezidive selten
- Biologisches Verhalten niedrig maligne
- Gut differenzierte Tumoren rezidivieren und metastasieren nicht
- Ungünstigere Prognose bei schlechter oder heterologer mesenchymaler (muzinöses Epithel, Knorpel, Skelettmuskel) Differenzierung, bei einer Tumorruptur und / oder extraovariellen Ausbreitung

Dysgerminom

- Günstig, 5-JÜR 95 %
- Kuration auch in fortgeschrittenen und metastasierten Stadien möglich
- Ungünstige Prognosekriterien: Alter < 20 Jahre, Tumoren > 15 cm, intraoperative Tumorruptur

Endodermaler Sinustumor (Dottersacktumor), embryonales Karzinom

5-JÜR 70 %, abhängig vom Stadium.

Immatures Teratom

5-JÜR 70 – 80 %, abhängig von Stadium und Grading.

Literatur

1 Schmalfeldt B: Maligne Ovarialtumoren. Empfehlungen zur Diagnostik, Therapie und Nachsorge. Manual des Tumorzentrum Münchens. 7. Auflage, Zuckschwerdt, München, 2004
2 Williams SD, Blessing JA, Liao SY, Ball H, Hanjani P: Adjuvant therapy of ovarian germ cell tumors with cisplatin, etoposide and bleomycin: a trial of the Gynecologic Oncology Group. J Clin Oncol 12, 1994: 701 – 706

Internetadressen

1 www.ago-ovar.de
2 www.ago-online / leitlinien / ovar.pdf: Maligne Ovarialtumoren. Kurzgefasste interdisziplinäre Leitlinien der Deutschen Krebsgesellschaft und der Deutschen Gesellschaft für Gynäkologie und Geburtshilfe.
3 cancer.gov: Ovarian germ cell tumor. National Cancer Institute.

13 Tumoren der Lunge und des Mediastinums

Joachim Preiß, Achim Schmieder

13.1 Nicht-kleinzelliges Bronchialkarzinom

Joachim Preiß, Achim Schmieder

13.1.1 Epidemiologie

Inzidenz: Sie ist abhängig von den Rauchgewohnheiten. Die Latenzzeit bis zum Auftreten des Karzinoms beträgt 10–20 Jahre. Bei Männern haben die Aufklärungskampagnen der letzten zwei Jahrzehnte Früchte getragen, indem die Inzidenz abnimmt – im Gegensatz zu den Frauen, bei denen eine weiterhin steigende Inzidenzkurve nachzuweisen ist. Bedauerlich ist der immer frühere Beginn des Zigarettenkonsums bei den Jugendlichen, der mit der oben angeführten Latenzzeit zu Bronchialkarzinomen im Alter < 40 Jahren führen wird.

13.1.2 Ätiologie

Ursache der Bronchialkarzinome ist der **inhalative Tabakkonsum** (Zigaretten). Alle anderen Faktoren, wie Radonstrahlung, Silikose, Asbest, Nickel-, Chromat-, Arsenexposition, Ernährungsgewohnheiten und genetische Prädisposition, treten gegenüber diesen Noxen deutlich in den Hintergrund. Jeder 10. Raucher bekommt Lungenkrebs und 90% aller Patienten mit Lungenkrebs haben > 20 Pack/year geraucht. Der Faktor „Mitrauchen" spielt im Erwachsenenalter eine untergeordnete Rolle, im Kindesalter scheint er jedoch – unabhängig von der „Erziehung zum Rauchen" – ein wichtiger Faktor zu sein mit einer Steigerung der Inzidenz um den Faktor 4, wenn beide Elternteile > 20 Zigaretten/Tag rauchen.

13.1.3 Einteilung

TNM-Klassifikation

☞ Tab. 13.1-1

Tab. 13.1-1: TNM-Klassifikation des nicht-kleinzelligen Bronchialkarzinoms

TNM-Stadium	Befall, Größe
Tx	Positive Zytologie, nicht sichtbar bei der Bronchoskopie
T1	Tumor < 3 cm ohne Invasion des Hauptbronchus
T2	Tumor > 3 cm oder Invasion des Hauptbronchus > 2 cm distal der Karina ± Invasion von viszeraler Pleura ± Atelektase ± obstruktive Pneumonitis, nicht die gesamte Lungenhälfte umfassend
T3	Invasion von Brustwand ± Zwerchfell ± Perikard ± mediastinaler Pleura ± Infiltration des Hauptbronchus < 2 cm distal der Karina (ohne Befall der Karina) ± Totalatelektase einer Lunge
T4	Invasion von Mediastinum ± Herz ± große Gefäße ± Trachea ± Ösophagus ± Wirbelkörper ± Karina, Tumormetastasen im gleichen Lungenlappen ± maligner Pleuraerguss (positiver Tumorzellnachweis ± blutig ± Exsudat)
pN	Gültig, wenn > 6 Lymphknoten entfernt und untersucht
N1	Ipsilateral hiläre/peribronchiale/intrapulmonale Lymphknoten (gleicher Lappen)
N2	Ipsilateral mediastinale/subkarinale Lymphknoten
N3	Kontralateral mediastinale/hiläre, Skalenus- und supraklavikuläre Lymphknoten
M1a	Metastasen in andere Lungenlappen
M1b	Andere Fernmetastasen

AJCC-Stadien

☞ Tab. 13.1-2

Tab. 13.1-2: AJCC-Stadien des nicht-kleinzelligen Bronchialkarzinoms

Stadium	TNM		
IA	T1	N0	M0
IB	T2	N0	M0
IIA	T1	N1	M0
IIB	T2 T3	N1 N0	M0 M0
IIIA	T1/2 T3	N2 N1/2	M0 M0
IIIB	T1–3 T4	N3 N0–3	M0 M0
IV	T1–4	N0–3	M1

Histologie

☞ Tab. 13.1-3

Tab. 13.1-3: Anteil der häufigsten histologischen Subtypen des nicht-kleinzelligen Bronchialkarzinoms

Histologie	Vorkommen	M-Klassifikation
Nicht-kleinzelliges Bronchialkarzinom: • Plattenepithelkarzinom (PEC) n.n.b.: PEC großzellig verhornend (nicht-verhornend) PEC kleinzellig nichtverhornend (spindelzellig) • Adenokarzinom • Großzelliges Karzinom • Anaplastisches Karzinom	 • 50% • 15% • 8% • 7%	 • 8070/3 8071/3 (8072/3) 8073/3 (8074/3) • 8140/3 • 8012/3 • 8021/3
Kleinzelliges Karzinom	20%	8041/3 (8042/3)
Broncho-Alveolarzell-Karzinom	2%	8250/3 (8251/3)
Karzinoid	Selten	8240/3

Anatomische Regionen (ICD 10)

☞ Tab. 13.1-4

Tab. 13.1-4: Anatomische Regionen des nicht-kleinzelligen Bronchialkarzinoms

Tumorlokalisation	ICD 10
Trachea	C33.0
Hauptbronchus	C34.0
Oberlappen	C34.1
Mittellappen	C34.2
Unterlappen	C34.3
Überlappende Läsion	C34.8
n.n.b.	C34.9

13.1.4 Klinik

- Keine Frühsymptome
- Symptome, wie beispielsweise Husten, Dyspnoe, Thoraxschmerzen, Hämoptysen, Rekurrensparese, Phrenikuslähmung, Pleuraexsudat sind Zeichen des fortgeschrittenen Tumors
- Symptome durch Metastasen und infolge paraneoplastischer Syndrome (z. B. Lambert-Eaton-Syndrom, hypertrophe Osteoarthropathie; seltener als beim kleinzelligen Bronchialkarzinom) (☞ 13.2.4)
- Kein Vorteil von Reihenuntersuchungen bei Rauchern
- Zum Diagnosezeitpunkt ≥ 90% der Patienten symptomatisch

> **!** Eine Pneumonie bei einem Raucher > 45 Jahren oder Husten > 3 Wochen sind eine Indikation zur weiteren Diagnostik zum Ausschluss eines zentral sitzenden Bronchialkarzinoms.

13.1.5 Ausbreitung

Fernmetastasen vor allem in Leber und Knochen, insgesamt seltener als beim kleinzelligen Bronchialkarzinom, jedoch prinzipiell in alle Organe möglich. ZNS-Metastasen kommen vor, bedingen jedoch keine prophylaktische Diagnostik.
Fernmetastasen kommen häufiger bei Adenokarzinomen vor.

13.1.6 Diagnostik

Basisdiagnostik

- **Tumormarker:** insgesamt sind die Tumormarker in der Diagnostik von nicht-kleinzelligen Bronchialkarzinomen (NSCLC) wenig sinnvoll, da unspezifisch, häufig falsch negativ und teuer
  - PEC: Squamous-cell-carcinoma-Antigen (SCC) und Cyfra 21-1
  - Adenokarzinom: carcino-embryonales Antigen (CEA) und Cyfra 21-1
- **Röntgen-Thorax:** in zwei Ebenen
- **CT-Thorax:** mit Kontrastmittel unter Einschluss des Oberbauches (Nebenniere), bei möglicher Resektion auch Dünnschicht-CT
- **Bronchoskopie:** zur Diagnosesicherung mit Zytologie und/oder Histologie

Staging

- **Thorakoskopie:** zur Abklärung von Tumorgröße, Lymphknotenbefall, Beziehung des Tumors zur Pleurawand, zu den großen Gefäßen und dem Herzen
- **Sonographie** und/oder **CT** des Abdomens (Nebennierenbeurteilung)
- Je nach klinischem Beschwerdebild: Schädel-MRT, MRT-Skelettstatus oder Knochenszintigramm

Weiterführende Diagnostik

- **Mediastinoskopie:** präoperativ zum Ausschluss von mediastinalen Lymphknotenmetastasen
- **PET:** wird in Studien vermehrt eingesetzt, zum Ausschluss von Fernmetastasen bei Operationsindikation und zum frühen Nachweis des Ansprechens auf die Chemotherapie; außerhalb von Studien besteht unverändert die Problematik der Kostenübernahme, da diese Untersuchung nicht zum Leistungskatalog der gesetzlichen Krankenkassen gehört und daher eine Kostenübernahme nicht möglich ist; bei prinzipieller Operabilität kann bei negativer PET auf die sonst obligatorische Mediastinoskopie verzichtet werden (Kosteneinsparung!)
- **Kardiorespiratorische Funktionsdiagnostik:** für die Entscheidung der Operabilität; Berücksichtigung der Komorbidität (Gefäßsystem)

13.1.7 Differenzialdiagnosen

- Alle benignen und malignen Tumoren der Lunge
- Lungenmetastasen anderer Organtumoren: zeigen in der Regel kein exophytisches Wachstum in den Bronchus

13.1.8 Konventionelle Therapie

Stadienadaptierte Therapie

- **Stadium I und II:** Resektion
- **Stadium IIIA:** neoadjuvante Chemotherapie mit Resektion
- **Stadium IIIB ohne malignen Pleuraerguss:** Chemotherapie und Radiotherapie, in Einzelfällen postprimäre kurative Resektion
- **Stadium IIIB mit malignen Pleuraerguss und IV:** bei gutem Allgemeinzustand Chemotherapie, bei schlechtem Allgemeinzustand „best supportive care"

Operative Therapie

Stadium I, II

- Standardtherapie ist je nach Tumorsitz und Ausdehnung die Lobektomie, Bilobektomie oder Pneumektomie. Die Ergebnisse einer Segmentresektion oder „Wedge-Resection" sind deutlich ungünstiger.
- Eine systematische mediastinale Lymphknotendissektion ist die obligatorische Voraussetzung für eine kurative Therapie.

Stadium IIIA

- Eine erweiterte Operation mit Resektion von parietaler Pleura, Thoraxwand und mediastinalen Strukturen (Perikard) bietet bei fehlendem Lymphknotenbefall des Mediastinums ebenfalls eine kurative Option.
- Bei Befall des Hauptbronchus kann auch eine „sleeve resection" mit Rekonstruktion der Bronchien erfolgen, um eine Pneumektomie zu vermeiden.

Stadium IIIB

Aufgrund der Tumorausdehnung ist eine R0-Resektion nicht möglich; eine Operation sollte als primäre Maßnahme unterbleiben.

Radiotherapie

Indikation

- Primär mit kurativer Intention: bei Stadien I–IIIA und allgemeiner Inoperabilität trotz Resektabilität; bei Stadium IIIB (inoperabel) Radiochemotherapie (Cisplatin bzw. Carboplatin / Etoposid)
- Postoperativ adjuvant: bei mediastinalem Lymphknotenbefall, Tumorbefall am Schnittrand (R1, R2)
- Palliativ: bei Stadium IV zur Symptomlinderung (Einflussstauung, Dyspnoe, Hämoptoe, Atelektase, Raum fordernde Lymphknotenmetastasen, Schmerzen sowie Frakturgefahr)

Durchführung, Dosierung

- Immer dreidimensional geplante konformale, evtl. intensitätsmodulierte Bestrahlungstechnik mit Photonenstrahlung des Linearbeschleunigers
- Mit Akzeleration der Dosis werden bessere Ergebnisse erreicht, randomisierte Studien stehen aber aus
- Adjuvant-postoperativ:
  - Zielvolumen: Mediastinum
  - Tumordosis: 60–66 Gy in 6–6½ Wochen
- Kurative Intention:
  - Zielvolumen: Tumorbereich mit 1,5–2 cm Abstand einschließlich Lymphabflussgebiet (Mediastinum); Zielvolumen-Definition mittels CT jedoch oft unsicher; neuere Techniken der „Image-Fusion" von PET und CT sind überlegen und führen zur exakteren Bestrahlung mit der Möglichkeit der Dosissteigerung bei Reduzierung der Nebenwirkungen
  - Im Dosis-Volumen-Histogramm dargestellt soll nicht mehr als 25 % des Lungenvolumens mit mehr als 25 Gy belastet werden, um eine radiogene Pneumonitis zu vermeiden; weitere Dosissteigerung und bessere Zielvolumen-Erfassung sowie Schonung

der gesunden Lunge durch intensitätsmodulierte Radiotherapie oder durch Bestrahlung in Atemstillstand bei tiefer Inspiration sind in Erprobung (auch Entwicklung einer stereotaktischen Bestrahlungstechnik für peripher gelegene Lungentumoren); eine kurative Dosis sollte beim NSCLC 70 Gy in 7 Wochen betragen, evtl. bis 80 Gy; dies ist mit den modernen Techniken erreichbar
  - Alternative Fraktionierungs-Schemata mit hyperfraktionierter (2–3-mal tgl.) und akzelerierter (höherer Tagesgesamtdosis-)Bestrahlung, d.h. kürzerer Gesamtbehandlungsdauer („CHART") haben in Studien bessere Gesamtergebnisse erbracht als die konventionelle Fraktionierung
- Palliativ: bei den meist schwer kranken Patienten soll immer Behandlungszeit eingespart werden, da ihre Lebenszeit kurz sein wird; deshalb ist hier eine akzelerierte Fraktionierung mit Gesamtbehandlungszeiten von 1,5–2,5 Wochen richtig und auch gut verträglich (z. B. 30–36 Gy in Fraktionen zu 5-mal wöchentlich je 3 Gy)

Stadium I–IIIA

- Bei funktioneller Inoperabilität oder durch Begleiterkrankungen bedingten Kontraindikationen gegen eine Resektion bietet die Radiotherapie eine Alternative mit kurativer Intention.
- Die Radiochemotherapie (☞ Tab. 13.1-5) mit simultaner Gabe von Cisplatin oder Carboplatin scheint einer alleinigen Radiotherapie überlegen; eine überzeugende Metaanalyse fehlt jedoch.
- Durch eine moderne Therapieplanung kann die gesunde Lunge weitgehend geschont werden und trotzdem eine sehr hohe Dosis in kurativer Absicht eingestrahlt werden.

Stadium IIIB (ohne malignen Pleuraerguss)

- Bei Patienten in gutem Allgemeinzustand, bei fehlendem oder geringem Gewichtsverlust: kombinierte Radiochemotherapie (☞ Tab. 13.1-5) mit deutlicher Lebensverlängerung;
- Bei schlechtem Allgemeinzustand: alleinige Radiotherapie oder „best supportive care".

Stadium IV

- Nur bei Symptomatik
- Die Radiotherapie verbessert die Lebensqualität, insbesondere gutes Ansprechen bei: Hämoptoe, Schmerzen, Hustenreiz, Dyspnoe bei Bronchusobstruktion, Einflussstauung, Atelektase, Raum fordernde Lymphknotenmetastasen, Frakturgefahr

Tab. 13.1-5: Kombinierte Radiochemotherapie beim nicht-kleinzelligen Bronchialkarzinom

Wirkstoff	Dosierung	Art der Verabreichung	Anwendungszeitraum
Cisplatin/Etoposid			
Cisplatin	60 mg/m²	Infusion	Tag 1
Etoposid	120 mg/m²	Infusion (1 Std.)	Tag 1–3
Wiederholung Tag 22			
Radiotherapie	• 1,5 Gy 2-mal tgl. • GHD 45 Gy		Beginn Tag 1 der Chemotherapie
Nach der Radiotherapie weitere 3 Zyklen Chemotherapie			
Cisplatin-Mono (Schaacke-Koning 1995, EORTC-Studie)			
Cisplatin	• 30 mg/m² • 6 mg/m²	• Infusion (1 Std.) • i.v.	• Tag 1, 8, 29, 36 • Tgl. zur Bestrahlung
Radiotherapie	• 2,0 Gy plus concomittant Boost 0,5 Gy • GHD 66 Gy		Tgl. über 5–6 Wochen
Carboplatin/Paclitaxel			
Carboplatin	AUC 2	Infusion (15 Min.)	Tag 1, 8, 15, 22, 29, 36
Paclitaxel	50 mg/m²	Infusion (1 Std.)	Tag 1, 8, 15, 22, 29, 36
Radiotherapie	• 1,8 Gy tgl. • GHD 59,4 Gy		Tag 1–37

Chemotherapie

In der **palliativen** Behandlung des nicht kleinzelligen Bronchialkarzinoms ist der Nutzen einer Chemotherapie nur gering. Zahlreiche neue Therapiekombinationen wurden in der jüngeren Vergangenheit entwickelt, die jedoch die Überlebenszeit nur marginal verlängern bei häufig heftigen Nebenwirkungen und einem dramatischen Anstieg der Behandlungskosten. Nur einzelne Zytostatika sind hinsichtlich der gewünschten palliativen Wirkung, wie Symptomreduktion und Vermeidung von Komplikationen, überhaupt untersucht (z. B. Docetaxel). Bei den häufig älteren und polymorbiden Patienten sollte der Einsatz einer Chemotherapie sehr kritisch erfolgen.

Stadium I–II

Den Vorrang hat die Operation oder bei Inoperabilität die Radiochemotherapie (☞ Tab. 13.1-5) mit kurativer Intention. Eine alleinige Chemotherapie ist selten indiziert, da bei schlechtem Allgemeinzustand, der eine Operation oder Radiotherapie nicht zulässt, eine Chemotherapie keine Alternative darstellt.

Eine adjuvante postoperative Therapie ist im Stadium IB/II sinnvoll mit Verbesserung der Überlebensrate von 4–15% (z. B. 4 Zyklen Cisplatin/Etoposid). Da Studienpatienten aber häufig nicht nur wegen des Alters nicht dem Normalkollektiv der Patienten entsprechen, ist eine sorgfältige Abwägung und Indikationsstellung Voraussetzung für eine erfolgreiche Therapie.

Stadium IIIA (und IIIB ohne malignen Pleuraerguss)

In diesem Stadium – mit Einschränkungen auch im Stadium IIIB ohne malignen Pleuraerguss – ist durch die moderne Polychemotherapie (☞ Tab. 13.1-6) mit Downstaging und anschließender Operation/Radiotherapie eine Therapie mit kurativer Intention möglich. Voraussetzung ist ein guter Leistungsindex (WHO-Grad 0 und 1). Mit diesem Ziel sind auch höhere Toxizitätsprofile zu akzeptieren. Bei Fehlen einer Standardkombination sollten die Patienten in Studien behandelt werden.

Eine enge Zusammenarbeit zwischen den ärztlichen Disziplinen ist Voraussetzung für die optimale Zeitplanung.

Stadium IIIB (mit malignem Pleuraerguss) und IV

Eine kurative Therapie ist nicht möglich. Eine palliative Chemotherapie sollte nur bei Patienten in gutem Allgemeinzustand (WHO-Grad 0–1) angewendet werden. Es kann eine Überlebensverlängerung von wenigen Monaten erreicht werden, Hauptindikation ist die Behebung oder Vermeidung von Lebensqualität mindernden Symptomen. Deswegen darf die Chemotherapie ihrerseits nicht sehr toxisch sein (☞ Tab. 13.1-7).

Bei Patienten mit schlechtem Allgemeinzustand und/oder schweren Begleiterkrankungen ist eine Chemotherapie nicht sinnvoll. Supportive Maßnahmen („best supportive care") mit dem Ziel der Beschwerdelinderung kommen zum Einsatz. Die Lebensqualität der Patienten in reduziertem Allgemeinzustand wird durch eine zusätzliche Polychemotherapie nicht verbessert.

Bisher konnte keine Chemotherapiekombination eine Überlegenheit in Phase-III-Studien nachweisen. Auch die neuen Zytostatikakombinationen zeigen keine Verbesserung bezüglich Überleben gegenüber den alten Therapieprotokollen, sodass in erster Linie das Toxizitätsprofil der Zytostatika und wirtschaftliche Kriterien den Entscheidungsprozess für die eine oder andere Therapie beeinflussen.

Nach erfolgreicher Ersttherapie ist bei erneuter Progression auch eine Zweittherapie sinnvoll und mit einer statistischen Lebensverlängerung verbunden.

Kombinationschemotherapie

- ☞ Tab. 13.1-6
- Die Zahl der Zyklen richtet sich nach dem Ansprechen, die Norm sind 4–8 Zyklen; maximal 6 Monate

Tab. 13.1-6: Kombinationschemotherapie beim nichtkleinzelligen Bronchialkarzinom

Wirkstoff	Dosierung	Art der Verabreichung	Anwendungszeitraum
Cisplatin/Vinorelbin			
Cisplatin	100 mg/m²	Infusion (30 Min.)	Tag 1
Vinorelbin	25 mg/m²	Infusion (10 Min.)	Tag 1, 8, 15, 22
Wiederholung Tag 29			
Cisplatin/Gemcitabin			
Cisplatin	100 mg/m²	Infusion (30 Min.)	Tag 15
Gemcitabin	1000 mg/m²	Infusion (15 Min.)	Tag 1, 8, 15
Wiederholung Tag 29			
Carboplatin/Etoposid			
Carboplatin	AUC 5–7	Infusion (30 Min.)	Tag 1
Etoposid	100 mg/m²	Infusion (1 Std.)	Tag 1–3
Wiederholung Tag 29			
Carboplatin/Etoposid			
Carboplatin	50 mg/m²	Infusion (30 Min.)	Tag 1, 2
Etoposid	100 mg/m²	Infusion (1 Std.)	Tag 1–3
Wiederholung Tag 22–29			
Vinorelbin/Mitomycin/Prednisolon			
Vinorelbin	25 mg/m²	Infusion (10 Min.)	Tag 1, 8
Mitomycin	12 mg/m²	i.v.	Tag 1
Prednisolon	250 mg (absolut)	i.v.	Tag 1 vor Mitomycin
Wiederholung Tag 29			

Wirkstoff	Dosierung	Art der Verabreichung	Anwendungszeitraum
Docetaxel/Cisplatin			
Docetaxel	75 mg/m²	i.v.	Tag 1
Cisplatin	75 mg/m²	i.v.	Tag 1
Wiederholung Tag 22			
Paclitaxel/Carboplatin			
Paclitaxel	225 mg/m²	Infusion (24 Std.)	Tag 1
Carboplatin (nach Paclitaxel)	AUC 6	Infusion (30 Min.)	Tag 1
Wiederholung Tag 22			
Paclitaxel/Cisplatin			
Paclitaxel	135 mg/m²	Infusion (24 Std.)	Tag 1
Cisplatin (nach Paclitaxel)	75 mg/m²	Infusion (30 Min.)	Tag 2
Wiederholung Tag 22			
Paclitaxel/Carboplatin			
Paclitaxel	225 mg/m²	Infusion (24 Std.)	Tag 1
Carboplatin (nach Paclitaxel)	AUC 6	Infusion (30 Min.)	Tag 1
Wiederholung Tag 22			

Tab. 13.1-7: Monochemotherapie beim nicht-kleinzelligen Bronchialkarzinom. Anwendung bei Patienten in reduziertem Allgemeinzustand

Wirkstoff	Dosierung	Art der Verabreichung	Anwendungszeitraum
Vinorelbin	30 mg/m²	Infusion (10 Min.)	Tag 1, 8, 15
Wiederholung Tag 22			
Gemcitabin	1000 mg/m²	Infusion (15 Min.)	Tag 1, 8, 15
Wiederholung Tag 29			
Docetaxel	75 mg/m²	Infusion (30 Min.)	Tag 1
Wiederholung Tag 22			
Premetrexed (2nd-line-Therapie)	500 mg/m²	Kurzinfusion (10 Min.)	Tag 1
Wiederholung Tag 22; supportive Therapie mit Folsäure, Vitamin B_{12} und Dexamethason beachten			

Neue Therapieansätze

Der neue Signaltransduktionshemmer Erlotinib (Tarceva®) kann nach Versagen einer platinhaltigen Vortherapie eingesetzt werden. Die Ansprechraten betragen zwischen 15 und 25%, besonders wirksam scheint er bei jungen „Nierauchern“ und beim Alveolarzellkarzinom zu sein. Hauptnebenwirkung ist die Haut- und Nageltoxizität (Akne). Es ist zu erwarten, dass in nächster Zeit auch weitere Signaltransduktionshemmer in die klinische Entwicklung kommen werden, sodass die Therapie insgesamt in naher Zukunft stark verändert werden wird.
Weitere neue Therapiemodalitäten sind in der klinischen Phase III-Entwicklung: der Angiogenesehemmer Bevacizumab (Avastin®; VEGF-Rezeptor-Inhibitor) und der Wachstumsrezeptorinhibitor Cetuximab (Erbitux®; EGF1-Rezeptor-Inhibitor).

Supportive Therapie

- Stentimplantation in Trachea, Hauptbronchus oder V. cava bei drohender Kompression oder Fistelbildung
- In Einzelfällen kann auch eine operative Therapie im Stadium IV sinnvoll sein: isolierte ZNS-Metastase, frakturgefährdete Osteolysen
- Alternativ und/oder additiv lokale Radiotherapie
- Bei schweren Tumorblutungen kann eine arterielle Embolisation der Aa. bronchiales möglichst superselektiv in entsprechend ausgestatteten Zentren durchgeführt werden.

13.1.9 Nachsorge

Die Nachsorge ist grundsätzlich wegen fehlender kurativer Therapiemöglichkeit nur sehr eingeschränkt gerechtfertigt. Nach primär kurativem Therapieansatz ist eine engmaschige weitere Nachsorge (2 Jahre lang in halbjährlichem Abstand, dann jährliche Kontrollen) sinnvoll, insbesondere vor dem Hintergrund von bis zu 20% Zweitkarzinomen in der Schluck-Rauch-Straße.
Postoperativ sollte nach 6-Monaten eine CT-Kontrolle erfolgen.

> Wichtig ist die Beendigung des inhalativen Nikotinkonsums.

13.1.10 Prognose

Überlebenszeiten

Ca. 20% der nicht-kleinzelligen Bronchialkarzinome sind resektabel. Davon erreichen 30–35% ein rezidivfreies 5-JÜR, im Stadium IA 65% (☞ Tab. 13.1-8). In den fortgeschrittenen Stadien ist mit der Radiotherapie ein rezidivfreies 5-JÜR von 10–15% zu erreichen.

Tab. 13.1-8: 5-JÜR des nicht-kleinzelligen Bronchialkarzinoms

Stadium	5-JÜR (behandelt, in %)
IA	82
IB	68
IIA	52
IIB	40
IIIA	9–15
IIIB	< 5
IV	?

Prognosefaktoren

Ein Karnofsky-Index von < 60%, Gewichtsverlust, Beschwerdesymptomatik zum Zeitpunkt der Diagnosestellung sind ungünstige prognostische Kriterien mit einer durchschnittlichen Lebenserwartung von 5–7 Monaten, die man weder durch eine Chemo- noch durch eine Radiotherapie zu verlängern vermag. Bei diesen Patienten steht die Palliation im Vordergrund der Therapie.
Ungünstige Prognosefaktoren sind:

- Karnofsky-Index < 80
- Gewichtsverlust > 5%
- Maligner Pleuraerguss
- Adenokarzinom (Plattenepithelkarzinom hat eine bessere Prognose)
- Tumorgröße und Lymphknotenbefall.

13.1.11 Datenlage der Therapieoptionen (☞ Tab. 13.1-9)

Tab. 13.1-9: Datenlage der Therapieoptionen beim nicht-kleinzelligen Bronchialkarzinom (Stand: März 2006)

Therapie	Gesicherte Daten vorhanden (EBM 1)	Positive Einzelergebnisse (EBM 2)	Datenlage unsicher (EBM 3)
Präoperativ neoadjuvant		Stadium IIIA	
Postoperativ adjuvant	Stadium IB, IIA		
Palliativ 1st-line	Stadium IV, guter AZ		
Palliativ 2nd-line		Stadium IV, guter AZ	
Palliativ 3rd-line			Stadium IV
Komplementär			+

Literatur

1 Birim O, Kappetein AP, van Klaveren RJ, Bogers AJ: Prognostic factors in non-small cell lung cancer surgery. Eur J Surg Oncol 32, 2006: 12–2

2 Bradley J: A review of radiation dose escalation trials for non-small cell lung cancer within the Radiation Therapy Oncology Group. Semin Oncol 32 (3). 2005: 111–113

3 Cascone T, Troiani T, Morelli MP, Gridelli C, Ciardiello F: Antiangiogenic drugs in non-small cell lung cancer treatment. Curr Opin Oncol 18, 2006: 151–155

4 de Marinis F, De Santis S, De Petris L: Second-line treatment options in non-small cell lung cancer: a comparison of cytotoxic agents and targeted therapies. Semin Oncol 33 (1), 2006: 17–24

5 Domont J, Soria JC, Le Chevalier T: Adjuvant chemotherapy in early-stage non-small cell lung cancer. Semin Oncol 32, 2005: 279–283

6 Gebbia V, Puozzo C: Oral versus intravenous vinorelbine: clinical safety profile. Expert Opin Drug Saf 4, 2005: 915–928

7 Gridelli C, Shepherd FA: Chemotherapy for elderly patients with non-small cell lung cancer: a review of the evidence. Chest 128, 2005: 947–957

8 Hotta K, Matsuo K, Kiura K, Ueoka H, Tanimoto M: Advances in our understanding of postoperative adjuvant chemotherapy in resectable non-small-cell lung cancer. Curr Opin Oncol 18, 2006: 144–150

9 Lavrenkov K, Partridge M, Cook G, Brada M: Positron emission tomography for target volume definition in the treatment of non-small cell lung cancer. Radiother Oncol 77, 2005: 1–4

10 Mehta M, Manon R: Are more aggressive therapies able to improve treatment of locally advanced non-small cell lung cancer: combined modality treatment? Semin Oncol 32 (3), 2005: 25–34

11 Raez LE, Lilenbaum R: New developments in chemotherapy for advanced non-small cell lung cancer. Curr Opin Oncol 18, 2006: 156–161

12 Rollins KD, Lindley C: Pemetrexed: a multitargeted antifolate. Clin Ther 27, 2005: 1343–1382

13 Shim SS, Lee KS, Kim BT, Chung MJ, Lee EJ, Han J, Choi JY, Kwon OJ, Shim YM, Kim S: Non-small cell lung cancer: pro-

spective comparison of integrated FDG PET/CT and CT alone for preoperative staging. Radiology 236, 2005: 1011–1019
14 Socinski MA, Rosenman JG: Chemotherapeutic issues in the management of unresectable stage III non-small cell lung cancer. Semin Oncol 32 (3), 2005: 18–24
15 Stinchcombe TE, Choi J, Schell MJ, Mears A, Jones PE, Nachtsheim RV, Socinski MA: Carboplatin-based chemotherapy in patients with advanced non-small cell lung cancer and a poor performance status. Lung Cancer 51, 2006: 237–243
16 Tiseo M, Franciosi V, Grossi F, Ardizzoni A: Adjuvant chemotherapy for non-small cell lung cancer: ready for clinical practice? Eur J Cancer 42, 2006: 8–16
17 Visbal AL, Leighl NB, Feld R, Shepherd FA: Adjuvant Chemotherapy for Early-Stage Non-small Cell Lung Cancer. Chest 128, 2005: 2933–2943
18 Wright G, Manser RL, Byrnes G, Hart D, Campbell DA: Surgery for non-small cell lung cancer: systematic review and meta-analysis of randomised controlled trials. Thorax 2006 (Epub ahead of print)

Internetadresse
www.uni-duesseldorf.de/awmf/ll/032–007.htm: AMF online – Interdisziplinäre Leitlinien der Deutschen Krebsgesellschaft, Therapie des nicht-kleinzelligen Bronchialkarzinoms, Koordinator P. Drings und P. Hermanek

13.2 Kleinzelliges Bronchialkarzinom

Joachim Preiß, Achim Schmieder

13.2.1 Epidemiologie

☞ 13.1.1

13.2.2 Ätiologie

Risikofaktoren

Bei den kleinzelligen Karzinomen ist der inhalative Tabakkonsum der Hauptrisikofaktor mit ca. 30fach höherem Risiko bei > 40 pack/year. Genetische Dispositionen sind wahrscheinlich, da dadurch die unterschiedlichen Inzidenzraten in verschiedenen Ländern mit gleichem Tabakkonsum erklärt werden könnten, obwohl auch hier Ernährungsgewohnheiten mit verantwortlich sein können.

13.2.3 Einteilung

TNM-Klassifikation

☞ Tab. 13.1-1

Limited bzw. extensive Disease

Diese Klassifikation entsprach den klinischen Bedürfnissen, wird aber heute zugunsten der einheitlichen TNM-Klassifikation nicht mehr angewendet

Limited Disease (LD)

Entspricht Stadium I–III nach TNM: Befall eines Hemithorax ±

- Ipsilaterale hiläre Lymphknotenmetastasen
- Ipsi- oder kontralaterale mediastinale Lymphknotenmetastasen
- Ipsilaterale infraklavikuläre Lymphknotenmetastasen
- Pleuraerguss (ohne Tumorzellen).

Extensive Disease I (ED I)

Entspricht Stadium III/IV nach TNM:

- Infiltration von Herz, Ösophagus oder Wirbelsäule
- Maligner Pleura- und/oder Perikarderguss
- Rekurrens- und/oder Phrenikusparese
- Vena-cava-superior-Syndrom
- Lymphknotenbefall supraklavikulär (ipsi-, kontralateral).

Extensive Disease II (ED II)

Entspricht Stadium IV nach TNM mit hämatogener Fernmetastasierung.

Histologie

Die WHO hat 2001 eine neue Einteilung der Lungenkarzinome erstellt. Bei den kleinzelligen Tumoren unterscheidet man nur das

- Small-cell carcinoma: ausschließlich kleinzelliges Karzinom
- Combined small call carcinoma: > 10 % kleinzellige Anteile.

Anatomische Regionen (ICD 10)

☞ Tab. 13.1-3

13.2.4 Klinik

Wegen der häufigen mediastinalen Lymphknotenmetastasen ist eine Rekurrensparese oder ein Vena-cava-superior-Syndrom oft das erste Symptom.

Die Tumorzellen entstehen aus endokrin-aktiven Zellen der Bronchialschleimhaut und können häufig Peptidhormone (ACTH, ADH, Kalzitonin u. a.) synthetisieren, wodurch es zu den paraneoplastischen Syndromen kommen kann:

- Mit nachweisbarer sekretorischer Aktivität: ektope Hormonbildung wie ACTH, Kalzitonin, Prostaglandin, Histamin, Renin, ADH mit entsprechender klinischer Symptomatik
- Ohne nachweisbare sekretorische Aktivität: Lambert-Eaton-Syndrom, Polymyositis sowie Dermatomyositis, Thrombozytose mit Neigung zu Thrombosen, Pierre-Marie-Bamberger-Syndrom.

Kleinzellige Bronchialkarzinome können auch extrapulmonal auftreten mit verschiedenen Lokalisationen: Ösophagus, Magen, Kolon, Pankreas, Gallenwegen, Cervix uteri und das Merkel-Zell-Karzinom der Haut. Es besteht eine Verwandtschaft zu den neuroendokrinen Karzinomen (☞ 18.2).
Klinisch bedeutsam ist die schnelle Proliferationsrate (Verdopplungszeit in der Regel < 50 Tage) und die rasche Resistenzentwicklung gegen Zytostatika.

13.2.5 Ausbreitung

- Lokal mit Kompression der Organe im oberen Mediastinum (V. cava superior, Ösophagus, N. recurrens, N. phrenicus)
- Hohe Metastasierungstendenz
- Bei Auftreten klinischer Symptomatik häufig schon subklinische Metastasierung vorhanden
- Häufigste Metastasenlokalisation: Knochen bzw. Knochenmark, Leber, Nebennieren, ZNS und retroperitoneale Lymphknoten
- Prinzipiell Metastasierung in jedes Organ möglich

13.2.6 Diagnostik

☞ 13.1.6

Basisdiagnostik

Tumormarker: NSE (Neuron-spezifische Enolase), CEA (carcino-embryonales Antigen)

Staging

- Sonographie und/oder CT des Abdomens (Lebermetastasen)
- Skelettszintigraphie oder MRT-Skelettstatus
- Schädel-MRT nur bei Stadium M0, bei Fernmetastasen nur bei entsprechender Klinik oder im Rahmen von Studien

13.2.7 Differenzialdiagnosen

Alle Tumoren der Lunge, insbesondere maligne Lymphome (ähnliches histologisches Bild in der konventionellen HE-Färbung), die durch die spezifischen immunhistologischen Untersuchungen aber eindeutig zu unterscheiden sind.

13.2.8 Konventionelle Therapie

Therapiegrundsätze

Aufgrund der hohen Wahrscheinlichkeit einer okkulten Fernmetastasierung ist in der Regel die **primäre Chemotherapie** indiziert. Dabei in 80–90 % partielle und komplette Remission, in 40–50 % komplette Remission. Wegen der potenziellen Gefahr der raschen Resistenzentwicklung muss eine Unterdosierung vermieden werden und häufig eine Überprüfung der Wirksamkeit erfolgen: stable disease = Therapieversagen!
Nur im Stadium T1–2 N0–1 (selten, 5 % aller Fälle) ist eine primäre Resektion mit anschließender Chemotherapie sinnvoll.

Stadienadaptierte Therapie

Stadium I–IIIB

Im diesen Stadien sind in geringerem Prozentsatz Heilungen möglich, daher ist eine **aggressive multimodale Therapie** unter Einschluss einer primären Chemoradiotherapie und Resektion abhängig von Allgemeinzustand, Alter und Ansprechen auf die Therapie sinnvoll. Jede zeitliche Verzögerung der Therapieintervalle führt zu einer Verschlechterung der Heilungschance. Eine kombinierte Chemotherapie zeigt gegenüber einer Monochemotherapie deutlich höhere Remissionsraten und verlängert das progressionsfreie Intervall und das Gesamtüberleben deutlich. Die simultane Chemoradiotherapie zeigt bessere Ergebnisse als die sequentielle Applikation.

- Standardtherapie ist die Kombination aus Cisplatin und Etoposid in Kombination mit einer Radiotherapie.
- Eine akzelerierte Radiotherapie (2-mal tgl.) ergab eine weitere Verbesserung.
- VIP- und ACO-Schemata sind in der simultanen Kombination mit Radiotherapie nicht erprobt.
- Falls primär eine alleinige Chemotherapie durchgeführt wurde, ist nach Erreichen einer Voll- oder Teilremission im Thorax, in der Regel nach 4–6 Chemotherapiezyklen, die Radiotherapie des Mediastinums und

des Tumorgebietes (50 Gy Herddosis) nachzuholen, um die sonst häufigen Lokalrezidive zu reduzieren. Metaanalysen zeigten hierdurch eine Verlängerung der Überlebenszeit.
- In Einzelfällen kann statt der Radiotherapie auch eine Resektion des früheren Tumorgebietes erfolgen.
- Eine Erhaltungstherapie nach kompletter Remission verlängert das Überleben nicht, da eine Resistenzentwicklung vorprogrammiert ist.

Stadium IV

Im Stadium der manifesten Metastasierung ist eine Heilung nicht zu erreichen. Dennoch können mit den unten angegebenen Therapieschemata (☞ Tab. 13.2-1, -2) eine hohe Ansprechrate und eine Verlängerung der Überlebenszeit von ca. 12 Monaten erreicht werden, sodass ein therapeutischer Nihilismus nicht angezeigt ist.
- Die Chemotherapie sollte dem Allgemeinzustand des Patienten angepasst sein (EP-, VIP-, ACO-Schema; Dosiskompromisse sind ungünstig.
- Die Radiotherapie kann individuell je nach Tumorsituation simultan (z. B. beim Vena-cava-superior-Syndrom) oder sequenziell zur Anwendung kommen. Da bei einer großvolumigen Bestrahlung die Dosis der Zytostatika aus Toxizitätsgründen reduziert werden muss, sollte der kombinierte Einsatz im Einzelfall abgewogen werden.
- In der Palliation spielt die Radiotherapie bei schmerzhaften Knochenmetastasen, bei drohenden Frakturen, Hirnmetastasen und lokalem Rezidiv eine wichtige Rolle.

Extrapulmonale kleinzellige Karzinome

Die Behandlungsgrundsätze sind analog zum kleinzelligen Bronchialkarzinom: Bei begrenzter Erkrankung erfolgt eine simultane Radiochemotherapie, im metastasierten Zustand eine dem Befund angepasste sequenzielle oder alleinige Chemo- oder Radiotherapie.

Radiotherapie

- Kurativ intendiert im Stadium T1 – 3 N1 nach Erreichen einer Remission durch die initiale Chemotherapie, um die sonst häufigen Lokalrezidive zu reduzieren.
- Palliativ bei fortgeschrittener Erkrankung, abhängig von der Symptomatik.

Kurative Intention

Die rezidivfreie Überlebenszeit erreicht durch eine simultane Radiochemotherapie bessere Werte als bei sequenzieller Gabe der Therapien, wie in einer japanischen Phase-III-Studie erneut bestätigt wurde, wobei die Radiotherapie hyperfraktioniert-akzeleriert 2-mal tgl. mit je 1,5 Gy bis insgesamt 45 Gy dosiert wurde. Die mediane Überlebenszeit betrug bei der simultanen Radiochemotherapie 27,2 Monate, bei der sequenziellen nur 19,7 Monate. Cisplatin bzw. Carboplatin und Etoposid sind die während einer Radiotherapie verträglichsten Zytostatika.
Bei sequentieller Gabe erfolgt die Radiotherapie in der Regel 3 – 4 Wochen nach dem letzten von 5 – 6 Zyklen der wirksamen Chemotherapie und Erreichen einer weitgehenden Teil- bis Vollremission: Radiotherapie des Mediastinums mit Einschluss des Tumorgebietes (50 Gy Herddosis). Metaanalysen zeigten hierdurch eine signifikante Verlängerung der Überlebenszeit. Jede zeitliche Verzögerung der Therapieintervalle führt zu einer Verschlechterung der Heilungschance.
Die prophylaktische Schädelbestrahlung während oder nach der initialen Therapie senkt das Risiko der ZNS-Metastasierung auf ein Drittel und verlängert das Überleben bei Patienten im Stadium M0 (Voraussetzung: Erreichen einer Vollremission unter der Radiochemotherapie des Primärtumors). Die Schädelbestrahlung ist heute Teil des Standardtherapieprotokolls. Um keine späte Neurotoxizität zu provozieren, sollte die Einzeldosis 2,0 Gy (Gesamtdosis 30 Gy) nicht überschreiten. In dieser Situation (adjuvante Radiotherapie des Kopfes) wird eine parallel laufende Chemotherapie nicht empfohlen.

Palliative Intention

Die Radiotherapie kann individuell je nach Tumorsituation zur Anwendung kommen. In der Palliation spielt die Radiotherapie bei mediastinaler Einflussstauung, supraklavikulären Lymphknotenmetastasen, schmerzhaften Knochenmetastasen, bei drohenden Frakturen, Hirnmetastasen und lokalem Rezidiv eine wichtige Rolle. Die Dosierung entspricht der in der palliativen Situation beim NSCLC, d. h. z. B. 30 Gy in 10 Fraktionen à 3 Gy.

Chemotherapie

- Kombinierte Radiochemotherapie ☞ Tab. 13.2-1
- Initialtherapie ☞ Tab. 13.2-2

Tab. 13.2-1: Kombinierte Radiochemotherapie beim kleinzelligen Bronchialkarzinom

Wirkstoff	Dosierung	Art der Verabreichung	Anwendungszeitraum
Cisplatin/Etoposid			
Cisplatin	60 mg/m^2	Infusion	Tag 1
Etoposid	120 mg/m^2	Infusion (1 Std.)	Tag 1–3
Wiederholung Tag 22			
Radiotherapie	• ED 1,5 Gy 2-mal tgl. • GHD 45 Gy		Beginn Tag 1 der Chemotherapie
Nach der Radiotherapie weitere 3 Zyklen Chemotherapie, bei Verträglichkeit Dosierung der Initialtherapie			

Tab. 13.2-2: Initialtherapie beim kleinzelligen Bronchialkarzinom

Wirkstoff	Dosierung	Art der Verabreichung	Anwendungszeitraum
Cisplatin/Etoposid			
Cisplatin	90 mg/m^2	Infusion (30 Min.)	Tag 1
Etoposid	150–170 mg/m^2	Infusion (1 Std.)	Tag 1–3
Wiederholung Tag 22, 6–8 Zyklen			
Carboplatin/Etoposid			
Carboplatin	AUC 5–6 (ca. 300–350 mg/m^2)	Infusion (30 Min.)	Tag 1
Etoposid	120–150 mg/m^2	Infusion (1 Std.)	Tag 1–3
Wiederholung Tag 29, 6–8 Zyklen			
VIP-Schema			
Etoposid	75 mg/m^2	Infusion (1 Std.)	Tag 1–4
Ifosfamid*	1200 mg/m^2	Infusion (1 Std.)	Tag 1–4
Cisplatin	20 mg/m^2	Infusion (1 Std.)	Tag 1–4
Wiederholung Tag 22, 6–8 Zyklen			
ACO-/AIO-Schema			
Adriamycin	45 mg/m^2	i.v.	Tag 1
Cyclophosphamid*	1000 mg/m^2	i.v.	Tag 1
oder Ifosfamid*	2000 mg/m^2	Infusion (30 Min.)	Tag 1–4
Vincristin	2 mg	i.v.	Tag 1
Wiederholung Tag 22, 6–8 Zyklen			
* Gabe von Uromitexan, Flüssigkeitszufuhr > 2 l/d, häufige Blasenentleerung			

Rezidivtherapie

- ☞ Tab. 13.2-3
- Möglichkeit einer wirksamen Sekundärtherapie bei kurzem progressionsfreiem Intervall (< 6 Monate) mit einer nicht kreuzresistenten Kombination (**cave:** Etoposid und Doxorubicin sind kreuzresistent)
- Bei Intervall > 6 Monate kann noch einmal mit einer gleichen Kombination begonnen werden.

Tab. 13.2-3: Rezidivtherapie beim kleinzelligen Bronchialkarzinom

Wirkstoff	Dosierung	Art der Verabreichung	Anwendungszeitraum
Topotecan	1,5 mg/m^2	Infusion (30 Min.)	Tag 1–5
Wiederholung Tag 29, wenn nach 2 Zyklen wirksam → 6 Zyklen			

Palliative Therapie

- ☞ Tab. 13.2-4
- Bei Erstdiagnose und schlechtem Allgemeinzustand
- Wöchentliche Blutbildkontrolle: Therapiepause einlegen bei Leukozyten < 3000/µl und/oder Thrombozyten < 100 000/µl

Tab. 13.2-4: Palliative Therapie beim kleinzelligen Bronchialkarzinom

Wirkstoff	Dosierung	Art der Verabreichung	Anwendungszeitraum
Etoposid	100 mg/m^2	Infusion (30 Min.)	Tag 1–3
Anschließend	50 (–100) mg	p.o.	Täglich

13.2.9 Nachsorge

Es besteht eine hohe Rezidivrate. Bei hoher Patienten-Compliance können sich die Intervalle nach dem Auftreten neuer Beschwerden richten, sonst sind regelmäßige Kontrolluntersuchungen nach Erreichen einer kompletten Remission in kürzeren Intervallen (alle 6 Wochen im ersten Jahr, dann vierteljährlich) sinnvoll. Die notwendigen Untersuchungen richten sich nach dem Beschwerdebild (cave: zentralnervöse Beschwerden bei ZNS-Metastasen).

13.2.10 Prognose

Aufgrund der hohen Proliferationsrate, der unterschiedlichen Metastasierung (hohe Rate von ZNS-Metastasen,

geringere Rate von bedrohlichen Knochenmetastasen) und der höheren Inzidenz von paraneoplastischen Syndromen unterscheiden sich klein- und nicht-kleinzellige Bronchialkarzinome deutlich.
Unbehandelt besteht kurzfristig eine sehr schlechte Prognose.

Mittlere Überlebenszeiten

Es besteht überwiegend eine schlechte Prognose:

- Ohne Therapie: durchschnittlich 8 Wochen
- Bei ausschließlicher lokaler Therapie: durchschnittlich 4 Monate
- Nach Chemo- und Radiotherapie: 16 Monate
- Im Stadium M0 ist in Einzelfällen (ca. 10 %) eine Heilung möglich
- Bei manifester Fernmetastasierung beträgt die mittlere ÜLZ 4 – 12 Monate.

13.2.11 Datenlage der Therapieoptionen

(☞ Tab. 13.2-5)

Tab. 13.2-5: Datenlage der Therapieoptionen beim kleinzelligen Bronchialkarzinom (Stand: März 2006)

Therapie	Gesicherte Daten vorhanden (EBM 1)	Positive Einzelergebnisse (EBM 2)	Datenlage unsicher (EBM 3)
Präoperativ neoadjuvant	+		
Postoperativ adjuvant	+		
Palliativ 1st-line	+		
Palliativ 2nd-line		+	
Palliativ 3rd-line			+
Komplementär			+

Literatur

1 Alshehadat S, Sahmoun AE: Prophylactic cranial irradiation in limited-stage small-cell lung cancer: a retrospective analysis. Clin Adv Hematol Oncol 2, 2004: 397 – 400
2 Brambilla E, Travis WD, Colby TV, Corrin B, Shimosato Y: The new World Health Organization classification of lung tumours. Eur Resp J 16, 2001: 1059 – 1068
3 Christodoulou C, Skarlos DV: Treatment of small cell lung cancer. Semin Respir Crit Care Med 26, 2005: 333 – 331
4 De Ruysscher D, Pijls-Johannesma M, Vansteenkiste J, Kester A, Rutten I, Lambin P: Systematic and meta-analysis of randomised, controlled trials of the timing of chest radiotherapy in patients with limited-stage, small-cell lung cancer. Ann Oncol 2005 (Epub ahead of print)
5 Faivre-Finn C, Lee LW, Lorigan P, West C, Thatcher N. Thoracic radiotherapy for limited-stage small-cell lung cancer: controversies and future developments. Clin Oncol (R Coll Radiol) 17, 2005: 591 – 598
6 Fong KM, Yang IA, Zimmerman PV, Bowman RV: Cochrane systematic s of treatments for lung cancer. Respir Med 99, 2005: 1071 – 1078
7 Hahn NM, Hanna N: Combined chemoradiotherapy in small cell lung cancer. Hematol Oncol Clin North Am 19, 2005: 321 – 342, vii
8 Henschke CI, Shaham D, Yankelevitz DF, Altorki NK: CT screening for lung cancer: past and ongoing studies. Semin Thorac Cardiovasc Surg 17, 2005: 99 – 106
9 Honecker F, Wedding U, Bokemeyer C: Interdisziplinäre Arbeitsgruppe Geriatrische Onkologie der DGHO / DGG. Chemotherapy in elderly patients with advanced lung cancer. Part I: General aspects and treatment of small cell lung cancer (SCLC). Onkologie 27, 2004: 500 – 505
10 Jackman DM, Johnson BE: Small-cell lung cancer. Lancet 366, 2005: 1385 – 1396
11 Kernstine KH, Grannis FW Jr, Rotter AJ: Is there a role for PET in the evaluation of subcentimeter pulmonary nodules? Semin Thorac Cardiovasc Surg 17, 2005: 110 – 114
12 Lee CB, Morris DE, Fried DB, Socinski MA: Current and evolving treatment options for limited stage small cell lung cancer. Curr Opin Oncol 18, 2006: 162 – 172
13 Ozlu T, Bulbul Y: Smoking and lung cancer. Tuberk Toraks 53, 2005: 200 – 209
14 Pijls-Johannesma MC, De Ruysscher D, Lambin P, Rutten I, Vansteenkiste JF: Early versus late chest radiotherapy for limited stage small cell lung cancer. Cochrane Database Syst Rev 1, 2005: CD004700
15 Rossi A, Maione P, Colantuoni G, Guerriero C, Ferrara C, Del Gaizo F, Nicolella D, Gridelli C: Treatment of small cell lung cancer in the elderly. Oncologist 10, 2005: 399 – 411
16 Thatcher N, Faivre-Finn C, Lorigan P: Management of small-cell lung cancer. Ann Oncol 16 (2), 2005: ii235 – 239
17 Wolf M, Tebbe S, Fink T: First-line chemotherapy in metastatic small-cell lung cancer (SCLC). Lung Cancer 45 (2), 2004: 223 – 234

Internetadresse

www.uni-duesseldorf.de / awmf / ll / 032 – 006.htm: AMF online – Interdisziplinäre Leitlinien der Deutschen Krebsgesellschaft, Therapie des kleinzelligen Bronchialkarzinoms, Koordinator P. Drings

13.3 Pleuramesotheliom

Joachim Preiß, Achim Schmieder

Maligne Mesotheliome sind sehr aggressive Tumoren aus den oberflächlichen Zellen des Mesothels von Pleura, Perikard und Peritoneum.

13.3.1 Epidemiologie

- **Inzidenz:** nimmt langsam zu, das Inzidenzmaximum wird um das Jahr 2020 erwartet; zur Zeit 10–15 Neuerkrankungen pro 100000 Einwohner pro Jahr
- **Geschlechtsverteilung:** Männer : Frauen = 4–5 : 1

13.3.2 Ätiologie

Risikofaktoren

Hauptrisikofaktor ist eine **Asbestexposition** (meist beruflich) mit einer Latenzzeit zwischen 20 und 50 Jahren; bei ca. 80% der Patienten ist eine Asbestexposition nachweisbar. Dabei ist eine sorgfältige Anamnese notwendig, um den beruflichen Zusammenhang aufzudecken und damit die Anerkennung als Berufskrankheit zu erreichen.
Molekularbiologisch sind **chromosomale Veränderungen** und spezifische Veränderungen bestimmter Onkogene nachweisbar (unter anderem von p53, p16 und vom Wilmstumor-Gen).
Die pathogenetische Relevanz vom **Simian Virus 40** ist noch unklar, zusammen mit einer Asbestexposition scheint es die Entartung zu beschleunigen.

Prävention

Die Vermeidung einer Asbestexposition ist die wichtigste präventive Maßnahme.

13.3.3 Einteilung

TNM-Klassifikation

☞ Tab. 13.3-1

Tab. 13.3-1: TNM-Klassifikation des Pleuramesothelioms

TNM-Stadium	Befall
T1a	Befall von ipsilateraler parietaler Pleura ± mediastinalem/diaphragmalem Anteil; keine viszerale Pleurabeteiligung
T1b	Befall von ipsilateraler parietaler Pleura ± mediastinalem/diaphragmalem Anteil; mit versprengten Tumorherden auf der viszeralen Pleura
T2	Befall von ipsilateraler Pleura mit mind. einem der folgenden Anteile: Befall des Diaphragmas, konfluierender Tumor der viszeralen Pleura (einschließlich der Septen) und/oder Befall des Lungenparenchyms
T3	Lokoregionär ausgedehnter Befall aller ipsilateralen Pleuraanteile mit mind. einem der folgenden Anteile: endothorakale Faszie, mediastinales Fettgewebes, nicht transmuraler Befall des Perikards; potenziell resektabler Tumor
T4	Lokal sehr ausgedehnter Befall einschließlich einer direkten Ausbreitung in die Nachbarorgane; inoperabel
N1	Ipsilaterale bronchopulmonale und hiläre Lymphknoten
N2	Subkarinale, ipsilaterale mediastinale oder ipsilaterale Lymphknoten entlang der A. mammaria interna
N3	Kontralaterale mediastinale oder ipsilaterale und kontralaterale Lymphknoten entlang der A. mammaria interna oder supraklavikulären Lymphknoten

AJCC-Stadien

☞ Tab. 13.3-2

Tab. 13.3-2: AJCC-Stadien des Pleuramesothelioms

AJCC-Stadium	TNM		
IA	T1a	N0	M0
IB	T1b	N0	M0
II	T2	N0	M0
III	T3 T1–2	N0–2 N1–2	M0 M0
IV	T4 T1–3	N0–3 N3	M0–1 M0–1

Histologie

☞ Tab. 13.3-3

Tab. 13.3-3: Histologie des Pleuramesothelioms

Histologie	M-Klassifikation
Epithelialer Typ (langsameres Wachstum, günstigere Prognose)	9052/3
Sarkomatöser Typ	9051/3
Gemischtzelliger Typ	9053/3

ICD 10

C38.4

13.3.4 Klinik

Frühsymptome sind selten; eine Dyspnoe, bedingt durch den Tumor, und/oder ein Pleuraerguss sind in der Regel Zeichen eines bereits fortgeschrittenen Tumors. Bei Risikogruppen mit nachgewiesener Asbestexposition ist der Nachweis eines kleinen Randwinkelergusses sehr suspekt und bedingt eine weitere Diagnostik (☞ 13.3.6).
Im lokal fortgeschrittenen Stadium sind Dyspnoe und intrathorakale Schmerzen durch Narbenzüge die führenden Symptome.

13.3.5 Ausbreitung

Das Pleuramesotheliom tritt auch multifokal auf, es breitet sich in der Regel per continuitatem aus, eine hämatogene Metastasierung tritt selten und erst im späten Verlauf der Erkrankung auf.

13.3.6 Diagnostik

Basisdiagnostik

- **Labor:**
  - Keine spezifischen Laboruntersuchungen bekannt
  - Erhöhte Tumormarker (CEA) im Serum und/oder im Pleuraerguss sprechen gegen ein malignes Mesotheliom
- **Thorakoskopie:** Bei unklarem Pleuraerguss sollte an ein Pleuramesotheliom gedacht werden. Bildgebende Verfahren sind in frühen Stadien wegen der flächenhaften Ausdehnung wenig hilfreich, die Zytologie ist unzureichend. Die Diagnosesicherung erfolgt durch die Video-assistierte Thorakoskopie mit großzügiger Biopsie. Bei der Thorakoskopie sollte zusätzlich ein kleiner Lungenanteil reseziert werden zum eventuellen Nachweis der Asbestfasern in der Lunge (Berufskrankheit).
- **Pleurasonographie:** hilfreich
- Sonographie-gesteuerte **Pleurabiopsie**: ist zugunsten der Thorakoskopie mit der Gewinnung größerer Tumoranteile zu vermeiden

Weiterführende Diagnostik

- **Thorax-CT:** bei Frühstadien wegen der flächenhaften Ausdehnung negativ
- **PET:** hilfreich zur Beurteilung der Ausdehnung, da CT und MRT kein genaue Aussage zulassen; Bezahlung wird von den gesetzlichen Krankenkassen nicht übernommen
- **MRT:** präoperativ vom Mediastinum, um eine Beteiligung dieser Organe auszuschließen

13.3.7 Differenzialdiagnosen

Adenokarzinome anderer Organe wie Lunge, Mamma, Ovar, Magen, Niere, Prostata.

13.3.8 Konventionelle Therapie

Operative Therapie

Wegen der häufig verspäteten Diagnostik und des multifokalen Auftretens sind kurative Resektionen häufig nicht mehr möglich. Bei jüngeren Patienten im Stadium IA/IB können ausgedehnte Resektion im Sinne einer extrapleuralen Pleuropneumektomie mit Perikard- und Zwerchfellresektionen in Einzelfällen versucht werden. Die Mortalität dieser umfangreichen Resektionen konnte deutlich gesenkt werden (< 10%).
Eine palliative Pleuraresektion oder Dekortikation ist im Sinne eines Debulkings oder einer Schmerztherapie möglich und wird kombiniert mit einer konsolidierenden Radiotherapie.

Radiotherapie

Die Radiotherapie ist meist nur als **palliative** Therapie möglich. Als Palliativmaßnahme ist bei Schmerzen die lokale Radiotherapie der Thoraxwand indiziert.
Ebenfalls als Palliativmaßnahme und nur bei zu erwartender günstiger Dosisverteilung im Pleuraraum ist die Instillation von **Radioisotopen** in kolloidaler Lösung, meist ^{90}Yttrium-Silikat, auf nuklearmedizinischen Stationen möglich und kann eine zeitlich begrenzte Remission bewirken.
Sinnvoll kann auch eine Radiotherapie der Punktionsstellen sein, da hier häufig Impfmetastasen oder ein Einwachsen des Tumors in den Stichkanal zu beobachten sind.

Chemotherapie

Das maligne Pleuramesotheliom ist nur mäßig chemotherapiesensibel. Vor Einführung von Pemetrexed waren die Ansprechraten sehr gering.
Es gibt derzeit keine gesicherten Daten für eine primäre systemische Therapie mit dem Ziel einer späteren Operabilität oder für eine postoperative adjuvante Therapie außerhalb von Studien.

Standard-Chemotherapie ist die Kombination von Cisplatin und Pemetrexed (☞ Tab. 13.3-4) mit Ansprechraten von ca. 40 %. Weitere untersuchte Kombinationen sind Gemcitabin und Cisplatin (☞ Tab. 13.3-4) oder Gemcitabin und Oxaliplatin. Die Erfolge in der Zweitlinientherapie sind jedoch weiterhin nicht befriedigend.
Die Kombinationen aller drei möglichen Therapieschemata sind überprüft; in kleinen selektierten Studien konnte mit Resektion, adjuvanter Radiotherapie und adjuvanter Chemotherapie ein statistisch besseres Ergebnis als mit einer einzelnen Therapiesequenz erreicht werden. Die Ergebnisse lassen sich jedoch nicht auf den klinischen Alltag übertragen.

Tab. 13.3-4: Kombinationschemotherapie beim Pleuramesotheliom

Wirkstoff	Dosierung	Art der Verabreichung	Anwendungszeitraum
Cisplatin / Pemetrexed			
Cisplatin	75 mg/m²	i.v.	Tag 1
Pemetrexed (plus Folsäure, Vitamin-B12- und Dexamethason-Supplementation)	500 mg/m²	i.v.	Tag 1
Wiederholung Tag 22, bis 6 Zyklen			
Cisplatin / Gemcitabin			
Cisplatin	75 mg/m²	i.v.	Tag 1
Gemcitabin	1250 mg/m²	i.v.	Tag 1, 8, 15
Wiederholung Tag 29, bis 6 Zyklen			

Supportive Therapie

Ein rasch nachlaufender Pleuraerguss sollte durch Pleurodese (pleuroskopische Talkumpleurodese) behandelt werden. Eine Schmerztherapie ist wegen der Verziehungen im Pleuraraum sehr konsequent notwendig.
In späteren Stadien steht auch die pulmonale Insuffizienz im Vordergrund, sodass eine Sauerstoffversorgung notwendig wird.

13.3.9 Nachsorge

Bei den (sehr seltenen) Resektionen in kurativer Intention ist eine regelmäßige Nachsorge mit halbjährlichen CT-Untersuchungen des Thorax sinnvoll, obwohl die therapeutischen Möglichkeiten bei einem Rezidiv sehr eingeschränkt sind.

13.3.10 Prognose

Überlebenszeiten

Heilungen durch extrapleurale Pleuropneumonektomie (EPP) sind in Frühstadien möglich, die mittlere Überlebenszeit liegt zwischen 9 und 20 Monaten. In fortgeschrittenen Stadien (II, III) liegt die Überlebenszeit mit multimodaler Therapie bei günstiger Prognose bei 10–20 Monaten, bei ungünstigen prognostischen Parametern nur bei 5–8 Monaten.

Prognosefaktoren

Prognosefaktoren sind Tumorstadium, histologischer Subtyp (epithelialer Typ günstiger als sarkomatöser oder gemischtzelliger Typ), Alter und Allgemeinzustand.
Das Schicksal der Patienten wird durch die lokale Ausbreitung mit Infiltration von Lunge, Peri-, Myokard und Ösophagus bestimmt. Fernmetastasen sind für die Prognose weniger entscheidend.

13.3.11 Datenlage der Therapieoptionen (☞ Tab. 13.3-5)

Tab. 13.3-5: Datenlage der Therapieoptionen beim Pleuramesotheliom (Stand: März 2006)

Therapie	Gesicherte Daten vorhanden (EBM 1)	Positive Einzelergebnisse (EBM 2)	Datenlage unsicher (EBM 3)
Postoperativ adjuvant		Stadium I, II	
Palliativ 1st-line		+	
Palliativ 2nd-line			+
Komplementär			+

Literatur
1 Benamore RE et al.: Use of imaging in the management of malignant pleural mesothelioma. Clin Radiol 60, 2005: 1237–1241
2 Carbone M, Rdzanek MA: Pathogenesis of malignant mesothelioma. Clin Lung Cancer 5 (2), 2004: 46–50
3 Cugell DW, Kamp DW: Asbestos and the pleura: a review. Chest 125, 2004: 1103–1117
4 Ferrer J et al.: Predictors of pleural malignancy in patients with pleural effusion undergoing thoracoscopy. Chest 127, 2005: 1017–1022
5 Hanauske AR: The role of Alimta in the treatment of malignant pleural mesothelioma: an overview of preclinical and clinical trials. Lung Cancer 45 (1), 2004: 121–124

[6] Manegold C: Pemetrexed (Alimta, MTA, multitargeted antifolate, LY231514) for malignant pleural mesothelioma. Semin Oncol 30 (4 Suppl. 10), 2003: 32 – 36
[7] Pistolesi M, Rusthoven J: Malignant pleural mesothelioma: update, current management, and newer therapeutic strategies. Chest 126, 2004: 1318 – 1329
[8] Tomek S, Manegold C: Chemotherapy for malignant pleural mesothelioma: past results and recent developments. Lung Cancer 45 (1), 2004: 103 – 119
[9] Treasure T, Sedrakyan A: Pleural mesothelioma: little evidence, still time to do trials. Lancet 364, 2004: 1183 – 1185
[10] van Haarst JM et al.: Multicentre phase II study of gemcitabine and cisplatin in malignant pleural mesothelioma. Br J Cancer 86, 2002: 342 – 345
[11] van Ruth et al.: Surgical treatment of malignant pleural mesothelioma: a review. Chest 123, 2003: 551 – 561
[12] Waller DA: The role of surgery in diagnosis and treatment of malignant pleural mesothelioma. Curr Opin Oncol 15, 2003: 139 – 143

14 Gastrointestinale Tumoren

Claus-Henning Köhne, Manfred P. Lutz, Joachim Preiß, Achim Schmieder

14.1 Ösophaguskarzinom

Joachim Preiß

14.1.1 Epidemiologie

- **Inzidenz:** Sie ist in verschiedenen Ländern der Erde sehr unterschiedlich. Am häufigsten tritt dieser Tumor (> 100 Neuerkrankung pro 100000 Einwohner pro Jahr) in Nordchina sowie in Kasachstan, Kirgisistan und Tschetschenien auf. Die Inzidenz in den Ländern der westlichen Hemisphäre liegt bei 6–8 Neuerkrankungen pro 100000 Einwohner pro Jahr, mit deutlich steigender Tendenz – analog der Zunahme der Übergewichtigen mit gastrointestinalem Reflux (Zunahme des Barrett-Ösophagus und Adenokarzinome des unteren Drittels).
- **Geschlechtsverteilung:** Männer sind häufiger betroffen, Frauen jedoch aufholend

14.1.2 Ätiologie

Ursachen

Plattenepithelkarzinome im oberen und mittleren Ösophagusdrittel werden begünstigt durch Nikotin- und Alkoholabusus, die Adenokarzinome des unteren Ösophagusdrittels durch einen gastrointestinalen Reflux.

Risikofaktoren

- Alkohol- und Nikotinabusus
- Z. n. Laugenverätzung
- Heiße Speisen (China, Japan)
- Keratosis palmaris et plantaris (Tylosis)
- Plummer-Vinson-Syndrom
- Barrett-Syndrom: Adenokarzinom bei Metaplasie der Schleimhaut im Ösophagus
- Eine Infektion mit Helicobacter pylori hat statistisch einen inversen Effekt. Es wird postuliert, dass die Infektion die Ausbildung einer chronisch atrophischen Gastritis mit verminderter Säureproduktion fördert; dementsprechend hat die Helicobacter-pylori-Infektion nur Einfluss auf die Adenokarzinome (☞ 14.2.2).

Prävention

Regelmäßige endoskopische Untersuchung bei Patienten mit Barrett-Ösophagus, besonders bei Dysplasien.

14.1.3 Einteilung

Die Tumoren des Ösophagus werden unterteilt nach ihrem **Sitz** in Karzinome des

- Oberen Drittels = im zervikalen Ösophagus
- Mittleren Drittels = im thorakalen Ösophagus
- Unteren Drittels = im unteren Teil des thorakalen Ösophagus und des abdominellen Ösophagus; tief sitzende Tumoren des unteren Drittels im ösophagogastralen Übergang werden zu den Kardiakarzinomen gerechnet (☞ 14.2, 14.2.3).

Karzinome kommen häufig an den drei physiologischen Engen vor: Krikopharyngealraum, Tracheal-Bifurkation und sphinkternah. Die Häufigkeit und Histologie sind in den drei Gebieten sehr unterschiedlich. Adenokarzinome werden fast nur im unteren Drittel gefunden, hier sind insgesamt die häufigsten Tumoren (50–70%) anzutreffen; im mittleren (25–40%) und im oberen Drittel (10–15%) kommen fast nur Plattenepithelkarzinome vor.

TNM-Klassifikation

☞ Tab. 14.1-1

Tab. 14.1-1: TNM-Klassifikation des Ösophaguskarzinoms

TNM-Stadium	Befall
T1	Infiltration der Lamina propria, Submukosa
T2	Infiltration der Muscularis propria
T3	Infiltration der Adventitia
T4	Ausbreitung auf die Nachbarstrukturen
N1	Regionäre Lymphknoten (mind. 6 Lymphknoten untersucht)
M1a	Fernmetastasen • Bei Tumoren im oberen Drittel: zervikale Lymphknotenmetastasen • Bei Tumoren im mittleren Drittel: nicht definiert • Bei Tumoren im unteren Drittel: zöliakale Lymphknotenmetastasen
M1b	Alle anderen Fernmetastasen

AJCC-Stadien

☞ Tab. 14.1-2

Tab. 14.1-2: AJCC-Stadien des Ösophaguskarzinoms

AJCC-Stadium	TNM		
I	T1	N0	M0
IIA	T2–3	N0	M0
IIB	T1–2	N1	M0
III	T3 T4	N1 N0	M0 M0
IVA	T0–4	N0–1	M1a
IVB	T0–4	N0–1	M1b

Histologie

☞ Tab. 14.1-3

Tab. 14.1-3: Histologie des Ösophaguskarzinoms

Histologie	M-Klassifikation	Häufigkeit (%)
Plattenepithel-karzinom	8070/3	50–60
Adenokarzinom = Barrett-Syndrom	8140/3	40–50
Karzinoid	8240/3	< 1

Anatomische Regionen (ICD 10)

☞ Tab. 14.1-4

Tab. 14.1-4: Anatomische Regionen des Ösophaguskarzinoms

Tumorlokalisation	ICD 10
Zervikal	C15.0
Thorakal	C15.1
Abdominal	C15.2
Oberes Drittel	C15.3
Mittleres Drittel	C15.4
Unteres Drittel	C15.5
Überlappend	C15.8
Ösophagus n.n.b.	C15.9

14.1.4 Klinik

Frühsymptome sind Dysphagie (Globusgefühl), substernale Schmerzen, Übelkeit.

Wegen der gleichzeitigen Schädigung anderer Regionen („Schluck-Rauch-Straße") sollte nach Zweittumoren primär und im weiteren Verlauf gefahndet werden.

Wegen der Häufigkeit der Entartung des Barrett-Ösophagus ist eine engmaschige endoskopische Kontrolle sinnvoll. Die Intervalle richten sich nach der Ausdehnung der Veränderungen (short/long barrett) und dem Vorhandensein bzw. dem Grad dysplastischer Veränderungen.

14.1.5 Ausbreitung

Die Ausbreitung erfolgt submukös im Ösophagus, in die regionären Lymphknoten (60 % der T2-Tumoren haben bereits regionäre Lymphknotenmetastasen) und deutlich seltener in andere Organe, vorwiegend in Lunge und Leber.

14.1.6 Diagnostik

Basisdiagnostik

- **Endoskopie:** erster diagnostischer Schritt mit Biopsie und/oder Bürstenzytologie; die gezielte Biopsie kann weiter verbessert werden durch die Chromoendoskopie, mit Anfärbung der Tumorgebiete mit Indigo-Carmin, Lugol-Lösung, Methylenblau und Toluidinblau → kleine Tumoren und Dysplasien werden leichter erkannt und die Diagnostik somit weiter verbessert.
- **Röntgen** (Breipassage)
- **Endosonographie:** obligatorische Untersuchung, da sie der CT-Untersuchung hinsichtlich der Beurteilung der lokalen (submukösen) Ausbreitung, des T-Stadiums und der lokalen Lymphknotenmetastasierung deutlich überlegen ist

Staging

- **CT:** von Thorax und Abdomen
- **MRT:** ggf. von Thorax und Abdomen
- **Laparoskopie:** indiziert bei Adenokarzinomen zum Ausschluss einer Peritonealkarzinose, wenn eine primär systemische (präoperative) Therapie geplant ist
- **PET:** ist dem CT in der Diagnostik der Lymphknotenmetastasen überlegen, die Kosten werden aber von den gesetzlichen Krankenkassen nicht übernommen

14.1.7 Differenzialdiagnosen

Alle gutartigen Tumoren des Ösophagus.

14.1.8 Konventionelle Therapie

Therapiegrundsätze

Entsprechend dem Stadium des Karzinoms kommen verschiedene therapeutische Prinzipien und Techniken zum Einsatz. Das interdisziplinäre Konsil vor dem ersten therapeutischen Schritt ist daher zwingend erforderlich.

Stadienadaptierte Therapie

- **Stadium 0:** endoskopische Mukosektomie, Argon-Laser-Koagulation, photodynamische Therapie
- **Stadium I, IIA:** operative Therapie
- **Stadium IIB/III:** operative Therapie, primäre systemische Therapie, lokale Radiotherapie allein oder mit anschließender Resektion
- **Stadium IV:** palliativer Therapieansatz

Operative Therapie

- **Tumor im oberen Drittel:** schwieriges Operationsgebiet; häufig wäre auch eine Laryngektomie erforderlich; eher Zurückhaltung zugunsten der alleinigen Radiochemotherapie
- **Tumor im mittleren Drittel:** Tumoren im (endosonographisch) gesicherten Stadium I/IIA und mit einer Ausdehnung von < 6 cm werden primär reseziert, eventuell gefolgt von einer postoperativen Radiotherapie; im Stadium IIB/III sind mit einer primären Radiochemotherapie mit anschließender Resektion deutlich bessere Kurz- und Langzeitergebnisse zu erreichen; die Ergebnisse der alleinigen Operation verschlechtern sich bei regionalem Lymphknotenbefall, der insbesondere bei T3- oder T4-Tumoren sehr häufig (über 80% der Patienten) ist, auch wenn Computertomographie und Endosonographie dies nicht bestätigen
- **Tumor im unteren Drittel:** in diesem Bereich handelt es sich meist um Adenokarzinome ausgehend von einem Barrett-Ösophagus; die Ergebnisse der alleinigen Operation sind schlecht mit 5-JÜR von unter 10% auch in erfahrenen Zentren; eine prä-/postoperative Radiochemotherapie – wenn möglich in klinischen Studien – sollte daher in das Behandlungskonzept einbezogen werden
- **Stadium I und IIA:** chirurgische thorakoabdominale subtotale Resektion mit 2-Feld-Lymphknotendissektion; Rekonstruktion durch Ösophagogastrostomie, Magenhochzug oder Dünndarm- bzw. Kolon-Interponat; eine transmediastinale Resektion ist im Stadium 0 (pTis) indiziert, ansonsten ist ein transthorakales Vorgehen mit höherer 5-JÜR korreliert
- **Stadium IIB/III:** randomisierte Studien legen nahe, dass die Patienten von einer präoperativen kombinierten Radiochemotherapie profitieren; auch die alleinige präoperative Chemotherapie kann möglicherweise die operativen Ergebnisse verbessern; Die En-bloc-Ösophagektomie ist der transhiatalen Resektion überlegen

Radiotherapie

In einer Metaanalyse konnte die Überlegenheit der kombinierten Therapie (Radiochemotherapie + Operation) bewiesen werden: 1% toxizitätsbedingte Mortalität versus 11% Überlebensvorteil nach 5 Jahren (EBM Level 1a).
Die **kurativ**e Potenz der Radiotherapie ist von der eingestrahlten Dosis abhängig. Die Standarddosierung beträgt 65–74 Gy mit einer Einzeldosis von 2 Gy. Bei Tumorrest nach perkutaner Radiotherapie evtl. Boost von 10 Gy perkutan oder mit endoluminärer Brachytherapie (Afterloading-HDR ^{192}Iridium).
Durch intensitätsmodulierte Radiotherapie (IMR) sind Dosen bis zu 90 Gy mit höherer kurativer Potenz zu erreichen. Die hyperfraktionierte Therapie mit 2–3 Einzeldosen/Tag ist in Studien der täglichen Einzeldosis überlegen, aber mit höherem Aufwand, stationärer Behandlung und höherer Toxizität verbunden.
Bei primärer Radiochemotherapie (☞ Tab. 14.1-5) mit geplanter sekundärer Resektion wird die Radiotherapie auf 45 Gy begrenzt.

Chemotherapie

Die Standardtherapie ist eine Zweierkombination aus Cisplatin und 5-Fluorouracil (☞ Tab. 14.1-5). Bei eingeschränkter Nierenfunktion kann Cisplatin gegen Mitomycin 8 mg/m^2 ausgetauscht werden.
Neue Zytostatika insbesondere Taxane werden entweder mit den beiden erstgenannten in einer Dreierkombination angewendet oder als 2nd-line-Therapie. Hier sind auch Irinotecan oder der monoklonale Antikörper Cetuximab erfolgreich in Studien überprüft worden.
Bei kombinierter Radiochemotherapie erfolgt die Chemotherapie in der 1. und 5. Woche der Radiotherapie mit anschließender Resektion oder bei Inoperabilität und guter Verträglichkeit folgen weitere 2–4 Zyklen.
Das gleiche Schema der zytostatischen Therapie kann ohne die Radiotherapie auch bei symptomatischen Fernmetastasen eingesetzt werden.

Tab. 14.1-5: Kombinierte Radiochemotherapie beim Ösophaguskarzinom

Wirkstoff	Dosierung	Art der Verabreichung	Anwendungszeitraum
5-Fluorouracil/Cisplatin			
5-Fluorouracil	1000 mg/m²	Kontinuierliche Infusion (24 Std.)	Tag 1–4
Cisplatin	75 mg/m²	i.v.	Tag 1
Wiederholung Tag 29, 4–6 Zyklen			
Radiotherapie neoadjuvant	30–45 Gy, ohne Resektion 60 Gy		5–6 Wo

Rezidivtherapie

Keine Standardtherapie vorhanden.

Supportive Therapie

Bei Obstruktion zum Erhalt des Schluckaktes (Speichel, Ernährung):

- Laser- oder Argon-Beamer-Therapie mit oder ohne Bougierung
- Tubus- oder Stentimplantation
- PEG-Sonde auch schon prophylaktisch, solange der Ösophagus mit dem Endoskop noch passierbar ist
- Endoskopische Tubus- oder Stentimplantation zur Abdichtung ösophagotracheobronchialer Fisteln in Ösophagus und Trachea.

14.1.9 Nachsorge

Bei kurativ behandelten Patienten obligat im Sinne der Betreuung nach Organverlust und zur frühen Erkennung von Zweitkarzinomen (cave: zweite Neoplasie im Mund- oder Halsbereich und Bronchien bei Nikotinabusus).

14.1.10 Prognose

Überlebenszeiten

- **Stadium I, II:** operative Morbidität ca. 25%; 5-JÜR ca. 25%, beim Frühkarzinom 61–87%, eine extensive Lymphadenektomie (mediastinal und möglicherweise auch zervikal) verbessert die Langzeitprognose (66% 5-JÜR)
- **Stadium III:** sehr unterschiedlich, je nach Ausdehnung und Therapie
- **Stadium IV:** mittlere Überlebenszeit ca. 6 Monate

Prognosefaktoren

Tumorausdehnung, p53-Mutation oder -Verlust sowie chromosomale Aberrationen (p15, p16) bestimmen die Prognose.

14.1.11 Datenlage der Therapieoptionen

(☞ Tab. 14.1-6)

Tab. 14.1-6: Datenlage der Therapieoptionen beim Ösophaguskarzinom (Stand: März 2006)

Therapie	Gesicherte Daten vorhanden (EBM 1)	Positive Einzelergebnisse (EBM 2)	Datenlage unsicher (EBM 3)
Präoperativ neoadjuvant		Stadium II, IIIA	
Postoperativ adjuvant	Stadium II		
Palliativ 1st-line	Stadium III, IV		
Palliativ 2nd-line			Lokalrezidiv, Metastasen
Komplementär			+

Literatur

1. Burmeister BH et al.: Surgery alone versus chemoradiotherapy followed by surgery for resectable cancer of the oesophagus: a randomised controlled Phase III trial. Lancet Oncol 6, 2005: 659–668
2. Canto MI: Chromoendoscopy and magnifying endoscopy for Barrett's esophagus. Clin Gastroenterol Hepatol 3 (Suppl 1), 2005: 12–15
3. Chong G, Cunningham D: Gastrointestinal cancer: recent developments in medical oncology. Eur J Surg Oncol 31, 2005: 453–460
4. Dellon ES, Shaheen NJ: Does screening for Barrett's esophagus and adenocarcinoma of the esophagus prolong survival? J Clin Oncol 23, 2005: 4478–4482
5. Ell C et al.: Kurative endoskopische Therapie früher Adenokarzinome der Speiseröhre. Dtsch Ärztebl 100, 2003: A1438–1448
6. Enzinger PC, Mayer RJ: Esophageal cancer. N Engl J Med 349, 2003: 2241–2252
7. Hampel H, Abraham NS, El-Serag HB: Meta-analysis: obesity and the risk for gastroesophageal reflux disease and its complications. Ann Intern Med 143, 2005: 199–211
8. Korst RJ: Surgical resection for esophageal carcinoma: speaking the language. World J Gastroenterol 11, 2005: 2211–2212
9. Lightdale CJ, Kulkarni KG: Role of endoscopic ultrasonography in the staging and follow-up of esophageal cancer. J Clin Oncol 23, 2005: 4483–4489

10 Mitton D, Ackroyd R: Oesophageal stenting. Scand J Gastroenterol 40, 2005: 1–14
11 Simmons DT, Baron TH: Endoluminal palliation. Gastrointest Endosc Clin N Am 15, 2005: 467–484
12 Soetikno R, Kaltenbach T, Yeh R, Gotoda T: Endoscopic mucosal resection for early cancers of the upper gastrointestinal tract. J Clin Oncol 23, 2005: 4490–4498
13 Turcotte S, Duranceau A: Gastroesophageal reflux and cancer. Thorac Surg Clin 15, 2005: 341–352
14 van Meerten E, van der Gaast A: Systemic treatment for oesophageal cancer. Eur J Cancer 41, 2005: 664–672
15 von Rahden BH, Stein HJ: Staging and treatment of advanced esophageal cancer. Curr Opin Gastroenterol 21, 2005: 472–477
16 Westerterp M et al.: Esophageal cancer: CT, endoscopic US, and FDG PET for assessment of response to neoadjuvant therapy – systematic review. Radiology 236, 2005: 841–851
17 Wolfsen HC: Present status of photodynamic therapy for high-grade dysplasia in Barrett's esophagus. J Clin Gastroenterol 39, 2005: 189–202

14.2 Magenkarzinom

Joachim Preiß

14.2.1 Epidemiologie

Inzidenz: Sie schwankt stark in den verschiedenen Regionen der Welt; sie ist sehr hoch in Japan, Südamerika und Osteuropa (30–85 Neuerkrankungen pro 100 000 Einwohner pro Jahr) und deutlich niedriger in den USA, Israel und Westeuropa (4–8 Neuerkrankungen pro 100 000 Einwohner pro Jahr). Da in den USA Japaner mit westlichem Lebensstil gleich niedrige Inzidenzraten wie die weiße Bevölkerung haben, ist anzunehmen, dass Umwelteinflüsse und darunter besonders Ernährungsgewohnheiten einen wesentlichen Einfluss auf das Erkrankungsrisiko haben.

14.2.2 Ätiologie

Risikofaktoren

Die Entstehung eines Magenkarzinoms ist meist durch mehrere Faktoren bestimmt. In erster Linie sind die nachfolgenden Risikofaktoren zu berücksichtigen:

- Magenoperationen, insbesondere Billroth II ohne Braun-Fußpunktanastomose
- Ulcus ventriculi und Alter > 45 Jahre bei Erstoperation
- Perniziöse Anämie
- Epitheliale Polypen > 2 cm
- Villöse Polypen
- Hiatushernie
- Morbus Ménétrier.

In neueren Untersuchungen zum Magenfrühkarzinom wird das Vorhandensein von Helicobacter pylori mit dem intestinalen Magenkarzinom assoziiert.

Prävention

Screeninguntersuchungen (Gastroskopie, Gastrokamera-Ultraschall) können Frühkarzinome oder Dysplasien entdecken mit der Konsequenz, dass die Rate kurativer Resektionen steigt. Diese Vorsorge-/Früherkennungsuntersuchung ist in Ländern mit hoher Inzidenz Standard (Japan), in Deutschland bei niedriger Inzidenz allein aus wirtschaftlichen Gründen nicht sinnvoll.

14.2.3 Einteilung

TNM-Klassifikation

☞ Tab. 14.2-1

Tab. 14.2-1: TNM-Klassifikation des Magenkarzinoms

TNM-Stadium	Befall
T1	Infiltration von Lamina propria, Submukosa
T2	Infiltration von Muscularis propria (T2a), Subserosa (T2b)
T3	Penetration der Serosa
T4	Infiltration von Nachbarstrukturen
N1	1–6 regionäre Lymphknoten (von mind. 15 Lymphknoten)
N2	7–15 regionäre Lymphknoten
N3	> 15 regionäre Lymphknoten
M1	Distale Lymphknoten oder Fernmetastasen

AJCC-Stadien

☞ Tab. 14.2-2

Tab. 14.2-2: AJCC-Stadien des Magenkarzinoms

AJCC-Stadium	TNM		
IA	T1	N0	M0
IB	T1 T2a/b	N1 N0	M0 M0
II	T1 T2a/b T3	N2 N1 N0	M0 M0 M0

AJCC-Stadium	TNM		
IIIA	T2a/b T3 T4	N2 N1 N0	M0 M0 M0
IIIB	T3	N2	M0
IV	T4 T1–3 T1–4	N1–3 N3 N0–3	M0 M0 M1

Histologie

☞ Tab. 14.2-3

Tab. 14.2-3: Histologie des Magenkarzinoms

Histologie	M-Klassifikation
Adenokarzinom	8140/3
Intestinales Adenokarzinom	8144/3
Diffuses Adenokarzinom	8145/3
Tubuläres Adenokarzinom	8211/3
Papillöses Adenokarzinom	8260/3
Muzinöses Adenokarzinom	8480/3
Siegelringkarzinom	8490/3
Adenosquamöses Karzinom	8560/3
Undifferenziertes Karzinom n.n.b.	8020/3
Gastrointestinaler Stromatumor (GIST)	8800/3

Weitere wichtige Untersuchungen, die die Prognose des Patienten bestimmen sind: p53, Mikrosatelliteninstabilität (MSI) und das Zelladhäsionsmolekül E-Catherin.

Grading

Es ist zu unterschieden zwischen G1 und G3 und zwischen dem intestinalen und diffusen Typ (nach Lauren) bzw. dem ausbreitenden und dem infiltrativen Typ (nach Ming).

Anatomische Regionen (ICD 10)

☞ Tab. 14.2-4

Tab. 14.2-4: Anatomische Regionen des Magenkarzinoms

Tumorlokalisation	ICD 10
Kardia	C16.0
Fundus	C16.1
Korpus	C16.2
Antrum	C16.3
Pylorus	C16.4
Kleine Kurvatur	C16.5
Große Kurvatur	C16.6
Überlappende Regionen	C16.8
n.n.b.	C16.9

- Karzinom am Übergang Ösophagus/Magen: Plattenepithelkarzinom
  - Adenokarzinom + Barrett-Ösophagus = Ösophaguskarzinom
  - Sonst gilt: Adenokarzinom = Magenkarzinom

Einteilung der Kardiakarzinome (nach J. R. Siewert)

- **Typ 1:** Adenokarzinome des distalen Ösophagus, entstanden aus intestinalen Metaplasien des Ösophagus (Barrett-Ösophagus) ohne/mit Infiltration des Mageneingangs
- **Typ 2:** Adenokarzinome der Kardia, aus dem Kardiaepithel oder Metaplasien des ösophagogastralen Übergangs entstanden
- **Typ 3:** Adenokarzinome distal der Kardia mit Infiltration des ösophagogastralen Übergangs.

Diese Sonder-Klassifikation hat ihre Berechtigung durch die unterschiedliche chirurgische Konsequenz (☞ 14.2.8 operative Therapie). Der Lymphabfluss von Typ 1 geht nach kranial in das Mediastinum und kaudal, bei Typ 2 und 3 Richtung Milz und Paraaortalregion.

14.2.4 Klinik

Frühsymptome sind meist keine vorhanden oder völlig uncharakteristisch: dumpfe oder stechende Schmerzen, Foetor ex ore, Übelkeit, Appetitlosigkeit.

14.2.5 Ausbreitung

Per continuitatem, Implantation auf peritoneale Strukturen, lymphogen, hämatogen.
Metastasierungsmuster: Regionäre Lymphknoten, Infiltration der Nachbarorgane (Pankreas, Milz, Leber), Peritonealkarzinose, Fernmetastasen in Knochen, Leber, Ovar („Krukenberg-Tumoren“).

14.2.6 Diagnostik

Basisdiagnostik

- **Endoskopie:** mit histologischer Sicherung (multiplen Biopsien)
- **Labor:**
  - Zeichen des Eisenmangels (chronische Blutung)
  - Selten Vitamin-B_{12}-Mangel bei chronisch atrophischer Gastritis (= Risikofaktor)
  - Tumormarker CEA, CA 19-9, CA 72-4
- **Szirrhöses Magenkarzinom:** Sonographie (Wandverdickung), Röntgen (Magen-Darm-Passage), transkutane oder laparoskopische Wandbiopsie, Endosonographie

Staging

- CT
- Sonographie (Ovarien!)
- Laparoskopie: zum Ausschluss einer Peritonealkarzinose
- Knochenszintigramm

14.2.7 Differenzialdiagnosen

- Maligne Lymphome (MALT-Lymphome) wegen anderer Therapiemodalitäten unbedingt abklären
- Sarkome (Leiomyosarkom)
- Karzinoid und andere neoendokrine Tumoren
- Karzinosarkome (syn. Kollisionstumoren)
- Kollisionstumoren und Metastasen anderer Tumoren (Melanome etc.)
- Stromatumoren

14.2.8 Konventionelle Therapie

Endoskopische Therapie

Die endoskopische Mukosektomie beim frühen Magenkarzinom wird in Japan bei bestimmten Patienten erfolgreich durchgeführt. In Europa besteht wenig Erfahrung, da die Frühdiagnose bei fehlenden Screeninguntersuchungen selten ist. Eine Indikation besteht theoretisch bei T1, G1-Tumoren < 3 cm.

Operative Therapie

Für die **Frage der Operabilität** ist ein laparoskopischer Beginn der Operation sinnvoll. Wenn sich hier eine Peritonealkarzinose zeigt, die der konventionellen Diagnostik oft entgeht, kann die Operation ohne großen Bauchschnitt beendet werden, da eine kurative Resektion nicht möglich ist und die Prognose durch die Resektion nicht verbessert wird. Ausnahme: palliative Eingriffe wegen Stenose oder Blutung.

Eingeschränktes operatives Verfahren

Beim **Magenfrühkarzinom**, das akzidentell entdeckt wurde (selten), mit T1, T2a G1 < 3 cm kann eine eingeschränkte Resektion mit Vollwandexzision als Alternative zur Mukosektomie durchgeführt werden. Die ausgedehnte Lymphonodektomie (über D1 hinaus) hat keinen Wert, diskutiert wird auch der völlige Verzicht der Lymphonodektomie bei dieser Untergruppe.

Standardtherapie

Grundsätzlich **Gastrektomie** (diffuser Typ nach Lauren) oder 4/5-Resektion (intestinaler Typ nach Lauren) je nach Tumorsitz und -größe. Splenektomie und Pankreatektomie führen zu erhöhter Morbidität und Mortalität und werden kontrovers beurteilt; sie können in Abhängigkeit von Tumorsitz (kranialer Magenabschnitt) und T-Stadium (> T3) notwendig sein. Bei fortgeschrittenen Karzinomen ist immer eine R0-Resektion anzustreben, hierfür ist die ausgedehnte Lymphonodektomie obligat und von prognostischem Wert. In randomisierten Studien war die D2-Lymphadenektomie der D1-Resektion nicht überlegen, zeigte aber eine deutlich höhere Morbidität.
Diskutiert werden aggressive operative Therapien, selbst im pT4-Stadium, wenn es auch häufig nur dem Erhalt der Nahrungspassage dient und die Prognose weiterhin sehr ungünstig bleibt. Eine neoadjuvante Chemotherapie (Downstaging bei ausgedehntem Tumorbefall und voraussichtlicher primärer inkompletter Resektion) ist nur im Rahmen von Studien indiziert (Studie der EORTC 40954).

Kardiakarzinom

Beim Kardiakarzinom ist die chirurgische Therapie abhängig vom Subtyp (Einteilung nach Siewert, ☞ 14.2.3). Typ 1 erfordert eine Ösophagektomie, während Typ 2 und 3 mit einer erweiterten Gastrektomie ausreichend behandelt sind.

Radiotherapie

Das Magenkarzinom ist strahlensensibel. Die Indikation zur Radiotherapie richtet sich nach den Symptomen: stabilisierend und/oder analgetisch bei Knochenmetastasen (ED 2 Gy, GHD 30 Gy).

Die Frage des Nutzens einer adjuvanten Strahlen- oder Radiochemotherapie (☞ Tab. 14.2-5) ist nicht endgültig geklärt.

Chemotherapie

Adjuvante oder **neoadjuvante Chemotherapie** sind seit mehreren Jahrzehnten Gegenstand vieler Studien. Die Ergebnisse sind negativ oder widersprüchlich, sodass keine Standardempfehlung ausgesprochen werden kann. Das in Tab. 14.2-5 aufgeführte Therapieregime mit kombinierter Radiochemotherapie wird in den USA aufgrund der positiven Studie der Mayo-Klinik und der unabhängigen und ebenfalls positiven Cochrane-Analyse häufig durchgeführt (1 % therapiebedingte Letalität standen einem 11 %igen Überlebensvorteil nach 5 Jahren gegenüber). Die Studie kann mit europäischen Verhältnissen nicht gleichgesetzt werden, da die operativen Voraussetzungen (D1/D2-Resektion) nicht übertragbar sind. Die Möglichkeit dieser Therapie sollte geeigneten Patienten angeboten werden.

Tab. 14.2-5: Kombinierte adjuvante Radiochemotherapie beim Magenkarzinom (kein Standard)

Wirkstoff	Dosierung	Art der Verabreichung	Anwendungszeitraum
Folinsäure/5-Fluorouracil			
Folinsäure	20 mg/m²	i.v.-Bolus	Tag 1–5
5-Fluorouracil	425 mg/m²	i.v.-Bolus	Tag 1–5
Wiederholung Tag 29, 5 Zyklen insgesamt			
Radiotherapie	• tgl. 1,8 Gy • GHD 45 Gy		Mit Beginn des Zyklus 2 (Tag 29)
Und simultan während der Radiotherapie bei Zyklus 2 und Zyklus 3:			
Folinsäure	20 mg/m²	i.v.-Bolus	Tag 1–3
5-Fluorouracil	400 mg/m²	i.v.-Bolus	Tag 1–3

Rezidivtherapie

Die Rezidivtherapie ist in aller Regel nur **palliativ,** die operativen Möglichkeiten eines Lokalrezidivs sind stark eingeschränkt. Knochenmetastasen sind der Radiotherapie zugänglich, eine Chemotherapie als Second-line-Therapie hat nur begrenzte Wirksamkeit (MCF-Schema, DCF-Schema, Irinotecan 2nd line, Docetaxel 2nd line).

Palliative Therapie

Bei der **palliativen Therapie** sind mit den in Tab. 14.2-6 aufgeführten Schemata Remissionen bis zu 40% zu erreichen mit Verlängerung der Überlebenszeit und deutlicher Verbesserung der Lebensqualität. Der Einsatz bei Patienten in gutem Allgemeinzustand (WHO-Grad 0/1 evtl. 2) ist gerechtfertigt. Die Kombination DCF ist toxisch. Eine 2nd-line-Therapie ist nicht etabliert; Irinotecan oder Taxane sind wirksam, aber für die Therapie des Magenkarzinoms nicht zugelassen (Stand 10/05).

Antikörper (Trastuzumab, Cetuximab, Bevacizumab) und Signaltransduktionshemmer (Erlotinib) werden in Studien überprüft. Es liegen noch keine validen Daten vor.

Beim **gastrointestinalen Stromatumor (GIST)** ist die palliative Therapie mit dem Signaltransduktionshemmer (STI) Imatinib (Glivec®) Standard in einer Dosierung von 400 mg tgl. p.o. als Dauertherapie. Bei Progress unter Therapie kann die Dosis auf 800 mg tgl. erhöht werden. In Zukunft werden potentere STIs zur Verfügung stehen, die derzeit in Phase-II und -III-Studien überprüft werden. Nach kompletter Resektion wird derzeit in Studien überprüft, ob eine adjuvante Therapie

Tab. 14.2-6: Palliative Chemotherapie beim Magenkarzinom (Anzahl der Zyklen je nach Ansprechen)

Wirkstoff	Dosierung	Art der Verabreichung	Anwendungszeitraum
PLF-Schema			
Cisplatin	50 mg/m²	Infusion (15 Min.)	Woche 1, 3, 5
Folinsäure	500 mg/m²	Infusion (30 Min.)	6-mal wöchentlich
5-Fluorouracil	2000 mg/m²	Kontinuierliche Infusion (24 Std.)	6-mal wöchentlich
Wiederholung Woche 8			
ILF-Schema			
Irinotecan	80 mg/m²	Infusion (15 Min.)	6-mal wöchentlich
Folinsäure	500 mg/m²	Infusion (30 Min.)	6-mal wöchentlich
5-Fluorouracil	2000 mg/m²	Kontinuierliche Infusion (24 Std.)	6-mal wöchentlich
Wiederholung Woche 8			
ECF-Schema			
Epirubicin	50 mg/m²	i.v.	Tag 1
Cisplatin	60 mg/m²	Kurzinfusion	Tag 1
5-Fluorouracil	200 mg/m²	Kontinuierliche Infusion (24 Std.)	Durchgehend
Wiederholung Tag 21			

Wirkstoff	Dosierung	Art der Verabreichung	Anwendungszeitraum
MCF-Schema			
Mitomycin C	7 mg/m²	i.v.	Tag 1, alle 6 Wochen
Cisplatin	50 mg/m²	Kurzinfusion	Tag 1, alle 3 Wochen
5-Fluorouracil	300 mg/m²	Kontinuierliche Infusion (24 Std.)	Durchgehend
Geht über 24 Wochen			
DCF-Schema			
Docetaxel	75 mg/m²	i.v.	Tag 1
Cisplatin	75 mg/m²	Kurzinfusion	Tag 1
5-Fluorouracil	750 mg/m²	Kontinuierliche Infusion (24 Std.)	Tag 1–5
Wiederholung Woche 3			
Irinotecan 2nd line	100–125 mg/m²	Kurzinfusion	Tag 1, 8, 15, 22
Wiederholung Woche 8			
Docetaxel 2nd line	75–100 mg/m²	Kurzinfusion	Tag 1
Wiederholung Woche 3–4			

mit Imatinib über 12 oder 24 Monate zu einer Verbesserung der Prognose führt. Der generelle Einsatz ist in dieser Situation noch nicht indiziert.

Supportive Therapie

Versuch der Stent-Versorgung bei Passagehindernis, sonst parenterale Langzeiternährung.

14.2.9 Nachsorge

Eine obligate Nachsorge ist nur bei kurativ operierten Patienten (Frühkarzinom) sinnvoll mit Anamnese, körperlicher Untersuchung, Labor (Tumormarker), Gastroskopie und Sonographie des Abdomens, da sich daraus eine therapeutische Konsequenz ableitet.
Nach radikaler Resektion ist beim Lokalrezidiv in aller Regel keine kurative Zweitresektion mehr möglich, sodass die regelmäßige Nachsorge hier nur „zu einer schlechten Nachricht" führen würde. Die psychologische Führung des Patienten, Hilfe bei Problemen der Nahrungsaufnahme, Dumpingsyndrom und Vitamin-B_{12}-Ersatz sind aber auch bei diesen Patienten notwendig. Technische Untersuchungen sollten nur bei Beschwerden durchgeführt werden.

14.2.10 Prognose

Abhängig vom Primärtumorsitz und dem Lymphknotenbefall variiert das rezidivfreie 5-Jahres-Überleben stark.
Wichtige Faktoren sind weiterhin die R0-Resektion, Blut- und Lymphgefäßinvasion sowie die histochemischen Untersuchungen auf p53, MSI und das Zelladhäsionsmolekül E-Catherin.

Überlebenszeiten

☞ Tab. 14.2-7

Tab. 14.2-7: Überlebenszeiten in Abhängigkeit vom Stadium des Magenkarzinoms

Stadium	3-JÜZ (%)	5-JÜZ (%)
I	100	67
II	63	37
III	21	14
IV	1	0
Resektabel und Lymphknoten negativ	45	31
Resektabel und Lymphknoten positiv	11	6

14.2.11 Datenlage der Therapieoptionen

(☞ Tab. 14.2-8)

Tab. 14.2-8: Datenlage der Therapieoptionen beim Magenkarzinom (Stand: März 2006)

Therapie	Gesicherte Daten vorhanden (EBM 1)	Positive Einzelergebnisse (EBM 2)	Datenlage unsicher (EBM 3)
Präoperativ neoadjuvant		Grenzwertig operabler Tumor	
Postoperativ adjuvant		Positive Lymphknotenmetastasen	
Palliativ 1st-line	+		
Palliativ 2nd-line		+	
Palliativ 3rd-line			+
Komplementär		+	

Literatur

1 Correa P: New strategies for the prevention of gastric cancer: Helicobacter pylori and genetic susceptibility. J Surg Oncol 90, 2005: 134–138

[2] Delaney B, McColl K: Review article: Helicobacter pylori and gastro-oesophageal reflux disease. Aliment Pharmacol Ther 22 (1), 2005: 32 – 40
[3] DiSiena MR, Taneja C, Wanebo HJ: Radical gastrectomy and lymphadenectomy: historic overview, surgical trends, and lessons from the past. Surg Oncol Clin N Am 14, 2005: 511 – 532
[4] Gotoda T: A large endoscopic resection by endoscopic submucosal dissection procedure for early gastric cancer. Clin Gastroenterol Hepatol 3 (1), 2005: 71 – 73
[5] Heinrich MC, Corless CL: Gastric GI stromal tumors (GISTs): the role of surgery in the era of targeted therapy. J Surg Oncol 90, 2005: 195 – 207
[6] Jansen EP, Boot H, Verheij M, van de Velde CJ: Optimal locoregional treatment in gastric cancer. J Clin Oncol 23, 2005: 4509 – 4517
[7] Kountouras J, Zavos C, Chatzopoulos D: New concepts of molecular biology on gastric carcinogenesis. Hepatogastroenterology 52, 2005: 1305 – 1312
[8] Lim L, Michael M, Mann GB, Leong T: Adjuvant therapy in gastric cancer. J Clin Oncol 23, 2005: 6220 – 6232
[9] Lordick F, Siewert JR: Recent advances in multimodal treatment for gastric cancer: a review. Gastric Cancer 8, 2005: 78 – 85
[10] Macdonald JS: Role of post-operative chemoradiation in resected gastric cancer. J Surg Oncol 90, 2005: 166 – 170
[11] Nitti D, Marchet A, Mammano E et al.: Extended lymphadenectomy (D2) in patients with early gastric cancer. Eur J Surg Oncol 31, 2005: 875 – 881
[12] Noh SH, Hyung WJ, Cheong JH: Minimally invasive treatment for gastric cancer: approaches and selection process. J Surg Oncol 90, 2005: 188 – 193
[13] Philip PA: Experience with docetaxel in the treatment of gastric cancer. Semin Oncol 32 (4), 2005: 24 – 38
[14] Shang J, Pena AS: Multidisciplinary approach to understand the pathogenesis of gastric cancer. World J Gastroenterol 11, 2005: 4131 – 4139
[15] Siewert JR, Feith M, Stein HJ: Biologic and clinical variations of adenocarcinoma at the esophago-gastric junction: relevance of a topographic-anatomic subclassification. J Surg Oncol 90, 2005: 139 – 146
[16] Siewert JR: Gastric cancer: the dispute between East and West. Gastric Cancer 8, 2005: 59 – 61
[17] Soetikno R, Kaltenbach T, Yeh R, Gotoda T: Endoscopic mucosal resection for early cancers of the upper gastrointestinal tract. J Clin Oncol 23, 2005: 4490 – 4498
[18] Wilson D, Hiller L, Geh JI: Review of second-line chemotherapy for advanced gastric adenocarcinoma. Clin Oncol R Coll Radiol 17, 2005: 81 – 90

14.3 Dünndarmkarzinom

Joachim Preiß

14.3.1 Epidemiologie

- **Vorkommen:** das Dünndarmkarzinom ist selten
- **Inzidenz:** liegt bei 0,4 – 1 Neuerkrankung pro 100 000 Einwohner pro Jahr
- **Altersverteilung:** die Häufigkeit nimmt mit dem Alter zu

14.3.2 Ätiologie

Risikofaktoren

- Peutz-Jeghers-Syndrom (2 – 3 % Entartung)
- Gardner-Syndrom
- Morbus Crohn
- Neurofibromatose
- Zöliakie

14.3.3 Einteilung

TNM-Klassifikation und AJCC-Stadien

☞ Tab. 14.3-1

Tab. 14.3-1: TNM-Klassifikation und AJCC-Stadien des Dünndarmkarzinoms

TNM-Stadium	Befall, Größe	AJCC-Stadium
T1	Infiltration der Lamina Propria oder Submukosa	I
T2	Infiltration der Muscularis propria	I
T3	Bis zur Subserosa oder in nicht peritonealisiertes Gewebe (< 2 cm)	II
T4	Infiltration des viszeralen Peritoneums, in andere umliegende Gewebe oder in das Retroperitoneum > 2 cm (für Duodenum: Infiltration des Pankreas)	II
N1	Regionäre Lymphknotenmetastasen	III
M1	Fernmetastasen	IV

Histologie

Es sind überwiegend Adenokarzinome (50 %), Karzinoide (25 %, gehören zu den neuroendokrinen Tumoren ☞ 18.2) und Lymphome (10 %).

Anatomische Regionen (ICD 10)

☞ Tab. 14.3-2

Tab. 14.3-2: Anatomische Regionen des Dünndarmkarzinoms

Tumorlokalisation	ICD 10
Duodenum	C17.0
Jejunum	C17.1
Ileum	C17.2

14.3.4 Klinik

Inzidenz nach kaudal zunehmend, am höchsten im Ileum; die Tumoren können auch synchron multipel auftreten.
Keine spezifischen Frühsymptome vorhanden, daher bei Diagnose meist fortgeschritten und metastasierend. Manchmal sind eine unklare Blutung oder ein Okklusionsileus die ersten Symptome.
Leitsymptome sind in der Regel Obstruktion und Blutverlust (mikrozytäre hypochrome Anämie). Bei intestinalem Blutverlust ist der Dünndarmtumor meist eine Ausschlussdiagnose nach unauffälliger Gastro- und Koloskopie.

14.3.5 Ausbreitung

Die Ausbreitung erfolgt lymphogen und hämatogen.

14.3.6 Diagnostik

Basisdiagnostik

- **Röntgen:** Magen-Darm-Passage und besonders selektive Dünndarmdarstellung nach Sellink
- **Angiographie:** bei Blutungen (> 2 ml/Min.) kann hierdurch die Blutungsquelle entdeckt werden
- **MRT** und **MRT-Angiographie**
- **Kapselendoskopie:** wird als Regelleistung von den Krankenkassen derzeit noch nicht übernommen

Staging

- Endoskopie
- Sonographie
- CT
- Explorative Laparotomie, -skopie

14.3.7 Differenzialdiagnosen

- Benigne Tumoren
- Meckel-Divertikel
- Maligne Lymphome
- Leiomyosarkome
- Gutartige Neurinome

14.3.8 Konventionelle Therapie

- Die operative Resektion ist, wenn immer möglich, anzustreben.
- Für eine Radiotherapie besteht keine Indikation.
- Aufgrund der Seltenheit der Adenokarzinome ist der Stellenwert einer Chemotherapie nicht gesichert. Therapieschemata wie beim Kolonkarzinom können versucht werden und scheinen in Einzelfällen auch wirksam zu sein (☞ 14.4.8).
- Bei c-kit positiven neuroendokrinen Tumoren (GIST) kann eine Therapie mit Imatinib wie beim GIST des Magens versucht werden (☞ 14.2.8 Chemotherapie).
- Für Karzinoide ☞ 18.2

14.3.9 Nachsorge

Obligat nach kurativer Resektion: Anamnese, körperliche Untersuchung, Untersuchung auf Blut im Stuhl, Sonographie des Abdomens jeweils in den ersten 2 Jahren alle 3 Monate, dann alle 6 Monate bis zu 5 Jahren. CT nur bei Beschwerden oder unklaren sonographischen Befunden.

14.3.10 Prognose

Die Prognose ist ungünstig, da die Tumoren meist spät erkannt werden und früh metastasieren.

14.3.11 Datenlage der Therapieoptionen

(☞ Tab. 14.3-3)

Tab. 14.3-3: Datenlage der Therapieoptionen beim Dünndarmkarzinom (Stand: März 2006)

Therapie	Gesicherte Daten vorhanden (EBM 1)	Positive Einzelergebnisse (EBM 2)	Datenlage unsicher (EBM 3)
Präoperativ neoadjuvant			+
Postoperativ adjuvant			+

Therapie	Gesicherte Daten vorhanden (EBM 1)	Positive Einzelergebnisse (EBM 2)	Datenlage unsicher (EBM 3)
Palliativ 1st-line		+	
Palliativ 2nd-line		+	
Palliativ 3rd-line			+
Komplementär			+

Literatur

1 Abu-Hamda EM, Hattab EM, Lynch PM: Small bowel tumors. Curr Gastroenterol Rep 5, 2003: 386–393
2 Feller AA, Movson J, Shah SA: Meckel diverticulum: a geriatric disease masquerading as common gastrointestinal tract disorders. Arch Intern Med 163, 2003: 2093–2096
3 Kohno S, Ohshima K, Yoneda S et al.: Clinicopathological analysis of 143 primary malignant lymphomas in the small and large intestines based on the new WHO classification. Histopathology 43, 2003: 135–143
4 Rampertab SD, Forde KA, Green PH et al.: Small bowel neoplasia in coeliac disease. Gut 52, 2003: 1211–1214
5 Sano M, De Luca M, Melita G et al.: GIST of the jejuno-ileal tract. Tumori 89 (suppl.), 2003: 11–15
6 Yantiss RK, Odze RD, Farraye FA et al.: Solitary versus multiple carcinoid tumors of the ileum: a clinical and pathologic review of 68 cases. Am J Surg Pathol 27, 2003: 811–817
7 Zogakis TG, Gibril F, Libutti Sket al.: Management and outcome of patients with sporadic gastrinoma arising in the duodenum. Ann Surg 238, 2003: 42–48

14.4 Kolonkarzinom

Claus-Henning Köhne, Achim Schmieder

14.4.1 Epidemiologie

- **Vorkommen:** Hinsichtlich der Lokalisation nimmt die Häufigkeit der Tumoren im Colon ascendens zu („shift nach rechts"). Zu beachten ist die häufige Multizentrizität. Die größte Variationsbreite an malignen und semimalignen Tumoren bietet die Appendix. Eine isolierte Lebermetastasierung ist wegen des portalen Kreislaufes häufig.
- **Inzidenz:** Zunehmend; in Deutschland 30–40 Neuerkrankungen pro 100000 Einwohner pro Jahr. Maßnahmen zur Früherkennung (gesetzliche Vorsorgeuntersuchung) sind aufgrund der Inzidenz und der Prognoseverbesserung dringend anzuraten (☞ 6.1.2 kolorektales Karzinom).

14.4.2 Ätiologie

Ursachen

Diätetische Faktoren (schlackenarme Kost, Fettkonsum, Nitrosamine, Asbest) werden kontrovers diskutiert, ebenso der Einfluss von Gallensäuren, Adipositas und Bewegungsarmut.

Risikofaktoren

- Erkrankter Verwandter 1. Grades mit kolorektalem Karzinom: 3- bis 4-fache Risikosteigerung
- Erkrankter Verwandter 1. Grades mit kolorektalem Adenom: 1,6- bis 1,8-fache Risikosteigerung
- Kolorektale Adenome: auch nach Abtragung bleibt das Krebsrisiko erhöht, besonders bei multiplen oder großen Adenomen und fraglich kompletter Abtragung
- Familiäre adenomatöse Polyposis (FAP, familiäre Polyposis coli): Inzidenz 70 %
- Attenuierte FAP (AAPC)
- Hereditäres Non-Polyposis-coli-Kolonkarzinom (HNPCC) bzw. Lynch-Syndrom: Inzidenz 80–90 %
- Gardner-Syndrom: Inzidenz 10–20 %
- Peutz-Jeghers-Syndrom: Inzidenz 10–20 %
- Tubuläre und villöse Polypen: das Risiko der Entartung steigt mit der Größe der Polypen
- Morbus Crohn: 20 Jahre Latenzzeit
- Colitis ulcerosa

Prävention

Männer und Frauen > 50 Jahre: Koloskopie und Stuhluntersuchung auf okkultes Blut (Hemofec, BM-Test Colon Albumin). Empfohlen wird ein endoskopisches Screening (2-mal zwischen dem 45. bei Risikogruppen bzw. 55. und 65. Lebensjahr).

14.4.3 Einteilung

TNM-Klassifikation und UICC-Stadien

☞ Tab. 14.4-1

Tab. 14.4-1: TNM-Klassifikation und UICC-Stadien des Kolonkarzinoms

TNM-Stadium	Befall	UICC-Stadium
Tis	Intraepithelial oder Lamina propria	0
T1	Infiltration der Submukosa	I
T2	Infiltration der Muscularis propria	I
T3	Infiltration von Subserosa oder perikolischem/perirektalem Gewebe	IIA

TNM-Stadium	Befall	UICC-Stadium
T4	Infiltration anderer Organe per continuitatem	IIB*
N1	1–3 perikolische/perirektale Lymphknoten (von mind. 12 Lymphknoten)	T1–2: IIIA* T3–4: IIIB
N2	> 3 perikolische/perirektale Lymphknoten (von mind. 12 Lymphknoten)	IIIC
M1	Fernmetastasen	IV
Tumorknoten im perikolischen oder perirektalen Gewebe: < 3 mm entspricht T3; > 3 mm gilt als befallener Lymphknoten (N1 oder N2)		
* Stadium II und III enthalten Patientengruppen sehr unterschiedlicher Prognose!		

Histologie

☞ Tab. 14.4-2

Tab. 14.4-2: Histologie des Kolonkarzinoms

Histologie	M-Klassifikation
Adenokarzinom n.n.b.	8140/3
Tubuläres Adenokarzinom	8211/3
Im villösen Polyp	8261/3
Im tubovillösen Polyp	8263/3
Bei Polyposis coli	8220/3
Muzinöses Karzinom	8480/3
Siegelringkarzinom	8490/3

Anatomische Regionen (ICD 10)

☞ Tab. 14.4-3

Tab. 14.4-3: Anatomische Regionen des Kolonkarzinoms

Tumorlokalisation	ICD 10
Zäkum	C18.0
Appendix	C18.1
Colon ascendens	C18.2
Flexura coli dextra oder sinistra	C18.3/5
Colon transversum	C18.4
Colon überlappende Regionen (bei überlappenden Loci unterschiedlicher Ausdehnung wird der größte Anteil zu einem Bezirk definiert)	C18.8
n.n.b.	C18.9
Rektosigmoid	C19
Rektum (16 cm ab ano oder Lage gegenüber dem Promontorium)	C20

14.4.4 Klinik

Besondere Frühsymptome sind hier nicht vorhanden. Stuhlunregelmäßigkeiten (Wechsel von Obstipation und Diarrhö) und Blutungen können auf einen Tumor hindeuten und bedürfen der weiteren Diagnostik.

14.4.5 Ausbreitung

Kolonkarzinome entstehen häufig in Adenomen (Adenom-Karzinom-Sequenz) aus Dysplasien. Nach Erreichen des Adenomgrundes wachsen sie zunächst durch die Schichten der Darmwand und finden dabei Anschluss an Lymph- sowie Blutgefäße, sodass lokale Lymphknotenmetastasen entstehen oder über den Portalkreislauf Tumorzellen in die Leber gelangen und dort in den Kapillaren aufgefangen werden. Eine systemische Metastasierung ist seltener und kann über die Lymphknotenmetastasen und den Abfluss über den Ductus thoracicus in die supraklavikulären Lymphknoten (Virchow-Knoten) oder sekundär von den Lebermetastasen erfolgen.

14.4.6 Diagnostik

Basisdiagnostik

- Endoskopie
- Doppel-Kontrasteinlauf
- Tumormarker: CEA und CA 19-9 als Prognosekriterium präoperativ

Staging

- Sonographie
- CT
- In Studien: Untersuchung des Knochenmarks immunzytologisch auf Tumorzellen

14.4.7 Differenzialdiagnosen

- Polypen
- Adenome
- Entzündliche Veränderungen
- Divertikulose

14.4.8 Konventionelle Therapie

Operative Therapie

Die **kurative** oder **palliative** Entfernung des Primärtumors erfolgt auch mit ausgedehnten multiviszeralen Eingriffen. Zur Resektion mit kurativer Intention die proximalen Lymphknotenstationen entlang der Mesenterialgefäße entfernen. Synchrone Adenome und Polypen müssen in gleicher Sitzung reseziert werden.
Bei Inoperabilität wird die Darmpassage durch Umgehungsenterostomie erhalten.

Radiotherapie

Als **adjuvante postoperative Maßnahme** ist die Radiotherapie vom Colon sigmoideum an aufwärts nicht indiziert; die Applikationsmöglichkeit einer tumoriziden Dosis ist hier aufgrund der geringen Strahlentoleranz der Umgebungsorgane (Dünndarm, Nieren, Leber, Spinalmark) nicht gegeben.
Als **Palliativtherapie** kommt eine Bestrahlung bei schmerzhaften Lymphknoten- und Knochenmetastasen sowie retroperitonealen Rezidivtumoren zum Einsatz; Dosierung je nach Lokalisation.

Regionale Therapie bei isolierter Lebermetastasierung (☞ 7.7.1)

Regionale Chemotherapie (☞ 7.7.5)

Durch die Applikation von 5-FU oder Folinsäure direkt in die A. hepatica (☞ Tab. 14.4-4) kann eine höhere Remissionsrate erreicht werden, in einigen Studien auch eine Verlängerung der Überlebenszeit. Trotz vieler Studien und Diskussionen ist der Stellenwert dieser Therapie nicht gesichert. Durch die Verbesserung der systemischen Therapie wird ihre Indikation zurückgedrängt, da der technische Aufwand deutlich höher ist. Die regionale Therapie muss im Einzelfall abgewogen werden. Das wichtigste Argument für die regionale Therapie ist die Erfahrung des Therapeuten. Die regionale Therapie gilt immer noch als experimentelle Therapie!

Tab. 14.4-4: Regionale Therapie via A. hepatica beim Kolonkarzinom

Wirkstoff	Dosierung	Art der Verabreichung	Anwendungszeitraum
Folinsäure/5-Fluorouracil			
Folinsäure	500 mg/m²	i.v. (30 Min.)	Tag 1, 6-mal pro Woche
5-Fluorouracil	2200 mg/m²	intraarteriell (24 Std.)	Tag 1, 6-mal pro Woche
Wiederholung ab Woche 8			

Thermische Ablation (☞ 7.7.7)

Bei ≤ 4 (6) isolierten Lebermetastasen und einer jeweiligen Größe < 3 cm kann eine thermische Ablation (laserinduzierte Thermotherapie = LITT, Radiofrequenzablation = RITA oder Kryotherapie) erwogen werden. Das Verfahren kann offen im Rahmen einer Laparotomie evtl. ergänzend zur Resektion oder perkutan, CT- oder MRT-gesteuert angewendet werden. Als Alternative zur chirurgischen Resektion ist das Verfahren einfacher anwendbar, eine vergleichende Studie steht aber aus. Bei operablen Metastasen ist die chirurgische Resektion die Therapie der Wahl.

Resektion

Grundsätzlich ist bei wenigen Metastasen, insbesondere wenn sie auf einzelne Lebersegmente beschränkt sind, eine Resektion anzustreben, da sie bei ca. 30 % der Patienten kurativ ist. Durch bessere Techniken der Segmentresektion hängt die operative Resektabilität nicht mehr von der Zahl und Lage der Metastasen ab, sondern von der Größe der postoperativen tumorfreien Restleber (30–50 %).
Dies gilt auch für Patienten, deren Lebermetastasen primär nicht operabel erscheinen, die aber unter einer palliativen, systemischen oder regionalen Chemotherapie eine gute Remission erreicht haben.

Chemotherapie

Adjuvante Therapie

■ **Indikation gesichert**

T1–4 N1–2 M0 (UICC III).
Es bestehen folgende Optionen:

- Gesichert:
  - Infusionsregime FolFox (MOSAIK-Studie, publiziert) ☞ Tab. 14.4-5
  - Capecitabin ☞ Tab. 14.4-5
  - 5-FU/Folinsäure
- Nur in Studien:
  - Infusionsregime FolFiri
  - Orale 5-FU-Gabe (CapOx und Capiri, Studien laufen)
  - Einschluss von Antikörpern (Cetuximab, Avastin u. a., Studien laufen)

Indikation umstritten (nicht gesichert)
- T3–4 N0 M0 plus Risikofaktor
- UICC II:
  - T4 oder N1
  - Tumorperforation
  - Notfalloperation

Tab. 14.4-5: Adjuvante Chemotherapie beim Kolonkarzinom (Standardtherapie)

Wirkstoff	Dosierung	Art der Verabreichung	Anwendungszeitraum
FolFox4: Regime der ersten Präferenz			
Folinsäure	200 mg/m²	Infusion (2 Std.)	Tag 1 und 2
Oxaliplatin	85 mg/m²	Infusion (2 Std.)	Tag 1
5-Fluorouracil	400 mg/m²	Bolus	Tag 1 und 2
5-Fluorouracil	600 mg/m²	Infusion (22 Std.)	Tag 1 und 2
Wiederholung Tag 8, 12 Zyklen			
Capecitabin: Alternative, wenn FolFox4 nicht möglich			
Capecitabin	2-mal 1250 mg/m²	p.o.	Tag 1–14
Wiederholung Tag 21, Therapiedauer 24 Wochen			

Palliative Chemotherapie (☞ Tab. 14.4-6, -7)
Es gelten folgende Richtlinien:
- Beginn der Therapie möglichst frühzeitig; nicht warten, bis Beschwerden kommen
- Überprüfung des Therapieerfolges mind. alle 2–3 Monate
- Therapiedauer richtet sich nach Ansprechen und Nebenwirkungen; zur Zeit ist unklar, ob eine Therapie bis zum Progress notwendig ist
- Bolusregime ist einem Infusionsregime unterlegen (mehr Toxizität, geringe Wirkung)
- Orales 5-FU ist der i.v.-Bolusgabe gleichwertig (bewiesen nur für Monotherapie), Stellenwert gegenüber Dauerinfusion unklar
- FolFox und FolFiri sind der Monotherapie überlegen, haben aber auch mehr Toxizität
- Oxaliplatin induziert Neurotoxizität, Irinotecan evtl. mehr Alopezie, Rate an Diarrhö für beide (14-tägige) Regimes gleich
- Keine Überlegenheit der verschiedenen FolFox-Regime
- Orale Kombinationen bislang nur im Rahmen von Studien (evtl. höhere Toxizität für CapIri, unklar ob CapOX = FolFox)
- Erste Ergebnisse mit der Kombination Chemotherapie plus Antikörper sind erfolgreich:
  - Saltz-Regime (ILF-Bolus) plus Bevacizumab (Antikörper gegen VEGF): signifikant längere Überlebenszeit (1st Line)
  - Irinotecan plus Erbitux (Antikörper gegen EGF1): 10 % höhere Remissionsrate (nach Iri versagen), signifikant längeres progressionsfreies Überleben
- Der Wert einer Second-line-Therapie ist gesichert (z. B. FolFiri nach FolFox, FolFox nach FolFiri).
- Den höchsten Gewinn von der Therapie haben wahrscheinlich Patienten mit geringer Tumormasse, gutem Allgemeinzustand (ECOG 0/1) und günstigen prognostischen Faktoren (p53 negativ, MSI positiv) sowie Patienten, bei denen das Erreichen einer Remission klinisch dringlich erscheint und die in einer guten Remission sekundär in kurativer Intention operabel sind.
- Nach systemischer Chemotherapie können isolierte Lebermetastasen resektabel werden. Nach erfolgreicher systemischer Chemotherapie sollten die Patienten unbedingt erneut einem Chirurgen vorgestellt werden.

Therapieempfehlung 1st line
- FolFiri (oder AIO + Iri) in Kombination mit Bevacizumab (cave: ältere Patienten > 65 Jahre, da Zunahme von thrombembolischen Ereignissen bis 18 % beschrieben)
- Für FolFox + Bev gibt es keine Daten in der 1st line

Therapieempfehlung 2nd line
Je nach Ansprechen auf 1st line und Länge der Therapiepause sind möglich:
- Erneutes 1st line-Schema
- Umstellung auf FolFox (± Bev) bzw. FolFiri
- Iri + Cetuximab nach Iri-Progress

Tab. 14.4-6: Palliative Chemotherapie beim Kolonkarzinom (bis zum maximalen Ansprechen)

Wirkstoff	Dosierung	Art der Verabreichung	Anwendungszeitraum
AIO-Schema			
Folinsäure	500 mg/m²	Infusion (30 Min.)	Über 6 Wochen 1-mal pro Woche
5-Fluorouracil	2600 mg/m²	Infusion (24 Std.)	Über 6 Wochen 1-mal pro Woche
Wiederholung Tag 56, 3–6 Zyklen			

Wirkstoff	Dosierung	Art der Verabreichung	Anwendungszeitraum
LV5FU2-Schema			
Folinsäure	200 mg/m²	Bolus	Tag 1 und 2
5-Fluorouracil	400 mg/m²	Bolus	Tag 1 und 2
5-Fluorouracil	600 mg/m²	Infusion (22 Std.)	Tag 1 und 2
Wiederholung Tag 15			
Capecitabin	2500 mg/m² verteilt auf 2 Tagesdosen alle 12 Std.	p.o.	Tag 1–14
Wiederholung Tag 22			
UFT/Folinsäure			
Uracil/Tegafur (UFT)	300 mg/m² verteilt auf 3 Tagesdosen alle 8 Std.	p.o.	Tag 1–28
Folinsäure	90 mg (absolut) verteilt auf 3 Tagesdosen alle 8 Std.	p.o.	Tag 1–28
Wiederholung Tag 36			

Tab. 14.4-7: Kombinationschemotherapie beim Kolonkarzinom

Wirkstoff	Dosierung	Art der Verabreichung	Anwendungszeitraum
Irinotecan in Kombination mit **LV5FU2-Schema (FolFiri)**	180 mg/m²	Infusion (1 Std.)	Tag 1 alle 2 Wochen
Irinotecan in Kombination mit **AIO-Schema (AIO + IRI)**	80 mg/m² Dosisreduktion von 5-FU auf 2000 mg/m²	Infusion (30 Min.)	Wöchentlich
Oxaliplatin in Kombination mit **LV5FU2-Schema (FolFox)**	85 mg/m²	Infusion (2–(6) Std.)	Alle 2 Wochen
Oxaliplatin in Kombination mit **AIO-Schema**	60 mg/m² Dosisreduktion von 5-FU auf 2000 mg/m²	Infusion (2–(6) Std.)	Wöchentlich

Antikörpertherapie

☞ Tab. 14.4-8

Tab. 14.4-8: Kombinationschemotherapie beim Kolonkarzinom mit Antikörpern

Wirkstoff	Dosierung	Art der Verabreichung	Anwendungszeitraum
Bevacizumab in Kombination mit FolFiri	5 mg/kgKG	Infusion (1 Std.)	Tag 1, alle 2 Wochen
Bevacizumab in Kombination mit AIO + IRI	5 mg/kgKG	Infusion (1 Std.)	Alle 2 Wochen
Bevacizumab in Kombination mit FolFox	5 mg/kgKG	Infusion (1 Std.)	Alle 2 Wochen
Cetuximab in Kombination mit FolFiri	• 400 mg/m² loading • Dann 250 mg/m² wöchentlich	Infusion (1 Std.)	Wöchentlich
Cetuximab in Kombination mit IRI-haltigem Regime*	• 400 mg/m² loading • Dann 250 mg/m² wöchentlich	Infusion (1 Std.)	Wöchentlich
* Falls AIO +Iri Dosisreduktion von 5-FU auf 1500 mg/m²			

14.4.9 Nachsorge

Bei allen kurativ resezierten Patienten: Anamnese, körperliche Untersuchung, Tumormarker (CEA oder evtl. Ca 19.9, aber immer nur einer!) und Sonographie des Abdomens jeweils alle 3 Monate für 2 Jahre, dann weiter halbjährlich bis zu 5 Jahren. Endoskopie des gesamten Restdarmes im ersten Jahr und bei unauffälligem Befund alle 3–5 Jahre lebenslang. Wegen der hohen Wahrscheinlichkeit eines Lokalrezidivs und Zweittumors immer alle Polypen entfernen und nicht nur kontrollieren!

14.4.10 Prognose

Überlebenszeiten

☞ Tab. 14.4-9

Bei synchronem Zweittumor ist die Prognose deutlich schlechter als bei metachronem Tumor (5-Jahres-Überlebensrate: 18% versus 75%). Palliative Resektionen im asymptomatischen Stadium IV erhöhen das mediane Überleben.

Tab. 14.4-9: 5-JÜR und 10-JÜR beim Kolonkarzinom

Tumorlokalisation	5-JÜR bei UICC-Stadium (%)				10-JÜR bei UICC-Stadium (%)			
	I	II	III	IV	I	II	III	IV
Colon ascendens	87	85	43	10	87	90	39	10
Colon transversum	75	80	39	2	75	80	35	2
Colon descendens	81	64	39	3	77	52	28	2
Rektum	88	79	29	4	83	64	18	4

Prognosefaktoren

Als ungünstige prognostische Faktoren sind laut UICC zu werten:

- Grading G3/4
- Erhöhter präoperativer CEA-Spiegel
- Extramurale Gefäßinvasion
- Histologie: kleinzelliges, Siegelring- oder undifferenziertes Karzinom
- Submuköse Gefäßinvasion bei adenomatösen Karzinomen
- Nachweis von Tumorzellen im Knochenmark und peripheren Blut
- Thymidilat-Synthase-Expression
- p53-Mutation
- 18q-Allelverlust
- Mikrosatelliteninstabilität (MSI)

14.4.11 Datenlage der Therapieoptionen
(☞ Tab. 14.4-10)

Tab. 14.4-10: Datenlage der Therapieoptionen beim Kolonkarzinom (Stand: März 2006)

Therapie	Gesicherte Daten vorhanden (EBM 1)	Positive Einzelergebnisse (EBM 2)	Datenlage unsicher (EBM 3)
Präoperativ neoadjuvant		M1 (HEP) bei potenzieller Resektabilität	
Postoperativ adjuvant	III	Stadium IIA	Stadium IIB
Palliativ 1st-line	+		
Palliativ 2nd-line	+		
Palliativ 3rd-line		+	
Komplementär		+	

Literatur

1 Adlard JW et al.: Prediction of the response of colorectal cancer to systemic therapy. Lancet Oncol 3, 2002: 75–82

2 Bilchik AJ: Arterial chemotherapy as adjuvant adn palliative treatment of hepatic colorectal metastases: an update. Surg Oncol Clin N Am 12, 2003: 193–210

3 Cunningham D et al.: New options for outpatient chemotherapy – the role of oral fluoropyrimidines. Cancer Treat Rev 27, 2001: 211–220

4 Cunningham et al.: Cetuximab monotherapy and cetuximab plus irinotecan in irinotecan-refractory metastatic colorectal cancer. N Engl J Med 351 (4), 2004: 337–345

5 Cyjon A et al.: Liver metastases from colorectal cancer: regional intra-arterial treatment following failure of systemic chemotherapy. Br J Cancer 85, 2001: 504–508

6 Dizon DS, Kemeny NE: Intrahepatic arterial infusion of chemotherapy: clinical results. Semin Oncol 29, 2002: 126–135

7 Douillard JY et al.: Irinotecan combined with fluorouracil compared with fluorouracil alone as first-line treatment for metastatic colorectal cancer: a multicentre randomised trial. Lancet 355, 2000: 1041–1047

8 Flehen O et al.: Surgery combined with peritonectomy procedures and intraperitoneal chemohypertermia in abdominal cancers with peritoneal carcinomatosis. J Clin Oncol 21, 2003: 799–806

9 Grothey A et al.: New chemotherapy approaches in colorectal cancer. Curr Opin Oncol 13, 2001: 275–286

10 Hitt E: FolFox4 shows efficacy in second-line treatment of metastatic colorectal cancer. J Clin Oncol 11, 2003: 2059–2069

11 Hurwitz et al.: Bevacizumab plus Irinotecan, Fluorouracil, and Leucovorin for Metastatic Colorectal Cancer. N Engl J Med 350, 2004: 2335–2342

12 Kemeny N et al.: Phase I/II study of hepatic arterial therapy with floxuridine and dexamethasone in combination with intravenous irinotecan as adjuvant treatment after resection of hepatic metastases from colorectal cancer. J Clin Oncol 21, 2003: 3303–3309

13 Kuebler JP, De Gramont A: Recent experience with oxaliplatin or irinotecan combined with 5-fluorouracil and leucovorin in the treatment of colorectal cancer. Semin Oncol 30 (15), 2003: 40–46

14 Sarela AI et al.: Non-operative management of the primary tumour in patients with incurable stage IV colorectal cancer. Br J Surg 88, 2001: 1352–1356

15 Vanhoefer U, Köhne CH: Chemotherapeutische Möglichkeiten bei metastasiertem kolorektalen Karzinom. Dtsch Arztebl 100, 2003: A705–714

14.5 Rektumkarzinom

Claus-Henning Köhne, Achim Schmieder

Tumoren, deren aboraler Rand bei der Messung mit dem starren Rektoskop 16 cm oder weniger von der Anokutanlinie entfernt ist.

14.5.1 Epidemiologie

☞ 14.4.1

14.5.2 Ätiologie

☞ 14.4.2

14.5.3 Einteilung

☞ 14.4.3

14.5.4 Klinik

☞ 14.4.4

14.5.5 Ausbreitung

☞ 14.4.5

Gelegentlich wird die Leber als erste Metastasenmanifestation übersprungen. Isolierte Lungenfiliae kommen vor.

14.5.6 Diagnostik

☞ 14.4.6

Zusätzlich Endosonographie insbesondere bei präoperativen Behandlungskonzepten.

14.5.7 Differenzialdiagnosen

☞ 14.4.7

14.5.8 Konventionelle Therapie

Operative Therapie

Wenn möglich, sollte versucht werden, die Kontinenz zu erhalten. Drei mögliche operative Verfahren kommen zum Einsatz:

- Anteriore Rektumresektion
- Abdomino-perineale Rektumexstirpation
- Intersphinktäre (abdomino-peranale) Rektumresektion.

Eine lokale Tumorexzision ist als transanale chirurgische Exzision oder als endoskopische mikrochirurgische Tumorabtragung unter **kurativer** Zielsetzung mit gutem Ergebnis möglich bei tiefsitzendem Rektumkarzinom im Tumorstadium T1, G1–2, L0, R0. Eine präoperative Endosonographie mit Ergebnis uT1 uN0 ist erforderlich. In ausgewählten Einzelfällen von Frühkarzinomen ist auch eine kurative Therapie mittels endoskopischer Polypektomie möglich.

Bei Tumorsitz im mittleren und distalen Drittel ist die totale Entfernung des Mesorektums obligat. Die totale mesorektale Exzision (TME) hat sich als Operationskonzept weltweit durchgesetzt. Jegliche Operationstechnik soll eine nachträgliche Verlagerung von Dünndarm in das kleine Becken verhindern.

Als palliative Maßnahmen beim fortgeschrittenen inoperablen Rektumkarzinom kommen neben der sparsamen Resektion unter Erhaltung der Kontinenz auch die Anwendung von Laser (evtl. mit zusätzlicher intrakavitärer und/oder interstitieller Brachytherapie) und Kryochirurgie in Frage.

Radiotherapie

Kurative Zielsetzung

Die **adjuvante postoperative Radiotherapie** führt beim Rektumkarzinom nur in Kombination mit einer Chemotherapie zu einer signifikanten Senkung der lokalen Rezidivhäufigkeit (Lokalrezidiv zu erwarten im Mittel aller Stadien bei 28 %, 17–65 %). Der Einfluss einer alleinigen Radiotherapie auf das Überleben ist eher gering. Die postoperative adjuvante Durchführung hat den Vorteil einer exakten pathologischen Stadieneinteilung und Patientenselektion (trotz u. U. verminderter Strahlensensibilität durch postoperatives sauerstoffarmes Narbengewebe) und gilt als Standardbehandlung.

Eine alleinige **präoperative adjuvante Bestrahlung** ist in der Wirkung der postoperativen überlegen und kann die lokale Rezidivrate signifikant senken. Am meisten profitieren Patienten im UICC-Stadium II oder III und bei Entfernung des Tumors < 10 cm von der Anokutanlinie. Es existieren zwei verschiedene Vorgehensweisen:

- Die **präoperative Langzeitvorbestrahlung** mit simultaner Chemotherapie über 5 Wochen mit anschließender ca. 4–6-wöchiger Pause und dann erfolgender definitiver Operation. Diese Therapie eignet sich vor allem zum Downstaging (insbesondere in Kombination mit einer Chemotherapie) bei großen und tief sitzenden Tumoren. Sie ist hier in der Lage, eine Kontinenz erhaltende Operabilität erst zu ermöglichen. Der Stellenwert einer solchen präoperativen Radiochemotherapie zur Reduktion von Lokalrezidiven ist gesichert und ist der postoperativen adjuvanten Radiochemotherapie signifikant überlegen.

- Die **präoperative Kurzzeitvorbestrahlung** über 1 Woche und definitive Operation bereits in der darauf folgenden Woche. Diese Strategie ist nicht zur Herstellung einer günstigeren Operationsfähigkeit bzw. Downstaging bei großen Tumoren geeignet, da dem Tumor keine Zeit zur Rückbildung bleibt. Jedoch werden die Tumorzellen so devitalisiert, dass die Langzeitergebnisse signifikant günstiger sind als bei alleiniger Operation.
  Die präoperative Kurzzeit-Radiotherapie (5-mal 5 Gy) ergab eine deutliche Senkung der Lokalrezidivrate (12 % vs. 27 %) (Swedish Rectal Cancer Study I + II).

Palliative Zielsetzung

Rezidivtumoren im Präsakralbereich und Perineum: Bei nicht Vorbestrahlten ist eine Radiotherapie mit relativ hoher Dosis, aber gezielt und kleinräumiger als in der adjuvanten Situation möglich und führt zu einer guten Schmerzlinderung und (partiellen) Tumorverkleinerung. Bei (adjuvant) Vorbestrahlten ist die Entscheidung über eine Rezidivbestrahlung individuell zu treffen, abhängig vom zeitlichen Intervall und der Größe des Rezidivs sowie von seinem Sitz, aber auch von der onkologischen Gesamtsituation des Patienten.
Fernmetastasen im Skelett, Gehirn oder in extrapelvinen Lymphknoten sind einer palliativen Radiotherapie zugänglich. Eine stereotaktische kleinräumige Bestrahlung von Lebermetastasen ist prinzipiell möglich, aber noch Gegenstand der Forschung. Bei massiver Metastasenleber mit Kapselspannungsschmerz kann eine niedrig dosierte Bestrahlung der gesamten Leber eine Linderung bewirken.
Bei synchronen Metastasen kann eine Chemotherapie vor einer Operation sinnvoll sein, besonders wenn die Prognose des Patienten mehr von der Metastasierung als vom Lokaltumor abhängt.

Bestrahlungstechnik, Dosierung

- **Postoperative adjuvante Radiotherapie** und **präoperative Langzeitvorbestrahlung** mit simultaner Chemotherapie: Mit Linearbeschleuniger, Photonenstrahlung 15 – 20 MV. Bauchlage mit „durchhängender" vorderer Bauchdecke durch Lagerung auf einem Lochbrett zur Distanzierung vom Zielvolumen und damit Schonung des Dünndarms; Zielvolumen enthält den Tumorbereich und die Lymphabflussgebiete vom Perineum bis in Höhe L5/S1. 3-Felder-Boxtechnik mit konformalen Feldkonturen (Multileaf-Kollimator bzw. individuell gegossene Blenden) bis zu einer Referenzdosis von 45 Gy (Dosismaximum < 55 Gy) plus 5,4 Gy Boostdosis in verkleinertem Zielvolumen (Gesamtdosis 50,4 Gy). Die 90 %-Isodose umschließt das Zielvolumen. Fraktionierung mit Einzeldosis von 1,8 Gy, 5-mal wöchentlich.
- **Kurzzeitvorbestrahlung** in 1 Woche: Akzelerierte Dosierung mit Fraktionen à 5 Gy an 5 aufeinander folgenden Tagen, d. h. bis 25 Gy Gesamtreferenzdosis (entspricht strahlenbiologisch 50 Gy bei „normaler" Fraktionierung). Das Zielvolumen ist auf den Tumor und seine enge Umgebung beschränkt. Eine nochmalige postoperative Bestrahlung ist nicht zulässig. Eine simultane Chemotherapie ist nicht erlaubt.
- **Palliative Radiotherapie** intraabdominal mit gleicher Fraktionierung und Dosierung wie bei der kurativen Therapie. Knochen- und Hirnmetastasen können akzeleriert behandelt werden, d. h. mit 10 Fraktionen à 3 Gy. Eine palliative Bestrahlung der gesamten Metastasenleber wegen Kapselspannung wird mit insgesamt 20 – 24 Gy vorgenommen.

Radiochemotherapie

Präoperative (neoadjuvante) Radiochemotherapie (☞ Tab. 14.5-1)

Die präoperative (neoadjuvante) Radiochemotherapie gilt als Standard:

- Eine präoperative Langzeit-Radiochemotherapie (28-mal 1,8 Gy) mit einer verzögerten Operation (6 Wochen Pause) senkt die Lokalrezidivrate (7 % vs. 11 %) bei geringerer Toxizität gegenüber der postoperativen Radiochemotherapie; Sphinktererhalt in 20 % möglich
- Eine Phase-II-Studie mit präoperativer Radiochemotherapie (28-mal 1,8 Gy + Capecitabine + Oxaliplatin) war problemlos durchführbar ohne schwere Toxizität und verbessert möglicherweise die Lokalrezidivrate und Fernmetastasierung (eine Phase-III-Studie ist geplant).

Daraus lassen sich folgende **Empfehlungen** ableiten:

- Bei fortgeschrittenem sphinkternahem Rektumkarzinom sollte dem Patienten grundsätzlich eine primäre (präoperative) Radiochemotherapie angeboten werden mit dem Ziel des Sphinktererhaltes.
- Bei grenzwertig oder primär inoperablen Tumoren sollte dem Patienten ebenfalls das präoperative Therapiekonzept angeboten werden.
- Rektumkarzinome im klinischen Stadium III sollten in die künftigen Studien mit den neuen Substanzen eingebracht werden.

Tab. 14.5-1: Präoperative (neoadjuvante) Radiochemotherapie beim Rektumkarzinom

Wirkstoff	Dosierung	Art der Verabreichung	Anwendungszeitraum
5-Fluorouracil			
5-Fluorouracil	1000 mg/m²	Kontinuierliche Infusion	Tag 1–5
Woche 1 und 5			
Radiotherapie	28-mal 1,8 Gy		Beginn Tag 1
Anschließend ab Woche 10–11 Resektion			

Postoperative adjuvante Radiochemotherapie (☞ Tab. 14.5-2)

Konsensus-Empfehlungen der Deutschen Krebsgesellschaft (CAO/AIO/ARO 1998): Bei allen Patienten ab Stadium pT3, pN0 (mit ≥ 12 untersuchten Lymphknoten), M0 (UICC II) und jedes T, pN1–2, M0 (UICC III) und R0-Resektion wird die kombinierte postoperative Radiochemotherapie (☞ Tab. 14.5-2) empfohlen.

Die TME – von einem geschulten Chirurgen durchgeführt – kann die Lokalrezidivrate deutlich senken (in den UICC Stadien II/III auf < 10%). Eine generelle postoperative Radiotherapie wird von einigen Kliniken kontrovers beurteilt. Bei vollständiger TME (durch den Pathologen beurteilt!) und Stadium N0 ist das Risiko eines Lokalrezidivs bei einem entsprechend geschulten Operateur < 4%, sodass der theoretische Gewinn durch eine postoperative Radiotherapie maximal 2% betragen würde. Inwieweit diese Aussage auf die tägliche Routine übertragbar ist, kann zurzeit noch nicht beurteilt werden.

Die adjuvante postoperative Radiotherapie führt beim Rektumkarzinom nur in Kombination mit einer Chemotherapie zu einer signifikanten Verminderung lokaler Rezidive. Der Einfluss auf die ÜLZ ist eher gering. Für Patienten, bei denen keine präoperative Behandlung möglich war oder bei denen erst postoperativ ein Stadium III festgestellt wurde, qualifizieren sich für eine postoperative kombinierte Radiochemotherapie.

Tab. 14.5-2: Postoperative adjuvante Radiochemotherapie beim Rektumkarzinom

Wirkstoff	Dosierung	Art der Verabreichung	Anwendungszeitraum
5-Fluorouracil			
5-Fluorouracil	• 500 mg/m² • 450 mg/m²	i.v.-Bolus	• Tag 1–5, Woche 1, 5 • Tag 1–5, Woche 17, 21
Radiotherapie	• 45 Gy und Boost 5,4 Gy • tgl. ED 1,8 Gy		Woche 9–13
+ simultan: • 5-Fluorouracil oder	• 500 mg/m²	• i.v.-Bolus	• Tag 1–3, Woche 9, 13
• 5-Fluorouracil	• 225 mg/m²	• Infusion (24 Std.)	• tgl., Woche 9 bis 13

Palliative Therapie

Bei Fernmetastasen besteht die Möglichkeit einer Chemotherapie (☞ Tab. 14.4-6). Ein inoperables lokoregionäres Rektumkarzinomrezidiv geht in der Regel mit starken Schmerzen einher.

Bei nicht bestrahlten Patienten ist die Radiochemotherapie die wirksamste palliative Behandlung. In Einzelfällen ist eine Zweitbestrahlung kleinräumig möglich (zusätzlich: simultane 5-Fluorouracil-Dauerinfusion).

Nach durchgeführter postoperativer adjuvanter Radiotherapie hat eine i.v.-Chemotherapie nur eine geringe Wirksamkeit. Eine regionale Chemotherapie über die Aa. iliacae internae kann die Schmerzsituation häufig verbessern, auch wenn sich in der Regel keine Tumorreduktion nachweisen lässt.

14.5.9 Nachsorge

☞ 14.4.9

Bei hohem Lokalrezidivrisiko kann eine Endosonographie sinnvoll sein.

14.5.10 Prognose

☞ 14.4.10

14.5.11 Datenlage der Therapieoptionen
(☞ Tab. 14.5-3)

Tab. 14.5-3: Datenlage der Therapieoptionen beim Rektumkarzinom (Stand: März 2006)

Therapie	Gesicherte Daten vorhanden (EBM 1)	Positive Einzelergebnisse (EBM 2)	Datenlage unsicher (EBM 3)
Präoperativ neoadjuvant	Stadium II, III		
Postoperativ adjuvant	Stadium II, III		
Palliativ 1st-line	+		
Palliativ 2nd-line	+		
Palliativ 3rd-line		+	
Komplementär			+

Literatur
1 Kapiteijn et al.: Preoperative radiotherapy combined with total mesorectal excision for resectable rectal cancer. N Engl J Med 345, 2001: 638–646
2 Luna-Perez P et al.: Anal sphincter preservation in locally advanced low rectal adenocarcinoma after preoperative chemoradiation therapy and coloanal anastomosis. J Surg Oncol 82, 2003: 3–9
3 Moore HG et al.: Multimodality management of locally advanced rectal cancer. Am Surg 69, 2003: 612–619
4 Ridgway PF et al.: The role of total mesorectal excision in the management of rectal cancer. Cancer Control 10, 2003: 205–211
5 Rödel C et al.: Phase I/II trial of capecitabine, oxaliplatin and radiation for rectal cancer. J Clin Oncol 21, 2003: 3098–3104
6 Sauer R: Adjuvant versus neaoadjuvant combined modality treatment for locally advanced rectal cancer: First results of the German Rectal Cancer Study Group. Proc ASTRO 2, 2003
7 Sauer R et al.: Preoperative versus postoperative chemoradiotherapy for rectal cancer. N Engl J Med 352, 2005: 509–511
8 Swedish Rectal Cancer Trial. N Engl J Med 336, 1997: 980–986
9 Wibe A et al.:Total mesorectal excision for rectal cancer – what can be achieved by a national audit? Colorectal Dis 5, 2003: 471–477

14.6 Analkarzinom

Achim Schmieder

Anatomische Lokalisation, Pathologie

Analkanalkarzinome sind lokalisiert im Analkanal, der von der Linea anocutanea (Grenze zwischen äußerer Haut, d.h. Plattenepithel mit Hautanhangsgebilden, und Anoderm, d.h. Plattenepithel ohne Hautanhangsgebilde) bis zur Linea anorectalis reicht (Definition der UICC und des AJCC). Diese ist die proximale Begrenzung des Analkanals, die bei der Palpation als oberes Ende des Schließmuskelapparates (M. sphincter externus und internus, M. levator ani und M. puborectalis) imponiert. Der Analkanal hat eine mittlere Länge von 4,2 cm. Analkanalkarzinome infiltrieren häufig die Sphinktermuskulatur. Die Schleimhaut des Analkanals hat drei Zonen, eine kolorektale obere, eine transitionale mittlere (kranial bis 1 cm oberhalb der Linea dentata reichend) und eine plattenepitheliale untere.

14.6.1 Epidemiologie

- **Vorkommen:** 4 % der Enddarm-Karzinome, 1 % aller bösartigen Tumoren des Verdauungstraktes
- **Inzidenz:** 0,5 – 1,5 Neuerkrankungen pro 100 000 Einwohner pro Jahr
- **Alters- und Geschlechtsverteilung:** Gipfel zwischen 60 und 70 Jahren; Frauen erkranken mehr als doppelt so häufig wie Männer

14.6.2 Ätiologie

Risikofaktoren

- Die Verursachung durch humane Papillomaviren (High-risk-Typen 16, 18) ist gesichert; Patientinnen mit HPV-Nachweis im Zervixabstrich bzw. mit bekanntem Zervix- und Vulvakarzinom, welche die gleiche Ätiologie haben, sind gefährdet. Der Analkanal sollte daher in die Vor- und Nachsorge einbezogen werden.
- Auch Träger von Condylomata acuminata (Verursacher: HPV 6 und 11) erkranken in ca. 3,5 % an Analkarzinomen.
- Es besteht ein gehäuftes Vorkommen bei Homosexuellen und HIV-Infizierten. Trotz besserer antiviraler Therapie der HIV-Infektion steigt die Inzidenz des Analkarzinoms in dieser Gruppe.
- Immunsupprimierte haben allgemein ein erhöhtes Risiko.
- Ein ursächlicher Zusammenhang mit chronischen analen Entzündungen infolge eines Morbus Crohn oder einer Colitis ulcerosa sowie mit Analfissuren, -fisteln und Hämorrhoiden besteht nicht. Allerdings treten letztere benigne Erkrankungen nicht selten simultan mit dem Analkarzinom auf.

Prävention

Eine HPV-Schutzimpfung wie künftig in der Vorsorge des Zervix-uteri-Karzinoms ist wegen der Seltenheit des Analkarzinoms wohl unrealisierbar. Analog zur Strategie der AIDS-Bekämpfung sollten bei den Risikogruppen Maßnahmen des „safer sex" angewendet werden.

14.6.3 Einteilung

TNM-Klassifikation

☞ Tab. 14.6-1

Tab. 14.6-1: TNM-Klassifikation des Analkarzinoms

TNM-Stadium	Befall, Größe
T1	Tumor < 2 cm
T2	Tumor > 2 cm und < 5 cm
T3	Tumor > 5 cm
T4	Infiltration in benachbarte Organe
N1	Perirektaler Lymphknotenbefall
N2	Inguinale ± iliakale Lymphknoten unilateral
N3	Perirektale und inguinale Lymphknoten oder iliakale Lymphknoten beidseitig oder inguinale Lymphknoten beidseitig

Histologie

☞ Tab. 14.6-2

Tab. 14.6-2: Histologie des Analkarzinoms

Histologie	M-Klassifikation
Plattenepithelkarzinom (PEC) (75% der Fälle) n.n.b.	8070/3
Großzellig verhornendes PEC	8071/3
Großzellig nicht-verhornendes PEC (Übergangskarzinom)	8072/3
Basaloides Karzinom	8123/3

Anatomische Regionen (ICD 10)

☞ Tab. 14.6-3

Tab. 14.6-3: Anatomische Regionen des Analkarzinoms

Tumorlokalisation	ICD 10
Anus n.n.b.	C21.0
Analkanal	C21.1
Kloakenregion	C21.2
Äußere Analhaut	C44.5

14.6.4 Klinik

Anorektale Blutungen bei Defäkation, Schmerzen und Tenesmen im Anorektalbereich, Juckreiz, Fremdkörpergefühl, Inkontinenzbeschwerden. Trotz des exponierten Sitzes wird das Analkarzinom oft verkannt („Hämorrhoiden") und erst spät entdeckt.

14.6.5 Ausbreitung

20–30% der Patienten haben Lymphknotenmetastasen (bei Tumoren < 3 cm eher selten): 25% pararektale und in 15% ipsiinguinale, im Verlauf auch paraaortale Lymphknotenmetastasen. Fernmetastasen sind relativ selten (< 15%).

14.6.6 Diagnostik

Basisdiagnostik

- Digitale anorektale Untersuchung
- Prokto-Rektoskopie
- Probeexzision
- Endorektale Sonographie (Tumorausdehnung)
- Gynäkologische Untersuchung

Staging

- MRT: pararektale Lymphknoten, Tumorausdehnung
- Sonographie der Leisten

14.6.7 Differenzialdiagnosen

Gutartige perianale und anale Erkrankungen wie Fissuren, Analfistel, Abszess, Ekzeme. Sehr häufige Fehldiagnose: Hämorrhoiden. Seltenere semimaligne wie Morbus Bowen oder Morbus Paget und maligne Veränderungen wie Melanom oder Kaposi-Sarkom.

14.6.8 Konventionelle Therapie

Therapiegrundsätze

Ein **Karzinom des äußeren Analrandes,** das distal der Linea anocutanea sitzt, wird bei T1 N0 wie ein Hautkarzinom nur mit lokaler Exstirpation behandelt; fortgeschrittene Karzinome werden analog dem Analkanalkarzinom therapiert.

Adenokarzinome des Analkanals werden wie ein Rektumkarzinom (☞ 14.5) behandelt. Hier ist eine präope-

rative Radiochemotherapie analog zum heutigen Vorgehen beim Rektumkarzinom indiziert.
Basaloide, kloakogene oder Transitionalzell- (Urothel-artige) Karzinome entstehen in der Übergangszone proximal der Linea dentata zwischen Plattenepithel und Rektumschleimhaut und sind nach heutiger Auffassung Subtypen der Plattenepithelkarzinome. Sie unterscheiden sich nicht in der Behandlung bzw. Prognose.
1 % aller anorektalen Tumoren sind **Melanome.** Diese haben eine schlechte Prognose, wobei operativ eine abdominoperineale Rektumexstirpation unumgänglich ist. Lokale Exzision hat weitaus schlechtere Ergebnisse (27 % versus 5 % tumorfreies Überleben).
Ziel der Behandlung ist das Erreichen einer möglichst hohen Heilungsrate unter Vermeidung der Kolostomie. Die chirurgische Resektion des fortgeschrittenen Analkarzinoms weist nur eine Heilungsrate von 50–70 % auf und führt immer zum Sphinkterverlust. Die alleinige lokale Exzision ist meist nicht ausreichend kurativ (54 % Rezidive) und verschlechtert die Sphinkterfunktion. Es ist bisher unklar, ob bei kleinen oberflächlichen Tumoren mit geringer Malignität (T1 N0 G1) eine reine Exzision vertretbar ist; nur bei in-situ- und mikroinvasiven Karzinomen kann die lokale Exzision im Gesunden als ausreichend angesehen werden.
Therapie der Wahl ist heute die Radiochemotherapie (bis zu 80 % Heilung) mit dem Vorteil des Erhalts der natürlichen Analfunktion.
Die Indikation zur abdominoperinealen Rektumexstirpation besteht nur noch bei Nichtansprechen auf die Radiotherapie und beim Rezidiv.

Radiotherapie

Die alleinige Radiotherapie ist nur noch bei Kontraindikationen einer Chemotherapie zu empfehlen, da die Ergebnisse deutlich schlechter sind als bei der kombinierten Radiochemotherapie. Sie ist bei T1–2 N0-Tumoren < 3 cm am ehesten möglich.
Es sollte eine Gesamtdosis von ca. 60 Gy (5-mal 1,8 Gy pro Woche) eingestrahlt werden. Nach 50,4 Gy folgt eine kleinräumige Boostdosis nur im Bereich des Primärtumors von 5,4–12,6 Gy, abhängig von der Tumorgröße. Der Boost wird perkutan (oder, nur in versierten Zentren: mittels halbringförmig angeordneter interstitieller Brachytherapie) durchgeführt.
Eine elektive (adjuvante) Bestrahlung der nicht befallenen inguinalen Lymphknoten (N0) erfolgt mit einer Dosis von 45 Gy. Befallene Lymphknoten erhalten 50–56 Gy (**cave:** Lymphödem!).

Kombinierte Radiochemotherapie

Die kombinierte Radiochemotherapie (☞ Tab. 14.6-4) ist die Therapie der Wahl und der alleinigen Bestrahlung überlegen (ca. 20 % höhere Remissionsraten bei den fortgeschrittenen Tumoren), wobei die Kombination Mitomycin-5-Fluorouracil besser ist als eine alleinige 5-FU-Gabe; alternativ sind auch Cisplatin-5-FU oder Cisplatin-Mitomycin möglich.
Die Strahlendosis sollte bei kombinierter Therapie auf 50,4 Gy (1,8 Gy tgl., 5-mal pro Woche) reduziert werden; Boost 5,4–9 Gy nur bei großen Tumoren oder Resttumor (auch evtl. als interstitieller Boost). Wegen der meist langsamen Tumorrückbildung sollten Probebiopsien frühestens 6 Wochen nach Beendigung der Therapie erfolgen.
Das Zielvolumen umfasst den Analbereich und das perianale sowie inguinale Lymphabflussgebiet (Lymphknotendosis siehe oben); mittels 3D-konformaler Bestrahlungstechnik ist eine relativ gut verträgliche Dosisverteilung realisierbar. Danach Boostdosis nur im analen Tumorbereich, evtl. mittels Elektronenfeld, je nach Tumorausdehnung.

Tab. 14.6-4: Kombinierte Radiochemotherapie beim Analkarzinom

Wirkstoff	Dosierung	Art der Verabreichung	Anwendungszeitraum
5-Fluorouracil/Mitomycin (bei verschlechtertem Allgemeinzustand oder zu hoher Toxizität evtl. 5-FU-Monotherapie ohne Mitomycin)			
5-Fluorouracil	1000 mg/m²	Kontinuierliche Infusion (24 Std.)	Tag 1–5
Mitomycin	10 mg/m²	i.v.-Bolus	Tag 1
2 Zyklen, Woche 1 und 5			
Radiotherapie	• 50,4 Gy (5-mal wöchentlich 1,8 Gy) • Boost: 5,4–9 Gy, abhängig von Tumorgröße und -rückbildung		Beginn Tag 1 der Chemotherapie
5-Fluorouracil/Cisplatin			
5-Fluorouracil	1000 mg/m²	Kontinuierliche Infusion (24 Std.)	Tag 1–4
Cisplatin	25 mg/m²	Infusion (30 Min.)	Tag 1–4

Wirkstoff	Dosierung	Art der Verabreichung	Anwendungszeitraum
Radiotherapie	• 50,4 Gy (5-mal wöchentlich 1,8 Gy) • Boost: 5,4–9 Gy, abhängig von Tumorgröße und rückbildung		Beginn Tag 1 der Chemotherapie
Wiederholung Tag 22 oder 29 je nach Toxizität, insgesamt 2 Zyklen, Woche 1 und 5			

14.6.9 Nachsorge

In den ersten 2 Jahren nach Therapieende sollten die Patienten alle 3 Monate untersucht werden (digitale und endoskopische Untersuchung, Endosonographie, inguinale Sonographie, Becken-MRT), danach weitmaschiger bis 5 Jahre nach Therapie.

14.6.10 Prognose

Mittels Radiochemotherapie 5-JÜR von 80% erreichbar. Rückfälle treten am häufigsten in den ersten 3 Jahren nach Therapie auf. Eine reelle Heilungschance von ca. 50% besteht durch eine Salvage-Operation im Sinne einer abdominoperinealen Rektumamputation.

14.6.11 Datenlage der Therapieoptionen (☞ Tab. 14.6-5)

Tab. 14.6-5: Datenlage der Therapieoptionen beim Analkarzinom (Stand: März 2006)

Therapie	Gesicherte Daten vorhanden (EBM 1)	Positive Einzelergebnisse (EBM 2)	Datenlage unsicher (EBM 3)
Präoperativ neoadjuvant	Kombinierte Radiochemotherapie		
Postoperativ adjuvant	Wenn primär operiert		
Palliativ 1st-line		+	
Palliativ 2nd-line			+
Komplementär			+

Literatur

1 Beal KP et al.: Primary adenocarcinoma of the anus treated with combined modality therapy. Dis Colon Rectum 46, 2003: 1320–1324

2 Belkacemi Y et al.: Management of primary anal canal adenocarcinoma: a large retrospective study from the Rare Cancer Network. Int J Radiat Oncol Biol Phys 56, 2003: 1274–1283

3 Bosset JF: Shortened irradiation scheme, continuous infusion of 5-fluorouracil and fractionation of mitomycin C in locally advanced anal carcinomas. Eur J Cancer 39, 2002: 45–51

4 Brady MS et al.: Anorectal melanoma. A 64 year experience at Memorial Sloan Kettering Cancer Center. Dis Colon Rectum 38, 1995: 146–151

5 Byars RW et al.: Anal carcinoma arising from condyloma acuminata. Am Surg 67, 2001: 469–472

6 Chiao EY et al.: Anal cancer incidence in relation to HIV epidemiology. ASCO Annual Meeting Proceedings 22, 2004: 4080

7 Dt. Krebsgesellschaft: Interdisziplinäre Leitlinien. Analkarzinom. Okt. 2003

8 Frisch M et al.: Anal carcinoma in inflammatory bowel disease. Brit J Cancer 83, 2000: 89–90

9 Papagikos M: Chemoradiation for adenocarcinoma of the anus. Int J Rad Biol Phys 55, 2003: 669–678

14.7 Pankreaskarzinom

Manfred P. Lutz

14.7.1 Epidemiologie

- **Vorkommen:** Pankreaskarzinome sind für 5% aller krebsbedingten Todesfälle verantwortlich und stehen damit an 6. Stelle; endokrine Tumoren des Pankreas sind selten, zu ihnen zählen z.B. Gastrinom, Insulinom, Glukagonom, VIPom
- **Inzidenz, Mortalität:** Männer 12 und Frauen 13 Neuerkrankungen pro 100000 Einwohner pro Jahr in Deutschland (geschätzt); die Mortalität liegt nur wenig darunter, europaweit ist die Mortalität etwas geringer, am niedrigsten in Frankreich und Spanien; die Neuerkrankungsrate ist seit den 90er-Jahren konstant

14.7.2 Ätiologie

Risikofaktoren

Für die überwiegende Mehrzahl der exokrinen Pankreaskarzinome können Ätiologie und Risikofaktoren nicht benannt werden. Eine gewisse Bedeutung wird dem Nikotingenuss und einer vorwiegend faserarmen, hochka-

lorischen Kost mit einem hohen Anteil tierischer Fette zugeschrieben.
Patienten mit einer chronischen Pankreatitis erkranken in ca. 1 % der Fälle an einem Pankreaskarzinom und damit bis zu 20-mal häufiger als Angehörige von Kontrollgruppen.
Auch bei der hereditären Pankreatitis werden gehäuft Pankreaskarzinome beobachtet. Einzelne Studien berichten über ein Lebenszeitrisiko von bis zu 40 %, weswegen bei dieser Risikogruppe jährliche endosonographische Kontrollen ab dem 30. Lebensjahr empfohlen werden.
Familiäre Pankreaskarzinome sind selten, der Erbgang ist unklar. Patienten mit familiärer adenomatöser Polypose erkranken vermehrt an Papillenkarzinomen.

Prävention

Vorsorgemaßnahmen sind für die Allgemeinbevölkerung nicht sinnvoll. Die Bestimmung von Tumormarkern (CA 19-9) ebenso wie die Sonographie sind wenig sensitiv und zudem häufig falsch positiv. Gleiches gilt für die Bestimmung des mutierten Onkogens K-ras im Plasma, Pankreassaft oder Stuhl. Damit ist der Schaden durch falsch positive Befunde größer als der zu erwartende Nutzen.

14.7.3 Einteilung

TNM-Klassifikation

☞ Tab. 14.7-1

Tab. 14.7-1: TNM-Klassifikation des Pankreaskarzinoms

TNM-Stadium	Befall, Größe
T1	Tumor begrenzt auf Pankreas, ≤ 2 cm in größter Ausdehnung
T2	Tumor begrenzt auf Pankreas, > 2 cm in größter Ausdehnung
T3	Tumor breitet sich jenseits des Pankreas aus, jedoch ohne Infiltration des Truncus coeliacus oder der A. mesenterica superior
T4	Tumor infiltriert Truncus coeliacus oder A. mesenterica superior
N1	Regionäre Lymphknotenmetastasen
M1	Fernmetastasen

UICC-Stadien

☞ Tab. 14.7-2

Tab. 14.7-2: UICC-Stadien des Pankreaskarzinoms

UICC-Stadium	TNM		
0	Tis	N0	M0
IA	T1	N0	M0
IB	T2	N0	M0
IIA	T3	N0	M0
IIB	T1–T3	N1	M0
III	T4	Jedes N	M0
IV	Jedes T	Jedes N	M1

Histologie

☞ Tab. 14.7-3

Karzinome des exokrinen Pankreas müssen von den neuroendokrinen Tumoren (< 5 %) und von den sehr seltenen Sarkomen und Lymphomen (< 1 %) des Pankreas differenziert werden.
Papillenkarzinome oder Gallengangskarzinome zählen nicht zu den Pankreaskarzinomen und haben eine bessere Prognose.
Mindestens 80 % der malignen Pankreaskarzinome sind duktale Adenokarzinome. Maximal 5 % sind adenosquamöse oder muzinöse Karzinome, gemischt duktal-endokrine Karzinome, Riesenzellkarzinome, Zystadenokarzinome, azinäre Karzinome und andere seltene Subtypen.
Karzinome mit nicht sicher malignem Wachstumsmuster sind die muzinös oder papillär zystischen Tumoren, der intraduktale papillär muzinöse Tumor (IPMT) und die muzinösen Zystadenome.
Seröse Tumoren, insbesondere das seröse Zystadenom, werden im Allgemeinen als benigne eingestuft.

Tab. 14.7-3: Histologie des Pankreaskarzinoms

Histologie	M-Klassifikation
Adenokarzinom	8140/3
Muzinöses Karzinom	8480/3
Azinarzellkarzinom	8550/3
Duktales Karzinom	8500/3
Adenosquamöses Karzinom	8560/3
Zystadenokarzinom	8440/3
Papilläres Karzinom	8260/3
Siegelringzellkarzinom	8490/3

Anatomische Regionen (ICD 10)

☞ Tab. 14.7-4

Tab. 14.7-4: Anatomische Regionen des Pankreaskarzinoms

Tumorlokalisation	ICD 10
Pankreaskopf	C25.0
Pankreaskörper	C25.1
Pankreasschwanz	C25.2
Ductus pancreaticus	C25.3
Endokriner Drüsenanteil	C25.4
Sonstige Teile	C25.7
Überlappende Teile	C25.8
Pankreas n.n.b.	C25.9

14.7.4 Klinik

Symptome treten häufig erst spät auf. Typisch sind dumpfe, nicht näher charakterisierbare Oberbauchschmerzen, die in den Rücken ausstrahlen. Ebenfalls charakteristisch ist ein schmerzloser Ikterus bei Kompression der Gallenwege durch den Tumor. Allgemeine Tumorsymptome sind Abgeschlagenheit, Appetit- und Gewichtsverlust.
Aszites ist üblicherweise ein Zeichen einer Peritonealkarzinose.
Die neuroendokrinen Tumoren des Pankreas werden entweder durch die Tumormasse oder bei aktiver Hormonproduktion durch ihre klinische Symptomatik auffällig:

- Insulinom: rezidivierende Hypoglykämien mit ZNS-Symptomatik, die Patienten sind in der Regel übergewichtig
- Glukagonom: nekrotisierende migratorische Erytheme, milder Diabetes mellitus, schwerer Muskelschwund
- Gastrinom: Zollinger-Ellison-Syndrom mit therapierefraktären rezidivierenden atypischen oder multiplen Ulcera duodeni (in ca. 30 % MEN-1 Syndrom mit Hyperparathyreoidismus, Prolaktin produzierenden Hypophysenadenomen etc.).

14.7.5 Ausbreitung

Pankreaskarzinome infiltrieren früh in umgebende Strukturen. Charakteristisch ist die Ausbreitung entlang der retroperitonealen Nervenscheiden, die den typischen Schmerzcharakter erklärt. Bereits bei der Erstdiagnose finden sich in über der Hälfte der Patienten regionale (peripankreatische) Lymphknotenmetastasen. Fernmetastasen sind meist multipel, relativ klein und deshalb mit bildgebenden Verfahren schwer darzustellen. Das am häufigsten betroffene Organ ist die Leber, seltener auch die Lunge. Neuroendokrine Tumoren metastasieren üblicherweise relativ spät und dann meist in die Leber.

14.7.6 Diagnostik

Jede Raumforderung im Pankreas muss weiter abgeklärt werden, Zuwarten verschlechtert die Prognose. Wichtig ist zunächst die Unterscheidung in operable und nicht operable Tumoren und die Differenzierung von entzündlichen bzw. benignen Raumforderungen, wie sie z.B. bei einer chronischen Pankreatitis beobachtet werden.

Basisdiagnostik

- Anamnese, klinische Untersuchung
- **Endosonographie** oder **Dünnschicht-CT** (3-mm-Schichten, obligat mit Kontrastmittel): Differenzierung von Pankreaszysten, chronischer Pankreatitis etc. am besten mittels
- **Tumormarker:** CA 19-9 (Spezifität ca. 80 %, falsch-positiv bei Cholestase), CEA prä- und postoperativ und zur Verlaufskontrolle (selbst mäßiggradige Erhöhungen erlauben keine zuverlässige Differenzierung zwischen chronischer Pankreatitis und Karzinom)
- **ERCP:** ist wegen des damit verbundenen Komplikationsrisikos vor allem zur Therapie des Ikterus indiziert; in einzelnen Fällen ist die Pankreasgangdarstellung mittels **MRCP**, selten auch ERCP zur Differenzierung einer chronischen Pankreatitis sinnvoll; selbst ein so genanntes double-duct sign, d.h. die Stenose von Gallen- und Pankreasgang mit prästenotischer Dilatation beider Gänge, erlaubt nicht die zweifelsfreie Diagnose eines Pankreaskarzinoms

Staging

- Abdomen-Sonographie: untere Nachweisgrenze von Tumoren etwa 1 cm, Suche nach Metastasen, Aszites usw.
- Röntgen-Thorax: Suche nach Fernmetastasen

Präoperative Diagnostik

Zur präoperativen Beurteilung der Resektabilität sind CT (mit i.v.- und oraler Kontrastierung), Endosonographie oder MRT (evtl. mit Magnetresonanzcholangiographie) sinnvoll. Doppeluntersuchungen erhöhen die Genauigkeit nur unwesentlich.
Laparoskopie und CT- bzw. MR-Angiographie sind in seltenen Fällen zum präoperativen Ausschluss einer Peritonealkarzinose bzw. zur Beurteilung der Gefäßbeteiligung notwendig.
Histologie bzw. Zytologie sind bei Tumorverdacht präoperativ meist nicht notwendig, da sich die Strategie nicht ändert. Vor jeder aggressiven palliativen Behandlung ist eine histologische oder zytologische Sicherung z. B. durch transabdominell sonographisch oder endosonographisch gesteuerte Punktion obligat.

Endokrine Pankreastumoren

Die Lokalisationsdiagnostik mit bildgebenden Verfahren kann schwierig sein, da die Tumoren oft klein sind und auch außerhalb des Pankreas liegen können. Endosonographie und Dünnschicht-CT sind derzeit die sensitivsten Verfahren. Zur Lokalisation können gezielte Venenblutentnahmen aus den abführenden Venen mit Hormonbestimmung in allen Proben hilfreich sein. Zur Ausbreitungsdiagnostik ist auch der Einsatz einer Immunszintigraphie (Somatostatinrezeptor-Szintigraphie) oder FDG-PET möglich.

14.7.7 Differenzialdiagnosen

Patienten mit Pankreaskarzinomen leiden gehäuft an Diabetes mellitus oder an exokriner Pankreasinsuffizienz. Wichtigste Differenzialdiagnose bei Blähungen und/oder Diarrhö ist die Laktoseintoleranz, seltener die bakterielle Fehlbesiedlung. Die typischen nach dorsal ausstrahlenden dumpfen Schmerzen finden sich auch bei Ulzera ventriculi oder duodeni, bei chronischer Pankreatitis und gelegentlich bei segmentaler akuter Pankreatitis. Besonders die Abgrenzung von der chronischen Pankreatitis gelingt oft erst postoperativ am Resektat.

14.7.8 Konventionelle Therapie

Therapiegrundsätze

Exokrine Pankreastumoren

Die R0-Resektion ist das einzige Therapieverfahren mit Aussicht auf Heilung bzw. auf ein längeres krankheitsfreies Intervall. Die klinische Einteilung, insbesondere die radiologische Einschätzung der Gefäßbeteiligung, entscheidet über die Möglichkeit der Operation. Bei inoperablen Tumoren sollte primär eine zytologische bzw. histologische Diagnosesicherung erfolgen. Lokal fortgeschrittene Tumoren können lokal mit einer Radiochemotherapie oder analog zu metastasierten Tumoren mit einer systemischen Chemotherapie behandelt werden. Die alleinige Radiotherapie ist vorwiegend zur Behandlung von Tumorschmerzen indiziert.

Endokrine Pankreastumoren

Therapie der Wahl ist die chirurgische Exstirpation bzw. Enukleation.
Bei einer Metastasierung kann eine Chemotherapie als palliative Maßnahme, v. a. bei Beschwerden, sinnvoll sein (Therapieschemata ☞ 18.2.8).
Um die Sekretion gastrointestinaler Hormone zu hemmen, kann eine Therapie mit dem Somatostatin-Analogon Octreotid durchgeführt werden. Beim Zollinger-Ellison-Syndrom (Gastrinom) sind Protonenpumpenhemmer indiziert, evtl. auch in hoher Dosis.

Operative Therapie

Die Möglichkeit der Resektion muss individuell im Einzelfall mit dem Chirurgen besprochen werden.
Abhängig von Tumorausdehnung, Lymphknoten- und Gefäßbeteiligung ist die chirurgische R0-Resektion die einzige Therapie mit Aussicht auf Heilung bzw. auf ein längeres krankheitsfreies Intervall. Eine Resektion ist jedoch nur bei 5–15% aller Patienten möglich. Potenziell geeignet sind Tumoren im Stadium UICC I oder II. Standardtherapieverfahren sind die Duodenopankreatektomie nach Kausch-Whipple, die Pylorus erhaltende Duodenopankreatektomie oder die subtotale Pankreatektomie bzw. die Pankreatektomie; jeweils mit Lymphknotendissektion.
Die Operationsergebnisse sind sehr stark von der Erfahrung der jeweiligen Klinik abhängig. In spezialisierten Zentren (> 15 Resektionen/Jahr) beträgt die perioperative Mortalität unter 5%. Allerdings erreichen die 5-JÜR selbst nach R0-Resektion maximal 25–35%. Der Nutzen einer adjuvanten Chemotherapie ist nach neuen Studien (ESPAC-1, CONCO-001) anzunehmen, der einer neoadjuvanten Therapie bisher nicht gesichert.

Radiotherapie

Eine ältere Studie belegt, dass Patienten mit lokal fortgeschrittenen, nicht metastasierten Tumoren nach kombinierter Radiochemotherapie länger leben als nach alleiniger Radiotherapie. Neuere nicht randomisierte Studien zeigen bei Tumoren im Stadium II–III mit der Kombination von Strahlen- und Chemotherapie akzeptable palliative Ergebnisse mit medianen Überlebensraten von 6–13 Monaten und 1-JÜR von > 40 %. Vor allem die lokale Kontrolle scheint durch die Kombinationsbehandlung verbessert. Der Vergleich mit einer modernen Chemotherapie steht aus. Wegen bislang zu geringer Fallzahlen gibt es auch noch kein „Standardtherapieschema“.

Eine Indikation für eine **alleinige Radiotherapie** ist die palliative Behandlung tumorbedingter Schmerzen und Skelettmetastasen. Dosen um 45 Gy können mittels konformaler Felder gegeben werden.

Eine adjuvante **Radiochemotherapie** ist zusammen mit 5-Fluorouracil (☞ Tab. 14.7-5) oder Gemcitabin nach Resektion lokal fortgeschrittener Tumoren in den Stadien pT3 und pN1 sowie nach R1- und R2-Resektionen möglich, aber in ihrem Nutzen nicht belegt.

Die intraoperative direkte einmalige Bestrahlung bleibt weiterhin experimentell.

Tab. 14.7-5: Kombinierte Radiochemotherapie beim Pankreaskarzinom

Wirkstoff	Dosierung	Art der Verabreichung	Anwendungszeitraum
5-Fluorouracil			
5-Fluorouracil	650–1000 mg/m²	Kontinuierliche Infusion (24 Std.)	Tag 1–5
Wiederholung Tag 22 oder 29 während der Radiotherapie			
Radiotherapie	• 25-mal 1,8 Gy (45 Gy) • + Boost 5,4–9 Gy		Beginn Tag 1 der Chemotherapie

Chemotherapie

Die systemische Chemotherapie erzielte in mehreren Studien eine Lebensverlängerung um Monate mit besserer Lebensqualität als in den Kontrollgruppen. Die Wirksamkeit ist allerdings gering. Objektivierbare Ansprechraten von 5–15 % werden mit Gemcitabin als Monotherapie (☞ Tab. 14.7-6) und mit 5-Fluorouracil in Kombinationsregimen erreicht. Zudem erzielt Gemcitabin bei ca. 25 % der Patienten einen „klinischen Benefit“ (weniger Schmerzen bei mindestens stabilem Karnofsky-Index und stabilem Gewicht über mindestens 4 Wochen).

Außerhalb von Studien ist deshalb die Primärtherapie mit Gemcitabin allgemein praktizierter Standard, da Gemcitabin über eine periphere Vene gegeben werden kann (im Vergleich zur 5-FU Gabe über i.v.-Port) und relativ gut verträglich ist.

Patienten in gutem Allgemeinzustand werden zunehmend mit Gemcitabin/Oxaliplatin (☞ Tab. 14.7-7) oder Gemcitabin/Cisplatin behandelt, wenngleich ohne klare Evidenz aus randomisierten Studien. Die Kombination Gemcitabin/Erlotinib ist noch nicht zugelassen, konnte aber als einzige moderne Therapiestrategie in einer Studie einen kleinen Überlebensvorteil nachweisen.

Die bisherigen randomisierten Phase-III-Studien zu Gemcitabin-Chemotherapiekombinationen (z. B. Gemcitabin mit Capecitabin, Cisplatin, Oxaliplatin, Irinotecan oder Exatecan) waren allesamt negativ, wenngleich meist mit einem positiven Trend zum experimentellen Arm. Vor allem Patienten in gutem Allgemeinzustand scheinen von der Kombination Gemcitabin/Cisplatin bzw. Oxaliplatin, evtl. auch von der Kombination mit Capecitabine zu profitieren. 5-FU/FS in Kombination mit Oxaliplatin ist in der 2nd line-Therapie wirksam.

Durch Erlotinib in Kombination mit Gemcitabin wird nach vorläufigen Ergebnissen ein kleiner, aber statistisch signifikanter Überlebensvorteil erzielt. Dabei verlängert sich das mediane Überleben von 5,9 auf 6,4 Monate und das 1-Jahres-Überleben steigt von 17 % auf 24 %. In Subgruppenanalysen profitieren vor allem Patienten mit Erlotinib-bedingter Hauttoxizität bzw. Follikulitis von der Therapie. Die Ergebnisse der randomisierten Studien zu Cetuximab und Bevacizumab stehen noch aus. Phase-III-Studien mit den Metalloproteaseninhibitoren Marimastat oder Tanomastat oder mit einem Farnesyltransferaseinhibitor waren bisher alle negativ.

Tab. 14.7-6: Monochemotherapie beim Pankreaskarzinom

Wirkstoff	Dosierung	Art der Verabreichung	Anwendungszeitraum
Gemcitabin	1000 mg/m²	Infusion (30 Min.)	Woche 1–3 (im ersten Zyklus Woche 1–7)
Wiederholung Woche 5, Durchführung bis zum maximalen Response oder Progress			

Tab. 14.7-7: Kombinationschemotherapie beim Pankreaskarzinom

Wirkstoff	Dosierung	Art der Verabreichung	Anwendungszeitraum
GEMOX-Schema			
Gemcitabin	1000 mg/m²	Infusion (100 Min.)	Tag 1
Oxaliplatin	100 mg/m²	Infusion (2 Std.)	Tag 2
Wiederholung alle 2 Wochen, Durchführung bis zum maximalen Response, Neurotoxizität oder Progress			

Supportive Therapie

Die supportive Therapie steht bei Patienten mit fortgeschrittenen Tumoren im Vordergrund. Wichtig ist eine adäquate Schmerztherapie nach dem WHO-Stufenschema (☞ 10.1.3). Bei medikamentös intraktablen Fällen kann eine Schmerzfreiheit durch perkutane Bestrahlung oder eine z.B. sonographisch gesteuerte Blockade des Plexus coeliacus erzielt werden.

Bei Ikterus ist die Galleableitung durch endoskopische Stentimplantation sinnvoll. Passagestörungen durch eine Tumorkompression des Duodenums können unter Umständen zumindest vorübergehend durch einen enteralen Metallgitterstent behoben werden. In den meisten Fällen sollte diesen Patienten allerdings eine palliative Operation angeboten werden.

Palliative Eingriffe sind die Gastroentereostomie bei Duodenalstenose zur Erhaltung der Magen-Darm-Passsage oder eine biliodigestive Anastomose bei endoskopisch nicht therapierbarem Ikterus.

14.7.9 Nachsorge

Da nach einer primären Operation keine weiteren kurativen Therapieoptionen bestehen, erfolgt die Nachsorge beschwerdeorientiert.

14.7.10 Prognose

Überlebenszeiten

Patienten nach kompletter chirurgischer Resektion leben im Median 17 Monate mit 5-JÜR zwischen 10 % und 20 %. In fortgeschrittenen Tumorstadien werden mediane Überlebenszeiten von 6 Monaten beobachtet, mit 1-JÜR von ca. 20 %.

Bei resektablen endokrinen Pankreastumoren werden nach Exstirpation 5-JÜR von 73 % berichtet.

Prognosefaktoren

Ein guter Allgemeinzustand und lokalisierte Tumorstadien mit der Möglichkeit zur kompletten Resektion des Tumors sind die wichtigsten positiven Prognosefaktoren. Der Stellenwert einer R0-Resektion ist nicht geklärt, da die pathologische Beurteilung des retroperitonealen Resektionsrands noch nicht standardisiert ist.

14.7.11 Datenlage der Therapieoptionen

(☞ Tab. 14.7-8)

Tab. 14.7-8: Datenlage der Therapieoptionen beim Pankreaskarzinom (Stand: März 2006)

Therapie	Gesicherte Daten vorhanden (EBM 1)	Positive Einzelergebnisse (EBM 2)	Datenlage unsicher (EBM 3)
Präoperativ neoadjuvant			+
Postoperativ adjuvant		+	
Palliativ 1st-line		+	
Palliativ 2nd-line			+
Komplementär		Ukrain (☞ 8.3.3.4)	

Literatur

1 Burris HA, Moore MJ, Andersen J et al.: Improvements in survival and clinical benefit as first-line therapy for patients with advanced pancreas cancer. A randomized trial. J Clin Oncol 15, 1997: 2403–2413

2 Glimelius B, Hoffman K, Sjoden PO, Jacobsson G, Sellstrom H, Enander LK, Linne T, Svensson C: Chemotherapy improves survival and quality of life in advanced pancreatic and biliary cancer. Ann Oncology 7, 1996: 593–600

3 Lockhart AC, Rothenberg ML, Berlin JD: Treatment for pancreatic cancer: current therapy and continued progress. Gastroenterology 128, 2005: 1642–1654

4 Louvet C, Labianca R, Hammel P et al.: Gemcitabine in combination with oxaliplatin compared with gemcitabine alone in locally advanced or metastatic pancreatic cancer: results of a GERCOR and GISCAD phase III trial. J Clin Oncol 23, 2005: 3509–3516

5 Moore MJ, Goldstein D, Hamm J, Figer A, Hecht J, Gallinger S, Au H, Ding K, Christy-Bittel J, Parulekar W: Erlotinib plus gemcitabine compared to gemcitabine alone in patients with advanced pancreatic cancer. A phase III trial of the National Cancer Institute of Canada Clinical Trials Group [NCIC-CTG]. J Clin Oncol (Meeting Abstracts) 23, 2005: 1

6 Neoptolemos JP, Stocken DD, Friess H et al.: European Study Group for Pancreatic Cancer. A randomized trial of chemoradiotherapy and chemotherapy after resection of pancreatic cancer. N Engl J Med 350, 2004:1200–1210

7 Neuhaus P, Oetle H, Post S et al.: a randomised, prospective, multicenter, phase III trial of adjuvant chemotherapy with gemcitabine vs. observation in patients with resected pancreatic cancer. J Clin Oncol (Meeting Abstracts) 23, 2005: 4013
8 Yang GY, Wagner TD, Fuss M, Thomas CR Jr: Multimodality approaches for pancreatic cancer. CA Cancer J Clin 55, 2005: 352–367

14.8 Hepatozelluläres Karzinom (Leberzellkarzinom)

Manfred P. Lutz

14.8.1 Epidemiologie

- **Inzidenz:** selten mit ca. 5 Neuerkrankungen pro 100000 Einwohner pro Jahr; eine Zunahme der Inzidenz in den westlichen Industrienationen wird beobachtet, mit bedingt durch den Anstieg der Hepatitis C Virus-Infektionen
- **Mortalität:** bei europäischen Patienten mit Leberzirrhose ist das HCC die häufigste Todesursache; in einigen Gebieten Südostasiens und Afrikas mit bis zu 150 Todesfällen pro 100000 Einwohner pro Jahr die häufigste Krebstodesursache
- **Geschlechtsverteilung:** Männer erkranken ca. 2-mal häufiger als Frauen

14.8.2 Ätiologie

Risikofaktoren

Über 80% der hepatozellulären Karzinome entstehen auf dem Boden einer Leberzirrhose. 5% der Patienten mit Leberzirrhose entwickeln ein hepatozelluläres Karzinom (HCC).

Die wichtigsten ätiologischen Faktoren entsprechen denen der Leberzirrhose: Weltweit ist die chronische Hepatitis B oder C, in westlichen Ländern der Alkoholabusus die häufigste Ursache.

Stoffwechselerkrankungen mit Leberbeteiligung, wie α1-Antitrypsinmangel, Hämochromatose, Morbus Wilson, hereditäre Tyrosinämie, Porphyria cutanea tarda, oder hepatotoxische Aflatoxine in Lebensmitteln stellen weitere Risikofaktoren dar.

Prävention

Präventiv wirksam sind Alkoholkarenz, Hepatitis-B-Impfprogramme oder eine antivirale Therapie der chronischen Hepatitis B und C.

Der Nutzen von regelmäßigen Screeninguntersuchungen bei Leberzirrhose ist nicht gesichert. Empfohlen werden halbjährliche Untersuchungen von Risikopatienten mit Sonographie und α-Fetoprotein-Bestimmung (AFP).

14.8.3 Einteilung

Auch beim hepatozellulären Karzinom existiert eine Tumorklassifikation nach dem TNM-Schema (☞ Tab. 14.8-1) sowie eine Stadieneinteilung nach den UICC-Richtlinien. Diese berücksichtigen allerdings nicht den Grad der Einschränkung der Leberfunktion bzw. die Resektabilität und sind deshalb von geringer Relevanz für die Praxis.

Wichtig ist zunächst eine einfache Einteilung des Tumorstadiums in:

- Lokalisiert resektabel (frühe Erkrankung)
- Lokalisiert unresektabel (Zwischenstadium)
- Fortgeschrittene Erkrankung.

Zur Einschätzung der Prognose und damit auch der verfügbaren Therapieoptionen eignen sich Klassifikationen, die neben der Tumorausbreitung auch die Leberfunktion einbeziehen, z. B. Okuda (☞ Tab. 14.8-2), Cancer-of-the-Liver-Italian-Program (CLIP; ☞ Tab. 14.8-3), Chinese University Prognostic Index (CUPI), Barcelona Clinic Liver Cancer (BCLC).

TNM-Klassifikation

☞ Tab. 14.8-1

Tab. 14.8-1: TNM-Klassifikation des hepatozellulären Karzinoms

TNM-Stadium	Befall, Größe
T1	Solitärer Tumor ohne Gefäßinvasion
T2	Solitärer Tumor mit einer Gefäßinvasion oder multiple Tumoren, keiner davon jedoch > 5 cm
T3	Multiple Tumoren > 5 cm oder Tumoren mit Befall eines größeren Astes der V. portae hepatis oder der Vv. hepaticae
T4	Tumoren mit direkter Invasion in Nachbarorgane (ausgenommen Gallenblase) oder mit Perforation des viszeralen Peritoneums
N1	Regionäre Lymphknotenmetastasen

Okuda-Stadieneinteilung

☞ Tab. 14.8-2

Tab. 14.8-2: Okuda-Stadieneinteilung des hepatozellulären Karzinoms

	0 Punkte	1 Punkte
Leberbefall	< 50%	> 50%
Aszites	Nein	Ja
Albumin	> 3 g/dl	< 3 g/dl
Bilirubin	< 3 mg/dl	> 3 mg/dl
Stadium und medianes Überleben		
0 Punkte	Stadium I	23–46 Monate
1–2 Punkte	Stadium II	6–16 Monate
3–4 Punkte	Stadium III	2–5 Monate

Klinische CLIP-Stadieneinteilung

☞ Tab. 14.8-3

Tab. 14.8-3: Klinische CLIP-Stadieneinteilung des hepatozellulären Karzinoms

	0 Punkte	1 Punkt	2 Punkte
Child-Pugh	A	B	C
Tumormorphologie, Leberbefall	1 Herd, < 50% der Leber	Mehrere Herde, < 50% der Leber	Massiver Befall, > 50% der Leber
AFP (ng/ml)	< 400	> 400	
Pfortaderthrombose	Nein	Ja	
CLIP-Score und medianes Überleben			
Frühstadium		CLIP-Score 0	31 Monate
Zwischenstadium		CLIP-Score 1	22 Monate
		CLIP-Score 2	9 Monate
		CLIP-Score 3	5 Monate
Fortgeschrittenes Stadium		CLIP-Score 4	2 Monate
		CLIP-Score ≥ 5	1 Monat

Histologie (☞ Tab. 14.8-4)

Primäre Leberzellkarzinome (hepatozelluläre Karzinome) müssen von Gallenwegskarzinomen (cholangiozellulären Karzinomen, CCC) und vor allem von sekundären Lebertumoren (Metastasen) differenziert werden. Mischformen mit cholangiozellulären Anteilen haben eine schlechte Prognose. Weitere seltene Lebertumoren sind die nicht epithelialen Hämangiosarkome oder embryonale Sarkome. Hepatoblastome kommen fast ausschließlich bei Kindern vor.

Die fibrolamelläre Variante des HCC unterscheidet sich durch eine bessere Prognose, wenn der Tumor reseziert werden kann. Dieser Subtyp ist häufiger bei jungen Patientinnen, wächst weniger aggressiv, exprimiert kein AFP und entsteht unabhängig von einer Zirrhose.

Tab. 14.8-4: Histologie des hepatozellulären Karzinoms

Histologie	M-Klassifikation
Hepatozelluläres Karzinom	8170/3
Cholangiozelluläres Karzinom	8160/3
Hepatozelluläres und cholangiozelluläres Karzinom	8180/3
Hepatoblastom	8970/3
Fibrolamelläres hepatozelluläres Karzinom	8171/3

Anatomische Regionen (ICD 10)

☞ Tab. 14.8-5

Tab. 14.8-5: Anatomische Regionen des hepatozellulären Karzinoms

Tumorlokalisation	ICD 10
Leberzellkarzinom	C22.0
Intrahepatische Gallenwege	C22.1
Hepatoblastom	C22.2
Angiosarkom der Leber	C22.3

14.8.4 Klinik

Da das hepatozelluläre Karzinom meist bei Patienten mit Leberzirrhose auftritt, wird das Beschwerdebild durch die Symptome der Grunderkrankung überlagert. Es gibt keine spezifischen Symptome. Ein unerklärlicher Gewichtsverlust, Spannungsgefühl oder Schmerzen im rechten Oberbauch, körperliche Abgeschlagenheit und hydropische oder ikterische Dekompensation der Leberzirrhose sind mögliche Zeichen. Bei ikterischen Patienten ist die Unterscheidung eines therapierbaren obstruktiven Ikterus von der prognostisch schlechten hepatozellulären Insuffizienz wichtig.

Bei Patienten ohne Leberzirrhose werden HCC nahezu immer in einem fortgeschrittenen Stadium aufgrund von tumorassoziierten Beschwerden wie Abgeschlagenheit, Gewichtsverlust, Schmerzen oder Fieber bei Tumornekrose diagnostiziert.

Kleine Tumoren sind üblicherweise asymptomatisch und werden meist bei Screeninguntersuchungen entdeckt. Der embryonale Tumormarker AFP kann die frühe Diagnose unterstützten. 70% der Patienten mit HCC haben erhöhte AFP-Spiegel. Weitere Tumoren mit erhöhter AFP-Produktion sind Keimzelltumoren und selten hepatoid differenzierte Magen- oder Pankreaskarzinome. Falsch-positive Werte finden sich auch bei viralen oder sonstigen Hepatitiden.

14.8.5 Ausbreitung

Hepatozelluläre Karzinome wachsen entweder verdrängend oder multifokal in der Leber, oft mit lokalen Lymphknotenmetastasen. Fernmetastasen treten häufig erst in fortgeschrittenen Tumorstadien auf. Die am häufigsten betroffenen Organe sind Lunge und Skelett, selten Nebennieren oder Hirn.

14.8.6 Diagnostik

Wichtig für die Einschätzung der Prognose und für die Abwägung der unterschiedlichen Therapieoptionen sind:

- Histologische Diagnosesicherung
- Definition der Tumorausdehnung
- Bestimmung der Leberfunktion.

Basisdiagnostik

- Anamnese, körperliche Untersuchung
- **AFP-Bestimmung:** eignet sich gut zur Verlaufskontrolle; nicht spezifisch für ein HCC, vor allem bei chronischer Hepatitis sind deutlich erhöhte Werte messbar; bei Werten > 20 ng/ml beträgt die Sensitivität ca. 60 %, die Spezifität 80 %, ab 400 ng/ml liegt die Spezifität bei über 95 %
- **Abdomensonographie** (Sensitivität ca. 70 %) oder **Drei-Phasen-CT der Leber** mit Kontrastmittel (Sensitivität 70 %, Spezifität ca. 80 %)
- **Leberbiopsie:** vor allem bei nicht resektablen Tumoren zur Differenzierung von primären oder sekundären Lebertumoren; nicht sinnvoll bei hochgradigem Tumorverdacht vor geplanter kurativer Resektion wegen der möglichen Tumorzellverschleppung und möglicher Stichkanalmetastasen

Weiterführende Diagnostik

- **MRT:** evtl. höhere Sensitivität bei der Detektion von kleinen Läsionen im Vergleich zum Spiral-CT und vor allem im Vergleich zur Sonographie, Indikation deshalb vor allem bei erhöhtem AFP und fehlendem Nachweis einer Raumforderung in CT oder Ultraschall
- **Angiographie:** prätherapeutisch vor geplanter transarterieller Chemoembolisation (TACE)
- **Endoskopie:** Ausschluss von Ösophagusvarizen

14.8.7 Differenzialdiagnosen

Bei nachweisbaren Raumforderungen ist die Differenzierung von benignen Veränderungen, wie z. B. der fokal nodulären Hyperplasie, Adenomen, Hämangiomen, oder fokalen Verfettungsstörungen wichtig, bei fortgeschrittener Zirrhose auch von Regeneratknoten.
Die häufigsten malignen Tumoren in der Leber sind Metastasen bei Primärtumoren außerhalb der Leber, selten auch cholangiozelluläre Karzinome. Mäßiggradige Erhöhungen des AFP sind nicht spezifisch für ein HCC und finden sich auch bei Hepatitis.

14.8.8 Konventionelle Therapie

Therapiegrundsätze

Durch die klinische Einteilung in verschiedene Stadien (☞ 14.8.3; z. B. nach Okuda oder CLIP, zusätzlich ECOG Performance Status und Child-Pugh) wird zunächst eine Einschätzung der Prognose vorgenommen. Auf Basis dieser Einteilung kann dann die Art der Behandlung festgelegt werden.
Tumoren in frühen Stadien (Tumor < 5 cm oder 3 Tumoren < 3 cm) können chirurgisch, mit einer Lebertransplantation oder durch lokal ablative Verfahren mit kurativem Ansatz behandelt werden.
Im Zwischenstadium, d. h. bei noch lokalisierten Tumoren ohne Fernmetastasen sind regionale Therapieverfahren sinnvoll. Patienten in Spätstadien profitieren wenig von einer Therapie.

Operative Therapie

Abhängig von Tumorgröße und -lokalisation und bei guter Funktion der restlichen Leber ist die chirurgische Resektion das bevorzugte **kurative** Therapieverfahren.
Als Vorbedingung zur Leberteilresektion müssen die Tumoren *in toto* mit ausreichender Parenchymreserve resezierbar sein bei weitgehend intakter Funktion der Restleber (Child-Pugh Stadium A, normales Bilirubin, Pfortaderdruck < 10 mmHg). Auch größere Tumoren oder Lokalrezidive können entfernt werden, evtl. nach primärer Vorbehandlung (z. B. Chemoembolisation) zur Tumorverkleinerung. Eine Tumorresektion ist bei ca. 20 % der Patienten möglich. Ein Vergleich mit lokal ablativen Verfahren steht aus.
Bei fortgeschrittener Leberzirrhose und mehreren kleinen Tumoren kann auch eine Lebertransplantation (evtl. als Segmenttransplantation nach Lebendspende oder Dominotransplantation) sinnvoll sein (☞ Tab.

14.8-6). Übliche Einschlussvoraussetzungen für die Lebertransplantation sind solitäre Tumoren < 5 cm oder nicht mehr als drei Tumoren < 3 cm, jeweils ohne Gefäßinvasion oder extrahepatische Metastasen entsprechend den Milan-Kriterien. Der große Vorteil einer Lebertransplantation besteht darin, dass sie gleichzeitig die Grunderkrankung behandelt. Nachteile sind die fehlende Verfügbarkeit von Spenderorganen und die notwendige Immunsuppression. Zur Überbrückung der Wartezeit werden lokal oder regional destruierende Verfahren angewendet, wenngleich keine Ergebnisse aus randomisierten Studien vorliegen.

Tab. 14.8-6: Exemplarische Überlebensraten nach chirurgischer Therapie beim hepatozellulären Karzinom

Befund	Therapie	1 Jahr	2 Jahre	3 Jahre
Keine Zirrhose	Resektion	81 %	60 %	44 %
	Transplantation	71 %	33 %	26 %
Zirrhose	Resektion	34 %	6 %	0 %
	Transplantation	63 %	43 %	41 %

Radiotherapie

Aufgrund der geringen Strahlentoleranz des gesunden Lebergewebes ist eine Radiotherapie bislang nicht weit verbreitet, obwohl das HCC prinzipiell strahlensensibel ist. Grundsätzlich ist eine perkutane konformale Radiotherapie bei tumorassoziierten Beschwerden möglich, sofern die nicht betroffene Leber ausreichend Funktionsreserven hat.

Lokale ablative Therapie

Tumoren < 5 cm sind transkutan durch lokal ablative Verfahren unter sonographischer oder radiologischer Kontrolle therapierbar. Alternativ anwendbare Verfahren sind die perkutane Alkoholinjektion (PEI) oder die Thermoablation, z. B. durch Radiofrequenzthermoablation (RFTA), laserinduzierte Thermotherapie (LITT) oder Kryotherapie. Nebenwirkungen aller transkutanen Verfahren sind Schmerzen, Fieber, Blutungen, Pneumothorax und selten Stichkanalmetastasen. Meist sind mehrere Sitzungen notwendig.

Gut geeignet für die lokale Ablation sind:

- Kompensierte Leberzirrhose Child A oder B
- Max. 3 Herde mit < 3 cm (max. < 5 cm) Durchmesser
- Keine Pfortaderinvasion oder extrahepatische Metastasierung
- Kein therapierefraktärer Aszites
- Kein Verschlussikterus.

Bei der PEI wird durch mehrfache Injektionen von 96 %igem Alkohol eine komplette Kolliquationsnekrose induziert. Das Verfahren ist kostengünstig und sonographisch gesteuert einfach durchführbar. Bei kompletter Destruktion kleinerer Herde sind im historischen Vergleich ähnliche Langzeitüberlebensraten wie nach Resektion möglich.

Zur lokalen Radiofrequenzthermoablation (RFTA) wird der Tumor mit einer Nadelelektrode radiologisch (Ultraschall, CT oder MRT) gesteuert punktiert und durch Anlegen eines hochfrequenten Wechselstroms wird das Gewebe um die Nadel erhitzt. Eine Therapiekontrolle ist mittels kontrastmittelunterstützten Ultraschalls oder mit CT bzw. MRT möglich. Alternative Verfahren nutzen eine laserinduzierbare Thermosonde (LITT) mit ähnlichem Effekt.

Im direkten Vergleich ist die lokale Tumorkontrolle nach RFTA besser als nach Alkoholinstillation, jedoch ohne Vorteil für das Gesamtüberleben. In der bisher größten Studie an 102 Patienten wurden nach 2 Jahren bei 4 % der RFTA-behandelten Patienten Lokalrezidive im Bereich des ursprünglich behandelten Tumors beobachtet gegenüber 38 % nach PEI. Tumorfrei blieben im selben Zeitraum 64 % bzw. 43 % der Patienten. Die relativ hohen Kosten der Radiofrequenzsonden werden durch die geringere Zahl an Therapiesitzungen (1,1 vs. 5,4 für die PEI) ausgeglichen.

Regionale Chemotherapie (Chemoembolisation)

Größere (> 5 cm), aber noch lokalisierte Tumoren ohne Fernmetastasen eignen sich für die regionale Therapie, da sie durch lokal ablative Maßnahmen allein nur schlecht beherrschbar sind. Ein anerkanntes Verfahren ist die selektive Sondierung der zuführenden Tumorarterie mit transarterieller Chemoembolisation (TACE) bzw. Embolisation, bei der die überwiegend arterielle Gefäßversorgung des Tumors im Vergleich zur portalvenös versorgten Restleber genutzt wird. Ein synergistischer Effekt der Chemotherapie (meist Cisplatin, Anthrazykline oder Mitomycin C) und der okkludierenden Partikel wird angenommen. Die Ansprechraten betragen um 35 % (16–61 %). Ein systematischer Review von 7 Studien mit 545 Patienten ergab einen Überlebensvorteil für die Chemoembolisation (OR 0,42; 95 %-Konfidenzintervall: 0,2–0,88), nicht jedoch für die Embolisation allein.

Wichtige Kontraindikationen für die TACE sind:

- Leberzirrhose Child-Pugh C

- Pfortaderthrombose
- Leberinsuffizienz (z. B. Quick < 40)
- Disseminierter Befall
- Verschlussikterus.

Die günstigsten Ergebnisse brachte eine Studie mit Doxorubicin/Gelfoam (☞ Tab. 14.8-7).

Tab. 14.8-7: Chemoembolisation beim hepatozellulären Karzinom

Wirkstoff	Dosierung	Art der Verabreichung	Anwendungszeitraum
Doxorubicin/Gelfoam			
Doxorubicin	• 75 mg/m² bei Bilirubin ≤ 1,5 mg/dl • 50 mg/m² bei Bilirubin ≤ 3 mg/dl • 25 mg/m² bei Bilirubin ≤ 5 mg/dl	i.a.	Tag 1
Wiederholung nach 2 Monaten, dann halbjährlich			
Cisplatin/Lipiodol			
Cisplatin	30 mg, gemischt mit 30 ml Lipiodol	i.a.	Tag 1
Wiederholung nach 2–3 Monaten			

Chemotherapie

Die systemische Hormon- oder Chemotherapie ist nur dann sinnvoll, wenn alle lokalen oder regionalen Therapiemaßnahmen ausgeschöpft sind.
Die **Wirksamkeit** der systemischen Chemotherapie ist **gering**. Ansprechraten erreichen selten mehr als 20%. Ein Effekt auf das Überleben wurde bisher nicht gezeigt. Aufgrund des vorbestehenden Leberschadens ist die Toxizität zudem erhöht. Die besten Ergebnisse wurden mit einer Monochemotherapie z. B. mit Doxorubicin oder anderen Anthrazyklinen erreicht.
Die Hormontherapie mit dem Antiöstrogen Tamoxifen ergab in mehreren großen randomisierten prospektiven Studien keinen reproduzierbaren Effekt auf das Tumorwachstum oder die Überlebenszeit der Patienten und sollte deshalb nicht mehr angewendet werden.
Nur in einer kleineren randomisierten Studie wurde durch die Gabe von Octreotid eine signifikante Verbesserung der Überlebenszeit erzielt. Dies war bisher allerdings nicht durch weitere Studien reproduzierbar.

14.8.9 Nachsorge

Keine Richtlinien vorhanden.

14.8.10 Prognose

Überlebenszeiten

Nach chirurgischer Leberresektion werden 5-Jahres-Überlebensraten von bis zu 40% berichtet, mit medianen Überlebenszeiten von knapp 3 Jahren. Ähnliche Ergebnisse finden sich auch nach lokal ablativer Therapie bei kleinen Tumoren. Bei fortgeschrittenen, inoperablen Karzinomen beträgt das mediane Überleben weniger als ein Jahr.

14.8.11 Datenlage der Therapieoptionen (☞ Tab. 14.8-8)

Tab. 14.8-8: Datenlage der Therapieoptionen beim hepatozellulären Karzinom (Stand: März 2006)

Therapie	Gesicherte Daten vorhanden (EBM 1)	Positive Einzelergebnisse (EBM 2)	Datenlage unsicher (EBM 3)
Präoperativ neoadjuvant		+	
Postoperativ adjuvant			+
Palliativ 1st-line	TACE		Systemische Chemotherapie
Komplementär			+

Literatur

1 Befeler AS, Di Bisceglie AM: Hepatocellular Carcinoma: Diagnosis and Treatment. Gastroenterology 122, 2002: 1609–1619
2 Belghiti J: Transplantation for liver tumors. Semin Oncol 32, 2005: 29–32
3 Bruix J, Llovet JM: Prognostic prediction and treatment strategy in hepatocellular carcinoma. Hepatology 35, 2002: 519–524
4 CLIP investigators. A new prognostic system for hepatocellular carcinoma: a retrospective study of 435 patients: the Cancer of the Italian Liver Program (CLIP) Investigators. Hepatology 28, 1998: 751–755
5 Greten TF, Blum HE, Manns MP, Geissler M: Therapie des hepatozellulären Karzinoms. Z Gastroenterol 44, 2005: 43–49
6 Kouroumalis E et al.: Treatment of hepatocellular carcinoma with octreotide: a randomized controlled study. Gut 42, 1998: 442–447

7 Lencioni RA et al.: Small hepatocellular carcinoma in cirrhosis: randomized comparison of radio-frequency thermal ablation versus percutaneous ethanol injection. Radiology 228, 2003: 235–240
8 Livraghi T et al.: Small hepatocellular carcinoma: treatment with radiofrequency ablation versus ethanol injection. Radiology 210, 1999: 655–661
9 Llovet JM and Bruix J: Systematic review of randomized trials for unresectable hepatocellular carcinoma: chemoembolization improves survival. Hepatology 37, 2003: 429–442
10 Llovet JM et al.: Arterial embolisation or chemoembolisation versus symptomatic treatment in patients with unresectable hepatocellular carcinoma: a randomised trial. Lancet 359, 2002: 1734–1739
11 Mazzaferro V et al.: Liver transplantation for the treatment of small hepatocellular carcinomas in patients with cirrhosis. N Engl J Med 334, 1996: 693–699
12 Ruers TJ, de Jong KP, Ijzermans JN: Radiofrequency for the treatment of liver tumours. Dig Surg 22, 2005: 245–253
13 Stipa F, Yoon SS, Liau KH, Fong Y, Jarnagin WR, D'Angelica M, Abou-Alfa G, Blumgart LH, Dematteo RP: Outcome of patients with fibrolamellar hepatocellular carcinoma. Cancer, 13. Februar 2006
14 Takada Y, Ueda M, Ito T, Sakamoto S, Haga H, Maetani Y, Ogawa K, Kasahara M, Oike F, Egawa H, Tanaka K: Living donor liver transplantation as a second-line therapeutic strategy for patients with hepatocellular carcinoma. Liver Transpl, 17. Februar 2006

14.9 Gallenblasen- und Gallengangskarzinome

Manfred P. Lutz

14.9.1 Epidemiologie

- **Vorkommen:** bösartige Neubildungen der Gallenwege sind selten; insgesamt stehen Gallenwegskarzinome an 12. Stelle der krebsbedingten Todesfälle bei Frauen und an 16. Stelle bei Männern
- **Inzidenz:** Frauen 5 und Männer 3 Neuerkrankungen pro 100000 Einwohner pro Jahr, wobei die Rate bei Frauen eine leicht sinkende Tendenz zeigt
- **Mortalität:** nur wenig geringer als die Inzidenz
- **Geschlechtsverteilung:** im Gegensatz zu allen anderen Karzinomen des Gastrointestinaltrakts sind Frauen häufiger betroffen als Männer

14.9.2 Ätiologie

Risikofaktoren

Karzinome der Gallenblase müssen von denen der Gallengänge unterschieden werden. Wichtigster Risikofaktor für Gallenblasenkarzinome ist das Gallensteinleiden; ca. 80 % der Betroffenen sind Träger von Gallensteinen. Dies erklärt auch, weswegen Inzidenz und Mortalität beim Gallenblasenkarzinom für Frauen höher liegen als für Männer. Die Gesamtinzidenz eines Karzinoms bei Cholezystektomie wegen Gallensteinen beträgt unter 1 %. Nach Entfernung der Gallenblase sinkt das Risiko, an einer bösartigen Neubildung der Gallenwege zu erkranken, innerhalb von 10 Jahren unter das Niveau der Allgemeinbevölkerung.

Die präventive Cholezystektomie ist bei allen Patienten mit chronischer Cholezystitis und Porzellangallenblase indiziert. Die Bedeutung von zufällig sonographisch entdeckten Gallenblasenwandpolypen ist unklar. Bei Polypen über 10 mm Größe und Wachstumstendenz kann eine Cholezystektomie sinnvoll sein.

Gallengangskarzinome treten gehäuft bei Patienten mit primär sklerosierender Cholangitis (PSC) und den damit assoziierten chronisch entzündlichen Darmerkrankungen auf. Bis zu 8 % der Patienten mit PSC entwickeln Gallengangskarzinome in einem Zeitraum über 5 Jahre. Chronische Infektionen der Gallenwege sind weitere Risikofaktoren. Vor allem betrifft dies Patienten mit Choledochuszysten, Caroli-Syndrom und anderen pyogenen chronischen Gallenwegsinfektionen.

Weitere mögliche Risikofaktoren sind eine hohe Gesamtkalorienzufuhr und eventuell auch Nitrosamine in der Nahrung, während die Ernährung mit viel frischen Früchten und Gemüse protektiv sein kann.

Prävention

Regelmäßige Darstellungen der Gallenwege (MRC oder ERCP) werden bei Patienten mit PSC empfohlen. Tumormarker haben keinen Stellenwert. Vorsorgemaßnahmen sind für die Allgemeinbevölkerung nicht notwendig.

14.9.3 Einteilung

TNM-Klassifikation

☞ Tab. 14.9-1, -2, -3

Tab. 14.9-1: TNM-Klassifikation des Gallenblasenkarzinoms

TNM-Stadium	Befall
T1	Tumor infiltriert Schleimhaut (T1a) oder Muskulatur (T1b)
T2	Tumor infiltriert perimuskuläres Bindegewebe, aber keine Ausbreitung jenseits der Serosa oder in die Leber

TNM-Stadium	Befall
T3	Tumor perforiert Serosa (viszerales Peritoneum) und/oder infiltriert direkt in die Leber und/oder ein Nachbarorgan
T4	Tumor infiltriert Stamm der V. portae oder A. hepatica oder in mindestens zwei Nachbarorgane/Strukturen (Magen, Duodenum, Kolon, Pankreas, Omentum, extrahepatische Gallengänge)
N1	Regionäre Lymphknotenmetastasen
M1	Fernmetastasen

Tab. 14.9-2: TNM-Klassifikation der Tumoren der extrahepatischen Gallenwege

TNM-Stadium	Befall
T1	Tumor auf Gallengang beschränkt
T2	Tumor infiltriert jenseits des Gallengangs
T3	Tumor infiltriert Leber, Pankreas und/oder unilaterale Äste der V. portae oder der A. hepatica propria (rechts oder links)
T4	Tumor infiltriert eine oder mehrere Nachbarstrukturen: Hauptstamm V. portae oder Äste bilateral, A. hepatica communis oder Nachbarorgane/Strukturen wie Kolon, Magen, Duodenum, Abdominalwand
N1	Regionäre Lymphknotenmetastasen

Tab. 14.9-3: TNM-Klassifikation des Papillenkarzinoms

TNM-Stadium	Befall
T1	Tumor begrenzt auf Ampulla Vateri oder Sphinkter oddi
T2	Tumor infiltriert in Duodenalwand
T3	Tumor infiltriert Pankreas
T4	Tumor infiltriert peripankreatisches Weichgewebe und/oder andere Nachbarorgane/Strukturen

UICC-Stadien

☞ Tab. 14.9-4

Tab. 14.9-4: UICC-Klassifikation von Gallenblasen- und Gallengangskarzinomen

AJCC-Stadium	TNM		
IA	T1	N0	M0
IB	T2	N0	M0
IIA	T3	N0	M0
IIB	T1–T3	N1	M0
III	T4	Jedes N	M0
IV	Jedes T	Jedes N	M1

Histologie (☞ Tab. 14.9-5)

Karzinome der Gallenblase müssen von denen der Gallengangsepithelien, d.h. von den eigentlichen cholangiozellulären Karzinomen, differenziert werden. Die Einteilung der Cholangiokarzinome erfolgt zunächst in intrahepatische (10%) und extrahepatische Karzinome. Die Karzinome der extrahepatischen Gallenwege werden je nach anatomischer Lokalisation in hilusnahe Karzinome („Klatskin-Tumoren"), in distale Gallengangskarzinome und in Papillenkarzinome unterteilt.

Histologisch sind die meisten Gallenwegskarzinome Adenokarzinome (> 90%), oft gut differenziert mit Muzinproduktion. Seltener sind papilläre, adenosquamöse, kleinzellige oder Plattenepithelkarzinome. Sehr selten sind nicht karzinomatöse Tumoren.

Tab. 14.9-5: Histologie der Gallengangskarzinome

Histologie	M-Klassifikation
Adenokarzinom n.n.b.	8140/3
Zystadenokarzinom	8161/3
Klatskin-Tumor	8162/3
Cholangiokarzinom	8160/3

Anatomische Regionen (ICD 10)

☞ Tab. 14.9-6

Tab. 14.9-6: Anatomische Regionen von Gallenblasen- und Gallengangskarzinomen

Tumorlokalisation	ICD 10
Gallenblase	C23.9
Extrahepatische Gallenwege	C24.0
Ampulla Vateri	C24.1
Überlappende Regionen	C24.8
n.n.b.	C24.9

14.9.4 Klinik

Sowohl bei Gallenblasen- als auch bei Gallengangkarzinomen fehlen charakteristische Frühsymptome. Appetit- und Gewichtsverlust ebenso wie eine tumorassoziierte Anämie oder Juckreiz bei Ikterus sind unspezifisch und treten erst spät auf.

Die häufigsten Beschwerden bei Gallenblasentumoren sind rechtsseitige Oberbauchschmerzen ähnlich denen bei Gallensteinleiden oder bei chronischer Cholezystitis. Bei Gallenblasentumoren ist ein Ikterus Zeichen eines fortgeschrittenen Tumors mit Invasion in die Gallen-

wege oder Kompression des Ductus choledochus bei isthmusnaher Lokalisation.
Gallengangstumoren manifestieren sich meist mit einem schmerzlosen Ikterus. Anamnestisch wird außerdem oft über Juckreiz seit mehreren Wochen berichtet. Bei jedem Fall von neu aufgetretenem Juckreiz sollte deshalb eine sonographische (oder radiologische) Untersuchung der Gallenblase und Gallenwege veranlasst werden.

14.9.5 Ausbreitung

Gallenblasenkarzinome überschreiten früh die relativ dünne Gallenblasenwand, die zudem nur eine Muskelschicht besitzt. Eine direkte Invasion in die Leber ist typisch. Bei Karzinomen im Infundibulum oder im Ductus cysticus ist eine Invasion in hiläre Gefäßstrukturen häufig. Der Metastasierungsweg erfolgt lymphogen vor allem in regionale Lymphknoten, hämatogen in die Lunge und seltener ins Gehirn und sehr oft durch direkte Tumoraussaat ins Peritoneum.

14.9.6 Diagnostik

Basisdiagnostik

- Anamnese und klinische Untersuchung
- **Labor:** insbesondere Cholestaseparameter, Transaminasen, Entzündungswerte und Quick-Wert (wegen der gestörten Resorption fettlöslicher Vitamine)
- **Abdomensonographie:** geringe Sensitivität bei der Tumordarstellung; gute Darstellbarkeit indirekter Tumorzeichen (v. a. Cholestase) und Metastasen
- **Röntgen Thorax**

Staging

Bei Hinweisen auf einen Gallenwegstumor sollte zunächst immer die Operabilität geklärt werden. Dazu muss die lokale Ausdehnung bestimmt und Fernmetastasen müssen ausgeschlossen werden. Eine transkutane oder endoskopische Punktion zur zytologischen bzw. histologischen Diagnosesicherung ist wegen der mangelnden Konsequenzen nur bei inoperablen Tumoren indiziert.

- **MRT mit MRCP:** eignet sich gut zur Diagnose extrahepatischer Stenosen der großen Gallengänge, zur Beurteilung eines Leberbefalls und damit zur Therapiestratifikation; allerdings fehlt die Möglichkeit zur therapeutischen Intervention und zytologischen bzw. histologischen Diagnosesicherung
- **ERCP:** vor allem bei Befall der perihilären, extrahepatischen und periampullären Gallenwege mit gleichzeitiger endoskopischer Therapie der Cholestase und mit der Möglichkeit zur Biopsie oder Zytologie; Risiko einer aszendierenden Cholangitis
- **Endosonographie:** bei Karzinomen der distalen Gallenwege gute Sensitivität und Spezifität zur präoperativen Beurteilung der Resektabilität, insbesondere auch zum Lymphknotenstaging
- **PTC:** präoperativ zur Bestimmung der intrahepatischen Tumorausdehnung ohne das Risiko einer aszendierenden Cholangitis; zur Therapie eines Verschlussikterus dann indiziert, wenn ein endoskopisches Vorgehen nicht möglich ist
- **CT:** zum präoperativen Staging intrahepatischer Tumoren oder zur Beurteilung eines Therapieerfolges bei der palliativen Behandlung

Weiterführende Diagnostik

CA 19-9 und CEA: im Rahmen der Primärdiagnostik unbedeutend, aber geeignet zur Diagnostik eines Rezidives nach R0-Resektion, zur Verlaufskontrolle bei der palliativen Behandlung oder als zusätzliche Diagnostik bei Patienten mit PSC. CA 19-9 ist falsch positiv bei Cholestase.

14.9.7 Differenzialdiagnosen

Extrahepatische Gallengangsstenosen finden sich auch bei entzündlichen Erkrankungen, beispielsweise bei chronischer Pankreatitis, nach Steinabgang oder bei chronischer Cholangitis. Hilusnahe Stenosen werden gelegentlich durch Metastasen extrahepatischer Tumoren (z. B. Mamma-, Kolonkarzinom etc.) verursacht. Die typischen intrahepatischen Stenosen der PSC ähneln malignen Stenosen und sind oft nur durch Verlaufskontrolle einzuschätzen. Bei klar abgrenzbaren intrahepatischen Tumoren handelt es sich meist um benigne Erkrankungen (z. B. Hämangiome, Adenome, fokal-noduläre Hyperplasie, Fettverteilungsstörungen etc.) oder um Metastasen anderer Primärtumoren. Die Differenzierung vom hepatozellulären Karzinom ist histologisch und durch die Bestimmung des AFP möglich.

14.9.8 Konventionelle Therapie

Therapiegrundsätze

Die vollständige chirurgische Resektion ist das einzige Therapieverfahren mit Aussicht auf Heilung bzw. auf ein längeres krankheitsfreies Intervall. Der Nutzen einer adjuvanten Therapie ist nicht gesichert.
In der palliativen Situation sind die Radiotherapie bei lokal fortgeschrittenen Tumoren oder die Chemotherapie bei metastasierten Tumoren möglich. Die endoskopische Therapie des Ikterus ist für viele Patienten die wichtigste palliative Therapiemaßnahme.

Operative Therapie

Therapie der Wahl beim Gallenblasenkarzinom ist die chirurgische R0-Resektion, bei Tumoren der Gallenblasenhinterwand mit Resektion der angrenzenden Leberareale und immer mit Lymphknotendissektion. Bei Tumorverdacht ist eine zweizeitige Operation, d. h. primär eine laparoskopische Cholezystektomie und bei positiver Histologie die Nachresektion in einer zweiten Sitzung möglich. Bei konsequenter onkologischer Nachresektion mit Lymphadenektomie wird die Prognose durch den zweizeitigen Eingriff nicht verschlechtert. Karzinome mit Invasion über die Muskulatur der Gallenblase (≥ T2) hinaus sollten ausgedehnt nachreseziert werden.
Das operative Vorgehen bei intrahepatischen Gallenwegskarzinomen entspricht dem bei primären Lebertumoren (hepatozellulären Karzinomen). Die Leberteilresektion ist Therapie der Wahl. Die Ergebnisse der Lebertransplantation sind bisher nicht überzeugend. Einzelne kleine Serien mit hochselektierten Patienten erreichen 3-JÜR von maximal 30 %.
Proximale extrahepatische Gallengangskarzinome (d. h. hilusnahe Klatskin-Tumoren) müssen ausgedehnt chirurgisch reseziert werden, damit die Patienten eine Chance auf ein rezidivfreies Überleben haben. In Zentren beträgt die perioperative Mortalität nach en-bloc-Resektion inzwischen unter 3 % und die 5-JÜR erreicht 30 %. Bei Karzinomen, die auf den Ductus choledochus begrenzt sind oder die allenfalls die Hepatikusgabel betreffen (Bismuth-Typ-I und -II), erreicht die 5-JÜR 55 %.
Irresektable Gallenblasen- und Gallenwegskarzinome können – falls endoskopische Maßnahmen fehlschlagen – von einer palliativen enterobiliären Anastomose profitieren.

Radiotherapie

Die perkutane Radiotherapie ist durch die unmittelbare Nachbarschaft der Gallenwege zu den strahlensensiblen Organen Leber und Dünndarm limitiert. Neue Techniken der konformalen Radiotherapie, ggf. auch in Kombination mit der intraluminalen Brachytherapie, vermeiden weitgehend die Mitbestrahlung umliegender Strukturen. Dadurch wird die hoch dosierte lokale Tumortherapie bei irresektablen Tumoren durchführbar. Kleinere Studien berichten über günstige Behandlungsergebnisse mit medianen Überlebenszeiten von 9–23 Monaten.
Eine Radiotherapie beim Gallengangskarzinom ist **palliativ,** eine kurative Dosierung ist nicht möglich. Mit 45–60 Gy kann eine Palliation mit Schmerzreduktion erreicht werden.
Eine weitere palliative Möglichkeit ist die intraduktale Brachytherapie, die perkutan transhepatisch eingeführt wird. Diese Therapieform in Verbindung mit einer endoskopischen Stenteinlage oder einer inneren Dränage kann den physiologischen Gallenabfluss erhalten.

Chemotherapie

☞ Tab. 14.9-7
Die systemische Chemotherapie ist **lebensverlängernd** und trägt zum Erhalt der Lebensqualität bei. Die Ansprechraten sind allerdings gering, sodass nur progrediente Tumoren mit messbaren Metastasen behandelt werden sollten. Bei ikterischen Patienten ist die Dränage der Gallenwege vorrangig, da dadurch sowohl die Lebensqualität als auch die Verträglichkeit der Chemotherapie verbessert werden können. Geprüfte Therapieschemata sind hier 5-FU in einer Kombination mit Cisplatin bzw. Oxaliplatin oder Gemcitabin als Einzelsubstanz.

Tab. 14.9-7: Kombinationschemotherapie beim Gallenblasen- und -wegskarzinom

Wirkstoff	Dosierung	Art der Verabreichung	Anwendungszeitraum
GEMOX-Schema			
Gemcitabin	1000 mg/m²	Infusion (100 Min.)	Tag 1
Oxaliplatin	100 mg/m²	Infusion (2 Std.)	Tag 2
Wiederholung alle 2 Wochen			

Wirkstoff	Dosierung	Art der Verabreichung	Anwendungszeitraum
PLF-Schema			
Cisplatin	50 mg/m²	Infusion (15 Min.)	1-mal wöchentlich, Woche 1, 3, 5
Folinsäure	500 mg/m²	Infusion (2 Std.)	1-mal wöchentlich, Woche 1–6
5-Fluorouracil	2000 mg/m²	Kontinuierliche Infusion (24 Std.)	1-mal wöchentlich, Woche 1–6
Wiederholung Woche 8			

Supportive Therapie

Ikterus ist das wichtigste Symptom irresektabler Gallenwegstumoren. Die endoskopische Einlage von Plastikprothesen oder Metallgitterstents kann ikterische Beschwerden, wie z.B. einen Pruritus, zuverlässig beheben. Bei Stentokklusion und der oft damit assoziierten bakteriellen Cholangitis sind regelmäßig Stentwechsel notwendig. Falls komplexe Stenosen durch Endoprothesen nur unzureichend behandelbar sind, ist die endoluminale photodynamische Therapie (PDT) eine sinnvolle Alternative.

Auch die tumorbedingte Kompression des Duodenums kann in einigen Fällen durch enterale Metallgitterstents behandelt werden.

14.9.9 Nachsorge

Da nach einer primären Operation keine weiteren kurativen Therapieoptionen bestehen, erfolgt die Nachsorge beschwerdeorientiert.

14.9.10 Prognose

Zufällig entdeckte Karzinome in Cholezystektomiepräparaten haben eine gute Prognose. Bei T1-Karzinomen genügt die alleinige Cholezystektomie, die 5-JÜR erreichen 85–100%. Wenn Symptome zur Diagnose führen, ist das Leiden in der Regel infaust. Die 5-JÜR liegt bei ≤5%.

14.9.11 Datenlage der Therapieoptionen

(☞ Tab. 14.9-8)

Tab. 14.9-8: Datenlage der Therapieoptionen bei Gallenblasen- und Gallengangskarzinomen (Stand: März 2006)

Therapie	Gesicherte Daten vorhanden (EBM 1)	Positive Einzelergebnisse (EBM 2)	Datenlage unsicher (EBM 3)
Präoperativ neoadjuvant			+
Postoperativ adjuvant			+
Palliativ 1st-line		+	
Palliativ 2nd-line			+
Komplementär			+

Literatur

1 Andre T, Tournigand C, Rosmorduc O et al.: GERCOR Group: Gemcitabine combined with oxaliplatin (GEMOX) in advanced biliary tract adenocarcinoma: a GERCOR study. Ann Oncol 15, 2004: 1339–1343

2 Capussotti L, Muratore A, Polastri R, Ferrero A, Massucco P: Liver resection for hilar cholangiocarcinoma: in-hospital mortality and longterm survival. J Am Coll Surg 195, 2002: 641–647

3 Ducreux M, Van Cutsem E, Van Laethem JL, Gress TM, Jeziorski K, Rougier P, Wagener T, Anak O, Baron B, Nordlinger B: EORTC Gastro Intestinal Tract Cancer Group: A randomised phase II trial of weekly high-dose 5-fluorouracil with and without folinic acid and cisplatin in patients with advanced biliary tract carcinoma: results of the 40955 EORTC trial. Eur J Cancer 41, 2005: 398–403

4 Ekbom A, Hsieh CC, Yuen J, Trichopoulos D, McLaughlin JK, Lan SJ, Adami HO: Risk of extrahepatic bile duct cancer after cholecystectomy. Lancet 342, 1993: 1262–1265

5 Frauenschuh D, Greim R, Kraas E: How to proceed in patients with carcinoma detected after laparoscopic cholecystectomy. Langenbecks Arch Surg 385, 2000: 495–500

6 Glimelius B, Hoffman K, Sjoden PO, Jacobsson G, Sellstrom H, Enander LK, Linne T, Svensson C: Chemotherapy improves survival and quality of life in advanced pancreatic and biliary cancer. Ann Oncology 7, 1996: 593–600

7 Lazaridis KN, Gores GJ: Cholangiocarcinoma. Gastroenterology 128, 2005: 1655–1667

8 Malik IA, Aziz Z, Zaidi SH et al.: Gemcitabine and Cisplatin is a highly effective combination chemotherapy in patients with advanced cancer of the gallbladder. Am J Clin Oncol 26, 2003: 174–177

9 Misra A et al.: Carcinoma of the gallbladder. Lancet Oncol 4, 2003: 167–176

10 Ortner ME, Caca K, Berr F, Liebetruth J, Mansmann U, Huster D, Voderholzer W, Schachschal G, Mossner J, Lochs H: Successful photodynamic therapy for nonresectable chol-

angiocarcinoma: a randomized prospective study. Gastroenterology 125, 2003: 1355 – 1363
11 Otto G, Romaneehsen B, Bittinger F, Monch C, Thelen M, Hadian A, Lohse AW: Preoperative imaging of hilar cholangiocarcinoma: surgical evaluation of standard practises. Z Gastroenterol 42, 2004: 9 – 14
12 Schiefke I, Zabel-Langhennig A, Wiedmann M, Huster D, Witzigmann H, Mossner J, Berr F, Caca K: Self-expandable metallic stents for malignant duodenal obstruction caused by biliary tract cancer. Gastrointest Endosc 58, 2003: 213 – 219
13 Schleicher UM, Staatz G, Alzen G, Andreopoulos D: Combined external beam and intraluminal radiotherapy for irresectable Klatskin tumors. Strahlenther Onkol 178, 2002: 682 – 687
14 Shimoda M, Farmer DG, Colquhoun SD, Rosove M, Ghobrial RM, Yersiz H, Chen P, Busuttil RW: Liver transplantation for cholangiocellular carcinoma: analysis of a single-center experience and review of the literature. Liver Transpl 7, 2001: 1023 – 1033

15 Urologische Tumoren

Joachim Preiß, Achim Schmieder, Stefan Siemer

15.1 Nierenkarzinom

Stefan Siemer

15.1.1 Epidemiologie

- **Inzidenz:** 8–11 Neuerkrankungen pro 100000 Einwohner pro Jahr
- **Geschlechtsverteilung:** Männer : Frauen = 2 : 1

15.1.2 Ätiologie

Risikofaktoren

- Rauchen
- Adipositas
- Chronische Niereninsuffizienz
- Erworbene zystische Nephropathie (5–10fache Risikoerhöhung)
- Von Hippel-Lindau-Erkrankung (~ 45% der Patienten bilden Nierenzellkarzinome)
- Positive Familienanamnese (ca. 10%)
- Tuberöse Sklerose (ca. 10%)

15.1.3 Einteilung

TNM-Klassifikation

☞ Tab. 15.1-1

Tab. 15.1-1: TNM-Klassifikation des Nierenkarzinoms

TNM-Stadium	Größe, Befall
T1	≤ 7 cm, begrenzt auf die Niere • T1a: ≤ 4 cm • T1b: 4–≤ 7 cm
T2	> 7 cm, begrenzt auf die Niere
T3a	Invasion in Nebenniere oder perirenales Gewebe unter der Gerota-Faszie
T3b	Invasion in Nierenvene oder V. cava unterhalb des Zwerchfells
T3c	Invasion in V. cava oberhalb des Zwerchfells
T4	Ausbreitung jenseits der Gerota-Faszie
N1	Solitäre Lymphknotenmetastase
N2	> 1 regionäre Lymphknotenmetastase

AJCC-Stadien

☞ Tab. 15.1-2

Tab. 15.1-2: AJCC-Stadien des Nierenkarzinoms

AJCC-Stadium	TNM		
I	T1	N0	M0
II	T2	N0	M0
III	T1–2 T3	N1 N0–1	M0 M0
IV	T4 T1–4 T1–4	N0–1 N2 N0–2	M0 M0 M1

Histologie

☞ Tab. 15.1-3

Tab. 15.1-3: Histologie des Nierenkarzinoms

Histologie	M-Klassifikation
Adenokarzinom	8312/3
Sarkom	8964/3
Klarzelliges Adenokarzinom	8310/3
Nephroblastom	8960/3

Anatomische Regionen (ICD 10)

☞ Tab. 15.1-4

Tab. 15.1-4: Anatomische Regionen des Nierenkarzinoms

Tumorlokalisation	ICD 10
Niere	C64
Nierenbecken	C65

15.1.4 Klinik

Frühsymptome sind nicht bekannt. Derzeit werden bis zu 70% aller Tumoren durch eine Sonographie des Abdomens aus anderen Ursachen bemerkt.

Spätsymptome eines fortgeschrittenen Tumors:

- Klassische Symptomtrias: Hämaturie, tastbarer Tumor, Flankenschmerzen
- Gewichtsabnahme
- Bei Einbruch bzw. Kompression in die linke V. renalis: Varikozele testis links nachweisbar

- Paraneoplastische Syndrome in bis zu 60 %, z. B. Polyzythämie, Hyper- oder Hypotonie, Polyneuropathie, hepatische Dysfunktion (Stauffer-Syndrom).

15.1.5 Ausbreitung

- Bei Tumorgröße < 3 cm nur selten Metastasierung
- Metastasierungswege der größeren Tumoren: Lunge (31 %), Knochen (15 %), regionäre Lymphknoten (14 %), ZNS (8 %), Leber (5 %), kontralaterale Niere (DD: Zweittumor).

15.1.6 Diagnostik

Standarduntersuchungen

- Labor: Kreatinin
- Urinstatus
- Sonographie mit Doppler
- Abdomen-CT

Staging

- Röntgen-Thorax und Thorax-CT
- Zusätzliche Staginguntersuchungen prätherapeutisch je nach Symptomatik

Weitere Untersuchungen

- i.v.-Ausscheidungsurogramm: bei Hämaturie zur Differenzialdiagnose eines Urothelkarzinoms
- Angiographie: wenn organerhaltende Operation geplant
- MRT, Cavographie, Duplex-Sonographie: zur Beurteilung der Gefäßinvasion
- CCT: bei neurologischen Ausfällen bzw. Besonderheiten
- Knochenszintigraphie: bei Symptomen oder erhöhter alkalischer Phosphatase

15.1.7 Differenzialdiagnosen

- Zystische Läsionen: sehr häufig benigne Zysten, benigne hämorrhagische Zysten, Zystenniere
- Hydronephrose
- Andere Malignome: Ductus-Bellini-Karzinom (Sammelrohrkarzinom), Urothelkarzinom
- Benigne Tumoren: Onkozytom, renales tubuläres Adenom
- Entzündliche Prozesse: Pyelonephritis, Abszess
- Intrarenales Hämatom

15.1.8 Konventionelle Therapie

Operative Therapie

Eine Operation ist die einzige **kurative** Therapieoption. Eine palliative Nephrektomie ist indiziert bei symptomatischen Patienten mit Schmerzen, Hämaturie, oder wenn ein Belassen des Tumors psychologisch nicht zumutbar ist. Bei asymptomatischen Patienten ist kein Überlebensvorteil nachweisbar.

Radikale Nephrektomie

Offener oder laparoskopischer Zugang. Entfernung der betroffenen Niere inklusive Fettkapsel, Gerota-Faszie und proximalem Ureter. Eine zusätzliche Adrenalektomie und Ausdehnung der Lymphadenektomie sind umstritten.

Organ erhaltende Operation

Die Organ erhaltende Operation ist elektiv möglich, wenn folgende Voraussetzungen gegeben sind:

- Tumorgröße < 4 cm (in einzelnen Zentren bis 7 cm)
- Periphere Tumorlage (Tumorresektion mit Sicherheitsabstand von ca. 10 mm).

Sie ist Therapie der Wahl bei:

- Bilateralen Tumoren
- Niereninsuffizienz
- Anatomischer bzw. funktioneller Einzelniere.

Weitere Eingriffe

- Palliative Embolisation: möglich bei Hämaturie und schlechtem Allgemeinzustand
- Metastasen-Resektion: solitäre (Lungen-)Metastasen sollten reseziert werden (bei 1 – 3 % der Patienten liegt zum Zeitpunkt der Diagnosestellung nur eine singuläre Metastase vor)

Radiotherapie

Prognose, Auftreten von Lokalrezidiven und Überleben können weder von einer prä- noch postoperativen Radiotherapie positiv beeinflusst werden.

Palliative Indikationen der Bestrahlung:

- Schmerzhafte Knochenmetastasen mit Frakturgefahr
- Singuläre Hirnmetastasen zur Senkung des Hirndrucks (Therapie von Kopfschmerzen); dazu operative Resektion bzw. stereotaktische Einzeitbestrahlung, gefolgt von einer Bestrahlung des gesamten Gehirns
- Multiple Hirnmetastasen: Ganzhirnbestrahlung (akzelerierte Fraktionierung).

Hormontherapie

Hat schlechte Ansprechraten (~ 2%), ist aber aufgrund der geringen Nebenwirkungen eher indiziert als eine Chemotherapie.
Die Kombination aus **Antiöstrogenen** (z.B. Tamoxifen 80 mg tgl.) und **Vinblastin** (10 mg wöchentlich, streng i.v.) hat eine Ansprechrate (No Change) von 15–20%. Gestagene sind in der Regel unwirksam.

Chemotherapie

Neoadjuvante oder adjuvante Therapien können die Prognose nicht verbessern. Nur weniger als 10% der Patienten sprechen auf eine Mono- oder Kombinationstherapie an. Außerhalb von Studien ist eine Chemotherapie daher **nicht indiziert.**

Neue Therapieansätze

In wie weit in Zukunft die neuen **Signaltransduktionshemmer** (z.B. Surafenib, Veraxar®) eine Verbesserung der Ergebnisse erbringen, muss abgewartet werden; die ersten Ergebnisse sind viel versprechend (Phase-I-Studien bis zu 40% Ansprechrate), mit der Zulassung ist im Jahr 2006 zu rechnen.
Derzeit laufen Studien zum Einsatz von **Lymphokinen** (Interferone und IL-2) kombiniert mit Zytostatika (5-FU):

- Vorteile: Remissionsraten 30–40%, 5% der Patienten überleben langfristig
- Nachteile: viele Nebenwirkungen und hohe Kosten
- Indikation: am ehesten bei jungen Patienten mit guter Prognose und gutem Allgemeinzustand (Lungenmetastasen, BSG < 70 mm/h, Neutrophile < 6000/µl).

Für die aktiv-spezifische Immuntherapie (ASI) und auch die Therapie mit Lymphokin-aktivierten Killerzellen konnte bisher keine signifikante Wirkung nachgewiesen werden.

15.1.9 Nachsorge

- **Nach radikaler Nephrektomie:** Körperliche Untersuchung, Sonographie, Röntgen-Thorax-Kontrollen und Routinelabor alle drei Monate. Bei unauffälligen Befunden nach zwei Jahren Abstände vergrößern.
- **Nach organerhaltender Operation:** Gleiche Kontrollen wie nach radikaler Nephrektomie. Zusätzlich ist in den ersten Jahren eine Abdomen-CT-Kontrolle drei Monate nach der Operation als Ausgangsuntersuchung durchzuführen, weitere Kontrollen mittels Sonographie. Bei Auffälligkeiten erneutes Abdomen-CT.

15.1.10 Prognose

5-JÜR

- **pT1–pT2:** 81–91%
- **pT3a:** 64–72%
- **pT3b:** 41–49%
- **pT4:** 16–20%
- Bei positivem Lymphknotenbefall **(N+):** zwischen 15 und 20%
- Bei **Fernmetastasen:** 12–20%

Prognosefaktoren

Je länger das tumorfreie Intervall, desto günstiger die Prognose. Aber auch nach mehr als 5 oder 10 Jahren können Fernmetastasen neu auftreten.

15.1.11 Datenlage der Therapieoptionen

(☞ Tab. 15.1-5)

Tab. 15.1-5: Datenlage der Therapieoptionen beim Nierenkarzinom (Stand: März 2006)

Therapie	Gesicherte Daten vorhanden (EBM 1)	Positive Einzelergebnisse (EBM 2)	Datenlage unsicher (EBM 3)
Präoperativ neoadjuvant			+
Postoperativ adjuvant			+
Palliativ 1st-line		STI's (☞ 15.1.8)	
Palliativ 2nd-line			+
Komplementär			+

Literatur

1 Allan JD et al.: Laparoscopic radical nephrectomy. Eur Urol 40, 2001: 17–23
2 Elias L et al.: A literature analysis of prognostic factors for response and quality of response of patients with renal cell carcinoma to interleukin-2-based therapy. Oncology 61, 2001: 91–101
3 Gago DM et al.: Family history and risk of renal cell carcinoma. Cancer Epidemiol Biomarkers Prev 10, 2001: 1001–1004
4 Patel PH et al.: Targeted therapy for metastatic renal cell carcinoma. Br J Cancer 2006: 1038
5 Siemer S et al.: Bildgebende Diagnostik vor Nierentumoroperationen. Urologe A 419, 2002: 289–297

15.2 Harnblasenkarzinom

Stefan Siemer, Achim Schmieder

15.2.1 Epidemiologie

- **Inzidenz:** ca. 30 Tumoren pro 100 000 Einwohner pro Jahr; das Harnblasenkarzinom stellt damit den fünfthäufigsten Tumor und 2 % aller Malignome dar
- **Alters- und Geschlechtsverteilung:** Auftreten meist zwischen dem 65. und 70. Lebensjahr, Männer : Frauen = 3 : 1

15.2.2 Ätiologie

Risikofaktoren

Die Mehrzahl der Blasenkarzinome ist exogen bedingt, Risikofaktoren sind:

- Rauchen (ca. 20 Pack-Years): wichtigster Risikofaktor
- Exposition mit aromatischen Aminen
- Z. n. Phenazetin-Abusus
- Chronische Zystitis (Harnwegsinfekt, Bilharziose).

Bei Vorliegen mehrerer Risikofaktoren steigt die Erkrankungswahrscheinlichkeit überproportional an.

15.2.3 Einteilung

TNM-Klassifikation

☞ Tab. 15.2-1

Tab. 15.2-1: TNM-Klassifikation des Harnblasenkarzinoms

TNM-Stadium	Befall, Größe
Ta	Papillär, nicht invasiv
T1	Infiltration in subepitheliales Bindegewebe
T2	Infiltration in den Muskel • T2a: oberflächliche Muskulatur (innere Hälfte) • T2b: tiefe Muskulatur (äußere Hälfte)
T3	Infiltration des perivesikalen Gewebes • T3a: mikroskopisch • T3b: makroskopisch
T4	Infiltration der perivesikalen Organe • T4a: Prostata, Uterus, Vagina • T4b: Becken- oder Bauchwand
N1	Solitär, ≤ 2 cm
N2	Solitär, 2–5 cm, multipel ≤ 5 cm
N3	≥ 5 cm

AJCC-Stadien

☞ Tab. 15.2-2

Tab. 15.2-2: AJCC-Stadien des Harnblasenkarzinoms

AJCC-Stadium	TNM		
0a	Ta	N0	M0
I	T1	N0	M0
II	T2a oder T2b	N0	M0
III	T3a, T3b oder T4a	N0	M0
IV	T4b Tx Tx	N0 N1–3 Nx	M0 M0 M1

Histologie

☞ Tab. 15.2-3

Tab. 15.2-3: Histologie des Harnblasenkarzinoms

Histologie	M-Klassifikation
Transitionalzell-Karzinom	8120/3
Tumor in situ	8120/2
Papilläres Karzinom	8130/3
Adenokarzinom	8140/3
Plattenepithelkarzinom	8070/3

Anatomische Regionen (ICD 10)

☞ Tab. 15.2-4

Tab. 15.2-4: Anatomische Regionen des Harnblasenkarzinoms

Tumorlokalisation	ICD 10
Trigonum vesicae	C67.0
Fundus	C67.1
Laterale Blasenwand	C67.2
Vordere Blasenwand	C67.3
Hintere Blasenwand	C67.4
Harnblasenhals	C67.5
Orificium ureteri	C67.6
Urachus	C67.7
Überlappende Regionen	C67.8
Harnblase n.n.b.	C67.9

15.2.4 Klinik

Wichtigstes Symptom ist die schmerzlose Hämaturie. Wenn eine entzündliche Ursache ausgeschlossen ist oder die Symptomatik nach Therapie weiter besteht, muss

unverzüglich eine weitere Diagnostik (Zystoskopie) erfolgen.
An Miktionsbeschwerden können auftreten: Dysurie, Urgesymptomatik, Pollakisurie, Nykturie.

15.2.5 Ausbreitung

- Häufig Ausbreitung per continuitatem
- Lymphogen: erste Lymphknotenstation ist die Obturatorius-Gruppe
- Hämatogen v. a. Metastasierung in Knochen und Leber.

Das Harnblasenkarzinom zeichnet sich aus durch eine hohe Rezidivrate und Neigung zur Progression im lokalen Tumorstadium, insbesondere bei primär oberflächlichen Tumoren (nach 3 Jahren 55 % Rezidive bei Ta und 70 % bei T1). Es ist häufig eine panurotheliale Erkrankung (weitere Tumoren im Urogenitaltrakt möglich).

15.2.6 Diagnostik

Basisdiagnostik

- Rektale und vaginale Untersuchung
- Urinstatus und -zytologie
- Abdomen-Sonographie
- Zystoskopie
- i.v.-Ausscheidungsurogramm

Weiterführende Diagnostik

- Röntgen-Thorax
- MRT-Becken (besser als CT)
- Rektoskopie: bei Verdacht auf Infiltration
- Knochenszintigraphie; bei Symptomen oder erhöhter alkalischer Phosphatase
- Systemische Quadranten-Biopsien (Blasenmapping): fakultativ bei allen oberflächlichen Tumoren, aber obligat bei multifokalen Tumoren, zystoskopisch auffälligen Bereichen (Tis) und bei Tumoren mit nicht einschätzbarer Infiltrationstiefe
- Neue Untersuchungsmethoden wie die 5-Aminolävulinsäure-Fluoreszenz-Zystoskopie oder die photodynamische Diagnostik befinden sich derzeit noch in experimentellem Stadium. Schnelltests, wie z. B. der BTA®-Test, zeigen eine geringe Spezifität.

15.2.7 Differenzialdiagnosen

Entzündliche Veränderungen.

15.2.8 Konventionelle Therapie

Therapiegrundsätze

Die Therapie ist abhängig von Tumorstadium, Differenzierungsgrad, Histologie, Multifokalität, Alter und Allgemeinzustand.

Operative Therapie

Oberflächliches Karzinom (Ta-T1, Tis)

- Transurethrale Resektion (TUR)
- Nachresektion bei multifokalem Wachstum bzw. bei T1-Tumoren nach 1 – 6 Wochen
- Instillationsbehandlung (☞ unten: intravesikale Therapie) bei pTa GII / GIII, pT1 GI / II und Cis zur Rezidivprophylaxe
- Derzeit laufen Studien zur TUR unter 5-ALS-Zystoskopie

Ab Stadium pT1 GIII bzw. bei multifokalem Cis

- Radikale Zystektomie mit pelviner Lymphadenektomie (abhängig vom Allgemeinzustand)
- Bei positivem Harnröhrenabsetzungsrand: Urethroektomie; zur Harnab- oder -umleitung Anlage eines Ileum- oder Kolon-Conduits, Ureterosigmoidostomie bzw. Sigma-Rektum-Pouch; einem Blasenersatz durch Pouchbildung oder Ersatzblase mit Anastomose an die Urethra
- Eine Organ erhaltende Operation ist bei konsequentem Einsatz der multimodalen Therapie bei 70 % der Patienten möglich. Voraussetzung: komplette Tumorektomie bei resektablen Tumoren, anschließend Radiotherapie. Engmaschige Kontrollen sind erforderlich.

Rezidive

Invasive Rezidive nach Organ erhaltender Primäroperation sollten bei operablen Patienten durch eine sekundäre Salvage-Zystektomie behandelt werden.

Radiotherapie

Urothelkarzinome sind strahlensensibel. Eine Indikation zur präoperativen Radiotherapie besteht jedoch nicht. Eine alleinige Radiotherapie kommt nur bei Patienten in Frage, die für eine radikale Zystektomie nicht geeignet sind bzw. eine Operation ablehnen. Radioonko-

logen empfehlen die definitive Radiotherapie auch für Patienten, die nicht R0 zystektomiert werden können.
Nach Organ erhaltender Operation erfolgt zur Rezidivvermeidung eine Bestrahlung mit einer Dosis von 55–60 Gy.
Bei fortgeschrittenen, transurethral nicht komplett resezierbaren Tumoren kann eine simultane, cisplatinhaltige Radiochemotherapie (☞ Tab. 15.2-5) eingesetzt werden (wahrscheinlich höhere Remissionsraten, bisher aber kein Überlebensvorteil nachgewiesen).

Kurative Therapie mit dem Ziel der Organerhaltung

Eine randomisierte Vergleichsstudie zwischen radikaler Zystektomie und Organ erhaltender alleiniger Radiotherapie beim invasiven Blasenkarzinom war und ist nicht durchführbar. In größeren retrospektiven Studien zeigte sich die primäre Radiochemotherapie fähig, bei einem hohen Prozentsatz der Patienten eine dauerhafte lokale Vollremission zu erzeugen und einen Erhalt der Harnblase bei 80% der 5-Jahre-Überlebenden zu bewirken. Nach moderner Radiotherapie ist eine zufrieden stellende Blasen-, Darm- und Sexualfunktion zu erwarten.
Voraussetzung für eine Organ erhaltende Radiotherapie ist die makroskopisch möglichst komplette transurethrale Tumorektomie.
Eine simultane Radiochemotherapie mit Cisplatin und 5-Fluorouracil ist erwiesenermaßen der alleinigen Radiotherapie überlegen und zeigte in Phase-II-Studien bei vorausgegangener maximaler makroskopischer TUR eine 5-JÜR von 54% mit erhaltener Blasenfunktion, bei einem Gesamtüberleben von 67% nach 5 Jahren.
Beim Versagen der Organ erhaltenden Radiochemotherapie kann eine Salvage-Zystektomie erfolgen.

Palliative Therapie

Ein gleichartiges Vorgehen ist auch bei lokal fortgeschrittenen, transurethral nicht komplett resezierbaren Tumoren möglich, allerdings mit schlechterem Ergebnis. Bei Fernmetastasen ist eine Radiotherapie zur Symptomkontrolle indiziert.

Intravesikale Therapie

Indiziert als adjuvante Therapie nach transurethraler Resektion (TUR) oberflächlicher Harnblasenkarzinome (☞ Tab. 15.2-6). Dadurch Reduktion der Rezidivhäufigkeit um 10–30% und Verlängerung des rezidivfreien Intervalls. Die Langzeittherapie ist der Kurzzeittherapie (6–12 Monate) nicht überlegen.

Tab. 15.2-5: Kombinierte Radiochemotherapie beim Harnblasenkarzinom

Wirkstoff	Dosierung	Art der Verabreichung	Anwendungszeitraum
Cisplatin			
Cisplatin	25 mg/m²	Infusion (30 Min.)	Tag 1–5
Wiederholung Tag 29, 2 Zyklen simultan zur Radiotherapie			
Radiotherapie	45 Gy plus 9 Gy Boost (5-mal 1,8 Gy/Woche)		Simultan zur Chemotherapie
Cisplatin/5-Fluorouracil			
Cisplatin	20 mg/m²	Infusion (20 Min.)	Tag 1–5
5-Fluorouracil	600 mg/m²	Dauerinfusion über 24 Std.	Tag 1–5
Wiederholung Tag 29, 2 Zyklen simultan zur Radiotherapie			
Radiotherapie	54–59,4 Gy, 5-mal 1,8 Gy/Woche		Simultan zur Chemotherapie
Dreidimensional geplante konformale Radiotherapie ist Standard.			

Bewährte Substanzen: Thiotepa, Adriamycin/Epirubicin und Mitomycin sowie als Immuntherapie BCG (abgeschwächter Stamm von Mycobacterium bovis). Bei niedrigem Progressionsrisiko sind die Chemotherapie und die BCG-Therapie gleichwertig. Besteht eine hohes Progressionsrisiko (G3-Tumoren, Rezidiv-Tumoren), ist die BCG-Therapie überlegen.

BCG-Instillation (☞ 8.3.2.7)

- Frühestens 2 Wochen nach TUR beginnen
- Lokalreaktion: 6–24 Std. nach der Therapie heftige entzündliche Blasenreaktion, Schmerzen, Dysurie, Pollakisurie, Hämaturie; lokale Langzeitnebenwirkungen sind selten (Ureterobstruktion, Epididymoorchitis und Blasenwandsklerose: 0,2–0,4%)
- Allgemeinsymptome: vorübergehend Grippesymptomatik (ca. 25%), Fieber (3%), Pneumonitis oder Hepatitis (0,7%) sowie Arthralgien (0,5%); Vermeidung der Allgemeinsymptome durch Isoniacid-Gabe möglich, ohne dass es zu einem Wirkverlust kommt; eine Dosisreduktion ist nicht sinnvoll
- Kontraindikationen: aktive Tuberkulose, Immunsuppression (z.B. HIV-Infektion)

Zytostatikainstillation

- Lokalreaktion: chemische Zystitis (15–20%)
- Systemische Nebenwirkungen mit Myelodepression treten nicht auf

Tab. 15.2-6: Intravesikale Therapie beim Harnblasenkarzinom

Substanz	Dosierung	Induktionstherapie	Erhaltungstherapie
BCG	81 mg = 1–5-mal 10^8 Keime	1-mal wöchentlich über 6 Wochen; 2. Serie bei Rezidiv mit niedrigem Progressionspotenzial	1-mal wöchentlich über 3 Wochen nach 3 und 6 Monaten; dann halbjährlich bis 3 Jahre
Doxorubicin	40 mg absolut	1-mal wöchentlich über 6–8 Wochen	1-mal monatlich über 6–12 Monate
Mitomycin	20 mg absolut	1-mal wöchentlich über 6–8 Wochen	1-mal in 6–12 Monaten
Thiotepa	60 mg absolut	1-mal wöchentlich über 6–8 Wochen	–

Chemotherapie

Es gibt bei der aktuellen Datenlage **keine Indikation** für eine adjuvante Chemotherapie nach TUR oder eine neoadjuvante Chemotherapie vor geplanter Zystektomie.

Rezidivtherapie

Beim Lokalrezidiv oder bei Metastasierung kann eine systemische Therapie als **palliative** Maßnahme sinnvoll sein. Die Therapieentscheidung muss den Allgemeinzustand des Patienten, die Tumorprogredienz und die Beeinträchtigung der Lebensqualität durch die Chemotherapie berücksichtigen. Nach zwei Zyklen muss die Wirksamkeit überprüft werden.
Die Überlegenheit der Polychemotherapie (☞ Tab. 15.2-7) gegenüber einer Monotherapie ist gesichert:

- M-VAC: mediane Überlebensrate 12,6 Monate
- Cisplatin: mediane Überlebensrate 8,7 Monate.

Vor allem nach M-VAC zeigt sich häufig eine Knochenmarksdepression, die eine Dosisreduktion erforderlich macht. Durch gleichzeitige Gabe von G-CSF können Leukopenien vom Grad 3 reduziert werden. In den folgenden Zyklen sollte G-CSF prophylaktisch verabreicht werden.
Therapieansätze mit Gemcitabin, Taxanen und Retinoiden werden zurzeit in Studien geprüft.

Tab. 15.2-7: Kombinationschemotherapie beim Harnblasenkarzinom (Rezidiv)

Wirkstoff	Dosierung	Art der Verabreichung	Anwendungszeitraum
EORTC-Schema			
Cisplatin*	70 mg/m²	Infusion (30 Min.)	Tag 1
Methotrexat	30 mg/m²	i.v.	Tag 8 und 15
Wiederholung Tag 22			
M-VAC-Schema			
Methotrexat	30 mg/m²	i.v.	Tag 1, 15**, 22**
Vinblastin	3 mg/m²	i.v.	Tag 2, 15**, 22**
Adriamycin***	30 mg/m²	i.v.	Tag 2
Cisplatin*	70 mg/m²	Inf. (30 Min.)	Tag 2
Wiederholung Tag 29			

* Bei normaler Nierenfunktion und mit prä- und posttherapeutischer Hydratation
** Nur bei ausreichender Knochenmarkfunktion
*** M-VEC-Schema: Adriamycin wird durch Epirubicin ersetzt

15.2.9 Nachsorge

Kontroll-Zystoskopie und -Zytologie durch den Urologen regelmäßig alle drei Monate. Nach Zystektomie mit verbliebener Harnröhre gleichzeitig Urethroskopie und Zytologie der Harnröhre. Röntgen-Thorax, Sonographie, Routine-Labor, Blutgasanalyse zunächst alle drei Monate. Später Abstände vergrößern. CT oder MRT nach 6, 12, 24 und 36 Monaten.

15.2.10 Prognose

Bei radikaler Operation 5-JÜR von 50–90%, bei lokal fortgeschrittenen Tumoren nach Radiotherapie je nach Stadium 26–73%.

15.2.11 Datenlage der Therapieoptionen (☞ Tab. 15.2-8)

Tab. 15.2-8: Datenlage der Therapieoptionen beim Harnblasenkarzinom (Stand: März 2006)

Therapie	Gesicherte Daten vorhanden (EBM 1)	Positive Einzelergebnisse (EBM 2)	Datenlage unsicher (EBM 3)
Präoperativ neoadjuvant		+	

Therapie	Gesicherte Daten vorhanden (EBM 1)	Positive Einzelergebnisse (EBM 2)	Datenlage unsicher (EBM 3)
Postoperativ adjuvant		+	
Palliativ 1st-line	+		
Palliativ 2nd-line		+	
Palliativ 3rd-line			+
Komplementär		+	

Literatur
1 Amling CL: Diagnosis and management of superficial bladder cancer. Curr Probl Cancer 25, 2001: 219–278
2 Koga F et al.: Risk factors for the development of bladder transitional cell carcinoma following surgery for transitional cell carcinoma of the upper urinary tract. Urol Int 67, 2001: 135–141
3 Lehmann J et al.: The role of adjuvant chemotherapy for locally advanced bladder cancer. World J Urol 19, 2001: 133–140
4 Roedel C et al.: Organ preservation in patients with invasive bladder cancer: initial results of an intensified protocol of transurethral surgery and radiation therapy plus concurrent cisplatin and 5-fluorouracil. Int J Radiat Oncol Biol Phys 52, 2002: 1303–1309
5 Sengelov L et al.: Metastatic urothelial cancer: evaluation of prognostic factors and change in prognosis during the last twenty years. Eur Urol 39, 2001: 634–642

15.3 Prostatakarzinom

Stefan Siemer, Achim Schmieder

15.3.1 Epidemiologie

- **Vorkommen:** Das Prostatakarzinom ist der häufigste Tumor des Mannes überhaupt.
- **Inzidenz:** Ist von unterschiedlichen Faktoren abhängig. Während in China das Prostatakarzinom mit 1,3 Neuerkrankungen pro 100 000 Männer pro Jahr selten ist, werden in Deutschland jährlich 30 Neuerkrankungen pro 100 000 Männer diagnostiziert. In der amerikanischen Bevölkerung sind Schwarze um ca. 50 % häufiger betroffen als Weiße.
- **Prävalenz:** Ist nach Autopsiestudien deutlich höher, wobei allerdings nur ca. eines von zehn latenten Prostatakarzinomen klinisch auffällig wird.
- **Mortalität:** In Deutschland sterben ca. 12 000 Männer pro Jahr an den Folgen eines Prostatakarzinoms.
- **Altersverteilung:** Bei 90-Jährigen kann fast immer ein Prostatakarzinom nachgewiesen werden (meist ohne klinische Relevanz!), während bei Patienten unter 40 Jahren dieses Karzinom nur in Ausnahmefällen festgestellt wird.

15.3.2 Ätiologie

Gegenwärtig existieren keine klaren Kenntnisse zur Ätiologie des Prostatakarzinoms.

Risikofaktoren

Bei der Entstehung spielt möglicherweise eine Vielzahl von Faktoren eine Rolle, unter anderem werden heute diskutiert:

- Genetische Faktoren (u.a. Mutations-Lokus 1q24–25): 15 % aller Karzinome sind hereditär bedingt; bei einer positiven Familienanamnese steigt das Risiko um das 2–3fache an
- Hormonelle Faktoren: erfolgt eine Kastration noch vor der Pubertät beträgt das Karzinomrisiko = 0
- Ernährung: z. B. fettreiche Nahrung, tierische Eiweiße
- Infektionskrankheiten der Harnröhre (kontroverse Ergebnisse).

15.3.3 Einteilung

Einteilung der Prostata nach Zonen

Die Prostata wird heutzutage nach McNeal in drei unterschiedliche Zonen eingeteilt:

- **Periphere Zone:** dem Rektum anliegend; dort sind ca. 90 % aller Prostatakarzinome lokalisiert
- **Zentrale Zone:** dort werden Karzinome nur selten jeweils um einen Ductus ejaculatorius gefunden
- **Übergangszone:** um die proximale Harnröhre; 10 % aller Karzinome entstehen dort, wo sich auch die benigne Prostatahyperplasie entwickelt.

TNM-Klassifikation

☞ Tab. 15.3-1

Tab. 15.3-1: TNM-Klassifikation des Prostatakarzinoms

TNM-Stadium	Befall
T1	Weder tast- noch sichtbar (Zufallsbefund) • T1a: Tumoranteile < 5 % des resezierten Gewebes • T1b: Tumoranteile > 5 % des resezierten Gewebes • T1c: Tumordiagnose durch Nadelbiopsie (ein oder beide Lappen)

TNM-Stadium	Befall
T2	Tumor begrenzt auf die Prostata • T2a: ein Lappen betroffen • T2b: beide Lappen betroffen
T3	Tumordurchbruch durch die Prostatakapsel • T3a: uni- oder bilateral • T3b: Einbruch in die Samenblase
T4	Tumorinfiltration in andere Nachbarstrukturen als Samenblase: Blasenhals, M. sphincter ani externus, Rektum, M. levator ani, Beckenwand
N1	Regionäre Lymphknotenmetastasen
M1	Fernmetastasen • M1a: nicht regionäre Lymphknotenmetastasen • M1b: Knochenmetastasen • M1c: andere Organmetastasen

AJCC-Stadien

☞ Tab. 15.3-2

Tab. 15.3-2: AJCC-Stadien des Prostatakarzinoms

AJCC-Stadium	TNM, Grading			
I	T1a	N0	M0	G1
II	T1a T1b/c T2	N0 N0 N0	M0 M0 M0	G2, 3–4 G1–4 G1–4
III	T3	N0	M0	G1–4
IV	T4 T1–4 T1–4	N0 N1 N0–1	M0 M0 M1	G1–4 G1–4 G1–4

Histologie

☞ Tab. 15.3-3

Ca. 98 % aller Karzinome entstehen aus dem Drüsenepithel (Adenokarzinom) der Prostata; nur selten werden Übergangszellkarzinome oder Plattenepithelkarzinome festgestellt.

Tab. 15.3-3: Histologie des Prostatakarzinoms

Histologie	M-Klassifikation
Adenokarzinom	8140/3
Transitional	8120/3
Kleinzellig	8041/3
Undifferenziert	8020/3

Grading und Gleason-Score

☞ Tab. 15.3-4

Tab. 15.3-4: Grading und Gleason-Score des Prostatakarzinoms

Histologie	Grading	Gleason-Score
Gut differenziert bzw. leichte Anaplasie	1	2–4
Moderat differenziert	2	5–6
Moderat bzw. schlecht differenziert	2	7
Schlecht differenziert	3	8–10
Undifferenziert	4	11–12

ICD 10

C61

15.3.4 Klinik

Das Prostatakarzinom hat keine Frühsymptome. Nur durch eine fachbezogene Vorsorgeuntersuchung kann heute dank verbesserter diagnostischer Möglichkeiten die Früherkennung relativ sicher erfolgen.

Ein Großteil der Prostatakarzinome wird heute als Frühkarzinome (inzidentell oder mikroskopisch) festgestellt, ohne dass eine sichere Aussage über die biologische Potenz gemacht werden kann. Eine Vorhersage, welches Prostatakarzinom klinisch relevant wird, ist allein anhand des histologischen Gradings und Höhe des PSA-Werts nicht möglich. Dies erschwert die therapeutischen Empfehlungen.

Symptome beim fortgeschrittenen Tumor:

- Blasenentleerungsstörung
- Knochenschmerzen
- Harnstauungsniere(n)
- Gewichtsabnahme.

15.3.5 Ausbreitung

Häufig kommt es zunächst zu einer lymphogenen und anschließend erst zu einer hämatogenen Metastasierung:

- Lymphogene Metastasierung: erste Station Fossa obturatoria, dann präsakrale und inguinale Lympknoten
- Hämatogene Metastasierung: bevorzugt Skelettsystem (LWS, Femur, Becken, Rippen, Schädel, Humerus; osteoblastische Metastasen).

15.3.6 Diagnostik

Basisdiagnostik

Bei V. a. Prostatakarzinom und im Rahmen der jährlichen Krebsvorsorgeuntersuchung (allgemein ab dem 45. Lebensjahr; bei Risikogruppen ab dem 40. Lebensjahr):

- **Rektale Untersuchung:** erfolgt meist in der Knie-Ellbogen-Lage oder in der Seitenlage; unabhängig von weiteren Befunden sollte ein auffälliger Tastbefund immer mit einer Biopsie abgeklärt werden
- **Bestimmung des Prostata-spezifischen Antigens** (PSA-Bestimmung): wird im Rahmen der Krebsvorsorgeuntersuchung nicht bezahlt; bei einem PSA > 4 ng/ml Biopsie erforderlich; von einigen Autoren wird bereits bei Patienten < 60. Lebensjahr und einem PSA von 2,5 – 4,0 ng/ml eine Biopsie empfohlen

> ! Blutentnahme von PSA vor digitaler Palpation der Prostata.

- **Transrektale Endosonographie:** wird in der Krebsvorsorgeuntersuchung nicht bezahlt; Vorteil: gute Auflösung bei Spezialschallköpfen von 7,5 MHz; meist kann im Rahmen der Endosonographie eine Biopsie unter sonographischer Kontrolle durchgeführt werden; bei Verwendung von sog. Biopsiepistolen geringe Schmerzbelastung; in der Regel werden insgesamt 6 Stanzen (jeweils links und rechts: Apex, Mitte, Basis) entnommen
- **Ausscheidungsurographie:** bei auffälligem Ultraschall oder vor geplanter Operation
- **Röntgen-Thorax:** zur Abklärung von Lungenmetastasen

Weiterführende Diagnostik

- PSA > 10 ng/ml: Knochenszintigramm, Oberbauchsonographie
- CT und MRT (auch mit endorektalen Spulen) sind für die Planung des weiteren Prozedere im Einzelfall hilfreich

15.3.7 Differenzialdiagnosen

- Adenome
- Metastasen in der Prostata (selten)

15.3.8 Konventionelle Therapie

Therapiegrundsätze

Lokal begrenztes Prostatakarzinom (pT1 – 2 N0 M0)

Kurativer Therapieansatz. Mögliche Therapieoptionen:

- Operation: radikale Prostatovesikulektomie
- Radiotherapie: konformale Hochdosis-Radiotherapie, IMRT oder interstitielle Brachytherapie.
- Es besteht heute keine klare Evidenz für die Überlegenheit einer dieser beiden Therapieoptionen.

Metastasiertes Prostatakarzinom

- Primäre Therapieoption: Erhaltung der Remission und damit der Lebensqualität. Dies wird v. a. durch eine hormonale Androgen-Ablation ereicht. Lokalisierte schmerzhafte Knochenmetastasen sollten bestrahlt werden (Schmerzlinderung in 80 %). Eine zytostatische Therapie hat nur eine sehr begrenzte Wirksamkeit (meist < 20 % Ansprechrate) und ist nur als ultima ratio (kausale Schmerztherapie) indiziert.
- Patienten mit einer Lebenserwartung < 10 Jahre: „watchful waiting" ist jeder anderen Therapie vorzuziehen. Das Prostatakarzinom im Senium hat häufig klinisch keine Bedeutung, die unten aufgeführten Therapieempfehlungen gelten daher auch nicht für diese Gruppe, da die NW der meisten Therapieoptionen jeden Vorteil einer Remission aufheben. Ein 70-jähriger Patient hat z. B. nur ein ca. 10 %iges Risiko, an seinem Prostatakarzinom zu versterben.
- Vor allem in den USA wird in zunehmendem Maße eine kombinierte Hormonblockade unter Verwendung eines α-Reduktasehemmers (Finasterid, beispielsweise Proscar®), eines reinen Antiandrogens (Flutamid, z. B. Eulexin®; Bicalutamid, z. B. Casodex®) und eines LHRH-Agonisten (Goserelin, z. B. Zoladex; Leuprorelin, z. B. Trenantone) angewendet. Diese Behandlungsmethode („Leibowitz-Methode", Triple-Therapie) wird von unterschiedlichen Autoren auch bei lokal begrenzten Tumoren empfohlen.

Operative Therapie

Bei der radikalen Prostatovesikulektomie wird die gesamte Prostata mit den Samenblasen und der darüber liegenden Denovillier-Faszie entfernt.

Stadienadaptierte Therapie

- Stadium T1a, b, c (I): radikale Prostatovesikulektomie
- Stadium T2 pN0 M0 (II): Auf die Prostata begrenzte Tumoren werden radikal entfernt. Im lokal begrenz-

ten Stadium ist damit eine Lebenserwartung entsprechend der gleichaltrigen Normalbevölkerung möglich.

- Stadium T3 pN0 M0 (III): Radikale Prostatovesikulektomie. 35 – 75 % der Patienten haben nach 3 – 5 Jahren einen PSA-Anstieg. Neben der verzögerten hormonellen Therapie (bei PSA-Anstieg) werden eine adjuvante Hormontherapie oder eine adjuvante Radiotherapie diskutiert.
- Stadium T1 – 3 N1 M0 und Stadium T4 und/oder M1 (IV): Die hormonelle Therapie steht im Vordergrund. Bei obstruktiven Miktionsbeschwerden kann zusätzlich noch eine palliative transurethrale Resektion erfolgen.

Alternative Verfahren

- Retropubische Prostatovesikulektomie: die häufigste Form; Vorteil: gleichzeitige Lymphadenektomie möglich
- Perineale Prostatovesikulektomie: bei PSA < 10 ng/ml wird zum Teil auf die Lymphadenektomie verzichtet; somit geringere Morbidität
- Laparoskopische Prostatovesikulektomie: geringere Morbidität, aber lange Operationszeiten, hoher technischer und finanzieller Aufwand

Postoperative Komplikationen

- Mortalität: 0 – 1,5 %
- Anastomoseninsuffizienz: 1,2 – 4 %
- Drittgradige Inkontinenz: 2 – 7,7 %; vorübergehende Inkontinenz bis zu 20 %
- Erektile Impotenz: 80 – 100 % bei nicht Nerv erhaltenden Operationen

Besonderheiten

- Eine Nerven erhaltende Operation (Potenzerhalt!) ist bei Patienten mit einem einseitigen Karzinombefall der Prostata ohne Beteiligung des Apex möglich.
- Bei positiven Absetzungsrändern wird in Studien die Effektivität der lokalen Radiotherapie und der hormonellen Therapie versus „watchful waiting" untersucht.

Radiotherapie

Es existieren keine randomisierten Studien, die die Langzeitergebnisse der Prostatektomie mit denen der (verschiedenen Arten der) Strahlentherapie vergleichen. Große Serien amerikanischer Tumorkliniken zeigen, dass bei der Gegenüberstellung von 10-Jahres-Ergebnissen die verschiedenen Therapiemodalitäten Prostatektomie, externe Radiotherapie und Brachytherapie mit Seeds bei den niedrigen Stadien des Prostatakarzinoms (T1 und T2) bezüglich Rezidivfreiheit fast identisch sind. Die Prostatektomie hat derzeit noch den Vorteil längerer Nachbeobachtungszeit. Die Therapien unterscheiden sich nur in ihrem Nebenwirkungsspektrum. Eine interdisziplinäre Beratung unter Berücksichtigung der Lebensqualität und individueller Wünsche sollte daher Grundlage der Therapieentscheidung sein.

Der kurative Effekt der Strahlentherapie ist erwiesenermaßen von der Dosishöhe abhängig. Erst seit es möglich wurde, Dosen von > 72 Gy nebenwirkungsarm zu applizieren, ist eine langfristig kurative Wirkung nachweisbar. Niedrigere Dosen haben signifikant schlechtere Ergebnisse. Die Steigerung der Dosis mittels intensitätsmodulierter Radiotherapie (IMRT) auf 81 Gy hat die 10-Jahres-Rezidivfreiheit im low-risk-Stadium auf 91 % erhöht (Daten des Memorial Cancer Center, New York). Ziel der Behandlung ist eine hohe Remission bei minimaler Belastung der Harnröhre, des Rektums und der Harnblase.

Für kurative Therapieansätze sind nur die lokalisierten Stadien des Prostatakarzinoms zugänglich, die keine pelvinen Lymphknotenmetastasen haben (T1 – 3 N0 M0). Man unterscheidet bei den nicht operierten lokalisierten Stadien 3 Gruppen, die verschiedene Therapieoptionen beinhalten (☞ Tab. 15.3-5). Bei intermediärem und hohem Risiko zeichnet sich in Studien eine Überlegenheit der Kombination von Radio- und Hormontherapie ab.

Tab. 15.3-5: Therapieoptionen beim nicht operierten lokalisierten Prostatakarzinom

Gruppe	Stadium	Gleason-Score	PSA [ng/ml]	Radiotherapie
Niedriges Risiko	< T2a	< 6	< 10	Seed-Implantation oder 3D-CRT/IMRT
Mittleres Risiko	> T2b	7	10 – 20	3D-CRT/IMRT alleine oder in Kombination mit HDR-^{192}Ir-Brachytherapie als Boost + Hormontherapie
Hohes Risiko	alle T	8 – 10	> 20	IMRT oder 3D-CRT mit HDR-^{192}Ir-Boost + Hormontherapie

Bei Kapselüberschreitung des Karzinoms (T3) ist ein Profit durch eine postoperative Radiotherapie in einer randomisierten Studie aus Frankreich (Bolla et al.) kürzlich nachgewiesen worden.

Die **perkutane Bestrahlung** kann als nicht invasive Maßnahme auf die längste Erfahrung der Bestrahlungsarten zurückblicken; dabei ist die Steigerung der nebenwirkungsarm applizierbaren Dosis erst in den letzten 10 – 15 Jahren stark vorangetrieben worden durch die Entwicklung der dreidimensionalen konformalen Radiotherapie und ganz besonders durch die intensitätsmodulierte Radiotherapie (IMRT) mit Einsatz einer speziellen Computersoftware und physikalischer Planungstechnik. Weitere Verbesserungen sind zukünftig zu erwarten durch die bildgesteuerte Radiotherapie und durch die IMRT mit Protonen.

Als weitere Varianten der Radiotherapie des Prostatakarzinoms stehen zur Verfügung:

- **Brachytherapie** mittels ^{192}Iridium-Hochdosisleistung-Afterloadingtherapie (HDR-AL)
- Kombination der perkutanen Radiotherapie mit der HDR-AL
- Niedrigdosisleistung-Brachytherapie mit permanent implantierten Seeds (^{125}Iod oder ^{103}Palladium).

Die HDR-Brachytherapie in Afterloading-Technik sowie die Seeds-Implantation werden mittels transperinealer Punktion in Narkose unter transrektaler Ultraschallkontrolle appliziert. Das Prostatavolumen soll hier nicht > 40 ml sein oder vor der Radiotherapie durch Hormontherapie verkleinert werden.

Strahlenspezifische **Nebenwirkungen** sind vor allem Urethritis, Zystitis und Proktitis (um 10 %, zum Teil reversibel); eine Inkontinenz selten auf, eine Impotenz in bis 20 % der Fälle.

Eine Mitbestrahlung der pelvinen Lymphknoten ist mit höherer Toxizität verbunden, kann nur mit maximal 50 Gy erfolgen und ist somit ohne kurative Wirkung; daher unsicher hinsichtlich Prognoseverbesserung.

Als **Palliativmaßnahme** kommt die Radiotherapie zum Einsatz sowohl bei den relativ häufigen Knochenmetastasen als auch bei obstruierenden bzw. schmerzenden Lymphknotenmetastasen oder Beckenbodenbefall und bei anderen Metastasenlokalisationen. Bei Knochenbefall werden bei gezielter Bestrahlung niedrigere Dosen als in der kurativen Therapie benötigt (z. B. 30 Gy in 10 Fraktionen), eine Schmerzlinderung kann bei ca. 80 % der Fälle erreicht werden. Diffuse Schmerzen bei multiplem Befall können auch durch intravenöse Gabe von Radionukliden, die sich besonders in osteoplastischen Metastasen anreichern, gelindert werden (^{89}Strontium oder ^{153}Samarium-Lexidronam i.v.).

Hormontherapie

Die **Androgendeprivation** stellt heute eine akzeptierte Therapieform beim fortgeschrittenen Prostatakarzinom dar. Inwieweit eine Verlängerung der Lebenserwartung erreicht werden kann, konnte bisher nicht dargestellt werden.

Bei lokal inoperablem Befund, Lymphknotenbefall und Fernmetastasen stellt die antiandrogene Behandlung die Basistherapie dar. 20 – 30 % aller Patienten mit Prostatakarzinom sprechen primär auf eine Hormontherapie nicht an und 80 % der initialen Responder zeigen aufgrund einer Resistenzentwicklung eine Progredienz ihres Karzinoms innerhalb von 1 – 2 Jahren. Der optimale Zeitpunkt der Hormontherapie wird kontrovers diskutiert. Die totale Androgenblockade zeigt keine Verbesserung des Überlebens, sie verursacht nur hohe Kosten.

Antiandrogene Therapie

- Testosteron-Entzug durch bilaterale subkapsuläre oder radikale **Orchiektomie**: Vorteil: kostengünstig, einmalige Behandlung, Patienten-Compliance; Nachteil: operativer Eingriff, nicht reversibel
- **LH-RH-Analoga**, z. B. Goserelin, Leuprorelin, Buserelin: 4-wöchentliche oder 3-monatige Depotinjektionen (Dosierung ☞ 41.3.2); Testosteronspiegel sinkt auf Kastrationsniveau ab; um den initialen Testosteronanstieg zu blockieren, Gabe von Androgenrezeptorenblocker für drei Wochen
- **Östrogentherapie:** supprimiert das luteotrope Hormon; finden heutzutage kaum noch Anwendung, da keine Vorteile gegenüber den LH-RH-Analoga, aber kardiovaskuläre Nebenwirkungen und Mammahyperplasie
- Steroidale oder nicht-steroidale **Antiandrogene**: führen zu einem Anstieg des Testosterons, das zum Teil über die Aromatase zu Östrogen umgebaut wird; somit mehr Nebenwirkungen als LH-RH-Analoga, aber Potenz bleibt erhalten
- Die **totale Androgenblockade** (LH-RH-Analoga und zusätzlich Antiandrogene): Gabe von Cyproteronacetat 2-mal tgl. 2 Tbl. p.o. oder Flutamid 3-mal tgl. 250 mg p.o.; ist als Primärmaßnahme nicht gesichert, aber als zweiter Therapieschritt (Tumorprogression unter ablativer Therapie) sinnvoll; Bicalutamid (Casodex®) hat günstigere pharmakologische Eigen-

schaften, ist aber als geschütztes Präparat deutlich teurer

- **Gestagentherapie:** mit Medroxyprogesteronazetat (MPA) 1000 mg/d p.o. oder Kortikoiden (Prednison 50 mg/d p.o.). hauptsächlich symptomatisch zur Schmerzreduktion und Verbesserung des Allgemeinzustandes

Hormonrefraktäres Prostatakarzinom

Kommt es trotz Hormontherapie zu einem PSA-Anstieg, wird von einem hormonrefraktären Prostatakarzinom gesprochen. Im Vordergrund der Behandlung stehen die Lebensqualität und eine symptomatische Therapie, z. B. bei Knochenschmerzen, Lymphödemen, obstruktiven Miktionsbeschwerden.

> **!** **Antiandrogen-Entzugssyndrom**
> Nach Absetzen einer antiandrogenen Therapie: PSA-Abfall! Diskutierte Ursache: Mutationen am Androgenrezeptor.

Chemotherapie

Für eine zytostatische Therapie ist das Prostatakarzinom aufgrund seiner Biologie (Proliferationsrate sehr niedrig) sowie aufgrund des Fehlens wirksamer Zytostatika (< 20 % Ansprechen) **ungeeignet**. Eine komplette Remission ist nicht zu erwarten. Zahlreiche Patienten berichten aber über eine subjektive Besserung der Symptomatik.

Eine **Indikation** zur Chemotherapie besteht nur bei symptomatischen Patienten mit Tumorprogression (☞ Tab. 15.3-6). Ziel ist die Lebensqualitätsverbesserung. Neue Therapieansätze mit Gemcitabin, Taxanen, Vitamin D, Flavonoiden und Angiogenesehemmern werden geprüft.

Tab. 15.3-6: Chemotherapie beim Prostatakarzinom

Wirkstoff	Dosierung	Art der Verabreichung	Anwendungszeitraum
Estramustinphosphat	• 560–840 mg (absolut) • Dann 3-mal tgl. 140 mg (absolut)	p.o.	• Tag 1–14 • Tgl.
Docetaxel/Prednison			
Docetaxel	30 mg/m²	Kurzinfusion	Wöchentlich
Prednison	2-mal 5 mg	p.o.	Täglich
Die Dauer der Therapie richtet sich nach dem Ansprechen; 1. Kontrolle auf Wirksamkeit nach 8 Wochen.			

Schmerztherapie

☞ auch 15.3.8 Radiotherapie

Ein Großteil der Patienten benötigt im Krankheitsverlauf eine Schmerzmedikation. Die Gabe von Analgetika gehört zur Behandlung des hormonrefraktären Prostatakarzinoms, da nahezu alle dieser Patienten im weitern Verlauf symptomatisch werden.

Nach einem Stufenplan sollte die Schmerzfreiheit des Patienten zur Verbesserung seiner Lebensqualität erreicht werden.

Stufentherapie:

- Stufe I: Nicht-Opioide (z. B. Paracetamol, Metamizol, ASWS je 500–1000 mg/4 Std.)
- Stufe II: mittelstarke Opioide (z. B. Codein 60 mg/4 Std., Tramadol bis 100 mg/4 Std.)
- Stufe III: starke Opioide (z. B. Morphinsulfat 10–300 mg/8 Std., Buphrenorphin 0,4–1,0 mg/6 Std.)
- Unterstützt wird die Schmerztherapie durch trizyklische Antidepressiva (z. B. Amitriptylin, Imipramin, Clomipramin)

Nebenwirkungen der

- Nicht-steroidalen Antirheumatika: Ulzerationen im Magen-Darm-Trakt, gastrointestinale Blutungen, Nierenversagen
- Morphine: Übelkeit, Obstipation.

15.3.9 Nachsorge

- Nach kurativer Therapie:
  - Obligat: PSA, Sonographie, körperliche Untersuchung; im 1. Jahr alle 3 Monate, im 2. Jahr alle 6 Monate, dann jährlich
  - Fakultativ: Röntgen-Thorax, Szintigraphie, Biopsie; bei PSA-Anstieg hormonelle Therapie.
- Nach palliativer Therapie individuell nach klinischer Symptomatik. Keine regelmäßigen PSA-Kontrollen (Patienten werden nur verunsichert). Bei einer Metastasierung besteht keine Möglichkeit einer kurativen Behandlung, sondern nur einer symptomatischen Therapie. Kein Routine-Knochenszintigramm durchführen.

15.3.10 Prognose

Die Prognose des Prostatakarzinoms ist in erster Linie abhängig von Tumor-Grading bzw. Gleason-Score, Stadium und Behandlung. Die 10-JÜR beträgt für Grad I und II 87 % und für Grad III 34 %.

Der Einfluss der Therapie ist auf Grund der bisherigen Datenlage für die Überlebenszeit wahrscheinlich von untergeordneter Bedeutung.

15.3.11 Datenlage der Therapieoptionen (☞ Tab. 15.3-7)

Tab. 15.3-7: Datenlage der Therapieoptionen beim Prostatakarzinom (Stand: März 2006)

Therapie	Gesicherte Daten vorhanden (EBM 1)	Positive Einzelergebnisse (EBM 2)	Datenlage unsicher (EBM 3)
Präoperativ neoadjuvant		Leibowitz-Schema	+
Postoperativ adjuvant		+	
Palliativ 1st-line	+		
Palliativ 2nd-line	Chemotherapie	+	Nicht-Chemotherapeutika
Komplementär		Prostasol (☞ 8.3.3.3)	

Literatur

1 Belldegran A et al.: Society of Urologic Oncology Biotechnology Forum: new approaches and targets for advanced prostate cancer. J Urol 166, 2001: 1316–1321

2 Bolla M et al.: European Organization for Research and Treatment of Cancer. Postoperative radiotherapy after radical prostatectomy: A randomised controlled trial (EORTC trial 22911). Lancet 366 (9485), 2005: 572–578 (Abstract)

3 Byar DP: Proceedings: The Veterans Administration Cooperative Urological Research Group's studies of cancer of the prostate. Cancer 32, 1973: 1126–1130

4 Furuya Y et al.: High dose hook effect in serum total and free prostate specific antigen in a patient with metastatic prostate cancer. J Urol 166, 2001: 213

5 Gao CL, Dean RC, Pinto A et al.: Detection of circulating prostate specific antigen expressing prostatic cells in the bone marrow of radical prostatectomy patients by sensitive reverse transcriptase polymerase chain reaction. J Urol 161, 1999: 1070–1076

6 Grimm PD et al.: 10-year biochemical (prostate-specific antigen) control of prostate cancer with (125)I brachytherapy. Int J Radiat Oncol Biol Phys 51, 2001: 31–40

7 Leibowitz RL, Tucker SJ: Treatment of Localized Prostate Cancer with Intermittent Triple Androgen Blockade: Preliminary Results in 110 Consecutive Patients. The Oncologist 6 (2), 2001: 177–182

8 Leibowitz RL: Hormone blockade as the sole treatment of clinical stages T1-T3 prostate cancer: experience in 100 patients. In: Perry MC (Hrsg.): Proc Am Soc Clin Oncol 2000: 377a recurrence. J Urol 163, 2000: 2022–2029

9 Merrick GS et al.: Five-year biochemical outcome after prostate brachytherapy for hormone-naive men < or = 62 years of age. Int J Radiat Oncol Biol Phys 50, 2001: 1253

10 Newling DW: Early versus late androgen deprivation therapy in metastatic disease. Urology 58, 2001: 50–55

15.4 Hodenkarzinom

Joachim Preiß

15.4.1 Epidemiologie

- **Vorkommen:** häufigster Tumor des Mannes zwischen dem 15. und 35. Lebensjahr; das Auftreten ist in Deutschland, Skandinavien und der Schweiz deutlich höher als in Afrika und Asien; es gibt familiäre Häufungen
- **Inzidenz:** steigend, aber insgesamt gering mit 5,4 Neuerkrankungen pro 100 000 Männer pro Jahr; insgesamt ca. 2600 Neuerkrankungen pro Jahr in der Deutschland
- **Altersverteilung:** drei Altersgipfel: 5–10, 25–40 und 60 Jahre

15.4.2 Ätiologie

Risikofaktoren

- Kryptorchismus bzw. Maldescensus testis: die Inzidenz ist 5–10fach erhöht (2 % aller Fälle), kann aber auch im kontralateralen Hoden auftreten (5–20 %); kann durch Orchidopexie vor der Pubertät verhindert werden; bei abdominellem Hodenhochstand ist die prophylaktische Orchiektomie sinnvoll
- Klinefelter-Syndrom: erhöhte Inzidenz von extragonadalem mediastinalem Teratokarzinom
- Hodentumoren bei erstgradigen Verwandten
- Karzinom im kontralateralen Hoden
- HIV-Infektion
- Historisch bei Schornsteinfegern durch Rußexposition

15.4.3 Einteilung

Die klinische Stadieneinteilung ist inzwischen unter Einbeziehung der Tumormarker (TNM-S-System, ☞ Tab. 15.4-1) und der Prognosekriterien der Konsensuskonferenz (☞ Tab. 15.4-7) einfacher geworden; die bisher vielfach nebeneinander benutzten Klassifikationen sind überflüssig.

TNM-S-Klassifikation

☞ Tab. 15.4-1

Tab. 15.4-1: TNM-S-Klassifikation des Hodenkarzinoms

TNM-Stadium	Befall, Größe		
Tis	Intratubulärer Keimzelltumor (TIN) = Carcinoma in situ		
T1	Hoden und Nebenhoden ohne vaskuläre bzw. lymphatische Invasion (evtl. mit Befall der Tunica albuginea)		
T2	Mit vaskulärer bzw. lymphatischer Invasion, Befall der Tunica vaginalis		
T3	Infiltration Samenstrang		
T4	Infiltration Skrotum		
N1	Solitär < 2 cm (max. 5 Lymphknoten)		
N2	Solitär > 2 cm < 5 cm oder mehr als 5 Lymphknoten		
N3	> 5 cm		
M1a	Distale Lymphknotenmetastasen oder Lungenmetastasen		
M1b	Alle anderen Metastasenlokalisationen		
S-Stadium	**LDH**	**HCG (1 ng/ml = 5 IU/l)**	**AFP (ng/ml)**
S0	Normal	Normal/< 5 U/l	< 10
S1	< 1,5-mal Normwert (NW)	< 5000 U/l	< 1000
S2	1,5–10-mal NW	5000–50000 U/l	1000–10000
S3	> 10-mal NW	> 50000 U/l	> 10000

AJCC-Stadien

☞ Tab. 15.4-2

Tab. 15.4-2: AJCC-Stadien des Hodenkarzinoms

AJCC-Stadium	TNM-S-Stadium			
IA	pT1	N0	M0	S0
IB	pT2–4	N0	M0	S0
IC	pT1–4	N0	M0	S1–3
IIA	pT1–4	N1	M0	S0
IIB	pT1–4	N2	M0	S0–1
IIC	pT1–4	N3	M0	S0–1
IIIA	pT1–4	N0–3	M1a	S0–1
IIIB	pT1–4	N0–3	M0/M1a	S2
IIIC	pT1–4 pT1–4	N0–3 N0–3	M1a M1b	S3 S0–3

Histologie

☞ Tab. 15.4-3

Tab. 15.4-3: Histologie des Hodenkarzinoms

Histologie	M-Klassifikation
Sertolikarzinom	8640/3
Leydigzelltumor	8650/3
Seminom	9061/3
Anaplastisches Seminom	9062/3
Spermatozystisches Seminom	9063/3
Embryonalkarzinom n.n.b.	9070/3
Dottersack-Tumor	9071/3
Polyembryom	9072/3
Teratom • Reif (Teratokarzinom) • Unreif • Mit maligner Transformation	 • 9081/3 • 9080/3 • 9084/3
Mischtumoren • Embryonales Karzinom mit Teratom • Chorionkarzinom mit anderen Anteilen	 • 9085/3 • 9101/3

Anatomische Regionen (ICD 10)

☞ Tab. 15.4-4

Tab. 15.4-4: Anatomische Regionen des Hodenkarzinoms

Tumorlokalisation	ICD 10
Hoden	C62.1
Sonstiger Sitz o.n.B.	C62.9
Kryptorchider Hoden	C62.0
Ektopischer Sitz	C62.0

15.4.4 Klinik

Frühsymptom ist die schmerzlose Hodenschwellung. Schmerzhafte Schwellungen sind meist infektiös bedingt (Epididymitis, Orchitis). Bei fehlender Besserung unter einer antibiotischen Therapie innerhalb von zwei Wochen ist allerdings eine weitere Abklärung obligat.

Bei jungen Männern sind unklare Rückenschmerzen, anhaltender Husten, thorakales Engegefühl oder Dyspnoe verdächtig für ein extragonadales Teratokarzinom.

15.4.5 Ausbreitung

Meist lymphogen, zunächst in ipsilaterale retroperitoneale Lymphknoten in Höhe des Nierenstiels (embryo-

logisch bedingt), hämatogen i.d.R. erst nach lymphogener Metastasierung (Ausnahme: Chorionkarzinom mit frühzeitiger hämatogener Metastasierung).
Nach skrotaler Voroperation ist an ein atypisches Befallsmuster mit Beteiligung der inguinalen Lymphknoten zu denken.

15.4.6 Diagnostik

Eine Früherkennung ist möglich durch die **Selbstuntersuchung** des Hodens. Jede schmerzlose Schwellung eines Hodens ist verdächtig. Bei 10 % der Patienten ist eine tumorbedingte Schwellung allerdings schmerzhaft.

Basisdiagnostik

- Anamnese
- Bimanuelle **Palpation** des Hodens, sorgfältige klinische Untersuchung
- **Labor:** Bestimmung der Tumormarker AFP, β-HCG, LDH und beim Seminom fakultativ auch PLAP (plazentare alkalische Phosphatase) und NSE (Neuronspezifische Enolase)
- **Sonographie:** des verdächtigen und kontralateralen Hodens
- **CT:** bei unklarer Raumforderung im Mediastinum und / oder Retroperitoneum ist beim Mann an ein extragonades Hodenkarzinom zu denken → Thorax- oder Abdomen-CT und Labor (s. o.)
- **MRT:** Methode der Wahl bei suspekter Sonographie
- **Histologische Diagnostik:** Sicherung durch hohe inguinale Freilegung des Hodens und Biopsie. Komplette Lamellierung des Hodens einschließlich Samenstrang und Tunica albuginea und Epididymis. Standard HE-Färbung und immunhistochemische Untersuchungen sind zur eindeutigen Klassifikation entsprechend der WHO erforderlich.

Staging

- Obligat:
  - Abdomen-Sonographie und Abdomen- bzw. Becken-CT, Röntgen-Thorax, Thorax-CT (kann bei Seminom im Stadium I entfallen), MRT bei Kontraindikationen gegen CT
- Fakultativ:
  - Schädel-CT bzw. -MRT: bei Symptomen oder intermediärer bzw. schlechter Prognose
  - Knochenszintigraphie: bei erhöhter alkalischer Phosphatase
  - PET: in Studien oder im Verlauf beim Seminom und Resttumor > 3 cm 4 Wochen nach Abschluss der Chemotherapie, um vitales Tumorgewebe zu detektieren bzw. auszuschließen
  - Fertilitätsdiagnostik: LH, FSH, Spermiogramm

Weiterführende Diagnostik

Molekularbiologie: Bei ungefähr 80 % der Hodenkarzinome Isochromosom am kurzen Arm von Chromosom 12[i(12p)]; offenbar ist dieses Chromosom an der Entwicklung der Hodenkarzinome beteiligt.

15.4.7 Differenzialdiagnosen

- Orchitis, Epididymitis
- Trauma mit Blutung, Zysten
- Andere Tumoren: Lymphome, primitive neuroektodermale Tumoren (PNET), Sarkome, Mesotheliome

15.4.8 Konventionelle Therapie

Therapiegrundsätze

Die Therapie der Hodentumoren ist grundsätzlich interdisziplinär und sollte von Urologen, internistischen Onkologen und Radioonkologen gemeinsam geplant und ausgeführt werden. Vorzugsweise sollten die Patienten in Studien behandelt werden. Jeder Unerfahrene muss die Finger von der Therapie der Hodenkarzinome lassen.
Die hohen Heilungsraten sind nur durch konsequente Therapie unter Einbeziehung aller Optionen zu erreichen. Eine Untertherapie führt zwangsläufig zur Aufgabe des kurativen Ziels, eine Übertherapie zu schweren Nebenwirkungen und Risiken für den Patienten.

Stadienadaptierte Therapie bzw. je nach Histologie

Therapie des Carcinoma in situ

- Komplette Eradikation des Carcinoma in situ im verbliebenen Hoden durch Bestrahlung mit 18 Gy; keine höhere Dosis, um die Funktion der Leydig-Zellen aufrechtzuerhalten
- Bei Androgenmangel: Substitution von Testosteron

Therapie des Seminoms nach Ablatio testis

- **Stadium I:**
  - Adjuvante Radiotherapie der infradiaphragmalen, paraaortalen bzw. parakavalen Lymphknoten mit einer Gesamt-Herddosis von 20 Gy (ED: 2 Gy)

- Bei „watch and wait" 15–20 % Rezidivrisiko
  Cave: Spätrezidive möglich → 10 Jahre lang Nachsorge
- Weitere mögliche Option: 1 Zyklus Carboplatin-Monotherapie (AUC 7)

- **Stadium IIA:**
  - Wie Stadium I und zusätzlich die ipsilateralen iliakalen Lymphknotenstationen mit einer Gesamt-Herddosis von 30 Gy (Einzeldosis 2 Gy) mitbestrahlen
- **Stadium IIB:**
  - Wie Stadium IIA, Gesamt-Herddosis 36 Gy
  - Bei Ablehnung der Radiotherapie: Chemotherapie 3-mal PEB oder 4-mal PE (☞ Tab. 15.4-6)
- **Stadium IIC–III:**
  Chemotherapie (☞ Tab. 15.4-5):
  - Prognose gut: 3-mal PEB
  - Prognose intermediär: 4-mal PEB
  - Danach bei Resttumor < 3 cm: abwarten und beobachten (Identifikation des avitalen Tumorgewebes durch PET), bei Resttumor > 3 cm: Resektion und Fortführung der Chemotherapie (2-mal PEI) bei vitalem Tumorgewebe

Therapie der nicht seminomatösen Hodenkarzinome nach Ablatio testis

- **Stadium I:**
  - Niedriges Risiko (keine venöse Invasion): Standard „watch and wait"
  - Wenn Compliance oder andere Faktoren dagegen sprechen: 2-mal PEB
  - Ejakulationsprotektive retroperitoneale Lymphadenektomie (RLA), bei entsprechender Erfahrung auch laparoskopisch durchführbar; bei positivem Schnellschnittbefund = Stadium II
  - Höheres Risiko (venöse Invasion): Standard adjuvante Chemotherapie (2-mal PEB); „watch and wait" bei besonderen Bedingungen, z. B. Entscheidung des Patienten;
- **Stadium IIA S0:**
  - Ejakulationsprotektive retroperitoneale Lymphadenektomie (RLA)
  - Engmaschige Beobachtung (alle 6 Wochen)
- **Stadium IIA S1 und IIB S0/1:**
  - Primäre Chemotherapie (3-mal PEB) und evtl. Residualtumorresektion bei allen Marker-negativen Patienten mit bildgebenden Residuen ≥ 1 cm, bei grenzwertigen oder unklaren Befunden engmaschige Kontrolle
- **Stadium IIC/III:** Vorgehen nach Prognose (Konsensus-Konferenz IGCCCG 2004) (☞ Tab. 15.4-7)
  - Gut: 3-mal PEB oder 4-mal PE
  - Mittel: 4-mal PEB → Therapie in Studien; PEI, wenn Kontraindikation gegen Bleomycin
  - Schlecht: 4-mal PEI oder 4-mal PEB; Hochdosistherapie mit Stammzelltransplantation in Studien

Kontrolle der Effektivität der Therapie nach 2 Zyklen: Wenn der Tumormarker
- Abfällt: Fortführung der Therapie, bei Wachstum der Lymphknotenmetastasen Resektion nach Abschluss der Initialtherapie
- Ansteigt: Wechsel der Therapie.

In allen Stadien Residualtumorresektion bei allen Marker-negativen Patienten mit bildgebenden Residuen ≥ 1 cm, bei gleichzeitigem Markeranstieg erneute Chemotherapie (Salvage-Regime oder Hochdosis-Therapie). Bei Nekrosen bzw. reifem Teratom keine weitere Therapie, bei vitalem Tumorgewebe weitere Chemotherapie (2 Zyklen).

Therapie des Chorionkarzinoms

Stadium II–IV: frühe hämatogene Streuung, häufig bulky disease, initial aggressive Chemotherapie (Studien) und evtl. postprimäre RLA.

Therapie der extragonadalen Teratokarzinome

Extragonadale Teratokarzinome treten vorwiegend im Mediastinal- oder im Retroperitonealraum auf. Bei unklarer Raumforderung und Erhöhung von AFP oder HCG ist eine Chemotherapie auch ohne histologische Sicherung indiziert. Wegen primär ungünstiger Prognose sollte eine konsequente Therapie in einem Zentrum mit entsprechender Erfahrung durchgeführt werden; die Schemata entsprechen denen der Hodenkarzinome. Eine sekundäre operative Revision nach Chemotherapie ist wegen des Residualtumors häufig erforderlich; bei Nachweis von vitalem malignem Tumorgewebe ist eine weitere postoperative Salvage-Therapie notwendig. Die Abklärung der Hoden, inkl. der Frage der testikulären intratubulären Neoplasie, erfolgt ca. 6 Monate nach erfolgreichem Abschluss der Primärtherapie.

Operative Therapie

- Diagnosesicherung durch inguinale Ablatio testis
- Kontrovers diskutiert wird derzeit die routinemäßige Biopsie aus dem kontralateralen Hoden durch einen

Skrotalschnitt; sinnvoll bei Hodenvolumen > 12 ml und Alter < 30 Jahre (Häufigkeit 34%)
- Bei fortgeschrittenen Tumoren (metastasierte Stadien mit hoher Tumorlast) und klinischer Sicherung der Diagnose kann ausnahmesweise auch eine primäre Chemotherapie ohne histologische Sicherung erfolgen (verzögerte Ablatio testis)
- Eine Organ erhaltende Therapie (bei jungen Männern und Kinderwunsch) bedarf einer spezifischen Begründung und eines sehr erfahrenen Therapeuten

Therapie der testikulären intratubulären Neoplasie

Die testikuläre intratubuläre Neoplasie (TIN) ist eine prämaligne Erkrankung mit hohem Risiko der Entwicklung zum Hodenkarzinom (70%). Sie ist bei 5% der Patienten im kontralateralen Hoden nachweisbar, häufiger bei Hoden > 12 ml und bei Patienten < 30 Jahre. Sie wird nachgewiesen durch die Hodenbiopsie bei der Orchiektomie des Tumor tragenden Hodens. Cave: Nicht in Formalin, sondern in Stieve's oder Bouin-Lösung versenden.

Therapie der Wahl ist die Orchiektomie oder eine niedrig dosierte Radiotherapie des TIN-befallenen Hodens mit 20 Gy Gesamtdosis, wenn keine Chemotherapie geplant ist (diese kann die TIN eradizieren).

Chemotherapie

Die in Tab. 15.4-5 aufgeführten Therapieschemata werden in **kurativer** Intention durchgeführt.

Tab. 15.4-5: Kombinationschemotherapie beim Hodenkarzinom

Wirkstoff	Dosierung	Art der Verabreichung	Anwendungszeitraum
PEB-Schema			
Cisplatin*	20 mg/m²	Infusion (30 Min.)	Tag 1–5
Bleomycin	30 mg (absolut)	Infusion (30 Min.)	Tag 1, 8, 15
Etoposid	100 mg/m²	Infusion (1 Std.)	Tag 1–5
Wiederholung Tag 22, 3–4 Zyklen (stadienabhängig)			
PE-Schema			
Cisplatin*	20 mg/m²	Infusion (30 Min.)	Tag 1–5
Etoposid	100 mg/m²	Infusion 1 Std.	Tag 1–5
Wiederholung Tag 22, 3–4 Zyklen (stadienabhängig)			
PEI-Schema (Standard-Dosierung; Dosiserhöhung nur in Zentren innerhalb kontrollierter Studien) **+ G-CSF**			
Cisplatin*	20 mg/m²	Infusion (1 Std.)	Tag 1–5
Etoposid	75 mg/m²	Infusion (1 Std.)	Tag 1–5
Ifosfamid**	1200 mg/m²	Infusion (3 Std.)	Tag 1–5
Wiederholung Tag 22, 2–4 Zyklen (stadienabhängig)			

* Mit prä- und posttherapeutischer Hydratation
** Unter Mesna-Schutz

Rezidivtherapie

Auch im Rezidiv besteht mit einer erneuten Chemotherapie eine gute **kurative** Therapieoption; geeignete Schema sind z.B. PEI (☞ Tab. 15.4-5), VIP (☞ Tab. 15.4-6), VeIP, TIP oder Paclitaxel/Gemcitabine. Es sollte grundsätzlich Kontakt mit einem Zentrum aufgenommen werden, da nur dort die nötige Kompetenz zur Entscheidung für eine Hochdosistherapie oder experimentelle Therapieverfahren vorliegt.

Tab. 15.4-6: Kombinationschemotherapie beim Hodenkarzinom-Rezidiv

Wirkstoff	Dosierung	Art der Verabreichung	Anwendungszeitraum
VIP-Schema			
Vinblastin	6 mg/m²	i.v.	Tag 1 und 2
Ifosfamid**	1500 mg/m²	Infusion (3 Std.)	Tag 1–5
Cisplatin*	20 mg/m²	Infusion (30 Min.)	Tag 1–5
Wiederholung Tag 22			

* Mit prä- und posttherapeutischer Hydratation
** Unter Mesna-Schutz

15.4.9 Nachsorge

Wegen der Möglichkeit einer postprimären kurativen Therapie ist eine Nachsorge unerlässlich. Kontrolluntersuchungen sind in den ersten zwei Jahren nach Primärtherapie mindestens in einem dreimonatigen Abständen durchzuführen. Nach vier Jahren (bis zu fünf Jahren) halbjährliche Untersuchungsabstände. Zu beachten ist die hohe Rate metachroner Tumoren des Gegenhodens. Wegen Spätrezidiven Nachsorge über 10 Jahre.

15.4.10 Prognose

Internationale Prognose-Klassifikation

☞ Tab. 15.4-7

Tab. 15.4-7: Internationale Prognose-Klassifikation der fortgeschrittenen Hodentumoren (Konsensus-Konferenz der IGCCCG 1995)

Tumorart	Prognose	S-Stadium (☞ Tab. 15.4-1)	A	B	Patienten (%)	3-JÜR (%)
Teratom	Gut*	S1	Nein	Nein	56	92
	Mittel*	S2	Nein	Nein	28	81
	Schlecht**	S3	Ja	Ja	16	50
Seminom	Gut			Nein	90	86
	Mittel			Ja	10	77

* Alle Merkmale
** Ein Merkmal
A: primär mediastinale Erkrankung
B: nicht pulmonale Metastasen (= M1b, z. B. Knochen, Leber)

Prognostische Faktoren

- Seminom Stadium I: Größe des Primärtumors < 4 versus ≥ 4 cm, Infiltration des Rete testis, Alter < 34 versus ≥ 34 Jahre und vaskuläre Invasion
- Nicht seminomatöse Hodenkarzinome Stadium I: vaskuläre Invasion
- Stadium IIA/B, wenn keine adjuvante Chemotherapie durchgeführt wurde: Größe der retroperitonealen Metastasierung < 2 versus 2–5 cm, vaskuläre Invasion

5-JÜR

☞ Tab. 15.4-8

Tab. 15.4-8: 5-JÜR bei Standardtherapie beim Hodenkarzinom

Stadium	5-JÜR beim Seminom (%)	5-JÜR beim Nicht-Seminom (%)
I	95–100	95–100
IIA, IIB	95	95
IIC	90	90
III	≤ 85	30–85

15.4.11 Datenlage der Therapieoptionen

(☞ Tab. 15.4-9)

Tab. 15.4-9: Datenlage der Therapieoptionen beim Hodenkarzinom (Stand: März 2006)

Therapie	Gesicherte Daten vorhanden (EBM 1)	Positive Einzelergebnisse (EBM 2)	Datenlage unsicher (EBM 3)
Präoperativ neoadjuvant			+
Postoperativ adjuvant	+		
Palliativ 1st-line	+		
Palliativ 2nd-line	+		
Palliativ 3rd-line		+	
Komplementär			+

Literatur

1 Albers P et al.: Guidelines on Testicular Cancer. Eur Urol 48, 2005: 885–894
2 Carver BS et al.: Germ Cell Tumors of the Testis. Ann Surg Oncol 12, 2005: 871–880
3 Garner MJ et al.: Epidemiology of testicular cancer: an overview. Int J Cancer 116, 2005: 331–339
4 Howell SJ et al.: Spermatogenesis after cancer treatment: damage and recovery. J Natl Cancer Inst Monogr 34, 2005: 12–17
5 Hussain A: Germ cell tumors. Curr Opin Oncol 17, 2005: 268–274
6 Kurzer E et al.: Laparoscopic lymph node dissection in urologic cancer. Surg Oncol Clin N Am 14, 2005: 353–365
7 Yoon GH et al.: Retroperitoneal lymph node dissection in the treatment of low-stage nonseminomatous germ cell tumors of the testicle: an update. Urol Oncol 23, 2005: 168–177

Internetadressen

1 www.hodenkrebs.de
2 www.eortc.be
3 www.clinicaltrials.gov

15.5 Peniskarzinom

Stefan Siemer, Achim Schmieder

15.5.1 Epidemiologie

- **Vorkommen:** Während in Europa und den USA nur in 0,4–0,6% aller malignen Erkrankungen ein Peniskarzinom diagnostiziert wird, macht dieses Karzinom in Asien, Afrika und Südamerika mit bis zu 10% aller Malignome einen deutlich höheren Anteil aus. Auch

wenn in vereinzelten Arbeiten eine geringe Prädisposition für Schwarze gesehen wurden, konnte dies in aktuellen Untersuchungen nicht bestätigt werden.
- **Inzidenz:** Das Peniskarzinom stellt einen seltenen malignen Tumor des Mannes dar. Ca. 600 Neuerkrankungen pro 100000 Männer pro Jahr in Deutschland. In den letzten Jahren wurde in zahlreichen Ländern ein Rückgang der Inzidenz beobachtet, ohne dass die Ursache hierfür erkennbar wäre.
- **Altersverteilung:** Häufigkeitsgipfel in der 6. bis 7. Lebensdekade; nur 7% der Patienten jünger als 30 Jahre.

15.5.2 Ätiologie

Die Inzidenz des Peniskarzinoms ist abhängig von:
- Durchführung einer Zirkumzision
- Hygienischem Standard
- Vorhandensein einer Phimose
- Anzahl der Partner
- Infektion mit humanen Papillomaviren (16, 18, 31, 33)
- Tabakkonsum.

Risikofaktoren

Der wichtigste Risikofaktor ist die chronische Exposition des Penis mit Smegma, eine Ansammlung von Zellresten und Bakterien im Präputialsack, obwohl Smegma an sich nicht kanzerogen ist.
Als prophylaktische Maßnahme kann die radikale Zirkumzision bei Neugeborenen angesehen werden. Erfolgt die Beschneidung im späteren Alter, kann nur noch eine geringe Protektion gegenüber dem Peniskarzinom erreicht werden.
Die Partnerinnen von Peniskarzinompatienten weisen ein dreifach erhöhtes Risiko für ein Zervixkarzinom auf.

15.5.3 Einteilung

Einteilung

Benigne Tumoren

Eine Abgrenzung maligner Penistumoren von benignen Erkrankungen kann in Einzelfällen schwierig sein. Zu den gutartigen Erkrankungen zählen:
- Retentionszysten
- Haar-Papillome
- Fibrome, Angiome
- Riesenkondylome, Buschke-Löwensteintumor
- Condylomata acuminata (Infektion mit HPV 6 oder 11).

Prämaligne Veränderungen

- Balanitis xerotica obliterans: Variante des Lichen sclerosus et atrophicus
- Erythroplakie Queyrat (Carcinoma in situ des Penis): Lokalisation an Präputium oder Glans penis; in 10% der Fälle entwickelt sich ein infiltrierendes Karzinom.
- Leukoplakie: häufig am Meatus lokalisiert
- Morbus Bowen: intraepitheliales Karzinom; in 5% der Fälle entwickelt sich ein infiltrierendes Karzinom
- Morbus Paget: geht von den apokrinen Drüsen aus; Sonderform des Adenokarzinoms

TNM-Klassifikation

☞ Tab. 15.5-1

Tab. 15.5-1: TNM-Klassifikation des Peniskarzinoms

TNM-Stadium	Befall
Ta	Nicht invasives verruköses Karzinom
T1	Tumor infiltriert subepitheliales Bindegewebe
T2	Tumor infiltriert Corpus spongiosum oder cavernosum
T3	Tumor infiltriert Urethra oder Prostata
T4	Tumor infiltriert andere Nachbarstrukturen
N1	Metastase in solitärem oberflächlichen Leistenlymphknoten
N2	Metastasen in multiplen oder bilateralen oberflächlichen Leistenlymphknoten
N3	Metastase in tiefen Leisten- oder Beckenlymphknoten, uni- oder bilateral
M1	Fernmetastasen

AJCC-Stadien

☞ Tab. 15.5-2

Tab. 15.5-2: AJCC-Stadien des Peniskarzinoms

AJCC-Stadium	TNM		
I	T1	N0	M0
II	T1 T2	N1 N0–1	M0 M0
III	T1–2 T3	N2 N0–2	M0 M0
IV	T4 T1–4 T1–4	N0–3 N3 N0–3	M0 M0 M1

Histologie

95% der Penismalignome sind Plattenepithelkarzinome. Deutlich seltener werden Basalzellkarzinome, Adenokarzinome, maligne Melanome oder ein Sarkom nachgewiesen.

Grading

☞ Tab. 15.5-3

Tab. 15.5-3: Grading des Peniskarzinoms

Histologischer Befund	Grading
Gut differenziert	1
Mäßig differenziert	2
Schlecht differenziert	3
Undifferenziert	4

Anatomische Regionen (ICD 10)

☞ Tab. 15.5-4

Tab. 15.5-4: Anatomische Regionen des Peniskarzinoms

Tumorlokalisation	ICD 10
Präputium	C60.0
Glans penis	C60.1
Penisschaft	C60.2
Penis, mehrere Teilbereiche überlappend	C60.8
Penis n.n.b.	C60.9

15.5.4 Klinik

Eine lokale Läsion führt häufig zur weiteren Abklärung, wobei der eigentliche Tumor zunächst wegen einer Phimose oft nicht einsehbar ist.

Symptome eines fortgeschrittenen Tumors:

- Schmerzen
- Geruch, Ausfluss
- Gewichtsverlust
- Müdigkeit
- Lokale Blutung
- Blutungen der Lymphome.

15.5.5 Ausbreitung

Das Peniskarzinom beginnt als papilläre oder ulzerierende kleine Läsion an der Glans penis (48%), am Präputium (21%), am Sulcus coronarius (6%) oder am Penisschaft (< 2%).

Das Wachstumsverhalten papillärer oder ulzerierender Läsionen ist vergleichbar, wobei die ulzerierenden Tumoren rascher Metastasen bilden. Tumoren > 5 cm oder solche, die einen Großteil des Penisschafts einnehmen (> 75%), weisen häufiger Metastasen und eine schlechtere Überlebensrate auf.

Die Buck-Faszie und die Tunica albuginea stellen eine natürlich Barriere dar. Kommt es zur Infiltration, ist das Risiko einer vaskulären Ausbreitung deutlich erhöht. Eine Infiltration der Harnblase oder Urethra ist selten.

Die Lymphknotenmetastasierung ist abhängig von der Infiltrationstiefe des Tumors. Bei oberflächlichen Tumoren werden selten (< 10%), bei Tumoren, die bereits das subepitheliale Bindegewebe (60%) oder das Corpus spongiosum (75%) infiltriert haben, deutlich häufiger Lymphknotenmetastasen festgestellt. Lymphknotenstationen sind: 1. Station: oberflächlich inguinal, 2. Station: tief inguinal, 3. Station: pelvine Lymphknoten. Auf Grund zahlreicher Querverbindungen sind häufig auch die kontralateralen Lymphknoten betroffen.

Eine hämatogene Metastasierung wird vor allem bei T2-Tumoren mit Infiltration des Corpus cavernosum bzw. spongiosum diagnostiziert.

Zielorgane der hämatogenen Metastasierung sind Lunge, Leber, Skelettsystem oder Gehirn, sind aber selten.

15.5.6 Diagnostik

Basisdiagnostik

- Inspektion
- **Palpation:** Penisschaft und bilateral inguinale Lymphknoten
- **Serologie:** venerische Erkrankungen
- **Abstrich:** mikroskopischer Erregernachweis
- **Biopsie:** bei suspektem Lokalbefund zur Klärung der Dignität (ggf. mit Schnellschnitt) durchführen; eine durch die Biopsie verursachte Tumoraussaat konnte in zahlreichen Publikationen ausgeschlossen werden

> Zahlreiche Patienten (15–50%) vertrauen sich, obwohl ihnen ein suspekter Lokalbefund bekannt ist, erst verzögert einem Arzt zur weiteren Abklärung an.

Staging

- Ein allgemein akzeptiertes Staging-Programm existiert nicht.

- Die bildgebende Diagnostik (CT, MRT, Kavernosographie, Lymphangiographie) spielt bei der Staging-Untersuchung nur eine untergeordnete Rolle.

Weiterführende Untersuchungen

- **Abdomen-CT:** bei tastbaren Lymphknoten
- **Röntgen-Thorax:** Lungenmetastasen?
- **Labor:** Leberfunktion, Kalzium
- **Knochenszintigraphie:** bei Symptomatik

15.5.7 Differenzialdiagnosen

Entzündliche Ulzerationen.

15.5.8 Konventionelle Therapie

Operative Therapie

- In einem zweizeitigen Vorgehen erfolgt die definitive Therapie.
- Präkanzerosen werden lokal exzidiert oder mittels Laserbestrahlung (nach Biopsie) abgetragen.

Lokale Therapie

Standardtherapie ist die lokale Exzision mit tumorfreien Absetzungsrändern.

- Tumoren der Glans penis bzw. des Penisschafts: Tumorfreier Absetzungsrand ≥ 2 cm. In Abhängigkeit der Tumorlokalisation und Penisgröße ist ein Organerhalt (Penisteilamputation) möglich.
- Bei Penisamputation Anlage eines perinealen Neomeatus.

Lymphadenektomie (LA)

Bei zahlreichen Peniskarzinomen kommt es im Rahmen des exulzerierenden Wachstums zu entzündlich bedingten Lymphknotenschwellungen. Ob und in wieweit eine LA erforderlich ist, wird kontrovers diskutiert.

- „Low risk-Patienten" (pTis, pTa): Zurückhaltung bei der LA ist geboten. Nur in Ausnahmefällen wird bei diesem Tumorstadium ein befallener Lymphknoten (N+) diagnostiziert.
- Intermediäre Gruppe (pT1, G1 – 2): N+ ≥ 10 %
- „High risk-Patienten" (pT2 – 4): LA erforderlich; N+: 50 – 70 %

Derzeitige **Empfehlung:**

- Stadium pTis, pTa:
  - Klinische Untersuchung negativ → Kontrolle
  - Klinische Untersuchung positiv → 4 Wochen Antibiotikagabe
  - Klinische Untersuchung erneut positiv → Biopsie; wenn positiv → ipsilateral inguinale und pelvine LA
- Stadium pT1:
  - Klinische Untersuchung negativ → kontrovers diskutiert (Kontrolle versus bilateral inguinale LA); wenn
  - Schnellschnitt positiv → bilaterale pelvine LA
  - Schnellschnitt negativ → Kontrolle
- Stadium pT2 – 4:
  - Klinische Untersuchung negativ → Bilaterale inguinale LA; wenn
Schnellschnitt negativ → Kontrolle
Schnellschnitt positiv → ipsilaterale pelvine LA
  - Klinische Untersuchung unilateral positiv, Lymphknoten < 4 cm → ipsilateral inguinale und pelvine LA, kontralateral inguinale LA; wenn
Schnellschnitt negativ → Kontrolle
Schnellschnitt positiv → pelvine LA
  - Klinische Untersuchung bilateral positiv, Lymphknoten < 4 cm → bilateral inguinale LA; wenn
Schnellschnitt positiv → bilateral pelvine LA
Schnellschnitt negativ → Kontrolle
  - Klinische Untersuchung positiv, Lymphknoten > 4 cm → Chemotherapie; wenn
response oder stable disease → bilaterale inguinale und pelvine LA; wenn
Progress und Lymphknoten resektabel → palliative LA
Lymphknoten nicht resektabel → Salvage-Chemotherapie / Radiotherapie.

Radiotherapie

Die operative Tumorentfernung ist der lokalen Bestrahlung überlegen, da Plattenepithelkarzinome in der Regel wenig strahlensensibel sind. Eine Radiotherapie der inguinalen Lymphknoten wird nur als **palliativer** Eingriff empfohlen. Mögliche **Indikationen** bestehen bei einem kleinen, oberflächlichen Tumor bei jungen Patienten oder Patienten, die eine Operation ablehnen. Eine hohe Strahlendosierung ist erforderlich, die ausgeprägte Nebenwirkungen nach sich ziehen kann. Somit sollte eine lokale Radiotherapie des Penis sehr zurückhaltend empfohlen werden. Mögliche Anwendungen sind die perkutane Hochvolt-Radiotherapie (50 – 65 Gy) oder die interstitielle Brachytherapie (^{192}Iridium).

Als Komplikationen könne auftreten: Harnröhrenfisteln, Harnröhrenstenosen, Penisnekrose, Ödeme, Schmerzen, inguinal Hautmazeration bzw. -ulzeration; nicht selten ist eine sekundäre Penektomie erforderlich. Inguinal kann eine radiogene Fibrose ein Lymphödem des Beins fördern.

Chemotherapie

Da das Peniskarzinom ein seltener Tumor ist, sind die Erfahrungen mit Chemotherapeutika limitiert. Neben einer lokalen Behandlung mit 5-Fluorouracil bei oberflächlichen Tumoren stehen Cisplatin, Bleomycin, Methotrexat und Vincristin im Vordergrund (☞ Tab. 15.5-5). Die Remissionsraten liegen bei ca. 7%; dabei wird eine Verlängerung der Überlebensrate nicht erreicht.

Tab. 15.5-5: Kombinationsschema Therapie beim Peniskarzinom

Wirkstoff	Dosierung	Art der Verabreichung	Anwendungszeitraum
PMB-Schema			
Cisplatin	100 mg/m²	i.v.	Tag 1
Methotrexat	25 mg/m²	i.v. (Bolus)	Tag 1 und 8
Bleomycin	10 mg/m²	i.v. (Bolus)	Tag 1 und 8
Wiederholung Tag 22, 4–6 Zyklen			
VBM-Schema			
Vincristin	1 mg	i.v.	Tag 1
Bleomycin	15 mg	i.m.	24 Std. nach Vincristin und Tag 6
Methotrexat	30 mg	p.o.	Tag 3
Wiederholung Tag 22, 4–6 Zyklen			

15.5.9 Nachsorge

Engmaschige lokale Kontrolluntersuchungen mit Sonographie der inguinalen und pelvinen Lymphknoten bei

- pTis, pTa, pT1 G1–2: alle 3 Monate
- G3, pT2–4: alle 2 Monate.

Eine weitere bildgebende Diagnostik ist nur bei entsprechender Symptomatik erforderlich, da Fernmetastasen sehr selten sind (ca. 200 publizierte Fälle). CT ist nur in Abhängigkeit vom Sonographiebefund indiziert.

15.5.10 Prognose

Eine spontane Remission wurde bisher nicht publiziert. Die Prognose des Peniskarzinoms ist in erster Linie vom Lymphknotenbefall abhängig:

- Lymphknoten-negativer Befund: 5-JÜR 73% (46–100%)
- N^+: Durchschnittlich 60% (0–86%), wobei die Prognose stark von der Anzahl und Größe der Lymphome abhängig ist
- „Minimaler Lymphknotenbefall" (< 2 Lymphknoten): 5-JÜR 77%
- > 2 Lymphknoten befallen: 5-JÜR 25%
- Lymphome > 4 cm: 5-JÜR 6%
- Befall der pelvinen Lymphknoten: 5-JÜR 10%.

15.5.11 Datenlage der Therapieoptionen

(☞ Tab. 15.5-6)

Tab. 15.5-6: Datenlage der Therapieoptionen beim Peniskarzinom (Stand: März 2006)

Therapie	Gesicherte Daten vorhanden (EBM 1)	Positive Einzelergebnisse (EBM 2)	Datenlage unsicher (EBM 3)
Präoperativ neoadjuvant			+
Postoperativ adjuvant			+
Palliativ 1st-line		+	
Palliativ 2nd-line			+
Komplementär			+

Literatur

1 Bevan-Thomas R et al.: Contemporary morbidity of inguinal lymphadenectomy for squamous carcinoma – the MD Anderson Cancer Center experience. J Urol 163, 2000: 144

2 Carver BS et al.: Squamous cell carcinoma of the penis: a retrospective review of forty-five patients in northwest Louisiana. South Med J 95, 2002: 822–825

3 Dechev IY et al.: Penile cancer – surgical treatment of the primary tumor. Folia Med 43, 2001: 46–50

4 Demkow T: The treatment of penile carcinoma: Experience in 64 cases. Int Urol Nephrol 31, 1999: 525–531

5 Horenblas S: Detection of occult metastasis in squamous cell carcinoma of the penis using a dynamic sentinel node procedure. J Urol 163, 2000: 100–104

6 Lynch DF et al.: Tumors of the penis. In: Walsh, Retik, Vaughan, Wein (Hrsg.): Campbell's Urology. Saunders, Philadelphia, 2002: 2945–2981

16 Kopf-Hals-Tumoren

Joachim Preiß, Achim Schmieder

16.1 Kopf-Hals-Tumoren

Joachim Preiß, Achim Schmieder

16.1.1 Epidemiologie

- **Inzidenz:** stark zunehmend, keine sinkende Tendenz wie beim Bronchialkarzinom des Mannes; in einigen Gebieten der Welt ist die Inzidenz wegen exogener Faktoren (Betelnuss-Kauen, Kautabak) 6-mal höher; das Nasopharynxkarzinom zeigt eine hohe Inzidenz in Südchina, Nordafrika und anderen Regionen, in denen das Essen von in Salz eingelegtem Fisch und Fleisch einen Hauptanteil der Ernährung ausmacht; in diesen Gegenden besteht aber auch eine hohe Durchseuchung der Bevölkerung mit dem Epstein-Barr-Virus.
- **Geschlechtsverteilung:** Männer : Frauen = 3 : 1

16.1.2 Ätiologie

Risikofaktoren

- Prädisponierende Faktoren: Nikotin-, Alkoholabusus, fehlende Mundhygiene
- Das Larynxkarzinom ist bei Nichtrauchern fast unbekannt; bei 30–40 Zigaretten täglich Risiko 33-mal höher als bei Nichtrauchern
- Human-Papillomavirus-Ätiologie wird zum Teil diskutiert: HPV-DNS gefunden im Plattenepithelkarzinom der Zunge, Mundboden und Tonsille sowie verrukösen Karzinomen des Larynx
- Epstein-Barr-Virus gilt als ätiologischer Faktor bei Schmincke-Regaud-Tumoren

16.1.3 Einteilung

Die Tumoren verteilen sich auf Mundhöhle (44%), Larynx (31%) und Pharynx (25%).
Es sind in der Regel Plattenepithelkarzinome, die sich aus prämalignen Dysplasien entwickeln und somit einer Frühdiagnose prinzipiell gut zugänglich wären.

TNM-Klassifikation

☞ Tab. 16.1-1

> Einzelne Tumoren haben ein abweichendes T-Stadium.

Tab. 16.1-1: TNM-Klassifikation der Kopf-Hals-Tumoren

TNM-Stadium	Befall, Größe
T1	Tumor < 2 cm
T2	Tumor > 2 cm < 4 cm
T3	Tumor > 4 cm
T4	Invasion in benachbarte Strukturen (Knochen, Muskel, Halsweichteile, Haut etc.)
N1	Solitär ipsilateral ≤ 3 cm
N2a	Solitär ipsilateral > 3 cm < 6 cm
N2b	Multipel ipsilateral < 6 cm
N2c	Bilateral bzw. kontralateral < 6 cm
N3	> 6 cm
M1	Fernmetastasen

AJCC-Stadien

☞ Tab. 16.1-2

Tab. 16.1-2: AJCC-Stadien der Kopf-Hals-Tumoren

AJCC-Stadium	TNM		
I	T1	N0	M0
II	T2	N0	M0
III	T3 T1–3	N0 N1	M0 M0
IVA	T4 T1–4	N0–1 N2	M0 M0
IVB	T1–4	N3	M0
IVC	T1–4	N0–3	M1

Histologie

☞ Tab. 16.1-3

Tab. 16.1-3: Histologie der Kopf-Hals-Tumoren

Histologie	M-Klassifikation	Häufigkeit
Plattenepithel-karzinom n.n.b.	8070/3	Verhornend • WHO-Typ 1: 20% • WHO-Typ 2: 30–40%
Adenokarzinom	8140/3	Selten
Azinarzell-karzinom	8550/3	Selten
Mischtumor	8941/3	

Histologie	M-Klassifikation	Häufigkeit
Undifferenziertes Karzinom*	8082/3	WHO-Typ 3, 40–50%

* Sonderform: Lymphoepitheliales Karzinom (Schmincke-Regaud-Tumor): enge Assoziation zum Epstein-Barr-Virus, vorwiegend im Kindes- und Jugendalter vorkommend

Anatomische Regionen (ICD 10)

☞ Tab. 16.1-4

Tab. 16.1-4: Anatomische Regionen der Kopf-Hals-Tumoren

Lippen n.n.b.	C00.9
Äußere Oberlippe, äußere Unterlippe, äußere Lippe n.n.b.	C00.0, C00.1, C00.2
Innere Oberlippe, innere Unterlippe, innere Lippe n.n.b.	C00.3, C00.4, C00.5
Lippenkommissur	C00.6
Zungengrund	C01
Zunge n.n.b., Zungenrücken	C02.9, C02.0
Zungenrand, Zungenunterfläche, Zunge vordere 2/3	C02.1, C02.2, C02.3
Zungentonsille	C02.4
Zahnfleisch n.n.b., Oberkiefer, Unterkiefer	C03.9, C03.0, C03.1
Mundboden n.n.b., vorderer Teil, seitlicher Teil	C04.9, C04.0, C04.1
Gaumen n.n.b., harter Gaumen, weicher Gaumen, Uvula	C05.9, C05.0, C05.1, C05.2
Mund n.n.b.	C06.9
Wangenschleimhaut, Vestibulum oris, Retromolarregion	C06.0, C06.1, C06.2
Parotis	C07
Glandula submandibularis, Glandula sublingualis	C08.0, C08.1
Große Speicheldrüsen n.n.b.	C08.9
Tonsillen n.n.b., Fossa tonsillaris, Gaumenbogen	C09.9, C09.0, C09.1
Oropharynx n.n.b., Vallecula epiglottica, Epiglottis-Vorderfläche	C10.9, C10.0, C10.1
Oropharynx-Seitenwand, Oropharynx-Hinterwand	C10.2, C10.3
Kiemengang	C10.4
Nasopharynx n.n.b., obere Wand, Hinterwand, Seitenwand, Vorderwand	C11.9, C11.0, C11.1, C11.2, C11.3
Recessus piriformis	C12
Hypopharynx n.n.b., Regio postcricoidea	C13.9, C13.0
Aryepiglottische Falte, Hinterwand	C13.1, C13.2
Pharynx n.n.b., lymphatischer Rachenring (Waldeyer)	C14.0, C14.2
Nasenhöhle, Mittelohr	C30.0, C30.1
Nasennebenhöhle n.n.b.	C31.9
Sinus maxillaris, Sinus ethmoidalis, Sinus frontalis	C31.0, C31.1, C31.2
Sinus sphenoidalis	C31.3
Larynx n.n.b., Glottis, Supraglottis, Subglottis	C32.9, C32.0, C32.1, C32.2
Larynxknorpel	C32.3

16.1.4 Klinik

Oro- und Hypopharynxkarzinom

Symptome sind Fremdkörper- oder Globusgefühl, Heiserkeit, Schluckstörungen. Trotz typischer „Frühsymptome" kommen viele Patienten erst in fortgeschrittenen Stadien zur Primärdiagnostik. Die Patienten stammen oft aus einem niedrigen sozioökonomischen Milieu und zeigen eine erhebliche Indolenz gegen die Warnsignale.

Nasopharynxkarzinom

Behinderung der Nasenatmung, rezidivierende Otitis media, chronische Kopfschmerzen, Hirnnervenausfälle. Hohe IgA-Titer gegen das Virus-Kapsid-Antigen des Epstein-Barr-Virus als Tumormarker.

16.1.5 Ausbreitung

Oro- und Hypopharynxkarzinom

Lokales Wachstum mit Invasion in die Umgebung einschließlich der angrenzenden Gefäße, Nerven und Knochen. Lymphogene Ausbreitung in die primären Lymphknotenstationen des Halses. Fernmetastasen sind selten (mit Ausnahme des Hypopharynxkarzinoms, bis zu 40%) und treten erst spät auf.

Nasopharynxkarzinom

Das Nasopharynxkarzinom ist eine klassische Region für einen versteckten, unerkannten Primärtumor. 40–50% der Patienten kommen zur Untersuchung wegen vergrößerter Halslymphknoten. Hohes Risiko der Fernmetastasierung im Stadium III und IV.

16.1.6 Diagnostik

Basisdiagnostik

- Inspektion, Palpation des Halses einschließlich Supraklavikularregion
- HNO-ärztliche Untersuchung
- **Labor:**
  - Tumormarker SCC (Squamous-cell-carcinoma-Antigen, Plattenepithelkarzinomantigen), aber geringe Sensitivität
  - Antikörpertiter gegen das EBV-Kapsidantigen beim Nasopharynxkarzinom
- **Sonographie:** Halslymphknoten; sensitivste Untersuchungstechnik zum Ausschluss von Halslymphknotenmetastasen
- **Endoskopie und Biopsie:** HNO-ärztliche Endoskopie in Narkose zur Klärung des Befallsmusters, Tumorbiopsie, Ösophagoskopie, Bronchoskopie (zum Ausschluss weiterer simultaner Karzinome der „Schluck-Rauch-Straße")

Staging

CT und MRT: obligate Untersuchungen zur Klärung der Tumorausbreitung, vor allem wertvoll bei Tumoren des Oberkiefers, des Nasopharynx und der Nasen- und Nasennebenhöhlen.

16.1.7 Differenzialdiagnosen

Entzündungen, benigne und semimaligne Tumoren.

16.1.8 Konventionelle Therapie

Differenzialtherapie verschiedener Tumorlokalisationen

Larynxkarzinom

- Glottis T1: Radiotherapie mit 66 Gy oder laserchirurgische Abtragung; Laserchirurgie kostengünstigere Therapie, aber Stimmfunktion schlechter
- Glottis T2: Operation oder Radiotherapie mit 70 Gy; Rezidivrate der Radiotherapie etwas höher
- Glottis T3/T4: Operation oder Radiotherapie; individuelle Entscheidung abhängig von Tumorausdehnung, Funktionserhalt-Wunsch; Radiotherapie als hyperfraktioniertes Vorgehen mit 68–70 Gy in 5,5 Wochen oder simultane Chemo-Radiotherapie; Induktionschemotherapie vor Radiochemotherapie: noch kontroverse Datenlage; Fernmetastasen sind beim Glottiskarzinom selten
- Rezidivtherapie: Salvage-Operation nach Radiotherapie in 70 % erfolgreich; engmaschige Nachsorge in den ersten 2 Jahren
- Supraglottisches Karzinom: Therapie erfolgt analog des Glottiskarzinoms; die Prognose der seltenen subglottischen Karzinome ist wegen der früheren, evtl. okkulten Lymphknotenmetastasierung schlechter; die postoperative adjuvante Radiotherapie sollte deswegen ab T2 zum Einsatz kommen

Hypopharynxkarzinom

Wegen der fehlenden klinischen Symptomatik im Frühstadium werden diese meist erst in fortgeschrittenem Stadium entdeckt. Die Prognose wird zusätzlich durch die frühe lymphogene und hämatogene Metastasierung verschlechtert. Deshalb sollten alle Patienten, auch nach R0-Resektion, unabhängig vom Stadium einer adjuvanten Radiotherapie zugeführt werden. Bei primärer Radiotherapie ist eine Kombination mit einer Cisplatin- oder Mitomycin-haltigen Chemotherapie simultan zur Radiotherapie zu bevorzugen, sofern der Allgemeinzustand des Patienten dies zulässt.

Nasopharynxkarzinom

Die Therapie der Wahl ist die konformale Radiotherapie auf der Basis einer 3D-Bestrahlungsplanung. Tumordosis (60–)70 Gy (Einzeldosis 1,8–2,0 Gy) einschließlich zervikaler Lymphabfluss (mikroskopischer Befall: 50 Gy), evtl. neck dissection vor primärer Bestrahlung (50 % nodale Rezidive bei fehlender prophylaktischer Lymphknotenbestrahlung).

Bei Tumoren der Stadien III und IV (verhornendes Plattenepithelkarzinom, 60 % aller Patienten) ist eine kombinierte Radiochemotherapie mit simultaner Gabe der alleinigen Bestrahlung überlegen (☞ Intergroup-Protokoll, Tab. 16.1-7). Dabei ist eine hohe lokale Toxizität zu erwarten. Die derzeit laufenden Studien sollen beachtet werden. Das Konzept neoadjuvante Chemotherapie gefolgt von simultaner Radiochemotherapie ist evtl. besser. Jugendliche Patienten sollten im Rahmen der aktuellen pädiatrischen Studien therapiert werden.

Mundhöhlenkarzinom

Beim **Zungenrandkarzinom** (beweglicher Teil der Zunge) im Stadium T1 ist sowohl eine kurative Operation als auch eine kurative Radiotherapie möglich. Hier kann außer einer perkutanen Bestrahlung auch die interstitielle Brachytherapie zum Einsatz kommen, mit der eine hohe örtliche Dosis ohne Mitbestrahlung der

Umgebung zu erzielen ist, z. B. High-dose-rate-Afterloading mit ^{192}Iridium oder Iridiumdraht im Low-dose-rate-Verfahren. Diese Brachytherapie ist auch beim **Mundbodenkarzinom** eine mögliche Option. Fortgeschrittenere Tumorstadien der Mundhöhlenkarzinome benötigen eine kombinierte simultane Radiochemotherapie.

Lippenkarzinom

Bei Stadien T1 und T2 ist außer einer kurativen Resektion mit plastischer Deckung alternativ auch eine primäre lokale kurative Radiotherapie möglich (auch in Form einer interstitiellen Brachytherapie).
Bei höheren Stadien sind eine Resektion mit nachfolgender plastischer Rekonstruktion sowie eine neck dissection erforderlich. Postoperativ ist eine Radiotherapie notwendig, wenn R1 – 2-Resektionen vorliegen oder im Falle höherer Tumorstadien (pT3 – 4, pN2 – 3).

Speicheldrüsenkarzinom

Es kommen Adenokarzinome, adenoid-zystische Karzinome und Plattenepithelkarzinome vor. Therapie ist die Operation, bei inkompletter Resektion ist zusätzlich eine Radiotherapie anzuschließen. Beim adenoid-zystischen Karzinom ist stets eine Nachbestrahlung indiziert. Wegen der Notwendigkeit einer sehr hohen lokalen Dosis ist eine intensitätsmodulierte Radiotherapie zu bevorzugen, und bei R1-Resektion und/oder Ausdehnung zur Schädelbasis eine Neutronen- oder Schwerionenbestrahlung in Kombination mit Photonen (nur in wenigen Zentren verfügbar). Adenoid-zystische Karzinome haben die Tendenz, hartnäckig über viele Jahre lokal zu rezidivieren mit massiv mutilierendem Wachstum und später hämatogener Fernmetastasierung.

Olfaktorius-Neuroblastom (Weichteilsarkom)

Therapie soweit wie möglich operativ, immer postoperative Radiotherapie.

Operative Therapie

Ziel der Operation in **kurativer** Absicht ist die vollständige Entfernung des Tumors einschließlich seiner Lymphknotenmetastasen (R0-Resektion). Entstehende funktionelle Defekte werden mittels rekonstruktiver Verfahren wieder beseitigt. Ein Palliativeingriff jedoch soll zu keinen stärkeren als den bereits tumorbedingt bestehenden funktionellen Einschränkungen führen.
Die häufig erforderliche zervikale Lymphknotenausräumung (neck dissection) ist in Art und Umfang abhängig von Größe, Zahl und Sitz der Lymphknotenmetastasen sowie von der Lage des Primärtumors. Eine so genannte elektive neck dissection kann bei N0-Fällen im Bereich der typischen Lymphabflussgebiete vorgenommen werden, wenn der Primärtumor ausgedehnt ist. Sie konkurriert mit der adjuvanten Radiotherapie der Halslymphabflussbereiche.
Sind bereits präoperativ Lymphknotenmetastasen nachgewiesen, kommt oft als kurative Maßnahme eine radikale neck dissection zum Einsatz: Hier werden alle fünf relevanten zervikalen Lymphknotengruppen (s. u.) und wichtige nicht lymphatische Strukturen (V. jugularis interna, M. sternocleidomastoideus sowie N. accessorius) entfernt. Bei der modifiziert radikalen neck dissection werden hingegen eine oder mehrere der nicht lymphatischen Strukturen erhalten. Die erweitert radikale neck dissection erfasst mehr als fünf Lymphknotengruppen oder zusätzliche nicht lymphatische Organe. Die selektive neck dissection dagegen reseziert weniger als fünf Lymphknotengruppen und erhält mindestens eine der nicht lymphatischen Strukturen.
Die relevanten fünf Lymphknotengruppen sind:

- Submentale und submandibuläre Lymphknoten
- Tiefe kraniojuguläre Lymphknoten
- Tiefe mediojuguläre Lymphknoten
- Tiefe kaudojuguläre Lymphknoten
- Posteriore Lymphkoten, sog. Accessoriusgruppe.

Kurativ operabel sind in der Regel die Stadien I und II (T1 – 3). Bei bestehender Operabilität hat hier die Resektion Vorrang. Dabei ist die Erhaltung der Lebensqualität zu berücksichtigen. Organ- und funktionserhaltende Therapien sind, wenn möglich, vorzuziehen: z. B. laserchirurgische Abtragung oder alleinige Radiotherapie mit kurativem Ansatz beim Larynxkarzinom im Stadium T1 – T2 N0 oder beim Zungenkarzinom am freien Teil der Zunge Stadium T1 – T2 N0 (hier auch Brachytherapie möglich, s. u.).
Bei den fortgeschrittenen Tumoren im Stadium IV mit bulky disease ist die Prognose grundsätzlich schlecht. Trotz intensiver Forschung konnte keines der verschiedenen multimodalen Therapieprotokolle eine Überlegenheit aufzeigen. Bei fehlendem Goldstandard basiert die optimale Therapie auf der engen Kooperation zwischen den beteiligten Fachabteilungen, indem Operation, Chemotherapie und Radiotherapie individuell entsprechend der Tumorlokalisation, Ausdehnung und Wachstumsproliferation und nicht zuletzt des Allgemeinzustands des Patienten abgestimmt werden.

Radiotherapie

Die primäre simultane Radiochemotherapie (☞ Tab. 16.1-6) ist einer alleinigen Radiotherapie überlegen. Sie kommt bei inoperablen Patienten in gutem Allgemeinzustand zum Einsatz, denen ein ausgedehnter mutilierender Eingriff mit starker Beeinträchtigung nicht zugemutet werden kann, und führt dabei zu gleich guten Remissionsergebnissen wie die Operation mit deutlich höherer Lebensqualität im verbleibenden Lebenszeitraum.

Eine zeitliche Unterbrechung der Radiotherapie im Rahmen einer kombinierten Radiochemotherapie verschlechtert die Tumorrückbildung und damit die Prognose.

Eine Verkürzung der Gesamtbestrahlungszeit (beispielsweise 6 statt 5 Bestrahlungstage pro Woche) verbessert das Überleben und die Rezidivrate.

Primäre Radiotherapie

Es wird die 3D-Planung auf der Grundlage von Spiral-CT-Bildern mit einer konformalen Bestrahlungstechnik (Multi-Leaf-Kollimator-Technik) empfohlen, die eine höhere Dosis im Zielvolumen und eine bessere Schonung des gesunden Gewebes erlaubt. Die weitgehende Aussparung wenigstens einer Glandula parotis ist mit dieser Technik, aber noch besser mit der neuen Technik der intensitätsmodulierten Radiotherapie (IMRT) möglich, und damit die Vermeidung einer bleibenden Mundtrockenheit.

Tumorizide Gesamtdosen von 66 – 72 Gy im Tumorbereich mit Einzelfraktionen à 2 Gy tgl. sind notwendig und Standard. Unkonventionelle Fraktionierungen (Akzelerierung, d.h. höhere Tagesdosen als 2 Gy, und Hyperfraktionierung mit 2 Fraktionen tgl. im Abstand von mindestens 6 Std.) sind weiterhin Gegenstand von Studien; sie verbessern bei fortgeschrittenen Tumoren Remissionsgrad und -häufigkeit, sind aber bisher ohne nachgewiesenen Benefit für das Überleben.

Vor jeder hoch dosierten Radiotherapie, die die Zähne und/oder die Speicheldrüsen erfasst, muss eine zahnärztliche Sanierung unter Elimination entzündlicher Herde erfolgen (Gefahr einer späteren Osteoradionekrose des Kiefers) mit anschließender täglicher Fluoridprophylaxe (beispielsweise Elmex-Gel) und intensiver Zahnpflege.

Postoperative adjuvante Radiotherapie

Die **postoperative adjuvante Radiotherapie** ist indiziert bei R1-Resektion, pT¾-Tumoren und jedem Lymphknotenbefall (Zielvolumen: Primärtumorbereich plus Lymphabflussgebiet). Sie erfolgt mit einer Herddosis von 60 – 66 Gy im Bereich von Tumorbett und befallener Lymphknotenregion und von 50 Gy im Bereich nicht befallener Lymphknoten.

Die **simultane postoperative Radiochemotherapie** mit einer Cisplatin-haltigen Kombination verbessert bei den hochmalignen Tumoren (z.B. mit ausgedehnter Lymphknotenmetastasierung) und bei R1 – 2-Resektion wahrscheinlich sowohl die lokale Kontrolle als auch das Überleben.

Eine Erweiterung der strahlentherapeutischen Möglichkeiten bietet die **interstitielle Brachytherapie** in Afterloading-Technik (Tumor-Spickung). Mit dieser Methode behandelbar sind prinzipiell Zungen- und Lippenkarzinome (primär kurativ im Stadium T1 und T2), Mundbodenkarzinome, Karzinome des weichen Gaumens und der Tonsillenregion und große zervikale Lymphknotenrezidive. Eine intrakavitäre Brachytherapie über spezielle Applikatorsonden ist (als Boostdosis) im Nasopharynx möglich.

Chemotherapie

Die Chemotherapie der Karzinome des Kopf-Hals-Bereiches hat keine kurative Wirkung und es entwickelt sich schnell eine Resistenz, obwohl diese Tumoren durchaus chemotherapiesensibel sind (☞ Tab. 16.1-5). Auch der neoadjuvante Chemotherapieeinsatz präoperativ konnte bisher nicht überzeugen. Der sequenzielle Einsatz von einer Chemotherapie gefolgt von einer Radiotherapie zeigt gegenüber der alleinigen Radiotherapie bisher keinen Gewinn für den Patienten. Therapie der Wahl ist zum jetzigen Zeitpunkt die **simultane Radiochemotherapie** (☞ Tab. 16.1-6).

Wirksam sind die Monosubstanzen Cisplatin, Carboplatin, 5-Fluorouracil, Methotrexat, Cyclophosphamid, Ifosfamid, Vinkaalkaloide, Paclitaxel, Mitomycin. Die Wirksamkeit neuerer Zytostatika (Taxane, Gemcitabin, Vinorelbin und Bendamustin) und anderer neuer Substanzen (wie Signaltransduktionshemmer, monoklonale Antikörper) wird noch in Studien geklärt, aus präliminären Daten ergibt sich derzeit kein Vorteil gegenüber der Standardtherapie 5-FU/DDP.

Bei **Fernmetastasen** kann die Chemotherapie zur passageren Remission führen. Häufig ist eine aggressivere Therapie jedoch bei Patienten mit „ausbestrahltem" Lokalrezidiv, Fernmetastasierung und schlechtem Allgemeinzustand nicht durchführbar. Mit einer oralen Methotrexat-Gabe kann die Lebensqualität (Schmerzen,

Schwellung) bei einem Teil der Patienten vorübergehend gebessert werden.
Beim **Lokalrezidiv** im vorbestrahlten Gebiet ist eine Chemotherapie nur mäßig wirksam (Gefäßrarifizierung und schlechte Durchblutung).

Tab. 16.1-5: Induktionschemotherapie oder alleinige (palliative) Chemotherapie bei Kopf-Hals-Tumoren

Wirkstoff	Dosierung	Art der Verabreichung	Anwendungszeitraum
Cisplatin/5-Fluorouracil			
Cisplatin	100 mg/m²	Infusion (30 Min.)	Tag 1
5-Fluorouracil	1000 mg/m²	Kontinuierliche Infusion über 24 Std.	Tag 1–5
Wiederholung Tag 22–29, 1–3 Zyklen bis zum maximalen Response, palliativ 2–6 Zyklen			
Paclitaxel/Carboplatin			
Paclitaxel	225 mg/m²	Infusion (1 Std.)	Tag 1
Carboplatin (immer nach Paclitaxel)	AUC 6	Infusion (30 Min.)	Tag 1
Wiederholung Tag 22–29, 1–3 Zyklen bis zum maximalen Response, palliativ 2–6 Zyklen			

Simultane Radiochemotherapie

Randomisierte Studien mit simultaner Chemoradiotherapie zeigen bei den fortgeschrittenen Kopf-Hals-Tumoren die besten Ergebnisse und sind bei Patienten in gutem Allgemeinzustand heute Therapie der Wahl. Die optimale Zusammensetzung dieser Therapie wird in Studien intensiv untersucht (☞ Tab. 16.1-7). Bis dahin ist die Therapie mit Cisplatin- oder Carboplatin/5-FU oder Mitomycin/5-FU Standard (☞ Tab. 16.1-6).

Tab. 16.1-6: Simultane Radiochemotherapie bei Kopf-Hals-Tumoren

Wirkstoff	Dosierung	Art der Verabreichung	Anwendungszeitraum
Cisplatin/5-Fluorouracil			
Cisplatin	80 mg/m²	Infusion (30 Min.)	Tag 1
5-Fluorouracil	1000 mg/m²	Kontinuierliche Infusion über 24 Std.	Tag 1–4
Wiederholung Tag 22–29			
Carboplatin/5-Fluorouracil			
Carboplatin	AUC 5	Infusion (30 Min.)	Tag 1
5-Fluorouracil	1000 mg/m²	Kontinuierliche Infusion über 24 Std.	Tag 1–4
Wiederholung Tag 22–29			
Mitomycin/5-Fluorouracil			
Mitomycin	10 mg/m²	Infusion	Tag 1
5-Fluorouracil	1000 mg/m²	Kontinuierliche Infusion über 24 Std.	Tag 1–5
Wiederholung Tag 22–29			
Radiotherapie parallel zu allen oben angeführten Schemata	GHD 70 Gy		Tag 1–35

Tab. 16.1-7: Intergroup-Protokoll (kombinierte Radiochemotherapie bei Kopf-Hals-Tumoren)

Wirkstoff	Dosierung	Art der Verabreichung	Anwendungszeitraum
Cisplatin/5-Fluorouracil			
Cisplatin	100 mg/m²	Infusion (30 Min.)	Tag 1, 22, 43
Cisplatin	80 mg/m²	Infusion (30 Min.)	Tag 71, 99, 127
5-Fluorouracil	1000 mg/m²	Kontinuierliche Infusion über 24 Std.	Tag 71–74
Radiotherapie (shrinking field)	• 1,8 Gy tgl. • GHD 70 Gy		Ab Tag 1, über 7–8 Wochen

Palliative Therapie

Bei schlechtem Allgemeinzustand besteht die Möglichkeit einer Monochemotherapie mit Methotrexat (☞ Tab. 16.1-8).

Tab. 16.1-8: Palliative Monochemotherapie bei Kopf-Hals-Tumoren

Wirkstoff	Dosierung	Art der Verabreichung	Anwendungszeitraum
Methotrexat	50 mg	p.o.	Tag 1, 8, 15
Bei stärkerer Mukositis zusätzlich:			
Folinsäure	15 mg	p.o., 24 Std. nach MTX, 4 ED alle 6 Std.	

Immuntherapie

Plattenepithelkarzinome des Kopf-Hals-Bereiches haben in der Regel eine sehr hohe Expression des EGF1-Rezeptors auf der Zelloberfläche. Der Antikörper gegen dieses Epitop, Cetuximab (Erbitux®), ist in Studien eingesetzt worden und hat das Ansprechen in Kombination mit Carboplatin deutlich erhöht. Hier zeigt sich ein neues Therapieprinzip, das in Zukunft Bedeutung gewinnen kann.

16.1.9 Nachsorge

Obligat, engmaschig in den ersten drei Jahren (HNO-Ärzte, Kieferchirurgen), da Lokalrezidive, aber besonders auch Zweittumoren im Bereich der „Schluck-Rauch-Straße" häufig auftreten und erneut kurativ angegangen werden können. Bei Mitbestrahlung der Schilddrüse besteht ein Risiko der Hypothyreose; daher Kontrolle der Schilddrüsenwerte im Rahmen der Nachsorge.
Zu beachten: Niedrige Compliance der Patienten und fehlende Einsicht in die Ursachen der Erkrankung mit Fortführung der exogenen Noxen (Tabak- und Alkoholabusus) behindert die Nachsorge. Regelmäßige Röntgen-Thoraxkontrollen mit Bronchoskopie (bei entsprechender Symptomatik und Befund) auf Grund des hohen Bronchialkarzinom-Risikos.
Nasopharynxkarzinom: EBV-DNA-Titer korreliert mit der Remission und zeigt bereits im Frühstadium das Rezidiv an.

16.1.10 Prognose

Heilung ist bei den Mundhöhlen- und Pharynxkarzinomen in den frühen Stadien in den meisten Fällen zu erreichen. Mit kombinierten Therapieformen (Operation und Radiochemotherapie) sind auch bei sehr weit fortgeschrittenen Tumoren gute palliative Ergebnisse mit besseren Überlebensraten und in Einzelfällen Heilungen erreichbar.
Bei allen fortgeschrittenen Tumoren ist die Prognose grundsätzlich schlecht. Trotz intensiver Forschung konnte keines der verschiedenen multimodalen Therapieprotokolle eine Überlegenheit aufzeigen. Die optimale Therapie basiert auf enger Kooperation zwischen den beteiligten Disziplinen, bei der Operation, Chemotherapie und Radiotherapie individuell abgestimmt werden. Wenn möglich, sollten die Patienten in die laufenden Studien eingebracht werden (z.B. EORTC-Studie). Gegenstand mehrerer kooperativer Studien ist die Suche nach dem optimalen Therapieprinzip.
Nasopharynxkarzinom: Durchschnittliche rezidivfreie 5-JÜR 30–75%. Das Epstein-Barr-Virus-assoziierte Nasopharynxkarzinom hat eine bessere Prognose als das verhornende Plattenepithelkarzinom (höhere Strahlensensibilität).

16.1.11 Datenlage der Therapieoptionen

(☞ Tab. 16.1-9)

Tab. 16.1-9: Datenlage der Therapieoptionen bei Kopf-Hals-Tumoren (Stand: März 2006)

Therapie	Gesicherte Daten vorhanden (EBM 1)	Positive Einzelergebnisse (EBM 2)	Datenlage unsicher (EBM 3)
Präoperativ neoadjuvant		+	
Postoperativ adjuvant	+		
Palliativ 1st-line		+	
Palliativ 2nd-line			+
Komplementär		+	

Literatur

1 Bernier J et al.: Chemoradiation after surgery for high-risk head and neck cancer patients: how strong is the evidence? Oncologist 10, 2005: 215–224
2 Bourhis J: New approaches to enhance chemotherapy in SCCHN. Ann Oncol 16 (6), 2005: vi20-vi24
3 Burtness B et al.: Phase III Randomized Trial of Cisplatin Plus Placebo Compared With Cisplatin Plus Cetuximab in Metastatic/Recurrent Head and Neck Cancer: An Eastern Cooperative Oncology Group Study. J Clin Oncol 23, 2005: 8646–8654
4 Ding M et al.: New radiation therapy techniques for the treatment of head and neck cancer. Otolaryngol Clin North Am 38, 2005: 371–395, vii-viii
5 Dinshaw KA et al.: Head and neck squamous cell carcinoma: the role of post-operative adjuvant radiotherapy. J Surg Oncol 91, 2005: 48–55
6 Schrijvers D et al.: Taxanes in the treatment of head and neck cancer. Curr Opin Oncol 17, 2005: 218–224
7 Seiwert TY et al.: State-of-the-art management of locally advanced head and neck cancer. Br J Cancer 92, 2005: 1341–1348
8 Veness MJ et al: Surgery and adjuvant radiotherapy in patients with cutaneous head and neck squamous cell carcinoma metastatic to lymph nodes: combined treatment should be considered best practice. Laryngoscope 115, 2005: 870–875

17 Tumoren der Haut

Clemens Unger, Holger Voigt

17.1 Malignes Melanom

Holger Voigt

Das maligne Melanom ist kein Hautkrebs, sondern ein „Melanozytoblastom", ein maligner Tumor, der sich aus maligne transformierten Melanozyten entwickelt. Melanozyten sind neuroektodermale Abkömmlinge, die in ihrer Gesamtheit das melanozytäre System darstellen. Melanome sind folglich neuroektodermale Neoplasien des melanozytären Systems; es handelt sich also nicht um „(schwarzen) Hautkrebs", sondern um „Melanome". Sie können prinzipiell überall dort entstehen, wo sich aus Melanoblasten im Zuge der fetalen Zellwanderung aus dem Bereich der Neuralplatte Melanozyten entwickelt haben und diese einer Differenzierungsstörung unterliegen. Am häufigsten (96–98 %) kommen Melanome an der Haut vor, da der Anteil an Melanozyten dort am größten ist. In 2–4 % sind sie extrakutan lokalisiert, z. B. an Schleimhäuten, Meningen, Augen, inneren Organen, und oft erst durch Metastasen diagnostizierbar.

17.1.1 Epidemiologie

- **Inzidenz:** In Deutschland bzw. Mitteleuropa 5–10 Neuerkrankungen pro 100 000 Einwohner pro Jahr, in den Südstaaten der USA, Australien und Neuseeland bis über 30. Im letzten Jahrzehnt weltweit zweitstärkste Zunahme der Häufigkeit (nach Bronchialkarzinom der Frau), sowohl durch „tatsächliche" Inzidenzzunahme als auch durch verbesserte Frühdiagnostik.
- **Mortalität:** Nicht vergleichend erfassbar wegen international sehr unterschiedlicher Früherkennungs- und Versorgungsstrategien. In Deutschland stirbt etwa jeder 5. Patient aufgrund eines bereits bei Diagnosestellung fortgeschrittenen Stadiums im weiteren Verlauf der Erkrankung. Die gemittelte 5-JÜR (USA) liegt über 90 % und täuscht damit eine günstigere Verlaufsprognose vor, da viele Patienten erst später an ihren Metastasen versterben.
- **Alters- und Geschlechtsverteilung:** Mittleres Erwachsenenalter (35–60 Jahre), in den letzten Jahren Zunahme bei 20- bis 30-Jährigen. Annähernd ausgewogene Geschlechtsverteilung. Bei jüngeren Patienten (< 40 Jahren) überwiegt das weibliche, bei älteren (> 40 Jahre) das männliche Geschlecht. Im Kindesalter sehr selten, meist auf dem Boden von Vorläuferläsionen (kongenitale Nävuszellnävi, in Assoziation zu dysplastischen Nävi) oder einer familiären Melanomdisposition.
- **Lokalisation:** Bei Frauen überwiegend Extremitäten befallen, bei Männern eher Rumpf- oder Gesichtshaut. Bei Farbigen fast ausschließlich an (nicht pigmentierten) Hand- und Fußsohlen sowie Schleimhäuten.

17.1.2 Ätiologie

Ursachen

Unbekannt. Wahrscheinlich Kombination einer genetischen Disposition (Suszeptibilität) mit exogenen Faktoren (z. B. UV-Strahlung). Ist die UV-Exposition (als Integraldosis pro Hautareal) in Relation zum Hauttyp (Phototyp) und zur Suszeptibilität inadäquat und somit zu stark, erhöht das die genetische Instabilität des melanozytären Systems (Tumorinduktion, -promotion). Aber auch eine kurzfristige, exzessive „Hochdosis"-UV-Exposition (Urlaub, Freizeit) kann langfristig Melanome induzieren, die erst Jahre bis Jahrzehnte später manifest werden (exakte Sonnenbrandanamnese!).
Ein ursächlicher Zusammenhang mit einer Schwangerschaft ist nur koinzidentell und auf eine schwangerschaftsunabhängige Disposition (familiäre Disposition, dysplastische oder kongenitale Nävi als Risikomarker) zurückzuführen. Unterbrechung der Schwangerschaft nicht indiziert, da operative Entfernung des Melanoms unproblematisch in Lokalanästhesie möglich ist.

Risikogruppen

- Menschen mit multiplen melanozytären und/oder dysplastischen Nävi (Risikomarker)
- Hellhäutige mit Sonnenbrandanamnese, besonders in der Kindheit
- Patienten, in deren Familie bereits Melanome aufgetreten sind
- Menschen, die bereits ein Melanom hatten; dadurch erhöht sich die Wahrscheinlichkeit, dass ein weiteres

Melanom auftritt, um den Faktor 7,4 und exponentiell mit jedem weiteren Melanom

- Frauen mit zahlreichen melanozytären und / oder dysplastischen Nävi, deren Zahl und Pigmentierung in der Schwangerschaft oder unter Hormontherapie auffällig zunimmt (kausaler Zusammenhang allerdings nicht bewiesen, Risikomarker)
- Menschen mit kongenitalen, pigmentierten Nävi (Risikomarker)
- Träger genetischer Syndrome, z. B. des BK-mole-Syndroms (benannt nach den Initialen der ersten Familie, in der eine von dysplastischen Nävi ausgehende familiäre Melanomentwicklung gesichert werden konnte), auch als FAMMM-Syndrom (familial atypical multiple mole melanoma syndrome) bezeichnet, oder des Xeroderma pigmentosum
- Immunsupprimierte Patienten: Transplantatempfänger, Lymphom-, HIV / AIDS-Patienten

Prävention

Es gibt effektive Möglichkeiten zur Prävention und Frühdiagnostik des Melanoms, die trotz Aufklärungsaktionen zu wenig genutzt werden. Da „gesunde (?) Bräune" unverändert das Schönheitsideal des Europäers ist, geht es um eine Einstellungs- und Verhaltensänderung, z. B. Vermeiden von Sonnenbränden, UV-Protektion durch Lichtschutzpräparate (mindestens Lichtschutzfaktor 16), textiler Lichtschutz (Hut, Kopfbedeckung, Kleidung aus UV-undurchlässigen Fasern). Besonders wichtig ist der „adäquate" Umgang mit der UV-Exposition in Bezug auf die individuelle Risikolage („Hauttyp"-angepasst; Phototypometrie), da eine Vermeidung von UV-Exposition weder realisierbar noch wünschenswert ist (Vitamin-D-Synthese, wirkt ihrerseits krebspräventiv).

Da besonders größere kongenitale Nävi zur Melanomentwicklung disponieren, frühzeitig ein präventiv-operatives Vorgehen planen.

17.1.3 Einteilung

Melanomvarianten

- Superfiziell spreitendes Melanom (SSM), etwa 60 %
- Primär noduläres Melanom (PNM), etwa 15 %
- Lentigo-maligna-Melanom (LMM), etwa 15 – 20 %
- Akrolentiginöses Melanom (ALM), etwa 5 % (auch als palmo-plantar-muköses Melanom, PPMM, bezeichnet)
- Unklassifizierbares Melanom (UCM), selten (jedes nicht in o. g. Gruppen passende Melanom)
- Seltene Sonderformen: beispielsweise verruköses Melanom (VM), okkultes Primärmelanom (OPM, CUP-Syndrom), multiple Primärmelanome (MPM), extrakutane Melanome, z. B. Penis- oder Vulvamelanom.

Invasionsgrad nach Clark (Clark-Level)

- **I:** Intraepidermal, Basalmembran nicht durchbrochen, „Melanoma in situ"
- **II:** Infiltration durch die Basalmembran bis in das obere Stratum papillare
- **III:** Vollständige Infiltration des Stratum papillare
- **IV:** Infiltration bis in das Stratum reticulare
- **V:** Infiltration bis in das subkutane Fettgewebe

TNM-Klassifikation

☞ Tab. 17.1-1

Tab. 17.1-1: TNM-Klassifikation des malignen Melanoms

TNM-Stadium	Tumor-dicke	Befall	5-JÜR (%)
pT1	≤1,0 mm	• T1a: ohne Ulzeration und Level II/III • T1b: mit Ulzeration oder Level IV/V	• 95 • 90
pT2	1,01 – 2,00 mm	• T2a: ohne Ulzeration • T2b: mit Ulzeration	89 – 77
pT3	2,01 – 4,00 mm	• T3a: ohne Ulzeration • T3b: mit Ulzeration	78 – 63
pT4	> 4,00 mm	• T4a: ohne Ulzeration • T4b: mit Ulzeration	67 – 45
N1		1 Lymphknoten • N1a: mikrometastatisch • N1b: makrometastatisch	69 – 29
N2		2 – 3 Lymphknoten • N2a: mikrometastatisch[1] • N2b: makrometastatisch[2] • N2c: in-transit- bzw. Satellitenmetastase(n) ohne metastatische Lymphknoten	50 – 24
N3		≥ 4 metastatische oder verbackene Lymphknoten oder in-transit-bzw. Satellitenmetastase(n) mit metastatischem(n) Lymphknoten	26

TNM-Stadium	Tumordicke	Befall	5-JÜR (%)
M1a		Fernmetastasen in Haut und Subkutis oder fern gelegene Lymphknoten-Metastasen, LDH normal	19
M1b		Lungenmetastasen, LDH normal	7
M1c		• Alle weiteren viszeralen Metastasen, LDH normal • Jede Fernmetastase, LDH ↑	10

1 Mikrometastasen nach Sentinel- oder elektiver Lymphadenektomie diagnostiziert
2 Makrometastasen sind klinisch feststellbare, durch therapeutische Lymphadenektomie verifizierte Lymphknotenmetastasen bzw. weisen eine extrakapsuläre Ausdehnung auf

AJCC-Stadien (☞ Tab. 17.1-2)

Das **klinische Staging** beinhaltet das Mikrostaging des primären Melanoms sowie eine klinische bzw. radiologische Untersuchung auf Metastasen. Es erfolgt konventionsgemäß nach vollständiger Exzision des primären Melanoms mittels klinischer Überprüfung auf regionale oder Fernmetastasen.

Das **pathologische Staging** beinhaltet das Mikrostaging des primären Melanoms sowie feingewebliche Befunde der regionalen Lymphknoten nach partieller oder vollständiger (Sentinel-)Lymphadenektomie. Eine Ausnahme bilden Patienten mit pathologischem Stadium 0 oder Stadium IA, bei denen keine feingewebliche Untersuchung der Lymphknoten erforderlich ist.

Tab. 17.1-2: AJCC-Stadien des malignen Melanoms

Stadium	Klinisches Staging			Pathologisches Staging			10-JÜR (%)
IA	T1a	N0	M0	T1a	N0	M0	87,9
IB	T1b-2a	N0	M0	T1b-2a	N0	M0	79,2-83,1
IIA	T2b-3a	N0	M0	T2b-3a	N0	M0	63,8-64,4
IIB	T3b-4a	N0	M0	T3b-4a	N0	M0	50,8-53,9
IIC	T4b	N0	M0	T4b	N0	M0	32,3
IIIA	T1-4*	N1-3*	M0*	T1-4a	N1a-2a	M0	56,9-63,0
IIIB	T1-4*	N1-3*	M0*	T1-4b	N1a-2a	M0	37,8-39,2
				T1-4a	N1b-2b	M0	
IIIB (Forts.)				T1-4a/b	N2c	M0	
IIIC	T1-4*	N1-3*	M0*	T1-4b	N1b-2b	M0	18,4-24,4
				Jedes T	N3	M0	
IV	T1-4*	N1-3*	M0*	Jedes T	Jedes N	Jedes M1	2,5-15,7

* Es gibt keine Stadium-III- und -IV-Untergruppen für das klinische Staging

Histologie

☞ Tab. 17.1-3

Tab. 17.1-3: Histologie des malignen Melanoms

Histologie	M-Klassifikation
Melanom n.n.b.	8720/3
Nodulär	8721/3
Amelanotisch	8730/3
In Verbindung mit Nävus	8740/3
Lentigo maligna	8742/3
Superfiziell spreitend	8743/3
Akrolentiginös	8744/3
Epitheloid- und Spindelzell	8770/3
Epitheloidzell	8771/3
Spindelzell n.n.b.	8772/3

Anatomische Regionen (ICD 10)

☞ Tab. 17.1-4

Tab. 17.1-4: Anatomische Regionen von Hauttumoren

Tumorlokalisation	ICD 10
Lippe	C44.0
Äußeres Ohr	C44.2
Gesichtshaut	C44.3
Haupthaar und Nacken	C44.4
Körperstamm	C44.5
Arme und Schulter	C44.6
Beine und Hüfte	C44.7
Überlappende Regionen	C44.8
Haut n.n.b.	C44.9
Vulva	C61.9
Penis	C60.9
Skrotum	C63.2
Auge	C69.9

17.1.4 Klinik

Keine Frühsymptome außer dem verdächtigen Pigmentmal-Aspekt. Erst in Spätstadien Ulzeration, Blutung, sekundäre Infektion. Subjektive Missempfindungen werden meist retrospektiv in die Läsion „hineininterpretiert“. Kein Juckreiz, keine Schmerzen.

Superfiziell spreitendes malignes Melanom (SSM)

- Entsteht meist auf „gesunder“ Haut (de novo) oder aus einem vorhandenen melanozytären Nävus und wächst langsam und flächig über Monate → sehr gut zur Früherkennung geeignet
- Aussehen: allmählich (oft unmerklich) größer werdender pigmentierter Hautfleck, meist unregelmäßige Randbegrenzung zur umgebenden Haut, ungleichmäßige Verteilung des Melaninpigments im inneren Läsionsbereich
- Wachstum: Vergrößerung des Flecks („radiale Wachstumsphase“), kaum palpabel, Veränderung noch kurativ zu versorgen; Progression vornehmlich im Randbereich, mit allmählicher Auftürmung von Zellen („vertikale Wachstumsphase“) bis hin zu tastbaren kleinknotigen Anteilen
- Aussehensänderung: geschecktes Aussehen durch unterschiedliche Farbtöne nebeneinander (Hell-, Dunkelbraun, Grau, Schwarz, Rosa, Violett, Blau, Weiß); in zentralen Partien Wiederaufhellung (scheinbar Normalfarbe) durch sog. Regressionsanteile, d.h. umschriebene Narbenbezirke nach immunologisch bedingter Rückbildung einzelner Tumorzellpopulationen; unregelmäßige Randkonfiguration mit zungenförmigen Ausläufern und Nebeneinander flacher und erhabener (palpabler) Abschnitte
- Knotenbildung: kleinstknotige (stecknadelkopfgroße), oft nur blassbraune Satelliten (lymphogene oder in-transit-Metastasen); im weiteren Verlauf einzelne größere Knoten, die ulzerieren können („sekundär“ noduläres Melanom)

> Jedes superfiziell spreitende Melanom wird unbehandelt knotig. Manchmal ist die Abgrenzung zu einem primär nodulären Melanom ohne Kenntnis des Verlaufs klinisch kaum möglich.

Primär noduläres malignes Melanom (PNM)

- Entwickelt sich oft innerhalb weniger Wochen und Monate, fast immer de novo auf unversehrter Haut; wegen des meist raschen Verlaufs nicht besonders gut zur Früherkennung geeignet
- Aussehen: von Anfang an knotiger Aspekt; oft ausgesprochen homogen blauschwarz pigmentiert; kann rasch kirschgroß oder noch größer werden und ulzerieren
- **„Amelanotisches“ Melanom:** weniger intensiv pigmentierte Formen erscheinen oft hautfarben; dennoch ist bei ihnen histologisch meist doch Melanin nachweisbar; die Prognose entspricht den pigmentierten Formen; amelanotische Melanome können pigmentierte Hautmetastasen hervorrufen und umgekehrt

Lentigo-maligna-Melanom (LMM)

- Entwickelt sich sehr langsam, über Jahre, oft sogar Jahrzehnte, aus einem hellbraunen Pigmentfleck („Lentigo benigna“) und eignet sich sehr gut zur Früherkennung
- Lokalisation: meist an UV-exponierten Stellen wie Nase, Jochbögen, Ohrmuscheln, Handrücken
- Wachstum: allmähliche Größenzunahme, oft nur durch Vergleichsfotos objektivierbar; später knotige Formationen innerhalb der meist großen Läsionsfläche
- Aussehen: manchmal landkartenartige Konfiguration durch unregelmäßige Läsionsausläufer; kleine, spritzerartige schwarze Anteile durch ungleichmäßige Pigmentverstärkung

> **Maligne Transformation vor den Augen aller!**
> Der im Gesicht gut sichtbare „Fleck“ ist dem Patienten und seiner Umgebung (oft auch dem Arzt) bekannt und wirkt lange Zeit nicht verdächtig. Oft wird die Pigmentgeschwulst mit einer seborrhoischen Keratose („Alterswarze“) verwechselt.

Akrolentiginöses malignes Melanom (ALM)

- Synonym: palmo-plantar-muköses Melanom (PPMM)
- Entsteht innerhalb von Wochen bis Monaten, oft unbemerkt aufgrund der Lokalisation oder verborgen unter anderen Hautveränderungen
- Mischgruppe ohne einheitlich verwendete Unterscheidungskriterien; wird daher im Praxisalltag oft anderen Gruppen zugeordnet und eher selten gesondert als akrolentiginöses Melanom diagnostiziert
- Primäres Gruppenmerkmal: Lokalisation an Akren („Körperendstellen“) sowie in hautnahen Schleimhautbereichen

- Akral oft nicht de novo, sondern mit vorbestehenden Hautveränderungen wie Nagelmykose, Ulcus cruris, Psoriasis vulgaris assoziiert
- Aussehen: umschriebene, zunächst fleckförmige dunkelblaue oder grauschwarze Pigmentierung, akral oder im Bereich von Schleimhäuten (Wange, Gaumen, Zunge)
- Hutchinson-Zeichen: bei unklaren Nagelverfärbungen auf den Nagelfalzbereich achten: ist er braun bis braunschwarz pigmentiert, spricht das für ein Melanom

> ! Wird wegen der Lokalisation oft nicht oder nicht frühzeitig erkannt. Bei Diagnoseverschleppung durch langwierige, erfolglose Behandlung vermeintlicher Dermatosen liegt oft ein prognostisch ungünstiges fortgeschrittenes Stadium vor.

Sonderformen

- Besondere Lokalisationen für Melanome sind Auge (Uvea), Mundschleimhaut, Rektum, Vulva, Vagina und Penis
- **Multiple (Primär-)Melanome** können vorkommen; sie sind von Mehrfach-Melanomen abzugrenzen, die nacheinander (metachron) auftreten, und dürfen nicht mit Metastasen verwechselt werden
- **Okkultes Primärmelanom (OPM):** anhand der Diagnose einer oder mehrerer Melanommetastasen lässt sich dieser unbekannte oder „spontan“ rückgebildete Primärtumor (carcinoma of unknown primary, **CUP-Syndrom** ☞ 21.2) „nachweisen“; seine Prognose ist ungünstig, da bereits ein metastasiertes Stadium vorliegt

17.1.5 Ausbreitung

- Hämatogene und lymphogene Metastasierung erfolgen oft gleichzeitig, manifestieren sich klinisch aber sequenziell. Bevorzugt lymphatische Manifestationen, daher ist es wichtig, das lymphonodale Stadium zu bestimmen.
- Zielorgane erster Ordnung: regionäre Lymphknoten und Lunge, später Leber, Skelett und Gehirn; atypisches Metastasierungsmuster (z.B. Myokard) aber nicht selten (Organsymptomatik).

17.1.6 Diagnostik

Basisdiagnostik

Inspektion der Haut

- Ganze Haut des bis auf die Unterwäsche entkleideten, aufrecht stehenden Patienten inspizieren; nicht sofort auf Details fokussieren.
- Oberflächliche Hautveränderungen: wenige, viele, sehr zahlreiche?
- Welche Hautveränderungen kommen überhaupt vor?
- Wie ist ihre anteilsmäßige Verteilung (grob geschätzt)?
- Gibt es auffällige melanozytäre Veränderungen neben den unauffälligen?
- Wenn ja, diese markieren/dokumentieren und genauer inspizieren.

> Zum Markieren auffälliger melanozytärer Nävi Klebering (von EKG-Elektrode) verwenden und nach der Inspektion wieder abnehmen, damit kein Pigmentmal vergessen oder doppelt untersucht wird.

A-B-C-D-Regel

Mit Hilfe einer Lupe oder besser mit dem MOLE-ANALYZER® (skaliertes Messlineal mit Planlupe, Farbskala und Stanzlöchern) die verdächtigen Pigmentmale untersuchen.

- **A**symmetrie: symmetrische/asymmetrische Konfiguration?
- **B**egrenzung: regelmäßig/unregelmäßig?
- **C**olor (Farbe): homogen/inhomogen, gesprenkelt, hell bis dunkelbraun, violett-schwarz, weiße Inseln?
- **D**urchmesser > 5 mm?

Nicht durchgesetzt hat sich als zusätzliche Kategorie: **E**rhabenheit: > 1 mm? (besser: **E**nlargement = Flächenzunahme in mm).

Dermatoskopie (Auflicht- bzw. Epilumineszenzmikroskopie)

Optische Untersuchung der Feinstruktur verdächtiger Hautbefunde mit einem Auflichtmikroskop (Dermatoskop); bei der digitalen Dermatoskopie wird statt dem Handgerät eine an einen Computer angeschlossene Videokamera verwendet.
Die lichtundurchlässige Hornschicht verhindert Einblick in die obersten Hautschichten. Bei der Dermatoskopie wird die Haut durch optische Angleichung der Brechungsindizes von Luft und Haut (Verwendung von Im-

mersionsöl oder Polarisationsfilter, Planlupe mit zirkulärer Halogenleuchte) bis zur Junktionszone zwischen Epidermis und Korium intravital einsehbar.

Beurteilt wird in erster Linie der Aufbau des Melaninnetzes in Pigmentmalen. Nebeneinander pigmentierter und nicht pigmentierter Anteile, sodass sie wie ein Honigwabennetz aussehen (bedingt durch epidermo-koriale Reteleistenstruktur).

Bei **benignen** Pigmentmalen regulärer Aufbau des Melaninnetzes, meist mit zentral intensiver Pigmentierung, deren Dichte und Intensität radiär (sonnenstrahlenartig) vom Zentrum zur Peripherie hin abnimmt, allmählich in die umgebende Haut übergehend.

Verdächtig sind auffällige Veränderungen der regulären Melaninnetzstruktur:

- Abbruch der Netzstruktur
- Plötzlicher „Sprung" (abrupter Übergang) im peripheren Anteil
- Zusätzliche Elemente und/oder Farbtöne, z.B. blaugraue Schleier (blue-grey milky veils), vornehmlich peripher schwarze Pigmentaggregate, depigmentierte, zum Teil strukturlose, opake (undurchsichtige) Areale
- „Radial streaming", d.h. keulenartige Verdickung strahlenförmig angeordneter peripherer Ausläufer des Melaninnetzes; sie ragen wie kleine Finger oder Wurzelausläufer in die Umgebung, erscheinen aber auffällig aufgetrieben
- Pseudonetzwerk: pigmentierte „Maschen" mit blassfarbloser Randbegrenzung (sog. Aspektinversion)
- Nebeneinander mehrerer auffälliger Merkmale.

Computergestützte Dermatoskopie-Systeme: automatische Berechnung des „digitalen" dermatoskopischen Punktwertes (Summe aus den Einzelkriterien Asymmetrie, Beschaffenheit, Color, Differenzialstruktur) mit optischer Visualisierung auf dem Bildschirm; kommerziell verfügbare Geräte (z.B. Dermogenius®, FotoFinder®, microDERM®) erstellen vorläufige „Arbeitsdiagnose", aber sie ersetzen nicht den Arzt als Untersucher, sondern liefern bestenfalls eine Art „technische Zweitmeinung".

Biopsie

Indiziert zur histologischen Abklärung. Definitive Diagnose des Melanoms erfolgt immer histologisch. Technik:

- Lokalanästhesie (fächerförmiges Umspritzen) mit subkutaner Infiltration (nicht durch das Tumoraareal!); schmerzfrei möglich durch Setzen einer initialen Intrakutan-Quaddel und Einbringen des Lokalanästhetikums durch sie hindurch
- Skalpell-Exzision (lanzettförmig-ovaläre Schnittführung) oder – bei kleinen Pigmentflecken – Stanzbiopsie (punch biopsy)
- Tief bis ins subkutane Gewebe schneiden, scharfe Ränder, Wundverschluss durch Hautnaht und/oder Steristrips
- Randabstand von 2 mm bei gutartigem Befund (negativer Histologie) ausreichend; bei Melanomnachweis ist Nachexzision und definitive Melanomchirurgie erforderlich.

Histologische Untersuchung

- Routine-Diagnostik: HE-Färbung am formalinfixierten Schnittpräparat (Stufenschnitte)
- Parametrisierung: Angabe feingeweblicher Kriterien bzw. Parameter zur Befundobjektivierung, da rein qualitative Diagnosestellung („Melanom") nicht ausreicht
- Immunhistochemie: zytoskelettale immunreaktive Marker (HMB-45, S-100, NKI/C3 u.a.) bestimmen; Grenzfälle (z.B. dysplastischer Nävus mit Atypien) immer immunhistochemisch abklären; bei CUP-Syndrom ist sonst keine definitive Diagnose möglich
- Schnellschnittuntersuchung: kaum indiziert; prognostische Parameter oft nur schwer oder nicht verlässlich dokumentierbar; Nachexzision üblich, aber sofortige Definitivchirurgie nicht erforderlich (keine Prognoseverschlechterung durch zweiphasiges Vorgehen)

Weiterführende Diagnostik

Lymphatic Mapping

- Indikation: > 1,0 mm vertikale Tumordicke eines Melanoms (histologischer Nachweis durch vorangehende Exzisionsbiopsie)
- Zielsetzung: individuelle peritumorale Lymphdrainage abklären, erstdrainierende(n) Lymphknoten (sentinel lymph node) ermitteln und selektiv operativ zur histologischen und immunhistochemischen Untersuchung entfernen
- Technik: 4–6 peritumorale Injektionsdepots (i.c.) eines radioaktiven Tracers (z.B. ^{99m}Tc-Albuminkolloid); sofort (!) den Lymphabfluss mit Gammakamera verfolgen, bis sich der/die erstdrainierende(n) Lymphknoten (sentinel lymph node) darstellen; stereographische Markierung der Lokalisation (punktförmige Tätowierung auf Hautoberfläche); (selektive) operative Biopsie (sentinel lymph node biopsy)

Sentinel-Lymphknotenbiopsie

- Zielsetzung: operative Entfernung des nuklearmedizinisch (szintigraphisch) identifizierten und auf der Haut markierten, erstdrainierenden Lymphknotens, um ihn auf mikrometastatischen Befall zu untersuchen und das lymphonodale Ausbreitungsstadium zu präzisieren
- Technik: „Boost" einer kleinen Menge des bereits beim lymphatic mapping verabfolgten Tracers, evtl. zusätzlich peritumoral-intrakutan blauen Gewebsfarbstoff (blue dye) applizieren; intraoperativ durch Farbstoff und spezielle stiftförmige Gammasonde (z. B. Neoprobe®) Sentinel-Lymphknoten lokalisieren; akustische Aktivitätsmeldung (Prinzip „Geigerzähler") in Abhängigkeit von der aufgenommenen Tracer-Menge; Entfernung aller Sentinel-Lymphknoten, die um den lymphatischen Abfluss „konkurrieren" (eher selten mehr als ein erstdrainierender Lymphknoten)

Das Verfahren dient nicht primär dem Metastasennachweis (wie häufig fälschlicherweise angenommen), sondern der in-vivo-Untersuchung des **Lymphdränagemusters**. Anatomisch auffindbare Lymphwege sagen noch nichts über die tatsächliche funktionelle Dränage aus. So ist z. B. bei einem Hautmelanom im Bereich des rechten unteren Abdominalquadranten eine Lymphdränage über die linksseitige Axillar-Lymphknotenstation möglich. Auch bei Melanomen im Kopf-/Halsbereich lässt sich die Lymphdränage nicht streng einer Seite zuordnen (Bedeutung für neck dissection).

Untersuchung des/der Sentinel-Lymphknoten

- Histologisch: HE-Färbung
- Immunhistochemisch: S-100, HMB-45, NKI/C3, Melan-A
- Molekularbiologisch: RT-PCR, z. B. für Tyrosinase, MAGE-3, Muc-18, p97 etc.; sehr aufwändig

Auswertung:

- Bei **positivem** mikroskopischem Befund → operative Ausräumung der betreffenden Lymphknotenstation in potenziell kurativer Intention
- Bei **negativem** Befund → keine weiteren Maßnahmen erforderlich (lymphonodales Staging: pN0)

Sonographie

Primärtumor

- 20-MHz-Schallkopf (experimentell > 20 MHz), ggf. mit Farbkontrast, um Epidermis und obere Koriumanteile darzustellen und präoperativ die vertikale Tumorausdehnung zu erfassen
- Nicht-invasives Verfahren zur Operationsplanung (nur in Fachzentren, kein Standard)

Lymphknoten, Weichteile

- 7,5-MHz-Schallkopf zur Weichteildarstellung in Ergänzung der klinischen Palpation
- Nicht-invasiver Nachweis bzw. Ausschluss von Weichteil-/Lymphknotenmetastasen; überwiegend in der Tumornachsorge genutzt; suspekte Befunde zeigen sich als umschriebene echoarme „Löcher"

Feinnadelaspirationszytologie (FNAC)

- **Keine FNAC des Primärtumors,** da repräsentative Architektur und feingewebliche Prognoseparameter nicht bestimmt werden können (oft angeführte Möglichkeit einer „Verschleppung" von Tumorzellen experimentell indes nicht bewiesen)
- Einsatzgebiet: Punktionszytologie eines suspekten Lymphknoten- oder Weichteilbefundes (als positive Nachweisdiagnostik), sofern von außen erreichbar bzw. punktierbar und zur Einleitung einer sofortigen systemischen Behandlung ein rascher Tumornachweis erforderlich ist; keine Ausschlussdiagnostik!
- Technik: Feinnadelaspiration mit Vakuumspritze (nach Binder), Aspirat auf Objektträger ausbringen, lufttrocknen, Färbung nach Pappenheim, mikroskopische Untersuchung; Tumorzellen zeigen aufgetriebenes Zytoplasma, Anisozytose, Anisonukleose, Hyperchromasie von Zellkern und Nukleolen, Nukleolenvermehrung, Melaninaggregation, Mitosen

17.1.7 Differenzialdiagnosen

- Melanozytäre bzw. dysplastische Nävi
- Pigmentierte seborrhoische Keratose
- Pigmentiertes Basaliom
- Angiokeratom
- Eruptives Angiom (Granuloma pyogenicum)
- Merkel-Zell-Karzinom
- Subunguales Hämatom, subunguale Pigment bildende Onychomykose
- Schleimhautangiom
- (Akzidentelle) Amalgamtätowierung der Mundschleimhaut
- Subkorneale Einblutung.

Beim charakteristischen Vollbild ist die Diagnose kaum zu verfehlen. Schwieriger sind Grenzfälle im Frühstadium bzw. die Abgrenzung von einem „normalen" melanozytären Nävus bzw. pigmentierten Spindelzellnävus (Reed).

17.1.8 Konventionelle Therapie

Therapiegrundsätze

- Das primärtherapeutische Vorgehen ist wie die Diagnostik weitgehend standardisiert.
- Adjuvante und palliative Therapieansätze sind auch heute noch nahezu ausnahmslos experimentell, keine Standardtherapie.
- Individuelle Tumorzellbiologie, persönliche Situation des Patienten und der Angehörigen sowie die Verfügbarkeit diagnostischer und therapeutischer Interventionsmöglichkeiten bestimmen das im Einzelfall vorzuschlagende Therapiekonzept.
- Wegen der Ungewissheit über das zu erwartende Ergebnis und den mit einer zum Teil aggressiven Therapie verknüpften Nebenwirkungen sind adjuvante oder palliative Behandlungen vorzugsweise im Rahmen kontrollierter Therapiestudien durchzuführen.

Operative Therapie

Giant Nevus des Neugeborenen

Bei dem landkartengroßen, badetuchartigen kongenitalen Nävus ist innerhalb weniger Wochen eine operative Therapie mit Dermabrasio (operatives Ausschleifen der Oberhaut) anzustreben. Andernfalls reifen die Melanozytennester kontinuierlich aus und treten tiefer, sodass sie nicht mehr vollständig operativ entfernt werden können. Um den richtigen Zeitpunkt nicht zu verpassen, sofortige Vorstellung in Fachabteilung von Zentren.

Primärtumor

Ziel sind die Entfernung des Primärtumors mit sicher tumorfreien Schnitträndern, Erfassung sämtlicher feingeweblicher Prognoseparameter, kosmetisch und funktionell einwandfreier Wundverschluss und Defektdeckung.
Extensive Operationsverfahren gehören der Vergangenheit an. Die Prognose hängt von der Ausdehnung des Tumors und nicht von der Ausdehnung der Operation ab.
Der Resektionsabstand wird anhand vorangegangener Exzisionsbiopsie (Nachexzision) oder bei klinisch eindeutiger Diagnose festgelegt:

- Melanoma in situ: 0,5 cm
- ≤ 1,0 mm vertikale Tumordicke: 1 cm
- > 1,0 mm Tumordicke: 2 cm
- > 4,0 mm Tumordicke: 3 cm.

Differenziertes Vorgehen bei der Resektion, das sich an den Prognoseparametern orientiert und topographische Besonderheiten berücksichtigt (eingeschränkte Dimensionen z. B. im Gesicht, an der Ohrmuschel etc.). Entfernung regionaler Lymphknoten nur bei nachgewiesenem Befall (z. B. nach positiver sentinel lymph node biopsy). Amputation nur ausnahmsweise, z. B. Endglied- bzw. Strahlamputation bei akrolentiginösem Melanom an Fingern und Zehen.

Metastasen

Palliative, sehr selten kurative Zielsetzung zur Reduktion der Tumormasse (tumorreduktive Chirurgie, bulk reduction). Exstirpation nur bei solitären Metastasen möglich, sofern sie chirurgisch gut erreichbar sind, nur langsam wachsen bzw. stationär bleiben (Hirn- oder Lungenmetastasen) und die Operationsbelastung des Patienten akzeptabel ist.
Mögliche Vorteile: zum Teil wiederholt durchführbar, längere erscheinungsfreie Erkrankungsphasen (allerdings selten), ggf. günstigere Ausgangsposition für nachfolgende Chemo- oder Zytokintherapie, Materialgewinnung zur Herstellung einer autologen Tumorvakzine.

Kryochirurgie

Alternatives chirurgisches Verfahren, nur in besonderen Ausnahmefällen angewendet, wenn wegen des schlechten Allgemeinzustands oder topographischer Besonderheiten (voroperierte Lokalisation) keine invasive Operabilität (mehr) gegeben ist. Dazu Flüssigstickstoff als Spray oder mittels Thermosonde im tumoriziden Temperaturbereich applizieren. Führt zu sekundär-bullöser Tumornekrose mit Ulkusbildung und verlängerter Wundheilung. Diese Behandlung ist speziellen Zentren vorbehalten.

Radiotherapie

Eine adjuvante Radiotherapie ist heute **obsolet.** Der Wirksamkeitsnachweis ist aufgrund des Systemcharakters der Melanomerkrankung ohnehin nicht schlüssig zu führen.

Primärtumor

Obsolet. Eine Ausnahme bildet das großflächige Lentigo-maligna-Melanom mit fehlender oder nicht nachgewiesener Tiefeninvasion bei älteren, nicht operablen Patienten (sehr selten).

Metastasen

In der adjuvanten Therapie heute obsolet. Topographisch orientierte palliative Behandlung, beispielsweise bei schmerzhaften Skelettmetastasen, multiplen Hirnmetastasen, störenden Lymphknotenmetastasen oder regional disseminierten Hautmetastasen.
Mögliche Vorteile: (partielle oder temporäre) Tumorrückbildung, Linderung von Beschwerden.

Chemotherapie

- **Palliative** Behandlung bei Melanommetastasen und Tumorprogredienz
- Begrenzte Wirksamkeit: temporäre Remissionen für Wochen bis Monate
- Adjuvante Chemotherapie: in zahllosen Studienprotokollen geprüft, aber bis heute (protektive) Wirksamkeit nicht gesichert
- Individualansprechen nicht vorhersagbar, ggf. Mehrstufenplan aufstellen
- Keine Standardtherapie (trotz weitläufiger Auswahlkonventionen)
- Polychemotherapie meist wirksamer als Monotherapie, aber auch toxischer

Monochemotherapie

☞ Tab. 17.1-5

- Ansprechraten: 5–20% primäre, zumeist partielle Remissionen von kurzer Dauer (Wochen)
- Neben Dacarbazin und Fotemustin sind auch Nitrosoharnstoffderivate (BCNU, CCNU), Cisplatin, Carboplatin, Vindesin, Vinblastin, Ifosfamid und Hydroxyurea wirksam

Tab. 17.1-5: Monochemotherapie beim malignen Melanom

Wirkstoff	Dosierung	Art der Verabreichung	Anwendungszeitraum
Dacarbazin (DTIC)	• 250 mg/m² • 850 mg/m²	Kurzinfusion	• Tag 1–15 • Tag 1
Wiederholung Tag 29			
+ evtl. **Interferon-α**	3-mal 10^6 IU	s.c.	Tag 2–7
Fotemustin	100 mg/m²	i.v.	Tag 1, 8
Wiederholung Tag 43, dann nur an Tag 1			
Temozolomid	150 mg/m²	p.o.	Tag 1–5
Wiederholung Tag 29 bei fehlender Knochenmarktoxizität, dann mit 200 mg/m²			

Kombinationschemotherapie

☞ Tab. 17.1-6

- Ansprechraten: zum Teil bis 40%
- Unter Umständen hohe Toxizität
- Bei Haut-, Weichteil-, Lymphknoten- und Lungenmetastasen („limited disease“) ist die Kombinationschemotherapie zur Behandlung des malignen Melanoms in sehr wenigen Fällen kurativ mit früher und lang anhaltender kompletter Remission
- Bei Hirnmetastasen ggf. eindrucksvolle Remissionen durch Fotemustin oder andere liquorgängige Zytostatika (beispielsweise Nitroseharnstoffe, Temozolomid)
- Strenge Indikationsstellung, klar definiertes Behandlungsziel
- Applikation nur durch erfahrene internistische Onkologen, vorzugsweise im Rahmen kontrollierter multizentrischer Therapiestudien.

Tab. 17.1-6: Kombinationschemotherapie beim malignen Melanom

Wirkstoff	Dosierung	Art der Verabreichung	Anwendungszeitraum
Sequenzielle CVD/IL-2/IFN-Biochemotherapie			
Cisplatin	20 mg/m²	i.v.	Tag 2–5
Vinblastin	1,6 mg/m²	i.v.	Tag 1–5
DTIC	800 mg/m²	Kurzinfusion	Tag 1
IL-2 (Interleukin-2)	3-mal 10^6 IU/m²	Infusion (24 Std.)	Tag 6–9
IFN-α-2a	5-mal 10^6 IU/m²	s.c.	Tag 6–10
Wiederholung Tag 29			
Sequenzielle Chemoimmuntherapie			
BCNU (Carmustin)	150 mg/m²	i.v.	Tag 1
Cisplatin	25 mg/m²	i.v.	Tag 1–3, 22–24
DTIC	220 mg/m²	i.v.	Tag 1–3, 22–24
Tamoxifen	2-mal 10 mg	p.o.	Tag 1–42
IL-2	1,5-mal 10^6 IU/m²	Infusion (15 Min.) alle 8 Std.	Tag 4–8, 17–21
IFN-α-2a	6-mal 10^6 IU/m²	s.c.	Tag 4–8, 17–21
Wiederholung Tag 43; Knochenmarktoxizität beachten (ausgeprägte Thrombozytopenie), tiefe Venenthrombosen möglich			

Wirkstoff	Dosierung	Art der Verabreichung	Anwendungszeitraum
ITBCD-Protokoll			
IFN-α-2b	• 3-mal 10^6 IU • 5-mal 10^6 IU • 10-mal 10^6 IU	i.l. bzw. p.l.: intra- bzw. periläsional bei Haut-, Weichteilmetastasen, peritumoral in Nähe der Primärlokalisation	• Tag 1–3 • Tag 4–7 • Tag 8–14
Tamoxifen	160 mg	p.o.	Tag 8–14
BCNU (nur jeden 2. Zyklus!)	150 mg/m^2	i.v.	Tag 15
Cisplatin	25 mg/m^2	i.v.	Tag 15–17
DTIC	220 mg/m^2	i.v.	Tag 15–17
Wiederholung Tag 29; Knochenmarktoxizität beachten (ausgeprägte Thrombozytopenie)			
BOLD-Protokoll			
Bleomycin	15 mg	i.v.	Tag 1, 4
Vincristin	1 mg/m^2	i.v.	Tag 1, 5
CCNU (Lomustin; jeden 2. Zyklus!)	80 mg/m^2	p.o.	Tag 1
DTIC	200 mg/m^2	i.v.	Tag 1–5
Wiederholung Tag 29			
BHD-Protokoll			
BCNU (jeden 2. Zyklus!)	150 mg/m^2	i.v.	Tag 1
Hydroxyurea	1500 mg/m^2	p.o.	Tag 1–5
DTIC	400 mg/m^2	i.v.	Tag 3, 5
Wiederholung Tag 29			

Zytokintherapie, Biomodulation

- Adjuvante Zytokintherapie: postprimäre Behandlung mit Interferonen (IFN), Interleukinen (IL), Tumornekrosefaktor (TNF) oder regulatorisch wirksamen (biomodulierenden) Pharmaka (z.B. Tamoxifen, um die Rezeptorexpression und Zytostatikaresistenz zu modulieren, oder Maxamin/Histamin in Kombination mit Interleukinen)
- Meist in Kombination mit Zytostatika (☞ Tab. 17.1-6)
- Experimentelle Anwendung, z.B. Signaltransduktionshemmer (Sorafenib) zur Palliativbehandlung im Rahmen kontrollierter Therapiestudien; keine Standardbehandlung
- Bei hohem Rezidiv-/Progressionsrisiko (Befall eines oder mehrerer operativ entfernter Lymphknoten, einzelne operativ zu entfernende Metastasen, vertikale Primärtumordicke > 4,0 mm) zur Verlängerung des tumorfreien Intervalls und/oder der Überlebenszeit
- Wirksamkeit nur langfristig (im statistischen Vergleich zu nicht oder anders behandelten Patientengruppen) objektivierbar, ausschließlich in multizentrisch-kontrollierten Studien
- Nebenwirkungsprofil nicht nur von pharmakodynamischen Faktoren, sondern auch von individuellen Regelgrößen abhängig (akribisches Monitoring über lange Zeit); bei langer Therapiedauer zum Teil erhebliche, auch kumulative Toxizität und nachlassende Compliance; bei hoher Toxizität evtl. unwirksam
- Adjuvante Hochdosis-Interferontherapie: in einzelnen Studien Verbesserung des Gesamt- und erscheinungsfreien Überlebens; wegen mangelnder Reproduzierbarkeit in Folgestudien bei hoher Nebenwirkungs- und Kostenbelastung kontrovers diskutiert; Indikationsstellung deshalb zumeist zurückhaltend

Adjuvante Perfusionstherapie

Operativ durchgeführte Zytostatika- bzw. Zytokintherapie, bei der eine sehr hohe Zytostatikadosis regional in ein für die Dauer der Operation funktionell abgetrenntes Körperkompartiment (meist Extremitäten) verabreicht wird. Arterielle Versorgung der Extremität während der Behandlung über extrakorporalen Oxygenator.

- Indikation: adjuvant umstritten, palliativ bei disseminierter Haut- bzw. Weichteilmetastasierung, die auf eine Extremität begrenzt ist; in Einzelfällen vollständige, auch lang anhaltende Rückbildung der Metastasen (insbesondere bei Kombination von Melphalan, rTNF und γ-IFN)
- Nebenwirkungen: Lymphödem, Lymphozele, Inflammation, Kompartment-Syndrom, in spezialisierten Zentren nur geringe Morbidität

Adjuvante Vakzinationsbehandlung

Applikation autologer Tumorzell-Vakzine aus Metastasengewebe nach der Aufbereitung bzw. Expansion (priming) mit spezifischen oder unspezifischen, zum Teil genmodifizierten immunogenen Adjuvanzien (z.B. aus Membranproteinen dendritischer Zellen).

Ziel ist die Wiederherstellung und/oder Verstärkung einer immunologischen Tumorkontrolle. Bisher rein experimentell, nur an Forschungszentren. Nachweis der Wirksamkeit einer zielgerichteten Immunmodulation in einzelnen Studien geglückt (Parameteranalyse), Effekt auf den klinischen Verlauf allerdings nicht gesichert.

17.1.9 Nachsorge

- Früherkennung von Lokalrezidiven, von regionalen Lymphknoten- und Fernmetastasen ermöglicht deren (sofortige) operative Entfernung
- Anleitung zur Selbstuntersuchung: die meisten Rezidive bzw. Metastasen werden von den Patienten selbst entdeckt
- Eingehende klinische Kontrollen in den ersten drei Jahren (70 % der Erstmetastasierung): Tumorbett, regionäre Lymphknotenstationen (Palpation, Weichteilsonographie), Röntgen-Thorax (nur bei Tumordicke ≥ 1,0 mm), abdominelle Ultraschalluntersuchung (Leber-, Milz-, Nierenmetastasen), ggf. PET
- Skelettszintigraphie, abdominelle und kraniale CT sowie MRT nur bei entsprechender Klinik bzw. Fragestellung
- Tumormarkerdiagnostik (LDH, NSE, S-100ß, MIA) nur von begrenztem Wert (Verlauf); Nachweis zirkulierender (auch einzelner!) Melanomzellen heute durch RT-PCR an speziellen Zentren möglich (Bedeutung indes umstritten)

! In seltenen Fällen können Metastasen auch nach jahrelanger Latenzzeit (vereinzelt bis 20 Jahre) auftreten. Deshalb für die Nachsorge eine Dauer von mind. acht Jahren oder länger planen.

17.1.10 Prognose

Generell ist bei frühzeitiger Diagnose und Primärtherapie eine **kurative** Versorgung möglich, während die Prognose bei primär fortgeschrittenen Erkrankungsstadien sehr ungünstig bis infaust ist. Die Prognose ist in erster Linie abhängig vom **lymphatischen Befall,** der mittelbar von der vertikalen Tumordicke (Breslow) abhängt. Exakte Bestimmung des lymphonodalen Stadiums deshalb von äußerster Wichtigkeit. Dabei haben Melanome mit einer vertikalen Tumordicke < 1,0 mm ein geringeres Risiko einer lymphonodalen Progression, Melanome mit einer vertikalen Tumordicke ≥ 1,0 mm stellen eine Indikation für eine präoperative Lymphoszintigraphie mit Sentinel-Lymphknotenbiopsie dar.

Früherkennung verbessert die Prognose. Doch obwohl 85 % der Melanome in einer nicht invasiven Phase diagnostiziert werden könnten, sind es tatsächlich nur 30–45 %.

Individualverlauf schwer prognostizierbar: „Flache" Melanome können ggf. rasch metastasieren, Patienten mit „dicken" Melanomen u. U. Jahrzehnte überleben. Erst nach zehn Jahren sind verlässliche Aussagen möglich.

Kumulative krankheitsbezogene 10-JÜR: ☞ Tab. 17.1-2

17.1.11 Datenlage der Therapieoptionen (☞ Tab. 17.1-7)

Tab. 17.1-7: Datenlage der Therapieoptionen beim malignen Melanom (Stand: März 2006)

Therapie	Gesicherte Daten vorhanden (EBM 1)	Positive Einzelergebnisse (EBM 2)	Datenlage unsicher (EBM 3)
Präoperativ neoadjuvant			+
Postoperativ adjuvant		+	
Palliativ 1st-line	+		
Palliativ 2nd-line		+	
Komplementär			+

Literatur

1 Agarwala SS, Kirkwood JM, Gore M, Dreno B, Thatcher N, Czarnetski B, Atkins M, Buzaid A, Skarlos D, Rankin EM: Temozolomide for the Treatment of Brain Metastases Associated With Metastatic Melanoma: A Phase II Study. J Clin Oncol 22, 2004: 2101–2107

2 Dewar DJ, Newell B, Green MA, Topping AP, Powell BWEM, Cook MG: The Microanatomic Location of Metastatic Melanoma in Sentinel Lymph Nodes Predicts Nonsentinel Lymph Node Involvement. J Clin Oncol 22, 2004: 3345–3349

3 Gimotty PA, Guerry DP, Ming ME, Elenitsas R, Xu X, Czerniecki B, Spitz F, Schuchter L, Elder D: Thin Primary Cutaneous Malignant Melanoma: A Prognostic Tree for 10-Year Metastasis Is More Accurate Than American Joint Committee on Cancer Staging. J Clin Oncol 22, 2004: 3668–3676

4 Gimotty PA, Botbyl J, Soong SJ, Guerry DP: A Population-Based Validation of the American Joint Committee on Cancer Melanoma Staging System. J Clin Oncol 23, 2005: 8065–8075

5 Hancock BW, Wheatley K, Harris S, Ives N, Harrison G, Horsman JM, Middleton MR, Thatcher N, Lorigan PC, Marsden JR, Burrows L, Gore M: Adjuvant Interferon in High-Risk Melanoma: The AIM HIGH Study – United Kingdom Coordinating Committee on Cancer Research Randomized Study of Adjuvant Low-Dose Extended-Duration Interferon Alfa-2a in High-Risk Resected Malignant Melanoma. J Clin Oncol 22, 2004: 53–61

[6] Kirkwood JM: Building Upon the Standard of Care in Adjuvant Therapy of High-Risk Melanoma. J Clin Oncol 23, 2005: 8559–8563
[7] Mandara M, Nortilli R, Sava T, Cetto GL: Chemotherapy for metastatic melanoma. Expert Rev Anticancer Ther 6 (1), 2006: 121–130
[8] Moschos SJ, Kirkwood JM, Konstantinopoulos PA: Present Status and Future Prospects for Adjuvant Therapy of Melanoma: Time to Build upon the Foundation of High-dose Interferon Alfa-2b. J Clin Oncol 22, 2004: 11–14
[9] Rietschel P, Panageas KS, Hanlon C, Patel A, Abramson DH, Chapman PB: Variates of Survival in Metastatic Uveal Melanoma. J Clin Oncol 23, 2005: 8076–8080
[10] Schlingensiepen KH, Schlingensiepen R, Steinbrecher A, Hau P, Bogdahn U, Fischer-Blass B, Jachimczak P: Targeted tumor therapy with the TGF-beta2 antisense compound AP 12009. Cytokine Growth Factor Rev 17 (1–2), 2006: 129–139
[11] Schuchter LM: Adjuvant Interferon Therapy for Melanoma: High-Dose, Low-Dose, No Dose, Which Dose? J Clin Oncol 22, 2004: 7–10
[12] Smalley KS, Herlyn M: Targeting intracellular signaling pathways as a novel strategy in melanoma therapeutics. Ann N Y Acad Sci 1059, 2005: 16–25
[13] Sosman JA, Weeraratna AT, Sondak VK: When Will Melanoma Vaccines Be Proven Effective? J Clin Oncol 22, 2004: 387–389
[14] Takeuchi HT, Morton DL, Kuo C, Turner RR, Elashoff D, Elashoff R, Taback B, Fujimoto A, Hoon DSB: Prognostic Significance of Molecular Upstaging of Paraffin-Embedded Sentinel Lymph Nodes in Melanoma Patients. J Clin Oncol 22, 2004: 2671–2680
[15] Tarhini AA, Agarwala SS: Interleukin-2 for the treatment of melanoma. Curr Opin Investig Drugs 6 (12), 2005: 1234–1239

Internetadressen
[1] www.ecog.org
[2] www.eortc.be
[3] www.krebsgesellschaft.de

17.2 Basaliom

Holger Voigt

Basaliome bzw. Basalzellkarzinome sind epitheliale Neoplasien, die von epidermalen Basalzellen oder follikulären Keratinozyten ausgehen. Es handelt sich daher um „echten" Hautkrebs (im Unterschied zum Melanom). Basaliome sind an lichtexponierten Hautpartien, im Gesicht auf Stirn, Nase, Jochbögen (sog. „Sonnenterassen") und Ohrmuschel sowie auf der Kopfhaut (bei „lichtem" Haar) lokalisiert, am Körper als Rumpfhautbasaliom auftretend, wenn multipel, dann V.a. Rumpfhautbasaliomatose.

17.2.1 Epidemiologie

- **Inzidenz:** in Deutschland und Mitteleuropa 60–80 pro 100000 Einwohner pro Jahr; vornehmlich bei hellhäutigen Menschen; häufigster Hauttumor; galt früher als „typischer Alterskrebs"
- **Mortalität:** gering; nur bei sehr ausgedehntem, über Jahre unbehandeltem Primärtumor aufgrund sekundärer Komplikationen (Blutung, Arrosion, Penetration)
- **Alters- und Geschlechtsverteilung:** 80% über 60 Jahre, in den letzten Jahren Zunahme bei 35- bis 50-Jährigen → weist auf den Einfluss von UV-Exposition hin; keine Geschlechtspräferenz

17.2.2 Ätiologie

Tumorinduktion durch langfristig-kumulative UV-Exposition.

Risikogruppen

- UV-Exposition, z.B. bei Seeleuten, Gärtnern, Landwirten oder entsprechendem Freizeitverhalten, z.B. Segeln, Ski, Bergsteigen etc.
- Hellhäutige mit Sonnenbrandanamnese
- Menschen mit einer toxischen Expositionsanamnese (Weinbau/Arsen, chemische Industrie)
- Patienten, die bereits ein Basaliom hatten
- Patienten mit genetisch bedingten Erkrankungen (Xeroderma pigmentosum, Gorlin-Goltz-Syndrom etc.)

Prävention

- UV-Protektion: Lichtschutzpräparate (mindestens Lichtschutzfaktor 16), textiler Lichtschutz (Hut, Kopfbedeckung, Kleidung aus UV-undurchlässigen Fasern)
- Vermeidung toxischer Exposition (Schutzkleidung)

17.2.3 Einteilung

Klassifikation

- Solides, nodulär-zystisches Basaliom, etwa 80%
- Sklerodermiformes Basaliom, etwa 5%
- Nävoides (superfizielles) Basaliom, etwa 5%
- Pigmentiertes Basaliom, etwa 3%
- Multiple Basaliome, etwa 2%
- Keratotisches Basaliom, etwa 2%
- Ulzeriertes Basaliom (Ulcus rodens, Ulcus terebrans), etwa 3%

- Klinische Mischbilder dieser Basaliomvarianten: multiple Basaliome sehen oft „nävoid" aus, solide Basaliome können randständig ulzerieren, pigmentierte Basaliome auch solid-zystisch imponieren

ICD 10

☞ Tab. 17.1-4

17.2.4 Klinik

Allmähliches Auftreten kleinkörnig-zystischer Knoten im Bereich der Prädilektionsstellen. Später Anlagerung (Apposition) weiterer Knötchen („Perlschnurphänomen"). In aktinisch vorgeschädigter Haut treten markante intraläsionale Teleangiektasien auf. Umschriebene Ulzerationen und kontralateral progressives Wachstum (wallartig aufgetürmter Randsaum) in die Umgebung. Subjektiv außer gelegentlichem „Nässen" ohne Beschwerden.

- **Solides, nodulär-zystisches Basaliom:** langsam entstehende, kleine zystische, weiß-gelb gefärbte Knötchen, Teleangiektasien, evtl. Ulzeration im Randbereich, Randwallbildung
- **Sklerodermiformes Basaliom:** wächst flach-szirrhös mit einzelnen histologisch nachweisbaren, zellarmen Strängen, die sich interstitiell ausbreiten; dabei können größere Abschnitte einbezogen sein, als bei der klinischen Untersuchung feststellbar ist (Gefahr zu geringer Operationsausdehnung mit frühen und häufigen Rezidiven); klinisch oft nur umschriebene Hautatrophie mit flacher Gewebseinziehung erkennbar; keine Knötchenbildung („Plus-Wachstum"), sondern atroph-narbiger Aspekt („Minus-Wachstum")
- **Nävoides (superfizielles) Basaliom:** flach und fleckartig wachsend, imponiert klinisch wie ein hellbraun pigmentierter Nävus; oft vorhandene, winzige randständige Knötchen mit Ulzerationen lassen es wie einen aufgekratzten Nävus aussehen; sehr häufig multiples Auftreten; manchmal schuppend-ekzematös und leicht mit Psoriasisherden zu verwechseln; einer Psoriasis mit vermeintlicher Therapieresistenz liegen nicht selten nävoide Basaliome zugrunde
- **Multiple Basaliome:** gleich- oder mehrzeitig auftretende Basaliome, überwiegend bei jüngeren Patienten (< 60 Jahre); überwiegend im Bereich der Rumpfhaut, oft nur flach und z. T. von „nävoidem" Aspekt (DD!); an die Möglichkeit einer genetischen Induktion denken
- **Pigmentiertes Basaliom:** solides Basaliom mit ausgeprägter Pigmenteinlagerung durch Hyperplasie der Melanozyten; kann mit Melanom verwechselt werden (DD durch Dermatoskopie)
- **Keratotisches Basaliom:** noduläres Basaliom mit keratotischen Auflagerungen (Keratoakanthom)
- **Ulzeriertes Basaliom (Ulcus rodens, Ulcus terebrans):** fortschreitendes, überwiegend oder manchmal ausschließlich mit Ulzerationen (Substanzdefekt) wachsendes Basaliom; unbehandelt nimmt es später appositionell größere Flächen ein; invasiv-infiltratives Wachstum mit Einbruch in Nasen-, Augenhöhle oder Schädelkalotte (Mutilation); letal durch Gefäßarrosion

17.2.5 Ausbreitung

Lokal invasiv-infiltrierendes Wachstum mit Destruktion von Nachbargeweben, aber keine Metastasierung bis auf extrem seltene, in der Literatur beschriebene Einzelfälle.

17.2.6 Diagnostik

Basisdiagnostik

- **Inspektion** des verdächtigen Befundes; Hilfsmittel: Lupe
- **Dermatoskopie:** kein Melaninnetz, opake, strukturlose Areale, Teleangiektasien
- **Biopsie:** Stanzbiopsie (2 – 4 mm) unter Lokalanästhesie (Inzisions-, besser Exzisionsbiopsie)

Histologische Untersuchung

- HE-Färbung am formalinfixierten Schnittpräparat
- **Solides Basaliom:** Proliferation von Tumorzellen durch ein „zapfiges" Abschnüren von der Basalzellschicht; oft ausgeprägte Spaltbildung zwischen Matrix und Stroma des Tumors (diagnostisch hilfreich)
- **Sklerodermiformes Basaliom:** strangförmig-szirrhöse Proliferation im zellarmen Tumorstroma
- **Andere Formen:** gleiche Kennzeichen und dazu die entsprechenden Sekundärmerkmale, z. B. Melanozytenhyperplasie bei pigmentiertem Basaliom, ulzeröse Defektbildung bei Ulcus rodens etc.

Weiterführende Diagnostik

- **Sonographie:** mit 20-MHz-Schallkopf zur nicht invasiven Erfassung der Ausdehnung des Primärtumors für die Operationsplanung (nur in Fachzentren)

- **CT** oder **NMR:** um ossäre Infiltration/Penetration beim Ulcus terebrans festzustellen bzw. auszuschließen

17.2.7 Differenzialdiagnosen

Die Abklärung erfolgt stets histologisch. Differenzialdiagnosen bei

- Solid-zystischen Basaliomen: Talgdrüsenhyperplasie, Milien und andere zystische Hautveränderungen
- Pigmentierten Basaliomen: melanozytäre Tumoren
- Nävoiden, superfiziellen Basaliomen: dysplastische Nävi, pigmentierte seborrhoische Keratosen, Psoriasisplaques, Ekzemherde, Morbus Bowen, (extramammärer) Morbus Paget
- Sklerodermiformen Basaliomen: Atrophien (Anetodermie), Narben, umschriebene Sklerodermie, Lichen sclerosus et atrophicus
- Ulzerierten Basaliomen: Plattenepithelkarzinom, Keratoakanthom, Metastasen.

17.2.8 Konventionelle Therapie

Therapiegrundsätze

- Kurative Versorgung bei frühzeitiger Diagnose und adäquater Primärtherapie möglich.
- Bei operablen Patienten ist die Operation mit histologischer Kontrolle der Schnittränder Methode der Wahl.
- Nachteil der Radiotherapie ist die mangelnde histologische Kontrolle.
- Kryochirurgie, topische Therapie oder Immunmodulation (Imiquimod, Interferon) sind nur bei oberflächlich wachsenden, multiplen Basaliomen (Rumpfhautbasaliomen) eine Alternative.
- Ausgedehnt ulzerierte Basaliome (Ulcus rodens, Ulcus terebrans) machen oft ausgedehnte operative Eingriffe (Mund-/Kiefer-/Gesichtschirurgie) erforderlich.

Operative Therapie

- Entfernung des Primärtumors mit sicher tumorfreien Schnitträndern; kosmetisch und funktionell einwandfreier Wundverschluss bzw. Defektdeckung wird angestrebt.
- Resektionsabstand: 3–5 mm im (sicher) Gesunden (Schnittrand muss tumorfrei sein)
- Bei sehr großen Primärtumoren: Korrektiv-plastische Operation planen, u. U. mehrzeitig mit histologischer Kontrolle der Schnittränder; endgültige Defektdeckung erst, wenn Schnittränder sicher tumorfrei sind.
- Bei sklerodermiformen Basaliomen Resektionsabstand vergrößern, da Wachstum lokal meist weiter fortgeschritten.
- Keine Entfernung regionaler Lymphknoten!

Kryochirurgie

- Alternatives chirurgisches Verfahren, vor allem bei Tumoren mit kleinerem Volumen und oberflächlichem Wachstum (besonders: **Rumpfhautbasaliom**). Auch bei eingeschränkter Operabilität wegen schlechten Allgemeinzustands oder aus topographischen Gründen durchführbar.
- Vorher Diagnosesicherung durch Probeexzision und Histologie
- Technik: Applikation von Flüssigstickstoff als Spray oder mit Thermosonde im tumoriziden Temperaturbereich. Dies bewirkt eine sekundär-bullöse Tumornekrose mit Ulkusbildung und Wundheilung.
- Rezidivgefahr bei nicht ausreichend niedriger Temperatur (geringere Kryonekrose) bzw. nicht ausreichender Eindringtiefe → akribische Nachkontrolle, ggf. mit erneuter Histologie.

> Kryopseudorezidiv = abziehbare, keratotische Auflagerung nach Reepithelisierung!

Radiotherapie

- Bei Kontraindikationen für oder Ablehnung der Operation
- Gesamtdosis 60 Gy, fraktioniert in Dosen bis zu 5 Gy verabreichen
- Nachteil: histologische Kontrolle fehlt

Topische Therapie

- Behandlung oberflächlich-flach wachsender Basaliome (z. B. Rumpfhautbasaliome) mit 5-Fluorouracil-Creme (Efudix®) über 4–6 Wochen
- Massive erythematöse Dermatitis führt zur (oft unzureichenden) Tumorrückbildung
- Häufig Rezidive
- Heute durch Imiquimod-Behandlung ersetzt (☞ 8.3.2.6): weniger irritativ, höhere Rückbildungsrate, bessere Compliance

Photodynamische Therapie

Topische Behandlung mit selektiv Porphyrin anreichernden Substanzen (δ-Amino-Lävulinsäure, ALA) und nachfolgender Bestrahlung führt zu irreversiblen Schädigungseffekten an neoplastisch veränderten Hautzellen. Die Wirksamkeit ist bei Basaliomen und Spinaliomen, insbesondere aber bei Präkanzerosen, dokumentiert, in der klinischen Praxis oft aber unzureichend (Rezidive), sodass sie heute nur eine Reserveindikation darstellt.

17.2.9 Nachsorge

Nachsorge zur Früherkennung von Lokalrezidiven: klinische Kontrollen alle 3–6 Monate.

17.2.10 Prognose

Sehr gute Prognose quoad vitam et sanationem, da keine Metastasierung auftritt. Sehr ungünstige bis infauste Prognose bei fortgeschrittenen oder langfristig fehlbehandelten Erkrankungsstadien.

Literatur

1 Clayton TH, Tait J, Whitehurst C, Yates VM: Photodynamic therapy for superficial basal cell carcinoma and Bowen's disease. Eur J Dermatol 16 (1), 2006: 39–41

2 Crowson AN: Basal cell carcinoma: biology, morphology and clinical implications. Mod Pathol 19 (2), 2006: S127–147

3 Nestor MS, Gold MH, Kauvar AN et al.: The use of photodynamic therapy in dermatology: results of a consensus conference. J Drugs Dermatol 5 (2), 2006: 140–154

4 Nikkels AF, Pierard-Franchimont C, Nikkels-Tassoudji N, Bourguignon R, Pierard GE. Photodynamic therapy and imiquimod immunotherapy for basal cell carcinomas. Acta Clin Belg 60 (5), 2005: 227–234

5 Shemesh S, Spencer JM, Phelps RG: Pattern of development of basal versus squamous cell carcinoma. J Drugs Dermatol 5 (1), 2006: 40–44

6 Vinciullo C, Elliott T, Francis D, Gebauer K, Spelman L, Nguyen R, Weightman W, Sheridan A, Reid C, Czarnecki D, Murrell D: Photodynamic therapy with topical methyl aminolaevulinate for ‚difficult-to-treat' basal cell carcinoma. Br J Dermatol 152 (4), 2005: 765–772

17.3 Spinaliom

Holger Voigt

Spinaliome bzw. spinozelluläre Karzinome sind epitheliale Neoplasien, die von epidermalen Zellen des Stratum spinosum ausgehen. Es handelt sich daher um „echten" Hautkrebs (Plattenepithelkarzinom; im Unterschied zum Melanom). Vorkommen an lichtexponierten Hautpartien, Haut-Schleimhaut-Übergängen (Lippen, Penis, Vulva, Anoderm, Zunge etc.) und in großflächigen oder kontrahierten Narbenbereichen.

17.3.1 Epidemiologie

- **Inzidenz:** in Deutschland bzw. Mitteleuropa 20–30 pro 100 000 Einwohner pro Jahr; vornehmlich bei hellhäutigen Menschen; zweithäufigster maligner Hauttumor; galt früher als typischer „Alterskrebs"
- **Mortalität:** hoch bei starker Ausdehnung mit lymphogener und hämatogener Metastasierung, zumeist aufgrund sekundärer Komplikationen (Blutung, Arrosion, Penetration)
- **Alters- und Geschlechtsverteilung:** 80 % über 70 Jahre, in den letzten Jahrzehnten zunehmend auch bei 35- bis 50-Jährigen → weist auf den Einfluss von UV-Exposition hin; keine Geschlechtspräferenz

17.3.2 Ätiologie

Tumorinduktion durch langfristig-kumulative UV-Exposition und toxische Faktoren.

Risikofaktoren

- UV- und toxische Exposition in der Anamnese (topische Karzinogenese, Pfeifen-, Zigarrenraucher)
- Genetisch bedingte Erkrankungen, z. B. Xeroderma pigmentosum
- Chronisch-persistierende Wundgranulationen (Ulcus cruris)
- Persistierende kontrakte Narben, beispielsweise nach Verbrennungen, bei diskoidem Lupus erythematodes
- Radioderm nach Röntgenbestrahlung (oft lange zurückliegend)

Prävention

- UV-Protektion: Lichtschutzpräparate (mindestens Lichtschutzfaktor 16), textiler Lichtschutz (Hut, Kopfbedeckung, Kleidung aus UV-undurchlässigen Fasern)
- Vermeidung toxischer Exposition (Schutzkleidung)

17.3.3 Einteilung

Klinische Sonderformen sind das **verruköse Spinaliom** sowie das **Marjolin-Karzinom** bei Brandverletzten.

TNM-Klassifikation

☞ Tab. 17.3-1

Tab. 17.3-1: TNM-Klassifikationen des Spinalioms

TNM-Stadium	Befall, Größe	Metastasierungswahrscheinlichkeit (%)
Tis	Carcinoma in situ	0
T1	< 2 cm	4
T2	2–5 cm	13
T3	> 5 cm	20
T4	Invasion tiefer extradermaler Strukturen (Knorpel, Skelettmuskel, Knochen)	30
N1	Regionärer Lymphknotenbefall	
M1	Fernmetastasierung	

AJCC-Stadien

☞ Tab. 17.3-2

Tab. 17.3-2: AJCC-Stadien des Spinalioms

AJCC-Stadium	TNM		
I	T1	N0	M0
II	T2–3	N0	M0
III	T4 T1–4	N0 N1	M0 M0
IV	T1–4	N0–1	M1

ICD 10

☞ Tab. 17.1-4

17.3.4 Klinik

Allmählich „unfältelbar" werdende Hautpartien im Bereich vorbestehender Läsionen (Präkanzerosen), Rötung, Schuppung als Kennzeichen der epidermalen Beteiligung, gefolgt von kleinpapulöser Knotenbildung. Bei flachen Veränderungen kann eine nicht heilende Ulzeration diagnostisch wegweisend sein.
Kennzeichen:

- Nicht heilende Geschwüre innerhalb vorbestehender Hautveränderungen (besonders Narben bzw. Radioderm)
- Knotig-extuberantes Wachstum an lichtexponierten Stellen
- Erosive Substanzdefekte im Übergangsbereich zur Schleimhaut
- Später großknotige Tumorbildung mit Sekundärveränderungen, invasiv-infiltrativem Wachstum, regionärer Lymphknotenmetastasierung, Einbruch in Nasen- und Augenhöhle oder Schädelkalotte
- Letal durch Gefäßarrosion.

17.3.5 Ausbreitung

Lymphogene Metastasierung in regionale Lymphknotenstationen, später hämatogene Metastasierung. Oft limitieren lokoregionäre Komplikationen schon vorher den Verlauf.

17.3.6 Diagnostik

Basisdiagnostik

- **Inspektion** des verdächtigen Befundes; Hilfsmittel: Lupe
- **Biopsie:** Immer! Stanzbiopsie (2–4 mm) unter Lokalanästhesie

Histologische Untersuchung

- HE-Färbung am formalinfixierten Schnittpräparat
- Strang- und nestförmige Proliferation von Tumorzellen
  - Bei erhaltener Differenzierung: ausgeprägte Verhornung und Hornperleneinlagerung
  - Bei schlecht differenzierten Tumoren (schnell wachsend): solide Tumorzellnester mit zahlreichen atypischen Mitosen ohne erkennbare Verhornung (manchmal schwierig, von Metastasen abzugrenzen)

Weiterführende Diagnostik

- **Fluoreszenzdiagnostik** (5-Aminolävulinsäure, ALA) zur präoperativen Bestimmung der Tumorgrenzen; experimentell (nur in spezialisierten Zentren)
- **CT** oder **NMR:** um ossäre Infiltration/Penetration sowie Metastasen festzustellen bzw. auszuschließen

17.3.7 Differenzialdiagnosen

Im Frühstadium sind viele möglich, vom Ekzem über Psoriasis bis zur Präkanzerose. Daher immer histologisch abklären. Später nicht zu verfehlende Diagnose.

17.3.8 Konventionelle Therapie

Therapiegrundsätze

- Bei operablen Patienten ist die Operation Methode der ersten Wahl (mit histologischer Kontrolle der Schnittränder).
- Die primäre Radiotherapie hat wie die adjuvante Nachbestrahlung den Nachteil mangelnder histologischer Kontrolle bei unsicherer Wirksamkeit.
- Experimentelle Verfahren wie Biomodulation oder Chemotherapie nur in kontrollierten Studien (Zentren) einsetzbar.

Operative Therapie

- Entfernung des Primärtumors mit sicher tumorfreien Schnitträndern; kosmetisch und funktionell einwandfreier Wundverschluss bzw. Defektdeckung angestrebt
- Resektionsabstand: 5–10 mm im (sicher) Gesunden bei kleineren operablen Tumoren
- Bei allen anderen Tumoren: korrektiv-plastische Operation planen, u.U. mehrzeitig mit histologischer Kontrolle; endgültige Defektdeckung erst bei sicher tumorfreien Schnitträndern
- Entfernung regionaler Lymphknoten (z.B. neck dissection) bei nachgewiesenem Befall

Kryochirurgie

- Chirurgische Alternative, besonders bei Tumoren mit kleinem Volumen und oberflächlichem Wachstum (Präkanzerosen). Bei nicht gegebener Operabilität wegen schlechten Allgemeinzustands oder aus topografischen Gründen durchführbar.
- Vorher Diagnosesicherung durch Probeexzision und Histologie

Radiotherapie

Keine aussichtsreiche Alternative bei operablen Patienten. Reduziert die vaskuläre Reserve im tumortragenden Areal und erschwert durch Verschlechterung der Perfusion eine geplante Chemotherapie. Gleiches gilt für eine adjuvante Nachbestrahlung.

Chemotherapie

- Bei fortgeschrittenem Primärtumor bzw. Metastasen
- Meist **nicht kurativ,** auch palliative Effekte nicht vorhersehbar (trotz initialer Tumorverkleinerung)
- Keine etablierten Protokolle für Kombinationstherapie; meist Einsatz von Bleomycin, Cisplatin, Carboplatin, Vepesid
- Wegen altersbedingter Komorbidität oft kaum in adäquater Dosierung einsetzbar

Biomodulation

- Optional zur präoperativen Tumorreduktion (experimentell, kein Standardverfahren) bei kleineren Tumoren oder kleinen Rezidiven
- Kombinationsbehandlung: tgl. 1 mg/kgKG Isotretinoin (13-cis-Retinsäure) p.o. und 3-mal pro Woche 3 Mio. IU Interferon-α s.c. (Protokoll nach Lippman) oder intra-/periläsional (Protokoll nach Voigt)

17.3.9 Nachsorge

Zur Früherkennung von Lokalrezidiven oder Metastasen klinische Kontrollen; initial nach potenziell kurativer Therapie alle 2 Monate.

17.3.10 Prognose

Bei frühzeitiger Diagnose und adäquater Primärtherapie kurative Versorgung möglich. Bei fortgeschrittenen oder langfristig fehlbehandelten Erkrankungsstadien Prognose sehr ungünstig bis infaust.

Literatur

1 Garcia-Zuazaga J, Cooper KD, Baron ED: Photodynamic therapy in dermatology: current concepts in the treatment of skin cancer. Expert Rev Anticancer Ther 5 (5), 2005: 791–800
2 Panizzon RG: Basal cell and squamous cell carcinoma-radiotherapeutic approaches. Front Radiat Ther Oncol 39, 2006: 38–49
3 Schmults CD: High-risk cutaneous squamous cell carcinoma: identification and management. Adv Dermatol 21, 2005: 133–152
4 Smoller BR: Squamous cell carcinoma: from precursor lesions to high-risk variants. Mod Pathol 19 Suppl 2, 2006: S88–92
5 Szeimies RM, Morton CA, Sidoroff A, Braathen LR: Photodynamic therapy for non-melanoma skin cancer. Acta Derm Venereol 85 (6), 2005: 483–490

17.4 Kaposi-Sarkom

Clemens Unger

Maligne, von den Gefäßendothelien ausgehende multilokuläre Systemerkrankung.

17.4.1 Epidemiologie

Inzidenz: Wird auf ca. 1 Neuerkrankung pro 10 Millionen Einwohner pro Jahr geschätzt. Das epidemische Kaposi-Sarkom trat in der Zeit vor der Einführung einer effektiven antiretroviralen Therapie bei ca. 25 % aller HIV-infizierten homosexuellen Männer auf, heute wird seine Häufigkeit auf ca. 5 % bei dieser Patientengruppe geschätzt.

17.4.2 Ätiologie

Das sexuell und über das Blut übertragbare humane Herpesvirus 8 (HHV-8) wurde in allen Formen des Kaposi-Sarkoms nachgewiesen, eine HHV-8-Virämie und die Bildung spezifischer Antikörper gehen der Manifestation des Tumorleidens voraus.

Risikofaktoren

- Iatrogene Immunsuppression, z. B. nach Organtransplantation oder bei Rheumapatienten unter Steroid-Dauermedikation
- HIV-Infektion; dieser Risikofaktor hat allerdings seit Einführung der hocheffektiven antiretroviralen Therapie deutlich abgenommen

17.4.3 Einteilung

Klassifikation

Die Klassifikation des Kaposi Sarkoms wird wie folgt vorgenommen:

- Klassisches (sporadisches) Kaposi-Sarkom (typischerweise bei älteren Männern)
- Kaposi-Sarkom bei iatrogener Immunsuppression
- Afrikanisches endemisches Kaposi-Sarkom
- HIV-assoziiertes (epidemisches) Kaposi-Sarkom (am häufigsten).

Histologie

Man unterscheidet makulöse, plaqueförmige und noduläre Formen mit spindelzelligen oder angiomatösen Varianten. Der Tumor bildet sich unter einer zunächst intakten Epidermis im mittleren und oberen Korium, bildet neue Blutgefäße aus und wächst dann nach zirkulär.

IDC 10

☞ Tab. 17.1-4

17.4.4 Klinik

Die häufigste Form ist das HIV-assoziierte Kaposi-Sarkom. In den meisten Fällen ist die Haut betroffen. Zunächst entwickeln sich asymptomatische, rötlich livide Flecken oder Knoten oder rundlich bis ovale Maculae entlang der Hautspaltlinien. Diese können durchaus über Jahre unverändert bestehen bleiben oder sich auch innerhalb weniger Wochen rasch ausbreiten. Im weiteren Verlauf können zunehmend noduläre oder plaqueförmige Tumoren entstehen. Bei schwerem disseminierten Befall oder weit fortgeschrittenen Tumoren kann es zu nekrotisierenden, ulzerierenden oder hyperkeratotischen Tumorformationen kommen. Auch Blutungen können auftreten.

Anhand des Befallmusters wird ein Extremitätentyp von einem Stammtyp unterschieden. Nicht selten ist das HIV-assoziierte Kaposi-Sarkom auch im Bereich der Schleimhäute wie Mundhöhle, Glans penis oder perianal lokalisiert. Oral ist besonders die Schleimhaut des harten Gaumens betroffen.

17.4.5 Ausbreitung

Primär sind die Haut und Schleimhaut befallen. Ein viszeraler Befall ist selten, kommt aber vor und betrifft dann in erster Linie den Gastrointestinaltrakt.

17.4.6 Diagnostik

Basisdiagnostik

- **Inspektion:** Das Kaposi-Sarkom besitzt eine Reihe klinischer Auffälligkeiten wie lividrote Färbung, Anordnung in den Hautspalten, gelbgrüne periläsionale Verfärbungen (Einblutungen), Ödeme, disseminiertes Auftreten häufiger mit Schleimhautbeteiligung. Die Inspektion ermöglicht bereits oft eine klinische Diagnose, insbesondere bei HIV-infizierten Patienten.
- **Biopsie:** Bei Einzeltumoren oder Zweifelsfällen ist die Stanzbiopsie zur histologischen Sicherung der Diagnose heranzuziehen.
- **Labor:** Serologische Tumormarker stehen nicht zur Verfügung, jedoch gehen der PCR-Nachweis der DNA des Kaposi-Sarkom Herpes-Virus (HHV-8) sowie der Nachweis von HHV-8 Antikörpern im Blut der Tumorentwicklung voraus.

Staging

- Komplette Inspektion des Patienten inklusive Schleimhäute
- Sonographische Erhebung des Lymphknotenstatus, Abdomen-Sonographie
- Röntgen-Thorax
- Fallweise nützlich sind Thorax- und Abdomen-CT sowie Untersuchung des Magen-Darm-Trakts

17.4.7 Differenzialdiagnosen

Die klinische Differenzialdiagnose typischer angiomatöser Kaposi-Sarkome mit lividroten makulösen oder knotigen Effloreszenzen umfasst vor allem Gefäßtumoren. Bei überwiegend spindelzelligem Tumorinfiltrat sind die Kaposi-Sarkome weniger livide und können mit anderen Hauttumoren verwechselt werden, wie beispielsweise Histiozytom, Nävuszellnävus oder kutanen Lymphomen.

17.4.8 Konventionelle Therapie

Operative Therapie

Da es sich beim Kaposi-Sarkom um eine multilokuläre Systemerkrankung handelt, beschränkt sich die operative Therapie auf die initiale Exzisionsbiopsie zur Diagnosesicherung und die **palliative Exzision** kleinerer Tumoren.

Radiotherapie

Das Kaposi-Sarkom gilt als strahlensensibler Tumor.
Oberflächliche Tumoren werden mit Röntgenweichstrahlen in Einzeldosen von 4–5 Gy mit einer Gesamtdosis von 20–30 Gy fraktioniert (3-mal pro Woche) bestrahlt. Großflächige Kaposi-Sarkome sollten nach Möglichkeit mit konventioneller Fraktionierung (5-mal 2 Gy pro Woche) bis zu einer Gesamtherddosis von 40 Gy behandelt werden.

Chemotherapie

Für das klassische Kaposi-Sarkom kommt eine systemische Chemotherapie nur in **Ausnahmefällen** in Frage. Lokale Maßnahmen stehen im Vordergrund. Die Chemotherapie ist immer palliativ, eine kurative Therapie steht nicht zur Verfügung. Chemotherapiebedingte Knochenmark-Suppression mit begleitender Immunsuppression und der Gefahr opportunistischer Infektionen sind besonders für HIV-Patienten von Bedeutung.

Therapie der Wahl ist das liposomal verkapselte Anthrazyklin Caelyx®, das in einer Dosis von 20 mg/m^2 alle 2–3 Wochen i.v. appliziert wird. Ebenfalls wirksam ist die liposomale Formulierung DaunoXome® in einer Dosis von 40 mg/m^2 alle zwei Wochen. Weitere Substanzen mit Wirksamkeit sind u.a. Taxane, Vinkaalkaloide und Bleomycin.

Immuntherapie mit Interferon-α

Kaposi-Sarkome sind grundsätzlich Interferon-sensible Tumoren. Unter **INF-α** 2a oder 2b (3-mal tgl. 3 oder 5 Mio. Einheiten s.c.) werden Remissionsraten von bis zu 60 % erreicht.
Inzidenz und Prävalenz der hierzulande häufigsten Form des Kaposi-Sarkoms, des HIV-assoziierten Kaposi-Sarkoms, sind allerdings unter einer effektiven antiretroviralen Therapie deutlich zurückgegangen. Hat sich trotz einer effizienten antiretroviralen Therapie ein Kaposi-Sarkom neu etabliert oder zeigt ein bestehendes Kaposi-Sarkom keine Rückbildung unter der antiretroviralen Therapie, reichen oft niedrige Dosen zur Behandlung des Kaposi-Sarkoms aus.

17.4.9 Nachsorge

Aufgrund der Seltenheit des klassischen Kaposi-Sarkoms älterer Menschen stehen valide Daten über die Nutzung regelmäßiger Nachuntersuchungen bislang nicht zur Verfügung. Die in der Regel langsame Tumorprogression lässt klinische Kontrollen in sechsmonatigen Abständen als ausreichend erscheinen; dabei sind ein Röntgen-Thorax anzufertigen und der Gastrointestinaltrakt (okkultes Blut, Sonographie, Endoskopie) zu kontrollieren.

17.4.10 Prognose

Das klassische Kaposi Sarkom gilt als wenig maligner, langsam progredienter Tumor. Daten für die mittlere ÜLZ sind nicht verfügbar, da der Tumor sehr selten ist.
Das afrikanische, endemische Kaposi-Sarkom zeigt sowohl wenig maligne als auch aggressive, rasch zum Tode führende Verläufe, typischerweise bei der lymphadenopathischen Form des Kindes.
Das HIV-assoziierte Kaposi-Sarkom verläuft außerordentlich variabel. Neben Knoten und Flecken, die über Jahre stationär bleiben können, gibt es rasch progrediente Verläufe, die binnen weniger Wochen zum Tod des Patienten führen können.

17.4.11 Datenlage der Therapieoptionen

(☞ Tab. 17.4-1)

Tab. 17.4-1: Datenlage der Therapieoptionen beim Karposi-Sarkom (Stand: März 2006)

Therapie	Gesicherte Daten vorhanden (EBM 1)	Positive Einzelergebnisse (EBM 2)	Datenlage unsicher (EBM 3)
Präoperativ neoadjuvant			+
Postoperativ adjuvant			+
Palliativ 1st-line	+		
Palliativ 2nd-line		+	
Komplementär			+

Literatur

1 Brockmeyer NH, Barthel B: Clinical manifestations and therapies of AIDS associated tumors. Eur J Med Res 3, 1998:127–147

2 Chor PJ, Santa Cruz DJ: Kaposi's sarkoma: a clinicopathologic review and differential diagnosis. J Cutan Pathol 19, 1992: 6–20

3 Dezube BJ: Management of AIDS-related Kaposi's sarkoma: advances in target discovery and treatment. Expert Rev Anticancer Ther 2, 2002: 193–200

18 Endokrine Tumoren

Axel Matzdorff, Joachim Preiß, Achim Schmieder

18.1 Schilddrüsenkarzinom

Joachim Preiß, Achim Schmieder

18.1.1 Epidemiologie

- **Vorkommen:** häufigste Tumoren der endokrinen Drüsen (ca. 90%)
- **Inzidenz:** ca. 2500 Neuerkrankungen pro Jahr in Deutschland
- **Geschlechtsverteilung:** Männer : Frauen = 1 : 2

18.1.2 Ätiologie

Risikofaktoren

Die einzigen bekannten Risikofaktoren für die Entstehung der **gut differenzierten** Karzinome sind die Belastung mit radioaktivem Jod – überwiegend als „fallout“ bei Atombombenexplosionen oder Reaktorunfällen – und eine Radiotherapie anderer Neoplasien, bei denen die Schilddrüse „mitbestrahlt“ wurde. Das Risiko ist hierbei umgekehrt proportional zum Lebensalter der Patienten, d.h. Kinder sind besonders gefährdet, sodass eine Radiotherapie des Halses bei Lymphomen, wenn möglich, zu vermeiden ist.

Anaplastische Karzinome sind häufig synchron oder metachron mit gut differenzierten Karzinomen vergesellschaftet und entsprechen wahrscheinlich einem anderen Zellklon mit deutlich höherer Malignität. Sie sind äußerst therapieresistent, und entsprechend schlecht ist auch die Prognose dieser Tumoren im Gegensatz zu den gut differenzierten Karzinomen.

Medulläre Karzinome (C-Zell-Karzinome) korrelieren nicht mit einer Strahlenbelastung. Sie entstehen aus den so genannten C-Zellen, entwicklungsgeschichtlich entstammen sie der Neuralleiste. Sie kommen sporadisch und familiär gehäuft vor, letztere im Rahmen einer „multiplen endokrinen Neoplasie“ (MEN-Syndrom Typ IIa + IIb, synchroner oder metachroner Befall von Schilddrüse und Nebenniere). Die Karzinome treten vorwiegend im jüngeren Lebensalter auf. Eine genetische Familienuntersuchung (Mutation auf dem Chromosom 11) ist erforderlich. Prädisponierte Angehörige sollten regelmäßig mit dem Pentagastrintest untersucht und frühzeitig einer Schilddrüsenresektion unterzogen werden.

Auch bei 5–9% der **nicht-medullären** Karzinome ist eine familiäre Form wahrscheinlich; familiäre papilläre Mikrokarzinome zeigen einen ungünstigen Verlauf und benötigen eine radikale Therapie.

Hürthle-Zell-Karzinome sind Sonderformen papillärer oder auch follikulärer Karzinome mit zum Teil benigner Verlaufsform. Ätiologie und Risikofaktoren sind nicht bekannt. Sie lassen sich molekularbiologisch von den anderen Karzinomen trennen. Sie sind meist nicht jodspeichernd.

Prävention

Eine Prävention des sporadischen Schilddrüsenkarzinoms ist nicht möglich. Die Induktion durch radioaktives Jod (Reaktorunfall) kann durch Gabe von „kaltem“ Jod vermindert werden. Eine Radiotherapie der Halsregion ist bei Kindern zu vermeiden.

Bei Mutationsträgern auf dem Chromosom 11 (RET-Onkogen) wird eine prophylaktische Thyreoidektomie angestrebt. Mit dem Pentagastrintest kann eine Frühdiagnose erfolgen, besser ist jedoch die Resektion im Kindesalter vor jedem pathologischen Wert.

18.1.3 Einteilung

Schilddrüsenkarzinome werden in distinkte Formen unterteilt, die sich hinsichtlich Ätiologie, Histologie, Therapie und Prognose deutlich unterscheiden.

TNM-Klassifikation

☞ Tab. 18.1-1

Tab. 18.1-1: TNM-Klassifikation des Schilddrüsenkarzinoms

TNM-Stadium	Befall, Größe
T1	≤ 2 cm, auf die Schilddrüse beschränkt
T2	≥ 2–4 cm, auf die Schilddrüse beschränkt
T3	≥ 4 cm, auf die Schilddrüse beschränkt oder minimale extrathyreoidale Ausbreitung
T4	Jedes Überschreiten der Schilddrüsenkapsel* • T4a: Infiltration von subkutanen Weichteilen, Larynx, Trachea, Ösophagus, N. recurrens • T4b: Infiltration der prävertebralen Faszie, A. carotis, mediastinalen Gefäßen

TNM-Stadium	Befall, Größe
N1a	Regionale Lymphknoten bis Level 4 (prätracheal, paratracheal, prälaryngeal)
N1b	Regionale Lymphknoten unilateral, bilateral oder kontralateral zervikal oder oberes Mediastinum
* Alle anaplastischen Tumoren gelten als T4-Tumoren T4a: intrathyreoidal, resektabel T4b: extrathyreoidale Ausbreitung, nicht resektabel	

Histologie

☞ Tab. 18.1-2

Tab. 18.1-2: Histologie des Schilddrüsenkarzinoms

Histologie	M-Klassifikation	Häufigkeit (%)
Gut differenzierte Karzinome • Papilläres Karzinom • Follikuläres Karzinom • Follikuläres Karzinom, onkozytische Variante	 • 8260/3 • 8330/3 • 8290/3	90, davon • 75 • 10 • 4
Anaplastisches Karzinom	8020/3	1–2
Medulläres Karzinom	8510/3	5–9

ICD 10

C73

18.1.4 Klinik

Die Schilddrüse ist ein endokrines Organ mit strengem Regelkreislauf zwischen Schilddrüse, Hypophyse und Hypothalamus. Ein Karzinom des Organs greift nicht in den Regelkreislauf ein, sodass in der Regel primär keine Über- oder Unterfunktion eintritt. Das Karzinom der Schilddrüse ist endokrin nicht aktiv. Eine Struma ist nicht als Präkanzerose anzusehen. Die Frage der Induktion einer malignen Entartung bei der Thyreoiditis Hashimoto ist noch nicht endgültig geklärt – wenn überhaupt, dann selten.
Frühsymptom ist in der Regel der tastbare Knoten, häufig wird die Verdachtsdiagnose aber auch durch eine sonographische Untersuchung – aus anderem Grunde – gestellt. Dysphagie, Dyspnoe, Heiserkeit oder ein Horner-Syndrom sind eher Zeichen fortgeschrittener Tumoren.

18.1.5 Ausbreitung

Überwiegend lymphogen und hämatogen, daher ist bei Operabilität eine Lymphonodektomie oder Radiotherapie der Lymphabflusswege zu diskutieren. Die hämatogene Metastasierung umfasst hauptsächlich Lunge und Skelettsystem, kann aber im Verlauf auch alle anderen Organe inklusive ZNS betreffen.

- **Papilläres Schilddrüsenkarzinom:** lokoregionäre Metastasierung vorwiegend in die benachbarten zervikalen Lymphknoten (bei ⅔ aller Fälle); Fernmetastasen (Knochen, Lunge) bei Patienten unter 40 Jahren sehr selten
- **Follikuläres Schilddrüsenkarzinom:** Metastasierung selten lymphogen; vorwiegend hämatogen in Lunge und Knochen; bereits bei kleinen Tumoren Metastasierung möglich
- **Medulläres Schilddrüsen-/C-Zell-Karzinom:** lokoregionäre Metastasierung in die regionalen Lymphknoten und später hämatogen
- **Undifferenziertes/anaplastisches Schilddrüsenkarzinom:** frühzeitige lokoregionäre und hämatogene Metastasierung in alle Organe

18.1.6 Diagnostik

Basisdiagnostik

- **Labor:** bei follikulären, papillären oder anaplastischen Karzinomen existieren keine spezifischen Laboruntersuchungen
  - Thyreoglobulin: nach kompletter Schilddrüsenexstirpation ist die Bestimmung im Rahmen der Nachsorge sinnvoll, um ein Rezidiv frühzeitig zu erkennen; Wert müsste postoperativ auf 0 abfallen
  - Pentagastrintest: bei Verdacht auf ein medulläres Karzinom; auch im Rahmen des Familienscreenings
  - Bestimmung von Serumkalzitonin und CEA
- **Sonographie:** Hals-Sonographie zur Primärdiagnose und im Verlauf; bei Knotenstruma schwer zu differenzieren
- **Biopsie:** Feinnadelbiopsie obligat zur Diagnosesicherung
- **Schilddrüsenszintigraphie:** zur funktionellen Beurteilung kalter Knoten
- **Chromosomenanalyse:** beim medullären Karzinom zum Ausschluss eines MEN-Syndroms (multiple endokrine Adenomatose) notwendig; bei positivem Nachweis der Mutation auf Chromosom 11 wird obligat die Familie untersucht

Staging

- Hals-, Thorax-CT
- MRT: bei unklaren CT-Befunden
- Skelettszintigramm: zum Ausschluss von Knochenmetastasen
- Weitere Staginguntersuchungen nur bei klinischem Verdacht auf Metastasierung

> Die Gabe von jodhaltigem Kontrastmittel sollte unterbleiben, um die nuklearmedizinische Diagnostik und die postoperative Radiojodtherapie nicht zu stören.

Weiterführende Diagnostik

- **Angiographie:** in der Regel als präoperative Untersuchung nicht notwendig
- **Szintigraphie:** beim medullären Schilddrüsenkarzinom sind szintigraphische Screeningmethoden unter besonderen Bedingungen erfolgreich (Octreotid-, 99mTc-DMSA, MIBG- und Anti-CEA-Szintigraphie)
- **Jodszintigramm:** nach kompletter Thyreoidektomie zur Metastasensuche und vor der Radiojodtherapie

18.1.7 Differenzialdiagnosen

- Benigne Knoten der Schilddrüse (Feinnadelbiopsie!)
- Maligne Lymphome
- Sarkome (selten)

18.1.8 Konventionelle Therapie

Operative Therapie

Papilläres Schilddrüsenkarzinom

Bei Tumorgröße < 1 cm oder bei okkultem (histologisch bestätigten) Karzinom sowie bei Operation aus anderem Grund (Struma, pT1 pN0) erfolgt die Schilddrüsenlobektomie ohne Radiojodtherapie. Eine totale Thyreoidektomie ist wegen des geringen Risikos eines Lokalrezidivs und einer Fernmetastasierung nicht erforderlich.

Bei Tumorgröße > 1 cm ist die totale bzw. fast totale Thyreoidektomie obligat, mit modifizierter neck dissection der zentralen (perithyreoidalen, prälaryngealen, paratrachealen und tracheoösophagealen) Lymphknoten und anschließender postoperativer Radiojodtherapie (☞ Radiotherapie). Patienten mit T4-Tumoren profitieren auch von ausgedehnten Resektionen. Bei einer R1/R2-Resektion oder Inoperabilität sowie bei fehlender Radiojodspeicherung ist eine zusätzliche perkutane Radiotherapie notwendig.

Follikuläres Schilddrüsenkarzinom

Die operative Behandlung erfolgt stets radikal durch eine totale Thyreoidektomie mit anschließender Radiojodtherapie (☞ Radiotherapie). Eine mögliche Ausnahme bildet das gekapselte follikuläre Karzinom ≤ 1 cm (pT1a), das erst postoperativ bei der histologischen Aufarbeitung einer entfernten Struma entdeckt wird.

Medulläres Schilddrüsenkarzinom

Grundsätzlich ist eine totale Thyreoidektomie mit modifizierter radikaler neck dissection (ND) erforderlich. Bei ausgedehntem Lymphknotenbefall erfolgt eine radikale ND, bei mediastinalem Befall die Ausräumung der oberen tracheoösophagealen und anterioren mediastinalen Lymphknoten einschließlich Thymus. Eine kurative Chance besteht nur bei vollständiger radikaler chirurgischer Sanierung der Tumorregion und des Lymphabflussgebietes; das operative Vorgehen ist darauf abzustimmen.

Anaplastisches Schilddrüsenkarzinom

Die radikale (R0-)Resektion sollte bei Frühfällen (M0) angestrebt werden. Meist ist nur eine palliative Tumorresektion möglich. Immer soll die Operation durch eine perkutane lokoregionäre Radiotherapie ergänzt werden.

Radiotherapie

Radiojodtherapie

Nur bei papillären und follikulären Karzinomen 4 Wochen nach der totalen Thyreoidektomie zur vollständigen Zerstörung noch vorhandenen Restschilddrüsengewebes und zum Nachweis eventuell vorhandener Fernmetastasen erforderlich. Beim medullären Schilddrüsenkarzinom ist die Radiojodtherapie auf Ausnahmen beschränkt.

Postoperativ sollte vor einer geplanten Radiojodtherapie keine Substitutionsbehandlung mit Jod begonnen werden. Eine laufende Substitutionsbehandlung mit T4 (Thyroxin) sollte 4 Wochen vor der Radiojodtherapie abgesetzt werden, nur bis 2 Wochen vor Therapie sollte ein T3-Präparat verordnet werden, dann Substitutionspause, um eine optimale Jodaufnahme zu gewährleisten (TSH-Spiegel > 30 mE/l). Alternativ ist die Gabe von rhTSH (rekombinantes humanes TSH) vor Radiojodgabe möglich; hierbei muss die Substitutionsbehand-

lung nicht abgesetzt werden. Dies ist vorteilhaft, da keine Hypothyreosephase mit möglicher Tumorstimulierung entsteht.
Die Radiojodtherapie wird im Abstand von 3–4 Monaten wiederholt bis zur vollständigen Elimination der Restschilddrüse bzw. vorhandener Fernmetastasen. Kontrolle durch Radiojodszintigraphie mittels der therapeutischen Radiojoddosis. Nach Abschluss der Therapie muss der Thyreoglobulinspiegel den Nullwert erreichen.

Perkutane Radiotherapie

Bei differenzierten Schilddrüsenkarzinomen nur bei pT4- und/oder R1-Stadien, bei medullären Karzinomen bei R1- und pN-Stadien ≥ 1 und Rezidiven, bei anaplastischen Karzinomen ist stets eine perkutane Nachbestrahlung indiziert.
Gesamt-Herddosis > 60 Gy, Einzeldosis 2 Gy über 5–6 Wochen.

Chemotherapie

Schilddrüsenkarzinome sind nur gering chemotherapiesensibel. Die **Indikation** sollte **sehr eng** gestellt werden, meist nur bei nicht oder nicht mehr radiojodsensiblen Fernmetastasen. Die Kombinationstherapien haben sich gegenüber einer Adriamycin-Monotherapie (☞ Tab. 18.1-3) nicht als überlegen gezeigt.

Tab. 18.1-3: Monochemotherapie beim Schilddrüsenkarzinom

Wirkstoff	Dosierung	Art der Verabreichung	Anwendungszeitraum
Adriamycin	60–75 mg/m²	i.v.	Tag 1
Wiederholung Tag 22, 2–6 Zyklen bis zum maximalen Response			
Cisplatin	75 mg/m²	i.v.	Tag 1
Wiederholung Tag 22, 2–6 Zyklen bis zum maximalen Response			

18.1.9 Nachsorge

Lebenslange Suppressionstherapie mit L-Thyroxin (Dosierung im oberen Normbereich) und regelmäßige Kontrolle des TSH-Basalwerts zur Beurteilung der hypophysären TSH-Suppression.
Thyreoglobulin (TG) im Serum ist der wichtigste Tumormarker bei den hoch differenzierten Schilddrüsentumoren nach totaler Thyreoidektomie (falsch negative Werte durch Kontrolle von TG-Antikörpern ausschließen). Bei einem Anstieg wird die Thyroxin-Substitution abgesetzt und es erfolgt kurzfristig eine erneute TG-Kontrolle; bei weiterem Anstieg ist ein Rezidiv oder eine Metastasierung sehr wahrscheinlich. Es erfolgt das Ganzkörperszintigramm mit ^{131}Jod zur Metastasensuche.
Die Halssonographie wird halbjährlich durchgeführt, Röntgen-Thorax alle 2 Jahre, eine ^{131}Jod-Ganzkörper-Szintigramm 6 Monate nach Ende der Primärtherapie, sonst nur bei Anstieg des TG-Spiegels, Skelettszintigraphie bei Knochenschmerzen.
Lebenslange Nachsorge im jährlichem Abstand sinnvoll (anfangs halbjährlich), da aufgrund der geringen Proliferationsrate der hoch differenzierten Tumoren auch nach Jahrzehnten ein Rezidiv auftreten kann. Lokalrezidive von hoch differenzierten Schilddrüsenkarzinomen können operativ saniert werden; Fernmetastasen sind teilweise durch die Radiojodtherapie kurabel oder langfristig palliativ angehbar.
Die Bestimmung von Kalzitonin und CEA als spezifische Tumormarker bei medullärem Schilddrüsenkarzinom ist sinnvoll.

> Zu beachten ist der postoperative Hypoparathyreoidismus, der bei ca. 6% der Patienten durch Entfernung der Nebenschilddrüsen auftritt. Eine Kalziumkontrolle im postoperativen Verlauf ist notwendig. Die Therapie erfolgt mit Vitamin D und Kalzium.

18.1.10 Prognose

5-JÜR zwischen 50 und 75%.
Die Prognose ist abhängig von Histologie und Alter:

- **Papilläres Karzinom:** Prognose meist sehr gut; höheres Rezidivrisiko bei < 16-Jährigen und bei > 45-Jährigen und bei bestimmten histologischen Subtypen
- **Follikuläres Karzinom:** deutlich schlechtere Prognose und höheres Rezidivrisiko als beim papillären Karzinom
- **Medulläres/C-Zell-Karzinom:** Prognosefaktoren: R0-Resektion, Tumorgröße und lymphogene Metastasierung; insgesamt mäßige Prognose
- **Undifferenziertes/anaplastisches Karzinom:** Prognose infaust.

18.1.11 Datenlage der Therapieoptionen
(☞ Tab. 18.1-4)

Tab. 18.1-4: Datenlage der Therapieoptionen beim Schilddrüsenkarzinom (Stand: März 2006)

Therapie	Gesicherte Daten vorhanden (EBM 1)	Positive Einzelergebnisse (EBM 2)	Datenlage unsicher (EBM 3)
Präoperativ neoadjuvant			+
Postoperativ adjuvant	+		
Palliativ 1st-line		+	
Palliativ 2nd-line			+
Komplementär			+

Literatur

1 Alsanea O: Familial nonmedullary thyroid cancer. Curr Treat Options Oncol 1, 2000: 345 – 351
2 Belchetz G, Cheung CC, Freeman J et al.: Hurthle cell tumors: using molecular techniques to define a novel classification system. Arch Otolaryngol Head Neck Surg 128, 2002: 237 – 240
3 Castellani MR, Alessi A, Savelli G et al.: The role of radionuclide therapy in medullary thyroid cancer. Tumori 89, 2003: 560 – 562
4 Clayman GL, el-Baradie TS: Medullary thyroid cancer. Otolaryngol Clin North Am 36, 2003: 91 – 105
5 Frilling A, Weber F, Tecklenborg C, Broelsch CE: Prophylactic thyroidectomy in multiple endocrine neoplasia: the impact of molecular mechanisms of RET proto-oncogene. Langenbecks Arch Surg 388, 2003: 17 – 26
6 Hammoud ZT, Mathisen DJ: Surgical management of thyroid carcinoma invading the trachea. Chest Surg Clin N Am 13, 2003: 359 – 367
7 Hunt JL: Molecular mutations in thyroid carcinogenesis. Am J Clin Pathol 118 suppl., 2002 : 116 – 127
8 Jereczek-Fossa BA, Alterio D, Jassem J et al.: Radiotherapy-induced thyroid disorders. Cancer Treat Rev 30, 2004: 369 – 384
9 Mann K: Diagnose und Therapie differenzierter Schilddrüsenkarzinome. Internist 43, 2002: 174 – 185
10 Mazzaferri EL, Robbins RJ, Spencer CA et al.: A consensus report of the role of serum thyreoglobulin as a monitoring method for low-risk patients with papillary thyroid carcinoma. J Clin Endocrinol Metab 88, 2003: 1433 – 1441
11 Moysich KB, Menezes RJ, Michalek AM: Chernobyl-related ionising radiation exposure and cancer risk: an epidemiological review. Lancet Oncol 3, 2002: 269 – 279
12 Pacini F: Thyroid cancer in children and adolescents. J Endocrinol Invest 25, 2002: 572 – 573
13 Ruben Harach H: Familial nonmedullary thyroid neoplasia. Endocr Pathol 12, 2001: 97 – 112
14 Szinnai G, Meier C, Komminoth P, Zumsteg UW: Review of multiple endocrine neoplasia type 2A in children: therapeutic results of early thyroidectomy and prognostic value of codon analysis. Pediatrics 111, 2003: 132 – 139
15 Tallini G: Molecular pathobiology of thyroid neoplasms. Endocr Pathol 13, 2002: 271 – 288
16 Toubert ME: Follow-up of thyroid cancer patients with „poor prognosis". Ann Endocrinol 64, 2003: 68 – 71
17 Wiseman SM, Loree TR, Rigual NR et al.: Anaplastic transformation of thyroid cancer: review of clinical, pathologic, and molecular evidence provides new insights into disease biology and future therapy. Head Neck 25, 2003: 662 – 670

18.2 Neuroendokrine Tumoren

Axel Matzdorff

Die neuroendokrinen Tumoren umfassen eine Vielfalt verschiedener Entitäten, die durch molekularbiologische und immunhistochemische Untersuchungen zusammengefasst werden. Zu den neuroendokrinen Tumoren zählen endokrine Pankreastumoren (☞ 14.7), das kleinzellige Bronchialkarzinom (☞ 13.2), das medulläre Schilddrüsenkarzinom (☞ 18.1) und das Karzinoid. Dies wird hier gesondert abgehandelt, da es an verschiedenen Organen auftreten kann und ein gemeinsames Therapiekonzept hat. Neuroendokrine Tumoren können isoliert (normaler Chromosomensatz) oder im Rahmen eines MEN-I-Syndroms mit typischen Veränderungen am Chromosom 11 auftreten (→ Suche nach weiteren Tumoren und Familienanamnese).

18.2.1 Epidemiologie

Inzidenz: 1 – 8 Neuerkrankungen pro 100 000 Einwohner pro Jahr

18.2.2 Ätiologie

Die multiple endokrine Neoplasie Typ 1, Neurofibromatose Typ 1 und das von Hippel-Lindau-Syndrom können mit neuroendokrinen Tumoren assoziiert sein. Darüber hinaus sind keine ätiologischen und Risikofaktoren bekannt.

18.2.3 Einteilung

Neuroektodermale Tumoren findet man zu 80 % im Gastrointestinaltrakt (Appendix > Ileum > Rektum > Kolon > Zäkum > Magen, Duodenum, Jejunum), ca. 20 % sitzen im Bronchialsystem.
Histologisch und im klinischen Verlauf unterscheidet man:

- Gut differenzierte, neuroendokrine Tumoren: Karzinoide, langsames Wachstum, keine Metastasierung
- Gut differenzierte neuroendokrine Karzinome (maligne Karzinoide): langsames Wachstum, Metastasierung möglich
- Schlecht differenzierte, kleinzellige neuroendokrine Karzinome: schnelles Wachstum, rasche Metastasierung.

Anatomische Regionen (ICD 10)

☞ Tab. 18.2-1

Tab. 18.2-1: Anatomische Regionen der neuroendokrinen Tumoren

Tumorlokalisation	ICD 10
Karzinoid des Gastrointestinaltrakts	C80
Pulmonales Karzinoid	C34.9
Karzinoid-Syndrom	E34.0

18.2.4 Klinik

Bei malignen Karzinoiden der Appendix und des Zäkums, die in die Leber metastasiert haben, kommt es durch Freisetzung von Serotonin und anderen Zytokinen häufig zum Karzinoid-Syndrom (Flush, Diarrhö, Palpitationen). Das Karzinoid-Syndrom ist eher untypisch bei Karzinoiden von Rektum oder Magen. Pulmonale Karzinoide führen zu rezidivierenden Pneumonien und Hämoptysen.
Weiter Symptome entsprechen der Hormonausschüttung bzw. Tumorlokalisation: Ulcera ventriculi bei Gastrinom, Hypoglykämien beim Insulinom, Dünndarmbeschwerden (Subileus, Schmerzen) bei stenosierenden Dünndarmtumoren.
Seltener sind Endokardveränderungen (Endokardverdickung durch Substanzen, die vom Karzinoid freigesetzt werden) an der Trikuspidal- und Pulmonalklappe.

18.2.5 Ausbreitung

In der Regel frühzeitig hämatogene Metastasierung v.a. in die Leber.

18.2.6 Diagnostik

Basisdiagnostik

- Nachweis von Chromogranin A im Plasma
- Serotonin im Serum und 5-Hydroxyindolessigsäure im 24-Stunden-Urin (vor der Untersuchung keine serotoninreichen Nahrungsmittel wie Bananen, Tomaten, Avocado, Ananas, Nüsse essen)
- Nachweis der entsprechenden ausgeschütteten Peptide, Proteine und Hormone: Gastrin, Insulin, Glukagon, VIP und Pankreaspeptid

Staging

- Nachweis der Tumorlokalisation mit CT, MRT, Endoskopie
- Die Octreotid-Rezeptor-Szintigraphie kann kleine Tumoren lokalisieren und zeigt gleichzeitig an, ob eine Octreotidtherapie Erfolg versprechend ist.

18.2.7 Differenzialdiagnosen

Histologisch sind die Karzinoide häufig schwer von Adenokarzinomen zu unterscheiden (→ Histochemie).
Bei Magen-Karzinoiden sollte ein MEN-Syndrom Typ I ausgeschlossen werden.

18.2.8 Konventionelle Therapie

Operative Therapie

Bei lokalisierten Tumoren ist die operative Entfernung **Therapie der Wahl.** Bei Karzinoiden der Appendix, des Rektums sowie der Lunge ist diese Therapie in hohem Prozentsatz kurativ.
Wenn Lebermetastasen vorliegen, sollte deren Resektabilität geprüft werden. Isolierte, symptomatische Lebermetastasen können ggf. embolisiert werden.

Radiotherapie

Karzinoide sind nur **mäßig strahlensensibel.** Eine palliative und analgetische Radiotherapie ist bei Osteolysen angezeigt.

Chemotherapie

Die Chemotherapie (5-FU, Streptozotozin) ist beim Karzinoid **nicht sehr wirksam** (☞ Tab. 18.2-3). Bei Flush-Symptomatik oder deutlichem Progress wird Octreotid (Sandostatin®) eingesetzt (☞ Tab. 18.2-2). Eine Tumorverkleinerung ist unter dieser Therapie nicht zu erwarten, meist erreicht man aber einen Wachstumsstillstand und eine Besserung der klinischen Beschwerden. Bei Progress unter Octreotid kann Interferon hinzugenommen werden (☞ Tab. 18.2-2). Die Therapie mit radioaktivem Octreotid wird in Studien geprüft. Unter Octreotidtherapie können Gallensteine auftreten.

Beim entdifferenzierten, neuroendokrinen Karzinom (malignes Karzinoid) kommt eine Chemotherapie wie beim kleinzelligen Bronchialkarzinom (Etoposid, Cisplatin) in Frage (☞ Tab. 18.2-3).

Tab. 18.2-2: Monochemotherapie beim Karzinoid

Wirkstoff	Dosierung	Art der Verabreichung	Anwendungszeitraum
Octreotid	2-mal tgl. 100–150 µg	s.c.	Tgl.
Bei guter Verträglichkeit:			
Octreotid in Depotform	10–30 mg	i.m.	Alle 4 Wochen
Interferon-α	3–6 Mio. IE	s.c.	Tgl.

Tab. 18.2-3: Kombinationschemotherapie beim Karzinoid

Wirkstoff	Dosierung	Art der Verabreichung	Anwendungszeitraum
5-Fluorouracil/Streptozotozin			
5-Fluorouracil	500 mg/m²	i.v.	Tage 1–5
Streptozotozin	500 mg/m²	i.v.	Tage 1–5
Wiederholung Tag 29, ca. 4–6 Zyklen bis zum maximalen Response			
Doxorubicin/Streptozotozin			
Doxorubicin	50 mg/m²	i.v.	Tag 1
Streptozotozin	500 mg/m²	i.v.	Tage 1–5
Wiederholung Tag 29, ca. 4–6 Zyklen bis zum maximalen Response			
Etoposid/Cisplatin beim entdifferenzierten neuroendokrinen Karzinom			
Etoposid	100 mg/m²	i.v.	Tage 1–3
Cisplatin	75 mg/m²	i.v.	Tag 1
Wiederholung Tag 21, ca. 4–6 Zyklen bis zum maximalen Response			

Supportive Therapie

- Symptomauslösende Speisen (Alkohol, scharfe Speisen) meiden
- Bei Diarrhö: Loperamid, Codeinpräparate
- Bei Bronchospastik: β_2-Mimetika, Aminophyllin

18.2.9 Nachsorge

Ein festes Nachsorge-Schema ist bei dieser Tumorentität nicht etabliert. Nach kurativer Resektion sollte aber eine Metastasensuche (Sonographie der Leber) regelmäßig erfolgen.

18.2.10 Prognose

Wegen des z.T. sehr langsamen Wachstums sind lange Verläufe nicht ungewöhnlich. Insgesamt liegt die 5-JÜR bei Patienten mit Resektion (in kurativer Intention) bei 84%, bei regionärem Lymphknotenbefall bei 64% und bei Fernmetastasen bei 18%.

Prognosefaktoren

Die Prognose ist im frühen Stadium nach Resektion günstig, bei Metastasierung infaust. Wegen des langsamen Wachstums können jedoch unter der symptomatischen Therapie viele Jahre gewonnen werden.

18.2.11 Datenlage der Therapieoptionen (☞ Tab. 18.2-4)

Tab. 18.2-4: Datenlage der Therapieoptionen beim Karzinoid (Stand: März 2006)

Therapie	Gesicherte Daten vorhanden (EBM 1)	Positive Einzelergebnisse (EBM 2)	Datenlage unsicher (EBM 3)
Präoperativ neoadjuvant			+
Postoperativ adjuvant			+
Palliativ 1st-line	Octreotid		
Palliativ 2nd-line		Interferon	
Komplementär			+

Literatur

1 Modlin IM, Kidd M, Latich I, Zikusoka MN, Shapiro MD: Current status of gastrointestinal carcinoid. Gastroenterology 128, 2005: 1717–1751

2 Öberg K, Kvols L, Caplin M et al.: Consensus report on the use of somatostatin analogs for the management of neuroendocrine tumors of the gastoenterpancreatic system. Ann Oncol 15, 2004: 966–973

3 Sun W, Lipsitz S, Catalano P et al.: Phase I/II study of doxorubicin with fluorouracil compared with streptozocin with fluorouracil or dacarbazine in the treatment of advanced carcinoid tumors. J Clin Oncol 23, 2005: 4897–4904

19 ZNS-Tumoren

Martin Bettag, Frank Hertel, Joachim Preiß, Achim Schmieder

19.1 Gliome

Frank Hertel, Achim Schmieder, Joachim Preiß

19.1.1 Epidemiologie

Inzidenz: Primäre ZNS-Tumoren treten mit einer Häufigkeit von ca. 12 Neuerkrankungen pro 100000 Einwohner pro Jahr auf; ca. 60% davon sind maligne. Die Inzidenz hat seit den 70er-Jahren nicht zugenommen.

19.1.2 Ätiologie

Risikofaktoren

Nachdem ionisierende Strahlung nachweislich in der Entstehung von Menigeomen und Sarkomen eine Rolle spielt, liegen nun auch verstärkte Hinweise vor, dass vor allem nach **Schädelbestrahlung** in der Kindheit im Rahmen der Behandlung von Leukämien auch eine Häufung von malignen Gliomen auftritt. Beweise für eine infektiöse (speziell virale) Genese liegen bisher ebenso wenig vor wie eindeutig gesicherte Umwelteinflüsse. Zwar gibt es Vermutungen, dass Pestizide und Zwischenprodukte im Bereich der Gummiindustrie an der Entstehung von Gliomen beteiligt sein könnten, aber Nachweise hierzu fehlen. Ebenso ist bisher kein sicherer Einfluss elektromagnetischer Felder nachgewiesen. Eine direkte Vererbung tritt nur im Rahmen bestimmter Erkrankungen auf (☞ 19.1.6). Allerdings ist das Risiko für Verwandte von Patienten mit Gliomen erhöht, ebenfalls an einem solchen Tumor zu erkranken.

19.1.3 Einteilung

TNM-Klassifikation

Ist bei Hirntumoren nicht sinnvoll anwendbar, deshalb wird im Folgenden nur die Einteilung der Primärtumorgröße bzw. -ausdehnung aufgeführt (☞ Tab. 19.1-1).

Tab. 19.1-1: TNM-Klassifikation von Gliomen

TNM-Stadium	Befall, Größe
T1	< 5 cm, begrenzt auf eine Seite
T2	> 5 cm, begrenzt auf eine Seite (bei infratentoriellen Tumoren < 3 cm)
T3	Infiltration des Ventrikelsystems
T4	Infiltration der Gegenseite oder infratentoriell

Histologie, Grading

Das histologische Grading nach der WHO-Klassifikation (☞ Tab. 19.1-2) stützt sich bisher ausschließlich auf lichtmikroskopische Kriterien (Tumorzelldichte, Ausmaß der Kernatypien und -ploymorphien, mitotische Aktivität, Endothelproliferationen, Nekrosenbildung).

Histologische Einteilung der Gliome in **WHO-Grad:**

- **I:** benigne
- **II:** semibenigne
- **III:** semimaligne
- **IV:** hoch maligne

Tab. 19.1-2: WHO-Klassifikation der Gliome (Grading)

	M-Klassifizierung	WHO-Grad
Astrozytäre Tumoren		
Pilozytisches Astrozytom	9421/1	I (III)
Diffuse Astrozytome • Fibrilläres Astrozytom • Protoplasmatisches Astrozytom • Gemischtozytisches Astrozytom	 • 9420/3 • 9410/3 • 9411/3	 • II • II • II
Anaplastisches Astrozytom	9401/3	III
Glioblastom*	9440/3	IV
(Riesenzellgliobastom)	9441/3	IV
(Gliosarkom)	9442/3	IV
Pleomorphes Xanthoastrozytom	9424/3	II
Subependymales Riesenzellastrozytom	9384/1	I
Oligodendrogliale Tumoren		
Oligodendrogliom	9450/3	II
Anaplastisches Oligodendrogliom	9451/3	III
Mischgliome		
Oligoastrozytom	9382/3	II
Anaplastisches Oligoastrozytom	9382/3	III

	M-Klassifizierung	WHO-Grad
Ependymale Tumoren		
Ependymom	9391/3	II
Anaplastisches Ependymom	9392/3	III
Myxopapilläres Ependymom	9394/1	I
Subependymom	9383/1	I
Gliale Tumoren unsicheren Ursprungs		
Gliomatosis cerebri	9381/3	III
* 50% aller astrozytären Gliome sind Glioblastome		

Anatomische Regionen (ICD 10)

☞ Tab. 19.1-3

Tab. 19.1-3: Anatomische Regionen der Gliome

Tumorlokalisation	ICD 10
Zerebrum, ausgenommen Hirnlappen und Ventrikel	C71.0
Frontallappen	C71.1
Temporallappen	C71.2
Parietallappen	C71.3
Okzipitallappen	C71.4
Hirnventrikel	C71.5
Zerebellum	C71.6
Hirnstamm	C71.7
Mehrere Regionen überlappend	C71.8
ZNS n.n.b.	C71.9

19.1.4 Klinik

Lokalisation zu 90% in der Großhirnhemisphäre, zu 10% im Hirnstamm und N. opticus; Kleinhirn- und Rückenmarksbefall sind sehr selten.

Entsprechend der Lokalisation gibt es keine spezifischen Symptome. Kopfschmerzen treten hier in weit über der Hälfte der Fälle als Symptom auf, sind aber lokalisatorisch nicht verwertbar. Krampfanfälle kommen oft bei Tumoren im Temporallappen oder der Zentralregion vor. Frontale Tumoren führen oft zu einer schleichenden Wesensveränderung mit Motivationsverlust und Gedächtnisstörungen. Gliome können eine beträchtliche Größe erlangen, bis die Symptomatik erkannt wird. Bei eingebluteten Tumoren kommt es oft zu einer sehr akuten Symptomatik, dann auch verbunden mit heftigen Kopfschmerzen.

19.1.5 Ausbreitung

Maligne Gliome, besonders Glioblastome, sind durch ihr diffus infiltratives Wachstum in das umgebende Hirngewebe und genetische Instabilität großer Hirngewebsanteile gekennzeichnet. Eine extrakraniale Metastasierung hämatogen ist nahezu ausgeschlossen, eine Metastasierung über den Liquor ist selten. Die Tumorausbreitung bleibt meist auf ihren Entstehungsort und ihre unmittelbare Umgebung beschränkt (kleine Streuherde jenseits der Tumorgrenze in max. 2–3 cm Entfernung möglich). Multilokuläre Gliome können in < 10% auftreten.

19.1.6 Diagnostik

Basisdiagnostik

- **MRT:** Abgrenzung und Differenzierung des Tumors
- **CT:** Darstellung von Blutungen und Knochenstrukturen
- **Biopsie:** CT- oder MRT-gestützte stereotaktische Biopsie zur histologischen Sicherung des Befundes (hohe Treffsicherheit bei geringer Komplikationsrate)
- **Liquorpunktion:** in der Regel nicht indiziert, spielt nur im Rahmen der Differenzialdiagnostik zu einem intrakraniellen Abszess eine gewisse Rolle
- **Immunhistologie:** Die Expression des sauren Gliafaserproteins (GFAP) spielt eine wichtige Rolle in der Abgrenzung von primitiven neuroektodermalen Tumoren (PNET's) oder Metastasen. Die Expression von „vascular endothelial growth factor" (VEGF) kann erhöht sein bei Gefäßendothelproliferation (Malignitätszeichen). Die Expression von Protein S-100 liegt häufig vor, hat aber keine wesentliche differenzialdiagnostische Bedeutung. Die immunhistologische Untersuchung auf proliferationsassoziierte Antigene (Ki-67, MIB-1, PCNA) kann, ebenso wie die immunhistologische Untersuchung auf mutiertes P53, hilfreich sein, findet letztlich aber in der WHO-Klassifikation bisher keinen Eingang.
- **Molekularbiologische Untersuchungen** zeigen, dass es zwei größere Gruppen von malignen Gliomen gibt (de novo als malignes Gliom entstanden oder sekundär malignisiert)
- **Genetische Untersuchungen:** Im Zusammenhang mit der Chemotherapie gibt es Hinweise, dass Tumoren mit oligodendroglialer Komponente und Allelverlusten auf Chromosom 10 möglicherweise chemosensitiver sind als solche ohne diese Veränderungen.

Ferner scheinen Tumoren mit fehlender O6-Methylguanin-Methyltransferaseaktivität (OMGMT) sensitiver auf eine alkylierende Chemotherapie zu sein. Eine Asservierung von tiefgefrorenem Tumormaterial kann hilfreich sein, ist allerdings nicht zwingend zu empfehlen.

Weiterführende Diagnostik

- **SPECT mit ^{201}Th, PET mit ^{18}FDG, IMT:** v.a. in der Rezidivdiagnostik zur Abgrenzung radiogener Nekrosen; sind bezüglich Sensitivität und Spezifität vergleichbar, ^{201}Th-SPECT ist aber besser verfügbar und kostengünstiger; IMT-Spect ist auch in der Differenzierung zwischen low-grade- und high-grade-Gliomen hilfreich
- Genetische Untersuchungen: sind bei selteneren Entitäten, wie Gliomen im Rahmen einer Neurofibromatose I oder Turcot-Syndrom, sinnvoll, um ggf. weitere Organsysteme zu untersuchen (z.B. Kolon bei Turcot-Syndrom) oder das Risiko für Verwandte abschätzen zu können

19.1.7 Differenzialdiagnosen

Von der klinischen Seite sind die Symptome bei Gliomen unspezifisch, d.h. bei anderen Raumforderungen können ähnliche Symptome auftreten. Radiologisch gesehen ist das maligne Gliom abzugrenzen von Metastasen oder Hirnabszessen (jeweils inhomogene Kontrastmittelaufnahme). Niedriggradige Gliome können beispielsweise, wenn sie im Temporallappen auftreten, rein radiologisch schwierig von Herpesenzephalitiden zu unterscheiden sein. Die Abgrenzung von selteneren Entitäten, wie z.B. dysembryoblastischen neuroepithelialen Tumoren, ist rein radiologisch schwierig.

19.1.8 Konventionelle Therapie

Operative Therapie

Eine operative Resektion sollte angestrebt werden. Eine radikale Operation ist aufgrund der diffusen Tumorausdehnung meist nicht möglich (Ausnahme: pilozytische Astrozytome). Die weitgehende Tumorresektion ist zur Verminderung der Raumforderung und zur Verbesserung der Remissionsdauer sinnvoll und trägt damit entscheidend zur Lebensverlängerung bei. Das Ausmaß der Tumorresektion ist ein statistisch signifikanter Prognosefaktor. Eine deutliche Reduktion der operativ bedingten Morbidität ist u.a. durch intraoperatives Monitoring, intraoperativen Ultraschall und Integration funktioneller Untersuchungsdaten (MRT, SPECT, PET) in computergestützte Resektionstechniken (Navigation, Stereotaxie) zu erreichen.

Radiotherapie

- **Gliome der niedrigeren WHO-Malignitätsgrade I und II:** Werden auch bei mikroskopisch unvollständiger Resektion erst bei Symptomatik oder bei radiologisch nachgewiesener Progredienz bestrahlt, wobei ein Überlebensvorteil nicht gesichert ist (45–50,4 Gy ausreichend). Kinder unter 5 Jahren werden zunächst chemotherapeutisch behandelt und nur bei Progredienz bestrahlt.
- **Maligne Gliome:** Eine postoperative Radiotherapie bei Patienten in gutem Allgemeinzustand ist unverzichtbar, durch sie wird die mediane ÜLZ auf ca. 12 Monate angehoben (mediane ÜLZ: Glioblastom 11–13 Monate, anaplastisches Astrozytom 3 Jahre). Simultan zur Radiotherapie gegebenes Temozolomid (Temodal®) verbessert die 2-JÜR beim Glioblastom von 8% auf 26% (randomisierte EORTC-Phase-III-Studie, Stupp et al.); gleich gute Ergebnisse mit ACNU und VM 26 (NOA1-Studie).
- **Ependymom:** Die supratentoriellen höher malignen Formen erhalten eine lokale Bestrahlung mit Einschluss einer Sicherheitszone; nur bei Anschluss an das Ventrikelsystem wird die gesamte Neuroaxis mitbestrahlt. Infratentoriell gelegene höher maligne Ependymome werden ebenfalls mit gleicher Technik und Dosierung wie die Medulloblastome (☞ 19.2.8) bestrahlt. Zusätzlich ist dann eine intrathekale Chemotherapie indiziert.

Das Bestrahlungsfeld schließt den sichtbaren Herd plus einen Sicherheitsabstand von 2 cm ein; Herddosis 60 Gy in Fraktionen von 2 Gy/d. In speziellen Fällen kann hypofraktioniert (39 Gy GHD, 3 Gy/d) bestrahlt werden, ohne Verschlechterung der Prognose (Spättoxizität evtl. etwas höher). Eine Dosiseskalation über 60 Gy hinaus erbringt keine Prognoseverbesserung. Sowohl die stereotaktische Konvergenzbestrahlung als auch die Protonentherapie konnten bisher keine Lebensverlängerung erzielen.
In selektiven Fällen (klein, operativ schwer zugängliche Tumoren) kann ein Boost mit stereotaktisch implantierten radioaktiven ^{125}Jod-Seed-Kathetern oder eine Afterloading-Therapie appliziert werden. Diese Therapie ist

aber der Standardbehandlung mit Operation plus Radiotherapie bezüglich der Prognose nicht überlegen.

Chemotherapie

Die etablierten Schemata mit VM 26 sind wegen des Auslaufens der Herstellung dieses Präparates so nicht mehr durchführbar. In einer großen Studie konnten die Überlebenszeit und das progressionsfreie Intervall durch eine kombinierte Radiochemotherapie mit Temozolomid (Temodal®; ☞ Tab. 19.1-4) verbessert werden. Wirksam sind auch das PVC-Schema (☞ Tab. 19.1-5) und die Nitroseharnstoffderivate (ACNU) (☞ Tab. 19.1-6).

Auch bei Oligodendrogliomen ist der Einsatz einer adjuvanten Chemotherapie nach Tumorresektion sinnvoll mit langen rezidivfreien Intervallen. Der Einsatz bei den Low-grade Oligodendrogliomen ist noch nicht gesichert. Eine adjuvante zusätzliche Radiotherapie ist nur bei den anaplastischen Oligodendrogliomen sinnvoll.

Tab. 19.1-4: Kombinierte Radiochemotherapie bei Gliomen

Wirkstoff	Dosierung	Art der Verabreichung	Anwendungszeitraum
Temozolomid	75 mg/m^2	p.o.	Tgl. während der Radiotherapie
Radiotherapie	• ED 2 Gy • GHD: 55–60 Gy	Perkutane Radiatio (3D-gestützt)	über 6 Wochen (hypofraktioniert 3 Gy/d möglich)
Dann 4 Zyklen alleinige Chemotherapie:			
Temozolomid	150–200 mg/m^2	p.o.	Tag 1–5
Wiederholung Tag 29			

Tab. 19.1-5: Kombinationschemotherapie bei Gliomen

Wirkstoff	Dosierung	Art der Verabreichung	Anwendungszeitraum
PCV-Schema			
Procarbazin	60 mg/m^2	p.o.	Tag 8–21
CCNU*	110 mg/m^2	p.o.	Tag 1
Vincristin	1,4 mg/m^2 (max. 2 mg)	i.v.	Tag 1
Wiederholung Tag 43–57, 6 Zyklen			
* Cave: starke Emesis; Prophylaxe mit einem 5-HT_3-Antagonisten			

Tab. 19.1-6: Monochemotherapie bei Gliomen

Wirkstoff	Dosierung	Art der Verabreichung	Anwendungszeitraum
ACNU	100 mg/m^2	i.v.	Tag 1
Wiederholung Tag 57			

Rezidivtherapie

Bei Rezidiv nach Resektion und postoperativer Radiotherapie sollte zunächst die erneute Resektabilität in einem neurologischen bzw. neurochirurgischen Zentrum überprüft werden. Auch die Möglichkeit einer Rezidivbestrahlung ist zu bedenken. Bei gutem Allgemeinzustand kann auch das Therapieregime mit Temozolomid (150 mg/m^2 tgl., Tag 1–5, alle 4 Wochen) eingesetzt werden, wenn unter einer Vortherapie mit Temozolomid ein rezidivfreies Intervall von > 6 Monate erreicht wurde. Bei kürzerem Intervall ist, wenn überhaupt sinnvoll, eher ACNU einzusetzen. Die Ergebnisse sind schlecht.

Experimentelle Therapieverfahren

Die Ergebnisse der Gentherapie wie auch der lokalen Zytostase (Gliadel) sowie der Brachytherapie mit ^{125}Jod-gefüllten, in die Tumorhöhle installierten Ballons (Gliasite) sind bisher noch rudimentär. Diese sollten nicht außerhalb von Studien eingesetzt werden.

In Phase-II-Studien wurde der erfolgreiche Einsatz von Imatinib bei der Therapie fortgeschrittener Gliome berichtet. In einigen Pilotprojekten wird außerdem die Wirksamkeit von intratumoraler konvektionsverstärkter Therapie mittels verschiedener Chemotherapeutika getestet. Weitere viel versprechende Ansätze sind Therapien mit radioaktiv markierten Antikörpern gegen EGF oder Nanopartikel mit Hyperthermiebehandlung sowie eine lokale Oligosensetherapie.

Die fluoreszenzgestützte Resektion maligner Gliome mit 5-Aminolävulinsäure scheint viel versprechend und wird derzeit im Rahmen einer Phase-III-Studie untersucht.

Da Gliome oft entsprechende Rezeptoren (CD 117) exprimieren, wurde eine Therapie mit Imatinib und Hydroxyharnstoff eingesetzt. Es wurden in mehreren Studien Ansprechraten von 13–18% erreicht, sodass diese Therapieform einen Ansatz darstellen könnte.

19.1.9 Nachsorge

Den Bedürfnissen des Patienten angepasst. Aufgrund der vorhandenen Therapieoptionen ist trotz fehlender Kurabilität eine regelmäßige Nachsorge der Patienten unabdingbar. In der Regel sollte bei Grad IV-Tumoren eine 3-monatige bildgebende und klinische Kontrolle erfolgen, bei Grad III-Tumoren alle 3 – 6 Monate und bei Grad I- oder Grad II-Tumoren je nach Klinik und Lokalisation alle 6 – 12 Monate.

19.1.10 Prognose

Überlebenszeiten

Glioblastome haben die schlechteste Prognose mit einer mittleren ÜLZ von 9 Monaten. Glioblastome mit Oligodendrogliomkomponenten von > 50 % haben eine längere ÜLZ.
Die mediane ÜLZ beim Glioblastom beträgt 6 – 12 Monate, beim anaplastischen Astrozytom 3 Jahre. Eine postoperative Radiotherapie bei Patienten in gutem AZ hebt die mediane ÜLZ bei malignen Gliomen auf ca. 12 Monate (mediane ÜLZ: Glioblastom 11 – 13 Monate).

Prognosefaktoren

Als prognostisch signifikante Faktoren sind beim malignen Gliom neben dem Ausmaß der Tumorresektion das Patientenalter, der Karnofsky-Index und der WHO-Grad (III oder IV) anzusehen.
Maligne Gliome entwickeln auch bei makroskopisch radikaler Resektion durchschnittlich nach 4 – 6 Monaten ein Rezidiv.

19.1.11 Datenlage der Therapieoptionen (☞ Tab. 19.1-7)

Tab. 19.1-7: Datenlage der Therapieoptionen bei Gliomen (Stand: März 2006)

Therapie	Gesicherte Daten vorhanden (EBM 1)	Positive Einzelergebnisse (EBM 2)	Datenlage unsicher (EBM 3)
Präoperativ neoadjuvant			+
Postoperativ adjuvant	Radiochemotherapie		
Palliativ 1st-line		+	
Palliativ 2nd-line			+
Palliativ 3rd-line			
Komplementär		Weihrauch (☞ 8.3.3. 1), Antineoplastone	

Literatur

1 ASTRO Evidence-Based Review of the Role of Radiosurgery for Malignant Glioma 2005. Int J Rad Oncol Biol Phys 63, 2005: 47 – 44

2 Barnholtz-Sloan JS et al.: Relative survival rates and patterns of diagnosis analyzed by time period for individuals with primary malignant brain tumor, 1973 – 1997. J Neurosurg 99, 2003: 458 – 466

3 Brell et al.: Prognostic significance of O6-methylguanine-DNA-methyltransferase determined by promotor hypermethylation and immunohistochemical expression in anaplastic gliomas. Clin Cancer Res 11, 2005: 5167 – 5174

4 De Angelis et al.: Chemotherapy for brain tumors-a new beginning. N Engl J Med 352, 2005: 1036 – 1038

5 Dresemann G: Imatinib and hydroxyurea in pretreated progressive glioblastoma multiforme: a patient series. Ann Oncol 16, 2005: 1702 – 1708

6 Hegi M et al.: MGMT gene silencing and benefit from temozolomide in glioblastoma. N Engl J Med 352, 2005: 997 – 1003

7 Laws E et al.: Survival following surgery and prognostic factors for recently diagnosed malignant glioma: data from the Glioma Outcomes Project. Neurosurg 99, 2003: 467 – 473

8 Neuro-Oncology Working Group 01: Trial of Nimustune Plus Teniposide versus Nimustine plus Cytarabine Chemotherapy in Addition to Involved-Field Radiotherapy in the First-Line Treatment of Malignant Glioma. J Clin Oncol 21, 2003: 3276 – 3284

9 Reardon DA et al.: Phase II study of Imatinib mesylate plus Hydroxyurea in adults with recurrent glioblastoma multiforme. J Clin Oncol 23, 2005: 9359 – 9368

10 Schlegel U, Weller M, Westphal M (Hrsg.): Neuroonkologie. 2. Auflage, Thieme, Stuttgart, 2003

11 Stupp R et al.: Radiotherapy plus concomitant and adjuvant temozolomide for glioblastoma. N Engl J Med 352, 2005: 987 – 996

Internetadresse

www.neuroonkologie.de: ISTO (Deutsche Krebsgesellschaft): Interdisziplinäre S2 Leitlinie zur Diagnostik und Therapie von Gliomen im Erwachsenenalter

19.2 Medulloblastom

Martin Bettag, Achim Schmieder

19.2.1 Epidemiologie

- **Vorkommen:** häufigster maligner Hirntumor im Kindes- und Jugendalter mit Lokalisation im Kleinhirn und IV. Ventrikel
- **Inzidenz:** ca. 20 % aller kindlichen Hirntumoren
- **Alters- und Geschlechtsverteilung:** Häufigkeitsgipfel um das 5. Lebensjahr; männliche Prädisposition von 1,5 : 1

19.2.2 Ätiologie

Molekulargenetische Auffälligkeiten wurden zunehmend häufig nachgewiesen.

Risikofaktoren

Mehrere seltene **Phakomatosen** und **Tumorsyndrome**, die mit einem Medulloblastom einhergehen können, sind beschrieben (z. B. Gorlin-Syndrom, Turcot-Syndrom, von Hippel-Lindau-Syndrom, Li-Fraumeni-Syndrom u. a.). Auch **Viruserkrankungen** konnten tierexperimentell als Ursachen wahrscheinlich gemacht werden. Ionisierende **Strahlen** vermögen allgemein ZNS-Tumoren zu induzieren.

19.2.3 Einteilung

TNM-Klassifikation

Eine Einteilung nach TNM-Klassifikation ist nicht allgemein anerkannt.

WHO-Klassifikation

Das Medulloblastom entsteht aus primitiven neuroektodermalen Zellen. Es wird von der WHO als primitiver neuroektodermaler Tumor (PNET) WHO IV der hinteren Schädelgrube klassifiziert.

Metastasen-Klassifikation

☞ Tab. 19.2-1

Tab. 19.2-1: Lokalisation der Metastasen

Metastasenlokalisation	TNM-Stadium
Supratentoriell	M2
Spinal	M3
Außerhalb des ZNS	M4

Anatomische Regionen (ICD 10)

Cerebellum: C71.6.

19.2.4 Klinik

Es dominieren Kleinhirnsymptome (Ataxie, Nystagmus, Intentionstremor) und/oder Hirndruckzeichen bei Liquorabflussbehinderung oder Kleinhirntonsillentiefstand (Kopfschmerzen, Erbrechen, Lethargie, Abduzensparese).

Bei lokal infiltrierendem Wachstum in den unteren Hirnstamm kann es zu Hirnnervenparesen, Ausfällen langer Bahnen mit Pyramidenbahnzeichen und Regulationsstörungen von Atmung, Kreislauf und Bewusstsein kommen.

Lokalisation im Kleinhirn und IV. Ventrikel; meist ist der Kleinhirnwurm betroffen, seltener die Kleinhirnhemisphäre.

19.2.5 Ausbreitung

Lokal infiltrierendes Wachstum z. B. in den unteren Hirnstamm, aber auch per continuitatem entlang der Liquorwege ist möglich. Grundsätzlich kann eine Metastasierung in den gesamten Liquorraum erfolgen. Schon bei Erstdiagnose besteht eine Tumoraussaat im Liquorraum in > 25 % der Fälle (davon zu 95 % im Spinalkanal und zu 5 % supratentoriell).

19.2.6 Diagnostik

Basisdiagnostik

- Neurologische Untersuchung, ggf. mit Augenhintergrundspiegelung
- **MRT:** von Kopf und Spinalkanal
- **CCT:** nur im Notfall bei Nichtverfügbarkeit einer MRT indiziert
- **Liquorpunktion:** bei einem Viertel der Patienten können initial maligne Zellen im lumbal gewonnenen Liquor nachgewiesen werden

Weiterführende Diagnostik

Wichtig ist eine postoperative MRT des Kopfes innerhalb von 48 Stunden zur Beurteilung des Ausmaßes der Tumorresektion.

19.2.7 Differenzialdiagnosen

Andere ventrikelnahe und infratentorielle Tumoren (z. B. Ependymom), Hirndrucksteigerung durch Aquäduktstenosen mit Hydrozephalus anderer Genese.

19.2.8 Konventionelle Therapie

Therapiegrundsätze

Ein multimodales Therapiekonzept mit Operation, Strahlen- und Chemotherapie ist erforderlich. Medulloblastome können allein chirurgisch nicht kurativ behandelt werden.

Operative Therapie

Basistherapie ist zunächst die primäre, möglichst vollständige Tumorresektion. Kinder mit Medulloblastom sind durch die lokale Raumforderung und Liquorzirkulationsstörung vital bedroht, daher hat die Operation lebensrettende Bedeutung. Es ist eine operationsmikroskopisch totale Resektion anzustreben, da Kinder ohne Resttumor möglicherweise ein niedrigeres Rezidivrisiko haben.

Radiotherapie

Indikation und Zielsetzung der Radiotherapie sind **kurativ.**

Postoperativ ist eine Radiotherapie des gesamten Liquorraums erforderlich: Schädel und Spinalkanal bis 36 Gy Herddosis und Aufsättigung bis auf 54 Gy im Bereich der hinteren Schädelgrube. Nur bei Dosen über 50 Gy im Bereich der hinteren Schädelgrube besteht eine gute Heilungschance. In Studien wird eine simultane Radiochemotherapie mit niedrigeren Strahlendosen (23,4 Gy) im Bereich der Neuroaxis geprüft. Auch die hyperfraktionierte Gabe (2-mal tgl.) der Strahlendosis mit Gesamtdosen von 36 Gy in der Neuroaxis und bis zu 68 Gy im Bereich des Tumorbetts wurde mit Erfolg angewendet. Die Langzeitergebnisse sind aber noch abzuwarten.

Bei jüngeren Kindern ist eine Dosisreduktion erforderlich. Kinder unter 3 Jahren sollten nicht bestrahlt werden, um Störungen der psychomotorischen, mentalen und kognitiven Entwicklung sowie neuroendokrine Ausfälle zu vermeiden.

Die kraniospinale Radiotherapie erfordert eine aufwändige Lagerungstechnik und Bestrahlungsplanung sowie hämatologische Überwachung. Die Therapie sollte grundsätzlich im Rahmen der laufenden Medulloblastom-Studien (HIT 2000) erfolgen.

Eine Wirkungsverbesserung der Bestrahlung könnte durch die hyperfraktionierte Radiotherapie sowie zusätzliche fokussierende Bestrahlungstechniken erreicht werden.

Chemotherapie

Die **adjuvante** Chemotherapie besteht grundsätzlich aus einer Kombination mehrerer Substanzen. Etabliert ist eine Therapie mit CCNU, Cisplatin und Vincristin.

Bei **neoadjuvanter** Chemotherapie kommen alkylierende Substanzen (Ifosfamid, Cyclophosphamid), Platinderivate (Cisplatin, Carboplatin) sowie Alkaloide (Vincristin, Etoposid) und evtl. auch Antimetabolite (hoch dosiertes Methotrexat, Cytosinarabinosid) zum Einsatz; zur Hochdosis-Chemotherapie werden außerdem Busulfan und Melphalan eingesetzt.

Rezidivtherapie

Rezidive kommen am häufigsten lokal am Primärtumorsitz vor; sie treten meist in den ersten 3–4 Jahren, aber auch noch nach 6–10 Jahren auf.

Die Rezidivtherapie ist schwierig. Eine Re-Operation ist selbst bei einem begrenzten Lokalrezidiv nicht ausreichend, um eine länger dauernde Zweitremission zu erreichen. In diesen Fällen kommen evtl. spezielle Bestrahlungstechniken (externe stereotaktische Bestrahlung, interstitielle Bestrahlung) und/oder andere Chemotherapiekombinationen in Betracht.

Zur Prophylaxe und Therapie von ZNS-Metastasen wird der Nutzen einer intrathekalen bzw. intraventrikulären Chemotherapie geprüft.

Bei Hochrisikopatienten, insbesondere Säuglingen und Kleinkindern mit primärer Metastasierung, wird international der Einsatz einer Hochdosis-Chemotherapie mit autologer Blutstammzelltransplantation untersucht.

19.2.9 Nachsorge

Regelmäßige klinische und MRT-Verlaufsuntersuchungen sind erforderlich. Sie sollten anfangs engmaschig, alle 3–4 Monate, nach 2 Jahren alle 6 Monate erfolgen. Auch noch nach dem 10. Jahr wird eine Nachsorge zum Ausschluss von Spätfolgen oder Zweittumoren empfohlen.

Art und Häufigkeit der Untersuchungen (Visus-, Hörprüfung, EEG, evozierte Potenziale, endokrinologische Tests, Blutbild, Nierenfunktionsprüfung) müssen dem Einzelfall angepasst werden. Neuropsychologische Tests

sind eine wichtige Basis für die psychosoziale Rehabilitation. Einmal jährlich sollte eine Wiedervorstellung beim Radioonkologen erfolgen.
Intensive Rehabilitationsmaßnahmen zur Bewältigung neurologischer Probleme (z.B. Gangstörungen) oder anderer Funktionsstörungen (z.B. Hörverlust, Wachstumshormonmangel) sowie eine enge psychosoziale Begleitung der Kinder und ihrer Eltern sind notwendig.

19.2.10 Prognose

Überlebenszeiten

Die rezidivfreie 5-JÜR mit Operation, Strahlen- und Chemotherapie beträgt 70–87%.

Prognosefaktoren

Die Prognose ist ungünstiger bei jüngeren Kindern, primären ZNS-Metastasen (zerebral oder spinal), Nachweis maligner Zellen im Liquor sowie postoperativem Resttumor.

19.2.11 Datenlage der Therapieoptionen

(☞ Tab. 19.2-2)

Tab. 19.2-2: Datenlage der Therapieoptionen beim Medulloblastom (Stand: März 2006)

Therapie	Gesicherte Daten vorhanden (EBM 1)	Positive Einzelergebnisse (EBM 2)	Datenlage unsicher (EBM 3)
Präoperativ neoadjuvant			+
Postoperativ adjuvant	Radiotherapie		
Palliativ 1st-line		+	
Palliativ 2nd-line			+
Komplementär			+

Literatur

1 Carrie C et al.: Conformal radiotherapy, reduced boost volume, hyperfractionated radiotherapy, and online quality control in standard-risk medulloblastoma without chemotherapy: Results of the French M SFOP 98 protocol. Int J Radiat Oncol Biol Phys 63, 2005: 711–716

2 Dt. Krebsgesellschaft, Leitlinien: Medulloblastom. Leitlinienkoordination U. Creutzig und G. Henze, Januar 2004

3 Kortmann RD et al.: Medulloblastom im Erwachsenenalter. Onkologe 9, 2003: 710–720

20 Knochen- und Weichteiltumoren

Joachim Preiß, Achim Schmieder

20.1 Osteosarkom

Joachim Preiß, Achim Schmieder

20.1.1 Epidemiologie

- **Vorkommen:** ca. 0,001% aller Krebserkrankungen, aber innerhalb der seltenen Entität der häufigste primäre maligne Tumor des Skeletts; 3% aller Malignome von Kindern und Jugendlichen
- **Inzidenz:** in Deutschland etwa 150–200 Neuerkrankungen bzw. 2–3 Fälle pro 1 Mio. Einwohner pro Jahr
- **Altersverteilung:** Altersgipfel zwischen 10 und 25 Jahren

20.1.2 Ätiologie

Die Ursache der meist im jugendlichen Alter auftretenden Knochensarkome ist unbekannt, im Erwachsenenalter ist ein postradiogenes Osteosarkom selten, aber bekannt.

20.1.3 Einteilung

TNM-Klassifikation

Die Stadieneinteilung nach dem TNM-System (☞ Tab. 20.1-1) ist unvollständig und für den klinischen Gebrauch wenig geeignet; hierfür eignet sich besser die Einteilung des AJCC/UICC, da diese auch das prognostisch wichtige Grading umfasst (☞ Tab. 20.1-2).

Tab. 20.1-1: TNM-Klassifikation des Osteosarkoms

TNM-Stadium	Befall, Größe
T1	Tumor ≤ 8 cm
T2	Tumor > 8 cm
T3	Eine Metastase im gleichen Knochen, keine Fernmetastasen
N1	Regionale Lymphknotenmetastasen (sind aber gleichbedeutend mit Fernmetastasen)
M1a	Lungenmetastasen als einziger Metastasenort
M1b	Alle anderen Fernmetastasen einschließlich regionaler Lymphknotenmetastasen

AJCC-Stadien und Grading

☞ Tab. 20.1-2

Tab. 20.1-2: AJCC-Stadien und Grading des Osteosarkoms

AJCC-Stadium	Grading	TNM		
IA	G1, 2	T1	N0	M0
IB	G1, 2	T2	N0	M0
IIA	G3, 4	T1	N0	M0
IIB	G3, 4	T2	N0	M0
III	G1–4	T3	N0	M0
IVA	G1–4 G1–4	T1–3 T1–3	N0 N0/1	M1a M1b

Histologie

☞ Tab. 20.1-3

Tab. 20.1-3: Histologie des Osteosarkoms

Histologie	M-Klassifikation
Osteosarkom n.n.b.	9180/3
Teleangiektatisches Osteosarkom	9183/3
Parossales Osteosarkom	9192/3
Rundzelliges Osteosarkom	9185/3
Osteosarkom im Paget-Disease	9148/3
Chondroblastisches Osteosarkom	9180/3
Fibroblastisches Osteosarkom	9180/3

Anatomische Regionen (ICD 10)

☞ Tab. 20.1-4

Tab. 20.1-4: Anatomische Regionen des Osteosarkoms

Tumorlokalisation	ICD 10
Skapula, lange Knochen obere Extremität	C40.0
Kurze Knochen obere Extremität	C40.1
Lange Knochen untere Extremität	C40.2
Kurze Knochen untere Extremität	C40.3
Hirn und Gesichtschädel	C41.0
Dito – kraniofazial	C41.01
Dito – maxillofazial	C41.02
Unterkiefer	C41.1
Wirbelsäule	C41.2
Rippen, Sternum, Klavikula	C41.3
Beckenknochen	C41.4

20.1.4 Klinik

Erste Symptome sind Schmerzen, harte Schwellung und Überwärmung mit darüber verdünnter Haut und Striae, evtl. Rötung; das Röntgenbild zeigt dort eine Knochendestruktion.
Die typische Lokalisation des Tumors sind die Metaphysen langer Röhrenknochen, am häufigsten (80%) im Kniebereich.

20.1.5 Ausbreitung

Bei 20% der Patienten liegen initial bereits sichtbare Fernmetastasen vor. 80–90% der übrigen Patienten haben schon eine Mikrometastasierung, vorwiegend in der Lunge.

20.1.6 Diagnostik

Basisdiagnostik

- **Labor:** meist unspezifisch; BSG, AP und LDH können erhöht sein
- **Sonographie:** Nahdistanzsonographie der Schwellung, Abdomensonographie zum Ausschluss von Lebermetastasen
- **Biopsie:** zur Histologiegewinnung keine Nadelbiopsie anwenden, sondern eine Inzisionsbiopsie evtl. mit der Eröffnung des Markraumes; bei dem Ort der Biopsie ist die spätere Resektion in Betracht zu ziehen.

> **!** Tumorzellverschleppung bei der Biopsie vermeiden (Dränage im Biopsie-Hautschnitt, Vermeidung eines Hämatoms) und Resektion des Biopsiebereichs bei der definitiven Operation.
> Beurteilung der Biopsie durch eine Referenzpathologie.

- **Röntgen, CT und MRT:**
  - Röntgen-Übersichtsaufnahme in zwei Ebenen und CT des gesamten befallenen Knochens
  - Immer ein MRT des gesamten befallenen Knochens (mit dynamischer Gadolinium-Untersuchung); auch zur Wirksamkeitskontrolle der präoperativen Chemotherapie geeignet
  - Thorax-CT (Dünnschicht)

Weiterführende Diagnostik

- Angiographie: im Rahmen von Studienprotokollen
- Skelettszintigraphie

20.1.7 Differenzialdiagnosen

- Benigne Knochentumoren
- Traumatische Schwellung

20.1.8 Konventionelle Therapie

Therapiegrundsätze

Die Behandlung des Osteosarkoms ist standardisiert und in Leitlinien festgelegt, eine Therapieabweichung bedarf einer besonderen Situation oder Begründung.
Die kindlichen, jugendlichen und jüngeren erwachsenen Patienten mit einem Osteosarkom werden im Rahmen der laufenden COSS-Studie therapiert. Bei Patienten im Alter > 40 Jahre mit meist sekundären Osteosarkomen kommen andere Therapieprinzipien zum Einsatz (s. u.). Die Behandlung erfordert ein hierfür spezialisiertes Zentrum mit interdisziplinärer Zusammenarbeit.

Therapieprinzip der COSS-Studie

Nach der diagnostischen Biopsie (mind. 1 cm^3) folgt die präoperative Chemotherapie. In der 10. Woche erfolgt die Resektion des Tumors, dessen histologische Untersuchung zur Beurteilung des Ansprechens der zytostatischen Chemotherapie benutzt wird (Tumor-Regressionsgrad nach Salzer-Kuntschik), um die Medikamentenkombination ggf. postoperativ zu modifizieren.

Operative Therapie

Die totale Exstirpation des Tumors (R0 mit einem Sicherheitsabstand) ist immer erforderlich, da ein Lokalrezidiv die Prognose massiv verschlechtert. Die Radikalität der Operation ist abhängig von Tumorsitz und -größe. Es wurden spezielle Operationstechniken zur bestmöglichen Funktionserhaltung entwickelt.

Radiotherapie

Die Radiotherapie kommt beim Osteosarkom wegen seiner relativen Strahlenresistenz nur im Rahmen der **Palliativtherapie** und bei (partieller) **Inoperabilität,** z. B. bei Gesichtsschädelbefall, zum Einsatz.

Chemotherapie

Sequenziell alternierende **prä- und postoperative Chemotherapie** mit den Substanzen Doxorubicin, Hochdosis-Methotrexat, Cisplatin sowie Ifosfamid; die jeweiligen Dosierungen sind dem Protokoll der COSS-Studie zu entnehmen, die Therapie sollte ausnahmslos in entsprechend erfahrenen Zentren durchgeführt werden.
Patienten > 40 Jahre werden außerhalb der COSS-Studie therapiert. Es wurden gute Ergebnisse erzielt mit einer präoperativen Chemotherapie mit Cisplatin und Doxorubicin; postoperativ bei gutem Ansprechen weiter die gleiche Kombination, bei schlechtem Ansprechen zusätzlich Etoposid und Ifosfamid.

20.1.9 Nachsorge

Aufgrund des Risikos für Lokalrezidiv und Lungenmetastasierung sind in den ersten 3 Jahren engmaschige Kontrolluntersuchungen und nach Doxorubicintherapie langzeitige Echokardiogramm-Kontrollen erforderlich. Das Lokalrezidiv sollte erneut operativ angegangen werden (evtl. Amputation); Lungenmetastasen – auch zahlreiche – sind zu resezieren, sogar nach mehrfachen Lungenmetastasen-Resektionen sind noch Heilungen beschrieben worden.
Rezidive treten in der Regel in den ersten beiden Jahren auf (85%), bei niedrig-malignen Typen selten bis nach 10 Jahren. Daher regelmäßig Röntgen-Thorax und Thorax-CT im 1. und 2. Jahr zum frühen Nachweis resezierbarer Lungenmetastasen. Sonographie, ggf. MRT (bei Hochrisikopatienten), der Primärtumor-Region durchführen.

20.1.10 Prognose

Nur mit konsequenter Therapie entsprechend den Studienprotokollen und in erfahrenen Therapiezentren kann eine Heilung bei ca. 50% der Patienten erreicht werden. Eine Therapie außerhalb dieser Zentren ist daher obsolet.

Prognosefaktoren

Tumorvolumen, Expansionsgrad über ein Kompartiment hinaus und Ansprechen auf die initiale Chemotherapie sind die wichtigsten prognostischen Faktoren. Bei alleiniger Operation 5-JÜR nur 15%, mit zusätzlicher adjuvanter Chemotherapie Heilungen in über 50% der Fälle.

Die Prognose ist außerdem abhängig von der Erfahrung des Therapeuten und der konsequenten interdisziplinären Behandlung.

20.1.11 Datenlage der Therapieoptionen

(☞ Tab. 20.1-5)

Tab. 20.1-5: Datenlage der Therapieoptionen beim Osteosarkom (Stand: März 2006)

Therapie	Gesicherte Daten vorhanden (EBM 1)	Positive Einzelergebnisse (EBM 2)	Datenlage unsicher (EBM 3)
Präoperativ neoadjuvant	+		
Postoperativ adjuvant	+		
Palliativ 1st-line	+		
Palliativ 2nd-line		+	
Komplementär			+

Literatur

1 Bielack SS, Machatschek JN, Flege S, Jurgens: Delaying surgery with chemotherapy for osteosarcoma of the extremities. Expert Opin Pharmacother 5, 2004: 1243–1256
2 Casas-Ganem J, Healey JH: Advances that are changing the diagnosis and treatment of malignant bone tumors. Curr Opin Rheumatol 17, 2005: 79–85
3 Hogendoorn PC, Collin F, Daugaard S et al.: Pathology and Biology Subcommittee of the EORTC Soft Tissue and Bone Sarcoma Group. Changing concepts in the pathological basis of soft tissue and bone sarcoma treatment. Eur J Cancer 40, 2004: 1644–1654
4 Mankin HJ, Hornicek FJ, Temple HAT et al.: Malignant tumors of the pelvis: an outcome study. Clin Orthop 425, 2004: 212–217
5 Marina N, Gebhardt M, Teot L et al.: Biology and therapeutic advances for pediatric osteosarcoma. Oncologist 9, 2004: 422–441
6 Meyer JS, Mackenzie W: Malignant bone tumors and limb-salvage surgery in children. Pediatr Radiol 34, 2004: 606–613
7 Smeland S, Wiebe T, Bohling T et al.: Chemotherapy in osteosarcoma. The Scandinavian Sarcoma Group experience. Acta Orthop Scand Suppl. 75, 2004: 92–98
8 Eselgrim M, Grunert H, Kuhne T, Zoubek A, Kevric M, Burger H, Jurgens H, Mayer-Steinacker R, Gosheger G, Bielack SS: Dose intensity of chemotherapy for osteosarcoma and outcome in the Cooperative Osteosarcoma Study Group (COSS) trials. Pediatr Blood Cancer, 2005 Oct 3 [Epub ahead of print]

20.2 Weichteilsarkome des Erwachsenen

Achim Schmieder, Joachim Preiß

Weichteilsarkome oder Weichgewebetumoren (soft tissue sarcoma) umfassen eine große Gruppe von Tumoren von sehr unterschiedlicher Histologie, klinischem Verlauf und Prognose. Gemeinsam haben sie nur die Entstehung aus embryonalem Mesenchym.

> Kinder haben ein völlig anderes Spektrum von Tumoren, eine andere Therapie und Prognose; daher wird hier ausschließlich auf die Weichteilsarkome des Erwachsenen eingegangen.

20.2.1 Epidemiologie

- **Vorkommen:** ca. 1% aller bösartigen Tumoren Erwachsener; im Kindesalter beläuft sich der Anteil der Weichteilsarkome auf 10% aller malignen Neoplasien (53% Rhabdomyosarkome)
- **Inzidenz:** 2–3 Neuerkrankungen pro 100000 Einwohner pro Jahr
- **Alters- und Geschlechtsverteilung:** kommen in allen Lebensaltern vor, der Häufigkeitsgipfel liegt im 6. Dezennium; Männer sind gering häufiger betroffen als Frauen

20.2.2 Ätiologie

Bei vielen Entitäten sind zytogenetische Störungen nachgewiesen. Weichteilsarkome kommen z.B. gehäuft bei hereditären Mutationen des p53-Tumorsuppressor-Gens vor.

In der Mehrzahl der Fälle bleiben Ätiologie und Pathogenese ungeklärt. Nur für wenige Tumorentitäten ist ein Zusammenhang mit Primärerkrankungen nachgewiesen, z.B. das gehäufte Vorkommen maligner Schwannome bei Neurofibromatose Typ 1 mit Chromosomenanomalie 17q11.2. Weitere potenzielle ätiologische Faktoren sind chemische Noxen, z.B. Phenoxy-Herbizide und Dioxin, und die Einwirkung radioaktiver Strahlung.

20.2.3 Einteilung

TNM-Klassifikation

Die Stadieneinteilung nach dem TNM-System (☞ Tab. 20.2-1) ist unvollständig und für den klinischen Gebrauch wenig geeignet; hierfür eignet sich besser die Einteilung des AJCC/UICC (☞ Tab. 20.2-2), da diese auch das prognostisch wichtige Grading umfasst.

Tab. 20.2-1: TNM-Klassifikation der Weichteilsarkome

TNM-Stadium	Befall, Größe
T1	Tumor < 5 cm: • T1a: oberflächlicher Tumor* • T1b : tiefer Tumor
T2	Tumor > 5 cm: • T2a: oberflächlicher Tumor* • T2b: tiefer Tumor
N1	Regionale Lymphknotenmetastasen

* Oberflächlicher Tumor: immer *ohne* Invasion der Faszie; in oder unter der Faszie wachsende, retroperitoneale, mediastinale und Beckensarkome immer „tiefe Tumoren"

AJCC-Stadien und Grading

☞ Tab. 20.2-2

Tab. 20.2-2: AJCC-Stadien und Grading der Weichteilsarkome

AJCC-Stadium	Grading	TNM		
IA	G1, 2	T1a/b	N0	M0
IB	G1, 2	T2a/b	N0	M0
IIA	G3, 4	T1a/b	N0	M0
IIB	G3, 4	T2a	N0	M0
III	G3, 4	T2b	N0	M0
IV	G1–4 G1–4	T1–2 T1–4	N1 N0/1	M0 M1

Klinische Stadien

☞ Tab. 20.2-3

Tab. 20.2-3: Klinische Stadien der Weichteilsarkome

Klinisches Stadium	Befall
I	Tumor komplett entfernt (makroskopisch und mikroskopisch); R0; keine Lymphknotenmetastasen
IIa	Tumor nur makroskopisch entfernt; mikroskopisch Resttumor (R1); keine Lymphknotenmetastasen
IIb	☞ I und IIa, aber Lymphknotenmetastasen, die entfernt sind
III	Inkomplette Resektion (R2), ± Lymphknotenmetastasen, maligner Erguss
IV	Fernmetastasen bei der Primärdiagnose

Histologie

☞ Tab. 20.2-4

Tab. 20.2-4: Histologie der Weichteilsarkome. Es gibt sehr viele Subgruppen, deren Aufzählung wegen fehlender klinischer Relevanz unterlassen wurde

Histologie	M-Klassifikation
Fibrosarkom n.n.b.	8810/3
Spindelzellsarkom	8801/3
Malignes fibröses Histiozytom	8830/3
Leiomyosarkom	8890/3
Rhabdomyosarkom	8900/3
Liposarkom	8850/3
Synovialsarkom	9040/3
Epitheloidzell-Sarkom	8804/3
Alveoläres Weichteilsarkom	9581/3
Hämangioperizytom	9150/3
Malignes Schwannom	9560/3
Gastrointestinaler Stromatumor (GIST)	8936/3
Sarkom n.n.b.	8800/3

Anatomische Regionen (ICD 10)

☞ Tab. 20.2-5

Nur z. T. Tumor-, z. T. auch organspezifisch.

Tab. 20.2-5: Anatomische Regionen der Weichteilsarkome

Tumorlokalisation	ICD 10
Periphere Nerven Kopf und Hals	C47.0
Periphere Nerven obere Extremität	C47.1
Periphere Nerven untere Extremität	C47.2
Periphere Nerven Thorax	C47.3
Retroperitoneum	C48.0
Peritoneum	C48.1
Peritoneum n.n.b.	C48.2
Kopf, Gesicht, Hals	C49.0
Obere Extremität, Schulter	C49.1
Untere Extremität, Hüfte	C49.2
Thorax	C49.3
Herz	C38.0
Oberes Mediastinum	C38.1
Unteres Mediastinum	C38.2
Abdomen	C49.4
Becken	C49.5
Rumpf n.n.b.	C49.6
Überlappende Regionen	C49.8
Andere Weichteile n.n.b.	C49.9

20.2.4 Klinik

Symptome eines Weichteilsarkoms im Bereich des muskuloskelettalen Systems können sein: schmerzlose Schwellung, seltener Schmerzen unklarer Genese, lokale Entzündungszeichen (Rötung, Schwellung, Hyperthermie).
Beginnt am häufigsten mit einer scheinbar harmlosen und schmerzlosen Schwellung, beispielsweise in der Peripherie der Extremitäten; vor jeglichem Eingriff ist bei solchen Konstellationen eine interdisziplinäre onkologische Beurteilung äußerst wichtig, evtl. sogar lebensrettend.
Weichteilsarkome werden oft in der Tragweite verkannt und falsch „anoperiert". Sie haben eine (Pseudo-)Kapsel aus verdichtetem Tumorgewebe, die nicht die wahre Grenze des Tumors darstellt, mit mikroskopisch-infiltrativem Wachstum jenseits der Kapsel. Die Ausbreitung des Sarkoms geht im anatomischen Kompartiment (Faszienloge) vonstatten.
Lokalisation: 10–15% an den oberen Extremitäten, 40% an den unteren Extremitäten, 30% am Rumpf, 10–15% im Kopf-Hals-Gebiet.

20.2.5 Ausbreitung

Weichteilsarkome neigen zur frühzeitigen hämatogenen Aussaat (in nahezu 50% Fernmetastasierung), vorwiegend in die Lunge. Regionäre Lymphknotenmetastasen sind selten (5%), eher beim Epitheloid-, Rhabdomyo- und Synovialzellsarkom (< 25%); sie sind Ausdruck hoher Malignität (G3 > G2) mit entsprechend schlechter Prognose. Das lokale Rezidivrisiko ist hoch. Skelettmetastasen sind selten (< 5%).

20.2.6 Diagnostik

Jeder unklare, schmerzlose, wachsende Weichteiltumor muss vor operativer Entfernung histologisch abgeklärt werden. Wichtig: Histologisches Grading (prognoserelevant!).

Basisdiagnostik

- **Labor:**
  - Keine spezifischen Laborwerte (Tumormarker) verfügbar
  - Blutbild, BSR, CRP, Elektrolyte, Alkalische Phosphatase (AP) sowie knochenspezifische AP (erhöht bei osteolytischen Prozessen)

- **Sonographie:** der befallenen Region; Abdomensonographie, da beim retroperitonealen Sarkom auch Lebermetastasen vorkommen
- **Biopsie:** zur Histologiegewinnung keine Nadelbiopsie, sondern Inzisionsbiopsie im späteren Resektionsbett

> ! Tumorzellverschleppung beachten: Nicht befallene Kompartimente dürfen nicht eröffnet werden.

- **MRT:** obligat präoperatives MRT der Tumorregion zur Beurteilung der Abgrenzbarkeit des Tumors zum umgebenden Weichteilgewebe und zur Größenbestimmung; auch zur Verlaufskontrolle
- **CT:** Thorax- und Abdomen-CT obligat

Staging

- Röntgen Thorax
- Ggf. ^{18}FDG-PET: zur Rezidiv- und Metastasendiagnostik, Unterscheidung zwischen Narbe und aktivem Tumor durch Messung des Glukoseumsatzes

Weiterführende Diagnostik

- **Angiographie:** nur auf Wunsch des Operateurs vor der definitiven Operation oder im Rahmen von Studienprotokollen
- **Knochenszintigramm**
- **Chromosomenanalyse:** zytogenetische Aberrationen können bei den meisten Sarkomtypen gefunden werden; derzeit besteht jedoch keine therapeutische Konsequenz

20.2.7 Differenzialdiagnosen

- Benigne Weichteiltumoren: es existieren ca. 200 verschiedene Weichteiltumortypen, davon sind ca. 15 Entitäten maligne; bei den gutartigen Tumoren kommen in erster Linie pseudosarkomatöse Veränderungen vor, z. B. aggressive Fibromatose (Desmoidtumor), Fasziitis nodularis, juveniles Aponeurosenfibrom, Myositis proliferans
- Lymphome

20.2.8 Konventionelle Therapie

Therapiegrundsätze

Die erfolgreiche Behandlung des Weichteilsarkoms setzt eine primär multimodale Behandlungsplanung voraus, wobei das Vorgehen je nach Tumorsitz, Größe, Grading und Metastasierungstendenz sehr unterschiedlich sein kann. Die kindlichen Weichteilsarkome werden nach dem CWS-Studienprotokoll behandelt (ca. bis 18.–21. Lebensjahr, Rhabdomyosarkome bis zum 40. Lebensjahr, s. u.). Die Heilungschancen sinken mit dem Alter des Patienten, Erwachsene sprechen schlechter auf eine Chemotherapie an.

Als adjuvante Maßnahme ist bisher bei Erwachsenen außerhalb von Studien ausschließlich die Radiotherapie etabliert. Bei großen Extremitätensarkomen kommt eine präoperative Radiochemotherapie in Frage.

Gastrointestinale Stromatumoren (GIST) werden soweit wie möglich reseziert. Sie haben sich als sehr empfindlich gegen eine Therapie mit dem Signaltransduktionshemmer **Imatinib** (Glivec®) erwiesen. Die Substanz gilt als Therapie der Wahl zur **palliativen** Behandlung. Dosierung: 400 mg tgl. (absolut) p.o. als Dauertherapie. Bei Progression kann eine Dosiserhöhung auf bis zu 800 mg/d versucht werden. Eine adjuvante Therapie ist derzeit noch Gegenstand von Studien.

Imatinib wird auch beim Dermatofibrosarcoma protuberans und (experimentell) bei anderen Weichteilsarkomen eingesetzt. Voraussetzung ist der Nachweis von C117-Epitop (Histochemie).

Operative Therapie

Die Radikalität der Resektion (R0) ist für die Heilbarkeit des lokalisierten Weichteilsarkoms von entscheidender Bedeutung. Wenn möglich, soll eine radikale Resektion des gesamten Tumor enthaltenden Kompartiments (beispielsweise Faszienloge, „Kompartmentresektion") erfolgen, andernfalls eine möglichst weite Resektion en bloc „weit im Gesunden"; ein breiter, 2–4 cm großer Sicherheitssaum wird gelassen, der Operateur darf den Tumor nicht zu Gesicht bekommen. Keine Ausschälung mit der Kapsel (Pseudokapsel) vornehmen. Auch retroperitoneale Sarkome sollten nach diesen Kriterien reseziert werden.

Die Indikation zur Amputation wurde durch die Fortschritte der plastischen Chirurgie (zusammen mit prä- oder postoperativer Radiotherapie) zugunsten einer Extremitätenerhaltung zurückgedrängt.

Bei Manifestation am Rumpf oder im Kopf-Hals-Bereich lässt sich eine R0-Resektion u. U. nur durch eine Organresektion erzielen, führt hier aber zu sehr guten Ergebnissen.

Bei Inoperabilität kann eine präoperative Radiotherapie (45–55 Gy) oder Radiochemotherapie zur Tumorverkleinerung (Downstaging) versucht werden. Zur besseren Abgrenzbarkeit des späteren Boost-Bestrahlungsfeldes benötigt der Strahlentherapeut eine Markierung der makroskopischen Tumorgrenzen mit Titan-Clips durch den Operateur.

Radiotherapie

Adjuvante Radiotherapie

Sie ist nach **R1-Resektion** und auch nach (meist subradikaler) **R0-Resektion** („weit im Gesunden") bei G2/3-Tumoren obligat. Nur kleinere, hoch differenzierte (G1) Weichteilsarkome bei peripherem Sitz, die durch eine radikale Operation, z. B. Kompartmentresektion, entfernt wurden bzw. Amputationsfälle können davon ausgenommen werden. Die Ergebnisse der eingeschränkt radikalen Operation plus Radiotherapie sind gleich gut wie die der verstümmelnden Operation.

Bei **R2-Resektion** genügt die postoperative Radiotherapie keinesfalls, es ist eine Nachresektion, evtl. nach einer neoadjuvanten Radiotherapie oder Radiochemotherapie (☞ Tab. 20.2-6), oder evtl. sogar eine Amputation erforderlich, um eine Heilungschance zu erreichen.

Bei großen Tumoren kommt evtl. auch eine präoperative Radiotherapie (45–55 Gy), danach ggf. Boost-Dosis intra- oder postoperativ in Frage.

Das Bestrahlungsfeld schließt das gesamte betroffene Kompartiment mit der gesamten Operationsnarbe und Dränagewunden ein. Die nötige Herddosis an den Extremitäten beträgt mind. 64–66 Gy mit Feldverkleinerung nach 50 Gy (Shrinking-field-Technik). Niedrigere Dosen führen zu signifikant höheren Rückfallraten. Ein „vorgezogener" Boost kann intraoperativ im Tumorbett, z. B. als Brachytherapie (Afterloading-Technik), gegeben werden. Am Rumpf und im Kopf-Hals-Bereich muss eine individuelle Dosierung je nach Tumorsitz und Gewebetoleranz gewählt werden; heute ist eine intensitätsmodulierte Bestrahlung (IMRT) zu fordern.

Wichtig ist die (partielle) Schonung des Gewicht tragenden Knochens und der Gelenke. Niemals soll der gesamte Umfang einer Extremität erfasst werden, um eine stärkere fibrosebedingte Ödembildung zu vermeiden.

Palliative Radiotherapie

Zur palliativen Bestrahlung bei inoperablen Sarkomen oder Operationsverweigerung sind sehr hohe Dosen, kleinräumig 70–80 Gy, erforderlich; evtl. zusätzliche Hyperthermie. Bei allen schwierigen Lokalisationen ist eine IMRT mit Ermöglichung höherer Dosis indiziert; bei R2-Resektionen muss auch eine IMRT mit Protonen

Tab. 20.2-6: Kombinierte Radiochemotherapie bei Weichteilsarkomen

Wirkstoff	Dosierung	Art der Verabreichung	Anwendungszeitraum
MAID-Schema			
Mesna	2500 mg/m²	Kontinuierliche Infusion über 24 Std.	Tag 1–4
Doxorubicin	20 mg/m²	Kontinuierliche Infusion über 24 Std.	Tag 1–3
Ifosfamid	2000 mg/m²	Kontinuierliche Infusion über 24 Std.	Tag 1–3
Dacarbazin	250 mg/m²	Kontinuierliche Infusion über 24 Std.	Tag 1–4
Wiederholung Tag 24, 3 Zyklen, gefolgt von Operation			
Radiotherapie	11-mal 2 Gy		Ab Tag 6, 2 Tage Pause
Wiederholung Tag 30			
Postoperativ Radiotherapie-Boost mit 16 Gy gefolgt von 3 Zyklen MAID-Schema			

oder Schwerionen oder eine Kombination mit Hyperthermie als u. U. einzige kurative Chance in die Überlegungen einbezogen werden. Die lokale Rezidivrate ist leider sehr hoch.

Chemotherapie

Adjuvante Chemotherapie

Bisher wurden in einer Metaanalyse von 1997 sowie in drei danach publizierten randomisierten Studien nur marginale Vorteile einer adjuvanten postoperativen Chemotherapie (☞ Tab. 20.2-7) nachgewiesen. Eine Tendenz zu signifikant besserer Überlebensrate und Fernmetastasenfreiheit wurde bei der Subgruppenanalyse bei den Extremitätensarkomen nachgewiesen.

Hochrisikopatienten können in die laufenden Studien eingebracht werden.

Nur beim Rhabdomyosarkom ist eine adjuvante Chemotherapie Erwachsener nach der pädiatrischen CWS-Stu-

Tab. 20.2-7: Monochemotherapie bei Weichteilsarkomen

Wirkstoff	Dosierung	Art der Verabreichung	Anwendungszeitraum
Doxorubicin	75 mg/m²	i.v.	Tag 1
Wiederholung Tag 22			

Tab. 20.2-8: Kombinationschemotherapie bei Weichteilsarkomen

Wirkstoff	Dosierung	Art der Verabreichung	Anwendungszeitraum
CYVADIC-Schma			
Cyclophosphamid*	500 mg/m²	i.v.	Tag 1
Vincristin**	1 mg/m²	i.v.	Tag 1 und 5
Doxorubicin	50 mg/m²	i.v.	Tag 1
DTIC	250 mg/m²	i.v.	Tag 1–5
Wiederholung Tag 22, 2–6 Zyklen			
ADR-IFO-Schema			
Doxorubicin	60 mg/m²	i.v.	Tag 1
Ifosfamid*	1600 mg/m²	Infusion	Tag 1–5
Wiederholung Tag 22, 2–6 Zyklen			
ADR-IFO-Schema (EORTC)			
Doxorubicin	50 mg/m²	i.v.	Tag 1
Ifosfamid***	5000 mg/m²	Kontinuierliche Infusion über 24 Std. in 3 l isotonischer NaCl-Glukose-Lösung	Tag 1
Wiederholung Tag 22, 2–6 Zyklen			
VAIA-Schema (CWS-96-Protokoll)			
Vincristin**	1,5 mg/m² (max. 2 mg)	i.v.	Tag 1 und 22
Actinomycin D	1,5 mg/m² (max. 2 mg)	i.v.	Tag 1
Ifosfamid*	3 g/m²	i.v.	Tag 1–2, 22–23
Doxorubicin	40 mg/m²	Infusion (3 Std.)	Tag 22–23
Wiederholung Tag 43, 4 Zyklen			

* Mesna 20% der Dosis i.v. zum Zeitpunkt 0 Std., 3 Std., 6 Std.
** Max. 2 mg, bei Alter > 65 Jahre nur 1 mg absolut
*** Unter Mesna-Schutz (2,5 g Mesna/m²/24 Std. parallel zur Ifosfamid-Gabe; zusätzlich 12 Std. vor und nach Ifosfamid-Infusion 2 l isotonische NaCl-Glukose-Lösung und 1,25 g/m² Mesna

die sinnvoll (☞ CWS-96-Protokoll, Tab. 20.2-8). Erwachsene mit rhabdomyosarkomartigen Tumoren, die im Rahmen der pädiatrischen CWS-Studie adjuvant chemotherapiert wurden, haben gleich gute Ergebnisse wie Kinder.

Palliative Chemotherapie

Sie ist möglich und indiziert bei Fernmetastasierung und/oder völliger Inoperabilität. Die Anwendung aggressiver Schemata ist sorgfältig abzuwägen. Die Kombination der Einzelsubstanzen Doxorubicin und Ifosfamid (☞ ADR-IFO-Schema Tab. 20.2-8) zeigt meist die beste Wirkung mit einer Remissionschance bis 45% bei jedoch relativ kurzer Remissionsdauer. Wirksam sind auch die Monosubstanzen DTIC, Etoposid, Actinomycin D, Cisplatin, Carboplatin, Vinkaalkaloide, Topotecan bzw. ihre Kombinationen. Taxane scheinen nur eine geringe Wirkung zu haben, die neuen Zytostatika sind noch Gegenstand von Studien.
Führt die Chemotherapie zu einer weitgehenden Remission, sollten Resttumoren operativ entfernt werden, da Patienten in Vollremission ein deutlich höheres Überleben aufweisen. Patienten mit Lungenmetastasen, vor allem bei einer Anzahl < 3–4 und einem freiem Intervall > 1 Jahr, haben durch eine operative Therapie eine kurative Chance.

Regionale Chemotherapie

Bei Extremitätensarkomen kommt als weitere palliative oder neoadjuvante (experimentelle) Methode zur Vermeidung einer Amputation die **isolierte Extremitätenperfusion** mit hyperthermer Lösung von Melphalan und Tumornekrosefaktor-α zum Einsatz. Die Ergebnisse sind gut, erfordern jedoch viel Erfahrung und eine gute Infrastruktur.
Bei diffusen abdominellen Sarkomen kann eine offene (intraoperative) hypertherme Perfusion des Abdominalraumes eingesetzt werden, auch diese Therapie unterliegt den gleichen Einschränkungen, die oben erwähnt wurden.

Rezidivtherapie

Wenn möglich, sollten lokale Rezidive erneut radikal operiert und nachbestrahlt werden; evtl. kleinräumiger, z.B. mittels interstitieller Brachytherapie (auch intraoperativ) oder in Kombination mit intraoperativer Elektronenbestrahlung.
Bei exophytischen Rezidivtumoren werden mit intratumoraler Injektion von Interferon-β (Fiblaferon®) plus lokale Radiotherapie gute Ergebnisse erzielt.

20.2.9 Nachsorge

Rezidive treten in der Regel in den ersten beiden Jahren auf (85%), bei niedrig-malignen Typen selten bis nach 10 Jahren. Daher regelmäßig Kontrolle mit Röntgen-Thorax und Thorax-CT im 1. und 2. Jahr zum frühen Nachweis resezierbarer Lungenmetastasen. Außerdem

Sonographie, ggf. MRT (bei Hochrisikopatienten) der Primärtumorregion.

20.2.10 Prognose

Gut bei peripherem Extremitätenbefall, nach optimaler operativer Ersttherapie plus Radiotherapie. Schlecht bei Rumpf-, Kopf-Hals-Befall, hohem Grading und großem Tumor (> 10 cm).

Überlebenszeiten

Die Überlebenszeiten sind global nicht zu erfassen, da die Prognose der unterschiedlichen Weichteilsarkome sehr verschieden ist.

20.2.11 Datenlage der Therapieoptionen

(☞ Tab. 20.2-9)

Tab. 20.2-9: Datenlage der Therapieoptionen bei Weichteilsarkomen des Erwachsenen (Stand: März 2006)

Therapie	Gesicherte Daten vorhanden (EBM 1)	Positive Einzelergebnisse (EBM 2)	Datenlage unsicher (EBM 3)
Präoperativ neoadjuvant			+
Postoperativ adjuvant			+
Palliativ 1st-line	+		
Palliativ 2nd-line		+	
Komplementär			+

Literatur

1 Barker JL et al.: Locoregional treatment for adult soft tissue sarcomas of the head and neck: an institutional review. Cancer 9, 2003: 49–57

2 DeLaney TF et al.: Neoadjuvant chemotherapy and radiotherapy for large extremity soft tissue sarcomas. Int J Radiation Oncol Biol Phys 56, 2003: 1117–1127

3 Dt. Ges. f. Orthopädie und orthopäd. Chirurgie + BV d. Ärzte f. Orthopädie (Hrsg.): Leitlinien der Orthopädie – Weichteilsarkome. 2. Auflage, Deutscher Ärzte-Verlag, Köln, 2002

4 Eggermont AM: Isolated limb perfusion in the management of locally advanced extremity soft tissue sarcoma. Surg Oncol Clin N Am 12, 2003: 469–483

5 Ferraio T et al.: Retroperitoneal sarcomas: grade and survival. Arch Surg 138, 2003: 248–251

6 Hohenberger P: Gastrointestinale Stromatumoren – Tumorentität und Therapie mit Imatinib. Dtsch Ärztebl 100, 2003: 1334–1340

7 Mackenzie S et al.: Management of soft tissue sarcomas of the abdomen and pelvis. Colorectal Dis 5, 2003: 129–132

8 O'Sullivan B et al.: Has „MAID" made it in the management of high-risk soft-tissue sarcoma? Int J Radiation Oncol Biol Phys 56, 2003: 915–916

9 Rossi CR et al.: Hyperthermic intraperitoneal intraoperative chemotherapy after cytoreductive surgery for the treatment of abdominal sarcomatosis: clinical outcome and prognostic factors in 60 consecutive patients. Cancer 100, 2004: 1943–1950

10 Zagars GK et al.: Significance of dose in postoperative radiotherapy for soft tissue sarcoma. Int J Radiation Oncol Biol Phys 56, 2003: 473–481

Internetadressen

1 www.AIO-Portal.de: Arbeitsgemeinschaft Internistische Onkologie in der Deutschen Krebsgesellschaft e.V.

2 www.clinicaltrials.gov

3 www.studien.de: Deutsches Krebsstudien Register

20.3 Ewing-Sarkom

Achim Schmieder, Joachim Preiß

Das Ewing-Sarkom ist ein Malignom des wachsenden Skeletts und manifestiert sich vorwiegend im Bereich der Diaphysen langer Röhrenknochen sowie an platten Knochen. Vorzugslokalisationen: 25% Becken, 17% Femur, 12% Rippen, 9%Tibia, 8% Fibula, 7% Wirbelsäule, 5% Humerus, 3% Schädel. Bei peripheren neuroektodermalen Tumoren (PNET) besteht häufig ein Thoraxbefall (in 44%).

20.3.1 Epidemiologie

- **Vorkommen:** im Kindesalter ist das Ewing-Sarkom das zweithäufigste primäre Knochenmalignom, 2% aller Malignome im Kindesalter
- **Inzidenz:** ca. 0,6–3 Neuerkrankungen pro 1 Million Einwohner pro Jahr
- **Altersverteilung:** Altersgipfel bei 14,5 Jahren (5–25)

20.3.2 Ätiologie

Die Ätiologie ist noch unklar. 95% der Patienten haben eine Mutation des Chromosoms 22, überwiegend eine 11/22-Translokation.

Risikofaktoren

- Chemische Noxen
- Frühere erhöhte Strahlenexposition
- Immunsuppression

Prävention

Meidung erhöhter Strahlenexposition.

20.3.3 Einteilung

Die Familie der Ewing-Sarkome, eine unreife mesenchymale Tumorart, **umfasst**

- Ewing-Sarkome des Knochens (60 %)
- Extraossäre Ewing-Sarkome (STES, Soft Tissue Ewing's Sarcoma)
- Periphere neuroektodermale Tumoren (PNET)
- Atypische Ewing-Sarkome
- Askin-Tumoren der Brustwand
- Periphere Neuroepitheliome.

Die Ewing-Sarkome stellen primitivere Formen der PNET dar. Beim PNET ist im Gegensatz zum Ewing-Sarkom lichtmikroskopisch, immunhistochemisch und/ oder elektronenmikroskopisch eine neuroektodermale Differenzierung nachweisbar.

TNM-Klassifikation

☞ Tab. 20.3-1

Tab. 20.3-1: TNM-Klassifikation der Ewing-Sarkome

TNM-Stadium	Befall, Größe
T1	Tumor überschreitet Kortikalis nicht, ≤ 8 cm
T2	Tumor infiltriert jenseits der Kortikalis, > 8 cm
T3	Diskontinuierlicher Tumor eines Knochens (Skip-Metastasen)
N1	Regionäre Lymphknotenmetastasen
M1	Fernmetastasen: • M1a: Lungenmetastasen • M1b: alle anderen Fernmetastasen

Histologie

Die histologische Klassifikation nach der M-Klassifikation ist 9260/3.

Grading

Jedes Ewing-Sarkom gilt per Definition als G4-Tumor.

Anatomische Regionen (ICD 10)

☞ Tab. 20.3-2

Tab. 20.3-2: Anatomische Regionen der Ewing-Sarkome

Tumorlokalisation	ICD 10
Lange Knochen der oberen Extremität, Skapula mit den Gelenken	C40.0
Kurze Knochen der oberen Extremität mit den Gelenken	C40.1
Lange Knochen der unteren Extremität mit den Gelenken	C40.2
Kurze Knochen der unteren Extremität mit den Gelenken	C40.3
Kochen des Schädels (Ausnahme der Unterkiefer)	C41.0
Unterkiefer	C41.1
Wirbelsäule	C41.2
Rippen, Sternum, Klavikula mit den Gelenken	C41.3
Beckenknochen mit Gelenken	C41.4
Überlappende Regionen	Cxx.8
Knochen nicht weiter spezifiziert	Cxx.9

20.3.4 Klinik

Meist mehrmonatige Vorgeschichte.
Symptome sind lokale Schmerzen unklarer Genese, eine schmerzhafte oder auch schmerzlose Schwellung, lokale Entzündungszeichen, eine Hautverfärbung, Hauteinziehungen mit Apfelsinenhaut, ungewollte Gewichtsabnahme bis zur Kachexie, reduzierter Allgemeinzustand, Lähmungen, Fraktur ohne adäquates Unfallereignis, Nachtschweiß, Blässe, Leistungsknick.
Eine Verkennung als Osteomyelitis ist möglich.

20.3.5 Ausbreitung

Klinisch wird nur zwischen einer primär lokalisierten und einer primär bereits metastasierten Erkrankung (in 15–20 % der Fälle) unterschieden. Lymphknotenmetastasen sind sehr selten. Die Fernmetastasierung erfolgt überwiegend und frühzeitig hämatogen und betrifft hauptsächlich Lunge und Skelett.

20.3.6 Diagnostik

Basisdiagnostik

- **Labor:**
  - Blutbild: BSG, CRP, LDH, Elektrolyte (Ausschluss Hyperkalzämie), alkalische Phosphatase sowie

knochenspezifische alkalische Phosphatase (bei osteolytischen Prozessen)
  - NSE (Neuron-spezifische Enolase): Abgrenzung der PNET, dient als Tumormarker
- **Röntgen** des befallenen Knochens: zwiebelschalenförmige Periostabhebung, „Mottenfraß"; in frühen Stadien oft kein klarer Röntgenbefund
- **MRT:** zur Diagnose und zur Verlaufskontrolle Methode der Wahl unabdingbar notwendig; ermöglicht eine hervorragende Darstellung der Weichteile und somit die Abklärung der lokalen Tumorausdehnung einschließlich des Tumorvolumens sowie der Beziehung zu den Nachbarstrukturen (z. B. zu Gefäßen und Nerven)
- **CT:** zur Beurteilung der Kortikalisläsion wertvoll
- **Sonographie:** Tumordarstellung besonders bei differenzialdiagnostischem Verdacht auf Weichteiltumor, evtl. Dopplersonographie zur Darstellung der Tumor-Gefäß-Beziehung
- **Biopsie:** darf die nachfolgende Therapie nicht negativ beeinflussen; daher ist es empfehlenswert, sie in der weiterbehandelnden Klinik durchzuführen; der Zugang soll in der wahrscheinlichen Schnittführung der definitiven Operation erfolgen, da die später notwendige Entfernung des Biopsiekanals in toto mit dem Tumorresektat berücksichtigt werden muss; es darf keine Eröffnung zusätzlicher Kompartimente oder Gelenke und keine Kontamination von Gefäß-Nerven-Strängen stattfinden; die entnommene Gewebeprobe muss repräsentativ sein (vitales Gewebe aus der Tumorrandzone); keine Nadelbiopsie, sondern Inzisionsbiopsie; die histologische Beurteilung setzt spezielle Erfahrung auf dem Gebiet der Knochen- und Weichteiltumoren voraus; eine Zweitbegutachtung durch einen Referenzpathologen ist empfehlenswert und bei einer Behandlung im Rahmen der EURO-E.W.I.N.G-99-Studie vorgeschrieben

> Immer Darstellung des gesamten befallenen Knochens (Skip-Läsionen möglich).

Staging

- Knochenszintigramm
- Röntgen Thorax, Thorax-CT

Weiterführende Diagnostik

- **Angiographie:** im Einzelfall digitale Subtraktionsangiographie (DAS) bzw. Angiographie zur Darstellung der Tumorgefäße (diagnostischer Stellenwert gering)
- **Chromosomenanalyse:** die zytogenetischen Untersuchungen der tumorspezifischen Translokation (bei > 90 % der Ewing-Sarkome nachweisbar) ergänzen die histologische Diagnostik; durch PCR können so minimale Tumorzellmengen nachgewiesen werden

20.3.7 Differenzialdiagnosen

- Entzündliche Prozesse: z. B. Osteomyelitis, Myositis ossificans
- Gutartige Knochentumoren: z. B. Osteoidosteom
- Andere maligne Knochentumoren: z. B. Osteosarkom, Chondrosarkom, Knochenmetastasen
- Lymphome oder leukämische Infiltrate
- Plasmozytom
- Eosinophiles Granulom

20.3.8 Konventionelle Therapie

Therapiegrundsätze

Eine enge Kooperation zwischen (Kinder-)Onkologen, Strahlentherapeuten und orthopädischen Chirurgen ist unabdingbar. Patienten sollten grundsätzlich im Rahmen der Europäischen Ewing-Sarkom-Studie behandelt werden. Im deutschsprachigen Raum (Deutschland, Österreich, Schweiz) und einigen europäischen Ländern (Großbritannien, Frankreich, Niederlande) ist die EURO-E.W.I.N.G.-99-Studie gültig.

Kurative Therapie

Zur erfolgreichen Behandlung ist eine Kombination von initialer Chemo- und anschließender Lokaltherapie erforderlich; wenn möglich, als Lokaltherapie zuerst radikale Operation (R0), ggf. durch Vorbestrahlung (inoperable Tumoren, non-responder) oder Nachbestrahlung ergänzt. Alternativ kommt auch eine Radiotherapie allein zum Einsatz, aber mit höherer Lokalrezidivrate. Nach der lokalen Therapie folgt nochmals eine Chemotherapie.
Ein kurativer Therapieansatz ist nur beim lokalisierten Ewing-Sarkom ohne Metastasennachweis gegeben. Auf Grund der Strahlensensibilität und der verfügbaren hochpotenten Chemotherapie wird aber auch bei Patienten mit Lungenmetastasen eine kurative Zielsetzung aufrechterhalten.

Palliative Therapie

Bei generalisiertem Tumorleiden (extrapulmonalen Metastasen und / oder inoperablem Primärtumor) ist meistens nur eine palliative Therapie möglich. Dabei steht die Wahrung der Lebensqualität (Schmerzlinderung und Funktionserhalt) im Vordergrund. Ablative operative Eingriffe sind in diesen Fällen nur selten indiziert. Versucht wird bei pulmonaler und ossärer Metastasierung die myeloablative Hochdosischemotherapie mit Stammzell-Rescue und Ganzlungen-Bestrahlung (14–18 Gy); hiermit wurde bei 27 %, bzw. 40 % bei alleiniger Lungenmetastasierung, ein rezidivfreies 4-JÜR erreicht.

Operative Therapie

Soweit realisierbar sind Extremitäten erhaltende Eingriffe anzustreben:

- **Weite Resektion:** Tumor, Pseudokapsel, Biopsienarbe und -kanal werden mit ausreichendem Sicherheitsabstand (am Knochen beträgt dieser 5 cm) en bloc entfernt, jedoch nicht das gesamte Tumor tragende Kompartiment.
- **Radikale Resektion:** Entfernung des Tumors mit Tumor tragendem Kompartiment, Biopsiekanal und -narbe. Defektrekonstruktion z. B. durch Tumorendoprothesen (einschließlich Beckenteilersatz bei innerer Hemipelvektomie), autologe Knochentransplantation (z. B. Fibula pro Humero), homologe Knochentransplantation, Umdrehplastik (bei Tumorsitz im distalen Femur, das Sprunggelenk wird zum Kniegelenk).

Eine intraläsionale oder eine die Pseudokapsel berührende Operation ist unzulässig.

Die Operation des Primärtumors ist auch bei Vorliegen von Lungenmetastasen indiziert. Letztere werden mittels bilateraler thorakaler Exploration und Resektion entfernt.

Bei palliativem Therapieansatz ist die Operationsindikation abhängig von der Gesamtsituation des Patienten.

Beim Rezidiv weite oder radikale Resektion, unter Umständen ablative Therapieverfahren, soweit bezüglich der Tumorausbreitung vertretbar; ggf. Radiotherapie oder Chemotherapie, zum Teil auch hoch dosiert (myeloablativ) mit Stammzelltransplantation.

Radiotherapie

Das Ewing-Sarkom ist relativ strahlenempfindlicher als andere Knochentumoren.

Bei **kurativer** Intention folgt nach der initialen Chemotherapie die Radiotherapie des Tumorbereichs mit einer anschließenden Radikaloperation und einer postoperativen Chemotherapie (im Rahmen der Europäischen Ewing-Sarkom-Studie). Abhängig von den operativen Möglichkeiten: alleinige, prä- oder postoperative Radiotherapie des Primärtumorbereiches.

Bei der kurativen Therapie ist eine GHD von 55 Gy anzustreben, je nach Lokalisation. Bei primär metastasierten Tumoren Ganzlungen-Bestrahlung (14–18 Gy); hiermit wurde bei 40 % bei alleiniger Lungenmetastasierung ein rezidivfreies 4-JÜR erreicht.

Chemotherapie

Die **neoadjuvante Chemotherapie** ist hochwirksam (kurative Therapie) und hat zu einer entscheidenden Verbesserung der Behandlungsergebnisse geführt (von weniger als 10 % vor Einführung auf 55–65 % 5-JÜR nach Einführung der Chemotherapie). Die Behandlung sollte daher ausschließlich in spezialisierten onkologischen Abteilungen durchgeführt werden und, wenn möglich, in Studien. Der erste therapeutische Schritt ist für die Prognose des Patienten entscheidend.

Auf Grund der hohen Rate okkulter Metastasen (insbesondere pulmonal) beginnt die Behandlung mit einer induktiven (neoadjuvanten) aggressiven Polychemotherapie (protokollgerecht im Rahmen kooperativer Studien, z. B. nach dem Euro-E.W.I.N.G. 99-Protokoll). Zum Einsatz kommen Kombinationen aus Vincristin, Doxorubicin, Actinomycin D, Ifosfamid und Etoposid (VACA, VAIA, EVAIA).

Anschließend wird die Chemotherapie fortgesetzt (Konsolidierung). Beim Vorliegen pulmonaler Metastasen erfolgt nach Möglichkeit eine bilaterale thorakale Exploration und Resektion.

20.3.9 Nachsorge

- **1. und 2. Jahr:** alle 3 Monate klinische Untersuchung, lokale Röntgenkontrolle, Labor, Thorax-CT, Ganzkörper-Skelettszintigraphie, alle 6 Monate lokales MRT
- **3.–5. Jahr:** alle 6 Monate klinische Untersuchung, lokale Röntgenkontrolle, Labor, Thorax-CT, Ganzkörper-Skelettszintigraphie, alle 12 Monate lokales MRT
- **Ab 6. Jahr alle 12 Monate:** lokale Röntgenkontrolle, Labor, Thorax-CT, Ganzkörper-Skelettszintigraphie, lokales MRT

20.3.10 Prognose

Überlebenszeiten

Erreichbare Ergebnisse: Rezidivfreie **5-JÜR**

- Nur mit Operation: 5–10%
- Mit Kombinationstherapie (Operation, Chemo- u. Radiotherapie):
  - Alle Stadien ohne Fernmetastasen: 50–70% (55% in europäischer Studie)
  - Stadium mit Fernmetastasen: 20–30% (22%).

20.3.11 Datenlage der Therapieoptionen

(☞ Tab. 20.3-3)

Tab. 20.3-3: Datenlage der Therapieoptionen beim Ewing-Sarkom (Stand: März 2006)

Therapie	Gesicherte Daten vorhanden (EBM 1)	Positive Einzelergebnisse (EBM 2)	Datenlage unsicher (EBM 3)
Präoperativ neoadjuvant	+		
Postoperativ adjuvant	+		
Palliativ 1st-line	+		
Palliativ 2nd-line		+	
Komplementär			+

Literatur

1 Burdach S, Jürgens H: High-dose chemoradiotherapy (HDC) in the Ewing family of tumors (EFT). Crit Rev Oncol Hematol 41, 2002: 169–189

2 Burdach S, van Kaick B, Laws HJ et al.: Allogeneic and autologous stem-cell transplantation in advanced Ewing tumors. An update after long-term follow-up from two centers of the European Intergroup study EICESS. Stem-Cell Transplant Programs at Dusseldorf University Medical Center, Germany and St. Anna Kinderspital, Vienna, Austria. Ann Oncol 11, 2000: 1451–1462

3 Casas-Ganem J, Healey JH: Advances that are changing the diagnosis and treatment of malignant bone tumors. Curr Opin Rheumatol 17, 2005: 79–85

4 Donaldson SS: Ewing sarcoma: radiation dose and target volume. Pediatr Blood Cancer 42, 2004: 471–476

5 Dunst J, Schuck A: Role of radiotherapy in Ewing tumors. Pediatr Blood Cancer 42, 2004: 465–470

6 Jürgens H et al.: Ewing-Tumor (Ewing-Sarkom/PNET). In: Seeber S, Schütte J (Hrsg.): Therapiekonzepte Onkologie. Berlin, 2003

7 Meyers PA: High-dose therapy with autologous stem cell rescue for pediatric sarcomas. Curr Opin Oncol 16, 2004: 120–125

8 Paulussen M, Frohlich B, Jürgens H: Ewing tumour: incidence, prognosis and treatment options. Paediatr Drugs 3, 2001: 899–913

9 Zogopoulos G, Teskey L, Sung L et al.: Ewing sarcoma: favourable results with combined modality therapy and conservative use of radiotherapy. Pediatr Blood Cancer 43, 2004: 35–39

Internetadresse

www.Leitlinien.net: Kurzgefasste interdisziplinäre Leitlinien 2002 der Deutschen Krebsgesellschaft, 3. Auflage; Paulussen M und Jürgens H: Ewing-Sarkom und PNET des Kindesalters, AWMF-Leitlinien-Register Nr. 025/006

21 Metastasen

Stefan Frick, Gerdt Hübner, Joachim Preiß

21.1 Metastasen

Stefan Frick, Joachim Preiß

21.1.1 Epidemiologie

- **Lebermetastasen:** häufigste Metastasenlokalisation
- **Lungenmetastasen:** häufig
- **Knochenmetastasen:** häufig
- **Lymphknotenmetastasen:** lokal über Lymphabflusswege oder entfernt hämatogen
- **Hirnmetastasen:** im Verlauf aller Tumoren entwickeln sich bis zu 10% Hirnmetastasen; sie haben eine zunehmende Tendenz aufgrund der besseren Beherrschung der extrakraniellen Tumoranteile
- **Vertebrospinale Metastasen:** per continuitatem aus dem Knochen oder intraspinal
- **Milzmetastasen:** selten
- **Abdominelle Metastasen:** insgesamt selten

21.1.2 Ätiologie

Metastasen sind von allen möglichen Primärkarzinomen in den unterschiedlichsten Organen beschrieben.

- **Lebermetastasen:** vor allem kolorektale oder endokrine Primärtumoren, aber auch Mammakarzinome
- **Lungenmetastasen:** häufig beim Bronchial- sowie Mamma- und Rektumkarzinom
- **Knochenmetastasen:** gehen zu 80% (der therapierten Metastasen) von Mamma-, Prostata-, Nieren-, Lungenkarzinom aus; hämatogene Metastasierung oder direkte Infiltration (HNO-Tumoren, Beckentumoren)
- **Lymphknotenmetastasen:** bei allen Tumorentitäten möglich
- **Hirnmetastasen:** am häufigsten beim kleinzelligen Bronchialkarzinom
- **Vertebrospinale Metastasen:** selten, bei allen Tumoren möglich
- **Milzmetastasen:** selten, bei allen Tumorentitäten möglich
- **Abdominelle Metastasen:** extraintestinale mesenchymale, auch renale Tumoren

Experimentelle Studien bestätigen den Verdacht, dass Metastasen auch Operationsstress-induziert auftreten können.

21.1.3 Einteilung

TNM-Klassifikation

☞ Tab. 21.1-1

Tab. 21.1-1: TNM-Klassifikation der Metastasen

M1-Lokalisation	Abkürzung
Lunge	PUL
Leber	HEP
Lymphknoten	LYM
Pleura	PLE
Nebenniere	ADR
Knochen	OSS
Hirn	BRA
Knochenmark	MAR
Peritoneum	PER
Haut	SKI
Andere	OTH

Histologie

Die histologische Klassifikation richtet sich nach der Histologie des Primärtumors.
Die Unterscheidung geschieht durch die Folgenummer: M xxxx/6 (statt M xxxx/3).

Anatomische Regionen (ICD 10)

☞ Tab. 21.1-2

Tab. 21.1-2: Anatomische Regionen der Metastasen

Metastasenlokalisation	ICD 10
Lymphknotenmetastasen bei bekanntem Primärtumor	
Kopf, Hals, Gesicht	C77.0
Intrathorakal	C77.1
Intraabdominell	C77.2
Axilla und obere Extremität	C77.3
Leiste und untere Extremität	C77.4
Intrapelvin	C77.5
Mehrere Regionen	C77.8
Lymphknotenmetastasen n.n.b.	C77.0
Organmetastasen	
Lunge	C78.0
Mediastinum	C78.1

Metastasenlokalisation	ICD 10
Pleura	C78.2
Atmungsorgane n.n.b.	C78.3
Dünndarm	C78.4
Dickdarm, Rektum	C78.5
Peritoneum, Retroperitoneum	C78.6
Leber	C78.7
Verdauungsorgane n.n.b.	C78.8
Niere, Nierenbecken	C79.0
Harnblase, Harnorgane n.n.b.	C79.1
Haut	C79.2
Hirn und Hirnhäute	C79.3
Nervensystem n.n.b.	C79.4
Knochen, Knochenmark	C79.5
Ovar	C79.6
Nebenniere	C79.7
Sonstige Metastasen n.n.b.	C79.9

21.1.4 Klinik

- **Lebermetastasen:** Völlegefühl, dumpfer Schmerz unter dem rechten Rippenbogen (Leberkapselschmerz), Appetitlosigkeit, Abneigung gegen Fleisch und Wurst
- **Lungenmetastasen:** Hustenreiz, Dyspnoe (besonders bei Begleiterguss), Hämoptysen
- **Knochenmetastasen:** in 9–15% solitär, Befall meist des Achsenskelettes, seltener periphere Knochen; Symptome: häufig erhebliche Schmerzen (Prostaglandin-induziert, Mikrofrakturen, Periostreiz, hoher intraossärer Druck, Stimulation endostaler Schmerzrezeptoren, direkte Nerveninfiltration), pathologische Frakturen, Wirbelsäuleninstabilität, Rückenmarksschädigung
- **Lymphknotenmetastasen:** meist ohne Symptome, lokale Kompression, Lymphstau, Thrombosen
- **Hirnmetastasen:** in 20% der Fälle solitäre Metastasen; Symptome: Kopfschmerzen, Übelkeit, Erbrechen (Hirndruckzeichen), Bewegungsstörungen, Sensibilitätsstörungen, Persönlichkeitsveränderungen, Verwirrtheit, Hör-, Sehstörungen
- **Zerebrospinale Metastasen:** Rückenschmerzen, Lähmung oder Störung der Blasen-Mastdarm-Funktion
- **Milzmetastasen:** meist solitär, keine Symptome, meist Zufallsbefund
- **Abdominelle Metastasen:** meist solitär, häufig symptomlos oder bei Darmkompression krampfartige Schmerzen bis zum Subileus, Ileus; **Peritonealkarzinose** meist besonders schmerzhaft durch Starrheit des Darmes, Verwachsungen und Kompressionen

21.1.5 Ausbreitung

Die Fernmetastasierung erfolgt lymphogen oder hämatogen in

- Nicht regionale Lymphknoten
- Seröse Häute (Pleura, Peritoneum)
- Innere Organe (Leber, Lunge), Knochen, Haut etc. (Kaskadentheorie).

Bei gastrointestinalen und pulmonalen Tumoren unterscheidet man folgende **Metastasierungstypen**:

- Gastrointestinale Tumoren:
  - Portaler Typ: Leber
  - Kavaler Typ: Lunge
  - Vertebraler Typ: Wirbelsäule
- Pulmonale Tumoren: pulmonaler Typ, Skelett.

21.1.6 Diagnostik

Abhängig von der Art und Lokalisation der Metastasen. Keine Überdiagnostik betreiben: keine Untersuchung ohne therapeutische Konsequenz; bei Multiorganmetastasen ist außerhalb von Studien die exakte Diagnostik jeder einzelnen Metastase für Therapie und Prognose irrelevant.

21.1.7 Differenzialdiagnosen

- Unabhängiger Zweittumor
- Entzündliche Veränderungen

21.1.8 Konventionelle Therapie

Therapiegrundsatz

Metastasenresektionen sollen einer weiteren Verbreitung vorbeugen.

Lebermetastasen

Operative Therapie

- **Operativ kurativ:** Resektion aller erkennbaren Metastasen mit 1 cm Sicherheitsabstand (die alte Regel „≤ 3 Metastasen, ein Leberlappen tumorfrei" gilt nicht mehr!); bis 80% der Lebermasse können reseziert werden

- **Operativ palliativ:** wenn bei endokrinem Primärtumor eine Resektion „günstig gelegener" Metastasen ohne großes Risiko möglich ist; es muss die überwiegende Tumormasse reseziert werden können (Debulking)
- **Operativ oder ablativ:** bei Metastasen aller anderen Karzinome in Einzelfällen

Die Indikation zur operativen Therapie ergibt sich, wenn insgesamt eine kurative Resektion möglich ist (auch z. B. bei einer weiteren solitären Lungenmetastase, resektablem lokoregionären Rezidiv, resektablem Primärtumor). Eine adjuvante Therapie (regionale Chemotherapie nach R0-Resektion) wird kontrovers diskutiert.

Additive bzw. alternative Therapieformen

Additiv (simultan mit der Resektion) oder alternativ zur Operation kann eine lokale Tumordestruktion (Kryotherapie, Laser-induzierte Thermotherapie [LITT], perkutane Äthanol-Injektion [PEI] und Radiofrequenzablation [RFA; thermische Destruktion]) durchgeführt werden. Die RFA nimmt in den letzten 2 Jahren zu und erbringt vergleichbar gute Resultate.

Chemotherapie

Bei Inoperabilität (diffuse Metastasierung in beiden Lappen, ungünstige Lokalisation, zu geringes Restlebergewebe) kann eine **palliative** Chemotherapie systemisch oder regional (Portkatheter in A. hepatica) allein oder zur Tumorverkleinerung mit nachfolgender Resektionsmöglichkeit in kurativer Intention durchgeführt werden. Bei Metastasen hormonaktiver Tumoren mit guter Vaskularisation ist eine Chemoembolisation (☞ 14.4.8, regionale Therapie bei isolierter Lebermetastasierung) angezeigt.

Therapie bei Kapselschmerz

Dexamethason oder niedrig dosierte Radiotherapie der gesamten Leber.

Lungenmetastasen

Voraussetzungen für eine Therapie sind: lokoregionärer Rezidivausschluss, Fehlen anderer Metastasen, komplette Resektabilität.

Operative Therapie

Die operative Therapie erfolgt über laterale Thorakotomie oder mediane Sternotomie (je nach Verteilung der Metastasen), auch videothorakoskopische Methoden werden angewandt. Resektion von solitären, multiplen und auch bilateralen Filiae durch Einsatz der Laserchirurgie und der Radiofrequenzablation.

Thermoablation

Auch Lungenmetastasen können ebenso wie Lebermetastasen durch eine laserinduzierte Thermotherapie (LITT) zerstört werden. Die Technik ist schwieriger, die Erfahrung geringer, an die Möglichkeit sollte jedoch bei isolierten kleinen Metastasen (< 3 cm) gedacht werden.

Experimentelle Therapieverfahren

In einer Studie wird die isolierte Lungenperfusion mit Melphalan untersucht, es handelt sich jedoch um ein hochexperimentelles Verfahren.

Knochenmetastasen

Operative Therapie

Indikation: Frakturen der langen Röhrenknochen, des Beckens, der Wirbelsäule mit progredienter Symptomatik.
Verfahren: Marginale Tumorresektion, Osteo- oder Verbundosteosynthese, prothetischer Ersatz, Dekompression und Stabilisierung an der Wirbelsäule, Amputation, Exartikulation.

Radiotherapie

Die Radiotherapie ist als primäre lokale Maßnahme stabilisierend und schmerzlindernd. Postoperativ ist sie häufig notwendig je nach Vollständigkeit der Tumorresektion oder zur Protektion benachbarter, frakturgefährdeter Bezirke.

Bisphosphonattherapie

Die Bisphosphonattherapie ist sinnvoll bei Knochenmetastasen der verschiedenen Tumorentitäten sowohl bei lytischen als auch bei osteoblastischen Metastasen (z. B. Prostatakarzinom). Die Therapie hat mehrere Ansatzpunkte: Verhinderung oder Verzögerung ossärer Komplikationen, Schmerzlinderung und eigenständiger antiproliferativer Effekt auf die Tumorzelle (?).

Lymphknotenmetastasen

Regionale Lymphknotenvergrößerungen können bei Karzinomen aller Lokalisationen gefunden werden; eine Exstirpation (en bloc) kann bei Tumorverdacht und fehlender Generalisierung bei vertretbarem Risiko durchgeführt werden. Je diffuser die Metastasierung und je effizienter die Strahlen- und/oder Chemotherapie ist, desto relativer ist die Indikation zur Operation zu sehen.

Eine Indikation zur therapeutischen Exstirpation peripherer Lymphknotenmetastasen ist sehr selten gegeben.

Zerebrale und vertebrospinale Metastasen

Operative Therapie

- **Hirnmetastasen:** Solitäre Herde sollen möglichst operiert werden, da immer wieder überraschenderweise ein andersartiger, primärer Hirntumor statt einer Metastase entdeckt wird, der entsprechend anders behandelt werden muss (interdisziplinäres Konsil). Die Indikation zur Resektion richtet sich nach dem Metastasensitz, dem Allgemeinzustand des Patienten und seiner voraussichtlichen Lebenserwartung (mikrochirurgische Exzision, Zystenpunktion, Shunt-Operation, Trepanation).
- **Vertebrospinale Metastasen:** Eine frühzeitige operative Revision zur Verhinderung der neurologischen Ausfälle ist sinnvoll, eine Alternative stellt die Radiotherapie dar. Bei Kompression peripherer Nerven sollte ebenfalls im Konsil zwischen Operateur und Strahlentherapeut entschieden werden, welche Maßnahme für den Patienten am nützlichsten ist.

Radiotherapie

Bei geringer Zahl von nur 3–4 Hirnmetastasen ist eine stereotaktische Einzeitbestrahlung oder Gamma-Knife-Bestrahlung, gefolgt von einer Ganzhirnbestrahlung, günstig. Auch nach Resektion ist die Ganzhirnbestrahlung (30 Gy in 10 Fraktionen oder 40 Gy in 20 Fraktionen) angezeigt.

Chemotherapie

In sehr begrenztem Umfang möglich, da nur wenige Zytostatika liquorgängig sind (Topotecan, BCNU, ACNU).

Medikamentöse Therapie

Bei Hirnmetastasen: Glukokortikoide bessern die Symptome bei 90 % schnell.

Milzmetastasen

Indiziert ist immer eine Splenektomie.

Abdominelle Metastasen

Operiert werden nur die symptomatischen Metastasen.

Andere Lokalisationen

Individuelle (multiviszeral-)resezierende Therapie (kurativ oder palliativ) unter Berücksichtigung des Primärtumors.

21.1.9 Nachsorge

Da bei einer Metastasierung in der Regel eine inkurable Situation vorliegt, sollte die Nachsorge symptomorientiert und nicht nach festen Zeitabständen durchgeführt werden. Ausnahme sind in kurativer Intention resezierte Leber- oder Lungenmetastasen, die in festen Intervallen (3 Monate) untersucht werden sollten, um ein erneutes Rezidiv rechtzeitig zu erkennen.

21.1.10 Prognose

- **Lebermetastasen:** Die Prognose ist bei bis zu 3 Metastasen etwas besser als bei mehr Metastasen. Sie ist auch abhängig und somit vorhersagbar (!?) vom ursprünglichen Befund. Ein Hiluslymphknotenbefall verschlechtert die Prognose. Gute Prognose bei Lebermetastasenchirurgie kolorektaler Karzinome: 20–48 % 5-JÜR bei solitären Metastasen. Bei nach neoadjuvanter Therapie erreichter Resektabilität 5-JÜR von 34 %. Bei Remetastasierung ist eine erneute Resektion (21–58 % 5-JÜR) indiziert. Nach langem tumorfreien Intervall beim Mammakarzinom belegen Studien eine günstige Prognose bei kompletter Resektion.
- **Lungenmetastasen:** 5-JÜR von 32–40 %
- **Knochenmetastasen:** mit Bisphosphonaten und lokaler Strahlentherapie gut behandelbar
- **Lymphknotenmetastasen:** die Prognose entspricht der Grundkrankheit
- **Hirnmetastasen:** Die alleinige Ganzhirnbestrahlung bringt eine mediane ÜLZ von 4–7 Monaten, mit zusätzlicher kleinräumiger Boost-Dosis (5-mal 2 Gy) oder stereotaktischer Kleinraum-Zusatzdosis (1-mal 15 Gy) ergeben sich Überlebenszeiten von 6–26 Monaten. In 80 % der Fälle bessert die Radiotherapie die Symptome.
- **Vertebrospinale Metastasen:** nach Radiotherapie lokal in der Regel längerfristig beherrschbar
- **Milzmetastasen:** bei isolierter Milzmetastase nach Splenektomie hervorragendes Ergebnis
- **Abdominelle Metastasen:** Die Ergebnisse bezüglich Langzeitüberleben sind schlecht (Ausnahme: Krukenberg-Tumore und Urothelmetastasen).

Literatur

1 Arena E et al.: Surgical treatment of liver metastases of breast cancer. Minerva Chir 59, 2004: 7–15

2 Friedrich M et al.: Hepatic metastasectomy as a cytoreductive strategy for the treatment of liver metastases in breast

cancer: review of literature. Eur J Gynaecol Oncol 25, 2004: 555–8
3 Hendriks J et al.: Isolated lung perfusion with melphalan for resectable lung metastases. Ann Thorac Surg 78, 2004: 1919–26
4 Kondo H et al.: Surgical treatment for metastatic malignancies. Pulmonary metastasis: indications and outcomes. Int J Clin Oncol 10, 2005: 81–85
5 Oshowo A et al.: Comparison of resection and radiofrequency ablation for treatment of solitary colorectal liver metastases. Br J Surg 90, 2003: 1240–1243
6 Pfannschmidt J et al.: Prognostic factors and survival after complete resection of pulmonary metastases from colorectal carcinoma: experiences in 167 patients. J Thorac Cardiovasc Surg 126, 2003: 732–739
7 Tsuchiya Y et al.: Increased surgical stress promotes tumor metastasis. Surgery 133, 2003: 547–555

21.2 Metastasen mit unklarem Primärtumor (CUP-Syndrom)

Gerdt Hübner

Als CUP-Syndrom (cancer of unknown primary, Tumorerkrankung mit unbekanntem Primärtumor) wird ein vielgestaltiges onkologisches Krankheitsbild bezeichnet, das durch folgende Kriterien definiert ist:

- *Histologisch oder zytologisch gesicherte Metastasierung*
- *Primärtumor nach Abschluss der Diagnostik unbekannt.*

Es ist ein eigenständiges onkologisches Krankheitsbild.

21.2.1 Epidemiologie

- **Vorkommen:** ca. 3–6% aller Tumorerkrankungen; 5–10% des Patientenkollektivs in onkologischen Zentren
- **Inzidenz:** ca. 6,5–9 Neuerkrankungen pro 100000 Einwohner pro Jahr; keine signifikante Senkung der Inzidenz trotz verbesserter diagnostischer Methoden
- **Alters- und Geschlechtsverteilung:** Altersgipfel 55–65 Jahre; Verhältnis Männer zu Frauen ca. 55 : 45

21.2.2 Ätiologie

Unbekannt. Hypothesen:

- Proliferationsvorteil der Metastasen gegenüber dem Primärtumor
- Primärtumor unbemerkt entfernt (z.B. Nävus, Adenom, vorangehende Organresektion)
- Spontanregression des Primärtumors
- Metastase nicht von Primärtumor unterscheidbar.

Risikofaktoren

- Krebserkrankungen in der Vorgeschichte
- Immunsuppressive Therapien
- Immunsystemstörungen

21.2.3 Einteilung

Histologie, Zytologie und besonders die Immunhistologie liefern entscheidende Hinweise für die Eingrenzung des möglichen Primärtumors. Bei Materialgewinnung mit dem Pathologen Kontakt aufnehmen.

Histologie

- Adenokarzinom: 35–45%
- Undifferenziert (einschließlich undifferenziertes Adenokarzinom): 25–35%
- Plattenepithelkarzinom: 15–20%
- Plattenepithelkarzinom ohne zervikale Lymphknoten: 3–7%
- Kleinzelliges bzw. neuroendokrines Karzinom: 3–5%
- Andere Histologien: 1–3%.

Immunhistologie

> Die Immunhistologie ist beim CUP-Syndrom ein Muss!

Auch mit **immunhistologischen Methoden** ist wegen der überlappenden und aberranten Expression von Strukturproteinen im Tumorgewebe eine genaue Zuordnung des Primärtumors oft nicht möglich (☞ Tab. 21.2-1). Die Spezifität ist aber um ein Vielfaches höher als bei den meisten gebräuchlichen Tumormarkern.

Tab. 21.2-1: Auswahl wichtiger immunhistochemischer Marker

Marker	Tumorentität
Panzytokeratin	Karzinome
AFP	Keimzelltumor, Leberkarzinom
β-hCG	Keimzelltumor
CA-125	Ovarial-, Lungen-, Pankreas-, Gallenwegs-, Gallenblasen-, Mammakarzinom
Chromogranin A; Synaptophysin	Neuroendokrine Karzinome
CK 5/6; CK 14; p63	Plattenepithel-, Urothelkarziom

Marker	Tumorentität
CK 7+, CK 20+	Urothel-, Magen-, Ovarial-, Pankreas-, Gallenwegs-, Gallenblasenkarzinom
CK 7+, CK 20–	Lungen-, Mamma-, Gallenwegs-, Gallenblasen-, Pankreaskarzinom u. a.
CK 7–, CK 20+	Kolonkarzinom, Merkel-Zellen, selten Ovarialkarzinom
GCDFP	Mamma-, Speicheldrüsenkarzinom
HMB 45	Malignes Melanom
LCA	Leukämie, Lymphom
Östrogenrezeptor	Mamma-, Uterus-, selten Nieren-, Ovarialkarziom, malignes Melanom, Leberkarzinom
PSA	Prostatakarziom
TTF-1	Lungen-, Schilddrüsenkarzinom
Thyreoglobulin	Schilddrüsenkarzinom
Uroplakin III	Urothelkarzinom
Vimentin	Sarkom, malignes Melanom, selten Karzinom (z. B. von Niere, Ovar, Uterus)

Anatomische Regionen (ICD 10)

☞ Tab. 21.2-2

Tab. 21.2-2: Anatomische Regionen von Metastasen mit unklarem Primärtumor

Tumorlokalisation	ICD 10
Kopf, Gesicht, Hals	C76.0
Thorax	C76.1
Abdomen	C76.2
Becken	C76.3
Obere Extremität	C76.4
Untere Extremität	C76.5
Sonstige ungenaue Lokalisation	C76.7
Generalisiert	C80

21.2.4 Klinik

Symptome

Die Symptome sind abhängig von der Lokalisation und Größe der Metastasierung sowie von einer eventuellen Sekretion biologisch aktiver Substanzen durch die Metastasen.

Verteilung des Primärtumors

- Häufige Primärtumoren wie Kolon-, Mamma-, Prostata- und Magenkarzinom sind beim CUP-Syndrom selten, mit Ausnahme des Bronchialkarzinoms
- In Sektionsserien ergibt sich folgende Verteilung: Lunge 25–35 %, Pankreas 15–20 %, Leber und Gallenwege 10–15 %, Kolon und Rektum 3–8 %, Niere 3–5 %, Ovar 2–4 %, (amelanotisches) Melanom 2–4 %, alle anderen ≤ 3 %
- Zervikale Lymphknotenmetastasen (exklusive supraklavikulärer Lymphknoten): häufigste Primärtumoren sind hierbei HNO- (~ 70 %), Bronchial- (~ 15 %) und Schilddrüsenkarzinom (5–10 %), alle anderen zusammen haben einen Anteil von ≤ 4 %

Im Vordergrund steht das Herausfinden der 10–15 % potenziell kurablen bzw. der endokrinologisch oder zytostatisch angehbaren Tumoren.

Lokalisierte (resezierbare) Stadien

Solitärer Lymphknotenbefall

- Hohe und mittlere zervikale Lymphknoten:
  - Definierter Sonderfall des CUP-Syndroms
  - Betrifft 5 % aller Tumoren im HNO-Bereich
  - Diagnostik und Therapie überwiegend durch HNO-Ärzte
  - 50 % Plattenepithel-, 35 % undifferenzierte Karzinome, immunhistologisch häufig als Plattenepithelkarzinom einzuordnen (CK 5/6, CK 14, p63)
  - Lokoregionäre Primärtumoren: zu 75 % im HNO-Bereich (gelegentlich Schilddrüse), ca. 20 % Bronchialkarzinome
- Supraklavikuläre (tiefe zervikale) Lymphknoten:
  - Selten lokalisiert, meist parallel disseminierte Erkrankung
  - Adenokarzinom in 35 %
  - Bronchialkarzinom als Primärtumor in 50 %
  - Befall der Virchow-Drüse beim Magenkarzinom, aber auch Keimzelltumor u. v. a. möglich
- Axilläre Lymphknoten:
  - Bei Frauen definierter Sonderfall des CUP-Syndroms
  - Diagnostik wie bei nodal-positivem Mammakarzinom (ggf. bis zum Beweis des Gegenteils durch Immunhistologie)
  - Primärtumor in 75 % Mammakarzinom, auch bei Männern danach fahnden; ansonsten häufig Bronchialkarzinom, amelanotisches Melanom, malignes Lymphom (Immunhistologie!)
  - 5-JÜR: 50–70 %
- Inguinale Lymphknoten:
  - Selten
  - Häufig lokoregionärer Primärtumor

Solitäre Organmetastasen

- Hirnmetastase:
  - Identifikation des Primärtumors in gut 50% der Fälle, meist Bronchialkarzinom
  - Prognose günstiger bei Lokalisation in Großhirnhemisphäre als bei infratentoriellem Sitz
- Lungenmetastase:
  - Solitäre Lungenmetastase selten, multiple Lungenmetastasen hingegen recht häufig
  - Abgrenzung zum primären Bronchialkarzinom oft schwierig
- Lebermetastase:
  - Selten solitär, multiple Lebermetastasen hingegen häufig
  - Günstige Prognose bei differenziertem neuroendokrinem Karzinom (Karzinoid); medianes Überleben ≥ 24 Monate (auch bei multiplen Lebermetastasen)

Solitäre Knochenmetastasen

Selten, multiple Skelettmetastasen hingegen sind häufig.

Solitäre Metastase eines malignen Melanoms

- Vergleichsweise häufig
- Prognose möglicherweise besser als bei bekanntem Primärtumor im gleichen N-Stadium

Kurativ angehbare Tumoren

- Maligne Lymphome (Immunhistologie!)
- Extragonadale Keimzelltumoren: jüngere Männer, β-hCG oder AFP positiv, Befall von retroperitonealen Lymphknoten, Lungenfiliae

Besonders therapiesensible Tumoren

Mamma-, Prostata-, kleinzelliges Bronchial-, Ovarial-, differenziertes Schilddrüsenkarzinom, neuroendokrine Tumoren

21.2.5 Ausbreitung

- Primär lokalisiert: Einzelmetastase oder eine Lymphknotenregion; 15–25%
- Primär disseminiert: auch mehrere Metastasen in einem Organsystem, z.B. Skelett, Leber, Lunge; 75–85%
- Befallene Organe: Lymphknoten (42%), Leber (33%), Skelett (29%), Lunge (26%), Pleura (11%), Peritoneum (9%), Hirn (6%), Nebennieren (6%), Haut (4%), Knochenmark (3%)

21.2.6 Diagnostik

Allgemeine Anforderungen

- Zeit und Kosten sparend, wenig belastend, geringer Aufwand
- Unterscheidung zwischen lokalisierten und disseminierten Formen
- Erfassung der prognostisch günstigen Gruppen
- Berücksichtigung der limitierten Therapieoptionen
- Erstellung einer Arbeitsdiagnose als Grundlage für die Therapie

Identifikation des Primärtumors

- Trotz intensiver Diagnostik werden ante mortem nur 10–20% der Primärtumoren identifiziert, die meisten dadurch, dass sie symptomatisch werden und nicht durch mehr oder weniger gezielte oder gar wiederholt durchgeführte Diagnostik
- Selbst bei der Obduktion bleiben 10–25% der Primärtumoren unbekannt
- 50–75% der Primärtumoren bleiben somit – je nach Anteil der durchgeführten Sektionen – unbekannt

Basisdiagnostik

- Gründliche Anamnese
- Untersuchung: Lymphknoten, Haut, Rachen, Rektum, HNO-Bereich, Mamma, gynäkologische Untersuchung, Prostata, Hodenpalpation
- Histologie bzw. Zytologie mit Immunhistologie
- Thorax-CT
- Abdomen-Sonographie (ggf. CT)
- 3-mal Hämoccult®-Test
- Bei Frauen: gynäkologische Untersuchung, Mammographie, vaginale Sonographie
- **Labor:** großes Blutbild, alkalische Phosphatase, LDH, γ-GT, Kreatinin, Urinstatus, Elektrophorese (Bence-Jones-Paraprotein)
- **Tumormarker:** AFP (α-Fetoprotein), Kalzitonin, bei Männern zusätzlich PSA, β-hCG; andere Tumormarker haben in der Diagnostik keinen hohen Stellenwert, da sie beim CUP-Syndrom häufig unspezifisch exprimiert werden; als Verlaufsparameter können sie hilfreich sein – besonders bei schwer quantifizierbaren bzw. messbaren Tumormanifestationen

Weiterführende Diagnostik

- Ösophagogastroduodenoskopie (ÖGD), Koloskopie: bei entsprechender Klinik, Eisenmangelanämie oder positivem Hämoccult®-Test

- Skelettszintigraphie, MRT, Röntgen bestimmter Knochen: bei Knochenschmerzen
- Schädel-CT oder -MRT: bei klinischem Verdacht auf Hirnmetastasen
- Bronchoskopie: bei chronischer Heiserkeit oder suspektem CT-Befund
- PET: hilft bei zervikalen Lymphknotenmetastasen häufig weiter, während ihr Stellenwert bei disseminierter Metastasierung noch unklar ist; wahrscheinlich ist sie sowohl bei der Identifikation des Primärtumors als auch bei der Diagnose weiterer Metastasen von Nutzen
- Ist bei lokalisierten Stadien (solitäre Organmetastase oder Befall einer Lymphknotenregion) eine kurative Operation und/oder Radiotherapie intendiert, ist der Befall anderer Organsysteme auszuschließen → auch Skelettszintigraphie und bildgebende Diagnostik des Gehirns durchführen

> Insgesamt gilt: Diagnostischer Ehrgeiz führt meist nicht weiter, kostet (Lebens-)Zeit und Geld und ist daher fehl am Platze. Bei jeder diagnostischen Maßnahme ist nach der therapeutischen Konsequenz zu fragen.

Diagnostik bei lokalisierten Stadien

Befall hoher und mittlerer zervikaler Lymphknoten

- Panendoskopie und CT-Thorax erforderlich
- Tonsillektomie: von einigen Autoren empfohlen
- PET: empfehlenswert; hat in 35–65 % therapeutische (!) Relevanz: Identifikation von 25–40 % der Primärtumoren und Aufdeckung bisher nicht bekannter Disseminierung in 15–35 %
- Bei Adenokarzinom: Schild- und Speicheldrüsendiagnostik obligat

Befall axillärer Lymphknoten

- MRT der Mammae bei unauffälligem klinischen Befund
- Mammographie und Mammasonographie sinnvoll

Befall inguinaler Lymphknoten

Histologie bzw. Immunhistologie zum Ausschluss eines amelanotischen Melanoms bzw. Weichteilsarkoms

Hirnmetastasen

- MRT-Schädel: bessere Auflösung als CT, Ausschluss weiterer Filiae
- Histologische Sicherung

Lungenmetastasen

- Histologie bzw. Zytologie mit Immunhistologie in jedem Fall erforderlich
- Materialgewinnung mittels Bronchoskopie, transthorakaler sonographisch gesteuerter Punktion bei subpleuraler Lokalisation bzw. CT-gesteuerter Punktion bei intrapulmonaler Lokalisation, wenn nicht erfolgreich per operationem

Lebermetastasen

Intensive lokoregionäre Diagnostik erforderlich:

- Bei Adeno- oder undifferenziertem Karzinom (CK 7–/CK 20+): ÖGD, Koloskopie, ggf. Kapselendoskopie, Sellink-Technik beim Kolonkontrasteinlauf
- Bei Adeno- oder auch undifferenziertem Karzinom (CK 7+/CK 20±): ÖGD, Dünnschnitt-CT des Pankreas, MRCP, ggf. mit Darstellung der Pankreasweichteile

Knochenmetastasen

- Bei Osteolysen: Suche v. a. nach Bronchial- und Nierenzellkarzinom
- Bei osteoplastischen Anteilen: Suche v. a. nach Mamma- bzw. Prostatakarzinom
- Histologische Sicherung

21.2.7 Differenzialdiagnosen

Solitäre Knochenmetastasen: z. B. Morbus Paget, primäre Knochentumoren, Plasmozytom.

21.2.8 Konventionelle Therapie

Lokalisierte Stadien

Bei lokalisierten Stadien, d. h. solitärer Organmetastase oder Befall einer Lymphknotenregion, erfolgt die Therapie in aller Regel in **kurativer** Absicht.

Solitärer Lymphknotenbefall

Hohe und mittlere zervikale Lymphknoten

- Stadium N1: funktionelle neck dissection, anschließend Radiotherapie mit kurativer Intention, Zielvolumen der Radiotherapie wird definiert wie beim Nasopharynx-Karzinom
- Stadium N2 oder N3: funktionelle neck dissection mit adjuvanter kombinierter Radiochemotherapie (Cisplatin 100 mg/m^2 an Tag 1, 22, 43) ist der alleinigen adjuvanten Radiotherapie bei Patienten, die für eine Cisplatin-Behandlung geeignet sind, überlegen

- Bei Adenokarzinom: gleiche Therapie selten kurativ, erreicht aber 2-JÜR von ca. 50%.

■ **Supraklavikuläre (tiefe zervikale) Lymphknoten**
- Plattenepithel-, undifferenziertes und Adenokarzinom: Lymphknotenexstirpation mit anschließender Radiotherapie
- Neuroendokrines (kleinzelliges) Karzinom: ☞ weiter unten

■ **Axilläre Lymphknoten**
- Axilladissektion Level I + II
- Adjuvante Chemotherapie wie bei nodal-positivem Mammakarzinom (☞ 12.1.8), anschließend Radiotherapie (einschließlich der ipsilateralen Mamma) wie nach Brust erhaltender Therapie
- Bei rezeptorpositivem Tumor: antihormonelle Therapie
- Ablatio mammae oder Quadrantenresektion ist nicht erforderlich
- Männer analog behandeln (isolierter Befall axillärer Lymphknoten aber eine Rarität)

■ **Inguinale Lymphknoten**
Exstirpation, anschließend Radiotherapie (einschließlich iliakaler Lymphabflusswege).

Solitäre Organmetastasen

■ **Hirnmetastase**
- Exstirpation, wenn gut erreichbar, anschließend Ganzhirnbestrahlung
- Alternativ: Gammaknife oder stereotaktische Radiotherapie (bei Läsionen < 5 cm), insbesondere bei schwer oder inoperablen Lokalisationen

■ **Lungenmetastase**
- Bei operablen Fällen: Operation analog zum nichtkleinzelligen Bronchialkarzinom (☞ 13.1.8)
- Falls nicht operabel: Radiotherapie in kurativer Intention (☞ 13.1.8), weitere Therapie ggf. entsprechend der Histologie

■ **Lebermetastase**
- Resektion, ggf. Implantation eines intraarteriellen Ports in die A. hepatica
- Bei Inoperabilität: andere lokale Therapieverfahren, z. B. Hochfrequenz- oder laserinduzierte Thermoablation, ggf. intraoperativ
- Wenn keine lokoregionäre Therapie durchgeführt werden kann, ist die Prognose schlecht → palliative Therapie

Solitäre Knochenmetastasen
- Resektion in kurativer Intention, ggf. anschließend Radiotherapie
- Bei ungünstiger Lokalisation ggf. primäre Radiotherapie

Solitäre Metastase eines malignen Melanoms
Therapie wie beim malignen Melanom mit bekanntem Primärtumor (☞ 17.1.8):
- Bei Lymphknotenbefall: radikale Resektion
- Bei isoliertem Organbefall: Resektion
- Bei Rezidiv ebenfalls operative Therapie, solange der Tumor lokal begrenzt bleibt

Solitäre Metastase eines neuroendokrinen (kleinzelligen) Karzinoms
Bei Lokalisation oberhalb des Zwerchfells meist Verlauf wie bei kleinzelligem Bronchialkarzinom → Therapie deshalb analog zum Stadium limited disease (☞ 13.2.8):
- Chemotherapie ☞ 13.2.8
- Ggf. Resektion
- Bei CR: lokale Radiotherapie anschließen, prophylaktische Ganzhirn-Radiotherapie in Erwägung ziehen.

Bei anderer (besonders gastrointestinaler) Lokalisation:
- Exstirpation
- Bei schlechter Differenzierung anschließend Chemotherapie, ggf. Radiotherapie
- Bei guter Differenzierung keine weitere Therapie erforderlich.

Disseminierte Erkrankung
- In der Regel **schlechte Prognose:** medianes Überleben 3–10 Monate, 5-JÜR < 10%; entgegen früherer Lehrmeinung unterscheiden sich undifferenzierte Karzinome prognostisch nicht von wenig differenzierten Adenokarzinomen
- Bei hohem Alter und schlechtem Allgemeinzustand die Indikation zur Chemotherapie sehr zurückhaltend stellen
- Durch neue Substanzen ergeben sich neue Therapieoptionen
- Bei Hinweisen auf spezifischen Primärtumor (z. B. bei eindeutiger Histologie) und bei hormonabhängigem Tumor entsprechende spezifische Therapie, z. B. bei Hinweis auf Mamma- oder Prostatakarzinom
- Eine **Arbeitsdiagnose** unter Berücksichtigung von Anamnese, Metastasierungsmuster, Zytologie, Histologie und Immunhistologie erstellen, um ihr verschiedene Therapieoptionen zuzuordnen

- Bei den Therapieoptionen auf die Möglichkeit einer prognostisch günstigen Subgruppe achten; im Zweifelsfall Therapie so wählen, dass ein therapiesensibler Tumor mit eingeschlossen ist

Chemotherapie

In der Regel ist beim CUP-Syndrom eine **palliative** Therapie erforderlich. Umso wichtiger ist es, sich bei der Wahl der Therapie zu fragen, welcher Tumor im günstigsten Fall vorliegen könnte und insbesondere auf Gruppen mit günstiger Prognose zu achten. Die angegebenen Therapieoptionen haben durchgehend Evidenzlevel B oder D (Phase-II-Studien oder Expertenmeinung). Prospektiv randomisierte Phase-III-Studien mit ausreichenden Patientenzahlen liegen nicht vor.
Die Wahl der Chemotherapie erfolgt unter Berücksichtigung der Histologie.
Auswahl der Therapieoption:

- Bei Hinweisen auf einen spezifischen Tumor: spezifische Therapie
- Hormonabhängige Tumoren: sollten entsprechend behandelt werden
- Ohne sinnvolle Arbeitsdiagnose: eine gut verträgliche palliative Therapie mit Carboplatin und Paclitaxel (Evidenz aus Phase-II-Studien) entsprechend dem Schema beim Vorliegen eines Ovarialkarzinoms (☞ Tab. 12.9-4)
- Mit sinnvoller Arbeitsdiagnose: Therapie je nach Arbeitsdiagnose

Arbeitsdiagnose extragonadaler Keimzelltumor

- **Kriterien:**
  - Jüngere Männer < 50 Jahre
  - Wenig differenziertes Karzinom
  - Rascher Progress
  - Befall überwiegend retroperitoneal und/oder mediastinal und/oder pulmonal
  - Isochromosom i12p zytogenetisch oder molekularbiologisch nachzuweisen
  - AFP oder β-hCG gelegentlich erhöht.
- **Therapie:**
  - Analog zum metastasierten Hodenkarzinom: PEI-Schema (Cisplatin, Etoposid, Ifosfamid; ☞ Tab. 15.4-5)
  - Bereits nach dem 1. Zyklus (Tag 1–5) orientierendes Restaging: bei gutem Ansprechen Fortsetzung der Therapie in kurativer Intention, bei fehlendem Ansprechen Wechsel auf gut verträgliche palliative Therapie mit Carboplatin und Paclitaxel

Arbeitsdiagnose gynäkologischer Tumor

■ Ovarialkarzinom

- **Kriterien:**
  - Zytologie, Histologie und Immunhistologie vereinbar mit Ovarialkarzinom
  - Frauen mit Peritonealkarzinose
  - Ohne weitere Metastasen ± maligner Pleura-/Perikarderguss ± retroperitoneale Lymphknotenmetastasen ± CA-125
- **Therapie:** Carboplatin und Paclitaxel (☞ Tab. 12.9-4)

■ Mammakarzinom

- **Kriterien:**
  - Mammakarzinom in der Anamnese (auch vor Jahrzehnten)
  - Befall axillärer und/oder supraklavikulärer Lymphknoten
  - Maligner Pleuraerguss
  - Skelettmetastasierung (v.a. mit osteoplastischen Anteilen)
  - Gezielte Immunhistologie mit Hormonrezeptorstatus
- **Therapie:**
  - Analog zum metastasierten Mammakarzinom: ☞ 12.1.8
  - Antihormonell (Aromatasehemmer, Tamoxifen), wenn Hormonrezeptor-positiv
  - Sonst z.B. Doxorubicin-Docetaxel-Schema oder Monotherapie

Arbeitsdiagnose differenziertes neuroendokrines Karzinom

- **Kriterien:** meist multiple Leber-, seltener Lungen- oder Skelettmetastasen
- **Therapie:**
- Analog zum metastasierten differenzierten neuroendokrinen Karzinom (Karzinoid) ☞ Tab. 18.2-2
- Bei Lebermetastasierung ggf. Chemoembolisation (☞ 7.7.6)

Arbeitsdiagnose undifferenziertes neuroendokrines (kleinzelliges) Karzinom

Therapie: analog zum kleinzelligen Bronchialkarzinom, z.B. mit Cisplatin/Etoposid (☞ Tab. 13.2-2)

Arbeitsdiagnose nicht-kleinzelliges Bronchialkarzinom

- **Kriterien:**
  - Supradiaphragmaler Befall ± Nebennierenmetastasen ± Skelettbeteiligung
  - Immunhistologie: z.B. CK 7+, CK 20-, TTF-1+

- **Therapie:**
  - Carboplatin/Paclitaxel (☞ Tab. 12.9-4) bzw. Platinderivat kombiniert mit Vinorelbin oder Gemcitabin (☞ Tab. 13.1-6)
  - Bei schlechtem Allgemeinzustand Monotherapie (☞ Tab. 13.1-7)

Arbeitsdiagnose gastrointestinaler Tumor

- **Kriterien:** Lebermetastasen und/oder Peritonealkarzinose
- **Therapie:**
  - Hinweis auf Darmtumor (CK 7-, CK 20+): Thymidilatsynthetase-Inhibitor (5-FU, Capecitabin, UFT/Tegafur) ggf. in Kombination mit Oxaliplatin oder Irinotecan (☞ Tab. 14.4-5, 14.4-6)
  - Darmtumor ausgeschlossen, Kriterien für Oberbauchtumor (CK 7+, CK 20-/+): Carboplatin bzw. Paclitaxel (☞ Tab. 12.9-4), alternativ Gemcitabin oder 5-Fluorouracil ggf. in Kombination mit Oxaliplatin oder Irinotecan (☞ Tab. 14.2-6, Tab. 14.7-7)

Arbeitsdiagnose Plattenepithelkarzinom mit disseminiertem Befall

- Karzinom **supradiaphragmal:**
  - Bei Befall hoher und mittlerer zervikaler Lymphknoten häufig lokoregionärer Primärtumor
  - Bei Befall supraklavikulärer und/oder mediastinaler Lymphknoten häufig Bronchialkarzinom
- Karzinom **infradiaphragmal:** Primärtumorsuche auf Lunge und Anus ausdehnen sowie zusätzlich Zervix, Vagina, Vulva bzw. Penis
- **Therapie:**
  - Kombination von Platinderivat und 5-Fluorouracil (☞ Tab. 16.1-5)
  - Parallel lokale Radiotherapie befallener Lymphknotenregionen (bei überwiegendem Lymphknotenbefall)

Palliative Therapie

Therapieoptionen bei **Skelettmetastasierung:**

- Bei osteoplastischen Anteilen Mamma- bzw. Prostatakarzinom wahrscheinlich; wegen therapeutischer Konsequenzen an antihormonelle Therapie denken
- Konsequente analgetische Therapie, bei Bedarf analgetische Radiotherapie
- Konsequente Therapie mit Bisphosphonaten, z.B. Ibandronat 6 mg oder Zoledronat 4 mg oder Pamidronat 90 mg alle 4 Wochen durch Infusion, Wiederholung Tag 29

21.2.9 Nachsorge

Richtlinien für das CUP-Syndrom liegen nicht vor. Aufgrund der Vielgestaltigkeit des Krankheitsbildes sind detaillierte Empfehlungen nicht sinnvoll.
Grundsätzlich gilt:

- Bei kurativer Therapieintention: intensive Nachsorge
- Bei palliativer Therapieintention: symptomorientierte Nachsorge

21.2.10 Prognose

Überlebenszeiten

- Median 3–14 Monate
- 1-JÜR 25–40%
- 5-JÜR 5–15%

Prognosefaktoren

- **Günstige Prognosefaktoren:** überwiegend Lymphknoten-Befall, wenig Metastasen, Plattenepithel- oder neuroendokrines Karzinom, guter Allgemeinzustand des Patienten
- **Ungünstige Prognosefaktoren:** Leber-, Skelett-, Nebennierenbefall, supraklavikulärer Lymphknotenbefall, Adenokarzinom, männliches Geschlecht, fortgeschrittenes Alter
- Subgruppen mit **günstiger** Prognose:
  - Lokale (resezierbare) Erkrankung: Befall einer einzelnen Lymphknotenregion oder solitäre Organmetastasen (auch Lunge, Hirn, Skelett)
  - Extragonadale Keimzelltumoren bei Männern < 50 Jahren, wenig differenzierte Karzinome, überwiegend retroperitonealer und/oder mediastinaler und/oder pulmonaler Befall, rascher Progress (zytogenetisch i12p)
  - Neuroendokrine Karzinome
  - (Jüngere) Frauen mit Peritonealkarzinose
  - Maligne Lymphome besonders bei kleinzelligen Tumoren per Immunhistologie (z.B. LCA) ausschließen
- Die **häufigste Form** des CUP-Syndroms (keiner der o.g. Subgruppen zugehörig) mit disseminiertem Befall und Adeno- oder wenig differenziertem Karzinom hat eine **ungünstige** Prognose: medianes Überleben 3–11 Monate, 5-JÜR ≤ 5%

Je nach Subgruppen eine entsprechende Therapie auswählen.

Literatur

1 Borner MM, Dietrich D, Stupp R et al.: Phase II study of capecitabine and oxaliplatin in first- and second-line treatment of advanced or metastatic colorectal cancer. J Clin Oncol 20, 2002: 1759 – 1766

2 Greco FA, Burris HA, Litchy S et al.: Gemcitabine, Carboplatin, and Paclitaxel for patients with carcinoma of unknown primary site: a Minnie Pearl Cancer Research Network Study. J Clin Oncol 20, 2002: 1651 – 1656

3 Hainsworth JD, Erland JB, Kalman LA et al.: Carcinoma of unknown primary site: treatment with 1-hour paclitaxel, carboplatin, and extended-schedule etoposide. J Clin Oncol 15, 1997: 2385 – 2393

4 Hess KR, Abbruzzese MC, Lenzi R et al.: Classification and regression tree analysis of 1000 consecutive patients with unknown primary carcinoma. Clin Cancer Res 5, 1999: 3403 – 3410

5 Hübner G, Steinbach S, Kohne CH et al.: Paclitaxel (P)/carboplatin (C) versus gemcitabine (G)/vinorelbine (V) in patients with adeno- or undifferentiated carcinoma of unknown primary (CUP) – a randomized prospective phase-II-trial. ProcASCO 2005: a4089

6 Hübner G, Tamme C, Wildfang I et al.: Management of patients with carcinoma of unknown primary (CUP-Syndrome). J Cancer Res Clin Oncol 116, 1990: 190

7 Laack E, Mende T, Benk J et al.: Gemcitabine and vinorelbine as first-line chemotherapy for advanced non-small cell lung cancer: a phase II trial. Eur J Cancer 37, 2001: 583 – 590

8 Muir C: Cancer of unknown primary site. Cancer 75, 1995: 353 – 356

9 Oettle H, Arning M, Pelzer U et al.: A phase II trial of gemcitabine in combination with 5-fluorouracil (24-hour) and folinic acid in patients with chemonaive advanced pancreatic cancer. Ann Oncol 11, 2000: 1267 – 1272

10 Rades D, Kuhnel G, Wildfang I et al.: The value of positron emission tomography (PET) in the treatment of patients with cancer of unknown primary (CUP). Strahlenther Onkol 177, 2001: 525 – 529

11 Schilsky RL, Bertucci D, Vogelzang NJ et al.: Dose-escalating study of capecitabine plus gemcitabine combination therapy in patients with advanced cancer. J Clin Oncol 20, 2002: 582 – 587

12 Van de Wouw AJ, Janssen-Heijnen ML, Coebergh JW et al.: Epidemiology of unknown primary tumours; incidence and population-based survival of 1285 patients in Southeast Netherlands, 1984 – 1992. Eur J Cancer 38, 2002: 409 – 413

Internetadressen

1 cancer.gov/cancer_information/cancer_type/carcinoma_of_unknown_primary: Info-Seite des NCI (National Cancer Institute, USA)

2 cancer.gov/search/clinical_trials: Studienverzeichnis des NCI

3 www.studien.de: Studienverzeichnis der DKG (Deutsche Krebsgesellschaft)

4 www.cancernetwork.com/textbook/morev35.htm: Information des MD-Anderson-Cancer-Center, Houston/Texas als Review

5 www.krebs-kompass.de: Info für PatientInnen, hier auch Erfahrungsbericht eines CUP-Patienten

6 info.imsd.uni-mainz.de/TUZ/huebner.htm: CUP-Vortrag mit Dias bei den „Pfälzer Tagen für Hämatologie und Onkologie“, Kaiserslautern 1999

7 www.aio-portal.de: im deutschsprachigen Raum gibt es seit 2004 die AG CUP-Syndrom in der Arbeitsgemeinschaft Internistische Onkologie der Deutschen Krebsgesellschaft, die sich wissenschaftlich mit der Erkrankung beschäftigt

22 Hämoblastosen

Kai Breuer, Oliver Cornely, Martin Dreyling, Hartmut Goldschmidt, Michael Hallek, Frank Hartmann, Agnieszka Korfel, Hartmut Link, Axel Matzdorff, Eckhard Thiel

22.1 Akute myeloische Leukämie (AML)

Hartmut Link

Maligne Entartung früher Progenitorzellen der Hämatopoese, ausgehend von der multipotenten hämatopoetischen Stammzelle. Ausnahme: Akute Promyelozytenleukämie mit maligner Transformation auf der Ebene der myeloisch determinierten Progenitorzellen.

22.1.1 Epidemiologie

- **Inzidenz:** 2,7 Neuerkrankungen pro 100 000 Einwohner
- **Alters-/Geschlechtsverteilung:** geringfügig häufiger beim männlichen Geschlecht; zunehmende Inzidenz mit höherem Alter, Altersmedian liegt bei 60 Jahren

22.1.2 Ätiologie

Mehrschrittmodell der Pathogenese

Für die Leukämieentstehung sind mindestens zwei kritische genetische Veränderungen nötig, um die Differenzierung und Proliferation der Knochenmarkprogenitorzellen zu stören.

Risikofaktoren

- Keine einheitliche Ursache bekannt
- Längere Benzol- und Erdölproduktexposition, langes Intervall zwischen Exposition und Leukämieausbruch (zwischen 10 – 30 Jahren), häufig Chromosomenschäden
- Pestizidexposition erhöht Leukämierisiko
- AML zunehmend mit Industrialisierung in Entwicklungsländern
- Rauchen
- Ionisierende Bestrahlung
- Frühere Chemotherapie: aktuell häufigster Faktor für „sekundäre" AML ist eine frühere Behandlung mit Zytostatika und insbesondere Alkylanzien (Cyclophosphamid, Melphalan) nach Latenz von 3 – 5 Jahren und mit vorangegangener Myelodysplasie; nach Topoisomerase-II-Inhibitoren (Etoposid u. a.), Doxorubicin, Mitoxantron nach kurzer Latenz und ohne vorherige Myelodysplasie
- Gering erhöhtes Risiko nach vorheriger Radiotherapie
- Häufig assoziiert mit zytogenetischen Aberrationen: Monosomie 5, 7, 11 oder 17

Genetische Veränderungen

- Genetische Prädisposition: Down-Syndrom (Trisomie 21), Klinefelter-Syndrom (47 XXY oder selten 48, XXXY, 49, XXXXY), Bloom-Syndrom, Fanconi-Anämie, Schwachman-Syndrom, Blackfan-Josephs-Diamond-Anämie, schwere kongenitale Neutropenie, geringe NAD(P)H-Quinon-Oxidoreduktase-1-Aktivität
- Konstitutive genetische Veränderungen: bei ca. 50 % der AML-Patienten in den Leukämiezellen genetische Veränderungen nachweisbar, bei 40 % der Patienten mit normalem Karyotyp konstitutiv aktivierende Längenmutation oder Punktmutation des Gens der FLT3-Rezeptor-Tyrosinkinase
- Balancierte chromosomale Veränderungen: Translokationen bei 20 % der AML, dadurch neue chimäre Fusionsgene, Veränderung von Expression oder Funktion der beteiligten Gene
- Core-Binding-Factor(CBF)-Familie: Translokationen des AML1-Gens (CBFα-Gengruppe) und CBFβ-Gens
  - AML mit t(8;21): AML1-ETO Fusionsgen, myelomonozytärer Leukämie, Prognose günstig
  - AML mit inv(16) mit CBFβ-MYH11-Fusionsgen, myeloische und monozytäre Zellen, vermehrt Eosinophile, bizarre eosinophile Granula
  - AML mit t(3;21)(p;q22) mit Fusionsgenen AML1-MDS1, AML1-EVI1 oder AML1MDS1 / EVI1
- MLL-Familie: Translokationen und Fusionsgene: MLL-Gen auf Chromosom 11 Bande q23 (schlechte Prognose), t(9;11) MLL-AF9, t(11;19) MLL-ENL, t(6;11) MLL-AF6
- RARα-Familie: meist t(15; 17) (q22;q11 – 12), Promyelozytenleukämie; Promyelozytenleukämie-Gen (PML) auf Chromosom 15 fusioniert mit Retinolsäu-

rerezeptor-α-Gen (RARα) auf Chromosom 17, PML-RARα ist aberranter Retinolsäurerezeptor, der den normalen Rezeptor hemmt

- Komplexe Aberrationen: Karyotyp mit > 2 nicht verwandten zytogenetischen Veränderungen in einem Zellklon, oft Trisomie 8 oder Deletionen (5q-, 7q-); bei älteren Patienten, schlechte Prognose
- Mutationen: am häufigsten: Rezeptortyrosinkinase (RTK) FLT3: interne Tandemduplikationen (ITD) bei 20 %, Punktmutationen bei 7 %; verstärkte Proliferationsrate, Hemmung der Apoptose, schlechte Prognose, Therapieansatz mit spezifischem Tyrosinkinasehemmern bei FLT-ITD
- Typische Chromosomenaberrationen bei AML ☞ Tab. 22.1-1

Tab. 22.1-1: Typische chromosomale Aberrationen bei AML

Chromosomen-aberration	Genrearran-gement	FAB-Subtyp	Häufig-keit (%)
t(8;21)(q22;q2)	AML1-ETO	M1/M2	8–12
inv (16)(p13;q22)	CBFß-MYH11	M4Eo	8–12
t(15;17)(q22;q12)	PML-RARα	M3/M3v	4–6
t(9;11)(p22;q23)	MLL-AF9	M5a	1–3
t(6;9)(p23;q34)	DEK-CAN	M1/M2	Selten
inv(3)(q21;q26)			1–2
+8 allein			5–10
+11 allein		M1/M2	1
Komplexe Aberrationen			10–20%

Prävention

- Vermeiden einer Benzol-Exposition
- Nicht rauchen
- Geeignete Zytostatikaauswahl für Chemotherapie ☞ 41.2.1

22.1.3 Einteilung

Die Einteilung erfolgt durch die French-American-British-Klassifikation (FAB-Klassifikation; ☞ Tab. 22.1-2), die in der WHO-Klassifikation um zytogenetische Veränderungen und mögliche Ursachen bei AML (typische chromosomale Aberrationen, ☞ Tab. 22.1-1) ergänzt ist.

FAB-Klassifikation, ICD 10

☞ Tab. 22.1-2

Tab. 22.1-2: Morphologische Einordnung der AML basierend auf der French-American-British-Klassifikation (FAB-Klassifikation)

FAB-Klassifikation	Morphologie	ICD 10
M0	• Undifferenzierte AML • ≥ 30% Blasten • Myeloperoxidase (MPO) zytochemisch negativ, immunologisch und ultrastrukturell positiv • CD13-positiv	C95.0
M1	• Unreife Myeloblastenleukämie • ≥ 30% Blasten • ≥ 3% Myeloperoxidase (MPO) positiv	C92.0
M2	• Myeloblastenleukämie mit Ausreifung • ≥ 30% Blasten • Einzelne Auerstäbchen möglich • + spez. Form M2 Baso	C92.0
M3	• Promyelozytenleukämie (APL) • ≥ 30% Blasten und hypergranuläre Promyelozyten • Häufig Auerstäbchen (zum Teil gebündelt) • Intensive MPO-Reaktion in fast allen Zellen • Zytogenetisch und molekulargenetisch t(15;17)	C92.0
M3v	• Mikrogranuläre M3 • Granula unauffällig, Kern gekerbt, nierenförmig • Auerstäbchen • Sonst wie M3	C92.0
M4	• Akute myelomonozytäre Leukämie (AMMoL) • Monozytose (≥ 5000/µl) • Lysozym erhöht • Vereinzelt Auerstäbchen • ≥ 30% Myeloblasten und Monoblasten und Promonozyten • 20% MPO-positive Zellen • > 20% unspezifische Esterase-positive Zellen	C92.7
M4Eo	Eo AMMoL + > 5% abnorme Eosinophile im Knochenmark	C92.7
M5a	• Unreife Monoblastenleukämie • ≥ 30% Myeloblasten und Monoblasten und Promonozyten • < 20% MPO-positive Zellen • > 80% unspezifische Esterase-positive Zellen	C93.0
M5b	Monoblastenleukämie mit Ausreifung (überwiegend Promonozyten)	C93.0

FAB-Klassifikation	Morphologie	ICD 10
M6a,b	• Monoblastenleukämie mit Ausreifung (überwiegend Promonozyten) • > 50% erythroide Zellen • Erythroblasten überwiegen (AML M6b)	C94.0
M7	• Megakaryoblasten-Leukämie • ≥ 30% Blasten (Myeloblasten und Megakaryoblasten) • > 30% megakaryozytäre Elemente mit Immunphänotypisierung oder ultrastruktureller Elektronenmikroskopie	C94.2
Sonderformen: biphänotypische und bilineäre Leukämie; AML mit Myelodysplasie; AML aus MDS; akute Myelofibrose; hypoplastische AML, smouldering leukemia		

WHO-Klassifikation (1999)

Bei WHO-Klassifikation ≥ 20% Blasten im Knochenmark, bei FAB-Klassifikation ≥ 30%.

AML mit spezifischen zytogenetischen Translokationen

- Mit t(8;21)(q22;q22), (AML1/ETO)
- Mit abnormen Knochenmark-Eosinophilen inv(16)(p13q22) oder t(16;16)(p13;q22), (CBFb/MYH11)
- Akute Promyelozytenleukämie mit t(15;17)(q22;q11–12), (PML/RARα) und Varianten
- Mit 11q23 (MLL) Anomalien

AML mit Dysplasie mehrerer Zellreihen (multilineär)

- Ohne myelodysplastisches oder myeloproliferatives Syndrom in der Vorphase
- Mit myelodysplastischem oder myeloproliferativem Syndrom in der Vorphase

Therapieinduzierte AML und myelodysplastisches Syndrom

- Nach alkylierenden Substanzen
- Nach Topoisomerase-Inhibitoren
- Andere Auslöser

AML ohne weitere Kategorie

- AML mit minimaler Ausreifung
- AML ohne Ausreifung
- AML mit Ausreifung
- Akute myelomonozytäre Leukämie
- Akute monoblastische und monozytäre Leukämie
- Akute Erythroleukämie
- Akute Megakaryoblastenleukämie
- Akute Basophilenleukämie
- Akute Panmyelosis mit Myelofibrose
- Myeloisches Sarkom/Chlorom
- Akute biphänotypische Leukämie

Immunphänotypisierung

☞ Tab. 22.1-3

22.1.4 Klinik

Symptome

Die Symptome bei der AML treten durch die **Beeinträchtigung der normalen Hämatopoese** auf.

- **Anämie:** Leistungsknick, Kopfschmerzen, Schwäche, Müdigkeit, Kurzatmigkeit, Angina pectoris bei koronarer Herzkrankheit, Verschlechterung des Allgemeinzustandes, Krankheitsgefühl, Nachtschweiß, Fieber
- **Thrombozytopenie:** Blutungsneigung, Petechien, Schleimhautblutungen, Hämatome, Menorrhagie, Nasenbluten
- **Granulozytopenie:** Fieber, persistierende Infektionen (oft im Rachen, Tonsillitis, Zahnwurzel), Pneumonie, Bakteriämie

Die **metabolischen Effekte** sind durch die hohe Zellzahl und den Zellzerfall bedingt.

- **Hyperurikämie:** mögliche interstitielle oder urethrale Obstruktion bei mäßiger bis hoher Leukozytose; Exazerbation durch rasche Wirkung der Chemotherapie und Tumorlyse-Syndrom (s.u.); vor Therapie daher prophylaktisch Allopurinol 300–600 mg und Urinalkalisierung; therapeutisch zusätzlich rekombinante Uratoxidase i.v. (Rasburicase), 1-mal tgl. direkt vor Chemotherapie für 5–7 Tage
- **Koagulopathie:** kann Gerinnungsprobleme der Thrombozytopenie komplizieren; disseminierte intravasale Koagulopathie (DIC) meist bei akuter Promyelozytenleukämie durch Freisetzung von prokoagulatorischer Aktivität aus zerfallenden Zellen; bei Monoblastenleukämie auch durch Lysozymfreisetzung; auch nach Asparaginasetherapie bei ALL (☞ 22.2)
- **Tumorlyse-Syndrom:** Hyperurikämie mit akuter oligurischer Niereninsuffizienz, Azidose, Hyperphosphatämie, Hypokalzämie, LDH-Anstieg, Koagulopathie

Tabelle 22.1-3: Korrelation der AML-FAB-Subtypen mit Immunphänotyp und Zytogenetik

AML-FAB-Subtyp	Zytochemie			Marker für									Zytogenetik
				Vorläuferzellen			Myeloische Zellen			Monozyten		Sonstige	
	MPO	PAS	Esterase	Tdt	HLA-DR	CD 34	CD 13	CD 33	CD 15	CD 11b	CD 14		
M0 undifferenziert	< 3%+	-	-	±	+	+	+	±	±	-	--		t(11q;13)
M1 myeloisch	> 3%+	-	-	±	+	+	+	+	-	±	-		-5,-7,-17, del 3p +21,+8
M2 myeloisch, differenziert	> 10% +	-	-	-	+		+	+	+	±	-		t(8;21) del 3p oder inv3, -5, -7, t(6;9),+8
M3 promyelozytisch	++	-	-	-	-	-	+	+	±	-	-		t(15;17), t(11;17), t(5;17)
M4 myelomonozytär	+	-	+	-	+	-	+	+	+	+	+		inv (16) oder -16q, t(16;16), occ t(8;21), -5,-7, t(6;9)
M5 monozytisch	-	+ grob	++	-	+	-	±	+	+	+	+		t(9;11)(p21; p23), +8
M6 erythroid	-	++	-	-	±	-	±	±	-	±	-	CD235A (Glykophorin A)	-5q, -5, -7, -3, +8
M7 megakaryozytär	-	±	-	-	+	+	-	±	-	-	-	Plättchenglykoprotein	Inv oder del 13, +8, +21

MPO = Myeloperoxidase, PAS = Periodic acid Schiff, HLA-DR: human leukocyte antigen D-related, Tdt: terminale Deoxynukleotid-Transferase.

Untersuchungsbefund

- Meist minimale Befunde
- Blässe, Petechien, Ekchymosen, Retinablutungen, Schleimhautulzera, Gingivahyperplasie, leukämische Hautinfiltrate, selten Splenomegalie
- Bei Rezidivpatienten häufiger extramedulläre Infiltrate: Chlorome, Myelosarkome

Befallsmuster

- Generell Knochenmark
- Seltener und nach Subtypen unterschiedlich: Milz, Lymphknoten, Haut, Gingiva, Meningen (M5a) und sonstige Gewebe
- Verbrauchskoagulopathie mit Blutungsneigung (selten thrombembolischen Ereignisse) bei akuter Promyelozytenleukämie, seltener bei Monoblastenleukämie

22.1.5 Diagnostik

!
- Bei Verdacht auf eine AML ist eine sofortige Konsultationen eines Hämatologen erforderlich.
- Patienten in Klinik mit Erfahrung in der Leukämiebehandlung verlegen.
- Fehldiagnose ist möglich bei schlecht heilenden Infektionen in Mund, Rachen, Kiefer, Zahnfleisch, Zahnwurzeln, Mittelohren oder Perianalinfektionen.
- Bei unklarem Fieber sofortige pseudomonaswirksame Antibiotikatherapie einleiten.

Basisdiagnstik

Labor

- Blutbild: Leukozytose > 10000/µl
- Differenzialblutbild: myeloische Blasten, Hämoglobin und Thrombozyten erniedrigt
- Selten: Blastenanstieg ohne Zunahme der Gesamtleukozytenzahl, fehlende Blasten im Blut (aleukämische Leukämie)

- LDH ↑, Harnsäure ↑ (cave: akutes Nierenversagen: Kreatininanstieg)
- Fibrinogen ↑ (Entzündung)
- Gerinnungsstörung: aPTT ↑, Fibrinogen ↓, Gerinnungsfaktoren II, V, VIII und X ↓, D-Dimere ↑

Zytologische Untersuchungen
- Aus Knochenmark, bei massiver Leukozytose auch aus Blut
- Myeloische Blasten > 20 % im Knochenmark
- Zytochemie: > 3 % der Blasten Myeloperoxidase positiv
- Charakteristische Auerstäbchen bei 5 – 10 % der AML
- Zytologische Routinediagnostik: Lichtmikroskopie von Blut- und Knochenmarkausstrichen nach Pappenheimfärbung
- Zytochemie zur weiteren Klassifizierung: Myeloperoxidase, unspezifische Esterase, PAS (Perjodic Acid Schiff), Eisenfärbung bei Abgrenzung zum myelodysplastischen Syndrom (MDS)
- Immunphänotypisierung: ☞ 22.1.3, Tab. 22.1-3; Zuordnung zur myeloischen Reihe: CD13, CD33, CD65s, CD117, MPO; Reifegrad und Subtyp: CD14, CD15, CD41, CD61, CD64, Glykophorin A, CD34, HLA-DR, Tdt
- Immunologische Definition der AML durch European Group for the Immunological Classification of Leukaemias (EGIL), Expression von ≥ 2 der myeloischen Marker: Myeloperoxidase (MPO), CD13, CD33, CDw65, CD117
- Abgrenzung der minimal differenzierten AML und Megakaryoblastenleukämie (FAB M0 und M7)
- Mehrparametertypisierung zur Definition prognostisch relevanter Subgruppen

Zytogenetik
- Obligat bei Verdacht auf Leukämie
- Chromosomenbänderanalyse
- Analyse von 20 – 25 Metaphasen vitaler Zellen (Testansatz im Labor innerhalb von 24 Std. nach Punktion)
- Numerische und strukturelle Aberrationen
- Klonale Aberrationen: strukturelle Aberration in mind. 2 Metaphasen, Verlust eines gleichen Chromosoms in mind. 3 Metaphasen; häufige Aberrationen ☞ Tab. 22.1-2

Fluoreszenz-in-situ-Hybridisierung (FISH)
- Ergänzung zur klassischen Zytogenetik durch gezielte Suche nach Veränderungen
- Hybridisierung mit markierten DNA-Sonden
- Spezifisch für chromosomale Strukturen nach DNA-Denaturierung und DNA-Renaturierung an komplementäre Abschnitte der zellulären DNA, auch an Interphasenkernen
- **24-Farben-FISH:** Darstellung aller 24 verschiedenen Chromosomen mit 5 Fluoreszenzfarbstoffen und DAPI-Gegenfärbung → komplexe Chomosomenveränderungen erkennbar
- **Komparative genomische Hybridisierung (CGH):** umfassende Genomanalyse auf über- und unterrepräsentierte DNA-Sequenzen im Vergleich zu DNA von Gesunden; sinnvoll, wenn vitale oder proliferierende Zellen fehlen
- **Polymerase-Ketten-Reaktion (Polymerase-Chain-Reaction, PCR):** exponentielle Amplifizierung von veränderten DNA- oder RNA-Abschnitten, wenn Teil der DNA-Sequenz bekannt ist; Quantifizierung von Transkripten möglich (Realtime-PCR)
- **Genexpressionsprofile**, beispielsweise Gen-Array-Technik: Aufbringen mehrerer tausend Gene in Form von Oligonukleotiden (sog. Affymetrixtechnologie) oder cDNA-Klonen auf einer Matrix (Filter oder Glasobjektträger); anschließend Hybridisierung mit radioaktiver oder mit Fluoreszenzfarbstoffen markierter Probe, z. B. einer Leukämie, mit den auf der Matrix aufgebrachten Sonden; Nachweis veränderter Genexpression in Korrelation zu Zytogenetik und Morphologie; Zuordnung und Klassifizierung der AML möglich, auch ohne chromosomale Aberrationen; Korrelation mit Verlauf und Prognose der Leukämie

Staging
- Röntgen-Thorax
- Abdomen-Sonographie
- Echokardiographie vor Anthrazyklingabe
- Ggf. Liquorzytologie

22.1.6 Differenzialdiagnosen
- „Leukämoide" Reaktion bei Infektionen wie z. B. Mononukleose
- Agranulozytose
- Aplastische Anämie
- Andere maligne Knochenmarkserkrankungen: akute lymphatische Leukämie (ALL, ☞ 22.2), chronische

myeloische Leukämie (CML, ☞ 22.4), CML im Blastenschub, myelodysplastisches Syndrom (☞ 22.3), maligne Lymphome mit Ausschwemmung maligner Zellen, multiples Myelom (☞ 22.15), Osteomyelofibrose (☞ 22.7)

22.1.7 Konventionelle Therapie

Therapiegrundsätze

Behandlung
- Nur durch spezialisierte Ärzte
- In der Regel zur Qualitätssicherung in Therapieoptimierungsstudien
- Nur zulässig, wenn kompetente Supportivtherapie gewährleistet ist, ansonsten Verlegung in Abteilung für Hämatologie und internistische Onkologie.

Risikogruppen

Einteilung der Patienten nach zytologischen, zyto- und molekulargenetischen und molekularen Risikofaktoren in drei Risikogruppen mit entsprechend angepasster Therapie.

Therapieablauf

Intensive Chemotherapie bestehend aus
- **Induktionstherapie:** Erreichen einer Vollremission durch Reduktion der Leukämiezellen unter die lichtmikroskopische Nachweisgrenze im Knochenmark, Regeneration der normalen Hämatopoese
- **Konsolidierungs-, Postremissions- oder Erhaltungstherapie:** Verlängerung von Remissionsdauer und Überleben, Heilung.

Die Chemotherapie soll im Rahmen eines gültigen Studienprotokolls erfolgen (☞ Therapieschemata).

Stammzelltransplantation (SZT)

- Periphere Blutstammzellen, Knochenmark
- Allogen bei Standard- oder Hochrisiko
- Autolog, wenn eine allogene SZT nicht in Frage kommt

AML-Studie 2003 der DSIL (Deutsche Studieninitiative Leukämie, Dresden)

Konzept: Induktionstherapie nach Standardarm des Deutschen Intergroup Protokolls (DA-Schema, ☞ Tab. 22.1-4), im Vergleich dazu jedoch risikoadaptierte Therapie

Risikoeinteilung

- **Niedrigrisiko:** akute Leukämie mit t(8;21), inv(16), t(16;16); ohne/mit zusätzlichen Hochrisiko- bzw. Standardrisikomerkmalen; Patienten mit t(15;17) werden in einem separaten Studienprotokoll behandelt
- **Intermediäres Risiko** (Standard): normaler Karyotyp; alle Patienten, die nicht dem Niedrig- oder Hochrisiko zugerechnet werden
- **Hochrisiko:** akute Monoblastenleukämie; -5, del(5q), -7, inv(3q), t(3;3), t(6;9), t(6;11), t(11;19)(q23;p13.1), +8 als Einzelaberration bzw. mit einer weiteren Aberration außer t(9;11), multiple Aberrationen (drei oder mehr unabhängige zytogenetische Aberrationen), Blasten > 10 % an Tag 15 nach erster Induktionstherapie (gilt nicht für RAEB-2), FLT3-Ratio > 0,80

Therapie

■ Therapieelemente
- ≤ 60 Jahre: Primärinduktion 2-mal DA, 1. Postremissionstherapie allogene SZT oder Ara-C bzw. MAC + Stammzellapherese + autologe SZT oder weitere Postremissionstherapie; falls keine SZT 2-mal Ara-C oder MAC, MAMAC
- > 60 Jahre: Primärinduktion DA-I + DA-II, Postremissionstherapie individualisiert bzw. nach dem Standardarm der Intergroup

■ Risikoadapierte Therapie nach Induktionstherapie bei Patienten ≤ 60 Jahre
- **Niedrigrisiko:** 1-mal intermediäre Ara-C-Dosis plus Mitoxantron (MAC) und 1-mal M-Amsacrin plus intermediäres Ara-C (MAMAC)
- **Intermediäres Risiko:** allogene SZT mit Familienspender; ohne Spender: autologe SZT
- **Hochrisiko:** nach Induktion allogene Familien- oder Fremdspender-SZT

Standard-Induktionstherapie

- Gemäß Deutscher Intergroup-Studie für alle AML außer akuter Promyelozytenleukämie (APL, FAB-M3) (modifiziert nach Mayer et al. 1994)
- DA-Schema ☞ Tab. 22.1-4
- Am **Tag 15**: Knochenmarkaspiration, ob eine adäquate Blastenreduktion auf < 5% als Risikomerkmal für weitere Therapie; die DA-Therapie soll auch bei nur geringer Blastenreduktion wiederholt werden
- Am **Tag 22**: 2. identischer Induktionskurs, unabhängig vom Ansprechen auf den 1. Kurs; der 2. Kurs kann

unter folgenden Umständen verfrüht oder verzögert gestartet werden:
- Verfrüht: signifikanter Blastenrest im Knochenmark am Tag 15 und fehlende medizinische Kontraindikation
- Verspätet: unkontrollierte Infektion oder sonstige Komplikationen, die möglichst eine Verkürzung der Aplasiedauer erforderlich machen oder im Falle von residualen Blasten im Knochenmark oder bei momentanen Kontraindikationen gegen die Chemotherapie

Tab. 22.1-4 : Standard-Induktionstherapie bei AML

Substanz	Dosierung	Art der Verabreichung	Anwendungszeitraum
DA-Schema			
Ara-C	100 mg/m^2	Infusion über 24 Std.	Tag 1–7
Daunorubicin	60 mg/m^2	Infusion (2 Std.)	Tag 3–5
Wiederholung Tag 22, 2 Zyklen			

Alternative Induktionstherapie

MAV-, ICE- und TAD-9-Schema

☞ Tab. 22.1-5
- 1–2 Kurse im Abstand von 7–21 Tagen
- Bei mäßigem Ansprechen, d.h. das Knochenmark ist eine Woche nach Therapie nicht leukämiefrei: erneute oder andere Therapie 14 Tage nach Ende von DA-Schema
- Dosisreduktionen bzw. Anpassungen bei Alter über 60 Jahren
- Supportive Therapie unbedingt nötig: G-CSF zur Stimulation der Granulopoese ohne Risiko der Leukämiestimulation möglich

Wirkungen
- Knochenmarkaplasie
- Panzytopenie: Dauer nach Ende der Therapie 14–21 Tage

Komplikationen
- Anämie
- Granulozytopenie (< 500 µl) und Infektionen, Therapie von Infektionen bei Neutropenie (☞ 25) unbedingt beachten
- Thrombozytopenie
- Gerinnungsstörungen, Blutungen

Tab. 22.1-5: Alternative Induktionstherapie bei AML

Substanz	Dosierung	Art der Verabreichung	Anwendungszeitraum
MAV-Schema			
Mitoxantron	10 mg/m^2	Infusion nach Ara-C (30 Min.)	Tag 4–8
Ara-C	100 mg/m^2	Infusion über 24 Std.	Tag 1–8
Etoposid (VP-16)	100 mg/m^2	Infusion (30 Min.)	Tag 4–8
ICE-Schema			
Idarubicin	12 mg/m^2	Infusion (2 Std.)	Tag 1, 3, 5
Ara-C	100 mg/m^2	Infusion (24 Std.)	Tag 1–7
Etoposid	100 mg/m^2	Infusion (1 Std.)	Tag 1–3
TAD-9-Schema			
6-Thioguanin	100 mg/m^2	p.o. alle 12 Std.	Tag 3–9
Ara-C	• 100 mg/m^2 • 2-mal 100 mg/m^2	• Infusion (24 Std.) • Infusion (30 Min.) alle 12 Std.	• Tag 1 und 2 • Tag 3–8
Daunorubicin	60 mg/m^2	Infusion (1 Std.)	Tag 3–5

Standard-Postremissionstherapie

- Gemäß Standardprotokoll Deutscher Intergroup-Studie
- Schema ☞ Tab. 22.1-6
- Beginn 2–4 Wochen nach Eintritt der kompletten Remission
- Wiederholung der Kurse: der folgende Postremissionskurs beginnt jeweils 1 Woche nach Wiedererreichen der CR-Kriterien im Blut, jedoch nicht früher als am Tag 28 des vorherigen Kurses
- Wegen erhöhter Toxizität nicht für alle Patienten ≥ 60 Jahre, sondern nur bei gutem Allgemeinzustand

Tab. 22.1-6: Standard-Postremissionstherapie bei AML

Substanz	Dosierung	Art der Verabreichung	Anwendungszeitraum
Ara-C	2-mal 3 g/m^2	Infusion (3 Std.) alle 12 Std.	Tag 1, 3 und 6
2 Zyklen; vor SZT maximal 1 weiterer Zyklus			

- Alternative Sequenz in der Postremissionstherapie: MAC, MAMAC, MAC
- Differenzierte Auswahl des Therapieverfahrens:
  - Niedrigrisiko → Therapie 1 (☞ Tab. 22.1-6 oder 22.1-7)
  - Standardrisiko → Therapie 2 (☞ Tab. 22.1-8) oder 3
  - Hochrisiko → Therapie 3 oder 4, möglichst frühzeitig

Therapie 1

Intensive Therapie mit hoch dosiertem Ara-C (HD-Ara-C) und Mitoxantron (☞ Tab. 22.1-7).

Tab. 22.1-7: Postremissionstherapie bei AML bei Niedrigrisiko-Patienten

Substanz	Dosierung	Art der Verabreichung	Anwendungszeitraum
MAC-Schema			
Ara-C	2-mal 1 g/m²	Infusion (3 Std.) alle 12 Std.	Tag 1–6
Mitoxantron	10 mg/m²	Infusion (30 Min.) nach Ara-C	Tag 4–6
2 Zyklen			

Therapie 2

Myeloablative Hochdosistherapie mit autologer Transplantation hämatopoetischer Stammzellen (☞ Tab. 22.1-8).

Tab. 22.1-8: Postremissionstherapie bei AML bei Standard- oder Hochrisiko-Patienten

Substanz	Dosierung	Art der Verabreichung	Anwendungszeitraum (Tag 0 SZT)
Busulfan/Cyclophosphamid			
Busulfan*	4-mal 1 mg/kgKG	p.o.	Tag -7 bis -4
Cyclophosphamid	60 mg/kgKG	i.v.	Tag -3 und -2
* Wahlweise auch Busulfex 4-mal tgl. 0,8 mg/kgKG i.v.			

Therapie 3

- Myeloablative Hochdosistherapie mit allogener Transplantation hämatopoetischer Stammzellen
- Allogene SZT von Geschwisterspender mit Kompatibilität der HLA-A, -B, -C und DR-Antigene
- Transplantation allogener Stammzellen: Übertragene und neu entstehende Lymphozyten wirken gegen Leukämie = Graft-versus-Leukämie-Effekt (GvL)
- Konditionierung (Vorbehandlung einschließlich Immunsuppression) wie Therapie 2, andere Varianten möglich
- Bei dosisreduzierter Konditionierung überwiegend Immunsuppression, um Anwachsen (Engraftment) der Stammzellen zu ermöglichen, beispielsweise mit Fludarabin, Busulfan, Antithymoztenglobulin (ATG) oder auch mit niedrig dosierter Ganzkörperbestrahlung

Therapie 4

Wie Therapie 3 auch mit nicht verwandtem Spender, falls kein Familienspender verfügbar.

Alternative Postremissionstherapie

- **Indikation:** Unverträglichkeit von Cytarabin bzw. sonstiger Toxizität
- **Sequenz:** MAC, MAMAC MAC (☞ Tab. 22.1-9)

Tab. 22.1-9: Alternative Postremissionstherapie bei AML

Substanz	Dosierung	Art der Verabreichung	Anwendungszeitraum
MAC-Schema			
Mitoxantron	10 mg/m²	Infusion 30 Min. nach Ara-C	Tag 4–6
Ara-C	2-mal 1 g/m²	Infusion (3 Std.) alle 12 Std.	Tag 1–6
G-CSF	5–10 mg/kgKG*	s.c.	Ab Tag 9**
Wiederholung frühestens Tag 28			
MAMAC-Schema			
m-AMSA	100 mg/m²	Infusion (1 Std.) 2 Std. nach Ara-C	Tag 1–5
Ara-C	2-mal 1g/m²	Infusion (3 Std.) alle 12 Std.	Tag 1–5
G-CSF	5 µg/kgKG*	s.c.	Ab Tag 8**
Fortführung frühestens Tag 28 des vorangegangenen Zyklus			
* Bei Stammzellmobilisierung wird bei Leukozyten < 500/µl G-CSF mit 10 µg/kgKG dosiert, bei Leukozyten > 500/µl mit 5 µg/kgKG ** Bis Neutrophile 3 Tage > 500/µl			

Stammzellapherese

Die G-CSF-Gabe und Apherese soll nach der jeweilig ersten Postremissionstherapie mit MAC bzw. Hochdosis-Ara-C durchgeführt werden. Hierfür wird jeweils am Tag 6 nach Chemotherapieende die Gabe von 10 µg/kgKG G-CSF (s.c. oder i.v.) pro Tag bis zum Abschluss der Stammzellsammlung fortgeführt.

Die erste Apherese wird bei einem absoluten Wert von > 5 CD34+-Zellen/µl im peripheren Blut durchgeführt. Es wird die Durchführung von max. 3 Apheresen empfohlen. 14 Tage vor und während der Aphereseperiode sollten nur bestrahlte Blutprodukte eingesetzt werden.

Zieldosis für die Durchführung einer autologen Blutstammzelltransplantation sind > 2-mal 10^6 CD34+-Zellen/kgKG. Von jedem Apheresat sollte in der entsprechenden Einrichtung eine aliquotierte Kryokonservierung von mind. 1-mal 10^7 PBMC/Pilotröhrchen für mögliche spätere minimal residual disease-Untersuchungen erfolgen.

Neue Therapieansätze bei AML

- Spezifische Antikörper gegen myeloische Antigene, z.B. CD33: Gemtuzumab, Ozogamicin, gekoppelt an Zytostatikum (Calicheamycin)
- Angiogenesehemmer
- Farnesyltransferaseinhibitoren
- Spezifische Tyrosinkinaseinhibitoren (bei FLT3-Ligand Mutationen)
- Homoharringtonin
- Bcl-2 Antisense Oligonukleotide
- Nukleoside
- P-Glykoprotein-Inhibitoren zur Aufhebung der Multi-Drug-Resistance (MDR)
- Verbesserung der supportiven Therapie

Therapie und Rezidivprophylaxe der Leptomeningiosis leucaemica

> **!** Bei niedrigen Thrombozytenwerten Lumbalpunktion nur nach Thrombozytensubstitution.

- Inzidenz der Leptomeningiosis leucaemica < 1 %
- Diagnostische Lumbalpunktion bei monozytärer Leukämie (M4 oder M5)
- Prophylaxe nur bei Z.n. Leptomeningiosis leucaemica
- Bei klinisch oder zytologisch eindeutiger Leptomeningiosis leucaemica bei Diagnosestellung 1–2-mal pro Woche intrathekale Therapie
- Absolutdosierungen: Methotrexat 15 mg, Ara-C 40 mg, Dexamethason 4 mg
- Sobald Vollremission, Bestrahlung des Schädels und der übrigen Neuroachse mit 24 Gy
- Abschluss der Therapie bei Vollremission: intrathekale ZNS-Therapie alle 8 Wochen über 1 Jahr, d.h. 7 Injektionen mit Ara-C 40 mg und Dexamethason 4 mg; auf Methotrexat wird nach vorangegangener 24-Gy-ZNS-Bestrahlung wegen des erhöhten Risikos einer Leukenzephalopathie verzichtet
- Patienten, bei denen eine Ganzkörperbestrahlung mit 12 Gy im Rahmen der SZT vorgesehen ist, Schädelbestrahlung auf 12 Gy reduzieren; wenn möglich, ergänzende fraktionierte ZNS-Bestrahlung im Rahmen der Konditionierungstherapie mehrere Tage vor der Ganzkörperbestrahlung

Rezidivtherapie

- Wiederholung der Induktionstherapie, alternativ andere Kombinationen
- Effektives, gut verträgliches Protokoll: MAMAC-Schema (☞ Tab. 22.1-10)
- Weitere Therapieschemata ☞ Tab. 22.1-10
- Wenn Option der SZT noch möglich, dann SZT nach Induktionstherapie, auch ohne Remission in Knochenmarkaplasie
- Bei Rezidiv nach allogener SZT nur noch geringe Heilungschance durch erneute SZT
- Unterschiedliche Therapieintensität für Patienten, denen eine aggressive Therapie nicht zuzumuten ist
- Bei nicht mehr aggressiv behandelbaren Patienten nebenwirkungsärmere, Blasten reduzierende Schemata anwenden, beispielsweise Monotherapie mit Mitoxantron (☞ Tab. 22.1-11), oder alleinige supportive Therapie

Tab. 22.1-10: Kombinationschemotherapie zur Rezidivtherapie der AML

Substanz	Dosierung	Art der Verabreichung	Anwendungszeitraum
MAMAC-Schema			
Ara-C	2-mal 3 g/m^2	Infusion (3 Std.) alle 12 Std.	Tag 1–5
m-AMSA	100 mg/m^2	Infusion (1 Std.) 2 Std. nach Ara-C	Tag 1–5
Wiederholung Tag 21, 2–3 Zyklen			

Substanz	Dosierung	Art der Verabreichung	Anwendungszeitraum
„low-dose"-Ara-C-Schema			
Ara-C	10 mg/m²	s.c. alle 12 Std.	Tag 1–14
Wiederholung Tag 21–28, 2–6 Zyklen bzw. bis zum Progress			
AT-Schema			
Ara-C	100 mg	s.c.	Tag 1
6-Thioguanin	80 mg	p.o.	Tag 2–5
Wiederholung wöchentlich bis zum Progress			
ETI-Schema			
Etoposid	80 mg/m²	p.o alle 12 Std.	Tag 1–5
6-Thioguanin	100 mg/m²	p.o.alle 12 Std.	Tag 1–5
Idarubicin	15 mg/m²	p.o.	Tag 1–3
Wiederholung Tag 21–28, 2–4 Zyklen			

Tab. 22.1-11: Monochemotherapie zur Rezidivtherapie der AML

Substanz	Dosierung	Art der Verabreichung	Anwendungszeitraum
Mitoxantron	15–20 mg	i.v.	Alle 7–14 Tage
Hydroxyharnstoff	1000–4000 mg	p.o.	Tgl.
6-Thioguanin	100 mg/m²	p.o.	2–7-mal wöchentlich
6-Mercaptopurin	40 mg/m²	p.o.	Alle 7–14 Tage
Amsacrin	100 mg	i.v.	1-mal wöchentlich

Akute Promyelozytenleukämie (APL; AIDA-2000-Studie)

- Charakteristik und Therapievoraussetzung: Translokation (15;17), dadurch PML-RARα-Fusionsgen, aberranter Retinolsäurerezeptor, hemmt den normalen Rezeptor
- Einzigartiges Therapieprinzip: durch All-Trans-Retinol-Säure (ATRA) erfolgt Induktion der Zelldifferenzierung über Stimulation des aberranten Rezeptors; zusätzlich Induktionschemotherapie und kombinierte Erhaltungstherapie über 2 Jahre
- Vollremissionsrate mit ATRA > 90%

Induktionstherapie

Schema ☞ Tab. 22.1-12

Tab. 22.1-12: Induktionstherapie bei APL

Substanz	Dosierung	Art der Verabreichung	Anwendungszeitraum
ATRA/Idarubicin			
ATRA	45 mg/m²	p.o.	Tag 1–28 bzw. bis zur Vollremission bis max. 90 Tage
Idarubicin	12 mg/m²	i.v. (Kurzinfusion)	• Tag 1, 3, 5, 7 bei Leukos initial ≥ 5000/µl • Tag 2, 4, 6, 8 bei Leukos initial ≤ 5000/µl
Cave: Bei Leukozyten ≥ 10000/µl ATRA-Syndrom-Prophylaxe: Dexamethasongabe 2-mal tgl. 10 mg.			

Erste Konsolidierungstherapie

- Fortführung der Therapie an Tag 28 bzw. nach Regeneration des Blutbildes
- Schema ☞ Tab. 22.1-13

Tab. 22.1-13: Erste Konsolidierungstherapie bei APL

Substanz	Dosierung	Art der Verabreichung	Anwendungszeitraum
Daunorubicin	• 60 mg/m² bei Patienten ≤ 60 Jahre • 45 mg/m² bei Patienten ≥ 60 Jahre	i.v. (Kurzinfusion)	Tag 1–3

Zweite Konsolidierungstherapie

- Fortsetzung der Therapie 2 Wochen nach Blutbildregeneration
- Schema ☞ Tab. 22.1-14

Tab. 22.1-14: Zweite Konsolidierungstherapie bei APL

Substanz	Dosierung	Art der Verabreichung	Anwendungszeitraum
Mitoxantron	10 mg/m²	i.v. (Kurzinfusion)	Tag 2–4
Zusätzlich bei initialen Leukozyten > 10000/µl			
Ara-C	• 2-mal 3 g/m² bei Patienten ≤ 60 Jahre • 2-mal 1 g/m² bei Patienten > 60 Jahre	Infusion (3 Std.) alle 12 Std.	Tag 1–4

Erhaltungstherapie

- Beginn 2 Wochen nach Blutbildregeneration nach der Konsolidierung
- Wird über 2 Jahre fortgeführt
- Schema ☞ Tab. 22.1-15

Tab. 22.1-15: Erhaltungstherapie bei APL

Substanz	Dosierung	Art der Verabreichung	Anwendungszeitraum
6-Mercaptopurin	90 mg/m²	p.o.	Tgl.
MTX	15 mg/m²	p.o.	1-mal wöchentlich
ATRA	45 mg/m²	p.o.	Tgl. über 15 Tage alle 3 Monate
Cotrimoxazol forte	4 Tbl./Woche	p.o.	Während der 2-jährigen Erhaltungstherapie als Prophylaxe zur Pneumozystis-carinii-Pneumonie

Rezidivtherapie

Die neuere Substanz Arsentrioxid (AS2O3) kann beim Rezidiv der APL oder Unwirksamkeit von ATRA eingesetzt werden. Ansprechquote 73–83%, anschließend ist eine Chemotherapie zur Remissionsverlängerung notwendig.

Spezifische Koagulopathie bei APL

- 70–90% der Patienten bei Diagnosestellung mit disseminierter intravasaler Koagulopathie (DIC) durch Proteasenfreisetzung aus Promyelozytengranula; Gefahr massiver Blutungen
- Schwere Hypofibrinogenämie, Fibrinspaltprodukte ↑, Prothrombinzeit ↑, partielle Thromboplastinzeit ↑, Thrombinzeit ↑, Thrombozytopenie; komplexe Pathogenese mit Faktoren der Blutgerinnung und der Fibrinolyse
- Durch die Behandlung mit All-Trans-Retinolsäure (ATRA) Differenzierung der malignen Zellen und Verschwinden der Gerinnungsdefekte

Therapie

- Je nach Schwere der Gerinnungsstörung sofortige Behandlung mit Tranexamsäure (Antifibrinolytikum): 4-mal tgl. über jeweils 6 Std. 2 g in 500 ml Glukose 5% (also 8 g/d) bis Tendenz zur Hypofibrinogenämie deutlich geringer; auch Umschlagen der Gerinnungsstörung in eine Thrombophilie möglich
- Heparintherapie ineffektiv
- Gabe von Fibrinogen 2 g i.v. bei Fibrinogenwerten ≤ 0,8–1 g/l
- Falls kein Fibrinogen verfügbar, alternativ Substitution mit fresh frozen Plasma (FFP)
- Bei schwerer plasmatischer Gerinnungsstörung Substitution mit Thrombozyten sowie Gabe von Fibrin stabilisierendem Faktor (Faktor XIII) bereits bei höheren Schwellenwerten als bei anderen Leukämieformen; Thrombozytenzahlen über 30000–50000/µl halten
- Substitution von Faktor XIII bei Werten ≤ 50%
- Substitution von Antithrombin (AT) bei Werten ≤ 50% (Gaben zu 1000 IE, 1 IE/kgKG führt zu einem Anstieg von etwa 2%)

Komplikationen bei APL

- **ATRA-Syndrom:**
  - Fieber, Atemnot, pulmonale Infiltrate, Pleuraerguss, Kreislaufkollaps; korreliert mit Leukozyten > 5000/µl durch Adhäsion differenzierter Leukozyten in der Lungenstrombahn
  - Therapie bzw. Prophylaxe: bei initialer Leukozytenzahl > 5000/µl zusätzlich zu ATRA und Chemotherapie Gabe von Dexamethason 2-mal tgl. 10 mg; bei Entwicklung eines ATRA-Syndroms unabhängig von der Leukozytenzahl sofortige Kombination der Chemotherapie mit Gabe von Dexamethason; Fortsetzung der Kortikoidtherapie, bis Leukozyten auf 3000/µl gesenkt sind oder Symptomatik abgeklungen ist; bei schwerer ATRA-Symptomatik Chemotherapeutikum absetzen
- **Pseudotumor cerebri:** passager bei ca. 10% der Patienten unter ATRA-Therapie

22.1.8 Nachsorge

- Kontrolle des Blutbildes alle 6–8 Wochen, nach 2 Jahren alle 3 Monate
- Knochenmarkpunktion alle 3–6 Monate

22.1.9 Prognose

5-JÜR

- ☞ Tab. 22.1-16
- Keine wesentlichen Unterschiede zwischen verschiedenen Protokollen
- Vollremissionsraten ≤ 60 Jahre zwischen 60 und 80%; ≥ 60 Jahre 30–60%

Tabelle 22.1-16: 5-JÜR in Abhängigkeit von Zytogenetik und Behandlungsart (AML-96-Studie der DSIL, Dresden; Stand 07/05)

Postremissionstherapie (< 60 Jahre)	Zytogenetik		
	Günstig	Intermediär	Ungünstig
Allogene SZT	–	63 %	44 %
Autologe SZT	–	57 %	45 %
Chemotherapie	91 %	58 %	40 %

Prognosefaktoren

Zytogenetische Klassifikation

- Zytogenetische Veränderungen neben Alter wichtigste Prognosefaktoren (☞ Tab. 22.1-17)
- Erfolg bei Anwendung verschiedener Therapiestrategien in Bezug auf Risikogruppen (☞ Tab. 22.1-17)

Immunphänotypisierung

Prädiktiv für die Prognose ist der Immunphänotyp der myeloischen Blasten bei Diagnose:

- CD13+, CD34+, CD41+ und CD64+ oder eine längere Dauer der Remission: CD9+, CD11b+ und CD64+
- Prognostischer Score (multivariate Analyse) für ein längeres Überleben: CD9-, CD13-, CD33+, CD34-, CD64+; für hohe Remissionsrate: CD13-, CD34-, CD41-, CD56+, CD64+, CD117-
- Längeres krankheitsfreies Überleben: CD64+
- Längeres Gesamtüberleben: CD9-, CD11b-, CD13-, CD34-, und CD41-, oder CD15+, CD33+, CD38+, CD64+ und MPO+
- Schlechte Prognose und Tod nach 2–5 Jahren:
  - Erhöhtes 2-Jahres-Risiko: höherer Prozentsatz mit CD4, CD7, CD11b, CD24,CD45, TH126,HLA-DR, erniedrigter Prozentsatz mit CD1, CD65, CD95, TC25
  - Erhöhtes 5-Jahres-Risiko: höherer Prozentsatz an positiven Zellen CD2, CD13,CD56, CD45

Faktoren mit negativem Einfluss auf die Prognose

Folgende Faktoren haben einen negativen Einfluss auf die Prognose bei einer akuten myeloischen Leukämie und werden bei der Therapieentscheidung innerhalb von Studien berücksichtigt:

- Höheres Alter
- Hohe Zellzahl
- Keine Expression des Multidrug-Resistance-Gens (MDR)
- C/EBPα-Genmutationen
- CD7-positiv bei ungünstigem Karyotyp
- CD33-negativ
- Aktivierende FLT3-Rezeptormutationen.

Tabelle 22.1-17: Zytogenetik bei AML. Risikogruppen für den Erfolg der Induktionstherapie und Gesamtüberleben (aus Byrd et al. 2002)

Prognose	Induktionstherapie	Kumulative Rezidivrate	Überleben insgesamt
Günstig	• t(8;21) • inv(16) oder t(16;16)	• t(8;21) • inv(16) oder t(16;16)	• t(8;21) • inv(16) oder t(16;16) • del(9q)
Intermediär	• Normaler Karyotyp • -Y • del(5q) • t(6;9) • t(6;11) • -7 • Verlust von 7q • +8 allein • +8 mit einer anderen Abnormalität* • del(9q) • t(9;11) • +11 • del(11q) • t(11;19)(q23; p13.1) • +13 • del(20q) • +21	• Normaler Karyotyp • -Y • t(9;11) • del(9q) • +8 allein • +8 mit 1 weiteren Abnormalität • +11 • +13*	• Normaler Karyotyp • -Y • del(5q) • Verlust 7q • t(9;11) • +11 • del(11q) • abn(12p) • +13 • del(20q) • +21
Ungünstig	• Komplexer Karyotyp (≥ 3 Abnormalitäten) • inv(3) oder t(3;3) • abn(12p)	• Komplexer Karyotyp (≥ 3 Abnormalitäten) • -7 • +21	• Komplexer Karyotyp (≥ 3 Abnormalitäten) • inv(3) or t(3;3) • t(6;9) • t(6;11) • -7 • +8 allein • +8 mit 1 weiteren Abnormalität* • t(11;19)(q23; p13.1)

* Eine Abnormalität bei +8 ist verschieden von t(8;21), t(9;11) und inv(16) oder t(16;16)

22.1.10 Datenlage der Therapieoptionen
(☞ Tab. 22.1-18)

Tab. 22.1-18: Datenlage der Therapieoptionen bei AML (Stand: März 2006)

Therapie	Gesicherte Daten vorhanden (EBM 1)	Positive Einzelergebnisse (EBM 2)	Datenlage unsicher (EBM 3)
Primär kurativ	+		
Salvage kurativ	+		
Palliativ	+		
Komplementär			+

Literatur

1 Byrd JC, Mrozek K, Dodge RK et al.: Pretreatment cytogenetic abnormalities are predictive of induction success, cumulative incidence of relapse, and overall survival in adult patients with de novo acute myeloid leukemia: results from Cancer and Leukemia Group B (CALGB 8461). Blood 100, 2002: 4325 – 4336

2 Couban S, Simpson DR, Barnett MJ et al.: A randomized multicenter comparison of bone marrow and peripheral blood in recipients of matched sibling allogeneic transplants for myeloid malignancies. Blood 100, 2002: 1525 – 1531

3 Fenaux P, Chastang C, Chevret S et al.: A randomized comparison of all transretinoic acid (ATRA) followed by chemotherapy and ATRA plus chemotherapy and the role of maintenance therapy in newly diagnosed acute promyelocytic leukemia. The European APL Group. Blood 94, 1999: 1192 – 1200

4 Haferlach T, Schoch C: Moderne Verfahren der Leukämiediagnostik. Internist (Berl) 43, 2002: 1190, 1193 – 1190, 1202

5 Harris NL, Jaffe ES, Diebold J et al.: World Health Organization classification of neoplastic diseases of the hematopoietic and lymphoid tissues: report of the Clinical Advisory Committee meeting-Airlie House, Virginia, November 1997. J Clin Oncol 17, 1999: 3835 – 3849

6 Hübner G, Link H, Schönrock-Nabulsi P et al.: Intensive Postremissionstherapie bei akuter myeloischer Leukämie. Med Klin 91 (Sondernr. 3), 1996: 26 – 32

7 Kolb HJ, Schattenberg A, Goldman JM et al. for the European Group of Blood and Bone Marrow Transplantation and Working Party Chronic Leukemia: Graft versus leukemia effect of donor lymphocyte transfusions in marrow grafted patients. Blood 86, 1995: 2041 – 2050

8 Link H, Diedrich H, Arseniev L et al.: Zehn Jahre Transplantation von Knochenmark und hämatopoetischen Stammzellen bei Erwachsenen an der Medizinischen Hochschule Hannover. Med Klin 91 (Sondernr. 3), 1996: 3 – 17

9 Link H, Ehninger G, Schönrock-Nabulsi P et al.: Allogeneic bone marrow transplantation compared with high-dose Ara-C postremission therapy in acute myeloid leukemia. Bone Marrow Transplant 17, 1996: 100

10 Mayer RJ, Davis RB, Schiffer CA et al.: Intensive postremission chemotherapy in adults with acute myeloid leukemia. N Eng J Med 331, 1994: 896 – 903

11 Repp R, Schaekel U, Helm G et al.: Immunophenotyping is an independent factor for risk stratification in AML. Cytometry 2003

12 Schoch C, Kohlmann A, Schnittger S et al.: Acute myeloid leukemias with reciprocal rearrangements can be distinguished by specific gene expression profiles. Proc Natl Acad Sci USA 99, 2003: 10008 – 10013

13 Slovak ML, Kopecky KJ, Cassileth PA et al.: Karyotypic analysis predicts outcome of preremission and postremission therapy in adult acute myeloid leukemia: a Southwest Oncology Group / Eastern Cooperative Oncology Group Study. Blood 96, 2000: 4075 – 4083

14 Thiede C, Steudel C, Mohr B et al.: Analysis of FLT3-activating mutations in 979 patients with acute myelogenous leukemia: association with FAB subtypes and identification of subgroups with poor prognosis. Blood 99, 2002: 4326 – 4335

15 Valet G, Repp R, Link H, Ehninger G, Gramatzki M, SHG-AML-study group: Pretherapeutic identification of high risk acute myeloid leukemia (AML) patients from immunophenotype, cytogenetic and clinical parameters. Cytometry 2003

22.2 Akute lymphatische Leukämie (ALL)

Hartmut Link

Unkontrolliertes oder malignes Wachstum hämatopoetischer Zellen mit Differenzierungsstopp in einem unvollständigen Entwicklungsstadium. Mehr als 25 % Lymphoblasten im Knochenmark. Abgrenzung zum lymphoblastischen Lymphom mit Manifestation an Lymphknoten (nodal) und Milz. Bei Erwachsenen 75 % der ALL B-Zell-Typ, 25 % T-Zell-Typ.

22.2.1 Epidemiologie

- **Inzidenz:** 1,1 Neuerkrankungen pro 100 000 Einwohner pro Jahr
- **Alters- und Geschlechtsverteilung:** Häufigkeitsgipfel im Kindesalter unter 5 Jahren (5,3 pro 100 000), danach abfallend, ab 35 Jahre wieder zunehmend und 2. Gipfel über 80 Jahre (2,3 pro 100 000); etwas häufiger beim männlichen Geschlecht

22.2.2 Ätiologie

Ätiopathogenese

- Leukämogenese: Störung von Transkriptionsfaktoren und des normalen Wachstums- und Differenzierungsprogramms
- Maligne Transformation verschiedener Differenzierungsstufen der Lymphopoese, B- oder T-Zell-Progenitorzellen; auch die multipotente hämatopoetische Stammzelle kann betroffen sein (CD34+CD38-)
- Infektion durch humanes T-Zell-Leukämie-Virus (HTLV-1 und 2) in Südwest-Japan, Karibik, z. T. Zentralafrika, Orient

Risikofaktoren

- Ionisierende Strahlung
- Längere Exposition für Benzol
- Zytostatika (VP-16, Teniposid)

Genetische Prädisposition

- Bei eineiigen Zwillingen unter 10 Jahren, wenn ein Kind eine ALL entwickelt, dann Risiko für das andere Kind 20 % im ersten Jahr, danach rasch abnehmend auf das Risiko von nichtidentischen Geschwistern, d. h. 3–5-mal größer als für die normale Bevölkerung
- Bloom-Syndrom
- Down-Syndrom
- Ataxia teleangiectatica
- Geringe Aktivität der NAD(P)H-Quinon-Oxidoreduktase 1

Klonale genetische Veränderungen

- Bei 75 % der Patienten mit ALL klonale chromosomale Veränderungen
- 75 % Translokationen; ca. 270 rekurrente und Zelllinien-assoziierte, d. h. immer wieder auftretende, und sporadische (zufällige) Translokationen; häufigste Translokationen: t(12;21), t(9;22), t(4;11), t(8;14), t(1;19), t(10;14)
- Strukturelle Veränderungen: 9p-, 6q-, 12p-Aberrationen mit Verlust von genetischem Material

Dysregulation der Genexpression

- **B-ALL:** Aktivierung von MYC; Translokation eines Allels des MYC-Gens auf Chromosom 8 in den chromosomalen Bereich, der für die leichten (Chromosom 2 und 22) oder schweren Ketten (14q23) kodiert → Dysregulation des MYC-Gens → Überexpression von MYC transformiert Lymphozyten → pathologische Transkriptionsfaktoren und Genexpressionen
- **T-ALL:** Aktivierung von TAL, LMO,HOX11; oft α/δT-Zell-Rezeptor-Lokus auf Chromosom 14q11 betroffen, der dadurch Transkriptionsfaktoren (z. B. scl/tal, lmo1, lmo2) mit unkontrollierter Genexpression beeinflusst; bei t(11;14)(p15q11)
- Homeoboxgen HOX11 auf Chromosom 10 (10q24), involviert bei t(10;14)(q24;q11); aberrante Expression

Fusionsgene

- **BCR-ABL:** Translokation t(9;22)(q34;q11) bei 20–30 % der Erwachsenen und 3 % der kindlichen ALL; meist B-Vorläufer-ALL; häufiger Fusionsprotein $P190^{BCR\text{-}ABL}$, bedeutet schlechtere Prognose, da höhere Tyrosinkinaseaktivität als das CML-typische Protein P^{210}BCR-ABL; Bruchpunkte des BCR-Gens in der „major breakpoint cluster region", M-bcr bei P210 bzw. m-bcr bei P190; Therapie mit Tyrosinkinaseinhibitor Imatinib möglich
- **MLL:** MLL-AF4 bei Translokation t(4;11)(q21;23); charakteristisch für kindliche ALL; myeloische und lymphatische Zellcharakteristika; maligne Transformation früher hämatopoetischer Vorläuferzellen
- **ETV6-AML1:** t(12;21)(p13;q22); häufigste Aberration bei kindlicher ALL; fusioniert TEL-Protein mit AML1-Protein; ETV6 auf Chromosom 12 kodiert DNA-Bindungsprotein; wichtig für hämatopoetische Entwicklung

Mutation von Tumorsuppressorgenen

- Inaktivierende Mutationen von TP53 bei B-ALL, Burkitt-Lymphom
- Bei T-ALL im Rezidiv
- Deletionen bzw. Punktmutationen von CDKN2 (negativer Zellzyklusregulator) → Inaktivierung durch Mutation führt zu Leukozytose

Prävention

- Vermeiden der Benzolexposition
- Schutz vor ionisierenden Strahlen

22.2.3 Einteilung

FAB-Klassifikation

☞ Tab. 22.2-1

L1 und L2 sind ohne klinische Bedeutung, L3 ist eine meist reife B-ALL, die eine spezielle Therapie erfordert.

Tab. 22.2-1: Morphologische Einordnung der ALL basierend auf der French-American-British-Klassifikation (FAB-Klassifikation)

FAB-Klassifikation	Morphologie
L1	• Kleinzelliger Typ • Hohe Kern-Plasma-Relation • Geringe Kernunregelmäßigkeiten • Feines bis leicht kondensiertes Chromatin
L2	• Gemischtzelliger Typ • Größere Zellen
L3	• Burkitt-Typ • Leukämische Verlaufsform des Burkitt-Lymphoms • Großzelliges, vakuolisiertes, tief basophiles Zytoplasma

Immunphänotypisierung

- Marker ☞ Tab. 22.2-2
- Zunächst Differenzierung in B- oder T-ALL, weitere Untergruppen nach Differenzierungsgrad der Blasten (☞ Tab. 22.2-3)
- Sehr wichtig bei ALL wegen Prognoseabschätzung und Wahl der Therapiestrategie
- Korrelation mit zytogenetischen Veränderungen

Tab. 22.2-2: Immunphänotypisierung von akuten Leukämien, mögliches Markerpanel

Antigentyp	Marker
B-Zellen	CD79a, CD79b, CD19, CD20, CD24, cyCD22, CD21, CD22, CD22 (FMC7), CD23, CD138, sIg, cyIgM, kappa-Kette, lambda-Kette
T- und NK-Zellen	CD7, CD5 cyCD3, CD2, CD1a , CD3, CD4, CD8, CD16, CD56, CD57, TZR (T-Zell-Rezeptor) α/β, γ/δ
Adhäsionsmoleküle	CD11a, CD11b, CD11c, CD36, CD44, CD54, CD43, CD103
Progenitorzell- und aktivierungsassoziierte Antigene	CD10, HLA-DR, CD34, CD133, CD90, CD9, CD30, CD38, CD45, TdT
Myeloische Zellreihe	CD13, CD33, CD65s, CD15, CD14, CD64, CD41, CD42b, CD61, CD235a, MPO-7, LF (Laktoferrin), LZ (Lysozym)
Zytokinrezeptoren	CD25, CD114, CD115, CD116, CD117, CD135

Tab. 22.2-3: Immunologische Subtypen und typische genetische Aberrationen der ALL des Erwachsenen (Hoelzer, 2002)

Subtyp	Inzidenz (%)	Marker	Typische Aberrationen	
			Zytogenetik	Molekulargenetik
B-Vorläufer-ALL	72	HLA-DR+, TdT+, CD19+, CD79a+, CD22+		
Pro-B-ALL	11	CD10-, keine weiteren Differenzierungsmarker	t(4;11)	ALL1-AF4
Common ALL	49	CD10+	t(9;22): Philadelphiachromosom	BCR-ABL
Prä-B-ALL	12	CD10±, cyIgM+	t(9;22), t(1;19)	BCR-ABL, E2A-PBX1
Reife B-ALL	4	CD10±, sIgM+	t(8;14)	MYC-IgH
T-Linien T-ALL	24	cy oder sCD3+, CD7+	t(10;14)	LMO-TCR; TAL1-TCR
Frühe T-ALL	6	CD2-, sCD3-, CD1a-	t(1;14)	
Thymische T-ALL	12	CD2+, CD5+, sCD3±, CD1a+		
Reife T-ALL	6	CD2+,CD5+, sCD3+, CD1a-		

s = surface, cy = intrazytoplasmatisch

WHO Klassifikation (1999)

- B-Vorläufer-ALL mit den zytogenetischen Subgruppen: t(9;22)(q34;q11) BCR/ABL, t(v;11q23) MLL-Rearrangement, t(1;19)(q23;p13) E2A/PBX1, t(12;21) (p12;q22) ETV/CBF-a
- T-Vorläufer-ALL
- Burkitt-ALL

ICD 10

C91.0

22.2.4 Klinik

Symptome

- Verschlechterung des Allgemeinzustandes und Leistungsabfall, Krankheitsgefühl, Fieber, Gewichtsverlust
- > 50 % der Patienten mit Befall sämtlicher Organe mit entsprechenden Symptomen möglich

- Symptome durch Beeinträchtigung der normalen Hämatopoese mit Knochenmarkinsuffizienz ☞ 22.1.4
- Metabolische Effekte (Hyperurikämie, Tumorlyse-Syndrom, Koagulopathie) ☞ 22.1.4
- Verbrauchskoagulopathie mit Blutungsneigung (selten thrombembolische Ereignisse)
- Die wesentlichen Subgruppen der ALL können typische Charakteristika aufweisen ☞ Tab. 22.2-4

Tab. 22.2-4: Charakteristika und Leitsymptome der ALL-Subgruppen (Hoelzer, 2002)

Charakteristika, Symptome	T-Linien-ALL	B-Vorläu-fer-ALL	Reife B-ALL
Männlich : weiblich	3 : 1	1 : 1	4 : 1
Infektionen	22%	29%	37%
Alter > 50 Jahre	11%	24%	27%
Lymphknotenvergrößerung	77%	40%	61%
Splenomegalie	55%	43%	47%
Mediastinaltumor	62%	1%	5%
ZNS-Befall	8%	3%	13%
Anderer Organbefall	15%	4%	32%
Leukozyten 10000–50000/µl	36%	31%	42%
Leukozyten > 50000/µl	46%	29%	20%
Granulozyten < 500/µl	13%	28%	3%

Untersuchungsbefund

- Lymphknotenschwellung
- Hepatosplenomegalie
- Meist minimale Befunde wie Blässe, Petechien, Ekchymosen, Retinablutungen, Schleimhautulzera, Gingivahyperplasie, leukämische Hautinfiltrate, Meningismus
- Hodenbefall (bei Jungen)
- Leukostase-Symptome bei Leukozyten > 100000/µl: Dyspnoe, Pleuritis-Beschwerden, Verwirrtheit, Hirnnervenausfälle
- Priapismus

Befallsmuster

- Generell Knochenmark
- Weniger häufig und nach Subtypen unterschiedlich: Milz, Lymphknoten, Haut, Gingiva, Meningen und sonstige Gewebe

22.2.5 Diagnostik

Die Diagnostik ist sehr komplex. Forschungserkenntnisse gelangen rasch in die klinische Anwendung und haben oft prognostische Bedeutung, weshalb eine Anpassung der Therapiestrategie erfolgt.

Basisdiagnostik

- **Labor:**
  - Komplettes Blutbild einschließlich Zytochemie: Leukozytose > 10000/µl, Hämoglobin ↓, Thrombozyten ↓, im Differenzialblutbild lymphatische Blasten, selten Blastenanstieg ohne Zunahme der Gesamtleukozytenzahl oder fehlende Blasten im Blut (aleukämische Leukämie)
  - BSG ↑, Elektrolyte, Blutzucker, Harnsäure ↑, Kreatinin (cave akutes Nierenversagen: Kreatininanstieg), LDH ↑, GOT, GPT, γ-GT, Bilirubin, Gesamteiweiß
  - Verschiedene Gerinnungsstörungen: PTT ↑, TPZ ↓, TZ ↓, AT III ↓, Fibrinogen ↓, Gerinnungsfaktoren II, V, VIII und X ↓, D-Dimere ↑
  - Elektrophorese, quantitative Immunglobuline
  - Blutgruppe
- **Urinstatus,** -sediment
- **Liquorpunktion** mit Bestimmung von Zellzahl, Morphologie und ggf. immunologische Untersuchungen
- **Knochenmarkaspiration,** inkl. Zytochemie, evtl. Knochenmarkbiopsie, Typisierung der Zellen (evtl. Zytozentrifugenpräparat)
- **EKG,** Echokardiografie (bei älteren Patienten vor Anthrazyklintherapie und bei kardial vorgeschädigten Patienten)
- **Röntgen-Thorax,** Thorax-CT bei V. a. Mediastinaltumor oder Hilus-Lymphome
- **Sonographie** des Abdomens, evtl. CT bei Verdacht auf B-ALL
- **CCT** bei unklaren ZNS-Symptomen
- **Zytologische Untersuchungen:**
  - Aus Knochenmark, bei massiver Leukozytose auch aus Blut
  - Zytologische Routinediagnostik: Lichtmikroskopie von Blut- und Knochenmarkausstrichen nach Pappenheimfärbung → > 25% lymphatische Blasten im Knochenmark, keine Granula, keine Auerstäbchen
  - Zytochemie zur Differenzialdiagnose (Abgrenzung zur AML): Myeloperoxidase negativ, unspezifische Esterase negativ, PAS (Perjodic Acid Schiff) positiv

- **Zytogenetik:**
  - Obligat bei Verdacht auf Leukämie
  - Häufige Aberrationen ☞ Tab. 22.2-3
- **Molekulargenetische Diagnostik:**
  - Standard
  - Suche nach prognostisch ungünstigen Translokationen: t(4;11); Philadelphia-Chromosom t(9;22) bei 20–30 % der ALL und 40–50 % der common ALL und Prä-B-ALL, davon 30 % mit $P^{210\ BCR\text{-}ABL}$ Fusionstransskript wie bei CML, bei 70 % ALL-typisch $p^{190\ BCR\text{-}ABL}$
- **Mikrobiologische Untersuchungen:**
  - Abstriche von Rachen, Naseneingang (Staphylokokken), Mund-, Anal- und Vaginalschleimhaut, Wunden
  - Sputum-Kultur
  - Urinkultur (Mittelstrahl-Urin)
  - Obligat: Titer von HIV-1, Herpes simplex, Varizella zoster, Zytomegalie, EBV, Hepatitis
  - Fakultativ: Titer von Candida, Aspergillus, Legionellen, Mykoplasmen
- **HLA-Typisierung:** da für Standardrisikopatienten eine SZT nach Ablauf eines Jahres oder bei MRD-Hochrisikoverlauf in Frage kommen kann, in jedem Fall eine HLA-Typisierung des Patienten durchführen

Hochrisikomerkmale bei ALL

- Gesamt: Alter 55–65 und > 65 Jahre, Leukozyten > 30 000/µl
- Immunphänotyp: Pro-B-ALL, frühe T-ALL, reife T-ALL
- Zytogenetik, Molekulargenetik: t(9;22)/BCR-ABL, t(4;11)/ALL1-AF4
- Therapie: Zeit bis Vollremission > 3–4 Wochen

Stratifikation nach Risikofaktoren

Die reife B-ALL wird separat beurteilt und therapiert.

Standardrisiko (SR)

Alle Kriterien müssen zutreffen.

- B-Vorläufer-ALL: WBC < 30 000/µl und CR < 3 Wochen (Tag 24), keine Pro-B-ALL bzw. t(4;11)/ALL1-AF4 ALL, keine t(9;22)/BCR-ABL positive ALL
- Oder thymische T-ALL mit CD1a+

Hochrisiko (HR)

Nur ein Kriterium ist ausreichend.

- B-Vorläufer-ALL: WBC > 30 000/µl, CR > 3 Wochen (Tag 24), Pro-B-ALL bzw. t(4;11)/ALL1-AF4 ALL
- Oder Prä-T-ALL oder reife T-ALL

Höchstrisiko (VHR)

t(9;22)/BCR-ABL positive ALL

Minimale residuale Resterkrankung (MRD)

- Nach Induktionstherapie
- Eine Leukämiezelle pro 1000–10 000 normale Knochenmarkzellen (10^{-4}–10^{-3})
- Mit Durchflusszytometrie oder PCR: BCR-ABL, Rearrangement der Gene des T-Zell-Rezeptors oder der Immunglobulinschwerketten nachweisbar
- MRD-Status-unabhängiger Risikofaktor
- Bei < 10^{-4} Zellen signifikant weniger Rezidive als bei > 10^{-3} Leukämiezellen

22.2.6 Differenzialdiagnosen

☞ 22.1.6

22.2.7 Konventionelle Therapie

Therapiegrundsätze

Behandlung

- Nur durch spezialisierte Ärzte → rechtzeitige Konsultation eines Hämatologen und Verlegung in Klinik mit Erfahrung in der Leukämiebehandlung
- In der Regel zur Qualitätssicherung in Therapieoptimierungsstudien: in Deutschland „Multizentrische Studiengruppe akute lymphatische Leukämie" in Frankfurt
- Risikostratifiziert, altersadaptiert (15–55, 55–65 und > 65 Jahre)
- Der reifen B-ALL (wie Burkitt-Non-Hodgkin-Lymphome u. a.) nach separatem Protokoll
- Der Subgruppen nach Risikofaktoren intensiviert, da die ALL keine einheitliche Erkrankung ist.

B-Vorläufer-ALL und T-ALL des Erwachsenen ab 15 Jahren (☞ Tab. 22.2-5, Abb. 22.2-1)

Induktionsphase I

- Ziel: kurzfristige Vollremission durch Reduktion der Leukämiezellen unter die lichtmikroskopische Nachweisgrenze im Knochenmark und Regeneration der normalen Hämatopoese
- Vorphase mit Cyclophosphamid und Dexamethason, intensivierte Anthrazyklintherapie, PEG-Asparaginase, Cytosinarabinosid, Mercaptopurin
- G-CSF zur Verkürzung der Neutropeniedauer
- Therapie bei initialer Granulozytopenie ≤ 500/µl bei Diagnose oder Tag 1–5:

- Bei CR oder PR Tag 11: ggf. Verschiebung der Therapie ab Tag 11, bis Granulozyten ≥ 500 / µl um max. 1 Woche
- Bei Therapieversagen oder Progredienz: Therapiefortsetzung

- Remissionskontrollen Tag 11, 26

Induktionsphase II

- Bei T-ALL mit Mediastinaltumor erfolgt zu Beginn und am Ende der Induktionsphase II eine CT-Kontrolle. Bei Resttumor ≥ 2 cm am Ende von Induktion II wird eine Mediastinalbestrahlung angeschlossen.
- Remissionskontrolle Tag 46

Konsolidierungsphase I

- Stammzellapherese alle SR-Patienten, alle HR- bzw. VHR-Patienten ohne Spender
- Remissionskontrolle Tag 71

Postremissionstherapie

- Ziel: Verlängerung der Remissionsdauer, des Überlebens, Heilung
- Konsolidation: wechselnde Zytostatikakombinationen zur Resistenzvermeidung
- Bei Hochrisiko: in Primärtherapie allogene oder autologe Stammzelltransplantation
- Reinduktion, Erhaltungstherapie: Verbesserung der Remissionsdauer, ambulant mit Methotrexat und 6-Mercaptopurin bis Gesamtdauer 2 – 12 Jahre

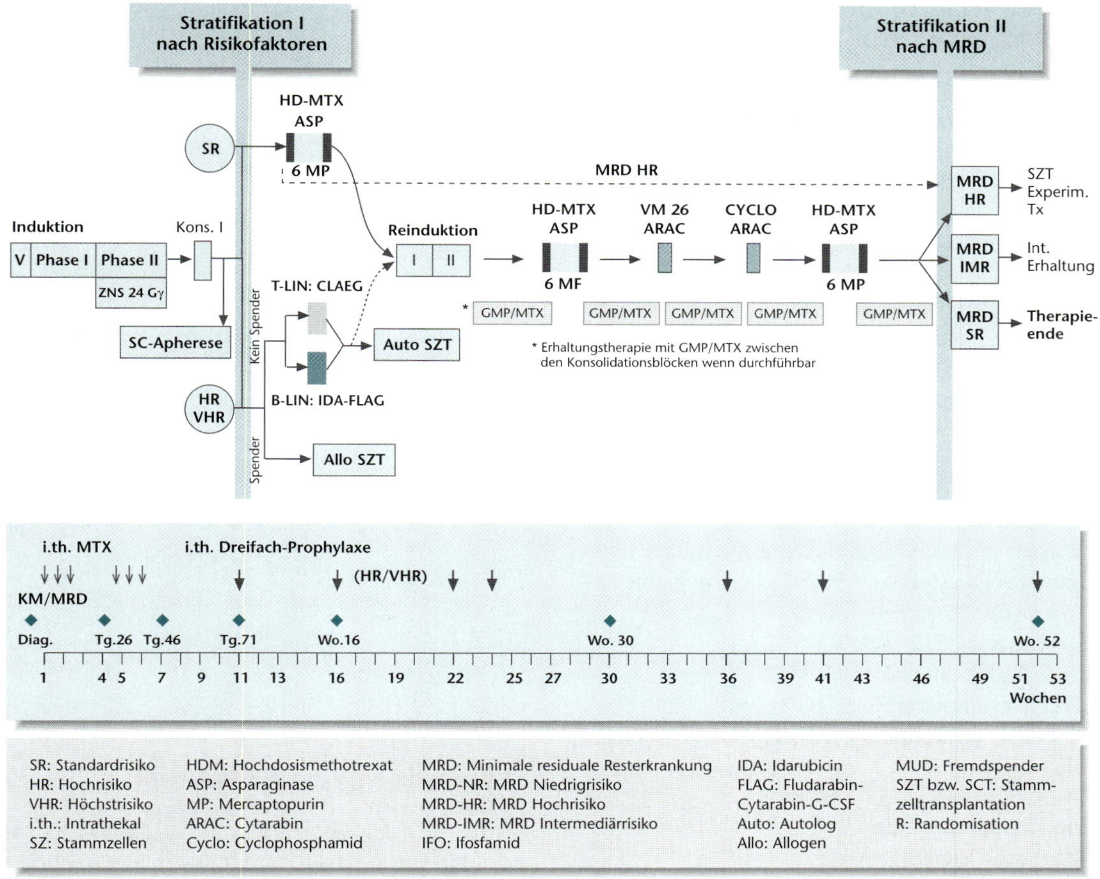

Abb. 22.2-1: Therapieablauf der multizentrischen Therapieoptimierungsstudie bei B-Vorläufer-ALL und T-ALL des Erwachsenen ab 15 Jahren mit Rituximab zur Prognoseverbesserung bei CD20-positiver Standardrisiko-ALL. (Hoelzer, 2004)

- Remissionskontrollen Woche 16, 22, 30, 46, 52
- Hoch- und Höchstrisiko: wenn nach Konsolidierung II keine SZT durchgeführt werden kann, weitere Chemotherapie nach dem Standardrisiko-Arm mit den entsprechenden MRD-Kontrollen; nach einem Jahr erneute Entscheidung über die SZT-Indikation

Erhaltungstherapie

Zwischen den Konsolidationsblöcken III–VI (nach Reinduktion) und nach Konsolidation VI bis zur Stratifikation II: Erhaltungstherapie mit 6-Mercaptopurin/ Methotrexat

Stratifikation nach MRD (Woche 16 und 52)

- MRD-Niedrigrisiko: Therapieende
- MRD-Hochrisiko: SZT oder intensivierte Erhaltungstherapie oder subgruppenspezifische Therapie im Rahmen von Begleitstudien
- MRD-Intermediärrisiko: intensivierte Erhaltungstherapie

Allogene Stammzelltransplantation

- Konditionierung meist mit 12-Gy-Ganzkörperbestrahlung und Cyclophosphamid oder VP-16
- Mit HLA-identischem Familienspender leukämiefreies Überleben von 51 % (21–80 %) der Patienten und damit besser als mit Chemotherapie
- Rezidivrate mit 26 % niedriger als mit der konventionellen Therapie
- Therapieassoziierte Mortalität mit 29 % höher als mit der konventionellen Therapie
- Vorteil bisher nur bei Hochrisikopatienten gesichert
- Auch nicht myeloablative SZT

Autologe Stammzelltransplantation

- Myeloablative Hochdosistherapie meist mit 12-Gy-Ganzkörperbestrahlung und Cyclophosphamid, VP-16 oder ähnlichen Protokollen
- Überlebensrate 15–60 %
- Hohe Rezidivrate mit ≥ 50 %
- Therapieassoziierte Mortalität 2–8 %
- Insgesamt bisher kein Vorteil gegenüber Chemotherapie

Neue Therapieansätze

- Spezifische Antikörper
- Farnesyltransferaseinhibitoren
- Nach allogener SZT auch Donor-Lymphozyten-Infusion (DLI) zur Ausnutzung des Graft-versus-Leukämie-Effektes (GvL)
- Verbesserung der supportiven Therapie
- Bei BCR-ABL-positiver ALL: Zusätzlich Inhibitor der ABL-Tyrosinkinase Imatinib
- Bei reifer B-ALL:
  - Hohe Dosisintensität von hoch dosiertem Methotrexat, Cyclophosphamid, Ifosfamid, Ara-C
  - Zusätzlich B-Zell-Antikörper Rituximab
  - Intrathekale Therapie mit MTX

Tab. 22.2-5: Studientherapie bei B-Vorläufer-ALL und T-ALL des Erwachsenen ab 15 Jahren

Substanz	Dosierung	Art der Verabreichung	Anwendungszeitraum
Vorphase			
Methotrexat	15 mg (absolut)	Intrathekal	Tag 1
Dexamethason	10 mg/m² in 3 Gaben	p.o.	Tag 1–5
Cyclophosphamid	200 mg/m²	Infusion (1 Std.)	Tag 3–5
Induktionsphase I			
Bei CD20+ Hochrisiko-B-Vorläufer-ALL: Rituximab 375 mg/m² an Tag 6, der Beginn der Induktion I verschiebt sich dann um einen Tag auf Tag 7			
Dexamethason	10 mg/m² in 3 Gaben	p.o.	Tag 6–7, 13–16
Vincristin	2 mg (absolut)	i.v. (Bolus)	Tag 6, 13, 20
Daunorubicin	• 45 mg/m² • 30 mg/m² bei ≥ 55 Jahre	i.v. (15 Min.)	Tag 6, 7, 13, 14
PEG-Asparaginase	• 1000 U/m² • 500 U/m² bei ≥ 55 Jahre	Infusion (2 Std.)	Tag 20
G-CSF	5 µg/kgKG	s.c.	Ab Tag 6, ab Tag 1 bei initialer Granulozytenzahl ≤ 500/µl
Induktionsphase II			
Bei CD20+ Hochrisiko-B-Vorläufer-ALL: Rituximab 375 mg/m² am Tag vor Beginn der Induktion II			
Methotrexat	15 mg (absolut)	Intrathekal	Tag 28, 35, 42
Cyclophosphamid	1000 mg/m²	Infusion (1 Std.)	Tag 26, 46
Cytarabin	75 mg/m²	Infusion (1 Std.)	Tag 28–31, 35–38, 42–45

Substanz	Dosierung	Art der Verabreichung	Anwendungszeitraum
6-Mercaptopurin	60 mg/m^2	p.o.	Tag 26–46
G-CSF	5 µg/kgKG	s.c.	Ab Tag 26
Radiotherapie ZNS	24 Gy		
Konsolidierung I			
Bei CD20+ Hochrisiko-B-Vorläufer-ALL: Rituximab 375 mg/m^2 am Tag vor Beginn der Konsolidierung I			
Dexamethason	10 mg/m^2 in 3 Gaben	p.o.	Tag 71–75
Vindesin	3 mg/m^2 (max. 5 mg)	i.v. (Bolus)	Tag 71
HD-Methotrexat	• 1,5 g/m^2 • 1 g/m^2 bei ≥ 55 Jahre	Infusion (24 Std.)	Tag 71
Etoposid	250 mg/m^2	Infusion (1 Std.)	Tag 74, 75
HD-Cytarabin	• 2-mal 2 g/m^2 • 2-mal 1 g/m^2 bei ≥ 55 Jahre	Infusion alle 12 Std. über 3 Std.	Tag 75
G-CSF	5 µg/kgKG	s.c.	Ab Tag 77
Triple-Prophylaxe der Meningeosis leucaemica			
Methotrexat	15 mg absolut	Intrathekal	Tag 82
Cytarabin	40 mg absolut	Intrathekal	Tag 82
Dexamethason	4 mg absolut	Intrathekal	Tag 82
Risikostratifizierte Postremissionstherapie: Standardrisiko • Konsolidation II, Reinduktion, Konsolidation III–VI • Stratifikation II nach MRD			
HDMTX/ASP: ab Woche 16			
HD-Methotrexat	• 1,5 g/m^2 • 1 g/m^2 bei ≥ 55 Jahre	Infusion (24 Std.)	Tag 1, 15
PEG-Asparaginase	500 U/m^2	Infusion (2 Std.)	Tag 2, 16
6-Mercaptopurin	60 mg/m^2	p.o	Tag 1–7, 15–21
Reinduktion I: ab Woche 22			
Prednisolon	3-mal 20 mg/m^2 in 3 Gaben	p.o.	Tag 1–14
Vindesin	3 mg/m^2	i.v. (Bolus)	Tag 1, 7
Adriamycin	50 mg/m^2	i.v. (15 Min.)	Tag 1, 7
Triple-Prophylaxe (☞ Konsolidierung I) Tag 1, 15			

Substanz	Dosierung	Art der Verabreichung	Anwendungszeitraum
Reinduktion II: ab Woche 24			
Cyclophosphamid	1000 mg/m^2	Infusion (1 Std.)	Tag 15
Cytarabin	75 mg/m^2	Infusion (1 Std.)	Tag 17–20, 24–27
Thioguanin	60 mg/m^2	p.o.	Tag 15–28
HDMTX/ASP: ab Woche 30 (☞ oben)			
VM26/ARAC: ab Woche 36			
Cytarabin	150 mg/m^2	Infusion (1 Std.)	Tag 1–5
Teniposid (VM26)	100 mg/m^2	Infusion (1 Std.)	Tag 1–5
Triple-Prophylaxe (☞ Konsolidierung I) Tag 1			
CYCLO/ARAC: ab Woche 41			
Cyclophosphamid	1000 mg/m^2	Infusion (1 Std.)	Tag 1
Cytarabin	500 mg/m^2	Infusion (24 Std.)	Tag 1
Triple-Prophylaxe (☞ Konsolidierung I) Tag 1			
HDMTX/ASP: ab Woche 46 (☞ oben)			
Triple-Prophylaxe (☞ Konsolidierung I) Woche 52			
Risikostratifizierte Postremissionstherapie: Hoch- und Höchstrisiko • KM-Spender vorhanden: allogene Fremd- oder Familien-SZT • Kein KM-Spender: Konsolidierung II mit CLAEG (T-Linien ALL) bzw. IDA-FLAG (B-Vorläufer-ALL), autologe SZT			
B-Vorläufer ALL: IDA-FLAG ab Woche 16			
Idarubicin	• 10 mg/m^2 • 7 mg/m^2 bei ≥ 55 Jahre	Infusion (15 Min.)	Tag 1, 3
Fludarabin	30 mg/	Infusion (1 Std.)	Tag 1–5
Cytarabin	• 2 g/m^2 • 1 g/m^2 bei ≥ 55 Jahre	Infusion (2 Std.)	Tag 1–5
G-CSF	5 µg/kgKG	Infusion	Ab Tag 7
Triple-Prophylaxe (☞ Konsolidierung I) Tag 1			
T-Linien ALL: CLAEG ab Woche 16			
Cladribin	0,2 mg/kgKG	Infusion (2 Std.) Std. 0	Tag 1–5
VP16	60 mg/m^2	i.v., Std. 2	Tag 1–5
Cytarabin	• 1.5 g/m^2 • 1 g/m^2 bei ≥ 55 Jahre	Infusion (90 Min.) Std. 6	Tag 1–5
G-CSF	5 µg/kgKG	s.c.	Ab Tag 6
Triple-Prophylaxe (☞ Konsolidierung I) Tag 1			

B-ALL und hochmaligne Non-Hodgkin-Lymphome bei Patienten von 15–55 Jahren

(☞ Tab. 22.2-6, Abb. 22.2-2)

- Ablauf: Vorphase → A1 → B1 → C1 → A2 → B2 → C2
- Diagnostik vor Therapiebeginn: Knochenmarkpunktion, Staging, Material (Knochenmark, Blut, Biopsie) für MRD-Bestimmung
- Remissionskontrolle: Knochenmarkpunktion, Staging, Material (Knochenmark, Blut für MRD-Bestimmung) Tag 49, 98, Woche 21
- Abschlussstaging: Knochenmarkpunktion, Staging, Material (Knochenmark, Blut für MRD-Bestimmung) Woche 28
- Stammzellapherese: fakultativ nach Block C1

Tab. 22.2-6: Studientherapie bei B-ALL und hochmaligne Non-Hodgkin-Lymphome bei Patienten von 15–55 Jahren

Substanz	Dosierung	Art der Verabreichung	Anwendungszeitraum
Vorphase			
Cyclophosphamid	200 mg/m²	i.v. (1 Std.)	Tag 1–5
Prednison	60 mg/m² auf 3 Gaben	p.o.	Tag 1–5
Block A1			
Rituximab	375 mg/m²	i.v.	Tag 7
Dexamethason	10 mg/m² auf 3 Gaben	p.o.	Tag 8–12
Vincristin	2 mg (absolut)	i.v.	Tag 8
Ifosfamid	800 mg/m²	i.v. (1 Std.)	Tag 8–12
HD-Methotrexat	• 1500 mg/m² • 500 mg/m² bei ≥ 55 Jahre	Infusion (24 Std.), 1/10 i.v. in 30 Min., 9/10 Infusion in 231/2 Std., Leukovorin-Rescue Beginn 42 Std.	Tag 8
Teniposid (VM26)	100 mg/m²	i.v. (1 Std.)	Tag 11, 12
Cytarabin	2-mal 150 mg/m²	i.v. (1 Std.), alle 12 Std.	Tag 11, 12
G-CSF	5 µg/kgKG	s.c.	Ab Tag 14
Triple-Prophylaxe			
Cytarabin	40 mg absolut	Intrathekal	Tag 8, 12
Methotrexat	15 mg absolut	Intrathekal	Tag 8, 12
Dexamethason	4 mg absolut	Intrathekal	Tag 8, 12
Block B1			
Rituximab	375 mg/m²	i.v.	Tag 28
Dexamethason	10 mg/m² auf 3 Gaben	p.o.	Tag 29–33
Vincristin	2 mg (absolut)	i.v.	Tag 29
Cyclophosphamid	200 mg/m²	i.v. (1 Std.)	Tag 29–33
HD-Methotrexat	• 1500 mg/m² • 500 mg/m² bei ≥ 55 Jahre	Infusion (24 Std.), 1/10 i.v. in 30 Min., 9/10 Infusion in 231/2 Std., Leukovorin-Rescue Beginn 42 Std.	Tag 29
Adriamycin	25 mg/m²	i.v. (15 Min.)	Tag 32, 33
G-CSF	5 µg/kgKG	s.c.	Ab Tag 35
Triple-Prophylaxe (☞ Block A1) Tag 29, 33			
Block C1			
Rituximab	375 mg/m²	i.v.	Tag 49
Dexamethason	10 mg/m² auf 3 Gaben	p.o.	Tag 50–54
Vindesin	3 mg/m² (max. 5 mg)	i.v. (Bolus)	Tag 50
HD-Methotrexat	• 1500 mg/m² • 500 mg/m² bei ≥ 55 Jahre	Infusion (24 Std.), 1/10 i.v. in 30 Min., 9/10 Infusion in 231/2 Std., Leukovorin-Rescue Beginn 42 Std.	Tag 50
VP16 (Etoposid)	250 mg/m²	Infusion (1 Std.)	Tag 53, 54
HD-Cytarabin	• 2-mal 2 g/m² • 2-mal 1 g/m² bei ≥ 55 Jahre	Infusion (3 Std.) alle 12 Std.	Tag 54
G-CSF	5 µg/kgKG	s.c.	Ab Tag 56
Block A2			
Rituximab	375 mg/m²	i.v.	Tag 77
Dexamethason	10 mg/m² auf 3 Gaben	p.o.	Tag 78–82
Vincristin	2 mg (absolut)	i.v.	Tag 78

Substanz	Dosierung	Art der Verabreichung	Anwendungszeitraum
Ifosfamid	800 mg/m²	i.v. (1 Std.)	Tag 78–82
HD-Methotrexat	• 1500 mg/m² • 500 mg/m² bei ≥ 55 Jahre	Infusion (24 Std.), 1/10 i.v. in 30 Min., 9/10 Infusion in 231/2 Std., Leukovorin-Rescue Beginn 42 Std.	Tag 78
VM26	100 mg/m²	i.v. (1 Std.)	Tag 81, 82
Cytarabin	2-mal 150 mg/m²	i.v. (1 Std.), alle 12 Std.	Tag 81, 82
G-CSF	5 µg/kgKG	s.c.	Ab Tag 84
Triple-Prophylaxe (☞ Block A1) Tag 78, 82			
Therapieende für Stadium I und II, wenn CR nach 2 Zyklen, kein Mediastinaltumor, kein Extranodalbefall			
Block B2			
Rituximab	375 mg/m²	i.v.	Tag 98
Dexamethason	10 mg/m² auf 3 Gaben	p.o.	Tag 99–103
Vincristin	2 mg (absolut)	i.v.	Tag 99
Cyclophosphamid	200 mg/m²	i.v. (1 Std.)	Tag 99–103
HD-Methotrexat	• 1500 mg/m² • 500 mg/m² bei ≥ 55 Jahre	Infusion (24 Std.), 1/10 i.v. in 30 Min., 9/10 Infusion in 231/2 Std., Leukovorin-Rescue Beginn 42 Std.	Tag 99
Adriamycin	25 mg/m²	i.v. (15 Min.)	Tag 102, 103
G-CSF	5 µg/kgKG	s.c.	Ab Tag 105
Triple-Prophylaxe (☞ Block A1) Tag 99, 103			
Block C2			
Rituximab	375 mg/m²	i.v.	Tag 119
Dexamethason	10 mg/m² auf 3 Gaben	p.o.	Tag 120–124
Vindesin	3 mg/m² (max. 5 mg)	i.v. (Bolus)	Tag 120
HD-Methotrexat	• 1500 mg/m² • 500 mg/m² bei ≥ 55 Jahre	Infusion (24 Std.), 1/10 i.v. in 30 Min., 9/10 Infusion in 231/2 Std., Leukovorin-Rescue Beginn 42 Std.	Tag 120

Substanz	Dosierung	Art der Verabreichung	Anwendungszeitraum
VP16 (Etoposid)	250 mg/m²	Infusion (1 Std.)	Tag 123, 124
HD-Cytarabin	• 2-mal 2 g/m² • 2-mal 1 g/m² bei ≥ 55 Jahre	Infusion (3 Std.) alle 12 Std.	Tag 124
G-CSF	5 µg/kgKG	s.c.	Ab Tag 126
Rituximab	375 mg/m²	i.v.	Woche 21, 24

ZNS-Befall

Prophylaxe

- Ohne Prophylaxe bei Erwachsenen 30–50% ZNS-Rezidive (Leptomeningeosis leucaemica)
- Mit Prophylaxe 5–10% isolierte ZNS-Rezidive
- Methotrexat 15 mg (Absolutdosis)
- Prophylaktische 24-Gy-ZNS-Bestrahlung parallel zur Phase II der Induktionstherapie
- Anschließend Dreifach-Prophylaxe mit MTX, Cytosinarabinosid, Dexamethason
- Auch die Hochdosistherapie mit MTX und Cytosinarabinosid wirkt intrathekal

Therapie

ZNS-Befall hat keine schlechtere Prognose bei adäquater Therapie und stellt kein Hochrisiko-Kriterium dar.

- Zusätzlich zur systemischen Therapie als absolute intrathekale Dosierungen: Methotrexat (MTX) 15 mg, Cytosinarabinosid 40 mg und Dexamethason 4 mg jeweils 2–3-mal pro Woche, bis Liquor blastenfrei ist, anschließend 3–5 weitere Gaben
- 24-Gy-Radiotherapie des Neurokraniums bis C2, Fraktionierung 1,8–2 Gy 5-mal wöchentlich

Rezidivtherapie

- Meist Protokolle mit 6–11 Substanzen
- Reinduktion mit initialer Therapie
- Remissionsraten 30–50%
- Maximale Therapie mit allogener (verwandt, nicht verwandt) SZT; falls nicht möglich, autologe SZT
- Imatinib bei BCR-ABL positiver ALL
- Neue Substanzen, beispielsweise Aplidin, Compound GW506U78 (T-ALL, T-lymphoblastisches NHL)

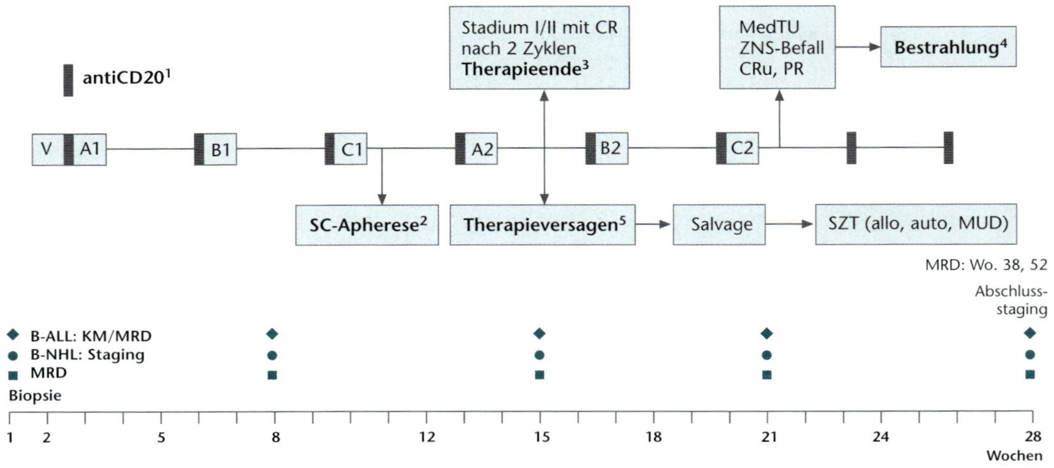

[1] **Antikörpertherapie** (Rituximab) bei CD20-positiven Patienten (≥ 20%)

[2] **SC-Apherese** bei Patienten mit Hochrisiko-Merkmalen ohne Familienspender
Hochrisko-Merkmale: B-ALL: CR > 2 Zyklen, WBC > 30 000/µl
B-NHL: Stadium III/IV und LDH > 500 U/l

[3] **Therapieende** bei:
- Stadium I/II
- CR nach Block B1
- Kein Mediastinal-Tumor
- Kein extranodaler Befall

[4] **Bestrahlung** bei:
- Unklarem Restbefund (CRu) oder PR
- Mediastinal-Tumor
- Initialem ZNS-Befall
- Bei Extranodal-Befall: Einzelfall-entscheidung (Kontaktaufnahme mit Studienzentrale)

[5] **Therapieversagen** nach 4 Blöcken: Alternative Salvage-Therapie mit dem Ziel einer Stammzelltransplantation

Abb. 22.2-2: Therapieablauf der multizentrischen Therapieoptimierungsstudie (Pilotstudie) bei B-ALL und hochmalignen Non-Hodgkin-Lymphomen für Patienten von 15–55 Jahren (GMALL-Studie). (Hoelzer, 2005)

22.2.8 Nachsorge

- Kontrolle des Blutbildes alle 6–8 Wochen, nach 2 Jahren alle 3 Monate
- Knochenmarkpunktion alle 3–6 Monate

22.2.9 Prognose

- In Deutschland seit 1981 sechs multizentrische Therapiestudien mit > 3000 Patienten
- Remissionsraten steigend von 74% auf 83%, trotz mehr älterer Patienten

Philadelphiachromosom (BCR-ABL) positive ALL

- Überlebenschance ungünstig (≤ 20%)
- Frührezidive
- Heilung nur durch Stammzelltransplantation: allogene SZT bei 35–40%, autologe SZT bei 10–25%
- Mit Inhibitor der ABL-Tyrosinkinase Imatinib Remissionen möglich
- Ältere Patienten (> 55 Jahre): Vollremissionen bei 50–50% wegen mehr Komplikationen, leukämiefreies Überleben 20–30%

Pro-B-ALL

- Prognoseverbesserung durch intensive Therapie und mit allogener SZT
- Überlebensraten > 50%

Reife B-ALL (Burkitt-Typ)

- Schlechte Ergebnisse mit ALL-Therapie
- Aus Pädiatrie übernommen wegen guter Wirkung: kurze intensivierte Therapiezyklen mit hoch dosiertem Methotrexat, fraktioniertem Cyclophosphamid, Ifosfamid, Hochdosis-Cytosinarabinosid und anderen; keine Erhaltungstherapie
- Remissionsraten 75%, Überlebensraten 50%
- Zusätzlich monoklonaler B-Zell-Antikörper (Anti-CD20, Rituximab), da > 80% der Leukämien CD20 positiv

T-ALL

- Vollremissionsraten 80%, Überlebensraten 50%
- Effektiv sind Cytarabin (Ara-C), Cyclophosphamid
- Frühe und reife T-ALL: leukämiefreie Überlebensraten unter 30%
- Thymische ALL: leukämiefreie Überlebensraten > 50%
- Da meist Mediastinaltumor, Mediastinalbestrahlung bei Resttumor nach Induktionstherapie und immer bei T-lymphoblastischer ALL

22.2.10 Datenlage der Therapieoptionen

(☞ Tab. 22.2-7)

Tab. 22.2-7: Datenlage der Therapieoptionen bei ALL (Stand: März 2006)

Therapie	Gesicherte Daten vorhanden (EBM 1)	Positive Einzelergebnisse (EBM 2)	Datenlage unsicher (EBM 3)
Primär kurativ	+		
Salvage kurativ	+		
Palliativ	+		
Komplementär			+

Literatur

1 Harris NL, Jaffe ES, Diebold J et al.: World Health Organization classification of neoplastic diseases of the hematopoietic and lymphoid tissues: report of the Clinical Advisory Committee meeting-Airlie House, Virginia, November 1997. J Clin Oncol 17, 1999: 3835–3849

2 Hoelzer D, Arnold R, Bartram CR et al.: Akute lymphatische Leukämie des Erwachsenen – Diagnostik, Risikogruppen und Therapie. Internist 43, 2002: 1212–1227

3 Hoelzer D, Ludwig WD, Thiel E et al.: Improved outcome in adult B-cell acute lymphoblastic leukemia. Blood 87, 1996: 495–508

4 Smith MT, Wang Y, Kane E et al.: Low NAD(P)H:quinone oxidoreductase 1 activity is associated with increased risk of acute leukemia in adults. Blood 97, 2001: 1422–1426

Internetadresse

www.kompetenznetz-leukaemie.de: Kompetenznetz „Akute und chronische Leukämien"

22.3 Myelodysplastische Syndrome (MDS)

Oliver A. Cornely

Heterogene Gruppe klonaler Erkrankungen unbekannter Ursache. Betroffen ist eine frühe hämatopoetische Vorläuferzelle, sodass mehrere und ggf. sogar alle 3 Zellreihen gestört sind. Es besteht eine Eisenverwertungsstörung.

22.3.1 Epidemiologie

- **Inzidenz:** 3–5 Neuerkrankungen pro 100000 Einwohner pro Jahr (Dunkelziffer?)
- **Altersverteilung:** Altersgipfel bei ca. 65 Jahren

22.3.2 Ätiologie

Risikofaktoren

- Chemotherapie: v.a. Alkylanzien wie Melphalan, Chlorambucil, Cyclophosphamid, Procarbazin und Etoposid
- Langjährige immunsuppressive Therapie, z.B. bei rheumatischen Erkrankungen
- β-Strahlung
- Chloramphenicol
- Organische Lösungsmittel (u.a. Benzen, Toluen, Xylen), Treibstoffe, Pestizide, Dünger, Stein- und Getreidestäube, Schwermetalle, Tabak
- Bis 6 Jahre nach autologer Stammzelltransplantation mit Hochdosis-Cyclophosphamid und Ganzkörperbestrahlung Risiko für Entwicklung eines MDS bis 18%

Genetische Faktoren

Verlust und Translokationen an bestimmten Schlüsselgenen, v.a. der Chromosomen 1, 5, 7, 11, 12, 13 und 20 mit Auswirkungen auf Zellwachstum, RAS-Signalmoleküle, Zellzyklus-Regulatoren und Transkriptionsfaktoren.

22.3.3 Einteilung

- **Primär:** leere Anamnese, Ursache unbekannt
- **Sekundär oder therapieassoziiert:** ca. 20–30%, Anteil steigend, anamnestische Exposition gegenüber karzinogenen oder leukämogenen Substanzen, z.B. Z.n. Chemotherapie

FAB-Klassifikation (☞ Tab. 22.3-1)

- Basiert auf dem prozentualen Blastenanteil in Knochenmark und peripherem Blut
- Nachweis von Auer-Stäbchen und einer Monozytose

Tab. 22.3-1: French-American-British-Klassifikation (FAB-Klassifikation) der myelodysplastischen Syndrome. RA = refraktäre Anämie

Syndrom oder Typ	Blastenanteil im peripheren Blut	Blastenanteil im Knochenmark	Ringsideroblasten > 15 % der kernhaltigen erythropoetischen Zellen	Auer-Stäbchen	Monozytose > 1000/µl	% der MDS	% Transformation in AML
RA	≤ 1	< 5	–	–	–	10–40	10–20
RA mit Ringsideroblasten (RARS, historisch: sideroachrestische oder sideroblastische Anämie)	≤ 1	< 5	+	–	–	10–20	10–35
RA mit Blastenexzess (RAEB)	< 5	5–20	±	–	–	25–30	≥ 50
RAEB in Transformation (RAEBt)	≥ 5	21–30	±	±	±	10–30	60–100
Chronische myelomonozytäre Leukämie (CMML)	< 5	≤ 20	±	–	+	10–20	≥ 40

ICD 10

☞ Tab. 22.3-2

Tab. 22.3-2: ICD der myelodysplastischen Syndrome

MDS-Typ	ICD 10
RA	D46.0
RA mit Ringsideroblasten	D46.1
RA mit Blastenexzess (RAEB)	D46.2
RAEB in Transformation (RAEBt)	D46.3
Chronische myelomonozytäre Leukämie (CMML)	D46.7
MDS refraktäre Anämie n.n.b.	D46.4
MDS ohne nähere Angaben/Präleukämie	D46.9

22.3.4 Klinik

Es gibt keine Frühsymptome. Die Symptome leiten sich aus dem peripheren Zellmangel der drei Zellreihen ab. Das früheste, jedoch unter Umständen spät diagnostizierte Krankheitszeichen ist das Leitsymptom Anämie.

- **Anämie** → Leistungsminderung, Müdigkeit, Blässe, seltener Tachykardie; die Symptome können bei geringer Ausprägung der Anämie oder durch eine Gewöhnung verschleiert sein
- **Thrombopenie** → Blutungszeichen wie Epistaxis, Zahnfleischbluten, Petechien der Haut an den abhängigen Partien (Schienbeine kontrollieren), unter Blutdruckmanschette und weiter distal, Hämatome, Purpura
- **Granulozytopenie** → Fieber, Infektionen der Haut (DD: Sweet-Syndrom), Sepsis-Syndrom, verlangsamte Heilung

22.3.5 Diagnostik

Basisdiagnostik

- **Anamnese:** Medikamente, (berufliche) Exposition gegenüber Toxinen und anderen Risikofaktoren
- **Untersuchung:** Symptome der Zytopenie, Splenomegalie?
- **Labor:**
  - Fe ↑, Ferritin ↑, Transferrin normal oder ↓, LDH evtl. ↑, Haptoglobin normal, Coombs-Test normal, Vitamin B_{12} normal, Folsäure normal, Blutgruppe
  - Peripherer Blutausstrich:
    Erythrozyten: bunte Morphologie (Anisozytose, Poikilozytose, Polychromasie), normochrom oder hypochrom, makrozytär (DD: megaloblastäre Anämie bei Vitamin B_{12}- oder Folsäuremangel)
    Granulozyten: Pseudo-Pelger-Huet-Zellen (durch feine Brücken miteinander verbundene Kernsegmente), Hypersegmentierung, Granulation ↓
    Thrombozyten: verminderte Thrombozytendichte, selten Megakaryozytenkerne
  - Varizellen-Zoster-Virus-IgG: wenn negativ → Impfung

> **!** **Leukozytose** weist auf eine chronische myelomonozytäre Leukämie (CMML) oder sekundäre akute myeloische Leukämie (AML) hin → rasche Abklärung, engmaschige Verlaufskontrolle.

- **Knochenmarkzytologie und -histologie:** Im Vergleich zum peripheren Blut finden sich ein paradoxer

Zellreichtum, eine „ineffektive Hämatopoese" als Hinweis auf eine gesteigerte Apoptose und megaloblastäre Veränderungen.

- **Hypoplastische MDS:** 10–20%, DD: aplastische Anämie
- **Hyperplastische MDS:** Hyperplastische Erythropoese, megaloblastäre Veränderungen, Erythroblastenanteil gesteigert, Kern- und Zytoplasmadysplasien, Eisennachweis in der Berliner-Blau-Reaktion
- **Granulopoese:** hyperplastisch, Linksverschiebung, evtl. Blastenanteil ↑, Kern- und Zytoplasmadysplasien
- **Megakaryopoese:** auffallende Vielgestaltigkeit, Größenunterschiede, Mikromegakaryozyten, teils multiple kleine Kerne, „Pfoten(ballen)abdruck"
- **Knochenmark-Zytogenetik:** pathologischer Karyotyp in 40–70%

22.3.6 Differenzialdiagnosen

☞ Tab. 22.3-3

Tab. 22.3-3: Differenzialdiagnosen der myelodysplastischen Syndrome. KM = Knochenmark, BB = peripheres Blutbild

Differenzialdiagnosen (Auswahl)	Abgrenzung möglich durch
Megaloblastäre Anämie	Vitamin B_{12} ↓ oder Folsäure ↓, im KM Riesenstabkernige, im BB hypersegmentierte Granulozyten
Aplastische Anämie	Keine Dysplasiezeichen, relative Lymphozytenvermehrung
Kongenitale dyserythropoetische Anämie	Erkrankungsalter, Granulopoese und Megakaryopoese unauffällig
Infiltration des KM durch ein Lymphom oder einen soliden Tumor	Histologie der Beckenstanze
Chagas-Krankheit (südamerikanische Trypanosomiasis)	Reiseanamnese, mikroskopischer Erregernachweis im peripheren Blutausstrich

22.3.7 Konventionelle Therapie

☞ Tab. 22.3-4

Bei Transformation in AML: Kombinationschemotherapie wie bei AML (☞ 22.1.7), falls nicht kontraindiziert, sonst palliative Therapie mit z. B. niedrig dosiertem Ara-C und/oder oralem Idarubicin. Eine sekundäre AML nach MDS ist häufig therapierefraktär.

Tab. 22.3-4: Konventionelle Therapie des myelodysplastischen Syndroms

Therapieoption	Vorteil	Nachteil
Supportive Therapie	Nebenwirkungsarm	Palliativ
Transfusion	Rascher Wirkungseintritt	Eisenüberladung
Erythropoetin	Ansprechraten 7–25%	Kleine Studien, hohe Kosten
G-CSF, GM-CSF	Bei einzelnen Patienten mit wiederholten Infektionen evtl. intermittierend sinnvoll	Mangels ausreichend großer klinischer Studien unklarer Wert bei hohen Kosten
Prophylaktische Antibiotikagabe	Evtl. Reduktion der Zahl und Schwere von Infektionen	Mangels Studien Wirksamkeit unsicher, aber sichere Entwicklung bakterieller Resistenzen
Allogene Stammzelltransplantation	Einzige kurative Option, 30–50% langfristiges krankheitsfreies Überleben	Oft kontraindiziert, bei Diagnosestellung sind 95% der Patienten > 50 Jahre
Amifostin	Verbesserung der Panzytopenie in Phase-I/II-Studien	Experimentell, möglicherweise Akzeleration von RAEBt zu AML

22.3.8 Nachsorge

Eine echte Nachsorgesituation besteht nur bei Erreichen einer kompletten Remission. Diese ist nach allogener Stammzelltransplantation oder nach erfolgreicher Therapie einer sekundären AML zu erwarten. Ansonsten sind Kontrollen des Blutbilds je nach klinischem Verlauf und Beschwerdebild außerhalb von Studien individuell festzulegen.

Bei zunehmender Immunsuppression mit fortschreitender Erkrankung medizinisch indizierte Impfungen frühzeitig durchführen: Pneumokokken (Wiederholung nach 5 Jahren), Influenza (jährlich), Varizellen-Zoster-Virus (einmalig, falls seronegativ). Cave: i.m.-Injektion bei Thrombopenie.

22.3.9 Prognose

- Bei weiter Streubreite der Transformationshäufigkeit (5–50%) in eine AML teils indolenter Verlauf (historisch: „schwelende Leukämie" oder „Präleukämie")
- Medianes Überleben abhängig vom Typ 1–4 Jahre
- Negative Prognosefaktoren: Blastenanteil im Knochenmark oder peripheren Blutbild ↑, Art und Zahl der chromosomalen Aberrationen, Alter ↑, sekundäre MDS, Serum-LDH ↑
- Abhängig von chromosomalen Aberrationen ☞ Tab. 22.3-5

Tab. 22.3-5: Prognostische Bedeutung chromosomaler Aberrationen

Prognose	Chromosomale Aberration
Günstig	5q-, 20q-, -Y
Intermediär	Einzelne Aberrationen, Monosomie 5, Monosomie 7, Trisomie 8
Ungünstig	Komplexe Aberrationen > 2, 7q-

22.3.10 Datenlage der Therapieoptionen (☞ Tab. 22.3-6)

Tab. 22.3-6: Datenlage der Therapieoptionen bei myelodysplastischen Syndromen (Stand: März 2006)

Therapie	Gesicherte Daten vorhanden (EBM 1)	Positive Einzelergebnisse (EBM 2)	Datenlage unsicher (EBM 3)
Primär kurativ			+
Salvage kurativ			+
Palliativ		+	
Komplementär			+

Literatur

1 Bennett JM, Catovsky D, Daniel MT, Flandrin G, Galton DA, Gralnick HR et al.: Proposals for the classification of the myelodysplastic syndromes. Br J Haematol 51 (2), 1982: 189–199

2 Heaney ML, Golde DW: Myelodysplasia. N Engl J Med 340 (21), 1999: 1649–1660

3 Pedersen-Bjergaard J, Andersen MK, Christiansen DH, Nerlov C: Genetic pathways in therapy-related myelodysplasia and acute myeloid leukemia. Blood 99 (6), 2002: 1909–1912

Internetadresse

www.kompetenznetz-leukaemie.de: Kompetenznetzwerk „Akute und chronische Leukämien"

22.4 Chronische myeloische Leukämie (CML)

Axel Matzdorff

Synonyme: chronische myeloide Leukämie, chronische granulozytäre Leukämie.
Klonale Proliferation pluripotenter Stammzellen mit alleiniger oder vorwiegender Expansion der Granulopoese. Die CML gehört zu den myeloproliferativen Erkrankungen neben der Polycythaemia rubra vera (☞ 22.5), essenziellen Thrombozythämie (☞ 22.6) und Osteomyelofibrose (☞ 22.7).

22.4.1 Epidemiologie

- **Inzidenz:** 1–2 Neuerkrankungen pro 100000 Einwohner pro Jahr
- **Altersverteilung:** mittleres Erkrankungsalter 50 Jahre, selten auch junge Patienten betroffen

22.4.2 Ätiologie

Risikofaktoren

Außer Strahlenexposition und Chemikalien (Benzole, Zytostatika) sind keine weiteren Risikofaktoren und keine familiären Syndrome bekannt.

Genetische Veränderungen

Durch Translokation t(9;22)(q34;q11) entsteht das Fusionsgen BCR-ABL auf dem Chromosom 22 (**Philadelphia-Chromosom**, ☞ Abb. 22.4-1). Das Philadelphia-Chromosom ist in allen hämatopoetischen Zellen nachweisbar, zum Teil auch in Lymphozyten. Sein Genprodukt ist eine Tyrosinkinase, deren unregulierte Aktivität die leukämische Proliferation induziert. Die BCR-ABL-Translokation ist selten auch bei Gesunden nachweisbar, wohl als Ausdruck der Instabilität des menschlichen Genoms. Es gibt wenige Patienten, die klinisch und hinsichtlich des Blutbilds zunächst wie eine CML erscheinen, bei denen sich zyto- und molekulargenetisch aber weder ein Philadelphia-Chromosom noch die BCR-ABL-Translokation nachweisen lassen. Diese sog. Philadelphia-negative oder auch atypische CML wird von der klassischen CML abgegrenzt (☞ 22.4.6).

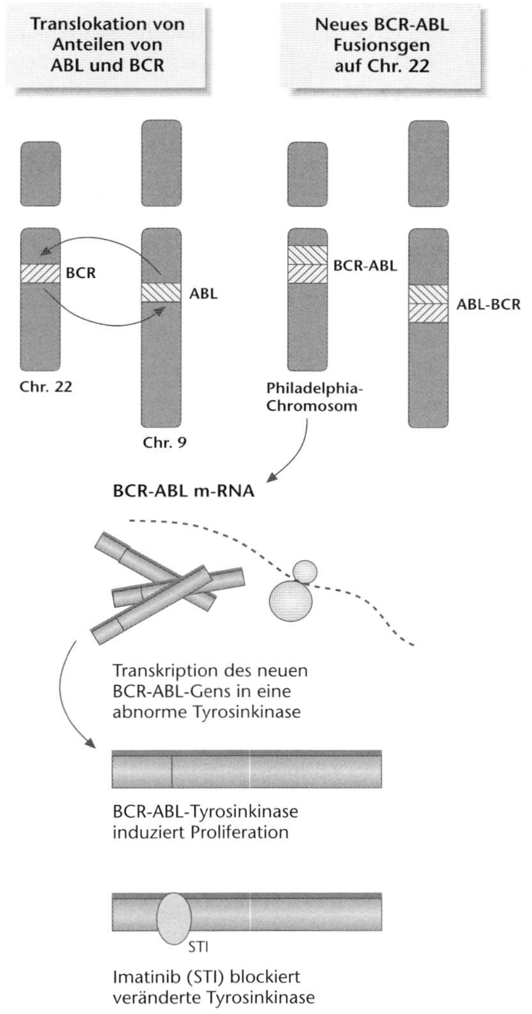

Abb. 22.4-1: Translokation von Anteilen der Chromosome 9 und 22. Es entsteht das Philadelphia-Chromosom mit dem BCR-ABL-Fusionsgen. Das BCR-ABL-Genprodukt ist eine Tyrosinkinase, die durch den spezifischen Inhibitor Imatinib (Glivec®) therapeutisch blockiert werden kann.

22.4.3 Einteilung

Auf Basis der klinischen Beschwerden und der Labordiagnostik unterscheidet man eine chronische Phase, eine Akzelerationsphase und die Blastenkrise.

ICD 10

C92.1

22.4.4 Klinik

- **Chronische Phase:** Patienten sind meist asymptomatisch, die CML wird oft zufällig durch eine Leukozytose entdeckt. Meist schleichender Verlauf, Symptome sind evtl. Gewichtsverlust, Anämie, Nachtschweiß, Milzvergrößerung, Gicht.
- Nach 3–5 Jahren Progression zur **Akzelerationsphase** und **Blastenkrise,** dann zunehmende Schwäche und Vergrößerung der Milz. Selten ist eine extramedulläre Blastenproliferation mit einem lokalisierten Befall von Lymphknoten und Haut (Chlorome).
- Wenn die Erkrankung erst in der Blastenkrise diagnostiziert wird spricht man von einer „primären" Blastenkrise.

Komplikationen

- **Tumorlyse-Syndrom, Hyperurikämie:** besonders in der Initialphase der Zytoreduktion → Flüssigkeit, Allopurinol, evtl. Bikarbonat i.v., bei Hochrisikopatienten (hohe Leukozytenzahl, Hyperurikämie oder Niereninsuffizienz bei Diagnose) evtl. Rasburicase (Fasturtec®) 0,2 mg/kgKG i.v. über 30 Min. für 5 Tage
- **Leukostase-Syndrom:** Symptome sind Dyspnoe, Schwindel, Sehstörungen, Leukozyten meist über 200 000/µl → schnelle Zytoreduktion, ggf. Leukapherese
- **Priapismus:** Analgetika, Punktion des Corpus cavernosum
- **Pyoderma gangraenosum:** initial kleine pustulöse Hautläsion mit gerötetem Randsaum, bevorzugt an der unteren Körperhälfte; in wenigen Tagen Vergrößerung und Ulzeration, Ulkus scharf begrenzt, mit bläulich-violettem, unterminiertem Rand und stark gerötetem Saum, sehr schmerzhaft; Therapie: Steroide (Prednison/Prednisolon 0,5–1 mg/kgKG tgl. p.o., langsame Dosisreduktion)
- **Sweet-Syndrom:** Exanthem mit Plaques und Papeln (keine Pusteln, keine Ulzeration wie bei Pyoderma), betont an der oberen Körperhälfte und den Armen, häufig Fieber, Krankheitsgefühl; Therapie: Steroide (Dosierung wie Pyoderma gangraenosum)

22.4.5 Diagnostik

Basisdiagnostik

Basisdiagnostik mit Blutbild, Knochenmarkpunktion, Röntgen-Thorax, Abdomensonographie.

Chronische Phase

Blutbild

- Peripheres Blut: Leukozytose, reife neutrophile Granulozyten ↑, Linksverschiebung mit > 15% Myeloblasten, Promyelo-, Myelo- und Metamyelozyten, dabei darf der Blastenanteil nicht über 10% liegen
- Basophile Granulozyten ↑, manchmal Eosinophilie
- Monozyten nicht vermehrt: wichtige Abgrenzung zur chronischen myelomonozytären Leukämie (CMML)
- Thrombozyten manchmal ↑ mit bizarren Formen, Riesenthrombozyten

Knochenmark

- Hyperzellulär
- Granulopoese ↑ (Verhältnis Granulopoese zu Erythropoese meist > 10)
- Basophile ↑, manchmal Eosinophilie
- Megakaryozytenveränderungen (Mikromegakaryozyten)
- Charakteristisch, aber selten: Gaucher-Zellen und „seeblaue" Histiozyten

Akzeleration

- Anstieg des Blastenanteils im Knochenmark oder peripheren Blut auf 10–19%
- Basophile ≥ 20%
- Neue Thrombopenie (< 100000/µl) oder Thrombozytose (> 1000000/µl)
- Zunehmende Vergrößerung der Milz

Blastenkrise

- Blastenanteil > 20% im Knochenmark oder peripheren Blut
- Blastenkrise in ¾ der Fälle myeloisch, bei ¼ lymphatisch

Weiterführende Diagnostik

Alkalische Neutrophilenphosphatase

- Bei CML und paroxysmaler nächtlicher Hämoglobinurie ↓
- Bei Polycythaemia vera, Osteomyelofibrose, Schwangerschaft, Entzündungen ↑

> Das Blut darf nicht antikoaguliert sein (kein EDTA), es muss direkt ausgestrichen werden (z. B. Blut aus Ohrläppchen oder Fingerbeere), die Färbung muss frisch (innerhalb von 24 Std.) erfolgen.

Zytogenetik, Molekulargenetik

Zytogenetischer Nachweis des **Philadelphia-Chromosoms** bei 90–95% der CML-Patienten. Alternativ molekulargenetischer Nachweis (Southern-Blot, PCR) des BCR-ABL-Fusionsgens. Bei der Hälfte der Patienten, bei denen die Zytogenetik kein Philadelphia-Chromosom findet, dennoch molekulargenetischer Nachweis von BCR-ABL.

Es gibt verschiedene Bruchpunkte der Translokation und man unterscheidet mehrere **Varianten des BCR-ABL-Fusionsgens:**

- b2a2 und b3a2 → CML
- e19a2 (selten) → CML mit vielen reifen Granulozyten
- e1a2 → akute lymphatische Leukämie
- Akute lymphatische Leukämie mit Philadelphia-Chromosom, aber nicht mit e1a2-, sondern mit b2a2- oder b3a2-Translokation → wahrscheinlich primäre lymphatische Blastenkrise einer CML
- Wenn kein Philadelphia-Chromosom und kein molekulargenetischer Nachweis von BCR-ABL → „atypische" CML oder CMML.

Nachweis zusätzlicher zytogenetischer Veränderungen (weiteres Philadelphia-Chromosom, +8, Inversion 17q u. a.) bei Übergang in Akzeleration und Blastenkrise.

Zytochemie und Immuntypisierung

Bei Transformation in akute Leukämie oder bei primärer Blastenkrise: Peroxidase-, Esterase- und PAS-Färbung, Immuntypisierung.

22.4.6 Differenzialdiagnosen

- **Atypische chronische myeloische Leukämie:** zytogenetisch kein Philadelphia-Chromosom, molekulargenetisch kein BCR-ABL, dennoch Blutbild wie bei CML, meist keine Basophilie, alkalische Leukozytenphosphatase meist normal, Prognose schlechter als bei typischer CML
- **Chronische myelomonozytäre Leukämie (CMML):** steht zwischen myeloproliferativen und myelodysplastischen Syndromen, Monozytose ≥ 1000/µl, aber Metamyelozyten, Myelo- und Promyelozyten < 15%, Lysozym im Serum ↑
- **Chronische Neutrophilen-Leukämie:** Vermehrung nur von stabkernigen und reifen segmentkernigen Granulozyten, aber nicht deren Vorstufen (Myeloblasten, Promyelo-, Myelo-, Metamyelozyten), keine BCR-ABL-Transformation, Hepatosplenomegalie, meist ältere Patienten betroffen, geringe Progressionstendenz

- **Leukämoide Reaktion:** massive Linksverschiebung bis zu Promyelozyten, aber keine Myeloblasten, z. B. bei Sepsis, Miliartuberkulose, schweren Infektionen; Abgrenzung zur CML: Anteil der unreifen Zellen < 15%
- Weitere Ursachen einer **neutrophilen Leukozytose bzw. Raucherleukozytose:** Entzündungen, Infektionen, Tumoren, Stresssituationen, endokrine Störungen, Medikamenteneinnahme (Steroide, Wachstumsfaktoren); Labor: Leukozytose fast immer unter 100 000/µl, keine atypischen Vorläuferzellen; Raucherleukozytose bei entsprechender Anamnese, häufig jüngere Frauen, Diagnose nur per exclusionem oder durch Normalisierung nach Beendigung des Rauchens möglich

22.4.7 Konventionelle Therapie

Chemotherapie

Tyrosinkinaseinhibitor Imatinib (STI571, Glivec®, Gleevec®)

- Regeldosis 400 mg 1-mal tgl. p.o.
- Erreicht zytogenetische Remissionen in > 80%, molekulargenetische Remissionen häufiger als mit Interferon
- Nebenwirkungen: Übelkeit, Ödeme, Myalgien, Diarrhö, Exantheme, bei ¼ Zytopenien (→ Therapiepause, nach Rekonstitution des Blutbildes kann Imatinib wieder versucht werden)
- 10% der Patienten sprechen auf Imatinib initial nicht an oder werden im Verlauf resistent; mögliche Ursache: Mutation von BCR-ABL
- Bei Akzeleration und Blastenkrise höhere Dosis Imatinib versuchen, d.h. 600–800 mg auf 2 Tagesdosen verteilt; Remissionsrate ca. 50%, Remissionsdauer aber nur wenige Monate. Neue Inhibitoren mit Aktivität auch bei mutierter Kinase sind seit kurzem verfügbar (AMN107, BMS354825 = Dasatinib®).
- Kombinationen von Imatinib mit Interferon und Inhibitoren anderer CML-relevanter Proteine (Farnesyltransferaseinhibitoren, mTOR-Inhibitoren) sind in der klinischen Erprobung

Interferon-α2a (Roferon®) oder Interferon-α2b (Intron®)

- Bisherige Standardtherapie, seit der Einführung von Imatinib in die 2. Linie getreten
- Zieldosis 5 Mio. Einheiten/m^2 1-mal tgl. s.c.
- Vollständige zytogenetische Remission (Philadelphia-Chromosom nicht mehr nachweisbar) initial bei 20–30%, dauerhaft bei 5–10% mit guter Prognose (10-JÜR 75%)
- Häufig kombiniert mit Cytarabin, aber bisher nicht geklärt, ob Kombination nur die Remissionsrate verbessert oder auch das mediane Überleben
- Ziel: Leukozyten auf 2000–4000/µl senken
- Typische Interferon-Nebenwirkungen: Fieber, Schüttelfrost (Paracetamol), Krankheitsgefühl, Schwäche, Depression, Nieren- und Leberfunktionsstörungen, Immunphänomene
- Pegyliertes Interferon (PegIntron®, Pegasys®) mit längerer Halbwertszeit (1-mal wöchentliche Gabe) zur Zeit in der klinischen Prüfung

Cytarabin (Alexan®, ARA-cell®, Udicil®)

- Bisherige Standardtherapie in Kombination mit Interferon, seit der Einführung von Imatinib muss der Stellenwert dieser Behandlung neu bewertet werden
- Bei Akzeleration und rein palliativer Indikation kann Cytarabin gegeben werden (Dosis individuell anpassen)
- Dosis: 20 mg/m^2 1-mal tgl. s.c. für 10–15 Tage/Monat (z. B. erste 2 Wochen geben, dann 2 Wochen Pause)
- Nicht zusammen mit Interferon geben, wenn Thrombozyten < 100 000/µl

Hydroxyharnstoff (Litalir®, Syrea®)

- Bei hohen initialen Leukozytenzahlen zunächst Zytoreduktion mit 30–40 mg/kgKG tgl. p.o., bei Leukozyten ≤ 20 000/µl Reduktion auf 20 mg/kgKG und Umstellung auf Interferon (± Cytarabin)
- Keine Kombination mit Imatinib, da es mit dessen Wirksamkeit interferiert
- Monotherapie bei rein palliativer Indikation, individuelle Dosisanpassung
- Nebenwirkungen: Neutropenie, Anämie, Hyperpigmentation, Nagelveränderungen, selten Hautulzerationen an den Unterschenkeln, Lichen planus-ähnliche Veränderung der Mundschleimhaut, Übelkeit, Durchfall
- Die Überlebenszeit wird im Vergleich zu nicht behandelten Patienten verbessert, aber eine zytogenetische Remission oder langfristiges Überleben werden nicht erreicht

Busulfan (Myleran®)

- Initial 2 – 8 mg tgl. p.o.; sobald Leukozyten um Hälfte gefallen sind, Dosis halbieren, sobald Leukozyten ≤ 20 000 / µl, Therapiepause einlegen, sonst kommt es zu lang anhaltenden Aplasien
- Indiziert bei Resistenz oder Kontraindikationen gegen Imatinib, Interferon oder Hydroxyharnstoff oder als Monotherapie bei rein palliativer Indikation

Thioguanin (Thioguanin-Glaxo Wellcome®) und 6-Mercaptopurin (Puri-Nethol®)

- Zur Zytoreduktion bei rein palliativer Therapieindikation
- Thioguanin: 60 – 200 mg / m^2 / d; Kombination mit Allopurinol unproblematisch
- Mercaptopurin: 1,5 – 2,5 mg / kgKG / d; nie mit Allopurinol kombinieren

Transplantation

Die **allogene Stammzelltransplantation** ist die einzige **kurative** Option. Bisher erfolgt der Versuch der Transplantation, wenn ein verwandter Spender vorhanden ist, früh in der chronischen Phase, möglichst noch im 1. Jahr, kein Abwarten bis zur Progression.
Nur 15 – 25 % der Patienten sind für eine Transplantation geeignet (Alter, Fehlen von passenden Verwandtenspendern). Wenn nicht verwandte Spender mit berücksichtigt werden, sind 30 % für die Transplantation geeignet. Die therapieassoziierte Mortalität bei nicht verwandten Spendern ist jedoch höher.

Die autologe Transplantation erreicht keine Kuration, sondern lediglich eine Remissionsverlängerung, weil der Graft-versus-Host-Effekt fehlt. Die Indikation zur Transplantation wird neu definiert werden müssen, wenn Imatinib wirklich langfristige Remissionen erreichen kann.

Remissionskriterien

☞ Tab. 22.4-1

22.4.8 Nachsorge

Alle bisherigen Therapien (außer der allogenen Transplantation) können die CML nicht heilen, die Krankheit persistiert auf niedrigem Niveau. Im Rahmen von Studien werden deshalb Knochenmark und peripheres Blut in regelmäßigen Abständen auf die quantitative Expression von BCR-ABL untersucht. Wenn die Expression ansteigt, kann frühzeitig auf eine alternative Therapie umgesetzt werden.

22.4.9 Prognose

Hasford-Score („New Score")

Der Hasford-Score errechnet die Prognose für Patienten, die mit **Interferon** behandelt wurden. Er berechnet sich wie folgt:

- 0,666 × 0, wenn ≤ 50 Jahre, × 1, wenn > 50 Jahre
- + 0,042 × Ausdehnung der Milz unter Rippenbogen

Tab. 22.4-1: Remissionskriterien bei der CML

	Hämatologische Kriterien	Zytogenetische Kriterien	Molekulargenetische Kriterien
Komplette Remission	• Leukozyten < 10 000 / µl • Thrombozytenzahl normal • Keine Granulozytenvorstufen im peripheren Blutbild • Keine Milzvergrößerung	Kein Philadelphia-Chromosom in mind. 20 Metaphasen	Kein Hinweis für bcr-abl-Transkript (Quantifizierung der bcr-abl-Transkripte mit quantitativer PCR)
Partielle Remission	• Leukozyten um mind. 50 % und auf < 20 000 / µl gefallen • Thrombozytose und Splenomegalie mind. 50 % gebessert • Oder normales Blutbild, aber weiter Splenomegalie	1 – 35 % Philadelphia-Chromosom-Metaphasen	–
Geringe Remission	–	35 – 65 % Philadelphia-Chromosom-Metaphasen	–
Minimale Remission	–	66 – 95 % Philadelphia-Chromosom Metaphasen	–
Keine Remission	Alle anderen Veränderungen	96 – 100 % Philadelphia-Chromosom-Metaphasen	Alle anderen Veränderungen

- + 0,584 × Blasten in %
- + 0,0413 × Eosinophile in %
- + 0,0584 × 0, wenn Basophile ≤ 3 %, × 1, wenn > 3 %
- + 1,0956 × 0, wenn Thrombozyten ≤ 1,5 Mio./µl, × 1, wenn > 1,5 Mio./µl
- Diese Summe × 1000 = Score.

Prognostische Aussage: Hasford-Score
- ≤ 780: gute Prognose, mediane Überlebenszeit 98 Monate
- 781 – 1480: intermediäre Prognose, medianes Überleben 65 Monate
- > 1480: schlechte Prognose, mediane Überlebenszeit 42 Monate.

Gratwohl-Score

Der Gratwohl-Score zeigt die Prognose bei einer geplanten **allogenen Transplantation**. Er errechnet sich aus der Summe der einzelnen Items (☞ Tab. 22.4-2),

Tab. 22.4-2: Items des Gratwohl-Scores bei CML

Item	Punkte
HLA-identischer Spender	Verwandt = 0 Nicht verwandt = 1
Krankheitsstadium	Erste chronische Phase = 0 Akzeleration = 1 Blastenkrise = 2 Zweite chronische Phase = 2
Alter	< 20 = 0 20–40 = 1 > 40 = 2
Geschlechtskombination	Empfänger männlich, Spender weiblich = 1 Alle anderen = 0
Zeit seit Diagnose	< 12 Monaten = 0 Sonst = 1

Tab. 22.4-3: Prognostische Aussage des Gratwohl-Scores errechnet aus der Summe der Punkte der einzelnen Items (☞ Tab. 22.4-2)

Score	5-JÜR (%)	Behandlungsbedingte Mortalität nach 5 Jahren (%)
0	72	20
1	70	23
2	62	31
3	48	46
4	40	51
5	18	71
6	22	73
7	5	89

aus deren Summe sich eine entsprechend prognostische Aussage ergibt (☞ Tab. 22.4-3).

Hasford-Score und Gratwohl-Score wurden bisher eingesetzt zur Prognoseeinschätzung, ob eine Interferontherapie fortgesetzt oder eine Transplantation versucht werden soll. Seit der Einführung von Imatinib muss dieses Verfahren geprüft und möglicherweise revidiert werden. Eine Reihe aktueller Therapiestudien vergleicht die verschiedenen Therapieoptionen.

22.4.10 Datenlage der Therapieoptionen (☞ Tab. 22.4-4)

Tab. 22.4-4: Datenlage der Therapieoptionen bei CML (Stand: März 2006)

Therapie	Gesicherte Daten vorhanden (EBM 1)	Positive Einzelergebnisse (EBM 2)	Datenlage unsicher (EBM 3)
Primär kurativ	• Imatinib • Stammzelltransplantation* • Interferon/Ara-C		
Salvage kurativ	Stammzelltransplantation		
Palliativ	+		
Komplementär			+

* Auch wenn die Transplantation die einzige „kurative" Therapie darstellt, wird sie wegen der assoziierten Mortalität und der andererseits sehr guten Ergebnisse mit Imatinib selbst bei jungen Patienten immer seltener als primäre Therapieoption gewählt.

Literatur

1 Deininger MWN, Shah NP, Ilaria RL: Chronic myeloid leukemia. Hematology (Am Soc Hematol Educ Program) 2005: 174 – 194

2 Quintas-Cardama A, Kantarjian H, Talpaz M et al.: Imatinib mesylate therapy may overcome the poor prognostic significance of deletions of derivative chromosome 9 in patients with chronic myelogenous leukemia. Blood 105, 2005: 2281 – 2286

22.5 Polycythaemia rubra vera

Axel Matzdorff

Klonale Proliferation erythropoetischer Zellen. Die Polycythaemia rubra vera gehört zu den myeloproliferativen Erkrankungen neben der CML (☞ 22.4), essenziellen Thrombozythämie (☞ 22.6) und Osteomyelofibrose (☞ 22.7).

22.5.1 Epidemiologie

- **Inzidenz:** 0,5 – 1 Neuerkrankungen pro 100 000 Einwohner pro Jahr
- **Altersverteilung:** mittleres Erkrankungsalter von 60 Jahren

22.5.2 Ätiologie

Pathophysiologie

Die genetischen Grundlagen der Polycythaemia vera sind unklar. Bei vielen Patienten findet sich eine Mutation der Januskinase 2 (JAK2), die gleiche Mutation sieht man aber auch bei der essenziellen Thrombozytose und Myelofibrose. Die Erythropoese proliferiert und differenziert in vitro ohne oder bereits bei geringen Konzentrationen von Erythropoetin und ist hypersensitiv gegenüber anderen Wachstumsfaktoren.

Risikofaktoren

Strahlung, Chemikalien und virale Ursachen werden diskutiert, selten familiäre Häufung.

22.5.3 Einteilung

- **Polyzythämische Phase** mit effektiver Proliferation
- **Post-polyzythämische Phase** (spent phase) mit ineffektiver Hämatopoese

ICD 10

D45

22.5.4 Klinik

In der **polyzythämischen Phase** Beschwerden durch Vermehrung der Erythrozyten:

- Plethora, arterielle Hypertonie, Kopfschmerzen, Schwindel, Sehstörungen
- Durchblutungsstörungen von Myokard und ZNS
- Thrombosen mit typischer (tiefe Beinvenen), aber auch atypischer Lokalisation (Mesenterialvenen)
- Erythromelalgie: Überwärmung, Juckreiz, Brennen der Beine
- Hyperurikämie bzw. Gicht
- Vergrößerung von Milz und Leber durch extramedulläre Hämatopoese.

In der **post-polyzythämischen Phase** (spent phase) zunehmende Anämie und Schwäche, zum Teil massive Hepatosplenomegalie mit entsprechenden Beschwerden.

Komplikationen

- **Eisenmangel:** ist erwünscht, da er die Erythropoese bremst → niemals Eisensubstitution; bei starkem Eisenmangel evtl. reaktive Thrombozytose, Mundwinkelrhagaden (Perlèche), Plummer-Vinson-Syndrom, Restless Legs-Syndrom, Pica (psychiatrisches Krankheitsbild mit abnormen Gelüsten auf Eis, Kalk etc.) → evtl. Aussetzen der Aderlässe und alleinige Therapie mit Hydroxyurea
- **Ulzera und gastrointestinale Blutungen:** spontan, manchmal aber auch durch Aspirinbehandlung (wegen Thrombozytose) mit verursacht
- **Thromboembolien:** arterielle Thrombosen, venöse Thrombosen mit zum Teil atypischer Lokalisation (Portalvene, Budd-Chiari-Syndrom)
- **Transformation in eine akute Leukämie:** besonders nach Therapie mit ^{32}Phosphor, selten auch ohne zytoreduktive Vortherapie

22.5.5 Diagnostik

Basisdiagnostik

Polyzythämische Phase:

- **Blutbild:** Erythrozyten ↑, Hämoglobin ↑, Hämatokrit ↑, gelegentlich Leukozytose, Thrombozytose, typischerweise Eisen ↓, auch wenn noch keine Aderlässe
- **Knochenmarkpunktion:** hyperzelluläres Mark mit Betonung der erythropoetischen Vorläufer, häufig auch von Granulozyten und Thrombozyten; Erythropoese nicht abnorm wie bei akuter Leukämie, keine Blastenvermehrung, Megakaryozytencluster mit dysplastischen Kernen, Mikro- und Makromegakaryozyten.

In der **post-polyzythämischen Phase** zunehmende Retikulinfibrose des Knochenmarks, parallel zunehmende extramedulläre Hämatopoese in Milz und Leber.

Eine Zunahme der Blasten signalisiert die Transformation in eine akute Leukämie.
Diagnosekriterien nach WHO: ☞ Tab. 22.5-1

Tab. 22.5-1: WHO-Diagnosekriterien der Polycythaemia rubra vera

A1	Nachweis einer Erythrozytenvermehrung durch Hämoglobinwert (Männer Hb > 18,5 g/l, Frauen > 16,5 g/l) oder Bestimmung der Erythrozytenmenge mit Cr^{51}-markierten Erythrozyten
A2	Sekundäre Polyglobulie ausgeschlossen
A3	Splenomegalie
A4	Nachweis klonaler Veränderungen, aber kein BCR-ABL
A5	Vermehrtes Wachstum von colony forming units in vitro
B1	Thrombozyten > 400000/µl
B2	Leukozyten > 12000/µl
B3	Knochenstanze zeigt erythroide und megakaryozytäre Proliferation
B4	Serum-Erythropoetin vermindert
Diagnose Polycythaemia rubra vera, wenn • A1 + A2 + ein Kriterium A3 oder A4 oder A5 • A1 + A2 + zwei der Kriterien B1–B4	

Weiterführende Diagnostik

- Lungenfunktionsanalyse
- Blutgasanalyse
- **Labor:** Erythropoetin-Spiegel im Serum ↓, Ferritin häufig ↓, Vitamin B_{12} oft deutlich ↑, Harnsäure ↑, alkalische Leukozytenphosphatase meist ↑
- **Zytogenetik:** abnorme Karyotypen nicht ungewöhnlich; die JAK2 Mutation findet sich bei 95% der Patienten; ob das PRV-1 Gen (Polycythaemia rubra vera-Gen1) wirklich ein spezifischer Genmarker ist, bleibt umstritten; ein Philadelphia-Chromosom bzw. eine BCR-ABL-Translokation sollten ausgeschlossen werden

22.5.6 Differenzialdiagnosen

- Sekundäre Polyglobulie durch Sauerstoffmangel: Höhenadaptation, Raucher, Herzvitien, Lungenerkrankungen, Schlaf-Apnoe-Syndrom; immer JAK2-negativ
- Erythropoetin produzierende Tumoren: Nieren-, Leberzellkarzinom, Zystennieren
- Hämoglobinopathien
- Hormonell bedingte Polyglobulie bei Androgen produzierenden Tumoren oder Therapie mit Androgenen
- Relative Polyglobulie bei Dehydratation
- Akute Erythraemie: akute Leukämie (M6), kernhaltige Vorstufen der Erythropoese proliferieren im Knochenmark, Blut und inneren Organen

22.5.7 Konventionelle Therapie

Aderlass

Basis der Therapie. Initial 300 – 500 ml 2-mal wöchentlich, bis Zielhämatokrit < 50% erreicht ist. Meist kombiniert mit isovolämischer Hämodilution (HAES, Kochsalzlösung). Der Aderlass bedingt einen Eisenmangel; wenn dadurch Beschwerden bestehen, dann Aderlassfrequenz senken und parallel zytoreduktive Therapie beginnen oder ganz auf zytoreduktive Therapie umstellen.

Zytoreduktive Therapie

Wenn der Aderlass-bedingte Eisenmangel zu Beschwerden führt (Plummer-Vinson-Syndrom, reaktive Thrombozytose), muss meist auf eine zytoreduktive Therapie umgestellt werden:

- Hydroxyurea 10 – 30 mg/kgKG tgl. p.o.
- Interferon-α 3 – 5 Mio. Units 3-mal wöchentlich s.c. oder pegyliertes Interferon 50 – 150 µg 1-mal wöchentlich s.c.
- Busulfan 2 – 8 mg tgl. p.o. nur bei Unverträglichkeit von Hydroxyurea oder Interferon; nur durch erfahrene Hämatologen, Gefahr lang dauernder Neutropenien.

Radiophosphor (^{32}P)

^{32}Phosphor wird im Knochen angereichert und bremst die Hämatopoese. Die Dosis beträgt 2,3 mCi/m^2, kann evtl. nach 3 Monaten wiederholt werden. Die zytoreduktive Wirkung hält meist 1 – 2 Jahre. Diese Therapie wird heute selten angewendet, da ein leukämogenes Potenzial besteht (Latenz > 10 Jahre), ist jedoch zu erwägen bei alten oder schwierig zu führenden Patienten.

Supportive Therapie

- Hyperurikämie: Allopurinol
- Wenn die Thrombozytose klinisch im Vordergrund steht: Anagrelide
- Pruritus: Antihistaminika, Cholestyramin
- Erythromelalgie: niedrig dosiert ASS (50 – 100 mg/d)

22.5.8 Nachsorge

Die Polycythaemia vera ist eine chronische Erkrankung, eine Nachsorge im eigentlichen Sinne entfällt. Der Patient sollte in regelmäßigen Abständen (alle 3–6 Monate) einem in der Behandlung dieser Erkrankung erfahrenen Arzt vorgestellt werden.

22.5.9 Prognose

Mediane Überlebenszeit 10 Jahre.

22.5.10 Datenlage der Therapieoptionen (☞ Tab. 22.5-2)

Tab. 22.5-2: Datenlage der Therapieoptionen bei Polycythaemia rubra vera (Stand: März 2006)

Therapie	Gesicherte Daten vorhanden (EBM 1)	Positive Einzelergebnisse (EBM 2)	Datenlage unsicher (EBM 3)
Primär kurativ			+
Salvage kurativ			+
Palliativ	+		
Komplementär			+

Literatur

1 Kralovics R, Passamonti F, Buser AS et al.: A Gain-of-Function Mutation of JAK2 in Myeloproliferative Disorders. N Engl J Med 352, 2005: 1779–1790

2 Marchioli R, Finazzi, G, Landolfi R et al.: Vascular and Neoplastic Risk in a Large Cohort of Patients With Polycythemia Vera. J Clin Oncol 23, 2005: 2224–2232

22.6 Essenzielle Thrombozythämie

Axel Matzdorff

Synonyme: primäre Thrombozytose, idiopathische Thrombozytose.
Klonale Proliferation der Thrombozyten. Die essenzielle Thrombozythämie gehört zu den myeloproliferativen Erkrankungen neben der CML (☞ 22.4), Polycythaemia rubra vera (☞ 22.5) und Osteomyelofibrose (☞ 22.7).

22.6.1 Epidemiologie

- **Inzidenz:** 1–2 Neuerkrankungen pro 1 000 000 Einwohner pro Jahr
- **Prävalenz:** Lebenserwartung kaum vermindert, deshalb höhere Prävalenz als andere myeloproliferative Syndrome
- **Alters- und Geschlechtsverteilung:** mittleres Erkrankungsalter 60 Jahre, weiterer Gipfel im mittleren Lebensalter, 20 % jünger als 40 Jahre; Frauen etwas häufiger betroffen als Männer

22.6.2 Ätiologie

Ursache und Risikofaktoren sind nicht bekannt, selten familiäres Auftreten. Klonale Proliferation bei manchen Patienten nachweisbar. Bei etwas mehr als der Hälfte der Patienten findet man eine funktionssteigernde Mutation der Januskinase 2 (JAK2).

22.6.3 Einteilung

Eine Einteilung der Erkrankung in verschiedene Stadien entfällt.

ICD 10

D47.3

22.6.4 Klinik

Leitbefund der essenziellen Thrombozythämie ist die erhöhte Thrombozytenzahl > 600 000/ l.
Viele Patienten sind asymptomatisch, die erhöhten Thrombozytenwerte werden oft zufällig entdeckt. 30–40 % haben mikrovaskuläre Beschwerden:

- Kopfschmerzen
- Schwindel
- Sehstörungen
- Thoraxschmerzen
- Livedo reticularis
- Akrale Parästhesien
- Gangrän
- Erythromelalgie (Rötung und brennende Schmerzen an Händen und Füßen bei Erwärmung).

10–30 % haben thrombohämorrhagische Symptome, es bestehen manchmal Thromboembolien und Blutungen beim gleichen Patienten. Thrombosen zum Teil in atypischer Lokalisation (Portalvene, ZNS-Venen).

22.6.5 Diagnostik

Basisdiagnostik

- **Blutbild:** Thrombozytose ≥600000/µl, Thrombozytenanisozytose, Erythrozyten unauffällig, evtl. geringe Leukozytose mit normalem Differenzialblutbild
- **Knochenmarkbiopsie:** vermehrte, zytoplasmareiche Megakaryozyten mit großen, schlanken, hyperlobulierten, „hirschgeweihförmigen" Kernen (bei Myelofibrose große, plumpe Kerne), angloamerikanisch als giant-megakaryocytes bezeichnet; eine leichte Retikulinfibrose ist vertretbar, eine deutliche deutet auf das Initialstadium einer Myelofibrose hin; im Gegensatz zu Polycythaemia vera ist meist Eisen nachweisbar

Weiterführende Diagnostik

Zytogenetik, Molekulargenetik

Bei einigen Patienten Mutationen (del 13q, +8, +9) vorhanden. Die kürzlich identifizierte Mutation der Januskinase 2 ist bei zahlreichen Patienten mit essenzieller Thrombozythämie (aber auch bei Polycythaemia vera und Myelofibrose) nachweisbar. Es gibt keine ET-typische Veränderung. Eine BCR-ABL Translokation weist auf eine CML hin. Ausschluss 5q- bei Patienten mit gleichzeitigen Kriterien für MDS.

Gerinnungs-, Thrombozyten-Funktionsuntersuchungen

Bei deutlicher Blutungsneigung Ausschluss eines erworbenen Von-Willebrand-Jürgens-Syndroms (mögliche Ursache: verminderter Von-Willebrand-Jürgens-Faktor durch Adsorption an Thrombozyten), Thrombophiliediagnostik bei deutlicher Thromboseneigung. Thrombozyten-Funktionsuntersuchungen (Aggregometrie, PFA100) korrelieren meist unzureichend mit Blutungs- und Thromboseneigung.

22.6.6 Differenzialdiagnosen

(☞ Abb. 22.6-1)

Andere **myeloproliferative Syndrome** sind auszuschließen:

- Erhöhter Hämoglobin-Wert → V.a. Polycythaemia rubra vera (☞ 22.5)
- Nachweis von BCR-ABL → V.a. CML (☞ 22.4)
- Knochenmarkfibrose, Hepatosplenomegalie → V.a. Myelofibrose (☞ 22.7).

Ausschluss einer **reaktiven Thrombozytose**, z.B. bei:

- Infektionen: Tuberkulose, Osteomyelitis etc.
- Chronischen Entzündungen: Morbus Crohn, Colitis ulcerosa, Sarkoidose etc.
- Z.n. Trauma, Operation oder Blutungen

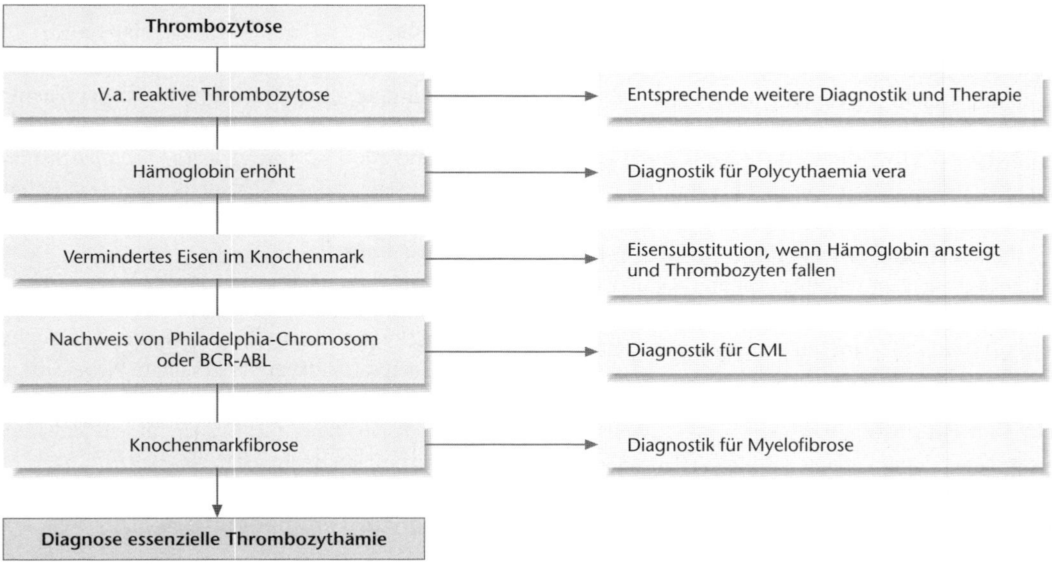

Abb. 22.6-1: Diagnostischer Algorithmus bei V.a. essenzielle Thrombozythämie

- Eisenmangelanämie, Therapieversuch mit Eisen
- Z. n. Splenektomie.

22.6.7 Konventionelle Therapie

Therapiegrundsätze

Das Risiko für thrombotische oder hämorrhagische Komplikationen korreliert mit Alter, vorhergehenden Thromboembolien und Thrombozytenzahl:

- **Niedriges Risiko:**
  - Alter < 60 Jahre
  - Keine vorangegangenen Thrombosen
  - Thrombozytenzahl < 1 500 000 / µl
  - Keine kardiovaskulären Risikofaktoren (Rauchen, Übergewicht)
- **Mittleres Risiko:**
  - Alter < 60 Jahre
  - Thrombozyten > 1 500 000 / µl oder kardiovaskuläre Risikofaktoren
- **Hohes Risiko:**
  - Alter ≥ 60 Jahre
  - Frühere Thrombose.

Niedrigrisiko-Patienten

Die Inzidenz für thrombotische Ereignisse ist nicht signifikant höher als in der Normalbevölkerung (1,9 pro 100 Patientenjahre), Blutungen sind ebenfalls selten (1,1 pro 100 Patientenjahre).
Meist keine zytoreduktive Therapie, sondern abwarten.

Intermediärrisiko-Patienten

Eine Blutungsgefahr besteht besonders, wenn > 1,5 Mio. Thrombozyten / µl:

- Zytoreduktive Therapie mit Hydroxyurea erwägen
- Bei bisher asymptomatischen und besonders bei jungen Patienten auch abwartendes Verhalten vertretbar
- Bei hohen Thrombozytenzahlen Azetylsalizylsäure vermeiden, weil die Blutungsneigung dadurch noch verstärkt wird
- Risikofaktoren für Thromboembolien sind Rauchen und besonders Übergewicht → Lebensstil ändern.

Hochrisiko-Patienten

Ältere Patienten oder Patienten mit einer Thrombose in der Anamnese sind besonders durch Thromboembolien gefährdet. Eine zytoreduktive Therapie zur Senkung der Thrombozytenzahl ist indiziert, Ziel sind ≤ 400 000 Thrombozyten / µl. Wahl der Medikation individualisieren.

Chemotherapie

Hydroxyurea

1000 – 1500 mg / d p.o., Therapieansprache innerhalb weniger Tage. Bei älteren Patienten bevorzugt anwenden, bei Frauen im gebärfähigen Alter und jungen Patienten vermeiden, da möglicherweise eine leukämogene Wirkung besteht, besonders wenn außerdem Veränderungen an Chromosom 17p vorliegen.

> Da die essenzielle Thrombozythämie bei vielen Patienten asymptomatisch ist, ist die **Compliance** manchmal problematisch. Wenn mit 1000 – 1500 mg Hydroxyurea / d keine oder nur eine geringe Reduktion der Thrombozytenzahl erreicht wird, vor weiterer Dosissteigerung MCV prüfen. Bei regelmäßiger Einnahme müsste MCV steigen, bei fehlendem MCV-Anstieg prüfen, ob Hydroxyurea planmäßig eingenommen wurde.

Interferon-α

3 – 5 Mio. Einheiten s.c. an 3 – 5 Tagen / Woche s.c. geben, zum Teil über Wochen bis zur Therapieansprache. Aufgrund der Nebenwirkungen von Patienten weniger gut vertragen als Hydroxyurea; da für Hydroxyurea eine leukämogene Wirkung diskutiert wird, dann aber doch meist akzeptiert.
Pegyliertes Interferon (50 – 150 µg) mit längerer Halbwertszeit 1-mal wöchentlich z.Zt. in der klinischen Prüfung.

Anagrelide

3 – 5-mal tgl. 0,5 mg p.o., nie als einzeitige Einnahme, sondern immer über den Tag verteilt. Bei Therapiebeginn einschleichend dosieren, mit einer Kapsel beginnen und alle 1 – 2 Tage steigern. Therapieansprache innerhalb weniger Tage. Nebenwirkungen: Kopfschmerzen, Palpitationen, selten Ödeme, Herzinsuffizienz, Anämie, Lungenfibrose.

Radiophosphor (^{32}Phosphor)

Wirkt myelosuppressiv auf die gesamte Hämatopoese. Therapieansprache dauert 1 – 2 Monate. Nebenwirkung: Zytopenie. Im gebärfähigen Alter kontraindiziert. Nach Möglichkeit ≤ 65 Jahre nicht geben, da ein leukämogenes Risiko besteht. Heute selten eingesetzt.

Therapie von Thromboembolien

Bisher ist nicht gesichert, dass die prophylaktische Gabe von Azetylsalizylsäure (ASS) das Thromboembolierisiko senken kann:

- Bei sehr hohen Thrombozytenzahlen (> 1,5 Mio./µl) eher Blutungsgefährdung, bei diesen Patienten ASS meiden
- Bei Thrombozyten < 1,5 Mio./µl und fehlenden Blutungszeichen ASS vertretbar
- Bei Erythromelalgie mit ASS meist deutliche Besserung. Wenn erythromelalgische Beschwerden durch ASS nicht besser werden, dann auch bei Niedrigrisiko-Patienten zusätzliche zytoreduktive Therapie versuchen.

22.6.8 Nachsorge

Da keine Heilung möglich, sondern immer nur eine Dauerbehandlung notwendig ist, gibt es keine Nachsorge im originären Sinn.

22.6.9 Prognose

Die Lebenserwartung ist fast nicht eingeschränkt, dies ist besonders für die vielen jungen Patienten relevant.
Bei 1–4% ist jedoch eine Transformation in eine Polycythaemia vera, Myelofibrose oder akute myeloische Leukämie möglich. Bisher ist nicht geklärt, ob diese Transformation sekundär durch die zytoreduktive Therapie (z.B. Hydroxyurea) oder auch spontan vorkommen kann.

22.6.10 Datenlage der Therapieoptionen (☞ Tab. 22.6-1)

Tab. 22.6-1: Datenlage der Therapieoptionen bei essenzieller Thrombozythämie (Stand: März 2006)

Therapie	Gesicherte Daten vorhanden (EBM 1)	Positive Einzelergebnisse (EBM 2)	Datenlage unsicher (EBM 3)
Primär kurativ			+
Salvage kurativ			+
Palliativ	+		
Komplementär			+

Literatur

1 Harrison CN: Essential thrombocythaemia: challenges and evidence-based management. Br J Haematol 130, 2005: 153–165

2 Harrison CN, Campbell PJ, Buck G et al.: Hydroxyurea compared with anagrelide in high-risk essential thrombocythemia. N Engl J Med 353, 2005: 33–45

22.7 Osteomyelofibrose

Axel Matzdorff

Synonyme: Osteomyelosklerose, Myelosklerose mit myeloischer Metaplasie, chronische granulozytäre-megakaryozytäre Myelose, idiopatische Myelofibrose, primäre Myelofibrose.
Vermutlich klonale Störung hämatopoetischer Stammzellen mit reaktiver Knochenmarkfibrose und extramedullärer Blutbildung. Die Osteomyelofibrose gehört zu den myeloproliferativen Erkrankungen neben der CML (☞ 22.4), Polycythaemia rubra vera (☞ 22.5) und essenziellen Thrombozythämie (☞ 22.6).

22.7.1 Epidemiologie

- **Inzidenz:** 0,5–1,5 Neuerkrankungen pro 100 000 Einwohner pro Jahr
- **Altersverteilung:** mittleres Erkrankungsalter von 65 Jahren

22.7.2 Ätiologie

Strahlung und Toxine werden diskutiert, selten familiäre Häufung. Ursächlich ist vermutlich eine klonale Störung hämatopoetischer Stammzellen mit veränderter Zytokinsekretion und reaktiv vermehrter Bindegewebsbildung durch Knochenmarkstromazellen.

22.7.3 Einteilung

Anhand klinischer und histologischer Parameter werden das präfibrotische und das fibrotische Stadium unterschieden.

ICD 10

D47.1

22.7.4 Klinik

Die Vermehrung des Knochenmarkbindegewebes führt zur konsekutiven Zytopenie und extramedullären Blutbildung.
Man unterscheidet:
Viele Patienten im initialen, **präfibrotischen hyperzellulären Stadium** sind asymptomatisch und fallen nur durch eine Hepatosplenomegalie, leichte Anämie oder Thrombozytose auf.

Im **fibrotischen Stadium**:

- Zunehmende Anämie, Müdigkeit, Gewichtsverlust, subfebrile Temperaturen, Gicht
- Massive Hepatosplenomegalie durch extramedulläre Blutbildung; extramedulläre Blutbildung gelegentlich auch in Lymphknoten, Nieren, Nebennieren, Lunge u. a.
- Bei sehr großer Milz Luftnot, Sättigungsgefühl, Durchfall, Schmerzen, Ödeme der abhängigen Körperpartien.

Komplikationen

- Infektionen
- Thromboembolien
- Portale Hypertension und Aszites durch vermehrte portale Durchblutung bei Splenomegalie und thrombotische Verschlüsse des Gefäßbettes → evtl. Splenektomie
- Milzinfarkte mit Schmerzen im linken oberen Quadranten → evtl. Milzbestrahlung
- Bei bis zu 20% Transformation in akute Leukämie, auch ohne zytostatische Therapie; Teil der natürlichen Entwicklung einer Osteomyelofibrose
- Eisenüberladung durch häufige Transfusionen → Hyperpigmentation der Haut, Diabetes, Leberzirrhose, Schädigung von Herz, Nebennieren → Desferral®

22.7.5 Diagnostik

Basisdiagnostik

- **Blutbild:** charakteristische Leukoerythroblastose (Nachweis von Vorstufen der Erythropoese, Normoblasten, evtl. auch Granulopoesevorstufen), Dakryozyten (tränen-, tropfenartig verformte Erythrozyten), Thrombozyten mit bizarren Formen und Größen; in der fibrotischen Phase nehmen Dakryozyten zu, manchmal Leukopenie, manchmal Leukozytose, wenige Myeloblasten; zunehmende Blasten bei beginnender Transformation in eine akute Leukämie
- Knochenmarkpunktion bei Fibrose meist nicht ergiebig (Punctio sicca), daher immer **Knochenmarkstanze** versuchen:
  - Im präfibrotischen Stadium Knochenmark hyperzellulär mit vermehrten Granulozytenvorstufen, Cluster von atypischen Megakaryozyten, noch geringe Retikulinfibrose
  - Im fibrotischen Stadium zunehmende Retikulinfibrose, dazwischen nur noch hämatopoetische Inseln, Cluster von atypischen Megakaryozyten

Weiterführende Diagnostik

- **Labor:** alkalische Leukozytenphosphatase normal bis ↑↑; eine niedrige alkalische Phosphatase deutet auf eine CML hin (☞ 22.4)
- **Zytogenetik, Molekulargenetik:** Zytogenetik findet häufig Veränderungen, es gibt jedoch keine Osteomyelofibrose-typischen Mutationen; die JAK2-Mutation findet sich bei 30–40% der Patienten mit Osteomyelofibrose, aber auch bei Polycythaemia vera und essenzieller Thrombozythämie. BCR-ABL-Nachweis → Hinweis auf CML; Veränderungen von Chromosom 5 und 7 → V. a. myelodysplastisches Syndrom mit Myelofibrose oder therapieinduzierte Myelofibrose

22.7.6 Differenzialdiagnosen

- Essenzielle Thrombozythämie (☞ 22.6): manchmal Retikulinfibrose, aber wenig ausgeprägt
- Polycythaemia rubra vera „spent phase" (☞ 22.5) → Fibrose und Hepatosplenomegalie weniger ausgeprägt als bei Osteomyelofibrose
- Selten Fibrose bei myelodysplastischen Syndromen, bei akuter Panmyelose, bei CML, Hodgkin- und Non-Hodgkin-Lymphomen, Plasmozytom, akuter myeloischer Leukämie (besonders Typ 7), metastatischen Krebserkrankungen und einigen nicht malignen Erkrankungen (Morbus Paget, systemischer Lupus erythematodes, nach Radiotherapie)
- Haarzellleukämie (☞ 22.12): auch Splenomegalie und Zytopenie, Knochenmark mit lymphatischer Population, nicht fibrotisch

22.7.7 Konventionelle Therapie

Bei asymptomatischen Patienten „watch and wait". In der Regel palliativer bzw. supportiver Therapieansatz. Die Wirksamkeit von Interferon wird in Studien geprüft.

Allogene Knochenmarktransplantation

Eine allogene Knochenmarktransplantation ist die einzige **kurative** Option, allerdings nur bei jungen Patienten, und hat die beste Prognose, wenn Anämie und Fibrose noch nicht sehr ausgeprägt sind.

Supportive Therapie

- Anämie: Versuch mit Erythropoetin (Erypo®, NeoRecormon®), lang wirkendem Darbepoetin (Aranesp®), Androgenen und Steroiden; Erythropoetin

bis zu 10000 Einheiten s.c. 3-mal wöchentlich, mind. 2 Monate probieren; wenn kein Hämoglobinanstieg → absetzen → symptomatische Therapie mit Erythrozytentransfusion
- Thrombopenische Blutungen: Thrombozytenkonzentrate
- Thrombozytose: Hydroxyurea oder Anagrelide
- Extramedulläre Blutbildung, große Milz: Versuch mit Hydroxyurea, Thioguanin oder Interferon-α
- Thalidomid (in Deutschland nicht zugelassen): 50 mg/d und Prednison ½ – 1 mg/kgKG/d
- Androgene: z. B. Danazol 600 – 800 mg tgl.
- Splenektomie bei Beschwerden durch Milzgröße (Gewichtsabnahme durch Magenkompression), portaler Hypertonie, hohem Transfusionsbedarf, Thrombozytopenie im Rahmen eines Hyperspleniesyndroms oder refraktärer hämolytischer Anämie; perioperative Mortalität 10 % und Morbidität bis 30 %
- Milzbestrahlung: bei bis zu 25% Verschlimmerung der Zytopenie

22.7.8 Nachsorge

Da keine Heilung möglich, sondern immer nur eine Dauerbehandlung notwendig ist, gibt es keine Nachsorge im originären Sinn.

22.7.9 Prognose

Mittlere Lebenserwartung 3,5 – 5 Jahre. Patienten mit Anämie < 10 g/dl, Blasten im peripheren Blut (> 1 %) und deutlichen konstitutionellen Symptomen haben eine sehr schlechte Prognose und sollten – falls möglich – einer Transplantation zugeführt werden. Die OMF hat die geringste Lebenserwartung von allen myeloproliferativen Syndromen.

22.7.10 Datenlage der Therapieoptionen

(☞ Tab. 22.7-1)

Tab. 22.7-1: Datenlage der Therapieoptionen bei Osteomyelofibrose (Stand: März 2006)

Therapie	Gesicherte Daten vorhanden (EBM 1)	Positive Einzelergebnisse (EBM 2)	Datenlage unsicher (EBM 3)
Primär kurativ	Knochenmarktransplantation		+
Salvage kurativ			+
Palliativ		+	
Komplementär			+

Literatur
1 Cervantes F: Modern management of myelofibrosis. Br J Haematol 128, 2005: 583 – 592
2 Marchetti M, Barosi G, Balestri F et al.: Low-Dose Thalidomide Ameliorates Cytopenias and Splenomegaly in Myelofibrosis With Myeloid Metaplasia: A Phase II Trial. J Clin Oncol 22, 2004: 424 – 431

22.8 Morbus Hodgkin (Lymphogranulomatose)

Kai Breuer

Klonal proliferierende B-Zellneoplasien.

22.8.1 Epidemiologie

- **Vorkommen:** Hodgkin-Lymphome machen 40 % aller malignen Lymphome aus
- **Inzidenz:** in Deutschland ca. 1800 Neuerkrankungen pro Jahr
- **Alters- und Geschlechtsverteilung:** zweigipfelige Häufigkeitsverteilung im 3. Lebensjahrzehnt und jenseits 50 Jahre; Männer häufiger als Frauen betroffen (Verhältnis ca. 2 : 1)

22.8.2 Ätiologie

Risikofaktoren

- Epstein-Barr-Virus (EBV) → Beteiligung an maligner Zelltransformation?
- Genetische Prädisposition: Geschwister von Patienten haben neunfach erhöhtes Risiko

22.8.3 Einteilung

Lymphknotenareale und Lymphknotenregionen

☞ Abb. 22.8-1
- Lymphknotenregionen → Grundlage das Krankheitsstadiums bei Ann-Arbor-Klassifikation

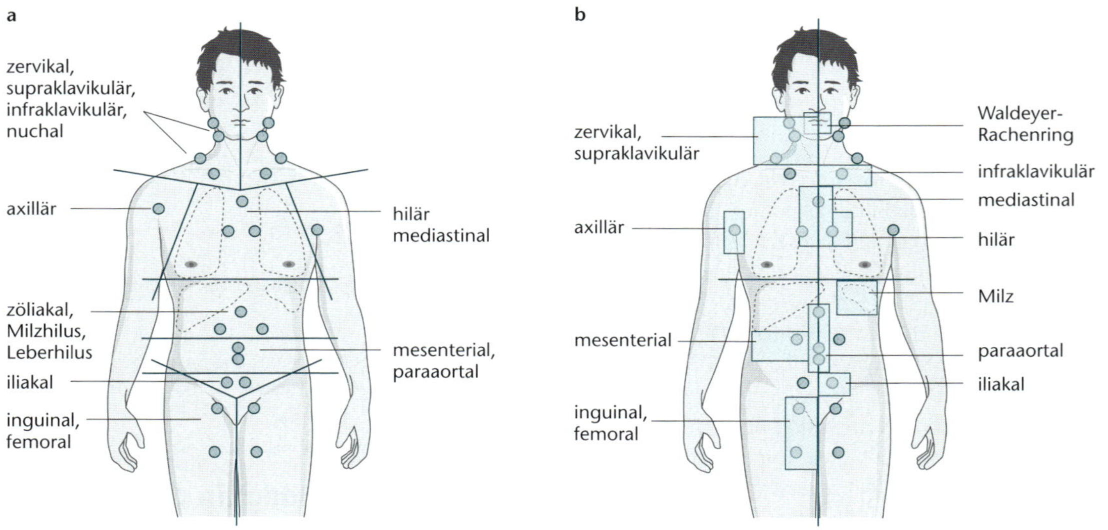

Abb. 22.8-1: Lymphknotenareale nach DHSG (a) und Lymphknotenregionen nach Ann Arbor (b)

- Lymphknotenareale → Bestimmung des Risikofaktors (≥ 3 Lymphknotenareale) der DHSG

Ann-Arbor-Klassifikation

☞ Tab. 22.8-1

Tab. 22.8-1: Ann-Arbor-Klassifikation des Hodgkin-Lymphoms. CS = Klinische Stadieneinteilung (z.B. CS III), PS = Pathologische Stadieneinteilung nach diagnostischer Laparotomie (z.B. PS IV). Lymphknotenregionen ☞ Abb. 22.8-1

Stadium	Befall
I	Befall einer einzigen Lymphknotenregion oder eines lokalisierten extranodalen Herdes
II	Befall von zwei oder mehr Lymphknotenregionen und/oder lokalisierte extranodale Herde auf einer Seite des Zwerchfells
III	Befall von zwei oder mehr Lymphknotenregionen oder lokalisierte extranodale Herde auf beiden Seiten des Zwerchfells
III1	Subphrenische Lokalisation beschränkt auf Milz, zöliakale und/oder portale Lymphknoten allein oder gemeinsam
III2	Subphrenische Lokalisation mit Beteiligung paraaortaler, mesenterialer, iliakaler und/oder inguinaler Lymphknoten allein oder gemeinsam
IV	Disseminierter Befall einer oder mehrerer extranodaler Strukturen, der über einen als „E" klassifizierten Befall hinausgeht

Die Stadien erhalten den Zusatz
- A: bei Fehlen von Allgemeinsymptomen (z.B. IA)
- B: bei Vorliegen von Fieber (Temperatur > 38 °C), Nachtschweiß (Wäschewechsel), Gewichtsverlust (> 10% des Körpergewichts innerhalb der vergangenen sechs Monate)
- E: Beteiligung einer extranodalen Struktur in Kontinuität oder mit engem anatomischen Bezug zu einem beteiligten Lymphknoten
- S: Milzbefall.

Histologie (WHO-Klassifikation), ICD 10

☞ Tab. 22.8-2

Tab. 22.8-2: Histologische WHO-Klassifikation des Hodgkin-Lymphoms

Histologie	Häufigkeit	M-Klassifikation	ICD 10
Klassische Hodgkin-Lymphome:	98%, davon		
• Nodulär-sklerosierender Typ	• 60%	• 9663/3	• C81.2
• Mischtyp	• 24%	• 9652/3	• C81.1
• Lymphozytenreicher Typ	• 3%	• 9657/3	• C81.0
• Lymphozytenarmer Typ	• 1%	• 9653/3	• C81.3
Nodulärer lymphozytenprädominanter Typ (Paragranulom)	2%		C81.9

Risikofaktoren und Stadieneinteilung der DHSG

☞ Tab. 22.8-3

Tab. 22.8-3: Risikofaktoren und Stadieneinteilung der Deutschen Hodgkin Lymphom Studiengruppe (DHSG), in Klammern die aktuellen Studien der DHSG

		Stadium			
		IA, IB, IIA	IIB	IIIA	IIIB, IV
Risikofaktoren	**Keine**	Frühe Stadien (HD13*)		Fortgeschrittene Stadien (HD15)	
	≥ 3 befallene Lymphknotenareale**	Mittlere Stadien (HD14)			
	Hohe BSG (≥ 50 mm bei A-Stadien, ≥ 30 mm bei B-Stadien/1. Std.)				
	Großer Mediastinaltumor (> 8 cm Durchmesser)				
	Extranodaler Befall				

* Ausnahme: Lymphozytenprädominanter Morbus Hodgkin IA ohne Risikofaktoren
** Cave: Lymphknotenareal deckt sich nicht mit der Definition von Lymphknotenregionen nach Ann Arbor (☞ Abb. 22.8-1)

22.8.4 Klinik

Symptome

- **Indolente Lymphknotenvergrößerungen** (90%): Lymphknoten derb, deutlich abgrenzbar
- **B-Symptomatik:** nicht erklärbares Fieber ≥ 38 °C (undulierendes Pel-Ebstein-Fieber), Nachtschweiß (Wäschewechsel notwendig), ungewollte Gewichtsabnahme (≥ 10% innerhalb von 6 Monaten)
- BSG ↑↑
- Leistungsknick
- „Alkoholschmerz" (≤ 20%)
- Generalisierter Juckreiz (≤ 20%)

Befallsmuster

- Lymphknoteninfiltration → 90% supradiaphragmal, 60–80% zervikal, solitärer subdiaphragmaler Erstbefall selten
- Milzbefall
- Organbefall: Leber, Lunge, Pleura, Perikard, Knochen, Knochenmark

Extranodalbefall (E-Befall)

- Umschriebene Beteiligung von extralymphatischem Gewebe (direktes Einwachsen aus einem beteiligten Lymphknoten oder mit engem anatomischen Bezug)
- Auch 2 oder mehr E-Befälle mit einem Stadium II bzw. III vereinbar

Bulky Disease

- Massiver Lymphombefall (Lymphknoten bzw. Konglomerattumor ≥ 5 cm) oder
- Mediastinaltumor ≥ 5 cm Durchmesser (ohne Hili und Perikard)

Großer Mediastinaltumor

Mediastinales Lymphom ≥ ⅓ des maximalen Thoraxquerdurchmessers (Rippeninnenseiten) in Röntgen-Thoraxaufnahme p.a.

22.8.5 Diagnostik

Basisdiagnostik

- **Anamnese:** klinische Symptome → B-Symptomatik?
- **Untersuchung:** sorgfältiger peripherer Lymphknotenstatus mit Ausmessen aller vergrößerten Lymphknoten, Milz-, Leberpalpation, abdominelle Resistenzen, Inspektion des Waldeyer-Rachenrings
- Dokumentation der maximalen Größen der Lymphknoten bzw. Lymphknotenkonglomerate in cm (dient der Verlaufskontrolle), insbesondere Bulkregionen und großer Mediastinaltumoren (für die Stadienzuordnung)
- **Labor:** BSG, Differenzialblutbild, γ-GT, GOT, GPT, Bilirubin, Kreatinin, Harnstoff, Harnsäure, Kreatininclearance, Elektrolyte, alkalische Phosphatase (AP), LDH, Albumin
- **Knochenmarkbiopsie:** Biopsie mit Jamshidi-Nadel aus Spina iliaca posterior superior; Knochenmarkzytologie und Knochenzylinder ca. 1,5 cm; Beurteilung der KM-Infiltration nur durch erfahrenen Hämatopathologen
- **Röntgen-Thorax:** in 2 Ebenen
- **CT** mit Kontrastmittel von Hals, Thorax und Abdomen
- **Sonographie:** Abdomen
- **Skelett- oder Knochenmarkszintigramm:** ossärer Befall? → Skeletträntgen

Histologische Sicherung

- **Hodgkin- und Reed-Sternberg-Zellen** beweisend, zusätzlich immunhistochemische Untersuchungen (z. B. CD15, CD20, CD30, u. a.)
- Biopsie eines Lymphknotens oder ggf. Biopsie eines anderen primär befallenen Organs
- Keine Feinnadelbiopsien, da für Immunhistochemie ausreichend Material erforderlich (s. u.)
- Teilweise schwere Abgrenzbarkeit zu bestimmten Non-Hodgkin-Lymphomen → „Grey-zone-Lymphoma"
- Gewebsmaterial an Referenzzentren für Lymphknotenpathologie mit Erfahrung auf dem Gebiet der Lymphknotenpathologie und erforderlichen immunhistologischen und molekularbiologischen Methoden

Staging

- **Explorative Laparotomie:** nur bei Therapierelevanz, als Standard-Staging-Verfahren verlassen
- **Leber-Blindpunktion:** fakultativ, bei ungeklärten pathologischen Leberwerten; nach Auswertung der DHSG (Deutsche Hodgkin Studiengruppe) hohes Risiko für okkulte Leberinfiltration wenn:
  - Ausschließlich infradiaphragmaler Befall
  - AP ≥ 25 % über Normwert
  - Alter ≥ 40 und kein mediastinaler Befall

Weiterführende Diagnostik

- Zusätzliche bildgebende Abklärung klinisch verdächtiger extranodaler Befälle oder Organbefälle fakultativ durch MRT, PET → histologische Sicherung (Leberbiopsie, lokale Knochenbiopsie)
- Zur Abklärung klinisch verdächtiger extranodaler Befälle: histologische Sicherung

Toxizitätsbeurteilung vor Therapiebeginn

- Beurteilung der grundsätzlichen Therapierbarkeit des Patienten: EKG, Echokardiogramm, ggf. weiterführende kardiologische Diagnostik (Langzeit-EKG, TEE), Lungenfunktion (PO_2, PCO_2, Diffusionskapazität, Vitalkapazität), Schilddrüsendiagnostik
- Bei Frauen: Hormonstatus, Zyklusanamnese → GnRH-Analoga zur ovariellen Protektion?
- Bei Männern: Spermiogramm → evtl. Spermakryokonservierung vor Therapiebeginn (Kosten werden in der Regel von den Krankenkassen nicht übernommen)

Risikofaktoren der DHSG

- Großer Mediastinaltumor (≥ ⅓ des Thoraxdurchmessers in der p.a.-Aufnahme)
- Extranodaler Befall
- BSG ≥ 50 ohne bzw. ≥ 30 mm / Std. bei B-Symptomen in der 1. Stunde
- 3 befallene Lymphknotenregionen

22.8.6 Differenzialdiagnosen

- Infektiöse oder reaktive Lymphknotenvergrößerungen: Klinik?, ggf. Biopsie
- Non-Hodgkin-Lymphome: Histologie und Immunhistochemie

22.8.7 Konventionelle Therapie

Therapiegrundsätze

- Grundsätzlich kurativer Therapieansatz
- Die Erkrankung ist chemotherapie- und strahlensensibel
- Bei der Therapieentscheidung muss neben der Heilung immer das Risiko der Spättoxizität bedacht werden, v. a. bei jüngeren Patienten ist das Risiko von Zweitkarzinomen deutlich erhöht → so viel Therapie wie nötig und so wenig wie möglich
- Die Therapie richtet sich nach dem Stadium und dem Vorliegen von Risikofaktoren und sollte möglichst im Rahmen klinischer Therapiestudien erfolgen
- Wenn Splenektomie, Pneumokokken-Vakzination alle 5 Jahre (z. B. Pneumovax 23)

Radiotherapie

- Radiotherapie in der Regel 4–6 Wochen nach Ende der Chemotherapie auf Basis der Staging-Untersuchungen (CT, ggf. MRT)
- Bestrahlung von Patienten in frühen und mittleren Stadien nach adäquater Chemotherapie heute im involved-field-Modus (☞ Abb. 22.8-2)
- Alleinige Bestrahlung im extended-field-Modus (☞ Abb. 22.8-2) für frühe Stadien ohne Risikofaktoren zeigt zwar Remissionsraten von ≥ 90 %, allerdings ein Rezidiv bei ca. 25 % der Patienten
- Fortgeschrittene Stadien werden nach einer intensiven Chemotherapie nur konsolidierend auf Resttumoren ≥ 1,5 cm bestrahlt
- Wertigkeit der PET zur Beurteilung der Notwendigkeit einer Nachbestrahlung von Resttumoren nach in-

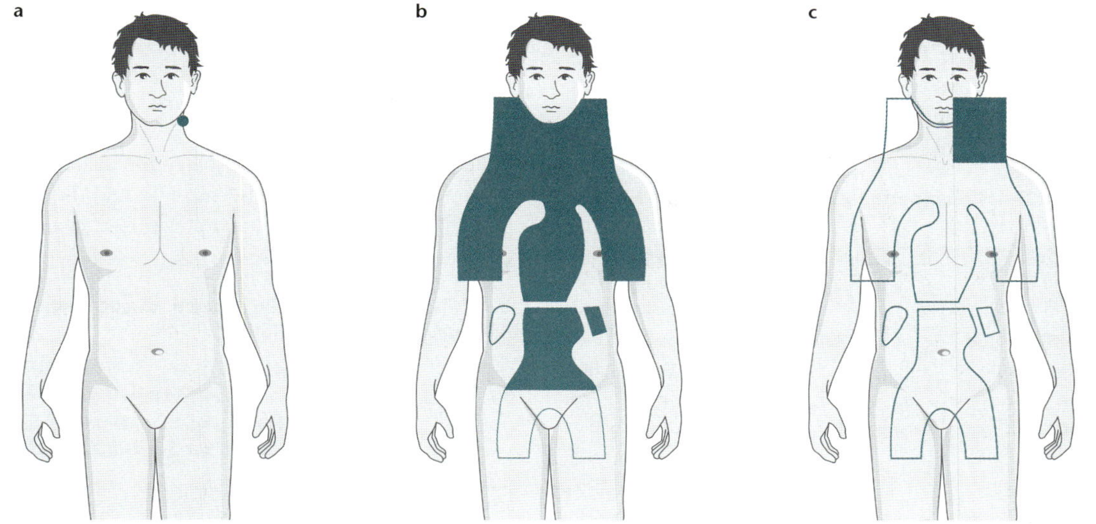

Abb. 22.8-2: Vergleich des extended-field-Bestrahlungsmodus (b) mit dem involved-field-Modus (c) anhand eines singulären, linksseitigen Zervikalbefalls (a)

tensiver Chemotherapie wird zurzeit in klinischen Studien geprüft

- **Bestrahlungstechnik:** involved field 1,8 – 2,0 Gy tgl., mind. 4 Fraktionen wöchentlich, die Gesamtdosis beträgt 30 Gy (ggf. + 10 Gy Boost bei Tumorgröße ≥ 5 cm), beginnend 4 – 6 Wochen nach Ende der Chemotherapie

Chemotherapie

- **Frühe Stadien** werden heute in der Regel mit einer Kombination aus 2 – 4 Zyklen einer Polychemotherapie (z. B. ABVD, ☞ Tab. 22.8-4) und anschließender Bestrahlung behandelt. Die alleinige Radiotherapie ist im Wesentlichen verlassen.
- **Mittlere Stadien** werden mit einer Kombination aus mindestens 4 Zyklen einer Polychemotherapie (ABVD oder BEACOPP, ☞ Tab. 22.8-4) und anschließender Bestrahlung behandelt.
- **Fortgeschrittene Stadien** werden nach intensiverer Chemotherapie mit insgesamt 6 – 8 Zyklen einer Kombinationstherapie (ABVD oder BEACOPP, ☞ Tab. 22.8-4) behandelt. Resttumoren ≥ 1,5 cm werden in der Regel konsolidierend nachbestrahlt (s. o.).

Rezidivtherapie

- Bei Spätrezidiv in frühen Stadien BEACOPP eskaliert möglich
- Bei Rezidiv nach intensivierter Radiochemotherapie: Hochdosistherapie mit autologer peripherer Stammzelltransplantation (z. B. sequenzielle Hochdosistherapie nach dem DHAP-Protokoll)
- Falls keine intensive Therapie möglich: Gemcitabin/ Dexamethason
- Anti-CD-20-Antikörpertherapie im Rezidiv im Rahmen klinischer Studien für den histologischen Subtyp noduläres Paragranulom

Nebenwirkungen der Chemotherapeutika

Adriamycin hat eine kumulative kardiotoxische Potenz, die zu schwerer Herzinsuffizienz bei vorgeschädigter Herzmuskulatur führen kann

- Eine **Bleomycin**-induzierte Pneumonitis oder Lungenfibrose ist nicht voraussagbar und klinisch häufig schwer zu diagnostizieren; schon nach Einmalgabe möglich; bei geringstem Verdacht → Absetzen der Substanz, Röntgen-Thorax und/oder High-Resolution-CT und Lungenfunktionsprüfung
- **Vincristin** führt häufig zu meist transienten polyneuropathischen Beschwerden (akrodistale Kribbel-Parästhesien) → frühzeitiges Absetzen der Substanz bei

Beschwerdeprogredienz oder bei motorischer Beteiligung

- **Etoposid** oder **Procarbazin** können ein Arzneimittelexanthem verursachen → Reexposition unter H_1-, H_2-Antagonisten- und Kortikoidschutz, ggf. Substanz absetzen (Rücksprache mit DHSG-Studienzentrale)

Tab. 22.8-4: Kombinationschemotherapie beim Morbus Hodgkin

Wirkstoff	Dosierung		Art der Verabreichung	Anwendungszeitraum
ABVD-Schema				
Adriamycin	25 mg/m²		i.v.	Tag 1 und 15
Bleomycin	10 mg/m²		i.v.	Tag 1 und 15
Vinblastin	6 mg/m²		i.v.	Tag 1 und 15
DTIC (Darcarbazin)	375 mg/m²		i.v.	Tag 1 und 15
Wiederholung Tag 29				
BEACOPP-Schema	**Basis**	**Eskaliert**		
Bleomycin	10 mg/m²	10 mg/m²	i.v.	Tag 8
Etoposid	100 mg/m²	200 mg/m²	i.v.	Tag 1–3
Adriamycin	25 mg/m²	35 mg/m²	i.v.	Tag 1
Cyclophosphamid	650 mg/m²	1250 mg/m²	i.v.	Tag 1
Vincristin (Oncovin)	2 mg absolut	2 mg absolut	i.v.	Tag 8
Procarbazin	100 mg/m²	100 mg/m²	p.o.	Tag 1–7
Prednison	40 mg/m²	40 mg/m²	p.o.	Tag 1–14
G-CSF	–	300 µg	s.c.	ab Tag 8
BEACOPP-14-Schema (Basis-Dosis): Wiederholung Tag 15 (G-CSF-, Erythropoetin-Gabe) BEACOPP-Schema (gesteigerte Dosis): Wiederholung Tag 22				

22.8.8 Nachsorge

- Nach Therapieende regelmäßige Nachsorgeuntersuchungen bezüglich Remissionsstatus und evtl. auftretender Toxizitäten (kardiopulmonal, Sekundärneoplasien etc.)
- Die Nachsorgeuntersuchung sollte eine ausführliche Anamnese, körperliche Untersuchung und die in ☞ Tab. 22.8-5 aufgeführten apparativen bzw. laborchemischen Analysen umfassen

Tab. 22.8-5: Empfohlene Nachsorgeuntersuchungen beim Morbus Hodgkin (DHSG)

	1. Jahr			**2.–4. Jahr**	**Ab 5. Jahr**
	Monat 3	**Monat 6**	**Monat 12**	**Alle 6 Monate**	**jährlich**
Körperliche Untersuchung	+	+	+	+	+
Anamnese	+	+	+	+	+
Differenzialblutbild	+	+	+	+	+
BSG, CRP	+	+	+	+	+
Elektrolyte	+	+	+	+	+
GOT, GPT, AP, γ-GT	+	+	+	+	+
Bilirubin (gesamt, direkt)	+	+	+	+	+
Kreatinin, Harnstoff	+	+	+	+	+
TSH	+	+	+	+	+
Röntgen-Thorax	+		+	+	+
Lungenfunktion			+		
Sonographie Abdomen	+		+	+	
Ggf. Zusatzdiagnostik je nach klinischem Befund: EKG, Herzecho, Spermiogramm, Hormonanalysen, weitere bildgebende Diagnostik					

22.8.9 Prognose (☞ Tab. 22.8-6)

- Durch zunehmende Therapieverbesserung verliert die histopathologische Subtypisierung an prognostischer Bedeutung
- Ausnahme: die noduläre lymphozytenprädominante Form (Paragranulom) im Stadium IA ohne Risikofaktoren → sehr gute Prognose auch unter alleiniger involved field-Radiotherapie
- Stetige Prognoseverbesserung in den letzten Jahren durch große randomisierte Studien und eine differenzierte, Tumorstadium- und Risikofaktoren-adaptierte Behandlungsstrategie

Tab. 22.8-6: Prognose des Morbus Hodgkin in Abhängigkeit vom Stadium

Stadium	Remission	5-JÜR (%)
Frühe Stadien	98%	95
Mittlere Stadien	88%	85
Fortgeschrittene Stadien	• COPP-ABVD: 65% • BEACOPP: 95%	• 60 • Ca. 85

International Prognostic Score (IPS) für fortgeschrittene Stadien

Sieben Faktoren (0 davon zutreffend = günstige Prognose, 7 zutreffend = ungünstige Prognose):

- Alter ≥ 45 Jahre
- Männlich
- Stadium IV
- Anämie (Hämoglobin ≤ 10,5 g/dl)
- Albumin < 4 g/dl
- Leukozytose (> 15000/µl)
- Lymphopenie (< 600/µl oder < 8% der Leukozyten).

22.8.10 Datenlage der Therapieoptionen

(☞ Tab. 22.8-7)

Tab. 22.8-7: Datenlage der Therapieoptionen beim Morbus Hodgkin (Stand: März 2006)

Therapie	Gesicherte Daten vorhanden (EBM 1)	Positive Einzelergebnisse (EBM 2)	Datenlage unsicher (EBM 3)
Primär kurativ	+		
Salvage kurativ	+		
Palliativ	+		
Komplementär			+

Literatur

1 Aleman BM, Raemaekers JM et al.: Involved-field radiotherapy for advanced Hodgkin's lymphoma. N Engl J Med 348 (24), 2003: 2396–2406

2 Bartlett NL: Therapies for relapsed hodgkin lymphoma: transplant and non-transplant approaches including immunotherapy. Hematology (Am Soc Hematol Educ Program), 2005: 245–251

3 Behringer K, Breuer K et al.: Secondary amenorrhea after Hodgkin's lymphoma is influenced by age at treatment, stage of disease, chemotherapy regimen, and the use of oral contraceptives during therapy: a report from the German Hodgkin's Lymphoma Study Group. J Clin Oncol 23 (30), 2005: 7555–7564

4 Bonadonna G, Bonfante V et al.: ABVD plus subtotal nodal versus involved-field radiotherapy in early-stage Hodgkin's disease: long-term results. J Clin Oncol 22 (14), 2004: 2835–2841

5 Bonfante V, Santoro A, Viviani S et al.: ABVD in the treatment of Hodgkin´s disease. Sem Oncol 19, 1992: 38–44

6 Breuer K, Diehl V et al.: Langzeittoxizitäten in der Behandlung des Morbus Hodgkin. Med Klin 95 (7), 2002: 378–384

7 Cosset JM, Henry-Amar M, Meerwaldt JH: Long-term toxicity of early stages of Hodgkin's disease therapy: the EORTC experience. EORTC Lymphoma Cooperative Group. Ann Oncol 2 (2), 1991: 77–82

8 de Wit M, Bohuslavizki KH, Buchert R, Bumann D, Clausen M, Hossfeld DK: 18FDG-PET following treatment as valid predictor for disease-free survival in Hodgkin's lymphoma. Ann Oncol 12, 2001: 29–37

9 Diehl V, Franklin J, Paulus U, Engert A, Wolf J, Loeffler M et al.: BEACOPP chemotherapy improves survival, and dose escalation further improves tumour control in advanced Stage Hodgkin's disease: GHSG HD9 results. Leukemia & Lymphoma 42 (Suppl 2), 2001: 16–17

10 Diehl V, Franklin J et al.: Standard and increased-dose BEACOPP chemotherapy compared with COPP-ABVD for advanced Hodgkin's disease. N Engl J Med 348 (24), 2003: 2386–2395

11 Diehl V, Klimm B et al.: Hodgkin lymphoma: a curable disease: what comes next? Eur J Haematol Suppl 66, 2005: 6–13

12 Diehl V, Stein H et al.: Hodgkin's lymphoma: biology and treatment strategies for primary, refractory, and relapsed disease. Hematology (Am Soc Hematol Educ Program), 2003: 225–247

13 Ekstrand BC, Lucas JB et al.: Rituximab in lymphocyte-predominant Hodgkin disease: results of a phase 2 trial. Blood 101 (11), 2003: 4285–4289

14 Engert A, Ballova V et al.: Hodgkin's lymphoma in elderly patients: a comprehensive retrospective analysis from the German Hodgkin's Study Group. J Clin Oncol 23 (22), 2005: 5052–5060

15 Engert A, Schiller P et al.: Involved-field radiotherapy is equally effective and less toxic compared with extended-field radiotherapy after four cycles of chemotherapy in patients with early-stage unfavorable Hodgkin's lymphoma: results of the HD8 trial of the German Hodgkin's Lymphoma Study Group. J Clin Oncol 21 (19), 2003: 3601–3608

16 Glossmann JP, Josting A et al.: A randomized trial of chemotherapy with carmustine, etoposide, cytarabine, and melphalan (BEAM) plus peripheral stem cell transplantation (PBSCT) vs single-agent high-dose chemotherapy followed by BEAM plus PBSCT in patients with relapsed Hodgkin's disease (HD-R2). Ann Hematol 81 (8), 2002: 424–429

17 Hasenclever D, Diehl V: A prognostic score for advanced Hodgkin's disease. International Prognostic Factors Project on Advanced Hodgkin's Disease. N Engl J Med 339 (21), 1998: 1506–1514

18 Josting A: Autologous transplantation in relapsed and refractory Hodgkin's disease. Eur J Haematol Suppl 66, 2005: 141–145

[19] Schlodder D: Die Misteltherapie im Spannungsfeld zwischen Empirie und Wissenschaft. In: Hornung J: Forschungsmethoden in der Komplementärmedizin. Schattauer, Stuttgart, 1996
[20] Staar S, Müller R-P: Von der Extended-field- zur Involved-field-Radiotherapie des Morbus Hodgkin in frühen Stadien. Onkologe 6, 2000: 1160–1168

Internetadressen
[1] www.kompetenznetz-lymphome.de
[2] www.lymphome.de

22.9 Indolente B- und T-Zell-Lymphome

Martin Dreyling

22.9.1 Epidemiologie

- **Vorkommen:** ca. 50% aller Non-Hodgkin-Lymphome; höchste Zunahmerate aller hämatologischen Neoplasien (jährlich ca. 2–3%)
- **Inzidenz:** ca. 10 Neuerkrankungen pro 100000 Einwohner pro Jahr
- **Alters- und Geschlechtsverteilung:** medianes Erkrankungsalter ca. 60 Jahre, kontinuierliche Zunahme im Alter; ausgeglichene Geschlechtsverteilung

22.9.2 Ätiologie

Risikofaktoren

- Chemische Exposition: Herbizide, Pestizide, Lösungsmittel, Stäube, Haarfärbemittel
- Virale Infektionen: Hepatitis C, HIV
- Medikamente: Immunsuppressiva, Chemotherapeutika
- Fehlregulationen des Immunsystems:
  - Immunschwäche: Z. n. Organtransplantation
  - Pathologische Überstimulation des Immunsystems: Autoimmunerkrankungen
- Evtl. verminderte Reifung des Immunsystems im Kindesalter (wenig Infektionen bzw. Impfungen, Einzelkind)

Fast alle Risikofaktoren sind nur in Einzelstudien ermittelt worden.

Genetische Veränderungen

Rearrangement der Immunglobulin-/T-Zellrezeptor-Gene ist ein häufiger prädisponierender Mechanismus: ≥ 70% der NHL entstehen im Keimzentrum des Lymphknotens, in dem dieser Reifungsschritt der Lymphopoese abläuft.

Primäre genetische Aberrationen

- t(14;18)(q13;q32) in 80–90% der follikulären Lymphome: Ankopplung eines Onkogens an den Immunglobulin-Promotor → dauerhafte Überexpression des Onkogens bcl-2 → Unterdrückung der Zellapoptose
- Dies ist aber nicht ausreichend für die Entstehung eines malignen Lymphoms, da die Translation auch bei Normalpersonen nachweisbar ist.

Sekundäre genetische Aberrationen

- Bestimmen den klinischen Verlauf der Erkrankung
- Führen zur sekundären Transformation in aggressive Lymphome

22.9.3 Einteilung

Ann-Arbor-Klassifikation

☞ Tab. 22.9-1

Tab. 22.9-1: Ann-Arbor-Klassifikation der indolenten Lymphome

Stadium	Befall
I	Befall einer einzigen Lymphknotenregion oder eines lokalisierten extranodalen Herdes
II	Befall von zwei oder mehr Lymphknotenregionen und/oder lokalisierte extranodale Herde auf einer Seite des Zwerchfells
III	Befall von zwei oder mehr Lymphknotenregionen oder lokalisierte extranodale Herde auf beiden Seiten des Zwerchfells
III1	Subphrenische Lokalisation beschränkt auf Milz, zöliakale und/oder portale Lymphknoten allein oder gemeinsam
III2	Subphrenische Lokalisation mit Beteiligung paraaortaler, mesenterialer, iliakaler und/oder inguinaler Lymphknoten allein oder gemeinsam
IV	Disseminierter Befall einer oder mehrerer extranodaler Strukturen, der über einen als „E" klassifizierten Befall hinausgeht

Die Stadien erhalten den Zusatz
- A: bei Fehlen von Allgemeinsymptomen (z. B. IA)
- B: bei Vorliegen von Fieber (Temperatur > 38 °C), Nachtschweiß (Wäschewechsel), Gewichtsverlust (> 10% des Körpergewichts innerhalb der vergangenen sechs Monate)
- E: Beteiligung einer extranodalen Struktur in Kontinuität oder mit engem anatomischen Bezug zu einem beteiligten Lymphknoten
- S: Milzbefall

WHO-Klassifikation

Die Einteilung der indolenten Lymphome erfolgt nach der aktuellen WHO-Klassifikation, die zwischen T- und B-Zell- und bei diesen noch jeweils zwischen Vorläufer- und ausgereiften (peripheren) NHL unterscheidet. In Deutschland wird neben der WHO-Klassifikation die Kiel-Klassifikation immer seltener benutzt.

Obwohl eine Klassifizierung nach klinischen Verlauf nicht vorgesehen ist, weisen einige Lymphomsubtypen typischerweise einen indolenten Verlauf auf:

- **Periphere (reife) B-Zell-Lymphome** (ca. 95 %):
  - Follikuläres Lymphom Grad I/II: repräsentieren ca. 60 % der indolenten Lymphome; die Gradeinteilung richtet sich nach Blastenzahl pro Gesichtsfeld (Grad I: < 5 Blasten/Gesichtsfeld; Grad II: 5–15 Blasten/Gesichtsfeld); das follikuläre Lymphom Grad III (> 15 Blasten/Gesichtsfeld) wird analog zu den aggressiven Lymphomen behandelt (☞ 22.10)
  - B-CLL (lymphozytisches Lymphom) ☞ 22.11
  - Lymphoplasmozytisches Immunozytom (inkl. Morbus Waldenström)
  - Multiples Myelom (Plasmozytom) ☞ 22.15
  - Marginalzonenlymphom: nodal, splenisch (mit villösen Lymphozyten), extranodal (MALT-Typ) ☞ 22.13
  - Haarzell-Leukämie ☞ 22.12
- **Kutane T-Zell-Lymphome** (ca 5 %):
  - Mycosis fungoides
  - Sézary-Syndrom.

> **!** Indolent (klinischer Verlauf) π niedrig maligne (Zytologie der Kiel-Klassifikation).

Das Mantelzelllymphom (Kiel-Klassifikation: zentrozytischer Subtyp) und die systemischen, peripheren T-Zell-Lymphome sind auf Grund ihres klinischen Verlaufs den aggressiven Lymphomen zuzurechnen (☞ 22.10).

22.9.4 Klinik

- Persistierende Lymphknotenvergrößerung ≥ 4 Wochen ohne Infektionszeichen
- Splenomegalie
- Panzytopenie bei hochgradiger Knochenmarkinfiltration (z. B. Haarzell-Leukämie)
- Extranodale Raumforderung, vor allem HNO-Bereich, Gastrointestinaltrakt, Haut (speziell: MALT)
- B-Symptomatik:
  - Fieber, Nachtschweiß (Wechseln des Pyjamas notwendig)
  - Abgeschlagenheit, Leistungsknick
  - Gewichtsverlust ≥ 10 % in 6 Monaten
- Häufig schleichender Verlauf, auch bei ausgeprägter Lymphadenopathie guter Allgemeinzustand

Indolente B-Zell-Lymphome manifestieren sich überwiegend im generalisierten Stadium, selten lokalisiert.

22.9.5 Diagnostik

Basisdiagnostik

- **Anamnese:** gezielt nach B-Symptomatik fragen
- **Untersuchung:** Lymphknotenstatus, Hepatosplenomegalie
- **Lymphknotenexstirpation:** wichtigste Maßnahme ist die diagnostische Lymphknotenentnahme; eine Feinnadelpunktion ist nicht ausreichend, da sie nur einen Ausschluß solider Tumoren erlaubt; Frischmaterial-Asservierung für Zytogenetik anstreben
- **Labor:** Differentialblutbild, LDH (unspezifischer Tumormarker), quantitative Bestimmung der Immunglobuline und Immunfixation (M-Gradient), Hämolyseparameter (Coombs-Test) speziell bei lymphozytischen Lymphomen (CLL), weitere Parameter in Abhängigkeit von der Lymphommanifestation

Staging

- Röntgen-Thorax
- Abdomen-Sonographie
- CT von Hals, Thorax, Abdomen, Becken
- Knochenmarkbiopsie: Histologie, Zytologie, Immunphänotypisierung
- Ggf. weitere Diagnostik zum Nachweis extranodaler Manifestationen (beispielsweise HNO-Bereich; speziell bei MALT: Gastroskopie, Koloskopie)

Weiterführende Diagnostik

- Bedeutung der PET ist in der routinemäßigen Diagnostik nicht gesichert
- MRT ersetzt CT nicht und wird nur bei umschriebener Fragestellung (z. B. seltener Meningealbefall) eingesetzt
- Routinemäßige Skelettszintigraphie beim indolenten Lymphom nicht indiziert
- Die quantitative PCR der minimalen Resterkrankung (MRD) ersetzt nicht das klinische Staging (nur Erfassung des Blut-Knochenmark-Kompartiments)

22.9.6 Differenzialdiagnosen

- Lymphotrope bakterielle oder virale Infektionen, z. B. Zytomegalie, EBV, Toxoplasmose, Tuberkulose
- Morbus Boeck
- Lymphknotenmetastasen solider Tumoren

22.9.7 Konventionelle Therapie

Therapiegrundsätze

> **!** Therapieindikation erst bei klinischer Symptomatik bzw. raschem Tumorprogress.

- Aufgrund der unterschiedlichen Prognose und Therapie zuverlässige Diagnose des Lymphomsubtypen obligat
- Behandlung systemischer Lymphome ist die Domäne der Chemotherapie
- Aktuell keine Standardregime (Vielzahl von aktiven Chemotherapien)
- Konsiliarische Behandlung in einem hämatologisch-onkologischen Zentrum (Differenzialtherapie)

Stadienadaptierte Therapie

Frühe Stadien I/II (nach Ann-Arbor)

- Kurativer Therapieansatz mit lokaler Radiotherapie
- Watch an wait nur in Ausnahmefällen gerechtfertigt

Fortgeschrittene Stadien III/IV (nach Ann-Arbor)

- Palliativer Therapieansatz
- Therapieindikation besteht nur bei Lymphom-bedingten Symptomen:
  - Ausgeprägte B-Symptomatik
  - Lokale Lymphknotenkompression (z. B. Harnleiteraufstau)
  - Zytopenie bei hochgradiger Knochenmarkinfiltration
  - Selten: Hyperviskositätssyndrom (speziell bei Morbus Waldenström)
- Frühzeitige Therapie führt nicht zur Lebensverlängerung

Radiotherapie

- In frühen Stadien: involved oder extended field (30–40 Gy) mit **kurativem** Ansatz
- In fortgeschrittenen Stadien: in Einzelfällen gute Palliation möglich (Standardansatz ist eine systemische Therapie)

Chemotherapie

Induktionstherapie

Orale Monotherapie (z. B. Chlorambucil ☞ Tab. 22.9-2)

- Nur bei älteren Patienten mit deutlich reduziertem Allgemeinzustand
- Vorteil: orale Medikation, gute Verträglichkeit (z. B. keine Alopezie)
- Nachteil: nur langsames Ansprechen, kurze Remissionsdauer

Tab. 22.9-2: Monochemotherapie bei indolenten B-Zell-Lymphomen

Wirkstoff	Dosierung	Art der Verabreichung	Anwendungszeitraum
Chlorambucil	Beginn mit 0,4 mg/kgKG und Dosissteigerung von Zyklus zu Zyklus um 0,1 mg/kgKG bis zur Zieldosis von 0,8 mg/kgKG in Abhängigkeit vom Ansprechen und von der Verträglichkeit	p.o.	Tag 1 (die Dosis kann auch auf die Tage 1–3 verteilt werden)
Wiederholung Tag 28, bis zum maximalen Response (ca. 6 Zyklen/6 Monate)			

i.v.-Chemotherapie (z. B. MCP, FCM, Bendamustin ☞ Tab. 22.9-3)

- Indikation in Abwägung der Nebenwirkungen
- Vorteil: gutes Ansprechen ~ 80 %, Remissionsdauer ≥ 18 Monate
- Nachteil: i.v.-Medikation, mittlere Nebenwirkungsrate (Myelosuppression, Nausea)

Anthrazyklinhaltiges Regime (z. B. CHOP ☞ Tab. 22.9-3)

- Indikation bei allen jüngeren und älteren Patienten in Abwägung der Nebenwirkungen
- Vorteil: hohe Ansprechrate ~ 90 %, speziell vor Hochdosistherapie indiziert
- Nachteil: i.v.-Medikation, mittlere Nebenwirkungsrate (speziell Kardiotoxizität, Nausea)

Monotherapie mit Rituximab (☞ Tab. 22.9-2)

- Nur bei älteren Patient mit deutlich reduziertem Allgemeinzustand oder ≥ 2. Rezidiv
- Vorteil: sehr gute Verträglichkeit, Remissionsrate 50 % bei rezidivierten follikulären Lymphomen

Tab. 22.9-3: Kombinationschemotherapie bei indolenten B- und T-Zell-Lymphomen

Wirkstoff	Dosierung	Art der Verabreichung	Anwendungszeitraum
BR-Schema			
Bendamustin	90 mg/m²	i.v.	Tag 1 und 2
Rituximab	375 mg/m²	i.v.	Tag 1, 8, 15, 22
Wiederholung Tag 29, 4–6 Zyklen			
CHOP-Schema ± Rituximab			
Cyclophosphamid	750 mg/m²	i.v.	Tag 1
Doxorubicin	50 mg/m²	i.v.	Tag 1
Vincristin (Oncovin)	1,4 mg/m² (Maximaldosis 2 mg, bei Patienten ≥ 65 Jahre 1 mg)	i.v.	Tag 1
Prednison	100 mg	p.o.	Tag 1–5
Rituximab	375 mg/m²	i.v.	Tag 0
Wiederholung Tag 22, 6 Zyklen			
MCP-Schema ± Rituximab			
Mitoxantron	8 mg/m²	i.v. (30 Min.)	Tag 1 und 2
Chlorambucil	3-mal tgl. 3 mg/m²	p.o.	Tag 1–5
Prednison	25 mg	p.o.	Tag 1–5
Rituximab	375 mg/m²	i.v.	Tag 0
Wiederholung Tag 29, 6 Zyklen			
FCM-Schema ± Rituximab			
Fludarabin	25 mg/m²	i.v.	Tag 1–3
Cyclophosphamid	200 mg/m²	i.v.	Tag 1–3
Mitoxantron	6–8 mg/m²	i.v.	Tag 1
Rituximab	375 mg/m²	i.v.	Tag 0
Wiederholung Tag 29, 4–6 Zyklen			

- Nachteil: kurze Remissionsdauer (ca. 1 Jahr), hoher Preis

Kombinationstherapie Rituximab mit Chemotherapie (☞ Tab. 22.9-3)
- Standardoption: führt zu Verlängerung des Überlebens in fortgeschrittenen Stadien
- Vorteil: hohe Rate an kompletten Remissionen und lange Remissionsdauer
- Nachteil: i.v.-Medikation, Nebenwirkungsrate, hoher Preis

Tab. 22.9-4: Radioimmunotherapie mit ^{90}Yttrium-Ibritumomab bei indolenten B-Zell-Lymphomen

Wirkstoff	Dosierung	Art der Verabreichung	Anwendungszeitraum
Rituximab	250 mg/m²	Kurzinfusion (10 Min.)	Tag 1 und 8
^{90}Yttrium-Ibritumomab	Thrombozyten • ≥ 150000/µl: 15 MBq/kgKG • 100000–150000/µl: 11 MBq/kgKG Maximaldosis 1200 MBq		Tag 8

Radioimmuntherapie mit ^{90}Yttrium-Ibritumomab (☞ Tab. 22.9-4)
- Vorteil: höhere Remissionsrate als Rituximab, gute Verträglichkeit
- Nachteil: sekundäre Myelodysplasien?, nur mittlere Remissionsdauer, hoher Preis

Konsolidierung nach Induktion

Interferon-α-Erhaltungstherapie
- Vorteil: Verlängerung der Remissionsdauer (9–12 Monate)
- Nachteil: hohe Nebenwirkungsrate (grippeähnliche Symptome), Dauertherapie, hoher Preis

Rituximab-Erhaltungstherapie
- Vorteil: Verlängerung der Remissionsdauer im Rezidiv, gute Verträglichkeit
- Nachteil: Langzeitwirkung unsicher, hoher Preis

Myeloablative Hochdosistherapie
- Vorteil: Verlängerung der Remissionsdauer gegenüber IFN (≤ 50 % Rezidivrisiko)
- Nachteil: Nebenwirkungsrate hoch (≤ 2 % frühe Todesfälle), sekundäre Neoplasien

Allogene Stammzelltransplantation
- Vorteil: einzige kurative Therapieoption in fortgeschrittenen Stadien
  - Konventionelle Konditionierung: nur für junge Patienten ≤ 50 Jahre geeignet
  - Dosisreduzierte Konditionierung: auch für ältere Patienten bis 60 Jahre geeignet
- Nachteil: ≤ 20 % frühe Todesfälle, Graft-versus-Host-Erkrankung

Experimentelle Ansätze

Immunisierungsansätze

Antiidiotyp-Vakzinierung gegen das Lymphom-spezifische Antikörper-Rearrangement der Lymphomzellen.

> ! Unspezifische Immunstimulation (Begleitmedikation) kontraindiziert, weil Tumoraktivierung möglich.

Rezidivtherapie

- Kombinationstherapie mit nicht kreuzresistenten Regimen, z.B. Fludarabin-Kombinationen (FCM) nach CHOP, Anthrazyklin-haltiges Regime (CHOP) nach MCP
- Rituximab führt auch bei Rezidiven nach vorangegangener Antikörpertherapie zu einer erneuten Remission; die Kombination mit Chemotherapie erreicht deutlich höhere Remissionsraten
- Evtl. Konsolidierung nach erneuter Remission (autologe Transplantation, Rituximab-Erhaltung, Radioimmuntherapie)

22.9.8 Nachsorge

> ! Die Mehrheit der Patienten erleidet ein Rezidiv.

- Entscheidend für die Führung des nicht therapiebedürftigen Patienten ist die Aufklärung über den chronischen Verlauf der Erkrankung.
- Außerhalb von Studien ist eine routinemäßige 6-monatliche Verlaufskontrolle ausreichend (indolenter Verlauf). Bei neu aufgetretenen bzw. progredienten Lymphomen 3-monatliche Kontrolle zur Verlaufskontrolle.
- Ggf. erneute Lymphknotenexzision im Rezidiv zum Ausschluss einer sekundären Transformation in ein aggressives Lymphom.

Empfohlene Nachsorgeuntersuchungen

- Anamnese: B-Symptomatik
- Körperliche Untersuchung: Lymphknotenstatus, Hepatosplenomegalie
- Laborparameter: Differentialblutbild, LDH; weitere Parameter in Abhängigkeit von der Lymphommanifestation
- Röntgen-Thorax, nur bei V.a. Progress: Hals-/Thorax-CT
- Abdomen-Sonographie, nur bei V.a. Progress: Abdomen-/Becken-CT
- Nur bei V.a. Befall bzw. Progress: Knochenmarkbiopsie, Immunphänotypisierung

22.9.9 Prognose

- Mittleres Überleben entspricht anderen chronischen Erkrankungen (ca. 8 – 13 Jahre)
- **Klinischer Risiko-Score für follikuläre Lymphome (FLIPI):**
  - Alter über 60 Jahre
  - Ann Arbor-Stadium III/IV
  - Hämoglobin > 12 g/dl
  - LDH ↑
  - > 4 vergrößerte Lymphknoten-Regionen
- Bei Niedrigrisiko-Patienten (0 – 1 Risikofaktoren) liegt die 5 JÜR bei > 90 %, bei Hochrisiko-Patienten (≥ 3 Risikofaktoren) bei ca. 50 %
- Definitive Heilung nur in frühen Stadien I/II mittels lokaler Radiotherapie
- Behandlung im Rahmen großer Phase-III-Therapieoptimierungsstudien gewährleistet hohen Qualitätsstandard entsprechend dem aktuellen Wissensstand

22.9.10 Datenlage der Therapieoptionen

(☞ Tab. 22.9-5)

Tab. 22.9-5: Datenlage der Therapieoptionen bei indolenten B- und T-Zell-Lymphomen (Stand: März 2006)

Therapie	Gesicherte Daten vorhanden (EBM 1)	Positive Einzelergebnisse (EBM 2)	Datenlage unsicher (EBM 3)
Primär kurativ	Radiochemotherapie Stadium I, II		
Salvage kurativ		Stammzelltransplantation	
Palliativ	+		
Komplementär			+

Literatur

1 Dreyling M, Buske C, Hiddemann W: Treatment of follicular lymphomas. Dtsch Med Wochenschr 130 (38), 2005: 2149 – 2154

2 Dreyling M, Schmidtberger H, Hiddemann W: Aktuelle Therapieoptionen des indolenten Lymphoms. Onkologe 2006 (im Druck)
3 Forstpointner R, Dreyling M, Repp R et al.: The addition of Rituximab to a combination of fludarabine, cyclophosphamide, mitoxantrone (FCM) significantly increases the response rate and prolongs survival as compared to FCM alone in patients with relapsed and refractory follicular and mantle cell lymphomas – results of a Prospective Randomized Study of the German Low Grade Lymphoma Study Group (GLSG). Blood 104, 2004: 3064 – 3071
4 Hiddemann W, Kneba M, Dreyling M et al.: Front-line therapy with Rituximab added to the combination of cyclophosphamide, doxorubicin, vincristine and prednisone (CHOP) significantly improves the outcome of patients with advanced stage follicular lymphomas as compared to CHOP alone – results of a prospective randomized study of the German Low Grade Lymphoma Study Group (GLSG). Blood 106, 2005: 3725 – 3732
5 Jaffe ES, Harris NL, Stein H, Vardiman J: World Health Organisation Classification of Tumours: Tumours of the Haemopoetic and Lymphoid Tissues. IARC Press, Lyon, 2001
6 Kaminski MS, Tuck M, Estes J et al.: 131I-tositumomab therapy as initial treatment for follicular lymphoma. N Engl J Med 352 (5), 2005: 441 – 449
7 Lenz G, Dreyling M, Schiegnitz E et al.: Myeloablative radiochemotherapy followed by autologous stem cell transplantation in first remission prolongs progression-free survival in follicular lymphoma: results of a prospective, randomized trial of the German Low-Grade Lymphoma Study Group. Blood 104, 2004: 2667 – 2674
8 Marcus R, Imrie K, Belch A et al.: CVP chemotherapy plus Rituximab compared with CVP as first-line treatment for advanced follicular lymphoma. Blood 105, 2005: 1417 – 1423
9 McLaughlin P, Grillo-Lopez AJ, Link BK et al.: Rituximab chimeric anti-CD20 monoclonal antibody therapy for relapsed indolent lymphoma: half of patients respond to a four-dose treatment program. J Clin Oncol 16, 1998: 2825 – 2833
10 Solal-Celigny P, Roy P, Colombat P et al.: Follicular Lymphoma International Prognostic Index. Blood 104, 2004: 1258 – 1265
11 Van Besien K, Loberiza FR, Bajorunaite R et al.: Comparison of autologous and allogeneic hematopoietic stem cell transplantation for follicular lymphoma. Blood 102, 2003: 3521 – 3599
12 Witzig TE, Gordon LI, Cabanillas F, Czuczman MS, Emmanouilides C et al.: Randomized controlled trial of yttrium-90-labeled ibritumomab tiuxetan radioimmunotherapy versus rituximab immunotherapy for patients with relapsed or refractory low-grade, follicular, or transformed B-cell non-Hodgkin's lymphoma. J Clin Oncol 20, 2002: 2453 – 2463

Internetadresse
www.lymphome.de: Kompetenznetz Maligne Lymphome

22.10 Aggressive B- und T-Zell-Lymphome

Frank Hartmann

22.10.1 Epidemiologie

- **Vorkommen:** aggressive Lymphome machen etwa ⅓ aller NHL aus; Anteil von etwa 2 % an allen malignen Neuerkrankungen; wiesen in den letzten 40 Jahren die höchste Steigerungsrate aller Malignome auf
- **Inzidenz:** 10 Neuerkrankungen pro 100 000 Einwohner pro Jahr
- **Alters- und Geschlechtsverteilung:** medianes Erkrankungsalter bei etwa 60 Jahren; Männer sind etwas häufiger als Frauen betroffen

22.10.2 Ätiologie

Das Epstein-Barr-Virus ist kausal beteiligt am endemischen Burkitt-Lymphom in Afrika sowie am lymphoproliferativen Syndrom nach Knochenmarktransplantation, das HTLV-1-Retrovirus an der adulten T-Zell-Leukämie bzw. dem T-Zell-Lymphom sowie eine Helicobacter-pylori-Infektion beim MALT-Lymphom des Magens. Es besteht eine Assoziation zu Hepatitis C und B-NHL.

Risikofaktoren

- Primäre und erworbene Immundefekte: AIDS, Immunsuppression nach Organtransplantation
- Vorangegangene Radiochemotherapie maligner Erkrankungen (z. B. beim Morbus Hodgkin)
- Möglicherweise Exposition mit chemischen Karzinogenen: Herbizide, organische Lösungsmittel

Genetische Veränderungen

Charakteristisch sind sukzessiv erworbene genetische Veränderungen der Lymphomzellen, die zum Verlust von Tumorsuppressorgenen führen und/oder zur Aktivierung von Onkogenen, letzteres häufig durch Translokation dieser Gene in die Nachbarschaft der Genloki für leichte und vor allem schwere Ketten der Immunglobulinmoleküle (z. B. myc durch t(8;14) beim Burkitt-Lymphom).

22.10.3 Einteilung

Der früher gebräuchliche Begriff „hochmaligne NHL" wurde teilweise überschneidend verwendet: einerseits von Pathologen für Lymphomentitäten nach der Kiel-

Klassifikation mit überwiegend blastären Zellelementen, andererseits von Klinikern zur Kennzeichnung von Lymphomen mit aggressivem klinischen Verlauf. Die neuere REAL-Klassifikation (Revidierte Europäisch-Amerikanische Lymphom-Klassifikation) und die daraus hervorgegangene WHO-Klassifikation verzichtet auf den Malignitätsgrad als übergeordnetes Prinzip und definiert distinkte Lymphomkrankheiten nach morphologischen, immunologischen und ggf. genetischen Charakteristika unter dem Aspekt hoher Reproduzierbarkeit. Entsprechend der zellulären Herkunft erfolgt die Einteilung nach Zugehörigkeit zur B- (85–90%) oder T-Zellreihe (10–15%) und hierin nach Differenzierungs- und Reifungsgrad (Vorläuferzell-Lymphome oder periphere bzw. reifzellige Lymphome).
Klinisch sollten entsprechend den Empfehlungen der REAL-Klassifikation Lymphome mit ähnlichem Verlauf durch die Begriffe „indolent", „aggressiv" und „sehr aggressiv" unterschieden werden.

Ann-Arbor-Klassifikation

☞ Tab. 22.10-1

Tab. 22.10-1: Ann-Arbor-Klassifikation der aggressiven B- und T-Zell-Lymphome

Stadium	Befall
I	Befall einer einzigen Lymphknotenregion oder eines lokalisierten extranodalen Herdes
II	Befall von zwei oder mehr Lymphknotenregionen und/oder lokalisierte extranodale Herde auf einer Seite des Zwerchfells
III	Befall von zwei oder mehr Lymphknotenregionen oder lokalisierte extranodale Herde auf beiden Seiten des Zwerchfells
III1	Subphrenische Lokalisation beschränkt auf Milz, zöliakale und/oder portale Lymphknoten allein oder gemeinsam
III2	Subphrenische Lokalisation mit Beteiligung paraaortaler, mesenterialer, iliakaler und/oder inguinaler Lymphknoten allein oder gemeinsam
IV	Disseminierter Befall einer oder mehrerer extranodaler Strukturen, der über einen als „E" klassifizierten Befall hinausgeht
Die Stadien erhalten den Zusatz • A: bei Fehlen von Allgemeinsymptomen (z. B. IA) • B: bei Vorliegen von Fieber (Temperatur > 38 °C), Nachtschweiß (Wäschewechsel), Gewichtsverlust (> 10% des Körpergewichts innerhalb der vergangenen sechs Monate) • E: Beteiligung einer extranodalen Struktur in Kontinuität oder mit engem anatomischen Bezug zu einem beteiligten Lymphknoten • S: Milzbefall	

WHO-Klassifikation

B-Zell-Lymphome

- Vorläufer-B-Zell-Lymphome (sehr aggressive Lymphome): Vorläufer-B-lymphoblastisches Lymphom/Leukämie
- Periphere B-Zell-Lymphome:
  - Sehr aggressive Lymphome: Burkitt-Lymphom/B-ALL
  - Aggressive Lymphome: diffus großzelliges B-Zell-Lymphom (DLCL)
    Morphologische Varianten: zentroblastisches, immunoblastisches, T-Zell- oder histiozytenreiches und großzelliges anaplastisches B-Zell-Lymphom
    Klinische Subtypen: mediastinales großzelliges B-Zell-Lymphom, intravaskuläres großzelliges B-Zell-Lymphom, primäres Körperhöhlen-Lymphom
  - Follikuläres Lymphom Grad III

T-Zell- und NK-Zell-Lymphome

- Vorläufer-T-Zell-Lymphome (sehr aggressive Lymphome): Vorläufer-T-lymphoblastisches Lymphom/Leukämie
- Periphere T- und NK-Zell-Lymphome (aggressive Lymphome):
  - Anaplastisch großzelliges Lymphom vom T- und Null-Zell-Typ
  - Peripheres T-Zell-Lymphom, nicht näher spezifiziert
  - Angioimmunoblastisches T-Zell-Lymphom (AILD, AILAP)
  - T-Zell-Leukämie bzw. -Lymphom des Erwachsenen (humanes T-Zell-Leukämie-Virus-1 positiv)
  - Subkutanes Panniculitis-ähnliches T-Zell-Lymphom
  - T-Zell-Lymphom vom Enteropathie-Typ
  - Hepatosplenisches T-Zell-Lymphom
  - Extranodales NK-Zell- bzw. T-Zell-Lymphom vom nasalen Typ

ICD 10

☞ Tab. 22.10-2

Tab. 22.10-2: ICD 10 der aggressiven B- und T-Zell-Lymphome

Tumortyp	ICD 10
Follikuläres Lymphom	C82.2
Zentroblastisches T-Zell-Lymphom	C83.3
Immunoblastisches T-Zell-Lymphom	C83.4
Vorläufer-B-lymphoblastisches Lymphom	C83.5

Tumortyp	ICD 10
Anaplastisches B-Zell-Lymphom	C83.6
Burkitt-Lymphom	C83.7
Mediastinales großzelliges B-Zell-Lymphom	C83.8
B-NHL n.n.b.	C85.1
Intravaskuläres großzelliges B-Zell-Lymphom	C85.7
Primäres Körperhöhlen-Lymphom	C85.7
Peripheres T-Zell-Lymphom	C84.4
Periphere T- und NK-Zell-Lymphome (aggressive Lymphome)	C84.5
T-NHL n.n.b.	C84.5

22.10.4 Klinik

- Indolente, derbe, meist verschiebliche Lymphknotenvergrößerungen (am häufigsten zervikal, supraklavikulär)
- Bei sehr großen Lymphomen („bulky disease"), die insbesondere retroperitoneal und mediastinal vorkommen, evtl. lymphatische oder venöse Abflussstörung (Lymphödem, Venenthrombosen, obere Einflussstauung)
- Bei extranodalem Befall ggf. Symptome seitens des betroffenen Organs: z. B. Ulkus oder Magenausgangsstenose bei Magenlymphom
- B-Symptomatik:
  - Fieber, Nachtschweiß (Pyjamawechsel!)
  - Gewichtsverlust ≥ 10 % in 6 Monaten
- Verschlechterung des Allgemeinzustands, Abgeschlagenheit, Leistungsknick
- Juckreiz
- Anämie

Befallsmuster

Erkrankungsbeginn primär unizentrisch und monoklonal, zu etwa ⅔ primär nodal (Lymphknoten, Milz, Waldeyer-Rachenring), zu etwa ⅓ extranodal (Knochenmark, Gastrointestinaltrakt, ZNS). Ausdehnung in der Regel zunächst lymphogen/per continuitatem, später hämatogen.

22.10.5 Diagnostik

Basisdiagnostik

- **Anamnese:** v. a. gezielt nach B-Symptomatik fragen
- **Untersuchung:** Lymphknotenstatus, Hepatosplenomegalie, Karnofsky-Index, HNO-ärztliche Untersuchung bei zervikalem Lymphknotenbefall
- **Labor:** Standardlabor einschließlich LDH, β2-Mikroglobulin, HIV- und Hepatitisserologie; zeigt Werte wie bei einer Entzündung
- **Histologische Diagnostik:** Sicherung der Diagnose und Klassifizierung des Lymphoms nach WHO aufgrund histologischer und immunologischer Befundung ausreichend repräsentativen Materials, in der Regel gewonnen durch Exzision eines kompletten Lymphknotens bzw. ausreichend großen Teilexzidates (ausnahmsweise auch anhand einer Knochenmarksbiopsie); eine Punktionsbiopsie (< 1,4 mm Durchmesser) ist zu vermeiden, eine Punktionszytologie ist obsolet
- Stadieneinteilung nach Ann Arbor (☞ Tab. 22.10-1) aufgrund von Lymphknoten- und Organbefall in Abdomen- bzw. Becken-, Thorax- und Hals-CT (alternativ Halssonographie) sowie Knochenmarkdiagnostik
- **Knochenmarkdiagnostik:** durch Punktion am Beckenkamm zur Gewinnung zytologischer Ausstrichpräparate (Aspirat, ggf. auch Immunzytologie im FACS sowie Zytogenetik) und obligat eines adäquaten (≥ 1,5 cm Länge) Stanzzylinders (Jamshidi) für Histologie
- **Lumbalpunktion** mit Liquorzytologie: bei Lymphombefall hochzervikal, des Gesichtsschädels, Knochenmarks oder der Hoden

Weiterführende Diagnostik

- Komplette Untersuchung des Magen-Darm-Trakts bei dessen Befall bzw. Waldeyer-Rachenrings
- Spezielle Untersuchungen zu Organfunktionen bei V. a. Funktionseinschränkung und älteren Patienten (z. B. Echokardiographie, Lungenfunktion, Blutgasanalyse, Kreatininclearance)

22.10.6 Differenzialdiagnosen

Differenzialdiagnostisch kommen neben lokalen gut- und bösartigen Tumoren für eine isolierte Lymphknotenschwellung zum einen andere Lymphomentitäten (Morbus Hodgkin ☞ 22.8, indolente NHL ☞ 22.9) in Frage, zum anderen mit Entzündungszeichen einhergehende Systemerkrankungen (Infektionen, Erkrankungen des rheumatischen Formenkreises, Autoimmunerkrankungen).

22.10.7 Konventionelle Therapie

Therapiegrundsätze

- Bei großer Tumorzellmasse oder älteren Patienten obligat Vorphasetherapie mit einmalig 1–2 mg Vincristin i.v. und Prednison 100 mg tgl. p.o. für 1 Woche zur Vermeidung des Tumorlyse-Syndroms (☞ 38) bzw. Besserung des Allgemeinzustandes.
- Beurteilung der Therapiefähigkeit bei älteren Patienten oder Patienten in reduziertem Allgemeinzustand bzgl. voll dosierter Chemotherapie erst nach Abschluss der Vorphasetherapie.
- Insbesondere bei älteren Patienten Gefahr des Steroidentzugssyndroms bzw. der Fatigue-Symptomatik ab Tag 6 jedes CHOP-Zyklus; ggf. Ausschleichen von Prednison (½ und ¼ Dosis über je 2 Tage) bzw. Substitution mit Hydrokortison.

Radiotherapie

Trotz guter Strahlensensibilität aggressiver NHL ist die alleinige Radiotherapie auch der frühen Stadien wegen der insbesondere bei älteren Patienten hohen systemischen Rezidivrate **obsolet**.
Der Wert einer konsolidierenden Radiotherapie nach voll dosierter Chemotherapie ist nicht zweifelsfrei gesichert, wird aber von vielen Studiengruppen (DSHNHL: 36 Gy auf ursprüngliche Bulk-Regionen > 7,5 cm sowie Extranodalbefälle) empfohlen. Bei Befall von Knochenmark, Hoden oder des Gesichtsschädels besteht ein erhöhtes Risiko eines **ZNS-Befalls**. Zur **Prophylaxe** kann in diesen Fällen eine intrathekale Therapie mit 15 mg Methotrexat plus 8-mal 15 mg Folinsäure oral alle 6 Std. bei jedem Kurs erfolgen.

Chemotherapie

Die Diagnose des (sehr) aggressiven NHL stellt grundsätzlich eine Indikation zur intensiven Chemotherapie mit **kurativer** Intention dar. Die sehr aggressiven lymphoblastischen und Burkitt-Lymphome werden meist mit intensivierten Schemata analog zur Therapie der ALL behandelt (☞ 22.2).
Für die übrigen aggressiven Lymphome (überwiegend DLBCL) konnten durch Modifikationen des CHOP-Schemas (Therapieintervallverkürzung, Addition von Etoposid oder Rituximab) für bestimmte Patientengruppen die Therapieergebnisse verbessert werden (☞ Tab. 22.10-3).
Dosisreduzierte Therapien bei älteren Patienten („Senioren-CHOP") und verkürzte Chemotherapien mit anschließender Radiotherapie in den Stadien I und II („Miller-Protokoll") sind zu vermeiden, da hierdurch die Behandlungsergebnisse im Vergleich zu einer volldosierten Chemotherapie schlechter werden.
Für die seltenen T-Zell-Lymphome gelten trotz der mit Ausnahme des großzelligen anaplastischen NHL ungünstigeren Prognose dieselben Therapieempfehlungen wie für B-NHL (mit Ausnahme von Rituximab), da T-Zell-spezifische Therapieoptionen (bisher) fehlen.
Hinsichtlich der einzuschlagenden Therapiestrategie können pragmatisch 3 Gruppen von Patienten unter Berücksichtigung des Alters und IPI (☞ 22.10.9) unterschieden werden:

- Ältere Patienten: > 60 Jahre unabhängig vom IPI-Index
- Junge Patienten der Niedrig-Risiko-Gruppe: altersadaptierter IPI 0 und 1
- Junge Patienten der Hoch-Risiko-Gruppe: altersadaptierter IPI 2 und 3.

Ältere Patienten

Bei Patienten > 60 Jahre führt eine Verkürzung der Therapieintervalle von 3 auf 2 Wochen (CHOP-14, 6 Zyklen) bei gleichzeitiger G-CSF-Gabe zu einer signifikanten Verbesserung der Remissionsraten, ereignisfreiem und Gesamtüberleben (53% vs. 41% nach 5 Jahren). Vergleichbare Verbesserungen sind durch die Kombination des 3-wöchigen CHOP mit dem rekombinanten Anti-CD20-Antikörper Rituximab zu erzielen (R-CHOP-21, 8 Zyklen; 5-Jahres-Überleben 58% vs. 45 %).
Nebenwirkungen unter CHOP-14 plus G-CSF bzw. R-CHOP-21 im Vergleich zu CHOP-21 sind nicht erhöht, während Etoposid-haltige Schemata (CHOEP) deutlich toxischer sind. Die Kombination von Intervallverkürzung und Rituximab (R-CHOP-14) stellt nach den Zwischenergebnissen der DSHNHL-Studie 1999–1 die derzeit wohl effektivste Therapie für ältere Patienten dar.

Junge Patienten der Niedrig-Risiko-Gruppe

Bei jüngeren Niedrig-Risiko-Patienten bis 60 Jahre verbessert entsprechend den Daten der MINT-Studie ebenfalls die Hinzunahme von Rituximab zu einem „CHOP-like"-Regime alle drei Wochen die Therapieergebnisse hoch signifikant. Die Überlegenheit von CHOEP (6 Zyklen) gegenüber dem CHOP-Schema wird unter gleichzeitiger Rituximabgabe egalisiert, sodass zumindest bei $CD20^{+}$-NHL R-CHOP-21 (und nicht R-CHOEP-21) außerhalb von Studien als Standard gelten kann.

Junge Patienten der Hoch-Risiko-Gruppe

Bei jüngeren Hoch-Risiko-Patienten bis 60 Jahre ist die Datenlage schwierig, da einerseits der Einsatz von myeloablativen Hochdosistherapien mit Stammzellsupport sich konventionellen Chemotherapien in bisher zehn randomisierten Studien zumindest bezüglich der Gesamtüberlebenszeit prospektiv nicht als überlegen erwiesen hat, und andererseits die o.g. erfolgreichen Therapiemodifikationen in dieser Patientengruppe bisher nicht überprüft wurden. Somit ist CHOP-21 formal noch Standard, aber aufgrund der schlechten Therapieergebnisse eigentlich nicht mehr zu rechtfertigen.

Diese Patientengruppe sollte deshalb ausschließlich im Rahmen von prospektiven Studien therapiert werden. Vordringliche Fragen, die in solchen Studien geprüft werden müssen, sind der Stellenwert von Dosisintensivierungen durch eine Verkürzung der Therapieintervalle und/oder Dosiseskalation bis hin zur myeloablativen Chemotherapie sowie die Rolle des Anti-CD20-Antikörpers Rituximab bei dieser Patientengruppe. Für die wenigen Patienten, die sich für solche Studien nicht qualifizieren, erscheint eine Chemotherapie mit 8 Zyklen R-CHOEP-14 im Analogschluss (verbesserte Wirksamkeit von CHOEP bei jüngeren Niedrig-Risiko-Patienten und der Intervallverkürzung bei älteren Patienten insbesondere mit LDH-Erhöhung sowie durch die Zugabe von Rituximab in bisher allen untersuchten Patientenkollektiven) als maximal intensive Therapie ohne Stammzellsupport vertretbar.

Tab. 22.10-3: Kombinationschemotherapie bei aggressiven B- und T-Zell-Lymphomen

Wirkstoff	Dosierung	Art der Verabreichung	Anwendungszeitraum
CHOP-Schema			
Cyclophosphamid	750 mg/m²	i.v.	Tag 1
Doxorubicin	50 mg/m²	i.v.	Tag 1
Vincristin (Oncovin)	1,4 mg/m² (Maximaldosis 2 mg)	i.v.	Tag 1
Prednison	100 mg	p.o.	Tag 1–5
Wiederholung Tag 22, 6–8 Zyklen			
CHOP-14-Schema: CHOP-Schema plus			
G-CSF		s.c.	Tag 4–13
Wiederholung Tag 15, 6 Zyklen			
CHOP-R-Schema: CHOP-Schema plus			
Rituximab	375 mg/m²	i.v.	Tag 0 oder 1
Wiederholung Tag 14 bzw. 21, 6 bzw. 8 Zyklen			
CHOEP-Schema: CHOP-Schema plus			
Etoposid	100 mg/m²	Infusion (1 Std.)	Tag 1–3
Wiederholung Tag 22, 6–8 Zyklen			
CHOEP-14-Schema: CHOEP-Schema plus			
G-CSF		s.c.	Tag 4–13
Wiederholung Tag 15, 6–8 Zyklen			

Tab. 22.10-4: Kombinationschemotherapie zur Rezidivtherapie bei aggressiven B- und T-Zell-Lymphomen

Substanz	Dosierung	Art der Verabreichung	Anwendungszeitraum
Dexa-BEAM-Schema			
Dexamethason	8 mg	p.o., 3-mal tgl. alle 8 Std.	Tag 1–10
BCNU	60 mg/m²	Infusion (30 Min.)	Tag 2
Etoposid	75 mg/m²	Infusion (30 Min.)	Tag 4–7
Ara-C	100 mg/m² alle 12 h	Infusion (30 Min.), 2-mal tgl. alle 12 Std.	Tag 4–7
Melphalan	20 mg/m²	Infusion (5 Min.)	Tag 3
G-CSF		s.c.	Ab Tag 11
Wiederholung Tag 22 bzw. nach Erholung des Blutbildes, 2–3 Zyklen			
DHAP-Schema			
Dexamethason	40 mg	i.v.	Tag 1–4
Ara-C	1000 mg/m²	i.v., 2-mal tgl. alle 12 Std.	Tag 2
Cisplatin	100 mg/m²	Infusion (1 Std.)	Tag 1
G-CSF		s.c.	Ab Tag 6
Wiederholung Tag 22, 2–6 Zyklen			
ICE-Schema			
Ifosfamid (unter Mesna-Schutz)	5000 mg/m²	i.v. über 24 Std.	Tag 1 oder 2
Carboplatin	AUC 5, max. 800 mg	i.v.	Tag 2
Etoposid	100 mg/m²	Infusion (1 Std.)	Tag 1–3
G-CSF		s.c.	Tag 5–12
Wiederholung Tag 14, 3 Zyklen			

Rezidivtherapie

Bei einem Rezidiv ist die Hochdosistherapie mit autologer Stammzelltransplantation bei Patienten bis etwa 60–65 Jahre die Therapie der Wahl. Ca. ⅓ aller Patienten kann mit einer intensiven Rezidivtherapie mit 2–4 Zyklen Dexa-BEAM, DHAP oder ICE (☞ Tab. 22.10-4) zur Reduktion der Tumorlast und Stammzellgewinnung gefolgt von einer myeloablativen Chemotherapie, z. B. mit dem BEAM-Schema, und autologer Stammzelltransplantation eine andauernde 2. Remission erreichen. Weniger intensive Schemata, z. B. IMVP-16, führen zu meist nur kurzen 2. Remissionen und sollten Patienten vorbehalten werden, für die der kurative Ansatz zu toxisch ist. Die zusätzliche Gabe von Rituximab (375 mg/m^2 Tag 0 oder 1 in jedem Zyklus) erscheint zumindest bei Antikörper-naiven Patienten bei einem Rezidiv eines aggressiven Lymphoms sinnvoll.

22.10.8 Nachsorge

Es existieren keine Nachsorgerichtlinien seitens der Fachgesellschaften DGHO und DKG für aggressive NHL des Erwachsenen.

Da auch beim Rezidiv noch potenziell kurative Therapieoptionen bestehen, ist jedoch eine regelmäßige Nachsorge einschließlich bildgebender Verfahren und Laboruntersuchungen sinnvoll (vierteljährlich in den ersten 3 Jahren, halbjährlich bis zum 5. Jahr) und im Rahmen der Therapiestudien der DSHNHL auch vorgesehen.

22.10.9 Prognose

Bestimmte prätherapeutisch bestimmbare Parameter haben eine voneinander unabhängige prognostische Bedeutung und auch differenzialtherapeutische Implikationen. Insbesondere für das diffus-großzellige B-NHL ist der Internationale Prognose-Index (IPI) anerkannt mit folgenden Risikofaktoren (jeweils 1 Punkt):

- LDH-Serumwert prätherapeutisch erhöht
- Allgemeinzustand: Karnofsky-Index ≤ 80% bzw. WHO-AZ ≥ 2
- Alter > 60 Jahre
- Fortgeschrittenes Stadium (III, IV)
- Zahl der Extranodalbefälle ≥ 2.

Entsprechend der Anzahl der Risikofaktoren erfolgt die Zuordnung zu einem IPI-Score mit unterschiedlicher Prognose (☞ Tab. 22.10-5). Erfolgt die Risikoanalyse getrennt für Patienten ≤ 60 und > 60 Jahre (altersadaptierter IPI), verliert die Anzahl der Extranodalbefälle ihre prognostische Relevanz und bereits das Vorliegen eines einzigen Risikofaktors ist prognostisch relevant: altersadaptierter IPI getrennt für Patienten ≤ 60 Jahre und > 60 Jahre ☞ Tab. 22.10-6)

Unter Therapie mit Rituximab-haltigen Schemata scheint zudem das Vorhandensein eines Bulk-Befalls von ungünstiger prognostischer Bedeutung zu sein bei insgesamt jedoch besseren Überlebensraten.

Tab. 22.10-5: Internationaler Prognoseindex (IPI-score)

Risiko-Gruppe	Risikofaktoren entsprechend IPI	Rate komplette Remission (%)	5-JÜR (%)
Niedrig	0, 1	87	73
Intermediär-niedrig	2	67	50
Intermediär-hoch	3	55	43
Hoch	4, 5	44	26

Tab. 22.10-6: Altersadaptierter Internationaler Prognoseindex (aaIPI-score). * Patienten ≤ 60 Jahre/ Patienten > 60 Jahre

Risiko-Gruppe	Risikofaktoren entsprechend IPI	Rate komplette Remission (%)*	5-JÜR (%)*
Niedrig	0	92/91	83/56
Intermediär-niedrig	1	78/71	69/44
Intermediär-hoch	2	57/56	46/37
Hoch	3	46/36	32/21

22.10.10 Datenlage der Therapieoptionen

(☞ Tab. 22.10-7)

Tab. 22.10-7: Datenlage der Therapieoptionen bei aggressiven B- und T-Zell-Lymphomen (Stand: März 2006)

Therapie	Gesicherte Daten vorhanden (EBM 1)	Positive Einzelergebnisse (EBM 2)	Datenlage unsicher (EBM 3)
Primär kurativ	+		
Salvage kurativ	+		
Palliativ	+		
Komplementär			+

Literatur

1 Feugier P et al.: Long term results of the R-CHOP study in the treatment of elderly patients with diffuse large B-cell lymphoma: a study by the Groupe d'Etude des Lymphomes de l'Adulte. J Clin Oncol 23, 2005: 4117–4126

2 Kewalramani T et al.: Rituximab and ICE as second-line therapy before autologous stem cell transplantation for relapsed or primary refractory diffuse large B-cell lymphoma. Blood 103, 2004: 3684–3688

3 Pfreundschuh M et al.: Two-weekly or 3-weekly CHOP chemotherapy with or without etoposide for the treatment of young patients with good-prognosis (normal LDH) aggressive lymphomas: results of the NHL-B1 trial of the DSHNHL. Blood 104, 2004: 626–633

4 Pfreundschuh M et al.: Two-weekly or 3-weekly CHOP chemotherapy with or without etoposide for the treatment of elderly patients with aggressive lymphomas: results of the NHL-B2 trial of the DSHNHL. Blood 104, 2004: 634–641

5 Pfreundschuh M (Hrsg.): Therapiefortschritte bei aggressiven Lymphomen. Uni-Med, 2004

6 Pfreundschuh M et al.: Treatment results of CHOP-21, CHOEP-21, MACOP-B and PMitCEBO with and without rituximab in young good-prognosis patients with aggressive lymphomas: Rituximab as an equalizer in the MinT (Mabthera International Trial Group) study. Proc ASCO 23, 2005: 6529

7 Pfreundschuh M et al.: Six, but not eight cycles of bi-weekly CHOP with rituximab (R-CHOP-14) is the optimal treatment for elderly patients with diffuse large B-cell lymphoma (DLBCL): Results of the RICOVER-60 trial of the German High-Grade Non-Hodgkin Lymphoma Study Group (DSHNHL). Blood 106, 2005: 13

8 Stein H et al.: Die neue WHO-Klassifikation der malignen Lymphome. Dt Ärzteblatt 96, 1999: B2550–2557

9 The International Non-Hodgkin's lymphoma prognostic factors project: A predictive model for aggressive non-Hodgkin's lymphoma. N Engl J Med 329, 1993: 987–949

Internetadresse

www.lymphome.de: Kompetenznetz Maligne Lymphome

22.11 Chronische Lymphozyten-Leukämie (CLL)

Michael Hallek

Die chronische lymphatische Leukämie (CLL) ist ein leukämisch verlaufendes, lymphozytisches Non-Hodgkin-Lymphom der B-Zellreihe von niedrigem Malignitätsgrad.

22.11.1 Epidemiologie

- **Vorkommen:** die CLL ist eines der häufigsten Non-Hodgkin-Lymphome (11 %) und die häufigste Leukämieform westlicher Länder überhaupt; in den USA und Europa liegt der Anteil bei den Erwachsenenleukämien zwischen 25 und 30 %
- **Inzidenz:** ca. 3 pro 100 000 Einwohner pro Jahr
- **Alters- und Geschlechtsverteilung:** das mediane Alter bei der Erstdiagnose liegt bei 65 Jahren; das Risiko, eine CLL zu entwickeln, nimmt mit steigendem Lebensalter zu, wobei kein Altersplateau erreicht wird; 20 % der Patienten sind bei der Diagnosestellung ≤ 55 Jahre; Männer sind häufiger betroffen als Frauen (ca. 1,7 : 1).

22.11.2 Ätiologie

Risikofaktoren

Der Einfluss von Umweltfaktoren und chronischen Infekten wird diskutiert.

Ionisierende Strahlen, Medikamente, Chemikalien und Retroviren spielen keine ätiologische Rolle.

Als hereditäre genetische Faktoren sind im Sinne einer Disposition bedeutsam:

- Sehr niedrige Inzidenz in Asien und bei Nachkommen japanischer US-Emigranten
- Dreifach erhöhtes Risiko von CLL-Patienten-Kindern im Vergleich zur Normalbevölkerung, an CLL oder einer anderen Form lymphatischer Neoplasie zu erkranken.

22.11.3 Einteilung

Nach der REAL- oder WHO-Klassifikation zählt die CLL zu den lymphozytischen Non-Hodgkin-Lymphomen der B-Zellreihe. Zu unterscheiden sind:

- T-Prolymphozytenleukämie
- Leukämische Verlaufsformen anderer Non-Hodgkin-Lymphome.

Die Ausbreitung wird durch die klinische Stadieneinteilung nach Binet (☞ Tab. 22.11-1) erfasst, die prognostische Bedeutung hat.

Tab. 22.11-1: Stadieneinteilung und ÜLZ der CLL nach Binet

Stadium	Diagnose	ÜLZ
A	• Anhaltende Lymphozytose im peripheren Blut > 5000/µl mit typischem Immunphänotyp • Hämoglobin ≥ 10 g/dl • Thrombozyten ≥ 100 000/µl	≥ 10 Jahre

Stadium	Diagnose	ÜLZ
	• Max. 2 Lymphknotenregionen* befallen	
B	≥ 3 Lymphknotenregionen* befallen	Ca. 5 Jahre
C	Hämoglobin < 10 g/dl oder Thrombozyten < 100000/µl	2–3 Jahre

* Als Lymphknotenregionen gelten in der Binet-Stadieneinteilung die axillären, inguinalen und zervikalen Lymphknotengruppen sowie Milz und Leber (max. fünf Regionen). Grundlage der Einteilung ist der manuelle Tastbefund.

ICD 10

C91.1

22.11.4 Klinik

Es gibt kein charakteristisches Leitsymptom, meist schleichender Beginn mit uncharakteristischen Beschwerden. Manchmal Diagnosestellung nach zufällig entdeckter Leukozytose (bei „Routinecheck").
Häufigste **Symptome**:
- Lymphknotenschwellungen
- Hepatosplenomegalie
- B-Symptome (Nachtschweiß, Fieber und Gewichtsverlust)
- Manchmal Infekte als initiales Krankheitszeichen.

Der **Verlauf** ist bestimmt durch die unterschiedlich rasch zunehmende Tumorzellmasse und die dadurch bedingte hämatopoetische und immunologische Insuffizienz. Zunehmende Infektneigung.

Komplikationen

- Knochenmarkinsuffizienz: Neutropenie, Thrombozytopenie, Anämie → Infekte, Schwäche, Blutungen
- Autoimmunzytopenien:
  - Autoimmun hämolytische Anämie: bedingt durch Wärmeantikörper vom IgG-Typ (im Verlauf in ca. 20 % der Fälle), wobei nur die Hälfte davon eine klinisch fassbare Hämolyse entwickelt
  - Autoimmunthrombozytopenien
  - „Pure-red-cell"-Anämie
- Selten Transformation in ein hoch malignes Non-Hodgkin-Lymphom (Richter-Syndrom), ein Hodgkin-Lymphom, ein Plasmozytom oder eine akute lymphoblastische Leukämie (prognostisch ungünstig)
- Erhöhtes Risiko für nicht hämatologische Zweitneoplasie, v.a. Bronchialkarzinome, Hirntumoren und maligne Melanome
- Haupttodesursachen sind systemische Infektionen (Pneumonie, Sepsis) und Blutungen

Befallsmuster

Die CLL ist eine im hämatopoetischen und lymphatischen System ausgebreitete Erkrankung. Betroffen sind somit regelhaft Blut, Lymphbahnen, Lymphknoten, Milz, Leber und Knochenmark.

22.11.5 Diagnostik

Der erste Schritt der Diagnostik besteht in der sorgfältigen körperlichen Untersuchung des Patienten. Hierbei ist auf den Lymphknotenstatus, als Basis der Stadieneinteilung, besonderes Augenmerk zu richten.

Basisdiagnostik

Zur Diagnosesicherung sind zwei Untersuchungen obligat:
- Blutbild und Blutausstrich:
  - Permanente Erhöhung des absoluten Lymphozytenwerts > 5000/µl
  - Im Blutausstrich kleine Lymphozyten mit schmalem Zytoplasmasaum und dichtem Kern mit teilweise verklumptem Chromatin ohne erkennbare Nukleoli, Gumprecht-Kernschatten (Zelltrümmer)
- Immunphänotypisierung der Leukämiezellen des peripheren Blutes: typisches Antigenmuster mit Koexpression des Antigens CD5 mit schwacher Expression von membranständigen Immunglobulinen (IgM mit oder ohne IgD) und Expression von B-Zell-assoziierten Membranantigenen wie CD19 und CD 23; CD20 wird nur schwach, FMC7 sowie CD79β werden in der Regel nicht exprimiert.

Der Nachweis der Leichtkettenrestriktion ist ein wichtiger Hinweis auf die Monoklonalität der Zellen.

Bildgebende Verfahren

- Abdomen-Sonographie
- Röntgen Thorax
- Fakultativ: Thorax- oder Abdomen-CT (bei fraglichen Befunden oder Komplikationen)

Labor

Folgende Untersuchungen dienen der Früherkennung von Komplikationen, der Einschätzung der Prognose, der Feststellung der Leukämieausbreitung oder der Vermeidung von Therapie-Komplikationen:

Initiale Diagnostik

- Serumelektrophorese (Erkennung einer Paraproteinämie)
- Immunglobuline zur Erfassung eines sekundären Antikörpermangels
- Coombs-Test zur Erkennung antierythrozytärer Autoantikörper
- Errechnung der Lymphozytenverdopplungszeit (Beobachtung mind. über 3 Monate; prognostischer Parameter)
- Thymidinkinase (prognostischer Parameter) ↑
- β_2-Mikroglobulin (prognostischer Parameter) und LDH ↑

Vor Einleitung einer Therapie

- Kreatinin, Harnstoff, Elektrolyte, Harnsäure
- Bilirubin, Transaminasen
- Urinstatus

Histopathologische Begutachtung

In diagnostischen Zweifelsfällen ist die histopathologische Begutachtung eines vergrößerten Lymphknotens mit Zuordnung zu einer Entität der WHO-Klassifikation wichtig:

- Bewertung der für die Erkrankung typischen Lymphknotenarchitektur, die bei Non-Hodgkin-Lymphomen in spezifischer Weise verändert ist
- Bessere Abgrenzung der CLL von verwandten Entitäten, die ähnliche Oberflächenmarker exprimieren; insbesondere zu dem lymphoplasmozytischen Lymphom (Immunozytom), dem Mantelzelllymphom und Marginalzonenlymphom kann die Abgrenzung entsprechend schwierig sein
- Charakteristisch ist eine aufgehobene Lymphknotenarchitektur mit Verlust der Keimzentren und Obliteration des Sinus durch Infiltrate kleiner lymphatischer Zellen. Die vorherrschenden Zellen sind kleine Lymphozyten mit verklumptem Chromatin, meist rundem Kern und gelegentlich einem kleinen Nukleolus. Größere lymphatische Zellen werden regelmäßig gesehen (Prolymphozyten und Paraimmunoblasten), gewöhnlich angeordnet in Herden, den so genannten Pseudofollikeln oder Proliferationszentren. Die histopathologische Untersuchung wird daher für alle Fälle empfohlen, in denen die Exzision eines vergrößerten Lymphknotens mittels eines wenig belastenden Eingriffs in Lokalanästhesie möglich ist.

Zytologische und histologische Untersuchung des Knochenmarks

Zur Diagnosestellung nicht mehr notwendig. Indikationen sind:

- Unklare Zytopenien im Verlauf der Erkrankung (DD: Leukämieinfiltration des Knochenmarks, gesteigerte Megakaryopoese bei Autoimmunzytopenie, Knochenmarkaplasie nach Chemotherapie)
- Rückbildung aller sonstigen Krankheitsmerkmale durch Therapie: eine komplette Remission der CLL kann erst durch Vorliegen eines negativen Knochenmarkbefundes festgestellt werden.

Molekulare Zytogenetik

- Nachweis einer chromosomalen Aberration bei > 80 % der Patienten (Fluoreszenz-in-situ-Hybridisierung = FISH); bestimmte Aberrationen haben erheblichen prognostischen Wert: Patienten mit Deletion 17p- oder 11q- haben eine schlechtere Prognose als Patienten mit normalem Karyotyp oder mit Deletion 13q- (☞ Tab. 22.11-2)
- Mutationsstatus der variablen Domäne der Immunglobulin-V_H-Genregion (IgV_H): mutiertes IgVH-Gen zeigt eine günstige, unmutiertes IgVH-Gen eine ungünstige Prognose an
- Quantitative PCR-Diagnostik des CLL-Klon-spezifischen Immunglobulin-Genabschnitts zur Ermittlung einer molekularen Remission nach Therapie

Tab. 22.11-2: Häufigste Chromosomenaberrationen bei CLL

Chromosomen-aberration	Häufigkeit (%)	Prognostische Bedeutung
13q-Deletion	55	Günstig
11q-Deletion	18	Ungünstig
Trisomie 12	16	Unsicher
17p-Deletion	7	Ungünstig
6q-Deletion	6	Unsicher
Trisomie 8	5	Unsicher
Trisomie 3	3	Unsicher

22.11.6 Differenzialdiagnosen

Virusinfekte, besonders Pfeiffer-Drüsenfieber (EBV-Infektion).

22.11.7 Konventionelle Therapie

Therapiegrundsätze

Die therapeutischen Möglichkeiten der CLL haben sich in den letzten Jahren dynamisch erweitert, unter anderem durch die Verfügbarkeit monoklonaler Antikörper, neuer Kombinationstherapien und die zunehmenden Erfahrungen mit der Hochdosischemotherapie. Diese Therapiemodalitäten können in unterschiedlicher Sequenz eingesetzt werden. Daraus folgt, dass derzeit für viele Situationen keine verbindliche Therapieempfehlung gegeben werden kann. Daher muss oberstes Anliegen sein, alle CLL-Patienten innerhalb von klinischen Therapieoptimierungsprotokollen zu therapieren und zu dokumentieren.

Therapiebeginn

Nur wenige CLL-Patienten sind bei Diagnosestellung so symptomatisch oder haben eine so extrem hohe Leukozytenzahl, dass sofort mit einer zytostatischen Therapie begonnen werden muss. Bei vielen Patienten ist die Krankheit kaum progredient, sodass Zeit bleibt, den Patienten einige Monate ohne Behandlung zu beobachten. In dieser Zeit kann die individuelle Krankheitsaktivität anhand der Symptome des Patienten (B-Symptome), des Lymphknotenwachstums, der Lymphozytenverdopplungszeit, der Entwicklung des Hämoglobin- und Thrombozytenwertes beurteilt werden. Im Binet-Stadium A und B ist eine zytostatische Therapie erst dann indiziert, wenn folgende Symptome vorliegen:

- B-Symptome oder schmerzhaft vergrößerte Lymphknoten
- Zunehmende Vergrößerung von Lymphknoten oder Milz mit lokalen Kompressionssymptomen, Schmerzen oder Hypersplenismus
- Progressive Leukozytose mit Gefahr eines Hyperviskositätssyndroms.

Im Binet-Stadium C ist eine Therapie immer indiziert und wird in der Regel bald, d.h. spätestens einige Wochen nach Feststellung dieses Stadiums, begonnen.

Therapieauswahl

Die Wahl der Ersttherapie richtet sich nicht allein nach dem Risiko der Leukämie, sondern wird entscheidend von der körperlichen Verfassung und Komorbidität der Patienten beeinflusst. In der Primärtherapie gibt es prinzipiell die in Tab. 22.11-3 dargestellten Optionen. Wesentlich bei der heutigen Beratung von therapiepflichtigen Patienten mit CLL ist die klare Darstellung der Vor- und Nachteile der unterschiedlichen Therapieformen. Daraus ergibt sich dann in der Regel eine informierte, ausgewogene Entscheidung.

Patienten mit CLL sollten heute nach Möglichkeit im Rahmen von Therapieoptimierungsstudien behandelt werden.

Tab. 22.11-3: Optionen für die Primärtherapie der CLL

Therapie	Letale unerwünschte Arzneimittelwirkung	Komplette Remissionsrate
Chlorambucil	1–3%	3%
Fludarabin	< 5%	15–20%
Fludarabin/Cyclophosphamid	< 5%	30%
Fludarabin/Cyclophosphamid/Rituximab	< 5%	> 50%
Hochdosistherapie, gefolgt von autologer SZT	5–15%	60–80%
Hochdosistherapie, gefolgt von allogener SZT	20–50%	80–95%, möglicherweise kurativ

Stadienadaptierte Therapie

Die Deutsche CLL-Studiengruppe hat eine der biologischen Konstitution und dem Progressionsrisiko angepasste Behandlungsstrategie entwickelt, die den aktuellen Kenntnisstand reflektiert. Diese soll hier kurz dargestellt werden.

Binet-Stadien A und B ohne relevante klinische Symptomatik

Im CLL7-Protokoll wird für diese Patienten zunächst das Progressionsrisiko bestimmt.

- Patienten mit hohem Progressionsrisiko, definiert aus den Parametern Lymphozytenverdopplungszeit, Thymidinkinase, molekulare Zytogenetik und Mutationsstatus des IgV_H, werden nach Randomisierung entweder beobachtet oder mit dem FCR-Schema (☞ Tab. 22.11-6) behandelt.
- Patienten mit niedrigem Progressionsrisiko werden beobachtet.

Ziel dieses Protokolls ist es zu prüfen, ob der frühe Einsatz des FCR-Schemas bei Patienten im frühen Stadium, aber mit hohem Risiko das (progressionsfreie) Überleben verlängert. Außerhalb von Studien sollten diese Patienten nicht behandelt werden.

Binet-Stadium C oder Binet-Stadien A oder B mit relevanter klinischer Symptomatik

Bei Vorliegen dieser eindeutigen Therapieindikation wird je nach Komorbidität und Alter nach dem CLL8- oder CLL9-Protokoll behandelt.

- Patienten mit geringer Komorbidität („Go go"-Situation): Das CLL8-Protokoll gilt für Patienten mit guter Fitness und geringer Komorbidität bis zu 75 Jahren. Ziel bei diesen Patienten ist, die Erkrankung möglichst intensiv zu behandeln, um die Erkrankung möglichst komplett (ohne minimale Resterkrankung) zu beseitigen und dadurch das Überleben zu verlängern. Es vergleicht die Kombination aus Fludarabin und Cyclophosphamid (FC) gegen FC kombiniert mit Rituximab.
- Patienten mit erheblicher Komorbidität („Slow go"-Situation): Das CLL9-Protokoll gilt für Patienten, die durch ihre Komorbidität (z. B. generalisierte arterielle Verschlusskrankheit, Diabetes mellitus, koronare Herzerkrankung) keine intensive Therapie mehr erhalten sollten, aber mit dem Ziel behandelt werden, eine gute Kontrolle der Leukämie ohne wesentliche Nebenwirkungen zu haben. Für diese Patienten prüft das CLL9-Protokoll den Stellenwert einer Chemotherapie mit dosisreduziertem Fludarabin mit oder ohne Erythropoetin.

Chemotherapie

Außerhalb von Studien gibt es bei CLL keine Indikation zur Erhaltungstherapie.

Chlorambucil

- Bis zur Einführung der Purinanaloga war orale Chlorambucilgabe Standard
- Remissionsraten 40 – 70 %, komplette Remissionen < 5 % (☞ Tab. 22.11-3); partielle Remissionen halten gewöhnlich nicht lange an
- Eine höhere Dosierung von Chlorambucil bringt höhere Remissionsraten, aber auch steigende Toxizität
- Kein Vorteil, Chlorambucil mit Glukokortikoiden zu kombinieren, außer bei autoimmunologischen Komplikationen
- Behandlung mit Chlorambucil bis zum maximalen Ansprechen (üblicherweise etwa 8 – 12 Monate; ☞ Tab. 22.11-4), bei myelotoxischen Nebenwirkungen zunächst die Dosis reduzieren
- Nach erfolgreicher Chlorambucilbehandlung kann bei erneutem Progress nach 12 Monaten wieder Chlorambucil eingesetzt werden.
- Ist die Erkrankung unter Chlorambuciltherapie progredient oder hält die Wirkung der Behandlung weniger als 12 Monate an, sollten andere Medikamente gewählt werden.

Glukokortikoide

- Keine ausreichende Zytoreduktion durch alleinige Glukokortikoidgabe
- Indikationen: Behandlung von autoimmunologischen Komplikationen, Palliation bei stark vorbehandelten Patienten
- Dosierung: Prednison 1 – 2 mg/kgKG/d

Purinanaloga

- Die Purinanaloga **Fludarabin** und **2-Chlordesoxyadenosin (Cladribin)** sind die ersten Substanzen, die auch als Monotherapeutika eine relativ hohe Rate an kompletten Remissionen erzielen (☞ Tab. 22.11-4).
- Fludarabin ist besser untersucht als Cladribin, beide Substanzen sind ähnlich wirksam.
- In der Primärtherapie führt Fludarabin zu Ansprechraten von etwa 80 %; etwa ein Drittel aller Patienten erreicht eine komplette Remission. Bei Patienten, die mit Alkylanzien vorbehandelt wurden, liegen die Ansprechraten zwischen 12 und 55 %, bei Patienten, die auf Alkylanzien refraktär sind, zwischen 20 und 40 %. In der bisher einzigen Phase-III-Studie, die Fludarabin direkt mit Chlorambucil bei nicht vorbehandelten Patienten verglich, erzielte Fludarabin höhere Ansprechraten (63 % gegenüber 37 %), mehr komplette Remissionen (20 % gegenüber 4 %) und ein längeres progressionsfreies Überleben (25 Monate gegenüber 14 Monaten), aber keine eindeutige Verlängerung des Gesamtüberlebens. Im Vergleich zu Polychemotherapie-Schemata wie CAP oder CHOP (☞ Tab. 22.11-6) ist Fludarabin bezogen auf die Ansprechraten und das progressionsfreie Überleben mindestens ebenso effektiv. Fludarabin führt auch im Rezidiv nach vorangegangener, erfolgreicher Fludarabintherapie erneut zu hohen Ansprechraten zwischen 67 und 83 %.
- Hauptnebenwirkungen der Purinanaloga sind die Myelosuppression und Lymphozytopenie mit niedrigen Werten CD4+-positiver T-Lymphozyten. Dies führt jedoch nicht zu einer höheren Infektionsrate im Vergleich zu ähnlich myelosuppressiven Therapien wie CAP. In ca. 1 – 5 % der Fälle kommt eine Autoimmunzytopenie unter Therapie vor.

Rituximab und Alemtuzumab

Durch den Einsatz der monoklonalen Antikörper gegen CD20 (Rituximab) oder gegen CD52 (Alemtuzumab) entstanden neue Möglichkeiten für die Therapie der CLL. Die meisten Erfahrungen mit monoklonalen Antikörpern bestehen bei der Rezidivbehandlung der CLL.

Der Antikörper **Rituximab** (☞ Tab. 22.11-4) richtet sich gegen CD20.

- In der konventionellen Dosierung erzielt Rituximab als Monotherapie lediglich kurz anhaltende, partielle Remissionen bei 20 – 41 % der Patienten.
- Wird die Dosis intensiviert, steigen die Ansprechraten auf bis zu 75 %.
- Bei Patienten mit hohen Leukämiezellzahlen im peripheren Blut besteht die Gefahr gravierender Nebenwirkungen, bedingt durch die Zytokinfreisetzung aus den Leukämiezellen und die Agglutination der Leukämiezellen in der Blutbahn.

Der Antikörper **Alemtuzumab** (früher CAMPATH-1H, ☞ Tab. 22.11-4) richtet sich gegen CD52, das von normalen B- und T-Lymphozyten und nahezu allen CLL-Zellen exprimiert wird.

- Alemtuzumab zeigt seine Wirkung vor allem im peripheren Blut und Knochenmark.
- Alemtuzumab wurde bisher vorwiegend im Rezidiv eingesetzt und führt zu einem Ansprechen in etwa 42 % der Fälle mit einem rezidivfreien Intervall von > 12 Monaten.
- In der Primärtherapie wurde eine Ansprechrate von 89 % festgestellt.
- Nebenwirkungen von Alemtuzumab sind Myelosuppression und T-Zelldepletion, die zu infektiösen Komplikationen führen können.
- Die Substanz wurde vor kurzem in Europa für die Fludarabin- und Alkylanzien-refraktäre CLL zugelassen.

Kombinationen von Purinanaloga mit anderen Medikamenten

- Um die Therapie mit Purinanaloga weiter zu verbessern, wurden Kombinationen von Fludarabin mit Cyclophosphamid und / oder Mitoxantron untersucht, die in vitro synergistisch wirken.
- Die Kombination von Fludarabin und Cyclophosphamid in unterschiedlichen Dosierungen ist am besten untersucht (☞ Tab. 22.11-5). Sie erzielt Ansprechraten über 80 % auch bei vorbehandelten Patienten. In einer Phase III-Studie der DCLLSG war sie der Monotherapie mit Fludarabin bezüglich CR-Rate, Ansprechrate und Progressions-freier Überlebenszeit deutlich überlegen.
- Auch die Kombination von Fludarabin und Epirubicin erzielte in einer Studie bei vorbehandelten Patienten Ansprechraten von über 80 %, wobei etwa 30 % eine komplette Remission erreichten.
- Die Dreifachkombination Fludarabin, Cyclophosphamid und Mitoxantron ist möglicherweise noch wirksamer (50 % komplette Remissionen).
- Die schwerwiegendste Nebenwirkung dieser Fludarabin-Kombinationen sind schwere Infektionen.
- Fludarabin kann mit monoklonalen Antikörpern wie Alemtuzumab und Rituximab kombiniert werden. Die bisherigen Ergebnisse lassen vermuten, dass es einen Synergismus zwischen Fludarabin und Rituximab gibt. Die Gesamtansprechraten liegen zwischen 77 und 95 %. Bemerkenswert ist der hohe Anteil an kompletten Remissionen, die zwischen 20 und 66 % lagen, außer bei Fludarabin-resistenten Patienten (7 %).
- Insbesondere die Kombination aus Fludarabin, Cyclophosphamid und Rituximab erzielt eine für konventionelle Therapien bis dahin unbekannt hohe Zahl kompletter Remissionen von 66 % in der Primärtherapie.
- In einer anderen Studie erhielten insgesamt 104 Patienten Fludarabin plus Rituximab entweder gleichzeitig oder nacheinander über 4 Wochen. Das Ansprechen war deutlich besser, wenn Rituximab gleichzeitig zu Fludarabin gegeben wurde. Die Ansprechrate lag bei 90 % versus 77 %, mit 47 % versus 28 % kompletten Remissionen (☞ Tab. 22.11-3). Dies spricht für einen Synergismus beider Medikamente. Hauptnebenwirkung dieser Kombinationstherapie sind zum Teil schwere und opportunistische Infektionen.
- Die Kombination aus Alemtuzumab und Fludarabin wirkt auch dann, wenn eine Therapie mit den jeweiligen Einzelsubstanzen unwirksam ist.

Kombinationstherapien mit Alkylanzien

- Die Durchführung von Kombinationschemotherapien mit Cyclophosphamid, Vincristin sowie Prednison (COP), mit Cyclophosphamid, Adriamycin, Vincristin und Prednison (Mini-CHOP; CHOP) oder mit Cyclophosphamid, Adriamycin und Prednison (CAP) erbrachte in den meisten Studien keinen Vorteil gegenüber Chlorambucil. Diese Schemata können dennoch mit Erfolg bei Patienten im Rezidiv eingesetzt werden.
- In Phase-II-Studien zeigte das M2-Protokoll, das die drei Alkylanzien Cyclophosphamid, Melphalan und

BCNU sowie Vincristin und Prednison enthält, hohe Ansprechraten von 82 % mit 30 % kompletten Remissionen.

Neue Substanzen

Es gibt mindestens 20 neue oder für diese Indikation erstmals angewendete Substanzen in klinischer Entwicklung. Dabei handelt es sich um chemische Substanzen (z. B. Bryostatin, Bendamustin, Flavopiridol, Depsipeptid, Phosphodiesteraseinhibitoren), monoklonale Antikörper (beispielsweise Anti-CD22-Antikörper, Anti-HLA-DR-Antikörper, radiokonjugierte Antikörper) sowie genetische Therapeutika (z. B. bcl2-Antisense-Oligonukleotid Genasense®, Adenovirus-Vektor-CD154-Gentherapie).

Bendamustin ist ein Alkylanz mit Eigenschaften eines Antimetaboliten (☞ Tab. 22.11-4). Es ist dem Chlorambucil in chemischer Hinsicht ähnlich, ist aber im Gegensatz zu diesem wasserlöslich.

- Eine Kreuzresistenz zwischen Bendamustin und anderen Alkylanzien scheint nicht zu bestehen.
- Bendamustin wird vorwiegend bei soliden Tumoren (Mammakarzinom) und Lymphomen eingesetzt.
- Hauptnebenwirkungen des Bendamustin sind die zuweilen lang anhaltende Knochenmarksuppression, die v. a. die Leukozyten betrifft, und gastrointestinale Nebenwirkungen (Übelkeit, Erbrechen, Schleimhautreizungen).

Tab. 22.11-4: Monochemotherapie bei CLL

Wirkstoff	Dosierung	Art der Verabreichung	Anwendungszeitraum
Chlorambucil (intermittierend)	Beginn mit 0,4 mg/kgKG und Dosissteigerung von Zyklus zu Zyklus um 0,1 mg/kgKG bis zur Zieldosis von 0,8 mg/kgKG in Abhängigkeit vom Ansprechen und von der Verträglichkeit	p.o.	• Tag 1 • Die Dosis kann auch auf die Tage 1–3 verteilt werden
Wiederholung Tag 15, bis zum maximalen Response			
Fludarabin	25 mg/m²	Infusion (30 Min.)	Tag 1–5
Wiederholung Tag 28, in der Regel 6 Zyklen			
Cladribin (2-Chlorodesoxyadenosin, 2CdA)	0,09–0,1 mg/kgKG	Infusion über 24 Std.	Tag 1–7
	0,12 mg/kgKG (bei Thrombozyten ≤ 60000/µl: 0,05 mg/kgKG)	Infusion über 2 Std.	Tag 1–5
Wiederholung Tag 29, in der Regel 6 Zyklen			
Alemtuzumab*/**	3 mg Steigerung nur bei guter Verträglichkeit	i.v. oder s.c.	Tag 1
	10 mg	i.v. oder s.c.	Tag 2
	30 mg	i.v. oder s.c.	Tag 3
	3-mal 30 mg	i.v. oder s.c.	Wöchentlich für max. 12–16 Wochen
Cyclophosphamid	10–15 mg/kgKG	i.v. im Bolus	Tag 1
	1–5 mg/kgKG	p.o.	Mehrere Tage
Wiederholung Tag 7–10; Dosisanpassung an den antileukämischen Effekt und die Myelotoxizität			
Bendamustin	70–100 mg/m²	Infusion (30–60 Min.)	Tag 1 und 2
Wiederholung Tag 29, bis zu 6 Zyklen			

* Prämedikation: Antihistaminika, Paracetamol 500 mg und Prednis(ol)on 100 mg bei Erstgabe, danach Prednis(ol)on nur, wenn klinisch indiziert
** Infektprophylaxe: Cotrimoxazol und Valaciclovir von Beginn der Therapie an bis einschließlich 2 Monate nach Therapieende

Tab. 22.11-5: Kombinationschemotherapie bei CLL

Wirkstoff	Dosierung	Art der Verabreichung	Anwendungszeitraum
Fludarabin/Cyclophosphamid			
Fludarabin	30 mg/m²	i.v.	Tag 1–3
Cyclophosphamid	250 mg/m²	i.v.	Tag 1–3
Wiederholung Tag 28, in der Regel 6 Zyklen			

Rezidivtherapie

- Für die Rezidivsituation gibt es mehrere Protokolle und Möglichkeiten. Diese sind nachfolgend dargestellt.

- Für Patienten mit Fludarabin-refraktärer Erkrankung oder mit Deletion 17p-stellt das CLL2H-Protokoll eine wirksame Möglichkeit dar. Es besteht aus der Verabreichung von Alemtuzumab (☞ Tab. 22.11-4).
- Eine weitere Alternative, insbesondere für Patienten mit Richter-Syndrom, ist das CLL2G-Protokoll, in dem eine Kombinationstherapie aus CHOP plus Rituximab verabreicht wird.
- Auch Polychemotherapieprotokolle wie COP, CHOP, CAP, POACH (☞ Tab. 22.11-6) oder das M2-Protokoll können eingesetzt werden. Die Ansprechrate (PR und CR) bei vorbehandelten Patienten liegt mit solchen Polychemotherapieprotokollen, die neben alkylierenden Substanzen Vinkaalkaloide und Anthrazykline enthalten, bei ca. 25 %, das mittlere Überleben beträgt < 2 Jahre.

Tab. 22.11-6: Rezidivtherapie bei CLL

Wirkstoff	Dosierung	Art der Verabreichung	Anwendungszeitraum
FCM-Schema			
Fludarabin	25 mg/m²	Infusion (30 Min.)	Tag 1–3
Cyclophosphamid	200 mg/m²	i.v.	Tag 1–3
Mitoxantron	8 mg/m²	Infusion (60 Min.)	Tag 1
Wiederholung Tag 29, bis zu 6 Zyklen			
COP-Schema			
Cyclophosphamid	300 mg/m²	i.v. oder p.o.	Tag 1–5
Vincristin	1 mg/m², max. 2 mg	i.v.-Bolus	Tag 1
Prednison	40 mg/m²	p.o.	Tag 1–5
Wiederholung Tag 22, bis zu 6 Zyklen			
Mini-CHOP			
Cyclophosphamid	300 mg/m²	i.v./p.o	Tag 1–5
Adriamycin	25 mg/m²	i.v.-Bolus	Tag 1
Vincristin	1 mg/m², max. 2 mg	i.v.-Bolus	Tag 1
Prednison	40 mg/m²	p.o.	Tag 1–5
Wiederholung Tag 22, bis zu 6 Zyklen			
CAP-Schema			
Cyclophosphamid	750 mg/m²	i.v.-Bolus	Tag 1
Adriamycin	50 mg/m²	i.v. Bolus	Tag 1
Prednison	40 mg/m²	p.o.	Tag 1–5
Wiederholung Tag 22, bis zu 6 Zyklen			

Wirkstoff	Dosierung	Art der Verabreichung	Anwendungszeitraum
FCR-Schema			
Fludarabin	25 mg/m²	i.v.	Tag 1–3
Cyclophosphamid	250 mg/m²	i.v. oder p.o.	Tag 1–3
Rituximab	• Kurs 1: 375 mg/m² • Kurs 2–6: 500 mg/m²	i.v.-Infusion	Tag 1–3
Wiederholung Tag 28, bis zu 6 Zyklen			

Hochdosischemotherapie und SZT

Für Hochdosischemotherapien kann die Indikation bei hohem Risiko (Vorliegen mehrerer ungünstiger Prognosefaktoren, ☞ 22.11.9) für die Primärtherapie oder im Rezidiv gestellt werden. Voraussetzung ist außerdem eine ausreichende körperliche Fitness. Die Patienten sollten in der Regel nicht älter als 60 Jahre sein. Wichtig ist eine eindeutige Aufklärung des Patienten, in der darauf hingewiesen wird, dass es sich um experimentelle Therapieverfahren handelt, deren Nutzen letztlich noch nicht gesichert ist. Die DCLLSG hat die folgenden Konzepte entwickelt:

- Hochdosischemotherapie im Rezidiv (CLL3R-Protokoll)
- Hochdosistherapie gefolgt von Stammzelltransplantation (CLL3X-Protokoll).

Hochdosischemotherapie mit autologer SZT

Die myeloablative Hochdosischemotherapie mit nachfolgender autologer SZT ist ein experimentelles Therapieverfahren bei der CLL, das nur im Rahmen von Studien durchgeführt werden sollte. Offen ist, ob die Durchführung der autologen SZT den modernen Chemoimmuntherapien mit Fludarabin, Cyclophosphamid und Rituximab (oder Alemtuzumab) überlegen ist. Die Deutsche CLL-Studiengruppe (DCLLSG) untersucht diese Therapiemodalität im CLL3R-Protokoll. Die therapiebedingte Mortalität lag in den großen internationalen Studien und im CLL3-Protokoll der DCLLSG bei 5–10 %. Aufgrund des Fehlens randomisierter Studien kann nicht beurteilt werden, ob dieser Therapieansatz eine bessere Langzeitprognose als die konventionelle Chemotherapie hat.

Hochdosischemotherapie mit allogener SZT

Aufgrund der hohen therapieassoziierten Mortalität der allogenen SZT bei der CLL, die in neueren Studien und an erfahrenen Zentren zwischen 10–25% liegt, kann die Durchführung der allogenen SZT ausschließlich im Rahmen von Studien empfohlen werden. Nicht myeloablative Konditionierungsprotokolle könnten die Ergebnisse verbessern. Für die allogene SZT spricht der Graft-versus-Leukämie-Effekt, der auch bei der CLL eine Rolle spielt, wie der erfolgreiche Einsatz von Spenderlymphozytentransfusionen zeigt.

Therapie der Autoimmunzytopenien

In jüngster Zeit wurden auch die monoklonalen Antikörper Rituximab und Alemtuzumab erfolgreich in der Behandlung der CLL-assoziierten Autoimmunzytopenie eingesetzt.

Autoimmunhämolytische Anämie (AIHA)

Die Therapie der ersten Wahl bei AIHA ist die Gabe von Kortikosteroiden (Prednison 1–2 mg/kgKG/d). Bei Nichtansprechen oder Kontraindikation für Kortikosteroide wird die Splenektomie, bei weiterer Persistenz der AIHA eine Therapie mit Azathioprin oder Cyclophosphamid empfohlen. Der Einsatz von Cyclosporin A (mit dem üblichen Monitoring und unter Beachtung der Nebenwirkungen) stellt ebenfalls eine Option dar. Mycophenolatmofetil (MMF) wird derzeit als weitere Therapieoption unter Studienbedingungen von der DCLLSG getestet. Eine wirksame Option bei refraktärer AIHA kann auch in der Verwendung des Antikörpers Rituximab bestehen.

Autoimmunthrombozytopenie (AITP)

Bei etwa 2–3% der CLL-Patienten tritt eine AITP auf. Die Therapie entspricht der Behandlung der primären AITP. Sie sollte sich an der Blutungsneigung orientieren, nicht allein an den Thrombozytenwerten. In der Regel sind Patienten mit Thrombozytenzahlen > 30000/µl nicht therapiebedürftig.

Die initiale Therapie besteht in der Gabe von Kortikosteroiden. Tritt kein Therapieerfolg ein, kann eine Splenektomie erwogen werden. Die intravenöse Verabreichung von hoch dosierten Immunglobulinen ist bei Patienten indiziert, bei denen elektive Operationen geplant sind, die refraktär auf obige Therapien sind, sowie in Notfallsituationen. Die Anwendung von Cyclophosphamid, Vincristin, Danazol, Cyclosporin A, Mycophenolatmofetil, Plasmaaustausch oder Immunabsorption kann in Einzelfällen hilfreich sein. Bei lebensbedrohlichen Blutungen müssen Thrombozyten substituiert werden. Es muss bedacht werden, dass aufgrund der immunologischen Genese mit einem höheren Bedarf an Thrombozytenkonzentraten zu rechnen ist.

Isolierte aplastische Anämie (pure red cell aplasia)

Sie tritt häufig in einem frühen Erkrankungsstadium auf. Anämie, Retikulozytopenie und ein Mangel an Vorläuferzellen der Erythropoese im Knochenmark sind charakteristisch für diese Erkrankung. Therapie der ersten Wahl ist die Gabe von Kortikosteroiden. Tritt innerhalb von vier Wochen kein Therapieerfolg ein, werden die Kortikosteroide mit Cyclosporin A kombiniert.

22.11.8 Nachsorge

In der Regel nach Therapie und unter Beobachtung alle 3 Monate (Blutbild, körperliche Untersuchung). Sonographie jährlich.

22.11.9 Prognose

Die Erfassung der Krankheitsstadien nach Binet (☞ Tab. 22.11-1) erlaubt eine grobe Abschätzung der Prognose und ist Grundlage der Therapieplanung. Diese Parameter allein reichen jedoch insbesondere bei jüngeren Patienten in frühen Stadien (Binet-Stadium A, Rai-Stadien 0–II) nicht aus, die individuelle Prognose zuverlässig einzuschätzen. Da zunehmend Fälle in den frühen Stadien diagnostiziert werden und hier die Prognose relativ inhomogen ist, werden zusätzliche Parameter benötigt, um die individuelle Prognose zuverlässiger abschätzen zu können. Dabei gilt es, indolente Formen der CLL von solchen mit rascher Progression zu unterscheiden.

Mittels der folgenden Parameter konnte in früheren Studien eine **indolente, günstige Form,** die so genannte **„Smoldering CLL"**, identifiziert werden:

- Binet-Stadium A
- Nicht diffuse, noduläre Knochenmarkinfiltration
- Hämoglobin > 13 g/dl
- Lymphozytenverdopplungszeit ≥ 12 Monate
- Absolute Lymphozytenzahl ≤ 30000/µl.

Die Überlebenszeit dieser Patienten unterscheidet sich nicht von altersgleichen Kontrollgruppen. Etwa ein Drittel der Patienten im Stadium Binet A haben eine Smoldering CLL. Diese Patienten bedürfen keiner Therapie, auch nicht innerhalb von Studien.

Die übrigen Patienten im Binet-Stadium A stellen wiederum eine heterogene Gruppe dar. Folgende Parameter sagen hier unabhängig von der Stadieneinteilung und unabhängig von den obigen Parametern einen **ungünstigen Verlauf mit rascher Progression** voraus:

- Lymphozytenverdopplungszeit ≤ als 12 Monate
- LDH ↑
- β2-Mikroglobulinkonzentration ↑
- Thymidinkinase ↑
- Serumspiegel des löslichen CD23 ↑
- Aberrationen der Chromosomen 11 (11q-) und 17 (17p-)
- Fehlen von somatischen Hypermutationen der Immunglobulin-V_H-Genregion (IgVH)
- CD38-Positivität der CLL-Zellen.

22.11.10 Datenlage der Therapieoptionen

(☞ Tab. 22.11-7)

Tab. 22.11-7: Datenlage der Therapieoptionen bei CLL (Stand: März 2006)

Therapie	Gesicherte Daten vorhanden (EBM 1)	Positive Einzelergebnisse (EBM 2)	Datenlage unsicher (EBM 3)
Primär kurativ			+
Salvage kurativ	(Allogene SZT ist ein kuratives Therapieverfahren, allerdings mit hohem Risiko)		+
Palliativ	+		
Komplementär			+

Literatur

1 Bergmann MA, Goebeler ME, Herold M, Emmerich B, Wilhelm M, Ruelfs C, Boening L, Hallek MJ: German CLL Study Group. Efficacy of bendamustine in patients with relapsed or refractory chronic lymphocytic leukemia: results of a phase I/II study of the German CLL Study Group. Haematologica 90, 2005: 1357 – 1364

2 Binet JL, Caligaris-Cappio F, Catovsky D, Cheson B, Davis T, Dighiero G, Dohner H, Hallek M, Hillmen P, Keating M, Montserrat E, Kipps TJ, Rai K: International Workshop on Chronic Lymphocytic Leukemia (IWCLL). Perspectives on the use of new diagnostic tools in the treatment of chronic lymphocytic leukemia. Blood 107, 2006: 859 – 861

3 Eichhorst BF, Busch R, Hopfinger G, Pasold R, Hensel M, Steinbrecher C, Siehl S, Jager U, Bergmann M, Stilgenbauer S, Schweighofer C, Wendtner CM, Dohner H, Brittinger G, Emmerich B, Hallek M: German CLL Study Group. Fludarabine plus cyclophosphamide versus fludarabine alone in first-line therapy of younger patients with chronic lymphocytic leukemia. Blood 107, 2006: 885 – 891

4 Elter T, Borchmann P, Schulz H, Reiser M, Trelle S, Schnell R, Jensen M, Staib P, Schinkothe T, Stutzer H, Rech J, Gramatzki M, Aulitzky W, Hasan I, Josting A, Hallek M, Engert A: Fludarabine in combination with alemtuzumab is effective and feasible in patients with relapsed or refractory B-cell chronic lymphocytic leukemia: results of a phase II trial. J Clin Oncol 23, 2005: 7024 – 7031

5 Mayr C, Speicher MR, Kofler DM, Buhmann R, Strehl J, Busch R, Hallek M, Wendtner CM: Chromosomal translocations are associated with poor prognosis in chronic lymphocytic leukemia. Blood 107, 2006: 742 – 751

6 Moreton P, Kennedy B, Lucas G, Leach M, Rassam SM, Haynes A, Tighe J, Oscier D, Fegan C, Rawstron A, Hillmen P: Eradication of minimal residual disease in B-cell chronic lymphocytic leukemia after alemtuzumab therapy is associated with prolonged survival. J Clin Oncol 23, 2005: 2971 – 2979

7 Oscier D, Fegan C, Hillmen P, Illidge T, Johson S, Maguire P, Matutes E, Milligan D: Guidelines on the diagnosis and management of chronic lymphocytic leukaemia. Br J Haematol 125, 2004: 294 – 317

22.12 Haarzell-Leukämie

Axel Matzdorff

Synonym: Leukämische Retikuloendotheliose.

22.12.1 Epidemiologie

- **Vorkommen:** selten, weniger als 2% aller lymphatischen Leukämien
- **Inzidenz:** ca. 150 Neuerkrankungen pro Jahr
- **Alters- und Geschlechtsverteilung:** das mittlere Erkrankungsalter beträgt 55 Jahre; zu 80% sind Männer betroffen

22.12.2 Ätiologie

Es sind keine ätiologischen Faktoren bzw. Risikofaktoren bekannt.

22.12.3 Einteilung

Die bisherige Einteilung nach Jansen orientierte sich an Milzgröße und Hämoglobin-Wert. Da die neuen Therapieformen in allen Stadien sehr wirksam sind, hat diese Einteilung keine Bedeutung mehr.

ICD 10

C91.4

22.12.4 Klinik

Oft lange symptomlos, Beschwerden durch Anämie und Splenomegalie, geringe oder fehlende Lymphadenopathie. Abwehrschwäche mit vermehrten Infekten (bakterielle, zum Teil opportunistische Infektionen) sowie Symptome einer Autoimmunerkrankung wie Periarteriitis nodosa, Vaskulitis, Kryoglobulinämie.

Befallsmuster

Knochenmark, Milz, charakteristisch ist der Nachweis zirkulierender Haarzellen im peripheren Blut, allerdings ist die Population nur klein, Leber und Lymphknoten sind nur gelegentlich befallen.

22.12.5 Diagnostik

Basisdiagnostik

- **Labor:** im peripheren Blut typischerweise Monozytopenie
- Mikroskopischer Nachweis zirkulierender **Haarzellen:** die Haare sitzen an der gesamten Zirkumferenz der Zelle
- **Knochenmarkbiopsie:** im Knochenmark häufig Retikulinfaservermehrung; die Knochenmarkaspiration ist meist wenig erfolgreich („dry tap"), daher immer Stanze versuchen
- Manchmal Diagnose aus der entfernten Milz

Weiterführende Diagnostik

- **Zytochemie:** Haarzellen zeigen saure Phosphatase, die Färbung ist Tartrat-resistent (nicht spezifisch für Haarzellleukämie)
- **Immunphänotypisierung:** sIg+, CD11c+, CD25+ (Interleukin-2-Rezeptor), CD103+, CD5-; sehr selten T-Zell-Marker
- **Zytogenetik:** Keine spezifischen zytogenetischen Veränderungen

22.12.6 Differenzialdiagnosen

- SLVL (splenic lymphoma with villous lymphocytes = Marginalzonen-B-Zell-Lymphom der Milz): ebenfalls Nachweis zirkulierender Haarzellen, die Haare sitzen aber nur an *einer Seite* der Zelle
- HCL-v (variant): CD25-, spricht nicht auf IFN-α an

22.12.7 Konventionelle Therapie

Therapiegrundsätze

Bei fehlenden Symptomen, nur gering verändertem Blutbild und langsamem Verlauf evtl. nur „watch and wait".

Operative Therapie

Die Splenektomie ist heute **nicht** mehr **indiziert** und wird nur noch bei Versagen aller anderen Therapiemöglichkeiten versucht.

Chemotherapie

Bei Therapiebedarf, d.h. Zeichen der Progression, wiederholten Infekten, Transfusionsbedürftigkeit, ist Cladribin die effektivste Substanz und wird bei unkomplizierten Fällen als Primärtherapie eingesetzt (☞ Tab. 22.12-1). Pentostatin zeigt die gleiche Wirksamkeit und wird in den USA bevorzugt.
Wenn sich der Patient initial mit Infekten und Zytopenie präsentiert, bis zur Infektsanierung G-CSF und low-dose IFN-α (0,5 Mio. IE tgl. s.c.) der Cladribinbehandlung vorschalten.
Bei Cladribinversagen Gabe von IFN-α 3 Mio. IE s.c. 3-mal wöchentlich für 12 – 18 Monate.

> **!** Auf ein erhöhtes Infektionsrisiko nach Cladribin muss geachtet werden, zum einen wegen der vorübergehenden supprimierenden Wirkung auf das Knochenmark, zum anderen wegen des Abfalls der $CD4^+$- und $CD8^+$-T-Lymphozyten.

Tab. 22.12-1: Monochemotherapie bei Haarzell-Leukämie

Substanz	Dosierung	Art der Verabreichung	Anwendungszeitraum
Cladribin	• 0,1 mg/kgKG • Oder 0,14 mg/kgKG	• i.v. über 24 Std. • s.c.	• Tag 1–7 • Tag 1–5
Wiederholung Tag 22, 1–3 Zyklen			
Pentostatin	4 mg/m²	i.v.	Tag 1
Wiederholung alle 14 Tage, 5 Zyklen			

Rezidivtherapie

Beim Rezidiv erneuter Cladribin-Versuch, in Studien auch Rituximab.

22.12.8 Nachsorge

Kontrolle des Blutbildes alle 3 – 6 Monate. Bei wieder zunehmender Milzgröße oder Zytopenie im Sinne einer Progression erneute Therapie mit Cladribin oder Rituximab erwägen.

22.12.9 Prognose

- Keine Heilung, aber lange Remissionen erreichbar.
- Die Annahme, dass Zweitneoplasien mit Haarzell-Leukämie häufiger vorkommen, ist für solide Tumoren widerlegt, aber Zweit-Lymphome treten häufiger auf.

22.12.10 Datenlage der Therapieoptionen (☞ Tab. 22.12-2)

Tab. 22.12-2: Datenlage der Therapieoptionen bei Haarzell-Leukämie (Stand: März 2006)

Therapie	Gesicherte Daten vorhanden (EBM 1)	Positive Einzelergebnisse (EBM 2)	Datenlage unsicher (EBM 3)
Primär kurativ	Cladribin/Pentostatin		
Salvage kurativ			+
Palliativ	+		
Komplementär			+

Literatur
Allsup DJ, Cawley JC: Diagnosis, biology and treatment of hairy-cell leukaemia. Clin Exp Med 4, 2004: 132 – 138

22.13 Extranodale Marginalzonenlymphome vom MALT-Typ

Axel Matzdorff

Synonyme: monozytoides Immunozytom (Kiel-Klassifikation), small lymphocytic, lymphoplasmocytoid, diffuse small cleaved cell (Working Formulation).
Im Magen-Darm-Trakt können sich verschiedene Lymphome entwickeln, z.B. follikuläre und Mantelzelllymphome, Enteropathie-assoziierte T-Zell-Lymphome, Burkitt-Lymphome.
Eine spezifische Gruppe von Lymphomen ähnelt histologisch dem physiologischen, Schleimhaut-assoziierten lymphatischen Gewebe des Magen-Darm-Traktes (Peyer-Plaques, mucosa associated lymphoid tissue, MALT). MALT-Lymphome entstehen auch in Regionen des Magen-Darm-Traktes, die primär kein Schleimhaut-assoziiertes, lymphatisches Gewebe enthalten, sondern erst sekundär entwickelt haben, z.B. im Rahmen einer chronischen Helicobacter pylori-Gastritis. Nur diese Lymphome werden als MALT-Lymphome bezeichnet. Die synonyme Verwendung des Begriffes MALT-Lymphom für alle Magen-Darm-Lymphome ist falsch.
Die MALT-Lymphome des Magens sind die häufigsten. Bei einem Befall der Bronchialschleimhaut spricht man vom BALT-Lymphom, bei Speicheldrüsengewebe (z.B. beim Sjögren-Syndrom) vom SALT–Lymphom, aber auch andere Organe können betroffen sein wie Brust, Haut und Schilddrüse.

22.13.1 Epidemiologie

- **Vorkommen:** 5% der B-NHL (Non-Hodgkin-Lymphome, die von B-Lymphozyten ausgehen) sind MALT-Lymphome; 1 – 3% aller gastrointestinalen Tumore sind MALT-Lymphome
- **Inzidenz:** 1 Neuerkrankung pro 100000 Einwohner pro Jahr
- **Altersverteilung:** die Patienten sind meist älter als 60 Jahre

22.13.2 Ätiologie

Bei chronischen Entzündungen durch Infektionen (Helicobacter pylori), Autoimmunprozesse (Hashimoto-Thyreoiditis, Sjögren-Syndrom) entsteht eine reaktive Proliferation lymphatischer Zellen. Im Rahmen dieser Proliferation entwickelt sich ein maligner lymphatischer Klon. Aufgrund des reaktiven Charakters wurden diese Lymphome früher als Pseudolymphome bezeichnet. Es sind B-Zell-Lymphome, eine Beteiligung von spezifischen T-Lymphozyten wird diskutiert. Der eigenständige maligne Charakter ergibt sich aus dem Nachweis der Monoklonalität, spezifischen chromosomalen Veränderungen und dem Risiko der Transformation in hochmaligne Lymphome.
Der Kausalzusammenhang mit Helicobacter pylori wurde belegt, die Eradikation führt häufig zur Remission.

22.13.3 Einteilung

Man unterscheidet **niedrigmaligne Lymphome** vom MALT-Typ mit kleinen Zellen (zentrozytoid) und lymphoepithelialen Läsionen (Invasion des Epithels durch Lymphomzellen) und **hochmaligne MALT-Lymphome** (häufig aus niedrigmalignen MALT-Lymphomen hervorgegangen und noch mit niedrigmalignen Anteilen).

Es gibt mehrere Stadieneinteilungen, die zwei häufigsten sind die Ann-Arbor-Modifikation nach Musshoff (☞ Tab. 22.13-1) und die Lugano-Klassifikation (☞ Tab. 22.13-2).

Ann-Arbor-Modifikation nach Musshoff

☞ Tab. 22.13-1

Tab. 22.13-1: Ann-Arbor-KLassifikation der extranodalen Marginalzonenlymphome vom MALT-Typ

Stadium	Befall
I E	Einzelnes extralymphatisches Organ oder Gewebe
II_1 E	Einzelnes extralymphatisches Organ oder Gewebe und regionäre Lymphknoten
II_2 E	Einzelnes extralymphatisches Organ oder Gewebe mit über regionäre Lymphknoten hinausgehendem Befall auf einer Seite des Zwerchfells
III E	Einzelnes extralymphatisches Organ oder Gewebe und Lymphknoten beiderseits des Zwerchfells
IV E	Diffuser Befall eines oder mehrerer Organe oder Gewebe mit oder ohne Lymphknotenbeteiligung

Lugano-Klassifikation

☞ Tab. 22.13-2

Tab. 22.13-2: Lugano-Klassifikation der extranodalen Marginalzonenlymphome vom MALT-Typ

Stadium	Befall
I	Tumor des Gastrointestinaltrakts, uni- oder multifokal
II	Tumor überschreitet den Gastrointestinaltrakt
II_1	+ lokale Lymphknoten
II_2	+ entfernte Lymphknotenstationen
II E	+ Serosainfiltration oder Infiltration benachbarter Organe
III	Gibt es in der Lugano-Klassifikation nicht
IV	Disseminierter extranodaler Befall oder Lymphom des Gastrointestinaltrakts mit supradiaphragmalem Befall

ICD10

C85.9

22.13.4 Klinik

- Oft symptomlos
- Beschwerden vonseiten des befallenen Organs
- Unspezifische Magenschmerzen, gastrointestinale Blutungen, Appetitlosigkeit, selten Obstruktion
- Selten Fieber, Milz-, Lebervergrößerung, periphere vergrößerte Lymphknoten bei disseminierter Erkrankung

Komplikationen

- Blutungen
- Perforation
- Obstruktion
- Transformation in ein hochmalignes Lymphom (⅓ der niedrigmalignen MALT)
- Häufung von Sekundärneoplasien

22.13.5 Diagnostik

Basisdiagnostik

- **Endoskopie:** mit multiplen Biopsien (multifokaler Befall); immer auf Helicobacter pylori-Befall prüfen
- **Endosonographie**
- **Sonographie:** Abdomen
- **CT:** Abdomen, evtl. Thorax
- **Röntgen-Thorax**
- **Koloskopie** und **Dünndarmkontrastdarstellung** (neuerdings Kapselendoskopie)
- **Knochenmarkhistologie:** Knochenmarkbefall selten

Weiterführende Diagnostik

- **Immunphänotypisierung:** B-Zell-Antigen CD20+, Marginalzonen-Antigene: CD21+, CD35+, außerdem: IgM+, IgD-, CD5- und CD10-
- **Zytogenetik:** häufig Trisomie 3, t(11;18) und manchmal t(1;14), typischerweise fehlen t(11;14) und t(11;18)

22.13.6 Differenzialdiagnosen

- Follikuläre Lymphome (CD5-, CD10+/-, t(14;18), bcl-2)
- Mantelzelllymphome (CD5+, t(11;14), bcl-1)

22.13.7 Konventionelle Therapie

Niedrigmaligne MALT-Lymphome

- Bei lokalisierter Erkrankung zunächst immer Versuch der Helicobacter pylori-Eradikation mit Tripel-Therapie (Protonenpumpenhemmer + Clarithromycin + Amoxicillin oder Metronidazol)
- Bei ⅔ Remission erreichbar, allerdings dauert dies mehrere Monate
- Wenn die Eradikation nach 6 Monaten keine Remission erreicht hat, Bestrahlung oder Chemotherapie anstreben
- Auch bei Patienten im Stadium III und IV ist ein Eradikationsversuch sinnvoll
- Die Überlegenheit der Operation (besser totale Gastrektomie wegen des meist disseminierten Befalls) zur primären Bestrahlung ist nicht belegt und wird immer mehr verlassen.

Stadienadaptierte Therapie

- Stadium I E und II E: kurative Indikation mit extended-field-Bestrahlung oder primäre Operation
- Stadium III und IV E: palliative Indikation; „watch and wait" oder Chemotherapie mit Chlorambucil/ Prednison oder CHOP oder MCP (☞ Tab. 22.13-3); das bei anderen niedrigmalignen Lymphomen übliche R-CHOP-Schema wird auch bei dieser Indikation immer häufiger eingesetzt, größere randomisierte Studienergebnisse liegen zu R-CHOP bei dieser Indikation jedoch bisher nicht vor

Radiotherapie

Gesamtdosis im extended field 30 Gy gefolgt von einem Boost von 10 Gy auf die Tumorregion (Einzeldosis 1,5 Gy).

Hochmaligne MALT-Lymphome

Stadium I–IV E

- Immer kurative Indikation: 6 Zyklen Chemotherapie CHOP-Schema, neuerdings häufig R-CHOP (☞ Tab. 22.13-3) und Bestrahlung (nicht zur Konsolidierung des hochmalignen Lymphoms, sondern zur Eradikation einer evtl. niedrigmalignen Komponente)
- Auch hier Eradikation eines evtl. Helicobacter pylori-Befalls sinnvoll, da dadurch weitere antigene Stimulation entfällt

Radiotherapie

Gesamtdosis 40 Gy (Einzeldosis 1,5 Gy).

Tab. 22.13-3: Kombinationschemotherapie beim niedrigmalignen MALT-Lymphom

Wirkstoff	Dosierung	Art der Verabreichung	Anwendungszeitraum
COP-Schema			
Cyclophosphamid	400 mg/m²	i.v. oder p.o.	Tag 1–5
Vincristin	1,4 mg/m² (max. 2 mg)	i.v.	Tag 1
Prednison	100 mg/m²	p.o.	Tag 1–5
Wiederholung Tag 21, 6 Zyklen			
(R)-CHOP-Schema			
Rituximab	375 mg/m²	i.v.	Tag 1
Cyclophosphamid	750 mg/m²	i.v.	Tag 2
Doxorubicin	50 mg/m²	i.v.	Tag 2
Vincristin	1,4 mg/m² (max. 2 mg)	i.v.	Tag 2
Prednison	100 mg	p.o.	Tag 2–6
Wiederholung Tag 21, 6 Zyklen			
MCP-Schema			
Mitoxantron	8 mg/m²	i.v.	Tag 1 und 2
Chlorambucil	3 mg/m²	p.o., 3-mal tgl. alle 8 Std.	Tage 1–5
Prednison	25 mg/m²	p.o.	Tage 1–5
Wiederholung Tag 21, 6 Zyklen			

22.13.8 Nachsorge

- Kontrolle mit Gastroskopie und Stufenbiopsien alle 3 Monate bei konservativer Therapie oder wenn nur Magenteilresektion
- Bei hochmalignen MALT-Lymphomen müssen diese Kontrollen über 3 Jahre fortgeführt werden, bei niedrigmalignen über viele Jahre

22.13.9 Prognose

- 80–90% der niedrigmalignen MALT-Lymphome im Stadium I und II und 30–50% der hochmalignen MALT-Lymphome werden geheilt
- Durch neue Medikamente (Fludarabin, Rituximab) können das Ansprechen und die Remissionsrate bei MALT-Lymphomen in der Primärtherapie oder bei Rezidiven wahrscheinlich verbessert werden
- Zweitmalignome scheinen häufiger als in der Normalbevölkerung aufzutreten

22.13.10 Datenlage der Therapieoptionen
(☞ Tab. 22.13-4)

Tab. 22.13-4: Datenlage der Therapieoptionen bei extranodalen Marginalzonenlymphomen vom MALT-Typ (Stand: März 2006)

Therapie	Gesicherte Daten vorhanden (EBM 1)	Positive Einzelergebnisse (EBM 2)	Datenlage unsicher (EBM 3)
Primär kurativ	+		
Salvage kurativ		+	
Palliativ	+		
Komplementär			+

Literatur

1 Koch P, Probst A, Berdel WE et al.: Treatment Results in Localized Primary Gastric Lymphoma: Data of Patients Registered Within the German Multicenter Study (GIT NHL 02/96). J Clin Oncol 23, 2005: 7050–7059

2 Wündisch T, Thiede C, Morgner A et al.: Long-Term Follow-Up of Gastric MALT Lymphoma After Helicobacter Pylori Eradication. J Clin Oncol 23, 2005: 8018–8024

22.14 ZNS-Lymphome

Eckhard Thiel, Agnieszka Korfel

Das primäre ZNS-Lymphom (PZNSL) ist ein klinisch sehr aggressives Lymphom, das zum Zeitpunkt der Erstdiagnose auf das ZNS begrenzt ist.

Von einem sekundären ZNS-Lymphom spricht man bei einer ZNS-Beteiligung eines systemischen Lymphoms. Es tritt bei ca. 3 % der Patienten mit indolenten Non-Hodgkin-Lymphomen (NHL), ca. 4 % der Patienten mit aggressiven NHL und bei 25 % der Patienten mit lymphoblastischen oder Burkitt-Lymphomen auf. Der sekundäre ZNS-Befall wird überwiegend im Spätstadium eines generalisierten Lymphoms diagnostiziert.

Eine Sonderform des PZNSL, das primäre intraokuläre Lymphom (PIOL), befällt Uvea, Glaskörper oder N. opticus.

22.14.1 Epidemiologie

- **Inzidenz:** steigend; dies ist nicht nur auf die steigende Inzidenz von AIDS sowie die Lebensverlängerung dieser Patienten zurückzuführen, da ein Inzidenzanstieg von 2,5 Neuerkrankungen pro 10 Millionen Einwohner im Jahr 1973 auf 30 Neuerkrankungen pro 10 Millionen Einwohner im Jahr 1992 auch bei Ausschluss von HIV-Infizierten in den USA zu beobachten war; es wurde in den letzten Jahren eine Inzidenzzunahme aller extranodaler Lymphome beobachtet, die der PZNSL ist aber unverhältnismäßig groß
- **Alters- und Geschlechtsverteilung:** das mediane Alter immunkompetenter Patienten beträgt 60–62 Jahre; das Verhältnis von Männer zu Frauen beträgt 1,2 : 1,7; das mediane Alter von AIDS-Patienten beträgt 37–39 Jahre, betroffen sind hier vorwiegend Männer

22.14.2 Ätiologie

Pathogenese

Die Pathogenese des PZNSL konnte bisher nicht geklärt werden und ist umso interessanter, da das ZNS kein lymphatisches System besitzt. Nach aktuellem Kenntnisstand wird das ZNS unter physiologischen Umständen durch T-Lymphozyten, nicht jedoch durch B-Lymphozyten, die fast ausschließlich die Ursprungszellen des PZNSL sind, passiert. Denkbar wäre eine sekundäre Besiedlung durch maligne Lymphozyten, die im Gehirn unter verminderter immunologischer Kontrolle eines privilegierten Organs proliferieren. Alternativ könnte sich die monoklonale Proliferation aus einer polyklonalen inflammatorischen Läsion entwickeln.

Risikofaktoren

- Bei über 95 % der AIDS-assoziierten PZNSL-Fälle, jedoch nur bei bis zu 20 % der Fälle bei Immunkompetenten kann das Epstein-Barr-Virus-Genom nachgewiesen werden.
- Es besteht eine eindeutige Assoziation mit einem angeborenen oder erworbenen Immundefekten wie HIV-Infektion, systemischem Lupus erythematodes, Sarkoidose, Sjögren-Syndrom und Vaskulitis.
- Bei einigen scheinbar immunkompetenten Patienten findet sich ein Malignom in der Anamnese.
- Bei Organtransplantierten ist das PZNSL das zweithäufigste Malignom nach dem Hautkrebs.
- Das Risiko von AIDS-Patienten, am PZNSL zu erkranken, beträgt 2–6 % und steigt mit der Dauer der Infektion.
- Risikofaktoren für die Entwicklung eines sekundären ZNS-Befalls bei aggressiven NHL (mit Ausnahme des lymphoblastischen und des Burkitt-Lymphoms) sind:
  - Alter ≤ 60 Jahre

- LDH ≥ 450 U/l, Serumalbumin < 35 g/l
- Retroperitonealer Befall und > 1 extranodale Manifestation.
- Bei Vorliegen von 1 – 3 dieser Faktoren beträgt das Risiko < 6,2 %, bei 4 – 5 Faktoren > 25 %.

22.14.3 Einteilung

- Die Mehrheit der PZNSL sind diffuse großzellige B-Zell-Lymphome (DLBCL) entsprechend der WHO-Klassifikation.
- Ca. 5 % der PZNSL sind T-Zell-Lymphome und ca. 2 % niedrig maligne B-Zell-Lymphome.
- Andere histologische Typen, wie das großzellige anaplastische (Ki-1) Lymphom, die lymphoide Granulomatose und das T-Zell-reiche B-Zell-Lymphom, sind sehr selten.

ICD 10

C83.3 (diffus großzelliges B-Lymphom).

22.14.4 Klinik

- Mentale Veränderungen (60 %), Persönlichkeitsveränderungen
- Kopfschmerzen (30 %)
- Hirndruckzeichen (30 %)
- Krampfanfälle (10 %)
- Hemiparese (10 – 20 %)

Befallsmuster

- Das PZNSL ist über den ausschließlichen Befall des ZNS definiert.
- Ein systemischer Befall ist eine Ausnahme und tritt erst im Verlauf der Erkrankung bei ca. 5 – 10 % der Patienten auf.
- Der okuläre Befall wird bei ca. 15 % der Patienten mit PZNSL diagnostiziert, während 50 – 80 % der PIOL-Patienten im weiteren Verlauf einen Befall des Hirnparenchyms entwickeln. Der Augenbefall kann sich in Verminderung der Sehschärfe und mit Mouches volantes manifestieren, allerdings sind bis zu 50 % der Patienten asymptomatisch. Aufgrund der unspezifischen Symptome wird das PIOL häufig verkannt (so genanntes Maskerade-Syndrom).
- Der sekundäre ZNS-Befall durch ein Lymphom äußert sich überwiegend in Form einer Meningeosis.

22.14.5 Diagnostik

Basisdiagnostik

- Vorzugsweise **MRT** mit Kontrastmittel:
  - Charakteristisch sind eine intensive homogene Kontrastmittelaufnahme, eine Lokalisation in der Nähe des Subarachnoidalraums, ein nur schwach ausgeprägtes Ödem und die Abwesenheit von Nekrosen
  - Eine ringförmige Kontrastmittelaufnahme wird insbesondere bei AIDS-assoziiertem PZNSL beobachtet
- **Biopsie:** durch Neurochirurgen, heutzutage überwiegend stereotaktisch in Lokalanästhesie
- **Liquoruntersuchung:** Zytologie, evtl. Immunzytologie, evtl. PCR; bei HIV-Patienten ist die PCR-Positivität für EBV im Liquor bei Nachweis charakteristischer zerebraler Läsionen für die Diagnosestellung eines PZNSL ausreichend
- Die schnelle und manchmal komplette **Rückbildung unter Kortikosteroiden** ist charakteristisch, aber nicht spezifisch. Wegen des lymphotoxischen Effektes können Kortikosteroide die histologische Beurteilung erschweren und sollen daher nach Möglichkeit nicht vor der diagnostischen Biopsie verabreicht werden.

Staging

- **Spaltlampenuntersuchung:** bei einem okulären Befall zeigt sich das Bild einer chronischen Uveitis oder Vitritis
- **CT** von Hals, Thorax und Abdomen sowie eine **Knochenmarkpunktion** sind zum Ausschluss eines sekundären ZNS-Lymphoms sinnvoll

22.14.6 Differenzialdiagnosen

- Andere primäre Hirntumoren
- Hirnmetastasen
- Vaskulitis
- Sarkoidose
- Bei immunsupprimierten Patienten infektiöse Erkrankungen, wie z. B. Toxoplasmose

22.14.7 Konventionelle Therapie

Therapiegrundsätze

- Eine optimale Therapie des PZNSL konnte bisher aufgrund der Seltenheit der Erkrankung und des Man-

gels an prospektiven randomisierten Studien nicht etabliert werden.
- Eine Behandlung im Rahmen von Studien sollte unbedingt angestrebt werden.

Operative Therapie

Die Operation spielt in der Therapie keine Rolle und dient nur der **Diagnosesicherung**.

Radiotherapie

Die Ganzhirnbestrahlung (whole brain irradiation = WBI) ist einer auf den Tumorbereich lokalisierten Strahlenbehandlung überlegen. Nicht sie ist als Therapie erster Wahl anzusehen, sondern die primäre Chemotherapie. Unter WBI mit 40–60 Gy ist eine Remission bei bis zu 80% der Patienten zu erreichen. Allerdings erleiden nahezu alle Patienten ein Rezidiv und die mediane Überlebenszeit beträgt 12 (–18) Monate.

Die Boostbestrahlung auf die Tumorregion ist umstritten.

Die bisher einzige multizentrische randomisierte Studie zur Evaluation der Rolle einer adjuvanten WBI nach Chemotherapie wurde nach Einschluss von 56 Patienten vorzeitig geschlossen; ein signifikanter Überlebensunterschied zwischen den adjuvant bestrahlten und den nicht bestrahlten Patienten fand sich nicht. In einer Metaanalyse war das 3-Jahres-Überleben unabhängig davon, ob die Patienten mit adjuvanter WBI ≥ 40 Gy oder mit WBI erst im Rezidiv behandelt wurden.

Chemotherapie

Die primäre Chemotherapie mit Hochdosis-MTX (☞ Tab. 22.14-1) ist ein prognostisch führender, unabhängiger Überlebensfaktor. Weder die optimale MTX-Dosis, noch seine optimalen Kombinationspartner konnten bisher etabliert werden. In einer Metaanalyse von 370 Patienten fand sich ein signifikanter Überlebensvorteil bei Patienten, die mit MTX in Kombination behandelt wurden verglichen mit Patienten, die MTX allein erhalten haben. Dabei war die Kombination mit Ara-C effektiver als die mit einem Alkylanz.

In Metaanalysen fand sich ein signifikanter Vorteil der Kombinationstherapie aus Chemotherapie und WBI gegenüber einer alleinigen WBI. In einigen uni- bzw. oligozentrischen Studien konnte nach der Radiochemotherapie eine Überlebenszeitverlängerung auf bis zu 30–40 Monaten gezeigt werden. Dieses Ergebnis konnte allerdings in einer multizentrischen deutschen Studie nicht bestätigt werden.

In den bisher nur wenigen Studien mit alleiniger Chemotherapie hatte eine Verzögerung der Schädelbestrahlung bis zum Rezidiv keinen negativen Einfluss auf das Überleben. Die bisher besten Langzeitergebnisse sind in einer oligozentrischen deutschen Studie mit einer intensiven systemischen Polychemotherapie und einer intraventrikulären Therapie bei jüngeren Patienten (< 60 Jahre) erreicht worden bei bisher nahezu fehlender Neurotoxizität.

Bei Verwendung nicht liquorgängiger Chemotherapien, wie z. B. des CHOP-Protokolls, konnte keine Überlebenszeitverlängerung im Vergleich zu WBI allein erreicht werden. Die zusätzliche intrathekale Chemotherapie trug in einer Metaanalyse nicht zur Überlebensverlängerung bei. Eine dadurch bedingte Verstärkung der Neurotoxizität muss befürchtet werden.

Beim **PIOL** erscheint eine Therapie analog dem intrazerebral lokalisierten PZNSL sinnvoll, von einigen wird eine anschließende biokuläre Bestrahlung empfohlen.

Bei **sekundärem ZNS-Befall** ist die Therapie nicht etabliert. Eine Hochdosis-MTX-enthaltende systemische Chemotherapie, evtl. in Kombination mit einer intrathekalen Chemotherapie (15 mg MTX, evtl. mit 40 mg Ara-C und 4 mg Dexamethason 3-mal wöchentlich) erscheint hier sinnvoll.

Bei **HIV-assoziiertem PZNSL** sollte sich die Therapie nach der CD4-Zellzahl und dem Karnofsky-Index richten. Bei CD4-Zellzahl < 200 / mm^3 kann sich die Therapie auf eine WBI, z. B. mit 10-mal 3 Gy, oder supportive Maßnahmen beschränken. Bei einer höheren CD4-Zellzahl und einem Karnofsky-Index ≥ 60% kann eine Chemotherapie analog der bei immunkompetenten Patienten erfolgen, immer in Kombination mit der hochaktiven antiretroviralen Therapie (HAART).

Tab. 22.14-1: Monochemotherapie beim primären ZNS-Lymphom

Wirkstoff	Dosierung	Art der Verabreichung	Anwendungszeitraum
MTX	4 g/m^2	i.v.	Tag 1
Dexamethason	8 mg	p.o., 3-mal tgl. alle 8 Std.	Tag 1–10 im Zyklus 1
Folinsäure-Rescue	25 mg/m^2	i.v.	Alle 6 Std., beginnend 24 Std. nach MTX-Gabe, bis der Serum-MTX-Spiegel < 0,1 µmol/l
Wiederholung Tag 15, 6 Zyklen			

Nebenwirkungen

Ca. 13 – 37 % der kombiniert behandelten Patienten entwickeln eine späte Neurotoxizität. Prädisponierend sind das Alter und eine Behandlung mit Chemotherapie nach erfolgter WBI. Um das Risiko der späten Neurotoxizität zu vermeiden, wurde z. T. auf eine WBI in der Primärtherapie verzichtet. Die Ergebnisse bezüglich der Spätneurotoxizität sind bisher widersprüchlich.

Rezidivtherapie

Bis zu 30 % der PZNSL-Patienten sind resistent gegen die initiale Therapie und bis zu 60 % entwickeln ein Rezidiv. Eine Salvage-Therapie ist nicht etabliert, wird jedoch dringend empfohlen, da damit eine Verlängerung des Überlebens erreicht werden kann, welches ohne Therapie median nur wenige Monate beträgt. Nach einer längeren Remission nach Hochdosis-MTX in der Ersttherapie kann die gleiche Behandlung im Rezidiv nochmals eingesetzt werden. Allerdings darf Hochdosis-MTX nach einer Schädelbestrahlung wegen des stark erhöhten Risikos einer späten neurologischen Toxizität nicht verwendet werden.
Ein Ansprechen wurde unter systemischer Chemotherapie mit dem PCV-Protokoll (Procarbazin, CCNU, Vincristin), Temozolomid und Topotecan berichtet. Nach alleiniger WBI in der Primärbehandlung kann im Rezidiv die Radiotherapie mit guten Erfolgsaussichten eingesetzt werden. Die besten Langzeitergebnisse sind mit einer Hochdosischemotherapie gefolgt von einer autologen Stammzelltransplantation erreicht worden, allerdings bei einer hohen Toxizität.

22.14.8 Nachsorge

Die Nachsorge sollte Anamneseerhebung, klinische Untersuchung und ein MRT des Schädels mit Kontrastmittel umfassen. Eine zusätzliche ophthalmologische und Liquoruntersuchung, sowie weitere Untersuchungen, wie CCT und Knochenmarkpunktion, sollten abhängig von den Symptomen erfolgen.
Zur Einschätzung potenzieller neurotoxischer Spätfolgen sollte die neurologische Untersuchung jeweils auch einen Minimental State Test oder besser neuropsychologische Testungen umfassen.

22.14.9 Prognose

Unter Radiochemotherapie liegen die primären Remissionsraten bei bis zu 85 % mit mittleren Überlebenszeiten von 17 – 45 Monaten bei einem Gesamtüberleben von 25 – 45 % nach 5 Jahren bei immunkompetenten Patienten.
Folgende Faktoren sind mit einer **schlechten Prognose** assoziiert:

- Alter > 60 Jahre
- Reduzierter Allgemeinzustand
- LDH ↑
- Befall tiefer Hirnstrukturen
- Liquorprotein ↑.

Darüber hinaus scheinen Patienten, die in einer erfahrenen Institution behandelt werden, einen Überlebensvorteil zu haben.
Die Prognose von AIDS-Patienten ist abhängig von der CD4-Zellzahl und dem Karnofsky-Index: Patienten mit einer niedrigen CD4-Zellzahl und einem Karnofsky-Index ≤ 60 % versterben innerhalb weniger Monate unabhängig von der Therapie zumeist nicht am PZNSL, sondern an einer opportunistischen Infektion.

22.14.10 Datenlage der Therapieoptionen

(☞ Tab. 22.14-2)

Tab. 22.14-2: Datenlage der Therapieoptionen bei ZNS-Lymphomen (Stand: März 2006)

Therapie	Gesicherte Daten vorhanden (EBM 1)	Positive Einzelergebnisse (EBM 2)	Datenlage unsicher (EBM 3)
Primär kurativ	+		
Salvage kurativ			+
Palliativ			+
Komplementär			+

Literatur

1 Abrey LE, DeAngelis LM, Yahalom J: Long-term survival in primary CNS lymphoma. J Clin Oncol 16, 1998: 859 – 863
2 Abrey LE, Yahalom J, DeAngelis LM: Treatment for primary CNS lymphoma: The next step. J Clin Oncol 18, 2000: 3144 – 3150
3 Blay JY, Conroy T, Chevreau C et al.: High-dose methotrexate for the treatment of primary cerebral lymphomas: Analysis of survival and late neurologic toxicity in a retrospective series. J Clin Oncol 16, 1998: 864 – 871
4 Corn B, Marcus SM, Topham A et al.: Will primary central nervous system lymphoma be the most frequent brain tumor diagnosed in the year 2000? Cancer 79, 1997: 2409 – 2413
5 Ferreri AJM, Reni M, Pasini F et al.: A multicenter study of treatment of primary CNS lymphoma. Neurology 58, 2002:1513 – 1520

6 Hollender A, Kvaloy S, Nome O et al.: Central nervous system involvement following diagnosis of non-Hodgkin's lymphoma: a risk model. Ann Oncol 13, 2002: 1099–1107
7 Korfel A, Martus P, Nowrousian MR et al.: German primary central nervous system lymphoma Study Group (G-PCNSL-SG). Response to chemotherapy and treating institution predict survival in primary central nervous system lymphoma. Br J Haematol 128, 2005: 177–183
8 Nelson DF, Martz KL, Bonner H et al.: Non-Hodgkin's lymphoma of the brain: can high dose, large volume radiation therapy improve survival? Report on a prospective trial by the radiation therapy oncology group (RTOG): RTOG 8315. Int J Radiat Oncol Biol Phys 23, 1992: 9–17
9 O'Brien P, Roos D, Pratt G et al.: Phase II multicenter study of brief single agent methotrexate followed by irradiation in primary CNS lymphoma. J Clin Oncol 18, 2000: 519–26
10 Pels H, Schmidt-Wolf IGH, Glasmacher A et al.: Primary central nervous system lymphoma: Results of a pilot and phase II study of systemic and intraventricular chemotherapy with deferred radiotherapy. J Clin Oncol 21 (24), 2003: 4489–4495
11 Soussain C, Suzan F, Hoang-Xuan K et al.: Results of intensive chemotherapy followed by hematopoietic stem-cell rescue in 22 patients with refractory primary CNS lymphoma or intraocular lymphoma. J Clin Oncol 19, 2001: 742–749

22.15 Multiples Myelom (Plasmozytom)

Hartmut Goldschmidt

Synonyme: Morbus Kahler, Morbus Bozzolo.
Erkrankung der Lymphopoese, die durch die Folgen der Expansion von Plasmazellen im Knochenmark gekennzeichnet ist. Die malignen Plasmazellen sezernieren monoklonale Immunglobuline.

22.15.1 Epidemiologie

- **Vorkommen:** in Deutschland werden pro Jahr etwa 3500 Myelomerkrankungen diagnostiziert
- **Inzidenz:** in Europa und Nordamerika etwa 3–4 Neuerkrankungen pro 100 000 Einwohner pro Jahr
- **Alters- und Geschlechtsverteilung:** das mittlere Alter bei Diagnosestellung liegt zwischen 60 und 70 Jahren; Männer erkranken mit 3 : 2 häufiger als Frauen

22.15.2 Ätiologie

Risikofaktoren

- Eine „monoklonale Gammopathie unbekannter Signifikanz" bedingt eine Wahrscheinlichkeit von ca. 1 % pro Jahr, an einem MM zu erkranken. Die Wahrscheinlichkeit der malignen klinisch nachweisbaren Transformation korreliert positiv mit der Menge der monoklonalen Zellen der MGUS oder deren Produkte.
- Hohe Dosen ionisierender Strahlen
- Chronische Antigenstimulation
- Chemikalien
- Menschen mit schwarzer Hautfarbe haben in Nordamerika ein höheres Risiko im Vergleich zu Weißen, an einem MM zu erkranken.

22.15.3 Einteilung

Klassifikation

- Bestehen die von den Plasmazellen sezernierten Proteine nur aus leichten Ketten der Immunglobuline, handelt es sich um ein MM vom **Bence-Jones-Typ**. Diese Krankheitsform wird auch **Leichtkettenmyelom** genannt.
- Beim seltenen **asekretorischen MM** ist kein monoklonales Immunglobulin im Serum oder Urin nachweisbar.
- Vom progressiven, behandlungspflichtigen MM ist das **„smouldering multiple myeloma"** (SMM, ☞ 22.15.6) abzugrenzen. Es zeichnet sich im Vergleich zur MGUS durch den Nachweis einer größeren Menge von Plasmazellen oder deren Produkte aus. Beim SMM sind Zeichen der Progression oder der Malignität (z. B. Osteolysen) nicht nachweisbar.
- Der Begriff **Plasmozytom** beschreibt einen isolierten Plasmazelltumor, der im **Knochen** (ossäres oder medulläres Plasmozytom) oder **außerhalb des Knochens** (extraossäres oder extramedulläres Plasmozytom) lokalisiert sein kann.

Die MM werden nach dem Typ des monoklonalen Proteins (☞ Tab. 22.15-1) und entsprechend der Klassifikation von Durie und Salmon (☞ Tab. 22.15-2) eingeteilt.

Risikoklassifikation der International Myeloma Foundation

- **Grad I:** β2-Mikroglobulin < 3,5 mg/dl und Albumin ≥ 35 g/l
- **Grad II:**
  - β2-Mikroglobulin < 3,5 mg/dl und Albumin < 35 g/l oder
  - β2-Mikroglobulin 3,5 bis <5 ,5 mg/dl
- **Grad III:** β2-Mikroglobulin ≥ 5,5 mg/dl

Die Prognose ist dabei im Stadium III am ungünstigsten.

Einteilung nach dem Typ des monoklonalen Proteins

☞ Tab. 22.15-1

Tab: 22.15-1: Einteilung des multiplen Myeloms entsprechend der monoklonalen Proteine

Myelom-Typ	Häufigkeit (%)
IgG-Myelom	55
IgA-Myelom	25
IgD-, IgM-, IgE-Myelom	< 2
Kappa- oder Lambda-Myelom (Leichtkettenmyelom)	18
Asekretorisches Myelom	1

Stadieneinteilung nach Durie und Salmon

☞ Tab. 22.15-2

Tab. 22.15-2: Stadieneinteilung des multiplen Myeloms nach Durie und Salmon

Stadium I	Stadium II	Stadium III
• Normale Knochenstruktur oder max. eine solitäre Osteolyse • Hämoglobin > 10 g/dl • Serumkalzium normal (≤ 2,6 mmol/l) • Paraprotein im Serum niedrig (IgG < 5 g/dl, IgA < 3 g/dl) • Bence-Jones-Protein im Urin < 4 g/24 Std.	Weder Stadium I noch Stadium III	• Fortgeschrittene Knochenläsionen (multiple Osteolysen oder Osteopenie bzw. Osteoporose) • Hämoglobin < 8,5 g/dl • Serumkalzium > 3 mmol/l • Hohe Paraproteinämie (IgG > 7 g/dl, IgA > 5 g/dl) • Bence-Jones-Protein im Urin > 12 g/24 Std.
B: Bei eingeschränkter Nierenfunktion mit einem Serumkreatinin ≥ 2 mg/dl wird nach dem Stadium die Bezeichnung „B" angefügt.		

ICD 10

☞ Tab. 22.15-3

Tab. 22.15-3: ICD 10 des Plasmozytoms

Tumor	ICD 10
Plasmozytom	C90.0
Plasmazell-Leukämie	C90.1
Extramedulläres Plasmozytom	C90.2

22.15.4 Klinik

Im Frühstadium treten keine oder uncharakteristische Symptome auf. Etwa 60–80% der Patienten mit multiplem Myelom weisen zum Zeitpunkt der Diagnosestellung Knochenschädigungen (Osteolysen, Osteopenie und/oder pathologische Frakturen) auf; weitere Symptome ☞ Tab. 22.15-4. Ca. 5–20% der Erkrankungen werden im Rahmen einer Routineuntersuchung entdeckt.

Tab. 22.15-4: Wichtigste Symptome eines multiplen Myeloms zum Zeitpunkt der Erstdiagnose

Symptom	Häufigkeit bei Patienten (%)
Knochenschmerzen incl. Frakturen	60–80
Anämiesymptome	40–60
Frakturen, die einer orthopädischen oder chirurgischen Revision bedürfen	10
Zentralnervöse Symptome, periphere Neuropathie	5–10
Infektneigung mit schweren bakteriellen Infektionen	5
Urämiesymptome	5
Blutungen	3
Herpes zoster	2

> **!** Bei der Trias Knochenschmerzen, Sturzsenkung und Anämie ist die Verdachtsdiagnose multiples Myelom zu stellen.
> Bei Patienten mit Rückenschmerzen oder „Osteoporose ungeklärter Ursache" sowie gehäuften bakteriellen Infektionen ist ein multiples Myelom auszuschließen.

Befallsmuster

- Knochenmark: diffus und multipel-osteolytisch, selten solitär; im Knochenmark siedeln sich auf Grund der lokalen Zytokine und der Adhäsionsmarkerexpression der Stromazellen zirkulierende Zellen des Myelomklones an → Knochen mit blutbildendem Mark sind primär von der Myelomerkrankung betroffen
- Extramedullärer Befall ist selten

Komplikationen

- Sekundäre Amyloidose von Herz und Nieren sowie anderen Organen, besonders beim Leichtkettenmyelom

- Selten Plasmazellen-Leukämie
- Nierenversagen
- Hyperkalzämie

22.15.5 Diagnostik

Basisdiagnostik

> **!** Kein Serum-M-Gradient beim Bence-Jones-Myelom oder den seltenen asekretorischen Myelomen. Der Nachweis der freien Leichtketten im Serum ist ein neuer Test mit erhöhter Sensitivität.
> Die Knochen-(Mark)-Szintigraphie zum Nachweis von Osteolysen ist beim multiplen Myelom oft negativ und deshalb nicht indiziert.

- Bei der **Untersuchung** ist insbesondere auf Wirbelsäulenveränderungen, neurologische Auffälligkeiten sowie auf Anämie- und Blutungszeichen zu achten.
- **Labor:**
  - Blutbild, Differenzialblutbild
  - Elektrolyte, einschließlich Serumkalzium, Kreatinin, Harnstoff, Kreatininclearance
  - Gesamtprotein, Albumin, Serumelektrophorese mit Bestimmung der Fläche unter der monoklonalen Proteinfraktion (quantitative Myelomproteinbestimmung)
  - Immunfixationselektrophorese
  - Quantitative Bestimmung der Immunglobuline im Serum
  - Qualitative und quantitative Bestimmung der Leichtkettenausscheidung (Bence-Jones-Protein) im 24-Stunden-Urin (Immunfixationselektrophorese plus quantitative Leichtketten-Proteinbestimmung)
- **Röntgen:** Röntgenaufnahmen von proximalen langen Röhrenknochen, Achsenskelett, Becken, Rippen und Schädel, um das Ausmaß der Osteolysen bzw. Osteopenie zu erkennen; typisch ist der Schrotschussschädel
- **Zytologie und Histologie:**
  - Knochenmarkzytologie und -histologie zur Bestimmung der Knochenmarkinfiltration, zur Beurteilung der Hämatopoese und Plasmazellmorphologie
  - Haut-, Schleimhaut- oder Organbiopsie bei AL-Amyloidoseverdacht
- Molekulare Zytogenetik: vor intensiven Therapien, insbesondere vor Hochdosistherapie und Transplantation hämatopoetischer Stammzellen

Diagnosesicherung

Die Sicherung der Diagnose erfolgt nach Durie (1986) entsprechend von Major- und Minorkriterien. Ein MM ist gesichert, wenn mindestens ein Major- und ein Minorkriterium oder drei Minorkriterien vorliegen. Essenzielle Minorkriterien zur Diagnosestellung durch Minorkriterien sind sowohl die Knochenmarkplasmozytose als auch das monoklonale Protein (M-Komponente oder -Gradient) im Serum.

Majorkriterien:

- Plasmazelltumor
- Knochenmarkplasmozytose > 30 %
- Monoklonales IgG ≥ 3,5 g/dl
- Monoklonales IgA ≥ 2 g/dl
- Bence-Jones-Proteinurie > 1 g/24 Std.

Minorkriterien:

- Knochenmarkplasmozytose 10–30 %
- Monoklonales IgG < 3,5 g/dl
- Monoklonales IgA < 2 g/dl
- Lytische Knochenläsion
- Suppression der polyklonalen Immunglobuline

Weiterführende Diagnostik

Bei klinischem Verdacht oder spezieller Indikation:

- MRT zur Analyse der Knochenmarkinfiltration
- Knochen-CT (ohne Kontrastmittel!) bei nicht ausreichend beurteilbaren Knochenveränderungen in der Projektionsradiographie
- β2-Mikroglobulin, LDH und CRP im Serum
- Bestimmung der Plasma- oder Vollblutviskosität bei klinischer Symptomatik
- Echokardiographie bei AL-Amyloidoseverdacht.

22.15.6 Differenzialdiagnosen

- **Monoklonale Gammopathie unklarer Signifikanz (MGUS):** typisch sind eine niedrige Konzentration des monoklonalen Proteins, z. B. für IgG < 3,5 g/dl und für IgA < 2 g/dl; das Bence-Jones-Protein sollte im 24-Stunden-Urin 1 g/24 Std. nicht überschreiten; die Plasmazellinfiltration ist in der Regel beim MGUS unter 10 % der kernhaltigen Knochenmarkzellen; Grenzfälle bestehen bei 10–30 % Plasmazellen in der Zytologie des Knochenmarkausstrichs
- **Lymphoplasmozytoides Lymphom (Morbus Waldenström):** in der Immunfixation und der Serumelektrophorese ist typischerweise eine monoklonale IgM-Vermehrung nachweisbar; im Gegensatz zum

multiplen Myelom sind Vergrößerungen von Milz, Leber und / oder Lymphknoten häufig
- **„Smouldering multiple myeloma“:** Höhe des monoklonalen Proteins im Serum > 3 g / dl; Nachweis von atypischen Plasmazellen im Knochenmark 10–30 %; Fehlen von Anämie, Niereninsuffizienz oder Skelettveränderungen (Osteolysen oder Osteopenie); keine Krankheitsaktivitätszunahme bei den Verlaufsuntersuchungen → die Diagnose ist erst durch Verlaufsuntersuchungen zu sichern; eine zytostatische Therapie ist oft über viele Monate nicht notwendig
- **Solitäres Plasmozytom:** mit einer Inzidenz von 0,4 pro 1 000 000 Einwohner sehr selten; die Diagnose ist histologisch zu sichern; die Ausbreitungsdiagnostik erfolgt analog zum MM; durch Bestrahlung sind bis zu 50 % der Patienten heilbar; persistiert das monoklonale Protein nach der Radiotherapie, ist eine Dissemination der Plasmazellerkrankung erfolgt; fast alle Patienten mit persistierendem monoklonalen Protein entwickeln ein MM
- **Plasmazellen-Leukämie:** Zirkulieren mehr als 2000 Plasmzellen / µl im peripheren Blut, sind die Kriterien einer Plasmazellen-Leukämie erfüllt; die Prognose ist mit einer mittleren Lebenserwartung von 6–12 Monaten sehr schlecht; Polychemotherapie und dosiseskalierte Therapien sind am effektivsten
- AL-Amyloidose
- Andere Lymphome
- Knochenmarkkarzinose
- Entzündliche und immunologische Körperreaktionen.

22.15.7 Konventionelle Therapie

> Die optimale Behandlung kann nur interdisziplinär, insbesondere unter Einbeziehung von Nephrologen, Orthopäden und Strahlentherapeuten, erfolgen.

Therapiegrundsätze

- Isolierte lokale Symptome, wie Osteolyse-bedingte Schmerzen, sind zu bestrahlen. Durch eine Radiotherapie können Schmerzen und der Osteolyseprogress bei etwa 80 % der Patienten reduziert bzw. verhindert werden.
- In allen Stadien sollen Komplikationen wie Schmerzen, Niereninsuffizienz, Hyperkalzämie, Hyperviskositätssyndrom, symptomatische Immundefizienz sowie Knochendestruktion analysiert und behandelt werden.
- Hochrisikopatienten: Deletion 13q, β2-Mikroglobulin ≥ 3 mg / l, Albumin ↓
- Die zytostatische Behandlung des MM kann mit konventionell dosierten Chemotherapeutika oder mit Hochdosistherapie und Transplantation hämatopoetischer Stammzellen erfolgen. Die Entscheidung zwischen diesen beiden Strategien ist frühzeitig zu treffen, da Alkylanzien, insbesondere Melphalan (Bestandteil des MP-Schemas) und Nitroseharnstoffe, den Pool an hämatopoetischen Stammzellen reduzieren.
- Die Transplantation allogener Blutstammzellen zur Induktion einer Graft-versus-Myelom-Reaktion ist experimentell und muss innerhalb von Therapiestudien erfolgen.

Stadienadaptierte Therapie (☞ Tab. 22.15-5)

- Asymptomatische Patienten im Stadium I sind entsprechend ihres Risikoprofils zu kontrollieren.
- Im Stadium II mit Progression und für Patienten im Stadium III ist eine systemische Therapie indiziert.
- Operative Therapie: Solitäre Plasmozytome können wie Weichteilsarkome kurativ reseziert werden, zusätzlich Radiotherapie
- Prophylaktisch zur Stabilisierung oder nach pathologischer Fraktur

Radiotherapie

Durch die interdisziplinäre Kooperation ist es möglich, die lokal sehr effektive und **analgetisch** wirksame Strahlenbehandlung zum bestmöglichen Zeitpunkt in die Therapie des MM zu integrieren.
Beim MM hat die Radiotherapie folgende Indikationen:
- Kurative Intention bei solitären Herden
- Behandlung von ossären Schmerzen
- Prävention oder Therapie von pathologischen Knochenfrakturen
- Therapie von Plasmazelltumoren, insbesondere paravertebral
- Additiv zur Laminektomie und bei intraspinalen Plasmazelltumoren
- Palliative Halbkörperbestrahlung.

Durch Strahlendosen von 10–25 Gy wird bei ca. 20 % der Patienten eine vollständige Schmerzfreiheit erzielt.
Zur Prävention von pathologischen Knochenfrakturen sollte die Radiotherapie möglichst frühzeitig angewendet werden. Bei großen Knochendefekten mit Stabili-

Tab. 22.15-5: Empfehlungen zur Therapie des multiplen Myeloms unter Berücksichtigung von Krankheitsstadium, Alter und Allgemeinzustand.

Stadium	I oder II ohne Progress	II mit Progress oder III	II mit Progress oder III	II mit Progress oder III
Alter	Alle Altersgruppen	< 50–55 Jahre	< 65–70 Jahre	Alle Altersgruppen
Allgemeinzustand	Nicht durch das multiple Myelom beeinträchtigt*	Geeignet für HDT	Geeignet für HDT	Nicht geeignet für HDT
Primärbehandlung	Keine zytostatische Therapie	VAD oder VAD-Modifikationen	VAD oder VAD-Modifikationen	Melphalan-Predni(sol)on
Hochdosistherapie	Nein	Hochdosistherapie und autologe SZT sowie familiäre oder fremd-allogene SZT**	Hochdosistherapie und autologe SZT sowie familiäre allogene SZT**	Nein
Erhaltungstherapie	Nein	Evtl. Interferon-α	Evtl. Interferon-α	Evtl. Interferon-α
Supportive Therapie bei Osteolysen oder Osteopenie	Evtl. Bisphosphonat	Bisphosphonat	Bisphosphonat	Bisphosphonat

* Für Patienten, die durch das MM symptomatisch sind (z. B. Nierenfunktion ↓), ist eine Therapieindikation gegeben.
** Die allogene Stammzelltransplantation nach reduzierter Konditionierung ist experimentell und wird in Studien geprüft.
HDT = Hochdosistherapie, VAD = Vincristin, Adriamycin, Dexamethason, SZT = Stammzelltransplantation.

tätsgefährdung ist der Knochen vor der Bestrahlung durch eine Operation zu stabilisieren oder extern, z. B. durch ein Korsett, zu entlasten.

Chemotherapie

Bei Pat. < 65–75 Jahren (Stadium II, III) zunächst prüfen, ob sie für eine Hochdosistherapie (HD-CTX) mit SZT qualifiziert sind (laufende Studien). Falls Patienten für HD-CTX mit SZT qualifiziert sind: Primärtherapie mit VAD oder Modifikationen dieses Protokolls (☞ Tab. 22.15-6).

Therapie der Wahl von älteren oder nicht für die Hochdosistherapie geeigneten Patienten ist die Kombination von Melphalan und Prednis(ol)on (MP-Schema, ☞ Tab. 22.15-6). Melphalan allein oder in Kombination mit Prednis(ol)on induziert eine Remissionsrate von ca. 50–60 % und verlängert das Leben der Patienten auf 3–4 Jahre im Median. Komplette Remissionen durch diese Therapie sind selten (< 5 %). Um eine maximale Remission zu erreichen, muss mehrere Monate mit MP behandelt werden. Die Mehrzahl der Patienten erreicht ein Plateau, das durch eine konstante monoklonale Proteinkonzentration für mindestens drei Monate, keine Transfusionsnotwendigkeit und minimale Symptome des MM gekennzeichnet ist. Eine Weiterführung der Therapie mit MP nach Erreichen des Plateaus erbringt keine Vorteile im Vergleich zu einer Therapiepause. Die individuelle Bioverfügbarkeit des oral gegebenen Melphalans beträgt 15–85 %. Deshalb soll eine Dosisanpassung entsprechend des Leukozytennadirs erfolgen.

Die intravenöse Melphalantherapie ist bei Patienten mit fortgeschrittenem MM zu bevorzugen, da eine individuelle Dosisanpassung meist entfällt.

Bendamustin / Prednison (☞ Tab. 22.15-6) kann im Gegensatz zu Melphalan ohne Dosisreduktion von Bendamustin bei Niereninsuffizienz angewendet werden. Diese Kombination führt im Vergleich zum MP-Schema zu einem schnelleren und längeren Ansprechen. Eine Lebensverlängerung durch Bendamustin ist bisher nicht belegt.

Mit VAD (☞ Tab. 22.15-6) oder Modifikationen dieser Kombinationschemotherapie wird meistens vor einer Hochdosistherapie oder auf Grund von Niereninsuffizienz behandelt, sie induzieren Remissionsraten von 60–80 %. Diese hohen Remissionsraten werden bei 90 % der Patienten bereits nach dem 2. Therapiezyklus erreicht. Die Remissionen sind im Vergleich zur Behandlung mit Melphalan und Prednisolon von kürzerer Dauer, sodass durch diese Initialtherapie kein Überlebensvorteil erreicht werden konnte.

Cyclophosphamid induziert vergleichbare Remissionen wie Melphalan. Es ist weniger myelotoxisch und deshalb bei Patienten mit Leuko- oder Thrombozytopenie in Kombination mit Glukokortikoiden indiziert.

Ribomustin induziert vermehrt Remissionen im Vergleich zu Melphalan. Das Gesamtüberleben wurde durch die Initialtherapie mit Ribomustin oder Cyclophosphamid nicht verlängert.

Die hoch dosierten Glukokortikoide allein ermöglichen Remissionen bei 45–60 % der Patienten. Diese Therapieform ist bei Patienten mit schwerer Panzytopenie oder großflächiger Bestrahlung indiziert.

Tab. 22.15-6: Kombinationschemotherapie beim multiplen Myelom

Wirkstoff	Dosierung	Art der Verabreichung	Anwendungszeitraum
MP-Schema (Alexanian-Schema)			
Melphalan*	• 15 mg/m² • 0,25 mg/kgKG bei schlechten Venen oder keiner akuten Therapieindikation	• Kurzinfusion (5 Min.) • p.o.	• Tag 1 • Tag 1–4
Prednison	60 mg/m²	p.o.	Tag 1–4
Wiederholung Tag 29–43, mind. 6 Zyklen und dann solange, wie ein Ansprechen nachweisbar ist			
BP-Schema			
Bendamustin	120 mg/m²	Infusion (30–60 Min.)	Tag 1 und 2
Prednison	60 mg/m²	i.v. oder p.o.	Tag 1–4
Wiederholung Tag 29, mind. 6 Zyklen und dann solange, wie ein Ansprechen nachweisbar ist			
VAD-Schema			
Vincristin	0,4 mg	Infusion (30 Min.) oder über 24 Std. über Port	Tag 1–4
Adriamycin	9 mg/m²	Infusion (30 Min.) oder über 24 Std. über Port	Tag 1–4
Dexamethason	40 mg	p.o.	Tag 1–4, 17–20, im 1. Zyklus auch Tag 9–12**
Wiederholung Tag 29–43, mind. 3–6 Zyklen und dann solange, wie ein Ansprechen nachweisbar ist			
VCAP-Schema			
Vincristin	1 mg	Abends i.v.	Tag 1
Cyclophosphamid	100 mg/m²	p.o.	Tag 1–4
Adriamycin	25 mg/m²	i.v.	Tag 1
Prednison	60 mg/m²	p.o.	Tag 1–4
Wiederholung Tag 22, mind. 6 Zyklen und dann solange, wie ein Ansprechen nachweisbar ist			

* Cave: Anpassung der Melphalandosis an die Nierenfunktion
** Modifikation der Dexamethason-Blöcke möglich

Die Chemotherapie sollte fortgesetzt werden, solange ein Ansprechen (Reduktion des monoklonalen Proteins) nachweisbar ist (mind. 6 Zyklen). Vollremissionen kleiner 10 %. Am Knochen lässt sich radiologisch meist keine Änderung nachweisen. Divergentes Ansprechen der Paraproteinämie und des Skelettbefalls: laufen nicht immer parallel; deshalb müssen die Osteolysen regelmäßig überprüft werden, auch bei Remission.

> **!** Keine Therapie mit Melphalan oder Nitroseharnstoffen bei Patienten vor der Sammlung hämatopoetischer Stammzellen, da diese Zytostatika den Pool an hämatopoetischen Stammzellen reduzieren.

Hochdosistherapie und Stammzelltransplantation (SZT)

Die Hochdosistherapie gefolgt von der Transplantation autologer Blutstammzellen erhöht die Rate kompletter Remissionen auf etwa 40 % im Vergleich zu 5–10 % nach konventioneller Chemotherapie. Die therapieassoziierte Letalität der Hochdosistherapie beträgt in größeren Zentren in Abhängigkeit von der Patientenselektion weniger als 2–5 %.
Die initiale Hochdosistherapie hat keinen Überlebensvorteil gegenüber einer Transplantation im Rezidiv erbracht. Jedoch war die Lebensqualität der primär mit Hochdosistherapie behandelten Patienten besser. Deshalb ist jeder MM-Patient bis zu dem 70. Lebensjahr über die Option einer Hochdosistherapie mit autologer Blutstammzelltransplantation aufzuklären und einem Transplantationszentrum vorzustellen. In Studien mit langem follow-up zeigt sich ein Benefit für eine „Tandemtransplantation" im Vergleich zur „Singletransplantation". Standard ist die Hochdosistherapie mit Melphalan 200 mg/m². Allogene Transplantationen nach reduzierter Konditionierung haben eine geringere transplantationsassoziierte Letalität als nach myeloablativer Konditionierung. Der Stellenwert der allogenen Transplantation beim MM wird in Studien evaluiert.

Erhaltungstherapie

Durch eine Therapie mit Interferon-α ist eine Remissionsverlängerung um etwa 6 Monate und ein längeres Überleben von etwa 6 Monaten belegt. Durch die retrospektive Auswertung der Europäischen Knochenmarktransplantationsgesellschaft (EBMT) wurde auch ein Vorteil durch die Gabe von Interferon-α hinsichtlich des

ereignisfreien und gesamten Überlebens nach Hochdosistherapie und autologer Transplantation hämatopoetischer Stammzellen gezeigt.
Etwa ein Drittel der Patienten hat durch Interferon-α Nebenwirkungen, welche die Lebensqualität so verschlechtern, dass ein Abbrechen der Erhaltungstherapie gerechtfertigt ist. Pegylierte Interferone werden hinsichtlich einer besseren Verträglichkeit evaluiert.
Verschiedene Dosierungen für Interferon-α sind geprüft worden. Ein Vorteil für Dosen von mehr als 3-mal 3 Mio. Einheiten pro Woche konnte nicht belegt werden.

Therapie bei refraktärer Erkrankung oder im Rezidiv

Patienten, die trotz der Initialtherapie mit Alkylanzien eine Tumorprogression zeigen (> 25% Zunahme des monoklonalen Proteins oder andere Progresszeichen), haben eine schlechte Prognose. Diese Patienten sind mit VAD bzw. Modifikationen dieses Schemas oder neuen Substanzen zu behandeln.
Thalidomid induziert bei etwa 30–40% der Patienten, die gegenüber einer Chemotherapie resistent sind oder rezidivierter Erkrankung, eine Remission. In Kombination mit Dexamethason wird die Remissionsrate um ca. 20 % besser. Die Kombination von Thalidomid, Glukokortikoid und Zytostatika ist besonders effektiv. Die Indikation zur Rezidivtherapie mit Thalidomid ist auch ohne die Zulassung dieses Medikamentes bei Resistenz auf Chemotherapie oder Suppression der Hämatopoese gegeben. Die angestrebte Dosierung beträgt dabei 200–400 mg Thalidomid tgl. p.o. zur Nacht, minimal 50 mg. Die Dosis von Thalidomid wird infolge von Sedierung, Polyneuropathie und anderer Nebenwirkungen bei jedem zweiten MM-Patienten reduziert. Die Kombination von Thalidomid und Anthrazyklinen induziert insbesondere bei neu diagnostizierten Patienten mit MM vermehrt thromboembolische Komplikationen, daher Antikoagulation bei hoher Tumormasse und dieser Form der Kombinationstherapie.
Bortezomib (Velcade®) ist der erste wirksame Proteasominhibitor in der Onkologie und ist zur Rezidivtherapie des MM zugelassen (☞ Tab. 22.15-7). Es ist schnell wirksam und durch Kombination mit einem Glukokortikoid kann seine Effektivität erhöht werden. Nach Erreichen einer Remission soll mit drei weiteren Zyklen behandelt werden. Eine Polyneuropathie durch Bortezomib kann zur Dosisreduktion oder Therapiebeendigung führen. Die therapieassoziierte Thrombozytopenie ist reversibel. Die Kombination von Bortezomib mit Zytostatika und Glukokortikoiden zur weiteren Effektivitätssteigerung wird geprüft.
Revlimid, ein Thalidomidderivat aus der Gruppe immunmodulierender Substanzen, ist ebenfalls bei der rezidivierten Myelomerkrankung wirksam. Die Zulassung wird für 2006 erwartet. Revlimid zeigt weniger Neuropathien als Thalidomid und Bortezomib, jedoch mehr Myelosuppressionen.
Tritt nach konventioneller Chemotherapie ein Rezidiv nach einer Plateauphase von mehr als 6 Monaten auf, kann mit den Zytostatika der Initialtherapie erneut behandelt werden.

Tab. 22.15-7: Therapie bei refraktärem oder rezidivierenden multiplen Myelom

Wirkstoff	Dosierung	Art der Verabreichung	Anwendungszeitraum
Bortezomib	1,3 mg/m²	Kurzinfusion (5 Min.)	Tag 1, 4, 8, 11
Wiederholung Tag 21, bis zu 8 Zyklen*			
Evtl. als „Erhaltungstherapie“:			
Bortezomib	1,3 mg/m²	Kurzinfusion (5 Min.)	Tag 1, 8, 15, 22
Wiederholung Tag 35, 4 Zyklen			
* Bei fehlender Wirksamkeit zusätzlich 40 mg Dexamethason p.o. an Tag 1–4, Wiederholung Tag 21–24			

Management bei Niereninsuffizienz

Bis zu 50% der Patienten erleiden eine Nierenfunktionsverschlechterung im Verlauf ihrer Myelomerkrankung. Eine dialysepflichtige Niereninsuffizienz entwickeln ca. 10% der Myelompatienten. Die Pathogenese des Nierenversagens ist multifaktoriell. Die Betreuung von Myelompatienten mit Niereninsuffizienz erfolgt in Zusammenarbeit von Hämatologen, Onkologen und Nephrologen.
Die Akuttherapie der Nierenfunktionsverschlechterung beginnt meist mit einer intravenösen Flüssigkeitszufuhr, um eine Dehydratation auszugleichen und die Urinmenge auf mehr als 3 l pro 24 Std. anzuheben. Die Volumensubstitution soll an den Verlauf des zentralvenösen Drucks angepasst werden. Nephrotoxische Medikamente sind abzusetzen. Infektionen oder eine Hyperkalzämie sind konsequent zu behandeln.
Die Dialyse sollte in Abhängigkeit von der Prognose der Myelomerkrankung begonnen werden. Ist die Niereninsuffizienz durch die Progredienz des MM bedingt, sollte parallel zur Dialyse mit VAD oder Cyclophosphamid und

Prednis(ol)on behandelt werden. Die Hochdosistherapie mit Melphalan ist unter Berücksichtigung eines erhöhten Risikos möglich.

Supportive Therapie

- Die konsequente **Schmerztherapie** ist wichtig und durch Opiate und Kombination mit peripher wirksamen Analgetika meist effektiv. Nicht-steroidale Antiphlogistika sind insbesondere bei Nierenfunktionsstörungen kontraindiziert.
- Zur Prophylaxe einer **Nierenfunktionsverschlechterung** soll die tägliche Flüssigkeitsaufnahme der Patienten pro Tag mehr als 3 l betragen. Dialyse bei terminaler Niereninsuffizienz.
- **Frakturen** sind operativ zu versorgen oder extern zu stabilisieren. **Bisphosphonate** reduzieren die Rate von Wirbelkörperfrakturen und knochendestruktionsbedingten Schmerzen. Moderne intravenöse Bisphosphonate haben eine hohe Effektivität und zeichnen sich durch kurze Infusionszeiten aus. Alle Myelompatienten im Stadium II mit Progress oder im Stadium III nach Salmon und Durie sind unabhängig vom Nachweis von Osteolysen mit einem Bisphosphonat zu behandeln.
- Fieber und andere Infektionszeichen sind abzuklären und sofort zu behandeln. Schwere systemische **Infektionen** sollen in der Regel stationär behandelt werden. Zur Reduktion von Infektionen soll die Influenza-Impfung jährlich erfolgen. Die Pneumokokken- und Haemophilus-Vakzination sind beim MM effektiv. Intravenöse prophylaktische Immunglobuline sind bei wiederholten schweren Infektionen indiziert.
- Patienten mit symptomatischer **Anämie** werden mit der Transfusion von Erythrozytenkonzentraten behandelt. Erythropoetin ist bei 60 % der Myelompatienten wirksam. Trotz geringer Nebenwirkungen wird mit Erythropoetin auf Grund der hohen Therapiekosten beim anämischen Myelompatienten eher selten behandelt.
- Bei **Hyperkalzämie** (☞ 33): forcierte Diurese, Kortikosteroide, Bisphosphonate und rascher Beginn der Chemotherapie
- Bei **Hyperviskositätssyndrom** Plasmapherese

22.15.8 Nachsorge

Die für die Verlaufskontrolle relevanten Parameter müssen für jeden MM-Patienten individuell festgelegt werden.

Die Anamnese hinsichtlich von Schmerzereignissen oder der Verschlechterung des Befindens ist unverzichtbar.

Serumkalzium, Blutbild und Nierenfunktion sind zu verfolgen. Zur Verlaufskontrolle sind die Konzentration der monoklonalen Immunglobulinfraktion im Serum, die Leichtkettenausscheidung im Urin und der Grad der Knochendestruktion, insbesondere Osteolysenzahl und -größe, geeignet.

Die Knochenmark-Infiltrationsrate reflektiert nicht immer die Tumormasse, da herdförmige Infiltrate eine Über- oder Unterbewertung der Knochenmarkinfiltration insbesondere in der Knochenmark-Zytologie bedingen.

Die Zeitabstände der Kontrolluntersuchungen sind individuell festzulegen. Bei Myelompatienten mit guter Prognose sind dreimonatige Zeitabschnitte ausreichend. Für Hochrisikopatienten (☞ 22.15.9) sind kürzere Abstände zu wählen.

22.15.9 Prognose

Die mittlere ÜLZ beträgt 48 Monate, auch durch allogene oder autologe SZT ist eine Heilung bisher selten. Sonderform ist das „smouldering myeloma“ mit jahrelanger geringer oder fehlender Progredienz.

Schlechtere Prognose bei hoher Tumorlast, gering differenzierten Plasmazellen, erhöhtem CRP (Infektion ausschließen) und β_2-Mikroglobulin, erniedrigtem Albumin, Thrombozytopenie, hohem Lebensalter, abhängig auch von Komplikationen und Zweiterkrankungen. Molekularzytogenetische Untersuchungen mit FISH-Sonden haben Risikogruppen definiert. Insbesondere die Deletion des Chromosoms 13 oder dessen langen Armes ist mit eine Prognoseverschlechterung vergesellschaft.

Die International Myeloma Foundation hat folgende einfach zu realisierende Risikounterteilung vorgeschlagen:

- Stadium I: β_2-Mikroglobulin < 3,5 mg/l und Serumalbumin ≥ 3,5 g/dl; medianes Überleben 62 Monate
- Stadium II: Kriterien von Stadium I oder Stadium III nicht erfüllt; medianes Überleben 44 Monate
- Stadium III: β_2-Mikroglobulin ≥ 5,5 mg/l; medianes Überleben 29 Monate.

22.15.10 Datenlage der Therapieoptionen

(☞ Tab. 22.15-8)

Tab. 22.15-8: Datenlage der Therapieoptionen beim multiplen Myelom (Stand: März 2006)

Therapie	Gesicherte Daten vorhanden (EBM 1)	Positive Einzelergebnisse (EBM 2)	Datenlage unsicher (EBM 3)
Primär kurativ		Allogene SZT	
Salvage kurativ		Allogene SZT	
Palliativ	+		
Komplementär			+

Literatur

1 Anderson KC: Clinical update: novel targets in multiple myeloma. Semin Oncol 31, 2004: 27–32
2 Attal M et al.: Single versus double autologous stem-cell transplantation for multiple myeloma. N Engl J Med 349, 2003: 2495–2503
3 Baur-Melnyk A et al.: Role of MRI for the diagnosis and prognosis of multiple myeloma. Eur J Radiol 55, 2005: 56–63
4 Durie BGM, Salmon SE: A clinical staging system for multiple myeloma. Cancer 36, 1975: 842–854
5 Durie BGM: Staging and kinetics of multiple myeloma. Semin Oncol 13, 1986: 300–309
6 Glasmacher A et al.: The current status of thalidomide in the management of multiple myeloma. Acta Haematol 114, 2005: 3–7
7 Goldschmidt H: Das Multiple Myelom (Plasmozytom) – Diagnose und Therapie. UNI-MED, Bremen, 2002
8 Greipp PR et al.: International staging system for multiple myeloma. J Clin Oncol 23, 2005: 3412–3420
9 Kyle RA et al.: Monoclonal gammopathies of undetermined significance: a review. Immunol Rev 194, 2003: 112–139
10 Kropff MH et al.: Bortezomib in combination with Dexamethason for relapsed multiple myeloma. Leukemia Res 29, 2004: 587–590
11 Neben K et al.: Dose-dependent effect of thalidomide on overall survival in relapsed multiple myeloma. Clin Cancer Res 8, 2002: 3377–3382
12 Rajkumar SV et al.: Combination therapy with lenalidomide plus dexamethasone (REV/DEX) for newly diagnosed myeloma. Blood Aug 2005 (Epub ahead of print)
13 Richardson PG et al.: Bortezomib or high-dose dexamethasone for relapsed multiple myeloma. N Engl J Med 352, 2005: 2487–2498

Internetadressen

1 www.studien.de
2 www.multiples-myelom.de
3 www.myelom.net

23 Einsatz komplementärer Therapien

Ben Pfeifer, Joachim Preiß, Clemens Unger

23.1 Grundsätzliche Betrachtungen

Ben Pfeifer, Joachim Preiß, Clemens Unger

Es ist keine Frage, dass die konventionelle Therapie mit Operation und, falls erforderlich, Chemo- und Strahlentherapie zur Reduktion der Tumormasse an erster Stelle für alle kurativen Behandlungsansätze steht. Komplementäre Methoden sind jedoch geeignet, die Nebenwirkungen der Therapie zu reduzieren und die Lebensqualität zu verbessern. Im Anschluss oder auch während einer konventionellen Behandlung sind komplementäre Methoden in der Lage, im Sinne der Regulationsmedizin dazu beizutragen, dass eine körperliche und seelische Erholung stattfindet. Ob sich damit auch die Rezidivrate senken lässt und das krankheitsfreie Überleben ansteigt, ist noch nicht zweifelsfrei geklärt. In Situationen, in denen eine konventionelle Therapie kaum noch zur Heilung führen kann, können komplementäre Methoden alternativ eingesetzt werden, dies möglicherweise auch dann, wenn die zu erwartenden Nebenwirkungen der konventionellen Behandlung vom Patienten nicht ertragen oder akzeptiert werden. Schließlich können unheilbar Tumorkranke in ihrer Lebensendphase sehr gut symptomatisch komplementär betreut werden, wodurch der Ablösungsprozess vom Leben erleichtert und ein friedliches Sterben ermöglicht wird.

Der Einsatz von komplementären Therapieverfahren in der Onkologie ist weit verbreitet und geht überwiegend auf die unzureichenden Ergebnisse der herkömmlichen Behandlungsmethoden zurück. Bis zu 80% aller Krebspatienten wenden heute komplementäre Maßnahmen zusätzlich zur konventionellen Tumorbehandlung an. Betroffene Patienten sowie deren Angehörige fragen in immer stärkerem Maße nach komplementären Therapieverfahren. Dabei geht es den Betroffenen in der Regel nicht um den Ersatz oder den Austausch von etablierten, konventionellen Therapieverfahren, sondern um deren sinnvolle Ergänzung mit der Hoffnung, die Überlebenschancen zu verbessern, die oft signifikanten Nebenwirkungen der Tumor zerstörenden Therapien abzumildern, der tumorbedingten oder therapieinduzierten Immunsuppression entgegen zu wirken und Angstzustände bzw. Depressionen abzubauen.

Der Begriff „komplementäre Therapieverfahren" ist nicht streng definiert. Komplementäre Therapieverfahren sind im Allgemeinen nicht durch wissenschaftliche Methoden belegt und stehen außerhalb oder neben der Schulmedizin. Im Zuge der zunehmenden Evidenzbasierung in der Medizin werden Forderungen nach wissenschaftlich nachvollziehbaren Erfolgen auch auf die Bereiche der komplementären Therapieverfahren übertragen, sodass zahlreiche Forschungsaktivitäten initiiert worden sind und der Kenntnisstand und die Fülle von Fachinformationen in diesen Bereichen deutlich vergrößert wurden (für detaillierte Informationen ☞ 8).

Für den größten Teil der Krebspatienten hat die Suche nach ergänzenden Therapieverfahren etwas mit der begründeten Sorge um ihr Weiterleben zu tun. Die Hälfte aller Krebspatienten stirbt auch heute noch an ihrer Erkrankung; bei diesen Patienten hat die intensive und sehr kostspielige Krebsforschung der letzten drei Jahrzehnte nur die Lebenserwartung verbessert, den Tod an der Tumorerkrankung aber nicht verhindern können. Diese Tatsache zeigt die Grenzen der modernen Schulmedizin an kurativen Ansätzen beim fortgeschrittenen Krebsleiden und erklärt (wenigstens zum Teil) die verstärkte Hinwendung der immer besser orientierten Patienten zu komplementären Behandlungen mit der Hoffnung, ihre Heilungschancen zu verbessern und ihr Leben weiter zu verlängern.

Mit den Worten „Bestrahlung" und „Chemotherapie" verbindet man Leiden der Betroffenen. Trotz großer Erfolge in der supportiven Therapie der Nebenwirkungen schätzen Patienten die Toxizität von Bestrahlung und Chemotherapie oft schwerwiegender ein als die Krankheit selbst und suchen ganz gezielt nach komplementärmedizinischen Methoden, um diese Nebenwirkungen abzumildern.

Ebenso wichtig für die Entscheidung, komplementärmedizinische Behandlungen anzuwenden, scheint die Hoffnung auf Stärkung des Immunsystems im Kampf gegen die Krebskrankheit sowie die Beseitigung der oft mit Chemotherapie und Bestrahlung einhergehenden Immunsuppression.

Letztlich ist die Hinwendung zur komplementären Medizin auch oft Ausdruck einer aktiven Auseinandersetzung mit der Krankheit im Sinne der Etablierung eines Selbsthilfekonzeptes oder einer Verarbeitungsstrategie der Krebserkrankung. Der Wunsch, selbst etwas zur Behandlung beizutragen bzw. die eigenen Bedürfnisse nach Aktivität und Erhaltung der Autonomie zufrieden zu stellen und somit auch Depressions- und Angstzustände abbauen zu können, spielt hierbei eine wesentliche Rolle. So entscheiden sich weit über die Hälfte der Krebspatienten in den westlichen Ländern im Verlaufe ihrer Erkrankung dazu, komplementärmedizinische Therapieverfahren zusätzlich zur konventionellen Behandlung anzuwenden.

23.2 Bewertungsmaßstäbe

Ben Pfeifer, Joachim Preiß, Clemens Unger

Sowohl für den suchenden Patienten als auch für den beratenden Arzt ist es oft schwierig, eine objektive und sachkundige Bewertung der einzelnen Behandlungsmethoden vorzunehmen. Eine Hilfe in dieser Unsicherheit hinsichtlich **komplementärer Therapieverfahren** kann die folgende Frageliste geben:

- Wie lange wird die Behandlungsmethode bereits praktiziert?
  Wenn auch nach Jahrzehnten noch nicht offiziell anerkannt oder auch nach längerer Zeit nur von einzelnen Vertretern des Verfahrens propagiert, ist die Methode wahrscheinlich unwirksam.
- Ist die Behandlungsmethode eigenartig, unverständlich, geheimnisvoll, an bestimmte Personen oder Orte gebunden?
  Je geheimnisvoller, desto unwahrscheinlicher die Wirksamkeit.
- Hat die Behandlungsmethode überwiegend „Erfolg“ oder sind auch Misserfolge bekannt?
  Falls nur über Erfolge berichtet wird, sollte die Behandlung kritisch hinterfragt werden.
- Hat die Behandlungsmethode Nebenwirkungen?
  Ohne Nebenwirkungen ist meist auch keine Wirkung zu erwarten.
- Werden strenge Diäteinschränkungen verlangt?
  Eine gesunde Ernährung ist akzeptiert, unbegründete und einschneidende Krebsdiäten sind eher abzulehnen.
- Bekämpfen die Vertreter dieser Behandlungsmethode die „Schulmedizin“?
  Angriffe und Verleumdungen helfen keinem weiter und ersetzen nicht die Notwendigkeit der Beweisführung.

Die Deutsche Krebsgesellschaft e.V. hat diese Fragen zusammen mit einer Übersicht von verschiedenen alternativen Behandlungsmethoden in einer Broschüre veröffentlicht. Im deutschsprachigen Raum betrifft dies vor allem Mistelextrakte, Vitamine und Spurenelemente, Immunstimulanzien, Enzyme, Tees, Diäten und Homöopathie.

Fairerweise sollten aber auch für die **schulmedizinischen Therapien** ähnliche Fragen gelten:

- Wie viele Patienten werden in der Klinik/Praxis mit dieser Erkrankung behandelt?
  Dies gibt einen Hinweis auf die Erfahrung des Therapeuten.
- Gibt es Leitlinien, nach denen die Therapie durchgeführt wird?
  Keine Therapie sollte „aus dem Bauch heraus“ erfolgen.
- Gibt es eine interdisziplinäre Tumorkonferenz?
  Keine Disziplin kann ein Alleinvertretungsrecht in der Tumortherapie für sich beanspruchen.
- Werden komplementäre Therapien durchgeführt oder toleriert?
  Ablehnung spricht von Unkenntnis oder einseitiger Vorgehensweise.
- Werden Erfolge und Nebenwirkungen erwähnt und ausführlich beschrieben?
  Keine Schönfärberei der positiven Seite, Wirkung und Nebenwirkung gehören immer zusammen.
- Besteht eine realistische Chance auf Besserung der Symptome oder Verlängerung des Überlebens?
  Keine Therapie um jeden Preis, keine Lebensverlängerung ohne Verbesserung der Lebensqualität.

23.3 Komplementär-therapeutisches Basisprogramm

Ben Pfeifer

Für die Mehrzahl der Krebspatienten lässt sich ein komplementär-therapeutisches Basisprogramm erarbeiten, das die Patientenziele verfolgt. Für die komplementärmedizinischen Maßnahmen des hier vorgestellten Basisprogramms liegen biometrisch gesicherte Daten aus prospektiven randomisierten Studien und zum Teil plazebo-kontrollierten sowie Kohortenstudien vor. Selbstverständlich wird nicht jeder Patient alle Komponenten dieses Basisprogramms anwenden, sondern es wird eine sinnvolle **Selektion** solcher Maßnahmen erfolgen, die den individuellen Bedürfnissen und finanziellen Möglichkeiten entsprechen. Es geht um eine kleine, selektive Auswahl von Angeboten, die möglichst aus langjähriger Erfahrungsmedizin stammen sollten (Mistel, Colibiogen, Enzyme, Antioxidanzien, Thymuspräparate). Bei diesen Substanzen ist dann die Risikobewertung sehr viel einfacher und der Patientenschutz eher gewährleistet als bei der Empfehlung von Substanzern mit wenig Anwendungserfahrung. Auch sollte an dieser Stelle betont werden, dass es **keine tumorspezifischen komplementären Programme** gibt. Vielmehr geht es um die Begleitung von Tumorpatienten auch mit der Hilfe komplementärer Therapieangebote.

23.3.1 Ernährungsberatung und -umstellung

Eine gesunde Ernährung und reines Trinkwasser sind von ausschlaggebender Bedeutung für die Krebsvorbeugung und unerlässlicher Bestandteil jeder erfolgreichen Krebstherapie. Vom National Cancer Institute (NCI) der USA wird angegeben, dass Ernährungsfehler für mehr als 35% aller Krebserkrankungen mitverantwortlich sind. Andere Meinungen schätzen das ernährungsbedingte Krebsrisiko sogar noch höher ein.
Es werden zwei Komponenten für das **erhöhte Risiko** verantwortlich gemacht:

- Grundsätzliche **Fehlernährung** der Industrieländer mit hohem Proteinanteil und tierischem Fett in der Nahrung, wenig Ballaststoffen und daraus resultierendem langen Verweilen des Stuhls im Darm – im Mittel 24 Stunden gegenüber 6 Stunden bei hohem Ballaststoffanteil. In mehreren großen Studien konnte nachgewiesen werden, dass eine direkte Korrelation von Magen- und Darmkrebsinzidenz und Ernährungsgewohnheiten besteht.
- **Kontamination** der industriellen Nahrungsmittel mit Krebs erzeugenden Chemikalien, Hormonen und Pestiziden. Die Nahrungsmittelindustrie weist seit Jahren alle Zweifel an der Sicherheit und Kanzerogenität ihrer Nahrungsmittelzusätze kategorisch zurück. Dabei steht ohne Zweifel fest, dass die so beliebten „junk food"-Nahrungsmittel, wie z.B. Hot dogs, Schinkenspeck, Kartoffel-Chips, Frühstück-Cereals, die meisten Soda-Getränke und viele mehr, signifikante Mengen an synthetischen, potentiell karzinogenen Stoffen enthalten. Nahrungsmittelfarbstoffe, synthetische Kohleteerfarbstoffe, Saccharin sowie Nitritverbindungen sind nur einige dieser schädlichen Substanzen. Nitrat-Beimischungen in unserer Nahrung verbinden sich z.B. mit den Aminen in Fleisch und Fisch und werden so zu den hoch-karzinogenen Nitrosaminen. Alle Nahrungsmittel, die diese kanzerogenen Substanzen enthalten, sollten strikt vermieden werden. Dies gilt nicht nur für den Krebskranken, sondern für jeden, der gesund bleiben möchte. Weiterhin sind alle Nahrungsmittel zu vermeiden, die von Petroleum abgeleitetes Protein entweder als Geschmacksverstärker oder als Nahrungsstoff enthalten (z.B. verschiedene Kuchenmix, bestimmte Makkaroni-Sorten, einige Babynahrungen).

Schließlich ist auf die Wichtigkeit einer ausreichenden **Trinkwasserqualität** bei der Krebsvorsorge und im Rahmen eines ganzheitlichen Behandlungskonzeptes hinzuweisen. Leider ist die Trinkwasserqualität in unseren Städten und Gemeinden durch Abfälle der chemischen Industrie oft stark in Mitleidenschaft gezogen. Über 700 synthetische organische Chemikalien hat man im Trinkwasser in den USA finden können, viele davon sind bekannte Karzinogene. Destillieren oder Abkochen ist hier nicht sehr hilfreich, da sich organische Chemikalien dadurch nicht eliminieren lassen. Wasserreinigung durch Kohlenstoff-Filteranlagen oder so genannte Reverse-Osmosis-Systeme wären notwendig, um kanzerogene organische Verbindungen zu beseitigen.
Therapieerfolg und Genesung sind wesentlich von einer ausreichenden und gesunden Ernährung und vom Ernährungszustand des Krebspatienten abhängig. Unter- bzw. Mangelernährung durch übertriebene Krebsdiäten (für detaillierte Informationen ☞ 8.4.5) sollten unbedingt vermieden werden, da beide die Prognose der Krebskrankheit und die Lebensqualität des betroffenen Patienten signifikant verschlechtern. Die Ernährung sollte reich an den natürlichen Vitaminen der B-Gruppe, sowie A, C, E und Folsäure sein und ausreichende Mengen an Mineralstoffen enthalten. Insbesondere geeignet für die Zufuhr dieser Substanzen sind Nahrungsmittel wie Brokkoli, Grünkohl, Tomaten, Sojabohnen, Möhren, Getreide, Grüner Tee, Zwiebeln und Knoblauch. Hochdosierte industriell hergestellte Vitamine in Tablettenform sind wenig nützlich.

Empfehlung

Vermehrte Aufnahme einer vollwertigen, vitamin-, mineral-, und ballaststoffreichen Kost aus biologischem Anbau. Die Nahrung sollte reich an komplexen Kohlenhydraten, Antioxidanzien, Folsäure und Omega-3-Fettsäuren sein und gleichzeitig niedrig im Gesamtfettanteil und an gesättigten Fettsäuren. Dies bedeutet einen Verzicht auf jegliche Form von „junk food" und Konservennahrung. Weiterhin wird empfohlen, die Einnahme von bestimmten Milchprodukten (z. B. gezuckerte Kondensmilch, Schlagsahne, Kaffeesahne, Eiscreme, fettreichen Käse) sowie Süßigkeiten (z. B. Schokolade, Kuchen, Bonbons usw.) zu vermindern. Letztlich sollten der Alkohol- und Kaffeekonsum reduziert und der Nikotinkonsum komplett aufgegeben werden.

23.3.2 Sportliche Betätigung und Bewegungstherapie

Die Bewegungstherapie hat sowohl in der Krebsvorbeugung als auch in der Behandlung und Nachsorge einen sehr hohen Stellenwert. Zielgerichtete Gymnastik, ein individuell angepasstes moderates Ausdauertraining oder auch körperliche Übungen können eindeutig das Allgemeinbefinden von Krebspatienten bessern (für detaillierte Informationen ☞ 8.4.3). Dies kann wenigsten zum Teil durch eine modulierende oder aktivierende Wirkung der sportlichen Betätigung auf den Hormonhaushalt und das Immunsystem zurückgeführt werden, welche möglicherweise über eine erhöhte Freisetzung von z. B. ß-Endorphin und antientzündlichen Substanzen die Stimmungslage wie auch die Schmerzempfindung günstig beeinflussen können. Schließlich kann über das Gruppenerlebnis beim Ausüben der sportlichen Aktivität auch eine psychische Stabilisierung erreicht werden.

Empfehlung

Für den Patienten täglich ½ – 1 Stunde moderates Ausdauertraining, einmal pro Woche 1 Stunde sportliche Betätigung in der (Selbsthilfe)Gruppe, um soziale Kontakte zu pflegen und das Gefühl der Zugehörigkeit zu entwickeln oder zu erhalten. Für den Gesunden ist ein etwas anstrengenderes Training (mind. 2 Stunden pro Woche schweißtreibender Sport) zu empfehlen.

23.3.3 Psychoonkologische Betreuung

Eine gut strukturierte psychoonkologische Betreuung von Krebspatienten sollte heute fester Bestandteil jeder Krebstherapie sowohl in der akuten Phase als auch in der Nachsorge sein. Leider entspricht dieses Ideal ganz und gar nicht der klinischen Wirklichkeit, obwohl als erwiesen gilt, dass psychotherapeutische Maßnahmen krankheitsbezogene Angst und Depressionen, emotionale Störungen beim Patienten selbst, in der Partnerschaft oder der betroffenen Familie sowie psychosomatische Auswirkungen der Krebskrankheit bessern können (für detaillierte Informationen ☞ 9.3). In einigen Studien, allerdings mit kleiner Fallzahl, konnte sogar ein Überlebensvorteil von psychisch betreuten Tumorpatienten gegenüber nicht betreuten Tumorpatienten gezeigt werden. Die mangelnde Vergleichbarkeit und die methodischen Probleme solcher Studien erschweren jedoch oftmals die ärztliche Akzeptanz.

Empfehlung

Jeder Patient wird gezielt über die Möglichkeit der psychoonkologischen Betreuung und deren Bedeutung für die Krankheitsbewältigung informiert und aufgeklärt. Bei konkretem Unterstützungsbedarf, den die Patienten äußern oder den die Pflegekräfte feststellen, werden psychosoziale Maßnahmen (Beratung, Entspannung, Schmerztherapie, Paargespräche usw.) angeboten und durchgeführt. Bei massiven psychosozialen Belastungen (Krisenintervention) werden die Patienten psychotherapeutisch betreut.
Als Idealvorstellung – finanziell aber in der Breite kaum durchführbar – ist einmal wöchentlich eine individualtherapeutische Sitzung wie auch eine Gruppentherapie unter Anleitung eines dazu ausgebildeten Psychologen empfehlenswert. Dies soll natürlich bedarfsgerecht angepasst werden. Spätestens ab dem 2. Behandlungsjahr sollte der Krebskranke eine Selbstentspannungsmethode erlernt haben und auch täglich praktizieren (z. B. autogenes Training, Yoga, Qigong).

23.3.4 Medikamentöse Begleittherapie

Misteltherapie

Die Behandlung mit Mistelextrakten (☞ 8.3.2.1 und 8.4.2.1) ist die in Deutschland und in der Schweiz am häufigsten angewendete komplementärmedizinische Maßnahme in der Tumortherapie. Für die Bestandteile der Mistel (z. B. Lektine, Viscotoxine und Polysaccharide) liegen aus der experimentellen Forschung an Zellkulturen umfangreiche Daten vor, die für eine DNA stabilisierende Wirkung, direkte Zytotoxizität, Immunmodulation und ein Apoptose-Induktionsvermögen durch die Mistelpräparate sprechen.
Aus einzelnen kontrollierten klinischen Studien geht hervor, dass lektin-standardisierte Mistelpräparate zu einer Verbesserung der Lebensqualität von Krebspatien-

ten beitragen und Nebenwirkungen von Chemotherapien abschwächen kann. Eine direkte Wirkung auf das Tumorwachstum konnte in vivo bisher trotz umfangreicher Forschung nicht nachgewiesen werden. Der Einsatz der Mistelpräparate ist daher in der konventionellen Tumortherapie unverändert umstritten.

Empfehlung
Insbesondere während der Nachsorge, nach intradermaler Testung, 2–3-mal pro Woche subkutane Gabe (möglichst in die Bauchdecke) unter Steigerung der Dosis (z. B. 0,2 ml → 0,5 ml → 0,7 ml → 1 ml), bis eine optimale immunstimulierende Erhaltungsdosis von 0,5–1,5 ng ML-1 / kgKG erreicht wird (z. B. 2-mal / Woche ½–1 Ampulle Eurixor®).

> **!** Nicht anwenden bei Hämoblastosen und Lymphomen, da eine potentiell Tumor stimulierende Wirkung nicht ausgeschlossen werden kann.

Immunstimulierende Substanzen (Thymus-, Organopeptide, Arabinoxylan)

Die meisten Thymuspräparate (☞ 8.4.1.1) enthalten Peptidgemische aus chromatographisch standardisierten Polypeptiden mit einem Molekulargewicht von kleiner als 10 000 Dalton. Aus experimentellen und prospektiv randomisierten klinischen Studien wird postuliert, dass die Thymuspeptide die Immunzellfunktion modulieren, eine Stimulation des unterdrückten Immunsystems herbeiführen und Nebenwirkungen einer Chemo- oder Radiotherapie vermindern können.
Organopeptide (Leber- und Milzpeptide, ☞ 8.4.1.1) haben ebenfalls einen festen Platz in der komplementären Tumortherapie. Seit etwa 50 Jahren werden Milzpeptide z. B. als Polyerga® Injektionslösung und Dragees mit dem hypothetischen Ziel der Vorbeugung und Verminderung von tumor- und therapiebedingten Beschwerden eingesetzt. Es gibt keine wissenschaftlichen Beweise, aber dennoch zahlreiche Hinweise aus unkontrollierten Studien, dass Milzpeptide zu einer besseren Verträglichkeit der Chemotherapie (Myeloprotektion) beitragen, eine Zunahme von Appetit und Körpergewicht beim Krebspatienten herbeiführen sowie die Stimmungslage verbessern können. Eine Therapie mit Leber- und Milzpeptiden wird von den Protagonisten dieser Therapie nicht nur während der akuten konventionellen Therapie empfohlen, sondern auch während der Nachsorge.

Arabinoxylan (z. B. in Biobran® oder Lentin Plus®) erhöht insbesondere die Zahl und Funktion der natürlichen Killerzellen und könnte somit die Immunabwehr gegen Krebs steigern. Außer wenigen Fallbeschreibungen liegen aber keine klinischen Daten vor (☞ 8.3.2.5).

Empfehlung
Während der Chemotherapie parallele Anwendung von Thymuspeptiden, z. B. 2 Ampullen Thymoject® am Tag der Chemotherapie und danach 3-mal / Woche je 1 Ampulle bis zum nächsten Zyklus.
Leber- und Milzpeptiden, z. B. Faktor-AF-2, am Tag der Chemotherapie 10–20 ml als Kurzinfusion, danach bis zum nächsten Zyklus 2-mal Ampullen / Woche.
Behandlung mit Arabinoxylan, z. B. Nahrungsergänzungsmittel Biobran® 2–3 g tgl., während der akuten Behandlungsphase (nicht bei Hämatoblastosen und Lymphomen) sowie tgl. 1–2 g in der Nachsorge (Kosten nur für Biobran®: 1500–3000 € / Jahr).

Therapie mit Antioxidanzien, Vitaminen und Spurenelementen

Für den chronisch Krebskranken können die Richtlinien der Deutschen Gesellschaft für Ernährung bezüglich der täglichen Zufuhr für Vitamine, Mineralien und Spurenelemente nicht zutreffend sein. Tumorpatienten haben einen erhöhten Bedarf an diesen Substanzen, der auch durch eine ausgewogene und gesunde Grundernährung nicht immer bereitgestellt werden kann. Alle Komponenten der Antioxidanzienkette sollten in höheren Mengen zugeführt werden, und dies nicht nur während der palliativen konventionellen Therapie, sondern auch in der Nachsorge (☞ 8.3.1).
Besonders eine gezielte Selensubstitution (☞ 8.3.1.1) ist für den Krebspatienten von Bedeutung. Selen ist Teil des endogenen antioxidativen Schutzsystems, das aus einer ganzen Reihe von Enzymen besteht, die zu Ihrer Synthese oder Aktivierung weitere Spurenelemente, wie z. B. Eisen, Zink, Kupfer und Mangan, als Kofaktoren benötigen. Es wird postuliert, dass Selen (z. B. als Natrium-Selenit) den Redoxfaktor RF-1 aktivieren und das Suppressorgen p53 reduzieren und somit DNA-Schäden in der Zelle korrigieren und eine Akkumulation von Mutationen verhindern kann. Selen ist weiterhin für die Synthese entgiftender Enzyme wie z. B. der Glutathion-S-Transferase, Epoxid-Hydrolase und des Cytochrom-P450-Systems unerlässlich und kann beim Krebspatienten insbesondere nach Chemotherapie und Bestrahlung die Entgiftungsfunktion verbessern und damit die

Nebenwirkungen abschwächen. Die antioxidative Wirkung von Selen schwächt dabei die Wirkung der zytostatischen Chemotherapie nicht ab. In einer Studie konnte gezeigt werden, dass eine längere Selensubstitution von etwa 0,2 mg tgl. eine Reduktion von Prostata-, Dickdarm- und Bronchialkrebs bewirken konnte. Als weitere antioxidative Substanzen werden die Vitamine C, E und A sowie Zink und die Vitamine der B-Gruppe zur Substitution empfohlen.

Empfehlung

Multivitaminpräparat und Multimineralpräparat täglich entsprechend der empfohlenen Einnahmemenge:

- Selen (z. B. Natriumselenit) 0,2 mg tgl.
- Zink 15 – 25 mg tgl.
- Vitamin C 1 – 2 g tgl. vorbeugend und in der Nachsorge
- Vitamin E 300 – 600 mg tgl.
- Vitamin A 5000 – 10 000 IE tgl.
- γ-Linolensäure 2-mal tgl. 150 mg
- α-Linolensäure, z. B. hochwertiges Fischöl, 6 – 12 g tgl. mit 30 % Gehalt an Omega-3-Fettsäuren.

Enzymtherapie

Die systemische Zufuhr von proteolytischen Enzymen zur Auflösung zirkulierender Immunkomplexe, zum Abbau von Adhäsionsmolekülen an Krebszellmembranen, zur antientzündlichen und antiödematösen sowie analgetischen Begleittherapie und zur Erhöhung der Immunabwehr gegen Krebs ist inzwischen ein Teil der ganzheitlichen Krebstherapie geworden (☞ 8.4.1.4). Es wird empfohlen, die Enzymtherapie in allen Stadien der Erkrankung anzuwenden. Während der primären Tumorzerstörung durch Chirurgie, Radio- oder Chemotherapie sollen durch die Enzymtherapie Nebenwirkungen reduziert werden. In drei retrolektiven Studie hat die systemische Enzymtherapie mit einem standardisierten Enzymgemisch (Papain, Trypsin, Chymotrypsin) bei Patienten mit Brustkrebs, Plasmozytom bzw. Dickdarmkrebs stadienabhängig eine signifikante Reduktion der krankheits- oder therapieinduzierten Symptome, eine Verbesserung der Lebensqualität, eine Zunahme der Gesamtüberlebenszeit und der krankheitsfreien Überlebenszeit bewirkt. Hochdosierte proteolytische Enzymgemische werden in allen Tumorstadien zur Unterstützung der kurativen Maßnahmen perioperativ, begleitend zur Radio- und Chemotherapie und palliativ bei fortgeschrittenen Tumorerkrankungen eingesetzt.

Die postulierte Wirkung ist eine Verminderung der Dichte von so genannten Adhäsionsmolekülen, insbesondere des Moleküls CD 44, das sich bevorzugt an Endothelrezeptoren von Blut- und Lymphgefäßen anheftet. Die Enzyme hemmen die Expression des CD 44-Moleküls und können somit einer Metastasenbildung vorbeugen. Die Enzymsubstitution kann immunkompetente Zellen bei der Radio- und Chemotherapie schonen und soll die direkte toxische Wirkung von Bleomycin auf das Lungengewebe, Carboplatin auf das Lebergewebe und 5-FU auf die Schleimhäute vermindern.

Empfehlung

Während der akuten Behandlung mit Tumor zerstörender Chemotherapie und Bestrahlung tägliche Einnahme eines proteolytischen Enzymgemisches, z. B. Papain 600 mg, Trypsin 240 mg, Chymotrypsin 240 mg, Bromelain 600 mg. Während der Nachsorge tägliche Einnahme von etwa der halben Dosierung. Bei verstärkter Blutungsneigung und Thrombozytopenie sowie vor geplanter Operation rechtzeitig Dosis reduzieren oder absetzen. Vorsicht bei Leukämien und malignen Lymphomen.

Mikrobiologische Therapie (Darmsanierung, Kolonhydrotherapie)

Die Funktion des schleimhautassoziierten Immunsystems des Darms (MALT) ist eng verbunden und stark abhängig von einer intakten Mikroflora der Mukosa. Die mikrobiologische Behandlung (☞ 8.3.2.8) des Darmes mittels Kolonhydrotherapie (☞ 8.4.8.1) und Probiotika (z. B. Enterococcus, Bifidobacterium, Proprionibacterium) oder niedermolekularen Extrakten und Stoffwechselprodukten von Darmbakterien (z. B. Colibiogen® oder Hylak® N, ☞ 8.3.2.8) hat sich in experimentellen Studien und in der klinischen Praxis als wirksames Verfahren zur Immunmodulation und Stimulation im MALT erwiesen. So können z. B. ein übermäßiger Befall des Darmes mit pathogenen Keimen, wie Candida albicans oder Clostridium difficile, nach Chemotherapie oder Antibiotikatherapie vermieden werden. Auch lassen sich Schleimhautschäden im Magen-Darm-Trakt, wie sie z. B. nach Bestrahlung und Chemotherapie auftreten können, durch Gabe von Probiotika vermindern.

Empfehlung

Kolonhydrotherapie 1-mal pro Woche während Chemotherapie und Bestrahlung, während der Nachsorge 1-mal pro Monat im ersten Jahr. Symbioselenkung mittels z. B. Symbioflor®, Mutaflor® und Colibiogen® nach antibiotischer Therapie sowie nach Chemotherapie und Bestrahlung mit intestinalen Nebenwirkungen entsprechend individueller Empfehlung.

23.3.5 Fiebertherapie

Eine Überwärmungstherapie kann als aktive Fiebertherapie (☞ 8.4.1.2) oder als passive Hyperthermie (☞ 8.2.3.1) erfolgen. Im Rahmen des komplementärmedizinischen Basisprogramms wird die aktive Fiebertherapie primär genutzt, um in unspezifischer Weise die Abwehrlage des Patienten zu erhöhen. Die iatrogen erzeugte Fieberreaktion wird oft durch mikrobielle Pyrogene ausgelöst. Bewährt haben sich dabei vor allem Lipopolysaccharid-Bestandteile von der äußeren Zellmembran gramnegativer Bakterien (Endotoxine) oder pyrogene Exotoxine grampositiver Bakterien. Beide können neben der gewünschten Fieberreaktion eine große Bandbreite an biologischen Wirkungen erzeugen. Insbesondere werden diese Effekte über aktivierte Makrophagen und deren Freisetzung der Zytokine IL-1 und TNF-α erklärt (☞ 7.9). Es kommen aber auch direkte Effekte der Endotoxine und Exotoxine für die beobachtete Antikrebswirkung in Betracht, z. B. über die Beeinflussung von Adhäsionsmolekülen an den Endothelzellen, an Tumorzellen und Immunzellen. Krebsarten mit mesodermal-embryonalem Ursprung, wie z. B. Sarkome, Lymphome (Leukämien) sowie Nierenzell- und Ovarialkarzinome, scheinen besser auf eine Fiebertherapie anzusprechen als andere Karzinome. Klinische Studien haben bei der Verwendung des Präparates OK-432 (Picibanil®), das zu einer Aktivierung der T-Zellen, Makrophagen und NK-Zellen mit konsekutiver IL-1 und IL-2 Ausschüttung und verbesserter autologen Zytotoxizität führt, eine signifikante Verlängerungen der Überlebenszeit in der Behandlung von Patienten mit Magen-, Bronchial- und Zervixkarzinom nachgewiesen. Ähnlich gute Ergebnisse wurden bei Patienten mit kolorektalen Tumoren in einer prospektiv randomisierten Langzeitstudie unter Verwendung eines Präparates aus Propionibacterium granulosum (KP-45) beobachtet. Hier konnte gezeigt werden, dass eine präoperative Behandlung mit dem Bakterium die 5-JÜR der Patienten im Stadium I und II deutlich verlängert.

Empfehlung

Vor Tumor zerstörender Therapie einen Zyklus mit 3 Therapien (1 Fiebertherapie pro Woche), während Tumor zerstörender Therapie in der therapiefreien Zeit je eine Fiebertherapie pro Woche, in der Nachsorge 3–4 Zyklen pro Jahr mit jeweils 3 Fiebertherapien.

23.3.6 Thermotherapie (Hyperthermie)

Die extreme Ganzkörperhyperthermie mit einer Anhebung der Körperkerntemperatur in unphysiologische Bereiche über 40,5–42,2 °C ist von der moderaten (fieberähnlichen) Ganzkörperhyperthermie (38,5–40,5 °C) abzugrenzen (☞ 8.2.3). Für die extreme Ganzkörperhyperthermie sind unterschiedliche Anti-Tumor-Effekte belegt.

Die Datenlage für die fieberähnliche Ganzkörperhyperthermie in der Tumortherapie belegt bislang keine ausreichende Wirksamkeit, jedoch deuten die klinischen Erfahrungen und eine umfangreiche experimentelle Grundlagenforschung darauf hin, dass die Methode einen additiven Beitrag in der komplexen Therapie leisten kann – es besteht jedoch noch ein erheblicher Forschungsbedarf. Aktuell werden ca. 500 wissenschaftliche Veröffentlichungen pro Jahr zum Thema Hyperthermie in der Onkologie verzeichnet. Gezeigt werden konnte u. a., dass unter prolongierter moderater Hyperthermie (> 6 Std.) die Aktivität der natürlichen Killerzellen gesteigert, die Apoptose von Krebszellen induziert und die Expression von Hitzeschockproteinen begünstigt wird. Inwiefern solche immunologischen Veränderungen einen messbaren Beitrag am Outcome des Patienten bieten, ist allerdings nach wie vor unklar. Bislang liegen einige Phase-I-Studien vor, Ergebnisse von Phase-II- und Phase-III-Studien bleiben abzuwarten.

Lokoregionäre Hyperthermie: In universitären Zentren wird überwiegend die Mikrowellen-Hyperthermie (MW-IHT) angewendet, die im Frequenzbereich von 434–2450 MHz arbeitet. Evaluierte Studienprotokolle zur MW-IHT sind unter www.hyperthermie.org nachzulesen.

> Als evidenzbasiertes Verfahren kann die Anwendung der lokoregionären Hyperthermie bei einem Thoraxwandrezidiv beim Mammakarzinom in Kombination mit Radio- oder Chemotherapie bezeichnet werden.

Die zweite Form einer lokoregionalen Tiefenhyperthermie ist die Elektrohyperthermie (RF-DHT: radiofrequency capacitive-coupled deep hyperthermia), die ebenfalls mit einer Chemotherapie oder Radiotherapie kombiniert werden kann. Sie gehört zu den elektromagnetischen Hyperthermieverfahren, bei der durch kapa-

zitive Kopplung Energie mit einer Frequenz von 13,56 MHz selbst fokussierend in den Tumor eingebracht wird. Diese Behandlung kombiniert die Anwendung eines elektrischen Feldes mit der Hyperthermie und zeichnet sich allgemein durch eine gute Verträglichkeit aus. Die Therapie kann ambulant durchgeführt werden. Es liegen nur wenige standardisierte oder evaluierte Protokolle zu diesem Behandlungsverfahren für die Anwendung in der Klinik vor.
Sollte im Rahmen eines überlegten Behandlungskonzeptes eine Hyperthermie in Frage kommen, sollte der Patient möglichst in Studien behandelt werden. Unter www.hyperthermie.org finden sich universitäre Institutionen, die eine hohe Expertise aufweisen und Patienten in klinischen Studien behandeln.

Empfehlung

Hyperthermiebehandlungen (wie Ganzkörper-, Tiefen-, Perfusionshyperthermie) allein oder in Kombination mit einer systemischen Chemotherapie oder Bestrahlung sollten an dafür ausgewiesenen medizinischen Zentren, am besten im Rahmen von evaluierenden Studien durchgeführt werden.

23.3.7 Wirksamkeit, Kosten und Risiken

Zur **Wirksamkeit** des vorgeschlagenen komplementärmedizinischen Basisprogramms in Bezug auf eine Reduktion von Nebenwirkungen der primären Tumortherapien (Resektion, Chemo- oder Radiotherapie), bezüglich Verbesserung der Lebensqualität von Krebspatienten und im Hinblick auf eine Lebensverlängerung existieren zur Zeit **keine Beweise** aus prospektiven randomisierten Studien. Für die meisten Bestandteile des Basisprogramms ist ein Patientenvorteil aus einzelnen Studien zu belegen, auch wenn die Qualität dieser Studien nicht mit den schulmedizinische Standards gemessen werden kann.
Die beschriebenen komplementärmedizinischen Maßnahmen sind möglicherweise eine sinnvolle Zusatztherapie für viele Krebspatienten und können daher in unterschiedlichem Umfang in die Behandlungsstrategie integriert werden.
Die **Kosten** des oben beschriebenen komplementär-onkologisches Basisprogramms sind von Patient zu Patient wegen der individuell angepassten Therapieempfehlungen unterschiedlich und können nicht genau angegeben werden. Allerdings haben sich Erfahrungswerte aus der Praxis herausgebildet, wonach Patienten nur für die Medikamente und Nahrungsergänzungsmittel pro Monat im Durchschnitt 200 – 600 € ausgeben.
Für den verantwortungsvollen Einsatz dieser Verfahren gilt jedoch immer, dass eine **Risikoabschätzung** durch den Arzt zu erfolgen hat. Es darf nicht passieren, dass ein unbekanntes Verfahren, eine nicht abgesicherte galenische Formulierung oder eine unbekannte Zusammensetzung und fehlende Dosiskenntnis zum Risiko für den Patienten werden. Daher sind eine eingehende Kenntnis einerseits und eine Begrenzung der einzusetzenden komplementären Therapien andererseits zum Wohle und zum Schutz der uns anvertrauten Patienten unerlässlich.

23.4 Komplementäre Therapie bei soliden Tumoren

Ben Pfeifer, Clemens Unger

Gegen den Einsatz begleitender komplementärmedizinischer Verfahren bei der Therapie von soliden Tumoren ist grundsätzlich nichts einzuwenden. Insbesondere gilt dies für die palliative Behandlung fortgeschrittener, metastasierter Tumoren. Eine restriktivere Haltung sollte jedoch für jede Art von kurativer Therapie, z.B. von Hodentumoren, oder in der neoadjuvanten/adjuvanten Therapie aller Karzinome eingenommen werden. Auch wenn nach jetzigem Stand des Wissens keine Hinweise dafür vorliegen, dass es zu einer möglichen negativen Beeinflussung des Therapieerfolges kommen kann, ist der Platz komplementärer Verfahren eher die therapiefreie Zeit nach Abschluss der unter kurativer Intention durchgeführten Therapien.
Wichtig ist, dass Patienten, die im Rahmen klinischer Prüfungen in Studienprotokollen behandelt werden, grundsätzlich keine komplementären Substanzen während der Therapie erhalten dürfen, da der positive oder negative Einfluss dieser Substanzen auf das Therapieergebnis nicht vorhersehbar ist.
Letztlich sollte bei der Anwendung komplementärer Verfahren (insbesondere bei solchen, für die keinerlei Evidenz bezüglich Wirksamkeit vorliegt,) immer auch der zusätzliche Kostenfaktor mitberücksichtigt werden.
Anhand des hormonrefraktären Prostatakarzinoms soll versucht werden, die Komplexität einer komplementären Behandlungsstrategie aufzuzeigen.

23.4.1 Prostatakarzinom

Ben Pfeifer

Prinzipiell können die Elemente des oben aufgeführten Basisprogramms (☞ 23.3) in der komplementärmedizinischen Behandlung aller Stadien von Prostatakrebs zum Einsatz kommen und die Standardtherapien, wie die radikale Prostatektomie, Bestrahlung und auch die Hormontherapie sinnvoll ergänzen. Dabei werden Urologen, Radiologen und Onkologen heute von immer besser informierten und kritischen Patienten gefordert, sachkundig und ohne Voreingenommenheit für ihre Fachrichtung Auskunft über Vor- und Nachteile der verfügbaren diagnostischen und therapeutischen Möglichkeiten zu geben. Folgende Fragen werden immer häufiger gestellt: Welchen Wert hat die regelmäßige Voruntersuchung durch rektales Abtasten der Prostata und gleichzeitige PSA-Kontrolle? Welche Behandlungsmethode ist für mich die beste? Kann man in meiner Situation vielleicht zunächst gar nichts tun und abwarten („watchful waiting")? Was kann sonst noch getan werden, um meinen Prostatakrebs günstig zu beeinflussen?

Lokale Therapien wie die radikale Prostatektomie und die Bestrahlungsbehandlung können für das lokal begrenzte und auch lokal fortgeschrittene Prostatakarzinom kurativ sein (☞ 15.3). Etwa ⅔ aller nicht metastasierten Prostatakrebspatienten werden heute mittels Prostatektomie oder Bestrahlung behandelt.

Für das lokal fortgeschrittene Prostatakarzinome wird seit einigen Jahren eine kombinierte Hormonblockade unter Verwendung eines 5-α-Reduktasehemmer (Finasterid, z. B. Proscar®), eines reinen Antiandrogens (Flutamid, z. B. Eulexin®; Bicalutamid, z. B. Casodex®) und eines LHRH-Agonisten (Goserelin, z. B. Zoladex®; Leuprorelin, z. B. Trenantone®) als initiale Behandlung vorgeschlagen und vor allem in den USA propagiert und praktiziert. Diese dreifache hormonelle Blockade wird über ca. 13 Monate durchgeführt. Danach werden das Antiandrogen und der LHRH-Agonist abgesetzt und die Therapie nur mit Finasterid weitergeführt. Erste Publikationen haben gezeigt, dass Patienten mit dieser Therapie eine lang dauernde PSA-Kontrolle erreichen und eine signifikante Verlängerung des krankheitsfreien Intervalls genießen können.

Beim hormonrefraktären Prostatakarzinom hat die komplementäre Behandlung heute wegen ihrer geringen Toxizität sogar noch an Bedeutung gewonnen. Hier kommen immer mehr Patienten mit dem Wunsch nach alleiniger komplementärer Behandlung, um die oft toxischen Wirkungen der Chemotherapie zu vermeiden. Bei diesen Patienten kann die folgende kombinierte Behandlung mittels Phytotherapie, Immuntherapie und antioxidativer bzw. orthomolekularer Therapie versucht werden.

Phytotherapie

Prostasol ist als Nahrungsergänzungsmittel auf dem europäischen Markt und in den USA erhältlich. Es besteht aus verschiedenen Sitosterolen (Camptosterol, Stimgasterol, Brassicasterol), Quercetin (Phytoöstrogen, Flavonoid), Pygeum africanum (Pygeum), Serenoa repens, Panax pseudoginseng, Zingiber officinale, Ganoderma Lucidum, Boron Chelat, Magnesiumoxid und Nattokinase. Nach oraler Einnahme von 900–2800 mg Prostasol kommt es bei etwa 70% hormonrefraktärer Prostatakrebspatienten innerhalb von wenigen Monaten zu einem > 50%igen Abfall des PSA-Werts. Ein solcher Abfall ist oft verbunden mit einer Abnahme metastatisch bedingter Schmerzen und einer Verbesserung der allgemeinen Lebensqualität. Bei etwa einem Drittel der Patienten kommt es zu einer Abnahme der Tumormasse im Primärtumor und/oder den Metastasen. Blutbild, Blutgerinnungswerte, Serumelektrolyte, Serumenzyme (GPT, GOT, alkalische Phosphatase, γ-GT), sowie Bilirubin-, Kreatinin- und Harnstoffwerte werden durch die Prostasol-Einnahme nicht signifikant verändert. Nebenwirkungen sind insgesamt gering und beziehen sich auf eine erhöhte Empfindlichkeit der Brustwarzen während der ersten beiden Monate der Einnahme bei etwa 40% der Patienten, Völlegefühl bei etwa 10% und kurzzeitiger Durchfall bei etwa 5%. Oberflächliche Beinvenenthrombosen sind bei weniger als 1% der Patienten aufgetreten, obwohl ein kausaler Zusammenhang hier unklar ist, da die Krankheit selbst das Thromboserisiko steigert.

Curcumin complex enthält eine standardisierte Menge an Curcumin und Resveratrol. Curcumin ist ein Extrakt aus der Tumeric-Wurzel (Gelbwurz) und ein nicht-toxischer Tyrosinkinaseinhibitor. Curcumin kann offensichtlich über die Hemmung der Zell-Survival-Faktoren NF-κB und des Faktors Akt (Signalprotein-Kinase) sowie über die Beeinflussung von Wachstumsfaktoren in den Zellzyklus von Prostatakrebszellen eingreifen und so zu einer Teilungshemmung und Apoptose führen. Resveratrol ist ein Phytoalexin aus der Weintraube und führt es zu einer Wachstumshemmung und Apoptoseinduktion bei hormonsensitiven wie auch hormonrefraktären Prostatakrebszellen. Insbesondere vermag die Kombination von Resveratrol und Beta-Sitosterol (Hauptbestandteil im Prostasol) eine ausgeprägte Hemmung des Krebswachstums herbeizuführen; dies möglicherweise über eine Induktion der Apoptose, über direkte Zellteilungshemmung und über die Beeinflussung der Prostaglandinsynthese.

Antioxidative Therapie

IMUPROS™ enthält eine antioxidative Wirkstoffmischung aus Vitaminen und Spurenelementen sowie Genistein, Lykopen, Epigallokatechin Gallat von natürlichen Quellen. Ein besonderes Herstellungsverfahren („time-release" = Hüllen) soll ermöglichen, dass die einzelnen Wirkstoffe in der Tablette nicht miteinander reagieren und im Magen-Darm-Trakt zu verschiedenen Zeiten aus der Hülle abgegeben werden, was eine ungestörte Aufnahme ins Blut begünstigen und die Bioverfügbarkeit verbessern soll.
Selen und Vitamin E sind zwei wichtige Vertreter dieser Wirkstoffmischung. Selen aktiviert das Phase-2-Enzym Glutathionperoxidase in der Zelle und erhöht damit die Elimination freier Sauerstoffradikale; kürzlich veröffentlichte Ergebnisse des „Nutritional Prevention of Cancer (NPC) Trial" in den USA haben eine deutliche Reduktion der Prostatakrebs-Häufigkeit durch Selen-Substitution mit 0,2 mg tgl. gezeigt. Ähnliche Effekte haben frühere Arbeiten nachgewiesen, in denen eine Selen-Substitution gegenüber Plazebo das Prostatakrebsrisiko um etwa 60% reduziert. Die vorbeugende Wirkung von Vitamin E ist in der „Alpha-Tocoferol, Beta-Caroten Cancer Prevention Study" untersucht worden. Eine tägliche Einnahme von 50 mg Alpha-Tocopherol hat bei fast 30 000 Männern im Alter von 50–69 Jahren das Auftreten eines Prostatakarzinoms um 32% reduziert und die Prostatakrebs-spezifische Mortalität um 41% senken können. Allerdings waren diese Ergebnisse an Patienten mit niedrigen Ausgangswerten für Selen im Plasma und bei Rauchern erhoben worden; ob Männer mit normalem Selenspiegel und Nichtraucher von einer Substitution mit Selen und Vitamin E profitieren, bleibt unklar. Die im August 2001 in den USA begonnene weltgrößte Prostatakrebs-Präventionsstudie „SELECT" soll diese Unklarheiten beseitigen und herausfinden, ob Selen und Vitamin E vor Prostatakrebs schützen; insgesamt 32 400 Männer sollen in dieser doppelblinden, randomisierten und plazebo-kontrollierten Studie über einen Zeitraum von insg. 12 Jahren beobachtet; diese Ergebnisse stehen dann allerdings erst frühestens 2020 zur Verfügung.

Epigallokatechingallat (EGCG), ein Polyphenol aus grünem Tee (Camellia sinensis), besitzt stärkere antioxidative Eigenschaften als Vitamin E und C. Experimentelle Untersuchungen belegen, dass EGCG die Androgenwirkung modulieren kann, an verschiedenen Stellen in den Zellzyklus der Prostatakrebszelle eingreift und eine Apoptose sowohl in androgensensitiven als auch androgenrefraktären Prostatakrebszellkulturen induziert. Weiterhin hemmt EGCG die Angiogenese durch Herabsetzung der Interleukin-8 und VE-Cadherin-Produktion, und wirkt antimetastatisch in Tiermodellen mit transplantiertem Prostatakrebs.
Lykopen, ein Carotenoid mit ausgesprochen starker antioxidativer Wirkung, wurde in den letzten Jahren sehr populär hinsichtlich Prostatakrebsprävention. Eine dosisabhängige Wachstumshemmung durch Lykopen in Prostatakrebs-Zellkulturen konnte nachweisen werden. Eine Diät, die reich an Lykopen ist, verringert DNA-Schäden durch oxidativen Stress und reduziert PSA-Werte um etwa 17% bei Patienten mit Prostatakrebs.
Die im Präparat IMUPROS™ kombinierten Wirkstoffe erlauben eine Reduktion der täglichen Tabletten- oder Kapsel-Einnahme, wenn man mit diesen Substanzen eine präventive oder begleitende Therapie des Prostatakarzinoms betreiben möchte; während für die komplementäre Therapie täglich bisher etwa 20–30 Tabletten oder Kapseln verschiedener Einzelpräparate eingenommen werden mussten, erhält man mit IMUPROS™ eine vergleichbare Wirkstoffmenge mit 3–6 Tabletten pro Tag.

Immuntherapie

Die Stimulation bestimmter Immunsystemfunktionen ist eine sinnvolle Behandlungsstrategie beim Prostatakarzinom. Experimentelle Untersuchungen aktiver und passiver Immuntherapie, insbesondere die Verwendung so genannter dendritischer Zellvakzine, haben nicht nur den theoretischen Ansatz als richtig bestätigt, sondern auch zu klinischen Resultaten geführt. Ziel der immunologischen Therapieverfahren ist die Verbesserung der Immunantwort von zytotoxischen T-Zellen gegen Prostatakrebs.
Arabinoxylan, die immunstimulierende Substanz in **Biobran®**, bewirkt dabei eine signifikante Steigerung der Anzahl und Aktivität von T- und B-Zellen sowie von natürlichen Killerzellen (NK-Zellen), was sich sowohl im Tierexperiment als auch beim Patienten mit Prostatakarzinom nachweisen lässt. Weiterhin steigert Biobran® die Makrophagenaktivität, was zu einer konsekutiven

Erhöhung von TNF-α und IL-6 führt; es ist daher anzunehmen, dass über die Aktivitätssteigerung im humoralen wie auch zellulären Immunsystem durch Arabinoxylan eine verbesserte Immunantwort entsteht.
Biobran® kann bei Patienten mit hormonrefraktärem Prostatakrebs in einer Dosierung von 15–30 mg/kg/d sowohl in Kombination mit der oben beschriebenen Phytotherapie als auch zusammen mit einer Chemo- oder Radiotherapie in der Hoffnung auf eine verbesserte Immunabwehr und Senkung von therapiebedingten Nebenwirkungen angewendet werden. Bislang liegen jedoch keine plazebo-kontrollierten Studien zur Wirksamkeit von Biobran® beim Prostatakarzinom vor.
Die Gabe von **Mistelextrakten** ist heute die häufigste komplementärmedizinische Maßnahme in der onkologischen Praxis. Beim Prostatakrebs-Patienten kommen sowohl standardisierte Mistelextrakte wie auch lektinnormierte Präparate zur Anwendung. Die Misteltherapie bewirkt eine unspezifische Immunstimulation durch Aktivierung von Makrophagen, neutrophilen Granulozyten und NK-Zellen, sowie Ausschüttung von TNF-α, GM-CSF und verschiedener Interleukine. Weiterhin haben Mistellektine eine zytotoxische Wirkung durch Hemmung der ribosomalen Proteinsynthese (ähnlich wie Ricin und Abrin) und steigern die Freisetzung von β-Endorphin, was möglicherweise für die Verbesserung des Wohlbefindens (Appetitsteigerung, besserer Schlaf, weniger Schmerzen, verbesserte Leistungsfähigkeit) mitverantwortlich ist. Obwohl eine alleinige Misteltherapie weder beim androgensensitiven noch beim androgenrefraktären Prostatakarzinom eine signifikante Absenkung der PSA-Werte bewirkt, kann davon ausgegangen werden, dass sich, ähnlich wie für Patienten mit kolorektalen Karzinomen und Gliomen nachgewiesen, die immunologischen Abwehrfunktionen und Lebensqualität auch bei Patienten mit Prostatakrebs durch eine Misteltherapie verbessern lassen.

Zusammenfassung

Die hier aufgeführten komplementärmedizinischen Therapiemaßnahmen für Patienten mit Prostatakrebs sind nicht unumstritten und werden in urologischen und onkologischen Fachkreisen kontrovers diskutiert, insbesondere weil der definitive Nachweis der klinischen Wirksamkeit vieler der hier angeführten komplementärmedizinischen Präparate und Behandlungsmethoden bislang noch nicht erfolgt ist. Die dreifache Hormonblockade sowie die Phytotherapie mit Prostasol und Curcumin complex, die aufgezeigten antioxidativen Maßnahmen sowie das vorgestellte Immun-Support-Programm können anerkannte Standardtherapien bei Prostatakrebs (insbesondere in der Frühphase der Erkrankung) nicht ersetzen. Da jedoch für das hormonrefraktäre Prostatakarzinom bis heute keine effektive Standardtherapie existiert und die bisherige klinische Erfahrung mit diesen komplementären Maßnahmen bei ⅔ der Patienten zu einem biochemischen und klinischen Response führt, scheint der Einsatz der hier beschriebenen komplementären Therapien für diese Patientengruppe gerechtfertigt. Eine systematische Untersuchung der Wirkung dieser Therapiemaßnahmen in Bezug auf Lebensqualität und Lebensverlängerung in kontrollierten klinischen Studien ist anzustreben.

Kosten

Die Kosten für die so genannte Dreifach-Hormonblockade liegen zwischen 1200–1500 €/Monat; die Kosten für die Phytotherapie bei hormonrefraktärem Prostatakrebs etwa 350–600 €/Monat.

23.4.2 Mammakarzinom

Ben Pfeifer

Prinzipiell können die Maßnahmen des bereits vorgestellten komplementären Basisprogramms (☞ 23.3) auch für Patientinnen mit Mammakarzinom in allen Stadien sinnvoll sein. Auch hier geht es um die sinnvolle Ergänzung der bekannten Standardtherapien wie Operation, Bestrahlung, Chemo- und Hormontherapie. Die komplementäre Behandlung mit den beschriebenen Elementen des Basisprogramms sollte im Einverständnis zwischen der Patientin und ihrem Gynäkologen, Radiologen und Onkologen entschieden werden. Dabei sind alle Therapeuten gefordert, sachkundig und ohne Voreingenommenheit für ihre Fachrichtung Auskunft über die komplementär-therapeutischen Möglichkeiten zu geben.
Bei lokal begrenzter Erkrankung, die auf Brust und regionäre Lymphknoten begrenzt ist, wird je nach Stadium die entsprechende Standardtherapie in kurativer Intention eingesetzt (☞ 12.1.8). 70–75% der Patientinnen werden geheilt und bedürfen daher – wenn überhaupt – nur einer kurzfristigen komplementären Therapie zur Minderung der Nebenwirkungen der Standardtherapie.
Bei Patientinnen mit primär oder sekundär metastasiertem Brustkrebs sind die Behandlungsergebnisse deutlich schlechter, eine kurative Therapie ist nur in Ausnahmefällen möglich, alle Therapieansätze sind immer nur

palliativ. Die mittlere Überlebenszeit nach Diagnose der Metastasen liegt zwischen 2 und 3 Jahren, mit den modernen Therapieansätzen sind aber ca. 10% der Patientinnen nach 10 Jahren noch am Leben. Wegen dieses unverändert unbefriedigenden Ergebnisses wird es verständlich, dass Brustkrebspatientinnen in diesem Stadium ihrer Erkrankungen ähnlich den Prostatakrebspatienten in immer stärkerem Maße komplementärmedizinische Behandlungen für Ihre Erkrankung suchen und in Anspruch nehmen.
Umfragen in den USA, in Deutschland und in der Schweiz schätzen den Anteil der Brustkrebspatientinnen, die neben konventioneller Behandlung auch komplementäre Therapien in Anspruch nehmen, zwischen 40 und 80%. Dabei scheinen vor allem junge Patientinnen mit hohem Bildungsstand und Einkommen komplementäre Behandlungsmethoden zu nutzen. Die Mehrzahl dieser Frauen entscheidet sich dazu in der Hoffnung, eine Rezidivbildung zu vermeiden oder hinauszuzögern und damit Heilung oder wenigstens Lebensverlängerung zu erreichen. Weiterhin spielen der Wunsch nach einer aktiveren Rolle im Umgang mit der Krankheit sowie der Versuch, Stress und Ängste abzubauen, eine wichtige Rolle. In Deutschland und der Schweiz werden als komplementäre Maßnahmen dabei am häufigsten immun-modulierende Therapien, Phytotherapie, Enzymtherapie, orthomolekulare Therapie, Bewegungstherapie sowie Methoden der Psychoonkologie angewandt.
Grundsätzlich ist dem Wunsch der Patientin nach alternativen Therapien Rechnung zu tragen, aber dennoch sollte berücksichtigt werden, dass alle nachstehend aufgeführten Therapien am Schicksal der Patienten zeitlich nichts ändern werden, andererseits aber der Wille zur Selbsthilfe und der Grad des Wohlfühlens ebenso wichtige Messparameter aus der Sicht der Patientin wie Remissionsgrad und Überlebenszeit sind.

Immunmodulierende Therapie

Mistel

Unter den immunmodulierenden Therapien nimmt die Misteltherapie in Deutschland und der Schweiz eine Sonderstellung bei den Brustkrebspatientinnen ein – sie ist die am häufigsten angewandte komplementär-onkologische Therapiemaßnahme überhaupt. Die Anwendung der Mistel in der komplementären Behandlung von Brustkrebs hat eine lange Geschichte. Bereits 1987 wurden die ersten Mistelstudien bei publiziert, die für Brustkrebspatientinnen eine Verlängerung des Überlebens zeigten. In den Folgejahren wurden Studien mit unterschiedlichen Mistelpräparaten durchgeführt (Iscador®, Helixor®, Eurixor®, Lektinol®), die entweder randomisiert oder als retrolektive Kohortenstudien eine signifikant verbesserte Lebensqualität während der Chemotherapie beschrieben und erneut einen Trend zur Verlängerung der rezidivfreien und Gesamtüberlebenszeit anzeigten.
Sinnvoll sind ein möglichst frühzeitiger Therapiebeginn und eine längere (lebenslange) Behandlungszeit. Die Misteltherapie kann im komplementären Sinne parallel zur Chemo-, Strahlen- oder zur Hormontherapie sowie vor, während und nach der Tumorchirurgie eingesetzt werden, ohne dass nachteilige Wechselwirkungen zu erwarten wären. Bei den in der klinischen Praxis eingesetzten Dosierungen lektin-normierter Mistelpräparate (☞ 8.3.2.1) wirkt ML-1 immunstimulierend, in sehr viel höheren Konzentrationen hat es eine zytotoxische Wirkung (experimentelle Therapieversuche oder bei intratumoraler Anwendung).
Zunächst sollte mit 0,1 ml bei streng intrakutaner Applikation auf mögliche allergische Neigung getestet werden. Zeigt sich hier auch nach 48 Std. keine Reaktion, kann zu subkutaner Gabe gewechselt (möglichst Bauchdecke) und die Dosis gesteigert werden (z. B. 0,2 ml → 0,5 ml → 0,7 ml → 1 ml), bis die optimale immunstimulierende Erhaltungsdosis von 0,5 – 1 ng ML-1 / kgKG (z. B. jeweils 2-mal pro Woche ½ – 1 Ampulle Eurixor®) erreicht wird. Werden zu hohe Dosen (z. B. zwischen 2,5 – 3,0 ng ML-1 / kgKG) verabreicht, kann es zur Hemmung des Immunsystems kommen.
Neben den allopathischen lektin-normierten Mistelpräparaten werden auch anthroposophische Mistelpräparate (☞ 8.4.2.1) angewendet. Diese werden nach Vorschrift der Hersteller gemäß der anthroposophischen Therapierichtung dosiert und entsprechen den Richtlinien der Sachverständigenkommission C. Die anthroposophischen Mistelpräparate sind aufgrund der Ausnahmeliste zu § 34 SGBV erstattungsfähig durch die gesetzlichen Krankenversicherungen.

Empfehlungen

- Mistel und Chemotherapie: Eine begleitende Misteltherapie bewirkt eine bessere Verträglichkeit der Zytostatika und Minderung von Inappetenz, Erbrechen und Nausea; die Phase der Immundepression durch Chemotherapie wird verkürzt. Bei Mistelpause während Chemotherapie Behandlung mit Selen und Faktor-AF-2 empfohlen.

- Mistel und Strahlentherapie: Eine begleitende Misteltherapie bewirkt eine bessere Verträglichkeit bei einer gleichzeitig verbesserten Ansprechbarkeit der Strahlentherapie. Bei Mistelpause während Strahlentherapie Therapie mit Selen und Faktor-AF-2 empfohlen.

Thymus-, Leber- und Milzpeptide (☞ 8.4.1.1)

Aus experimentellen und prospektiv randomisierten klinischen Studien geht hervor, dass Thymuspeptide die Immunzellfunktion modulieren, eine Stimulation des unterdrückten Immunsystems herbeiführen und Nebenwirkungen einer Chemo- oder Radiotherapie vermindern können. Organopeptide aus Leber und Milz haben ebenfalls einen festen Platz in der komplementären Tumortherapie bei Brustkrebs. Seit etwa 50 Jahren werden Milzpeptide, beispielsweise als Polyerga® Injektionslösung und Dragees, mit dem hypothetischen Ziel der Vorbeugung und Verminderung von tumor- und therapiebedingten Beschwerden eingesetzt. Es gibt keine wissenschaftlichen Beweise, aber dennoch zahlreiche Hinweise aus unkontrollierten Studien, dass Milzpeptide zu einer besseren Verträglichkeit der Chemotherapie (Myeloprotektion) beitragen, eine Zunahme von Appetit und Körpergewicht beim Krebspatienten herbeiführen sowie die Stimmungslage verbessern können.

■ Empfehlungen

- Während der Chemotherapie parallele Anwendung von Thymuspeptiden, z. B. 2 Ampullen Thymoject® am Tag der Chemotherapie und danach 3-mal/Woche je 1 Ampulle bis zum nächsten Zyklus.
- Leber- und Milzpeptide, z. B. Faktor-AF-2, am Tag der Chemotherapie 10–20 ml als Kurzinfusion, danach bis zum nächsten Zyklus 2-mal wöchentlich 2 ml s.c.; kann jeweils mit 1000 µg selenase® als Kurzinfusion (z. B. in NaCl oder Glukose) kombiniert werden. Während Radiotherapie parallele Anwendung von 2 ml Faktor-AF-2 2-mal wöchentlich, bei Bedarf auch höher dosieren, z. B. 10–20 ml als Kurzinfusion 1 Std. vor Radiotherapie; kann jeweils mit 1000 µg selenase® als Kurzinfusion (z. B. in NaCl oder Glukose) kombiniert werden.
- Nach Abschluss der palliativen Therapie (Chemo- und/oder Radiotherapie) in der Phase der Remission Wechsel zwischen z. B.:
  - EURIXOR® (lektinnormierter Mistelextrakt): 2-mal wöchentlich 1 Ampulle, drei Monate lang, dann Wechsel zu
  - THYMOJECT® (enthält 100 mg niedermolekulare Thymuspeptide pro Ampulle): 2-mal wöchentlich 1 Ampulle, drei Monate lang, dann wieder EURIXOR® usw.
  - Bei sehr schlechtem Allgemeinzustand besteht die Möglichkeit, zwischendurch drei Monate Faktor-AF-2 (Leber-Milz-Peptide) 2-mal wöchentlich 1 Ampulle zu geben.

Experimentelle komplementäre Ansätze

Nicht genügend untersucht, aber möglicherweise wirksam, sind die nachfolgend aufgeführten Präparate und Substanzen. Für Einzelheiten und Dosierung ☞ betreffende Unterkapitel in Kapitel 8.

- **Arabinoxylan** (z. B. in Biobran®) ☞ 8.3.2.5
- **Avemar®** ☞ 8.3.2.4
- **Curcumin:** Curcumin wird aus der Tumeric-Wurzel (Gelbwurz) extrahiert. Es ist ein nicht-toxischer Tyrosinkinasehemmer und hat vielfältige biologische Wirkungen. Über die Hemmung der Zell-Survival-Faktoren NF-κB und des Faktors Akt (Signalproteinkinase) sowie über die Beeinflussung von Wachstumsfaktoren kann Curcumin offensichtlich in den Zellzyklus von Brustkrebszellen eingreifen und zu einer Teilungshemmung und Apoptose führen. Daneben hat es antiphlogistische Wirkungen und hemmt die Angiogenese. Da Curcumin als pharmakologisch sichere Substanz gilt, kann der Einsatz in der komplementären Behandlung des Mammakarzinoms mit täglich 2–3 g durchaus empfohlen werden.
- **Resveratrol:** Phytoalexin aus der Weintraube. Es bewirkt eine Wachstumshemmung von 60–80 % und fördert die Apoptose von Brustkrebszellen. Weiterhin kann Resveratrol bereits in geringen Konzentrationen (30 µmol/l) die Resistenz von Brustkrebszellen gegen Chemotherapeutika aufheben. Eine Curcumin-Resveratrol-Präparation ist als Curcumin complex erhältlich. Diese enthält eine standardisierte Menge an Curcuminoid, Piperin (Extrakt aus schwarzem Pfeffer) und Resveratrol. Piperin in geringen Mengen kann die ansonsten geringe Absorption von Curcumin durch die Darmschleimhaut verstärken. Brustkrebspatientinnen können täglich zwischen 4–6 Kps. Curcumin complex einnehmen. Allerdings sollte dies in der Phase nach und nicht parallel zur Chemotherapie erfolgen, da bei gleichzeitiger Gabe möglicherweise die Effektivität der Chemotherapie durch eine Curcumin-bedingte Reduktion reaktiver Sauerstoffmoleküle vermindert werden kann.

- **Indole-3-Carbinol** (I3C): Natürliche Substanz aus Kreuzblütlern, z.B. Broccoli, Blumenkohl, Rosenkohl u.a. I3C vermindert die Blutkonzentration des Östrogenmetaboliten 16-α-Hydroxyöstron, das mit erhöhtem Brustkrebs- und Endometriumkrebs einhergeht. Weiterhin verstärkt I3C die Umwandlung von Östradiol zu Östriol, einem biologisch „schwächeren“ Östrogen, das die Wachstumsrate von Krebszellen um > 50% reduziert und die Apoptoserate von Brustkrebszellen stark erhöht. In Zellkulturen vermindert I3C das Wachstum von Östrogen-Rezeptor positiven Brustkrebszellen (MCF7) um 90% verglichen mit 60% Hemmung durch Tamoxifen. In Östrogen-Rezeptor negativen Brustkrebszellen hemmt I3C die DNA-Synthese und somit das Koloniewachstum um etwa 50%, während Tamoxifen hier keine Wachstumshemmung erzeugt. Eine Supplementierung mit I3C scheint daher für Brustkrebspatientinnen sinnvoll. Die empfohlene Dosierung liegt zwischen tgl. 400–600 mg I3C.
- **Epigallokatechingallat** (EGCG): Polyphenol aus grünem Tee (Camellia sinensis), das stärkere antioxidative Eigenschaften als Vitamin E und C besitzt. Experimentelle Untersuchungen mit Krebszellkulturen belegen, dass EGCG zu einer Wachstumshemmung von etwa 60% führt und bei die Apoptoserate bei Hormon-Rezeptor positiven und negativen Brustkrebszellen erhöht. Weiterhin ist bekannt, dass EGCG den vaskulären endothelialen Wachstumfaktor (VEGF) dosisabhängig blockiert und so über einen antiangionetischen Effekt das Krebswachstum von Primärtumor und Metastasen hemmen kann. Als Tagesdosis können 1000–1500 mg EGCG für Brustkrebspatientinnen empfohlen werden.

Enzymtherapie

Die Einnahme proteolytischer Enzyme (☞ 8.4.1.4) zur Auflösung zirkulierender Immunkomplexe, zum Abbau von Adhäsionsmolekülen an Krebszellmembranen, zur antientzündlichen und antiödematösen sowie analgetischen Begleittherapie und zur Erhöhung der Immunabwehr ist fester Bestandteil der komplementären Krebsbehandlung für viele Brustkrebspatientinnen. Während der primären Tumorzerstörung durch Chirurgie, Radio- oder Chemotherapie können durch die Enzymtherapie Nebenwirkungen reduziert werden.

In retrolektiven Untersuchungen hat die systemische Enzymtherapie mit einem standardisierten Enzymgemisch (Papain, Trypsin, Chymotrypsin) bei Patientinnen mit Brustkrebs stadienabhängig eine signifikante Reduktion der krankheits- oder therapieinduzierten Symptome und eine Verbesserung der Lebensqualität bewirkt. Hochdosierte proteolytische Enzymgemische werden in allen Tumorstadien zur Unterstützung der kurativen Maßnahmen perioperativ, begleitend zur Radio- und Chemotherapie sowie palliativ bei fortgeschrittenem Brustkrebs eingesetzt.

Während der Chemotherapie und Bestrahlung wird die tägliche Einnahme von z.B. Papain 600 mg, Trypsin 240 mg, Chymotrypsin 240 mg oder Bromelain 600 mg, in der Nachsorge etwa jeweils die halbe Dosis empfohlen. Bei verstärkter Blutungsneigung und Thrombozytopenie sowie vor geplanter Operation rechtzeitig Dosis reduzieren oder Präparat absetzen.

Orthomolekulare Therapie

Brustkrebspatientinnen haben einen erhöhten Bedarf an Vitaminen und Mineralstoffen, der auch durch eine ausgewogene und gesunde Grundernährung nicht immer bereitgestellt werden kann. Die Krebskrankheit selbst wie auch die Tumor zerstörenden Therapien führen zu einem signifikanten Anstieg von oxidativem Stress mit der erhöhten Bildung freier Radikale. Dies kann an der ansteigenden Lipidperoxidation und dem erniedrigten antioxidativen Status im Blut von Patientinnen mit Brustkrebs abgelesen werden. Alle Komponenten der Antioxidanzienkette sollten deshalb in höheren Mengen zugeführt werden, und dies nicht nur während der kurativen und palliativen konventionellen Therapie, sondern auch in der Nachsorge (☞ 8.3.1).

Wenn die Stoffwechselprodukte der Lipidperoxidation zu stark erhöht sind, reicht die totale Radikalfängerkapazität des Blutplasmas nicht aus und es kommt zu signifikanten Senkungen antioxidativer Substanzen, wie z.B. Selen, Vitamin C, Vitamin E, β-Karotin und Glutathion. Insbesondere eine gezielte **Selensubstitution** (☞ 8.3.1.1) ist in diesem Zusammenhang von Bedeutung. Selen wirkt selbst auch zytotoxisch auf Tumorzellen, während es gesunde Zellen schützt. **Vitamin E** kann den Abfall der Neutrophilen unter Chemotherapie vermindern und sollte vor und während tumorzerstörender Therapie substituiert werden. Von **Vitamin D** ist bekannt, dass ein längere Zeit bestehender Mangel (z.B. ernährungsbedingt und bei verminderter Sonnenbestrahlung) mit abnormer Brustdrüsen- und Tumorentwicklung assoziiert ist. Eine komplementäre Zufuhr ist für Brustkrebspatientinnen auch deshalb sinnvoll, da Vitamin D über die Kalziuminduktion zur Apoptose von Tumorzellen führen kann. Schließlich ist vom **Vitamin**

B_6 bekannt, dass es Nebenwirkungen der Bestrahlung effektiv reduziert kann.
Interventionsstudien mit orthomolekularer Therapie bei Brustkrebs gibt es bislang nicht, sodass im Wesentlichen theoretische Überlegungen, experimentelle Untersuchungen und Tierversuche zu den folgenden Empfehlungen beitragen.

Empfehlung

Multivitaminpräparat und Multimineralpräparat täglich entsprechend der empfohlenen Einnahmemenge und zusätzlich:

- Selen:
  - Nach Diagnosestellung 500 µg selenase 100 (enthält 100 µg Natriumselenit) p.o./d
  - Vor Operation sowie 1 Std. vor Chemotherapie oder Bestrahlung 500 – 1000 µg/d
  - In der Nachsorge 200 – 500 µg/d
- Zink 10 – 50 mg; bis ca. 4 Wochen nach der Operation jeweils 25 mg Zink (z.B. ZINKOTASE® enthält Zinkaspartat, 1-mal tgl. eine Filmtbl.)
- Vitamin C 2 – 4 g tgl. vorbeugend und in der Nachsorge
- Vitamin E 300 – 600 mg tgl.
- Vitamin A 5000 – 10000 IE tgl.
- Vitamin D 5 – 10 µg tgl.
- Vitamin B_6 100 mg tgl. bei polyneuropathischen Nebenwirkungen von Chemotherapie und Bestrahlung
- β -Karotin: 30 mg/d
- Gammalinolensäure 2-mal tgl. 150 mg
- Alphalinolensäure, z.B. hochwertiges Fischöl, 6 – 12 g tgl. mit 30% Gehalt an Omega-3-Fettsäuren.

Die angegebenen Dosierungen werden nicht als Dauertherapie empfohlen, sondern nur für die Phase der intensiven konventionellen Therapie. Je nach Stadium der Erkrankung, gesundheitlichem Zustand der Patientin und ihrem Lebensstil sollte 1 – 3 Monate nach Abschluss der konventionellen Therapie durch geeignete Laboruntersuchung geklärt werden, welche Supplemente in welcher Dosierung erforderlich sind.

Bewegungstherapie

Die Bewegungstherapie hat für Patientinnen mit Brustkrebs einen sehr hohen Stellenwert – nicht nur in der allgemeinen Rehabilitation zur Verbesserung des Allgemeinbefindens und der Reduktion von Nebenwirkungen der Polychemotherapie, sondern auch speziell im Hinblick auf eine Rezidivprohylaxe. Zielgerichtete Gymnastik, ein individuell angepasstes moderates Ausdauertraining und bestimmte, den jeweiligen Symptomen angepasste körperliche Übungen können eindeutig das Allgemeinbefinden bessern.
Patientinnen mit nicht metastasiertem, hormonrezeptor-positiven Brustkrebs sollten sich einem täglichen Ausdauertraining unterziehen, da die Ergebnisse der Nurses Health Study zeigen, dass bereits Spazierengehen von 3 – 5 Std. wöchentlich die Brustkrebs-spezifische Mortalitätsrate vermindert. In vielen weiteren Studien konnte gezeigt werden, dass Rezidive durch regelmäßige sportliche Betätigung, Ernährungsumstellung und Engagement in Selbsthilfegruppen signifikant hinausgezögert werden konnten. Medikamentöse Begleittherapien zur Rezidivprophylaxe schienen bei diesen Frauen nur eine untergeordnete Rolle zu spielen. Moderates Ausdauertraining ist auch geeignet, das die Chemotherapie oft begleitende Fatigue-Syndrom zu reduzieren. Schließlich kann über das Gruppenerlebnis beim Ausüben der sportlichen Aktivität auch eine psychische Stabilisierung bei Brustkrebspatinetinnen erreicht werden.

Empfehlung

Täglich ½ – 1 Stunde moderates Ausdauertraining, einmal pro Woche 1 Stunde sportliche Betätigung in der (Selbsthilfe)Gruppe, um soziale Kontakte zu pflegen und das Gefühl der Zugehörigkeit zu entwickeln oder zu erhalten.

Psychoonkologische Maßnahmen

Psychotherapeutische Maßnahmen können krankheitsbezogene Angst und Depressionen, emotionale Störungen bei den Patientinnen selbst, in der Partnerschaft oder in der betroffenen Familie sowie psychosomatische Auswirkungen der Krebskrankheit bessern (☞ 9.3). In einigen Studien (allerdings mit kleiner Fallzahl) konnte ein Überlebensvorteil von psychisch betreuten gegenüber nicht betreuten Tumorpatienten gezeigt werden. Jeder Brustkrebspatientin sollte gezielt über die Möglichkeit der psychoonkologischen Betreuung und deren Bedeutung für ihre Krankheitsbewältigung informiert und aufgeklärt werden. Bei konkretem Unterstützungsbedarf, den entweder die Patientin selbst äußert oder den die Pflegekräfte feststellen, sollten psychosoziale Maßnahmen (Beratung, Entspannungsübungen, Schmerztherapie, Paargespräche usw.) angeboten und durchgeführt werden. Bei massiven psychosozialen Belastungen (Krisenintervention) muss die Patientin psychotherapeutisch betreut werden.

Empfehlung

Einmal wöchentlich eine individualtherapeutische Sitzung; alle 2 – 3 Wochen eine Gruppentherapie unter Anleitung eines dazu ausgebildeten Psychologen. Spätestens ab dem 2. Behandlungsjahr sollte die Brustkrebspatientin eine Selbstentspannungsmethode erlernt haben und auch täglich praktizieren (z. B. autogenes Training, Yoga, Qigong).

Zusammenfassung

Die hier aufgeführten komplementärmedizinischen Therapiemaßnahmen für Patientinnen mit Brustkrebs sind nicht unumstritten und werden in onkologischen Fachkreisen kontrovers diskutiert, insbesondere weil der definitive Nachweis der klinischen Wirksamkeit vieler der hier angeführten komplementärmedizinischen Behandlungsmethoden und Präparate bislang noch nicht erfolgt ist. Insbesondere können die angeführten komplementärmedizinischen Maßnahmen anerkannte Standardtherapien bei Brustkrebs (insbesondere in der Frühphase und im nicht metastasierten Stadium der Erkrankung) nicht ersetzen. Eine systematische Untersuchung der Wirkung dieser Therapiemaßnahmen in Bezug auf Lebensqualität und Lebensverlängerung in kontrollierten klinischen Studien ist anzustreben.

Kosten

Die Kosten für die aufgeführten Maßnahmen sind individuell sehr verschieden und richten sich nach der Auswahl der einzelnen komplementären Methoden und Präparate. Als Erfahrungswert kann hier ein Bereich zwischen 200 – 800 €/Monat angegeben werden.

23.5 Komplementäre Therapien bei Hämatoblastosen

Clemens Unger

Während die Maßnahmen des komplementärmedizinischen Basisprogramms prinzipiell auch für Hämoblastosen und Krebs des Lymphsystems gelten, sollte im Rahmen der Behandlung hämatologischer Neoplasien grundsätzlich eine Zurückhaltung im Einsatz von komplementären Substanzen mit immunstärkender oder -stimulierender Wirkung geübt werden. Dies gilt insbesondere für den Einsatz von z. B. Mistel-, Thymus-, Faktor-AF2-Präparaten oder ähnlichen Substanzen. Auch hier muss angemerkt werden, dass nach jetzigem Stand des Wissens keine überzeugenden Hinweise dafür bekannt sind, dass immunstimulierende Substanzen ein Tumorenhancement auslösen können. Andererseits besteht zumindest die Möglichkeit, dass dieses eintreten kann, da viele hämatologische Neoplasien von Lymphozyten ausgehen. Um Patienten hier entgegenzukommen, ist der Einsatz von **Nahrungsergänzungsmitteln**, Vitaminen, Spurenelementen und Selen sicher unproblematisch. Eine gute Beratung und Orientierung des Patienten hinsichtlich potentieller Risiken beim möglichen Einsatz solcher Substanzen wird hier besonders hilfreich sein. Abschließend sollte auch hier erwähnt werden, dass während der Teilnahme von Patienten an klinischen Studien der Einsatz komplementärer Substanzen grundsätzlich nicht akzeptiert werden kann.

Literatur

1 Beaufort F: Reduzierung von Strahlennebenwirkungen durch hydrolytische Enzyme. Arzt & Praxis 49, 1995: 392 – 396
2 Bernstein BJ, Grasso T: Prevalence of complementary and alternative medicine use in cancer patients. Oncology 15(10), 2001: 1267 – 1272
3 Beuth J, Ost B, Pakdaman A, Rehfeldt E, Bock PR, Hanisch J, Schneider B: Impact of complementary oral enzyme application on the postoperative treatment results of breast cancer patients – results of an epidemiological multicentre retrolective cohort study. Cancer Chemother Pharmacol 47, 2001: 53 – 62
4 Borghardt JE, Rosien B, Frech S, Hartleb M: Polyerga® as supportive therapy could improve quality of life in head and neck cancer patients during chemotherapy. Supp Care Cancer 3, 1995: 360 – 365
5 Cassileth BR, Deng G: Complementary and alternative therapies for cancer. Oncologist 9, 2004: 80 – 89
6 Clark LC, Combs GF, Turnbull BW et al.: The nutritional prevention of cancer with selenium 1983 – 1993: A randomized clinical trial. J Am Med Assoc 276, 1996: 1957 – 1963
7 Dimeo FC: Körperliche Aktivität und Krebs: Eine Übersicht. Dtsch Z Sportsmed 52, 2001: 238 – 244
8 Eisenberg DM, Davis RB, Ettner SL, Appel S, Wilkey S, Van Rompay M, Kessler RC: Trends in alternative medicine use in the United States, 1990 – 1997: results of a follow-up national survey. JAMA 280, 1998: 1569 – 1575
9 Epstein SS: The Politics of Cancer Revisited. East Ridge, New York, 1998
10 Fontanarosa PB, Lundberg GD: Alternative medicine meets science. JAMA 280, 1998: 1618 – 1619
11 Gao CL, Dean RC, Pinto A, et al.: Detection of circulating prostate specific antigen expressing prostatic cells in the bone marrow of radical prostatectomy patients by sensitive reverse transcriptase polymerase chain reaction. J Urol 161, 1999: 1070 – 1076
12 Guidelines on Diet, Nutrition, and Cancer Prevention: Reducing the Risk of Cancer with Healthy Food Choices and

Physical Activity. Atlanta, GA: The American Cancer Society, 1996

[13] Hajto T, Hostanska K, Saller R: Zukunft der Misteltherapie aus pharmakologischer Sicht. Forsch Komplementärmed 6, 1999: 186–194

[14] Hann DM, Baker F, Roberts CS, Witt C, McDonald J, Livingston M, Ruiterman J, Ampela R, Crammer C, Kaw O: Use of Complementary Therapies Among Breast and Prostate Cancer Patients During Treatment: A Multisite Study. Integrative Cancer Therapies 4(4), 2005: 294–300

[15] Isenberg J, Ko H, Pulverer G, Grundmann R, Stutzer H, Pichlmaier H: Preoperative immunostimulation by Propionibacterium granulosum KP-45 in colorectal cancer. Anticancer Res 14(3B), 1994: 1399–1404

[16] Jayatilake RS, Balawardena J, Skiba G, Hartleb M: Spleen peptides enhance body weight, subjective well being and appetite in cancer patients. J Canc Res Clin Oncol 118 (Suppl) R36, 1992

[17] Kao GD, Devine P: Use of complementary health practices by prostate carcinoma patients undergoing radiation therapy. Cancer 88, 2000: 615–619

[18] Küchler Th, Rappat S, Holst K, Graul J, Wood-Dauphinee S, Henne-Bruns D, Schreiber HW: Zum Einfluß psychosozialer Betreuung auf Lebensqualität und Überlebenszeit von Patienten mit gastrointestinalen Tumoren. Forum der Deutschen Krebsgesellschaft 6, 1996: 448–466

[19] Leibowitz RL, Tucker SJ: Treatment of Localized Prostate Cancer with Intermittent Triple Androgen Blockade: Preliminary Results in 110 Consecutive Patients. Oncologist 6 (2), 2001: 177–182

[20] Leibowitz RL. Hormone blockade as the sole treatment of clinical stages T1-T3 prostate cancer: experience in 100 patients. In: Perry MC: Proc Am Soc Clin Oncol 377a, 2000

[21] Maurer HR, Goldstein AL, Hager ED: Thymic Peptides in Preclinical and Clinical Medicine. An Update. Zuckschwert, München / Bern / Wien / New York, 1997

[22] Middleton RG, Thompson IM, Austenfeld MS et al.: Prostate Cancer Clinical Guidelines Panel Summary report on the management of clinically localized prostate cancer. The American Urological Association. J Urol 154, 1995: 2144–2148

[23] Okegawa T, Nutahara K, Higashihara E: Detection of micrometastatic prostate cancer cells in the lymph nodes by reverse transcriptase polymerase chain reaction is predictive of biochemical recurrence in pathological stage T2 prostate cancer. J Urol 163, 2000: 1183–1188

[24] Pfeifer B, Aeikens B: Komplementärmedizinische Therapien beim hormonrefraktären Prostatakarzinom – Phytotherapeutische und Diätetische Ansätze. Onkologie 1, 2005: 26–32

[25] Popiela T, Kulig J, Hanisch J, Bock PR: Influence of a complementary treatment with oral enzymes on patients with colorectal cancers – an epidemiological retrolective cohort study. Cancer Chemother Pharmacol 47, 2001: 55–63

[26] Sakamoto J, Teramukai S, Nakazato H, Sato Y, Uchino J, Taguchi T, Ryoma Y, Ohashi Y: Efficacy of adjuvant immunochemotherapy with OK-432 for patients with curatively resected gastric cancer: a meta-analysis of centrally randomized controlled clinical trials. J Immunother 25 (5), 2002: 405–412

[27] Salminen E, Elomaa I, Minkkinen J, Vapaatola H, Saminen S: Preservation of intestinal integrity during radiotherapy using live Lactobacillus acidophilus cultures. Clin Radiol 38, 1988: 435–437

[28] Scheer R, Bauer R, Becker H, Berg PA, Fintelmann V (Hrsg.): Die Mistel in der Tumortherapie – Grundlagenforschung und Klinik. KVC, Essen, 2001

[29] Schumacher K, Schneider B, Reich G et al.: Postoperative komplementäre Therapie des primären Mammakarzinoms mit lektinnormiertem Mistelextrakt – eine epidemiologische, kontrollierte, multizentrische retrolektive Kohortenstudie. Dtsch Z Onkol 34, 2002: 106–114

[30] Stoll G: Thymuspeptide in der Onkologie. Z Onkol 31, 1999: 1–7

[31] Strum SB, McDermed J, Madsen L et al. Intermittent androgen deprivation (IAD) with finasteride (F) given during the induction and maintenance periods results in prolonged time off IAD in patients with localized prostate cancer (LPC). In: Perry MC: Proc Am Soc Clin Oncol 353a, 1999

[32] Strum SB, Scholz MC, McDermed JE: Intermittent androgen deprivation in prostate cancer patients: factors predictive of prolonged time off therapy. Oncologist 5, 2000: 45–52

[33] van den Ouden D, Hop WC, Schroder FH: Progression in and survival of patients with locally advanced prostate cancer (T3) treated with radical prostatectomy as monotherapy. J Urol 160, 1998: 1392–1397

IV Onkologische Komplikationen und Notfälle

24 Anämie

Joachim Preiß

24.1 Definition

Eine Anämie besteht nach Definition der WHO bei einem Hämoglobinwert < 11 g/dl.

24.2 Ätiologie, Pathogenese

In der Terminalphase onkologischer Erkrankungen entwickelt sich häufig eine Anämie, die häufig multifaktoriell bedingt ist und besonders häufig bei den Tumoren auftritt, die ins Knochenmark metastasieren (Prostatakarzinom, maligne Lymphome). Die **Einteilung** der tumorbedingten Anämieformen erfolgt nach **pathogenetischen Gesichtspunkten:**

- **Anämie bei chronischen Erkrankungen:** Anämieform, die im Laufe schwerer chronischer Tumorerkrankungen oder chronisch entzündlicher Prozesse auftritt und auf dem Transferrinverbrauch (Hypotransferrinämie) durch den entzündlichen bzw. neoplastischen Prozess beruht. Ursache ist eine Störung des transferrinvermittelten Eiseneinbaus in die roten Vorstufen sowie eine Umverteilung des Eisens in die Eisenspeicher der Leber und des retikuloendothelialen Systems (Siderose). Es handelt sich somit um eine erythropoetische Eisenverwertungsstörung.
- **Anämie bei Eiweißmangelzuständen bzw. Mangelernährung:** Mangel an verschiedenen, für die Blutbildung erforderlichen Bausteinen im Terminalstadium einer konsumierenden Tumorerkrankung mit zum Teil ausgeprägter Kachexie, z.B. Eiweiß-, Folsäure-, Vitamin-B- und C- sowie Eisenmangel, die sich überschneiden und verstärken können.
- **Akute oder chronische Blutungsanämie:** Blutverluste bei Patienten mit terminalen Tumorerkrankungen meist durch Tumoreinbruch in Hohlräume des Magen-Darm-, Urogenital- oder Respirationstraktes. Spontane, meist diffuse Blutungen auch im Rahmen von schweren Thrombozytopenien bei diffuser Knochenmarkinfiltration durch den Tumor, bei zytostatikabedingter Myelosuppression, bei Tumor begleitenden Gerinnungsstörungen (Promyelozytenleukämie) oder infolge einer metastatisch bedingten Leberfunktionsstörung. Die Blutung kann akut und massiv auftreten, gefolgt von einer Hypovolämie mit Kreislaufschock. Doch in den meisten Fällen handelt es sich um eine chronische gastrointestinale oder urogenitale Blutung (Blutverlust wenige ml pro Tag), die zu Eisenmangel bzw. chronischer Eisenmangelanämie führt.
- **Tumorassoziierte hämolytische Anämie:** Paraneoplastisches Syndrom mit Bildung von Autoantikörpern gegen die eigenen Erythrozyten.
- **Anämie bei Knochenmarkinsuffizienz:** Deutlich reduzierte Knochenmarkreserve durch myelotoxische chemo- oder strahlentherapeutische Vorbehandlung hat eine mehr oder weniger ausgeprägte Knochenmarkinsuffizienz zur Folge. Weitere häufige Ursachen sind diffuse Knochenmarkinfiltration mit malignen Zellen oder multiple Metastasen im Knochenmark.

24.3 Klinik

Die Symptome beruhen überwiegend auf der verminderten Anzahl der Sauerstoff transportierenden roten Blutkörperchen mit den Folgen einer Hypoxie und Hypovolämie (Verkleinerung des Gesamtblutvolumens). Die individuelle Symptomatik wird darüber hinaus beispielsweise von Faktoren wie der Geschwindigkeit der Anämieentstehung oder Begleiterkrankungen wie Herzinsuffizienz, koronarer Herzkrankheit oder zerebrovaskulären Durchblutungsstörungen geprägt.

Die Hämoglobin-Verminderung und damit verbundene verringerte Pufferwirkung setzt die CO_2-Bindungsfähigkeit des Blutes herab, sodass die CO_2-Abgabe bei schweren Anämien ebenfalls gestört ist.

Charakteristische **Symptome** einer Anämie sind:

- Müdigkeit, Nachlassen der Konzentrationsfähigkeit
- Schwindel
- Schwäche
- Kältegefühl
- Sehstörungen
- Herzklopfen
- Ohrensausen
- Kopfschmerzen.

Symptome bei **rascher Ausbildung** einer Anämie:

- Herz-Kreislauf- und Atmungsprobleme treten in den Vordergrund; je nach Ausmaß der Anämie bei Anstrengung oder schon in Ruhe

- Kurzatmigkeit
- Herzjagen
- Atemnot
- Blutdruckabfall.

Je nach Begleiterkrankung können als **Komplikationen** auftreten:
- Herzinsuffizienz
- Angina pectoris bis zum Herzinfarkt
- Neurologische Ausfälle.

> **!** Bei akuter, massiver Blutung Gefahr eines hypovolämischen Schocks.

24.4 Diagnostik

Da verschiedene Behandlungsmöglichkeiten einer Anämie bestehen, ist es erforderlich, ihre Ursache abzuklären.

24.4.1 Anamnese

- Zeichen für Blutverlust über den Magen-Darm-Trakt: Teerstuhl, Hämoccult®-Test
- Zeichen für Blutverlust über den Urogenitaltrakt: Hämaturie, gynäkologische Blutungen
- Petechien an Haut und Schleimhäuten sowie Zahnfleischbluten: Hinweis auf thrombopenische Blutungen
- Ikterus oder Hämoglobinurie: Hinweis auf Hämolyse
- Kachexie oder generalisierte Wassereinlagerungen: Hinweis auf Fehlernährung, Eiweißmangel oder renale Eiweißverluste

24.4.2 Labor

- Obligat:
  - Blutbild: Hämoglobin-Gehalt, Erythrozytenzahl, MCV, MCHC
  - Mikroskopische Untersuchung des Blutausstrichs
  - Hämoccult®-Test
- Ergänzend:
  - Differenzialblutbild
  - Retikulozytenzahl
  - Serumeisen und -ferritin
  - Folsäure und Vitamin B_{12} im Serum
  - Direktes und indirektes Bilirubin
  - LDH
  - Haptoglobin
  - Coombs-Test

24.4.3 Beckenkammpunktion

Zurückhaltende Indikationsstellung unter Berücksichtigung der Gesamtsituation des Patienten und nur, wenn weniger invasive Methoden fehlen oder bei zwingenden differenzialtherapeutischen Konsequenzen.

24.5 Differenzialdiagnosen

- **Anämie bei chronischen Erkrankungen:** Das Blutbild ist nicht charakteristisch, meist normochrom und normozytär.
- **Anämie bei Eiweißmangelzuständen bzw. Mangelernährung:** Das klinische Bild ist unterschiedlich und hängt von der jeweils im Vordergrund stehenden Mangelsituation ab; zum Teil ausgeprägte Kachexie.
- **Akute Blutungsanämie:** Bei einer akuten Blutungsanämie gibt es, abgesehen vom mehr oder weniger ausgeprägten Abfall der Hämoglobin-Konzentration, keine spezifischen Blutbildveränderungen.
- **Chronische Blutungsanämie:** Bei chronischer Blutungsanämie zeigen sich zunehmend Zeichen des Eisenmangels mit hypochromer, mikrozytärer Anämie.
- **Tumorassoziierte hämolytische Anämie:** Oft deutlich erniedrigte Hämoglobin-Konzentration (im Mittel 7 g%), Anstieg von LDH und indirektem Bilirubin sowie Abfall des Haptoglobins im Serum. Im Blutbild fällt ein Anstieg der Retikulozyten auf; bei stärkeren hämolytischen Episoden oft kernhaltige rote Vorstufen im Blutbild nachweisbar.
- **Anämie bei Knochenmarkinsuffizienz:** In der Regel zeigt sich eine Panzytopenie, möglicherweise aber auch eine isolierte Thrombozytopenie bzw. Granulozytopenie oder eine isolierte hyporegenerative Anämie. Eine maligne Knochenmarkinfiltration führt zur Verdrängung der orthotopen Blut bildenden Zellen. Charakteristisch hierfür ist neben der Panzytopenie das gleichzeitige Auftreten roter und weißer unreifer Vorstufen im peripheren Blut (leukoerythroblastisches Blutbild). Die Diagnose ist nur durch eine Knochenmarkaspiration oder Stanzbiopsie zu sichern. In Anbetracht der Palliativsituation sollte man sich mit indirekten Hinweisen aus dem peripheren Blutbild begnügen.

24.6 Konventionelle Therapie

Anämie bei chronischen Erkrankungen

- Wiederholte Erythrozytentransfusionen zur Beseitigung der anämiebedingten Symptome
- Eine kausale Therapie ist – abgesehen von einer direkten Behandlung des Tumors – nicht möglich, da die Anämie nicht auf Gabe von Eisen, Vitaminen oder Steroiden reagiert.

Anämie bei Eiweißmangelzuständen bzw. Mangelernährung

- Hochkalorische Ernährung mit reichlicher Eiweißzufuhr, kombiniert mit Eisen, Folsäure, Vitamin B und C
- Evtl. unterstützend Anabolika sowie hochdosierte Gestagene (tgl. 500 mg Medroxyprogesteronacetat oder 160 mg Megestat®); wegen der ungünstigen Preis-Wirkungs-Relation jedoch umstritten

Akute oder chronische Blutungsanämie

- Direkte Behandlung einer endoskopisch oder röntgenologisch nachgewiesenen Blutungsquelle: endoskopisch, chirurgisch oder medikamentös (Famotidin oder Omeprazol, jeweils 40 mg/d)
- Eisensubstitution bei Eisenmangel: oral mit Eisensulfat oder Eisengluconat (50–150 mg/d des zweiwertigen Eisens); wird die orale Gabe nicht vertragen oder nicht ausreichend resorbiert, parenterale Eisensubstitution (1–2 g/d i.v.); bei Anschlagen der Eisentherapie schneller Anstieg der Retikulozytenzahl innerhalb von 8 Tagen mit einem Maximum in der 2. Woche
- Evtl. Transfusion von Erythrozytensedimenten, wenn die Blutverluste nicht ausgeglichen werden können oder bei unverzüglicher Behandlungsbedürftigkeit aufgrund der Beschwerden

Tumorassoziierte hämolytische Anämie

- Chemo- oder Strahlentherapie des Tumors ist die wirksamste Behandlung der tumorassoziierten autoimmunhämolytischen Anämie.
- Kortikoidgabe ist in der Regel weniger belastend, jedoch oft auch weniger wirksam; Prednison in anfänglich hoher Dosierung (100 mg/d), nach Eintreten eines Effekts schrittweise bis zu einer Erhaltungsdosis von 20–25 mg/d reduzieren.
- Splenektomie verspricht in einzelnen Fällen Erfolg, doch in einer palliativmedizinischen Situation wird man sich in der Regel nicht dazu entschließen; stattdessen ist bei Hypersplenismus die weniger invasive Therapie der Milzbestrahlung zu bevorzugen.

Anämie bei Knochenmarkinsuffizienz

- Die Möglichkeiten beschränken sich weitgehend auf eine Substitution mit Erythrozytensedimenten, um die anämiebedingten Beschwerden symptomatisch zu lindern.
- Die Wirksamkeit von Erythropoetin, dem spezifischen Wachstumsfaktor der roten Zellreihe, ist umstritten, und es wird aus Kostengründen eher selten verabreicht.

Literatur

1 Arkenau HT, Mussig O, Buhr T, Jend HH, Porschen R: Microangiopathic hemolytic anemia (MAHA) as paraneoplastic syndrome in metastasized signet ring cell carcinomas: case reports and review of the literature. Z Gastroenterol 43, 2005: 719–722

2 Bohlius J, Langensiepen S, Schwarzer G, Seidenfeld J, Piper M, Bennett C, Engert A: Recombinant human erythropoietin and overall survival in cancer patients: results of a comprehensive meta-analysis. J Natl Cancer Inst 97, 2005: 489–498

3 Bokemeyer C, Oechsle K, Hartmann JT: Anaemia in cancer patients: pathophysiology, incidence and treatment. Eur J Clin Invest 35 (3), 2005: 26–31

4 Case AS, Rocconi RP, Kilgore LC, Barnes MN: Effectiveness of darbepoetin alfa versus epoetin alfa for the treatment of chemotherapy induced anemia in patients with gynecologic malignancies. Gynecol Oncol, 2006

5 Eschbach JW: Iron requirements in erythropoietin therapy. Best Pract Res Clin Haematol 18, 2005: 347–361

6 Glaspy JA: Cancer patient survival and erythropoietin. J Natl Compr Canc Netw 3, 2005: 796–804

7 Grossi A: Management of cancer anemia. J Chemother 16 (4), 2004: 112–116

8 Harper P, Littlewood T: Anaemia of cancer: impact on patient fatigue and long-term outcome. Oncology 69 (2), 2005: 2–7

9 Leonard RC, Untch M, von Koch F: Management of anaemia in patients with breast cancer: role of epoetin. Ann Oncol 16, 2005: 817–824

10 Noronha V, Burtness B, Murren J, Duffy TP. Oxaliplatin induces a delayed immune-mediated hemolytic anemia: a case report and review of the literature. Clin Colorectal Cancer 5, 2005: 283–286

25 Neutropenie, Fieber, Infektionen

Hartmut Link (Konventioneller Teil)
Alexander Herzog (Komplementärer Teil)

25.1 Definition

Unter einer **Neutropenie (Granulozytopenie)** versteht man eine Verminderung der neutrophilen Granulozyten (Segment- und Stabkernigen) von $< 500/mm^3$ oder $< 1000/mm^3$ mit erwartetem Abfall $< 500/mm^3$ innerhalb der nächsten beiden Tage.

Als **Fieber** gelten eine Körpertemperatur von ≥ 38,3 °C oder ≥ 38,0 °C für mind. 1 Std. anhaltend oder 2-mal innerhalb von 12 Std.

Als **Fieber unklarer Genese** bzw. unerklärtes Fieber (fever of unknown origin = FUO) wird neu aufgetretenes Fieber ohne Richtung weisende klinische oder mikrobiologische Infektionsbefunde gewertet.

Von **Fieber mit gesicherter Genese** spricht man bei

- Klinisch gesicherter Infektion: Fieber in Verbindung mit diagnostisch wegweisendem, lokalisierten Befund, z. B. Pneumonie, Haut-Bindegewebe-Infektion
- Mikrobiologisch gesicherter Infektion mit oder ohne Bakteriämie: Erregernachweis zeitlich und mikrobiologisch plausibel neben lokalisierbarem Infektionsbefund oder Infektionserreger in der Blutkultur.

25.2 Ätiologie, Pathogenese

Die zytostatische Chemotherapie bösartiger Erkrankungen führt häufig zum Abfall der neutrophilen Granulozyten und zur mehrtägigen Granulozytopenie bzw. Neutropenie. Das Risiko einer Infektion nimmt unterhalb von 1000 neutrophilen Granulozyten/µl signifikant zu. Ausmaß und Dauer der Neutropenie beeinflussen ebenfalls die Wahrscheinlichkeit von Infektionen. Patienten mit einer länger als 10 Tage anhaltenden schweren Neutropenie (< 100/µl) entwickeln in mehr als 80 % der Fälle Infektionen.

Die erhöhte Anfälligkeit für Infektionen durch pathogene Keime und opportunistische Krankheitserreger ist unterschiedlich stark ausgeprägt, abhängig von zusätzlich betroffenen Abwehrsystemen des Körpers. Im Vordergrund steht jedoch die Neutropenie und erst in zweiter Linie folgt der Mangel an Lymphozyten oder Antikörpern.

Häufig ist die Neutropenie begleitet von einer ausgeprägten chemotherapieinduzierten Schädigung der Schleimhäute. Die Zerstörung von Abwehrbarrieren von Haut und Schleimhäuten durch Tumorwachstum erleichtert ebenfalls die Penetration von Infektionserregern aus dem Magen-Darm-Trakt. Bei der intensiven Chemo- und/oder Radiotherapie stellen Schädigungen der Schleimhäute im Mund und Magen-Darm-Trakt sogar einen wesentlichen Risikofaktor dar. Insbesondere nach hochdosierter Therapie und Ganzkörperbestrahlung tritt für 7–10 Tage eine schwere Mukositis mit massiver Keimeinschwemmung und Blutungsgefahr auf. Das Zusammentreffen von Neutropenie, Lymphozytopenie und Schleimhautschädigungen nach hochdosierter Therapie erhöht das Risiko schwerer Infektionen um ein Vielfaches, verglichen mit einer üblichen intensiven Chemotherapie.

Risikozuordnung nach Neutropeniedauer und Risikofaktoren

- **Niedrigrisikopatient:** Neutropeniedauer ≤ 5 Tage und keiner der oben genannten Risikofaktoren
- **Patient mit mittlerem Risiko:** Neutropeniedauer 6–9 Tage
- **Hochrisikopatient:** Neutropeniedauer ≥ 10 Tage

MASCC-Risiko-Index

Die MASCC (Multinational Association for Supportive Care in Cancer) entwickelte einen Risiko-Index an nicht ausgewählten, konsekutiven Patienten mit febriler Neutropenie, nach dem Niedrigrisikopatienten so definiert wurden, dass sie unter antibiotischer Therapie entfieberten, ohne eine der folgenden Komplikationen zu entwickeln:

- Blutdruckabfall: systolisch unter 90 mmHg oder Blutdruck stabilisierende Therapie
- Ateminsuffizienz: paO2 unter 60 mmHg bei Raumluft oder Notwendigkeit der mechanischen Beatmung
- Verlegung auf eine Intensivstation
- Disseminierte intravasale Koagulation (DIC)
- Verwirrtheitszustand oder veränderter Mentalstatus
- Behandlungsbedürftige Herzinsuffizienz
- Transfusionsbedürftige Blutungsneigung
- Behandlungsbedürftige Arrhythmie oder EKG-Veränderungen

- Diagnose- oder Therapie-bedürftige Niereninsuffizienz
- Andere schwerwiegende Komplikation nach Beurteilung des Untersuchers (außer dokumentierter Infektion).

Die multivariante Analyse ergab aus sehr vielen untersuchten Faktoren die folgenden Risikofaktoren, die nach einem Punktesystem gewichtet wurden, wobei eine höhere Punktzahl für ein geringes Risiko stand (* Punkte bezogen auf den Erkrankungsgrad konnten nicht kumuliert werden):

- Schweregrad der aktuellen Erkrankung einschließlich des Fiebers gering — 5 Punkte
- Keine Hypotonie — 5 Punkte
- Keine chronisch obstruktive Lungenerkrankung — 4 Punkte
- Solider Tumor oder keine frühere Pilzinfektion — 4 Punkte
- Keine Dehydratation — 3 Punkte
- Wenige Symptome der aktuellen Erkrankung* — 3 Punkte
- Ambulanter Patient — 3 Punkte
- Alter unter 60 Jahre — 2 Punkte

Die Patienten mit 21 und mehr Punkten konnten gut der Niedrigrisikogruppe zugeordnet werden. Der positive prädiktive Wert betrug 91 %, die Spezifität 68 % und die Sensitivität 71 %. Die oft verwendete verbleibende Dauer der Neutropenie als Risikofaktor konnte in dem vorliegenden Modell aufgrund schlechter Korrelation zur tatsächlichen Neutropeniedauer nicht verwendet werden.

Zusätzliche Risikofaktoren für Infektionen bei Neutropenie

- Intensität und Toxizität der Therapie für Knochenmark und Schleimhäute, maligne Systemerkrankung, Knochenmarkinfiltration, zytostatische Vortherapie, Antikörpermangel
- Chronische Neutropenie, CD4-Lymphopenie
- Bronchialobstruktion, chronische Lungenerkrankungen, chronische Darmerkrankungen, vorbestehende chronische Infektion, vorbestehende Haut- oder Schleimhautverletzungen, zentrale Venenzugänge, parenterale Ernährung, Operationen, sonstige schwere Begleiterkrankung, Alter > 60 Jahre, Zustand nach myeloablativer und bekannt schleimhauttoxischer Therapie, Zustand nach allogener Knochenmark- bzw. Stammzelltransplantation, akute oder chronische GvHD, zusätzliche Immunsuppression
- Akute oder chronische Virusinfektion mit Knochenmarksuppression, fortgeschrittenes Stadium des myelodysplastischen Syndroms, schwere aplastische Anämie (severe aplastic anemia = SAA) oder sehr schwere aplastische Anämie (very severe aplastic anemia = VSAA)
- Vorbestehende Kolonisation mit bekannt problematischen Erregern: Pseudomonas aeruginosa, Stenotrophomonas, Streptokokken der Viridans-Gruppe, Sprosspilze (insbesondere non-albicans), multiresistente Staphylokokken
- Bei länger dauernder Neutropenie, Immunsuppression oder Immundefizienz: Risiko der Reaktivierung persistierender oder latenter Erreger, z. B. Mykobakterien, Systemmykosen, Herpes-Viren (CMV, HSV, VZV, EBV), Hepatitis-Viren, Toxoplasmose

> Für den Verlauf der Infektion gelten teilweise andere Risikofaktoren.

25.3 Klinik

- Fieber ≥ 38,0 °C mit und ohne weitere Zeichen einer Infektion, Frösteln, Schüttelfrost
- Abgeschlagenheit, Mattigkeit
- Blutdruckabfall, Pulsanstieg
- Oft auch Entzündung der Mundschleimhaut (Mukositis)
- Unspezifische abdominelle Beschwerden
- Dyspnoe, Husten
- Vielfältige Symptome entsprechend der Infektionslokalisation

> Bei Neutropenie sind die Symptome und Beschwerden oft wesentlich geringer ausgeprägt als bei normalen Leukozytenwerten, obwohl schwere und bedrohliche Infektionen vorliegen können.

25.4 Diagnostik

Untersuchung

Vor Beginn der antimikrobiellen Therapie sorgfältige klinische Untersuchung, dabei besonders zu beachten und bei anhaltendem Fieber (mehrfach) täglich wiederholen:

- Haut, Schleimhäute
- Atemwege

- Abdomen
- Eintrittstellen zentraler oder peripherer Venenzugänge
- Punktionsstellen
- Perianalregion.

Labor

Basisdiagnostik vor und während der Therapie, mind. 2-mal wöchentlich:

- Blutbild mit Differentialblutbild
- Routinelabor mit CRP
- Bei Hinweisen auf Sepsis: Laktat, D-Dimere quantitativ, Quick, aPTT

Mikrobiologische Diagnostik

Mikrobiologische **Initialdiagnostik**:

- Mindestens zwei separate Paare venöser Blutkulturen aus peripherer Vene für die kulturelle Untersuchung (aerob und anaerob) sofort nach Fieberanstieg, d.h. unmittelbar vor Beginn der antibiotischen Therapie
- Bei liegendem Venenkatheter: ein Paar der Blutkulturen (aerob und anaerob) aus dem Katheter

> Bei Koagulase-negativen Staphylokokken und Corynebacterium-Species ist der zweimalige Nachweis aus separat entnommenen Blutkulturen beweisend, bei einmaligem Nachweis besteht der Verdacht auf Kontamination.

Weiterführende Diagnostik bei klinischen Hinweisen oder bei persistierendem Fieber, entsprechend der klinischen Beurteilung:

- Aspergillus Galactomannan Antigen-Nachweis im Serum
- Urinkultur
- Stuhlkultur, einschließlich Nachweis von Clostridium-difficile-Enterotoxin bei Durchfällen oder Verdacht auf Enteritis oder Kolitis; ggf. Virusdiagnostik: Rota-, Noro-Virus
- Wundabstrich: Nasopharynx, Analregion
- Liquorkultur: Kultur auf Bakterien, Pilze; ggf. PCR auf Herpes simplex Virus
- Punktionsmaterial: Histologie und Kultur
- Bronchoalveoläre Lavage (BAL): Kultur und Mikroskopie; ggf. CMV, HSV, RSV, Mykobakterien, Legionellen, Pneumocystis jiroveci, andere Pilze
- Bei persistierendem Fieber entfernte Venenkatheter mikrobiologisch untersuchen lassen
- Diagnostische Methode ggf. mit Spezialisten absprechen

Bildgebende Untersuchungen

- **Initialdiagnostik:** Röntgen-Thorax in 2 Ebenen
- Bei entsprechender Symptomatik weitere gezielte Untersuchungen: z.B. hochauflösende Thorax-CT, Aufnahmen der Nasennebenhöhlen mit CT oder MRT, Sonographie Oberbauch, Echokardiographie, Augenhintergrund (bei invasiver Candidiasis, CMV-Infektion) usw.

> Vollständige Initialdiagnostik bei persistierendem Fieber ≥ 38,0 °C jeweils nach 72–96 Std. wiederholen. Hochauflösende Thorax-CT bei persistierender Neutropenie obligat.

Interpretation

Lungeninfiltrate

Der Nachweis folgender Erreger ist für eine Infektion zuverlässig **beweisend:**

- Gramnegative Aerobier, Pneumokokken, Mycobacterium tuberculosis; Mycobacterium tuberculosis, Aspergillus spp. bzw. Aspergillus Galactomannan (Sandwich-ELISA) aus Blut: positive, ansteigende Aspergillus-Galactomannan-Antigen-Werte sind suggestiv und erfordern weitere Diagnostik (hochauflösende Thorax-CT)
- Pneumocystis jiroveci, Mycobacterium tuberculosis aus bronchoskopisch gewonnenem Material oder Sputum
- Positive Cytomegalievirus-Schnellkultur oder Nachweis des CMV-„immediate early antigen" aus bronchoskopisch gewonnenem Material
- Pneumokokken, vergrünende Streptokokken oder gramnegative Aerobier aus der Blutkultur
- Jeglicher Keimnachweis aus Biopsiematerial
- Legionellen-Antigen im Urin.

Ätiologisch **unbedeutend** für die Lungeninfiltrate sind:

- Enterokokken aus Blutkulturen, Abstrichen, Sputum oder bronchoalveolärer Lavage
- Koagulase-negative Staphylokokken oder Corynebacterium spp. aus jedwedem Material
- Candida spp. aus Abstrichen, Saliva, Sputum, Trachealsekret oder bronchoalveolärer Lavage
- Jeglicher Keimnachweis aus Überwachungskulturen, Stuhl- oder Urinkulturen
- Cave: Es kann dennoch eine kausale Relevanz dieser Keimnachweise für anderweitige Infektionen vorliegen.

Anderweitige Befunde, beispielsweise Staphylococcus aureus oder Legionellen aus respiratorischen Sekreten, bedürfen jeweils der kritischen Gewichtung hinsichtlich ihrer ätiologischen Bedeutung (Beratung mit Mikrobiologen oder Infektiologen empfohlen), bevor sie zum Anlass genommen werden, die antimikrobielle Therapie zu modifizieren.

Abdominelle Infektionssymptome
Clostridium difficile mit Toxinnachweis aus der Stuhlprobe als Erregersicherung ist akzeptiert; andere potenziell pathogene Erreger in mind. zwei konsekutiven Stuhlproben.

Venenkatheterassoziierte Infektionen
Positive Blutkultur und gleicher Infektionserreger aus entferntem Kathetermaterial oder im Abstrich von der entzündeten Einstichstelle ist beweisend.

Harnwegsinfektionen
Pathogene Erreger in signifikanter Keimzahl im Mittelstrahlurin: Liegt die Keimzahl unter 10^3/ml, kann bei negativem Hemmstoffnachweis in der Regel davon ausgegangen werden, dass keine Harnwegsinfektion vorliegt. Bei Keimzahlen zwischen 10^3 und 10^4/ml ist eine Harnwegsinfektion bei Erwachsenen kaum anzunehmen, im Einzelfall aber nicht auszuschließen; ab 10^4/ml wird sie wahrscheinlicher. Bei Kindern ist die Signifikanzgrenze geringer: Keimzahlen um 10^4/ml gelten hier vielfach schon als Ausdruck einer bestehenden Harnwegsinfektion.
Bei Katheterurin wird die Signifikanzgrenze um den Faktor 10 tiefer angesetzt.

Wundinfektionen
Keimnachweis aus Abstrich- oder Punktionsmaterial ist beweisend.

25.5 Differenzialdiagnosen

- **Fieber unbekannter Ursache:** einmalig (oral) ohne erkennbare Ursache ≤ 38,3 °C oder > 38,0 °C für mind. eine Stunde oder 2-mal im Abstand von 12 Std.
- Dokumentierte Infektionen (auch ohne Fieber):
  - Bakteriämie, Fungämie
  - Sepsis, septischer Schock (auch ohne Fieber)
  - Pneumonie, klinisch inapparente pulmonale Infiltrate
  - Hautinfektionen: Punktionsstellen, venöse Zugänge
  - Diffuse Entzündung des Subkutangewebes
  - Orale Mukositis, nekrotisierende Stomatitis
  - Parodontitis
  - Pharyngitis
  - Sinusitis
  - Ösophagitis
  - Enterokolitis, fieberhafte Diarrhö
  - Perianale oder urogenitale Infektionen
  - Osteomyelitis
  - Harnwegsinfektion
  - Enzephalitis
- Allergische Reaktion, Medikamentenfieber, Transfusionsreaktion, Tumor-, Lymphom-, Leukämie-Fieber

25.6 Konventionelle Therapie

25.6.1 Therapiestrategie

> ! Der Beginn der Therapie ist empirisch bzw. kalkuliert; ein mikrobiologischer Infektionsnachweis kann nicht abgewartet werden.
> Die Therapie muss vor jeder weiteren Diagnostik innerhalb von 2 Std., z. B. nach Abnahme der erforderlichen Blutkulturen, beginnen.
> Keine Antibiotikapause zur Diagnostik bei Neutropenie!

Indikationen zur sofortigen antimikrobiellen Therapie sind:
- Neutropenie und Fieber; Ausnahme: nicht infektbedingtes Fieber
- Neutropenie und mikrobiologisch dokumentierte Infektion
- Neutropenie und klinisch oder radiologisch dokumentierte Infektion
- Zeichen der Infektion (auch ohne Fieber) und neutrophile Granulozyten < 500/µl oder < 1000/µl mit zu erwartetem Abfall unter 500/µl
- Patienten mit Symptomen oder Befunden einer Infektion oder klinischer Diagnose der Sepsis.

Der **Therapiebeginn** ist **empirisch bzw. kalkuliert,** ein mikrobiologischer Infektionsnachweis kann nicht abgewartet werden. Die Therapie muss innerhalb von 2 Stunden, z. B. sofort nach Abnahme der erforderlichen Blutkulturen, beginnen und vor jeder weiteren Diagnostik.

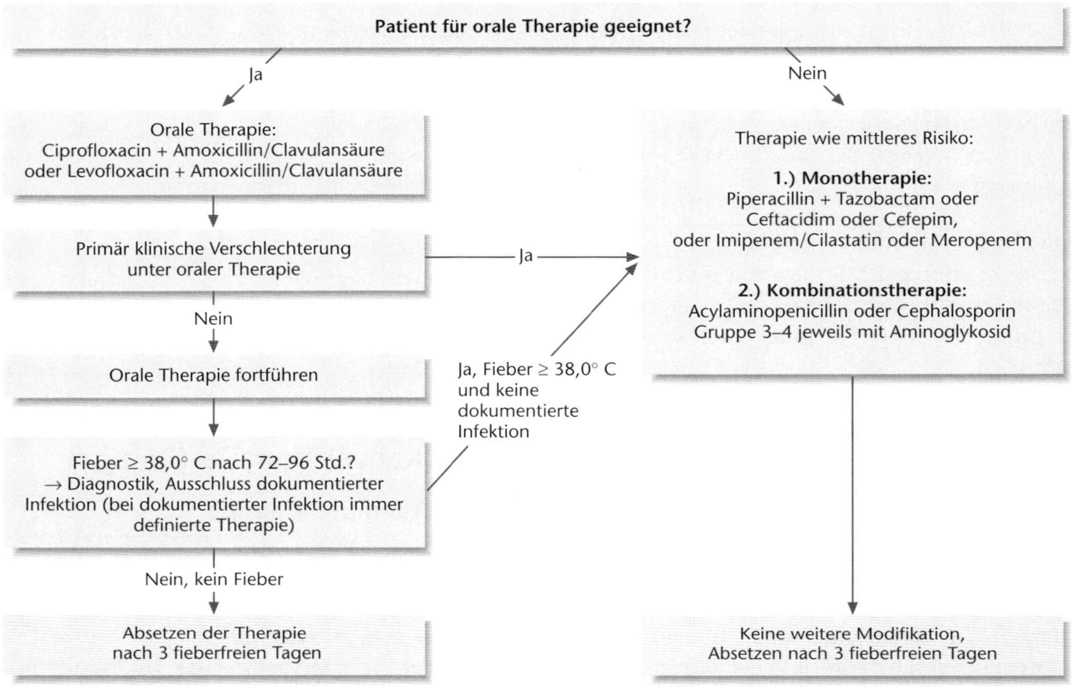

Abb. 25.6-1: Therapiealgorithmus bei Patienten mit niedrigem Risiko und ungeklärtem Fieber. * Individuelle Modifikation bei klinischer Verschlechterung. Bei Modifikationen der Therapie keine „Antibiotikapause" zur Diagnostik bei Neutropenie machen.

Ablehnung einer ambulanten Therapie

Risikofaktoren, die **gegen eine ambulante Therapie** sprechen, bei Patienten der Niedrigrisikogruppe (Neutropeniedauer ≤ 5 Tage):

- ECOG-Leistungs-Index (Score) 3 oder 4 (Score 3: nur begrenzte Selbstversorgung möglich, ist 50% oder mehr der Wachzeit an Bett oder Stuhl gebunden; Score 4: völlig pflegebedürftig, keinerlei Selbstversorgung möglich, völlig an Bett oder Stuhl gebunden)
- Hinweise auf ZNS-Infektion, schwere Pneumonie, Venenkatheterinfektion
- Zeichen von Sepsis oder Schock
- Kontraindikationen gegen eine orale Therapie: ausgeprägte abdominelle Beschwerden (Diarrhö), intravenöse supportive Therapie (z. B. Ernährung), Dehydratation, rezidivierendes Erbrechen
- Notwendigkeit der ständigen oder engmaschigen Überwachung (z. B. entgleister Diabetes mellitus, Hyperkalzämie)
- Orale Chinolonprophylaxe bzw. -therapie innerhalb der letzten 4 (bis 7) Tage
- Compliance für eine orale Medikation nicht zu erwarten
- Medizinische Betreuung nicht sichergestellt, z. B. Patient lebt allein, Patient oder Mitbewohner haben kein Telefon, Klinik mit Erfahrung in der Behandlung neutropenischer Patienten nicht innerhalb 1 Std. erreichbar, Patient eingetrübt, kein Verständnis für die Risiken einer ambulanten Therapie.

Therapiealgorithmen (☞ Abb. 25.6-1, -2, -3)

Anmerkung zu Fluconazol: Nur wenn keine Azolprophylaxe und kein Risiko der Fadenpilzinfektion.

Bei **pulmonalem Infiltrat** Piperacillin-Tazobactam oder Ceftazidim oder Cefepim oder Imipenem/Cilastatin oder Meropenem kombiniert mit liposomalem Amphotericin B oder Caspofungin oder Voriconazol geben.

G-CSF zur Stimulation der Granulopoese bei persistierender Neutropenie wird eingesetzt bei

- Progredienter Infektion
- Pneumonie
- Invasiver Pilzinfektion.

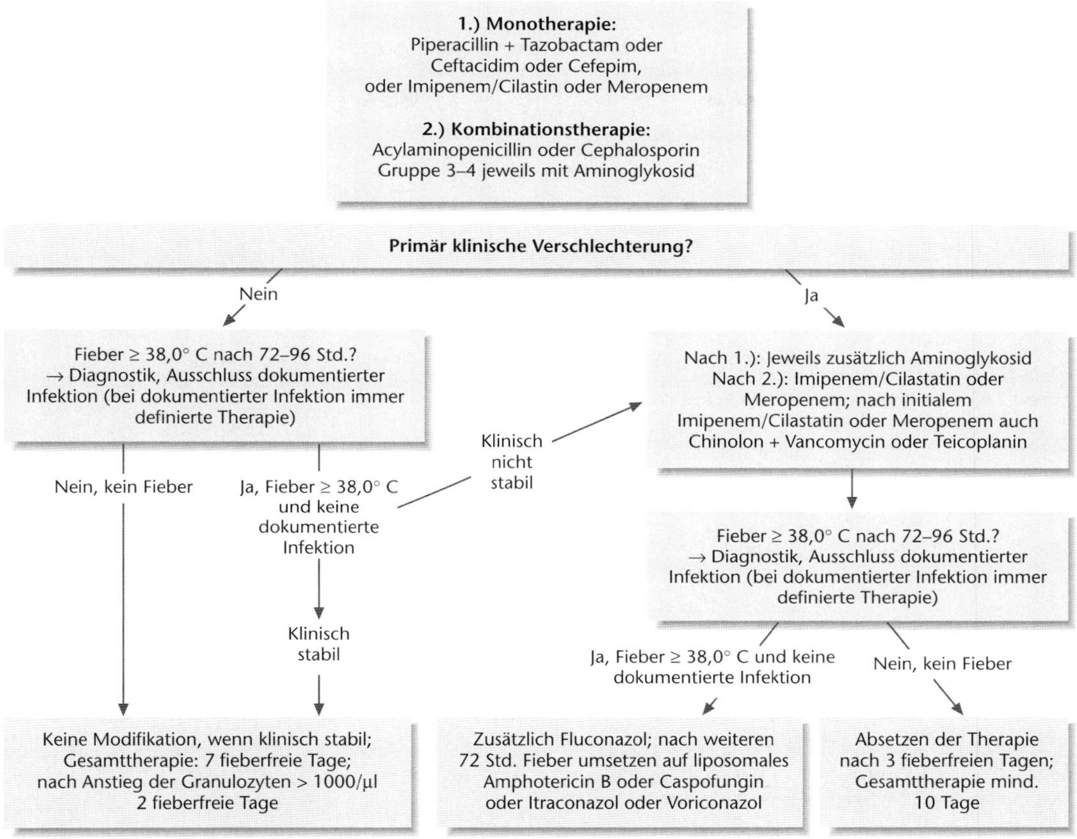

Abb. 25.6-2: Therapiealgorithmus bei Patienten mit mittlerem Risiko und ungeklärtem Fieber. Bei Modifikationen der Therapie keine „Antibiotikapause" zur Diagnostik bei Neutropenie machen.

Intravenöse Immunglobuline kommen zum Einsatz bei

- Cytomegalievirus-Pneumonie (in Kombination mit Ganciclovir)
- Ausgeprägtem Antikörpermangel (Hypogammaglobulinämie).

Beurteilung des Therapieergebnisses und Therapiedauer

Kontrolle des therapeutischen Ansprechens

Das Behandlungsergebnis wird jeweils innerhalb von 72–96 Stunden nach Beginn oder Modifikation der antimikrobiellen Therapie (initiales Ansprechen), zum Zeitpunkt der Beendigung der antimikrobiellen Therapie (definitives Ansprechen) und nach Ablauf einer adäquaten Nachbeobachtungszeit (in der Regel 7 Tage) beurteilt.

Erfolg der Behandlung: Zum Zeitpunkt der Beurteilung beträgt die Körpertemperatur weniger als 38 °C, ohne dass Anzeichen für eine Infektion bestehen. Ein Abfall des CRP oder von Prokalzitonin korreliert signifikant mit dem klinischen Ansprechen auf die Therapie.

Therapieversagen

- Keine Besserung: Temperatur > 38 °C oder Anzeichen einer Infektion zum Zeitpunkt der Beurteilung
- Verschlechterung: klinisch oder mikrobiologisch dokumentierte Infektion, z.B. septischer Verlauf, Lungeninfiltrate, nachweisbarer Infektionsfokus.

Wenn eine Infektion innerhalb von 48 Stunden nach Therapiebeginn klinisch oder mikrobiologisch gesichert werden kann, liegt kein Therapieversagen, sondern eine dokumentierte Infektion vor.

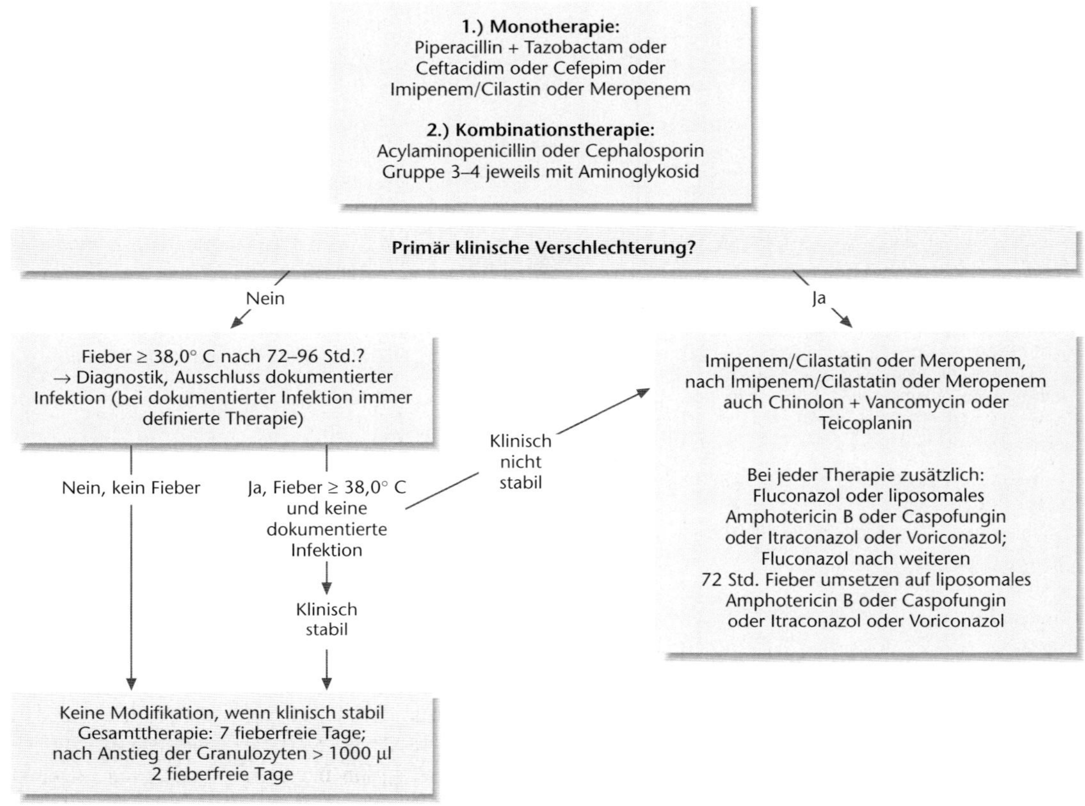

Abb. 25.6-3: Therapiealgorithmus bei Patienten mit hohem Risiko und ungeklärtem Fieber. Bei Modifikationen der Therapie keine „Antibiotikapause" zur Diagnostik bei Neutropenie machen.

Bei Verschlechterung oder fehlendem Ansprechen wird die Therapie modifiziert. Von primärem bzw. sekundärem **Therapieversagen** spricht man bei erneutem Fieber nach initialem Ansprechen bzw. bei klinischer Verschlechterung des Patientenzustandes.

Therapiefortführung und Nachbeobachtung

Erfolgsbeurteilung nach 72 Std. antimikrobieller Therapie. Kriterien für eine erfolgreiche Behandlung sind erfüllt: Therapieregime bis zur Fieberfreiheit an insgesamt 7 konsekutiven Tagen fortführen; sofern die Zahl der neutrophilen Granulozyten weiterhin < 1000/μl bleibt. Bei Wiederanstieg der neutrophilen Granulozyten > 1000/μl genügen zwei weitere fieberfreie Tage nach Eintritt der Entfieberung. Nach Beendigung der antimikrobiellen Therapie ist eine (ambulante) Nachbeobachtung von 7 Tagen erforderlich, um ein Infektionsrezidiv oder eine Sekundärinfektion erfassen zu können.

25.6.2 Medikamente

i.v.-Antibiotika

Acylaminopenicilline

- **Mezlocillin:** 3-mal tgl. 4–5 g oder 2-mal tgl. 10 g
- **Piperacillin:** 3–4-mal tgl. 4 g

Aminoglykoside

Folgende Aminoglykoside können als tägliche Einmalgabe oder auf drei Gaben verteilt verwendet werden (als Kurzinfusion über 30–60 Min). Tagesdosen:

- **Amikacin:** 15 mg/kgKG (max. 1,5 g tgl. und max. 10 Tage)
- **Gentamicin:** 3–5 mg/kgKG
- **Netilmicin:** 4–7,5 mg/kgKG
- **Tobramycin:** 3–5 mg/kgKG

Spiegelkontrollen ☞ unten

Aminoglykoside sollten bei Patienten mit nephrotoxischer Therapie (z. B. Ciclosporin A, Amphotericin B, Vancomycin) bzw. eingeschränkter Nierenfunktion gemieden werden.

β-Lactam-Antibiotika

(in Klammern ggf. Cephalosporin-Gruppe)

- **Cefepim** (Gr. 4): 2 – 3-mal tgl. 2 g
- **Cefotaxim** (Gr. 3a): 3-mal tgl. 2 g
- **Ceftazidim** (Gr. 3b): 3-mal tgl. 2 g
- **Ceftriaxon** (Gr. 3a): 1-mal tgl. 2 g
- **Flucloxacillin:** 3-mal tgl. 1g (bis 3 – 4-mal tgl. 2 g)
- **Imipenem / Cilastatin:** 3-mal tgl. 1 g bzw. 4-mal tgl. 0,5 g
- **Meropenem:** 3-mal tgl. 1 g
- **Piperacillin / Tazobactam:** 3 – 4-mal tgl. 4,5 g

Chinolone intravenös

- **Ciprofloxacin:** 2-mal tgl. 400 mg
- **Levofloxacin:** 1-mal tgl. 500 mg

Glykopeptide

Anwendung nur bei ausgeprägter Mukositis (WHO-Grad 3 und 4), katheterassoziierter Infektion, fulminanter Infektion mit Streptokokken der Viridans-Gruppe oder bei Staphylokokken auf Stationen mit hoher MRSA-Prävalenz.

- **Teicoplanin:** 1-mal tgl. 400 mg (am 1. Tag 2-mal 400 mg)
- **Vancomycin:** 2-mal tgl. 1000 mg (Spiegelkontrollen!); Spiegelkontrollen ☞ unten

Sonstige

- **Cotrimoxazol** bei Pneumocystis-carinii-Pneumonie: Trimethoprim 20 mg / kgKG / d und Sulfamethoxazol 100 mg / kgKG / d, aufgeteilt in 4 Dosen für 2 – 3 Wochen

Orale Antibiotika

- **Amoxicillin / Clavulansäure:** 2-mal tgl. 1 g
- **Cefalexin:** 2-mal tgl. 1 g
- **Cefixim** (bei Kindern untersucht): 1-mal tgl. 400 mg oder 2-mal tgl. 200 mg
- **Cefuroximaxetil:** bei mikrobiologisch gesicherter Infektion und dokumentierter in-vitro-Wirksamkeit 2-mal tgl. 250 – 500 mg
- **Ciprofloxacin:** 2-mal tgl. 500 mg, bei Patienten mit niedrigem Risiko 2-mal tgl. 750 mg + Amoxicillin-Clavulansäure 2-mal tgl. 1000 mg, bei Penicillinallergie statt Amoxicillin Clindamycin (3-mal tgl. 600 mg) oder Cefalexin (2-mal tgl. 1 g) oder Cefuroxim-Axetil (2-mal tgl. 500 mg)
- **Clindamycin:** 3-mal tgl. 600 mg
- **Levofloxacin** (weniger gut untersucht): 1-mal tgl. 500 mg
- **Linezolid** (Reservemedikament) bei Vancomycin-resistenten Enterokokken (VRE) und resistenter Staphylokokkeninfektion: 2-mal tgl. 600 mg
- **Metronidazol:** 3-mal tgl. 400 mg
- **Vancomycin** als Reservemedikament bei Kolitis durch Clostridium difficile: 4-mal tgl. 125 mg

Antimykotika

- **Amphotericin B:** 0,6 – 1,0 mg / kgKG tgl. i.v. → sehr toxisch, daher für den Routine-Einsatz nicht mehr vertretbar
- **Amphotericin B Lipid Complex:** 5 mg / kgKG i.v.
- **Amphotericin B liposomal:** 3 mg / kgKG (empirische Therapie), dann 1 – 3 mg / kgKG, mind. 3 mg bei Lungeninfiltrat, mind. 5 mg bei Zygomykose
- **Caspofungin:** 70 mg / d, bei Patienten ≤ 70 kg 50 mg / d; Infusion über 60 Min.
- **Fluconazol:** tgl. 400 – 800 mg i.v.
- **Itraconazol:** 2-mal 200 mg i.v. am 1. und 2. Tag, dann 1-mal tgl. 200 mg bis mind. Tag 5, danach kann auf orale Medikation mit 2-mal tgl. 200 mg umgestellt werden
- **Posaconazol** (Reservemedikament): 2-mal am Tag 400 mg p.o. oder 4-mal tgl. 200 mg p.o.
- **Voriconazol:** 2-mal tgl. 200 mg p.o. oder 4 mg / kgKG i.v. alle 12 Std. Loading dose am 1. Tag 2 mal 400 mg p.o. oder 2-mal 6 mg / kgKG i.v.

Virustatika

- **Aciclovir:** 3-mal tgl. 10 mg / kgKG i.v. über 5 – 14 Tage, je nach Indikation
- **Ganciclovir:** 2-mal tgl. 5 mg / kgKG, Dauer nach klinischem Ansprechen

Spiegelbestimmungen von Aminoglykosiden und Vancomycin

- **Abnahmetag:** Am ca. 5.–7. Tag nach Beginn der Therapie, dann 2-mal / Woche zusammen mit Kreatininbestimmung; frühere Spiegelbestimmungen sind sinnvoll bei Änderungen der Nierenfunktion, die eine Dosisanpassung erforderlich machen; v. a. die Talspiegel bzw. 8-Stunden-Spiegel korrelieren gut mit der Nephrotoxizität

Tab. 25.6-1: Anzustrebende Spiegel von Aminoglykosiden und Vancomycin

Substanz	Spitzenspiegel (mg/l)	8-Stunden-Spiegel (mg/l)	Talspiegel (mg/l)
Amikacin alle 8 Std.	20–30	–	5–10
Amikacin Einmaldosierung	45–75	2–15	< 5
Netilmicin alle 8 Std.	6–10	–	< 2
Netilmicin Einmaldosierung	15–25	1–5	< 1
Vancomycin	30–40	–	5–15

- **Abnahmezeiten:** Talspiegel kurz vor der nächsten Gabe, 8-Stunden-Spiegel 8 Stunden nach Infusionsbeginn
- **Laboranforderung:** Datum, Angabe der verwendeten Medikamente, genauer Zeitpunkt der Abnahme
- **Dosisanpassung:** bei Aminoglykosiden ist sowohl eine Reduktion der Dosis um ⅓ oder um die Hälfte bei gleich bleibendem Dosierungsintervall als auch eine Verlängerung des Dosierungsintervalls auf 36 oder 48 Stunden möglich
- **Spiegelwerte** ☞ Tab. 25.6-1

25.6.3 Diagnostische und therapeutische Strategien

(☞ Tab. 25.6-2)

Zusätzliche Therapieoptionen:
- G-CSF zur Stimulation der Granulopoese bei persistierender Neutropenie, bei progredienter Infektion, Pneumonie oder invasiver Pilzinfektion (Vorteil in Einzelfällen publiziert)
- Intravenöse Immunglobuline bei ausgeprägtem Antikörpermangel (Hypogammaglobulinämie).

Tab. 25.6-2: Diagnostische und therapeutische Strategien: Modifikationen oder Ergänzungen nach Symptomen, klinischem oder mikrobiologischem Befund bei Patienten mit Neutropenie und Fieber

Befund bzw. Symptom	Modifikation der Therapiestrategie
Persistierendes oder erneutes Fieber bei Regeneration der Neutrophilen oder Anstieg der Cholestaseparameter	V. a. hepatolienale Candidiasis: bei negativer Abdomensonographie mittels CT oder MRT Indikation zur antimykotischen Therapie klären (☞ Candidämie)
Kulturen vor Therapie	
• Grampositive Erreger • MSSA • MRSA	Zusätzlich Flucloxacillin nach Antibiogramm; ggf. zusätzlich Vancomycin, Teicoplanin, ggf. Linezolid (Antibiogramm)
Koagulase-negative Staphylokokken (Bewertung ☞ Diagnostik)	Vancomycin, Teicoplanin
Gramnegative Erreger	Therapie beibehalten, wenn Patient stabil und Erreger sensibel; ansonsten Therapie nach Antibiogramm
Candida spp.	☞ unten
Erreger isoliert während Antibiotikatherapie	
Grampositive Erreger	Nach Antibiogramm
Gramnegative Erreger	Nach Antibiogramm
Candida sp.	Abhängig von Prophylaxe, Vortherapie, Erregerbefund, Antibiogramm (MHK-Bestimmung nicht abwarten): • Fluconazol-sensibel + klinisch stabil + keine Azol-Vortherapie: Fluconazol • Ansonsten (insbesondere bei C. krusei oder C. glabrata): Caspofungin oder liposomales Amphotericin B; bei Ansprechen und Regeneration der Neutrophilen Wechsel auf Fluconazol oder Voriconazol oral, sofern nach Antibiogramm sinnvoll; alternativ liposomales Amphotericin B oder Amphotericin B-Lipid-Komplex, Caspofungin oder Voriconazol, falls initial nicht gegeben
Sepsis, septischer Schock	
☞ Empfehlungen Abb. 25-2 und -3 bzw. Therapie nach Antibiogramm entsprechend üblicher Sepsistherapie	

Befund bzw. Symptom	Modifikation der Therapiestrategie
Respirationstrakt	
Lungeninfiltrat bei Neutrophilenanstieg	Strenge Überwachung, mögliche Entzündungsreaktion bei Neutrophilenanstieg (cave: ARDS); gezielte bronchoalveoläre Lavage, falls nicht bereits erfolgt
Interstitielle Pneumonie	Falls induziertes Sputum oder bronchoalveoläre Lavage nicht möglich sind, hochdosiertes Trimethoprim-Sulfamethoxazol oder Pentamidin erwägen bei V.a. Pneumocystis-carinii-Pneumonie; Herpes-Virus-Gruppe (Herpes simplex, Cytomegalie) und Legionellen bedenken
Invasive Aspergillose	Abhängig von Prophylaxe/Vortherapie: • Primär: Voriconazol (auch bei ZNS-Infektion zu bevorzugen), alternativ liposomales Amphotericin B • Sekundär: Caspofungin oder liposomales Amphotericin B oder Amphotericin B-Lipid-Komplex oder Posaconazol oder Voriconazol
Kopf, Augen, Ohren, Nase, Rachen	
Nekrotisierende oder Randsaum-Gingivitis, Parodontitis, nekrotisierende Stomatitis	Zusätzlich spezifische anaerobierwirksame Substanzen (Clindamycin, Metronidazol, Imipenem/Cilastatin oder Meropenem)
Bläschen oder Ulzera	V.a. Herpes-simplex-Infektion; evtl. Kultur anlegen; zusätzlich empirische Aciclovirtherapie
Nasennebenhöhlenbefund oder nasale Ulzera	V.a. Pilzinfektion mit Aspergillus spp. oder Zygomykose → Biopsie • Bei Aspergillose: ☞ oben • Bei Zygomykose: hochdosiert liposomales Amphotericin B oder Amphotericin B-Lipid-Komplex 5–10 mg/kgKG/d oder Posaconazol (falls Amphotericin B nicht möglich); ggf. chirurgische Sanierung erforderlich
Gastrointestinaltrakt	
Retrosternale Schmerzen	• V.a. Candida- und/oder Herpes-simplex-Infektion oder beides; bakterielle Ösophagitis möglich; spätestens nach 48 Std. Endoskopie erwägen • Primär Candidatherapie: zusätzlich Antimykotika Fluconazol, evtl. Caspofungin, Itraconazol oder Voriconazol; wenn erfolglos, dann bei V.a. Herpesinfektion auch Aciclovir
Akute abdominelle Schmerzen	V.a. Typhlitis, Appendizitis; zusätzlich anaerobierwirksame Substanzen (Metronidazol, Clindamycin, Imipenem/Cilastatin oder Meropenem); engmaschige Überwachung, mögliche Operationsindikation (!) bei akutem Abdomen
Diarrhö	V.a. Kolitis durch Clostridium difficile: Toxinnachweis aus dem Stuhl; Metronidazol p.o (notfalls i.v.).; bei Unwirksamkeit Vancomycin p.o.
Perianale Schmerzen	Zusätzlich Anaerobier-wirksame Substanzen (☞ oben), häufige engmaschige Überwachung wegen möglicher Operationsindikation, besonders bei Regeneration der Neutrophilen; Herpes-simplex-Virusinfektion ebenfalls möglich
Zentrale Venenkatheter	
Positive Kultur für Erreger außer aeroben Sporenbildnern (Bacillus sp.) oder Candida sp.	Therapieversuch; Rotation der i.v.-Gabe bei Mehrlumenkatheter
Staphylococcus aureus (Methicillin-/Oxacillin-empfindlich)	Katheter entfernen, Isoxazolylpenicillin (Penicillinase-festes Penicillin), z.B. Flucloxacillin, mind. 2 Wochen
Staphylococcus aureus (Methicillin-/Oxacillin-resistent)	Katheter entfernen, Therapie nach Antibiogramm, mind. 2 Wochen i.v.
Koagulase-negative Staphylokokken	Nach Antibiogramm; Vancomycin oder Teicoplanin nur bei Methicillin-/Oxacillin-Resistenz; 5–7 Tage Dauer
Enterokokken	Aminopenicillin + Aminoglykosid; bei Ampicillin-Resistenz Vancomycin oder Teicoplanin + Aminoglykosid; bei Vancomycin-Resistenz: Linezolid; 5–7 Tage Dauer
Corynebakterien	Nach Antibiogramm; Vancomycin oder Teicoplanin nur bei Resistenz gegen andere Antibiotika
Positive Kultur mit Bacillus sp.	Katheter entfernen, gezielte Therapie
Escherichia coli, Klebsiella-Spezies und andere Enterobacteriaceae	Nach Antibiogramm mit wirksamem Antibiotikum, z.B. Cephalosporin Gruppe 3, Acylaminopenicillin, Imipenem/Cilastatin oder Meropenem, Chinolon

Befund bzw. Symptom	Modifikation der Therapiestrategie
Pseudomonas aeruginosa	Kombination von β-Lactam-Antibiotikum mit Pseudomonas-Aktivität + Aminoglykosid, mind. 2 Wochen
Acinetobacter baumannii	Nach Antibiogramm
Stenotrophomonas maltophilia	Nach Antibiogramm (Cotrimoxazol!)
Candidämie	Katheter entfernen, Therapie ☞ oben
Klinische Infektion der Austrittstelle	Vancomycin oder Teicoplanin
Tunnel- oder Tascheninfektion	Katheter entfernen, Vancomycin oder Teicoplanin

25.6.4 Prävention

Bei länger dauernder Neutropenie vermindert eine Levofloxacinprophylaxe signifikant die Infektionsrate und Morbidität durch bakterielle Infektionen. Allerdings ist der Effekt nur bei längerer Neutropenie (> 7 Tage) klinisch relevant.

Eine Prophylaxe bei Niedrigrisikopatienten ist ohne gravierende zusätzliche Argumente, die für ein höheres Risiko sprechen, nicht gerechtfertigt. Patienten mit länger dauernder Neutropenie profitieren eher von der Prophylaxe mit Levofloxacin, allerdings für den Preis höherer Resistenzraten gramnegativer Erreger.

Das heißt, auch bei neutropenischen Patienten mit einem höheren Infektionsrisiko sollte nicht die Neutropenie alleine für die Prophylaxe mit Levofloxacin ausschlaggebend sein, sondern vielmehr weitere Faktoren, wie z.B. Infektionen bei vorangegangenen Therapien, frühere und bestehende Schleimhautschäden und eine ausgeprägte Komorbidität. Eine Routineprophylaxe mit Levofloxacin ist bei Neutropenie nicht indiziert.

Ein signifikanter Vorteil der antimykotischen Prophylaxe ist nur bei der allogenen Knochenmarktransplantation mit täglich 400 mg Fluconazol p.o. nachgewiesen. Bei anderen Situationen ist eine Prophylaxe mit Antimykotika nur indiziert, wenn neben der Neutropenie weitere Risikofaktoren einer Pilzinfektion vorliegen.

Mögliche **Prophylaxe-Schemata** sind (Dosierungen ☞ Tab. 25.6-3):

- Cotrimoxazol, Colistin, Amphotericin B
- Cotrimoxazol, Ciprofloxacin, Fluconazol oder Itraconazol
- Levofloxacin plus Antimykotikum
- Levofloxacin-Monotherapie.

Prophylaxe gegen Pneumocystis jiroveci:

- Cotrimoxazol forte an einem Tag oder pro Woche 3 Tbl.
- Inhalationen mit Pentamidin 300 mg: Aufsättigung 3 Tage lang mit jeweils 300 mg, dann alle 4 Wochen 1-mal 300 mg.

Tab. 25.6-3: Antibiotische und antimykotische medikamentöse Infektionsprophylaxe bei Neutropenie

Medikament	Resorbierbarkeit im Darm	Dosierung bei Hochrisikopatienten
Cotrimoxazol forte (Trimethoprim 160 mg, Sulfamethoxazol 800 mg)	+	3-mal tgl. 1 Tbl.
Colistin (Tbl. à 24 mg)	-	4-mal tgl. 6 Tbl. oder speziell zubereitete Lösungen mit der entsprechenden Tagesdosis
Polymyxin B (Tbl. à 25 mg)	-	4-mal tgl. 6 Tbl.
Ciprofloxacin (Tbl. à 500 mg)	+	2-mal tgl. 1 Tbl.
Levofloxacin (Tbl. à 500 mg)	+	1-mal tgl. 1 Tbl.
Amphotericin B (100 mg/ml)	-	4-mal tgl. 6 ml
Nystatin (100000 E/ml)	-	4-mal tgl. 6 ml
Fluconazol (Tbl. à 100 mg)	+	2-mal tgl. 1 Tbl. bis 2-mal tgl. 2 Tbl.
Itraconazol Lösung (400 mg/ml)	+	1-mal tgl. 5 mg/kgKG

25.7 Komplementäre Therapie

Vorbeugende Maßnahmen können mithelfen, Schwere und Dauer von Infektionen zu verringern. Hierzu zählen ein regelmäßiges moderates Ausdauertraining von mindestens 3-mal wöchentlich 30 Minuten; geeignet sind je nach Leistungsstand Spaziergänge, Walking, Radfahren oder Schwimmen mit mäßiger Belastung. Eine Unterkühlung ist hierbei unbedingt zu vermeiden; so sollte nach stärkerem Schwitzen sofort geduscht oder zumindest wieder trockene Kleidung angezogen werden. Auch bei bereits eingetretener Neutropenie, zumindest so lange kein Fieber besteht, können regelmäßige Spaziergänge an der frischen Luft erfolgen; hierdurch besteht keine erhöhte Infektionsgefahr.

Normale soziale Kontakte können weiter gepflegt werden, eine Isolierung im häuslichen Umfeld ist nicht erforderlich. Gefährlicher ist die Situation in Krankenhäusern; dort muss wegen des Risikos der Übertragung problematischer Keime auf strenge Hygiene geachtet werden.

Phytotherapeutisch kann mit Sonnenhutextrakten Infektionen vorgebeugt werden, z. B. 3-mal tgl. 25 Tr. Echinacin über einen Zeitraum von 14 Tagen, oder Eleutherococcusextrakte, z. B. Eleutherococcus Curarina Tropfen.

Auch Infusionsserien mit hochdosiertem Vitamin C, z. B. 7,5 g Vitamin C Injectopas an 3 – 5 aufeinander folgenden Tagen haben sich bewährt sowohl in der Prophylaxe als auch während Infektion zusätzlich zur Antibiotikatherapie. Hiermit kann einer weiteren Verschlechterung entgegen gewirkt und die Heilung gefördert werden.

Hinzu kommen auf die jeweilige Infektion abgestimmte Maßnahmen, z. B. bei

- Bronchitis, Pneumonie: feuchtwarme Brustwickel und Inhalationen
- Schmerzhaften Harnwegsinfekten: Phytotherapeutika mit Extrakten aus Bärentraubenblättern, z. B. Cystinol akut 3-mal tgl. 2 Drg.
- Durchfällen zur Linderung der Symptomatik und zur Wiederherstellung der Darmflora: Bakterienlysate bzw. -kulturen, z. B. Colibiogen 3-mal tgl. 25 Tr. Perenterol 3-mal tgl. 1 Kps. Omniflora 1-mal tgl. 1 Kps.

Literatur

1. Bertz H et al.: Antimicrobial therapy of febrile complications after high-dose chemo-/radiotherapy and autologous hematopoietic stem cell transplantation. Ann Hematol 82 (2), 2003: 167 – 174
2. Böhme A et al.: Treatment of fungal infections in hematology and oncology. Ann Hematol 82 (2), 2003: 133 – 140
3. Bucaneve G et al.: Levofloxacin to prevent bacterial infection in patients with cancer and neutropenia. N Engl J Med 353 (10), 2005: 977 – 987
4. Buchheidt D et al.: Diagnosis and treatment of documented infections in neutropenic patients. Ann Hematol 82 (2), 2003: 127 – 132
5. Cornely OA et al.: Evidence-based assessment of primary antifungal prophylaxis in patients with hematologic malignancies. Blood 101, 2003: 3365 – 3372
6. Fätkenheuer G et al.: Central venous catheter (CVC)-related infections in neutropenic patients. Ann Hematol 82 (2), 2003: 149 – 157
7. Hughes WT et al.: 2002 guidelines for the use of antimicrobial agents in neutropenic patients with cancer. Clin Infect Dis 34, 2002: 730 – 751
8. Klastersky J et al.: The Multinational Association for Supportive Care in Cancer risk index: A multinational scoring system for identifying low-risk febrile neutropenic cancer patients. Journal of Clinical Oncology 18, 2000: 3038 – 3051
9. Kern WV et al.: Oral versus intravenous empirical antimicrobial therapy for fever in patients with granulocytopenia who are receiving cancer chemotherapy. N Engl J Med 341, 1999: 312 – 318
10. Kern WV et al.: Infektionsprophylaxe bei neutropenischen Patienten – Leitlinien der Arbeitsgemeinschaft Infektionen in der Hämatologie und Onkologie. Dtsch Med Wochenschr 125, 2000: 1582 – 1588
11. Kocak U et al.: Fever and neutropenia in children with solid tumors is similar in severity and outcome to that in children with leukemia. Support Care Cancer 10, 2002: 58 – 64
12. Link H et al.: Antimicrobial therapy of unexplained fever in neutropenic patients. Ann Hematol 82 (2), 2003:105 – 117
13. Maschmeyer G et al.: Diagnostik und Therapie von Infektionen bei Patienten in der Hämatologie und Onkologie. Leitlinien der Sektion „Infektionen in der Hämatologie/Onkologie" der Paul-Ehrlich-Gesellschaft e.V. Chemotherapie Journal 13 (3): 2004: 134 – 141
14. Walsh TJ et al.: Voriconazole compared with liposomal amphotericin B for empirical antifungal therapy in patients with neutropenia and persistent fever. N Engl J Med 346, 2002: 225 – 234
15. Walsh TJ et al.: Caspofungin versus Liposomal Amphotericin B for Empirical Antifungal Therapy in Patients with Persistent Fever and Neutropenia. N Engl J Med 351, 2004: 1391 – 1402

26 Disseminierte intravasale Gerinnung (DIC, Verbrauchskoagulopathie)

Andreas Schalhorn, Axel Matzdorff

26.1 Definition

Der Begriff disseminierte intravasale Gerinnung (Synonym: Verbrauchskoagulopathie) beschreibt ein klinisches Syndrom, das durch eine systemische Gerinnungsaktivierung mit Thrombosen in der Mikrozirkulation und gleichzeitigem Verbrauch von Gerinnungsfaktoren mit generalisierter Blutungsneigung charakterisiert wird.

26.2 Ätiologie, Pathogenese

Im Rahmen verschiedener Grunderkrankungen kann es zu einer so massiven Einschwemmung gerinnungsaktiver Subtanzen in die Blutbahn kommen, dass das gesamte Gerinnungssystem aktiviert wird und sich eine **disseminierte intravasale Gerinnung** (disseminated intravascular coagulation = DIC) entwickelt. Durch den massiv gesteigerten Umsatz werden Thrombozyten, Gerinnungsfaktoren und ihre Inhibitoren verbraucht. Durch die im Prinzip sinnvolle sekundäre Fibrinolyse werden weitere Gerinnungsfaktoren abgebaut und schließlich kommt es zu einer hämorrhagischen Diathese, weswegen – zumindest im deutschen Sprachgebrauch – der Begriff der **Verbrauchskoagulopathie** Bedeutung erlangt hat (Thrombozyten, plasmatische Gerinnungsfaktoren und Fibrinogen werden verbraucht).
Als **Ursachen** kommen in Betracht:

- Maligne Neoplasien: metastasierende Karzinome, insbesondere Lungen-, Pankreas-, Prostata-, Magen- und Kolonkarzinom, Promyelozytenleukämie; sie können gerinnungsaktivierende Substanzen (Cancer Procoagulant A, Tissue Factor) in die Blutbahn freisetzen
- Verschiedene Schockformen: septisch, traumatisch, hämorrhagisch u. a.
- Infektionen: gramnegative und -positive Sepsis, Malaria, Viruserkrankungen
- Schwere Hämolyse: Fehltransfusion, hämolytisch-urämisches Syndrom
- Geburtshilfliche Komplikationen: vorzeitige Plazentalösung, verhaltender Abort, Fruchtwasserembolie, Eklampsie
- Im Rahmen großer Operationen von Lunge, Pankreas, Prostata
- Gefäßerkrankungen bzw. -anomalien: Kasabach-Merritt-Syndrom, Aortenaneurysma, Phlegmasia coerulea dolens
- Schlangenbisse
- Hitzschlag.

26.3 Klinik

Oft lebensbedrohliche Erkrankung.
Die **Frühsymptome** sind zu Beginn zumeist uncharakteristisch, evtl. finden sich Zeichen des Organversagens durch Mikrothromben, z. B. in den Kapillaren der Lunge oder der Nieren.
Eine **manifeste hämorrhagische Diathese** als Folge des Mangels an Gerinnungsfaktoren und Thrombozyten zeigt sich mit:

- Haut-, Schleimhautblutungen
- Hämatomen
- Nachblutungen aus Stichkanälen
- Gastrointestinale und Nierenblutungen (diese sind immer Ausdruck einer fortgeschrittenen DIC).

26.4 Diagnostik

Zur (Notfall-)Diagnostik der aktivierten Gerinnung und der sekundären Fibrinolyse werden bestimmt:

- Thrombozyten ↓
- Fibrinogen ↓
- PTT in der Frühphase gleich bleibend oder sogar ↓, später ↑
- Fibrin-, Fibrinogen-Spaltprodukte bzw. D-Dimere ↑
- Antithrombin (AT III) (↓)
- Thrombin-Antithrombin-Komplexe (TAT) ↑.

Der Abfall von Thrombozyten, Fibrinogen, Faktor V und der Anstieg von D-Dimeren sind bereits in der Frühphase einer Verbrauchskoagulopathie erkennbar. Normale Thrombozyten und Fibrinogen-Spiegel schließen eine DIC nicht aus, wenn sie vorher hoch-normal waren und jetzt in den Normbereich abgefallen sind. Zur Verlaufskontrolle sind Thrombozytenzahl und Fibrinogenspiegel gut geeignet, weil sie überall und rasch bestimmt werden können. Die Bestimmung von Fibrinopeptid A, Prothrombin F_{1+2}-Fragmenten und TAT bleibt meist Speziallaboratorien vorbehalten.

26.5 Differenzialdiagnosen

- Thrombotisch-thrombozytopenische Purpura
- Medikamentös induzierte Thrombopenien (wie z. B. durch Antibiotika)
- Verdünnungskoagulopathie bei schweren Blutungen
- Leberversagen

26.6 Konventionelle Therapie

26.6.1 Therapiegrundsätze

> Im Rahmen der DIC erfolgen oft eine sehr rasche Änderungen der verschiedenen Gerinnungsparameter. Daher:
> - Bei manifester DIC engmaschige Kontrollen der Globaltests, ggf. unterstützt durch die Bestimmung von Einzelfaktoren
> - Dosisanpassung der Therapeutika an den jeweiligen aktuellen Gerinnungsstatus.

Die **kausale Therapie** der Grunderkrankung steht immer im Vordergrund. Im Übrigen ist die Therapie stadienabhängig und schwer zu schematisieren.
Klinische und gerinnungsanalytische Aspekte beeinflussen gerade das Vorgehen in der frühen und späten Verbrauchsphase. Nach wie vor handelt es sich um empirische Therapieansätze, die zumeist noch nicht durch größere Studien abgesichert werden konnten.
Stufenplan der Therapie der Verbrauchskoagulopathie:

- **Initial- oder Aktivierungsphase:**
  - Bisher Heparin um 20000 IE/24 Std., heute sollte ein niedermolekulares Heparin vorgezogen werden (z. B. Enoxaparin 40 mg, Nadroparin 3800 E, Dalteparin 5000 E)
  - Bei Thrombopenie < 50000/µl: Heparin reduzieren oder ganz aussetzen
- **Frühe Verbrauchsphase:**
  - Heparin umstritten
  - Antithrombinkonzentrat, Anhebung der Spiegel auf hochnormale Werte (> 100 %)
  - Frischplasma bei deutlichen Gerinnungsstörungen (z. B. 4 Einheiten)
- **Späte Verbrauchsphase und reaktive Fibrinolyse:**
  - Kein Heparin!
  - Bei schwerer hämorrhagischer Diathese: Frischplasma, Frischblut, Antithrombin, Fibrinogen, rekombinantes aktiviertes Protein C-Konzentrat (Drotrecogin alfa activated, Xigris®), Thrombozyten

26.6.2 Einzelsubstanzen

Heparine
- Indikation: in der Initial- oder Aktivierungsphase und als Prophylaxe
- Kontraindikation: immer in der späten Verbrauchsphase wegen Verstärkung der Blutungsneigung

Antithrombinkonzentrate
- Wert von Antithrombinkonzentraten weiter nicht gesichert
- Bei Abfall der Plasmaspiegel < 40 % Anhebung in den hochnormalen Bereich

Frischplasma
- Enthält alle Gerinnungsfaktoren und die Inhibitoren Antithrombin und Protein C in physiologischer Zusammensetzung
- Bei pathologischen Globaltests (☞ 26.3) und damit Nachweis einer DIC Gabe von 4 Einheiten FFP (fresh frozen plasma); diese Menge reicht für eine minimale Konzentration an plasmatischen Gerinnungsfaktoren und deren Inhibitoren aus

Fibrinogen
- Indikation: Fibrinogen ≤ 50 mg/100 ml und Verminderung der Thrombozyten auf ≤ 30000/µl
- Substitution von 2–3 g Fibrinogen als Einzeldosis

Thrombozytenkonzentrate
An klinischer Wirksamkeit (Sistieren der petechialen oder Schleimhautblutungen) orientieren.

Faktorenkonzentrate
Postthrombinkomplex-Konzentrate (PPSB) kann die Gerinnungsaktivierung verstärken. Deshalb nur bei Blutungen geben, wenn die Thromboplastinzeit unter 20 % abgesunken ist und trotz Gabe von Frischplasma nicht ausreichend angehoben werden kann. Vor der Gabe von PPSB sollte der ATIII-Spiegel in den Normbereich angehoben worden sein.

Antifibrinolytika und Proteasenhemmer

> Die sekundäre Fibrinolyse ist prinzipiell erwünscht, da sich nur durch Eröffnung der Endstrombahn die Organfunktionen wieder erholen können.

- Indikation: nur bei primärer Hyperfibrinolyse mit schwerer bis schwerster Blutungsneigung (Blutungen aus allen Injektions- und Punktionsorten, spontane Haut- und Schleimhautblutungen) Hemmung der Fibrinolyse erlaubt; bei reaktiver Hyperfibrinolyse nach oder gleichzeitig mit einer systemischen Gerinnungsaktivierung sind Antifibrinolytika dagegen kontraindiziert, weil sie die Thrombosierung verstärken.
- Therapieversuch: Aprotinin (Trasylol®) 500000–1 Mio. KIE (Kallikrein-Inaktivator-Einheiten) über 12–24 Std. i.v.; falls wirksam, tritt Besserung zumeist innerhalb von 12–24 Std. ein. Trasylol® wird den synthetischen Antifibrinolytika vorgezogen, weil es auch Kallikrein und die Leukozytenelastase hemmt.

26.6.3 Prävention

Macht es eine Situation wahrscheinlich, dass eine Verbrauchskoagulopathie z. B. im Rahmen einer Sepsis auftreten kann, sollte vor dem Auftreten manifester Gerinnungsstörungen mit Heparin behandelt werden. Bei (noch) normalen Thrombozyten werden meist Dosen von 15000–20000 IE Heparin pro 24 Std. gegeben.

Literatur

1 Hiller E: Gerinnungsstörungen bei malignen Tumoren und hämatologischen Systemerkrankungen. In: Wilmanns W, Huhn D, Wilms K (Hrsg.): Internistische Onkologie. 2. Auflage, Thieme, Stuttgart, 2000: 785–791

2 Hiller E, Riess H: Hämorrhagische Diathese und Thrombose. 3. Auflage, Wissenschaftliche Verlagsgesellschaft, Stuttgart, 2002

27 Respiratorische Insuffizienz

Andreas Schalhorn, Xaver Schiel, Joachim Preiß

27.1 Definition

Das akute oder chronische respiratorische Versagen ist durch einen **Abfall des pO_2** auf < 60 mmHg und/oder einen **Anstieg des pCO_2** auf > 50 mmHg gekennzeichnet.
Bei der großen Vielfalt an Ursachen (Atemregulations-, Ventilations- sowie Gasaustauschstörungen) wird im Rahmen dieses Kapitels nur auf die **tumorbedingte pulmonale Insuffizienz** eingegangen.

27.2 Ätiologie, Pathogenese

Bei fortschreitenden primären Lungentumoren kommt es ebenso wie bei einer ausgedehnten Lungenmetastasierung letztlich zu einem **verminderten Gasaustausch.** Dieser resultiert aus dem **Verlust an funktionstüchtigem Lungenparenchym** entweder direkt durch das Tumorwachstum oder indirekt durch zusätzliche entzündliche infiltrative Prozesse, Kompression großer Lungenanteile von außen (beispielsweise besonders durch ausgeprägte Pleuraergüsse oder Verschluss der Atemwege durch endoluminales Tumorwachstum), aber auch durch Koagel, Schleimpfröpfe oder – weniger häufig – durch massiven Druck von außen.

27.3 Klinik

Immer ist zu berücksichtigen, dass oft schon vor dem Auftreten eines Bronchialkarzinoms oder von Lungenmetastasen eine Vorschädigung vorliegt, auf die sich das Tumorleiden aufpfropft; die überwiegende Zahl der Patienten mit einem Bronchialkarzinom kann bereits primär eine COPD mit oft massiver Einschränkung der Lungenfunktion haben.
Leitsymptome sind besonders:
- Schwerste Dyspnoe
- Tachypnoe
- Zyanose.

27.4 Diagnostik

Für die exakte Zuordnung der Symptome und den Versuch einer möglichst effektiven Therapie sind neben der sicheren Diagnose der malignen Grunderkrankung die folgenden Untersuchungen immer zwingend erforderlich:
- **Lungenfunktion:**
  - Blutgasanalyse
  - Restriktive und/oder obstruktive Störungen?
  - Einschränkung der Diffusionskapazität?
- **Röntgen und CT:**
  - Ausmaß der infiltrativen Lungenprozesse durch den Tumor oder durch begleitende Entzündungen?
  - Ausmaß der Kompression von außen?
- **Bronchoskopie:** Obstruktion von Trachea oder Bronchien?

Mit diesem Minimalprogramm lassen sich wichtige Therapieentscheidungen fällen, die neben der für den jeweiligen Tumor besten Therapie immer auch symptomorientiert sind.

27.5 Differenzialdiagnosen

Im Vordergrund stehen die chronischen respiratorischen und obstruktiven Lungenfunktionsstörungen (Asthma, COPD), bei akuter Verschlechterung ist auch an eine rezidivierende Lungenembolie zu denken.

27.6 Therapie

Wann immer möglich, eine **kausale Therapie** der Grunderkrankung anstreben.

27.6.1 Allgemeine Therapieempfehlungen

- **Sauerstoffgabe:** Zur Behandlung der respiratorischen Partialinsuffizienz (Abfall des pO_2 bei noch normalem pCO_2) ist die häusliche Sauerstoffversorgung immer sehr großzügig zu handhaben:
  - Sauerstoffkonzentratoren: bei Versorgung < 3 l/Min. preisgünstigste Versorgung

  - Flüssigsauerstoff: längere Dauer der Versorgung, handliche Zusatzflaschen zum Tragen und Ziehen mit einer Versorgung von 8–12 Stunden. Durch diese Versorgung wird die Mobilität der Patienten lange erhalten.
- Behandlung der **Angst**: Gespräche, Zuwendung oder Sedierung machen die Dyspnoe oft erträglicher
- **Lymphangiosis carcinomatosa** (☞ 7.7.3):
  - Oft ist eine Steroidgabe (meist in Kombination mit einer Chemotherapie) sehr hilfreich
  - Therapiebeginn oft mit tgl. 1–2 mg/kgKG Prednison oder in schweren Fällen 8–24 mg Dexamethason, langsame Reduktion und Einstellung auf die klinisch noch wirksame Dosis; bei längerer Anwendung mögliche Steroid-Nebenwirkungen bedenken
- **Pleurodese:**
  - Zur Behandlung von Pleuraergüssen (☞ 7.7.3)
  - Zu bevorzugen ist in der Mehrzahl der Fälle die thorakoskopische Talkumpleurodese, die zu einer Erfolgsquote von > 80 % führt; wenn die Entfaltbarkeit der Lunge auch unter Sog nicht mehr gegeben ist, sind alle Formen der Pleurodese meist nicht mehr effektiv
- **Antiobstruktive Therapie** bei begleitender COPD
- **Antibiotische Therapie** bei begleitenden bakteriellen Infektionen, am besten nach Bestimmung und Empfindlichkeitstestung der Keime
- Bekämpfung des **Hustenreizes:** Codein Saft oder Kps. 3–6-mal tgl. oder Dicodid-Tbl. 3-mal 10 mg
- Bei **Blutungen** Blutstillung besonders durch Laserbehandlung hoch effektiv
- Extraktion und Spülung unter Bronchoskopie bei **Verschluss eines Bronchus** durch Koagel, Schleim- oder Nekrosepfropf
- Behandlung in der **Terminalphase**:
  - Opioide: Morphinsulfat-Tbl. oder -Lsg. 5–15 mg alle 4 Std. (alternativ 2,5–5 mg s.c.); bei Patienten mit vorbestehender Schmerzmedikation Dosis um 50 % erhöhen
  - Benzodiazepine: z. B. Lorazepam 1–2,5 mg alle 6–8 Std., Diazepam 5–10 mg p.o. oder supp.
  - Neuroleptika: z. B. Promethazin 25–50 mg alle 8–12 Std.
  - Kortikoide: Prednison 50–100 mg p.o. oder i.v. alle 8–12 Std. oder 8–16 mg/24 Std. Dexamethason, z. B. für 5–7 Tage, bei Erfolg langsame Dosisreduktion bis zur minimalen wirksamen Dosis

27.6.2 Therapie bei Verschluss der Bronchien

- **Laserbehandlung** zur Wiedereröffnung der Atemwege, z. B. mit dem Neodym-YAG-Laser mit einer Wellenlänge von 106 nm und mit einer Tiefenwirkung von bis zu 5 mm
- **Endoluminale Kleinraumbestrahlung:** Afterloading- bzw. Brachytherapie, z. B. mit Iridium-192, zur Stabilisierung des Lasererfolges bzw. zur Hemmung des erneuten Tumorwachstums
- **Stentimplantation** besonders bei extrabronchialer Kompression durch größere Tumormassen, oft in Kombination mit endoluminaler Kleinraumbestrahlung, perkutaner Bestrahlung und/oder Chemotherapie

Die hier genannten Methoden ermöglichen für die Mehrzahl der Patienten zumindest vorübergehend eine erfolgreiche Behandlung der vielfältigen zur respiratorischen Insuffizienz führenden Störungen.

28 Niereninsuffizienz, Nierenversagen

Andreas Schalhorn, Xaver Schiel (Konventioneller Teil)
Alexander Herzog (Komplementärer Teil)

28.1 Definition

Abnahme des Glomerulumfiltrats. Von Niereninsuffizienz spricht man bei einem Kreatinin > 1,1 mg/dl (> 97 µmol/l) und einer Kreatininclearance < 80 ml/Min. (< 1,3 ml/Sek.).

28.2 Ätiologie, Pathogenese

Ähnlich wie der Leber kommt der Niere eine entscheidende Bedeutung für die Elimination bestimmter Zytostatika zu.
Die Niere ist zum einen ein Organ, das durch einige Zytostatika in seiner Funktion geschädigt werden kann, zum anderen schränkt eine primäre Nierenerkrankung in vielen Fällen eine effektive Chemotherapie ein oder macht sie gar unmöglich.
Bei den potenziell nephrotoxischen Substanzen kommt es darauf an, die Wirkmechanismen zu kennen und durch geeignete Schutzmaßnahmen eine Schädigung der Nieren zu vermeiden. Bei bereits eingeschränkter Kreatininclearance muss bei Substanzen mit hauptsächlich renaler Clearance die Dosis des Zytostatikums angepasst bzw. reduziert werden.

28.3 Klinik

Oligurie ≤ 500 ml/d bzw. < 20 ml/Std., Anurie < 100 ml/d, meist einhergehend mit Natrium- und Wasserretention.
Symptome sind: Schwäche, Pruritus, urämischer Fötor, Konzentrationsschwäche, Hypertonie.

28.4 Diagnostik

- Flüssigkeitsbilanz (Einfuhr, Ausscheidung)
- Gewichtskontrolle (Wasserretention)
- Urin: spezifisches Gewicht ↓, Osmolarität, Status, Sediment (Akanthozyten)
- Labor: Elektrolyte (Kalium ↑), Kreatinin ↑, Harnstoff ↑, Harnsäure↑, Blutgase (Azidose), LDH, CK, Elektrophorese, Differenzialblutbild (Akanthozyten, Fragmentozyten), Bilirubin, Haptoglobin

28.5 Differenzialdiagnosen

- Hypovolämie (Diarrhö und Erbrechen!)
- Kardiale Ursache
- Schock

28.6 Konventionelle Therapie

28.6.1 Medikamentöse Therapie

- Reichliche Flüssigkeitszufuhr mit Steigerung der Diurese auf 2,5 l/d zur Erhöhung der Ausscheidung von Harnstoff
- Kontrolle von Wasser-, Elektrolyt- und Säuren-Basen-Haushalt und Korrektur von Störungen

28.6.2 Umgang mit nephrotoxischen Zytostatika

Bei den potenziell nephrotoxischen Substanzen kommt es darauf an, die Wirkmechanismen zu kennen und durch geeignete Schutzmaßnahmen eine Schädigung der Nieren zu vermeiden.
Durch geeignete Maßnahmen müssen toxische Nebenwirkungen vermieden werden.

Substanzen und Therapieempfehlungen

Im Folgenden werden die wichtigsten Substanzen mit nephrotoxischem Potenzial verbunden mit Empfehlungen zum Vorgehen bei einer Zytostatikatherapie aufgelistet.

Cisplatin
- Toxizität dosisabhängig, kumulativ
- Dosierungen von Cisplatin > 90 mg/m^{2}KOF in Standardtherapien derzeit nicht indiziert
- Führt zur Einschränkung der Kreatininclearance und einem Anstieg des Kreatinins

- **Voraussetzungen** für Cisplatin:
  - Normale Nierenfunktion, normales Kreatinin, normale Kreatininclearance > 60 ml/Min., Elektrolyte ausgeglichen
  - Normale Herz-Lungenfunktion, forcierte Diurese tolerabel
- **Forcierte Diurese** mit physiologischer Kochsalzlösung und Glucose 5% vor, während und nach jeder Cisplatingabe zwingend erforderlich
- Beginn, Dauer und Höhe der forcierten Diurese von der Höhe des Cisplatindosis abhängig, aber letztlich nicht einheitlich festgelegt; Vorgehen z.B. in Anlehnung an Bokemeyer et al. und Weiss (☞ Tab. 28.6-1)
- Die i.v.-Flüssigkeitszufuhr kann in der Vor- und Nachphase durch orale Gabe mineralhaltiger Getränke ersetzt werden, wenn kein Erbrechen vorliegt.
- Ausreichende Zugabe von **KCl** (10–20 mmol/l) und **Magnesium** (3 mmol/500 ml) zur Infusionslösung
- Zusätzliche Gabe von **Mannit** wird unterschiedlich beurteilt; wir verzichten seit Jahren auf die routinemäßige Gabe dieses Osmodiuretikums.
- Furosemid nur bei Flüssigkeitsretention > 1000 ml oder Gewichtszunahme > 1 kg oder Abfall der Urinproduktion < 150 ml/Std.; Dosierung: 20–40 mg Furosemid i.v.
- Elektrolyte mindestens einmal täglich kontrollieren und die Dosierungen adjustieren

Tab. 28.6-1: Forcierte Diurese bei Cisplatintherapie

Cisplatin-Dosis	- 12 Std. bis Vorphase	Vorphase	Therapiephase	Nachphase
20 mg/ m^2KOF		1500 ml/ 2 Std. i.v.	1500 ml/ 3 Std. i.v.	
50–90 mg/ m^2KOF	1500 ml/ 12 Std. i.v. oder 2–3 l p.o.	2000 ml/ 2 Std. i.v.	2000 ml/ 3 Std. i.v.	2–3 l/ 24 Std. i.v. oder 2–3 l p.o.

Methotrexat

- Ausscheidung von Methotrexat (MTX) überwiegend renal
- Die Löslichkeit von MTX und dem Metaboliten 7-Hydroxy-MTX in sauerem Urin ist schlecht; bei sauerem pH-Wert kommt es zu Ausfällungen von MTX und Hydroxy-MTX in den Nierentubuli und in schweren Fällen zu einem Nierenversagen
- Eine konsequente **Urinalkalisierung** durch Gabe von Bikarbonat i.v. ist bereits bei einer mittelhochdosierten (> 100 mg-1 g/m^2KOF), insbesondere aber bei einer hochdosierten MTX-Therapie (Dosierungen > 1 g/m^2KOF, bei Osteosarkomen 8–12 g/m^2KOF) zwingende Voraussetzung.
- Engmaschige Kontrolle des Urin-pH zwingend vorgeschrieben
- Start der MTX-Therapie nur bei Urin-pH > 7, Unterbrechung bei Werten < pH 7
- Bei Einschränkung der Nierenfunktion kommt es zur verzögerten Ausscheidung und massiv gesteigerten Toxizität von MTX, wenn kein dem Verlauf der MTX-Serumspiegel angepasster **Leucovorin-Rescue** durchgeführt wird, um den MTX-bedingten Stoffwechselblock im Folsäuremetabolismus zu umgehen.

Mitomycin C

- Mitomycin C (MMC) kann eine mikroangiopathische Schädigung der Niere im Sinne eines **hämolytisch urämischen Syndroms** (HUS) verursachen.
- Das Auftreten eines HUS ist in der Mehrzahl der Fälle mit der Gesamtdosis von MMC (meist > 60 mg) korreliert, kann jedoch selten schon bei niedrigeren Dosierungen und gelegentlich auch nach Absetzen der Therapie auftreten.
- In wieweit die prophylaktische Gabe von **Steroiden** i.v. vor MMC-Gabe das Auftreten der Toxizität verhindern oder hinausschieben kann, ist noch unklar.
- Bei ersten Hinweisen auf eine Hämolyse, bei sonst unerklärter Thrombozytopenie oder auch nur diskreten Zeichen einer Nierenfunktionsstörung muss die MMC-Therapie sofort beendet werden.
- In schweren Fälle eines HUS ist auch ein Versuch der Plasmafiltration über Staphylokokken Protein A-haltige Säulen zu diskutieren.

Ifosfamid und Cyclophosphamid

- Beide Oxazaphosporine unterliegen einem intensiven Metabolismus, der zur Giftung oder zur Entgiftung der beiden Zytostatika führt.
- Als Nebenwirkung einer Therapie mit Ifosfamid und Cyclophosphamid tritt oft eine schwere **hämorrhagische Zystitis** auf, für deren Entstehung Acrolein, das beim Stoffwechsel beider Substanzen gebildet wird, als Hauptursache angesehen wird.
- Durch regelmäßige Gabe der Thiolverbindung **Mesna** und eine gute Hydratation mit 2–3 l Flüssigkeit/24 Std. (möglichst Diurese von 200 ml Urin/Std.) ist die Urotoxizität von Ifosfamid und Cyclophosphamid weitgehend zu vermeiden.

- Bei jeder i.v.-Therapie mit Ifosfamid oder Cyclophosphamid ist heute daher die Uroprotektion durch Mesna zwingend vorgeschrieben (☞ 35.6).
- Im Gegensatz zu Cyclophosphamid kann Ifosfamid selbst nephrotoxisch wirken, wobei eine schwere **Tubulusschädigung** im Vordergrund steht; der genaue Mechanismus dieser Toxizität ist nicht bekannt.
- Warum Kinder häufiger mit dieser Toxizität reagieren, ist ebenfalls noch unklar.
- Bekannte Risikofaktoren sind hohe Gesamtdosen (> 60 g/m^{2}KOF), unilaterale Nephrektomie, vorherige Nierenbestrahlung, große retroperitoneale Tumormassen und eine vorherige oder gleichzeitige Cisplatintherapie.
- Wenn irgendwie möglich, sollte in diesen Risikosituationen auf eine Ifosfamidgabe verzichtet werden.

28.6.3 Dosierung von Zytostatika bei eingeschränkter Nierenfunktion

Faustregel
- Medikamente, die ganz oder zumindest überwiegend **hepatisch verstoffwechselt** und/oder ausgeschieden werden, können auch bei einer Einschränkung der Nierenfunktion **voll dosiert** werden.
- Bei Zytostatika, die überwiegend **renal ausgeschieden** werden, ist bei einer eingeschränkten Nierenfunktion **immer eine Dosisreduktion** erforderlich, um schwere Toxizitäten zu vermeiden. Klassisches Beispiel: Methotrexat, das bei Einschränkung der Nierenfunktion selbst in niedriger Dosierung zu schweren Toxizitäten führen kann.
- Selbst bei den Medikamenten, bei denen nach pharmakokinetischen Gesichtspunkten eine Reduktion der Dosis noch nicht notwendig erscheint, sollte bei einer Kreatininclearance < 30 ml/Min. in jedem Fall die Therapie sehr kritisch gewertet werden, da sich diese Patienten oft bereits in einem sehr reduzierten AZ befinden und dann die Wirksamkeit und Verträglichkeit der Therapie wesentlich schlechter sein können.

Die pharmakokinetischen Daten bei unterschiedlichen Schweregraden der Nierenfunktionsstörungen sind oft spärlich, sodass die Angaben in großen Übersichten keineswegs immer übereinstimmen. In Tab. 28.6-2 werden die Richtlinien von Wilkes und Maghfoor angegeben, teilweise nach Radermacher und Bokemeyer ergänzt. Dabei sind die Angaben für folgende Substanzen besonders widersprüchlich:

- **Mitomycin C:** bei Clearance < 60 ml/Min. Stopp bei Wilkes und Maghfoor, bei Radermacher und Bokemeyer bei 10–50 ml/Min. 75% der Dosis und erst bei < 10 ml/Min. Stopp
- **Docetaxel und Paclitaxel:** Verbindliche Richtlinien zur Dosierung bei Einschränkung der Nierenfunktion liegen noch nicht vor. Nachdem aber beide Substanzen überwiegend hepatisch metabolisiert und ausgeschieden werden, erscheint eine Dosisreduktion nicht erforderlich.
- **Ifosfamid:** Auch wenn Ifosfamid selbst nur gering über die Niere ausgeschieden und das Zytostatikum durch Metabolismus gleichermaßen aktiviert wie auch entgiftet wird, sollte man bei stärkeren Einschränkungen der Nierenfunktion mit einer Ifosfamidtherapie äußerst zurückhaltend sein, da das Risiko einer weiteren Verschlechterung der (Rest-) Nierenfunktion selten vertretbar erscheint.

Tab. 28.6-2: Dosierungsrichtlinien für einige wichtige Zytostatika in Anlehnung an Patterson et al., Radermacher et al., Rowinsky et al. und Wilkes et al. (cave = mit Vorsicht anwenden)

Zytostatikum	Kreatininclearance (ml/Min.)			
	≥ 60	30–60	10–30	≤ 10
Asparaginase	100%	Stopp	Stopp	Stopp
Bleomycin	100%	75%	75%	50%
Carboplatin	Berechnung nach Calvert-Formel*		Stopp	Stopp
Cisplatin	100%	50%	Stopp	Stopp
Cyclophosphamid	100%	100%	100%	50%
Dactinomycin	100%	Cave	Cave	Cave
Daunorubicin	100%	75%	50%	Cave
Docetaxel	100%	100%	100%	Cave
Doxorubicin	100%	100%	100%	100%
Etoposid	100%	75%	75%	Cave
5-Fluorouracil	100%	100%	100%	100%
Gemcitabin	100%	100%	100%	100%
Ifosfamid	100%	Cave	Cave (50%?)	Cave
Melphalan	100%	Cave	Cave	Cave
Methotrexat	100%	Stopp	Stopp	Stopp
Mitoxantron	100%	100%	100%	100%
Mitomycin C (MMC)	100%	Cave	Stopp	Stopp
Paclitaxel	100%	100%	Cave	Cave
Topotecan	100%	50%	50%	Stopp

* Calvert-Formel: Dosis (mg) = Ziel – AUC (mg/ml) × (GFR (ml/Min.) + 25)

28.7 Komplementäre Therapie

Entscheidend ist die Prophylaxe, d. h. eine an die Nierenfunktion adaptierte Zytostatikadosierung und die Gewährleistung einer forcierten Diurese mit ausreichender Flüssigkeitszufuhr in der Vor- und Nachphase, durchaus auch unterstützt durch Teezubereitungen aus Brennnessel, Birkenblättern oder Löwenzahn.

Literatur

1 Bokemeyer C, Sauer H, Schmoll HJ: Begleittherapie bei Cisplatin. In: Schmoll HJ, Höffken K, Possinger K (Hrsg.): Kompendium Internistische Onkologie, Band 1. 3. Auflage, Springer, Berlin, 1999: 1591 – 1597

2 Figgitt DP, Wiseman LR: Docetaxel. An update of its use in advanced breast cancer. Drugs 59, 2000: 21 – 51

3 Patterson WP, Reams GP: Renal end electrolyte abnormalities due to chemotherapy. In: Perry MC (Hrsg.): The chemotherapy source book. Williams & Wilkins, Baltimore, 1992: 648 – 665

4 Radermacher J, Bokemeyer C: Renale Toxizität. In: Schmoll HJ, Höffken K, Possinger K (Hrsg.): Kompendium Internistische Onkologie, Band 1. 3. Auflage, Springer, Berlin, 1999: 1366 – 1373

5 Rowinsky EK, Tolcher AW: Antimicrotubule agents. In: DeVita VT, Hellman S, Rosenberg SA (Hrsg.): Cancer – Principles and practice of oncology. 6. Auflage, Lippincott, Philadelphia, 2002: 431 – 452

6 Schalhorn A: Antimetabolite. In: Huhn D, Herrmann R (Hrsg.): Medikamentöse Therapie maligner Erkrankungen. 4. Auflage, Urban & Fischer, München, 2001: 5 – 25

7 Spencer CM, Faulds D: Paclitaxel – A review of its pharmacodynamic and pharmacokinetic properties and therapeutic potential in the treatment of cancer. Drugs 48, 1994: 794 – 847

8 Wagner T: Ifosfamide clinical pharmacokinetics. Clin Pharmacokinet 26, 1994: 439 – 456

9 Weiss RB: Miscellaneous toxicities. In: DeVita VT, Hellman S, Rosenberg SA (Hrsg.): Cancer – Principles and practice of oncology. 6. Auflage, Lippincott, Philadelphia, 2002: 2964 – 2976

10 Wilkes JD, Maghfoor I: Chemotherapy dose modifications and precautions. In: Perry MC, Anderson CM, Dorr VJ, Wilkes JD: Companion handbook to the chemotherapy source book. Williams & Wilkins, Baltimore, 1999: 371 – 403

29 Leberfunktionsstörung

Matthias Kessler, Andreas Schalhorn, Joachim Preiß (Konventioneller Teil)
Matthias Kessler (Komplementärer Teil)

29.1 Definition

Eine Hepatotoxizität von Zytostatika kann sich äußern in einer Dysfunktion der Hepatozyten mit oder ohne chemische Hepatitis, einer venokklusiven Erkrankung oder einer chronischen Fibrose und biliären Zirrhose.

29.2 Ätiologie, Pathogenese

Die Leber nimmt eine zentrale Rolle bei der Metabolisierung antineoplastischer Substanzen ein, denn durch Leberenzyme erfolgt die Aktivierung oder Inaktivierung von vielen Zytostatika. Bei vorhandenen Leberfunktionsstörungen kann also die Metabolisierung der antineoplastischen Substanzen gestört werden, andererseits können antineoplastische Substanzen aber auch selbst hepatotoxisch wirken.
Als Ursachen von Leberfunktionsstörungen kommen in Betracht:

- Tumorbedingt:
  - Primäre Lebertumoren: hepatozelluläres Karzinom (HCC), cholangiozelluläres Karzinom (CCC), Hepatoblastom, Angiosarkom der Leber, Gallenwegs-, Gallenblasenkarzinome
  - Sekundäre Lebertumoren: Lebermetastasen anderer Tumoren
  - Lymphome mit stenosierender und Raum fordernder Wirkung
- Therapiebedingt: durch Zytostatika.

Hepatotoxizität von Zytostatika

☞ Tab. 29.2-1
Zytostatika können einerseits **hepatotoxisch** wirken, andererseits kann bei vorhandenen Leberfunktionsstörungen ihre **Metabolisierung gestört** werden, denn die Aktivierung oder Inaktivierung von vielen Zytostatika erfolgt durch Leberenzyme. Zudem können auch spezielle Therapieverfahren zu einer Leberschädigung führen.

Gestörte Metabolisierung

- **Im Alter** häufig gestörte Elimination der meist schlecht wasserlöslichen Zytostatika durch verminderte hepatische Hydroxylierung und Glykosilierung; deshalb
  - Vor, während und nach jeder Chemotherapie die Leberfunktion überprüfen
  - Dosisreduktion bei eingeschränkter Leberfunktion
  - Bei erhöhter alkalischer Phosphatase Reduktion von Vinkaalkaloiden und Epipodophyllotoxinen.
- Die **Aktivierung inaktiver Zytostatika** ist von der Enzymaktivität abhängig bei Cyclophosphamid, Dacarbazin, Gemcitabin, Irinotecan.
- Bei reduzierter Proteinsyntheserate erfolgt eine **veränderte Proteinbindung** bei Cisplatin.

Zytostatische Schäden an der Leber

- Leberzellverfettung mit Entwicklung einer Fibrose und/oder Zirrhose
- Leberzellschädigung mit Nekrose → Anstieg von GOT und GPT
- Intrahepatische Cholestase → Anstieg von AP, γ-GT und Bilirubin
- Schädigung der kleinen Lebervenen (venokklusive Erkrankung, VOD) durch Obliteration der kleinen intrahepatischen Venen durch bindegewebige Proliferation; kann zu einer tödlichen hepatozellulären Nekrose führen
- Regenerative Hyperplasie und Leberzelltumoren

Ausmaß und Häufigkeit von Leberzellschäden sind aufgrund der geringen Proliferationsrate der Hepatozyten insgesamt jedoch eher gering.

Schädigungen durch andere Therapieverfahren

- **Chemoembolisationen** von Lebermetastasen können zu einer akuten Cholezystitis, entzündlichen Gallengangsverschlüssen, akuter Pankreatitis, hämorrhagischer Gastritis sowie zu einem postinterventionellen akuten Leberversagen führen
- Nach **vorheriger Strahlentherapie** im abdominellen Bereich kann es nach Gabe von **Vincristin** im Rahmen eines Recallphänomens zu einer Hepatotoxizität kommen

Tab. 29.2-1: Hepatotoxizität antineoplastischer Substanzen

Substanz	Dosisabhängigkeit	Häufigkeit	Zeitpunkt des Auftretens	Veränderungen
Asparaginase	Unabhängig	Häufig, 10–40 %	Akut nach Beginn der Therapie	Synthese von Albumin und Gerinnungsfaktoren II, V, VII, X reduziert
Busulfan	Bei hohen Dosen	10–20 %	Subakut, nach 10–50 Tagen	Venookklusive Erkrankung (VOD) mit Leberzellnekrose
Carmustin	Wahrscheinlich	Häufig, 10–50 %	Variabel, eher verzögert, nach 5–100 Tagen	Cholestase mit Erhöhung von GOT, GPT, AP, Bilirubin
5-Fluorouracil	Dosisabhängig, fast nur nach intraarterieller Gabe	Über 30 %	Nach Wochen	Irreversible Gallengangssklerose
Methotrexat	Bei Dauertherapie und kumulativer Dosis > 1500 mg	20–40 %	Spät, > 1 Jahr	Leberfibrose und Leberzirrhose
Paclitaxel	Nicht bekannt	Selten	Subakut	Transaminasen und Bilirubin erhöht

29.3 Klinik

29.3.1 Symptome einer Leberschädigung

Bei einer fortgeschrittenen tumorbedingten Leberzellschädigung kann es zum **Aszites** kommen. Als Folge des Aszites kommt es häufig zu einer spontanen bakteriellen Peritonitis. Komplikationen des Aszites:

- Herzinsuffizienz
- Ösophagusvarizenblutung
- Eiweißabbau und Kachexie.

Funktionsstörungen der Hepatozyten äußern sich in **Synthesestörungen,** z. B. der Gerinnungsfaktoren (→ Blutungen), von Albumin (→ Ödeme), oder in **Ausscheidungsstörungen** durch fehlende Glukuronisierung (Anstieg des direkten Bilirubins → Ikterus).

29.3.2 Komplikationen bei einer Chemotherapie

Da oft durch die Metastasierung selbst oder durch begleitende Infektionen (Hepatitis), Leberzirrhose und HCC die Leberfunktion gestört sein kann, ist es meist schwierig, einen Zusammenhang zwischen zytostatischer Therapie und Lebertoxizität herzustellen. Eine eindeutige Kausalität ist nur zu sichern, wenn sich mit Einleitung einer Chemotherapie eine zuvor normale Leberfunktion verschlechtert.

Anstieg der Transaminasen

Einen Anstieg der Transaminasen als Zeichen der Leberbeteiligung findet man bei der Anwendung folgender Medikamente: Actinomycin D, Asparaginase, BCNU in hoher Dosierung, Capecitabin, Cytosinarabinosid, Etoposid, Mercaptopurin, hochdosierter Methotrexattherapie, Raltitrexed, Streptocotocin und Vincristin.
Bei Raltitrexed sistiert der jeweils in Zusammenhang mit der Therapie auftretende Transaminasen-Anstieg mit Beendigung der Therapie. Bei der hochdosierten MTX-Therapie kommt es jeweils rasch nach Ende der Therapie zu einer Normalisierung der Befunde, die Therapie muss nicht abgebrochen oder verschoben werden. Bei den anderen Zytostatika liegen verbindliche Richtlinien zum Vorgehen nicht vor; letztlich wird man im Einzelfall zwischen der Schwere der Befunde und den Chancen (Remission) und der Dauer der Therapie abwägen müssen.

Intrahepatische Cholestase

Typisch für Mercaptopurin, dessen Gabe unterbrochen werden muss. Ein erneuter Versuch mit reduzierter Dosis kann nach Normalisierung der Befunde unternommen werden.
Unter Capecitabin reagiert ein kleiner Teil der Patienten mit einem meist isolierten Anstieg des indirekten Bilirubins des Schweregrades 3 und 4 nach WHO. Nach Absetzen rasche Normalisierung, meist Fortsetzung der Therapie in reduzierter Dosis möglich.

Venokklusive Erkrankung (VOD)

Wird durch den Verschluss kleiner Lebervenen verursacht und ist durch schmerzhafte Lebervergrößerung, Aszites, periphere Ödeme sowie Anstieg der Transaminasen und des Bilirubins gekennzeichnet. In der überwiegenden Zahl der Fälle tritt die VOD bei Patienten nach Hochdosis-Chemotherapie und anschließender Stammzelltransplantation auf. Praktisch immer handelt es sich bei dem verwandten Zytostatikum um ein Alkylanz, oft um Busulfan.

Leberfibrose

Diese Komplikation einer Chemotherapie tritt praktisch nur nach einer niedrig dosierten Langzeittherapie mit MTX auf. In der klassischen Tumortherapie wird diese Lebertoxizität nicht beobachtet.

Biliäre Sklerose

Häufige Nebenwirkung eine regionalen intraarteriellen Chemotherapie der Leber mit 5-Fluordesoxyuridin (FUdR). Tritt unter 5-FU nicht auf, daher wird in Europa im Gegensatz zu den USA FUdR kaum verwendet.

29.4 Diagnostik

- **Labor:**
  - Leberenzyme, Bilirubin, Albumin, Gerinnungsfaktoren, Ammoniak im Plasma (bei zerebralen Funktionsstörungen)
  - Ausschluss einer Virushepatitis: Basisdiagnostik mit HbS-AG, HCV-AG
- **Sonographie** und **MRT** des Abdomens bei Verdacht auf venokklusive Erkrankung (VOD)

29.5 Differenzialdiagnosen

Es ist zu unterscheiden zwischen der Toxizität durch die eingesetzten Zytostatika und einem Tumorprogress in der Leber bei diffuser Metastasierung.
In seltenen Fällen, z.B. nach Transfusionen, kann auch eine Hepatitis B oder Hepatitis C auftreten (Anamnese, Serologie).
Bei rascher schmerzhafter Hepatomegalie ist am ehesten an eine VOD zu denken.

29.6 Konventionelle Therapie

29.6.1 Therapie der Leberfunktionsstörung

Mechanisch bedingte Cholestase

Eine mechanisch bedingte Cholestase entsprechend ihrer Ursache operativ oder endoskopisch behandeln. Neben dieser kausalen Therapie auch symptomatisch die Symptome lindern:

- Verminderung des Pruritus: mit Cholestyramin, Antihistaminika
- Beseitigung der intrahepatischen Cholestase: mit Ursodesoxycholsäure, Steroiden
- Therapie der hepatobilären Maldigestion: Substitution von fettlöslichen Vitaminen, mittelkettigen Triglyzeriden
- Bei Blutungsneigung: Substitution von Vitamin K, evtl. auch Gabe von Prothrombinkomplex (PPSB); bei dauerantikoagulierten Patienten Medikation rechzeitig anpassen oder beenden.

Aszites

Indikationen zur Aszitestherapie:

- Stark gespanntes Abdomen mit Zwerchfellhochstand und Schmerzen
- Dyspnoe
- Nabel- und Leistenhernien.

Therapie:

- Basismaßnahmen sind Bettruhe, Natrium- und Flüssigkeitsrestriktion
- Medikamentöse Therapie mit Schleifendiuretika, Thiaziden und Kalium sparenden Diuretika
- Aszitespunktion bis zu 4 l tgl., anschließende Substitution des Albuminverlustes
- Antibiotikagabe (Cephalosporin der 3. Generation, Acylaminopenicillin) bei spontan bakterieller Peritonitis.

29.6.2 Chemotherapie bei gestörter Leberfunktion

Therapiegrundsätze

Ursache der Leberschädigung

Primäre hepatozelluläre Karzinome: Sie entstehen in Europa zumeist in einer zirrhotischen Leber auf Grund einer chronisch-aggressiven B- oder C-Hepatitis und/oder einer chronischen äthyltoxischen Leberschädigung. Bei diesen Patienten können bereits zum Zeitpunkt der Diagnose so schwere Leberfunktionsstörungen oder Sekundärfolgen wie portale Hypertension, Ösophagusvarizen, Aszites und Verschlechterung des Allgemeinzustands vorliegen, dass sich eine Chemotherapie oft von vornherein verbietet. Für einige Patienten wird man dennoch eine medikamentöse Tumortherapie versuchen dürfen, muss dann aber zwingend die mögli-

chen Interaktionen zwischen Leber und Therapeutikum berücksichtigen.
Lebermetastasen: Selbst ausgedehnte Lebermetastasen primär extrahepatischer Tumoren führen oft nicht oder erst sehr spät zu Einschränkungen der Leberfunktion, sodass bei der Mehrzahl der Patienten die Therapie wie bei Lebergesunden durchgeführt werden kann. Bei diesen Patienten treten aber dann Probleme auf, wenn der Tumor zu einem obstruktiv bedingten Ikterus führt, der oft auch durch Stents nicht mehr zu beheben ist.

Wahl der geeigneten Substanz(en)

- Unterliegt die betreffende Substanz einem relevanten hepatischen Metabolismus?
- Wird sie im Falle einer Prodrug erst zur aktiven Substanz anabolisiert oder wird sie katabolisiert?
- Wird sie z.B. durch Glukuronidierung gallengängig gemacht und über die Galle ausgeschieden?
- Wird bei einer Leberfunktionsstörung die Toxizität unkalkulierbar gesteigert?
- Kann das Medikament in voller oder reduzierter Dosis gegeben werden oder ist es kontraindiziert?

Standardempfehlungen für die Dosierung einiger Zytostatika

Da vergleichsweise wenige Patienten mit Ikterus und/oder eingeschränkter Leberfunktion eine Chemotherapie erhalten, liegen für viele Zytostatika keine wirklich solide abgesicherten Daten zur korrekten Dosierung vor. Meist bezieht man sich bei den Dosierungsempfehlungen auf den **Bilirubinwert**, obwohl selten differenziert wird, ob der Anstieg des Bilirubins Folge einer relevanten Stoffwechselstörung, also einer verminderten Störung der Glukuronidierung, oder nur durch ein mechanisches Hindernis bedingt ist. Korrelationen zu relevanten Markern der hepatischen Synthesekapazität wie Albumin und Gerinnungsfaktoren und/oder Cholinesterase stehen praktisch nicht zur Verfügung.
Man wird sich daher zunächst weiterhin auf Standardempfehlungen zur Dosisadjustierung beziehen müssen, wie sie in Tab. 29.6-1 dargestellt sind. Als Bezugsgröße für das Ausmaß der Leberfunktionsstörung wurden hier Bilirubin und GOT gewählt, obwohl z.B. die Transaminasen mehr den Grad einer Leberentzündung als ihre metabolische Funktion widerspiegeln.
Auch für die nicht in Tab. 29.6-1 aufgeführten Zytostatika gilt, dass bei relevant eingeschränkter Leberfunktion und/oder pathologisch erhöhten Bilirubinwerten eine Therapie nur dann durchgeführt werden darf, wenn man sich über einen etwaigen Metabolismus (Aktivierung/Inaktivierung) und über die Ausscheidung (Leber/Galle und/oder Niere) informiert hat und wenn bei diesen Risikopatienten ein vernünftiges Verhältnis zwischen möglichen Nebenwirkungen und Chancen auf ein Ansprechen vorhanden ist.

■ 5-Fluorouracil

In der Publikation von Perry wird 5-Fluorouracil bei Bilirubinwerten > 5 mg/dl nicht mehr gegeben. Nach eigenen pharmakokinetischen Untersuchungen bei Patienten mit stark erhöhtem Bilirubin haben wir bei Werten bis zu 25 mg/dl keine relevante Beeinflussung der Kinetik nachweisen können.
Dies bedeutet, dass bei sehr strenger Indikation im Einzelfall auch Patienten mit einem Bilirubin > 5 mg/dl mit 5-FU behandelt werden dürfen.

■ Gemcitabin

Gemcitabin kann bei Erhöhung von GOT bzw. GPT und normalem Bilirubin in voller Dosierung gegeben werden, bei Bilirubinerhöhung Reduktion der Dosis auf 800 mg/m^2, bei Werten ≥ 3 mg/dl Reduktion auf mind. 50%, keine Gabe bei Bilirubin > 5 mg/dl (cave: dies ist in den Fachinformationen mit Stand 03/06 noch nicht aufgeführt!).

■ Docetaxel

Docetaxel wird überwiegend durch Cytochrom P-450 Enzyme oxydiert, damit weitgehend inaktiviert und über die Galle und Fäzes ausgeschieden. Bei Erhöhung

Tab. 29.6-1: Dosisanpassung häufig genutzter Zytostatika bei gestörter Leberfunktion (in Anlehnung an Perry)

Bilirubin	GOT	Adriamycin, Vincristin, Etoposid	Daunorubicin	Vinblastin	Cyclophosphamid	5-Fluorouracil	Gemcitabin	mAMSA
< 1,5	< 0	100%	100%	100%	100%	100%	100%	100%
1,5–3,0	0–180	50%	75%	50%	100%	100%	75%	40%
> 3,0–5,0	> 180	25%	50%	0	75%	100%	50%	?
> 5,0		0	0	0	0	?	0%	0

der Transaminasen und/oder der alkalischen Phosphatase wird die Clearance um etwa ¼ vermindert, unabhängig davon, ob die Enzymanstiege Folge der Metastasen sind.
Bei einem Anstieg der Transaminasen auf mehr als das 1,5fache und/oder bei Werten für die alkalische Phosphatase über das 2,5fache der oberen Normalwerte wird daher eine Reduktion der Docetaxeldosis um 25% empfohlen.
Angaben über den Einfluss pathologisch erhöhter Bilirubinwerte auf die Clearance von Docetaxel sind spärlich, oft wird eine Gabe von Docetaxel bei diesen Patienten abgelehnt. Nach Kolesar sollte die Docetaxeldosis bei Bilirubinwerten von 1,5–2,5 mg/dl um 50% und bei Werten > 2,5 mg/dl um 75% reduziert werden. Bei Transaminasen über dem 3,5fachen und/oder einer alkalischen Phosphatase über dem 6fachen des oberen Normalwertes wird eine Docetaxeltherapie ganz abgelehnt.

Irinotecan, CPT-11

> ! Morbus Meulengracht und Crigler-Naijar-Syndrom sind aufgrund der gestörten Bilirubin-Glukuronidierung eine Kontraindikation gegen eine Irinotecantherapie.

Irinotecan wird durch die Carboxylesterase in das eigentlich wirksame SN-38 umgewandelt. SN-38 wird durch das Enzym UGT1-A1 glukuronidiert, damit inaktiviert und über die Galle ausgeschieden. Bei schweren Leberfunktionsstörungen ist mit einer verzögerten Inaktivierung von SN-38 zu rechnen.
Verbindliche Angaben zur Dosisanpassung sind aber spärlich und berücksichtigen zunächst weder die Aktivität des Cytochrom-Systems (Metabolismus von CPT-11) noch der UGT1A1. Bei Erhöhung des Bilirubins auf über das 3-fache des oberen Normalwertes wird eine Reduktion der Startdosis von Irinotecan um ⅓ empfohlen.
UDP-Glucuronyltransferase (UGT) ist das Enzym, das Bilirubin glukuronidiert und das beim Morbus Meulengracht und Crigler-Naijar-Syndom in seiner Aktivität erniedrigt ist oder fehlt. Bei Patienten mit diesen Syndromen ist von einer erheblich verzögerten Glukuronidierung und Ausscheidung von SN-38 und damit von einer massiv gesteigerten Toxizität auszugehen.

Paclitaxel

Dieses Taxan wird in der Leber zu verschiedenen Metaboliten hydroxyliert und über die Galle ausgeschieden, während eine Glukuronidierung keine Bedeutung hat. Bei massivem Leberbefall und/oder Leberfunktionsstörungen steigen die AUC von Paclitaxel und damit die toxischen Nebenwirkungen (Neutropenie) an.
Donelli et al. geben in Ihrer Übersicht den Rat, bei massivem Leberbefall und/oder Anstieg der Transaminasen auf das > 2fache der oberen Normalwerte die Anfangsdosis von Paclitaxel um 30% zu reduzieren.
Der Bilirubinwert als Indikator für einen verminderten Katabolismus von Paclitaxel wird unterschiedlich beurteilt; verbindliche Angaben zur Adjustierung nach den Bilirubinwerten liegen nicht vor. Aus Gründen der Sicherheit empfehlen wir, bei mäßig erhöhten Bilirubinwerten (> 1,5–3,0 mg/dl) die Anfangsdosis um 30% zu reduzieren. Bei Spiegeln > 3 mg/dl sollte derzeit auf Paclitaxel verzichtet werden.

Topotecan

Trotz einer großen Ähnlichkeit von Topotecan mit Irinotecan sind der Metabolismus und die Clearance unterschiedlich. Im Gegensatz zu Irinotecan werden 50–55% der Topotecandosis über die Nieren ausgeschieden. Auch wenn Cytochrom P-450 am Metabolismus von Topotecan teilnimmt, sind die quantitativen und qualitativen Zusammenhänge der nicht-renalen Ausscheidung nicht endgültig klar. Es konnte aber gezeigt werden, dass eine Störung der Leberfunktion, definiert als Bilirubinerhöhung, nicht zu einer Einschränkung der Clearance und nicht zu einer gesteigerten Toxizität führen.
Daher ist bei eingeschränkter Leberfunktion eine Dosisreduktion von Topotecan nicht erforderlich.

29.7 Komplementäre Therapie

29.7.1 Ernährung

- Alkohol- und Kaffeekarenz
- Leichte Vollwertkost, 5 kleine statt 3 großer Mahlzeiten, raffinierten Zucker meiden, Verzehr von tierischem Eiweiß einschränken, leicht verdauliche Fette (kaltgepresste Öle) bevorzugen

29.7.2 Phytotherapie

Phytotherapeutika sind als adjuvante Therapie zusammen mit diätetischen Maßnahmen zu empfehlen. Dazu geeignet sind Hepatoprotektiva, die Völlegefühl und Oberbauchschmerzen lindern sowie Leber regenerierende Prozesse unterstützen.

Mariendistelfrüchte (Cardui mariae fructus)

Der Inhaltsstoff Silymarin stimuliert die Aktivität der nukleolären Polymerase A, dadurch vermehrte und schnellere Bildung von ribosomaler RNA mit antihepatotoxischer und regenerationsfördernder Wirkung auf Hepatozyten. Auch antagonistische Wirkung bei zahlreichen toxischen Leberschädigungen (Amantidin, Tetrachlorkohlenstoff, Thioacetamid). Die Therapieindikation ist vor allem eine unterstützende Behandlung von toxischen und chronisch entzündlichen Lebererkrankungen. Geeignete Präparate sind z. B.:

- Legalon® 70 oder Legalon® 140 mg Kps. initial 6-mal tgl. 70 mg oder 3-mal tgl. 140 mg, als Erhaltungsdosis 3-mal 70 mg bzw. 2-mal tgl. 140 mg
- Hepatofalk® Planta N Kps. (zusammen mit javanischer Gelbwurz) 3-mal tgl. 2 Kps.

Nahezu alle experimentellen oder klinischen Studien wurden mit Legalon® durchgeführt. Es konnte eine Wirksamkeit von hochdosiertem Silymarin bei toxischer Leberschädigung gezeigt werden.

Artischockenblätter (Cynarae folium)

Bewirken eine Steigerung des Galleflusses bis zu 100 %, eine Leberschutzwirkung ist experimentell belegt. Geeignete Präparate sind z. B.:

- Hepar-POS® Kps. (400 mg wässriger Trockenextrakt aus Artischockenblättern) 4-mal tgl. 1 Kps.
- Hepar SL® (320 mg Trockenextrakt aus Artischockenblättern) 3-mal tgl. 1 – 2 Kps.

29.7.3 Ausleitende Therapie

- Leberwickel wirken durchblutungsfördernd und regen den Leberstoffwechsel an.
- Trockenes (unblutiges) Schröpfen in der Galle-Leber Reflexzone, rechtsseitig auf Höhe des kranialen und medialen Endes der Skapula gelegen; im unteren Bereich oft teigig, manchmal buckelartig vorgewölbte, meist schmerzhafte Zone (Leberbuckel).

Literatur

1 Crommentuyn KML, Schellens JHM, van den Berg JD et al.: In-vitro metabolism of anti-cancer drugs, methods and applications: paclitaxel, docetaxel, tamoxifen and ifosfamide. Cancer Trat Rev 24, 1998 :345 – 343
2 Donelli MG, Zucchetti M, Munzone E et al.: Pharmacokinetics of anticancer agents in patients with impaired liver function. Eur J Cancer 34, 1998: 33 – 34
3 Figgitt DP, Wiseman LR: Docetaxel. An update of its use in advanced breast cancer. Drugs 59, 2000: 21 – 51
4 Floyd J, Mirza I, Sachs B, Perry MC: Hepatotoxicity of chemotherapy. Semin Oncol 33, 2006: 50 – 67
5 Hoff PM, Ansari R, Batist G et al.: Comparison of oral capecitabine versus interavenous fluorouracil plus leucovorin as first-line treatment on 50 patients with metastatic colorectal cancer: Results of a randomized phase III study. J Clin Oncol 19, 2001: 2282 – 2292
6 Kolesar JM: Docetaxel in hepatic impairment. J Oncol Pharm Practice, 2000: 43 – 49
7 O`Reilly S, Rowinsky E, Slichenmyer W et al.: Phase I pharmacologic studies of topotecan in patients with impaired hepatic function. J Natl Cancer Inst 88, 1996: 817 – 824
8 Venook AP, Egorin MJ, Rosner GL et al.: Phase I and pharmacokinetic trial of paclitaxel in patients with hepatic dysfunction: Cancer and Leukemia Group B 924. J Clin Oncol 1, 1998: 1811 – 1819
9 Weis RB: Hepatotoxicity. In: DeVita VT, Hellman S, Rosenberg SA (Hrsg.): Cancer – Principles and practisce of oncology. 7. Auflage, Lippincott, Philadelphia, 2005: 2610 – 2613

30 Gastrointestinale Obstruktion, (Sub-)Ileus

Andreas Schalhorn, Joachim Preiß (Konventioneller Teil)
Alexander Herzog (Komplementärer Teil)

30.1 Definition

Tumorbedingte Stenosen im Gastrointestinaltrakt sind häufig, meist mit rasch zunehmender Symptomatik und für den Patienten sehr belastend. Stenosen im Magen und Duodenum führen zu akutem Erbrechen im Zusammenhang mit Nahrungsaufnahme, Stenosen im Jejunum, Ileum und Kolon zum akuten Abdomen mit Stuhlverhalt oder paradoxer Diarrhö. Meist treten diese Symptome durch den Primärtumor im entsprechenden Darmabschnitt auf, selten können auch Metastasen die Obstruktion hervorrufen oder eine Peritonealkarzinose führt durch Starrheit des Darmrohres und fehlende Peristaltik oder Kompression von außen zum Verschluss.
Ein (Sub-)Ileus kann Erstsymptom einer malignen Neoplasie sein, tritt aber wesentlich häufiger im Verlauf einer bereits bekannten Tumorerkrankung auf.

30.2 Ätiologie, Pathogenese

Tumoren im Bereich des Abdomens, seien sie intra- oder extraluminal gelegen, können eine intestinale Obstruktion bis hin zu einem Ileus verursachen.

30.2.1 Intraluminäre Ursachen

Der mechanische Verschluss erfolgt hierbei durch den Tumor selbst.

Kolonkarzinom

Die Diagnosestellung erfolgt nicht selten erst über einen Ileus und die notwendige Operation.
Bei bekanntem und primär R0 resezierten Kolonkarzinom sind Rezidive als Ursache einer Obstruktion selten.

Rektumkarzinom

Ein Subileus oder Ileus ist nur selten Hinweis auf ein zuvor noch nicht bekanntes Rektumkarzinom, da die Mehrzahl der Rektumkarzinome durch Blutungen und/oder Symptome der lokalen Behinderung diagnostiziert und stadiengerecht therapiert wird.
Gerade beim Rektumkarzinom im Stadien II und besonders III muss aber auch nach einer korrekten Therapie mit Lokalrezidiven gerechnet werden, die zu einer klinisch relevanten Obstruktion bis zum Ileus führen können.

Magenkarzinom

Bei ungünstigem Sitz kann ein Magenkarzinom zu einer Obstruktion führen, bei der klinisch besonders ein chronisches Erbrechen im Vordergrund steht.

Dünndarmtumoren

Sie sind zwar selten, führen aber im Falle von Karzinomen und Karzinoiden in ca. 1/7 bzw. 1/4 der Fälle über die intestinale Obstruktion zur richtigen Diagnose.

30.2.2 Extraluminäre Ursachen

In der Mehrzahl der Fälle einer gastrointestinalen Obstruktion mit dem Bild eines Subileus oder eines Ileus steht die Kompression von außen oder die Behinderung der Passsage durch peritoneale Raumforderungen im Vordergrund.

Direktes Einwachsen von Tumoren in den Darm

- V.a. gynäkologische Tumoren, Harnblasen- und Magenkarzinome
- Bei den gynäkologischen Tumoren ist oft schwer abzuklären, ob der Tumor z.B. sekundär zum Einwachsen in das Rektum geführt hat oder ob ein Rektumkarzinom per continuitatem z.B. die Ovarien befallen hat.

Peritonealkarzinose

- Häufigste Ursache einer intestinalen Obstruktion
- Sehr häufig mit Aszites verbunden
- Äußert sich meist über längeren Zeitraum als Subileus, führt oft aber auch zu einem klassischen Ileus
- Ursachen sind v.a. gynäkologische Tumoren (meist Ovarialkarzinome), kolorektale, Magen-, Pankreaskarzinome und fortgeschrittene Nierentumoren, prinzipiell können aber auch Tumoren außerhalb des Bauchraumes zu einer Peritonealkarzinose führen, hier ist besonders das Mammakarzinom zu nennen.

Maligne Lymphome

Zum Beispiel können das follikuläre Lymphom oder das Burkitt-Lymphom über ein oft ausgedehntes Wachstum (bulky disease) zu einer Obstruktion führen, sodass oft erst im Rahmen einer Operation die Diagnose gesichert werden kann.

30.2.3 Medikamentöse Ursachen

Besonders die älteren **Vinkaalkaloide** haben ein hohes neurotoxisches Potenzial. Oft wird vergessen, dass dieses auch den Parasympathikus betrifft und daher eine schwere Obstipation und sogar ein Ileus auftreten kann. Das stärkste neurotoxische Potenzial hat Vincristin, gefolgt von Vinblastin und Vindesin.

Loperamid ist in der supportiven Therapie der schweren „späten" Durchfälle nach Irinotecan unverzichtbar. Überdosierungen können aber im Einzelfall bis zu einem paralytischen Ileus führen.

Bei einer Schmerztherapie mit **Morphinderivaten** ist eine Obstipation fast unumgänglich, sodass eine prophylaktische Therapie der Stuhlregulierung (z. B. Movicol 1 – 2 Beutel tgl.) unverzichtbar ist.

30.3 Klinik

Nach anfangs oft unspezifischen abdominellen Missempfindungen kann über eine oft längere Phase eines Subileus sich schließlich das klassische Bild eines Ileus entwickeln, der sich zunächst nicht von einem Ileus anderer Art unterscheiden lässt.

Symptome eines Ileus sind anfangs uncharakteristische Bauchschmerzen, Stuhlverhalt (cave: in seltenen Fällen auch paradoxe Diarrhö), bei einem manifesten Ileus Zeichen des akuten Abdomens mit peritonealer Reizung.

30.4 Diagnostik

Bei gesichertem mechanischen Ileus ist so rasch wie möglich eine Laparotomie durchzuführen, eine zeitaufwändige Diagnostik sollte dann postoperativ durchgeführt werden.

Unbekannter Primärtumor

So rasch wie möglich sollten die Untersuchungen zur Diagnose des Primärtumors und seiner Ausdehnung führen. Insbesondere sind durchzuführen:

- Endoskopien
- Bildgebende Diagnostik: Sonographie, Röntgen Abdomen im Stehen, Liegen und evtl. in Links-Seitenlage (zum Ausschluss freier Luft bei Verdacht auf Perforation)
- Bestimmung der Tumormarker CEA, CA 19-9, CA 72-4 und CA 125
- Urologische bzw. gynäkologische Untersuchung.

Bei weiter unklaren Befunden und vor allem, wenn bei einer Frau ein Ovarialkarzinom vorliegen könnte, sollte frühzeitig laparotomiert werden, da neben der Diagnosesicherung ein Debulking bereits den Beginn der Therapie bedeutet.

Sollte die Tumormanifestation nur im Bauchraum vorhanden sein und bei negativen Endoskopien auch die CT-gesteuerte Punktion nicht zur Sicherung der histologischen Diagnose führen, sollte auf weitere Punktionsversuche verzichtet und rasch laparotomiert werden.

Bekannter Primärtumor

Bei bekanntem Primärtumor mit Lokalrezidiv und/oder Peritonealkarzinose muss das Ausmaß der Tumorlast erfasst und ein etwaiger mechanischer Ileus, der zur sofortigen Operation zwingen würde, ausgeschlossen werden mittels Sonographie, Grastrografin-Passage und/oder CT.

30.5 Differenzialdiagnosen

Alle Formen des Ileus (Verwachsungen, Tumor, Paralyse).

30.6 Konventionelle Therapie

Auch bei fortgeschrittenen und u. U. auch extraabdominal metastasierten Tumoren ist die Wiedererlangung einer normalen, ungestörten Magendarmpassage das hochrangige Ziel, das selbst dann angestrebt werden muss, wenn eine effektive systemische Therapie der Grunderkrankung nicht zur Verfügung stehen sollte.

Nicht alle Ileuszustände bei Tumorpatienten sind wirklich durch den Tumor bedingt. Oft liegen „nur" Briden oder Adhäsionen vor, die leicht gelöst werden können, womit die Obstruktion vollständig beseitigt wird.

Die Therapie richtet sich nach der jeweiligen Tumordiagnose, dessen Stadium und nach der individuellen Situation des Patienten. Hier können nur einige grundlegende Vorschläge gemacht werden.

Bei Stenosen im Magenausgang und oberen Duodenum kann eine Stentimplantation die Passage wieder eröffnen.

30.6.1 Therapie des Subileus

Grundsätzlich gilt: Prophylaxe ist besser als Therapie!

- Beim Subileus können **prokinetische Maßnahmen** versucht werden: regelmäßige Gabe von **Gleitmitteln** oder **Laktulose** (3-mal tgl. 10 ml; als Nebenwirkungen oft Blähungen, manchmal Verschlechterung von Symptomen) und/oder **Laxanzien**. Vermeidung einer Obstipation unter Opioiden durch Gabe dieser Medikamente zwingend notwendig.
- Bei **Elektrolytstörungen** (Hypokaliämie) oder Stoffwechselentgleisungen sind entsprechende Korrekturen erforderlich.
- Bei medikamentös bedingter Ursache im Rahmen einer Tumortherapie (z.B. mit Vinkaalkaloiden) oder einer supportiven Therapie mit Loperamid bei Irinotecan bedingten Durchfällen Absetzen der Medikamente und u.U. Einleitung einer prokinetischen Therapie.
- Sofern vorhanden: Durchführung einer effektiven **tumorspezifischen Chemotherapie**. Je nach Tumortyp kann eine gute Remission der Peritonealkarzinose und/oder des Aszites erreicht werden, wobei hier besonders Ovarial-, Magen-, Harnblasen- und kolorektale Karzinome zu nennen sind.

30.6.2 Therapie des Ileus

Bei mechanischem Ileus besteht immer eine **Operationsindikation.** Das Operationsausmaß richtet sich nach dem Primärtumor, dessen Ausdehnung und den Möglichkeiten einer tumorspezifischen Therapie.

30.6.3 Therapiegrundsätze bei Laparotomie

Ovarialkarzinom

Im Fall des nur lokal und/oder peritoneal fortgeschrittenen Ovarialkarzinoms ist ein ausgedehntes Debulking sinnvoll, da die Ergebnisse der sekundären Chemotherapie wesentlich verbessert werden.

Lymphom

Bei Nachweis eines Lymphoms Eingriff nur zur Beseitigung eines mechanischen Ileus; eine massive Debulking-Operation ist nicht sinnvoll, da die nachfolgende Chemotherapie die (Rest-)Lymphome effektiver behandeln kann und zudem systemisch, d.h. auch außerhalb des Bauchraums, wirkt.

Stenosierende Darmtumoren

Bei stenosierenden Darmtumoren ist u.U. eine mehrzeitige Operation erforderlich.

30.7 Komplementäre Therapie

Beim mechanischen Ileus steht die operative Therapie im Vordergrund, komplementäre Verfahren sind hier nicht indiziert. Allerdings ist in vielen Fällen bei fortgeschrittener Tumorerkrankung mit ausgedehnter Peritonealkarzinose und multilokulärer Darmobstruktion eine Operation technisch nicht möglich oder nicht sinnvoll, sodass nur konservative Therapien eingesetzt werden können (parenterale Ernährung, ausreichende Gabe von Spasmolytika und Schmerzmitteln). In diesen Fällen können feuchtheiße Wickel die Beschwerden lindern.

Bei einer fortgeschrittenen Tumorerkrankung mit Peritonealkarzinose treten häufig Subileuszustände auf, die manchmal nur vorübergehender Natur sind. Dann würde primär nicht operiert, insbesondere wenn die Chance einer effektiven Chemotherapie besteht. Hier können komplementäre Verfahren zur Linderung der Beschwerden und zur Verbesserung der Darmfunktion eingesetzt werden, genauso wie bei funktionellen Ileuszuständen (paralytischer Ileus) durch eine Darmatonie, sei es als Komplikation einer Chemotherapie oder Bestrahlung oder auch als Folge einer Schmerztherapie mit Opiaten.

Folgende Verfahren stehen zur Verfügung und können je nach Krankheitsbild individuell kombiniert werden:

- Physikalische Verfahren:
  - Bei krampfartigen Beschwerden: Feuchtheiße Bauchwickel, Temperatur 40–42 °C, auch als Heublumenwickel
  - Bei Darmatonie: Klistiere, Hebe-Senkeinläufe; sinnvoll ist auch die Kolonhydrotherapie (wechselwarme Darmspülungen zur Anregung der Peristaltik) in Verbindung mit einer sanften Massage des Kolons von proximal nach distal
  - Bei Darmatonie: Kolonmassage, die der Patient auch selbst erlernen kann

- Phytotherapeutika bei Subileuszuständen mit Krämpfen:
  - Pfefferminzzubereitungen mit krampflösender Wirkung, z. B. Pfefferminztee
  - Teezubereitungen aus Erdrauchkraut wirken sanft spasmolytisch.

31 Paraneoplastische Syndrome (PNS)

Andreas Schalhorn, Xaver Schiel, Joachim Preiß (Konventioneller Teil)
Alexander Herzog (Komplementärer Teil)

31.1 Definition

Als paraneoplastische Syndrome (PNS) bezeichnet man eine Gruppe heterogener Krankheitsbilder, die mit malignen Tumoren assoziiert sind. PNS können der manifesten Tumorerkrankung lange vorausgehen und u. U. vergleichsweise frühzeitig auf ein Tumorleiden hinweisen.

31.2 Ätiologie, Pathogenese

Prinzipiell kann jede maligne Neoplasie ein paraneoplastisches Syndrom verursachen, besonders häufig aber Bronchialkarzinome, speziell der kleinzellige Typ, ebenso wie alle anderen peripheren neuroendokrinen Tumoren.
Ausgelöst werden PNS indirekt durch ektope Produktion von **Zytokinen** und **Hormonen** oder durch **Antikörper** mit jeweils tumorfernen klinischen Symptomen.

31.3 Klinik

Eine Auswahl klinisch wichtiger paraneoplastischer Syndrome zeigt Tab. 31.3-1. Als weitere PNS sind folgende Syndrome zu nennen, die allerdings oft noch unbefriedigend definiert sind.

Hämatologische PNS

> Bei bisher unauffälliger Anamnese muss jede nicht eindeutig erklärte **Thrombose** bzw. **Embolie** beim Erwachsenen eine **gründliche Tumorsuche** induzieren!

- **Hypoplastische Anämie:** Trotz normaler Eisenspiegel und Fehlen eines gesteigerten Blutverlustes können Anämien auftreten. „Pure red cell aplasia" beim Thymom durch verminderte Erythropoetin-Spiegel. Therapie: Transfusion, u. U. rekombinantes Erythropoetin s.c.
- **Hämolytische Anämie:** durch autoimmunhämolytische Antikörper in ca. 10–20 % der B-Zell-Lymphome
- **Leukozytose:** Abgrenzung von reaktiven Leukozytosen oft schwierig. Prinzipiell möglich bei Hodgkin- und Non-Hodgkin-Lymphomen, Tumoren der Lunge, des Gastrointestinaltrakts und des Pankreas.
- **Thrombozytose:** Thrombozytenwerte > 400 000/µl können Ausdruck einer paraneoplastischen Aktivierung der Thrombopoese sein. Vergleichsweise häufig bei Karzinomen, aber auch bei Hodgkin- und Non-Hodgkin-Lymphomen möglich.
- **Hyperkoagulabilität:** Verschiedene Mechanismen können zur Aktivierung der Hämostase sowie zu Thrombosen und u. U. Lungenembolien führen. Oft erste Hinweise auf ein malignes Tumorleiden.

Neurologische PNS

Neben den in Tab. 31.3-1 bereits aufgeführten neuromuskulären Paraneoplasien sind **zerebrale** und **spinale** PNS sowie Syndrome der **peripheren Nerven** zu nennen. Die Symptome sind meist unspezifisch und das paraneoplastische Syndrom ist eine Ausschlussdiagnose.
Kleinzellige Bronchialkarzinome stehen ursächlich im Vordergrund, während nicht-kleinzellige Bronchial-, Mammakarzinome und Lymphome eine zahlenmäßig geringe Bedeutung haben.

Dermatologische PNS

Seltene Hautveränderungen wie Acanthosis nigricans, Acanthosis palmaris, Erythema gyratum repens, nekrolytische migrierende Erytheme, exfoliative Dermatitis und das Sweet-Syndrom lassen an verschiedene Neoplasien als Ursache denken.

31.4 Diagnostik

Wenn klinische Symptome und/oder Laborbefunde an ein PNS denken lassen, müssen zunächst die ursächlich in Betracht kommenden **Primärtumoren** ausgeschlossen werden, bevor man die diagnostischen Maßnahmen ausdehnt.

31.5 Differenzialdiagnosen

Auszuschließen sind immer Erkrankungen, die ursächlich mit den Symptomen zusammenhängen.

Tab. 31.3-1: Klinisch wichtige paraneoplastische Syndrome

Syndrom	Wirksubstanzen	Symptome	Vorkommen bei
Cushing-Syndrom	Corticotropin, CRF, ACTH	Blutzuckerentgleisung, Elektrolytverschiebung, cushingoider Habitus (Vollmondgesicht, Stiernacken)	Bronchialkarzinom (v. a. kleinzelliges), seltener medulläres Schilddrüsenkarzinom, Thymom, Karzinoid, Pankreaskarzinom
Hyperkalzämie-Syndrom	Parathormon (PTH), PTH-related peptides (PTHrP), Osteoklasten stimulierende Faktoren	Diffuse Schmerzen, Dehydratation, Nierenfunktionsstörung bis -versagen	Multiples Myelom, Mamma-, Lungen-, Ovarial-, Pankreaskarzinom
SIADH-Syndrom der inadäquaten ADH-Sekretion	Adiuretin (antidiuretisches Hormon, ADH)	Hyponatriämie, Hypovolämie, renaler Salzverlust	Bronchialkarzinom (v. a. kleinzelliges; 75 %), selten Pankreaskarzinom, malignes Melanom, andere solide Tumoren
Myasthenia gravis	Azetylcholin-Rezeptor-Antikörper	Adynamie, Muskelschwäche (Augenlider)	10 % aller Thymome, sehr selten Karzinome und Lymphome
Lambert-Eaton-Myasthenie-Syndrom	Anti-P/Q-Typ-VGCC-Antikörper	Muskelschwäche, Mundtrockenheit, Obstipation	60 % kleinzelliges Bronchialkarzinom

31.6 Konventionelle Therapie

Therapie der Wahl ist immer die **kausale Therapie** des zu Grunde liegenden Tumors. Je nach Ausdehnung und Typ erfolgen Operation, Strahlentherapie und/oder Chemotherapie (beispielsweise besonders beim kleinzelligen Bronchialkarzinom).

Auch wenn die Therapie der Grunderkrankung effektiv sein kann, bilden sich besonders immunologisch bedingte PNS unzureichend oder unvollständig zurück und sind dann sehr therapieresistent.

Mögliche **symptomatische Therapieansätze** gegen die spezifischen Symptome beim

- Cushing-Syndrom: Aminogluthetimid, Ketokonazol, oder spezifisch das nur beim Nebennierenrindenkarzinom verwendete Zytostatikum o'p'-Dichlordiphenyldichloräthan (Mitotane®), bei Hypokaliämie Kalium und Spironolacton
- Hyperkalzämie-Syndrom (☞ 33): Bisphosphonate (Pamidronat, Ibandronat, Zoledronat), forcierte Diurese, Steroide, Schleifendiuretika, Calcitonin
- SIADH-Syndrom der inadäquaten ADH-Sekretion: bei lebensbedrohlichem Zustand Gabe von hypertoner NaCl-Lösung mit Furosemid auf der Intensivstation, ansonsten Flüssigkeitsrestriktion am wichtigsten; selten sind erforderlich die Gabe von Demeclocyclin, Lithium, Fludrocortison
- Myasthenia gravis: Cholinesterase-Inhibitoren, z. B. Pyridostigmin
- Lambert-Eaton-Myasthenie-Syndrom: Diaminopyridine an erster Stelle, u. U. Plasmapherese, Immunglobuline.

31.7 Komplementäre Therapie

Im Vordergrund steht die Therapie der Grunderkrankung bzw. eine medikamentöse symptomatische Therapie. Komplementäre Therapieverfahren spielen hier nur eine geringe Rolle, kommen allenfalls zur Linderung von Beschwerden in Betracht, z. B. bei hyperkalzämischer Gastritis bestimmte Teezubereitungen (Pfefferminztee, Löwenzahntee) oder feuchtheiße Wickel.

Literatur

1 Arnold S, Patchell R, Lowy AM, Foon KA: Paraneoplastic syndromes. In: De Vita VT, Hellman S, Rosenberg SA (Hrsg.): Cancer-Principles and practice of oncology. 6. Auflage, Lippincott Williams & Wilkins, Philadelphia, 2001: 2511–2536

2 Hiller E, Mergenthaler HG, Wilmanns W: Paraneoplastische Syndrome. In: Wilmanns W, Huhn D, Wilms K (Hrsg.): Internistische Onkologie. 2. Auflage, Thieme, Stuttgart, 2000: 791–802

3 Kaspar C, Pesic K: Behandlung neoplastischer Symptome und Syndrome (PNS). In: Heinemann V (Hrsg.): Manual Supportive Maßnahmen und symptomorientierte Therapie in der Hämatologie und Onkologie. Zuckschwerdt, München, 2001: 191–198

4 Lamerz R, Hasholzner U, Stienber P, Voltz RD: Paraneoplastische Syndrome. In: Schalhorn A (Hrsg.): Manual Tumoren der Lunge und des Mediastinums. 5. Auflage, Zuckschwerdt, München, 2000: 26–29

32 Pathologische Frakturen

Andreas Schalhorn, Xaver Schiel, Joachim Preiß

32.1 Definition

Frakturen werden als pathologisch bezeichnet, wenn sie ohne ein adäquates Trauma bei primärem oder sekundärem Tumorbefall des Knochens auftreten.
Eine pathologische Fraktur kann erster Hinweis auf ein zuvor nicht erkanntes Tumorleiden sein.

32.2 Ätiologie, Pathogenese

Prinzipiell kann jede maligne Neoplasie zu Skelettbefall und zu pathologischen Frakturen führen. Einige maligne Neoplasien führen relativ häufiger zu Frakturen und bedürfen daher immer einer besonders kritischen Überwachung des Skelettsystems: Multiple Myelome und bei den metastasierenden soliden Tumoren besonders die mit häufigen osteolytischen Läsionen.
Pathophysiologisch kommt es bei einem metastatischen Knochenbefall zu einer Stimulation der Osteoblasten, sodass das physiologische Gleichgewicht zwischen Knochenabbau und -aufbau gestört ist, was zu einer erhöhten Brüchigkeit der Knochen führt.
Nach Brown & Healey traten bei 1800 Krebspatienten in 8% pathologische Frakturen auf. Diese verteilten sich auf:

- Mammakarzinome zu 53%
- Nierenkarzinome zu 11%
- Bronchialkarzinome zu 8%
- Schilddrüsenkarzinome und Lymphome zu je 5%
- Prostatakarzinome zu 3%.

32.3 Klinik

Klinisch bedeutsam sind Osteolysen am tragenden Stammskelett, da eine Instabilität hier häufig zu pathologischen Frakturen führen kann. Frühsymptome sind in der Regel Schmerzen in Ruhe und bei Bewegung.

32.4 Diagnostik

Konventionelle **Röntgenuntersuchungen** sind in der Regel erst positiv, wenn der Kalksalzgehalt des Knochens um > 50% reduziert ist; eine Frühdiagnose ist daher mit der konventionellen Diagnostik nicht zu stellen.

Der Nachweis der Metastasierung geschieht mit dem **Szintigramm**, das klassischerweise diffuse „Hot spots" zeigt. Differenzialdiagnostisch ist aber zu bedenken, dass

- Alle Knochenumbauvorgänge (Metastasen, Frakturen, Entzündungen und degenerative Veränderungen) positiv dargestellt werden und häufig nur das Muster der „Hot spots" an eine Metastasierung denken lässt
- Sich rein osteolytische Metastasen ohne Knochenumbau nicht darstellen (z.B. Osteolysen beim multiplen Myelom).

Die weitere Sicherung der Knochenmetastasierung geschieht mit dem **MRT**, daher wird vielfach auch unter Auslassung des Umweges über ein Szintigramm gleich ein Ganzkörper-MRT des Skelettsystems durchgeführt. Die Diagnostik ist damit schneller und auch effektiver, da das MRT gegenüber dem Szintigramm sensibler ist. Zum Nachweis einer Instabilität von Metastasen eignet sich das CT besser als das MRT.

32.5 Differenzialdiagnosen

Frakturen stellen sich im Szintigramm ähnlich dar → Anamnese ausschlaggebend.

32.6 Konventionelle Therapie

32.6.1 Therapiegrundsätze

- Ziel: Erhalt bzw. Wiedergewinn einer für den Patienten optimalen Funktion des Knochens
- Die Therapie muß immer die individuelle Lebenssituation des Patienten, insbesondere den Verlauf der Gesamterkrankung, die Chancen einer kausalen oder palliativen Therapie der Grunderkrankung und die Wünsche des Patienten berücksichtigen.
- Wegen der zahlreichen Faktoren, die in die Therapieentscheidung eingehen, können im Folgenden nur recht allgemeine Angaben bezüglich Operation und Radiotherapie gemacht werden.

32.6.2 Operative Therapie

Obligate Indikation: Drohende oder bereits eingetretene Fraktur langer Röhrenknochen, also besonders bei lytischen Metastasen im Bereich von Femur, Tibia, Humerus und Radius.
Weitere Indikationen:
- Destruierende Metastasen im Bereich der Wirbelsäule; besonders anzustreben, wenn durch Vorwölbung eines destruierten Wirbels oder durch direktes Tumorwachstum eine Schädigung des Rückenmarks droht oder bereits eingetreten ist. Keine Laminektomie, sondern immer Stabilisierung und/oder Wirbelkörperersatz unter Berücksichtigung der Struktur benachbarter Wirbelsäulenabschnitte und der Gesamtsituation des Patienten anstreben.
- Im Einzelfall bei anderen Lokalisationen, wenn durch die Größe oder die Lage der Metastase besondere Schmerzen und/oder Behinderungen eintreten.

32.6.3 Radiotherapie

Obligate Indikationen:
- Ist eine Operation primär nicht möglich, wird bei 80–90 % der Patienten eine Schmerzbesserung erzielt.
- Schmerzende Metastasen im Bereich außerhalb der Wirbelsäule und tragender Röhrenknochen.

Weitere Indikation: Nach einer Metastasenoperation fast immer indiziert, da Entlastungs- und/oder Osteosyntheseoperationen praktisch immer palliativ sind, d.h. auch nach einer erfolgreichen Operation verbleibt mehr oder minder viel Tumorgewebe, das ohne anschließende Bestrahlung den Erfolg der Operation oft rasch zunichte macht.

32.6.4 Medikamentöse Therapie

- Immer muss überprüft werden, ob nicht doch noch potenziell gegen das betreffende Tumorleiden effektive Medikamente zur Verfügung stehen, die den Verlauf der Erkrankung zumindest stoppen können.
- Immer muss für eine effektive **Schmerztherapie** (☞ 10.1) gesorgt werden: Opiate, nicht-steroidale Antiphlogistika (z. B. Ibuprofen, Diclofenac).
- Sehr oft können **Bisphosphonate** einen günstigen Einfluß auf die Knochenschmerzen haben.

32.6.5 Prävention

Prävention ist die **beste Therapie**. Dies bedeutet:
- Immer rechtzeitig die tumorgerechte kausale Therapie einleiten.
- Bei V. a. auf Skelettmetastasen lieber einmal zu häufig die entsprechenden Untersuchungen veranlassen.
- Oft kann eine frühe Radiotherapie eine pathologische Fraktur verhindern.
- Oft ist eine prophylaktische Operation sicherer und besser durchzuführen als eine Notfalloperation nach bereits erfolgter Fraktur, insbesondere bei langen Röhrenknochen (Femur, Humerus) oder bei gelenknahen Osteolysen (Hüftkopf).

Literatur

1 Brown HK, Healey JH: Metastatic cancer to bone. In: DeVita VT, Hellman S, Rosenberg SA (Hrsg.): Cancer – Principles and practice of oncology. 6. Auflage, Lippincott Williams & Wilkins, Philadelphia, 2001: 2713–2729
2 Gerber L, Hicks J, Shah J: Rehabilitation of the cancer patient. In: DeVita VT, Hellman S, Rosenberg SA (Hrsg.): Cancer – Principles and practice of oncology. 6. Auflage, Lippincott Williams & Wilkins, Philadelphia, 2001: 3089–3110

33 Hyperkalzämie

Andreas Schalhorn, Xaver Schiel, Joachim Preiß

33.1 Definition

Eine Hyperkalzämie ist durch das Überschreiten der Kalzium-Grenzwerte im Serum definiert. Normwert: 2,15 – 2,55 mmol/l bzw. 8,6 – 10,2 mg/dl.

33.2 Ätiologie, Pathogenese

Prinzipiell können alle fortgeschrittenen Tumorerkrankungen zu einer Hyperkalzämie führen. In der Mehrzahl der Fälle liegt aber ein fortgeschrittenes Mammakarzinom, ein multiples Myelom (MM) oder – seltener – ein Bronchial- oder Prostatakarzinom vor.
Tumorzellen setzen hormonähnliche Substanzen und Zytokine frei, die besonders über eine Stimulierung der Osteoklasten zu einem Anstieg des Serumkalziums führen. Dazu gehören:

- **Parathormon-ähnliche Peptide** (parathyroid hormone related peptides, PTH-RP): bei verschiedenen soliden Tumoren nachgewiesen, relativ häufig beim fortgeschrittenen Mammakarzinom; führen wie bei einem klassischen Hyperparathyreoidismus über einen gesteigerten Knochenabbau und eine gesteigerte tubuläre Reabsorption von Kalzium zur Hyperkalzämie
- **Zytokine:** den die Osteoklasten stimulierenden Zytokinen kommt eine wichtige Bedeutung zu; beim MM ist hier besonders der autokrin sezernierte Wachstumsfaktor IL-6 zu nennen
- **Transforming growth factors (TGF) α und β:** tragen zur Regulierung des Knochenstoffwechsels bei; können bei Überwiegen von TGF-α ebenfalls die Entwicklung einer Hyperkalzämie fördern.

Die klinische Bedeutung anderer Zytokine (TNF-α, TNF-β, IL-1), die in zahlreichen in vivo-Versuchen ebenfalls den Knochenabbau stimulieren, ist noch nicht endgültig zu beurteilen.

33.3 Klinik

Mögliche klinische **Manifestationen** bei Hyperkalzämie:

- **Allgemein:** Dehydratation, Gewichtsverlust, Anorexie, Juckreiz, Polydipsie
- **Neuromuskulär:** Müdigkeit, Muskelschwäche, Hyporeflexie, Verwirrtheit, Psychosen, Lethargie, Somnolenz, Koma
- **Gastrointestinal:** Übelkeit, Erbrechen, Obstipation, Ileus
- **Renal:** Polyurie, Niereninsuffizienz
- **Kardial:** Bradykardie, PR-Verlängerung, QT-Verkürzung, T-Verbreiterung, atriale oder ventrikuläre Arrhythmien.

Durch die bessere und meist frühzeitigere Diagnostik der malignen Grunderkrankung und ihrer Komplikationen ist ein hyperkalzämisches Koma heute eine Seltenheit.
Die Schwere der Symptome korreliert nicht streng mit den Kalziumwerten. Bei langsamer Entwicklung können Patienten selbst mit Werten > 3,5 mmol/l (fast) beschwerdefrei sein, während bei raschem Kalziumanstieg schon Werte um 3 mmol/l zu Symptomen führen können.
Bei bekanntem MM oder bei einem fortgeschrittenen ossär metastasierten Karzinom sollte bei jeder Befindlichkeitsänderung und auch bei nur isoliertem Auftreten eines der oben genannten Symptome an die Möglichkeit der Hyperkalzämie gedacht und das Serumkalzium bestimmt werden.

33.4 Diagnostik

Verbindliche Richtwerte, die verschiedene Schweregrade der Hyperkalzämie definieren, liegen nicht vor. Da ein Teil des Serumkalziums an Eiweiß, besonders an Albumin gebunden ist, sollte für die Therapieplanung, besonders aber im Rahmen von Studien der **korrigierte Kalziumwert** bestimmt werden. Dies ist über eine entsprechende Formel, die den Albumingehalt des Serums berücksichtigt, möglich. In der hier angegebenen Formel ist mit dem Albuminmittelwert der mittlere Normalwert für Albumin in der jeweiligen Klinik gemeint.

Formel zur Bestimmung des korrigierten Kalziums
Korrigiertes Kalzium (mmol/l) = Patienten-Kalzium (mmol/l) + 0,02 × (Albuminmittelwert (g/l) – Patientenalbumin (g/l))

Zusätzlich sollte auch Kreatinin, Phosphor und evtl. Parathormon (PTH) bestimmt werden.

33.5 Differenzialdiagnosen

- Primärer Hyperparathyreoidismus
- Paraneoplastische Hyperkalzämie (ektope Sekretion von PTH-ähnlichen Substanzen und Zytokinen)

33.6 Konventionelle Therapie

33.6.1 Therapiegrundsätze

- **Leichte Formen** der Hyperkalzämie ohne wesentliche klinische Symptome: oft reicht neben einer gesteigerten Flüssigkeitszufuhr die alleinige Einleitung einer Standard-Chemotherapie aus
- **Schwere Formen** der Hyperkalzämie mit klinischen Symptomen und/oder (korrigierten) Serum-Kalziumwerten > 3,0 mmol/l und/oder bei Auftreten trotz einer bereits laufenden Chemotherapie: die Serumkalziumspiegel müssen über eine verminderte Freisetzung aus dem Knochen und durch eine gesteigerte Kalziumausscheidung über den Urin in den Normbereich gesenkt werden

33.6.2 Kausale Therapie

Möglichst **immer** kausale Therapie der malignen Neoplasie anstreben.
In leichten Fällen kann bereits die Chemotherapie alleine zu einem Abfall des Serumkalziums führen.

33.6.3 Symptomatische Therapie

Kochsalzinfusionen und Schleifendiuretika

Standen früher eine forcierte Diurese mit Kochsalzinfusionen und Furosemid ganz im Vordergrund, kommt heute den Bisphosphonaten die entscheidende Rolle zu.
In der Mehrzahl der Fälle liegen eine Exsikkose mit Volumendepletion und konsekutiv verminderter glomerulärer Filtration sowie oft ein Anstieg der Retentionsparameter vor.
Infusionen mit **physiologischer Kochsalzlösung** (2000 – 4000 ml/d) sind hier unerlässlich, zumal sie zu einer Steigerung des renalen Blutflusses und über Hemmung der tubulären Kalzium-Reabsorption zu einer gesteigerten Kalziumausscheidung führen.

Schleifendiuretika, wie Furosemid, steigern die Natriurese und ermöglichen ebenfalls eine gesteigerte Kalziumexkretion. Die Dosierung beträgt 40 – 200 mg/d unter ZVD-Kontrolle, um die vorhandene Volumendepletion nicht zu verstärken (Ein- und Ausfuhrkontrolle).
Bei den oft älteren Patienten in häufig reduziertem Allgemeinzustand kann eine forcierte Diurese aber zu erheblichen Herz-Kreislauf-Problemen führen und ist zudem nur in einem Teil der Fälle mit mäßiger Hyperkalzämie in der Lage, die Kalziumwerte zu normalisieren. Daher erfolgt heutzutage ein moderates Vorgehen mit Kochsalzinfusionen und Furosemid, nur noch in Einzelfällen Infusionsmenge > 100 ml/Std.

Kortikosteroide

Kortikosteroide hemmen die Osteoklasten-bedingte Knochenresorption und die gastrointestinale Kalziumresorption. Da sie zudem bei den meisten Lymphomen und auch beim MM einen lytischen Effekt auf die malignen Zellen haben, sind sie nach wie vor fester Bestandteil der Hyperkalzämietherapie.
Üblicherweise werden Prednison-Dosen um 1 mg/kgKG, entsprechend 50 – 100 mg tgl., gegeben. Kontraindikationen und Nebenwirkungen der Steroidtherapie sind zu beachten.
Nach Normalisierung der Kalziumwerte sollte die Steroidtherapie unter regelmäßiger Kontrolle der Kalziumwerte möglichst rasch ausgeschlichen werden.

Bisphosphonate

Die Einführung der Bisphosphonate hat die Therapie der Hyperkalzämie revolutioniert. Bei einer überwiegend Zytokin-induzierten Osteoklastenaktivierung als Ursache der Hyperkalzämie gelingt in ca. 90 % eine rasche Normalisierung der Kalziumwerte. Die Wirkung ist oft weniger befriedigend, wenn PTH-RP zur Hyperkalzämie beitragen (wie dies oft beim Mammakarzinom der Fall ist), da die Bisphosphonate nur die Osteoklasten hemmen und keinen Einfluss auf die Wirkung der PTH-RP selbst bzw. auf die tubuläre Rückresorption von Kalzium haben. Mit der Hemmung der Osteoklasten und der Knochenresorption kommt es neben dem Abfall des Serumkalziums auch im Urin zu einem Abfall des Kalziums.
Das erste Bisphosphonat, das erfolgreich in der Therapie der Hyperkalzämie eingesetzt wurde, ist die **Clodronsäure**. Mit täglichen Infusionen von 300 mg an insgesamt 7 – 10 Tagen gelingt bei MM-Patienten meist eine

Normalisierung der Serumkalziumwerte innerhalb weniger Tage.
Weitere wesentliche Fortschritte sind die neuen, hoch effektiven **Amino-Bisphosphonate** Pamidronat (Aredia®), Ibandronat (Bondronat®) und Zoledronat (Zometa®). Sie erleichtern die Therapie der Hyperkalzämie dadurch weiter, dass die Kalziumspiegel meist nach einer Infusion in ca. 3–5 Tagen in den Normbereich abfallen und eine Wiederholung der Bisphosphonatgabe nur ca. alle 3 Wochen notwendig ist. Bei nicht ausreichender Wirkung kann die Therapie nach einigen Tagen wiederholt werden. Amino-Bisphosphonate sind heute der **Standard für die Akuttherapie** der Hyperkalzämie.
Vergleiche zwischen Bondronat und Pamidronat oder Zoledronat liegen bisher leider nicht vor. Im direkten Vergleich zeigt Zoledronat eine etwas höhere Effektivität als Pamidronat (87–88 % versus 70 %). Nachdem mit den drei Amino-Bisphosphonaten jeweils hoch aktive Medikamente mit hohen Remissionsraten zur Therapie der Hyperkalzämie zugelassen sind, wird die Wahl von der Praktikabilität und den Kosten der jeweiligen Therapie abhängen.
Die **Dosierung** der Bisphosphonate ist abhängig vom Wert des Serumkalziums (☞ Tab. 33.6-1). Eine ausreichende Flüssigkeitszufuhr (physiologische NaCl-Lösung) ist in allen Fällen zwingend erforderlich.

Tab. 33.6-1: Dosierung der Bisphosphonate in Abhängigkeit vom Serumkalzium

Serumkalzium	Präparat	Dosierung
2,65–3,0 mmol/l	Pamidronat	30 mg in 500 ml physiologischer NaCl-Lsg. über 2 Std. i.v.
	Ibandronat	2 mg in 500 ml physiologischer NaCl-Lsg. über 2 Std. i.v.
3,0–3,5 mmol/l	Pamidronat	(60–)90 mg in 500 ml physiologischer NaCl-Lsg. über 2 Std. i.v.
	Ibandronat	4 mg in 500 ml physiologischer NaCl-Lsg. über 2 Std. i.v.
	Zoledronat	4 mg in 50 ml physiologischer NaCl-Lsg. über 15 Min. i.v.
> 3,5 mmol/l	Pamidonat	90 mg in 500 ml physiologischer NaCl-Lsg. über 2 Std. i.v.
	Ibandronat	6 mg in 500 ml physiologischer NaCl-Lsg. über 2 Std. i.v.
	Zoledronat	4 mg in 50 ml physiologischer NaCl-Lsg. über 15 Min. i.v.

■ **Nebenwirkungen**

- Die drei Amino-Bisphosphonate sind vergleichsweise gut verträglich. Im Gegensatz zu Clodronat, das keine Aminogruppe enthält, kann es zum Auftreten von sich selbst limitierendem **Fieber** kommen, das wahrscheinlich durch Zytokinfreisetzung (TNF-α und IL-6) hervorgerufen wird.
- Bei korrekter Anwendung der für die Hyperkalzämie zugelassenen Bisphosphonate sind **nephrotoxische Nebenwirkungen** selten (< 1 %). Mäßig erhöhte Kreatininwerte, die typischerweise ebenso zum Bild der Hyperkalzämie gehören können, sind keine Kontraindikation gegen eine Bisphosphonattherapie. Für Pamidronat, Ibandronat und Zoledronat werden als obere Kreatinin-Grenzwerte 4,5 mg/dl, 5,0 mg/dl bzw. 4,5 mg/dl angeben. Sollte es unter einer primären Wässerungstherapie nicht zu einer Besserung des Kreatinins kommen, halten wir im Einzelfall auch bei Kreatininwerten > 4,5 bzw. 5,0 mg/dl eine Bisphosphonattherapie für gerechtfertigt; dabei wird der Infusionszeitraum aber auf 24 Stunden ausgedehnt.
- Sowohl unter Pamidronat als auch unter Ibandronat wurden vereinzelt **Hypokalzämien** und **Hypophosphatämien** gefunden, die jedoch in keinem Fall klinisch relevant waren.
- Unter jeder Amino-Bisphosphonattherapie die **Nierenfunktion** engmaschig und streng überwachen, da auch unter diesen niedrig dosierten Osteoklasten-Inhibitoren in Einzelfällen eine (weitere) Verschlechterung der Nierenfunktion auftreten kann.

Weitere Ansätze

In der Mehrzahl der Fälle mit den oben beschriebenen Therapieschritten befriedigende Behandlung der Hyperkalzämie möglich. Vor Einführung der Bisphosphonate reichten die Maßnahmen oft aber nicht aus, so dass zusätzliche Medikamente zur Senkung des Serumkalziums eingesetzt werden mussten, auf die heute meist verzichtet werden kann. Im Einzelfall kann es aber auch unter Bisphosphonaten sehr schwierig sein, eine ausreichende Senkung des Kalziums zu erzielen. Nach eigenen Erfahrungen kann dieses besonders bei Patientinnen mit fortgeschrittenem **ossär-metastasiertem Mammakarzinom** und massiver Erhöhung der PTH-RP-Spiegel sein.

Kalzitonin

Kalzitonin führt über eine Hemmung der Knochenresorption und einer gesteigerten Kalziumausscheidung zu einem Abfall des Serumkalziums. Die Wirkung insgesamt gesehen ist wesentlich schwächer als die der modernen Bisphosphonate. In der Monotherapie ist Kalzitonin allenfalls bei Patienten mit leicht erhöhten Kalziumwerten effektiv. Die Dosierung beträgt 1 – 3 Amp. tgl., die Wirkung setzt bereits nach 2 – 4 Std. ein und erreicht ihr Maximum nach 48 Std. Unter einer weiteren Fortsetzung der Kalzitonin-Injektionen kommt es rasch zu einem Abfall der Wirkung, sodass sich diese Substanz nicht für eine Dauertherapie der Hyperkalzämie eignet.

Plicamycin (Mithramycin)

Plicamycin hat einen starken Hemmeffekt auf die Osteoklasten, sodass dieses Zytostatikum vor Einführung der Bisphosphonate zum Standardarsenal in der Therapie der Hyperkalzämie zählte. Üblicherweise wurden Dosen von 25 μg/kgKG als Kurzinfusion appliziert. Die Wirkung tritt innerhalb von 24 – 48 Std. ein, sodass eine Wiederholung der Gabe allenfalls nach zwei Tagen möglich ist. Ausgeprägte toxische Nebenwirkungen auf das Knochenmark (mit nach eigenen Erfahrungen besonders ausgeprägter Thrombozytopenie), Nieren und Leber sind bei diesem Therapieansatz äußerst kritisch. Derzeit steht Plicamycin in Deutschland nicht zur Verfügung.

Phosphat

Eine **intravenöse** Phosphatgabe ist heute **kontraindiziert.** Sie führt zwar zu einer effektiven Senkung des Serumkalziums, kann aber über Ausfällung von Kalziumphosphat Gewebeverkalkungen und u. U. tödliche Nebenwirkungen (Nierenversagen, schwere Hypokalzämie) hervorrufen.

Die **orale** Phosphatzufuhr kann über verminderte Resorption von Kalzium und/oder verminderte Freisetzung aus dem Knochen leichte Formen der Hyperkalzämie verhindern, ist aber wegen im Einzelfall hoher Phosphat-Serumspiegel **nicht unproblematisch.** Dieser Therapieansatz hat bei uns keine Bedeutung erlangt.

Galliumnitrat

In großen Lehrbüchern wird über eine erfolgreiche Therapie mit Galliumnitrat als Dauerinfusion über bis zu 5 Tage berichtet. Galliumnitrat wirkt über Hemmung der Osteoklastentätigkeit. Der endgültige Stellenwert dieses Therapieansatzes ist noch nicht bekannt. Galliumnitrat steht in Deutschland derzeit nicht zur Verfügung.

Literatur

1 Fojo AT: Metabolic emergencies. In: DeVita VT, Hellman S, Rosenberg SA (Hrsg.): Cancer – Principles and practice of oncology. 7. Auflage, Lippincott Williams & Wilkins, Philadelphia, 2005: 2297 – 2299

2 Schalhorn A: Hyerkalzämie. In: Bartl R, Dietzfelbinger H (Hrsg.): Manual Multiples Myelom. 2. Auflage, Zuckschwerdt, München, 2002: 167 – 172

34 Vena-cava-superior-Syndrom

Andreas Schalhorn, Xaver Schiel, Joachim Preiß

34.1 Definition

Venöse Stauung und Druckerhöhung im Bereich der oberen Körperhälfte infolge Verlegung oder Kompression der V. cava superior.

34.2 Ätiologie, Pathogenese

Raumforderungen im Bereich der oberen Thoraxapertur sowie des oberen und mittleren Mediastinums können den Rückfluss des venösen Blutes erheblich behindern und zu Schwellungen der nicht ausreichend dränierten Körperpartie führen. Kommt es zur Kompression und/oder einer sekundären Thrombose der V. cava superior, liegt ein Vena-cava-superior-Syndrom (VCS) vor.
Ein VCS ist Erstsymptom einer malignen Neoplasie bei über 50 %. Häufigkeit der unterschiedlichen Ursachen:

- Bronchialkarzinom 48 – 81 %
  - Kleinzelliges 38 %
  - Nicht kleinzelliges (Plattenepithelkarzinom) 26 %
- Maligne Lymphome 2 – 21 %.

34.3 Klinik

Leitsymptome und die Häufigkeit ihres Auftretens sind:

- Halsvenenstauung 66 %
- Dyspnoe 63 %
- Venenerweiterung an der Thoraxwand 54 %
- Gesichtsödem 50 %
- Husten 24 %
- Zyanose 20 %
- Plethora des Gesichts 19 %
- Armödem 18 %
- Thoraxschmerz 15 %
- Dysphagie 9 %.

34.4 Diagnostik

- Röntgen Thorax p.a.
- CT ± Gefäßdarstellung von Hals und Thorax
- Histologische Sicherung des Primärtumors
- Bei Bronchialkarzinom (☞ 13.1, 13.2) oder Lymphomerkrankung (☞ 22.8, 22.9, 22.10)
  - Bestimmung der typischen Tumormarker beim Bronchialkarzinom: Squamous-cell-carcinoma-Antigen (SCC), Cyfra 21-1, CEA, NSE
  - LDH-Bestimmung
  - Lymphomrelevante Laboruntersuchungen: Blutbild, LDH, β2-Mikroglobulin

34.5 Differentialdiagnosen

- Benigne Struma
- Thymome

34.6 Konventionelle Therapie

> Die Therapie richtet sich nach den Eigenschaften des Primärtumors und v. a. nach der Effektivität einer Chemotherapie. Eine Radiotherapie ist immer indiziert, wenn eine effektive Chemotherapie der Grunderkrankung nicht zur Verfügung steht.

34.6.1 Kausale Therapie

Kleinzelliges Bronchialkarzinom (☞ 13.2.8)

Primäre Chemotherapie, bei limited disease nach 4 – 6 Therapiezyklen sekundäre konsolidierende Bestrahlung; bei Unmöglichkeit einer Chemotherapie (sehr selten) alleinige Strahlentherapie.

Nicht-kleinzelliges Bronchialkarzinom (☞ 13.1.8)

Primäre Strahlentherapie bisher Standard. Simultane Radiochemotherapie oder primäre Chemotherapie und sekundäre Strahlentherapie: bei hohen Remissionsraten unter den modernen Chemotherapeutika im Stadium IIIA/B besonders bei jüngeren Patienten in gutem Allgemeinzustand zu diskutieren.

Maligne Lymphome (☞ 22.10.8)

Immer primäre Chemotherapie durchführen. Eine sekundäre Strahlentherapie ist in Abhängigkeit vom Stadium in der Mehrzahl der Fälle indiziert. Bei akuter Therapienotwendigkeit und noch nicht endgültig gesicherter Histologie u. U. initial Steroide geben (≥ 1 mg tgl./kgKG).

Andere Tumoren

- Chemotherapie-sensibel: Chemotherapie und u. U. sekundäre Strahlentherapie; beim Mann immer auch an metastasierten oder extragonadalen Keimzelltumor denken mit exzellentem Ansprechen auf Chemotherapie
- Chemotherapie-resistent: Radiotherapie

34.6.2 Symptomatische Therapie

Die Therapie der thrombotischen Komponente des VCS ist noch nicht endgültig etabliert. Derzeitige Therapieempfehlungen:

- Niedermolekulare Heparine, z. B. Clexane®
- Vollheparinisierung bei Tumoren wie dem Bronchialkarzinom wegen Blutungsrisiken aus dem Tumor problematisch; sollte daher möglichst nicht durchgeführt werden
- Thrombolyse und / oder Stents; jedoch kein Standard
- Keine orale Antikoagulanzientherapie wegen Risiken bei Patienten mit malignen Tumoren.

Bei korrekter Therapie hohe Chancen auf ein Ansprechen mit meist rascher Besserung der klinischen Befunde. Beim kleinzelligen Bronchialkarzinom unter ausschließlicher Chemotherapie in 75 % klinische Besserung mit Rückgang von Dyspnoe und Husten innerhalb 1 Woche nach Therapiebeginn.

Literatur

1 Schleucher N, Schmoll HJ, Harstrick A: Obere Einflussstauung – Vena-cava-superior-Syndrom. Kompendium Internistische Onkologie. 4. Auflage, Springer, Berlin, 2006: 1134 – 1138
2 Yahalom J: Superior vena cava syndrome. In: Principles and practice of oncology. 6. Auflage, Lippincott Williams & Wilkins, Philadelphia, 2001: 2609 – 2616

35 Urologische Komplikationen

Andreas Schalhorn, Xaver Schiel, Joachim Preiß (Konventioneller Teil)
Alexander Herzog (Komplementärer Teil)

35.1 Definition

Zu den urologischen Komplikationen bei Tumorerkrankungen gehören Zystitis, Blutungen und Harnstau.

35.2 Ätiologie, Pathogenese

Urologische Komplikationen im Rahmen von Tumorerkrankungen sind relativ häufig. Sie sind meist bedingt durch den Tumor selbst (z. B. Blutungen bei Blasentumoren, Harnstau durch tumorbedingte Obstruktion der Ureteren) oder durch die Therapie (z. B. Endoxanzystitis).

Klassische bakterielle Zystitis

Sie tritt auf nach:
- Radiotherapie
- Intravesikaler Chemotherapie, z. B. mit Adriamycin oder Mitomycin C
- Instillation von Bacille-Calmette-Guerin (BCG).

Blasenblutungen

Ursachen können sein:
- Tumoren: Harnblasen- oder höher gelegene Tumoren können sich über eine Makrohämaturie manifestieren und zur Einleitung der jeweils tumortypischen und / oder palliativen Therapie zwingen
- Koagulopathie: verminderte Gerinnungsfaktoren oder lokal gesteigerte Fibrinolyse; in der Onkologie selten ein Problem
- Thrombozytopenie:
  - Bei fortgeschrittenen Tumoren, besonders bei akuten Leukosen; bei fortgeschrittenen Lymphomen und unter primärer oder sekundärer Knochenmarkaplasie oft schweres Problem
  - Thrombopathie.

Endoxanzystitis

Diese hämorrhagische Zystitis kann verursacht werden durch Oxazaphosporine, v. a. Cyclophosphamid und Ifosfamid, aufgrund ihrer Kataboliten (v. a. Acrolein). Sie tritt bei hohen i.v.-Dosierungen oft schon während des ersten Therapiezyklus, bei niedrigen Dauertherapien, z. B. mit Cyclophosphamid, oft erst nach Wochen auf.

Harnstau

Verursacht durch Kompression der Ureteren bei fortgeschrittenen Tumoren in bis zu 5 %.

35.3 Klinik

Zystitis

- Brennen, Schmerzen beim Wasserlassen
- Dysurie
- Vermehrter Harndrang
- Pollakisurie
- Evtl. Schmerzen im Unterbauch
- Evtl. trüber Urin und / oder Makrohämaturie
- Fieber
- Oft Übergang in Pyelonephritis (Nierenlager klopfempfindlich)

Blasenblutungen

- Makrohämaturie
- Koagelbildung

Endoxanzystitis

Neu aufgetretene Mikro- oder Makrohämaturie unter Cyclophosphamid- oder Ifosfamid-Therapie.

Kompression der oberen Harnwege

- Beschwerden wie bei Pyelonephritis: Fieber, Flankenschmerz
- Schmerzen
- Laborchemischer Anstieg der Retentionsparameter Kreatinin und Harnstoff

35.4 Diagnostik

Basisdiagnostik

- **Urin:** Erythrozyten, Leukozyten, Eiweiß, bakteriologische Untersuchung mit Resistenzbestimmung
- **Labor:** Differenzialblutbild, CRP, BSG, Kreatinin, Harnstoff, Harnsäure

Weiterführende Diagnostik

- **Zystoskopie:** besonders bei V. a. auf Zytostatika- oder strahleninduzierte Zystitis; im Zweifel immer bei Verdacht auf Endoxanzystitis durchführen: hämorrhagische Zystitis trotz normaler Thrombozyten, normaler Gerinnungsparameter und ohne Keimnachweis
- **Sonographie:** Abdomen, Becken

35.5 Differenzialdiagnosen

Alle entzündlichen Harnwegserkrankungen.

35.6 Konventionelle Therapie

Bakterielle Zystitis

- Reichlich Flüssigkeitszufuhr (≥ 3 l/24 Std. oral, evtl. i.v.)
- Lokale Wärme
- Bei stärkeren Schmerzen: Analgetika (nicht-steroidale Antiphlogistika), Spasmolytika
- Antibiotikatherapie: zunächst empirisch, meist orale Therapie mit Cotrimoxazol oder Amoxicillin oder Gyrasehemmer (z. B. Ciprofloxacin); nach Erhalt der bakteriologischen Ergebnisse und Resistenzen Überprüfung und ggf. Umstellung der Antibiotikatherapie

Blasenblutungen

Therapie abhängig von der jeweils spezifischen Befundkonstellation:

- Lokale Tumorblutung: spezifische Therapie, u. U. palliative Resektion, evtl. Koagulierung
- Plasmatische Gerinnungsstörungen: kausale Therapie, ggf. Ausgleich fehlender Gerinnungsfaktoren
- Störungen im thrombozytären Gerinnungssystem: meist tumor- oder therapiebedingte Thrombopenie, die bei manifesten Blasenblutungen immer ausgeglichen werden muss: Transfusion von Thrombozytenkonzentraten
- Blutungen durch Zystitis:
  - Reichlich Flüssigkeitszufuhr (≥ 3 l/24 Std. oral, evtl. i.v.)
  - Blasenspülkatheter, besonders bei Koagelbildung
  - Koagelentfernung unter Sicht
  - Als ultima ratio: Formalin-Instillation in Operationsbereitschaft
- Bei Makrohämaturie: evtl. Transfusionen notwendig
- Bei Koagelbildung: Blasentamponade

Endoxanzystitis

- Absetzen der verursachenden Zytostatika
- Reichlich Flüssigkeitszufuhr (≥ 3 l/24 Std. oral, evtl. i.v.)
- Blasenspülkatheter: nur bei Makrohämaturie, besonders bei Koagelbildung
- Antibiotikatherapie: nur bei sekundärer bakterielle Superinfektion

Mesna-Prophylaxe

- Bei i.v.-Therapie Neutralisierung der Acroleinwirkung durch das Antidot Mesna
- Dosierung: jeweils 20 % der Cyclophosphamid- bzw. Ifosfamid-Dosierung zeitgleich zur Zytostatikagabe sowie jeweils nach 4 und 8 Std. i.v.; die zweite und dritte Dosis können oral gegeben werden; wegen der verzögerten und inkompletten Resorption (ca. 50 %) Vorziehen der oralen Gaben um jeweils 2 Std. und Dosis verdoppeln (je 40 % der Cyclophosphamid- bzw. Ifosfamid-Dosierung 2 und 6 Std. nach Therapiebeginn)
- Unbedingt beachten, dass bei hochdosierten Protokollen von Ifosfamid bzw. Cyclophosphamid höhere Mesna-Dosen empfohlen werden
- Orale Dauertherapie mit Mesna ist möglich, hat sich aber wegen schlechter Verträglichkeit (Übelkeit) nicht durchgesetzt
- Gute Hydratation mit 2–3 l Flüssigkeit/24 Std. und Diurese möglichst 200 ml Urin/Std.

Kompression der oberen Harnwege

Therapie abhängig von Gesamtsituation der Erkrankung.

- Falls kausale Therapie der Grunderkrankung noch möglich → schnell einleiten
- Chemotherapie: günstige Ergebnisse besonders bei Ovarialkarzinom und malignen Lymphomen
- Radiotherapie: bei einzelnen und gut abgrenzbaren solitären Tumormanifestationen, die weder operiert noch chemotherapiert werden können
- Wenn möglich: zystoskopisch Ureterstent legen
- Nierenbeckenfistel anlegen (besser als moderne Ableitungssysteme)

35.7 Komplementäre Therapie

Bei jeder Form der Zystitis muss auf eine reichliche Zufuhr von Flüssigkeit geachtet werden.

Bestimmte Teezubereitungen, wie beispielsweise aus Wacholder- oder Goldrutenextrakten lindern die Beschwerden und fördern die Heilung. Bei starken Beschwerden kommen phytotherapeutisch auch Bärentraubenextrakte, z. B. Zystinol akut bis 3-mal tgl. 2 Kps. in Betracht.

Sinnvoll sind auch Wärmeanwendungen, sei es als lokale Wärmflasche oder feucht-heiße Umschläge, aber auch als warme Voll- oder Sitzbäder.

Literatur

Coleman JA, Walther MM: Urologic emergencies. Cancer-Principles and practice of oncology. 7. Auflage, Lippincott Williams & Wilkins, Philadelphia, 2005: 2301 – 8

36 Hirnmetastasen, intrakranielle Drucksteigerung

Andreas Schalhorn, Joachim Preiß (Konventioneller Teil)
Alexander Herzog (Komplementärer Teil)

36.1 Epidemiologie, Definition

Hirnmetastasen treten bei 10–30% der Erwachsenen mit Tumorerkrankungen auf. Metastasen sind 5–10-mal häufiger als primäre Hirntumoren. Es gibt keine prädominanten Teile des ZNS. Auffällig werden die Metastasen häufig erst durch das Begleitödem.

36.2 Ätiologie

Primärtumor bei Hirnmetastasen ist ein

- Bronchialkarzinom in ca. 50%
- Mammakarzinom in 15–20%
- Unbekannter Primärtumor (CUP-Syndrom) in 10–15%
- Malignes Melanom in ca. 10%
- Kolorektales Karzinom in ca. 5%.

36.3 Klinik

Klinisch lassen sich Hirnmetastasen nicht von primären Hirntumoren unterscheiden. Folgende Symptome treten erst bei Masseneffekten (Tumor selbst ± Hirnödem) mit Hirndruck und/oder bei Zerstörung normalen Gewebes auf:

- Kopfschmerzen: Häufigkeit 40–50%
  - Schmerz meist dumpf und nicht pochend; oft in den Morgenstunden und beim Aufwachen besonders ausgeprägt; Zunahme bei Husten und Anstrengung
  - Lokalisation oft (aber keineswegs immer) auf der Seite der Metastase: frontale, retroorbitale oder temporale Kopfschmerzen bei frontalen und temporalen Tumoren; okzipitale und retroaurikuläre Kopfschmerzen bei infratentoriellen Tumoren
- Magensymptome: häufig; Appetitlosigkeit, Übelkeit, Erbrechen (bei Erwachsenen nur selten schwallartig)
- Fokale neurologische Funktionsstörungen bei ca. 20–40%
- Veränderungen der Persönlichkeit, der Stimmung, der kognitiven Leistungsfähigkeit, des Gedächtnisses, der Konzentrationsfähigkeit bei ca. 30%
- Krampfanfälle als Erstsymptom bei ca. 10–20%
- Gelegentlich Sehstörungen, Papillenödem bei < 10%

36.4 Diagnostik

Bei bekanntem Tumorleiden, besonders bei Tumoren mit häufiger zerebraler Metastasierung, sollte jedes der o.g. Symptome zur gezielten Suche nach Hirnmetastasen führen. Diagnostische Maßnahmen sind:

- **NMR:** ist Goldstandard
- **CT:** die Mehrzahl der Hirnmetastasen werden entdeckt
- **Liquorpunktion:** Eiweiß, Zellzahl, Zelldifferenzierung, Tumormarker (bei Verdacht auf Meningeosis nach Ausschluss eines relevanten Hirndrucks und nach NMR).

36.5 Differenzialdiagnosen

- Primäre oder sekundäre Hirntumoren
- Gutartige Tumoren (Menigeome)

36.6 Konventionelle Therapie

> Bei Diagnose sofortige symptomatische Therapie einleiten, zusätzlich so rasch wie möglich kausale Therapie beginnen.

36.6.1 Symptomatische Therapie

- Hochlagerung des Oberkörpers um 30–45°
- **Dexamethasongabe:** Standard in der Therapie des Hirnödems
  - Beginn mit 3-mal tgl. 6–8 mg, anfangs meist i.v., später oft oral; manchmal sind auch höhere Dosierungen erforderlich
  - Besserung klinischer Symptome (z.B. Kopfschmerzen, Übelkeit) oft sehr rasch, Änderungen in der Bildgebung meist langsamer und oft weniger beeindruckend

- Bei längerer Dexamethasontherapie Dosis in kleinen Schritten reduzieren und auf die niedrigste noch effektive Dosis einstellen
- Wegen der typischen Steroidnebenwirkungen: Magenschutz mit Protonenpumpenhemmer (z. B. Omeprazol 40 mg tgl.), Glukosestoffwechsel überwachen, die oft gestörte Infektabwehr berücksichtigen, u. U. Soorprophylaxe durchführen, auch mit atypischen Infektionen rechnen

- **Antikonvulsive Therapie:**
  - Je nach Art der Krampfanfälle
  - Der einzelne, rasch sistierende Anfall zwingt nicht zu einer akuten Intervention, macht aber eine sorgfältige Diagnostik und ggf. Einleitung einer oralen Therapie notwendig
  - Akuttherapie i.v. nur erforderlich bei länger anhaltenden und/oder sich rasch wiederholenden Anfällen
  - Diazepam max. 2 mg/Min. bis zum Sistieren oder bis zu 20 mg rektal bei Erwachsenen
  - Phenytoin max. 25 mg/Min. bis zum Sistieren oder max. 250 – 500 mg bei Erwachsenen

36.6.2 Kausale Therapie

Es gibt keine verbindlichen Richtlinien für alle Tumortypen und alle Arten der Hirnmetastasen. Für jeden einzelnen Patienten ist das Stadium der extrazerebralen Erkrankung ebenso zu berücksichtigen wie die intrazerebrale Manifestation und der Gesamtzustand.

Operative Therapie

Indikationen:

- Isolierte Hirnmetastase bei unbekanntem Primärtumor (CUP-Syndrom)
- Isolierte Hirnmetastase bei einem Tumorleiden, das extrazerebral in Remission ist oder das zumindest auf absehbare Zeit zufriedenstellend behandelt werden kann
- Isolierte Hirnmetastase, die wegen ihrer Größe oder Lage zu akuten Problemen (Hydrozephalus, Einklemmung) führen kann
- Multiple Metastasen sind sehr selten eine Indikation für eine Operation; wenn alle Herde entfernt werden können, kann die Prognose ähnlich wie nach Resektion einer singulären Metastase sein; auch hier gilt: extrazerebrales Tumorleiden in Remission oder wenigstens auf absehbare Zeit erfolgreich zu behandeln

Radiotherapie

Die **primäre Strahlentherapie** ist Goldstandard. Bei wenigen (1 – 3) Herden sind gezielte stereotaktische Bestrahlungen, wie z. B. mit dem Gamma-knife, möglich. Bei multiplen Metastasen immer Ganzhirnbestrahlung durchführen (30 – 40 Gy GHD).

Die postoperative Strahlentherapie ist fraglich: eine einzige randomisierte Studie zeigt die Reduktion eines zerebralen Rückfalls und neurologisch bedingter Todesfälle, aber keine Unterschiede im Gesamtüberleben. Je größer die Zahl der operierten Metastasen ist, umso eher wird eine postoperative Strahlentherapie durchgeführt.

Chemotherapie

Sie ist nicht ausreichend effektiv bei der überwiegenden Mehrzahl der Patienten, aber im Einzelfall zu diskutieren bei

- Sekundärem Hirnbefall bei Lymphomen
- Metastasen bei Keimzelltumoren
- Kleinzelligem Bronchialkarzinom nach Versagen der Radiotherapie oder in der Primärtherapie, wenn die systemische Komponente (z. B. Vena-cava-superior-Syndrom) zu sofortigem Handeln zwingt.

36.7 Komplementäre Therapie

Beim Hirnödem ist als begleitende Hirndruck senkende Therapie eine Behandlung mit Weihrauchextrakten (Boswellia serrata) sinnvoll. Studien belegen hier nicht nur eine antiödematöse Wirkung, sondern auch eine gewisse Wachstumshemmung bei primären Hirntumoren. Welcher der über 50 Bestandteile des Weihrauchs für diese Wirkung verantwortlich ist, ist nicht abschließend geklärt. Als Präparat kommen in Frage H15 (3-mal tgl. 2 Kps. à 400 mg). Mit entsprechendem Rezept kann H15 aus der Schweiz bezogen werden. Es gibt mittlerweile auch andere Weihrauchpräparate, die entsprechend beworben werden. Hierbei muss beachtet werden, dass die Studiendaten mit dem Präparat H15 erhoben wurden.

Literatur

1 Levin VA, Leibel SA, Gutin PH: Neoplasms of the central nerval system. In: DeVita VT Jr, Hellman S, Rosenberg SA (Eds). Cancer-Principles and practice of oncology. 7. Auflage, Lippincott Williams & Wilkins, Philadelphia, 2005: 2100 – 2160

2 Schleucher N, Schmoll HJ, Harstrick A: Intrakranielle Drucksteigerung, Hirnödem. In: Schmoll HJ, Höffken H,

Possinger K (Hrsg.) Kompendium Internistische Onkologie (2). 4. Auflage, Springer, Berlin, 2006: 1118 – 1125
3 Wen PY, McLaren BP, Loeffler JS: Metastatic brain cancer. In: DeVita VT Jr, Hellman S, Rosenberg SA (Hrsg): Cancer – Principles and practice of oncology. 7. Auflage, Lippincott Williams & Wilkins, Philadelphia, 2005: 2655 – 2670

37 Kompression des Spinalkanals

Andreas Schalhorn, Xaver Schiel, Joachim Preiß

> ! Jede **Kompression des Rückenmarks** ist eine bedrohliche Erkrankung, da bei verzögerter und/ oder nicht ausreichend effektiver Behandlung ein Querschnittssyndrom droht.

37.1 Definition

Das Myelon liegt geschützt im Wirbelkanal von HWK 1 bis ca. zum BWK12, darunter liegt im Wirbelkanal der LWS und dem Os sacrum die Cauda equina, d.h. periphere Nerven aus dem darüber liegenden Myelon, die durch die seitlichen Nervenaustrittslöcher zwischen den Wirbelkörpern zu den Plexus oder gleich zu den Zielorganen führen. Jeder Druck auf das Myelon oder die Nerven führt zu einer Funktionsschädigung oder einem Ausfall der Nerven, je nach der Lokalisation komplett oder partiell, sensibel, motorisch oder beides.

37.2 Ätiologie, Pathogenese

Bei Erwachsenen ist eine Rückenmarkkompression keineswegs selten. Man schätzt, dass bei häufigen Tumoren, wie beim Mamma-, Prostata- oder Bronchialkarzinom, in bis zu 7% und bei allen malignen Neoplasien zusammen in ca. 5% der Fälle eine Kompression auftritt.
Durch direktes Tumorwachstum (primär oder metastatisch) oder indirekt durch Zusammenbruch tumorbefallener Wirbel kann jede maligne Neoplasie zu einer Kompression des Rückenmarks führen.

37.3 Klinik

- Oft gut lokalisierbare Schmerzen
- Neurologische Störungen wie Sensibilitätsstörungen, Blasen-Mastdarm-Störungen, motorische Schwäche von Beinen oder Armen

> Sofortige Diagnostik ist erforderlich (auch nachts und am Wochenende): Über einer Querschnittssymptomatik sollte die Sonne nicht auf- oder untergehen!

Bei rechtzeitiger Diagnose ist die Therapie in ca. 90% effektiv, und ca. 80% der Patienten, die bei der Diagnose noch gehen können, bleiben gehfähig.

37.4 Diagnostik

37.4.1 Basisdiagnostik

- Erhebung des **neurologischen Status:**
  - Sorgfältig, mit exakter Dokumentation
  - Ausgangsbefund für Verlaufsuntersuchungen (u. U. auch forensisch wichtig)
- **Röntgenuntersuchung** der gesamten Wirbelsäule: bei ca. 70–80% bereits Nachweis der Destruktion bzw. einer epiduralen Raumforderung
- **MRT** des gesamten Rückenmarks: Sensitivität 93%, Spezifität 97%

Bei unklaren oder negativen MRT-Befunden und weiter begründetem Verdacht auf Rückenmarkkompression:
- **CT** der gesamten Wirbelsäule; CT erfasst Knochendestruktion und -stabilität effektiver als MRT, daher vor Stabilisierungseingriffen unbedingt erforderlich
- **Myelographie (Myelo-CT):** besonders auch, wenn MRT nicht zur Verfügung steht

37.4.2 Weiterführende Diagnostik

Bei weiter unklaren Befunden Ausschluss einer Meningeosis neoplastica durch **Liquorpunktion** mit Bestimmung von Zellzahl, Eiweiß, Zelldifferenzierung, evtl. auch Bestimmung der Tumormarker (z. B. bei Mammakarzinom).

37.5 Differenzialdiagnosen

Kompression durch Bandscheibenvorfall.

37.6 Konventionelle Therapie

37.6.1 Pharmakotherapie

Steroide verbessern die Dysfunktion bei Rückenmarkkompression und steigern den Anteil später gehfähiger

Patienten. An der prinzipiellen Wirksamkeit bestehen keine Zweifel, optimale Dosisempfehlungen und die Bedeutung einer hochdosierten Dexamethasontherapie sind allerdings unklar. Steroide sollten frühzeitig eingesetzt werden und sobald wie möglich durch Operation und/oder Radiotherapie ergänzt werden.
Dosierung: initial 10 mg Dexamethason i.v. → schrittweise Dosissteigerung bis zu einer Besserung → nach 2 Tagen konstanter i.v.-Dosierung → Erhaltungsdosis: 4–8 mg alle 6 Std. p.o. → langsames Ausschleichen

37.6.2 Operative Therapie

Eine Operation ist
- Die schnellste und effektivste Methode, das Myelon zu entlasten
- Indiziert besonders bei rascher Verschlechterung der Befunde
- Indiziert bei günstiger Prognose der Gesamterkrankung
- Nur möglich bei gutem Allgemeinzustand des Patienten.

Unter Berücksichtigung der Zielsetzung und der Lokalisation stehen zwei Operationsverfahren zur Verfügung:
- **Wirbelkörperresektion** mit anschließender **Stabilisierungsoperation:**
  - Effektivste Methode bei Wirbelkörpermetastasen: Entfernung des befallenen Wirbelkörpers und Ersatz durch Methylmethacrylat oder durch ein Titankörbchen
  - Voraussetzung: ausreichende Stabilität der Nachbarwirbel zur Verankerung der Stabilisierungsprothese
- **Laminektomie:**
  - Entfernung des Wirbelbogens, wenn das Tumorwachstum vom Wirbelbogen oder den Dornfortsätzen ausgeht
  - Eingriff wenig belastend und schnell effektiv
  - Voraussetzung: ausreichende Stabilität des Wirbelkörpers.

Da bei beiden Methoden nie alles Tumorgewebe entfernt werden kann, ist praktisch immer eine Nachbestrahlung indiziert (☞ 37.6.3).

37.6.3 Radiotherapie

Meist nach Operation erforderlich, wenn nicht alles Tumorgewebe entfernt werden konnte. Ferner Methode der Wahl, besonders wenn keine akute Verschlechterung der neurologischen Symptome zu befürchten ist und/oder wenn das Rückenmark nicht durch dorsal verlagertes Knochengewebe komprimiert wird.
Wirksamkeit:
- Rückgang von Schmerzen bei ca. 70 %
- Besserung der motorischen Funktion bei 45–60 %
- Rückbildung einer Paraplegie bei 11–21 %.

Dosierung: perkutane Strahlentherapie ED 2 Gy, GDH 30 Gy.

37.6.4 Chemotherapie

In der Mehrzahl der Fälle mit chemoresistenten soliden Tumoren sind die Chancen einer Chemotherapie gering. Bei Möglichkeit auf ein schnelles Ansprechen und damit eine rasche Größenrückbildung der Tumormanifestation bei den folgenden Erkrankungen notfallmäßige, d. h. sofort einzuleitende Chemotherapie:
- Hodgkin- und Non-Hodgkin-Lymphomen
- Multiplem Myelom
- Keimzelltumoren
- Kleinzelligem Bronchialkarzinom (noch nicht Chemotherapie-resistent).

In Einzelfällen anderer solider Tumoren (z. B. metastasiertes Mamma- und Prostatakarzinom) Chemotherapie, wenn operative und/oder strahlentherapeutische Maßnahmen nicht mehr möglich sind.

37.6.5 Multimodale Therapie

Die drei Therapieansätze (Operation, Radio-, Chemotherapie) können sich sehr gut ergänzen. In der Mehrzahl der Fälle ist sinnvoll:
- Bestrahlung nach primärer dekomprimierender Operation
- Kombination aus Chemo- und Radiotherapie.

Die Planung der Therapie der Grunderkrankung wird von der Gesamtsituation und dem Erfolg der Therapie der Rückenmarkkompression abhängen.

37.6.6 Prävention

Bei allen soliden Tumoren, bei Lymphomen und Leukosen (AML, CML: Chloromen) mit der Möglichkeit einer Rückenmarkbeeinträchtigung rechnen und immer frühzeitig Diagnostik einleiten. Wenn ein Querschnittsyndrom aufgetreten ist, bestehen auch nach entlastender Therapie meist keine Chancen auf Besserung der Lähmungen!

Literatur

1 Baehring JM: Spinal cord compression. Cancer – Principles and practice of oncology. 7. Auflage, Lippincott Williams & Wilkins, Philadelphia, 2005: 2287 – 22921
2 Schleucher N, Schmoll HJ, Harstrick A: Kompression des Spinalkanals. Kompendium Internistische Onkologie. 4. Auflage, Springer, Berlin, 2006: 1126 – 1133

38 Tumorlyse-Syndrom (TLS)

Andreas Schalhorn, Xaver Schiel, Joachim Preiß

> **!** Das TLS ist eine lebensbedrohliche Komplikation meist unter einer effektiven medikamentösen Tumortherapie und bedarf immer einer raschen intensivmedizinischen Behandlung.

38.1 Definition

Metabolische Veränderungen von Elektrolyt- und Nierenstoffwechsel durch raschen Tumorzerfall meist als Folge einer Chemotherapie.

38.2 Ätiologie, Pathogenese

Gekennzeichnet ist das TLS durch raschen Zelluntergang mit Freisetzung intrazellulärer Komponenten ins Blut. Im Vordergrund stehen eine Hyperurikämie und Elektrolytentgleisungen.
Das TLS-Risiko ist hoch bei gleichzeitig großer Tumorlast, sehr hoher LDH, hoher Proliferation und hoher Sensitivität gegenüber einer medikamentösen Therapie. Weitere Risikofaktoren sind erhöhte Harnsäurewerte und eine eingeschränkte Nierenfunktion bereits vor Therapiebeginn.
Tab. 38.2-1 zeigt das Risiko der Entstehung eines TLS für einzelne Tumorentitäten.

Tab. 38.2-1: TLS-Risiko bei einzelnen Tumorentitäten

Tumorentität	TLS-Risiko
Hochmaligne Lymphome, akute Leukämien mit hoher Zellzahl	Besonders hohes Risiko
Niedrig-maligne Lymphome, CML mit hoher Zellzahl	TLS möglich, besonders zu Beginn einer effektiven Therapie (Chemotherapie, Antikörpertherapie, Steroide)
Solide Tumoren	Risiko relativ gering
Fortgeschrittene kleinzellige Bronchial- und Hodenkarzinome	TLS immer möglich

38.3 Klinik

Klinisch am auffälligsten sind **Nierenfunktionsstörungen** (Uratnephropathie, Hyperphosphatämie und/oder Kalzium-Phosphatausfällungen) bis zum akuten Nierenversagen (ANV) und evtl. letalen Herzrhythmusstörungen (durch die Hyperkaliämie).
Allgemeinsymptome sind: Schwäche, Apathie, evtl. Desorientiertheit, Somnolenz.

38.4 Diagnostik

Laborbefunde:
- Hyperurikämie
- Hyperkaliämie
- Hyperphosphatämie
- Hypokalzämie
- Metabolische Azidose
- Harnstoff ↑, Kreatinin ↑
- Urinausscheidung ↓↓ bis ANV
- Störungen des Glukosestoffwechsels: Hypoglykämie bis zum Koma!
- Gelegentlich disseminierte intravasale Gerinnung: Fibrinspaltprodukte ↑

38.5 Differenzialdiagnosen

Elektrolytveränderung aus anderen Gründen.

38.6 Konventionelle Therapie

38.6.1 Medikamentöse Therapie

Manifeste TLS sind heute mit den folgenden Maßnahmen rasch und erfolgreich zu behandeln:
- Forcierter **Diurese**
- Engmaschiger **Elektrolyt- und Flüssigkeitsbilanz,** je nach Befund mehrfach tgl.
- Behandlung der **Hyperurikämie:**
  - Senkung der Harnsäure innerhalb weniger Stunden in den Normbereich durch Abbau mittels rekombinanter Uratoxidase (Rasburicase, Fasturtec®); Rasburicase oxidiert Harnsäure zum sehr gut wasserlöslichen Allantoin → Harnsäurespiegel innerhalb 4 Std. im Normbereich, Besserung erhöhter Kreatininwerte bzw. Vermeidung eines Anstiegs; akutes Nierenversagen bei manifestem TLS unter Rasburicase sehr selten

- Dosierung: 1-mal tgl. 0,2 mg/kgKG in 50 ml physiologischer NaCl-Lsg. über 30 Min i.v., für 5–7 Tage; keine Dosisanpassung bei Nieren- oder Leberinsuffizienz; allergische Reaktionen selten
- Da Enzymwirkung ex vivo anhält, Blutentnahmen in vorgekühlten heparinbeschichteten Röhrchen, Verarbeitung bei 0–4 °C und Bestimmung innerhalb 4 Std.
- Eine Allopurinolgabe bei manifestem Tumorlyse-Syndrom wird nicht empfohlen, da die Wirkung später eintritt und die Harnsäureausscheidung sinkt, da Allopurinol das renale Transportersystem der Harnsäure nutzt.

- Behandlung der **Hypokalzämie** bei Rhythmusstörungen oder Tetaniezeichen: Kalziumglukonat 10% i.v.
- Behandlung der **Hyperkaliämie:**
  - Kalium > 5 bis < 6 mmol/l: bei ausreichender Nierenfunktion forcierte Diurese plus Furosemid 20–80 mg i.v.; ggf. Kationenaustauscher, z. B. Resonium 15 g in 100 ml Wasser alle 6–8 Std.
  - Kalium ≥ 6 mmol/l und/oder Zeichen der Kardiotoxizität (EKG-Kontrolle): forcierte Diurese plus Furosemid 20–40 mg i.v., Glukose-Insulininfusion (200 ml Glucose 20% plus 20 IE Insulin über 2 Std.), Insulindosis bei Niereninsuffizienz reduzieren; Hämodialyse bei Niereninsuffizienz
  - Bei Notwendigkeit der schnellen Kaliumsenkung: β2-Sympathomimetika als Dosieraerosol oder i.v. (cave: Arrhythmien) und/oder Natriumbikarbonat
- Bei **Nierenversagen** mit Anurie und/oder Überwässerung und/oder konservativ nicht zu beherrschenden Elektrolytstörungen: Dialyse
- Bei **disseminierter intravasaler Gerinnung:** ☞ 26

38.6.2 Prävention

Durch Prävention lässt sich heute auch bei Risikopatienten (☞ Tab. 38.2-1) das TLS zumeist vermeiden:

- **Allopurinol:** 300–900 mg/d, 24–48 Std. vor Chemotherapiebeginn; cave: Dosisreduktion von 6-Mercaptopurin
- Forcierte **alkalische Diurese:** Halbelektrolytlösung plus 50–100 ml Natriumbikarbonat/1000 ml; Ziel-pH des Urins: (6,5–)7,0; bei Werten über 7,4 kann es in Verbindung mit Allopurinol zur Xanthinpräzipitation kommen, des weitern führt dies bei Hyperphosphatämie möglicherweise zu Kalziumphosphatablagerungen in der Niere und anderen Organen mit konsekutiver Organdysfunktion; cave: Überwässerung
- Engmaschige **Flüssigkeits- und Elektrolytbilanz,** ggf. mit Korrekturen
- Bei hoch-malignen Non-Hodgkin-Lymphomen, akuten Leukämien mit hoher Zellzahl, hoher LDH: Vorphase z. B. mit Steroiden, Vincristin (Lymphome) bzw. Ara-C (Leukämie) zur langsamen Senkung der Zellzahl
- Bei hoch-malignen Lymphomen mit sehr hoher Zellzahl, sehr hoher LDH und primär sehr hohen Harnsäurespiegeln: Indikation für Rasburicase großzügig stellen (☞ 38.6.1)

Literatur

1 Fojo AT, Warrel J: Metabolic emergencies. Cancer – Principles and practice of oncology. 7. Auflage, Lippincott Williams & Wilkins, Philadelphia, 2005: 2292–22942
2 Hentrich M, Lutz L: Prophylaxe und Therapie des Tumorlyse-Syndroms. Manual Supportive Maßnahmen und symptomorientierte Therapie in der Hämatologie und Onkologie. Zuckschwerdt, München, 2001: 104–107
3 Pui CH, Mahmoud HH, Wiley IM et al.: Recombinant urate oxidase for the prophylaxis or treatment of hyperuricemia in patients with leukemia or lymphoma. J Clin Oncol 19, 2001: 697–704
4 Schleucher N, Schmoll HJ, Harstrick A: Tumorlysesyndrom. Kompendium Internistische Onkologie. 4. Auflage, Springer, Berlin, 2006: 1114–1117

39 Paravasate

Andreas Schalhorn, Xaver Schiel, Joachim Preiß (Konventioneller Teil)
Alexander Herzog (Komplementärer Teil)

39.1 Definition

Versehentliche Applikation von Medikamenten außerhalb des punktierten Blutgefäßes, was bei einigen Zytostatika schwere und nur sehr langsam abheilende lokale Nekrosen verursachen kann.

39.2 Ätiologie

Paravasate entstehen durch versehentlichen Übertritt von Zytostatika in perivaskuläres bzw. subkutanes Gewebe. Abhängig von der Pharmakologie des Zytostatikums können erhebliche Schäden auftreten. Durch geeignete (präventive) Maßnahmen könnten Paravasate weitgehend vermieden werden.
Während für Anthrazykline und Vinkaalkaloide die möglichen Schäden bei Paravasation gut bekannt sind, sind Angaben v. a. für neuere Zytostatika oft nicht ausreichend. Die Mehrzahl häufig verordneter Zytostatika lässt sich aber einer der folgenden Gruppen zuordnen: nicht Gewebe schädigend, Gewebe reizend oder nekrotisierend (☞ Tab. 39.2-1).

Tab. 39.2-1: Grad der Gewebsschädigung der Paravasate häufig verordneter Zytostatika

Nicht Gewebe schädigend	Gewebe reizend	Nekrotisierend
• Asparaginase • Bleomycin • Carboplatin • Cladribin • Cyclophosphamid • Cytarabin • Fludarabin • 5-Fluorouracil • Ifosfamid • Methotrexat • PEG-Asparaginase • Pentostatin • Raltitrexed • Thiotepa • Topotecan	• Carmustin • Cisplatin < 0,4 mg • Docetaxel • Etoposid • Fotemustin • Gemcitabin • Melphalan • Teniposid	• Amsacrin (mAMSA) • Cisplatin > 0,4 mg • Dactinomycin • Daunorubicin • Doxorubicin • Epirubicin • Idarubicin • Mitomycin C • Mitoxantron • Paclitaxel • Vinblastin • Vincristin • Vindesin • Vinorelbin

39.3 Klinik

Nach Paravasation können in Abhängigkeit von der Zeit und dem Zytostatikum verschiedene Stadien beobachtet werden. Symptome der einzelnen Stadien:

- Sofort nach der Paravasation:
  - Oft starke Schmerzen, Rötung und Schwellung an der betroffenen Stelle
  - Zunahme in den folgenden Stunden möglich
- Nach Tagen: anhaltender Schmerz, Rötung und Induration, besonders ausgeprägt bei nekrotisierenden Substanzen
- Innerhalb von Tagen bis Wochen:
  - Sklerosierung des betroffenen Areals unter Rückbildung von Rötung und Schmerzen oder
  - Entwicklung ausgedehnter und oft tiefer Nekrosen, besonders bei Anthrazyklinen
- Innerhalb von Monaten: oft sehr langsame Abheilung von Ulzera
- Persistierende Dauerschäden durch Defektheilung und Kontrakturen besonders bei Paravasaten von Anthrazyklinen.

39.4 Diagnostik

Bei tiefen Paravasaten von Anthrazyklinen (Portsysteme) auch nach optimalem Absaugen möglichst bald MRT-Kontrolle der Region zur Klärung einer möglichen Resektion von Paravasathöhlen.

39.5 Differenzialdiagnosen

Allergische Reaktion auf das Zytostatikum, Trägersubstanzen, Lösungsvermittler etc.

39.6 Konventionelle Therapie

39.6.1 Allgemeine Maßnahmen

> **!** Nach Paravasation ist eine zusätzliche Schädigung bzw. Mazeration der Haut auf jeden Fall zu vermeiden:

- Keine feuchten Umschläge (weder kalt noch warm)
- Keine Alkoholumschläge
- Keine Okklusionsverbände.

Paravasate nicht Gewebe schädigender Zytostatika

- Injektion bzw. Infusion sofort stoppen
- Mit frischer 5 ml-Einmalspritze durch die liegende Kanüle soviel wie möglich absaugen
- Keinen Druck auf die Paravasationsstelle ausüben
- Venenzugang unter Aspiration entfernen
- Betroffene Extremität hoch lagern und ruhig stellen
- Dokumentation der Paravasation: geschätzte Menge des ausgetretenen Zytostatikums, Ausdehnung des Paravasates
- Aufklärung des Patienten
- Engmaschige Kontrollen des lokalen Befundes

Paravasate Gewebe reizender Zytostatika

- siehe Maßnahmen bei nicht Gewebe schädigenden Zytostatika
- Bei Blasen mit 1 ml-Spitze und 16er Kanülen von allen Seiten absaugen
- Substanzspezifische Maßnahmen einleiten (☞ 39.6.2)

Paravasate Gewebe nekrotisierender Zytostatika

- siehe Maßnahmen bei nicht Gewebe schädigenden und Gewebe reizenden Zytostatika
- Innerhalb von 72 Std. einen (plastischen) Chirurgen konsultieren
- Bei Nekrosen Débridement und Exzision im Gesunden

39.6.2 Substanzspezifische Maßnahmen

Adriamycin, Daunorubicin, Epirubicin, Mitomycin

- Nur als Sofortbehandlung: 1 – 3 ml Natriumhydrogencarbonat 8,4% über die liegende Nadel geben (cave: nur kleinste Mengen)
- Lokale Applikation von Dimethylsulfoxid (DMSO) auf die Haut des gesamten Paravasatgebiets alle 3 – 4 Std. für mind. 3 Tage
- Lokale Kühlung mit Eis

Vincristin, Vinblastin, Vindesin, Vinorelbin

- Infiltration des Paravasatgebietes mit Hyaluronidase (Hyalase „Dessau") 150 – 300 IE in 3,5 – 7 ml NaCl (in Einzelgaben bis 1500 IE)
- Einmalig trockene milde Wärme
- Keine Kortikoide

Etoposid, Teniposid

- Einmalig trockene milde Wärme
- Evtl. Hyaluronidase-Infiltration 150 IE in 3 ml NaCl

Dactinomycin, Cisplatin

- Intermittierende Kühlung (3-mal tgl. 1 Std. lang für 3 Tage)
- DMSO alle 3 – 4 Std. für mind. 3 Tage oder lokale Infiltration mit einer Mischung von Natriumthiosulfat 10% und Aqua ad injectabilia (4 : 6) 2 – 4 ml

Paclitaxel, Docetaxel

- Lokale Kühlung mit Kältepackungen
- Hyaluronidase umstritten

Irinotecan, Topotecan

- Lokale Kühlung 15 – 20 Min. alle 4 – 6 Std. für 3 Tage
- Ruhigstellung

39.6.3 Spezifische Maßnahmen, Antidots

Trockene Kälte

- Wirkprinzip: Vasokonstriktion
- Als alleinige Maßnahme oft von beschränkter Wirksamkeit; subjektiv Linderung von Schmerzen; möglicherweise Abschwächung der zytotoxischen Nebenwirkung von Anthrazyklinen, Cisplatin, Bleomycin und Carmustin, aber u. U. verzögerter Abtransport der Zytostatika
- Anwendung: alleine bei liposomalem Daunorubicin und Doxorubicin, in Kombination mit DMSO bei Amsacrin, Anthrazyklinen, Cisplatin, Dactinomycin, Mitoxantron und Mitomycin
- Angaben zur Dauer und Häufigkeit der Kälteapplikation schwanken erheblich: Beginn so rasch wie möglich, anfangs mind. 1 Std., danach mehrfach tgl. über jeweils 15 Min.

Trockene Wärme

- Wirkprinzip: Vasodilatation; bessere Verteilung und Absorption der Zytostatika; möglicherweise synergis-

tisch mit Hyaluronidase; Wirkungsverstärkung z.B. bei Anthrazyklinen und anderen nekrotisierenden Substanzen nicht ausgeschlossen
- Indikation: in Kombination mit Hyaluronidase bei Vinkaalkaloiden
- Anwendung 4-mal tgl. über 20 Min.

Hyaluronidase

- Wirkprinzip: über den Abbau der Hyaluronsäure im Bindegewebe evtl. bessere Absorption des Zytostatikums
- Indikation: alleine bei Paclitaxel, in Kombination mit trockener Wärme bei Vinkaalkaloiden (Vinblastin, Vincristin, Vindesin, Vinorelbin)
- Dosierung nicht fest etabliert, in Abhängigkeit von der Größe des Paravasates bis zu 1500 IE s.c. umspritzen

Dimethylsulfoxid (DMSO)

- Wirkprinzip: Radikalfänger; besonders wichtig bei Anthrazyklinen; antiinflammatorische Wirkung; hohes Lösungsvermögen für Zytostatika; Erhöhung der Hautpermeabilität → evtl. rascherer Abtransport des Zytostatikums; z.B. wurden bei sofortiger Anwendung von DMSO zwar eine Indurationen des Gewebes, aber keine Hautnekrosen bei Paravasaten mit Doxorubicin beobachtet
- Indikation: DMSO zusammen mit trockener Kälte bei Amsacrin, Anthrazyklinen, Cisplatin, Dactinomycin, Mitomycin C, Mitoxantron
- Dosierung: 99%ige Lösung alle 8 Std. steril und ohne Druck auftragen, mind. 7 Tage; anfangs auch häufiger auftragen; Intervall ca. 1 – 2 Std.

Nicht empfohlene Maßnahmen

- Natriumbikarbonat: eindeutiger klinischer Nutzen nicht belegt; Nekrosegefahr durch Bikarbonat selbst
- Natriumthiosulfat: lokale Wirkung klinisch nicht ausreichend belegt
- Kortikosteroide: klinischer Nutzen nicht ausreichend belegt; teilweise kann die Wirkung der Zytostatika verstärkt werden, klassische Entzündungen liegen meist nicht vor

39.6.4 Prävention

Einige Zytostatika rufen bei paravenöser Applikation schwere lokale Gewebezerstörungen hervor; bei diesen Zytostatika muss daher die intravasale Gabe mit besonderer Sorgfalt erfolgen:

- Ruhe und gute Lichtverhältnisse sind unbedingt erforderlich
- Applikation nur durch qualifiziertes Personal
- Grundsätzlich durch Aspiration die intravasale Lage auch während der Gabe kontrollieren
- Bei Schmerzen, Rötung oder Schwellung während der Infusion bzw. Injektion diese auch bei angeblich korrekter Lage sofort abbrechen
- Im Zweifelsfall neuen Zugang legen.

Aufklärung und Instruktion des Patienten

- Aufklären über mögliche Risiken
- Den Patienten dazu anhalten, Symptomen wie Brennen, Schmerzen, Rötung oder Schwellung sofort zu melden

Gefäßzugang (☞ Tab. 39.6-1)

- Keine Stahl-, sondern Plastikkanülen verwenden
- Bei nekrotisierenden Substanzen neuen Zugang legen
- Keine Mehrfachpunktionen; keine Punktion in Venen, in die kurz zuvor Fehlpunktionen durchgeführt wurden; Zugang nicht distal eines zuvor punktierten Gefäßes
- Wahl großvolumiger Venen in Unterarmmitte; eine Injektion in gelenknahe Venen (z.B. Kubitalvene) sollte vermieden werden, da es beim Paravasat zu Gelenkzerstörungen kommen kann
- Vermeiden von Injektionen an Handrücken, Handgelenk und Ellenbeuge
- Fixierung der betroffenen Extremität
- Frühzeitige Anlage eines Port-/Katheter-Systems, besonders bei häufiger Chemotherapie

Tab. 39.6-1: Gefäßzugang bei Zytostatika-Applikation

Sicherer Zugang	Verwendbarer Zugang	Nicht benutzen
• Zentraler Venenkatheter • Implantierte Portsysteme • Venen am Unterarm	• Schmetterlingskanüle mit laufender Begleitinfusion • Handrücken	• Normale Injektionskanüle • „Alte" Venenverweilkanüle • Gelenknahe Venen

Lagekontrolle

- Aspiration von Blut, auch während der Gabe
- Spülen mit wirkstofffreier Trägerlösung muss ohne Widerstand möglich sein
- Bei zentralvenösem Zugang im Zweifelsfall radiologische Kontrolle

Applikation

- Immer Injektion bzw. Infusion über Drei-Wegehahn in eine problemlos laufende Infusion mit wirkstofffreier Trägerlösung
- Nicht gegen Widerstand injizieren/infundieren
- Keine direkte Applikation mit Kanüle und Spritze
- Bei Dauerinfusion frühzeitig Einbau eines Port-/Katheter-Systems

Spülung

- Nach Beendigung der Zytostatikagabe Spülung mit kompatibler Lösung
- Zwingend vorgeschrieben bei nekrotisierenden Zytostatika
- Erst danach Nadel entfernen

39.7 Komplementäre Therapie

Da Paravasate häufig entstehen, weil Venen nicht richtig punktiert werden oder platzen, kann präventiv ein „Venentraining" durchgeführt werden, z.B. durch Saunagänge oder Kneipanwendungen zu Hause. Ein warmes Armbad vor Anlegen der Infusion macht die Venen weiter, deutlicher sichtbar und damit auch besser und sicherer punktierbar.
Im Rahmen der allgemeinen Wundversorgung zur Förderung der Abheilung von Nekrosen können pflanzliche Heilsalben Verwendung finden (Kamillenkompressen, Ringelblumensalbe).

Literatur

Mader I, Fürst-Weger P, Mader R, Semenitz E, Terkola R, Wassertheurer S: Paravasation von Zytostatika – Ein Kompendium für Prävention und Therapie. Springer, Wien, 2002

Internetadressen

1 www.ribosepharm.de/zytostatika/paravasate_set.htm
2 www.uni-essen.de/tumorforschung/schmerz/paravasat.html
3 www.krankenhaus-pharmazie.de/KPHINDEX/KPHIZ.HTM

40 Hyperurikämie

Andreas Schalhorn, Joachim Preiß

40.1 Definition

Nüchternwert > 6,4 mg/dl (= 380 mmol/l).

40.2 Ätiologie, Pathogenese

Im Rahmen maligner Neoplasien kommt es oft zu einem erhöhten Zellumsatz mit Freisetzung von Hypoxanthin und Xanthin und über die Xanthinoxidase zu rascher Umwandlung in Harnsäure.
Besonders Erkrankungen mit raschem Wachstum und hohem Anteil an rasch wieder absterbenden Zellen (hohe LDH) führen zu pathologisch hohen Harnsäurespiegeln im Serum:

- Maligne Lymphome
- Leukämien
- Fortgeschrittene solide Tumoren.

Bei der Hyperurikämie kommt es zur Übersättigung im Serum und Extrazellularraum und zur kristallinen Ausfällung in verschiedenen Geweben.

40.3 Klinik

Typische klinische Symptome mit Gichtanfall im Sinne einer akuten kristallinduzierten Arthritis mit z. B. Podagra oder Chiragra sind bei Tumorpatienten auch mit hohen Uratspiegeln selten.
Uratsteine sind klinisch meist ohne größere Relevanz. Problematisch kann jedoch die **Uratnephropathie** bis hin zum akuten Nierenversagen werden. Daher müssen relevante Hyperurikämien immer behandelt werden.

40.4 Diagnostik

Bestimmung von Harnsäure, Harnstoff, Kreatinin (evtl. Kreatininclearance), Blutgasanalyse (wegen der verminderten Ausscheidung im alkalischen Milieu).

40.5 Differenzialdiagnosen

Alle Formen der primären (genetisch bedingten) und sekundären Hyperurikämie, insbesondere nach rascher Infusion von Glukoseersatzstoffen (Fruktose, Xylit, Sorbit, bei hämolytischen Krisen oder Nulldiät bei Adipositas).
Zu beachten sind auch Interaktionen mit Medikamenten, die die Nierenfunktion mit renaler Harnsäureelimination vermindern: Saluretika, Salizylate (> 2 g/d), Ciclosporin.

40.6 Konventionelle Therapie

40.6.1 Medikamentöse Therapie

> Bei Tumor- oder Therapie-bedingter Hyperurikämie (< 10 mg/dl) ist eine Therapie auch ohne klinische Symptome als Prophylaxe unbedingt erforderlich. Diätetische Maßnahmen sind nur zusätzlich, niemals aber alleine einzusetzen.

- Bei sehr raschen Tumorzerfall und Zeichen des Tumorlyse-Syndroms (☞ 38) wird mit dem Enzym **Rasburicase** eine sehr rasche Senkung des Harnsäurespiegels erreicht. Wegen der Gefahr eines Tumorlyse-Syndroms bei hoher Tumorlast, hoher LDH und wahrscheinlich raschem Therapieerfolg (besonders bei aggressiven Lymphomen) wird auch eine prophylaktische Therapie mit Rasburicase diskutiert (1/10 der therapeutischen Dosis).
- **Allopurinol:**
  - Wirkmechanismus: senkt den Harnsäurespiegel über Hemmung der Xanthinoxidase und führt zu einem Anstieg der Konzentration von Hypoxanthin und Xanthin (jeweils mit besserer Löslichkeit) im Urin
  - Dosierung: initial mind. 300 mg tgl. oral, bei sehr hohen Harnsäurespiegeln (> 20 mg/dl) für kurze Zeit max. 3-mal tgl. 300 mg; Dauertherapie mit 100 – 300 mg tgl.
  - Beginn möglichst immer vor Einleitung der Chemotherapie
- Hohe **Flüssigkeitszufuhr** von tgl. 2 – 3 l
- Verminderung der exogenen Purinzufuhr: Fleisch (insbesondere Innereien), Wurst, Fisch, Erdnüsse, Bohnen, Linsen etc. meiden

- **Harnalkalisierung:**
  - In unkomplizierten Fällen nicht erforderlich
  - Bei hohem Risiko oder bei bereits manifestem Tumorlyse-Syndrom: gewünschtes Ziel ist ein Urin-pH < 6,5 → Therapie mit Uralyt U 3-mal tgl. 3 g oder Bikarbonatinfusion unter Kontrolle von Plasma und Urin-pH
- Beim akuten **Gichtanfall** mit folgender Stufentherapie behandeln (nächste Stufe nur bei Versagen der vorangegangenen Medikation):
  - Analgetika, beispielsweise Indometacin (z.B. Amuno®) 100 mg p.o., dann 50 mg alle 6 Std.; Diclofenac 3-mal tgl. 50 mg
  - In seltenen Fällen Colchizin: Colchicum dispert 1 mg tgl. p.o. (max. 8 mg/d)
  - Glukokortikoide: Prednison 50 – 100 mg/d

40.6.2 Prävention

Besonders bei großer Tumorlast und/oder bei hochaktiven Therapieansätzen ist immer eine Senkung erhöhter Harnsäurewerte in den Normbereich anzustreben.

Literatur

Scherbaum WA: Gicht und Hyperurikämie. In: Wolff HP, Weihrauch TR: Internistische Therapie 2006/2007. Elsevier, München/Jena, 2006

V Anhang

41 Medikamente

Joachim Preiß

41.1 Vorbemerkungen

In dem nachfolgenden Teil sind die Medikamente aufgeführt, die zur kausalen Therapie maligner Erkrankungen eingesetzt werden: Zytostatika, zytostatisch wirksame Hormone, monoklonale Antikörper, Signaltransduktionshemmer, Zytokine und Supportiva. Die Kenntnis der pharmakologischen Daten und ihre Bedeutung für Wirkung und Nebenwirkung ist einer der Grundpfeiler der onkologischen Therapie, sodass hierauf besonders eingegangen wird. Zu beachten sind die besondere Toxizität und Interaktion mit anderen Medikamenten und die Sofortmaßnahmen bei versehentlicher paravenöser Applikation.

In der nachfolgenden Aufstellung sind die klinisch relevanten Daten der einzelnen Medikamente, die in der Onkologie verwendet werden, nach Wirkgruppen getrennt alphabetisch aufgeführt (unterschiedlicher Freiname in Klammern). Zu beachten sind die besondere Toxizität und die Interaktion mit anderen Zytostatika und der Begleitmedikation. Nur genaue Kenntnisse und Berücksichtigung in der Therapie können den Patienten vor Schaden bewahren. Hinsichtlich der Anwendung und Toxizität sei hier noch einmal ausdrücklich auf die ausführliche Fachinformation verwiesen.

Unter „Indikation" wurden nur die in der „Roten Liste 2005 – Stand 08/05" angegebenen Anwendungsgebiete (= zugelassene Indikationen) für Erwachsene aufgeführt. Einschränkungen (z. B. „fortgeschrittenes", „in Kombination mit") sind nicht aufgeführt. Ebenso nicht die für alle Zytostatika geltende Einschränkung: „Kontraindikation: Schwangerschaft und Stillzeit". Die Indikationen sind zum Teil unvollständig oder veraltet. Der wissenschaftlich begründete Einsatz vieler Zytostatika geht über diese Einschränkung hinaus („off label use"), die rechtliche Situation ist ungeklärt.

Die folgende Liste umfasst alle Medikamente und Substanzen, die zum Zeitpunkt der Erstellung (11/05) entweder zugelassen sind (Rote Liste 2005), im Zulassungsverfahren sind oder vor Antrag auf Zulassung stehen und im Teil III (Speziellen Teil) erwähnt werden. Ausführliche Informationen unter www.fachinfo.de (DocCheck®-Passwort-geschützt).

Verwendete Abkürzungen ☞ Abkürzungsverzeichnis.

41.2 Einteilung

Die im Folgenden aufgezählten Medikamente werden in der Tumortherapie angewendet.

* in Deutschland nicht zugelassen, Import gemäß § 73,3 AMG

** noch nicht im Handel (Stand 08/05)

41.2.1 Zytostatika

Alkylanzien

- **Alkylsulfonate:** Busulfan, Thiotepa, Treosulfan
- **Nitroseharnstoffe:** Carmustin, Lomustin, Nimustin, Streptozotozin*
- **Stickstofflostderivate:** Bendamustin, Chlorambucil, Cyclophosphamid, Ifosfamid, Melphalan, Trofosfamid

Antimetaboliten

- **Folsäure-Analoga:** Methotrexat, Pemetrexed
- **Purin-Analoga:** Cladribin, Fludarabin, 6-Mercaptopurin, Pentostatin, 6-Thioguanin
- **Pyrimidin-Analoga:** Azacytidin, Capecitabin, Cytarabin, 5-Fluorouracil, Gemcitabin, Tegafur/Uracil (UFT)

Pflanzenalkaloide

- **Podophyllinderivate:** Etoposid, Teniposid
- **Taxane:** Docetaxel, Paclitaxel
- **Vinkaalkaloide:** Vinblastin, Vincristin, Vinorelbin

Antibiotika

- **Anthrazykline:** Daunorubicin, Doxorubicin, Epirubicin, Idarubicin, Mitoxantron
- **Sonstige zytostatische Antibiotika:** Bleomycin, Dactinomycin, Mitomycin

Sonstige Zytostatika

- **Platin-Verbindungen:** Carboplatin, Cisplatin, Oxaliplatin
- **Campthotecinderivate:** Irinotecan, Topotecan
- **Sonstige:** Anagrelide, all-trans-Retinsäure, L-Asparaginase, Pegasparaginase, Dacarbazin, Estramustinphosphat, Hydroxycarbamid, Miltefosin, Procarbazin, Temozolomid

41.2.2 Hormone

- **Antiandrogene:** Bicalutamid, Cyproteronacetat, Flutamid
- **Antiöstrogene:** Fulvestrant, Tamoxifen, Toremifen
- **Aromatasehemmer:** Anastrozol, Exemestan, Letrozol
- **Gestagene:** Medroxyprogesteron, Megestrol
- **GnRH-Analoga:** Buserelin, Goserelin, Leuprorelinacetat, Triptorelin
- **Östrogene:** Fosfestrol, Polyestradiol
- **Sonstige Hormone:** Octreotid

41.2.3 Zytokine

- **Hämatopoetische Wachstumsfaktoren:** Darbepoetin, Erythropoetin, Filgrastim, Lenograstim, Molgramostim, Oprelvekin* (IL-11), Pegfilgrastim, Sargramostim
- **Interferone:** α-Interferone, β-Interferone, Peginterferon-α
- **Interleukine:** Aldesleukin, Interleukin 2, Interleukin 3**

41.2.4 Monoklonale Antikörper

Alemtuzumab, Bevacizumab, Cetuximab, Gemtuzumab*, 90Y-Ibritumomab, Rituximab, Trastuzumab

41.2.5 Signaltransduktionshemmer

Bexaroten, Bortezomib, Erlotinib, Gefitinib, Imatinib, Lanitinib**, Sunitinib**, Surafenib**, Thalidomid

41.2.6 Antiemetika

Aprepitant, Dolasetron, Granisetron, Ondansetron, Palonosetron, Tropisetron

41.2.7 Supportiva

Amifostin, Carboxypeptidase, Rasburicase

41.2.8 Bisphosphonate

Clodronat, Ibandronat, Pamidronat, Zoledronat

41.3 Einzelsubstanzen

41.3.1 Zytostatika

Anagrelide: Xagrid®, Agrylin®

- **Indikation:** essenzielle Thrombozythämie, wenn bisherige Therapie nicht verträglich oder nicht ausreichend wirksam
- **Wirkung:** nicht vollständig geklärt, Reduktion von Größe und Ploidie der Megakaryozyten
- **Kontraindikationen:** Allergie, Schwangerschaft, kardiale Beschwerden
- **Toxizität:** Blutdruckabfall, Kopfschmerzen, Palpitationen, Durchfall, Ödeme, Anämie, selten Haarausfall, selten Kardiomyopathie, bisher kein Anhalt für Kanzerogenität
- **Interaktionen:** Sucralfat hemmt die Resorption
- **Applikation:** p.o.
- **Dosierung:** einschleichend, zunächst 2-mal 0,5 mg (1 Kps. morgens und abends), im Wochenrhythmus steigern, bis Zieldosis 4-mal 0,5 mg tgl. erreicht ist; Dosisanpassung nach Thrombozytenzahl (Ziel sind < 600 000 / µl, ideal 150 000 – 400 000 / µl)
- **Dosisreduktion:** bei Nebenwirkungen
- **Elimination:** Metabolisierung in der Leber, Ausscheidung der Metaboliten im Urin
- **HWZ:** 1 – 2 Std.

> **!** Bei schweren kardiovaskulären, Nieren- und / oder Lebererkrankungen Nutzen-Risiken-Abwägung, ggf. nur vorsichtige Dosissteigerung.

all-trans-Retinsäure (Tretinoin, ATRA): Vesanoid®

- **Indikation:** akute Promyelozytenleukämie
- **Wirkung:** Beeinflussung der Proliferation und Differenzierung von Zellen (Tumorzellen, Leukämien, Haut), antiphlogistisch und immunmodulierend, Einfluss auf die embryonale Zelldifferenzierung, Bindung von ATRA an nukleären Rezeptor (PML-RAR), bei M3 Induktion der Differenzierung von Blasten zu reiferen Granulozyten
- **Toxizität:** ZNS, Haut, Gelenk- und Muskelschmerzen, Skelettsystem, Stoffwechsel (Hyperkalzämie, Hyperlipidämie), Niere, Transaminasenerhöhung, Hyperleukozytose; ATRA-Syndrom: Fieber, Lungeninfiltrate, Dyspnoe, Pleura-, Perikarderguss, Flüssigkeitseinlagerung (bei etwa 25 % der bisher behandelten APL-Patienten, Mortalität bis über 50 %), in den meisten Fällen mit initialem hohen Leukozytenanstieg einher-

gehend, aber auch bei niedrigen Leukozytenzahlen und bei ATRA in Remission aufgetreten → Prävention durch frühzeitigen Einsatz der Chemotherapie; auch Dexamethason ist in manchen Fällen wirksam gewesen; Plasmaspiegelbestimmung von ATRA möglich (Einzelheiten siehe Studienprotokoll: Dr. Boos, Klinik und Poliklinik für Kinderheilkunde, Universitätskliniken Münster, Albert-Schweitzer-Str. 33, 48149 Münster, Tel. 0251/837-873 oder -865)
- **Interaktionen:** keine zeitgleiche Gabe von Tetrazyklinen (erhöht additiv den Hirndruck), keine Gabe von Vitamin A (Gefahr der Hypervitaminose), selten letale thromboembolische Komplikationen bei gleichzeitiger Gabe von Antifibrinolytika
- **Applikation:** p.o.
- **Dosierung:** im Rahmen der APL-Studie 45 mg/m² aufgeteilt auf 2 Tagesdosen; Behandlungsdauer auf max. 90 Tage beschränken
- **Dosisreduktion:** bei Nieren- und/oder Leberschäden Dosisbegrenzung auf 25 mg/m²
- **Elimination:** Metabolisierung über P450-Enzymsystem (Induktion bei Dauergabe), renal und fäkal
- **HWZ:** ca. 45 Min.
- **Besonderheit:** Resorption individuell unterschiedlich

Asparaginase (ASP): Asparaginase medac

- **Indikationen:** akute Leukämien, Non-Hodgkin-Lymphome (Kinder)
- **Wirkung:** intravasaler Abbau von Asparagin, das in bestimmten malignen lymphatischen Zellen nicht synthetisiert werden kann
- **Toxizität:** KM, allergische Reaktionen, Leberfunktionsstörungen, Blutgerinnungsstörungen (Fibrinogen-Synthese-Hemmung), ANE-Syndrom, Abfall der Glukosetoleranz besonders unter Kortikoidgabe mit Abfall des Insulinspiegels (Hyperglykämie, Ketoazidose), Pankreatitis; ZNS: akut Lethargie, Somnolenz bis zum Koma, chronisch hirnorganisches Psychosyndrom
- **Interaktionen:** mit Methotrexat und Cytarabin: synergistische Steigerung bei Gabe vor ASP oder antagonistischer Effekt bei Gabe nach ASP (daher um 12–24 Std. versetzte Einnahme), Synergismus mit Cytosinarabinosid; T ↑ von Vincristin (Gabe 12–24 Std. nach VCR); bei simultaner Kortikoidgabe: Senkung von AT III und Fibrinogen
- **Applikation:** i.v., i.m.
- **Dosierung:** ED ca. 200–1000 E/kgKG über 5–10 Tage; MD ist nicht definiert
- **Dosisreduktion:** bei Fibrinogen < 80 mg/dl und AT III < 70 % Substitution mit Frischplasma, bei Fibrinogen < 50 mg/dl und Quick < 30 % Therapie aussetzen
- **Elimination:** Metabolisierung in der Milz
- **HWZ:** biphasisch: 9 Std. und 30 Std.

> ! Allergien wahrscheinlich durch E.-coli-Protein-Verunreinigung; bei erneuter Behandlung evtl. vorher Desensibilisierung mit aufsteigender Menge (1-2-4-8-16 E etc. alle 10 Min.) oder Umstellung auf Erwinase (andere bakterielle Herkunft).

Azacytidin: Vidaza®

- **Indikationen:** Myeloplastisches Syndrom (RA, RARS, RAEB, RAEB-T, excl. 5q-), chronische myelomonozytäre Leukämie (CMML)
- **Wirkung:** DNA-Hypomethylierung und direkt zytotoxische Wirkung
- **Kontraindikationen:** Patienten mit malignen Tumoren der Leber, Schwangerschaft, Unverträglichkeit von Azacytidin, Mannitol
- **Toxizität:** Übelkeit, Erbrechen, Fieber, Neutropenie und Thrombozytopenie, hepatotoxisch bei vorbestehender schwerer Hepatopathie oder Lebertumoren, selten Niereninsuffizienz oder renal tubuläre Azidose
- **Interaktionen:** nicht bekannt
- **Applikation:** s.c., bei Applikationsvolumen > 4 ml auf 2 Spritzen aufteilen
- **Dosierung:** tgl. 75 mg/m² für 7 Tage alle 4 Wochen, Dosiserhöhung auf 100 mg/m², wenn nach 2 Zyklen nur unzureichende Wirksamkeit, Minimum 4 Therapiezyklen
- **Dosisreduktion:**
  - Bei Patienten ohne schwere Leuko- bzw. Thrombopenie (Leukozyten > 3000/µl, Neutrophile > 1500/µl, Thrombozyten > 75000/µl) Dosisanpassung entsprechend Nadirwerten beim vorhergehenden Zyklus (☞ Tab. 41.3-1)
  - Bei Patienten mit Leuko- und Thrombopenie (Leukozyten < 3000/µl, Neutrophile < 1500/µl, Throm-

Tab. 41.3-1: Dosisanpassung von Azacytidin (Vidaza®) ohne Leuko- bzw. Thrombopenie

Nadir		Prozentuale Dosis beim nächsten Zyklus
Neutrophile	**Thrombozyten**	
< 500/µl	< 25000/µl	50 %
500–1500/µl	25000–50000/µl	67 %
> 1500/µl	> 50000/µl	100 %

bozyten < 75 000/µl) Dosisanpassung entsprechend Nadirwerten und Knochenmarkszellularität (Punktion am Nadir) (☞ Tab. 41.3-2)

Tab. 41.3-2: Dosisanpassung von Azacytidin (Vidaza®) mit Leuko- und Thrombopenie

Abfall der Leukozyten oder Thrombozyten relativ zum Ausgangswert	Knochenmarks-Zellularität zum Zeitpunkt des Nadir		
	30–60 %	15–30 %	<15 %
	% Dosis beim nächsten Zyklus		
50–75 %	100 %	50 %	33 %
≥ 75 %	75 %	50 %	33 %

- **Elimination:** renal
- **HWZ:** 40 Min.

> ! Bei Anstieg von Kreatinin oder Harnstoff oder Abfall des Serumbikarbonats (unter 20 mval/l → renal tubuläre Azidose) Therapie aufschieben bis zur Normalisierung, anschließend 50 %ige Dosisreduktion.

Bendamustin: Ribomustin®

- **Indikationen:** Morbus Hodgkin, maligne Lymphome, multiples Myelom, chronische lymphatische Leukämie (CML), Mammakarzinom
- **Wirkung:** alkylierend, p53-abhängige Wirkung
- **Toxizität:** KM, Fatigue, Übelkeit, Erbrechen, Allergien (Fieber)
- **Interaktionen:** nicht bekannt
- **Applikation:** i.v. (nur in NaCl 0,9 %)
- **Dosierung:** NHL: 90–120 mg/m² Tag 1 und 2, alle 3–4 Wochen; CLL: 70–100 mg/m² Tag 1 und 2, alle 4 Wochen; Multiples Myelom, metastasiertes Mammakarzinom: 120–150 mg/m² Tag 1 und 2, alle 4 Wochen
- **Dosisreduktion:** bei KM-Insuffizienz, keine Dosisanpassung bei Niereninsuffizienz notwendig, nicht geben bei Niereninsuffizienz GFR < 30 ml/Min.
- **Elimination:** hepatische Metabolisierung (P 450-System), renal und biliär
- **HWZ:** biphasisch: 7 Min. und 32 Min.

Bleomycin (BLEO): Bleomedac®, BLEO-cell®, Bleomycin HEXAL®

- **Indikationen:** Hodenkarzinom, maligne Lymphome, Plattenepithelkarzinome im Kopf-Hals-Bereich, von Ösophagus, Cervix uteri, Vulva, Penis, maligne Ergüsse
- **Wirkung:** DNS-Fragmentierung (zyklusspezifisch, G2/M-Phase)
- **Toxizität:** Anaphylaxie oder anaphylaktoide Reaktionen (selten; wenn, dann meist bei Lymphomen → Vortestung), Hyperpyrexie, Lunge (führt in 10 % der Fälle zur Pneumonitis), Haut (Hyperpigmentierung, Erythem, Exanthem, Hyperkeratose), Mukositis, Diarrhö, Recallphänomen bei Radiotherapie
- **Interaktionen:** T ↑ (Lunge) durch andere Zytostatika, die ebenfalls pulmotoxisch sind (BUS, CTX, Melphalan, MMC) sowie durch eine Strahlentherapie der Lunge; T ↑ durch Phenothiazin (Abbau über das P-450-System) und Cisplatin (Hemmung der Ausscheidung)
- **Applikation:** i.v., i.a., i.m., s.c., topisch
- **Dosierung:** ED 15–30 mg (absolut), topisch (intrapleural) 60 mg); MD (kumulativ) 400 mg
- **Dosisreduktion:** bei GFR < 25 ml/Min. um 50 % und im höheren Lebensalter
- **Elimination:** Inaktivierung durch Hydrolasen (Enzym fehlt in Lunge und Haut)
- **HWZ:** biphasisch: 25 Min. und 2–4 Std.
- **Resistenz:** Steigerung der Hydrolasen (schneller Abbau), erhöhte Repairmechanismen

> ! Hypersensitivität (Testdosis 1–2 mg), Inaktivierung durch Chelatbildung mit 2- und 3-wertigen Kationen (Kupfer) und Substanzen mit einer Sulfhydrylgruppe (Glutathion).
> Bleomycin ist mit vielen anderen Medikamenten nicht kompatibel (☞ Fachinformation), daher grundsätzlich getrennt applizieren.
> Narkose nach Bleomycin-Therapie nur mit niedriger alveolärer O_2-Konzentration auch Jahre nach Bleomycin-Therapie.

Busulfan (BUS): Myleran® (p.o.), Busilvex (i.v.)

- **Indikationen:** oral: chronische myeloische Leukämie (CML), Polycythaemia vera; i.v.: zur Konditionierung vor einer konventionellen hämatopoetischen Stammzell-Transplantation in Kombination mit Cyclophosphamid
- **Wirkung:** Alkylierung, DNS-Cross-links
- **Toxizität:** KM (dosislimitierend), Lunge, Hyperpigmentierung; bei HD-Therapie „venoocclusive disease" und ZNS-Toxizität; bei Langzeiteinnahme Prämedikation mit Phenytoin, Gefahr der sekundären Leukämie

- **Interaktionen:** Strahlentherapie der Lunge oder hohe O_2-Konzentration während einer Narkose können die pulmonale Toxizität erhöhen (auch noch Jahre nach der Therapie!); keine gleichzeitige Gabe von Thioguanin, Hepatotoxizität, T ↑ Itraconazol (ca. 20 % Reduktion der Metabolisierung), W ↓ Phenytoin
- **Applikation:** p.o. (rasche, vollständige Resorption), i.v.; Einnahme mit reichlich Flüssigkeit während oder kurz nach der Nahrungsaufnahme
- **Dosierung:** ED: Induktionsphase 0,06 mg/kgKG/d, Dauertherapie 0,5 – 2 mg; HD bei KM-Transplantation 4 mg/kgKG/d über 4 Tage; i.v.-Induktionsphase vor KM-Transplantation 0,8 mg/kgKG (Infusion über 2 Std. alle 6 Std. über 4 Tage); MD nicht über 500 mg
- **Dosisreduktion:** bei KM-Insuffizienz
- **Elimination:** Metabolisierung, renal
- **HWZ:** p.o. 2,4 Std. mit großer Variationsbreite, i.v. 2,8 – 3,9 Std.

> **!** Einsetzen des Effektes nach 10 – 14 Tagen, Fortdauer der Wirkung nach Absetzen bis 4 Wochen. Blutbildkontrolle mindestens wöchentlich. i.v.-Stabilisierung der Fertiglösung ☞ Fachinformationen.

Capecitabin: Xeloda®

- **Indikationen:** adjuvante Therapie des Kolonkarzinoms (Stadium III), metastasiertes Kolonkarzinom (1st-line Monotherapie), Mammakarzinom (1st- und furtherline, Monotherapie oder in Kombination mit Docetaxel)
- **Toxizität:** Diarrhö, Hämatotoxizität, ANE-Syndrom, Schwindel, Müdigkeit; Hand-Fuß-Syndrom (HFS) ca. 20 %: beim HFS reduziert Vitamin B_6 (100 mg tgl.) die weitere Toxizität, akute Behandlung mit Hydratation der Haut, Lanolin-Salbe
- **Interaktionen:** W ↑ durch Antazida, Al/Mg-haltige Medikamente, T ↑ durch Folinsäure, Verstärkung der Wirkung von Cumarin/Warfarin → engmaschige Überwachung erforderlich (auch Monate nach Therapiebeginn)
- **Applikation:** p.o. (rasche, vollständige Resorption); Einnahme mit Wasser 30 Min. nach dem Essen
- **Dosierung:** 2500 mg/m^2 verteilt auf 2 Tagesdosen an Tag 1 – 14, Wiederholung alle 3 Wochen
- **Dosisreduktion:** bei Nebenwirkungen WHO-Grad 2 Reduktion auf 75 %, bei weiteren Nebenwirkungen auf 50 %
- **Elimination:** Metabolisierung, renal
- **Metabolisierung:** Prodrug, wird intrazellulär durch Thymidinphosphorylase zu 5-Fluorouracil hydrolysiert, Enzym ist in Tumorzellen stärker aktiviert
- **HWZ:** 0,7 – 1,2 Std.

> **!** Auf DPD-Defizienz (Dihydropyrimidin-Dehydrogenase = Enzym im Abbauweg von Fluorouracil) achten → Test auf Exon 14-Skipping; wird nicht obligatorisch gefordert, da ein negativer Test eine Defizienz nicht ausschließt.

Carboplatin (CBCDA, JM8): Carboplat®, Ribocarbo®-L, Carboplatin-GRY®, Carboplatin HEXAL®, Carboplatin Mayne, Carbo ORCA

- **Indikationen:** Bronchial-, Ovarial-, Zervixkarzinom, Kopf-Hals-Tumoren
- **Toxizität:** KM, besonders Thrombozytopenie, Maximum nach 21 – 25 Tagen (stärker als bei Cisplatin), Niere, Gehör, periphere Nerven, Emesis (geringer als Cisplatin), Hyperurikämie; selten: Alopezie, allergische Reaktionen, Fieber, Schüttelfrost, Elektrolytverschiebungen (Abfall von Mg^{2+}, Na^+, K^+)
- **Interaktionen:** Erhöhung der Nephro- und Ototoxizität durch Komedikation (Aminoglykoside, Schleifendiuretika), erniedrigter Spiegel von Diphenylhydantoin, W ↑ durch Hyperthermie (experimentell); nicht über Aluminium-Nadeln applizieren (Komplexbildung), nicht mit 5-Fluorouracil, Natriumbikarbonat oder Mesna in Parallelinfusion
- **Applikation:** i.v. als Kurzinfusion (> 15 Min., in Glukose 5 %- oder NaCl-Lsg.), topisch (intraperitoneal)
- **Dosierung:** ED 300 – 400 mg/m^2, besser nach AUC (Calvert-Formel); Monotherapie (alle 4 Wochen): ED = AUC 5 – 7 (9) × (GFR + 25); Kombinationstherapie: ED = AUC 4 – 6 × (GFR + 25); MD ist nicht definiert
- **Dosisreduktion:** bei KM-toxischer Vorbehandlung oder ausgedehnter Radiotherapie, bei Niereninsuffizienz ☞ Tab. 41.3-3
- **Elimination:** renal
- **Metabolisierung:** gering
- **HWZ:** biphasisch: 90 Min. und 6 Std.

Carmustin (BCNU): Carmubris®

- **Indikationen:** Hirntumoren, Hirnmetastasen, multiples Myelom, maligne Lymphome, GI-Tumoren, malignes Melanom
- **Toxizität:** KM (verzögert nach 2 – 4 Wochen), ANE-Syndrom, lokale Nebenwirkungen (Schmerz), Lun-

Tab. 41.3-3: Dosisanpassung von Carboplatin (Fish et al.: ECCO 4)

GFR (ml/min)	Thrombozyten (x 1000/µl)	Maximaldosis total (mg)
< 30	> 200	kontraindiziert
30–60	100–200	300
30–60	> 200	450
> 60	100–200	450
60–80	> 200	600
80–100	> 200	750
> 100	200	900

genfibrose, selten Leber- oder Nierenfunktionsstörungen, Alopezie, sekundäre Leukämien (5–10 %)
- **Interaktionen:** verstärkte KM-Schädigung bei Kombinationstherapie, T ↑ und W ↑ durch Cimetidin, Verapamil und Metronidazol, W ↓ durch Phenobarbital-Vorbehandlung
- **Applikation:** streng i.v., Infusion 60 Min. unter Lichtschutz
- **Dosierung:** ED Monotherapie: 200 mg/m²; MD: bei > 1000 mg/m² Gefahr der Lungenfibrose
- **Dosisreduktion:** bei Nieren- oder KM-Insuffizienz
- **Elimination:** renal (70 %)
- **Metabolisierung:** hepatisch (partiell)
- **HWZ:** biphasisch: 1–4 Min. und 18–69 Min.

> ! Carmubrislösungen in Plastikflaschen sind instabil, Injektionslösung enthält Alkohol.
> Langsame Injektion nur in große Venen oder (besser) Infusion in 500 ml NaCl 0,9 % über 1–2 Std., sonst besteht Gefahr der lokalen Thrombophlebitis.

Chlorambucil (CBL): Leukeran®

- **Indikationen:** maligne Lymphome, chronische lymphatische Leukämie (CML)
- **Toxizität:** KM, selten GI-Toxizität, Mukositis, Lungenfibrose, Pneumonitis, Amenorrhoe und Azoospermie (bei einer Gesamtdosis > 400 mg), Fieber, Allergien, Leberfunktionsstörungen, periphere Neuropathie; bei Überdosierung Erregungszustände, Ataxien, Grand mal-Anfälle; potenziell mutagen, kanzerogen und teratogen
- **Interaktionen:** T ↑ und W ↑ unter Phenylbutazon-Derivaten, Vitamin A und Phenobarbital (→ Dosisreduktion)
- **Applikation:** p.o., schnelle und gute Resorption, Tbl. unter Lichtabschluss
- **Dosierung:** ED: bei CLL 5 mg/m² an Tag 1–3, Wiederholung Tag 14, Dosissteigerung um 1,3 mg/m²; bei ML 0,4 mg/kgKG an Tag 1, Wiederholung Tag 14, Steigerung um 0,1 mg/kgKG kontinuierlich oder 0,3 mg/kgKG über 7 Tage, Wiederholung Tag 42; MD ist nicht definiert
- **Dosisreduktion:** bei KM-Insuffizienz und bestimmten Medikamenten (☞ Interaktionen)
- **Elimination:** Aktivierung in der Leber, Metabolisierung, renal
- **HWZ:** 2–8 Std.

Cisplatin (DDP): Platinex®, Cisplatin medac®, Cis-GRY®, Cisplatin-Ribosepharm, Cisplatin Hexal®

- **Indikationen:** Hoden-, Ovarial-, Endometrium-, Zervix-, Blasen-, Prostata-, Bronchialkarzinom, Kopf-Hals-Tumoren, Melanom, adjuvante und neoadjuvante Therapie beim Osteosarkom
- **Resistenz:** Steigerung der Repairenzyme (ERCC-1), intrazelluläre Akkumulation von Glutathion
- **Kontraindikation:** GFR < 80 ml/Min.
- **Toxizität:** ANE-Syndrom, Niere, periphere Nerven, Innenohrschäden (prätherapeutisches Audiogramm), periphere Neurotoxizität (Reflexausfall, Muskelschwäche), Hyperurikämie, KM; selten: Alopezie, allergische Reaktionen, Fieber, Schüttelfrost, Elektrolytverschiebungen (Abfall von Ca^{2+}, Mg^{2+}, Na^+, K^+ → Substitution mit $MgSO_4$ 10–20 mval)
- **Interaktionen:** Erhöhung der Nephro- und Ototoxizität durch Komedikation (z. B. Aminoglykoside, Amphotericin B, Schleifendiuretika); Mesna inaktiviert Cisplatin (ebenso auch Na-Thiosulfat), Wirkungsminderung von Antikonvulsiva → Dosisanpassung; Raynaudphänomen beschrieben nach Kombination mit Bleomycin oder Vinblastin; die sensorische Neurotoxizität wird in Kombination mit Taxanen verstärkt; im Tiermodell besteht ein Synergismus mit Etoposid und Vindesin, in vitro wirkt es strahlensensibilisierend auf hypoxische Zellen
- **Applikation:** i.v., i.a., intraperitoneal
- **Dosierung:** ED: 50–120 (180) mg/m² pro Zyklus; MD: ca. 500 mg/m², Gefahr der Kumulation
- **Elimination:** renal
- **Metabolisierung**: rasche Hydroxylierung (aktive Metaboliten)
- **HWZ:** biphasisch: 25–49 Min. und 58–73 Std.
- **Besonderheit:** wegen der ausgeprägten Nephrotoxizität ist eine forcierte Diurese (> 200 ml Urin/Std.) mit

iso- oder hypertoner NaCl-Infusion (ca. 500 – 1000 ml vor und nach Therapie pro 50 mg Cisplatin) notwendig; Schleifendiuretika sind nur bei Wasserretention indiziert; bei HD-Therapie sollte gleichzeitig oder nach Infusion von Cisplatin 250 ml 3 %iges NaCl infundiert werden.

> **!** Bei kombinierter Gabe: Cisplatin nach Topotecan.

Cladribin (2-CDA): Leustatin®, LITAK®

- **Indikation:** Haarzell-Leukämie
- **Wirkung:** Hemmung der Ribonukleotidreduktase, der DNA-Synthese und der DNA-Reparatur; auch in der G0-Phase wirksam
- **Kontraindikation:** ADA-Defizienz (Adenosin-Deaminase)
- **Toxizität:** KM (cave bei hochgradiger KM-Infiltration), Nausea, Emesis, Leber, Fieber, Müdigkeit, Kopfschmerzen, Infektneigung wegen Suppression der CD4- und CD8-Lymphozyten
- **Interaktionen:** keine Kombination mit anderen Zytostatika oder Kortikoiden
- **Applikation:** i.v. (als kontinuierliche Infusion), s.c. (nur LITAK®, unter Lichtschutz)
- **Dosierung:** ED: LITAK® 0,14 mg / kgKG s.c. an Tag 1 – 5, Leustatin® 0,09 mg / kgKG (3,6 mg / m^2) über 7 Tage als kontinuierliche Infusion; MD ist nicht definiert
- **Dosisreduktion:** bei schwerer Niereninsuffizienz (Kontraindikation bei Kreatininclearance < 50 ml / Min.) und schwerer Leberinsuffizienz (Child-Pugh-Klassifikation > 4)
- **Elimination:** liquorgängig, renal
- **HWZ:** terminal 3 – 22 Std.

Cyclophosphamid (CTX): Endoxan®

- **Indikationen:** maligne Hämoblastosen und solide Tumoren, Einsatz zur Immunsuppression bei Autoimmunerkrankungen sowie bei der Organ- und Knochenmarktransplantation
- **Toxizität:** KM, ANE-Syndrom, Alopezie, Gonaden mit Hypo- / Azoospermie, Lunge (Pneumonitis), Leber, Haut, in hoher Dosierung kardiotoxisch; Zystitisprophylaxe mit Mesna (ab Dosis > 400 mg / m^2): 20 % der Dosis von CTX i.v. zum Zeitpunkt 0 Std. und i.v. nach 4 Std. und 8 Std. oder 40 % p.o. nach 2 und 6 Std., ausreichende Flüssigkeitszufuhr und häufige Blasenentleerung; bei HD-Therapie (60 – 75 mg / kgKG) Kardiotoxizität
- **Interaktionen:** T ↑ bei Allopurinolgabe; W ↑ durch Phenobarbital (P450-Aktivierung) und Cimetidin (Clearance-Reduktion); W ↑ der Sulfonylharnstoff-Derivate (Blutzuckersenkung) und der depolarisierenden Muskelrelaxanzien durch Verringerung der Pseudocholinesterase-Konzentration (Apnoe); Verstärkung der Kardiotoxizität der Anthrazykline, einer Radiotherapie der Herzregion; wegen der Immunsuppression ist mit verringerter Immunisierung nach Vakzinierung zu rechnen
- **Applikation:** i.v., p.o. (Bioverfügbarkeit bei ca. 90 %); CTX wird nach oraler Gabe vollständig resorbiert, Serumspiegel nach oraler und intravenöser Gabe bioäquivalent; Einnahme: Drg. unzerkaut ½ bis 1 Std. vor den Mahlzeiten mit Wasser (keine Milch)
- **Dosierung:** ED: ND 500 – 1000 mg / m^2, HD bis 16 g / m^2; Dauertherapie p.o.: 50 – 200 mg / m^2 / d; MD ist nicht definiert
- **Dosisreduktion:** bei schwerer Leber- und Nierenfunktionsstörung
- **Elimination:** Metabolisierung, renal (CTX ist dialysierbar)
- **Metabolisierung:** aktiv in der Leber; bei oraler Langzeitgabe Stimulation von Cytochrom P450 mit verstärkter Umwandlung in den aktiven Metaboliten (günstiger therapeutischer Effekt), daher ist die orale Langzeitgabe grundsätzlich sinnvoller als die einmalige i.v.-Gabe
- **HWZ:** 4 – 8 Std.

> **!** Stark übergewichtige Patienten haben eine verzögerte Clearance.

Cytarabin (Cytosin-Arabinosid, Ara-C): Udicil®, Udicil® CS

- **Indikationen:** akute Leukämien, Blastenschub der chronischen myeloischen Leukämie (CML), Non-Hodgkin-Lymphome hoher Malignität (im Kindesalter)
- **Toxizität:** KM, ANE-Syndrom, Mukositis, Diarrhö, pulmonale Toxizität (akutes Lungenödem besonders bei HD-Therapie); Cytarabin-Syndrom: Fieber, Myalgien, Knochen- und Brustschmerzen, makulopapulöser Ausschlag, Konjunktivitis (zur Prophylaxe bei HD-Ara-C: Dexamethason-Augentropfen und Augenwaschungen mit sterilem NaCl 0,9 %), Unwohlsein (Gabe von Kortikoiden); bei HD-Ara-C-

Therapie: zerebrale und zerebelläre Funktionsstörungen
- **Interaktionen:** keine simultane Infusion mit Fluorouracil oder Methotrexat (physikalische Unverträglichkeit); Digitalisspiegel überwachen, Gefahr der Überdosierung; Hinweise für Verminderung der Gentamycin- und Fluorocytosin-Wirkung
- **Applikation:** i.v., i.m., s.c., intrathekal
- **Dosierung:** ED: LD-Therapie 10–15 mg s.c./d 21-mal, ND-Therapie 100–200 mg/m^2/d 7-mal, HD-Therapie 1–3 g/m^2 alle 12 Std. für 4–6 Tage (cave: besondere Toxizität); intrathekal: 5–30 mg/m^2 alle 4 Tage; MD ist nicht definiert
- **Dosisreduktion:** bei Alter > 65 Jahre, bei HD-Therapie und Leberfunktionsstörung
- **Elimination:** Metabolisierung
- **HWZ:** biphasisch: 10–15 Min. und 2–3 Std.

Cytarabin (encapsulierte Depotform): DepoCyte®
- **Indikation:** intrathekale Behandlung der Meningeosis lymphomatosa
- **Toxizität:** Arachnoiditis (Kopfschmerzen, Übelkeit, Emesis, Nackensteife)
- **Interaktionen:** keine bekannt
- **Applikation:** intrathekal
- **Dosierung:** ED intrathekal 50 mg (absolut) über 1–5 Min., Wiederholung alle 14 Tage 5-mal, dann alle 4 Wochen
- **Komedikation:** Dexamethason 2-mal tgl. 4 g an Tag 1–5
- **Dosisreduktion:** bei Alter > 65 Jahre
- **Elimination:** Metabolisierung, geringe systemische Exposition
- **HWZ:** biphasisch: 100–263 Std. (ca. 30–70-mal länger als Ara-C)

Dacarbazin (DTIC, DIC): Detimedac®
- **Indikationen:** Morbus Hodgkin, malignes Melanom, Weichteilsarkome, Kaposi-Sarkom
- **Toxizität:** KM (verzögert nach 2–4 Wochen), ANE-Syndrom, Fieber, Alopezie, Haut; selten Leber (Budd-Chiari-Syndrom), Lungen (Pneumonitis)
- **Interaktionen:** T ↑ Kardiotoxizität der Anthrazykline, T ↑ nach Gabe von Phenobarbital und Phenytoin, W ↑ durch Hyperthermie
- **Applikation:** rasche Infusion (frischer Zugang) in große Vene unter Lichtschutz (lokaler Schmerz)
- **Dosierung:** ED 150–250 mg/m^2 über 4 Tage, 800 mg/m^2 an Tag 1; MD ist nicht definiert
- **Dosisreduktion:** bei Niereninsuffizienz
- **Elimination:** geringe Metabolisierung, renal
- **HWZ:** biphasisch: 41–100 Min. und 5 Std.

> **!** Patienten sollten die Sonne wegen der Photosensitivität meiden.
> DTIC hat eine starke emetogene Potenz.
> Paravasat unbedingt vermeiden (☞ 39).

Dactinomycin (DACT, ActD): LYOVAC-COSMEGEN
- **Indikationen:** Wilms-Tumor, Rhabdomyosarkom, Ewing-Sarkom, Hodenkarzinom
- **Kontraindikationen:** bestehende Herpes-Infektionen wegen Gefahr der schweren Generalisierung
- **Toxizität:** Anaphylaxie, KM, ANE-Syndrom (!), Stomatitis, Ulzera (bis zu 14 Tagen nach Ende der Therapie); in der Regel schwere Emesis/Nausea ⟶ maximale Prophylaxe
- **Interaktionen:** verstärkte Haut- und GI-Trakt-Toxizität bei vorangegangener Strahlentherapie (< 2 Jahre); T ↑ von Enfluran und Halothan (Hepatotoxizität)
- **Applikation:** streng i.v., i.a. (Nekrose bei Paravasat)
- **Dosierung:** ED 0,4–0,6 mg/m^2/d 5-mal; MD ist nicht definiert
- **Elimination:** geringe Metabolisierung, renal (10 %) und biliär (50 %)
- **HWZ:** 3–36 Std.

> **!** Bei Paravasat Versuch mit Na-Thiosulfat (oder Ascorbinsäure).

Daunorubicin (DNR, Daunomycin): Daunoblastin®
- **Indikationen:** akute lymphatische Leukämie (ALL), akute myeloische Leukämie (AML)
- **Toxizität:** KM, Herzmuskel (akut, chronisch und Spättoxizität), ANE-Syndrom, Alopezie; Verstärkung der Kardiotoxizität unter mediastinaler Strahlentherapie (MD auf 400 mg/m^2 begrenzen); die Kardiotoxizität ist „peak-abhängig", protrahierte Gabe (Langzeitinfusion, wiederholte wöchentliche Applikation) scheint einen positiven Einfluss zu haben, Reduktion der Kardiotoxizität durch Dexrazoxane und Amifostin beschrieben; Tubulusschädigung der Nieren durch rasche Zerstörung leukämischer Zellen
- **Interaktionen:** kumulative Toxizität mit anderen Anthrazyklinen/Anthrachinonen, keine Mischung mit Heparin, T ↑ Amphotericin und Verapamil, keine Impfung mit lebenden Erregern

- **Applikation:** streng i.v. (Nekrose bei Paravasat)
- **Dosierung:** ED 20–80 (120) mg/m²/d; MD (kumulativ) 550 mg/m², bei Vorschädigung des Herzens oder Bestrahlung des Mediastinums 400 mg/m²; Kinder: > 2 Jahre 300 mg/m², < 2 Jahre 100 mg/m²
- **Dosisreduktion:** Bilirubin 1,2–3 mg/dl: 50 %, Bilirubin 3,1–5 mg/dl: 75 %, Kreatinin > 3 mg/dl: 50 %
- **Elimination:** Metabolisierung in der Leber; biliär und renal

> **!** Kardiale Nebenwirkungen mit EKG überwachen. Bei Paravasat ☞ 39.

Daunorubicin liposomal: DaunoXome®
- **Indikation:** Kaposi-Sarkom
- **Toxizität:** KM, Herzmuskel (akut, chronisch und Spättoxizität), ANE-Syndrom, Alopezie; Verstärkung der Kardiotoxizität unter mediastinaler Strahlentherapie (MD auf 400 mg/m² begrenzen); die Kardiotoxizität ist „peak-abhängig", protrahierte Gabe (Langzeitinfusion, wiederholte wöchentliche Applikation) scheint einen positiven Einfluss zu haben, Reduktion der Kardiotoxizität durch Dexrazoxane und Amifostin beschrieben; aber deutlich geringer als Doxorubicin
- **Interaktionen:** kumulative Toxizität mit anderen Anthrazyklinen/Anthrachinonen
- **Applikation:** streng i.v. (Nekrose bei Paravasat)
- **Dosierung:** ED 40 mg/m²/d als Infusion über 30–60 Min.
- **Elimination:** Metabolisierung in der Leber; biliär und renal

> **!** Kardiale Nebenwirkungen mit EKG überwachen. Keine simultane parenterale Lipid-Ernährung.

Docetaxel: Taxotere
- **Indikation:** Mammakarzinom: adjuvante Therapie (TAC) bei nodal positiven Patienten, 1st und 2nd-line Chemotherapie und 1st-line Therapie mit Trastuzumab, nicht-kleinzelliges Bronchialkarzinom (NSCLC): 1st- und 2nd-line Therapie, Hormontherapie-refraktäres Prostatakarzinom (in Kombination mit Prednison bzw. Prednisolon) nur unter der Aufsicht eines qualifizierten Onkologen
- **Kontraindikation:** Überempfindlichkeit gegen Polysorbat 80, Bilirubin > Normwert, ALT/AST ≥ 3-mal Normwert oder AP ≥ 6-mal Normwert
- **Toxizität:** KM, Mukositis, ANE-Syndrom, Neurotoxizität, Diarrhö, Alopezie, hypersensitive Reaktionen, Ödembildung durch erhöhte Kapillarpermeabilität besonders bei kumulativen Dosen > 400 mg/m², Fuß- und Fingernageldystrophie (schmerzhaft)
- **Interaktionen:** mit Medikamenten, die ebenfalls über das Cytochrom-P450-System metabolisiert werden (z. B. Ketoconazol, Phenobarbital, Phenytoin); W ↑ von Capecitabin bei Kombination (tierexperimentell)
- **Applikation:** i.v.
- **Dosierung:** ED 60–100 mg/m² (Infusion über 1 Std.); MD ist nicht definiert
- **Komedikation:** Kortikosteroide (z. B. Dexamethason 2-mal tgl. 8 mg an Tag 1 und 2); bei Prednisongabe (Prostatakarzinom): 8 mg Dexamethason 12, 3 und 1 Std. vor Therapie
- **Dosisreduktion:** KM-Insuffizienz, Leberfunktionsstörungen, schwere Neuropathie
- **Elimination:** biliär (70–80 %), renal
- **Metabolisierung:** hepatisch über Cytochrom P450
- **HWZ:** triphasisch: 4 Min., 0,5 Std. und 11 Std.

> **!** Bei Kombination mit Trastuzumab (Herzeptin®), insbesondere nach vorheriger Anthrazyklintherapie, Herzfunktion engmaschig kontrollieren.

Doxorubicin (Adriamycin, ADR): Adriblastin®, Adrimedac®, Ribodoxo®-L
- **Indikationen:** solide Tumoren, maligne Lymphome, Leukämien
- **Wirkung:** MDR-Genamplifikation, Steigerung der Glutathionperoxidaseaktivität, Verminderung der Topoisomerase-II-Aktivität
- **Toxizität:** KM, Herzmuskel (akut, chronisch und Spättoxizität), ANE-Syndrom, Alopezie; Verstärkung der Kardiotoxizität unter mediastinaler Strahlentherapie (MD auf 400 mg/m² begrenzen); die Kardiotoxizität ist „peak-abhängig", protrahierte Gabe (Langzeitinfusion, wiederholte wöchentliche Applikation) scheint einen positiven Einfluss zu haben; Reduktion der Kardiotoxizität durch Dexrazoxane und Amifostin beschrieben
- **Interaktionen:** keine Mischung mit Heparin (chemische Inkompatibilität), keine Mischung in alkalischen Lösungen; T ↑ und W ↑ mit Phenobarbital durch beschleunigte Plasma-Clearance; T ↓ und W ↓ Interferon-α, H2-Antagonisten und Verapamil; T ↑ mit Cic-

losporin (neurologische Störungen bis zum Koma); Bioverfügbarkeit von Digoxin kann verringert sein

- **Applikation:** streng i.v. (Nekrose bei Paravasat), topisch (Harnblase), (i.a.)
- **Dosierung:** ED: ND-Therapie: 50–80 mg/m², Wiederholung nach 3–5 Wochen, oder wöchentlich 20 mg/m²; Rezidivprophylaxe beim oberflächlichen Harnblasenkarzinom: 50 mg (25–50 ml) in NaCl 0,9%; MD (kumulativ): 550 mg/m² (400 mg/m² bei Kindern); Kumulation mit anderen Anthrazyklinen/Anthrachinonen (Mitoxantron) beachten; die wöchentliche Gabe oder eine längere Infusionszeit senkt die Kardiotoxizität und erhöht die MD auf bis zu 800 mg/m²
- **Dosisreduktion:** bei Bilirubin > 2 mg: auf 50%; > 3 mg: auf 25%; dito bei schwerer kardialer Vorschädigung
- **Elimination:** biliär (90%), renal (5–10%)
- **Metabolisierung:** hepatisch, aktiver Metabolit Doxorubicinol
- **HWZ:** triphasisch: 12 Min., 3,3 Std. und 30 Std.

> **!** Kardiale Funktion durch Messung der Ejektionsfraktion des linken Ventrikels mittels Echokardiographie überwachen, ein EKG ist unzureichend. Recallphänomen bei Vorbestrahlung beachten. Bei Paravasat ☞ 39.

Doxorubicin PEG-liposomal: Caelyx

- **Indikation:** Mamma-, Ovarialkarzinom (2nd-line), AIDS-assoziiertes Kaposi-Sarkom
- **Toxizität:** Palmar-plantare Erythrodysästhesie (PPE) = Hand-Fuß-Syndrom, Stomatitis, ANE-Syndrom, Asthenie, KM, Hautausschlag, Alopezie (sehr selten), akute Reaktionen während der Infusion (Asthma, Hautrötung, Schmerzen im Brustkorb, Fieber, Hypotonie, Tachykardie, Pruritus, Kurzatmigkeit, Gesichtsödeme, Kopfschmerzen, Schüttelfrost)
- **Interaktionen:** keine Mischung mit Heparin (chemische Inkompatibilität), keine Mischung in alkalischen Lösungen; T ↑ und W ↑ mit Phenobarbital durch beschleunigte Plasma-Clearance; T ↓ und W ↓ Interferon-α, H2-Antagonisten und Verapamil; T ↑ mit Ciclosporin (neurologische Störungen bis zum Koma); Bioverfügbarkeit von Digoxin kann verringert sein
- **Applikation:** i.v. (30–60 Min.)
- **Dosierung:** Mammakarzinom: als Monotherapie bei kardialem Risiko 50 mg/m², Wiederholung Woche 4; Ovarialkarzinom: ED 40–50 mg/m², alle 4 Wochen; Kaposi-Sarkom: ED 20 mg/m², alle 2–3 Wochen
- **Elimination:** biliär (90%), renal (5–10%)
- **Metabolisierung:** hepatisch, aktiver Metabolit Doxorubicinol
- **HWZ:** 45–57 Std.

> **!** Klinisch signifikante Kardiotoxizität äußerst selten, dennoch kardiale Funktionen durch Messung der Ejektionsfraktion des linken Ventrikels mittels Echokardiographie überwachen; ein EKG ist unzureichend.

Doxorubicin liposomal: Myocet®

- **Indikation:** metastasiertes Mammakarzinom (1st-line in Kombination mit Cyclophosphamid)
- **Toxizität:** Myelosuppression, Übelkeit, Erbrechen, Mundgeschwüre, Halsschmerzen, Müdigkeit, Durchfall, Haarausfall
- **Interaktionen:** keine Mischung mit Heparin (chemische Inkompatibilität), keine Mischung in alkalischen Lösungen; T ↑ und W ↑ mit Phenobarbital durch beschleunigte Plasma-Clearance; T ↓ und W ↓ Interferon-α, H2-Antagonisten und Verapamil; T ↑ mit Ciclosporin (neurologische Störungen bis zum Koma); Bioverfügbarkeit von Digoxin kann verringert sein
- **Applikation:** streng i.v. als Infusion über 1 Std. (Endkonzentration 0,4–1,2 mg/ml Doxorubicin-HCl); keine Bolus-Injektion, keine Verwendung von Inline-Filtern
- **Dosierung:** 60–75 mg/m² 3-wöchentlich
- **Elimination:** Clearance 5,1 ± 4,8 l/Std.
- **Metabolisierung:** überwiegend hepatisch, Metabolit Doxorubicinol

> **!** Herzfunktion mittels Messung der linksventrikulären Ejektionsfraktion (LVEF) ab einer kumulativen Anthrazyklindosis von 550 mg/m² überwachen.

Epirubicin (EPI): FARMORUBICIN®, Riboepi®

- **Indikationen:** Mamma-, Ovarial-, Magen-, kleinzelliges Bronchialkarzinom (SCLC), Weichteilsarkome, intravesikale Anwendung beim oberflächlichen Harnblasenkarzinom
- **Toxizität:** KM, Herzmuskel (akut, chronisch und Spättoxizität), ANE-Syndrom, Alopezie; Verstärkung der Kardiotoxizität unter Strahlentherapie (MD auf 650 mg/m² begrenzen); die Kardiotoxizität ist „peak-

abhängig", protrahierte Gabe (Langzeitinfusion, wiederholte wöchentliche Applikation) scheint einen positiven Einfluss zu haben; Reduktion der Kardiotoxizität durch Dexrazoxane und Amifostin beschrieben
- **Interaktionen:** W ↑ durch Cimetidin → Medikation unterbrechen; keine Mischung mit Heparin (chemische Inkompatibilität), kumulative Toxizität der Anthrazykline bzw. Anthrachinone beachten
- **Applikation:** i.v. (Nekrose bei Paravasat)
- **Dosierung:** ED: ND 75–90 mg/m^2, wöchentlich 20–30 mg/m^2, HD: 120 mg/m^2; MD (kumulativ) 900–1000 mg/m^2; Reduktion der Kardiotoxizität durch wöchentliche Gabe oder Langzeitinfusion nicht geklärt
- **Dosisreduktion:** Bilirubin 1,2–3 mg: 50 %, Bilirubin > 3 mg: 75 %, Kreatinin > 5 mg/dl: 25 %, bei schwerer kardialer Vorschädigung
- **Elimination:** Glukuronisierung, biliär und renal
- **HWZ:** triphasisch: 4,8 Min., 2,6 Std. und 30–40 Std.

> **!** Kardiale Nebenwirkungen mit Echokardiographie überwachen.
> Bei Paravasat ☞ 39.

Estramustinphosphat: Estracyt®, Medactin®, Multosin®
- **Indikation:** fortgeschrittenes hormonrefraktäres Prostatakarzinom
- **Wirkung:** Anreicherung über besondere Rezeptorproteine im Prostatakarzinom, Depolymerisation von Mikrotubuli (zyklusspezifisch M/G1-Phase), Östrogenwirkung: Hypophysen-Blockade
- **Toxizität:** lokale Thrombophlebitiden, GI-Störungen, KM, ANE-Syndrom, Leber, Thrombosen, Gynäkomastie → prophylaktische Radiotherapie der Mamillen vor Therapiebeginn
- **Interaktionen:** Wirkverlust bei Einnahme stark Kalzium-, Magnesium- oder Aluminium-haltiger Substanzen oder Nahrung (Antazida, Milch, Milchprodukte, Mineralwasser mit > 200 mg/l Ca^{2+}); T ↑ durch trizyklische Antidepressiva, T ↑ und W ↑ bei Kombination mit Docetaxel (?)
- **Applikation:** i.v., p.o. (Bioverfügbarkeit p.o. 37–75 %)
- **Dosierung:** ED: Initialtherapie: p.o. 3-mal tgl. 280 mg über 28 Tage, dann bei Ansprechen Reduktion auf 2-mal tgl. 280 mg als Dauertherapie; Einnahme 1 Std. vor oder 2 Std. nach dem Essen; alternativ i.v. 300–450 mg tgl. über 10 Tage, dann p.o. weiter; MD ist nicht definiert
- **Dosisreduktion:** bei Leberparenchymschaden und hohem Thromboserisiko
- **Elimination:** biliär und gering renal
- **Metabolisierung:** Abbau zu Estramustin und Estromustin

> **!** Als Infusionsträger ausschließlich Glukose 5 % verwenden.

Etoposid (VP 16): Vepesid®, Etomedac®, Riboposid®, ETO CS, Eto-GRY®, Exitop®, Onkoposid®
- **Indikationen:** nicht-kleinzelliges Bronchialkarzinom (NSCLC), kleinzelliges Bronchialkarzinom (SCLC), maligne Lymphome, akute myeloische Leukämie (AML), Hoden-, Chorionkarzinom
- **Toxizität:** Knochenmark, Alopezie, seltener Neuropathie, Mukositis, ANE-Syndrom, Leberfunktionsstörungen, Überempfindlichkeitsreaktionen
- **Interaktionen:** Gabe vor Cisplatin, aber nach Paclitaxel; Neurotoxizität verstärkt bei Vorbehandlung mit Vinca-Alkaloiden; T ↑ durch Kalzium-Antagonisten, Retrovir und Cyclosporin A; Synergismus (tierexperimentell) mit Cisplatin, Ara-C, CTX, VCR, HU, 5-FU; es besteht eine Kreuzresistenz zwischen Anthrazyklinen und Etoposid
- **Applikation:** i.v. (Kurzinfusion), i.a., p.o. (Resorption 30–50 %), topisch (Abdomen); Konzentration in der Infusionslösung 0,2–0,4 mg/ml
- **Dosierung:** ED i.v. 400–1500 mg/m^2/Zyklus, 5 ED an 5 Tagen > 1 hohe ED; ED p.o. 50–300 mg/m^2 tgl. als Dauertherapie; MD ist nicht definiert
- **Dosisreduktion:** bei KM-Insuffizienz
- **Elimination:** hepatische Metabolisierung, renal (30 %)
- **HWZ:** biphasisch: 4–12 Std.

Etoposidphosphat: Etopophos®
- **Indikationen:** nicht-kleinzelliges Bronchialkarzinom (NSCLC), kleinzelliges Bronchialkarzinom (SCLC), maligne Lymphome, akute myeloische Leukämie (AML), Hoden-, Chorionkarzinom
- **Toxizität:** ☞ Etoposid
- **Interaktionen:** ☞ Etoposid
- **Applikation:** i.v. (Kurzinfusion); Konzentration in der Infusionslösung 0,1–10 mg/ml
- **Dosierung:** ☞ Etoposid
- **Dosisreduktion:** ☞ Etoposid
- **Elimination:** ☞ Etoposid

- **Metabolisierung:** rasche Hydrolyse zum aktiven Metaboliten Etoposid (30 – 60 Min.)

Fludarabin: Fludara®

- **Indikation:** chronische lymphatische Leukämie (CLL) (1st-line bei Binet C mit ausreichender KM-Reserve)
- **Wirkung:** Hemmung der Ribonukleotidreduktase und der DNS-Polymerase
- **Kontraindikation:** Kreatininclearance < 30 ml / Min.
- **Toxizität:** KM, ZNS, leichte Emesis und Nausea, Immunsuppression (CD4+ / CD8+Zellen-Depletion); Neurotoxizität und GI-Toxizität sind selten
- **Interaktionen:** erhöht den intrazellulären Spiegel von Cytarabin; Toxizitätsverstärkung von Pentostatin; Wirkung wird durch Dipyridamol und andere Inhibitoren der Adenosinaufnahme reduziert
- **Applikation:** i.v.
- **Dosierung:** ED 25 mg / m^2 über 5 Tage jeweils als Kurzinfusion (30 Min.); MD ist nicht definiert (6 Zyklen)
- **Dosisreduktion:** bei Kreatininclearance < 70 ml / Min.
- **Elimination:** renal (30 %)
- **Metabolisierung:** wird rasch dephosphoryliert und intrazellulär erneut phosphoryliert
- **HWZ:** triphasisch: 5 Min., 1 – 2 Std. und 20 Std.

5-Fluorouracil (5-FU): Ribofluor®, 5-FU Lederle, 5-FU medac, 5-FU-biosyn, F.-GRY®, 5-FU O.R.C.A.

- **Indikationen:** Kolon-, Rektum-, Mamma-, Magen-, Pankreaskarzinom
- **Wirkung:** Hemmung der Thymidilat-Synthetase (TS), Einbau in DNS (FdUTP) und RNS (FUTP)
- **Resistenz:** u. a. Genamplifikation des TS-Gens
- **Toxizität:** akut: psychotische Reaktionen, amnestische Störungen, Somnolenz, Erhöhung der Alkoholtoxizität; chronisch: KM, Alopezie, Mukositis, Diarrhö, Photodermatitis; ZNS: bei hohen Dosen Kleinhirnsymptomatik (Ataxie, Schwindel, verwaschene Sprache); Herz: selten Koronarspasmus mit Angina pectoris → Fortsetzung der Therapie nur mit Kalzium-Antagonisten, aber dennoch besteht die Gefahr des Myokardinfarktes; bei Langzeitinfusion vermehrt „Hand-Fuß-Syndrom" mit schmerzhafter Ablösung der Haut an Hand- und Fußinnenflächen (Therapie: 100 mg tgl. Vit. B_6 und Dosisreduktion, Lanolin-Salbe)
- **Interaktionen:** W ↑ durch Folinsäure, Methotrexat und Interferon-α, T ↓ und W ↓ durch Allopurinol
- **Applikation:** i.v., i.a., topisch (Aszites)
- **Dosierung:** ED bei Monotherapie (Dosisreduktion bei Kombinationen): 400 – 500 mg push i.v. Tag 1 – 5; 600 – 1000 mg / m^2 push i.v. 1-mal wöchentlich; 2200 – 2600 mg / m^2 kontinuierliche Infusion über 24 Std. 1-mal wöchentlich; 3500 – 4000 mg / m^2 kontinuierliche Infusion über 48 Std. alle 14 Tage; 250 – 300 mg / m^2 tgl. als Dauerinfusion; intraarterielle Chemotherapie (Leber): 600 – 2000 mg / m^2 kontinuierliche Infusion über 24 Std.; MD ist nicht definiert
- **Dosisreduktion:** bei schlechtem Allgemeinzustand, Leber- und Nierenfunktionsstörung
- **Elimination:** Katabolisierung, renal (30 %)
- **HWZ:** 8 – 30 Min.

> **!** Letale Nebenwirkungen bei DPD-Defizienz → Gentest auf Exon 14-Skipping. Ein negativer Test schließt eine DPD-Defizienz jedoch nicht aus.

Folinsäure (Calciumfolinat): Leucovorin®, Rescuvolin®, Ribofolin®, FOLI-cell®, C. HEXAL®, Calciumfolinat-biosyn, Calciumfolinat-GRY, O-folin®, Neofolin®, Haemato Folin, Medicofolin, DeGALIN®, ORCA Folin®, C.-Vita, Zyofolin, Zytofolin

- **Indikationen:** Kombinationsbehandlung mit 5-Fluoruracil, adjuvante Chemotherapie des Kolonkarzinoms (UICC III)
- **Wirkung:** Metabolisierung in die aktive Form, Umgehung der MTX-Blockade im Folatzyklus, Potenzierung der Thymidilat-Synthetasehemmung durch 5-FU, wirksam ist nur die S-Form
- **Toxizität:** Allergien, bei hohen Dosen GI-Störungen, Schlafstörungen, Erregungszustände, Depressionen; selten: Erhöhung der Anfallshäufigkeit bei Epileptikern, in Kombination mit 5-Fluorouracil kann das Nebenwirkungsprofil verstärkt werden
- **Interaktionen:** Modulation der 5-FU-Wirkung
- **Applikation:** i.v., i.m., p.o.
- **Dosierung:** ED: als Antidot nur nach MTX-Spiegelbestimmung ca. 15 – 30 mg alle 6 Std. über 36 Std., zur 5-FU-Modulation 20 – 500 mg / m^2 (siehe Studienprotokolle); MD ist nicht definiert
- **Dosisreduktion:** nicht bekannt
- **Elimination:** renal
- **Metabolisierung:** hepatisch: Umbau in Methyl-Tetrahydrofolsäure (aktiv)
- **HWZ:** S-Form 32 – 35 Min., R-Form 6 – 8 Std.

Folinsäure (Natriumfolinat): Oncofolic®, Vorina®

- siehe Folinsäure (Calciumfolinat)
- Unterschied ist die bessere Löslichkeit und die Möglichkeit der Mischung mit 5-Fluorouracil

Gemcitabin: Gemzar®

- **Indikationen:** nicht-kleinzelliges Bronchialkarzinom (NSCLC), Blasen-, Pankreas-, Mamma-, Ovarialkarzinom (2nd-line)
- **Wirkung:** Hemmung der DNA-Synthese (phasenspezifisch, vorwiegend S-, teilweise G1/S-Phase): Gemcitabin-Diphosphat hemmt die Bildung von dCTP und Einbau des Gem-TP als falsches Nukleotid (statt dCTP) in die DNA, mit maskiertem Kettenabbruch; Inaktivierung von DNA-Reparaturmechanismen; fehlendes dCTP verstärkt den weiteren Einbau von Gemcitabin-Triphosphat (selbst potenzierende Wirkung)
- **Toxizität:** KM-Toxizität, influenzaartiges Bild, Ödeme, Übelkeit und Erbrechen (selten Dosis begrenzend, in der Regel gut beherrschbar), Hautausschlag, Anstieg der Lebertransaminasen (reversibel), Dyspnoe, schwerwiegende Lungentoxizität (selten), Proteinurie und Hämaturie (selten von klinischer Bedeutung), Alopezie (meist leicht); meist während der Infusion gut verträglich, Luftnot wenige Stunden nach Gabe möglich, am häufigsten bei Patienten mit NSCLC (transient, meist nicht behandlungsbedürftig)
- **Interaktionen:** T ↑ bei simultaner Strahlentherapie → Kombination wird nicht empfohlen; häufig synergistische Wirkung mit anderen Zytostatika (v.a. Cisplatin)
- **Applikation:** i.v. (Kurzinfusion über 30 Min.)
- **Dosierung:** Monotherapie: ED 1000–1250 mg/m^2 je nach Kombinationspartner; MD ist nicht definiert; Hochdosis nicht sinnvoll
- **Dosisreduktion:** in Abhängigkeit von der auftretenden Toxizität, Vorsicht bei eingeschränkter Nieren- und Leberfunktion
- **Elimination:** Metabolisierung durch die Cytidindeaminase, daher wenig Interaktionen, renale Ausscheidung des zytostatisch inaktiven Metaboliten
- **HWZ:** 42–94 Min., bei einmaliger Gabe pro Woche keine Kumulation

Hydroxycarbamid (HU): Litalir®, Syrea®

- **Indikationen:** chronische myeloische Leukämie (CML), essentielle Thrombozythämie, Polycythaemia vera
- **Wirkung:** Inhibierung der Nukleotidreduktase
- **Toxizität:** KM, selten ANE-Syndrom, Mukositis, Neurotoxizität, Allergien, Hauttoxizität (Pigmentierung, Haut- und Nagelatrophie), Fieber
- **Interaktionen:** Verstärkung des Radiotherapie-Erythems und der KM-Toxizität, Einschränkung der Reaktionsfähigkeit bei Gabe von Psychopharmaka, T ↑ bei simultaner Gabe von 5-FU und Ara-C
- **Applikation:** p.o. (gute Resorption, fast 100 %)
- **Dosierung:** ED bei CML 40 mg/kgKG/d Initialtherapie, Dosisreduktion (20 mg/kgKG) im steady state; ED bei Polycythaemia vera: 15–20 mg/kgKG Initialtherapie; MD ist nicht definiert
- **Dosisreduktion:** auf 50 % bei Kreatininclearance 10–50 ml/Min., auf 25 % unter 10 ml/Min., erfolgreich auch während der Schwangerschaft bei CML eingesetzt
- **Elimination:** renal (50 %)
- **Metabolisierung:** 50 % hepatisch
- **HWZ:** 3,5–4,5 Std.

Idarubicin (IDA): Zavedos®

- **Indikation:** Remissionsinduktion und Konsolidierung bei akuten myeloischen Leukämien (AML, ANLL)
- **Wirkung:** MDR-Genamplifikation, Steigerung der Glutathionperoxidase-Aktivität, Verminderung der Topoisomerase-II-Aktivität; durch Veränderung der Grundstruktur gegenüber Doxorubicin höhere Lipophilie mit gesteigerter zellulärer Aufnahme, unabhängig von MDR-Genaktivierung
- **Kontraindikationen:** nicht tumorbedingtes Bilirubin > 2 mg/dl, vorbestehende kardiale Schädigung (Grad IV), Vorsicht bei Alter > 65 Jahre
- **Toxizität:** Palmar-plantare Erythrodysästhesie (PPE) = Hand-Fuß-Syndrom, Stomatitis, ANE-Syndrom, KM, Asthenie, Hautausschlag, Alopezie (sehr selten), akute Reaktionen während der Infusion (Asthma, Hautrötung, Schmerzen im Brustkorb, Fieber, Hypotonie, Tachykardie, Pruritus, Kurzatmigkeit, Gesichtsödeme, Kopfschmerzen, Schüttelfrost)
- **Interaktionen:** keine Mischung mit Heparin (chemische Inkompatibilität), keine Mischung in alkalischen Lösungen; T ↑ und W ↑ mit Phenobarbital durch beschleunigte Plasma-Clearance; T ↓ und W ↓ Interferon-α, H2-Antagonisten und Verapamil; T ↑ mit Ciclosporin (neurologische Störungen bis zum Koma); Bioverfügbarkeit von Digoxin kann verringert sein
- **Applikation:** i.v. (cave: Nekrose bei Paravasat), p.o.
- **Dosierung:** ED: i.v. 12 mg/m^2/d an Tag 1–3 oder 8 mg/m^2/d an Tag 1–5; p.o. 35–50 mg/m^2/d an Tag

1–3; MD: 120 mg/m^2 (Kumulation mit anderen Anthrazyklinen und Anthrachinonen)
- **Elimination:** biliär (70–60%) und renal (5–15%)
- **Metabolisierung:** hepatisch in einen aktiven Metabolit (Idarubicinol)
- **HWZ:** 12–35 Std., Idarubicinol 41–69 Std. (bei parenteraler Gabe)
- **Besonderheit:** bei Paravasat ☞ 39

Ifosfamid (IFO): Holoxan®, IFO-cell®

- **Indikationen:** Bronchial-, Ovarial-, Mamma-, Hoden-, Pankreas-, Zervixkarzinome, Ewing-, Weichteilsarkome, maligne Lymphome
- **Toxizität:** KM, ANE-Syndrom, Alopezie, Gonaden mit Hypo-/Azoospermie, Lunge (Pneumonitis), Leber, Haut, in hoher Dosierung kardiotoxisch und Enzephalopathie; Zystitisprophylaxe mit Mesna: 20% der Dosis von IFO i.v. zum Zeitpunkt 0 Std. und i.v. nach 4 Std. und 8 Std. oder 40% p.o. nach 2 und 6 Std.; bei Dauerinfusion: 20% vor Infusion, bis 100% simultan und 50% über weitere 6–8 Std. nach IFO-Infusion mit ausreichender Flüssigkeitszufuhr; grundsätzlich häufige Blasenentleerung
- **Interaktionen:** Wirkung ↑ von Antikoagulanzien (Cumarin) und Sulfonylharnstoffen (Hypoglykämie), Verstärkung der Bestrahlungsreaktion der Haut; T ↑ Niere, KM und ZNS bei gleichzeitiger Gabe von Cisplatin, T ↑ durch Cimetidin, Hydrochlorothiazid und Allopurinol; Antagonismus bei Gabe von IFO vor Taxanen, Synergismus mit Cisplatin und 5-FU; keine Grapefruits oder Grapefruit-Saft (Wirkung ↓)
- **Applikation:** i.v. (Lang- und Kurzzeitinfusion, Lösung < 4% IFO)
- **Dosierung:** ED: 1,2–2,4 g/m^2 pro Tag an 3–5 Tagen; 5–8 g/m^2 als kontinuierliche Infusion über 24 Std.; MD ist nicht definiert
- **Dosisreduktion:** bei Nieren- und Leberfunktionsstörungen
- **Elimination:** renal
- **Metabolisierung:** ca. 50% hepatisch
- **HWZ:** ca. 3–10 Std.

> **!** Hydratation (> 2 l tgl.) während der Therapie.

Irinotecan-HCl (CPT 11): Campto

- **Indikationen:** kolorektale Karzinome in Kombination mit Folinsäure oder 5-FU und Monotherapie nach Vorbehandlung mit 5-FU
- **Kontraindikationen:** Bilirubin > 3-mal Normwert
- **Toxizität:** akut: cholinergisches Syndrom (dosisabhängig bei > 300 mg/m^2) → Vorbehandlung mit Atropin; verzögert: Diarrhö WHO-Grad 3/4 bei 25%, ANE-Syndrom, Alopezie, Transaminasen- und Kreatinin-Anstieg, KM (Neutropenie)
- **Interaktionen:** T ↑ (W ↓?) durch Antikonvulsiva (Beschleunigung der Clearance), Wirkung von Myotonolytika möglicherweise verstärkt; keine Gabe von Johanniskraut → Wirkungsverminderung
- **Applikation:** Infusion (60–90 Min., Infusionslösung: 0,12–1,2 mg/ml)
- **Dosierung:** ED: Monotherapie 100–150 mg/m^2 wöchentlich über 4 Wochen (Wiederholung alle 6 Wochen) oder 250–350 mg/m^2 (Infusion 30–90 Min.) alle 3 Wochen; in Kombination mit dem AIO-Schema 80 mg/m^2, mit dem LV5FU2-Schema 180 mg/m^2; max. ED 700 mg; bei Kombinationstherapie: Irinotecan vor Folinsäure/5-FU; MD ist nicht definiert
- **Dosisreduktion:** bei gastrointestinalen und hämatologischen Nebenwirkungen und Leberfunktionsstörungen (Bilirubin > 1,5–3-mal Normwert)
- **Elimination:** Metabolisierung über P450, vorwiegend biliär
- **Metabolisierung:** Prodrug, wird in vielen Geweben, überwiegend in der Leber, in die aktive Form überführt
- **HWZ:** 14,2 Std., triphasisch

Lomustin (CCNU): Cecenu®

- **Indikationen:** M. Hodgkin, primäre und sekundäre ZNS-Tumoren, Melanom, Bronchialkarzinom
- **Toxizität:** KM (verzögert nach 2–4 Wochen), Emesis (nach ca. 6–8 Std.), Lunge (Fibrose), selten Leber, Niere, Alopezie
- **Interaktionen:** T ↑ unter Cimetidin und Theophyllin, W ↓ durch Phenobarbital
- **Applikation:** p.o.; Einnahme: nüchtern mit viel Wasser trinken
- **Dosierung:** ED 80–130 mg/m^2, Wiederholung nach 6 Wochen; MD ist nicht definiert
- **Dosisreduktion:** bei KM-Insuffizienz
- **Elimination:** Metabolisierung, überwiegend renal
- **HWZ:** Metabolit 1 : 72 Std., Metabolit 2 : 5 und 27 Std.
- **Besonderheit:** Lomustin ist liquorgängig

Melphalan (L-PAM, MPL): Alkeran®

- **Indikationen:** multiples Myelom, Ovarial-, Mammakarzinom, Melanom (regionale Perfusion)

- **Toxizität:** KM (verzögert nach 2–4 Wochen), ANE-Syndrom, Alopezie, Amenorrhoe, Lungenfibrosen, hämolytische Anämie, sekundäre akute Leukämien; bei HD-Therapie: venookklusive Erkrankungen, interstielle Pneumonie, Lungenfibrose, inadäquates ADH-Sekretions-Syndrom (Hyponatriämie)
- **Interaktionen:** Cimetidin verringert die Bioverfügbarkeit des oral applizierten MPL um 30% und die Plasmahalbwertszeit um 20%; einige Aminosäuren (Leucin, Glutamin, Tyrosin und Methionin) verringern die Aufnahme von MPL in Tumorzellen; bei hochdosierter i.v.-Gabe (140 mg/m^2) und Nalidixinsäure: vereinzelt Enterokolitiden bei Kindern mit Todesfolge; T ↑ durch Ciclosporin und Misonidazol
- **Applikation:** i.v., p.o., i.a. (regionale Perfusion); Resorption und Bioverfügbarkeit sehr unterschiedlich (zwischen 20% und 90%), Bioverfügbarkeit nimmt im Laufe der Behandlung zu (gesteigerte Resorption), wird verringert bei Einnahme während oder nach dem Essen; Einnahme: nüchtern, ½ Std. vor den Mahlzeiten mit viel Flüssigkeit
- **Dosierung:** ED: multiples Myelom p.o. 0,125 mg/kgKG über 4 Tage, Tagesdosis verteilen, i.v.: 15 mg/m^2 Tag 1; Ovarial-, Mammakarzinom: 0,2 mg/kgKG über 5 Tage; HD-Therapie (KMT): 140–200 mg/m^2; regionale Perfusion: 70–100 mg; MD ist nicht definiert
- **Dosisreduktion:** bei Nierenfunktionseinschränkung, 50% bei Kreatininclearance von 30–50 ml/Min. (besonders bei i.v.-Gabe)
- **Elimination:** Katabolisierung, renal und intestinal
- **HWZ:** biphasisch: 8 Min. und 2 Std.

> **!** Häufige Kontrolle des Blutbildes und der Harnstoffwerte.

6-Mercaptopurin (6-MP): Puri-Nethol®

- **Indikation:** akute Leukämien
- **Toxizität:** KM, Lebernekrose und Cholestase (häufiger bei Dosierung > 2,5 mg/kgKG/d); selten: ANE-Syndrom, Mukositis, Arzneimittelfieber und Exantheme, Hyperurikämie mit Nephropathie, gelegentlich Ulcera ventriculi et duodeni, potenziell mutagen, kanzerogen und teratogen
- **Interaktionen:** T ↑ unter Allopurinol → Reduktion auf 25%; MP verringert die Wirkung der Cumarine
- **Applikation:** p.o., GI-Resorption ca. 50%, Bioverfügbarkeit 5–37%; Einnahme: gesamte Einzeldosis auf leeren Magen (z. B. vor dem Schlafen)
- **Dosierung:** ED: 2,5 mg/kgKG/d; MD ist nicht definiert
- **Dosisreduktion:** bei Leber- und Nierenfunktionsstörungen
- **Elimination:** Metabolisierung in der Leber, renal
- **HWZ:** 20–90 Min.

> **!** Kontrolle des Blutbildes und der Leberfunktion in der Induktionsphase 1-mal wöchentlich.

Methotrexat (MTX): Methotrexat Lederle, Methotrexat medac, Metex®, Methotrexat HC, Methotrexat-GRY®

- **Indikationen:** akute lymphatische Leukämie (ALL), maligne Lymphome, Chorionepitheliom, Mamma-, Zervix-, Ovarial-, Kopf-Hals-Karzinom, kleinzelliges Bronchialkarzinom (SCLC), Osteosarkom, Menigiosis leucaemica
- **Wirkung:** Folsäure-Antagonist (phasenspezifisch, S-Phase)
- **Kontraindikationen:** bei HD-MTX: bei GFR < 60 ml/Min.
- **Toxizität:** KM, Mukositis, Diarrhö, Leber, Niere, ZNS, seltener Allergien, Haut (Hand-Fuß-Syndrom); HD-Therapie: Urinausscheidung > 200 ml/Std., Urin-pH > 7,4 → Rescue mit Kalziumfolinat nach 24 Std. über mind. 36 Std. je nach Serumspiegel; ZNS-Toxizität bei intrathekaler Anwendung (Meningismus, selten periphere Lähmungen), bei Liquorzirkulationsstörung schwere Hirnveränderungen; selten allergische Pneumonitis
- **Interaktionen:** T und W ↑ (Nephrotoxizität) durch Cisplatin; konkurrierende Nierenausscheidung mit nichtsteroidalen Antirheumatika: Azetylsalizylsäure, Naproxen, Ketoprofen; T ↑ (KM-Toxizität) durch Trimethoprim, Salicylate, Phenytoin und Penicilline; Gefahr von Leberzirrhose durch gleichzeitige Alkoholzufuhr; T ↑ von Cumarinen → 2 Tage Karenzzeit vor und nach der Therapie; ZNS: Leukenzephalie bei Bestrahlung des ZNS (auch bei späterer Radiotherapie)
- **Applikation:** i.v., i.m., intrathekal, p.o. (50% Bioverfügbarkeit)
- **Dosierung:** ED 40–60 mg/m^2, HD-Therapie bis 12 g/m^2; intrathekal: 8–12 mg/m^2 1–2-mal wöchentlich; MD: 20 g als ED, keine kumulative MD bekannt
- **Dosisreduktion:** bei Nierenfunktionsstörung

- **Folinsäure-Rescue:** Dosis MTX > 100 mg/m^2: 12–24 Std. nach Beginn der MTX-Gabe Folinsäure 15–30 mg p.o. alle 6 Std. 8–12-mal bis zur Normalisierung des MTX-Spiegels (< 0,1 µmol); bei verzögerter Ausscheidung Dosissteigerung der Folinsäure auf 100 mg/m^2 i.v.
- **Überdosierung:** Therapie: Carboxypeptidase G2 steigert die Methotrexat-Clearance (auch intrathekal); zu beziehen von Prof. Dr. E. Thiel, Med. Klinik III, Universitätsklinikum Benjamin Franklin der FU Berlin; Tel: 030/8445-2-37; Fax -4468 im Rahmen der GMALL-Studie „Einsatz rekombinanter Carboxypeptidase G2 bei Patienten mit Methotrexat-Ausscheidungsstörung oder intrathekaler Methotrexat-Überdosierung"
- **Elimination:** Metabolisierung (7 %), renal (70 %)
- **HWZ:** triphasisch: 2–4 Std., 5 Std. und 27 Std.

> ! Bei Aszites oder Pleuraerguss kann MTX in diesem 3. Kompartiment verlängert verbleiben und verzögert rückresorbiert werden, die Halbwertszeit verlängert sich dadurch deutlich und die Toxizität ist unkontrollierbar. Daher keine HD-Therapie ohne vorherige Punktion des Ergusses.

Miltefosin: Miltex®-Lösung

- **Indikation:** inoperable Hautmetastasen bei Mammakarzinom nach Versagen der Radiotherapie
- **Wirkung:** genauer Wirkmechanismus nicht bekannt, wahrscheinlich Hemmung der membranständigen Enzyme
- **Toxizität:** Hautreizungen mit Juckreiz, Austrocknung und Schuppenbildung, selten Ulzerationen
- **Interaktionen:** keine parallele Radiotherapie wegen erhöhter Toxizität; simultane Hormon- oder Chemotherapie jedoch möglich
- **Applikation:** topisch (Haut)
- **Dosierung:** ED 1–2 Tr./10 cm^2 befallener Haut mit 3 cm breitem Rand, < 5 ml pro Applikation; MD ist nicht bekannt
- **Dosisreduktion:** ist nicht bekannt
- **Elimination:** kein relevanter Serumspiegel zu erwarten
- **HWZ:** „langsame Elimination"

Mitomycin (MMC): Mitomycin medac, Mito-medac®, Amétycine®, Mitomycin HEXAL

- **Indikationen:** solide Tumoren, chronische myeloische Leukämie (CML), Osteosarkom, Blasenkarzinom (intravesikal)
- **Toxizität:** KM (verzögert nach 2–4 Wochen), ANE-Syndrom (verzögert über viele Tage anhaltend), Leber, Lunge und Niere, Allergien, Alopezie; selten: Pneumonitis (ARDS), Mikroangiopathie und hämolytisch-urämisches Syndrom (→ prophylaktische Gabe von 250 mg Prednison prätherapeutisch)
- **Interaktionen:** Inaktivierung durch gleichzeitige Gabe von Vitamin B_2, B_6, B_{12}, C, K_1, Inosin, ATP, Glutathion, Orotsäure, Cystein und Natriumdithionit, erhöhte Gefahr eines Bronchospasmus bei gleichzeitiger oder auch späterer Gabe von Vinkaalkaloiden, Synergismus mit Cisplatin; T ↑ Lunge mit Vinkaalkaloiden und Bleomycin, T ↑ Herz mit Anthrazyklinen
- **Applikation:** streng i.v., i.a. (Nekrosen bei Paravasat!), topisch (Harnblase)
- **Dosierung:** ED: 10–20 mg/m^2; MD: ca. 100 mg (3–5 Zyklen)
- **Dosisreduktion:** bei Nierenfunktionsstörung
- **Elimination:** Metabolisierung, renal
- **HWZ:** biphasisch: 2–7 Min. und 30–45 Min.
- **Besonderheit:** bei Paravasat ☞ 39

Mitoxantron (MITX): Novantron®, Onkotrone®, Mitoxantron-GRY®, Ralenova®

- **Indikationen:** Mamma-, Prostatakarzinom, Non-Hodgkin-Lymphome, akute Leukämien, Blastenschub der chronischen myeloischen Leukämie (CML)
- **Toxizität:** KM, Herz (Kumulation mit Anthrazyklinen)
- **Interaktionen:** keine Mischung mit Heparin (Ausfällung), Thrombozytenaggregationshemmung (ähnlich wie ASS); MITX inhibiert den mikrosomalen Cytochrom-P450-Metabolismus, daher unerwartete Nebenwirkungen möglich insbesondere in Interaktionen mit Medikamenten, die ebenfalls diesen Abbaumechanismus haben (Barbiturate, Phenytoin)
- **Applikation:** i.v., i.a., intrapleural, intraperitoneal, topisch
- **Dosierung:** ED: 12–14 mg/m^2 als Kurzinfusion in 250 ml NaCl; intratumoral ca. 0,3 mg/cm^2 Tumor (experimentell); Peritonealraum: 25 (–35) mg/m^2 in NaCl (ca. 10 mg/500 ml); MD: 200 mg/m^2 (kumulative Dosis)

- **Dosisreduktion:** bei Leberfunktionsstörung (ähnlich wie Doxorubicin)
- **Elimination:** Metabolisierung in der Leber, biliär
- **HWZ:** 23 – 47 Std.
- **Besonderheit:** intrakavitäre Instillation (Pleura, Peritoneum)

Nimustin (ACNU): ACNU® 50

- **Indikationen:** primäre und sekundäre ZNS-Tumoren, nicht-kleinzelliges Bronchialkarzinom (NSCLC), kleinzelliges Bronchialkarzinom (SCLC), Mamma-, Kolon-, Rektum-, Magenkarzinom, chronische myeloische Leukämie (CML), maligne Lymphome
- **Toxizität:** KM (verzögert, Nadir nach 2 – 5 Wochen), ANE-Syndrom, lokaler Schmerz; selten: Leber, Niere
- **Interaktionen:** verstärkte KM-Schädigung bei Kombinationstherapie
- **Applikation:** streng i.v. oder i.a.
- **Dosierung:** ED: 90 – 100 mg/m^2/d, Wiederholung nach 6 Wochen; MD ist nicht definiert
- **Dosisreduktion:** bei KM-Insuffizienz
- **Elimination:** Metabolisierung, renal
- **HWZ:** 0,6 Std., in der Zerebrospinalflüssigkelt Konzentration bis zu 63 % der Serumkonzentration

Oxaliplatin (L-OHP): ELOXATIN®

- **Indikationen:** in Kombination mit Folinsäure / 5-FU beim kolorektalen Karzinom adjuvant im Stadium III und palliativ
- **Kontraindikationen:** bekannte Platin-Allergie
- **Toxizität:** peripheres Nervensystem (Dysästhesien, Parästhesien), GI-Trakt (Übelkeit, Erbrechen, Durchfall bis 4 % Grad 3 und 4), akut einsetzende laryngopharyngeale Dysästhesie
- **Interaktionen:** wegen Inkompatibilität mit NaCl- und basischen Lösungen nicht mit 5-FU mischen
- **Dosierung:** ED: in Kombination mit 5-FU 85 mg/m^2 jeweils als Infusion über 2 – 6 Std.; Grenzdosis für Neurotoxizität 850 – 1000 mg/m^2
- **Dosisreduktion:** anhaltende Parästhesien ohne eine Funktionseinschränkung: 65 – 75 mg/m^2, mit Funktionseinschränkung: Unterbrechung der Therapie
- **Applikation:** i.v.; als Trägerlösung bei Infusion nur Glukose 5 % verwenden, keine Bolusinjektion, keine aluminiumhaltigen Infusionsbestecke verwenden
- **Elimination:** Metabolisierung, renal (ca. 95 %)
- **HWZ:** biphasisch: 0,4 Std. und 38 Std. (auf Gesamt-Platin bezogen)

Paclitaxel: Taxol®, Ribotax®, Paxene, Paclitaxel ratiopharm®, Paclitaxel Mayne

- **Indikationen:** adjuvante Therapie beim nodal-positiven Mammakarzinom, 1st- und 2nd-line Therapie bei Ovarialkarzinom, Mammakarzinom (einschließlich der Kombination mit Trastuzumab / Herzeptin), nicht-kleinzelliges Bronchialkarzinom (NSCLC), Kaposi-Sarkom
- **Kontraindikationen:** Überempfindlichkeit
- **Toxizität:** KM, Alopezie, periphere Neuropathie (höher bei Kurzzeitinfusion), Myalgie, ANE-Syndrom, Obstipation, Kardiotoxizität (Überleitungsstörungen), schwere Überempfindlichkeitsstörungen (HSR) bis zu Anaphylaxie durch Paclitaxel selbst oder dem Lösungsvermittler (innerhalb von Minuten nach Therapiebeginn) → Prämedikation und Überwachung des Patienten
- **Interaktionen:** inkompatibel z. B. mit Mitoxantron-HCl und PVC; Paclitaxel in Kombination immer vor Cis- oder Carboplatin und Ifosfamid geben, aber nach Doxorubicin und Epirubicin (24 Std.!); Verstärkung der Kardiotoxizität von Anthrazyklinen in Kombination mit Paclitaxel, im Tierversuch Einfluss auf den Cytochrom- P450-Metabolismus; Verstärkung der Wirkung der Radiotherapie
- **Applikation:** i.v., mit PVC-freiem Infusionsbesteck
- **Dosierung:** ED: 175 mg/m^2 als Infusion über 1 – 3 Std., 135 mg/m^2 als Infusion über 24 Std. (mit Mikroporen-Filter und PVC-freiem Infusionsbesteck); alle 3 Wochen (Dosiserhöhung bis 250 mg/m^2 bringt keine Verbesserung, sondern nur höhere Toxizität) 90 – 100 mg/m^2 über 1 Std. im wöchentlichen Intervall; Prämedikation: Dexamethason 20 mg (-12 Std. bis -6 Std.), Cimetidin 300 mg oder Ranitidin 50 mg, Clemastin 2 mg i.v. (-30 bis -60 Min.), darunter sinkt die Rate der Hypersensitivitätsreaktion auf 1 – 3 %; MD ca. 1000 mg/m^2 wegen Neurotoxizität
- **Dosisreduktion:** bei KM-Insuffizienz und Leberfunktionsstörungen (50 % bei Bilirubin > 3 mg/dl und / oder GOT / GPT 3-mal über Normalwert)
- **Elimination:** biliär (25 %), gering renal (4 – 8 %)
- **Metabolisierung:** hepatisch, der Metabolit 6-Hydroxy-Paclitaxel ist auch aktiv
- **HWZ:** 2,0 – 52,7 Std., hohe Proteinbindung

> **!** Grundsätzlich nur mit Kortikoiden und H1- / H2-Rezeptorantagonisten applizieren.

Pegasparaginase: Oncaspar®

- **Indikation:** bei Überempfindlichkeitsreaktion gegen E.-coli-Asparaginase bei akuten Leukämien, Non-Hodgkin-Lymphomen (Kinder)
- **Wirkung:** intravasaler Abbau von Asparagin, das in bestimmten malignen lymphatischen Zellen nicht synthetisiert werden kann
- **Kontraindikation:** Pankreatitis (auch in der Anamnese)
- **Toxizität:** KM, allergische Reaktionen, Leberfunktionsstörungen, Blutgerinnungsstörungen (Fibrinogensynthese-Hemmung), ANE-Syndrom, Abfall der Glukosetoleranz besonders unter Kortikoidgabe mit Abfall des Insulinspiegels (Hyperglykämie, Ketoazidose), Pankreatitis; ZNS: akut Lethargie, Somnolenz bis zum Koma, chronisch hirnorganisches Psychosyndrom
- **Interaktionen:** T ↑ von Cumarinderivaten, Heparin, Dipyridamol oder Aspirin
- **Applikation:** i.v., i.m.
- **Dosierung:** 2500 IE/m^2 alle 2 Wochen
- **Dosisreduktion:** kein Angaben
- **Elimination:** Metabolisierung

Pentostatin (2′-Deoxycoformycin): Nipent®

- **Indikation:** Haarzell-Leukämie
- **Wirkung:** Adenosin-Deaminidase-Hemmung
- **Toxizität:** KM (!), Fieber, Niere (kumulative Toxizität), leichte GI-Toxizität, trockene Haut, Lunge, neurologische Störungen (Kopfschmerzen, Müdigkeit)
- **Interaktionen:** T ↑ durch Allopurinol und Vidarabin, Kombination mit Cytarabin und Fludarabin vermeiden (erhöhte Lungentoxizität) ebenso mit HD-Cyclophosphamid
- **Applikation:** i.v. (Kurzinfusion); viel Flüssigkeit zur Vermeidung einer Nephrotoxizität
- **Dosierung:** ED: 4 mg/m^2 alle 2 Wochen; MD ist nicht definiert
- **Dosisreduktion:** Dosis an die GFR anpassen: 100 ml/Min. → 80 %, 80 ml/Min. → 70 %, 60 ml/Min. → 60 %, 50 ml/Min. → 40 %, < 50 ml/Min. nicht geben
- **Elimination:** renal
- **HWZ:** biphasisch: 9–85 Min. und 5–14 Std.

Pemetrexed: ALIMENTA

- **Indikationen:** malignes Pleuramesotheliom (MPM) 1st-line in Kombination mit Cisplatin, nicht-kleinzelliges Bronchialkarzinom (NSCLC) 2nd-line als Monotherapie
- **Wirkung:** Beeinträchtigung der Biosynthese von Pyrimidin- und Purinnukleotiden durch die Blockade folatabhängiger Schlüsselenzyme (besonders Thymidylat-Synthase = TS, Dihydrofolatreduktase = DHFR, Glycinamidribonukleotidformyl-Transferase = GARFT); intrazellulär werden Polyglutamatformen gebildet, die in den Zellen zurückgehalten werden und deutlich stärkere Inhibitoren der TS und GARFT sind; Metaboliten der Polyglutamatreaktion haben eine verlängerte intrazelluläre HWZ, was zu einer verlängerten Wirkdauer führt
- **Toxizität:** KM-Toxizität, GI-Toxizität (Übelkeit, Erbrechen, Stomatitis, Durchfall), Fatigue, Anstieg der Lebertransaminasen (transient), Nierenfunktionsstörung, Hautrötung, Haarausfall, febrile Neutropenie, Bauchschmerzen, allergische Reaktionen, Herzrhythmusstörungen
- **Interaktionen:** hohe Dosen von NSAID 2 Tage vor und nach der Pemetrexedgabe vermeiden und engmaschige Überwachung auf Myelosuppression und GI-Toxizität; nephrotoxische Arzneimittel können zu verzögerter Elimination führen; bei tubulär sezernierten Substanzen (z. B. Probenecid) verzögerte Ausscheidung möglich
- **Applikation:** i.v. Kurzinfusion (10 Min.)
- **Dosierung:** 500 mg/m^2 über 10 Min. Kurzinfusion Tag 1, Wiederholung Tag 22; bei Kombination: Cisplatin über 120 Min., Beginn 30 Min. nach Abschluss der Pemetrexed-Infusion; MD ist nicht definiert; obligate Prämedikation:
  - Dexamethason: 2-mal tgl. 4 mg 1 Tag vor, am Tag der und 1 Tag nach Chemotherapie
  - Folsäure: 350–1000 µg tgl. p.o. von Tag -7 bis Tag 21 nach der letzten Therapie durchgehend
  - Vitamin B_{12}: 1000 µg i.m. 1 Woche vor der ersten Pemetrexedgabe und nach jedem 3. Zyklus zeitgleich mit Premetrexed
- **Dosisreduktion:** in Abhängigkeit von der auftretenden Toxizität
- **Elimination:** vorwiegend unveränderte renale Elimination, ca. 70–90 % in 24 Std.
- **HWZ:** ca. 3 Std. bei normaler Nierenfunktion

> **!** Bei Kreatininclearance < 45 ml/Min. wird Anwendung nicht empfohlen.

Procarbazin (PBZ): Natulan®

- **Indikationen:** maligne Lymphome, experimentell: ZNS-Tumoren in Kombination mit PCV
- **Wirkung:** Hemmung sowohl von DNS- als auch RNS- und Proteinsynthese, wahrscheinlich über aktive Wasserstoffperoxid-Radikale (zyklusspezifisch, S-Phase)
- **Toxizität:** ANE-Syndrom, KM, Sekundärmalignome; ZNS: Veränderung der Bewusstseinslage, Agitiertheit, Depression
- **Interaktionen:** tyraminhaltige Speisen (Milch u.Ä.), Alkoholunverträglichkeit (wie nach Disulfiram), Verstärkung der Wirkung von Barbituraten, Narkotika und Analgetika, Phenothiazinderivaten und Präparaten vom Imipramintyp (Produktinformation beachten); akute hypertone Krise in Kombination mit trizyklischen Antidepressiva oder Sympathomimetika
- **Applikation:** p.o. (Bioverfügbarkeit nahezu 100 %)
- **Dosierung:** ED: Monotherapie Beginn mit 50 mg ansteigend bis 300 mg/d, Erhaltungstherapie von 100 mg/d; MD 6000 mg/Therapie (Monotherapie)
- **Dosisreduktion:** bei antidepressiver Therapie (Phenothiazine, Barbiturate)
- **Elimination:** Metabolisierung, renal
- **HWZ:** 7 Min. (nach i.v. Applikation), Substanz ist liquorgängig

> **!** Schwere Hämolyse bei Patienten mit G6PD-Defizienz.

Tegafur/Uracil (UFT): UFT

- **Indikation:** metastasiertes kolorektales Karzinom in Kombination mit Calciumfolinat (Folinsäure)
- **Wirkung:** Tegafur: nach enteraler Resorption Spaltung zu ☞ 5-FU, Doppelmodulation mit Uracil und Folinsäure
- **Toxizität:** Diarrhö, ANE-Syndrom, Stomatitis, Asthenie
- **Applikation:** p.o. (rasche, vollständige Resorption); Einnahme 1 Std. vor oder nach einer Mahlzeit mit Flüssigkeit
- **Dosierung:** 300 mg/m^2 (Tegafur) in Kombination mit Folinsäure 90 mg, beides p.o. verteilt auf 3 Tagesdosen an Tag 1 – 28, Wiederholung nach 5 Wochen
- **Elimination:** Metabolisierung, renal
- **HWZ:** 11 Std. (Tegafur), 20 – 40 Min. (Uracil)

Temozolomid: Temodal

- **Indikationen:** 1st-line kombinierte Radiochemotherapie des Glioblastoms mit anschließender Monotherapie, rezidivierende oder progrediente maligne Gliome wie Glioblastoma multiforme oder anaplastisches Astrozytom
- **Wirkung:** Prodrug, wird spontan aktiviert
- **Toxizität:** KM, ANE (gering), Leber
- **Applikation:** p.o.; Einnahme nüchtern mind. 1 Std. vor dem Essen
- **Dosierung:** bei einer kombinierten Radiochemotherapie: 75 mg/m^2 während der Radiotherapie (42 Tage, 60 Gy); Monotherapie: 150 mg/m^2, Tag 1 – 5, Wiederholung Tag 29; ohne NW: Dosiserhöhung im 2. Zyklus auf 200 mg/m^2; MD ist nicht definiert
- **Dosisreduktion:** nicht bekannt
- **Elimination:** renal
- **Metabolisierung:** gering
- **HWZ:** 1,8 Std.

> **!** Erhöhte Sonnenexposition vermeiden.

Teniposid (VM 26): VM 26-Bristol®

- **Indikationen:** maligne Lymphome, ZNS-Tumoren, Harnblasenkarzinom
- **Toxizität:** KM, gastrointestinale Intoleranz, Stomatitis, intestinale Nekrose und Perforation, Leberfunktionsstörungen und Lebervenenverschluss (nach Absetzen reversibel); periphere Neuropathie; selten Hypersensitivitätsreaktion (HSR) bis zu einem anaphylaktischen Schock mit Herzversagen, Alopezie
- **Interaktionen:** synergistischer Effekt mit Cytarabin, T ↑ in Kombination mit Methotrexat, W ↑ durch Phenobarbital und Phenytoin
- **Applikation:** i.v. (Kurzinfusion)
- **Dosierung:** ED: 30 mg/m^2 über 5 Tage; 40 – 50 mg/m^2 3-mal wöchentlich; 100 – 300 mg 1-mal wöchentlich; MD ist nicht definiert
- **Dosisreduktion:** bei manifester KM-Insuffizienz
- **Elimination:** z. T. renal
- **Metabolisierung:** hepatisch (Cytochrom-P450-System)
- **HWZ:** biphasisch: 1 – 2,5 Std., term. Halbwertszeit 6 – 20 Std.

6-Thioguanin (6-TG): Thioguanin-GSK®

- **Indikation:** Konsolidierungstherapie der akuten myeloischen Leukämie (AML) und akuten lymphatischen Leukämie (ALL)
- **Toxizität:** KM, gastrointestinale Intoleranz, Stomatitis, intestinale Nekrose und Perforation, Leberfunktionsstörungen und Lebervenenverschluss (nach Absetzen reversibel), Nierenschäden nach HD-Therapie
- **Interaktionen:** synergistischer Effekt mit Cytarabin, 6-Mercaptopurin und Methotrexat; portale Hypertension bei Kombination mit Busulfan, W ↑ durch Aminosalicylsäurederivate
- **Applikation:** p.o.; Einnahme mit reichlich Flüssigkeit außerhalb der Mahlzeiten
- **Dosierung:** ED 100 – 200 mg/m²/d (über 5 – 20 Tage); MD ist nicht definiert
- **Dosisreduktion:** bei Leber- und Nierenfunktionsstörung
- **Elimination:** Katabolisierung, renal
- **HWZ:** 1,5 Std.

> **!** Häufige Kontrolle des Blutbildes in der Induktionsphase.
> Keine Wirkung bei Patienten mit Lesch-Nyhan-Syndrom (Fehlen eines Enzyms).

Thiotepa: Thiotepa Lederle

- **Indikationen:** topisch: oberflächliches Harnblasenkarzinom, maligne Exsudate; i.v.: Mamma-, Ovarialkarzinom, chronische Leukämien, Morbus Hodgkin
- **Wirkung:** Hemmung der Glykolyse, Protein- und Nukleinsäuresynthese und weiterer Enzyme
- **Toxizität:** KM
- **Interaktionen:** bei Vorbehandlung mit Sulfonamiden, Chloramphenicol, Amidopyrin-Derivaten und Diphenylhydantoin Gefahr ausgeprägter Störungen der Blutbildung; T ↑ des Succinylcholins (sollte vermieden werden)
- **Applikation:** i.v., topisch (Blase, Peritoneum, Pleura)
- **Dosierung:** ED: lokal 15 – 60 mg, systemisch 30 mg; HD-Therapie (KMT): 125 – 150 mg/m² über 4 Tage; MD ist nicht bekannt
- **Dosisreduktion:** bei Leber-, Nieren- und KM-Funktionsstörungen
- **Elimination:** renal (60 %)
- **Metabolisierung:** rasch, zum Teil zu aktiven Metaboliten

Topotecan: Hycamtin®

- **Indikationen:** Ovarialkarzinom (2nd-line), für kleinzelliges Bronchialkarzinom (SCLC) Zulassung beantragt
- **Kontraindikation:** GFR < 20 ml/Min.
- **Toxizität:** KM, Mukositis, mikroskopische Hämaturie, Alopezie
- **Interaktionen:** T ↑ in Kombination mit Filgrastim, potenzieller Synergismus mit Etoposid, Platinderivaten und Alkylanzien, W ↓ bei Gabe von Phenytoin (Erhöhung der Clearance)
- **Applikation:** i.v. (Kurzinfusion), orale Gabe in Vorbereitung
- **Dosierung:** ED: 5-mal 1,5 mg/m²/d (Infusionsdauer 30 Min.), wöchentliche Gabe in der Entwicklung; MD ist nicht definiert
- **Dosisreduktion:** bei Niereninsuffizienz
- **Elimination:** renal (50 – 70 %)
- **Metabolisierung:** rasch im Plasma
- **HWZ:** biphasisch: 0,1 – 2 Std., terminale HWZ 1 – 8 Std.

> **!** Bei kombinierter Gabe: Topotecan vor Cisplatin.

Treosulfan (TREO): Ovastat®

- **Indikation:** epitheliale Ovarialkarzinome: p.o. nach Versagen einer platinhaltigen Chemotherapie, i.v. als 1st-line Therapie allein oder in Kombination
- **Toxizität:** KM, schwache GI-Beschwerden und Allergien, Hautpigmentierung
- **Interaktionen:** nicht bekannt, am Therapietag vermehrte Flüssigkeitszufuhr
- **Applikation:** i.v., p.o. (gute Resorption, Einnahme mit Milch oder zum Essen, Bioverfügbarkeit ca. 50 %)
- **Dosierung:** ED: p.o. 7-mal 1000 – 1250 mg; i.v. 5 g/m² an Tag 1 (in Kombination mit DDP); MD ist nicht definiert
- **Dosisreduktion:** bei gleichzeitiger Radiotherapie
- **Elimination:** renal
- **Metabolisierung:** Prodrug, spontane Aktivierung
- **HWZ:** 1,5 – 1,8 Std.

> **!** Inaktiv bei Platin-refraktären Tumoren (< 3 % Remissionen).

Trofosfamid: Ixoten®

- **Indikation:** Non-Hodgkin-Lymphome nach Versagen der Standardtherapie
- **Toxizität:** KM; selten und bei höherer Dosierung (> 10 mg/kgKG): ANE-Syndrom, Zystitis, Alopezie
- **Interaktionen:** Verstärkung der Wirkung von Sulfonylharnstoffen (Hypoglykämie)
- **Applikation:** p.o. (Bioverfügbarkeit ca. 100%); Einnahme mit viel Flüssigkeit
- **Dosierung:** ED: initial 300–400 mg, Dauertherapie 100–200 mg; MD ist nicht definiert
- **Dosisreduktion:** bei Nierenfunktionseinschränkungen
- **Elimination:** Metabolisierung, renal
- **HWZ:** bei oraler Gabe max. nach 2–4 Std.; nach 24 Std. ca. 12,5% Restaktivität
- **Besonderheit:** geringere Immunsuppression als Cyclophosphamid

Vinblastin (VBL): Vinblastin-GRY®, Vinblastin HEXAL®

- **Indikationen:** maligne Lymphome, Hoden-, Mammakarzinom, Kaposi-Sarkom
- **Toxizität:** KM, Konstipation (bis zum Ileus), Neuropathie, Hypertonie, Bronchospasmus
- **Interaktionen:** in Kombination mit Mitomycin C besteht die Gefahr des Bronchospasmus, mit Asparaginase wird die hepatische Clearance von VBL vermindert (Gabe 12–24 Std. vorher), Verminderung der Wirkung von Phenytoin
- **Applikation:** streng i.v. (Nekrose bei Paravasat)
- **Dosierung:** ED: Anfangsdosis 3,7 mg/m^2, Steigerung pro Woche um 1,8 mg/m^2 bis max. 18,5 mg/m^2, in der Kombinationstherapie 6 mg/m^2; MD erreicht bei manifester Neurotoxizität
- **Dosisreduktion:** um 50% bei Bilirubin > 3 mg/dl
- **Elimination:** biliär (20%) und renal (33%)
- **Metabolisierung:** rasche hepatische Metabolisierung zu einem aktiven Metaboliten
- **HWZ:** triphasisch: 3,7 Min., 1,6 Std. und 24,8 Std.

> **!** Kumulative neurologische Toxizität.
> Ileusgefahr bei gleichzeitiger Gabe von Opiaten.
> Injektion nur in große erreichbare und sichtbare Venen. Bei Verdacht auf Paravasat ist die Injektion sofort abzubrechen. Bei Paravasat ☞ 39.

Vincristin (VCR): Vincristin-BMS, Vincristinsulfat-GRY®, cellcristin®, Vincristinsulfat HEXAL®, VINCRISTIN-biosyn, Onkocristin

- **Indikationen:** akute Leukämien, maligne Lymphome, Mammakarzinom, kleinzelliges Bronchialkarzinom (SCLC), Ewing-, Rhabdomyosarkom, Wilms-Tumor, Neuroblastom
- **Toxizität:** peripheres Nervensystem, GI-Trakt (Obstipation, Ileus), Blasenatonie, Bronchospasmus; selten: SIADH (Syndrom der inadäquaten ADH-Sekretion mit Hyponatriämie) besonders bei intensiver Hydrierung (Platin-Therapie)
- **Interaktionen:** T ↑ (Neurotoxizität) durch DDP, VP 16 und Paclitaxel, Gefahr des Subileus, paralytischer Ileus bei Gabe von Opiaten, Gefahr des Bronchospasmus bei Gabe von Mitomycin C, Verminderung der hepatischen Clearance von VCR (1. Gabe 12–24 Std. vorher), Verminderung der Wirkung von Phenytoin, T ↑ mit Cyclosporin A und Itraconazol
- **Applikation:** streng i.v. (Nekrose bei Paravasat); als Trägerlösung bei Infusion nur NaCl 0,9% oder Glukose 5% verwenden
- **Dosierung:** ED: 1,4 mg/m^2, max. 2 mg; Alter > 65 Jahre: ED 1 mg; max. ED 2 mg, max. Gesamtdosis 20 mg
- **Dosisreduktion:** um 50% bei Bilirubin > 3 mg/dl, bei Konstipation und Neuropathie
- **Elimination:** Metabolisierung in der Leber (P450), biliär
- **HWZ:** triphasisch: 0,08 Std., 2,3 Std. und 85 Std.

> **!** Kumulative neurologische Toxizität.
> Injektion nur in große und sichtbare Venen. Bei Paravasat ☞ 39.

Vinorelbin: Navelbine®

- **Indikationen:** nicht-kleinzelliges Bronchialkarzinom (NSCLC), anthrazyklinresistentes Mammakarzinom
- **Toxizität:** KM, selten Neurotoxizität (Ileusgefahr bei Gabe von Opiaten)
- **Applikation:** i.v. (Kurzinfusion), p.o.
- **Dosierung:** i.v. ED 25–30 mg/m^2 wöchentlich (Kurzinfusion 6–10 Min.); p.o. ED mit 60 mg/m^2 beginnen (3 Wochen), dann bei fehlender Toxizität auf 80 mg/m^2 erhöhen; MD ist nicht definiert
- **Dosisreduktion:** KM-Insuffizienz, schwere Leberinsuffizienz
- **Elimination:** fäkal (25%) und renal (10%)

- **Metabolisierung:** hepatisch zu einem aktiven und einem inaktiven Metaboliten
- **HWZ:** 40 Std.

> **!** Bei Paravasat ☞ 39.

41.3.2 Hormone

Anastrozol: Arimidex®

- **Stoffgruppe:** nicht-steroidaler Aromatasehemmer
- **Indikationen:** Therapie postmenopausaler Patientinnen mit hormonsensitivem fortgeschrittenen Mammakarzinom, adjuvante Therapie postmenopausaler Frauen mit Hormonrezeptor-positivem, nicht fortgeschrittenen invasiven Mammakarzinom
- **Wirkung:** Hemmung der enzymatischen Umwandlung von adrenal gebildetem Androgen zu Östrogen, 80 % Reduktion des Östrogenspiegels in der Menopause
- **Toxizität:** Flush-Symptomatik, Ödeme, Vaginitis sicca; selten: Thromboembolien, leichte Alopezie, muskuloskelettäre Schmerzen, Zunahme einer Osteoporose und Frakturen (Antidot: Bisphosphonate)
- **Interaktionen:** W ↓ bei Kombination mit Tamoxifen
- **Applikation:** p.o.
- **Dosierung:** 1 Filmtbl. à 1 mg tgl. als Dauertherapie
- **Dosisreduktion:** bei schwerer Niereninsuffizienz (GFR < 20 ml/Min.), bei schwerer Leberfunktionsstörung

Bicalutamid: Casodex®

- **Stoffgruppe:** nicht-steroidales Antiandrogen
- **Indikation:** Kombinationsbehandlung des metastasierten Prostatakarzinoms (totale Androgenblockade)
- **Wirkung:** Bindung und Blockierung des Androgenrezeptors auf der Prostata- und Prostatakarzinomzelle
- **Kontraindikationen:** hereditäre Galaktoseintoleranz, Laktasemangel
- **Toxizität:** Hitzewallungen, Gynäkomastie, Libidoverlust, Obstipation, passagere Leberfunktionsstörungen, Exanthem (Rash), Ödeme
- **Interaktionen:** T ↑ der Cumarinderivate → engmaschige Kontrolle der PTT
- **Applikation:** p.o.
- **Dosierung:** 1 Tbl. à 50 mg tgl.
- **Dosisreduktion:** bei schweren Leberfunktionsstörungen

- **Elimination:** Metabolisierung (P450)
- **HWZ:** 7,4 Tage

Buserelin: Profact® Depot

- **Stoffgruppe:** Analogon der Gonadotropin freisetzenden Hypophysenhormone
- **Indikation:** fortgeschrittenes, hormonempfindliches Prostatakarzinom
- **Wirkung:** durch verstärkte Dauerwirkung entsteht eine Desensibilisierung der Hypophyse mit Verminderung der Ausschüttung von LH und FSH und damit Verminderung der Östrogen- und Testosteron-Synthese (medikamentöse Kastration)
- **Toxizität:** Libidoverlust, Hitzewallungen, Schwitzen, Hyperkalzämie; bei Therapiebeginn kurzfristiger Anstieg von Östrogen und Testosteron (= Tumorstimulation), weshalb eine Antiöstrogen- bzw. Antiandrogen-Therapie über 3–4 Wochen parallel laufen sollte (Tamoxifen, Cyproteronacetat); zu Beginn der Therapie verminderte Konzentrationsfähigkeit möglich (Autofahrer!)
- **Applikation:** s.c. (Depot)
- **Dosierung:** Depot-Implantat alle 2–3 Monate
- **Komedikation:** 1 Woche vor und 3–4 Wochen nach 1. Gabe Zugabe eines Antiandrogens (Flutamid, Bicalutamid) wegen passagerer Stimulation der Testosteronsynthese
- **HWZ:** Depotpräparat mit hohem Wirkspiegel über 2 (6,3 mg) bzw. 3 (9,45 mg) Monate

Cyproteronacetat: Androcur®, Cyproteronacetat-GRY®

- **Stoffgruppe:** Antiandrogen
- **Indikation:** fortgeschrittenes Prostatakarzinom
- **Wirkung:** antiandrogen, gestagen und antigonadotrop
- **Toxizität:** innere Unruhe, depressive Verstimmung, Gynäkomastie, Leberfunktionsstörungen
- **Interaktionen:** Antidiabetika durch Beeinflussung der Glukosetoleranz; bei gleichzeitigem Alkoholgenuss stärkere enthemmende Wirkung
- **Applikation:** p.o., i.m.
- **Dosierung:** Monotherapie 200–300 mg tgl.; als Begleittherapie bei GnRH-Analoga 1 Woche vor und 3–4 Wochen nach der 1. Injektion 200 mg tgl.

Exemestan: AROMASIN®

- **Stoffgruppe:** steroidaler Aromatasehemmer
- **Indikationen:** palliative Therapie des hormonsensitiven Mammakarzinoms bei postmenopausalen Pati-

entinnen nach Versagen einer Antiöstrogentherapie; als adjuvante Therapie frühe adjuvante Sequenztherapie (2 – 3 Jahre nach primärer Tamoxifengabe)
- **Wirkung:** irreversible Inaktivierung der Aromatase (steroidaler A-Inaktivator)
- **Toxizität:** Hitzewallung, Übelkeit, selten Schwitzen, ca. 20 % Lymphopenie
- **Interaktionen:** möglicherweise mit Medikamenten, die ebenfalls durch Cytochrom P450 metabolisiert werden
- **Applikation:** p.o.; Einnahme vorzugsweise nach der Mahlzeit
- **Dosierung:** ED 25 mg tgl.
- **Dosisreduktion:** bei Niereninsuffizienz nicht notwendig, bei Leberschaden notwendig (☞ Fachinformationen)
- **Elimination:** Metabolisierung, gering renal
- **HWZ:** terminal 24 Std.

Flutamid: Fugerel®

- **Stoffgruppe:** nicht-steroidales Antiandrogen
- **Indikation:** fortgeschrittenes Prostatakarzinom
- **Wirkung:** Inhibition der Androgenaufnahme und der nukleären Bindung
- **Toxizität:** Gynäkomastie (→ evtl. Bestrahlung der Mamillen mit 10 Gy), selten kardiovaskuläre Störungen
- **Interaktionen:** T ↑ von Antikoagulanzien (→ Überprüfung der Dosis)
- **Applikation:** p.o.; wenn möglich, auf leeren Magen einnehmen
- **Dosierung:** Monotherapie: 750 mg tgl. als Dauertherapie (3-mal tgl. 250 mg); als Begleittherapie bei GnRH-Analoga: 1 Woche vor und 3 – 4 Wochen nach der 1. Injektion 750 mg tgl.

Fosfestrol: Honvan®

- **Stoffgruppe:** phosphoryliertes Stilben, nicht-steroidales synthetisches Östrogen
- **Indikation:** metastasiertes Prostatakarzinom
- **Wirkung:** durch Dephosphorylierung Überführung in das zytostatisch wirksame Diethylstilbestrol
- **Toxizität:** thromboembolische und kardiovaskuläre Komplikationen, schmerzhafte Gynäkomastie (Prophylaxe: Bestrahlung der Mamillen mit 10 Gy)
- **Interaktionen:** nicht mit Ca^{2+}- oder Mg^{2+}-haltigen Infusionslösungen oder Begleitmedikationen mischen, wie z. B. Antazida, da es dadurch chemisch gebunden und inaktiviert wird
- **Applikation:** p.o., i.v.
- **Dosierung:** initial 1200 mg tgl. langsam i.v. über 10 Tage oder 9 – 12 Tbl. à 120 mg tgl.; Dauerbehandlung 3-mal 1 – 2 Tbl. tgl.
- **Dosisreduktion:** auf 50 % bei eingeschränktem Allgemeinzustand, gestörter Leber- oder Herzfunktion

Fulvestrant: Faslodex™

- **Stoffgruppe:** Östrogenrezeptor-Antagonist, reines steroidales Antiöstrogen
- **Indikation:** Östrogenrezeptor-positives fortgeschrittenes Mammakarzinom nach Antiöstrogentherapie
- **Wirkung:** Blockade und Down-Regulation des Östrogenrezeptors, keine Kreuzresistenz mit Antiöstrogenen, keine selektive Östrogenrezeptor-Modulatoren (SERM) vergleichbare agonistische Aktivität
- **Kontraindikationen:** Vorsicht bei leichter bis mittelschwerer Leberfunktions- und Nierenfunktionsstörung (Kreatininclearance < 30 ml / Min.)
- **Toxizität:** Hitzewallungen, gastrointestinale Beschwerden, Gelenkbeschwerden, Asthenie, Kopfschmerzen, venöse Thromboembolien, Exanthem
- **Interaktionen:** keine bekannt
- **Applikation:** i.m. (Depot)
- **Dosierung:** 250 mg 1-mal im Monat
- **Elimination:** Metabolisierung, fäkal, gering renal

Goserelin: Zoladex®

- **Stoffgruppe:** Analogon der Gonadotropin freisetzenden Hypophysenhormone (GnRH)
- **Indikationen:** hormonsensitives metastasiertes Mammakarzinom, metastasiertes Prostatakarzinom
- **Wirkung:** durch verstärkte Dauerwirkung entsteht eine Desensibilisierung der Hypophyse mit Verminderung der Ausschüttung von LH und FSH und damit Verminderung der Östrogen- und Testosteron-Synthese (medikamentöse Kastration)
- **Toxizität:** Libidoverlust, Hitzewallungen, Schwitzen, Hyperkalzämie
- **Applikation:** s.c. (Depot)
- **Dosierung:** 1 Implantat 3,6 mg alle 4 Wochen und 10,8 mg alle 12 Wochen
- **Komedikation:** 1 Woche vor und 3 – 4 Wochen nach 1. Gabe Zugabe eines Antiöstrogens bzw. Antiandrogens (Tamoxifen, Cyproteron, Flutamid, Bicalutamid) wegen passagerer Stimulation der Östrogen- bzw. Testosteronsynthese
- **HWZ:** Depotpräparat mit hohem Wirkspiegel über ca. 4 – 12 Wochen

Letrozol: Femara®

- **Stoffgruppe:** nicht-steroidaler selektiver Aromatasehemmer
- **Indikationen:** postmenopausale Patientinnen mit einem hormonabhängigen Mammakarzinom: adjuvant nach 5 Jahren Tamoxifen, palliativ 1st-line Therapie und nach Antiöstrogenvorbehandlung
- **Wirkung:** selektive Hemmung der Östrogensynthese aus dem in der Nebenniere gebildeten Androgen, Senkung des Östrogenspiegels um 80 % bei Frauen in der Menopause
- **Toxizität:** ANE-Syndrom, Kopfschmerzen, Schwindel, Hitzewallungen, Schweißausbrüche, Ödeme, Gewichtszunahme, selten Thromboembolien, Alopezie
- **Applikation:** p.o.
- **Dosierung:** 1 Tbl. à 2,5 mg tgl. als Dauertherapie

Leuprorelinazetat: Enantone®, Trenantone®, ELIGARD®

- **Stoffgruppe:** Analogon der Gonadotropin freisetzenden Hypophysenhormone (GnRH)
- **Indikationen:** fortgeschrittenes hormonabhängiges Mamma- und Prostatakarzinom
- **Wirkung:** durch verstärkte Dauerwirkung entsteht eine Desensibilisierung der Hypophyse mit Verminderung der Ausschüttung von LH und FSH und damit Verminderung der Östrogen- und Testosteron-Synthese (medikamentöse Kastration)
- **Toxizität:** Libidoverlust, Hitzewallungen, Schwitzen, Hyperkalzämie
- **Applikation:** s.c. (Depot)
- **Dosierung:** Injektion à 3,75/11, 25/22 mg alle 4/8/12 Wochen
- **Komedikation:** 1 Woche vor und 3–4 Wochen nach 1. Gabe Zugabe eines Antiöstrogens bzw. Antiandrogens (Tamoxifen, Leuprorelin, Flutamid, Bicalutamid) wegen passagerer Stimulation der Östrogen- bzw. Testosteronsynthese
- **HWZ:** Depotpräparat mit hohem Wirkspiegel über ca. 4/8/12 Wochen

Medroxyprogesteron (MPA): Farlutal®, Clinovir®, MPA Hexal®, MPA-Noury, MPA-beta®

- **Stoffgruppe:** Gestagen (Medroxyprogesteronazetat)
- **Indikationen:** metastasierendes Mammakarzinom, fortgeschrittenes Endometriumkarzinom
- **Wirkung:** Blockade des E2-Rezeptors im Tumorgewebe, Aktivierung der 17-β-Steroid-Dehydrogenase im Uterus, Reduktion des ACTH-, FSH- und LH-Spiegels, Stimulation des Östrogen- und Androgen-Abbaus
- **Kontraindikationen:** Absetzen bei thromboembolischen Erkrankungen, Sehstörungen, ungewohnten starken Kopfschmerzen, unkontrollierbarem Diabetes mellitus, Hypertonie und Leberfunktionsstörungen
- **Toxizität:** Gewichtszunahme (cave bei Knochenmetastasen), Wassereinlagerung mit Herzinsuffizienz, Thrombophlebitiden, Abbruchblutungen, Hypertonie, Akne
- **Applikation:** p.o., i.m.
- **Dosierung:** individuell (Serumspiegel > 100 ng/ml); Anfangsdosis 1000 mg tgl. p.o.; Spiegelbestimmung nach 6 Wochen und Dosisanpassung; gewünschter Plasmaspiegel > 100 ng/ml

Megestrolacetat: Megestat®

- **Stoffgruppe:** Gestagen
- **Indikationen:** fortgeschrittenes Mammakarzinom, Endometriumkarzinom
- **Wirkung:** Blockade des E2-Rezeptors im Tumorgewebe, Aktivierung der 17-β-Steroid-Dehydrogenase im Uterus, Reduktion des ACTH-, FSH- und LH-Spiegels, Stimulation des Östrogen- und Androgen-Abbaus
- **Kontraindikationen:** vorbestehende thromboembolische Risiken, schlecht eingestellte Hypertonie
- **Toxizität:** Gewichtszunahme (cave bei Knochenmetastasen), Wassereinlagerung mit Herzinsuffizienz; Thrombophlebitiden, Abbruchblutungen, Hypertonie
- **Applikation:** p.o.
- **Dosierung:** beim Mammakarzinom 160 mg tgl. als Dauertherapie, beim Endometriumkarzinom 80–230 mg tgl.

Octreotid: Sandostatin®, Sandostatin® LAR®

- **Stoffgruppe:** synthetisches Somatostatin-Analogon
- **Indikation:** Symptombehandlung endokrin aktiver neuroendokriner Tumoren des Gastrointestinaltrakts (Einfluss auf das Tumor- oder Metastasenwachstum ist nicht nachgewiesen)
- **Wirkung:** Hemmung der Freisetzung von bestimmten Hormonen aus dem Gastrointestinaltrakt und der Bauchspeicheldrüse sowie von Wachstumshormonen
- **Toxizität:** ANE-Syndrom, krampfartige Bauchschmerzen, Flatulenz, ungeformter Stuhl, Diarrhö, zum Teil schwere Steatorrhö; in seltenen Fällen Bild eines akuten Darmverschlusses: starker epigastrischer Schmerz, druckempfindliches, gespanntes und

geblähtes Abdomen; um gastrointestinale Nebenwirkungen zu vermindern, Injektionen zeitlich getrennt von den Mahlzeiten vornehmen
- **Interaktionen:** bei insulinpflichtigen Diabetikern Verminderung des Insulinbedarfs; bei Diabetikern unter oralen Antidiabetika deren Einstellung kontrollieren
- **Applikation:** s.c. (Sandostatin®), i.m. (Sandostatin® LAR®-Monatsdepot)
- **Dosierung:** Sandostatin® LAR®-Monatsdepot 20 mg/30 mg in vierwöchigen Intervallen, Sandostatin® einschleichend 1-mal 100 µg bis 2-mal 100 µg s.c. tgl.
- **Elimination:** vorwiegend biliär
- **HWZ:** nach s.c.-Applikation ca. 100 Min.

Polyestradiol: Estradurin®
- **Stoffgruppe:** hoch-polymeres synthetisches Östrogen
- **Indikation:** metastasiertes Prostatakarzinom
- **Wirkung:** Suppression der Testosteron-Aufnahme, Hemmung der Bindung an den Rezeptorkomplex, direkte zytotoxische Wirkung auf die hormonabhängige Prostatakarzinomzelle
- **Toxizität:** Gynäkomastie (evtl. Bestrahlung der Mamillen mit 10 Gy), Wasserretention, Thromboembolien, psychische Alterationen, Potenz- und Libidoverlust
- **Applikation:** i.m.
- **Dosierung:** 80 – 160 mg alle 4 Wochen, nach 3 – 4 Monaten Reduktion auf 40 – 80 mg

Tamoxifen: Nolvadex®
- **Stoffgruppe:** Antiöstrogen
- **Indikationen:** adjuvante und palliative Therapie des Mammakarzinoms; experimentell auch beim Nierenzell-, hepatozellulären Karzinom, malignen Melanom
- **Wirkung:** Blockade des Östrogenrezeptors
- **Toxizität:** passagere Thrombozytopenie, Hyperkalzämie-Syndrom, Verstärkung von Knochenschmerzen; bei Langzeittherapie (> 3 Jahre) Endometriumproliferation mit (selten) Karzinomen (→ jährliche sonographische Kontrolle), Verminderung der Sehkraft
- **Interaktionen:** W ↑ von Antikoagulanzien (→ Überprüfung der Dosis)
- **Applikation:** p.o.
- **Dosierung:** postmenopausal 20 – 30 mg tgl. als Dauertherapie (adjuvant über 5 Jahre)
- **Besonderheit:** Tamoxifen ist photosensibel → erst kurz vor der Einnahme aus der Blisterpackung nehmen und nicht der Sonne aussetzen

> **!** Augenärztliche Untersuchung vor Therapiebeginn und bei neuen Beschwerden.
> Vaginale Blutungen umgehend abklären (Sekundärneoplasie).

Toremifen: Fareston®
- **Stoffgruppe:** nicht-steroidales Antiöstrogen (2. Generation)
- **Indikation:** fortgeschrittenes, hormonabhängiges Mammakarzinom in der Postmenopause
- **Wirkung:** hohe Affinität zum Östrogenrezeptor, therapeutisch aber keine Korrelation zwischen Rezeptorgehalt und Tumoransprechen
- **Toxizität:** Hitzewallungen, Schwitzen, Hyperkalzämie-Syndrom, Endometriumproliferation mit (selten) Karzinomen → sonographische Kontrolle der Endometriumdicke nach 3 Jahren
- **Interaktionen:** T ↑ durch gleichzeitige Gabe von Thiaziddiuretika (Gefahr der Hyperkalzämie), T ↓ Ketoconazol und Erythromycin
- **Applikation:** p.o.
- **Dosierung:** postmenopausal 60 mg tgl. als Dauertherapie

Triptorelin: Decapeptyl®, Pamorelin®
- **Stoffgruppe:** Analogon der Gonadotropin freisetzenden Hypophysenhormone (GnRH)
- **Indikation:** fortgeschrittenes, hormonabhängiges Prostatakarzinom
- **Wirkung:** durch verstärkte Dauerwirkung entsteht eine Desensibilisierung der Hypophyse mit Verminderung der Ausschüttung von LH und FSH und damit Verminderung der Östrogen- und Testosteron-Synthese (medikamentöse Kastration)
- **Toxizität:** Libidoverlust, Hitzewallungen, Schwitzen, Hyperkalzämie
- **Applikation:** s.c., i.m. (Depot)
- **Dosierung:** Injektion à 3,75 mg alle 4 Wochen
- **Komedikation:** 1 Woche vor und 3 – 4 Wochen nach 1. Gabe Zugabe eines Antiandrogens (Flutamid, Bicalutamid) wegen passagerer Stimulation der Testosteronsynthese
- **HWZ:** Depotpräparat mit hohem Wirkspiegel über ca. 4/12 Wochen

41.3.3 Zytokine

Aldesleukin: Proleukin®, Proleukin® S

- **Stoffgruppe:** rekombinantes humanes Interleukin 2
- **Indikation:** metastasiertes Nierenzellkarzinom
- **Wirkung:** Proliferation und Stimulation von T-, B-Lymphozyten und Makrophagen, Induktion und Freisetzung weiterer Zytokine (Zytokinkaskade)
- **Kontraindikationen:** ZNS-Metastasen, akute Infekte, schwere Herz- und Lungenerkrankungen ($PaO_2 < 60$), ECOG < 1, Metastasen in mehr als einem Organ, Intervall zwischen Ersttumor und Metastasen < 24 Monate
- **Toxizität:** Kapillar-Leck-Syndrom (generalisierte Ödeme), Dermatitis, ANE-Syndrom und viele weitere schwere Nebenwirkungen (☞ Fachinformationen)
- **Applikation:** s.c., i.v. (kontinuierliche Dauerinfusion), Inhalation (experimentell)
- **Dosierung:** ☞ Anwendungsprotokoll und Fachinformationen

Darbepoetin alpha: Aranesp®

- **Stoffgruppe:** gentechnologisch verändertes Erythropoetinmolekül
- **Indikation:** Anämie bei erwachsenen Tumorpatienten mit einer nicht-myeloischen malignen Erkrankung, die eine Chemotherapie erhalten
- **Wirkung:** Stimulation der Erythropoese wie das endogene Hormon
- **Kontraindikationen:** Überempfindlichkeit gegen die Substanz oder Erythropoetin, schwer kontrollierbare Hypertonie, Anwendung bei Lebererkrankung, Sichelzellenanämie und Epilepsie mit Vorsicht
- **Toxizität:** bei Krebspatienten Arthralgie, periphere Ödeme, Schmerzen an der Einstichstelle (s.c.)
- **Interaktionen:** potentiell bei gleichzeitiger Gabe von Ciclosporin (→ Spiegelkontrolle), nicht mit anderen Arzneimitteln mischen oder als Infusion mit solchen verabreichen
- **Applikation:** s.c., i.v.
- **Dosierung:** empfohlene Anfangsdosis in der Onkologie 6,75 μg/kgKG s.c. alle 3 Wochen

> **!** Ein Hämoglobin-Anstieg > 13 g/dl oder > 2 g/dl innerhalb von 4 Wochen ist zu vermeiden.
> Kontrolle des Eisenstatus vor und unter Therapie, Eisensubstitution bei Ferritin < 100 mg/l.

Erythropoetin (Epoitin alpha): ERYPO®, EPREX®

- **Stoffgruppe:** rekombinantes humanes Erythropoetin
- **Indikationen:** Behandlung einer durch eine Chemotherapie bedingten Anämie, Reduktion des Transfusionsbedarfs bei Erwachsenen mit soliden Tumoren, malignen Lymphomen und multiplem Myelom
- **Wirkung:** Steigerung der Erythropoese durch Verhinderung der Apoptose früher Vorläuferzellen, Induktion der Differenzierung späterer Vorstufen (Normoblasten)
- **Toxizität:** lokale Rötung, allergische Reaktionen, Blutdruckanstieg, Kopfschmerzen, Anwendung bei erhöhtem Risiko für thrombotisch-vaskuläre Ereignisse, bei chronischer Leberinsuffizienz, Sichelzellenanämie und Epilepsie mit Vorsicht
- **Interaktionen:** potenziell bei gleichzeitiger Gabe von Ciclosporin (→ Spiegelkontrolle)
- **Applikation:** i.v., s.c.
- **Dosierung:** 150 IE/kgKG 3-mal pro Woche oder 450 IE/kgKG 1-mal pro Woche

> **!** Ein Hämoglobin-Anstieg > 13 g/dl oder > 2 g/dl innerhalb von 4 Wochen ist zu vermeiden.
> Kontrolle des Eisenstatus vor und unter Therapie, Eisensubstitution bei Transferritinsättigung < 20%.

Erythropoetin (Epoitin beta): NeoRecormon®

- **Stoffgruppe:** rekombinantes humanes Erythropoetin
- **Indikation:** Behandlung einer durch eine Chemotherapie bedingten Anämie
- **Wirkung:** Steigerung der Erythropoese durch Verhinderung der Apoptose früher Vorläuferzellen, Induktion der Differenzierung späterer Vorstufen (Normoblasten)
- **Toxizität:** ☞ Epoitin alpha
- **Interaktionen:** ☞ Epoitin alpha
- **Applikation:** i.v., s.c.
- **Dosierung:** 3-mal 10000 IE oder 1-mal 30000 IE pro Woche

> **!** Ein Hämoglobin-Anstieg > 13 g/dl oder > 2 g/dl innerhalb von 4 Wochen ist zu vermeiden.
> Kontrolle des Eisenstatus vor und unter Therapie, Eisensubstitution bei Transferritinsättigung < 20%.

Filgrastim: Neupogen®

- **Stoffgruppe:** G-CSF
- **Indikation:** Verkürzung der Neutropeniedauer und Verminderung von neutropenischem Fieber nach zytostatischer Therapie einer malignen Erkrankung (außer CML und MDS), besonders bei myeloablativer Therapie, Stammzellstimulation für Separation
- **Wirkung:** Verstärkung der Proliferation, Differenzierung und Aktivierung von Progenitorzellen der Granulopoese
- **Toxizität:** Knochenschmerzen, reversible Erhöhung von LDH, AP, Harnsäure und γ-GT, selten allergische Reaktionen
- **Applikation:** s.c., i.v.
- **Dosierung:** 5 µg/kgKG tgl. s.c. (Beginn frühestens 24 Std. nach Therapie bis zum Anstieg der Granulozyten in den Normbereich), 10 µg/kgKG tgl. s.c. oder i.v. zur Stammzellmobilisierung

> **!** Keine Gabe 24 Std. vor bis 24 Std. nach der Chemotherapie.

Interferon-α: IntronA[a], Roferon®-A[b]

- **Stoffgruppe:** rekombinantes humanes Interferon-α (α-2a: IntronA, α-2b: Roferon®)
- **Indikationen:** chronische myeloische Leukämie, Thrombozythämie, kutanes T-Zell-Lymphom, Haarzell-Leukämie, multiples Myelom, follikuläre Lymphome, Nierenzellkarzinom, malignes Melanom, Karzinoid (IntronA)
- **Wirkung:** in allen Einzelheiten nicht geklärt; Induktion von Makrophagen und weiteren Zytokinen, NK-Zellen sowie Genaktivierung und direkter Einfluss auf Stoffwechselvorgänge
- **Kontraindikationen:** schwere Funktionseinschränkungen von Herz, Leber, Nieren, Schilddrüse, ZNS-Erkrankungen, Autoimmunhepatitis u. a.
- **Toxizität:** grippeartige Symptome (Fieber, Gliederschmerzen, Appetitlosigkeit → durch Paracetamol zu kupieren), Anämie, Leukopenie, Thrombozytopenie, Depression, Hyper- und Hypotonie, Ödeme, Neuropathie etc. (☞ Fachinformationen)
- **Applikation:** i.v. (α-2a), s.c. (α-2a, α-2b), topisch (α-2a, α-2b)
- **Dosierung:** unterschiedlich; 0,5 – 20 Mio IE/d

Interferon-β: Fiblaferon®3/-5

- **Stoffgruppe:** humanes Fibroblasten-Interferon-β
- **Indikation:** undifferenziertes Nasopharynxkarzinom (experimentell in Kombination mit Radio- oder Chemotherapie als lokale Anwendung)
- **Wirkung:** antiproliferativ (antiviral)
- **Toxizität:** gering ausgeprägte Grippesymptome (☞ Interferon-α), Erhöhung der Leberenzyme, Verlängerung der PTT, Blutdruckabfall, selten Haarausfall
- **Applikation:** s.c., topisch
- **Dosierung:** ☞ Fachinformationen

Lenograstim: Granocyte

- **Stoffgruppe:** rekombinantes humanes glykosiliertes G-CSF
- **Indikationen:** Verkürzung der Neutropeniedauer und Verminderung von neutropenischem Fieber nach zytostatischer Therapie einer malignen Erkrankung (außer CML und MDS), besonders bei myeloablativer Therapie, Stammzellstimulation für Separation
- **Wirkung:** Verstärkung der Proliferation, Differenzierung und Aktivierung von Progenitorzellen der Granulopoese, damit Verkürzung der Granulopeniedauer nach zytostatischer Therapie
- **Toxizität:** Hypersensitivität, Knochenschmerzen, selten LDH-Erhöhung, Leukozytose
- **Applikation:** s.c., i.v. (Infusion)
- **Dosierung:** 150 µg/m^2 tgl. s.c. zur Verkürzung der Chemotherapie induzierten Neutropenie, 150 µg/m^2 tgl. s.c. zur Stammzellmobilisierung nach vorausgegangener Chemotherapie, 10 µg/kgKG tgl. s.c. zur Stammzellmobilisierung

Molgramostim: Leukomax® 150, 300, 400

- **Stoffgruppe:** humaner GM-CSF, gentechnisch aus Escherichia coli hergestellt
- **Indikationen:** therapiebedingte Granulozytopenie, Stammzellstimulation für Separation
- **Wirkung:** ↑ der Proliferation, Differenzierung und Aktivierung von Progenitorzellen der granulo- und monozytären Zellreihe → Verkürzung der Dauer der Granulozytopenie nach zytostatischer Therapie
- **Kontraindikationen:** bekannte Überempfindlichkeit gegen den Wirkstoff oder andere Bestandteile des Präparats
- **Toxizität:** Fieber, Übelkeit, Rötung der Einstichstelle, allergische Reaktionen, Knochenschmerzen
- **Applikation:** s.c.
- **Dosierung:** 1-mal tgl. 5 – 10 µg/kgKG für 5 – 10 Tage

Oprelvekin: Neumega®

In Deutschland nicht zugelassen.

- **Stoffgruppe:** rekombinantes humanes Interleukin-11
- **Indikation:** Prävention der schweren Thrombozytopenie
- **Wirkung:** Stimulation der Produktion von hämatopoetischen Stammzellen und megakaryozytärer Vorläuferzellen sowie der Megakaryozytenreifung mit vermehrter Thrombozytenproduktion
- **Toxizität:** Vorhofarrhythmien, Ödeme, Kopfschmerzen, Dyspnoe, Anämie, Arthralgien, Myalgien, Gewichtsverlust, Übelkeit, Müdigkeit, Schwindel, zerebrale Infarkte bei höheren Dosen
- **Applikation:** s.c.
- **Dosierung:** 1-mal tgl. 50 µg/kgKG s.c.; Beginn nach Abschluss der Chemotherapie, Fortsetzung 14–21 Tage oder bis die Thrombozyten nach dem Nadir 50 000/µl erreichen
- **Besonderheit:** Daten bezüglich der Effektivität zur Prävention der Chemotherapie-induzierten Thrombozytopenie sind begrenzt, daher kein Routinemedikament

Pegfilgrastim: Neulasta®

- **Stoffgruppe:** Konjugat des Filgrastim mit einem 20 kDa-Polyethylenglykol
- **Indikationen:** Verkürzung der Dauer von Neutropenie, Verminderung der Häufigkeit neutropenischen Fiebers unter zytostatischer Chemotherapie
- **Wirkung:** Verstärkung der Proliferation, Differenzierung und Aktivierung von Progenitorzellen der Granulopoese
- **Kontraindikationen:** Überempfindlichkeit gegenüber Pegfilgrastim, Filgrastim, aus E. coli hergestellten Proteinen oder einem der sonstigen Bestandteile
- **Toxizität:** Knochenschmerzen, Schmerzen des Muskel-Skelett-Systems, Schmerzen an der Einstichstelle, reversible Erhöhung von LDH, AP und Harnsäure
- **Applikation:** s.c.
- **Dosierung:** 6 mg ca. 24 Std. nach Chemotherapie s.c. pro Chemotherapiezyklus

Peginterferon-α: Pegintron®, Pegasys®

Bisher zur Tumortherapie nicht zugelassen, Anwendung nur in Studien.

- **Stoffgruppe:** Konjugate des rekombinanten Interferon-α mit Polyethylenglykol (40 kDa und α-2a: Pegasys®; 12 kDa und α-2b: Pegintron®)
- **Indikation:** Anwendung in Studien beim Melanom
- **Wirkung:** in allen Einzelheiten nicht geklärt; Induktion von Makrophagen und weiteren Zytokinen, NK-Zellen sowie Genaktivierung und direkter Einfluss auf Stoffwechselvorgänge
- **Kontraindikationen:** Überempfindlichkeit gegen Interferon, vorbestehende psychische Erkrankungen, Autoimmunhepatitis, Autoimmunerkrankung, unbeherrschte Schilddrüsenerkrankung, schwere Leberfunktionsstörungen, schwere Nierenfunktionsstörungen (Pegintron®), Epilepsie und/oder andere Beeinträchtigungen des ZNS, Schwangerschaft
- **Toxizität:** grippeartige Symptome (Fieber, Gliederschmerzen, Appetitlosigkeit → durch Paracetamol zu kupieren), Anämie, Leukopenie, Thrombozytopenie, Depression, Hyper- und Hypotonie, Ödeme, Neuropathie etc. (☞ Fachinformationen)
- **Applikation:** s.c.
- **Dosierung:** unterschiedlich (☞ Fachinformationen), 1-mal wöchentlich s.c.

Sargramostim: Leukine®

In Deutschland nicht im Handel, zugelassen nur in den USA.

- **Stoffgruppe:** synthetischer mit rekombinanter DNA-Technologie produzierter GM-CSF
- **Indikation:** durch Chemotherapie induzierte Granulozytopenie
- **Wirkung:** stimuliert die Produktion von Granulozyten (Neutrophilen und Eosinophilen) und Makrophagen
- **Toxizität:** capillary-leak-Syndrom, flu-like-Syndrom, allergische Reaktion u. a. (☞ Fachinformationen)
- **Applikation:** s.c., i.v. (Infusion)
- **Dosierung:** ☞ Fachinformationen

41.3.4 Monoklonale Antikörper

Alemtuzumab (Anti-CD52 monoklonale Antikörper): MabCampath®

- **Indikation:** Patienten mit chronisch lymphatischer Leukämie (CLL) nach Behandlung mit Alkylanzien und ausbleibender kompletter oder partieller Remission oder Remissionschauer < 6 Monaten durch Fludarabin
- **Wirkung:** spezifische Bindung an CD52 auf der Zelloberfläche von normalen und neoplastischen Lymphozyten → Komplement und Antigen vermittelte Zytotoxizität, Apoptoseinduktion, Zytolyse

- **Kontraindikationen:** Überempfindlichkeit gegen Substanz, murine Proteine oder Hilfsstoffe; floride systemische Infekte, HIV-Infektion, Zweittumor, Gravidität, Stillzeit; bei eingeschränkter Leber- oder Nierenfunktion wird der Einsatz nicht empfohlen
- **Toxizität:** sehr häufig: Fieber, Rigor, Übelkeit, Erbrechen, Hypotonie, Durchfall, Müdigkeit, dermatologische Symptome, Dyspnoe, Kopfschmerzen (die akuten infusionsbedingten Symptome nehmen nach der 1. Woche ab und können durch Prämedikation gelindert werden), Anorexie, Infektionen; häufig: opportunistische Infektionen, kardiovaskuläre, neuropsychiatrische, gastrointestinale, hämatologische und pneumologische Nebenwirkungen, Störungen von Elektrolyt- und Wasserhaushalt, Arthralgie, Myalgie, Konjunktivitis, Reaktionen an der Einstichstelle; Einzelheiten sowie gelegentliche und seltene Nebenwirkungen ☞ Fachinformationen
- **Applikation:** i.v. (Infusion), s.c. (in Studien, noch keine Zulassung)
- **Dosierung:** 3 mg Tag 1, 10 mg Tag 2, 30 mg Tag 3; danach Woche 2–12: 30 mg 3-mal pro Woche (Mo, Mi, Fr), i.v.-Infusion über 2 Std.; Therapiedauer: mind. 4 Wochen, max. 12 Wochen
- **Prämedikation:** bei erster Gabe, bei Dosiseskalation und bei klinischer Indikation 30–60 Min. vorher 100–200 mg Hydrokortison (Reduktion nach Dosiseskalation), 50 mg Diphenhydramin, 500 mg Paracetamol
- **Komedikation:** bei Schüttelfrost und sonstigen schweren Nebenwirkungen 25–50 mg Pethidin i.v.; Infektionsprophylaxe gegen PCP mit Cotrimoxazol (z. B. Eusaprim forte) 2-mal tgl. 1 Tbl. p.o. 3-mal wöchentlich, gegen Herpes mit Famciclovir, Valaciclovir oder Aciclovir p.o. (Dosierung ☞ Kurzinformationen zur Handhabung und Anwendung) bis mind. 4 Monate nach Alemtuzumab oder bis CD4 > 200/µl
- **Elimination:** Abbau
- **HWZ:** 8 Std. (Bereich 2–32 Std.) nach 1. Dosis und 6 Tage (1–14 Tage) nach letzter Dosis; Steady-state-Kontzentrationen nach ca. 6 Wochen

Bevacizumab: Avastin®

- **Indikationen:** Zulassung für die 1st-line Therapie des metastasierten Kolonkarzinoms in Verbindung mit 5-FU/Folinsäure/Irinotecan oder 5-FU/Folinsäure; weitere 1st-line Zulassungen für andere Indikationen werden in den nächsten Jahren erwartet (z. B. Bronchialkarzinom wahrscheinlich noch 2006)
- **Wirkung:** monoklonaler humanisierter Antikörper gegen den Vascular Endothelial Growth Factor (VEGF), Hemmung der Neoangiogenese
- **Toxizität:** häufig: Asthenie, Diarrhö, Übelkeit, nicht näher bezeichnete Schmerzen; schwer wiegende Nebenwirkungen: Magen-Darm-Perforationen, Wundheilungsstörungen, Hypertonie, Proteinurie, Blutungen, arterielle Thromboembolien, Laborauffälligkeiten; dosisabhängig: arterielle Hypertonie, Proteinurie
- **Applikation:** i.v. (Infusion)
- **Dosierung:** alle 14 Tage 5 mg/kgKG bis zu Progress
- **Elimination:** Metabolisierung

Cetuximab: Erbitux®

- **Indikationen:** 2nd-line Therapie des metastasierten kolorektalen Karzinoms in Verbindung mit Irinotecan nach Versagen einer Irinotecan-haltigen Vortherapie, wirksam auch bei Kopf-Hals-Tumoren (Zulassung beantragt), Bronchial-, Pankreas-, Mammakarzinom
- **Wirkung:** chimärer monoklonaler Antikörper gegen den Epithelial Growth Factor Receptor 1 (EGFR 1), nach bisherigen Kenntnissen nicht abhängig von einer Überexpression, Hemmung des Wachstums-Signalwegs von der Zelloberfläche zum Zellkern
- **Toxizität:** allergische Reaktionen (zum Teil schwer nach Erstinfusion), Akne, Exantheme
- **Applikation:** i.v.
- **Dosierung:** 400 mg/m^2 an Tag 1, 250 mg/m^2 ab Tag 8 1-mal wöchentlich
- **Prämedikation:** vor Erstmedikation obligat und danach empfohlen mit Antihistaminikum (H1)
- **Elimination:** Metabolisierung

Gemtuzumab (Anti-CD33 monoklonale Antikörper): Mylotarg®

In der EU derzeit nicht zugelassen, aber in den USA.

- **Indikation:** Patienten CD33-positiv mit akuter myeloischer Leukämie (AML) > 60 Jahren im ersten Relaps und Kontraindikation gegen eine erneute zytostatische Therapie
- **Wirkung:** spezifische Bindung an CD33 auf der Zelloberfläche von normalen und neoplastischen Lymphozyten → Komplement und Antigen vermittelte Zytotoxizität, Apoptoseinduktion, Zytolyse
- **Toxizität:** schwere Myelodepression
- **Applikation:** i.v. (Infusion)
- **Dosierung:** 9 mg/m^2 als Infusion über 2 Std. Infusion 2-mal im Abstand von 2 Wochen

- **Prämedikation:** 1 Std. vor Therapie Diphenhydramin 50 mg und Paracetamol 500 – 1000 mg p.o.
- **Komedikation:** Paracetamol nach 4 und 8 Std.

Ibritumomab-Tiuxetan (Anti-CD20-Radioimmuntherapeutikum): Zevalin®, Yttrium-90: Ytracis®

- **Indikation:** Rezidiv nach Therapie mit Rituximab oder Rituximab-refraktären CD20- positiven, follikulären B-Zell-Lymphomen
- **Wirkung:** [90Y]-Zevalin bindet spezifisch an CD20-exprimierende maligne B-Zellen; das an den Antikörper gekoppelte Isotop Yttrium-90 ist ein reiner β-Strahler mit einer mittleren Reichweite von ca. 5 mm; dadurch können sowohl die Zielzellen als auch benachbarte Zellen abgetötet werden (Kreuzfeuereffekt)
- **Kontraindikationen:** Schwangerschaft, Stillzeit; bei > 25 % Infiltration des Knochenmarks mit Lymphozyten; Patienten, bei denen zuvor mehr als 25 % des aktiven Knochenmarks extern bestrahlt wurden; Thrombozytenzahlen < 100 000 / µl bzw. Neutrophilenzahlen < 1500 / µl; Patienten, die zuvor eine KM- oder Stammzell-Transplantation erhalten haben
- **Toxizität:** sehr häufig KM, Schwäche, Schüttelfrost, Fieber, Übelkeit (Einzelheiten ☞ Fachinformationen)
- **Applikation:** Kit für die Zubereitung von mit Yttrium-90-markiertem Ibritumomab-Tiuxetan zur Infusion: prätherapeutische Gabe von Rituximab (250 mg/m^2) 8 Tage und kurz vor der Verabreichung von [90Y]-Zevalin® (Infusion über 10 Min. maximal 1200 MBq)
- **Dosierung:** ≥ 150 000 Thrombozyten / µl: 15 MBq [90Y]-Zevalin / kgKG, 100 000 – 150 000 Thrombozyten / µl: 11 MBq [90Y]-Zevalin® / kgKG; MD: 1200 MBq; Therapiedauer: 2 Tage
- **Komedikation:** Analgetikum und Antihistaminikum (Paracetamol und Diphenhydramin), evtl. zusätzlich Kortikosteroid, wenn nicht bei der Chemotherapie implementiert; Medikamente für die Behandlung von Überempfindlichkeitsreaktionen (Adrenalin, Antihistaminika und Kortikosteroide) müssen für den Fall, dass es während der Verabreichung von Zevalin® zu einer allergischen Reaktion kommen sollte, unmittelbar einsatzbereit zur Verfügung stehen
- **Elimination:** Abbau (Zevalin®), radioaktiver Zerfall (Yttrium)
- **HWZ:** [90Y]-Zevalin®: 28 Std., physikalische Halbwertszeit: 90Yttrium: 64,1 Std.

Rituximab (Anti-CD20 monoklonale Antikörper): MabThera®

- **Indikationen:** follikuläres B-Zell-Lymphom 1st- und 2nd-line Therapie, CD20-positives großzellig diffuses B-Zell-Lymphom in Kombination mit CHOP; außerhalb der Zulassung erfolgreiche Anwendung bei allen CD20-positiven indolenten und aggressiven B-Zell-Lymphomen / Leukämien
- **Wirkung:** Bindung an das Transmembran-Antigen CD20, das auf prä-B- und reifen B-Lymphozyten und den entsprechenden neoplastischen Zellen lokalisiert ist (ca. 95 %) → nach Bindung Zelllyse durch Komplement-Aktivierung (CDC) oder Antikörper vermittelt (ADCC) und Apoptoseinduktion; in vitro-Studien zeigten eine Reversibilität der Resistenz gegen einige Zytostatika
- **Toxizität:** Blutdruckabfall (→ Absetzen der antihypertensiven Medikation 12 Std. vor der Therapie), selten Leuko- oder Thrombopenie bei normalen Ausgangswerten, Erniedrigung des Immunglobulinspiegels, B-Zell-Depletion (Erholung erst nach 9 – 12 Monaten) mit erhöhtem Infektrisiko
- **Interaktionen:** nicht bekannt
- **Applikation:** i.v. (Infusion)
- **Dosierung:** 375 mg / m^2 alle 4 Wochen
- **Komedikation:** Analgetikum und Antihistaminikum (Paracetamol und Diphenhydramin), evtl. zusätzlich Kortikosteroid, wenn nicht bei der Chemotherapie implementiert
- **Elimination:** Metabolisierung
- **HWZ:** 68 Std., bei einigen Respondern nach 3 – 6 Monaten nachweisbar

> **!** Cytokin-release-Syndrom (flu-like) mit schwerer Dyspnoe, Bronchospasmus (Angioödem) → Infusion sofort unterbrechen, Tumorlyse-Syndrom ausschließen. Nächste Gabe nach Abklingen aller Symptome mit 50 % der Anfangsdosis.

Trastuzumab (Anti-HER-2 / neu monoklonale Antikörper): Herceptin®

- **Indikationen:** metastasierendes Mammakarzinom mit validem Nachweis einer HER2-Überexpression (HC3+ oder Fish-positiv)
  - Als Monotherapie nach Versagen von Anthrazyklinen und Taxanen sowie bei HR-positiven Patientinnen nach Versagen einer Hormontherapie
  - In Kombination mit Taxanen als 1st-line Therapie

- Zulassung für die adjuvante Therapie erwartet (04/06), wird aber bereits jetzt von den meisten Krankenkassen genehmigt
- **Wirkung:** Bindung an das Transmembran-Antigen HER-2/neu; extrazelluläre Anteil hat Ähnlichkeit mit dem EGF (Epithelial Growth Factor), der intrazelluläre Anteil hat Tyrosinaseaktivität; nach Bindung Zelllyse durch Komplement-Aktivierung (CDC) oder Antikörper vermittelt (ADCC); mehrere Studien zeigten eine synergistische Wirkung mit simultaner Chemotherapie
- **Toxizität:** Infusionsreaktionen, kardiale Toxizität (daher regelmäßige Überwachung der Herzfunktion erforderlich), kumulative Toxizität bei simultaner Anthrazyklingabe (kardiale Dysfunktion NYHA 3/4: initial 17%, Posttoxizität 6%)
- **Applikation:** i.v. (Infusion, bis zum Progress); Erstinfusion über 90 Min., Nachbeobachtung 6 Std., nachfolgende Infusionen verkürzbar auf 30 Min., Nachbeobachtung 2 Std.
- **Dosierung:** 4 mg/kgKG als Initialdosis, dann wöchentlich weiter mit 2 mg/kgKG bis zum Progress; auch (in Studien überprüft) 8 mg/kgKG als Initialdosis, dann nachfolgend 6 mg/kgKG alle 3 Wochen möglich
- **Elimination:** Metabolisierung
- **HWZ:** 28,5 Tage

41.3.5 Signaltransduktionshemmer

Bexaroten: TARGRETIN®

- **Stoffgruppe:** Retinoid mit selektiver Retinoid-X-Rezeptoren-Aktivierung
- **Indikation:** kutanes T-Zell-Lymphom (CTCL) als 2nd-line Therapie
- **Resistenz:** bislang nicht bekannt
- **Toxizität:** Hyperlipidämie, Hypercholesterinämie, Hypothyreose, Leukopenie, Pruritus, Exanthem, exfoliative Dermatitis, Kopfschmerzen, Asthenie, Schmerzen
- **Interaktionen:** Erhöhung der Bexaroten-Plasmakonzentration durch Gemfibrozil oder andere CYP3A4-Substrate (z.B. Erythromycin), Reduktion der Bexaroten-Plasmakonzentration durch CYP3A4-induzierende Wirkstoffe (z.B. Rifampicin, Dexamethason), möglicherweise Wirkungssteigerung von Mitteln zur Verbesserung der Insulinsekretion (ggf. Hypoglykämie)
- **Applikation:** p.o.; Einnahme 1-mal tgl. mit einer Mahlzeit
- **Metabolisierung:** Oxidation durch Cytochrom P450 3A4 (CYP3A4)
- **Dosierung:** 300 mg/m^2 tgl.
- **Dosisreduktion:** ggf. Dosisreduktion auf 200 mg/m^2, wenn nötig auf 100 mg/m^2 bei erhöhten Triglyzeridwerten, stufenweise Dosiseskalation bei Normalisierung der Triglyzeridwerte
- **Elimination:** überwiegend hepatobiliär (P450), renale Clearance 1 ml/Min.
- **HWZ:** Eliminationshalbwertszeit 1–3 Std.

> **!** Therapiebeginn nur bei normalen Nüchternblutbild- und Leberfunktionstests, danach wöchentliche Kontrolle innerhalb des ersten Monats, anschließend monatlich.
> Antilipämische Therapie bei erhöhten Triglyzeridwerten bzw. Behandlung erhöhter Serumcholesterinwerte entsprechend der derzeitigen medizinischen Praxis.
> Keine begleitende Verabreichung von Gemfibrozil, Behandlung der Hypothyreose mit Schilddrüsenhormonen.

Bortezomib: Velcade®

- **Stoffgruppe:** Proteasom-Inhibitor
- **Indikation:** multiples Myelom, 2nd-line-Therapie nach SZT oder bei Patienten, die für eine SZT nicht infrage kommen
- **Wirkung:** Blockade des 26S-Proteasoms, Aufhebung der Apoptose-Blockade, wirksam auch bei Multi-Drug-Resistance, Chromosom 13-Deletion
- **Toxizität:** Thrombozytopenie, Neutropenie, ANE-Syndrom, periphere Neuropathie, Kopfschmerz, Parästhesie, Dyspnoe, Diarrhö, Obstipation, Exanthem, Myalgie, Müdigkeit, Fieber
- **Interaktionen:** keine bekannt
- **Applikation:** i.v. als Bolusinjektion über 3–5 Sekunden
- **Dosierung:** 1,3 mg/m^2 an Tag 1, 4, 8, 11; Wiederholung nach 3 Wochen, bis zu 8 Zyklen

Erlotinib: Tarceva®

- **Stoffgruppe:** Signaltransduktionshemmer
- **Indikation:** lokal fortgeschrittenes oder metastasiertes nicht-kleinzelliges Bronchialkarzinom (NSCLC) in der 2nd-line Therapie

- **Wirkung:** Tyrosinkinaseinhibitor (= intrazellulärer Teil des EGF-Rezeptors)
- **Toxizität:** Diarrhö, Ausschläge sind die häufigste Nebenwirkung (Grad 3 und 4), ANE-Syndrom, Fatigue, Dyspnoe, Husten, Infektionen, Keratitis, Konjunktivitis (keine Kontaktlinsen!), Gastrointestinalblutungen, Leberenzymveränderungen; interstitielle Lungenerkrankung bisher nicht nachgewiesen, aber möglich → auf entsprechende Symptome (Dyspnoe, trockener Husten) achten
- **Interaktionen:** W ↑ bei Substanzen, die das P450-System hemmen; W ↓ bei Substanzen, die das P450-System induzieren, insbesondere Warfarin, Carbamazepin, Barbiturate und Phenytoin
- **Applikation:** p.o.; Einnahme 1 Std. vor oder 2 Std. nach dem Essen
- **Dosierung:** 150 mg tgl.
- **Elimination:** Metabolisierung (P450), fäkal
- **HWZ:** 36 Std.

Gefitinib: Iressa®

- Wird derzeit nicht weiter untersucht, Zulassungsantrag zurückgezogen.
- **Stoffgruppe:** Signaltransduktionshemmer (Hemmung der Tyrosinkinase des EGF1-Rezeptors)

Imatinib: Glivec®

- **Stoffgruppe:** Signaltransduktionshemmer (Tyrosinkinaseinhibitor)
- **Indikationen:** Phi-(bcr-abl)-positive chronische myeloische Leukämie (CML) in chronischer Phase, 1st-line Therapie, nach Versagen von Interferon, in der akzelerierten Phase und Blastenkrise; c-Kit-(CD 117)-positive fortgeschrittene oder metastasierte gastrointestinale Stromatumoren (GIST) bei Erwachsenen
- **Wirkung:** Hemmung von BCR-ABL-positiven Zellen mit Inhibierung der Proliferation und Steigerung der Apoptose
- **Toxizität:** sehr häufig KM, Kopfschmerzen, ANE-Syndrom, Diarrhö, Myalgie, Muskelkrämpfe und Schmerzen, periorbitale Ödeme
- **Interaktionen:** W ↑ mit Substanzen, die das P450-Cytochrom-Isoenzym hemmen (Ketoconazol, Itraconazol, Erythromycin, Clarithromycin); W ↓ bei Substanzen die P450-Cytochrom-Isoenzym aktivieren (Dexamethason, Phenytoin, Carbamazepin, Rifampicin, Phenobarbital, Johanniskraut); Vorsicht bei Komedikation von Ciclosporin, Pimozid sowie auch von Paracetamol-haltigen Medikamenten
- **Applikation:** p.o. (Bioverfügbarkeit 98 %)
- **Dosierung:** 400 – 800 mg tgl. in der chronischen Phase, 600 – 800 mg tgl. in der akzelerierten Phase und Blastenkrise, bei Progress 800 mg tgl.
- **Elimination:** Metabolisierung, fäkal und renal
- **HWZ:** 18 Std.

Sunitinib: Sutent®, Nexavar®

Handelsname vorgesehen, noch nicht im Handel, Zulassung wird in Kürze erwartet, in den USA bereits erfolgt.

- **Stoffgruppe:** Tyrosinkinaseinhibitor
- **Indikation:** Nierenzellkarzinom
- **Wirkung:** Hemmung multipler Tyrosinkinase-Rezeptoren, u. a. VEGF-Rezeptor, PDGR-Rezeptor, KIT
- **Toxizität:** Fatigue, Gastrointestinalbeschwerden, Hautveränderungen, ANE-Syndrom
- **Applikation:** p.o.
- **Elimination:** Metabolisierung, fäkal und renal

Surafenib: Verexar®

Zulassung in den USA erfolgt, wird in Europa in Kürze erwartet.

- **Stoffgruppe:** Tyrosinkinaseinhibitor
- **Indikation:** beantragte Zulassung: gastrointestinaler Stromatumor (GIST) nach Versagen einer Vortherapie mit Imatinib (Glivec®), Nierenzellkarzinom
- **Wirkung:** Hemmung des RAF-Kinase-Singalweges, VEGF-Rezeptors
- **Toxizität:** Fatigue, Hochdruck, Gastrointestinalbeschwerden
- **Applikation:** p.o.
- **Dosierung:** 400 mg 2-mal tgl.
- **Elimination:** Metabolisierung, fäkal und renal

Thalidomid: Thalidomid Pharmion

Möglichst nur in Studien, Importbeschränkung.

- **Stoffgruppe:** zu keiner Gruppe gehörend, fragliche Angiogenese-Blockade (?)
- **Indikationen:** multiples Myelom (keine offizielle Zulassung), zugelassen nur als Lepramittel
- **Wirkung:** es wird eine antiangiogenetische Wirkung vermutet
- **Toxizität:** Müdigkeit, Benommenheit, verlängerte Reaktionszeit (cave beim Autofahren), Obstipation, sensorische Polyneuropathie, Schwindel, Kopfschmerzen
- **Interaktionen:** T und W ↑ bei gleichzeitiger Gabe von Medikamenten, die auf das ZNS wirken (Psychopharmaka, Schlaf- und Beruhigungsmittel, insbesondere bei gleichzeitigem Alkoholgenuss)

- **Applikation:** p.o.
- **Dosierung:** 400 mg tgl.
- **Dosisreduktion:** keine Dosiseinschränkung bei Leber- oder Nierenfunktionsstörungen
- **Elimination:** Metabolisierung

> ! Thalidomid führt bei Einnahme in der Frühschwangerschaft zu schweren Missbildungen (Dysmelie); vor Missbrauch und Weitergabe muss dringend gewarnt werden.
> PRMP-Programm / Pharmion beachten (= Lagerung, Schutz vor Missbrauch).

41.3.6 Antiemetika (5-HT_3- und NK1-Antagonisten)

Aprepitant: EMEND®

- **Indikation:** Prävention akuter und verzögerter Übelkeit und Erbrechen bei hoch emetogener Chemotherapie (Cisplatin) in Kombination mit einem 5-HT_3-Antagonisten und Dexamethason
- **Wirkung:** NK1-Rezeptorantagonist
- **Kontraindikationen:** gleichzeitige Einnahme von Pimozid, Terfenadin, Astemizol oder Cisaprid
- **Toxizität:** gering und nur Kasuistiken
- **Interaktionen:** in der Kombinationstherapie mit Kortikosteroiden, u. a. Dexamethason, → Dosisreduktion von Dexamethason um 50 %), mit der Warfarin-Wirkung und anderen Medikamenten, die ähnliche Abbauwege haben (Tolbutamid, Midazolam, Ketoconazol, Rifampicin, Diltiazem, orale Kontrazeptiva)
- **Applikation:** p.o.
- **Dosierung:** 125 mg Tag 1 und 80 mg Tag 2 und 3 zusammen mit 5-HT_3-Antagonist (Tag 1, z. B. Ondansetron 16 – 32 mg) und Dexamethason (12 mg Tag 1, 8 mg Tag 2 – 4)
- **Elimination:** Metabolisierung Cytochrom P450 (3A3), renal und biliär
- **HWZ:** terminal 9 – 13 Std.

Dolasetron: Anemet®

- **Indikation:** Prävention und Therapie von Übelkeit und Erbrechen nach Chemotherapie
- **Wirkung:** 5-HT_3-Rezeptorantagonist
- **Toxizität:** Kopfschmerzen, Diarrhö, Obstipation, Dyspepsie, Schwindel, abdominale Beschwerden, Fieber, Müdigkeit, Flush, Appetitverlust, Geschmacksveränderungen, allergische Reaktionen, Herzrhythmusstörungen, EKG-Veränderungen, Erhöhung der Transaminasen
- **Interaktionen:** antiemetische Wirkung ↑ durch Kortikoide (häufig gewünschter Effekt)
- **Applikation:** i.v., p.o.
- **Dosierung:** 100 mg i.v., 200 mg p.o.
- **Elimination:** Metabolisierung, renal
- **HWZ:** 7 – 9 Std.

> ! Überwachung von Patienten mit verlängertem QT-Intervall oder bei Patienten, die Arzneimittel einnehmen, die das QT-Intervall verlängern.

Granisetron: Kevatril®

- **Indikation:** Prophylaxe bzw. Therapie von Nausea / Emesis bedingt durch eine Zytostatika- oder Radiotherapie
- **Wirkung:** 5-HT_3-Rezeptorantagonist
- **Toxizität:** Kopfschmerzen, Obstipation, Anstieg der Transaminasen, Überempfindlichkeitsreaktionen
- **Interaktionen:** Verstärkung der antiemetischen Wirkung durch Dexamethason
- **Applikation:** i.v., p.o.
- **Dosierung:** 1 mg i.v., 2 mg p.o.
- **Elimination:** Metabolisierung, renal (10 %)
- **HWZ:** im Mittel 9 Std.

> ! Überwachung von Patienten mit verlängertem QT-Intervall oder bei Patienten, die Arzneimittel einnehmen, die das QT-Intervall verlängern.

Ondansetron: Zofran®, Zofran® Lösung, Zofran® Zydis®

- **Indikation:** Emesis / Nausea bei Zytostatika- und Radiotherapie
- **Wirkung:** 5-HT_3-Rezeptorantagonist
- **Kontraindikationen:** Kinder < 2 Jahren, Stillzeit, Schwangerschaft
- **Toxizität:** Kopfschmerzen, Flush, Obstipation, Erhöhung der Transaminasen, Überempfindlichkeitsreaktionen, Hypotension, Herzrhythmus-, Seh-, Bewegungsstörungen, Krampfanfälle, Benommenheit
- **Applikation:** i.v., p.o.; Zofran® Zydis®: Schmelztbl. mit schneller Auflösung im Mund (ohne Wasser einnehmbar), keine bukkale Resorption, Speichel muss geschluckt werden
- **Dosierung:** 8 mg i.v., 12(– 16) mg p.o.

- **Elimination:** Metabolisierung
- **HWZ:** ca. 3 Std. (bei älteren Patienten bis zu 5 Std.)

> **!** Vorsicht bei schwerer Störung der Darmmotilität (Obstruktion) und bei mittlerer bis schwerer Leberfunktionseinschränkung → tgl. MD 8 mg. Überwachung von Patienten mit verlängertem QT-Intervall oder bei Patienten, die Arzneimittel einnehmen, die das QT-Intervall verlängern.

Palonosetron: Aloxi®

- **Indikation:** Prävention von Übelkeit und Erbrechen (akut und verzögert) nach moderat bis hoch emetogener Chemotherapie
- **Wirkung:** 5-HT_3-Rezeptorantagonist mit hoher Bindungsaffinität und langer Plasma-HWZ
- **Toxizität:** Kopfschmerzen, Schwindel, Diarrhö, Obstipation
- **Interaktionen:** nicht bekannt
- **Applikation:** i.v.
- **Dosierung:** 0,25 mg an Tag 1 / Chemotherapiezyklus
- **Dosisreduktion:** keine Dosisanpassung bei älteren Patienten, bei schweren Leber- oder Nierenfunktionsstörungen oder anhand des Gewichtes
- **Elimination:** Metabolisierung hepatisch (50 %), renal (80 %)
- **HWZ:** 40 Std.

> **!** Überwachung von Patienten mit verlängertem QT-Intervall oder bei Patienten, die Arzneimittel einnehmen, die das QT-Intervall verlängern.

Tropisetron: Navoban®

- **Indikation:** Emesis / Nausea bei zytostatischer Therapie
- **Wirkung:** 5-HT_3-Rezeptorantagonist
- **Toxizität:** Kopf-, Bauchschmerzen, Diarrhö, Obstipation, Schwindel, Müdigkeit; in Einzelfällen Kollaps, Synkopen, Herzstillstand
- **Interaktionen:** W ↑ durch Rifampicin und Phenobarbital
- **Applikation:** i.v., p.o.
- **Dosierung:** 5 mg i.v. und p.o.
- **Dosisreduktion:** bei unkontrolliertem Bluthochdruck: tgl. MD ≤ 10 mg
- **Elimination:** nach Hydroxylierung als Glukuronid oder Sulfat in Urin und Fäzes (Verhältnis 5 : 1) ausgeschieden
- **HWZ:** 8 Std. (in Einzelfällen bis auf 45 Std. verlängert)

41.3.7 Supportiva

Amifostin: Ethyol

- **Stoffgruppe:** organisches Thiophosphat
- **Indikationen:** Reduktion der CTX- / DDP-induzierten Myelosuppression beim Ovarialkarzinom, Schutz vor einer Cisplatin-induzierten Nephrotoxizität bei Patienten mit fortgeschrittenen soliden Tumoren (Keimzelltumoren ausgenommen), Schutz vor akuter und chronischer Xerostomie bei kombinierter Anwendung mit einer Standard-Strahlentherapie bei Kopf-Hals-Tumoren
- **Wirkung:** nicht vollständig geklärt; Abfangen von Radikalen, Reparation von Schäden an der DNA, Verhinderung der Alkylierung von Nukleinsäuren, Hemmung der Bindung von Cisplatin an DNA
- **Kontraindikationen:** Nieren- oder Leberinsuffizienz, Kindesalter, hohes Alter, Schwangerschaft, Hypotension, Dehydratation
- **Toxizität:** Hypotension (60 %), Emesis (Prophylaxe mit Dexamethason und 5-HT_3-Antagonisten), Hypokalzämie; bei der niedrigen Einzeldosis zur Radiotherapie ist kaum mit Hypotonie und nur geringer Nausea zu rechnen
- **Interaktionen:** nur begrenzte Erfahrungen; Vorsicht bei gleichzeitiger Gabe von Antihypertensiva (Absetzen 24 Std. vor der Therapie)
- **Applikation:** i.v. (Kurzinfusion)
- **Dosierung:** 910 mg / m^2 als i.v.-Infusion über 15 Min. 30 Min. vor Chemotherapie; 200 mg / m^2 15–30 Min. vor jeder Bestrahlungsfraktion als Kurzinfusion über 5 Min., ggf. mit Antiemetikum → Blutdrucküberwachung
- **Dosisreduktion:** bei Toxizität (☞ Fachinformationen)
- **Elimination:** Metabolisierung, weniger als 4 % der Substanz und ihrer Metaboliten im Urin
- **HWZ:** nach 910 mg / m^2 i.v. t1 / 2(α) < 1 Min., Eliminations-HWZ t1 / 2(α) < 10 Min.

Unterbrechung der Infusion bei RR-Abfall (mmHg):

Systolischer RR vor Therapie	< 100	100–119	120–139	140–179	≤ 180
RR-Abfall unter Therapie	20	25	30	40	50

Carboxypeptidase G2: Voraxaze®

Bisher nicht in Deutschland zugelassen. Beschaffung auf „named patient basis" über England (www.idispharma.com) oder direkt vom Hersteller (www.protherics.com). Ein Notfalldepot am Klinikum Benjamin Franklin, Ansprechpartner Dr. S. Schwartz oder Dr. A. Korfel, Tel.: 030 8445–2337, außerhalb der Dienstzeit Hämatologischer Rufdienst der Med. Klinik III 030 8445–0.

- **Stoffgruppe:** rekombinantes Enzym
- **Indikation:** intrathekale Überdosierung von MTX, Patienten, die nach Behandlung mit hochdosiertem Methotrexat eine Ausscheidungsstörung entwickeln:
  - MTX-Spiegel > 5 µmol/l 42 Std. nach Beginn MTX
  - MTX-Spiegel > 1 µmol/l 42 Std. nach Beginn MTX + Kreatininanstieg auf ≥ 1,5-mal obererer Normwert oder Oligurie
  - MTX-Spiegel > 0,4 µmol/l 42 Std. nach Beginn MTX + Kreatininanstieg bzw. Oligurie
- **Wirkung:** Abbau von Methotrexat
- **Kontraindikationen:** Überempfindlichkeit gegen Carboxypeptidase
- **Toxizität:** Hautrötung, Schüttelfrost u. a. allergische Reaktionen (dann ggf. Kortison)
- **Interaktionen:** Verminderung der Leukovorin-Wirkung wird diskutiert
- **Applikation:** i.v.
- **Dosierung:** 50 E/kgKG
- **Elimination:** Metabolisierung

> **!** Zweitbehandlung wegen eventueller Antikörperbildung nicht empfohlen.

Rasburicase: FASTURTEC®

- **Stoffgruppe:** rekombinantes Uratoxidase-Enzym
- **Indikationen:** Behandlung und Prophylaxe einer akuten Hyperurikämie, Verhinderung eines akuten Nierenversagens bei Patienten mit hämatologischen Malignomen mit hoher Tumorlast und dem Risiko eines Tumorlyse-Syndroms
- **Wirkung:** stark wirksames Urolytikum, das die enzymatische Oxidation von Harnsäure in Allantoin (wasserlöslich, leicht renal ausgeschieden) katalysiert
- **Kontraindikationen:** Überempfindlichkeit gegen Uricasen oder einen der sonstigen Bestandteile; G6PD-Mangel und andere metabolische Störungen im Zellstoffwechsel, die eine Hämolyse auslösen können
- **Toxizität:** häufig Fieber, Erbrechen, Übelkeit; gelegentlich Durchfall, Kopfschmerzen, allergische Reaktionen
- **Interaktionen:** Arzneimittelwechselwirkungen unwahrscheinlich
- **Applikation:** i.v.
- **Dosierung:** 0,20 mg/kgKG 1-mal tgl. als i.v.-Infusion über 30 Min. in 50 ml 0,9% NaCl, Behandlungsdauer zwischen 5 und 7 Tagen
- **Dosisreduktion:** bei eingeschränkter Leber- oder Nierenfunktion ist keine Dosismodifikation notwendig
- **Elimination:** Peptidhydrolyse, renale Ausscheidung gering, bei eingeschränkter Leberfunktion keine Auswirkung auf die Pharmakokinetik zu erwarten
- **HWZ:** Eliminations-Halbwertszeit ca. 19 Std.

> **!** Nicht mit anderen Arzneimitteln mischen, Infusion über getrennten Zugang oder nach Unterbrechung einer anderen Infusion und Vorspülung mit physiologischer Kochsalzlösung.
> Glukoselösung nicht als Verdünnungsmittel benutzen, verdünnte Infusionslösung unmittelbar nach Zubereitung verabreichen.
> Blutabnahme zur Harnsäurebestimmung wegen Abbaus ex vivo entsprechend der Fachinformationen.
> Zweitbehandlung mit Rasburicase wird nicht empfohlen.

41.3.8 Bisphosphonate

Clodronsäure: Ostac®, Bonefos®, Clodron Hexal®, Clodron beta

- **Indikationen:** Osteolysen infolge von Knochenmetastasen bei soliden Tumoren oder hämatologischen Neoplasien, Hyperkalzämie durch ausgedehnte Knochenmetastasen
- **Kontraindikationen:** eingeschränkte Nierenfunktion (Ausnahme: kurzfristige funktionelle Einschränkung durch Hyperkalzämie), schwere akute Entzündungen des Gastrointestinaltrakts
- **Toxizität:** Magen-Darm-Störungen, allergische Hautreaktionen, Hypokalzämie, Hypophosphatämie, Erhöhung von LDH, AP und Transaminasen, in Einzelfällen Verschlechterung der Nierenfunktion (ANV nach i.v.-Infusion), asymptomatische Hypokalzämie, Übelkeit, Lymphozytopenie

- **Interaktion:** W ↑ durch Aminoglykoside (schwere Hypokalzämien), Estramustin und nicht-steroidale Antirheumatika
- **Applikation:** i.v. (Infusion), p.o.
- **Dosierung:** i.v.: 300 mg als Infusion über 2 Std. an 5 aufeinander folgenden Tagen oder alle 3 Wochen 1500 mg i.v. (Infusionsdauer ≥ 4 Std.); p.o.: 4-mal tgl. 1 Tbl. Ostac® 400, 2-mal tgl. 1 Tbl. Ostac® 520, 2-mal tgl. 1 Tbl. Bonefos® 800; bei Hyperkalzämie 1500 mg i.v. (Infusionsdauer ≥ 4 Std.); bei oraler Gabe liegt die Resorptionsquote bei nur 1 – 3% und schwankt individuell stark
- **Elimination:** renal (70%)
- **HWZ:** dreiphasig, insgesamt ca. 1 – 16 Std.

Ibandronsäure: Bondronat®

- **Indikationen:** orale Form: Prävention skelettbezogener Ereignisse bei Patientinnen mit Brustkrebs und Knochenmetastasen; i.v.-Form: zusätzlich Behandlung einer tumorinduzierten Hyperkalzämie mit und ohne Metastasen
- **Toxizität:** Fieber, Knochen-, Muskelschmerzen, gastrointestinale Unverträglichkeit, Hypokalzämie, Hypophosphatämie
- **Applikation:** i.v. (Infusion), p.o.
- **Dosierung:** Hyperkalzämie: 2 – 6 mg i.v. über 60 Min.*, wiederholte Therapie möglich; Prävention: 6 mg in 500 ml NaCl oder 5% Glukoselösung über 120 Min.* alle 3 – 4 Wochen; oral: 50 mg Filmtbl. 1-mal tgl. nüchtern morgens 30 Min. vor dem Frühstück mit Leitungswasser (keine Ca^{2+}), aufrecht sitzen für 1 Std. (Gefahr der Schleimhautulzeration in Ösophagus und Mund)
  * Zulassungstext, die Sicherheit für eine Infusion über 15 Min. ist nachgewiesen
- **Dosisreduktion:** endogene Kreatininclearance < 30 ml / Std.: 2 mg Bondronat über 60 Min., oral 50 mg 1-mal / Woche
- **Elimination:** renal

Pamidronsäure: Aredia®, Pamifos®, Ribodronat®, Pamidronat Mayne

- **Indikationen:** Prävention von Skelettkomplikationen bei Patientinnen mit Knochenmetastasen durch Mammakarzinom und beim multiplen Myelom, Behandlung von tumorinduzierter Hyperkalzämie
- **Kontraindikationen:** schwere Niereninsuffizienz (endogene Kreatininclearance < 30 ml / Min.), schwere Entzündung des Gastrointestinaltrakts, Kinder
- **Toxizität:** Anstieg der Körpertemperatur, asymptomatische Hypokalzämie, Hypomagnesiämie, Hypophosphatämie, andere Elektrolytstörungen, Schmerzen an der Einstichstelle, gastrointestinale Beschwerden und Symptome, Erhöhung von GOT, AP und Bilirubin, Lymphozytopenie, Thrombozytopenie, kardiovaskuläre und zentralnervöse Symptome, Exanthem, Knochenschmerzen, grippeartige Beschwerden u. a.
- **Applikation:** i.v. (Infusion über 2 – 4 Std.)
- **Dosierung:** Hyperkalzämie: 90 – 120 mg je nach Kalziumwert, Infusionslösung mit Endkonzentration < 15 mg / 125 ml, Infusions-Geschwindigkeit 30 mg / 2 Std., Wiederholung möglich; Prophylaxe: 60 mg alle 3 Wochen, 90 mg alle 4 Wochen
- **Elimination:** renal

Zoledronsäure: Zometa®

- **Indikationen:** Prävention skelettbezogener Komplikationen bei Patienten mit fortgeschrittenen auf das Skelett ausgedehnten Tumorerkrankungen, tumorinduzierte Hyperkalzämie
- **Kontraindikationen:** endogene Kreatininclearance < 30 ml / Min., Schwangerschaft, Stillzeit, Überempfindlichkeit gegen Zoledronsäure
- **Toxizität:** Anstieg der Körpertemperatur, grippeähnliche Symptome, Knochenschmerzen, Arthralgie, Müdigkeit, Verwirrung, Durst, Panzytopenie, Bradykardie, asymptomatische Hypokalzämie, Hypomagnesiämie, Hypophosphatämie, andere Elektrolytstörungen, Schmerzen an der Einstichstelle, gastrointestinale Beschwerden / Symptome, Pruritus, erythematöser Ausschlag
- **Applikation:** i.v. (Infusion mind. über 15 Min.)
- **Dosierung:** 5 ml Konzentrat (enthält 4 mg Zoledronsäure) als Kurzinfusion in 100 ml 0,9% NaCl oder 5% Glukoselösung über mind. 15 Min.; Hyperkalzämie: Wiederholung möglich; ossäre Metastasen: Gabe alle 3 – 4 Wochen; Kreatininkontrolle vor jeder i.v.-Gabe erforderlich
- **Komedikation:** 500 mg Calcium und 400 IE Vitamin D p.o. tgl.
- **Dosisreduktion:** Kreatininclearance < 60 ml / Min.: 3,5 mg, < 50 ml / Min.: 3,3 mg, < 40 ml / Min.: 3 mg, < 30 ml / Min.: keine Gabe
- **Elimination:** renal

> **!** Osteonekrosen spontan und nach operativen Kiefereingriffen, die daher nur bei dringender Indikation durchzuführen sind.

Register

B

C

D

G

H

L

M

N

O

P

Q

R

S

T

U